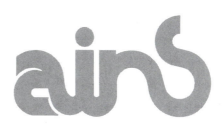

Anästhesiologie
Intensivmedizin
Notfallmedizin
Schmerztherapie

Herausgegeben von
G. Hempelmann
C. Krier
J. Schulte am Esch

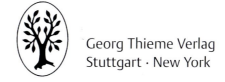

Georg Thieme Verlag
Stuttgart · New York

ains

Anästhesiologie
Intensivmedizin
Notfallmedizin
Schmerztherapie

Gesamtherausgeber
G. Hempelmann
C. Krier
J. Schulte am Esch

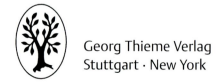

Georg Thieme Verlag
Stuttgart · New York

Schmerztherapie

Herausgegeben von
H. Beck
E. Martin
J. Motsch
J. Schulte am Esch

Unter Mitarbeit von

H. Boehrer, H. Ohnesorge

Mit Beiträgen von

J. Allenberg	B. Graf	A. Kropp	U. Rehder	U. Theodoridis
H. A. Baar	K. Grasedyck	H.-P. Kruse	H. Rodegra	U. Tiefenbacher
B. Bachmann-Mennenga	E.-M. Grischke	H. Laubenthal	J. Rueger	S. Töpfner
A. Bacskulin	S. Grond	T. Lehnert	G. Rump	M. Treiber
G. Bastert	R. Guthoff	A. Linez	J. Sandkühler	V. Tronnier
M. Bauer	R. Haaker	J. Lorenz	K. Schmidt	K. Unertl
H. Beck	E. Heidemann	D. Lorke	G. Schnack	G. Veit
B. Bromm	G. Hempelmann	J. Ludwig	J. Scholz	K. Wagner
K. Brune	J. Hildebrandt	R. Maas	B. Schrank	M. Wannenmacher
H. Bürkle	B. Hinz	E. Martin	H.-W. Schreiber	C. Weiller
C. Derra	S. B. Hosch	J. Motsch	T. von Schrenck	B. Werner
U. T. Egle	J. R. Izbicki	C. G. Nentwig	J. Schulte am Esch	M. Westhofen
M. Eisenhut	V. Janitzky	R. Nickel	R. Schwab	A. Wiesner
R. Engst	W. H. Jost	W. Nix	P. Sefrin	R. Willburger
E. Freye	R. Klose	S. Nolte	D. Soyka	R. Winkler
J. Gahlen	P. Knuth	H. Ohnesorge	R. Spintge	K. Wolber
H.-U. Gerbershagen	E. Kochs	D. Pfeiffer	T. Standl	H. Wulf
M. Gleim	J. Krämer	G. Pfeiffer	T. Steinacker	B. Zernikow
M. Goerig	C. Krier	L. Radbruch	H.-J. Stellbrink	J. E. Zöller

196 Abbildungen
171 Tabellen

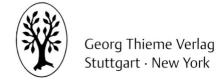

Georg Thieme Verlag
Stuttgart · New York

*Die Deutsche Bibliothek –
CIP-Einheitsaufnahme*

Schmerztherapie / hrsg. von H. Beck ... Unter Mitarb. von H. Boehrer. Mit Beitr. von J. R. Allenberg ... – Stuttgart ; New York : Thieme, 2002
 (Anästhesiologie, Intensivmedizin, Notfallmedizin, Schmerztherapie ; Bd. 4)

Wichtiger Hinweis: Wie jede Wissenschaft ist die Medizin ständigen Entwicklungen unterworfen. Forschung und klinische Erfahrung erweitern unsere Erkenntnisse, insbesondere was Behandlung und medikamentöse Therapie anbelangt. Soweit in diesem Werk eine Dosierung oder eine Applikation erwähnt wird, darf der Leser zwar darauf vertrauen, daß Autoren, Herausgeber und Verlag große Sorgfalt darauf verwandt haben, daß diese Angabe **dem Wissensstand bei Fertigstellung des Werkes** entspricht. Für Angaben über Dosierungsanweisungen und Applikationsformen kann vom Verlag jedoch keine Gewähr übernommen werden. Jeder Benutzer ist angehalten, durch sorgfältige Prüfung der Beipackzettel der verwendeten Präparate und gegebenenfalls nach Konsultation eines Spezialisten festzustellen, ob die dort gegebene Empfehlung für Dosierungen oder die Beachtung von Kontraindikationen gegenüber der Angabe in diesem Buch abweicht. Eine solche Prüfung ist besonders wichtig bei selten verwendeten Präparaten und solchen, die neu auf den Markt gebracht worden sind. Jede Dosierung oder Applikation erfolgt auf eigene Gefahr des Benutzers. Autoren und Verlag appellieren an jeden Benutzer, ihm etwa auffallende Ungenauigkeiten dem Verlag mitzuteilen.

© 2002 Georg Thieme Verlag
Rüdigerstraße 14
D-70469 Stuttgart
(http://www.thieme.de)

Printed in Germany

Umschlaggestaltung: S. Jancke-Vent, 30163 Hannover

Satz: Druckerei Sommer,
91555 Feuchtwangen

Druck: Offizin Andersen Nexö Leipzig,
04442 Leipzig

ISBN 3-13-114881-0   1 2 3 4 5 6

Geschützte Warennamen werden nicht besonders kenntlich gemacht. Aus dem Fehlen eines solchen Hinweises kann also nicht geschlossen werden, daß es sich um einen freien Warennamen handele.
Das Werk, einschließlich aller seiner Teile, ist urheberrechtlich geschützt. Jede Verwertung außerhalb der engen Grenzen des Urheberrechtsgesetzes ist ohne Zustimmung des Verlages unzulässig und strafbar. Das gilt insbesondere für Vervielfältigungen, Übersetzungen, Mikroverfilmungen und die Einspeicherung und Verarbeitung in elektronischen Systemen.

Vorwort der Gesamtherausgeber

Die Anästhesiologie versteht sich als Fachgebiet, welches auf vier Säulen ruht – der Anästhesiologie, der Intensivmedizin, der Notfallmedizin und der Schmerztherapie.

Dieser anspruchsvolle Aufgabenbereich des Faches umreißt das breite Spektrum, das abzudecken sich das medizinisch-wissenschaftliche Journal **ains** (Anästhesiologie, Intensivmedizin, Notfallmedizin, Schmerztherapie) sehr erfolgreich zur Aufgabe gemacht hat.

Somit war es aus der Sicht des Thieme-Verlages und der Herausgeber der Zeitschrift **ains** naheliegend, ein Gesamtwerk als Standardlehrbuch des Fachgebietes mit einem ebenso hohen Anspruch für den deutschsprachigen Raum herauszugeben. Die Zeitschriftenherausgeber von **ains** haben es gern als ihre Aufgabe angenommen, dieses Standardlehrbuch zu konzipieren, als Gesamtherausgeber für die geplanten vier Einzelbände Anästhesiologie, Intensivmedizin, Notfallmedizin und Schmerztherapie mit insgesamt über 4000 Seiten die Verantwortung zu übernehmen und jeweils an der Herausgabe eines Einzelbandes mitzuwirken. Hierdurch wird ein Höchstmaß an Identität zwischen der Zeitschrift **ains** und dem Standardlehrbuch **ains** gewährleistet werden.

Grundlegendes Ziel dieses Standardlehrbuches wird es sein, dem Leser einen Gesamtüberblick unseres Fachgebiets im Sinne eines Nachschlagewerkes zu bieten, wobei jeder Beitrag auf einen Blick Inhalt und Struktur erkennen läßt. Ein roter Faden führt durch Wiederholung der Überschriften im Text und in den Kernaussagen durch jedes Kapitel und ermöglicht so eine rasche Orientierung. Wichtige Informationen und Hinweise für die Praxis sind im Text hervorgehoben, Kernaussagen am Ende eines jeden Beitrages werden erneut herausgestellt. Mit diesem modernen Konzept hoffen wir, den Erfordernissen der Zeit gerecht zu werden und eine Marktlücke schließen zu können. Wir wünschen **ains** als Standardlehrbuch in dieser ersten Auflage, daß es großes Interesse bei Anästhesisten jeglichen Ausbildungsstandes und bei in diesem breitgefächerten Gebiet tätigen Ärzten anderer Fachgebiete finden wird.

Den Gesamtherausgebern ist es ein besonderes Anliegen, sich bei den Herausgebern der einzelnen Bände, den Autoren des Gesamtwerkes und dem Verlag mit seinen für dieses Werk verantwortlichen Mitarbeitern, Frau Susanne Schimmer, Frau Marion Ueckert M. A. und Frau Dipl.-Ing. (FH) Ursula Biehl-Vatter, ganz herzlich zu bedanken.

Gießen, Stuttgart, Hamburg, im Dezember 2001

G. Hempelmann
C. Krier
J. Schulte am Esch

Vorwort der Herausgeber

Schon vor einem halben Jahrhundert hatte der bedeutende amerikanische Anästhesist J. J. Bonica wegweisende Bedingungen und Voraussetzungen für die Schmerztherapie erkannt. „The multidisciplinary approach to the pain problem" war die Konsequenz aus den persönlichen Erfahrungen eines in der Sache engagierten Anästhesisten.

Die Entwicklung der Schmerztherapie hatte in Deutschland zu nur wenigen inter- und multidisziplinär organisierten Schmerztherapie-Einrichtungen geführt. Ein entscheidender Schritt für die weitere Entwicklung war die Anregung der Deutschen Gesellschaft für Anästhesiologie und Intensivmedizin (DGAI) Mitte der 90er Jahre gewesen, die Deutsche Interdisziplinäre Vereinigung für Schmerztherapie (DIVS) zu gründen, der mittlerweile 27 gleichberechtigte, in der Schmerztherapie engagierte wissenschaftliche Fachgesellschaften angehören. In der Folge konnte die DIVS in Zusammenarbeit mit der Bundesärztekammer ein fächerübergreifendes Curriculum zur Speziellen Schmerztherapie erarbeiten. Wesentliches Ziel dieses Curriculums ist unter anderem, Ärzten aller Fächer bei nachgewiesener Qualifikation die Bereichsbezeichnung „Spezielle Schmerztherapie" zuzuerkennen.

In Anlehnung an die beispielgebende Konzeption von J. J. Bonica waren die Herausgeber des vorliegenden vierten Bandes von **ains** „Schmerztherapie" im Rahmen des Gesamtwerkes bemüht, die Inderdisziplinarität und Multidisziplinarität der Schmerztherapie hervorzuheben und sie in einem Lehrbuch abzubilden. Deshalb wurde konzeptionell durchgehend das Ziel verfolgt, aus der Sicht der einzelnen Fachgebiete Grundlagen und Klinik von Schmerz und Schmerztherapie aus deren Sicht darstellen zu lassen. Für dieses Vorhaben konnten ausgewiesene Vertreter der jeweiligen Fachdisziplinen gewonnen werden, die die grundsätzliche Konzeption und das fachliche Anliegen des Bandes vertreten.

Der Leser wird nachvollziehen, daß sich eine Reihe von thematischen und inhaltlichen Redundanzen entwickelt haben, die von den Herausgebern gewollt und gefördert worden sind. Zum einen soll der Charakter der Multidisziplinarität der Schmerztherapie deutlich hervorgehoben werden, zum anderen waren die Autoren herausgefordert, eine Antwort zur Interdisziplinarität zu geben. Es sollten z. T. unterschiedliche interdisziplinäre Sichtweisen einer Symptomatik mit dem Leitsignal „Schmerz" herausgestellt werden. Das umfangreiche Sachwortregister erleichtert den Umgang mit dem vorgelegten Konzept.

Der vorliegende vierte Band von **ains** richtet sich sowohl an Anästhesisten als auch an Ärzte anderer Fachgebiete mit speziellem Interesse an Schmerzkrankheitsbildern und Schmerzdiagnostik sowie an einem differenzierten Therapiespektrum.

Insbesondere sollen auch die Vertreter aller jener Disziplinen angesprochen werden, deren Patienten durch begleitende Schmerzkrankheitsbilder verlaufsbestimmend nachhaltig beeinträchtigt sind. Auch an Schmerztherapie interessierte Studierende der Medizin werden über essentielle Prüfungsinhalte hinaus vertiefendes Wissen in diesem Band finden. Nach unserer Überzeugung legen wir mit diesem Band ein aktuelles Lehrbuch der Schmerztherapie vor, das durch seine spezielle Konzeption zu breitgefächerter Differentialdiagnostik und -therapie am Patienten hilfreich beitragen wird.

Die Herausgeber diese Bandes danken allen Autoren für ihr stetes und konstruktives Engagement, das vorliegende Konzept mitzutragen. Unser Dank gilt auch Frau Dr. med. U. Vigelius-Rauch für das Korrekturlesen, und dem Georg Thieme Verlag für die großzügige Realisierung dieses Lehrbuches. Insbesondere bedanken wir uns in diesem Zusammenhang bei den Mitarbeiterinnen des Georg Thieme Verlages Frau Susanne Schimmer, Frau Marion Ueckert M. A. sowie Frau Dipl.-Ing. (FH) Ursula Biehl-Vatter.

Hamburg, Heidelberg, im Dezember 2001

H. Beck
E. Martin
J. Motsch
J. Schulte am Esch

Anschriften

Prof. Dr. med. Jens Rainer Allenberg
Ruprecht-Karls-Universität
Chirurgische Klinik
Abteilung Gefäßchirurgie
Im Neuenheimer Feld 110
69120 Heidelberg

Dr. med. Hugo Alfred Baar
Sodenkamp 52
22337 Hamburg

Priv.-Doz. Dr. med. Bernd Bachmann-Mennenga
Kliniken im Mühlenkreis
Klinikum Minden
Institut für Anästhesiologie
Friedrichstr. 17
32427 Minden

Dr. med. Arno Bacskulin
Meisenstr. 9
65428 Rüsselsheim

Prof. Dr. Dr. h.c. Gunther Bastert
Ruprecht-Karls-Universität
Frauenklinik
Voßstr. 9
69115 Heidelberg

Dr. med. Martin J. M. Bauer
Sportkrankenhaus Hellersen
Abteilung für Algesiologie und
Interdisziplinäre Schmerztherapie
Paulmannshöher Str. 17
58515 Lüdenscheid

Prof. Dr. med. Helge Beck
Klinik und Poliklinik für Anästhesiologie
Universitätsklinikum Hamburg-Eppendorf
Martinistr. 52
20246 Hamburg

Prof. Dr. med. Hubert Boehrer
Klinik für Anästhesiologie
Universitätsklinikum Heidelberg
Im Neuenheimer Feld 110
69120 Heidelberg

Prof. Dr. Dr. Burkhard Bromm
Universitätsklinikum Hamburg-Eppendorf
Institut für Physiologie
Martinistr. 52
20246 Hamburg

Prof. Dr. med. Dr. h.c. Kay Brune
Friedrich-Alexander-Universität Erlangen-Nürnberg
Institut für Experimentelle und Klinische
Pharmakologie und Toxikologie
Fahrstr. 17
91054 Erlangen

Priv.-Doz. Dr. Hartmut Bürkle
Westfälische Wilhelms-Universität
Klinik und Poliklinik für Anästhesiologie und
operative Intensivmedizin
des Universitätsklinikum Münster
Albert-Schweitzer-Str. 33
48149 Münster

Dr. med. Dipl. Psych. Claus Derra
Taubertal-Klinik
Ketterberg 2
97980 Bad Mergentheim

Univ.-Prof. Dr. med. Ulrich T. Egle
Klinik für Psychosomatische Medizin
und Psychotherapie
Universitätsklinikum Mainz
Untere Zahlbacherstr. 8
55131 Mainz

Prof. Dr. Michael Eisenhut
Deutsches Krebsforschungszentrum
Abteilung Radiochemie und
Radiopharmakologie E0300
Im Neuenheimer Feld 280
69120 Heidelberg

Prof. Dr. med. Reinhard Engst
Klinik und Poliklinik für Dermatologie
und Allergologie am Biederstein
Technische Universität München
Biedersteiner Str. 29
80802 München

Prof. Dr. med. Enno Freye
Heinrich-Heine-Universität
Klinik für Gefäßchirurgie und Nierentransplantation
Moorenstr. 5
40225 Düsseldorf

Dr. med. Johannes Gahlen
Ruprecht-Karls-Universität
Chirurgische Klinik
Im Neuenheimer Feld 110
69120 Heidelberg

Prof. Dr. med. Hans-Ulrich Gerbershagen
DRK Schmerzzentrum Mainz
Auf der Steig 14-16
55131 Mainz

Dr. med. Martin Gleim
Universitätsklinikum Kiel
Klinik für Anästhesiologie und operative Intensivmedizin
Schwanenweg 21
24105 Kiel

Dr. med. Michael Goerig
Klinik und Poliklinik für Anästhesiologie
Universitätsklinikum Hamburg-Eppendorf
Martinistr. 52
20246 Hamburg

Priv.-Doz. Dr. med. Bernhard Graf
Klinik für Anästhesiologie
Universitätsklinikum Heidelberg
Im Neuenheimer Feld 110
69120 Heidelberg

Prof. Dr. med. Knut Grasedyck
Universitätsklinikum Hamburg-Eppendorf
Klinik und Poliklinik für Innere Medizin
Martinistr. 52
20246 Hamburg

Prof. Dr. med. Eva-Maria Grischke
Städtisches Krankenhaus München-Schwabing
Abteilung für Gynäkologie und Geburtshilfe
Kölner Platz 1
80804 München

Prof. Dr. med. Stefan Grond
Universitätsklinik für Anästhesiologie
und operative Intensivmedizin
Martin-Luther-Universität Halle-Wittenberg
Ernst-Grube-Str. 40
06097 Halle

Prof. Dr. med. Rudolf Guthoff
Universität Rostock
Augenklinik und Poliklinik
Doberaner Str. 140
18057 Rostock

Priv.-Doz. Dr. med. Rolf Haaker
St. Josef-Hospital
Orthopädische Univ.-Klinik
Gudrunstr. 56
44791 Bochum

Prof. Dr. med. Else Heidemann
Diakonissenkrankenhaus
Medizinische Klinik II
Rosenbergstr. 38
70176 Stuttgart

Prof. Dr. Dr. h. c. Gunter Hempelmann
Justus-Liebig-Universität
Abteilung für Anästhesiologie
und Operative Intensivmedizin
Rudolf-Buchheim-Str. 7
35385 Gießen

Prof. Dr. med. Jan Hildebrandt
Universitätsklinik Göttingen
Ambulanz für Schmerzbehandlung
Robert-Koch-Str. 40
37075 Göttingen

Dr. rer. nat. Burkhard Hinz
Friedrich-Alexander-Universität Erlangen-Nürnberg
Institut für Experimentelle und Klinische Pharmakologie
und Toxikologie
Fahrstr. 17
91054 Erlangen

Priv.-Doz. Dr. med. Stefan B. Hosch
Universitätsklinikum Hamburg-Eppendorf
Abteilung für Allgemeinchirurgie
Martinistr. 52
20246 Hamburg

Prof. Dr. med. Jakob Izbicki
Universitätsklinikum Hamburg-Eppendorf
Abteilung für Allgemeinchirurgie
Martinistr. 52
20246 Hamburg

Priv.-Doz. Dr. med. habil. Volker Janitzky
Johanniter-Krankenhaus
Dohna-Heidenau GmbH
Urologische Klinik
Sedlitzer Str. 2
01809 Heidenau

Prof. Dr. med. Wolfgang H. Jost
Deutsche Klinik für Diagnostik
Fachbereich Neurologie und Klinische Neurophysiologie
Aukammallee 33
65191 Wiesbaden

Prof. Dr. med. Roderich Klose
BG-Unfallklinik Ludwigshafen
Abteilung für Anästhesie, Intensivmedizin und
Schmerztherapie
Ludwig-Guttmann-Str. 13
67071 Ludwigshafen

Prof. Dr. med. Peter Knuth
Berufsverband
Deutscher Internisten e.V.
Schöne Aussicht 5
65193 Wiesbaden

Univ.-Prof. Dr. med. Eberhard Kochs
Technische Universität München
Klinikum rechts der Isar
Klinik für Anästhesiologie
Ismaninger Str. 22
81675 München

Prof. Dr. med. Jürgen Krämer
St. Josef-Hospital
Orthopädische Univ.-Klinik
Gudrunstr. 56
44791 Bochum

Prof. Dr. med. Claude Krier
Klinikum Stuttgart Katharinhospital
Klinik für Anästhesiologie
und operative Intensivmedizin
Kriegsbergstr. 60
70174 Stuttgart

Axel Kropp
Universitätsklinikum Hamburg- Eppendorf
Abteilung für Allgemeinchirurgie
Martinistr. 52
20246 Hamburg

Prof. Dr. med. Hans-Peter Kruse
Universitätslinikum Hamburg-Eppendorf
Klinik und Poliklinik für Innere Medizin
Abteilung für Nephrologie und Osteologie
Martinistr. 52
20246 Hamburg

Prof. Dr. med. Heinz Laubenthal
St. Josef-Hospital
Klinik für Anaesthesiologie
Gudrunstr. 56
44791 Bochum

Prof. Dr. med. Thomas Lehnert
Universitätsklinikum Heidelberg
Chirurgische Klinik
Sektion Chirurgische Onkologie
Im Neuenheimer Feld 110
69120 Heidelberg

Dr. med. Avietta Linez
Hagenbacher Str. 2
74177 Bad Friedrichshall

Priv.-Doz. Dr. med. Jürgen Lorenz
Universitätsklinikum Hamburg-Eppendorf
Institut für Physiologie
Martinistr. 52
20246 Hamburg

Prof. Dr. med. Dietrich Lorke
Univ.-Krankenhaus Eppendorf
Anatomisches Institut
Martinistraße 52
20246 Hamburg

Dr. med. Jörn Ludwig
Orthopädische Universitätsklinik
St. Josef-Hospital
Gudrunstr. 56
44791 Bochum

Priv.-Doz. Dr. med. Rainer Maas
Privatpraxis für Radiologie
Reboisen 40
20095 Hamburg

Prof. Dr. med. Eike Martin
Klinik für Anästhesiologie
Universitätsklinikum Heidelberg
Im Neuenheimer Feld 110
69120 Heidelberg

Prof. Dr. med. Johann Motsch
Klinik für Anästhesiologie
Universitätsklinikum Heidelberg
Im Neuenheimer Feld 110
69120 Heidelberg

Prof. Dr. rer. nat. Christian G. Nentwig
St. Josef-Hospital
Orthopädische Univ.-Klinik
Gudrunstr. 56
44791 Bochum

Dr. med. Ralf Nickel
Johannes-Gutenberg-Universität
Klinik und Poliklinik für Psychosomatische
Medizin und Psychotherapie
Untere Zahlbacher Str. 8
55131 Mainz

Prof. Dr. med. Wilfred A. Nix
Universitätsklinikum Mainz
Neurologische Klinik
Langenbeckstr. 1
55131 Mainz

Dr. med. Stefan Nolte
Sportkrankenhaus Hellersen
Abteilung konservative Orthopädie
Paulmannshöher Str. 17
58515 Lüdenscheid

Dr. med. Henning Ohnesorge
Klinik und Poliklinik für Anästhesiologie
Universitätsklinikum Hamburg-Eppendorf
Martinistr. 52
20246 Hamburg

Prof. Dr. med. Dietrich Pfeiffer
Universitätklinikum Leipzig A.ö.R.
Medizinische Klinik und Poliklinik I
Johannisallee 32
04103 Leipzig

Prof. Dr. med. Gustav Pfeiffer
Neurologische Universitäts-Klinik
und Poliklinik Hamburg Eppendorf
Martinistr. 52
20246 Hamburg

Priv.-Doz. Dr. med. Lukas Radbruch
Universität Köln
Klinik für Anästhesiologie
Joseph-Stelzmann-Str. 9
50931 Köln

Priv.-Doz. Dr. med. Uwe Rehder
Universitätsklinikum Hamburg-Eppendorf
Klinik und Poliklinik für Orthopädie
Martinistr. 52
20246 Hamburg

Prof. Dr. med. Heinrich Rodegra
Rulantweg 15 B
22763 Hamburg

Prof. Dr. med. Johannes M. Rueger
Universitätsklinikum Hamburg-Eppendorf
Abteilung für Unfallchirurgie und
Wiederherstellungschirurgie
Martinistr. 52
20246 Hamburg

Dr. med. Gerhard Rump
BG-Unfallklinik Ludwigshafen
Abteilung für Anästhesie,
Intensivmedizin und Schmerztherapie
Ludwig-Guttmann-Str. 13
67071 Ludwigshafen

Univ.-Prof. Dr. med. Jürgen Sandkühler
Institut für Hirnforschung
der Universität Wien
Spitalgasse 4
1090 Wien
ÖSTERREICH

Dr. med. Klaus Schmidt
St. Josef-Hospital
Orthopädische Universitätsklinik
Gudrunstr. 56
44791 Bochum

Prof. Dr. med. Gerd Schnack
Allensbacher Präventionszentrum
Hirschweg 15
78476 Allensbach (Bodensee)

Prof. Dr. med. Jens Scholz
Klinik für Anästhesiologie und
Operative Intensivmedizin
Universitätsklinikum Kiel
Schwanenweg 21
24105 Kiel

Dr. med. Bertold Schrank
Deutsche Klinik für Diagnostik
Fachbereich Neurologie und Klinische Neurophysiologie
Aukammallee 33
65191 Wiesbaden

Prof. Dr. med. Dr. h.c. Hans-Wilhelm Schreiber
Alte Landstr. 40
22339 Hamburg

Prof. Dr. med. Tammo von Schrenck
Bethesda – Allgemeines Krankenhaus
Abteilung für Innere Medizin
Gojenbergsweg 30
21029 Hamburg

Prof. Dr. med. Jochen Schulte am Esch
Klinik und Poliklinik für Anästhesiologie
Universitätsklinikum Hamburg-Eppendorf
Martinistr. 52
20246 Hamburg

Dr. med. Rainer Schwab
Klinik für Anästhesiologie
Schmerzambulanz
Universitätsklinikum Mainz
Langenbeckstr. 1
55101 Mainz

Prof. Dr. med. Peter Sefrin
Klinik für Anästhesiologie
Sektion für präklin. Notfallmedizin
der Universität Würzburg
Josef-Schneider-Str. 2
97080 Würzburg

Prof. em. Dr. med. Dieter Soyka
ehem. Präsident der DIVS
Hofholzallee 266
24109 Kiel

Dr. med. Ralph Spintge
Sportkrankenhaus Hellersen
Abteilung für Algesiologie und
Interdisziplinäre Schmerztherapie
Paulmannshöher Str. 17
58515 Lüdenscheid

Prof. Dr. med. Thomas Standl
Klinik und Poliklinik für Anästhesiologie
Universitätsklinikum Hamburg-Eppendorf
Martinistr. 52
20246 Hamburg

Dr. med. Theo Steinacker
Sportkrankenhaus Hellersen
Abteilung für Algesiologie und
Interdisziplinäre Schmerztherapie
Paulmannshöher Str. 17
58515 Lüdenscheid

Priv.-Doz. Dr. med. Hans-Jürgen Stellbrink
Medizinische Klinik und Poliklinik
Universitätsklinikum Hamburg-Eppendorf
Martinistr. 52
20246 Hamburg

Dr. med. Ulrike Theodoridis
St. Josef-Hospital
Orthopädische Univ.-Klinik
Gudrunstr. 56
44791 Bochum

Dr. med. Uta Tiefenbacher
Universitätsklinikum Heidelberg
Abteilung Klinische Radiologie
Im Neuenheimer Feld 400
69120 Heidelberg

Dr. med. Stephanie Töpfner
Universitätsklinikum Tübingen
Abteilung für Anästhesiologie und Intensivmedizin
Hoppe-Seyler-Str. 3
72076 Tübingen

Dr. med. Martina Treiber
Universitätsklinikum Heidelberg
Abteilung Klinische Radiologie
Im Neuenheimer Feld 400
69120 Heidelberg

Prof. Dr. med. Volker Tronnier
Ruprecht-Karls-Universität
Neurochirurgische Klinik
Im Neuenheimer Feld 400
69120 Heidelberg

Prof. Dr. med. Klaus Unertl
Universitätsklinikum Tübingen
Abteilung für Anästhesiologie und Intensivmedizin
Hoppe-Seyler-Str. 3
72076 Tübingen

Dr. med. Gunter Veit
Institut für Anästhesiologie
Klinikum Minden
Friedrichstr. 17
32390 Minden

Dr. med. Klaus Wagner
Technische Universität München
Klinikum rechts der Isar
Klinik für Anästhesiologie
Ismaninger Str. 22
81675 München

Prof. Dr. Dr. Michael Wannenmacher
Universitätsklinikum Heidelberg
Abteilung Klinische Radiologie
Im Neuenheimer Feld 400
69120 Heidelberg

Prof. Dr. med. Cornelius Weiller
Neurologische Universitäts-Klinik
und Poliklinik Hamburg Eppendorf
Martinistr. 52
20246 Hamburg

Prof. Dr. med. Bernd Werner
Med. Dienst der Krankenversicherung Hamburg
Postfach 26 16 21
20506 Hamburg

Prof. Dr. med. Martin Westhofen
Universitätsklinikum der RWTH Aachen
Klinik für HNO-Heilkunde und
Plastische Kopf- und Halschirurgie
Pauwelsstr. 30
52074 Aachen

Dr. med. Antje Wiesner
Deutsche Klinik für Diagnostik
Fachbereich Neurologie und Klinische Neurophysiologie
Aukammallee 33
65191 Wiesbaden

Priv.-Doz. Dr. med. Roland E. Willburger
St. Josef-Hospital
Orthopädische Universitätsklinik
Gudrunstr. 56
44791 Bochum

Prof. Dr. med. Rainer Winkler
Martin-Luther-Krankenhaus
Abteilung für Allgemeinchirurgie
Lutherstr. 22
24837 Schleswig

Dr. med. Klaus Wolber
Marienplatz 79-81
88212 Ravensburg

Prof. Dr. med. Hinnerk Wulf
Klinik für Anästhesiologie und Intensivtherapie
Klinikum der Philipps-Universität Marburg
Baldingerstraße
35033 Marburg

Dr. med. Boris Zernikow
Universität Witten/Herdecke
Vestische Kinderklinik Datteln
Dr.-Friedrich-Steiner-Str. 5
45711 Datteln

Prof. Dr. Dr. Joachim E. Zöller
Universität Köln
Zentrum für Zahn-, Mund- und Kieferheilkunde
Kerpener Str. 32
50937 Köln

Inhaltsverzeichnis

Allgemeine Schmerztherapie

1 Grundlagen — 2

Schmerz im Paradigmawandel der Medizin
Geschichte des Schmerzes – Philosophie –
Kultur – Weltanschauung 3
H. Rodegra, H. W. Schreiber

Geschichte der Schmerztherapie 8
M. Goerig

Schmerzrelevante Neuroanatomie 13
D. Lorke

Neurophysiologie des nozizeptiven Systems 29
B. Bromm

Neurobiologie der Nozizeption 42
J. Sandkühler

Quantifizierung des Schmerzes 51
J. Lorenz

Systematik von Schmerzerkrankungen
(akut, chronisch, Taxonomien) 59
S. Grond, L. Radbruch

Schmerz und Psyche 66
U. T. Egle, R. Schwab

2 Praxis der Schmerztherapie — 71

Untersuchung des Schmerzpatienten
(klinische und apparative Diagnostik) 72
S. Grond, L. Radbruch

Klinische Schmerzmessung 78
L. Radbruch, S. Grond

Prävention von Schmerz –
präemptive Analgesie 86
B. Bachmann-Mennenga, G. Veit

Pharmakologie: Lokalanästhetika 91
B. Graf

Pharmakologie: Analgetika 103
B. Hinz, K. Brune

Pharmakologie: Psychopharmaka 118
C. Derra, U. T. Egle

Anästhesiologische Verfahren in der
Schmerztherapie 122
T. Standl, H. Ohnesorge

Neurochirurgie 144
V. Tronnier

Neurologische Schmerztherapie 153
A. Wiesner, W. Jost

Verfahren der Schmerztherapie in
Orthopädie, physikalischer Medizin und
Physiotherapie 159
J. Krämer

Psychotherapie bei Schmerz 162
U. T. Egle, C. Derra

Spezielle Verfahren der Schmerztherapie
in der Sportmedizin 167
R. Spintge, S. Nolte, T. Steinacker, M. Bauer

Andere Verfahren 176
H. A. Baar

Spezielle Schmerztherapie

3 Schmerz als Leitsymptom: Topographische Systematik — 180

Schmerzen im Kopf-Hals-Bereich 181
W. Nix, M. Westhofen, J. E. Zöller

Schmerzen an Schulter und oberer Extremität 194
W. Nix, J. Krämer, J. Ludwig, U. Rehder, K. Grasedyck

Thoraxschmerz 203
T. von Schrenck, K. Wolber, J. Krämer, A. Kropp, S. B. Hosch, J. R. Izbicki

Abdominalschmerz 213
T. von Schrenck, T. Lehnert, B. Zernikow, E.-M. Grischke, G. Bastert

Schmerzen in Becken und Urogenitalregion 237
V. Janitzky, E.-M. Grischke, G. Bastert

Schmerzen in der Analregion 242
R. Winkler, J. Krämer, U. Rehder, K. Schmidt, K. Grasedyck

Schmerzen an Hüfte und unterer Extremität in der Orthopädie 245
J. Krämer, U. Rehder, K. Schmidt

Schmerzen an Hüfte und unterer Extremität in der Inneren Medizin 247
K. Grasedyck

Psychische Störungen mit potentiellem Leitsymptom Schmerz 249
U. T. Egle

4 Schmerz-Krankheitsbilder ausgewählter Gebiete — 255

Anästhesiologie 256
K. Wagner, E. Kochs

Intensivmedizin 260
M. Gleim, J. Scholz

Notfallmedizin 264
P. Sefrin

Neurologie 268
G. Pfeiffer, C. Weiller

Orthopädie 275
R. Willburger, J. Ludwig, J. Krämer

Neurochirurgie 278
V. Tronnier

Viszeralchirurgie 282
T. Lehnert

Gefäßchirurgie 287
J. Allenberg, J. Gahlen

Kardiologie und Angiologie 290
D. Pfeiffer

Osteologie 294
H.-P. Kruse

Rheumatologie 299
K. Grasedyck

Gynäkologie und Geburtshilfe 304
G. Bastert, E.-M. Grischke

Hals-Nasen-Ohren-Heilkunde 307
M. Westhofen

Ophthalmologie 317
A. Bacskulin, R. Guthoff

Pädiatrie 320
B. Zernikow

Urologie 335
V. Janitzky

Dermatologie 339
R. Engst

Sportmedizin 352
S. Nolte, T. Steinacker, M. Bauer, unter Mitarbeit von R. Spintge

Mund-Kiefer-Gesichts-Chirurgie 360
J. E. Zöller

Psychiatrie und Psychosomatik 365

5 Interdisziplinäre Diskussion spezieller Schmerz-Krankheitsbilder — 366

Kopfschmerz und Gesichtsschmerz 367
W. Jost, U. Theodoridis, J. Krämer, J. E. Zöller,
H. A. Baar

Rückenschmerz 377
J. Krämer, H. Laubenthal, B. Schrank, W. H. Jost,
R. Nickel, U. T. Egle, J. Hildebrandt

Muskuloskelettaler Schmerz 392
J. Krämer, C. G. Nentwig, B. Schrank, W. H. Jost,
R. Klose, unter Mitarbeit von G. Rump, J. Rueger

Schmerz im Sport 409
R. Spintge, R. Haaker, J. Krämer, E. Freye

Rheumatischer Schmerz 434
K. Grasedyck, E. Freye

Schmerz bei Osteoporose 451
H.-P. Kruse, H. U. Gerbershagen

Sympathikusmodulierte Schmerzsyndrome 455
A. Wiesner, W. H. Jost, H. Bürkle

Postamputationsschmerz 464
S. Töpfner, K. Unertl

Schmerz bei ischämischer Erkrankung 469
D. Pfeiffer, J. Allenberg, J. Gahlen, E. Freye

Spezielle berufsbedingte Schmerzzustände 479
U. Rehder, G. Schnack

Schmerzsyndrome bei HIV-Infektion 490
H. J. Stellbrink, H. Ohnesorge

6 Perioperative Schmerztherapie — 496

Grundlagen, Physiologie und Pathophysiologie
des postoperativen Schmerzes 497
H. Wulf

Therapiekonzepte 499
H. Wulf

Organisation der perioperativen
Schmerztherapie 510
H. Wulf

7 Tumorassoziierter Schmerz — 514

Malignome und Prävalenz von Schmerz ... 515
E. Heidemann

Systemische Therapie (Stufenplan der
WHO) 518
A. Linez, J. Motsch

Regionalanästhesiologische Verfahren 528
T. Standl, H. Ohnesorge

Neuroablative Methoden 535
H. Beck

Nichtanästhesiologische Therapien 538
T. Lehnert, E. Heidemann, M. Treiber,
U. Tiefenbacher, M. Wannenmacher, M. Eisenhut

8 Apparate in der Schmerztherapie — 554

Apparate und Computertomographie im
Rahmen der Schmerztherapie 555
R. Maas

Radiotherapie 562
M. Treiber, U. Tiefenbacher, M. Wannenmacher

Anästhesiologie 564
H. Ohnesorge, H. A. Baar

9 Organisationsstrukturen der Schmerzmedizin — 575

In Deutschland 576
H. U. Gerbershagen, P. Knuth, D. Soyka,
B. Werner

International Association for the Study of
Pain und Deutsche Gesellschaft zum
Studium des Schmerzes 594
L. Radbruch, S. Grond

Sachregister — 597

Allgemeine Schmerztherapie

1 Grundlagen ... *2*
   H. Rodegra, H. W. Schreiber, M. Goerig,
   D. Lorke, B. Bromm, J. Sandkühler, J. Lorenz,
   S. Grond, L. Radbruch, U. T. Egle, R. Schwab

2 Praxis der Schmerztherapie ... *71*
   S. Grond, L. Radbruch, B. Bachmann-Menennga,
   G. Veit, B. Graf, B. Hinz, K. Brune, C. Derra,
   U. T. Egle, T. Standl, H. Ohnesorge, V. Tronnier,
   A. Wiesner, W. Jost, J. Krämer, R. Spintge,
   S. Nolte, T. Steinacker, M. Bauer, H. Baar

Grundlagen

Schmerz im Paradigmawandel der Medizin Geschichte des Schmerzes – Philosophie – Kultur – Weltanschauung ··· 3
H. Rodegra, H. W. Schreiber

Geschichte der Schmerztherapie ··· 8
M. Goerig

Schmerzrelevante Neuroanatomie ··· 13
D. Lorke

Neurophysiologie des nozizeptiven Systems ··· 29
B. Bromm

Neurobiologie der Nozizeption ··· 42
J. Sandkühler

Quantifizierung des Schmerzes ··· 51
J. Lorenz

Systematik von Schmerzerkrankungen (akut, chronisch, Taxonomien) ··· 59
S. Grond, L. Radbruch

Schmerz und Psyche ··· 66
U. T. Egle, R. Schwab

Schmerz im Paradigmawandel der Medizin
Geschichte des Schmerzes – Philosophie – Kultur – Weltanschauung

H. Rodegra, H. W. Schreiber

„Wir fühlen den Schmerz, aber nicht die Schmerzlosigkeit ... Daher eben werden wir der drei größten Güter des Lebens, Gesundheit, Jugend und Freiheit nicht als solcher inne, solange wir sie besitzen, sondern erst nachdem wir sie verloren haben ..." (A. Schopenhauer, Sämtliche Werke, Die Welt als Wille und Vorstellung, Zweiter Band, F. A. Brockhaus, 1938, 659–660)

„Im Schmerz ist soviel Weisheit wie in der Lust: Er gehört gleich dieser zu den arterhaltenden Kräften ersten Ranges" (F. Nietzsche).

„Ich kann nur am eigenen Fall erfahren, was Schmerzen sind. Die eigenen erlittenen Schmerzen bilden für jeden die einzige Erlebnisgrundlage für die Abstraktion des allgemeinen Begriffes des Schmerzes. Daher ist das Wort Schmerz für mich nur deshalb ein bedeutungsvoller Ausdruck, weil ich selbst Schmerzen gehabt habe. Erst auf indirektem Wege gelangte ich dazu, den Begriff des Schmerzes auf andere zu übertragen" (L. Wittgenstein).

Bei unserem derzeitigen Wissensstand mag uns der Schmerz als eine Versicherung ohne Gewähr erscheinen.

Er ist eine individuelle Empfindung des Gefühls und trägt das Etikett der Unlust und die Aura der Angst. Als Signal kann der Schmerz ein Freund des Menschen sein, indem er auf eine Regelwidrigkeit, auf ein Krankheitsgeschehen aufmerksam macht. Er ist unzuverlässig, weil die Alarmanlage versagen kann, nicht meldet oder gar autonom wird. Er kann zum Feind werden, wenn er unerträglich wird. Dabei sind Intensivierungen möglich, die den Kranken isolieren; er ist mit seinem Schmerz allein auf der Welt. Er glaubt schließlich, daß er der Qual nur entfliehen kann, indem er sein Leben selbst auslöscht. Eine wesentliche Erfahrung der Palliativmedizin ist, daß der inkurable Tumorkranke, der schmerzfrei ist, nicht an den Suizid denkt (E. Klaschiv, 12, 13).

Stellungnahmen zum Elementarphänomen „Schmerz" als Urthema einer „medicina perennis" (R. Toellner) sind bis in die frühen Epochen der Medizingeschichte nachweisbar (28).

Bei rein **medizinischer Betrachtung** sehen wir im Schmerz eine „Grundkategorie pathetischer Betroffenheit".

„Pathologie hat es ganz allgemein zu tun mit dem Leiden des Menschen. Während uns die Physiologie, als die Lehre vom Gesunden, eine Einsicht in die unendlich komplexe Konkordanz des Organismus mit seiner Umwelt gibt und die großartige Korrespondenz aller Lebensvorgänge zu vermitteln in der Lage ist – die erstaunliche Abstimmung aller Teile und Töne, welche ja die Stimmung des gesunden Menschen ausmacht – zeigt die Pathologie als die Lehre vom Kranken die Abweichung, die Mißstimmung, die Deformation des Ganzen. Die so tausendfältig abgestimmte Ordnung ist verlorengegangen; es stimmt nicht mehr mit dem Menschen. Ihm fehlt etwas. Er leidet. Eine Störung ist eingetreten, setzt sich fest, pflanzt sich fort, breitet sich aus, wird uns schmerzhaft bewußt: der Mensch ist krank" (H. Schipperges [22]).

„Leibhaftiger Ausdruck für dieses ‚pathos' ist der Schmerz. Wir sprechen von Pein (engl. pain, smart, frz. douleur, mittellat. ‚pena', niederdt. ‚pien'), von Trübsal und Leid, von Gram und Kummer. Wir sprechen von ‚schweren Schmerzen', ja, wir kennen einen eigenen ‚Organdialekt', eine ganze ‚Schmerzsprache' (H. Schipperges, v. Weizsäcker [22, 34]).

Bei Betrachtung aus ärztlicher Sicht müssen auch nichtmedizinische Einflüsse mit einbezogen werden, die sich z. B. aus religiöser und philosophischer Sicht ableiten können. In der Bibel finden wir das Schmerzproblem bei der Schilderung der Vertreibung von Adam und Eva aus dem Paradies im 3. Kapitel der Genesis:

„Und zum Weib sprach Gott der Herr: Ich wil dir Schmertzen schaffen / wenn du schwanger wirst / Du solt mit Schmertzen deine Kinder gebähren / und dein Will sol deinem Manne unterworffen seyn / und er sol dein Herr seyn" (Titel eines Hebammenlehrbuches von 1580 [8]).

Hier wird der Schmerz als Strafe Gottes angesehen. Schmerz – als „Prüfung" Gottes – weist das alte Testament der Bibel beim Bericht von Hiob aus, einem reichen Mann, der im Rufe großer Frömmigkeit und Rechtschaffenheit stand. Hier ließ sich Jahve, der Göttliche Herr, vom Satan dazu bewegen, ihn mit bösartigen schmerzhaften Geschwüren von Kopf bis zum Fuß zu belegen. Hiob bestand jedoch alle Anfechtungen, in dem er sich geduldig in sie schickte. Diese Gestalt des leidenden Gerechten stand außerhalb der traditionellen Lehre vom Leiden als Vergeltung Gottes für schwere Sünden.

Glück zu genießen ohne den Schmerz war für den antiken Menschen nicht vorstellbar. „Schmerz war die Erfahrung jeder seelischen Entwicklung wie aller vorgegebenen Realität" (9, 8).

Für die griechischen Ärzte wurde der Schmerz zum Indiz, wie man seine verlorene Harmonie wieder gewinnt, sie sahen auch in ihm den ‚bellenden Wachhund der Gesundheit', eine Deutung, die bis in unsere Tage in der Literatur auftaucht.

H. Schadewaldt sieht hier eine „Grundvoraussetzung unsere Vita activa, wie es auch I. Kant (1724–1804) in seiner ‚Anthropologie in pragmatischer Hinsicht' betont: „Der Schmerz ist der Stachel der Tätigkeit und in dieser fühlen wir alle erst unser Leben ..."(21).

In der griechisch-römischen Antike werden naturalistische wie metaphorische Bedeutungen des Schmerzes in der medizinischen Fachliteratur sowie in ausgewählter Dichtung und Philosophie dargestellt, wie es A.W. Bauer in seinem medizinhistorischen Beitrag zur Eröffnung des 1. Deutschen Schmerzkongresses 1995 in Heidelberg darlegt.

„Der Schmerz erweist sich dann als ein Zeichen (Signifikant)", so A. W. Bauer, „wenn er als Symptom und Wirkung einer natürlichen Ursache oder als metaphorisches Symbol im Sinne einer intellektuellen Sinnzuschreibung seiner jeweiligen Bedeutung (Signifikat) zugeordnet werden kann. Sowohl die symptomatisch-kausale als auch die symbolisch-hermeneutische Form der Deutung ist der Antike geläufig:

Während im Corpus Hippocraticum, aber auch bei Aristoteles, Celsus und Galen der Schmerz als ein krankhaftes Symptom aufgefaßt wird, das in jedem Fall Unlust signalisiert und dessen (natürliche) Ursache nach Möglichkeit beseitigt werden sollte, lassen bedeutende Epiker wie Homer oder Vergil auch metaphorische Interpretationen des Schmerzes erkennen. Während in Homers Odyssee der Schmerz lediglich als nominalistische Erkennungsmarke des Titelhelden firmiert, wird er in Vergils Aeneis zum Zeichen für bedrohliche Schwäche und Hilflosigkeit des Protagonisten. Multidimensionalität und Deutungsvielfalt (Polysemie) sind demnach nicht erst Merkmale des modernen Schmerzbegriffes am Ende des 20. Jahrhunderts, ihre Wurzeln lassen sich bereits in antiken Quellen nachweisen" (4).

Die Menschen haben sich schon frühzeitig dagegen gewehrt, sich dem Schmerz bedingungslos zu unterwerfen. Sie suchten nach den Ursachen der Schmerzentstehung und nach Möglichkeiten der Schmerzbekämpfung.

Anfang des 5. vorchristlichen Jahrhunderts bemühte sich bereits der griechische Naturphilosoph und Arzt Alkmaion aus Kroton um eine naturwissenschaftliche Erklärung der Schmerzempfindung. An Ziegen beobachtete er – wegen des Verbotes, Untersuchungen an menschlichen Leichen durchzuführen (11), beschränkte man sich auf Tiersektionen –, daß die Sinnesnerven im Gehirn entspringen und erklärte daher jenes Organ als Sitz der Sinneswahrnehmung und Empfindungen. Seine umwälzende Lehrmeinung wurde lange Zeit angezweifelt und eineinhalb Jahrhunderte verstrichen, bis der in Alexandria wirkende griechische Arzt Herophilos den Verlauf der Nerven von ihrem Ausgangspunkt verfolgte.

Hippokrates sah den Schmerz als ein schreckliches Übel an. Er erklärte sich nicht bereit, sich ihm widerstandslos zu beugen.

Avicenna befaßte sich in seinem Standardwerk mit allen Zweigen der ärztlichen Wissenschaft von der Anatomie, Physiologie, Ätiologie und Symptompathologie bis hin zur Chirurgie. Bei Tierversuchen gelangte er zu der Einsicht, daß „Schmerz eine durch naturwidrige Einwirkungen bewerkstelligte Empfindung" sei. Er versuchte bereits eine Charakterisierung der Schmerzarten zu entwickeln (10).

Von den in früherer Zeit geübten Schmerzbekämpfungsarten war eine der gebräuchlichsten Formen die Räucherung. So wurde über Räucherungen mit Bilsenkrautsamen, die auf glühende Kohlen gestreut wurden, berichtet. Der Rauch wurde dann mit einem Trichter in den geöffneten Mund an den schmerzenden Zahn geleitet.

G. Keil schreibt in den medizinhistorischen Einführungen zur ‚Illustrierten Geschichte der Anaesthesie' (11): „Die Antike hat am pharmakologischem Wissen vorausgegangener Hochkulturen partizipiert und an der Analgesie-Indikation des Bilsenkrauts festgehalten. Daneben wurde die ‚Alraune' akzentuiert und die sedativ-analgesierende Wirkung vom ‚Mohn' zum Einsatz gebracht ...".

Berichte deuten darauf hin, daß man von ohnmachtsähnlichem Schlaf bei oraler Alraunenanwendung wußte und erwog, die durch Alraunen-Wein oder Alraunen-Brot erzeugte Bewußtlosigkeit des Patienten für schmerzfreies chirurgisches Schneiden bzw. Stechen zu nutzen. In antiken Operationsberichten werden Anästhesiearten nicht erwähnt – im Gegenteil: Antike Operationsanordnungen gehen von einem wachen Patienten aus, der ungeachtet seiner Schmerzen den operierenden Chirurgen bei dessen ‚Schneiden und Nähen' unterstützt.

Narkosemittel, die wahrscheinlich von germanischen Wundärzten entwickelt wurden – ab dem 9. Jahrhundert bezeugt – wurden bis ins ausgehende Mittelalter angewandt. Benutzt wurde ein Gemisch aus sedierenden, narkotisierenden, analgesierenden, aber auch halluzinogenen bzw. psychotomimetischen Alkaloiden, und man setzte auf die Leitdrogen Mohn, Alraune, Bilsenkraut sowie (Wasser-) Schierling u. a.

„Von ihrem Ablauf her" – so G. Keil (11) – „handelte es sich bei diesen ‚Kombinationsnarkosen' sowohl um eine Inhalations- wie Resorptionsnarkose, wobei sich der Resorptionsvorgang bevorzugt an der Nasen-, Mund- und Rachenschleimhaut (und darüber hinaus am Magen) abspielte. Der Patient wurde auf dem Operationstisch in Rückenlage gebracht und erhielt einen dampfenden, in Warmwasser getränkten Schlafschwamm über Mund und Nase gelegt. Die Chirurgie hat sich um 1515 von dieser Operationsnarkose abgewandt. Dies erfolgte schlagartig" (11).

Eine weitere Narkoseform war die Rauchapplikation mittels des Tabakklistiers, insbesondere bei schmerzhaften Erkrankungen des Verdauungstraktes. H. Wyklicky und G. Schmidt berichten über diese Art der Schmerzbehandlung:

„Man stellte das Tabakklistier in der Form her, daß man ganz einfach zwei Pfeifenköpfe stopfte, den Tabak entzündete, die Pfeifenköpfe aufeinander setzte, dann in das Mundstück der einen Pfeife hineinblies und das Mundstück der anderen gleich dem Ansatz einer Klistierspritze in den Anus des Patienten brachte" (32).

Neben den genannten Betäubungsmitteln wurde insbesondere der Alkohol als Schmerzstillung bei chirurgischen Eingriffen (Schädeltrepanation, Amputation) verwandt (32).

Von 1500 bis 1846 gab es keine Hoffnung auf eine schmerzlose Chirurgie. D. Larey, Feldarzt Napoleons, soll in der Schlacht von Borodino (7.9.1812) innerhalb von 24 Stunden 200 schmerzarme Amputationen im Wundschock vorgenommen haben (29). Der Operationsschmerz schien weiterhin als unvermeidlich und unüberwindbar. Die Barbierchirurgen, Wundärzte, Stein- und Bruchschneider mußten den Patienten bei ihren Eingriffen ein großes Maß an Schmerzen zumuten.

Abbildungen über operative Eingriffe zeigen das gleiche Bild: Kräftige Gehilfen verhindern während des Eingriffs ein Aufbäumen oder die natürliche Abwehrreaktion des Patienten, diese bissen allenfalls auf ein Stück Holz, Stoff oder Leder, man verabreichte zuweilen Branntwein, oft in großen Mengen. Viele Chirurgen lehnten jedoch auch den Alkohol als Betäubungsmittel ab, da sie befürchteten, daß er das Blut erhitze und zu Entzündungen führe.

Trotz dieser Erschwernisse erstaunt es immer wieder, welch komplizierte Eingriffe in jenen Epochen vorgenommen wurden. Auch im Allgemeinen Krankenhaus in Hamburg (erbaut 1823) konnte die – bei den Krankenhausneubauten zu Beginn des 19. Jahrhunderts erkennbare Bestrebung – heilbare Patienten von den chronisch Kranken und Siechen zu trennen und damit eine neue Hospitalform neben dem Siechen- und Pflegeheim zu schaffen, verwirklicht werden. Bei der Umstrukturierung im Hospitalwesen der Hansestadt war man in der glücklichen Lage, die Leitung einem führenden Chirurgen seiner Zeit – Johann Carl Georg Fricke (1790–1841) – zu übergeben. Ihm verdanken wir ausführliche Operationsberichte, aus denen wir ersehen können, wie intensiv versucht wurde, das chirurgisch-handwerklichen Können zu verbessern und damit die Schmerzbelastung auf ein erträgliches Maß zu reduzierten und diese Kunst des Operierens auch an die auszubildenden Chirurgen weiterzugeben (18).

Es sind jedoch auch Schilderungen von Patienten über operative Eingriffe erhalten geblieben. So finden sich z. B. im Staatsarchiv Hamburg Tagebuchaufzeichnungen aus dem Nachlaß der Familie Milow, in denen Margarethe Elisabeth Milow eine bei ihr durchgeführte Brustoperation beschreibt. Der Eingriff wurde in der Wohnung des Arztes durchgeführt (1772). Sie schildert den Operationsvorgang:

„Ich ging hinauf, warf mich vor dem Stuhl, auf welchem die Operation geschehen sollte, auf die Erde, denn solche Not lehrt beten. Wie oft hatte ich nicht schon die Wirkung des Gebetes erfahren, nun erfuhr ich sie wieder, ich stand gestärkt und gefaßt auf, war ruhig und ging ans Fenster, wo ich mit ordentlicher Sehnsucht die Ärzte erwartete.

Sie ließen lange auf sich warten, endlich nach 10 Uhr kamen sie, Seip (Arzt) blieb oben mit der Köster bei mir, Grasmeier (Operateur) ging zur Vorbereitung hinunter. Ich ging auf und nieder, endlich kam er und sein Gehülfe.

Ich machte meine Taschen los, zog mein Leibchen aus und setzte mich, die zitternden Knie, fürchtete ich, möchten Grasmeyer hindern. Er hielt sie zwischen den seinen fest. Seip hielt den rechten Arm in die Höhe, der Gehülfe stand hinter ihm, die Köster hielt die linke Hand, die Kruse das Brett mit den Messern und den übrigen Sachen.

Ich machte die Augen zu, und es war geschehen. Ich öffnete die Augen und sah die blutige Brust liegen. Er wartete etwas, ich schloß wieder die Augen und der zweite Schnitt geschah. Es dauerte länger und ich fragte: ‚Ists bald vorüber?' und auch der wars bald.

Er forderte Kohlen und ich fragte mit Angst: ‚Sie wollen doch nicht die Adern zubrennen?'

Nachdem nun alles verbunden war, ward ich übel und mußte mich übergeben, und darauf hin mußte ich noch ein ander Hemd und Leibchen anziehen und dann zu Bette. Hier war ich nun voll inneren Danks, aber ich war zu schwach, ihn auszusprechen. Der Schmerz kam nun sehr heftig, aber ich ertrug ihn gern" (2).

Beschreibungen von Geschwülsten der Brust finden sich schon in den frühesten Epochen der Medizingeschichte. So führt Hippokrates an, daß in den Brüsten Knoten entstehen können, die nicht eitern, aber härter werden und sich zu verborgenen Krebsen gestalten. Hinweise über eine operative Behandlung dieser Geschwülste finden sich noch nicht.

Gegen Ende des 1. Jahrhunderts wird der Brustkrebs bereits näher beschrieben. Wir finden auch Angaben über eine operative Behandlung des Brustkrebses, bestehend in einer Kombination von „Schneiden und Gebrauch des Glüheisens", wobei das letztere sowohl zur Blutstillung wie – nach vollendeter Amputation der Mamma – nochmals zur Zerstörung zurückgebliebener Geschwulstreste angewandt wurde. (Aus: Sculteti, D. Joannis: Wund=Artzneyisches Zeug=Hauß in zween Theil abgetheilt. Frankfurt 1666 [3].)

Den chirurgischen Eingriffen blieben jedoch praktisch enge Grenzen gesetzt. Die meisten Patienten zogen – ohne Anästhesie und Antisepsis – die Verschleppung ihrer Leiden und das Risiko des Todes einem prophylaktischen oder kurativen chirurgischen Eingriff vor. Ohne Anästhesie und Antisepsis konnten Erfolge operativer Eingriffe nur bedingt in Aussicht gestellt werden.

„Wenn trotzdem vor Entdeckung von Lachgas, Äther und Chlorophorm chirurgische Eingriffe erfolgreich vorgenommen wurden, so liegt die Erklärung hierfür nicht etwa in der immer wieder behaupteten Mutmaßung, daß der Mensch früherer Zeit schmerzunempfindlicher gewesen sei als der heutige", schreibt J. Vollmer in seiner Einleitung zu einer Arbeit „Die schmerzfreie Operation – Möglichkeiten und Grenzen". Die entscheidenden Voraussetzungen von seiten des Patienten und seitens des Chirurgen waren vielmehr folgende:

„1. Die Risikobereitschaft des Kranken, sich von einem schmerzhaften Leiden durch den schmerzhaften Akt der Operation befreien zu lassen und

2. die Fähigkeit des Chirurgen, den Eingriff mit sicherer Hand in Sekundenschnelle vorzunehmen".

Die Körperhöhlen und die inneren Organe gehörten zwar mit zum Bereich der Chirurgen, praktisch aber blieben sie ihnen noch immer weitgehend verschlossen (33).

Erst um die Mitte des 19. Jahrhunderts leiteten Antisepsis und Anästhesie die große Zeit der Chirurgie ein, „in welcher die Chirurgie gewissermaßen die rationale und mögliche Therapie verkörperte, sogar die einzige, insofern gerade damals die Innere Medizin vom therapeutischen Nihilismus beherrscht war" (29, 33).

Im Jahre 1806 gelang dem Apothekergehilfen Friedrich Wilhelm Sertürner (*19.06.1783) die Darstellung des Morphins. Diese Substanz ist seit der Mitte des vorigen Jahrhunderts bis weit in das 20. Jahrhundert hinein für alle Ärzte Europas der Inbegriff der medikamentösen Schmerzstillung gewesen.

H. Wyklicky berichtete 1991 zu dieser Entwicklung: „Noch 1925 begann der damalige Vorstand der Medizinischen Klinik der Universität Münster in Westfalen, der vorher die Polikliniken in Jena und Bonn geleitet hatte, Geheimrat Paul Krause (1871–1934), eine seiner Schriften mit den Worten: ‚Ohne Morphium möchte ich kein Arzt sein' (36).

„Das ‚principium somniferum' des Opiums, wie Sertürner das von ihm entdeckte Alkaloid nannte, begann aber seinen heilsamen wie auch heillosen Weg erst rund 40 Jahre nach der Erstdarstellung. Der irische Chirurg Francis Rynd (1801–1861) lehrte 1844 es subkutan zu applizieren, und der englische Arzt Alexander Wood (1817–1884) empfahl es 1855 speziell gegen Neuralgien ... Nach den Schlachten von 1861 im amerikanischen Bürgerkrieg, von 1866 im österreichisch-preußischen Krieg und vier Jahre später im deutsch-französischen Krieg wurde „Mo" bereits reichlich verabreicht. Jedem Arzt läuft heute noch ein kalter Schauer über den Rücken, wenn er erfährt, daß man gelegentlich einem verwundeten Soldaten eine Morphiumspritze in die Hand drückte, die dann von Bett zu Bett weitergereicht wurde, weil man fand, daß auf diesem Wege am schnellsten eine Schmerzlinderung zu erzielen wäre" (36).

Von Beginn an war der Schmerz Gegenstand philosophischer, theologischer und naturwissenschaftlicher Betrachtungen. Philosophen und Theologen wiesen auf seine Bedeutung hin, Psychologen, Biologen und Physiologen suchten seine Mechanismen zu erklären.

Im politischen Geschehen konnte der Schmerz zum zufälligen Weichensteller werden. Ein eigenes Kapitel hat der Schmerz bei öffentlichen politischen wie persönlichen Entscheidungen geschrieben (31), z. B.:
– Perikles und die Pest,
– Alexander der Große und die Malaria,
– Caesar und die heilige Krankheit,
– Marc Aureil und die Blattern,

- die Westindienfahrer und die Syphilis,
- Kaiser Karl V. und die Gicht,
- Johann Calvin und die Tuberkulose,
- Jean Jaques Rousseau und der Verfolgungswahn,
- Ludwig XVI. und die Drüsenschwäche,
- Napoleon I. und der lethargische Schlaf und das Magenleiden,
- Napoleon III. und das Steinleiden,
- der Panamakanal und das Gelbe Fieber,
- Kaiser Friedrich III. und der Kehlkopfkrebs,
- die Romanows und die Bluterkrankheit,
- Gustav Stresemann und die Managerkrankheit.

Eine Kriegsverwundung brachte den spanischen Ritter Don Inigo Lopez de Recalde de Onaz y de Loyola (1521) zur Umkehr seiner Lebensführung und zur Gründung des bekannten Jesuitenordens.

Karl Marx (1818–1883) soll einmal von den Schmerzen seiner zermürbenden Furunkulose geplagt den bemerkenswerten Ausspruch getan haben: „Die europäische Bourgeoisie wird noch lange an meine Furunkeln denken" (32).

Über lange Zeit versuchten die Ärzte mit den ihnen zur Verfügung stehenden Mitteln die Qualen der Patienten zu lindern, meistens jedoch unzulänglich.

Es konnten in den letzten Jahren beträchtliche Fortschritte erzielt werden, wobei die verbesserte Kenntnis der physiologischen Mechanismen unser Bild vom Schmerz verändert hat. Seit dem 19. Jahrhundert haben klinische Beobachtungen wesentlich zum Schmerzverständnis beigetragen. Die in den letzten 40 Jahren gesammelten neurophysiologischen und pharmakologischen Erkenntnisse haben eine tatsächliche Veränderung unserer Einstellung und unseres Umgangs mit diesem Phänomen bewirkt.

Eine Zeitaufnahme zur Narkose in der Chirurgie danken wir dem großen Chirurgen K. H. Bauer, Heidelberg, 1953 anläßlich des 567. Gründungstages der Universität Heidelberg (Springer, Berlin, 1954; S. 12). 1935 wurden 74 % örtliche und Rückenmarkbetäubungen und nur 26 % Narkosen durchgeführt. 1953 gab es keine Rückenmarkbetäubung, nur 8 % örtliche Betäubung und 92 % Narkosen. Dieser Wandel war das Ergebnis der Einführung der Schlafmittelnarkotika (87 % Barbiturate), der Muskelerschlaffung (Curare) und die Intubation. Von 1841 Anaesthesien bei Bauchoperationen wurden 980 Patienten intubiert. Der Vorzug dieser Narkosen war die Homoiostase.

Neue Erkenntnisse bilden die Grundlage für klinische Forschungen und therapeutische Anwendungen.

Die historisch, kulturelle wie weltanschauliche Anamnese des Schmerzes wird abgelöst durch den zweiten Paradigmawandel der Medizin. Mit der Orientierung zum anthropologischen Interpretationsmodell mit Einbeziehung von Natur, Psycho- und Sozialwissenschaften hat sie eine größere Kompetenz erfahren. Sie schließt auch die Induktion und Wirkung von Schmerzen ein. Die Medizin definiert sich heute – wie vor über hundert Jahren – als Handlungswissenschaft. Sie hat den Auftrag zu heilen; sie umfaßt alle Lebensbereiche.

Mit der Narkose werden nicht die Schmerzen, sondern das Bewußtsein ausgeschaltet (6a, 6b). Eben diese „Verabschiedung auf Zeit und das Risiko des regelrechten Wiederaufwachens" beeindrucken den Kranken meist mehr als die Vorstellung vom Trauma der Operation. Analoges gilt für die Angst vor dem Schmerz. Auch hier ist der Anästhesist mit der Kunst der Schmerzanalyse kompetent.

So ist es erklärlich, wenn der Kranke vom Anästhesisten mehr Aufklärung – mehr Information – mehr Zeit erwartet als vom Operateur. Solche Gespräche gehen oft auch in den Kompetenzbereich des Chirurgen. Der Kranke möchte Näheres zu den operativen Risiken, dem Erfahrungsgrad des Operateurs und der Verfahrenswahl wissen. Er möchte nicht nur wissen, wie er gesund werden soll, sondern auch wozu. So kann das Aufklärungsgespräch zu einer wahren weltanschaulichen Begegnung, zur Diskussion über die Sinnfrage des Lebens werden. Zu einem solchen Meinungsaustausch muß der Anästhesist gerüstet, d. h. auch individuell vorbereitet sein. Der operierte Kranke soll schmerzfrei sein, damit er sich bewegen, Komplikationen vermeiden kann und dabei den ‚Stressor' Schmerz paralysiert. Er soll sich wohl fühlen, aktive Zuversicht und Vertrauen entwickeln und bewahren können.

Der Kranke wird die Qualität der Behandlung im Hospital wesentlich nach der effektiven Schmerzbehandlung und nach der Art und Weise, wie sie erfolgte und wie sie vermittelt wurde, beurteilen. Entsprechende Nötigungen lassen einen sonst noch so guten Therapieerfolg verblassen. Das unfreundliche Wort in der Nacht von seiten der Ärzte und des Pflegepersonals läßt alle Zuwendung bei Tage vergessen. Eine kurze aktuelle Bilanz findet sich bei Troidl et al. (30). Die Arbeit des Chirurgen und des Anästhesisten ist eine Gemeinschaftsleistung. Sie beginnt mit der Indikationsstellung, sie schließt die Information des Pflegepersonals ein und endet mit dem Abschluß der Behandlung. Sie ruht auf dem fachlichen wie persönlichen Konsens. In diesem Verbund bedeutet jede Dissonanz eine Belastung oder auch Komplikation für den Kranken; deshalb darf es sie – soweit fachlich erforderlich – im Vorfeld, aber nie zu Lasten des Patienten geben. Für Unstimmigkeiten hat der Patient ein sehr feines Gespür, er leidet in jedem Fall psychisch und somatisch.

Chirurgen und Anästhesisten sind eine Arbeitsgemeinschaft mit einem respektablen Verbund, dessen Intensität in der Medizin ohne Beispiel ist: Sie haben eine gemeinsame Anamnese mit gemeinsamen Großeltern. Sie fahren in ihrem Beruf ein Tandem, d. h., sie fahren regelhaft vereinbarte Wege, ein Lenkradwechsel erfolgt unauffällig. Sie folgen den gesicherten Ergebnissen der Naturwissenschaften und der Technik. Sie justieren ihre Medizin im Sinne des zweiten Paradigmawechsels der Medizin durch die Humanwissenschaften. Sie haben mit dem Kranken vergleichbare Lebensqualitäten, Freud und Leid erleben und erleiden sie jeweils in gleicher Weise.

Literatur

1. Ahnefeld FW. Die schmerzfreie Operation. Schmerzausschaltung gestern und heute. In: Die schmerzfreie Operation – Möglichkeiten und Grenzen. Skultetus-Gesellschaft e.V. Ulm/Donau; 1976
2. Barke R, Kiupel B. Margarethe E. Milow: Ich will aber nicht murren. Band 1. Hrsg: Rita Barke u. Birgit Kiupel, Dölling u. Galitz Verlag Hamburg; 1987
3. Barke R, Kiupel B. Sach- und Gefühlslexikon in alphabetischer Reihenfolge von Abschied bis Zuckerbäcker. Band 2. Hrsg: Rita Barke u. Birgit Kiupel, Dölling u. Galitz Verlag Hamburg; 1987
4. Bauer AW. Zwischen Symbol und Symptom: Der Schmerz und seine Bedeutung in der Antike. Medizinhist. Beitrag zur Eröffnung des 1. Deutschen Schmerzkongresses 1995, 4. Oktober 1955. Der Schmerz 1966; 10:169–175
5. Besson JM. Der Schmerz. Neue Erkenntnisse und Therapien. Artemis u. Winkler-Verlag München; 1994
6. Brandt L. Illustrierte Geschichte der Anästhesie. Wiss. Verlagsgesellschaft Stuttgart; 1997

6a. Bromm B, Desmedt J. Pain and the brain: From nociception to cognition. Raven, New York 1995
6b. Bromm B. Gefühle sichtbar gemacht. Zentrale Bildgebung zum Schmerz. 72. Jahreskongreß Dtsch. Ges. HNO-Heilkunde u. Kopf-Hals-Chirurgie, Hamburg 2001
7. Engelhardt D v. Krankheit. Schmerz und Lebenskunst München; 1999
8. Fischer-Homberger E. Geschichte der Medizin. Heidelberger Taschenbücher. Band 165. Springer Verlag Berlin. Heidelberg. New York; 1975
9. Hartmann F. Die Sprachen der Schmerzen. Schmerz 1998; 12:317–322
10. Karger-Decker B. Besiegter Schmerz. Geschichte der Narkose und der Lokalanästhesie. Koehler & Amelang Leipzig; 1984
11. Keil G. In: Brandt L. Illustrierte Geschichte der Anästhesie. Wiss. Verlagsgesellschaft Stuttgart; 1997
12. Klaschik E, Nauck F. Historisches zur Entwicklung der Palliativmedizin. Zbl. Chir. 1998; 123:620–623
13. Klaschik E, Nauck F. Erfahrungen einer Palliativstation Dtsch. Ärzteblatt 1993; 90:3226–3230
14. Kurten M. Der Schmerz als medizinisches und philosophisches Problem. Anmerkungen zur Spätphilosophie Ludwig Wittgensteins und zur Leib-Seele-Frage. Königshausen u. Neumann Würzburg; 1984
15. Lamerton R. Sterbendem Freund sein. Helfen in der letzten Lebensphase. Herder-Verlag Freiburg i. Br.; 1991
16. Lenz S. Über den Schmerz. Festansprache. Kongreß Dtsch. Ges. Innere Medizin. Wiesbaden; 1996
17. Nietzsche F.: Die fröhliche Wissenschaft. Weisheit im Schmerz. Kröhner, Stuttgart. 1986; K318:S.220
18. Rodegra H. Johann Carl Georg Fricke (1790–1841). Wegbegleiter einer klinischen Chirurgie in Deutschland In: Studien zur Geschichte des Krankenhauswesens. Band 20. Verlag Murken-Altrogge Herzogenrath; 1983
19. Sabatowski R, Radbruch G, Wernicke L, Zecher B. Hospize und Palliativstationen in Deutschland. Schmerz (Supp.1) 1 P; 1956:57 II
20. Sauerbruch F, Wenke H. Wesen und Bedeutung des Schmerzes. 2. Aufl. Athenäum; 1961
21. Schadewaldt H. Geschichte der Schmerzbehandlung. Med.Welt 1980; Bd. 31:Heft 36
22. Schipperges H. Vom Wesen des Schmerzes. In: Sokolow A u. Kudella R. Schmerzlosigkeit. 2 Arbeiten zur Geschichte der Anästhesie, Forschungsstelle des Instituts f. Gesch. d. Medizin Köln; 1989
23. Schipperges H. Die Medizin in der Welt von morgen. Düsseldorf. Econ Verlag Wien; 1976
24. Schopenhauer A. Die Welt als Wille der Vorstellung. Hoffmanns-Verlag Band II:S.659
25. Schreiber HW. Aktuelles zur Ethik. Dtsch. Ges. Chir. Kongressband 1999:830–832
26. Smith EA. Palliative care services in Britain and Ireland update. Pall. Med. 1994; 8:19–27
27. Thieleman-John L, Pichelmaier H. Betreuung Krebskranker im Terminalstadium. Erfahrungen aus dem Modell einer Station für palliative Therapie in der Chirurgischen Universitätsklinik Köln. MMW 1988; 133:279–283
28. Toellner R. Die Umbewertung des Schmerzes im 17. Jahrhundert in ihren Voraussetzungen und Folgen. Med. Hist. 1971;L 6:36–45
29. Toellner R. Illustrierte Geschichte der Medizin Bd. 5. Verlag Andreas, Salzburg 1986; 2873ff
30. Troidl H et al. Anästhesie Intensivmed Notfallmed Schmerzther 1993; 34:269–276
31. Venzmer G. Krankheit macht Weltgeschichte. Schwab-Verlag Stuttgart; 1956
32. Venzmer G. Krankheit macht Weltgeschichte. 2. Aufl. Frank'sche Verlagsbuchhandlung Stuttgart; 1960
33. Vollmer J. Einleitung zu „Die schmerzfreie Operation – Möglichkeiten und Grenzen". Scultetus Gesellschaft e. V. Ulm/Donau. Jahresveranstaltung der Scultetus-Gesellschaft 4. November; 1976
34. Weizsäcker V v. Die Schmerzen. Stücke einer medizinischen Anthropologie. Die Kreatur 1 1926/1927; 315–335
35. Wittgenstein L. Innere Erfahrung und Fremdseelisches, Philosophie II. Kröhner, Stuttgart 1989; S.646
36. Wyklicky H, Schmidt G. Zur Geschichte der Schmerzbekämpfung. Mitt. D. Oest., Ges. für Chir. 19 (1991). F 26

Geschichte der Schmerztherapie

M. Goerig

Roter Faden

- Frühe Pioniere
- Wegbereiter der therapeutischen Lokalanästhesie
- Protagonisten einer chirurgischen Schmerztherapie
- Auf dem Weg zur Pain Clinic
- John Joseph Bonica – Pionier der Pain Clinics
- Gründung von Fachgesellschaften
- Herausgabe schmerztherapeutischer Fachzeitschriften

„Der Schmerz hat eine schrecklichere Macht über die Menschheit als der Tod selbst". (Albert Schweitzer)

Frühe Pioniere

„Es muss jedem Wundarzt hoechst angenehm seyn, wenn er das Elend derjenigen, welche sich gefaehrlichen Operationen unterwerfen muessen, erleichtern kann. Schmerz ist bey jeder Operation das fürchterlichste, und auf ihn muss man daher vorzueglich ernstliche Rücksicht nehmen". Mit diesen Worten leitete der englische Chirurg Benjamin Bell (1749–1806) das 45. Kapitel seines vierbändigen, 1807 auch in deutscher Sprache erschienenen Lehrbuches der „Wundarzneykunst" ein. Zu diesem Zeitpunkt bemühte sich der Paderborner Apotheker Friedrich Wilhelm Sertürner (1783–1841) schon eingehend, das Rohalkaloid des Opiums rein darzustellen. 1806 berichtete er über die hypnotischen und analgetischen Eigenschaften einer nach dem griechischen Gott des Schlafes, Morpheus, bezeichneten Substanz, die heute als der Goldstandard unter den stark wirksamen Analgetika angesehen wird: Morphin. Da das Alkaloid zunächst nicht rein und infolgedessen von wechselnder Wirksamkeit war, herrschte lange Unklarheit über die zweckmäßige Dosierung. Vielfach wurde deshalb versucht, das Morphin äußerlich oder in Form von Salben oder öligen Lösungen zu verabreichen. Neben dieser Anwendungsform kam als Vorläufer der subkutanen Injektion die hypodermatische Inokulation zur Anwendung, bei der kleinste Mengen des Pharmakons mittels einer Nadel unter die Haut geschoben wurden. Erste subkutane Morphininjektionen führte 1844 der irische Arzt Francis Rynd (1801–1861) bei einem Patienten mit Neuralgie durch, Allgemeingut aller Ärzte wurden diese Techniken jedoch erst durch die Einführung geeigneter Spritzen.

Fast zeitgleich, als Rynd erstmals subkutane Morphininjektionen vornahm, gelang am 16. Oktober 1846 William Thomas Morton (1819–1868) die Durchführung einer Äthernarkose am Massachusetts General Hospital in Boston, ein Meilenstein in der Medizingeschichte und für die Chirurgie. Mit der zunehmenden Anwendung und Erfahrung im Umgang mit den verschiedenen Inhalationsnarkotika konnten fortan in den meisten Fällen Operationen weitgehend schmerzfrei durchgeführt werden, weniger zufriedenstellend blieb über Jahrzehnte das Problem einer adäquaten Schmerztherapie – nicht nur perioperativ. Dies änderte sich nachhaltig, als der Wiener Arzt Carl Koller (1857–1944) 1884 die anästhetischen Eigenschaften des Kokains entdeckte. Die Kunde von der epochemachenden Mitteilung verbreitete sich rasch weltweit. Während zunächst die Infiltrationsanästhesie mit Kokain das Feld beherrschte, wurden in den folgenden Jahren die gezielteren Betäubungsverfahren in Form der verschiedenen Leitungsanästhesien populär. Die Anwendung dieser Techniken wurde mit der Einführung von Kokainersatzpräparaten, vor allem dem 1905 eingeführten Novocain, und der gleichzeitigen Adrenalingabe als Vasopressor weitgehend gefahrlos. Die bei Operationen gemachten guten Erfahrungen führten dazu, daß die örtlichen Betäubungsverfahren zunehmend auch zur Bekämpfung akuter Schmerzen in Betracht gezogen wurde. Dies bedeutete gleichzeitig den Beginn der gezielten Schmerztherapie.

Wegbereiter der therapeutischen Lokalanästhesie

Wegbereiter auf diesem Gebiet waren in Deutschland der Berliner Chirurg Carl-Ludwig Schleich (1859–1922), der schon 1890 therapeutische Effekte lokal applizierten Kokains bei akutem Lumbago beschrieb, sowie der Frankfurter HNO-Arzt Gustav Adolf Spiess (1862–1948), der wenige Jahre später eine bemerkenswerte Beobachtung machte als er als erster über ungewöhnlich schnelle weitere Abheilung entzündlicher Prozesse nach Novocain-Umspritzung berichtete. In seinem Resümee faßte er seine Erfahrung wie folgt zusammen: „Eine Entzündung wird nicht zum Ausbruch kommen, wenn es durch Anästhesierung gelingt, die vom Entzündungsherd ausgehenden, in den zentripetalen sensiblen Nerven verlaufenden Reflexe auszuschalten. Eine schon bestehende Entzündung wird durch Anästhesierung des Entzündungsherdes rasch der Heilung zugeführt." Mit seiner Mitteilung wurde er zum Begründer der therapeutischen Lokalanästhesie, deren weiterer Ausbau eng mit dem Namen des Düsseldorfer Arztes Ferdinand Huneke (1891–1966) verbunden ist. Huneke baute die von ihm als „Neuraltherapie" bezeichnete Anwendung von Lokalanästhetika zur Behandlung von Schmerzen, Funktionsstörungen und Krankheiten konsequent aus, so daß man heute folgende Therapieansätze unterscheiden kann:
- die Segmenttherapie,
- die Störfeldanästhesie,
- die lokale Therapie an erkrankten Organen und
- die Lokalanästhesie an somatischen und vegetativen Leitungsbahnen.

Die vorteilhaften Auswirkungen örtlich applizierter Lokalanästhetika im Behandlungskonzept bei chronisch schmerzhaften Krankheitsbildern bestätigten in der Folgezeit zahlreiche Autoren, so auch der Zwickauer Chirurg Dietrich Kulenkampff (1880–1963). Seine Publikationen erschienen in den zwanziger und dreißiger Jahren, einem Zeitpunkt, als sein Königsberger Kollege Arthur Läwen (1876–1958) auf die Bedeutung paravertebral applizierter Lokalanästhetika zur Diagnostik unklarer Schmerzbilder hinwies. Wegweisend waren aber auch entsprechende Untersuchungen des in Hannover arbeitenden Max Kappis (1871–1938) oder des Wiener Chirurgen Felix Mandl (1892–1957), der seine diesbezüglichen Erfahrungen in einer 1926 erschienenen Monographie „Paravertebrale Injektion" zusammenfassend darstellte. Ausdrücklich verwies Mandl auf zahllose, mit großen Schmerzen einhergehende Krankheitsbilder, bei denen die Patienten durch gezielte Lokalanästhetikainjektionen langfristig von ihren Schmerzen befreit wurden und Krankheitsverläufe günstig beeinflußt werden konnten.

Protagonisten der chirurgischer Schmerztherapie

Eigene Erlebnisse während des 1. Weltkrieges waren für den französischen Chirurgen René Leriche (1879–1955) Gründe, sich ebenfalls dem Schmerzproblem zuzuwenden. Seine Hinwendung zu dieser Thematik kam aber auch durch seine wiederholten Begegnungen mit William Halsted (1852–1922) einem Pionier der Lokalanästhesie in Amerika, und dem Wegbereiter der Neurochirurgie, Harvey Cushing (1869–1939), zustande. Durch beide angeregt, wandte er verschiedene lokalanästhesiologische Techniken bei chronisch schmerzgeplagten Patienten an, so beispielsweise bei Migränekranken. Schon frühzeitig gelangen ihm bei diesem Krankheitsbild mit Novocain-Infiltrationen der A. temporalis überraschende, langdauernde Therapieerfolge. Auch durch Grenzstrangblockaden erzielte er bei Patienten mit posttraumatischen Reflexdystrophien eine nachhaltige Schmerzlinderung. Die führende Rolle als Schmerztherapeut unterstrich er durch die Beobachtung, daß unerträgliche Schmerzen nach Infiltrationsanästhesie von Operationsnarben im Augenblick verschwinden können, ein Phänomen, das später von dem bereits erwähnten Ferdinand Huneke als „Sekundenphänomen" bezeichnet, allgemein bekannt geworden ist.

Aufgrund seiner intensiven Beschäftigung mit der Thematik kam Leriche wie sein deutscher Kollege Kulenkampff zur Überzeugung, daß dem vegetativen und hier insbesondere dem sympathischen Nervensystem eine zentrale Rolle in der Entstehung und im Unterhalt chronischer Schmerzen zukommen würde. Leriches neue Denkweise zur Genese von Schmerzen erklärt auch seine Hinwendung zur Neurochirurgie, um durch operative Maßnahmen am vegetativen Nervensystem Schmerzlinderung herbeizuführen. Das operative Vorgehen stellte für ihn immer die Ultima Ratio der Schmerztherapie dar und eine subtile präoperative Diagnostik – unter Zuhilfenahme von Nervenblockaden – war vor geplanten chirurgischen Maßnahmen unabdingbar. Durch die Begründung der Chirurgie des vegetativen Nervensystems wurde Leriche, der seine vielseitigen Erfahrungen erstmals in der 1937 erschienenen Monographie „La Chirurgie de la Douleur" zusammenfaßte, zum Pionier der Schmerzchirurgie.

Chirurgisches Vorgehen im Falle unerträglicher Schmerzen befürwortete auch der Breslauer Neurochirurg Otfried Foerster (1873–1942). 1927 veröffentlichte er eine heute noch vielfach zitierte Monographie „Leitungsbahnen des Schmerzgefühls und die chirurgische Behandlung der Schmerzzustände", in der er wie sein französischer Kollege auf die Bedeutung des Sympathikus in der Genese des Schmerzgeschehens hinwies. Foerster, der zu den bedeutendsten deutschsprachigen Schmerzforschern in der ersten Hälfte unseres Jahrhunderts gezählt wird, führte wie der Heidelberger Chirurg Martin Kirschner (1879–1942) wiederholt erfolgreich Chordotomieeingriffe zur Linderung unerträglicher Schmerzzustände aus. Bekannt wurde Kirschner als Schmerztherapeut aber vor allem durch die Einführung der Elektrokoagulation des Ganglion Gasseri Anfang der dreißiger Jahre. Hierzu entwickelte er ein Spezialinstrumentarium, mit dem das Ganglion genau lokalisiert und dann elektrokoaguliert werden konnte. Auch das Einbringen hochkonzentrierter Lokalanästhetika- oder Alkohollösungen ermöglichte seine Geräteentwicklung, wodurch sich das offene und risikoreichere operative Vorgehen vermeiden ließ. Die Bedeutung seiner Entwicklung ist daran erkennbar, daß dieser Eingriff heute noch mit seinen – modifizierten – Spezialinstrumenten erfolgreich durchgeführt wird.

Auf dem Weg zur Pain Clinic

Zeitgleich, als sich im deutschsprachigen Raum vor allem Kulenkampff, Kappis und Mandl mit den schmerztherapeutischen Möglichkeiten örtlich applizierter Lokalanästhetika auseinandersetzten, unternahm der amerikanische Chirurg Charles Mayo (1865–1939) eine Europareise, in deren Verlauf er den in Paris arbeitenden Gaston Labat (1876–1934) kennenlernte. Als Fachmann auf dem Gebiet der Lokalanästhesie beeindruckte Labat mit seinem Können Mayo derart, daß er ihm an seiner Klinik in Rochester einen Lehrauftrag anbot, um seine auf diesem Gebiet wenig erfahrenen Mitarbeiter mit den verschiedenen lokalanästhesiologischen Techniken vertraut zu machen. Labat folgte dem Ruf nach Amerika und es gelang ihm, die den örtlichen Betäubungsverfahren gegenüber reserviert und skeptisch eingestellten Chirurgen von den Vorzügen zu überzeugen. Da Labat die verschiedenen Methoden der örtlichen Betäubung nicht nur im Rahmen der operativen Chirurgie, sondern regelhaft auch zur postoperativen Schmerztherapie anwandte, wurde er zum Begründer der Schmerztherapie an der Mayo-Klinik. Neben seinen klinischen Aktivitäten und Fortbildungskursen verfaßte er 1921 ein noch heute als klassisch zu bezeichnendes Lehrbuch der Lokalanästhesie. Brillant geschrieben und hervorragend illustriert, hat es nachhaltig zur Verbreitung lokalanästhesiologischer Verfahren in Amerika beigetragen.

Als Ausdruck des wachsenden Interesses an der Lokalanästhesie kam es 1923 zur Gründung der „American Regional Anesthesia Society" (ASRA). Auf Tagungen und Kongressen tauschten die Mitglieder, die zunächst mehrheitlich Chirurgen und weniger Anästhesisten waren, ihre Erfahrungen bei der Anwendung der verschiedenen lokalanästhesiologischen Techniken aus. Schon bald berichteten Mitglieder aber auch über therapeutische Nervenblockaden, ein erster Hinweis, daß sich das Interessen- und Aufgabengebiet von der ausschließlichen Schmerzbekämpfung im Rahmen der operativen Chirurgie hin zur Schmerztherapie erweitert hatte. Die Interessenverlagerung kann aber auch dadurch erklärt werden, daß sich die Mehrzahl der ASRA-Mitglieder zwischenzeitlich hauptberuflich als Anästhesisten betätigte und Chirurgen kaum noch vertreten waren. Zudem bot die Gesellschaft ihren Mitgliedern mehrmonatige Ausbildungs- und Fortbildungskurse an, die sich großer Popularität erfreuten. Sie wurden an renommierten Institutionen durchgeführt, zu denen u. a. die von John Silas Lundy (1894–1973) geleitete

Mayo-Klinik in Rochester, Minnesota, oder die von Ralph Milton Waters (1883–1973) geführte University of Madison, Wisconsin, zählten. Beide erwarben sich ebenso wie der New Yorker Anästhesist Emery Rovenstine (1895–1960) vom Bellevue Hospital mit der regelmäßigen Durchführung von Fortbildungsveranstaltungen große Verdienste um den Ausbau der Schmerztherapie. Überzeugt davon, daß die Betreuung chronisch schmerzgeplagter Patienten zu den zukünftigen Aufgabenbereichen des Anästhesisten zählen würde, widmete sich Rovenstine seit Mitte der dreißiger Jahre der Schmerztherapie. Er wird daher zu den herausragenden Pionieren der Schmerztherapie in Amerika gezählt.

Diese Einschätzung trifft auch auf James L. Southworth (1895–1969), Robert A. Hingson (1913–1996) und William T. Lemmon (1896–1972) zu. Schon Anfang der vierziger Jahre etablierten sie an den von ihnen mitbetreuten Krankenhäusern sowohl für die Geburtserleichterung als auch für die postoperative Schmerztherapie kontinuierliche Analgesieverfahren, indem sie Lokalanästhetika über sakral eingeführte Katheter fortlaufend applizierten. Mit dem Konzept einer kontinuierlichen Applikation von Lokalanästhetika leiteten sie eine neue Ära der Schmerztherapie ein. Wiederholt stellten sie ihre Behandlungsstrategien in medizinischen Fachzeitschriften vor oder schilderten die Verfahren detailliert in Lehrbüchern. Southworth war es auch, der in dem 1946 von George Pitkin (1885–1943) herausgegebenen „Conduction Anesthesia" das fast 70 Seiten umfassende Kapitel „Therapeutic Nerve Block" bearbeitete und die Schmerztherapie durch örtliche Betäubungsverfahren als einer der ersten zusammenfassend darstellte.

John Joseph Bonica – Pionier der Pain Clinics

Zu Beginn des 2. Weltkrieges war auch in den USA der Mangel an ausgebildeten und erfahrenen Narkoseärzten unübersehbar. Um diese Unzulänglichkeiten schnellstmöglich zu beseitigen, wurden junge Ärzte in landesweit durchgeführten, 90tägigen Ausbildungskursen mit den Grundlagen der Anästhesie vertraut gemacht. Zu den Lehrinhalten der Fortbildungsveranstaltungen gehörte auch die Unterweisung in den verschiedenen örtlichen Betäubungstechniken. Ein Absolvent eines derartigen Kurses war John Joseph Bonica (1914–1994), der nach seinem erfolgreichem Abschluß die Versorgung kriegsverletzter Soldaten in einem Armeehospital übernehmen mußte. Viele von ihnen litten unter unerträglichen Schmerzen und Bonica bemerkte, daß durch die unzureichenden Therapiemaßnahmen bei vielen die Schmerzsymptomatik den Status einer eigenständigen Krankheit angenommen hatte. Das gehäufte Auftreten und Vorhandensein von psychischen Problemen, Depression und sich entwickelnde Medikamenten- oder Alkoholabhängigkeit waren – davon war er überzeugt – eine unmittelbare Folge der therapeutischen Unzulänglichkeiten. Er erkannte, daß ein allein behandelnden Arzt mit den völlig unterschiedlichen Krankheitsbildern überfordert war und sprach sich für ein interdisziplinäres Vorgehen aus, um die bestmöglichen Therapieergebnisse zu erzielen.

Nach seinem Ausscheiden aus dem Militärdienst realisierte Bonica bereits 1947 am Tacoma General Hospital sein Konzept eines „team approach" zur Schmerztherapie und initiierte entsprechende Ausbildungsprogramme für Anästhesisten. Wissenschaftlich beschäftigte er sich eingehend mit Fragen der Schmerzbekämpfung und faßte seine Erfahrungen in dem 1953 erstmals erschienenen Lehrbuch „Management of Pain" zusammen, das als ein Standardwerk auf diesem Gebiet gilt. In den seither erschienenen Neuauflagen des Lehrbuches und zahlreichen weiteren Publikationen warb er für das Konzept einer „pain clinic". 1961 konnte auf seine Initiative an der Universität Washington in Seattle die erste derartige Klinik in Betrieb genommen werden. Die Konzeption der Klinik fand große Beachtung, und nicht nur in den USA sondern weltweit kam es zum Aufbau entsprechender therapeutischer Einrichtungen. In Deutschland konnte auf Betreiben von Rudolf Frey (1918–1982) erstmals in Mainz 1971 eine Schmerzklinik als interdisziplinäre Institution eröffnet werden, weitere folgten in den nächsten Jahren.

Gründung von Fachgesellschaften

Das wachsende Interesse an der Schmerztherapie und der Schmerzforschung machte die Gründung von wissenschaftlichen Vereinigungen unausweichlich. Eine Vorreiterrolle übernahm in dieser Hinsicht die bereits 1967 in England und Irland ins Leben gerufene „Pain Society", auf deren Initiative auch eine Hospizbewegung gegründet wurde, um schwerstkranke, schmerzgeplagte Patienten stationär oder ambulant zu betreuen. Zwischenzeitlich konnten weltweit entsprechende Einrichtungen geschaffen werden, auch in Deutschland.

1973 regte John Bonica die Gründung der „International Association for the Study of Pain" (IASP) an. Wie die „Pain Society" hat es sich die „IASP" zur Aufgabe gemacht, die Versorgung Schmerzkranker zu verbessern und versucht diese Ziele auf internationaler Ebene zu erreichen. In Deutschland waren entsprechende Initiativen des Frankfurter Internisten und Neurologen Dieter Gross (1914–1985) bedeutsam. Schon Anfang der siebziger Jahre traf er sich regelmäßig mit Gleichgesinnten zu einer „Frankfurter Schmerzkonferenz", um schmerztherapeutische Fragestellungen und Konzepte zu diskutieren und weiterzuentwickeln. Unter dem maßgeblichen Einfluß dieser Gruppe wurde dann 1975 die „Gesellschaft zum Studium des Schmerzes für Deutschland, Österreich und die Schweiz e.V." (GSS) gegründet, die sich als „German Speaking Chapter" der „IASP" verstand. Nach einer Satzungsänderung im Jahre 1990 kam es zur Bildung eigenständiger Schmerzgesellschaften in Österreich, der Schweiz und Deutschland, in deren Folge die deutsche Sektion den Namen „Deutsche Gesellschaft zum Studium des Schmerzes" (DGSS) annahm. Wie die „International Association for the Study of Pain" sieht sie ihre Hauptaufgabe vornehmlich in der Verbesserung der Versorgung von Schmerzpatienten.

Herausgabe schmerztherapeutisch ausgerichteter Fachzeitschriften

Mit der Gründung von schmerztherapeutisch orientierten Gesellschaften und mit dem wachsenden Interesse an schmerztherapeutischen Fragestellungen kam es zur Herausgabe fachspezifischer Zeitschriften. Heutzutage zählen zu den renommiertesten Periodika u. a. *PAIN*, das zugleich das offizielle Publikationsorgan der „International Association for the Study of Pain" ist. Hohes Ansehen genießt auch „The Clinical Journal of Pain". Es ist das offizielle Journal der „American Academy of Pain Medicine", die aus der 1983 gegründeten „American Academy of Algology" hervorgegangen ist. Die weltweit zu beobachtende Aufmerksamkeit für schmerztherapeutische Fragestellungen war auch ein Grund für die Herausgeber der Zeitschrift „Regional Anesthesia", ihr Journal 1988 in „Regional Anesthesia and Pain Medicine" umzubenennen. Ein Jahr zuvor, 1987, erschien erstmals die im deutschen Sprachraum verbreitete Zeitschrift „Der Schmerz". Sie ist zugleich das offizielle Organ der DGSS.

Das wachsende Interesse an den vielseitigen Fragestellungen zum „Schmerzproblem" spiegelt sich auch im Erscheinen zahlreicher deutschsprachiger Monographien wider. Nicht zuletzt durch Aktivitäten schmerztherapeutischer Einrichtungen und verschiedener gemeinnütziger Einrichtungen oder Stiftungen sind allgemeinverständliche Broschüren verfügbar geworden, die sich mit ihren Informationen vornehmlich an betroffene Patienten und deren Angehörige richten. Zu den wichtigen Publikationen der „GSS" gehört der Schmerztherapie-Führer mit dem Verzeichnis aller in Deutschland vorhandenen schmerztherapeutischen Einrichtungen. In der Publikation sind auch die Ärzte aufgelistet, die sich schwerpunktmäßig mit der Schmerztherapie beschäftigen.

Dem Interesse an schmerztherapeutischen Fragestellungen folgend, fanden in wachsendem Umfang seit Mitte der siebziger Jahre nationale wie internationale Kongresse, Symposien und Fortbildungsveranstaltungen statt. Neben wissenschaftlichen Mitteilungen wurden auf den Tagungen wiederholt auch die berechtigten Forderungen einer verbesserten Schmerztherapie zum Ausdruck gebracht, Forderungen, der sich die Weltgesundheitsorganisation (WHO) nicht entziehen konnte. Schon seit Jahren räumt die WHO der Schmerzbehandlung, insbesondere bei Krebserkrankungen, eine hohe Priorität ein.

Im Gegensatz zu früheren Jahren haben Patienten heutzutage – zumindest in Deutschland – einen Rechtsanspruch auf eine angemessene schmerztherapeutische Betreuung, eine Einschätzung, die bereits 1936 das Reichsgericht in Leipzig in einem Urteil zum Ausdruck gebracht hat. Trotz aller Fortschritte auf dem Gebiet der Schmerzdiagnostik und Schmerztherapie, die in den letzten Jahren erreicht worden sind, sind vor allem noch im ambulanten Bereich gravierende Defizite vorhanden. Die Zukunft wird zeigen, ob diese Lücke mit weiteren schmerztherapeutischen Praxen und Ambulanzen geschlossen werden kann.

Kernaussagen

Frühe Pioniere
– Nachdem 1806 dem Paderborner Apotheker Friedrich Wilhelm Sertürner die Reindarstellung des Morphins gelungen war, verabreichte 1844 der irische Arzt Francis Rynd Morphin erstmals zur Behandlung einer schmerzhaften Neuralgie subkutan. Er gilt seither als ein Wegbereiter der modernen Schmerztherapie mit Morphin.

Wegbereiter der therapeutischen Lokalanästhesie
– Auf der Suche nach einer Alternative zu den seit 1846 möglichen Vollnarkosen entdeckt 1884 der Wiener Arzt Carl Koller (1857–1944) die anästhetischen Eigenschaften des Kokains und wird so zum Begründer der Lokalanästhesie. In den folgenden Jahren kommt es zur Entwicklung synthetischer, hochwirksamer Kokainersatzstoffe, die in Verbindung mit dem gleichzeitig verabreichten Adrenalin eine weitgehend gefahrlose Lokalanästhetikaanwendung ermöglichen.
– Mit der zunehmenden Erfahrung im Umgang mit den lokalanästhesiologischen Verfahren wurden diese auch zur Differentialdiagnose unklarer Krankheitsbilder herangezogen. Hierbei wurden aber auch therapeutische Wirkungen erkennbar, die weit über die Erzielung einer Schmerzlosigkeit reichten – der Beginn der therapeutischen Lokalanästhesie. Diese Entwicklungen sind mit dem Namen von Carl Ludwig Schleich und Gustav Adolf Spiess verbunden.

Protagonisten einer chirurgischen Schmerztherapie
– Neben der gezielten Lokalanästhetikaapplikation bei schmerzhaften Krankheitsbildern wurden auch chirurgische Maßnahmen ins Auge gefaßt. Protagonisten der chirurgischen Schmerztherapie waren hierbei René Leriche, Otfried Foerster und Martin Kirschner.

Auf dem Weg zur Pain Clinic
– Gaston Labat und Emory Rovenstine propagieren die gezielte Anwendung von Nervenblockaden zur Schmerztherapie und befürworten die Einrichtung entsprechender Therapiezentren in Krankenhäusern.

John Joseph Bonica – Pionier der Pain Clinics
– Der amerikanische Anästhesist John Joseph Bonica weist Mitte der vierziger Jahre auf die Bedeutung einer interdisziplinären Betreuung und Behandlung chronisch Schmerzkranker hin. Um bestmögliche Therapieergebnisse zu erzielen, sollen die Kranken in sog. „Pain-Clinics" behandelt werden.

Gründung von Fachgesellschaften
– Das wachsende Interesse an Fragen der Schmerztherapie und die in den vorhandenen Pain-Clinics gemachten guten Erfahrungen führen weltweit zur Errichtung entsprechender Therapieeinrichtungen. In der Folge kommt es zur Gründung von Fachgesellschaften.

Herausgabe schmerztherapeutischer Fachzeitschriften
– Nach der Gründung von schmerztherapeutischen Fachgesellschaften kommt es zur Herausgabe von Fachzeitschriften.
– Die WHO räumt der Schmerztherapie einen hohen Stellenwert ein, so daß Patienten heutzutage einen Rechtsanspruch auf eine angemessene schmerztherapeutische Behandlung haben.

Weiterführende Literatur

1. Bacon D R. Regional Anesthesia and Chronic Pain Management in the 1920s and 1930s. Reg Anesth 1995; 20 (3):185–192
2. Blas ML. The early history of epidural anesthesia. Bulletin of Anesthesia History 1997; 15 (3):5–7
3. Bonica JJ. Management of Pain. Lea & Febiger, Philadelphia 1953
4. Bonica JJ. Clinical Application of Diagnostic and Therapeutic Nerve Blocks. Charles C Thomas, Springfield 1959
5. Brandt L. Illustrierte Geschichte der Anästhesie. Wissenschaftliche Verlagsgesellschaft mbH Stuttgart 1997
6. Braun H. Ueber den Einfluss der Vitalität der Gewebe auf die örtliche und allgemeine Giftwirkung localanästhesirender Mittel und über die Bedeutung des Adrenalins für die Localanästhesie. Arch f Klin Chir 1903; 69:541–591
7. Brown DL, Winnie AP. Biography of Louis Gaston Labat, M.D.: Reg Anesth. 1992; 17:249–262
8. Fink BR. History of Neural Blockade. In: Cousins MJ, Bridenbaugh PO. (eds) Neural Blockade in Clinical Anesthesia and Management of Pain. JB Lippincott, Philadelphia 1998; pp: 3–21

9. Foerster O. Die Leitungsbahnen des Schmerzgefühls und die chirurgische Behandlung der Schmerzzustände. Urban & Schwarzenberg Berlin-Wien: 1927
10. Hornbein TF, Bonica JA. John Joseph Bonica, M.D., D.Sc., FRCAnaesth. (1917–1994). ASRA-News 1994; 10:2–3
11. Huneke F, Huneke W. Unbekannte Fernwirkungen der Lokalanästhesie. Med Welt 1928; 27:1013–1014
12. Kappis M. Die differentialdiagnostische Bedeutung der paravertebralen Novokaineinspritzung. Med Klin 1923; 19:1184–1187
13. Kirschner M. Die Punktionstechnik und Elektrokoagulation des Ganglion Gasseri. Über „gezielte Operationen". Arch f klin Chir 1933; 176:580–620
14. Kulenkampff D. Allgemeine und örtliche Betäubung als Heilmittel. 50–69. In: Wolff P, v d Velden R. Handbuch der praktischen Therapie als Ergebnis der experimentellen Forschung. Leipzig J A, Leipzig Barth 1927, pp 50–69
15. Labat G. Regional Anesthesia; Its Technique and Clinical Application. WB Saunders, Philadelphia 1922
16. Läwen A. Über segmentäre Schmerzaufhebung durch paravertebrale Novokaininjektionen zur Differentialdiagnose intraabdomineller Erkrankungen Münch Med Wochenschr 1922; 40:1423–1426
17. Leriche R. La Chirurgie de la Douleur. Masson, Éditeurs, Paris 1937
18. Madigan SR, Raj PP. History and Current Status of Pain Management. In: Raj P (ed) Practical Management of Pain. Mosby Year Book, St. Louis 1992
19. Mandl F. Die paravertebrale Injektion. Springer Wien 1924
20. Neukamp F. Umfang der Sorgfaltspflicht des Arztes. Eine auf pflichtwidriger Unterlassung beruhende Steigerung oder Aufrechterhaltung der Schmerzen des Patienten kann als eine dem Arzt zur Last fallende Körperverletzung beurteilt werden. Zbl f Chir 1937; 33:1943
21. Schleich CL. Schmerzlose Operationen. Springer Verlag Berlin 1906
22. Sertürner FWA. Darstellung der reinen Mohnsäure (Opiumsäure) nebst einer chemischen Untersuchung des Opiums mit vorzüglicher Hinsicht auf einen darin neu entdeckten Stoff und die dahin gehörigen Bemerkungen. Journal der Pharmacie 1806; 25:47–93
23. Southworth J. Therapeutic Nerve Block. In: Pitkin, G (ed) Conduction Anesthesia. J.B. Lippincott Comp., Philadelphia-London-Montreal, 1946; pp 863–925
24. Spiess GA. Die Bedeutung der Anästhesie in der Entzündungstherapie. Münch Med Wochenschr 1906; 8:345–351
25. Swetlow GI. Alcohol injection into nerve and tissues for the relief of pain. Am J Med Sci. 1926; 171: 397–407
26. Ulsenheimer K. Medicolegale Aspekte der postoperativen Schmerztherapie. Zbl f Chir 1999; 124:367–370
27. Woodbridge PD. Therapeutic nerve block with procaine and alcohol. Am. J. Surg. 1930; 9:278–288
28. Zimmermann M, Drüll-Zimmermann D. Deutsche Gesellschaft zum Studium des Schmerzes – 1975–1995 – Eine Chronik. Hörning GmbH, Heidelberg 1995

Schmerzrelevante Neuroanatomie

D. Lorke

Roter Faden

- Schmerzkomponenten
- Das Neuron als funktionelle Baueinheit des Nervensystems
- Freie Nervenendigungen als Schmerzrezeptoren
- Segmentale Gliederung von Spinalnerv und Rückenmark
- Umschaltung der Nozizeption im Rückenmark
- Weiterleitung nozizeptiver Impulse
- Beeinflussung der Schmerzleitung auf Rückenmarkebene
- Thalamuskerngebiete als Relaisstationen für Schmerz
- Tractus spinothalamicus
- Tractus spinocervicothalamicus und postsynaptischer Hinterstrangweg
- Hirnnerven als Schmerzafferenzen aus dem Kopf
- Nozizeptiv bedeutsame Areae des zerebralen Kortex
- Tractus spinoreticularis
- Beeinflussung des limbischen Systems durch nozizeptive Impulse
- Rolle des Mittelhirns bei der Schmerzverarbeitung
- Absteigende Bahnen zur Unterdrückung der Schmerzempfindung
- Opioidwirkung

Schmerzkomponenten

Schmerz, von der „International Association for the Study of Pain" definiert als „... eine unangenehme *sensible* und *emotionale Erfahrung*, verbunden mit einem tatsächlichen oder potentiellen Gewebsschaden ..." (18), beinhaltet neben peripheren Prozessen zur Detektion und Transmission von Information über einen möglichen Gewebeschaden zumindest zwei Arten zentralnervöser Informationsverarbeitung:

- **sensible** Verarbeitung, die dem Gehirn räumliche, zeitliche und quantitative Informationen vermittelt (sensorisch-diskriminatorische Aspekte des Schmerzes),
- **affektive** Verarbeitung, welche die sensible Information emotional negativ einfärbt, Bedrohung signalisiert und auch motorische sowie vegetative Antworten einschließt (Motivations- und Gefühlsaspekte des Schmerzes; affektive Komponente).

Entsprechend sollen im folgenden Kapitel zuerst **periphere Mechanismen** der Schmerzrezeption beschrieben werden. Es folgen das spinothalamische System und seine kortikalen Projektionen (S1, S2) als wichtigste anatomische Korrelate der **sensorisch-diskriminatorischen** Aspekte des Schmerzes. Danach werden der Tractus spinoreticularis, der Tractus spinomesencephalicus sowie die spinolimbischen Bahnen als Korrelate der **affektiven Komponente** behandelt, wobei diese funktionelle Zuordnung nur approximativ möglich ist. Abschließend sollen Systeme erläutert werden, die dazu dienen, vor allem in Streßsituationen die **Schmerzempfindung** zu **unterdrücken**.

Das Neuron als funktionelle Baueinheit des Nervensystems

Die Grundeinheit des Nervensystems stellt die Nervenzelle dar, das **Neuron**, das neben dem Zelleib, dem *Perikaryon* oder *Soma*, einen oder mehrere Fortsätze besitzt (Abb. 1.1, Ausschnitt). Nach ihrer Form unterscheidet man kurze, baumartig verzweigte Fortsätze, *Dendriten*, von langen, wenig verzweigten Fortsätzen, den *Axonen*. Axone sind im Zentralnervensystem (ZNS, d. h. Gehirn und Rückenmark) in Form von Bahnen = **Tractus** gebündelt, im peripheren Nervensystem (PNS, d. h. Hirnnerven, Spinalnerven und ihre Äste) in Form von **Nerven**. Das Nervensystem ist außer durch Nervenzellen auch durch die **Neuroglia** aufgebaut. Hierzu gehören unter anderem die *markscheidenbildenden Zellen* im ZNS (Oligodendroglia) und im PNS (Schwann-Zellen). Grundsätzlich lassen sich myelinisierte Axone von unmyelinisierten unterscheiden, je nachdem, ob sie eine Markscheide besitzen oder nicht. Des weiteren werden Axone im PNS in Abhängigkeit von ihrem Faserdurchmesser, d. h. ihrer Leitungsgeschwindigkeit, in unterschiedliche Klassen eingeteilt (Tab. 1.1). Unter einer (Nerven-)**Faser** versteht man ein Axon inklusive seiner Markscheide.

Für die Schmerzleitung sind die dünnen myelinisierten Aδ- und die unmyelinisierten C-Fasern zuständig.

Freie Nervenendigungen als Schmerzrezeptoren

Potentiell schädigende Reize aktivieren **Nozizeptoren**, d. h. periphere Nervenendigungen sensibler Neurone, deren Perikaryen im Spinalganglion bzw. in den sensiblen Ganglien der Hirnnerven liegen (Abb. 1.1). Hierbei handelt es sich um **freie Nervenendigungen**, die einfachste Form sensibler Nervenendigungen, die unter anderem durch eine Verdickung der Nerventerminale, eine unvollständige Umhüllung des terminalen Axons sowie einen charakteristischen Organellen- und Neurofilamentgehalt ausgezeichnet sind (32). Freie Nervenendigungen finden sich in Epidermis und Dermis der Haut, in Gelenkkapseln, Sehnen und im Bindegewebe von Skelettmuskulatur, Blut- und Lymphgefäßen, des weiteren sind sie in der Wand zahlreicher Hohlorgane wie Herz, Trachea, Bronchialbaum, Gastrointestinaltrakt und Ureter beschrieben (32, 67).

Nach der Struktur des afferenten Axons können zwei **Typen freier Nervenendigungen** unterschieden werden: der erste Typ gehört zu *Aδ-Fasern* und dient neben der Nozizeption (Vermittlung des umschriebenen, gut lokalisierbaren, scharfen, stechenden Schmerzes in der Haut, sog.

Tabelle 1.1 Klassifizierung der peripheren Nervenfasern nach Struktur, Leitungsgeschwindigkeit und Funktion (Warmblüter, 37°, nach [32])

Fasertyp		Mittlerer Faserdurchmesser (µm)	Leitungsgeschwindigkeit (m/sec)	Funktion
Aα	myelinisiert	15	50–120	primäre Afferenzen von Muskelspindeln und Sehnenorganen Efferenzen zu Skelettmuskeln
Aβ		8	30–70	mechanosensible Afferenzen von Haut und Gelenken sekundäre Afferenzen von Muskelspindeln
Aγ		5	15–30	Efferenzen zu Muskelspindeln
Aδ		3	12–25	Afferenzen für Temperatur, Schmerz, tiefe Druckempfindlichkeit, Gelenkstellungen evtl. auch viszerale mechanosensible Afferenzen
B		3	3–15	efferente präganglionäre vegetative Nervenfasern
C	unmyelinisiert	< 1	0,5–2	efferente postganglionäre vegetative Nervenfasern Afferenzen für Temperatur, Schmerz, evtl. Jucken, diffuse taktile Empfindungen von Haut und Eingeweiden

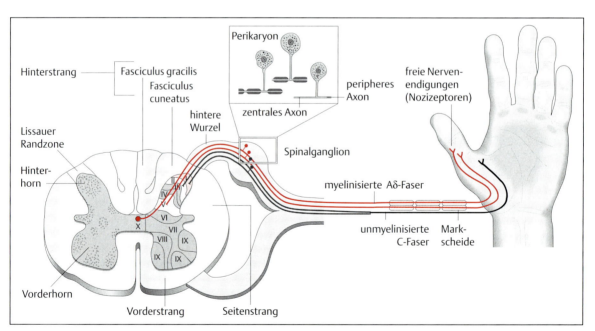

Abb. 1.1 **Nozizeptive Afferenzen** des Rückenmarks: Schmerzreize aktivieren Nozizeptoren. Die Erregung wird über afferente myelinisierte Aδ- und unmyelinisierte C-Fasern, deren Perikaryen im Spinalganglion liegen, dem Hinterhorn des Rückenmarks zugeleitet. Hier enden die Afferenzen vor allem in den Rexed-Laminae I, II und IV–VI, zum Teil aber auch in tieferen Laminae. Das Spinalganglion ist zur Darstellung der pseudounipolaren sensiblen Nervenzellen ausschnittsweise vergrößert.

1. Schmerz) auch der Kälteempfindung und Mechanorezeption. Beim zweiten Typ handelt es sich um die Nervenendigungen von marklosen *C-Fasern,* die wegen ihrer terminalen Aufzweigungen auch als „penicillate nerve endings" bezeichnet werden (15). Stimulation dieser weitgehend polymodalen, d. h. durch unterschiedliche Reize erregbaren, sensiblen Nervenendigungen, die keine punktuelle Repräsentation in der Haut haben, ruft einen dumpfen oder brennenden Schmerz (*2. Schmerz*) hervor (49). Aktivierung von Nozizeptoren in der Muskulatur, die ebenfalls Aδ- und

C-Fasern zuzuordnen sind, bewirken einen langandauernden ziehenden Schmerz (68).

Nozizeptoren werden nicht nur durch starke mechanische oder thermische Reize erregt (16), sondern auch durch zahlreiche chemische **Mediatoren** (s. S. 36 ff). Unter anderem wird eine Aktivierung von Nozizeptoren bewirkt durch Kalium und ATP, die von zerstörten Zellen freigesetzt werden, durch Protonen, durch Serotonin aus Thrombozyten, durch Histamin aus Mastzellen und durch Bradykinin, das aus Plasma-Kallinogen entsteht (16, 24, 53).

- Andere neuroaktive Substanzen rufen eine **Verstärkung der Schmerzempfindung** dadurch hervor, daß sie die Reizschwelle der Nozizeptoren herabsetzen (**periphere Sensibilisierung**), ein Phänomen, das als **primäre Hyperalgesie** bezeichnet wird (9). In diesem Sinne wirksam sind vor allem Prostaglandine und Leukotriene, die aus zerstörten Zellen freigesetzt werden, wiederum Bradykinin, aber auch Substanz P und Calcitonin-gene-related-peptide (CGRP) aus afferenten Axonterminalen (52, 20, 16). Noradrenerge sympathische Efferenzen verstärken hierbei die Schmerzempfindung zum einen indirekt, indem sie die Freisetzung dieser neuroaktiven Mediatoren stimulieren, zum anderen direkt durch eine Wirkung auf Nozizeptoren, die vermehrt adrenerge α1-Rezeptoren exprimieren (**noradrenerge Hyperalgesie** [41]).

Segmentale Gliederung von Spinalnerv und Rückenmark

Nozizeptive Impulse aus Hals, Rumpf und Extremitäten werden im peripheren Nerven über afferente Aδ- und C-Fasern, deren Somata im Spinalganglion lokalisiert sind, zum Spinalnerven und weiter über dessen hintere Wurzel zum Rückenmark geleitet (Abb. 1.1). Die Hautareale, die von einem Spinalnerven, bzw. seiner Hinterwurzel innerviert werden, bezeichnet man als **Dermatome** (Abb. 1.2). Nebeneinanderliegende Dermatome überlappen sich allerdings in weiten Bereichen, so daß die Verletzung nur eines Spinalnerven oder einer Hinterwurzel lediglich zu diskreten sensiblen Ausfällen führt (67). Dagegen führt eine Durchtrennung des distalen Teils peripherer Hautnerven zu einem vollständigen Verlust der Sensibilität in dem versorgten Hautareal. Es gibt Hinweise dafür, daß Dermatome für die Schmerzempfindung schmaler sind als Berührungsdermatome und sich daher weniger überlappen (43).

Umschaltung der Nozizeption im Rückenmark

Bei ihrem Eintritt ins Rückenmark geben die Axone feine Äste, Kollateralen, ab. Gemeinsam ziehen sie in der oberflächlichen Randzone des Rückenmarks, dem Lissauer-Trakt, einige Segmente auf- und abwärts (Abb. 1.1) und enden im Hinterhorn (Cornu posterius, Columna posterior). Hier erfolgt die erste synaptische Umschaltung (28). Die graue Substanz des Hinterhorns enthält die Somata sensibler Projektions- und Interneurone (Kap. 6) und läßt sich

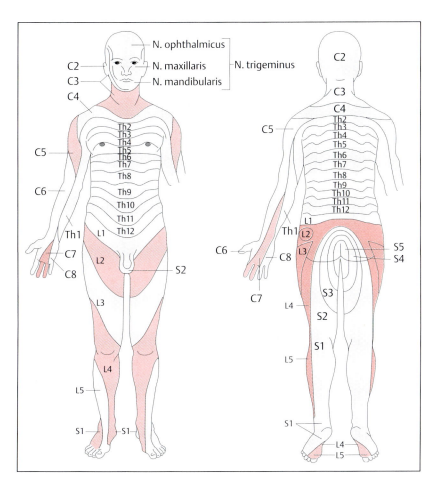

Abb. 1.**2** Segmentale Innervation: das von einem Spinalnerven innervierte Hautareal bezeichnet man als Dermatom.

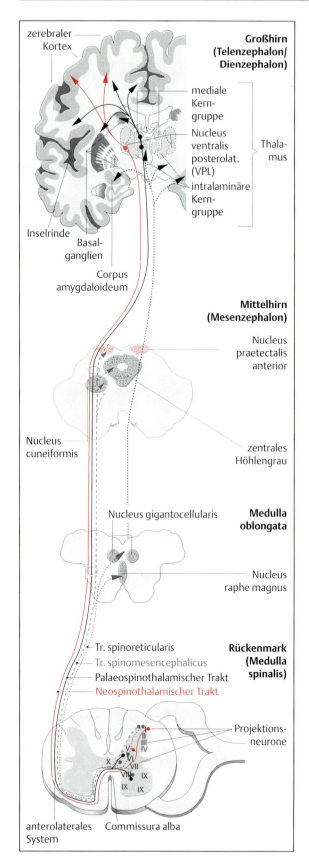

nach **Rexed** (57) in mehrere **Laminae** unterteilen (Abb. 1.1). Die Lamina I, auch als Marginalzone bezeichnet, liegt am weitesten außen und dorsal. Die sich anschließenden Laminae II und III sind weitgehend identisch mit der Substantia gelatinosa, die Laminae IV–V enthalten die Neurone des Nucleus proprius, nach ventral schließen sich die Laminae VI und VII an. Nozizeptive Fasern enden vor allem in den Laminae I und II, Aδ-Fasern außerdem in den Laminae IV–VI und vereinzelt auch in tieferen Laminae und der nahe der Mittellinie gelegenen Lamina X (28).

Mehrere Neurotransmitter spielen bei der synaptischen Übertragung eine wichtige Rolle. Aδ-Fasern sind hauptsächlich **glutamaterg** und erregen AMPA- (2-Amino-3-hydroxy-5-methyl-4-isoxalzol-Propion-Säure) Rezeptoren (Kap. „Neurophysiologie des nozizeptiven Systems") in der postsynaptischen Membran (22, 53); einzelne Aδ-Fasern und C-Fasern benutzen als Übertragerstoff Peptide, vor allem **Substanz P**, aber auch Neurokinin A, CGRP, vasoaktives intestinales Polypeptid (VIP) und Somatostatin (5, 67, 68). Unter pathologischen Bedingungen verändert sich der Neurotransmittergehalt in den Axonterminalen in charakteristischer Weise: bei experimentell erzeugter Arthritis nehmen die Glutamatspeicher im Hinterhorn deutlich zu, während der Gehalt an Substanz P durch vermehrte Ausschüttung zunächst abnimmt, später jedoch wieder ansteigt (68).

- Die erhöhte Erregbarkeit nozizeptiver Hinterhornneurone bei chronischer Entzündung (**zentrale Sensibilisierung, sekundäre Hyperalgesie**) beruht allerdings nicht nur auf diesen präsynaptischen Veränderungen, sondern auch auf einer Aktivierung von glutamatergen NMDA-Rezeptoren (Kap. „Neurophysiologie des nozizeptiven Systems"), die zu einer langdauernden Übererregbarkeit der postsynaptischen Membran führt (4, 5, 53, 65).

Weiterleitung nozizeptiver Impulse

Die zentralnervöse Verarbeitung der Schmerzinformation beginnt im Hinterhorn des Rückenmarks. Hier liegen nicht nur die **Projektionsneurone** (Abb. 1.3), die für die Weiterleitung nozizeptiver Impulse ins Gehirn verantwortlich sind, sondern auch **Interneurone**, die in Reflexkreise wie den Flexorreflex eingeschaltet sind (Kap. „Neurophysiologie des nozizeptiven Systems"), oder solche, die die Schmerzweiterleitung fördernd oder hemmend beeinflussen (Abb. 1.8; S. 17).

Die Lamina I des Hinterhorns enthält zwei Klassen von Projektionsneuronen: Die eine wird ausschließlich von Schmerzfasern (Aδ und C) erregt und wird als **Nozizeptor-**

Abb. 1.3 Aufsteigende Schmerzbahnen des anterolateralen Systems: Über den neospinothalamischen Trakt (rot) wird die nozizeptive Information dem Nucleus ventralis posterolateralis (VPL) des Thalamus und nach synaptischer Umschaltung dem primären somatosensorische Kortex S1 zugeleitet. Der palaeospinothalamische Trakt (schwarz) endet in der intralaminären und der medialen Kerngruppe des Thalamus, die in zahlreiche, weit voneinander entfernte Hirnregionen projizieren. Der spinomesenzephale Trakt (gestrichelt) zieht vor allem zum zentralen Höhlengrau, dem Nucleus cuneiformis und dem Nucleus praetectalis anterior des Mittelhirns. Der spinoretikuläre Trakt (gepunktet) endet in der Formatio reticularis, für die stellvertretend der Nucleus raphe magnus und der Nucleus gigantocellularis dargestellt sind. Über retikulothalamische Fasern (gepunktet) erreichen Schmerzimpulse den medialen Thalamus, den Hypothalamus und limbische Hirnregionen wie das Corpus amygdaloideum.

spezifisch (NS) bezeichnet. Die andere entspricht den „Wide-dynamic-Range"(WDR)-Neuronen und erhält darüber hinaus auch Impulse von niedrigschwelligen Mechanorezeptoren (64). WDR-Neurone finden sich zudem in großer Zahl auch in den Laminae IV–VI.

- Durch eine Übererregbarkeit der WDR-Neurone wird die **Allodynie** erklärt, bei der Schmerzen durch Reize hervorgerufen werden, die normalerweise nicht als schmerzhaft empfunden werden (65, 68).
- Da die nozizeptive Information aus Haut und Eingeweiden zum Teil auf die gleichen Hinterhornneurone konvergiert, können höhere Hirnzentren die Quelle der Schmerzerregung häufig nicht mehr eindeutig zuordnen (67). Dadurch ist der sog. **übertragene Schmerz** zu erklären, bei dem Schmerzerregung aus den Eingeweiden Schmerzempfindungen auch an anderen Orten hervorruft. Ein bekanntes Beispiel hierfür ist der in den linken Arm ausstrahlende Schmerz beim Herzinfarkt.

Axone der Projektionsneurone leiten die nozizeptiven Impulse über entsprechende Tractus zu verschiedenen Gehirnregionen (Abb. 1.3):
– zum Thalamus (Tractus spinothalamicus, S. 18, zum Teil auch über den Tractus spinocervicothalamicus und über den postsynaptischen Hinterstrangweg, S. 19).
– zur Formatio reticularis (Tractus spinoreticularis, S. 21).
– zum limbischen System (Tractus spinoreticulothalamicus, direkte spinolimbische Bahnen, S. 22).
– zum Mesenzephalon (Tractus spinomesencephalicus, S. 23).

Mit Ausnahme des Tractus spinocervicothalamicus und der z. T. auch im Hinterstrang ziehenden Eingeweidesensibilität verlaufen diese nozizeptiven Tractus zusammen im **anterolateralen** Anteil des Seitenstrangs (Abb. 1.3).

Dagegen werden die epikritische Sensibilität, d. h. der Tastsinn mit diskriminatorischem Charakter, der Druck-, Berührungs- und Vibrationsempfindung umfaßt, sowie die Propriozeption (Stellungs- und Bewegungssinn) nicht im Hinterhorn umgeschaltet, sondern verlaufen ipsilateral im **Hinterstrang** des Rückenmarks (Fasciculus gracilis und Fasciculus cuneatus, Abb. 1.1) bis zu den entsprechenden Kernen in der Medulla oblongata (Nucleus gracilis, Nucleus cuneatus). Hier befindet sich die erste synaptische Umschaltung; nach Kreuzung zur Gegenseite ziehen die Fasern über den Lemniscus medialis zum Thalamus (**lemniskales System**).

Beeinflussung der Schmerzleitung auf Rückenmarkebene

Die Lamina II (Substantia gelatinosa) enthält im Unterschied zur Lamina I hauptsächlich **Interneurone**, die Schmerzimpulse entweder hemmen oder verstärken können. Ihre Axone bilden exzitatorische, vor allem aber inhibitorische Synapsen mit den Projektionsneuronen im Hinterhorn (Abb. 1.8, Ausschnitt). Inhibitorisch wirkende Neurotransmitter sind hier vor allem γ-Amino-Buttersäure (GABA), Glyzin und das Opioid Enkephalin (68). Auf der Existenz inhibitorischer Interneurone in der Substantia gelatinosa des Hinterhorns, welche die Schmerzempfindung modulieren, fußt ganz wesentlich die sogenannte „**Gate-Control**"-Hypothese von Melzack und Wall (46): Aufgrund der Beobachtung, daß die Stimulierung dicker myelinisierter sensibler Axone die Antwort von Hinterhorn-Projektionsneuronen auf nozizeptive Afferenzen vermindert, stellten sie die strenge Trennung zwischen nozizeptiver und epikritischer Sensibilität in Frage. Sie postulierten, daß dünne C-Fasern die spinothalamischen Projektionsneurone im Hinterhorn aktivieren, inhibitorische Interneurone in der Substantia gelatinosa jedoch hemmen und so das Tor für die Schmerzweiterleitung offenhalten. Dicke Aα- und Aβ-Fasern von Mechanorezeptoren aus Haut und Bewegungsapparat sollen dagegen diese inhibitorischen Interneurone aktivieren. Sie hemmen dadurch die Schmerzleitung im Hinterhorn und schließen so das Tor zur Schmerzempfindung. Schmerz wird damit nicht mehr allein als eine Erregung nozizeptiver Afferenzen aufgefaßt, sondern vielmehr als Überwiegen nozizeptiver über mechanorezeptive Impulse. Obwohl sich einzelne Annahmen dieser Theorie experimentell nicht bestätigen ließen, liefert sie eine Erklärung für viele Beobachtungen aus der Praxis, z. B. die bekannte Erfahrung, daß Reiben einer verletzten Körperstelle eine schmerzreduzierende Wirkung hat.

- Die **transkutane Nervenstimulation** macht sich dieses Phänomen für die klinische Schmerztherapie zunutze: elektrische Impulse werden durch die Haut hindurch appliziert und erregen vor allem großkalibrige Afferenzen peripherer Nerven (40).

Es besteht somit kein Zweifel, daß die Projektionsneurone im Hinterhorn unter inhibitorischer Kontrolle stehen; die Art der interneuronalen Verschaltung ist allerdings noch nicht ausreichend bekannt. Dieses inhibitorische System wird zusätzlich durch absteigende Bahnen aus dem Gehirn beeinflußt (S. 24, 25).

Thalamuskerngebiete als Relaisstationen für Schmerz

Der Thalamus ist der größte dienzephale Kernkomplex; nach medial grenzt er an den dritten Ventrikel, lateral wird er von der Capsula interna umgeben. Als wichtigste synaptische Umschaltstation für Informationen, die den zerebralen Kortex erreichen, spielt der Thalamus eine zentrale Rolle bei der Wahrnehmung und der Kontrolle der Motorik. Er besteht aus **mehreren definierten Kerngebieten**. Ein Teil dieser Nuclei erhält sensible und sensorische Afferenzen, die *Sinnesmodalitäten wie Schmerz, Berührung, Hören und Sehen* beinhalten, und projiziert zu den primär sensorischen Arealen des zerebralen Kortex. Andere Kerne beeinflussen das Bewegungsverhalten, indem sie *motorische Informationen* aus dem Kleinhirn und den Basalkernen auf die motorischen Rindenareale im Frontallappen übertragen. Darüber hinaus ist der Thalamus an *autonomen Reaktionen* beteiligt und ermöglicht *bewußtes Erleben* (37).

Der Thalamus ist eiförmig und wird durch zwei Marklamellen untergliedert (Abb. 1.4). Nach lateral grenzt die schalenförmige Lamina medullaris externa den Nucleus reticularis thalami ab. Im Inneren des Thalamus liegt die Y-förmige Lamina medullaris interna, die eine intralaminäre Kerngruppe umschließt und eine anteriore, eine mediale und eine laterale Kerngruppe voneinander trennt (35). Die laterale Kerngruppe wiederum besteht aus dem posterior

Abb. 1.4 Lage des Thalamus (oben) und Gliederung in seine Kerne (unten): Durch die Lamina medullaris externa wird der schalenförmige Nucleus reticularis abgegrenzt; die Y-förmige Lamina medullaris interna umschließt die intralaminäre Kerngruppe und trennt eine anteriore, eine mediale und eine laterale Kerngruppe voneinander ab. Die laterale Kerngruppe läßt sich wiederum in den posterior gelegenen Pulvinar, eine dorsale und eine ventrale Kerngruppe untergliedern. Innerhalb der ventralen Kerngruppe lassen sich der Nucleus ventralis anterior (VA), der Nucleus ventralis lateralis (VL), der Nucleus ventralis intermedius (VI), der Nucleus ventralis posterolateralis (VPL), der Nucleus ventralis posteromedialis (VPM) und der Nucleus ventralis posterior inferior (VPI) unterscheiden.

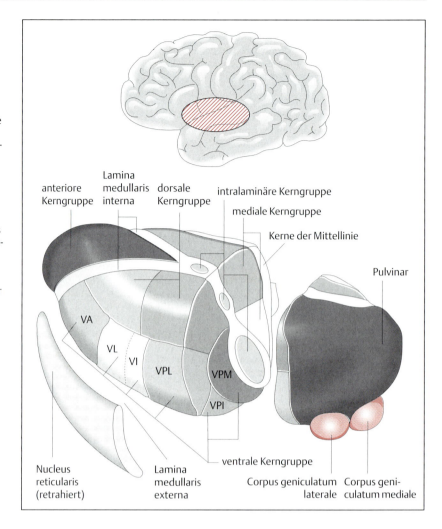

gelegenen Pulvinar, in dessen Tiefe der posteriore Komplex (PO) lokalisiert ist, den dorsalen, auch als Nuclei laterales bezeichneten Kernen und sechs ventralen Kernen: Nucleus ventralis anterior, Nucleus ventralis lateralis, Nucleus ventralis intermedius und drei Nuclei ventrales posteriores. Diese Nuclei ventrales posteriores, ihrer Lage nach als Nucleus ventralis posterolateralis (VPL), Nucleus ventralis posteromedialis (VPM) und Nucleus ventralis posterior inferior (VPI) bezeichnet, werden von einigen Autoren auch zum **ventrobasalen Komplex** zusammengefaßt. Diese Nomenklatur wird dadurch verständlich, daß die Lagebezeichnungen ventral und anterior für das Gehirn nicht synonym sind, ebensowenig wie dorsal und posterior. Vielmehr bezeichnet „anterior" eine frontale und „posterior" eine okzipitale Lage, während man unter „ventral" die Schädelbasis-nahe und unter „dorsal" die Schädelbasis-ferne Seite versteht. Eine Gegenüberstellung der teilweise im deutschen Sprachraum ebenfalls benutzten Hassler-Nomenklatur, nach der zum Beispiel der VPL als Nucleus ventrocaudalis externus bezeichnet wird, findet sich bei Ohye (50).

◼ Tractus spinothalamicus

Die bedeutendste aufsteigende Schmerzbahn ist der Tractus spinothalamicus. Er beginnt im Hinterhorn mit den NS- und WDR-Neuronen in den Laminae I und IV–VI, zum Teil aber auch in tieferen Laminae (1, 68). Seine Axone kreuzen auf gleicher Höhe in der Commissura alba zur Gegenseite, steigen in der weißen Substanz der anterolateralen Anteile des Seitenstrangs auf (anterolaterales System), ziehen durch Medulla oblongata, Brücke und Mesenzephalon und enden im Thalamus (Abb. 1.3).

Endgebiete des Tractus spinothalamicus sind zwei funktionell unterschiedliche Gruppen thalamischer Kerngebiete. Ein Teil, vor allem Fasern aus den Laminae VI–VIII, endet in den *intralaminären* Kernen und der *medialen* Kerngruppe (66). Nach synaptischer Umschaltung projizieren diese Kerne in zahlreiche Hirnregionen wie die Basalkerne und ausgedehnte, weit voneinander entfernte Rindenareale. Evolutionsgeschichtlich ist diese Bahn älter und wird daher auch als **palaeospinothalamisch** bezeichnet (Abb. 1.3, schwarz). Sie ist wahrscheinlich Teil eines unspezifischen Systems zur Erhöhung der Vigilanz im Sinne einer wachmachenden Wirkung und führt zu einer diffusen Schmerzempfindung mit stark **affektiver Kom-**

ponente (62, 68). Phylogenetisch jünger ist der **neospinothalamische** Trakt (Abb. 1.3, rot), der bei Primaten am weitesten entwickelt ist. Er beinhaltet vor allem Axone von Neuronen aus den Laminae I und V des Hinterhorns (66), die in den *Nucleus ventralis posterolateralis* (VPL), den *Nucleus ventralis posterior inferior* (VPI) und den *posterioren Komplex* (PO) projizieren (2). Die in ihm verlaufenden nozizeptiven Afferenzen aus der Haut sind somatotop organisiert (d. h. die relative Lage in der Körperperipherie widerspiegelnd), diejenigen aus den Eingeweiden dagegen nicht; die rezeptiven Felder sind in ihrer Größe umschrieben. Dieser neospinothalamische Trakt vermittelt **sensorisch-diskriminatorische** Aspekte des Schmerzes, d. h. Informationen über exakte Lokalisation und Art des Schmerzreizes. Er endet nach synaptischer Umschaltung im VPL direkt im primären *somatosensorischen Kortex* S1 und weiteren kortikalen Arealen (S. 21).

Der Thalamus dient nicht der bloßen Umschaltung und Weiterleitung sensorischer Information, sondern er **selektiert** auch die Informationen, die zum zerebralen Kortex gelangen (selektive Aufmerksamkeit). Diese im Sinne eines „Tors zum Bewußtsein" modifizierende Aufgabe wird durch den Nucleus reticularis thalami wahrgenommen, der mit inhibitorischen GABAergen Axonen in den gesamten Thalamus projiziert und daher auch im VPL und VPM die Erregungsübertragung hemmt. So erklärt sich, daß nur ein Teil der nozizeptiven Information bewußt wird (62).

Der Thalamus hat somit zwei wesentliche Bedeutungen bei der Schmerzverarbeitung: einerseits ist er über den palaeospinothalamischen Trakt an der unspezifischen Weckreaktion beteiligt und vermittelt Motivations- und Gefühlsaspekte des Schmerzes; andererseits führt er über den neospinothalamischen Trakt zu bewußter diskriminatorischer Schmerzwahrnehmung, die aufgrund des inhibitorischen Filters des Nucleus reticularis mehr oder weniger stark zu Bewußtsein kommt.

Tractus spinocervicothalamicus und postsynaptischer Hinterstrangsweg

Obwohl der im anterolateralen Bereich des Rückenmarks verlaufende Tractus spinothalamicus die Hauptrolle bei der Übertragung nozizeptiver Reize zum Thalamus spielt, scheinen weitere zum Thalamus aufsteigende Schmerzbahnen von Bedeutung zu sein, denn Schmerzen können auch nach Chordotomie (Durchtrennung des anterolateralen Systems) persistieren (66). Im dorsalen Rückenmarkquadranten verlaufende Bahnen, die in diesem Zusammenhang in Betracht kommen, sind der Tractus spinocervicothalamicus und der postsynaptische Hinterstrangsweg.

Der **Tractus spinocervicothalamicus** beginnt vor allem in den Laminae III–V (11) und steigt im dorsalen Teil des Seitenstrangs zum Nucleus cervicalis lateralis auf, einer kleinen Neuronenansammlung lateral des Hinterhorns, die sich vom Rückenmarkssegment C4 nach kranial bis in die Medulla oblongata erstreckt. Axone des Nucleus cervicalis lateralis kreuzen zur Gegenseite (66, 67) und ziehen im Lemniscus medialis zum kontralateralen VPL sowie zum posterioren Komplex, geben aber auch Kollateralen zum Mittelhirn ab (68). Obwohl die Neuronen dieses Traktes vor allem durch taktile Stimuli erregt werden, reagieren einzelne auch auf Schmerzreize, so daß nozizeptive Stimuli möglicherweise auch über diese Bahn den lateralen Thalamus erreichen (68).

Auch wenn weiterhin gültig ist, daß der Hinterstrang vor allem Bahnen der *epikritischen und propriozeptiven Sensibilität* enthält, deuten neuere Befunde auf eine zusätzliche Bedeutung des Hinterstrangs für die Vermittlung von *Eingeweideschmerz* hin (34). Schon früh konnte gezeigt werden, daß mechanische Reizung des Hinterstrangs zu heftigen Schmerzen in der Sakralregion und im Dammbereich führt (29). Andererseits ruft schmerzhafte Uterus- und Vaginaldehnung eine Erregung des medialen Hinterstrangskerns (Nucleus gracilis) hervor (7). Dieser **postsynaptische Hinterstrangsweg** entspringt vor allem in Lamina-III-Neuronen des Hinterhorns, ist somatotop organisiert, steigt ipsilateral nahe der Mittellinie bis zum Nucleus gracilis auf, kreuzt nach synaptischer Umschaltung zur Gegenseite und projiziert über den Lemniscus medialis zum kontralateralen VPL des Thalamus (68), wobei auch komplexere Verschaltungen mit weiteren Kerngebieten, z. B. dem Nucleus tractus solitarii, diskutiert werden (7).

- Die Bedeutung dieser im medialen Hinterstrang des Rückenmarks verlaufenden Bahn für die Weiterleitung von viszeralem Schmerz aus der Beckenregion wird durch die Wirksamkeit einer dorsalen Mittellinien-Myelotomie belegt, die erfolgreich bei ansonsten therapierefraktären Karzinomschmerzen im Beckenbereich eingesetzt wird (34).

Hirnnerven als Schmerzafferenzen aus dem Kopf

Nozizeption im Kopfbereich wird nicht über das Rückenmark, sondern über vier Hirnnerven vermittelt: N. trigeminus (V), N. facialis (VII), N. glossopharyngeus (IX) und N. vagus (X). Der **N. trigeminus** (Abb. 1.5) leitet die Sensibilität aus Gesichtshaut, Augapfel, Nasennebenhöhlen, Nasen-, Mund- und vorderer Zungenschleimhaut, Zähnen und Zahnfleisch zum Gehirn (59). Die Somata der pseudounipolaren Nervenzellen liegen im Ganglion trigeminale Gasseri, der zentrale Fortsatz projiziert zu den Hirnnervenkernen des N. trigeminus. Für die Nozizeption ist der **Nucleus spinalis n. trigemini** von Bedeutung, der dem Hinterhorn des Rückenmarks bei der spinalen Nozizeption entspricht. Er erstreckt sich als langes, schlankes Kerngebiet vom zervikalen Rückenmark über die Medulla oblongata bis in die untere Brücke und läßt sich in drei funktionell unterschiedliche Abschnitte untergliedern (28, 37).

Der am weitesten kaudal gelegene *Nucleus (= Pars) caudalis* steht mit dem Hinterhorn des Rückenmarks in Verbindung und ähnelt ihm im Aufbau. Er besteht aus einer Marginalzone, einer daruntergelegenen Substantia gelatinosa und einem Subnucleus magnocellularis, der dem Nucleus proprius entspricht. Er ist somatotop gegliedert und vermittelt die Nozizeption im Gesichtsbereich. Die Region in der Umgebung des Mundes ist im Nucleus caudalis am weitesten medial repräsentiert, Fasern aus dem N. ophthalmicus (V_1) projizieren in seine ventralen Anteile (Abb. 1.5, Ausschnitt [28]).

Kranial des Nucleus caudalis liegt der *Nucleus interpolaris*, der aus kleinen, verstreut liegenden Neuronen aufgebaut ist und eine wichtige Rolle bei der Schmerzverarbeitung aus den Zähnen spielt (28). Am weitesten rostral

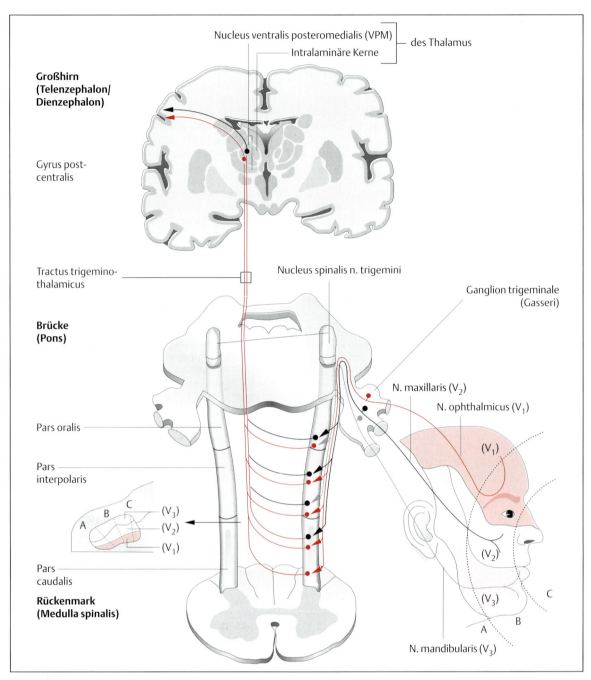

Abb. 1.5 Nozizeption aus dem Versorgungsgebiet des N. trigeminus (V). Die drei Trigeminus-Äste N. ophthalmicus (V1), N. maxillaris (V2) und N. mandibularis (V3) sind im Nucleus spinalis n. trigemini somatotop von ventral nach dorsal repräsentiert, wobei die periorale Region (C) in die medialen Anteile und die weiter okzipital gelegenen Regionen (A) in weiter laterale Anteile des Nucleus spinalis projizieren (Ausschnittsvergrößerung, nach [28]). Nach Kreuzung ziehen die Axone aus dem Nucleus spinalis über den Tractus trigeminothalamicus zum Nucleus ventralis posteromedialis (VPM) und zu den intralaminären Kernen des Thalamus. Der VPM projiziert in die primär somatosensorische Rinde S1.

gelegen ist der *Nucleus oralis*. Nach Umschaltung im Nucleus spinalis kreuzen die Axone auf unterschiedlicher Höhe der Medulla oblongata zur Gegenseite (10), verbinden sich als Tractus trigeminothalamicus lateralis mit den Fasern des Tractus spinothalamicus und enden im Nucleus ventralis posteromedialis (VPM), dem VPI und PO sowie in den intralaminären Kernen des Thalamus (48). Wie der VPL ist auch der VPM somatotop gegliedert, projiziert zum primären somatosensorischen Kortex S1 und ist für die diskriminatorischen Aspekte des Schmerzes im Kopfbereich verantwortlich.

In analoger Weise werden Schmerzimpulse aus der Schleimhaut der Zungenspitze über den **N. facialis** (Chorda tympani), aus der Paukenhöhle, den Gaumenbögen, Tonsillen, dem Epi- und Mesopharynx und Teilen der Zungenwurzel über den **N. glossopharyngeus** und aus dem äußeren Gehörgang, dem Hypopharynx, Larynx, dem oberen Ösophagus und den hintersten Teilen der Zunge, aber auch ein Teil der Eingeweide-Nozizeption, über den **N. vagus** zum Nucleus spinalis n. trigemini, vor allem aber zum Nucleus tractus solitarii und von dort zum Thalamus geleitet (18, 59).

Nozizeptiv bedeutsame Areae des zerebralen Kortex

Der **primäre somatosensorische Kortex S1** (Abb. 1.**6a**), der direkte thalamokortikale Afferenzen erhält und *sensorisch-diskriminatorische* Aspekte des Schmerzes vermittelt, umfaßt den Gyrus postcentralis und die Tiefe des Sulcus centralis (36). Die S1-Region besteht aus vier länglichen, parallel zum Sulcus centralis angeordneten zytoarchitektonischen Feldern (Brodmann-Areae 1, 2, 3a, 3b; Abb. 1.**6b**); auf jedem dieser Rindenareale ist die Körperoberfläche vollständig repräsentiert (48), wobei vor allem die Area 3a bei der Nozizeption von Bedeutung zu sein scheint (Kap. Neurophysiologie des nozizeptiven Systems). Positronenemissionstomographie(PET)-Untersuchungen beim Menschen (14, 19) haben gezeigt, daß an der Schmerzwahrnehmung weiterhin der **sekundäre somatosensorische Kortex S2** und die **vordere Inselregion** beteiligt sind, aber auch die vorderen Anteile des **Gyrus cinguli**, der dem limbischen System zugerechnet wird (S. 23). Die S2-Region ist lateral, etwas posterior von S1 am Oberrand des Sulcus lateralis (Sylvii) im Operculum parietale lokalisiert (Abb. 1.**6a**) und erhält ihren Input aus der S1-Region, aber auch direkt aus dem Thalamus. Sie projiziert in den vorderen Bereich der Inselregion (Abb. 1.**6a**), die unter anderem als ein weiteres Verbindungsglied zum limbischen System fungiert, vor allem zu der Amygdala (3). Man nimmt an, daß die S2-Region hierüber an *Lernprozessen* beteiligt ist.

- Eine Unterbrechung dieser Verbindung, z. B. bei Verletzung der Inselregion, führt zu einem Ausfall motorischer und emotionaler Antworten auf Schmerzreize bei erhaltenem Schmerzgefühl (**Schmerz-Asymbolie** [8]). Die Patienten sind sich dieses Defizits nicht bewußt, zum Teil lachen sie sogar über schmerzhafte Reize.

Tractus spinoreticularis

Die **Formatio reticularis** umfaßt ein ausgedehntes System von Neuronen und Nervenfasern, das sich von der Medulla oblongata bis ins Dienzephalon erstreckt und zwischen den großen Kerngebieten und Fasertrakten liegt. Es stellt die kraniale Fortsetzung des Interneuronen-Netzes des Rückenmarks dar, ist jedoch weitaus komplexer aufgebaut. Der Name „Formatio reticularis" leitet sich von der netzartigen Anordnung gebündelter Dendriten in diesem System ab (48, 60). Neuronen der Formatio reticularis sind durch mehrere gemeinsame Eigenschaften charakterisiert.

Sie liegen in unscharf begrenzten Nervenzellgruppen zusammen, die häufig durch einen bestimmten Neurotransmitter charakterisiert sind. Als Beispiele sind der im rostralen Pons gelegene **Locus coeruleus** (Abb. 1.**8**) als größter *noradrenerger* Kern und die **Raphe-Kerne** (Abb. 1.**3**, 1.**8**) zu nennen, Ansammlungen *serotoninerger* Zellen in der Mittellinie der Medulla oblongata und des kaudalen Pons. Ihre Axone steigen im Hirnstamm sowohl auf als auch ab und projizieren in zahlreiche weit voneinander entfernt liegende Hirnregionen und Kerngebiete wie Rückenmark, Zerebellum, Thalamus, Hypothalamus und zerebraler Kortex. Ursprünglich wurde angenommen, daß es sich bei der Formatio reticularis nur um ein diffuses aktivierendes System handelt, das den *Wachzustand aufrechterhält*. Diese Charakterisierung beruhte auf Untersuchungen von Moruzzi und Magoun (47), die zeigen konnten, daß eine Stimulation der Formatio reticularis bei tief narkotisierten Tieren zu einer Veränderung der elektrischen Hirnaktivität führt und das EEG vom Schlaf- zum Wachmuster verändert. Spätere Untersuchungen haben jedoch ergeben, daß die Formatio reticularis darüber hinaus drei weitere wichtige Funktionen hat. Neben einer Beteiligung am Zustandekommen des Wachzustands und an der Steuerung der Aufmerksamkeit beeinflußt sie über retikulospinale Bahnen den *Muskeltonus und Streckreflexe*. Außerdem kontrolliert sie *Atmung und Herzfunktion* durch Axone zu den spinalen Motoneuronen für die in- und exspiratorische Atemmuskulatur; sie sendet Fasern zu den präganglionären Vagus- und Sympathikusneuronen in Medulla oblongata und Rückenmark, die Puls und Blutdruck beeinflussen (37), und erfüllt insgesamt eine **integrative Funktion für Motorik und Vegetativum**. Eine weitere Aufgabe der Formatio reticularis ist die Aktivierung endogener schmerzhemmender Systeme (S. 24).

Der **Tractus spinoreticularis** (Abb. 1.**3**) wird durch Axone nozizeptiver Neurone der Lamina I, vor allem aber der Laminae VII und VIII des Hinterhorns gebildet (67) und steigt gemeinsam mit dem Tractus spinothalamicus im anterolateralen System des Seitenstrangs auf; seine Fasern kreuzen jedoch nur zum Teil zur Gegenseite, zum Teil verlaufen sie ungekreuzt. Sie sind nicht somatotop organisiert

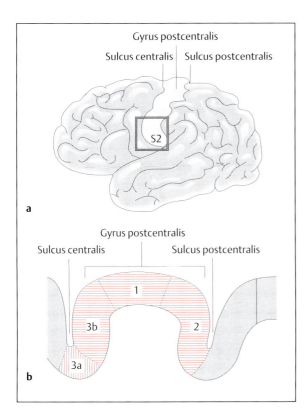

Abb. 1.**6a** Lateralansicht des Großhirns. Zur Verdeutlichung der Lage der somatosensorischen Rindenregionen S1 und S2 sowie der Inselrinde sind Teile des die Insel bedeckenden frontalen und parietalen Operkulums entfernt.
b Vergrößerter Ausschnitt aus S1, die aus den Brodmann-Areae 1, 2, 3a und 3b besteht (nach [37, 48]).

(68). In der Formatio reticularis enden sie an mehreren Kerngruppen, u. a. am *Locus coeruleus*, verschiedenen *Raphe-Kernen* und dem *Nucleus gigantocellularis* (Abb. 1.3), einem Kerngebiet, das an der Steuerung des sympathischen Nervensystems beteiligt ist, eine Rolle beim REM-Schlaf spielt (39, 66, 68) und mit der Weckwirkung von Schmerzreizen in Zusammenhang gebracht wird (67). Die Erregung des Locus coeruleus durch Schmerzreize über den Tractus spinoreticularis, die zu einer Noradrenalin-Freisetzung in weiten Teilen des Gehirns führt, hat wahrscheinlich die funktionelle Bedeutung, die Aufmerksamkeit zu schärfen sowie das sympathische Nervensystem zu stimulieren und dadurch das Individuum in die Lage zu versetzen, schnell und effektiv auf bedrohliche Reize zu reagieren (17).

Die Bedeutung des Tractus spinoreticularis ist somit vor allem in einer Beeinflussung des Vigilanzniveaus und vegetativer Funktionen durch Schmerzreize zu sehen.

Beeinflussung des limbischen Systems durch nozizeptive Impulse

Das **limbische System** umfaßt eine Reihe phylogenetisch älterer Rindenareale, Kerngebiete und Fasertrakte, die strukturell und funktionell eng miteinander verknüpft sind (Abb. 1.7). Ursprünglich wurden von Broca der Gyrus subcallosus, Gyrus cinguli, Gyrus parahippocampalis und der daruntergelegene Hippocampus zum „grand lobe limbique" zusammengefaßt, der den medialen Rand des Telenzephalon gürtelförmig (limbus = Gürtel) umgibt. Später erweiterte Papez (51) dieses Konzept: Von der Vorstellung ausgehend, daß der Hypothalamus eine wichtige Rolle im Rahmen von emotionsbedingtem Verhalten spielt und das limbische System die hierfür notwendige Verbindung zwischen zerebralem Kortex und Hypothalamus darstellt, postulierte er, daß der Kortex über den Gyrus cinguli den Hippocampus beeinflußt, der über den Fornix auf die Corpora mamillaria des Hypothalamus projiziert. Die Corpora mamillaria wiederum stehen über die vorderen Thalamuskerne (Tractus mamillothalamicus) mit dem Gyrus cinguli in Verbindung, so daß sich ein kreisförmig verschaltetes Neuronensystem ergibt (*Papez-Kreis*). Neuere neuroanatomische Studien haben zeigen können, daß die limbischen Hirnregionen in der Tat durch eine Vielzahl von Bahnen mit neokortikalen Arealen, aber auch untereinander verknüpft sind (17). Weitere wichtige Verbindungen bestehen mit der Septumregion, dem Nucleus accumbens und den Corpora amygdaloidea, so daß man heute diese Hirnregionen ebenfalls zum „limbischen System" hinzurechnet (45).

Das limbische System steht in enger Beziehung zum *olfaktorischen System* (Abb. 1.7) und erfüllt wichtige Funktionen bei der *Aufrechterhaltung der Homöostase*. Es koordiniert vegetative Reaktionen mit Emotionen und Motivationen, beeinflußt die Hormonausschüttung und initiiert Eß- und Trinkverhalten. Weiterhin spielt es eine wichtige Rolle für *Kampf-, Fortpflanzungs- und Sexualverhalten* (48). Außerdem wird der Amygdala und dem Hippocampus eine grundlegende Bedeutung für *Lernprozesse und Gedächtnisbildung* zugemessen. In jüngster Zeit hat sich gezeigt, daß es sich beim limbischen System nicht um eine geschlossene funktionelle Einheit handelt, sondern daß man vielmehr einzelnen Kerngebieten oder Kerngruppen definierte Aufgaben zuordnen kann.

So geht man davon aus, daß das **Corpus amygdaloideum** (Amygdala, Mandelkern), das im Temporallappen rostral vom Unterhorn des Seitenventrikels gelegen ist (Abb. 1.7), *emotionales Lernen* ermöglicht, so daß bestimm-

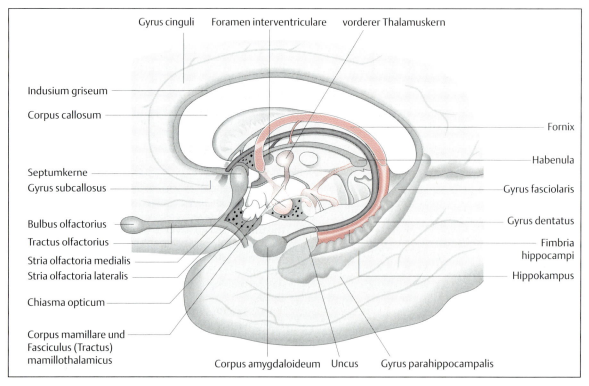

Abb. 1.7 Schematische Darstellung der Anteile des limbischen Systems von medial.

ten Ereignissen eine affektive Bedeutung zugeordnet wird (30, 26). Es spielt eine entscheidende Rolle beim Erlernen von Angstreaktionen (18) und bei angstbedingter Schmerzunterdrückung. Reizung der Amygdala führt bei Versuchstieren zu ängstlichem Verhalten: sie unterbrechen ihre Tätigkeit, erstarren, werden schreckhaft, und Puls sowie Blutdruck steigen an (21). Dagegen werden Tiere nach Läsion der Amygdala zahm und weniger furchtsam. Durch seine komplexen Verbindungen sowohl mit sensorischen als auch mit motorischen Hirnregionen ermöglicht das Corpus amygdaloideum, daß Tiere in operanten Konditionierungsexperimenten lernen, auf bedrohliche Impulse, z. B. an Schmerz gekoppelte Reize, mit Angst zu reagieren (21).

Der **Nucleus accumbens**, der am rostrobasalen Pol des Corpus striatum in der Nähe der Septumkerne (Abb. 1.**7**) lokalisiert ist, hat demgegenüber eine wichtige Bedeutung für *positive Verstärkung,* vor allem bei operanter Konditionierung (31). Vermehrte Dopamin-Ausschüttung im Nucleus accumbens wird als angenehm bis euphorisierend empfunden. Tiere oder Menschen, welche die Möglichkeit haben, dieses positive Verstärkungssystem durch Elektroden selbst zu reizen, stimulieren diesen Kern bis zur eigenen Erschöpfung. Diesen „Reward"(Belohnungs)-Mechanismus hält man für eine der neurobiologischen Grundlagen der Drogenabhängigkeit (37).

Ein weiteres limbisches Hirnareal, das eine zentrale Funktion bei der Nozizeption hat, ist der **Gyrus cinguli** (Abb. 1.**7**). An der medialen Hirnoberfläche, unmittelbar oberhalb des Corpus callosum gelegen, ist er Teil des Papez-Kreises. Seine vorderen Anteile sind für *Emotionen und motorische Funktionen* von Bedeutung, seine hinteren Anteile spielen eine Rolle bei *Lernen und Gedächtnis* (23). Schmerzreize führen zu einer starken Aktivierung des anterioren Gyrus cinguli (19). Eine Besonderheit des anterioren Gyrus cinguli ist die, verglichen mit anderen Rindenarealen, enorm große Zahl von Afferenzen aus dem Thalamus. Diese stammen aus den medialen und den intralaminären Thalamuskernen und vermitteln nozizeptive Impulse (23). Neueste Untersuchungen deuten darauf hin, daß der anteriore Gyrus cinguli dafür verantwortlich ist, daß Schmerz als unangenehm empfunden wird (54), aber auch motorische und vegetative Antworten auf Schmerzreize vermittelt (afferente und efferente Verbindungen, Übersichtsartikel bei [23]).

Schmerzimpulse erreichen das limbische System über eine multisynaptische Bahn, in die der mediale Thalamus eingeschaltet ist. Bei diesem Trakt, der auch als **spinoretikulothalamische Bahn** bezeichnet wird (Abb. 1.**3**), handelt es sich möglicherweise um eine Fortsetzung des Tractus spinoreticularis, denn aufsteigende Projektionen aus der Formatio reticularis in den medialen Thalamus, den Hypothalamus und limbische Strukturen sind beschrieben worden (68). Darüber hinaus konnten auch **spinohypothalamische** (bilaterale Projektionen aus den Hinterhorn-Laminae I, VII und X in den medialen und lateralen Hypothalamus) und direkte **spinolimbische** Verbindungen nachgewiesen werden, die zum Nucleus accumbens, den Septumkernen und der Amygdala ziehen.

Man nimmt an, daß diese spinolimbischen Bahnen zumindest teilweise für die emotionale Antwort auf Schmerzereignisse verantwortlich sind und Motivationsaspekte (Leiden, Bedrohung) des Schmerzes vermitteln (12, 17).

Rolle des Mittelhirns bei der Schmerzverarbeitung

Eine weitere aufsteigende Schmerzbahn, der **Tractus spinomesencephalicus**, umfaßt mehrere Projektionssysteme, die in verschiedenen Kerngebieten des Mittelhirns enden (Abb. 1.**3**). Dieser Trakt beginnt an nozizeptiven Rückenmarkneuronen der Laminae I und IV–VI, hat komplexe rezeptive Felder aus weit voneinander entfernten Körperregionen, verläuft im anterolateralen System zusammen mit dem Tractus spinothalamicus und projiziert unter anderem zur mesenzephalen Formatio reticularis, zum Nucleus cuneiformis, zum Nucleus praetectalis anterior und zum zentralen Höhlengrau (68).

Das **zentrale Höhlengrau** (Substantia grisea centralis, periaquäduktales Grau) umfaßt die Region des Mittelhirns, die den Aquädukt umgibt (Abb. 1.**3**, 1.**8**), und ist ein wichtiger Integrationsort für *angstbedingte Verhaltensänderungen.* Es ist durch zahlreiche Bahnen reziprok mit der Amygdala verbunden, und Reizung des zentralen Höhlengraus ruft beim Menschen das Gefühl von Furcht und Angst hervor (6). Stimulation führt beim Tier zu Lautbildung, motorischen und vegetativen Reaktionen sowie Analgesie. Von Fanselow (25) wurde deswegen die Hypothese formuliert, daß angstauslösende Reize die Amygdala erregen, die wiederum auf das zentrale Höhlengrau projiziert und hierdurch angstbedingte Reaktionen wie Blutdruck- und Pulsanstieg, Angstschreie, Fluchtreflexe und angstbedingte Schmerzunterdrückung auslöst. Umgekehrt spielen die zum zentralen Höhlengrau aufsteigenden nozizeptiven Fasern eine wichtige Rolle bei der Entstehung der schmerzbedingten Angstreaktion, das heißt einer Zunahme des Angstniveaus in Situationen, in denen Schmerz empfunden wird (6). Das periaquäduktale Grau nimmt außerdem eine zentrale Stellung bei angstbedingter Schmerzunterdrückung ein (S. 24).

Darüber hinaus sendet der Tractus spinomesencephalicus Fasern zum **Nucleus cuneiformis** (Abb. 1.**3**). Dieser Kern im Mittelhirn ist mit motorischen und vegetativen Hirnarealen verbunden und so wahrscheinlich an Abwehrverhalten bei Schmerz oder anderen bedrohlichen Reizen beteiligt (55). Ein weiteres mesenzephales Kerngebiet, das einen nozizeptiven Input erhält, ist der **Nucleus praetectalis anterior** (Abb. 1.**3**, 1.**8**). Er liegt rostral der Colliculi superiores und soll neben einer sensomotorischen Integrationsfunktion eine wichtige Rolle bei zentraler Schmerzunterdrückung spielen (68; S. 25).

Zusammenfassend gilt für die funktionelle Zuordnung der aufsteigenden Schmerzbahnen, daß die Anteile des Tractus spinothalamicus, die in der lateralen Kerngruppe des Thalamus (VPL, VPM, PO) umgeschaltet werden, vor allem die **sensorisch-diskriminatorische** Komponente des Schmerzes vermitteln. Sie werden deshalb auch als **laterales System** bezeichnet. Dagegen vermitteln die zu den medialen und intralaminären Kerngruppen des Thalamus ziehenden spinothalamischen Fasern sowie der Tractus spinoreticularis, der Tractus spinomesencephalicus und die spinolimbischen Bahnen die **affektive** Schmerzkomponente und werden entsprechend zum **medialen System** zusammengefaßt.

24 Allgemeine Schmerztherapie

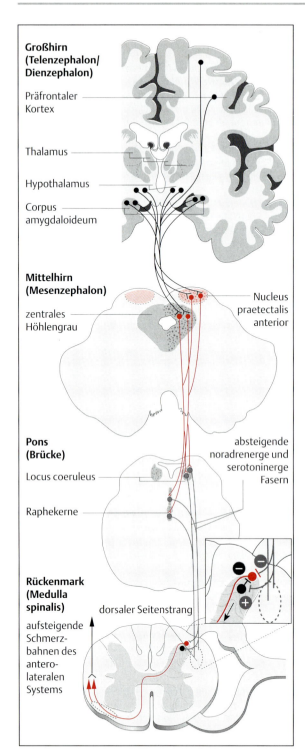

Abb. 1.8 Schematische Darstellung des absteigenden schmerzhemmenden Systems. Eine zentrale Rolle spielt das im Mesenzephalon gelegene zentrale Höhlengrau, das durch Afferenzen aus dem limbischen System (Corpus amygdaloideum), dem Hypothalamus und dem präfrontalen Kortex aktiviert werden kann (schwarz), aber auch aus dem Rückenmark Afferenzen erhält (Abb. 1.3). Das zentrale Höhlengrau erregt mit glutaminergen Fasern (rot) serotoninerge Raphe-Kerne und den noradrenergen Locus coeruleus, die über absteigende Bahnen (grau), die im dorsolateralen Seitenstrang verlaufen, nozizeptive Projektionsneurone (rot) entweder direkt oder indirekt über inhibitorische enkephalinerge Interneurone (schwarz) hemmen. Stellvertretend ist ein Projektionsneuron in Rexed-Lamina I dargestellt.

■ Absteigende Bahnen zur Unterdrückung der Schmerzempfindung

Schmerz stellt zum einen ein wichtiges Warnsignal für den Körper zur Entlastung verletzter Körperteile dar (Kap. Neurophysiologie des nozizeptiven Systems), zum anderen ist er aber auch in bestimmten Gefahrensituationen potentiell schädlich, weil beispielsweise ein verletztes Tier davon abgehalten werden könnte, zu flüchten oder sich zur Wehr zu setzen („flight and fight"). Das schmerzunterdrückende antinozizeptive System hat die Aufgabe, dies zu verhindern.

1968 berichtete Reynolds (58), daß es möglich ist, bei Ratten ohne pharmakologische Anästhesie chirurgische Eingriffe in der Bauchhöhle vorzunehmen, wenn man gleichzeitig das **zentrale Höhlengrau** stimuliert. Hierbei hatten die Ratten keine motorischen Einschränkungen und reagierten normal auf nicht-schmerzerregende Reize. Dieser Effekt wird durch **absteigende schmerzhemmende Bahnen** erklärt (Abb. 1.8). In der Folgezeit hat sich gezeigt, daß dieses antinozizeptive System neben dem zentralen Höhlengrau Kerngebiete aus der Formatio reticularis wie den *Nucleus raphe magnus* sowie den *Locus coeruleus/subcoeruleus* umfaßt und daß auch höhere Hirnzentren wie der zerebrale Kortex, verschiedene limbische Strukturen und der Hypothalamus zu diesen Analgesiebahnen beitragen. Unterschiedliche Neurotransmitter wie Opioide, Serotonin (5-HT) und Noradrenalin spielen in diesem Zusammenhang eine wichtige Rolle. Aktiviert wird das schmerzhemmende System des zentralen Höhlengraus wahrscheinlich durch Afferenzen aus dem limbischen System (v. a. Corpus amygdaloideum), dem Hypothalamus, dem präfrontalen Kortex (Abb. 1.8) und dem Rückenmark (6). Seine Bedeutung liegt wahrscheinlich darin, in lebensgefährlichen Angst- und Streßsituationen die Schmerzempfindung zu unterdrücken (6).

Das zentrale Höhlengrau übt seine antinozizeptive Wirkung nicht direkt, sondern vor allem indirekt durch Stimulierung zweier retikulärer Kerngebiete aus: des serotoninergen Nucleus raphe magnus und des noradrenergen Locus coeruleus/subcoeruleus (Abb. 1.8).

Ausgedehnte exzitatorisch wirkende Projektionen vom zentralen Höhlengrau zu diesen beiden Kerngebieten sind nachgewiesen worden (13), die wahrscheinlich Glutamin als Überträgerstoff benutzen (6). Serotoninerge Fasern aus dem Nucleus raphe magnus und noradrenerge Fasern aus dem Locus coeruleus/subcoeruleus projizieren über die **dorsolateralen** Anteile des Seitenstrangs (Abb. 1.8) auf spinale Hinterhornneurone (6); sowohl **Noradrenalin** als auch **5-HT** haben eine **inhibitorische** Wirkung auf diese nozizeptiven Projektionsneurone und hemmen so die Schmerzweiterleitung (33, Übersichtsarbeit bei [53]).

■ Klinisch macht man sich die schmerzhemmende Wirkung von 5-HT durch den Einsatz von Amitryptilin bei bestimmten chronischen Schmerzzuständen, wie Neur-

Der Ausschnitt zeigt eine vergrößerte Darstellung der Verschaltung im Hinterhorn: inhibitorische Synapsen sind mit (−) gekennzeichnet, exzitatorische mit (+).

algie nach H. zoster, zunutze. 5-HT wird physiologischerweise durch Wiederaufnahme in die präsynaptische Nervenendigung aus dem synaptischen Spalt entfernt („reuptake"). Amitryptilin hemmt diesen Rücktransport, erhöht somit die 5-HT-Konzentration im synaptischen Spalt und kann daher schmerzreduzierend wirken (64).

Opioide spielen eine Schlüsselrolle bei der *Aktivierung dieses zentralen schmerzhemmenden Systems*. So führt eine Injektion von Morphin in das zentrale Höhlengrau zu langandauernder Analgesie. Über den Mechanismus hat man folgende Vorstellung: Die Neurone des zentralen Höhlengraus stehen unter kontinuierlicher inhibitorischer Kontrolle durch hemmende, im zentralen Höhlengrau lokalisierte GABAerge Interneurone, so daß ihre schmerzhemmende Aktivität unterdrückt wird. Diese inhibitorischen Interneurone tragen wiederum verschiedene Opiatrezeptoren und können daher durch Endorphine gehemmt werden. Freisetzung von Opioiden im zentralen Höhlengrau führt deshalb durch Desinhibierung, also Hemmung der inhibitorischen Interneurone, zur Aktivierung des absteigenden schmerzhemmenden Systems (6). Physiologischerweise stammen diese Opioide sowohl von endorphinergen Fasern aus dem Hypothalamus als auch von Neuronen, die im zentralen Höhlengrau selbst liegen und Enkephalin, Endorphin oder Dynorphin als Transmitter benutzen (27).

Auch auf Rückenmarkebene spielt Schmerzunterdrückung durch Opioide eine wichtige Rolle. Man geht davon aus, daß die absteigenden serotoninergen und noradrenergen Fasern aus Nucleus raphe magnus und Locus coeruleus nicht nur eine direkte inhibitorische Wirkung auf die schmerzleitenden Hinterhornneurone haben, sondern diese Projektionsneurone auch indirekt dadurch hemmen, daß sie in der Lamina II des Hinterhorns gelegene endorphinerge inhibitorische Interneurone aktivieren (Abb. 1.8 Ausschnitt; S. 17, 24). Diese Interneurone setzen dann z. B. Enkephalin frei und hemmen so aufsteigende Schmerzbahnen (27, 37).

Neben dem zentralen Höhlengrau spielen noch weitere Hirnregionen eine Rolle bei der zentralen Schmerzreduktion. So führt Reizung des **Nucleus praetectalis anterior** (Abb. 1.8) zu einer Hemmung nozizeptiver Neurone in den tieferen Hinterhorn-Laminae (56), wobei über die absteigenden Bahnen dieses Systems noch wenig bekannt ist. Neben verschiedenen anderen Kerngebieten spielt hier wahrscheinlich ebenfalls eine Aktivierung serotoninerger und noradrenerger Kerngebiete eine Rolle (56). Des weiteren führt eine Reizung der VPL- und VPM-Kerne des **Thalamus** zu einer Schmerzreduktion vor allem im Kopfgebiet. Auch diese antinoziceptive Wirkung erfolgt wahrscheinlich über eine Stimulierung des serotoninergen Nucleus raphe magnus (68). Außerdem könnte an dieser Schmerzhemmung zusätzlich eine Aktivierung kortikaler Strukturen beteiligt sein, denn Reizung der somatosensorischen S1-Region bewirkt beim Affen eine Hemmung des spinothalamischen Systems (69).

Opioidwirkung

Die endorphinerge schmerzreduzierende Wirkung durch Beeinflussung sowohl der aufsteigenden Schmerzbahnen als auch des absteigenden schmerzunterdrückenden Systems geht auch aus der Verteilung von Opiatrezeptoren im Zentralnervensystem hervor (Übersichtsarbeit bei [38]). Wie auf S. 17 und 24 dargestellt, wird die Schmerzweiterleitung auf *Rückenmarkebene* durch enkephalinerge und dynorphinerge Interneurone gehemmt (27), die durch spinale und absteigende Afferenzen erregt werden können (Abb. 1.8, vergrößerter Ausschnitt). Opioide wirken hier wahrscheinlich sowohl post- als auch präsynaptisch **inhibitorisch**, denn mRNA für μ-, κ- und δ-Opioidrezeptoren wurde nicht nur in den NS- und WDR-Neuronen des Hinterhorns, vor allem in den Laminae I und II, sondern auch in Spinalganglienzellen nachgewiesen (44). Darüber hinaus ist davon auszugehen, daß endorphinerge Schmerzunterdrückung auch auf *Thalamusebene* eine wichtige Rolle spielt, denn vor allem die intralaminären und medialen Thalamuskerne, aber auch der posteriore Komplex sind reich an μ- und κ-Rezeptoren. Hieraus ist auf eine hemmende Wirkung besonders auf die affektive, mit Motivation verbundene Komponente des Schmerzes zu schließen, aber auch auf die sensorisch-diskriminatorische Komponente (44). Im *zentralen Höhlengrau*, das ebenfalls reich an μ-, κ- und δ-Rezeptoren ist, bewirken Opioide, die vor allem von β-endorphinergen Projektionsneuronen aus dem Hypothalamus freigesetzt werden, wie auf S. 25 beschrieben, eine Aktivierung des absteigenden schmerzhemmenden Systems (6). Eine hohe Dichte an μ- und κ-Rezeptoren im *Nucleus raphe magnus* spricht dafür, daß Endorphine auch über eine direkte Beeinflussung dieses serotoninergen Kerngebiets analgetisch wirksam sind. Eine weitere Opioidwirkung hat nur mittelbare Bedeutung bei der Schmerzbekämpfung. Dopaminerge Erregung des Nucleus accumbens durch Terminalen von Neuronen, die in der Area tegmentalis ventralis des Mittelhirns lokalisiert sind und in dieses limbische Kerngebiet projizieren, hat eine stark euphorisierende Wirkung (S. 23). Diese Dopamin-Freisetzung wird durch Opioide differentiell beeinflußt: Bindung an μ- und δ-Rezeptoren erhöht den Dopamingehalt und erzeugt Euphorie, während Bindung an κ-Rezeptoren die Dopamin-Freisetzung präsynaptisch hemmt und dadurch eher Unlustgefühle hervorruft (44).

Die Bedeutung zentraler Schmerzunterdrückung vor allem in extremen Streßsituationen wird aus einer Tagebuchaufzeichnung David Livingstones ersichtlich. Der schottische Missionar und Afrikaforscher berichtet, wie er auf einer Reise zu den Quellen des Nils von einem Löwen angegriffen wurde, der seine Schulter zerfleischte:

... Ich drehte mich halb um und sah, wie der Löwe gerade zum Sprung auf mich ansetzte. Ich befand mich auf einer kleinen Anhöhe; er packte meine Schulter, als er sprang, und wir kamen beide gemeinsam auf dem Boden unterhalb zu liegen. Während er nahe an meinem Ohr ganz schrecklich knurrte, schüttelte er mich wie ein Terrier eine Ratte. Der Schreck bewirkte eine Erstarrung, wie sie auch eine Maus fühlen muß, nachdem sie zum ersten Mal von einer Katze geschüttelt wurde. Dies führte zu einer Art Traumzustand, in dem ich keinerlei Gefühl für Schmerz oder Schrecken empfand, obwohl ich all dessen, was passierte, ziemlich gewahr war. Es war ein Zustand, wie ihn Patienten beschreiben, die unter leichter Chloroformbetäubung die gesamte Operation verfolgen, aber das Messer nicht verspüren. ... Das Schütteln unterdrückte die Furcht und ließ keinerlei Gefühl des Schrek-

kens zu, wenn ich die Bestie ansah. Dieser besondere Zustand entsteht wahrscheinlich in allen Tieren, die von Fleischfressern getötet werden; möglicherweise eine barmherzige Vorkehrung unseres gütigen Schöpfers, um den Schmerz des Todes zu mildern (42).

Kernaussagen

- **Schmerzkomponenten**
  - Schmerz besitzt neben der sensorisch-diskriminatorischen eine affektive Komponente, die beide entsprechende anatomische Korrelate besitzen.
- **Das Neuron als funktionelle Baueinheit des Nervensystems**
  - Ein Neuron besteht aus dem Zelleib (Perikaryon) und Fortsätzen (unverzweigte Axone und verzweigte Dendriten), Axone sind gebündelt als Nerven (PNS) bzw. Tractus (ZNS). Markscheiden werden von der Neuroglia gebildet
- **Freie Nervenendigungen als Schmerzrezeptoren**
  - Nozizeptoren sind freie Nervenendigungen von afferenten Aδ- und C-Fasern, die durch mechanische, thermische und chemische Reize erregt werden können.
- **Segmentale Gliederung von Spinalnerv und Rückenmark**
  - Nozizeptive Impulse aus Hals, Rumpf und Extremitäten werden im peripheren Nerven über sensible Neurone, deren Perikaryen im Spinalganglion lokalisiert sind, zum Spinalnerven und über dessen hintere Wurzel zum Rückenmark geleitet. Von einem Spinalnerven innervierte Hautareale bezeichnet man als Dermatome.
- **Umschaltung der Nozizeption im Rückenmark**
  - Im Hinterhorn des Rückenmarks, das sich nach Rexed (57) in Laminae untergliedern läßt, erfolgt die erste synaptische Umschaltung; Neurotransmitter sind hier vor allem Glutamat und Substanz P.
- **Weiterleitung nozizeptiver Impulse**
  - Projektionsneurone im Hinterhorn des Rückenmarks leiten die Schmerzimpulse zum Thalamus, zur Formatio reticularis, zum limbischen System und zum Mittelhirn.
- **Beeinflussung der Schmerzleitung auf Rückenmarkebene**
  - Inhibitorische, v. a. enkephalinerge Interneurone in der Substantia gelatinosa hemmen die Schmerzweiterleitung auf Rückenmarkebene.
- **Thalamuskerngebiete als Relaisstationen für den Schmerz**
  - Durch die Lamina medullaris externa wird der schalenförmige Nucleus reticularis abgegrenzt; die Y-förmige Lamina medullaris interna umschließt die intralaminäre Kerngruppe und trennt eine anteriore, eine mediale und eine laterale Kerngruppe voneinander ab. Für die Schmerzempfindung sind vor allem die ventrobasalen Anteile der lateralen Kerngruppe von Bedeutung, die als Nucleus ventralis posterolateralis (VPL), Nucleus ventralis posteromedialis (VPM) und Nucleus ventralis posterior inferior (VPI) bezeichnet werden.
- **Tractus spinothalamicus**
  - Die bedeutendste aufsteigende Schmerzbahn ist der Tractus spinothalamicus. Mit seinem neospinothalamischen Anteil zieht er zum ventrobasalen Komplex des Thalamus, von dort zur primären somatosensorischen Rinde S1 und führt zu bewußter Schmerzempfindung (diskriminatorische Schmerzkomponente). Sein palaeospinothalamischer Anteil endet nach Umschaltung in den intralaminären und medialen Thalamuskernen in zahlreichen weit voneinander entfernten Hirnregionen und vermittelt Motivations- und Gefühlsaspekte des Schmerzes (affektive Schmerzkomponente).
- **Tractus spinocervicothalamicus und postsynaptischer Hinterstrangweg**
  - Beide verlaufen nicht im anterolateralen Anteil des Seitenstrangs, sondern im dorsolateralen Rückenmarkquadranten. Der postsynaptische Hinterstrangsweg spielt eine wichtige Rolle bei der Vermittlung von Eingeweideschmerz aus dem Beckenbereich.
- **Hirnnerven als Schmerzafferenzen aus dem Kopf**
  - Schmerzafferenzen aus dem Kopf werden hauptsächlich über den N. trigeminus, den Nucleus spinalis n. trigemini und den Ncl. ventralis posteromedialis (VPM) des Thalamus dem somatosensorischen Kortex S1 zugeleitet.
- **Nozizeptiv bedeutsame Areae des zerebralen Kortex**
  - Der primär somatosensorische Kortex S1 umfaßt den Gyrus postcentralis und die Tiefe des Sulcus centralis, er vermittelt sensorisch-diskriminatorische Aspekte des Schmerzes. Der sekundär somatosensorische Kortex S2, die vordere Inselregion und die vorderen Anteile des Gyrus cinguli vermitteln emotionale Antworten auf Schmerzreize und sind an Lernprozessen beteiligt.
- **Tractus spinoreticularis**
  - Über den Tractus spinoreticularis, der zu Kerngebieten der Formatio reticularis (Locus coeruleus, Raphe-Kerne) zieht, beeinflussen Schmerzreize das Vigilanzniveau und vegetative Funktionen.
- **Beeinflussung des limbischen Systems durch nozizeptive Impulse**
  - Spinolimbische Bahnen, in die u. a. das Corpus amygdaloideum, der Gyrus cinguli und der Hypothalamus eingeschaltet sind, sind an der emotionalen Antwort auf Schmerzreize beteiligt.
- **Rolle des Mittelhirns bei der Schmerzverarbeitung**
  - Das Mittelhirn ist in zweierlei Hinsicht für Schmerzempfindung von Bedeutung. Einerseits löst der Tractus spinomesencephalicus über eine Erregung von Mittelhirnkernen komplexe schmerzbedingte Verhaltensmuster aus. Andererseits bewirkt das zentrale Höhlengrau eine Unterdrückung der Schmerzempfindung in Streßsituationen. Es erregt serotoninerge Raphe-Kerne und den noradrenergen Locus coeruleus.
- **Absteigende Bahnen zur Unterdrückung der Schmerzempfindung**
  - In lebensgefährlichen Streßsituationen bewirken Afferenzen aus dem limbischen System über eine Aktivierung des zentralen Höhlengraus eine Stimulation der Raphe-Kerne und des Locus coeruleus. Diese senden absteigende Bahnen zu den Projektionsneuronen im Hinterhorn und hemmen hier über eine Serotonin- und Noradrenalinfreisetzung direkt und indirekt die Schmerzweiterleitung.
- **Opioidwirkung**
  - Opioide hemmen nicht nur die Schmerzweiterleitung auf Rückenmarksebene, sie stimulieren auch das absteigende schmerzhemmende System und haben

eine euphorisierende Wirkung über einen Einfluß auf das limbische System.

Literaturverzeichnis

1. Apkarian AV, Hodge CJ. Primate spinothalamic pathways: I. A quantitative study of the cells of origin of the spinothalamic pathway. J Comp Neurol. 1989; 288:447–473
2. Apkarian AV, Shi T. Squirrel monkey lateral thalamus. I. Somatic nociresponsive neurons and their relation to spinothalamic terminals. J Neurosci. 1994; 14:6779–6795
3. Augustine JR. Circuitry and functional aspects of the insular lobe in primates including humans. Brain Res Brain Res Rev. 1996; 22:229–244
4. Baranauskas G, Nistri A. Sensitization of pain pathways in the spinal cord: cellular mechanisms. Prog Neurobiol. 1995; 54:349–365
5. Basbaum AI. Spinal mechanisms of acute and persistent pain. Reg Anest Pain Med. 1999; 24:59–67
6. Behbehani MM. Functional characteristics of the midbrain periaqueductal gray. Prog Neurobiol. 1995; 46:575–605
7. Berkley KJ, Hubscher CH. Are there separate central nervous system pathways for touch and pain? Nat Med. 1995; 1:766–773
8. Berthier M, Starkstein S, Leiguarda R. Asymbolia for pain: a sensory-limbic disconnection syndrome. Ann Neurol. 1988; 24:41–49
9. Bonica JJ. Clinical importance of hyperalgesia. In: Willis Jr. WD, ed. Hyperalgesia and Allodynia. New York: Raven Press, Ltd.; 1992; 17–43
10. Broton JG, Rosenfeld JP. Rostral trigeminal projections signal perioral facial pain. Brain Res. 1982; 243:395–400
11. Brown AG, Fyffe REW, Noble R, Rose PK, Snow PJ. The density, distribution and topographical organization of spinocervical tract neurones in the cat. J Physiol. 1980; 300:409–428
12. Burstein R, Giesler Jr. GJ. Retrograde labeling of neurons in spinal cord that project directly to nucleus accumbens or the septal nuclei in the rat. Brain Res. 1989; 497:149–154
13. Cameron AA, Khan IA, Westlund KN, Willis WD. The efferent projections of the periaqueductal gray in the rat: a phaseolus vulgaris – leucoagglutinin study. II. Descending projections. J Comp Neurol. 1995; 351:585–601
14. Casey KL, Minoshima S, Morrow TJ, Koeppe RA. Comparison of human cerebral activation patterns during cutaneous warmth, heat pain and deep cold pain. J Neurophysiol 1996; 76:571–581
15. Cauna N. Fine morphological changes in the penicillate nerve endings of human hairy skin during prolonged itching. Anat Rec. 1977; 188:1–12
16. Cesare P, McNaughton P. Peripheral pain mechanisms. Curr Opin Neurobiol. 1997; 7:493–499
17. Chapman CR, Gavrin J. Suffering and its relationship to pain. J Palliat Care. 1993; 9:5–13
18. Chapman CR. Limbic processes and the affective dimension of pain. Prog Brain Res. 1996; 110:63–81
19. Craig AD, Reiman EM, Evans A, Bushnell MC. Functional imaging of an illusion of pain. Nature. 1996; 384:258–260
20. Davis KD, Meyer RA, Campbell JN. Chemosensitivity and sensitization of nociceptive afferents that innervate the hairy skin of monkey. J Neurophysiol. 1993; 69:1071–1081
21. Davis M. The role of the amygdala in fear-potentiated startle: implications for animal models of anxiety. Trends Pharmacol Sci. 1992; 13:35–41
22. De Biasi S, Rustioni A. Glutamate and substance P coexist in primary afferent terminals in the superficial laminae of spinal cord. USA: Proc Natl Acad Sci. 1988; 85:7820–7824
23. Devinsky O, Morrell MJ, Vogt BA. Contributions of anterior cingulate cortex to behaviour. Brain. 1995; 118:279–306
24. Dray A, Urban L, Dickenson A. Pharmacology of chronic pain. Trends Pharmacol Sci. 1994; 15:190–197
25. Fanselow MS. The midbrain periaqueductal gray as a coordinator of action in response to fear and anxiety. In: Depaulis A, Bandler R, eds. The Rat Brain Periaqueductal Gray Matter: Functional, Anatomical and Neurochemical Organization. New York: Plenum Press; 1991; 1–8
26. Fanselow MS, LeDoux JE. Why we think plasticity underlying Pavlovian fear conditioning occurs in the basolateral amygdala. Neuron 23. 1999; 229–232
27. Fields HL, Basbaum AI. Endogenous pain control mechanisms. In: Wall PD, Melzack R, eds. Textbook of Pain. Edinburgh; London; Melbourne; New York: Churchill Livingstone; 1984; 142–152
28. Fitzgerald M. The course and termination of primary afferent fibres. In: Wall PD, Melzack R, eds. Textbook of Pain. Edinburgh; London; Melbourne; New York: Churchill Livingstone; 1984; 34–48
29. Förster O, Gagel O. Die Vorderseitenstrangdurchschneidung beim Menschen. Eine klinisch-patho-physiologisch-anatomische Studie. Z Gesamte Neurol Psychiatr. 1932; 138:1–92
30. Gallagher M, Holland PC. The amygdala complex: multiple roles in associative learning and attention. USA: Proc Natl Acad Sci. 1994; 91:11771–11776
31. Gratton A. In vivo analysis of the role of dopamine in stimulant and opiate self-administration. J Psychiatry Neurosci. 1996; 21:264–279
32. Halata Z. Die Sinnesorgane der Haut und der Tiefensensibilität. Berlin; New York: Walter de Gruyter & Co.; 1993
33. Headley PM, Duggan AW, Griersmith BT. Selective reduction by noradrenaline and 5-hydroxytryptamine of nociceptive responses of cat dorsal horn neurons. Brain Res. 1978; 145:185–189
34. Hirshberg RM, Al-Chaer ED, Lawand NB, Westlund KN, Willis WD. Is there a pathway in the posterior funiculus that signals visceral pain? Pain. 1996; 67:291–305
35. Jones EG. The Thalamus. New York; London: Plenum Press; 1985
36. Kaas JH. Somatosensory system. In: Paxinos G, ed. The Human Nervous System. San Diego, California: Academic Press, Inc.; 1990; 813–844
37. Kandel ER, Schwartz JH, Jessell TM. Principles of Neural Science. East Norwalk, Connecticut: Appleton & Lange; 1991
38. Kanjhan R. Opioids and pain. Clin Exp Pharmacol Physiol. 1995; 22:397–403
39. Kohyama J, Shimohira M, Iwakawa Y. Brainstem control of phasic muscle activity during REM sleep: a review and hypothesis. Brain Dev. 1994; 16:81–91
40. Lee KH, Chung JM, Willis WD. Inhibition of primate spinothalamic tract cells by TENS. J Neurosurg. 1985; 62:276–287
41. Levine JD, Taiwo YO, Heller PH. Hyperalgesic pain: inflammatory and neuropathic. In: Willis Jr. WD, ed. Hyperalgesia and Allodynia. New York: Raven Press, Ltd.; 1992; 117–123
42. Livingstone D. Missionary Travels. 1857
43. Lorenz J., Hansen HC, Kunze K, Bromm B. Sensory deficits of a nerve root lesion can be objectively documented by somatosensory evoked potentials elicited by painful infrared laser stimulations: a case study. J Neurol Neurosurg Psychiatry. 1996; 61:107–110
44. Mansour A, Fox CA, Akil H, Watson SJ. Opioid-receptor mRNA expression in the rat CNS: anatomical and functional implications. Trends Neurosci. 1995; 18:22–29

45. McLean PD. Some psychiatric implications of physiological studies on frontotemporal portion of limbic system (visceral brain). Electroencephalogr Clin Neurophysiol. 1952; 4:407–418
46. Melzack R, Wall PD. Pain mechanisms: a new theory. Science. 1965; 150:971–979
47. Moruzzi G, Magoun HW. Brain stem reticular formation and activation of the EEG. Electroencephalogr Clin Neurophysiol. 1949; 1:455–473
48. Nieuwenhuys R, Voogd J, van Huijzen C. Das Zentralnervensystem des Menschen. Berlin; Heidelberg; New York: Springer-Verlag; 1991
49. Ochoa J, Torebjörk E. Sensations evoked by intraneural microstimulation of C nociceptor fibres in human skin nerves. J Physiol. 1989; 415:583–599
50. Ohye C. Thalamus. In: Paxinos G, ed. The Human Nervous System. San Diego, California: Academic Press, Inc.; 1990; 813–844
51. Papez JW. A proposed mechanism of emotion. Arch Neurol Psychiatry. 1937; 38:725–743
52. Perl ER. Alterations in the responsiveness of cutaneous nociceptors. Sensitization by noxious stimuli and the induction of adrenergic responsiveness by nerve injury. In: Willis Jr. WD, ed. Hyperalgesia and Allodynia. New York: Raven Press, Ltd.; 1992; 59–79
53. Pleuvry BJ, Lauretti GR. Biochemical aspects of chronic pain and its relationship to treatment. Pharmacol Ther. 1996; 71:313–324
54. Rainville P, Duncan GH, Price DD, Carrier B, Bushnell MC. Pain affect encoded in human anterior cingulate but not somatosensory cortex. Science. 1997; 277:968–971
55. Redgrave P, Telford S, Wang S, McHaffie JG, Stein BE. Functional anatomy of nociceptive neurones in rat superior colliculus. Prog Brain Res. 1996; 107:403–415
56. Rees H, Roberts MHT. The anterior pretectal nucleus: a proposed role in sensory processing. Pain. 1993; 53:121–135
57. Rexed B. The cytoarchitectonic organization of the spinal cord in the cat. J Comp Neurol. 1952; 96:415–466
58. Reynolds DV. Surgery in the rat during electrical analgesia induced by focal brain stimulation. Science. 1968; 164:444–445
59. Samandari F. Funktionelle Anatomie der Hirnnerven und des vegetativen Nervensystems. Berlin; New York: Walter de Gruyter; 1994
60. Scheibel ME, Davies TL, Scheibel AB. Maturation of reticular dendrites: loss of spines and development of bundles. Exp Neurol. 1973; 38:301–310
61. Vahle-Hinz C, Brüggemann J, Kniffki K-D. Thalamic processing of visceral pain. In: Bromm B, Desmedt JE, eds. Pain and the Brain: From Nociception to Cognition. New York: Raven Press, Ltd.; 1995; 125–141
62. Vahle-Hinz C, Bromm B. GABAergic inhibition of nociceptive neurons in the rat's thalamic ventrobasal complex. Pflügers Arch. 1996; 431 Suppl.:128
63. Wall PD. The dorsal horn. In: Wall PD, Melzack R, eds. Textbook of Pain. Edinburgh; London; Melbourne; New York: Churchill Livingstone; 1984; 80–87
64. Wallace KG. The pathophysiology of pain. Crit Care Nurs Q. 1992; 15:1–13
65. Willis Jr. WD. Hyperalgesia and allodynia: summary and overview. In: Willis Jr. WD, ed. Hyperalgesia and Allodynia. New York: Raven Press, Ltd.; 1992; 1–11
66. Willis WD. The origin and destination of pathways involved in pain transmission. In: Wall PD, Melzack R, eds. Textbook of Pain. Edinburgh; London; Melbourne; New York: Churchill Livingstone; 1984; 88–99
67. Willis WD, Coggeshall RE. Sensory Mechanisms of the Spinal Cord. New York; London: Plenum Press; 1991
68. Willis WD, Westlund KN. Neuroanatomy of the pain system and of the pathways that modulate pain. J Clin Neurophysiol. 1997; 14:2–31
69. Yezierski RP, Gerhart KD, Schrock BJ, Willis WD. A further examination of effects of cortical stimulation on primate spinothalamic tract cells. J Neurophysiol. 1983; 49:424–441

Neurophysiologie des nozizeptiven Systems

B. Bromm

Roter Faden

- Schmerz hat viele Komponenten
- Schnelle und langsame Schmerzsignale
- Nozizeptoren und Gewebe
- „Ver"schaltungen im Rückenmark
- Körpereigene (endogene) Schmerzmodulation
- Kortikale Schmerzverarbeitung
- Botenstoffe in den Schmerzbahnen
- Mechanismen der Schmerzchronifizierung

Schmerz hat viele Komponenten

Schmerz ist für das Überleben von immenser Bedeutung, er ist das Alarmsystem des Organismus. Wird der Körper verletzt, tritt Schmerz auf, der bald wieder verschwindet, wenn die Verletzung therapiert ist, und man erinnert sich kaum noch an ihn. Dieser **akute** oder **phasische Schmerz** ist im allgemeinen gut lokalisierbar und weist damit auf den Ort der Gewebeschädigung, die Noxe, hin, auch auf deren Ausdehnung und Intensität, vor allem, wenn die Noxe an der Körperoberfläche durch kurzzeitige Fremdeinwirkung entsteht.

Dies ist die *sensorisch-epikritische Komponente*, die Schmerz als eine Sinnesmodalität beschreibt und die durch das *nozizeptive Nervensystem* vermittelt wird.

Die Beziehung zwischen subjektiver Empfindung und Stärke der Verletzung ist allerdings variabel. Sie hängt vom Individuum ab, von der subjektiven Bewertung der Ursache, vom beruflichen und familiären Umfeld, dem soziokulturellen Hintergrund, vielleicht auch von der Rasse, dem Alter, dem Geschlecht. Bekanntlich kann das sehr kleine Loch in einem Zahn zu ganz außerordentlich großen Schmerzen führen, die uns nicht einschlafen lassen. Andererseits können ganze Organe zerfressen werden, durch Krebs, ohne daß Schmerz überhaupt auftritt, der uns rechtzeitig warnen könnte. Selbst stärkste Verletzungen werden beim Unfall oder im sportlichen Streß oft nicht bemerkt, obwohl die dadurch ausgelöste Nervenaktivität zweifellos das Gehirn erreicht. Auch die Lokalisation des Schadens, der zum Schmerz führt, ist häufig kaum möglich, etwa bei akuten Schmerzen aus dem Bauchraum, manchmal sogar falsch, wie beim übertragenen Schmerz im pektanginösen Anfall (s. u.).

Sobald die Schmerzbotschaft über die Hinterwurzel in das Hinterhorn des Rückenmarkes eintaucht, gibt es zahllose Verbindungen zu anderen Nervenzellen. Es kommt zu einer Beteiligung von Motoneuronen und damit zur *motorischen Komponente des Schmerzes*.

Eine Aktivierung von Flexorreflex-Motoneuronen führt zu Fluchtreflexen, die das betroffene Glied sofort aus der Gefahrenzone herausbringen, etwa bei Tritt auf eine Scherbe oder Berühren einer heißen Herdplatte; dies ist eine *nozifensive Reaktion*, die die Gefahr vom Körper abwendet. Andere motorische Reflexverbindungen führen zu einer Hemmung von Bewegungen, so daß das verletzte Glied ruhig gestellt wird, damit Heilung erfolgen kann.

Noxische Reize werden im Rückenmark und Hirnstamm auch in das autonome Nervensystem umgeschaltet und bilden damit die *autonome, vegetative Schmerzkomponente*; es kommt zu lokalen und generalisierten Gefäßreaktionen, Blutdruckänderungen, Schwitzen, Übelkeit.

Lokale Vasokonstriktion bewirkt eine Reduktion von Blutaustritt aus der Wunde. Reaktive Gefäßerweiterung führt Blut an die verletzte Stelle heran, zum Beispiel bei einer Verbrennung, Schadstoffe werden abtransportiert. Schmerzreize können auch eine generalisierte Veränderung der Kreislaufparameter bewirken: Die Herzaktion ist verändert, es kann zu einem Blutdruckabfall bis zum Kreislaufkollaps kommen. Die Verletzung kann andererseits Streß bewirken und damit alle Folgen einer erhöhten Adrenalinausschüttung: Puls und Blutdruck steigen, kalter Schweiß wird freigesetzt.

Alle diese mehr oder weniger peripher-physiologischen Mechanismen werden überlagert durch die quälende Empfindung Schmerz. Dieses Gefühl ist absolut dominierend und kann alles andere verdrängen, so daß nur noch der einzige Wunsch auftritt, davon befreit zu werden.

Es ist gerade diese *aversive, emotionale Komponente des Schmerzes*, die dessen evolutionäre Bedeutung bedingt. Sie zwingt uns, den Arzt aufzusuchen, um Heilung zu finden, und Verhaltensweisen zu entwickeln, um dem Schmerz zu entgehen.

Vieles erlernen wir erst durch schmerzhafte Erfahrung. Das gilt bereits für die Evaluation der eigenen Körperausdehnung: Wir stoßen uns. Schmerzhafte Bestrafung ist eine Methode in der Dressur. Schmerz kann allerdings auch emotionale Überhöhung erfahren, wie z.B. durch religiöse Riten. Allerdings: Schmerz nicht zu kennen, ist ein noch größeres Übel. Das zeigen die – wenn auch seltenen – Beispiele einer kongenitalen Schmerzunempfindlichkeit. Die betroffenen Kinder verletzen sich immer wieder durch Hitze, Druck, Torsion; häufig haben sie verstümmelte Glieder. Völlige Unempfindlichkeit gegenüber den warnenden Signalen des Schmerzes, z.B. bei einer Blinddarmentzündung, ist tödlich. *Akuter Schmerz hat also phylogenetische Bedeutung.*

Bei vielen Leiden geht der Schmerz nicht vorüber; er wird **subakut** oder **chronisch**. Dann geht die Beziehung zwischen Ursache und Wirkung meist völlig verloren. Hier entgleist das Warnsystem: Schmerz, bisher ein Symptom, wird zur Krankheit; der „bellende Wachhund der Gesundheit" wendet sich gegen den eigenen Organismus und beginnt, diesen zu zerfleischen. Chronischer Schmerz hält an, Tag und Nacht, Monat für Monat, überwältigt den Schlaf, erstickt jede Freude, schränkt jedes Erlebnis ein, bis nichts anderes übrig bleibt als nur noch Schmerz.

Chronischer Schmerz führt zu *Depression*, und es gibt Fälle, in denen der Betroffene sich durch Suizid diesem Geschehen zu entziehen versucht. Ärzte andererseits sind häufig frustriert durch solche Patienten, die über Schmerzen klagen, die sich jeder Behandlung zu entziehen scheinen. Der Patient wird vom praktischen Arzt zum Neurologen, vom Neurologen zum Psychiater, vom Psychiater zum Psychologen geschickt. Im beruflichen Umfeld und in der Familie kommt es zu einer *Isolierung und Deprivation*; das alles wiederum verstärkt den Schmerz. Häufig landet der „schmerzkranke Patient" schließlich bei Methoden der alternativen Medizin und leider auch der Quacksalberei. Diesen bedrohlichen Kreislauf zu durchbrechen ist ein besonderes Verdienst der in den letzten Jahren zunehmend eingerichteten *Schmerzpraxen* und *Schmerzzentren*, die – meist *multidisziplinär* – solche Patienten ärztlich und psychologisch betreuen.

Doch auch chronische Schmerzen haben im allgemeinen eine *physische* Ursache. Millionen von Patienten in der Bundesrepublik leiden unter Schmerzen durch *Arthritis* und *Arthrose*; Millionen klagen über quälende *Rückenschmerzen*; in die Hunderttausende geht die Zahl der Patienten mit schweren *Migräne-Attacken*; Hunderttausende leiden unter Schmerzen durch *Rheuma* und *Gicht*. Am meisten gefürchtet sind Schmerzen, die mit *Krebs* einhergehen und den Patienten völlig ausfüllen können. Eine kausale Therapie des Grundleidens zur Linderung chronischer Schmerzen ist allerdings oft nicht möglich. *Symptomatische Schmerztherapie* steht daher im Vordergrund: pharmakologische Behandlung, physikalische Therapie, Schmerzchirurgie. Erwähnen wir schließlich noch die – vergleichsweise wenigen – Fälle, bei denen sich auch nach sorgfältigster Untersuchung keine Grundkrankheit zeigt, wie beim sog. *psychogenen* Schmerz, wo dann besonders auch alternative *Schmerzbewältigungsmaßnahmen* sinnvoll werden.

■ Schnelle und langsame Schmerzsignale

So vielfältig, subjektiv und variabel das Phänomen Schmerz auch sein mag, es liegt dem Geschehen immer eine **geänderte neuronale Aktivität** im schmerzleitenden und schmerzverarbeitenden Nervensystem zugrunde, in der *Peripherie*, im *Rückenmark* und/oder im *Gehirn*.

Dieses sogenannte nozizeptive Nervensystem (abgeleitet vom lateinischen noxius = schädlich, oder noxa = Schaden; vergleiche dazu noxia = Schuld, Vergehen) wurde mittlerweile neuroanatomisch ähnlich weit aufgeklärt wie die anderen Sinnessysteme auch (s. dazu ausführlich S. 14 f).

Die **schmerzaufnehmenden Nervenfasern** sind zum einen dünne markhaltige *Aδ-Fasern (Gruppe-III-Afferenzen)*, die beim Menschen mit Geschwindigkeiten von im Mittel etwa 15 m/s zentralwärts leiten (dies entspräche etwa 50 km/h). Sie liegen vor allem an der Körperoberfläche und vermitteln die *scharfe, stechende Schmerzempfindung*, die im allgemeinen gut *lokalisierbar* ist, rasch abklingt und deren Stärke man auch relativ gut abschätzen kann, die also zur *sensorisch-epikritischen Schmerzkomponente* gehört.

Es sollte jedoch nicht vergessen werden, daß Reize von außen natürlich immer auch hochempfindliche Aβ-Fasern und damit das taktile System koaktivieren; schon dadurch kommt es zur Lokalisation und Stärkenabschätzung des Gewebeschadens. Erst die Untersuchung von Patienten mit einem selektiven Ausfall von mechanosensiblen Aβ-Afferenzen im betroffenen Areal, etwa bei einer Polyneuropathie, erlaubt Aussagen über die Bedeutung der Aδ-Afferenzen für die Schmerzlokalisation.

Die Aktivierung der Aβ- und Aδ-Afferenzen führt weiter zur Auslösung eines *nozizeptiven Fluchtreflexes*, der bereits in der Ebene des spinalen Eintrittssegmentes geschaltet und als Fremdreflex *polysynaptisch* über erregende Zwischenneurone auf die Motoneurone der betreffenden Flexormuskeln übertragen wird. Die entsprechenden A-Faser-Afferenzen heißen daher auch *Flexorreflexafferenzen*. In der Tat kann ein solcher Reflex nicht schnell genug ablaufen, um das betroffene Glied aus der Gefahrenzone zu bringen.

Weitaus häufiger jedoch, verteilt in der Körperoberfläche und vor allem in den Eingeweiden, sind die dünnen *marklosen C-Fasern (Gruppe-IV-Afferenzen)*, die mit Durchmessern von weniger als 1 μm erst im Zeitalter des Elektronenmikroskops untersucht werden konnten. Sie leiten mit Geschwindigkeiten von weniger als 1 m/s (also langsames Fußgängertempo von 3,5 km/h).

Ein z. B. auf die Hand gegebener Schmerzreiz, der nur C-Fasern aktiviert, würde erst nach 1 – 2 s vom Gehirn bewußt wahrgenommen werden, viel zu langsam, um sinnvoll Fluchtreflexe auszulösen. C-Afferenzen haben auf der Ebene des Eintrittssegmentes keine direkten synaptischen Kontakte mit Motoneuronen, wie auch Versuche am Menschen bei selektiver Aktivierung von C-Fasern durch Laserreize beweisen (Kap. Quantifizierung des Schmerzes).

C-Fasern vermitteln eine *diffuse, dumpfe, ziehende, manchmal brennende Schmerzempfindung*, die schwer zu beschreiben und zu lokalisieren ist, in die Umgebung ausstrahlt, manchmal an mehreren Körperstellen gleichzeitig gespürt wird (*multiple rezeptive Felder*, s. u.).

Auch die Abschätzung der Reizstärke ist bei selektiver C-Faser-Aktivierung kaum möglich. Reizung des Periosts beschreibt einen typischen C-Faser-Schmerz; der Tritt gegen das Schienbein allerdings ist ein Reiz von außen und *koaktiviert* mechanosensible Afferenzen, wodurch die gute Lokalisation erfolgt.

■ Weitere Beispiele für den C-Faser-vermittelten „*Tiefen- und Eingeweideschmerz*" sind Muskelkrampf, Kopfschmerz, Schmerzen durch Kolik, Ulkus, Peritonitis.

Typisch dabei sind Phänomene der *Aufsummierung*: Wiederholt gegebene Reize führen zu einer Verstärkung der

Tabelle 1.2 Klassifizierung von Nozizeptoren

Rezeptor	Charakteristik
Mechano-Nozizeptoren	Diese werden durch starke mechanische Reize (Druck, Schlag, Kneifen) aktiviert:
	HTM-Afferenzen (**h**igh-**t**hreshold **m**echanosensible Aδ-Fasern; Leitungsgeschwindigkeiten um 15 m/s).
	Schwächere Reize aktivieren LTM-Afferenzen des taktilen Systems (**l**ow-**t**hreshold **m**echanosensible Aβ-Fasern; Leitungsgeschwindigkeiten bis zu 50 m/s).
Thermo-Nozizeptoren	Diese werden vor allem durch Hitze bei Hauttemperaturen oberhalb ca. 45 °C aktiviert: marklose C-Fasern (Gruppe-IV-Afferenzen) mit Leitungsgeschwindigkeiten um 1 m/s.
	Auch Kälteschmerz wird vermutlich über Subpopulationen von C-Fasern geleitet, während die normale, nicht-schmerzhafte Kaltempfindung auf einer Aktivierung von Subpopulationen von Aδ-Fasern beruht.
Chemo-Nozizeptoren	Diese werden durch chemische Substanzen (körpereigene, körperfremde) aktiviert:
	Subpopulationen polymodaler C-Fasern.
	Körpereigene algetische Substanzen werden bei Gewebezerfall freigesetzt: Protonen (H⁺), Bradykinin (Polypeptid aus 9 Aminosäuren), Substanz P (Polypeptid aus 11 Aminosäuren), Serotonin, Histamin (Aminosäuren), Prostaglandine, insbesondere PG_E.
	Körperfremde algetische Substanzen: Capsaicin (Extrakt des Chili-Pfeffers), Toxine, wie RTX (Resiniferatoxin).

nozizeptiven Botschaft aufgrund der langen Zeitkonstanten in der synaptischen Übertragung der Projektionen des C-Faser-Systems im Rückenmark und Gehirn (*wind-up phenomenon*). Schmerz durch Beteiligung von C-Fasern hat damit klinisch größte Bedeutung. Dennoch wäre es zu einfach, die Unterscheidung zwischen sensorischen und aversiven Schmerzkomponenten allein durch die peripheren Afferenzen (Aδ- oder C-Fasern) zu versuchen (s. u.).

Nozizeptoren und Gewebeumgebung

Nozizeptoren sind die peripheren Endigungen der nozizeptiven Afferenzen. Sie können durch alle Arten von Reizen aktiviert werden, wenn diese nur stark genug sind.

So gibt es hochschwellige *Mechano-Nozizeptoren*, *Chemo-Nozizeptoren* oder *Hitze-Nozizeptoren* (Tab. 1.2). Weitaus die meisten Nozizeptoren sind jedoch *polymodal* und reagieren auf alle Reizqualitäten, vor allem auf sogenannte **Gewebehormone** oder Botenstoffe (messenger), die bei einer Verletzung der Zellen freigesetzt werden. Für die Ausschüttung der Gewebehormone muß der Gewebeschaden keinesfalls eine sichtbare Verletzung sein, die zu akutem Schmerz führt. Es genügt, wenn der lokale Stoffwechsel in Richtung kataboler Prozesse verschoben wird, etwa durch Ischämie (Muskelkater, Herzinfarkt), bei rheumatischen Erkrankungen, bei Nervenkompressionen, bei Diabetes mellitus, um nur einige Beispiele zu nennen, die zu Schmerz führen können, leider nur zu oft auch zu einer Chronifizierung.

Abb. 1.9 deutet schematisch einen Nozizeptor an, zusammen mit einem Blutgefäß und einer Reihe von Botenstoffen aus zerfallenden Gewebezellen, einwandernden Lymphozyten, Granulozyten und Makrophagen. Zu den schmerzinduzierten Gewebshormonen gehören die *Substanz P* (P für pain) und andere Polypeptide, wie *Bradykinin*, das vermutlich die am stärksten schmerzauslösende Substanz überhaupt ist. Die verletzte Stelle schmerzt, wird entsprechend beachtet, ruhig gestellt. Die Botenstoffe starten zugleich den *Heilungsprozeß*: Freigesetztes *Prostaglandin E* bewirkt neben einer Sensibilisierung des Nozizeptors gegenüber jeder Art von Reizen vor allem eine *Vasodilatation* und damit erhöhte Durchblutung des betroffenen Areals; damit kommt es neben Schmerz zur Schwellung, Rötung und Erwärmung, den Kardinalsymptomen einer Entzündung. Seit Hippokrates haben die Mediziner eine Entzündung mit Salizylsäure behandelt, die aus Weidenborke gewonnen wurde. Sie ist ein Vorläufer des bekannten Aspirin, doch erst in den letzten 50 Jahren wurde erkannt, daß diese Substanz dadurch wirkt, daß sie die Produktion der Prostaglandine hemmt. Ähnlich wirken alle Schmerzmittel aus der Reihe der *NSAID (nonsteroidal antiinflammatory drugs)*, wie sie in jeder Hausapotheke zu finden sind.

Neben diesen Mechanismen, die direkt am Ort der Verletzung stattfinden, kommt es im Umfeld ebenfalls zu Veränderungen: Übererregbarkeit der betroffenen Stelle beeinflußt zugleich die Empfindlichkeit in der Umgebung; es

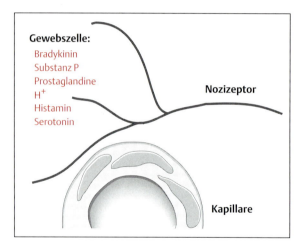
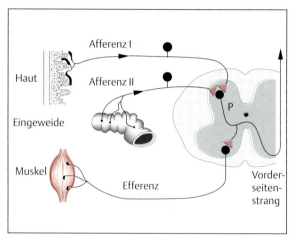

Abb. 1.9 Der Nozizeptor und seine Umgebung. Haut und Eingeweide sind übersät mit Nozizeptoren. Dies sind die vielfach verzweigten marklosen Endigungen dünner C-Nervenfasern und markhaltiger Aδ-Fasern. Bei Gewebeschädigung werden aus den Zellen algogene Substanzen freigesetzt, die auf den Nozizeptor einwirken. Dazu gehören die Polypeptide Substanz P (P = pain) und Bradykinin sowie Prostaglandine oder die biogenen Amine Serotonin und Histamin. Einige dieser Substanzen wirken auf die Kapillaren und erhöhen deren Durchblutung und Wandpermeabilität. Durch vermehrte Durchblutung kommt es zur Rötung, Schwellung und Erwärmung, den Kardinalsymptomen einer Entzündung (nach [6]).

Abb. 1.10 Verschaltungen nozizeptiver Afferenzen im Rückenmark. Die nozizeptiven Nervenfasern treten, wie alle anderen Afferenzen auch, durch die Hinterwurzeln in das Rückenmark ein. Bereits auf der Eintrittsebene werden sie im Hinterhorn vielfach verschaltet. Konvergenzen auf Motoneurone führen zu Fluchtreflexen. Andere Kollateralen bewirken über hemmende Zwischenneurone eine Ruhigstellung des betroffenen Gliedes. Weiter sieht man Beispiele dafür, daß kutane und viszerale Afferenzen auf ein gleiches Projektionsneuron (P) umgeschaltet werden. Die nachgeschaltete Synapse kann dann nicht unterscheiden, woher die Information kommt. Auf diese Weise werden die Head-Zonen oder der projizierte Schmerz verständlich (nach [6]).

entsteht eine *Allodynie*: schwache mechanische oder thermische Reize werden bereits als Schmerz empfunden. Weiter kommt es zu vasoaktiven Einflüssen, zu einer Änderung der Mikrozirkulation und der Kapillarpermeabilität. Diese Mechanismen wiederum aktivieren die Nozizeptoren und können dadurch zu lang anhaltendem Schmerz führen.

Die *Transduktionsmechanismen*, die an der peripheren und in ähnlicher Form auch an den zentralen Endigungen einer nozizeptiven Afferenz ablaufen, stehen heute im Mittelpunkt molekularbiologischer Forschung. Sie gelten grundsätzlich für alle Neurone, Neuriten und Dendriten, wenn auch je nach Funktion mit unterschiedlichen chemischen Bausteinen und unterschiedlicher Gewichtung. Ähnliche Mechanismen laufen auch in den spinalen Synapsen bei der Impulsübertragung von der primären nozizeptiven Afferenz auf weitere Neurone im Rückenmark ab. Erst die Kenntnis der Kaskaden von Reaktionen, die daran beteiligt sind, führt zum Verständnis der Mechanismen, die eine *Chronifizierung von Schmerz* bedingen, die daher der Schmerztherapeut in den Grundzügen kennen muß. Weiter unten (S. 36 f) sollen daher einige Transduktionsmechanismen unter Berücksichtigung neuester molekularbiologischer Erkenntnisse im Detail dargestellt werden, nicht zuletzt auch zum Verständnis pharmakologischer Schmerztherapie.

„Ver"schaltungen der Schmerzbotschaft im Rückenmark

Wenn die im Nozizeptor entstandene Nervenimpulsfolge in das Rückenmark einläuft, wird diese in einer unübersehbaren Zahl von synaptischen Verbindungen chemisch und elektrisch modifiziert und weitergeschaltet in andere Teilbereiche des Nervensystems.

Vegetative Reflexe werden ausgelöst, wie Übelkeit und Erbrechen, Änderungen der Durchblutung, der Herzfrequenz, des Blutdrucks, Blässe der Haut, Schwitzen. Weiter kommt es zu motorischen Abwehrreaktionen und den bereits besprochenen *Fluchtreflexen*, die unbewußt ablaufen und einer Vermeidung weitergehender Verletzung dienen. Doch gerade diese motorischen Verschaltungen können andererseits zu dauerhaften *Muskelverspannungen* führen, die den Schmerz nachhaltig verstärken.

Dazu gibt Abb. 1.10 ein Beispiel. Die afferente nozizeptive Nervenfaser, aus der Haut oder aus den Eingeweiden, sei durch eine Noxe aktiviert. Die erhöhte neuronale Tätigkeit wird über Zwischenneurone auf motorische Vorderhornzellen umgeschaltet und bewirkt Muskelkontraktionen; das kann glatte Muskulatur von Hautgefäßen oder Eingeweiden aus der Nachbarschaft betreffen, aber – durch propriospinale Bahnen – auch ganz andere Körperbereiche. Anhaltende Muskelkontraktionen wiederum können einen starken mechanischen Reiz auf den Nozizeptor ausüben und dessen Aktivität, z. B. durch zunehmende Ischämie, verstärken. Ein solcher *Circulus vitiosus* des Verspannungsschmerzes kann die Ursache für viele Formen des chronischen Schmerzes sein, z. B. durch falsche Körperhaltung, bei Rückenschmerzen oder beim Verspannungskopfschmerz. Häufig hilft hier überraschend eine einmalige Infiltration mit Lokalanästhetika, um den Teufelskreis zu durchbrechen und langzeitige Schmerzlinderung zu bewirken.

Schmerzafferenzen aus Haut und Eingeweiden können weiter auf eine gemeinsame *Projektionsbahn* geschaltet sein, die die einlaufende Information in Richtung Gehirn weiterleitet, wie ebenfalls in Abb. 1.10 angedeutet ist. Damit wäre die nachfolgende Umschaltstelle (Synapse) nicht mehr in der Lage, zu differenzieren, von wo die Information kommt: Das Gehirn empfindet ein umschriebenes

Hautareal als schmerzhaft, obwohl die nozizeptive Aktivität durch eine Schädigung in einem inneren Organ hervorgerufen wird. Dieses Phänomen der sog. *Head-Zonen* kennt jeder Schmerztherapeut. Auch der *übertragene Schmerz* beim Infarktpatienten läßt sich so deuten: Das ischämische Herzgewebe aktiviert eine nozizeptive Afferenz. Diese wird im Rückenmark auf ein Projektionsneuron umgeschaltet, auf das auch Schmerzafferenzen aus dem linken Arm konvergieren. Den Arm allerdings verletzt man sich im Laufe des Lebens schon öfter einmal, und so hat das Gehirn gelernt, die Aktivität in diesem Projektionsneuron als vom Arm kommend zu interpretieren: Der plötzlich auftretende Infarktschmerz wird also vom Gehirn fälschlich auf den Arm „übertragen", der völlig gesund ist.

■ Körpereigene (endogene) Schmerzmodulation

Die „*Gate-Control-Theorie*" beschreibt eine uralte Erfahrung: Durch mechanisches Reiben der verletzten Stelle läßt sich der Schmerz lindern. Offensichtlich führt die Aktivierung von dicken markhaltigen Afferenzen (Aβ- oder Gruppe-II-Fasern des mechanosensiblen Systems) zum Verschließen eines Tores im Rückenmark für dünne Afferenzen (Aδ- oder Gruppe-III-Fasern und C- oder Gruppe-IV- Fasern des nozizeptiven Systems). Allerdings hat man im physiologischen Experiment nicht die postulierten hemmenden Interneurone in der für die Umschaltung verantwortlichen Substantia gelatinosa des Rückenmarks gefunden (vgl. auch S. 16).

Demgegenüber kennt man **supraspinale Hemmsysteme**, die – absteigend – nozizeptive Aktivität auf der Ebene des spinalen Eingangssegmentes zu unterdrücken vermögen. Die Kernareale für die absteigende Hemmung (*DNIC: descending noxious inhibitory control*) liegen im *zentralen Höhlengrau* des Mittelhirns und in den *Raphe-Kernen* des Hirnstamms; sie werden durch verschiedene subkortikale und kortikale Mechanismen aktiviert, durch mentale oder psychische Anspannung, Streß, aber auch durch die Schmerzbahn selbst, durch den Tractus spinothalamicus und Efferenzen aus unspezifischen Thalamuskernen, also durch starke Schmerzen. Der **Neurotransmitter** in den Raphe-Kernen ist *Serotonin*, das viele supraspinale Mechanismen beeinflußt, wie den Schlaf-Wach-Rhythmus, allgemeiner das Vigilanzniveau und die Stimmungslage (s. u.).

Die bedeutsamsten Neurotransmitter der körpereigenen Schmerzabwehr sind die *Endorphine* und *Enkephaline*, vom Körper gebildete Neuropeptide, die mit Opiatrezeptoren reagieren und nozizeptive Aktivität auf allen Ebenen des Schmerzsystems abschwächen können.

Die Aufklärung dieses körpereigenen Endorphinsystems gehört sicher zu den entscheidenden Entdeckungen in der Schmerzforschung des vergangenen Jahrhunderts (s. dazu besonders Fields u. Basbaum in 5). Unter extrem mentalen oder psychischen Belastungen, auch im Finalstadium eines Sterbenden, kann es zu einer temporären Ausschüttung von Endorphinen kommen, die nicht nur Schmerz dämpfen, sondern allgemein zu einem entspannenden Wohlgefühl führen. Das von Sertürner 1806 aus dem Opium, dem getrockneten Saft des Mohns, isolierte Morphium (genannt nach Morpheus, dem griechischen Gott des Schlafes und der Träume) wirkt auf die Opiatrezeptoren; es ist seit alters her als effektivstes Schmerzmittel be-

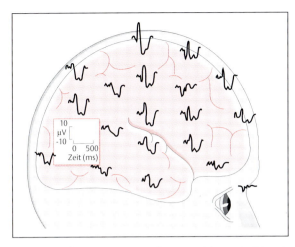

Abb. 1.**11** Schmerzevozierte Gehirnpotentiale nach Trigeminusreizung. Dargestellt sind die Gehirnpotentiale bei schmerzhafter Trigeminusreizung an verschiedenen Ableitorten über der Kopfhaut. Sie zeigen ein Maximum über dem Scheitel, dem Vertex. Deutlich erkennt man topographische Unterschiede in den Wellenformen. Diese lassen darauf schließen, daß die schmerzrelevanten zerebralen Generatoren, die für die einzelnen Komponenten zuständig sind, zu verschiedenen Zeitpunkten an verschiedenen Stellen im Gehirn liegen müssen. Eine genauere Bestimmung gelingt mit Hilfe mathematischer Approximationsverfahren, wie der Brain Electrical Source Analysis (BESA), oder durch Quellenanalysen im Magnetenzephalogramm (s. Abb. 1.**12** u. 1.**13**).

kannt, aber auch als euphorisierende Substanz, die zur Sucht führt. Heute kennt man eine Reihe von Untereinheiten der körpereigenen Opiatrezeptoren (*μ-, δ- und κ-Rezeptoren*), die von chemisch hergestellten Agonisten mehr oder weniger spezifisch aktiviert werden können; diese werden in späteren Kapiteln im Rahmen der medikamentösen Schmerztherapie ausführlich beschrieben.

■ Kortikale Schmerzverarbeitung

Nur ein Bruchteil aller in das Rückenmark einlaufenden Schmerzinformationen gelangt über den Thalamus in die Hirnrinde und führt dort zu einer bewußten Wahrnehmung von „Schmerz". Auf die subkortikale Schmerzverarbeitung soll hier nicht weiter eingegangen werden, da sie im vorhergehenden Kapitel vom Anatomen umfassend dargestellt wird. Damit sind wir in die große „terra incognita" der Hirnforschung eingetreten, die gerade bei der Diskussion von Schmerz immer wieder berührt wird: Ohne Bewußtsein gibt es keinen Schmerz. Das weiß vor allem der Anästhesist: Auch unter Vollnarkose kann das Skalpell des Chirurgen eine immense nozizeptive Aktivität auslösen, die im Tierversuch bis in das Gehirn verfolgt werden kann. Dennoch empfindet der Patient keinen Schmerz; er ist bewußtlos.

Die Physiologie des **Bewußtseins** ist aus meiner Sicht der Schlüssel für das Verständnis von Schmerz und Schmerztherapie überhaupt (1, 4). Bewußtseinsdämpfende, sedierende Medikamente reduzieren den Schmerz. Das gilt schon für Alkohol; es gilt für Schlafmittel und für Tranquilizer; auch Opiate haben eine deutlich sedierende Wirkung. Maßnahmen, die das Bewußtsein beeinflussen, modulieren auch den Schmerz, z. B. Ablenkung vom Ereignis, Hypnose, auch Selbsthypnose. Die Wirkung von Verhaltenstherapie, Kunsttherapie, Musiktherapie findet hier ihre Erklärung ebenso wie die Tatsache, daß starkes Engagement in Beruf oder Sport den Schmerz vergessen macht. Doch genauso gilt das Gegenteil: Die Einengung des Bewußtseins auf das Schmerzerlebnis, wie man es bei Schmerzkranken findet, kann Chronifizierung bewirken.

Die **Untersuchung kortikaler oder cerebraler Schmerzverarbeitung** stößt auf große Schwierigkeiten. Hier reichen Tierexperimente prinzipiell nicht aus, da kognitive Verarbeitungsmechanismen sicher artspezifisch sind. Darüber hinaus müssen akute Experimente natürlich am narkotisierten, also bewußtlosen Tier durchgeführt werden. Als methodische Möglichkeiten bleiben damit nur Versuche an Tieren, vor allem Primaten, mit chronisch implantierten Elektroden, was nur in wenigen Laboratorien möglich und erlaubt ist. Kenntnisse vermitteln weiter sorgfältige Beobachtungen bei neurochirurgischen Eingriffen am Patienten. In den letzten Jahren wurden jedoch vor allem eine Reihe nicht-invasiver Meßtechniken der **funktionellen Bildgebung** entwickelt, mit denen zerebrale Aktivität am Gesunden und am Patienten ortspezifisch gemessen werden kann. Hierzu gehört die *Positonen-Emmissions-Tomographie* (PET), die funktionelle *Magnetresonanz-Tomographie* (fMRI), die *Single-Photon-Emissions-Computertomographie* (SPECT), die in späteren Kapiteln behandelt werden.

- Für experimentelle Schmerzstudien, die sich mit Grundlagenprozessen in der Schmerzverarbeitung beschäftigen, hat sich jedoch vor allem die *Vielkanal-Elektroenzephalographie* (EEG) und in neuester Zeit die *Magnetoenzephalographie* (MEG) bewährt, da sich hier die mit phasischem Schmerz einhergehenden zeitlichen und räumlichen kortikalen Aktivitätsmuster in Echtzeit darstellen.

EEG und MEG sind dabei komplementäre Methoden, da je nach Lage und Richtung der kortikalen Aktivitäten entweder Potentiale (EEG) oder induzierte Magnetfelder (MEG) gemessen werden können.

Um die kortikale Schmerzverarbeitung am Menschen zu messen, werden definierte „**Schmerzreize**" auf bestimmte Hautareale gegeben. Als Schmerzreize haben sich vor allem ultrakurze Hitzeimpulse von wenigen Millisekunden Dauer bewährt. Diese werden durch eigens für die Klinik entwickelte Infrarot-Laserstimulatoren appliziert, sind also unsichtbar, auch unhörbar und aktivieren nahezu ausschließlich nur die Nozizeptoren, die – schon aufgrund ihrer Alarmfunktion – in den oberflächlichsten Hautarealen liegen. Laserreize erzeugen eine kurze, stechende Schmerzsensation und, parallel dazu, Schmerzreiz-bedingte Veränderungen im EEG (Abb. 1.11) oder MEG. Nur der Steuerungscomputer und der Proband/Patient wissen, wann ein Reiz gegeben wurde; Laserreize eignen sich daher sehr gut für den Einsatz an Patienten zur objektiven Untersuchung normaler und gestörter Schmerzwahrnehmung (s. dazu ausführlich 2); Normwerte und Normvarianten, auch altersabhängig, stehen zur Verfügung.

In Abb. 1.11 wurde zur Untersuchung trigeminaler Schmerzprojektion die linke Schläfe gereizt; deutlich erkennt man in den „schmerzrelevanten" Signalen ein erstes Maximum (Ausschlag nach oben) etwa 150 ms nach Reizbeginn, dem ein Ausschlag nach unten mit einem Maximum bei etwa 250 ms folgt. Diese Signale kann man überall über der Kopfhaut nachweisen, jedoch mit deutlich unterschiedlichen Amplituden. Aus solchen räumlichen Verteilungsmustern lassen sich die Entstehungsorte im Gehirn identifizieren. Mittlerweile wird allgemein angenommen (s. unten), daß das erste Signal durch Aktivität in **sekundären somatosensorischen Rindenfeldern S2** bedingt ist, das zweite durch Aktivität im **Gyrus cinguli**. Aus Tierversuchen wäre noch ein früheres Signal etwa 80 ms nach Reizapplikation zu erwarten, das das kortikale Eintreffen der nozizeptiven Aktivität in **primären Rindenfeldern S1** widerspiegelt (zu den zentralen Schmerzbahnen s. ausführlich S. 21 ff). Experimente, die es hierzu gibt, weisen auf die Beteiligung der Area 3a hin, die tief unten in der Zentralfurche (Sulcus centralis) liegt. In S1 gibt es eine ausgeprägte **Somatotopie** (Reizung benachbarter Körperstellen aktiviert benachbarte kortikale Neurone), sowie eine **definierte Reizkodierung** (starke Reize aktivieren stärker). Präparative Veränderung in diesen Abschnitten bei Affen führte zu erhöhter Schmerzschwelle und verzögerten Reizreaktionen, auch die Differenzierung verschieden starker Hitzereize ist dann erheblich erschwert (Einzelheiten siehe bei Kenshalo et al. in (1).

Mehr weiß man über die Schmerzverarbeitung in den sekundären somatosensorischen Rindenfeldern. Diese liegen in der Oberwand des Sulcus lateralis, der Parietal- und Temporallappen trennt. Beim Menschen werden diese Areale etwa 100 bis 120 ms nach Reizapplikation aktiviert, zusammen mit den benachbarten lateralen Abschnitten der Insula und des darüber liegenden parietalen Operculums (perisylvische Areale). Erst mit Einführung der Vielkanal-Biomagnetometrie werden sie zunehmend am Menschen beschrieben, da die neuronalen Kolumnen relativ oberflächlich liegen und eine ausgeprägte tangentiale Richtung aufweisen. Auch S2 zeigt eine, wenn auch weniger ausgeprägte, **somatotopische Organisation** und **Reizstärkekodierung**. Vor allem findet sich hier eine **bilaterale Reizverarbeitung**, in der also die Informationen aus beiden Seiten

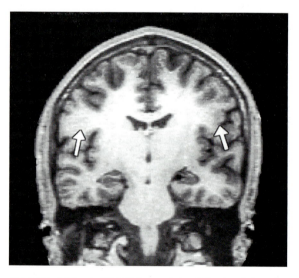

Abb. 1.12 Bilaterale S2 Aktivierung bei unilateralen Reizen. Laserreize oberhalb Schmerzschwellenintensität werden auf den linken Handrücken appliziert. Obwohl nur eine Seite gereizt wurde, tritt etwa gleiche Aktivität in beiden Hemisphären auf, deren Schwerpunkte bei 130 ms durch Dipole dargestellt sind. Die Dipolberechnung erfolgt im individuellen Gehirn, das vorher durch Magnetresonanztomographie ausgemessen und in den Lösungscomputer gespielt wird.

des Körpers gegeneinander verrechnet werden. Es ist noch nicht abgeklärt, ob S2 über S1 oder durch parallele Bahnen aus dem Thalamus aktiviert wird.

Die bilaterale Verarbeitung in S2 spielt im Schmerzgeschehen eine große Rolle. Ein Beispiel zeigt Abb. 1.**12**, in der Aktivierungsschwerpunkte 130 ms nach schmerzhafter Laserreizung des linken Handrückens dargestellt sind. Obwohl nur die linke Hand gereizt wurde, zeigt sich eine Aktivität in beiden Hemisphären. Wird die rechte Hand gereizt, findet sich ebenfalls ein **Dipolpaar**, das jedoch leicht gegenüber dem der linken Hand verschoben ist (s. dazu Bromm et al. in [3]). Damit erhält der Begriff „Somatotopie" (s. oben) eine Erweiterung: Es sind jetzt benachbarte **Paare von Dipolen**, die den Reiz der linken oder rechten Seite lokalisieren.

Es darf angenommen werden, daß reizevozierte Aktivität in den perisylvischen Arealen, vermutlich in Kooperation mit korrespondierenden Rindenfeldern in S1, in Zusammenhang steht mit der **sensorisch-diskriminativen Schmerzverarbeitung**, die die Stärke, die Art und den Ort des Schmerzgeschehens evaluiert (s. dazu ausführlich Bromm et al. in [3]). Damit in Einklang ist die Tatsache, daß die neuronale Aktivität in S2 von der **Vigilanz**, dem **Arousalniveau**, der untersuchten Person abhängt: Unter Sedativa ist die S2-Aktivität trotz gleichstarker Schmerzreize abgeschwächt. Das gilt auch bei mentaler Ablenkung vom Schmerzgeschehen, es gilt vor allem für die **Narkose**. Im Stadium der Bewußtlosigkeit ist die Aktivität in S2 stark reduziert: Das Gehirn ist dann nicht mehr in der Lage, irgendetwas über den Ort, die Art oder die Stärke des Schmerzes zu evaluieren. Damit wird Schmerz nicht mehr bewußt erfaßt, obwohl andere Strukturen im Gehirn auch unter Narkose durch Schmerzreize noch voll aktiviert werden, wie im nächsten Absatz ausgeführt wird.

Tatsächlich scheint das eigentlich Quälende des Schmerzes, die **aversiv-emotionale Schmerzkomponente**, in *tiefer liegenden Rindenabschnitten und zu etwas späterer Zeit nach Reizapplikation* verarbeitet zu werden, vor allem im **Gyrus cinguli**, der beiderseits in der Tiefe der Longitudinal-Furche über dem Corpus callosum liegt. Im Katzenhirn erhalten die entsprechenden Abschnitte etwa 2/3 aller Efferenzen aus ventrobasalen Kernen des Thalamus. Der Gyrus cinguli gehört neben dem Hippocampus und dem Gyrus parahippocampalis zum *limbischen System*, das die entscheidende Rolle in der Steuerung emotionalen Verhaltens einnimmt und damit neuronale Aktivität in eine humorale, durch Hormone vermittelte Informationsübertragung transformiert. Freude, Lust, Motivation, aber auch Wut, Aggressivität, Angst und Schmerz scheinen hier ihren Ausdruck zu finden.

MEG- und Vielkanal-EEG-Untersuchungen haben Generatoren in diesen Bereichen nachgewiesen, die beim Gesunden frühestens etwa 200 ms nach Reizapplikation im *posterioren Cingulum* aktiv werden. In enger Verbindung zu Arealen des Parietallappens erfolgt hier vermutlich die **emotionale Evaluation** des *Schmerzgeschehens*. Mit längeren Latenzzeiten werden dann auch *mediale und anteriore Abschnitte des Cingulums* aktiviert, die vor allem das **aversive Verhalten** auf den Reiz steuern, nicht nur *motorische Abwehrreaktionen*, sondern auch *autonome Prozesse*, wie Änderung in Herz- und Kreislauffunktionen, des Blutdrucks, Auslösung von Schwitzen, Übelkeit, Erbrechen.

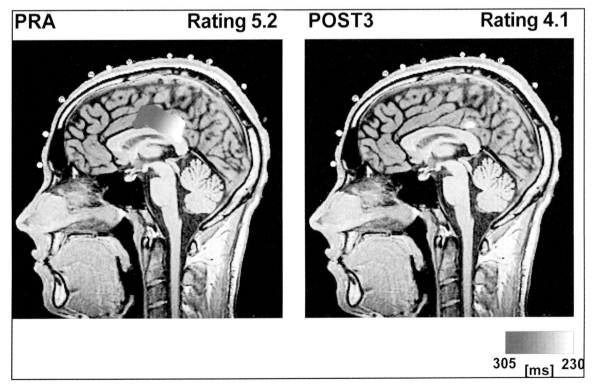

Abb. 1.13 Morphin dämpft Schmerzempfindung und kortikale Aktivität im Cingulum. Experimentelle Schmerzreize werden auf die linke Hand gegeben, die im Mittel mit einem Rating von 5,2 bewertet wurden (Werte über 3 beschreiben Schmerz). Es tritt markante Aktivität im Gyrus cinguli auf, der sich bilateral über dem gesamten Balken (weißliche Struktur) ausdehnt. Die Aktivität beginnt in hinteren Abschnitten (hellrot) und akzentuiert sich dann mehr und mehr in mittleren und vorderen Bereichen (dunkelrot). Morphininjektion (10 mg Morphinsulfat, i. v.) hat nach knapp 90 min maximale Effekte; es schwächt hier die Schmerzstärkeneinschätzung auf 4,1 ab und die cinguläre Aktivität verschwindet – trotz gleichbleibenden Reizstärken – fast vollständig.

Nichtschmerzhafte Reize aktivieren das Cingulum kaum oder gar nicht. Andererseits können bei Patienten mit *Allodynie* (normalerweise nicht-schmerzhafte Reize werden als sehr schmerzhaft empfunden) diese limbischen Strukturen erheblich rascher aktiviert werden.

Effiziente *Narkoanalgetika* schwächen die reizevozierte Aktivität im Gyrus cinguli signifikant ab. Abb. 1.13 zeigt als Beispiel die Wirkung von 10 mg Morphinsulfat (i. v.) auf die durch Schmerzreize ausgelöste cinguläre Aktivität. Links die Kontrolluntersuchung vor Medikation. Man erkennt die weiße Struktur des Balkens (corpus callosum), der die Faserverbindungen zwischen linker und rechter Hemisphäre enthält. Direkt darüber in gesamter Länge liegen beiderseits des Sulcus longitudinalis die Wülste des Cingulums. In diesem Versuch wurden Schmerzreize auf den Handrücken appliziert, die von der Versuchsperson im Mittel mit 5,2 bewertet wurden (pain ratings; Werte über 3 beschreiben Schmerz). Diese aktivieren nicht nur die oben beschriebenen bilateralen S2 Areale, sondern induzieren zusätzlich eine ausgeprägte Aktivität im Cingulum, die mit einer Latenzzeit von etwa 200 ms in hinteren Abschnitten (hellrot) beginnt und sich dann in weiteren 60 ms nach vorn verschiebt (dunkelrot). Morphin (10 mg Morphinsulfat, i. v.) schwächt die Schmerzhaftigkeit der Reize stark ab und ebenso die cinguläre Aktivität, wie hier 90 min nach Medikation gezeigt ist. Es sei angemerkt, daß Morphin erheblich weniger die schmerzinduzierte Aktivität in S2 beeinträchtigt. Mit der funktionellen Bildgebung stehen also Verfahren zur Verfügung, die einen objektiven Wirksamkeitsnachweis von Narkoanalgetika erlauben mit Lokalisation des zentralen Erfolges der Analgesie.

Botenstoffe in den Schmerzbahnen

Moderne neurobiologische Forschung hat in den letzten Jahren auch die Kenntnisse über die Entstehung und neuronale Verarbeitung von Schmerzsignalen ganz erheblich vertieft. Das gilt besonders für die biochemischen Mechanismen der **Schmerzchronifizierung**, die sich auf relativ rasch einsetzende neuroplastische Veränderungen der chemischen Sensibilität subsynaptischer Membranen zurückführen lassen. Da es gerade die Aufgabe des Anästhesisten ist, durch richtige Behandlung perioperativer Schmerzen die Gefahr einer Schmerzchronifizierung zu vermeiden, seien die wesentlichen Ergebnisse hier kurz zusammengefaßt.

Prinzipiell reagiert jede Zellmembran mit Botenstoffen (*messenger*), die vom umgebenden Gewebe freigesetzt werden, jedoch als „Antigene" auch von außen eindringen können.

Am längsten bekannt sind die *Neurotransmitter*, die für die synaptische Impulsübertragung von einem Neuron auf das nächste verantwortlich sind, z. B. *Acetylcholin, Noradrenalin, Glutamat, Aspartat, γ-Amino-Buttersäure* (*GABA*, A für englisch: acid), oder *AMPA* (2-Amino-3-Hydroxy-5-Methyl-4-Isoxazol-Proprionsäure). Aber nicht nur Neurone des Zentralnervensystems, sondern auch die freien Nervenendigungen der Peripherie reagieren auf alle möglichen Botenstoffe, wie es in Abb. 1.9 bereits am Beispiel des Nozizeptors dargestellt wurde. Die Empfindlichkeit der Zellmembranen auf solche Botenstoffe kann sich jedoch bei wiederholtem Angebot ändern; es kommt zur **Adaptation** oder zur **Sensibilisierung**. Das ist bereits für den peripheren Rezeptor wichtig, etwa wenn leichter Druck als Schmerz gespürt wird, wie bei der *Allodynie* (s. u.). Es ist jedoch noch sehr viel essentieller bei der synaptischen Impulsübertragung im Rückenmark und Gehirn, die dann zu einem völlig veränderten Schmerzempfinden und -verhalten führen kann (s. u., Abb. 1.14).

Grundsätzlich reagieren alle Botenstoffe mit spezifischen *Erkennungsproteinen*, sog. chemischen Rezeptoren.

Diese sind in Tab. 1.3 aufgelistet. **Rezeptoren vom Typ 1 reagieren sofort**, innerhalb von Millisekunden, mit dem Botenstoff und verändern dadurch kurzzeitig die Eigenschaften von *Ionenkanälen*; zum Beispiel kommt es zu erhöhtem Natriumeinstrom und damit zu einer Membrandepolarisation und der Auslösung von Aktionspotentialen. So wirken grundsätzlich alle Neurotransmitter an erregenden Synapsen; gleiches gilt jedoch auch für die Nervenendigungen in der Körperperipherie, auch im Nozizeptor (Abb. 1.9). Z. B. aktivieren Wasserstoffionen (H^+) infolge einer lokalen Azidose in ischämischem Gewebe, bei Hypoxie, vor allem bei Entzündung, Natriumkanäle der Nozizeptormembran und signalisieren damit Schmerz. Die wichtigste Fremdsubstanz, die spezifisch auf die Membran von Nozizeptoren einwirkt und damit für eine physiologische Differenzierung geeignet ist, ist *Capsaicin*, die scharfe Substanz des Chili-Pfeffers, die vermutlich ebenfalls direkt auf Typ-1-Rezeptoren wirkt und Natriumkanäle öffnet, sehr ähnlich zur Wirkung der Protonen.

Ebenso kann *Serotonin* (*5HT*), das durch Thrombozyten und Mastzellen bei Gewebszerfall freigesetzt wird, Natriumkanäle öffnen. Es gibt allerdings verschiedene 5HT-Rezeptoren, auch solche vom Typ 2 und 3 (s. u.), sodaß Serotonin die Nervenendigung auf vielfältige Weise aktiviert. Dies kann zu Schmerz, zumindest jedoch zu einer Sensibilisierung der Nozizeptoren führen. Ähnlich wirkt *Histamin*, wobei es hier jedoch neben Schmerz vor allem zu einer *Juckempfindung* kommt. Tatsächlich ist die Differenzierung zwischen Schmerz und Jucken physiologisch nicht einfach, man nimmt heute allgemein an, daß Jucken durch eine *Subpopulation von C-Afferenzen* vermittelt wird, wobei prinzipiell ähnliche Aktivierungsmechanismen ablaufen wie beim hier beschriebenen Nozizeptor.

Auf den Membranen nozizeptiver Neurone finden sich Rezeptormoleküle für solche Aminosäuren, die als **Neurotransmitter** besonders in zentralen Schmerzbahnen eine Rolle spielen.

Die wichtigste erregende Übertragersubstanz im nozizeptiven System ist *L-Glutamat*, das in peripheren und zentralen Neuronen der Schmerzbahn freigesetzt wird. Eine wichtige hemmende Übertragersubstanz, ganz besonders auch im Schmerzsystem, ist γ-Amino-Buttersäure. Es gibt verschiedene *Glutamatrezeptoren*, die sich in ihren Funktionen und den an ihnen wirksamen künstlichen Agonisten unterteilen lassen; man unterscheidet entsprechend ionotrope NMDA- und Non-NMDA-Rezeptoren (AMPA-Rezeptoren) sowie metabotrope Glutamatrezeptoren, die in unterschiedlichem Maße auf zentralen und peripheren Neuronen verteilt sind. Normalerweise wirken die Neurotrans-

Tabelle 1.3 Rezeptormoleküle und zelluläre Effekte (nach Rang et al. 1999, in [3])

Rezeptor	Wirkung auf Ionenkanal	Transmitter	Effekte
Typ 1	direkt, sofort	Protonen Serotonin Glutamat GABA Capsaicin	Erregung von Nozizeptoren und Synapsen
Typ 2	über G-Proteine der Zellmembran, verzögert (Minuten)	Bradykinin Serotonin Histamin Prostaglandine α_2-Adrenozeptor-Agonisten Eicosanoide	Erregung oder Sensibilisierung von Nozizeptoren und Synapsen
		Opiate Adenosin Serotonin GABA	Hemmung von Transmitterfreisetzung
		α_1-Adrenozeptor-Agonisten Neuropeptid Y	präsynaptische Hemmung
Typ 3	über Expression von Genen (Stunden, Tage)	NGF Zytokine	Expression von IEGs Transkription von Transmitterproteinen

mitter selbst nicht auf die Glutamatrezeptoren der peripheren Nozizeptormembran, wohl aber einige ihrer Agonisten, wie *Kainsäure,* die eine starke Schmerzwirkung entfaltet. Bei Gewebezerfall und Ausbildung chronischer Schmerzzustände allerdings treten diese Neurotransmitter vermehrt und länger auf und können auch in der Peripherie die Nozizeptoren aktivieren (Einzelheiten s. u., Schmerzchronifizierung).

Erwähnenswert weiter sind *Adenosintriphosphat* (*ATP*) und *Adenosin.* ATP kennt man als energielieferndes Phosphat, das überall im Organismus auftritt. Bei Gewebezerfall wird es freigesetzt und öffnet über Typ-1-Rezeptoren insbesondere Natrium- und Kalziumkanäle. Dies gilt bereits für die Vorstufe Adenosin, das zumindest im Tierexperiment eine erhöhte Schmerzsensibilität (*Hyperalgesie*) hervorrufen kann.

Rezeptoren vom Typ 2 (Tab. 1.3) **spielen eine Rolle bei Modulationsprozessen** im Sinne einer Sensibilisierung oder Adaptation der Nozizeptormembran, die in Zeitbereichen von Sekunden bis Minuten ablaufen. Hier kommt es nicht zu einer sofortigen Reaktion mit Kanalproteinen, sondern die Interaktion des Botenstoffes mit dem Rezeptor vom Typ 2 bewirkt die Freisetzung eines neuen Botenstoffes (*second messenger*), der seinerseits dann auf der Innenseite der Zellmembran oder in Zellorganellen weitere Prozesse auslöst oder steuert. Dadurch kommt es zu einer erheblichen *Wirkungsverstärkung*. Trotz der unabschätzbaren Anzahl von Wirkstoffen, die mit den Membranrezeptoren reagieren (auch die Immunreaktionen gehören dazu), gibt es nur wenige Second-Messenger-Systeme.

Das einfachste System ist das der **Kalziumionen**, die im Zellinneren z. B. die Muskelkontraktion, auch bei der Vasokonstriktion, auslösen oder die Freisetzung von Neurotransmittern aus den Nervenendigungen stimulieren. Kalzium kann jedoch auch intrazellulär im endoplasmatischen Retikulum gespeichert sein, dann benötigt es zu seiner Freisetzung *weitere Botenstoffe*, wie das *Inositoltriphosphat IP3*. Dies ist ein sehr wichtiger intrazellulärer Botenstoff, der durch eine Vielzahl externer Neurotransmitter angesteuert werden kann, z. B. *Acetylcholin* und *Serotonin*, und überall dort auftritt, wo es auf die Freisetzung von intrazellulärem Kalzium ankommt. Besonders wichtig dabei ist die Funktion von spezifisch wirkenden Proteinen auf der Membraninnenseite, sog. **G-Proteine**, die aktiviert werden müssen, um das für die Umwandlung benötigte Enzym (*Phospholipase C*) zu stimulieren.

Weitere Second Messenger, die auch für die Nozizeption erhebliche Bedeutung haben, sind *Diazylglyzerin* (*DAG*), *zyklisches Adenosinmonophosphat* (*cAMP*), das aus dem allgemeinen Energielieferanten ATP entsteht, oder *zyklisches Guanosinmonophosphat* (*cGMP*). Auch hier müssen erst spezifische G-Proteine durch Botenstoffe von außen aktiviert werden, die dann die entsprechenden Enzyme, *Adenosin-* oder *Guanylatzyklasen*, für die Herstellung der Second Messenger stimulieren.

So gibt es gleich mehrere **Bradykininrezeptoren vom Typ 2**, die über die Aktivierung von G-Proteinen zu einer Stimulation von Phospholipase C und damit zu einer Bereitstellung der Second Messenger IP3 und DAG führen. Durch IP3 kommt es zu einer Freisetzung von intrazellulär gespeichertem Kalzium, damit zu einer Öffnung der kalziumempfindlichen Ionenkanäle und dadurch dann wieder zu einer Membrandepolarisation. Somit ist Bradykinin stark schmerzauslösend, die Wirkung setzt jedoch erst nach mehreren Sekunden bis Minuten ein. Es gibt auch **5HT-Rezeptoren vom Typ 2**, die ebenfalls eine später einsetzende, allerdings auch länger anhaltende Wirkung vermitteln. In diese Klasse gehören weiter *Somatostatin, Adenosin, Histamin* und die *Prostaglandine* (*PGE*), alles Substanzen, die als körpereigene Hormone bei Gewebezerfall freigesetzt werden und in Reaktionsketten einmünden, an deren Ende dann Second Messenger für die weitere Steuerung der Zellfunktion zur Verfügung gestellt werden.

Auf dieser Ebene ist schließlich auch die körpereigene Substanz **Stickstoffmonoxid** (*NO*) zu diskutieren, eine chemisch sehr instabile Verbindung, die sowohl eine lokale Vasodilatation bewirkt als auch in viele weitere zelluläre Prozesse eingreift durch Aktivierung der Guanylatzyklase mit Produktion von cGMP. Eine Reihe von körpereigenen Substanzen, die bei Gewebezerfall oder bei Entzündung freigesetzt werden, z. B. Substanz P und Bradykinin, stimulieren Zellen des *Gefäßendothels*, die dann NO freisetzen. Zwar führt NO selbst nicht zu einer Erregung oder Sensibilisierung von Nozizeptoren, spielt jedoch eine große Rolle bei zentralen Synapsen, auch des nozizeptiven Systems, vor allem bei Prozessen, die zu einer *Chronifizierung* von Schmerz führen.

- Natürlich gibt es eine ganze Reihe von chemisch entwickelten *Agonisten* und *Antagonisten*, die mit Typ-2-Rezeptoren reagieren und entsprechende Reaktionskaskaden stimulieren oder hemmen. Erwähnt sei in diesem Zusammenhang die periphere Wirkung von *Opiaten* als *Antagonisten von Typ-2-Rezeptoren* auf der Nozizeptormembran.

Im Zusammenhang mit Fragen der **Schmerzchronifizierung müssen besonders die Rezeptoren vom Typ 3** beschrieben werden. Diese entfalten ihre Wirkung durch eine *Veränderung der Transkription*, wozu ein Zeitbedarf von Stunden oder Tagen erforderlich ist. Bekanntlich läuft die Biosynthese aller Hormone, damit auch der genannten Botenstoffe, über eine Vielzahl von Replikationen als *Expressionsprodukte* ihrer Gene ab. Substanzen, die mit Rezeptoren vom Typ 3 reagieren, erhöhen die Expressionsrate für Second Messenger. Im Zusammenhang mit Schmerz und Entzündungsreaktionen sind vor allem die *Zytokine* und der *Nervenwachstumsfaktor* (*Nerve Growth Factor, NGF*) zu nennen.

Zytokine stehen im Zentrum molekularbiologischer Forschung; dazu gehören *Interleukine, Interferone, Tumornekrosefaktoren*, die durch phagozytische und antigenliefernde Zellen des Immunsystems freigesetzt werden. Diese Moleküle wirken als wichtige *Entzündungsmediatoren* und können auch die Erregbarkeit sensorischer Neurone beeinflussen, vermutlich über eine *Genexpression* von Steuerungsproteinen, die z. B. in den Aufbau von Kanalproteinen für Natrium- und Kaliumionen eingreifen und damit die Sensibilität von Nozizeptoren verändern. Im Tierversuch führt die Applikation von Zytokinen innerhalb weniger Stunden zu einer *Hyperalgesie*. Die nozizeptiven Effekte der Interleukine können allerdings blockiert werden durch Antagonisten von Adrenozeptoren und Dopaminrezeptoren, was darauf hinweist, daß hier insbesondere Nervenfasern des autonomen Systems beteiligt sind.

Wachstumsfaktoren werden von Zielzellen freigesetzt, um von aussprossenden Zellen beim Wachstum, auch bei der *Wundheilung*, gefunden zu werden. Der *neuronale Wachstumsfaktor* (*NGF*) wird durch Fibroblasten und Schwann-Zellen im peripheren Gewebe produziert und wirkt auf Rezeptoren vom Typ 3 der Nervenmembran ein. Für das ausgereifte Nervensystem ist NGF zwar nicht mehr lebenswichtig, jedoch kann auch hier ein Mangel oder Überfluß an NGF die Eigenschaften sensorischer Neurone beeinflussen. NGF wird durch die Membran geschleust und zum Zellkörper transportiert, wo es die Genexpression in der Nozizeption wichtiger Proteine stimuliert. So kommt es unter NGF zu einem vermehrten Auftreten und axonalen Transport von Substanz P; auch regelt NGF die Interaktion von Capsaicin mit dem Rezeptor-Ionenkanal (s. o.). NGF stimuliert weiter die Freisetzung von Histamin, während wiederum die NGF-Synthese durch Zytokine gesteuert wird.

Offensichtlich gibt es positive Rückkopplungsmechanismen zwischen Neuropeptiden, Zytokinen und Wachstumsfaktoren bei der Entzündung und Wundheilung. Aber dies ist ohnehin eine vereinfachte Darstellung, im Detail laufen die chemischen Reaktionen mit den einzelnen Rezeptortypen natürlich nicht unabhängig voneinander ab; für ein vertiefendes Studium muß auf die Spezialliteratur verwiesen werden (Rang, Bevan and Drey, in [4]; s. auch [3]).

Mechanismen der Schmerzchronifizierung

Akuter Schmerz, auch operativ bedingter, kann zu einer Chronifizierung führen, die sich zunehmend ausbildet und nach Jahren kaum noch behandelbares Leiden bedeutet. Beispielhaft sei auf eine prospektive Studie nach Thoraxchirurgie verwiesen, nach der 45 % der Patienten selbst 1,5 Jahre nach der Operation noch unter persistierendem Brustwandschmerz litten, teilweise mit ausgeprägter Allodynie. In der Studie stellte sich heraus, daß die Wahrscheinlichkeit für eine Schmerzchronifizierung vor allem durch die Stärke des postoperativen Schmerzes unmittelbar nach dem Eingriff bestimmt war, unabhängig davon, ob eine präemptive Behandlung (s. S. 86 f) mit systemischen Opiaten vorgenommen worden war oder nicht. Dies macht die besondere Aufgabe des Anästhesisten auch in der langfristigen Schmerztherapie deutlich.

Erst in den letzten Jahren wurden die **physiologischen Mechanismen** erforscht, die zu einer Chronifizierung von Schmerz führen können. Diese spielen sich auf allen Ebenen der nozizeptiven Informationsausbreitung ab.

Tierversuche haben gezeigt, daß innerhalb von Minuten nach einer Nervenschädigung der dadurch ausgelöste nozizeptive Zustrom die synaptische Impulsübertragung auf der Ebene des Rückenmarks verändern kann und eine *erhöhte Sensibilität* anderer Hinterhornneurone und weiterer somatosensorischer Systeme bewirkt. Auf diese Weise verändern sich die *rezeptiven Felder* in der betroffenen peripheren Region. Es kommt zur *Allodynie*.

Die Nachbarschaft einer entzündeten oder verletzten Stelle reagiert „überempfindlich"; leichte Berührung, Kalt- oder Warmreize werden als Schmerz empfunden. Dabei scheint *Substanz P* auch in den Rückenmarkneuronen durch Permeabilitätserhöhung der Somamembran für Natriumionen die Erregbarkeit zu steigern. So zeigen Patienten mit *neurogener Entzündung* oder mit einer *Fibromyalgie* eine signifikante Zunahme von Substanz P im Liquor.

Anhaltende schmerzhafte Reizung verursacht im Tierexperiment eine rasche *Änderung der Genexpression* in den postsynaptischen Neuronen des Hinterhorns im Rückenmark: Bereits nach Minuten läßt sich eine Expression der *Immediate-early-Gene* (IEG) c-Fos und c-Jun nachweisen, welche die Proteine Fos oder Jun als Teile eines Transkriptionsfaktorkomplexes kodieren, der wiederum die Expression solcher Gene kontrolliert, die Substrate für anhaltende Änderungen in der neuronalen Erregbarkeit darstellen. IEGs wurden in solchen Schichten des Rückenmarks nachgewiesen, in denen unmyelinisierte C-Fasern und dünne Aδ-Fasern umgeschaltet werden (Laminae I, II, eventuell V, s. S. 16), die also auf noxische Reize ansprechen. Keine Fos-Expression wurde in Neuronen des Hinterstranges, der Vorderhornzellen oder, und das ist wichtig, in den gereizten Spinalganglien selbst beobachtet.

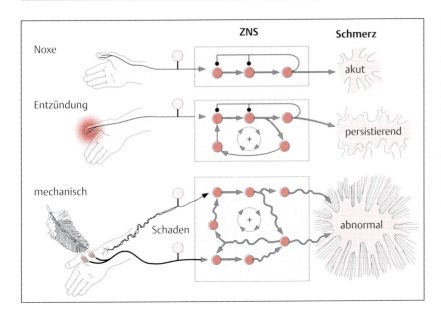

Abb.1.**14** Modell zur Schmerzchronifizierung. Sensibilisierung von Synapsen durch anhaltenden nozizeptiven Zustrom öffnet neue Wege im Zentralnervensystem, die sich schließlich verselbständigen und zu chronischem Schmerz führen. Während akuter und persistierender Schmerz noch durch Opiate therapierbar ist, gilt dies für chronischen Schmerz kaum noch; hier handelt es sich um ein neurologisches Krankheitsbild aufgrund eines pathologisch veränderten Nervensystems (umgezeichnet nach Cervero und Laird, NIPS 6: 268, 1991).

Damit wird die Fos-Expression zu einem nützlichen Langzeitmarker nozizeptiver Prozesse bei chronischen Schmerzmodellen, bei Entzündungsschmerz oder neuropathischem Schmerz. Muster der Fos-Expression können sowohl im akuten als auch im chronischen Schmerzmodell neurophysiologische und Verhaltensdaten unterstützen.

Mittlerweile wurde nachgewiesen, daß Analgetika eine Fos-Expression unterdrücken können. Dies gilt jedoch nur, wenn sie Sekunden vor, während oder sofort nach der Reizung gegeben werden. Schmerzen, die sich erst anschließend ausbilden, sind dadurch nicht mehr zu blockieren. Wird das Analgetikum oder Lidocain im Tierversuch zum Beispiel eine Stunde nach dem Reiz gegeben, hat es keinen Einfluß mehr auf die Genexpression.

Die **neuroplastischen Vorgänge**, die zu einer *Schmerzchronifizierung* führen, bedeuten nicht, daß neue Synapsen und Bahnen angelegt werden; es ist ein „Softwareproblem": Durch erhöhten nozizeptiven Zustrom kommt es zu einer Bahnung bereits angelegter Schaltkreise, wie wir es prinzipiell bei allen Phänomenen des Übens und Erlernens kennen.

Dies ist durch Abb. 1.**14** skizziert: Zunächst steht die Alarmfunktion des Schmerzsinnes im Vordergrund (Phase 1): Ein noxischer Reiz erzeugt einen kurzzeitigen phasischen Schmerz, durch den der Reizort lokalisiert und die Ausdehnung durch die Intensität signalisiert wird. Anhaltende schmerzhafte Reizung führt zu stärkerem Gewebeschaden und peripherer Entzündung, die ihrerseits einen persistierenden nozizeptiven Zustrom aufrechterhält (Phase 2); dadurch kommt es auf Rückenmarkebene zu Veränderungen synaptischer Verschaltungen und zur Bahnung neuer Wege, zu Hypersensibilisierung und Veränderung rezeptiver Felder. Die Ausprägung von Phase 2 hängt entscheidend von der Stärke und dem Ort der Verletzung ab.

Während bisher noch ein nozizeptiver Input, getriggert von peripheren Gewebeschäden, gefordert werden muß, ist dies bei Phase 3 nicht mehr erforderlich: Neuronale Plastizität hat spinale und supraspinale Mechanismen verselbständigt. Jetzt geht die Korrelation zwischen Ursache und Wirkung, Größe der Verletzung und Schmerz verloren. Während Phase 1 und 2 noch Symptome einer Verletzung sind, wird Phase 3 zu einem Symptom persistierender neuronaler Veränderung, zu einer neurologischen Erkrankung des somatosensorischen Systems und seiner kortikalen Verarbeitung. So sind Opiate sehr effektiv in Phase 1, eventuell auch in Phase 2, jedoch bei den chronischen Schmerzen in Phase 3 wirken sie nicht mehr, z. B. bei Deafferenzierungsschmerz, zentralem oder neuropathischem Schmerz (s. dazu besonders [2, 4]).

Neuroplastische Veränderungen, die zu einer Chronifizierung von Schmerz führen, gibt es im gesamten Zentralnervensystem, auch im Gehirn. So wurde kürzlich durch Untersuchungen mit dem MEG gezeigt, daß bei einem Patienten mit zentralem Schmerz nach einem Schlaganfall eine pathologische Öffnung von neuronalen Projektionen aus mechanosensiblen Thalamuskernen direkt in den Gyrus cinguli erfolgt war, was den starken aversiven Schmerz bei leichter Berührung der betroffenen Gliedmaßen erklärte. Weiter ist seit den durchschlagenden Experimenten von Pawlow bekannt, daß eine Antwortstereotypie durch klassisches und instrumentelles Konditionieren erlernt werden kann. So könnte auch chronischer Schmerz eine durch wiederholte periphere Reize *erlernte zentrale Antwort* sein. Die Zentralisierung von Schmerz wäre damit charakterisiert durch eine zunehmende *funktionelle Plastizität des Gehirns* für konditionierte Reize, die früher einmal in Zusammenhang mit Schmerzerlebnissen standen. Mit anderen Worten, Erklärungsversuche dieser Art adoptieren die Hypothese der *Kortikalisierung* eines erlernten Verhaltens für die Diskussion von Mechanismen, die zu chronischem Schmerz führen.

Diese letztgenannten Ausführungen bedeuten sehr weitgehende, in die *Psychologie* und *Verhaltensforschung* reichende Aspekte der Diskussion chronischer Schmerzen und deren Therapie. Diese sind ausführlich von Physiologen, Neurologen, Anästhesisten, Psychologen, Philosophen und Verhaltensforschern erörtert in dem englischsprachigen Buch „Pain and the Brain: From Noziception to Cognition", auf das zur vertiefenden Arbeit verwiesen werden muß (1). Es steht wohl außer Frage, daß Schmerztabletten nicht die vollständige Antwort auf das Schmerzleiden des

Patienten darstellen. Sicher lassen sich geistige Aktivitäten entdecken und entwickeln, die eine spezifische Schmerzlinderung hervorrufen. Vielleicht kann man damit beginnen, die Menschen zu lehren, ihren Schmerz zu kontrollieren, ohne sofort zu der Schmerztablette zu greifen, wie es der Begründer der weltweiten IASP (International Association for the Study of Pain), der Anästhesist und Schmerzforscher J.J. Bonica aus Seattle, bereits vor Jahren forderte.

Kernaussagen

- **Schmerz hat viele Komponenten**
  - Schmerz warnt uns bei Schädigung des Gewebes und hilft uns, diese zu vermeiden. Entsprechend unterscheiden wir zwischen **Schmerzwahrnehmung (Nozizeption)** und **Schmerzabwehr (Nozifension)**. In der Schmerzwahrnehmung gibt es die **sensorisch-epikritische** Komponente, die Schmerz rational macht, d. h., die Ursache, die Art, die Stärke und den Ort der Gewebsschädigung mitteilt. Weiter gibt es die aversiv-emotionale Komponente, die das Beängstigende des Schmerzes widerspiegelt, Lernprozesse aktiviert, das Schmerzgedächtnis öffnet, zukünftige Vermeidungsreaktionen auslöst und damit die Funktion von **Schmerz als Warnsignal** garantiert.
  - In der Schmerzabwehr gibt es **motorische** Komponenten, wie Fluchtreflexe oder Verhaltensreaktionen. Weiter gibt es **autonome** Komponenten, die vegetatives Verhalten koordinieren, wie Änderung der Kreislaufparameter oder Schwitzen.

- **Schnelle und langsame Schmerzsignale**
  - **Schmerz** ist immer das Ergebnis einer **Veränderung von neuronalen Aktivität** im nozizeptiven Nervensystem, sei es im peripheren Nerven, in spinalen Bahnen oder in supraspinalen und kortikalen Neuronenverbänden. Eine schnelle Schmerzprojektion erfolgt über die dünnen markhaltigen **Aδ-Fasern**, die vor allem in der Körperoberfläche liegen und einen scharfen, stechenden, gut lokalisierbaren Schmerz auslösen. Viel häufiger jedoch geschieht Schmerzleitung über langsam-leitende marklose **C-Fasern**, die im gesamten Körper vorhanden sind, sehr langsam leiten und einen dumpfen, brennenden, schlecht lokalisierbaren Schmerz signalisieren (Eingeweideschmerz).

- **Nozizeptoren und Gewebeumgebung**
  - Nozizeptoren sind die peripheren Endigungen der nozizeptiven Afferenzen. Es gibt **Mechano-, Thermo- und Chemo-Nozizeptoren**; meist sind die Endigungen jedoch polymodal. Entscheidend ist ihre **Reaktion mit Gewebshormonen** (Substanz P, Prostaglandine und andere), die bei Verletzung von Zellen in ihrer Umgebung ausgeschüttet werden.

- **„Ver"schaltungen der Schmerzbotschaft im Rückenmark**
  - Sobald die im Nozizeptor entstandenen Impulse im Rückenmark eintreffen, werden sie über eine Vielzahl von Synapsen modifiziert und weitergeleitet. **Motorische Schaltungen** führen zu Fluchtreflexen und Muskelverspannungen; diese wiederum können dort endigende Nozizeptoren aktivieren, was den Schmerz verstärkt (**Verspannungsschmerz**). **Vegetative Schaltungen** führen zu lokalen Durchblutungsänderungen, was wiederum Schmerzverstärkung bedeuten kann. Vor allem werden nozizeptive Afferenzen aus Haut und Eingeweide teilweise auf gleiche Projektionsbahnen in Richtung Gehirn geschaltet, so daß dieses nicht in der Lage ist, den Ort der Ursache eindeutig festzustellen, was zu Fehlinterpretationen führt (**übertragener Schmerz**).

- **Körpereigene (endogene) Schmerzmodulation**
  - Es existieren spinale und supraspinale Hemmsysteme, die durch verschiedene Mechanismen (Anspannung, Stress) aktiviert werden können. Spinale Mechanismen benutzt die **Gate-Control-Theorie**: Durch Reibung der schmerzenden Stelle wird Schmerz gemildert. Supraspinale Schmerzhemmung wird im **zentralen Höhlengrau** und den Raphe-Kernen gebahnt und hemmt durch absteigende Bahnen auf Rückenmarksebene die Schmerzbotschaft (**Descending Noxious Inhibitory Control, DNIC**).
  - Die wichtigsten körpereigenen schmerzhemmenden Neurotransmitter sind die **Endorphine** und **Enkephaline**, die auf verschiedene Untereinheiten von **Opiatrezeptoren** einwirken und die nozizeptive Aktivität auf allen Ebenen des Nervensystems dämpfen können. Auf die gleichen Rezeptoren wirken auch **Morphin** und seine natürlichen und künstlichen Derivate (Heroin, Pethidin, Nortilidin; siehe Kapitel Verfahren der Schmerztherapie: Pharmakologie, Analgetik).

- **Kortikale Schmerzverarbeitung**
  - **Schmerz ist eine bewußte Empfindung; ohne Bewußtsein gibt es keinen Schmerz**. Die Schmerz-repräsentierenden kortikalen Strukturen kann man heute vor allem durch **kombinierte EEG- und MEG-Analyse** auch am Menschen identifizieren. Demnach wird die **sensorisch-epikritische Komponente** in primären (S1, Gyrus postzentralis), vor allem jedoch **in sekundären (S2) somatosensorischen Rindenfeldern** (entlang der Fissura Sylvii) verarbeitet. In diesen Arealen gibt es eine Somatotopie (Nachbarschaftsverhältnisse bleiben erhalten), sowie definierte Reizstärke- und Reizart-Beziehungen in den Entladungsmustern der Gehirnneurone. Die Schmerzverarbeitung in S2 hängt stark vom **Vigilanzniveau** des Probanden ab und von der **Aufmerksamkeit**, die er für das Schmerzgeschehen aufwendet. Unter **Narkose** ist die schmerzinduzierte Aktivität in S2 weitgehend blockiert.
  - Die **emotionale Komponente** korreliert mit Aktivität in Strukturen des limbischen Systems, insbesondere im **Gyrus cinguli**. Hier kommt es nicht nur zur **Evaluation** des emotionalen Charakters der Schmerzen, sondern auch zu einer **Koordinierung** des **aversiven Verhaltens** und **autonomer Reaktionen**, wie Änderung der Kreislaufparameter, Übelkeit, Krankheitsgefühl.

- **Botenstoffe in den Schmerzbahnen**
  - Zellmembranen, auch die der Nozizeptoren, reagieren auf Botenstoffe (**Neurotransmitter**), die in ihrer Umgebung freigesetzt werden, vorausgesetzt, sie verfügen über spezifische **chemische Rezeptorbausteine**. Je nach Schnelligkeit des Wirkungseintritts unterscheidet man Rezeptoren vom **Typ 1** (Reaktion in **ms**), **Typ 2** (**s bis min**) und **Typ 3** (**Std. bis Tage**). Alle 3 Rezeptortypen spielen im Schmerzgeschehen eine große Rolle, Typ 3 vor allem bei den molekularen Mechanismen, die zur **Chronifizierung** von Schmerz führen. Botenstoffe können **erregend** (Glutamat, Dopamin, Substanz P) oder **hemmend** agieren (GABA, Serotonin, endogene und exogene Opioide).

Mechanismen der Schmerzchronifizierung
- Akuter Schmerz kann chronisch werden. Die verantwortlichen Mechanismen finden sich auf allen Ebenen der Schmerzverarbeitung: in der Peripherie, im Rückenmark und supraspinal.
- Die Impulsübertragung im Rückenmark verändert sich nach einem nozizeptiven Reiz und verursacht eine erhöhte Sensibilität der anderen Hinterhornneurone. Anhaltende schmerzhafte Reizung kann zu einer Änderung in der Genexpression in den postsynaptischen Hinterhornneuronen führen. Analgetika können diese Veränderung verhindern, wenn sie vor oder unmittelbar nach dem Schmerzreiz appliziert werden.
- Auch im Gehirn konnte gezeigt werden, daß bei zentralem Schmerz bereits bestehende Verschaltungen von Schmerzprojektionen gebahnt werden.

Weiterführende Literatur

Es gibt eine Unmenge Literatur zum Thema Schmerz, auch gute deutschsprachige Lehrbücher. Wer sich besonders mit dem Gebiet beschäftigen möchte, sei auf folgende Bücher verwiesen, auf denen auch dieser Artikel beruht:

1. Bromm B, Desmedt J. Pain and the Brain. From Nociception to Cognition. New York: Raven Press; 1995
2. Bromm B, Lorenz J. Neurophysiological evaluation of pain. Electroencephalogr. Clin. Neurophysiol. 1998; 107:227–253
3. Sandkühler J, Bromm B, Gebhardt GF. Nervous System Plasticity and Chronic Pain. Amsterdam: Elsevier; 2000
4. Waldvogel HH. Analgetika, Antinozizeptiva, Adjuvanzien. Handbuch für die Schmerzpraxis. 2. Auflage. Berlin; Heidelberg; New York: Springer; 2001
5. Wall PD, Melzack R. Textbook of Pain, 4rd edition. London; Melbourne; New York: Churchill Livingstone; 1999
6. Zimmermann M. Neurobiological Concepts of Pain, its Assessment and Therapy. In: Pain Measurement in Man (ed. B. Bromm) Amsterdam: Elsevier, 1984; 15–31

Neurobiologie der Nozizeption

J. Sandkühler

Roter Faden

■ Neurobiologie der Nozizeption im peripheren Nervensystem
 – Signaltransduktion bei physiologischen Schmerzreizen
 – Signaltransduktion unter pathophysiologischen Bedingungen
 – Neurogene Entzündung
 – Zelluläre und molekulare Vorgänge bei Verletzungen peripherer Nerven

■ Neurobiologie der zentralen Nozizeption
 – Langzeitveränderungen der synaptischen Übertragungsstärke im nozizeptiven System
 – Reorganisation der synaptischen Verschaltung im Rückenmark

Die **Aufgabe** des nozizeptiven Systems ist es, drohende Gewebeschäden rechtzeitig zu erkennen (physiologische Schmerzauslösung) oder Informationen über bereits entstandene Gewebeschäden bereitzustellen (pathophysiologische Schmerzauslösung). Unter pathophysiologischen Bedingungen können im nozizeptiven System langanhaltende Veränderungen ausgelöst werden, die zur Verstärkung und zur Chronifizierung von Schmerzen führen, auch wenn die primäre Schmerzursache bereits verschwunden ist. In den vergangenen Jahren wurden große Fortschritte bei der Aufklärung der zellulären, synaptischen und molekulare Mechanismen der Langzeitveränderungen im nozizeptiven System erreicht. Im peripheren Nervensystem kann es zur Sensibilisierung von Nozizeptoren und spontanen Erregungen in geschädigten Nervenfasern kommen. Im zentralen Nervensystem, insbesondere im Hinterhorn des Rückenmarks, kann die synaptische Übertragungsstärke langanhaltend potenziert werden und die Erregbarkeit der nozizeptiven Neurone steigen. Diese unerwünschte Neuroplastizität kann durch eine präventive Analgesie oder durch eine Leitungs- und Regionalanästhesie vermieden werden.

In diesem Kapitel werden die neurobiologischen Mechanismen dieser klinisch bedeutsamen Veränderungen der Nozizeption zusammengefaßt.

■ Neurobiologie der Nozizeption im peripheren Nervensystem

Die molekularen Vorgänge, die in den freien Nervenendigungen der Nozizeptoren durch Schmerzreize ausgelöst werden, sind Gegenstand aktueller Forschung. Durch Öffnen von Ionenkanälen (Erhöhung der Membranleitfähigkeit) kommt es zu einem Einwärtsstrom in die Zelle und damit zur Depolarisation der Nervenzellmembran (**Signaltransduktion**). Überschreitet die Depolarisation einen Schwellenwert, werden Aktionspotentiale in den afferenten Nervenfasern ausgelöst (**Transformation**), die bis zu den synaptischen Endigungen der Fasern im Hinterhorn des Rückenmarks weitergeleitet werden. Ein umfassendes Verständnis dieser Vorgänge ist von erheblicher klinischer Bedeutung, da die Sensibilisierung von Nozizeptoren offenbar durch Veränderungen in der Signaltransduktion und Transformation zustande kommt und sich hier neuartige Angriffspunkte für die Pharmakotherapie von Schmerzen bieten.

Signaltransduktion bei physiologischen Schmerzreizen

Über die Signaltransduktion bei physiologischen Schmerzreizen ist bislang nur wenig bekannt. Hitzereize lösen bei Nozizeptoren einen schnellen Ionen-Einwärtsstrom aus, der durch Öffnen eines nicht selektiven Kationenkanals zustande kommt. Dieser Kanal reagiert direkt auf hohe Temperaturen, d. h. er ist direkt hitzesensitiv. Eine langanhaltende Steigerung der Hitzeempfindlichkeit (Hitzesensibilisierung) dieses Kanals kann durch Bildung eines Second Messenger entstehen. Dies geschieht z. B., wenn das Gewebehormon Bradykinin an den spezifischen B_2-Bradykininrezeptor bindet (S. 43).

Bei einer Reihe von Zellen, u. a. auch bei Hinterwurzelganglienzellen, wurden Ionenkanäle identifiziert, deren Leitfähigkeit sich durch Dehnung der Plasmamembran erhöht. Diese mechanisch ausgelösten Leitfähigkeitsänderungen sind vermutlich auch bei der Signaltransduktion an mechanosensitiven Nozizeptoren beteiligt.

Signaltransduktion unter pathophysiologischen Bedingungen

Bei Verletzungen von Geweben gelangen intrazelluläre Substanzen (z. B. Adenosintriphosphat [ATP]) in den Extrazellulärraum und können dort als Indikatoren für Gewebeschäden dienen. Intrazelluläre Substanzen können aber auch die Bildung von Indikatorsubstanzen im Extrazellulärraum bewirken und so indirekt die Erregung von Nozizeptoren auslösen.

■ Adenosintriphosphat (ATP)

Purine wie das ATP kommen in allen Zellen in hohen Konzentrationen vor, während sie im Extrazellulärraum normalerweise nicht in biologisch aktiven Konzentrationen vorliegen.

Ein Anstieg der extrazellulären ATP Konzentration zeigt daher einen Gewebeschaden an.

Nozizeptoren exprimieren spezifische Rezeptoren für ATP. Diese **Rezeptoren** stellen entweder einen *Ionenkanal* dar und gehören dann zur Gruppe der ionotropen P2X-Rezep-

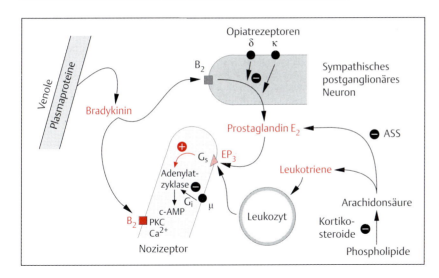

Abb. 1.15 Die hier dargestellten zellulären und molekularen Vorgänge bei der Erregung und Sensibilisierung von Nozizeptoren sind im Text unter „Bradykinin" und unter „Prostaglandine" beschrieben. In roter Farbe sind die pro-nozizeptiven und in schwarzer Farbe die anti-nozizeptiven Mechanismen eingezeichnet.
Abkürzungen: ASS: Azetylsalizylsäure, cAMP: zyklisches Adenosinmonophosphat, G_i: G-Protein, das die Bildung der Adenylatzyklase inhibiert, G_s: Protein, das die Bildung der Adenylatzyklase stimuliert, PLC: Phospholipase C, PKC: Proteinkinase C.

torfamilie. Andere ATP-Rezeptoren können *G-Protein-vermittelte Zellreaktionen* auslösen und werden dann zur Gruppe der metabotropen P2Y Familie gezählt. ATP kann bei Nozizeptoren einen Einwärtsstrom von Ionen auslösen, der dann größtenteils durch den nozizeptorspezifischen $P2X_3$-Rezeptor-Subtyp der ATP-gesteuerten Ionenkanäle vermittelt wird und zu Erregungen in Nozizeptoren führen könnte. Eine Komponente des $P2X_3$-Rezeptor-vermittelten Stromes inaktiviert sehr schnell (innerhalb von einigen Millisekunden), eine zweite Komponente inaktiviert zwar deutlich langsamer (Sekunden), allerdings desensitiviert der Rezeptor bereits bei submikromolaren ATP Konzentrationen, so daß eine unmittelbare und anhaltende Erregung von Nozizeptoren durch ATP zumindest fraglich ist.

Bradykinin

Gewebeschäden führen zur Aktivierung des proteolytischen Enzymsystems Kallikrein im Extrazellulärraum, das die Abspaltung von Bradykinin aus dem ubiquitär verbreiteten Vorläuferprotein Kininogen bewirkt.

Bradykinin bindet an spezifische **B_2-Rezeptoren**, die auf den Plasmamembranen von Nozizeptoren vorkommen und löst dort durch die Vermittlung von Second Messenger einen schnell desensitivierenden Einwärtsstrom aus. Die Stimulation von B_2-Rezeptoren führt über die Aktivierung von Phospholipase C und Bildung von Inositoltriphosphat zu einer Freisetzung von *Ca^{2+}-Ionen* aus intrazellulären Speichern, was vermutlich Leitfähigkeitsänderungen der Nozizeptormembran auslöst. Die schnelle Desensitivierung des durch Bradykinin ausgelösten Einwärtsstromes macht eine Dauererregung von Nozizeptoren durch Bradykinin unwahrscheinlich. Bradykinin kann jedoch die Nozizeptoren für andere Schmerzreize sensitivieren, und dieser Effekt hält wesentlich länger an als die direkte Erregung der Nozizeptoren durch Bradykinin. Die unterschiedlichen Zeitverläufe von Einwärtsstrom und Sensibilisierung lassen den Schluß zu, daß die jeweils zugrundeliegenden Transduktionsmechanismen zumindest teilweise verschieden sind. Und tatsächlich wird die durch Stimulation der B_2-Rezeptoren ausgelöste Hitzesensibilisierung nicht wie die direkte Bradykininantwort über den Phospholipase C-Inositoltriphosphat-Weg, sondern durch die Bildung von Diazylglyzerol und Aktivierung der Proteinkinase C vermittelt (Abb. 1.15).

Prostaglandine

Prostaglandine werden bereits im Frühstadium von Entzündungen in hohen Gewebekonzentrationen angetroffen und kommen darüber hinaus auch bei chronischen Gelenkentzündungen, z. B. bei der rheumatoiden Arthritis, im Entzündungsexsudat vor.

Prostaglandine sind offenbar an den Kardinalsymptomen von Entzündungen ursächlich beteiligt, denn sie führen zur Vasodilatation, Extravasation und in tieferen Geweben wie Darm und Pleura auch zur Sensibilisierung von Nozizeptoren.

Die nozizeptiven Afferenzen exprimieren **Prostaglandinrezeptoren** vom Subtyp der EP_3-Rezeptoren. Diese Prostaglandinrezeptoren koppeln an G_s-Proteine, d. h. sie aktivieren die Adenylatzyklase, was zur Bildung von *zyklischem Adenosinmonophosphat* (cAMP) und zur Aktivierung der Proteinkinase A führt. Die Proteinkinase A phosphoryliert einen Tetrodotoxin-resistenten Na^+-Kanal, der einen Teil des Aktionsstromes durch die Nozizeptormembran vermittelt. Die Schwelle dieses Einwärtsstromes wird durch das Prostaglandin E_2 gesenkt, d. h. die Spannungsempfindlichkeit wird gesteigert, was das Auslösen von Aktionspotentialen erleichtert. Neuere Arbeiten an transgenen Mäusen zeigen, daß der IP-Rezeptor, dessen bevorzugter endogener Ligand das Prostaglandin I_2 ist, ebenfalls eine bedeutende Rolle beim Entzündungsschmerz spielt.

Normalerweise wird die maximale Entladungsrate in nozizeptiven Nervenfasern wirkungsvoll begrenzt, indem unmittelbar nach einem Impuls die Nozizeptormembran hyperpolarisiert und damit weniger leicht erregbar wird. Diese Nachhyperpolarisation wird z.T. durch einen Ca^{2+}-aktivierten langsamen K^+-Ausstrom vermittelt.

Prostaglandine hemmen den langsamen K^+-Ausstrom und ermöglichen so höhere Entladungsraten in Nozizeptoren.

Prostaglandin E$_2$ kann darüber hinaus auch salvenartige Entladungen in Nozizeptoren begünstigen, indem es die spannungsabhängigen K$^+$-Kanäle hemmt. Solche salvenartigen Entladungen führen durch zeitliche Summation der erregenden postsynaptischen Potentiale direkt zu einer stärkeren Erregung der nachgeschalteten nozizeptiven Neuronen im Hinterhorn des Rückenmarks. Salvenartige Entladungen von nozizeptiven Afferenzen induzieren außerdem eine Potenzierung der synaptischen Übertragungsstärke bei nozizeptiven Afferenzen und können so zu einer zentralen Sensibilisierung beitragen (S. 43 Abb. 1.**15**).

Serotonin (5HT)

Aktivierte Thrombozyten setzen 5HT frei, das ebenfalls direkt Nozizeptoren erregen kann, offenbar durch Bindung an den 5HT$_1$ Rezeptor und in gewissen Umfang auch durch Bindung an den 5HT$_2$ und an den 5HT$_3$ Rezeptor.

Die wichtigste periphere Wirkung von 5HT im Zusammenhang mit der Nozizeption ist eine ausgeprägt sensibilisierende Wirkung, u. a. werden die Antworten der Nozizeptoren auf Bradykinin anhaltend verstärkt.

Protonen (H$^+$)

Bei Entzündungen, aber auch bei starker isometrischer Muskelaktivität mit Ischämie steigt die H$^+$-Konzentration im Gewebe an, und es können pH-Werte von unter 6 erreicht werden. Nozizeptoren sind in der Lage, eine solche *Ansäuerung des Gewebes* zu erkennen, da H$^+$-Ionen zum Öffnen eines nicht selektiven Ionenkanals für mono- und divalente Kationen führen und so bei Nozizeptoren einen Einwärtsstrom auslösen.

Durch Protonen werden Nozizeptoren direkt und anhaltend erregt. Die oben genannten Entzündungsmediatoren wie Bradykinin, 5HT und die Prostaglandine erhöhen die Leitfähigkeit des Protonen-sensitiven Kanals drastisch und anhaltend.

Außerdem steigern oder vermindern H$^+$-Ionen die Leitfähigkeiten einiger Ionenkanäle. Protonen erhöhen die Affinität von ATP an seine Rezeptoren und potenzieren den durch ATP ausgelösten Einwärtsstrom (Übersicht bei [10]).

Nervenwachstumsfaktor (NGF)

Der Nervenwachstumsfaktor (engl. nerve growth factor, NGF) ist offenbar für die **Ontogenese** von Nozizeptoren erforderlich. Wird bei neonatalen Tieren NGF durch Antiseren inaktiviert, kommt es zu einer drastischen Reduktion der Anzahl von mechanosensitiven Nozizeptoren aus der Gruppe der Aδ-Fasern. In Zellkulturen von Hinterwurzelganglienzellen ist die Expression der nozizeptorspezifischen Protonen- und Capsaicin-gesteuerten Ionenkanäle und der Tetrodotoxin-resistenten Na$^+$-Kanäle von der Anwesenheit von NGF abhängig. Aber auch beim voll entwickelten Nervensystem des Erwachsenen spielt NGF eine bedeutende Rolle.

Bei der rheumatoiden Arthritis und bei experimentellen Entzündungen wird verstärkt der Wachstumsfaktor Tumornekrosefaktor α gebildet, der zur Synthese des Zytokins Interleukin 1β führt und die lokale Bildung von NGF stimuliert. Die Nozizeptoren exprimieren spezifische Rezeptoren für NGF, den TrkA-Rezeptor, der eine intrinsische Tyrosinkinaseaktivität besitzt, und den p75 Rezeptor. Sobald ein dimeres NGF-Molekül an zwei TrkA-Rezeptoren bindet, wird die Tyrosinkinase aktiviert und es können Phosphoproteine phosphoryliert werden. Eine Phosphorylierung von Ionenkanalproteinen könnte zu einer Sensivierung der Nozizeptoren im Rahmen eines Entzündungsgeschehens beitragen. Allerdings scheinen die akuten hyperalgetischen Wirkungen des NGF eher sekundär durch Degranulation von Mastzellen zustande zu kommen.

Der NGF-TrkA-Komplex kann internalisiert und retrograd zum Zellkörper in den Spinalganglien transportiert werden. Über eine Reihe von Zwischenschritten kann es so zu einer Aktivierung von Transkriptionsfaktoren kommen, die die Ablesung von Zielgenen steuern. Unter anderem steigert NGF die Expression von Neuropeptiden wie Substanz P und ein im Kalzitonin-Genkomplex kodiertes Peptid (engl.: calcitonin-gene related peptide, CGRP). Beide Peptide werden von nozizeptiven Fasern im Rückenmark freigesetzt und können die synaptische Übertragung langanhaltend steigern und nozizeptive Neurone sensibilisieren. Darüber hinaus werden Substanz P und CGRP auch an den peripheren Endigungen nozizeptiver Fasern freigesetzt und lösen dort eine neurogene Entzündung aus (s. u.). Mit einer entsprechend langen Latenz von vielen Stunden erzeugt NGF tatsächlich eine Hyperalgesie für mechanische Schmerzreize, wobei der retrograde Transport des NGF-trkA-Komplexes zum Spinalganglion und die Induktion der Genexpression die limitierenden Zeitfaktoren darstellen. Eine Übersicht findet sich bei (2).

Neurogene Entzündung

Nozizeptive Nervenfasern erfüllen eine afferente Funktion, indem sie Informationen über einen Schmerzreiz zum zentralen Nervensystem leiten. Ein Teil der nozizeptiven Afferenzen, die zur Klasse der polymodalen **C-Fasern** gehören, ist darüber hinaus in der Lage, bei Erregung auch an ihren peripheren Terminalen **Neuropeptide** wie die Substanz P und CGRP freizusetzen. Die Neuropeptide führen zu einer Vasodilatation von Arteriolen und zur Plasmaextravasation bei Venolen, und sie können Nozizeptoren sensibilisieren. Die sensibilisierten Nozizeptoren können dann zusätzlich erregt werden und selbst Neuropeptide an ihren peripheren Terminalen freisetzen, so daß sich eine neurogene Entzündung über das primär gereizte Areal hinaus ausbreiten kann. Offenbar ist die neurogene Entzündung jedoch kein rein peripheres Phänomen, da pharmakologische Blockaden von Neurotransmitterrezeptoren im Hinterhorn des Rückenmarks die neurogene Entzündung in der Peripherie vermindern können.

Zelluläre und molekulare Vorgänge bei Verletzungen peripherer Nerven

Nach Verletzung oder Durchtrennung von sensiblen Nervenfasern müssen eine Reihe von Voraussetzungen erfüllt sein, um das Überleben der geschädigten Neurone zu sichern, deren Regeneration in Gang zu setzen und eine Wiederherstellung der Funktion zu ermöglichen. Häufig sind jedoch nicht alle Bedingungen erfüllt, und es kommt zu Fehlfunktionen, zu denen auch schwer therapierbare, chronische Schmerzen zählen.

Erste Voraussetzung für eine Regeneration ist das *Überleben der axotomierten Neurone.* Hierzu ist eine Vielzahl von trophischen Substanzen erforderlich, unter anderem **Neurotrophine**, die in neuronalen und in nicht neuronalen Zellen synthetisiert werden können. Die Neurotrophine bewirken eine phänotypische Umstellung vom normalen Übertragungsmodus der ausdifferenzierten sensiblen Neurone zurück in den Wachstumsmodus. Anders als im Übertragungsmodus sind im Wachstumsmodus keine Neurotransmittermoleküle erforderlich. Dagegen werden andere Substanzen wie das Wachstum-assoziierte Protein-43 (engl.: growth associated protein-43: GAP-43), Tubulin und Aktin und eine Reihe von Neuropeptiden benötigt, die zur Regeneration beitragen. Wenn sich die nozizeptiven Afferenzen im Übertragungsmodus befinden, dann werden unter anderem die Neuropeptide Substanz P, CGRP und Somatostatin in nozizeptiven Neuronen konstitutiv exprimiert. Diese Peptide sind an der synaptischen Übertragung zwischen nozizeptiven Afferenzen und Neuronen im Hinterhorn des Rückenmarks beteiligt. Nach Axotomie werden diese Neuropeptide herunterreguliert, und es wird die Expression von vasoaktivem intestinalem Polypeptid, Cholezystokinin, Neuropeptid Y und Galanin induziert.

Das vasoaktive intestinale Polypeptid kann den Zelltod verhindern und wie Neuropeptid Y das Neuritenwachstum fördern. Es stimuliert darüber hinaus auch die Teilung von Gliazellen, insbesondere von Schwann-Zellen, die wiederum neurotrophe Faktoren synthetisieren und freisetzen. Axotomierte Neurone und einwandernde Makrophagen bilden zusätzlich Zytokine wie die Interleukine 1, 2 und 6, den transformierenden Wachstumsfaktor β (TGF-β) und Interferon γ, die ebenfalls die Zellteilung von Schwann-Zellen anregen. Schwann-Zellen können NGF produzieren, so daß die Zunahme der Zahl der Schwann-Zellen zu einer deutlichen Steigerung der NGF-Produktion am Ort der Nervenschädigung führt. NGF kann auch von axotomierten Neuronen selbst gebildet werden. Die Bindung von NGF an hochaffine TrkA-Rezeptoren ist für das Überleben der axotomierten, sensiblen Neurone erforderlich. Der TrkA-NGF-Komplex wird internalisiert und gelangt über den retrograden axonalen Transport zum Zellkörper im Spinalganglion. Der axonale Transport wird beim Umschalten vom Übertragungs- in den Wachstumsmodus erleichtert, indem die Fluidität des Axoplasmas durch Herunterregulierung des Neurofilamentproteins erhöht wird. Wenn es dann zu einer erfolgreichen Reinnervation des Zielorgans gekommen ist, muß dies dem Zellkörper signalisiert werden, damit es zu einer phänotypischen Umschaltung zurück in den Übertragungsmodus kommen kann. Die erfolgreiche Reinnervation des Zielorgans wird durch einen weiteren Anstieg der Konzentration des TrkA-NGF-Komplexes im Zellkörper angezeigt, denn die Zielorgane versorgen die sensiblen Neurone u. a. mit großen Mengen an NGF und mit epidermalen Wachstumsfaktor (engl.: epidermal growth factor, EGF), der in Keratozyten exprimiert wird und wie NGF an TrkA-Rezeptoren bindet. Ein starker Anstieg des TrkA-Komplexes im Zellkörper wird daher als Zeichen einer erfolgreichen Reinnervation des Zielorgans interpretiert und löst dann die erwünschte phänotypische Umschaltung zurück in den Übertragungsmodus aus. Bei noch nicht erfolgter Regeneration wird eine unkontrollierte Internalisation des TrkA-NGF-Komplexes am durchtrennten Axonstumpf verhindert, indem die Expression von TrkA-Rezeptoren in axotomierten Neuronen gedrosselt wird. Offenbar wird dadurch verhindert, daß zu hohe NGF-Konzentrationen im Zellkörper von axotomierten Neuronen eine erfolgreiche Innervation des Zielorgans vortäuschen und sie dann vorzeitig in den Übertragungsmodus zurückschalten.

NGF stärkt auch indirekt die Regeneration der axotomierten Neurone, indem es die Angiogenese und damit die Blutversorgung der Nervenfasern steigert und die Migration von Schwann-Zellen fördert, die zur Nervenregeneration ebenfalls erforderlich sind. Eine aktuelle und umfassende Übersicht über die zellulären und molekularen Vorgänge bei der Regeneration peripherer Nerven findet sich bei Fu und Gordon (3).

Nach Nervenverletzung oder Axotomie kann es zu **Fehlanpassungen** kommen, die zu chronischen neuropathischen Schmerzen führen. Nach Axotomie können Schwann-Zellen den Tumornekrosefaktor α bilden, der bei nozizeptiven Afferenzen ektopische Erregungen auslösen kann. Bei Aβ-Fasern, die normalerweise ausschließlich Informationen über leichte Berührungsreize leiten, kann Axotomie eine phänotypische Umstellung auslösen, die zur Synthese von Substanz P führt. Dieses Neuropeptid kommt normalerweise nur in Aδ- und in C-Fasern vor und steigert die Nozizeption im Rückenmark. Die spinalen Endigungen der Aβ-Fasern sparen normalerweise das bevorzugte Endigungsgebiet der nozizeptiven C-Fasern im Rückenmark, die Lamina II, vollständig aus. Nach Axotomie sprossen jedoch Aβ-Fasern auch in das Terminationsgebiet der untergegangenen C-Fasern ein und bilden dort synaptische Kontakte (S. 42). Nach Axotomie kann daher die Erregung von Aβ-Fasern zu einer Freisetzung von Substanz P in Lamina II und zur Erregung von nozizeptiven Neuronen führen.

Neurobiologie der zentralen Nozizeption

Die zellulären, synaptischen und molekularen Mechanismen, die der Verarbeitung von Schmerzinformation im Rückenmark zugrunde liegen, sind Gegenstand aktueller Forschung.

Langanhaltende Veränderungen der synaptischen Übertragungsstärke, Sensibilisierung von nozizeptiven Hinterhornneuronen und Umstrukturierung der synaptischen Verbindungen im Rückenmark können zur Verstärkung und Chronifizierung von Schmerzen führen (**sekundäre Hyperalgesie**). Ausgelöst werden diese zentralen Veränderungen meist durch eine massive Erregung von Nozizeptoren, z. B. bei operativen Eingriffen, bei peripheren Traumata oder Entzündungen oder bei Schädigung eines peripheren Nerven. Nach peripheren Verletzungen können Schmerzen über Monate oder Jahre persistieren, auch wenn die eigentliche Schmerzursache bereits vollständig ausgeheilt ist. Die ursprünglichen Nozizeptorschmerzen haben sich dann in chronische, neuropathische Schmerzen verwandelt.

Langzeitveränderungen der synaptischen Übertragungsstärke im nozizeptiven System

Die synaptische Freisetzung eines oder mehrerer Neurotransmitter wird durch Aktionspotentiale in den präsynaptischen Terminalen ausgelöst. Der oder die Neurotransmitter lösen postsynaptische Ströme aus, deren Größe ein quantitatives Maß für die synaptische Übertragungsstärke darstellt. Bei starkem Gebrauch der Synapsen kann die synaptische Übertragungsstärke langanhaltend gesteigert werden (engl.: long-term potentiation, LTP). Dann kann es bei jedem Aktionspotential zu einer vermehrten Ausschüttung von Neurotransmitter aus den präsynaptischen Terminalen kommen (**präsynaptischer Mechanismus**), oder es kommt zu einer Sensibilisierung der postsynaptischen Membran für den jeweiligen Überträgerstoff (**postsynaptischer Mechanismus**).

■ Langzeitpotenzierung (LTP)

Bei wachen Tieren kann eine LTP ausgelöst werden, die unter Umständen über Monate oder Jahre anhält. Die LTP an Synapsen im Hippocampus wurde in der Vergangenheit besonders intensiv untersucht und gilt heute als das wichtigste zelluläre Modell für Lernen und Gedächtnis. Eine LTP läßt sich aber auch an den Synapsen zwischen nozizeptiven Afferenzen und Neuronen im Hinterhorn des Rückenmarks auslösen. Hierzu reicht es, wenn die Afferenzen kurzzeitig (Sekunden) mit einer hohen Frequenz (z. B. 100 Hz) elektrisch gereizt werden. Natürliche Erregungen von Nozizeptoren, wie sie bei Entzündungen, peripheren Traumata oder bei Nervenläsionen entstehen, können ebenfalls zu einer LTP im Rückenmark führen (12). Die LTP wird im Rückenmark durch die *Aktivierung von ionotropen Glutamatrezeptoren* vom Subtyp der NMDA Rezeptoren, von *metabotropen Glutamatrezeptoren* der Gruppen I und II sowie von *Neuropeptidrezeptoren* für Substanz P (NK_1-Rezeptoren) und für Neurokinin A (NK_2-Rezeptoren) ausgelöst. Die Aktivierung dieser Rezeptoren führt zu einem *Anstieg der freien zytosolischen Ca^{2+}-Ionen-Konzentration* ($[Ca^{2+}]_i$) in Neuronen des Rückenmarks. Die Ca^{2+}-Ionen können direkt durch NMDA-Rezeptor-Kanäle in die Nervenzellen gelangen. Die NMDA-Rezeptor-Kanäle unterliegen jedoch normalerweise einem Mg^{2+}-Block und können nur öffnen, wenn zwei Bedingungen gleichzeitig erfüllt sind:
– Bindung des Liganden (Glutamat) an den Rezeptor,
– Aufhebung des Mg^{2+}-Blocks durch eine starke Depolarisation der Nervenzellmembran.

Eine Depolarisation kann bei nozizeptiven Neuronen im Rückenmark durch Aktivierung von NK_1- und NK_2-Rezeptoren erreicht werden. Dies macht verständlich, warum es einer Koaktivierung von NMDA-, NK_1- und NK_2-Rezeptoren bedarf, um neuroplastische Veränderungen im Rückenmark auszulösen. Ein starker $[Ca^{2+}]_i$-Anstieg in der postsynaptischen Zelle auf Werte über 5 µmol für rund 10 s kann bereits ausreichen, um eine LTP zu induzieren. Durch einen starken $[Ca^{2+}]_i$-Anstieg werden an einigen Synapsen kalziumabhängige Proteinkinasen wie die kalzium-/kalmodulinabhängige Proteinkinase und über Zwischenschritte weitere Proteinkinasen wie die Proteinkinase C aktiviert (17). Das führt zur Phosphorylierung von synaptischen Phosphoproteinen. Die Substrate der synaptischen Proteinkinasen sind noch nicht vollständig bekannt. Möglicherweise spielen AMPA-Rezeptoren eine entscheidende Rolle, da die Phosphorylierung von AMPA-Rezeptor-Kanälen eine erhöhte Leitfähigkeit dieser Kanäle verursacht, was direkt die postsynaptischen Ströme verstärkt und zur LTP führen könnte. Schmerzreize induzieren in Neuronen des Hinterhorns darüber hinaus die Phosphorylierung des „cAMP-response element-binding proteins" (CREB) und aktivieren so diesen Transkriptionsfaktor (5). Das kann die Ablesung von Zielgenen verändern, die die synaptische Übertragungsstärke kontrollieren. CREB-Bindungsstellen finden sich in den Promoterregionen von zahlreichen Genen, dazu gehören „immediate early genes" (IEGs) wie c-*fos* und Zif/268, sowie Gene, die Synapsin I, Dynorphin und Enkephalin kodieren (4). Ein direkter Zusammenhang zwischen der CREB-abhängigen Transkription und der späten Phase der LTP wurde kürzlich gezeigt (Übersicht bei [15]).

Es ist eine allgemeine klinische Erfahrung, daß sich die Schmerzsymptomatik bei Patienten mit vergleichbaren Primärerkrankungen oft sehr unterschiedlich entwickelt. Nervenverletzungen oder -durchtrennungen können schwerste chronische Amputationsschmerzen zur Folge haben oder aber folgenlos bleiben. Die Ursache für diese unterschiedlichen Reaktionen der Patienten sind zur Zeit noch unbekannt.

Es gibt aber deutliche Hinweise, wonach eine intakte körpereigene Schmerzabwehr zum Zeitpunkt der Primärschädigung die Entstehung unerwünschter, neuroplastischer Veränderungen im Rückenmark verhindern kann.

So erzeugen schwache konditionierende Schmerzreize oder die spinale Applikation von NMDA, Substanz P oder Neurokinin A eine LTP im Rückenmark, wenn die absteigende Hemmung zum Rückenmark unterbrochen ist. Bei intakter Schmerzabwehr bleiben dieselben Reize dagegen wirkungslos. Die körpereigene Schmerzabwehr erzeugt im Rückenmark eine prä- und eine postsynaptische Hemmung nozizeptiver Neurone. Die präsynaptische Hemmung reduziert die Freisetzung von Glutamat und damit die Aktivierung von NMDA-Rezeptoren. Die Spannungsabhängigkeit der NMDA-Rezeptor-Kanäle macht die Induktion der LTP darüber hinaus auch empfindlich für eine postsynaptische Hemmung: Plastische Veränderungen, die auf einer Aktivierung von NMDA-Rezeptoren beruhen, können prinzipiell durch eine postsynaptische Hemmung vermindert oder ganz unterdrückt werden, denn eine ausreichende Depolarisation, die ja zur Aufhebung des Mg^{2+}-Blocks der NMDA-Rezeptor-Kanäle erforderlich ist, wird durch eine postsynaptische Hemmung erschwert (Abb. 1.16). Eine prä-postsynaptische Hemmung kann im Rückenmark durch die körpereigene Schmerzabwehr oder durch zentral angreifende Analgetika erzeugt werden.

- Bei Patienten kann die Gabe von zentral angreifenden Analgetika unmittelbar vor und während eines operativen Eingriffes die Entstehung unerwünschter neuroplastischer Veränderungen im zentralen Nervensystem verhindern.

Dies gilt besonders für Patienten, bei denen eine insuffiziente körpereigene Schmerzabwehr die Entstehung neuroplastischer Veränderungen nicht unterdrücken kann. Die Wirksamkeit dieser präventiven Analgesie wurde in einigen experimentellen und klinischen Studien belegt, während andere Autoren bei ihren Patienten keinen eindeutigen Wirksamkeitsnachweis erbringen konnten. Möglicherweise ist bei Patientenkollektiven mit überdurchschnittlich starker Aktivierung der körpereigenen Schmerzabwehr ein zusätzlicher Effekt durch eine präventive Analgesie nicht möglich und auch nicht erforderlich, während Patienten mit einer insuffizienten körpereigenen Schmerzabwehr von einer vorsorglichen Schmerzbehandlung ganz entscheidend profitieren können. Da oftmals eine Vorhersage über die Notwendigkeit einer präventiven Analgesie nicht möglich sein wird, ist eine konsequente Anwendung auch in allen Zweifelsfällen dringend angezeigt.

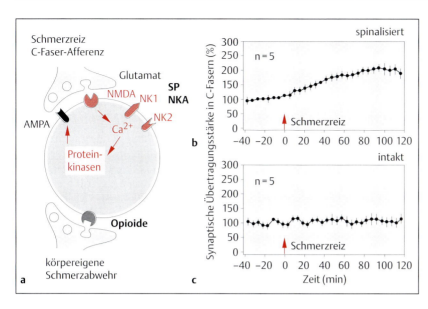

Abb. 1.**16** Induktion einer LTP der synaptischen Übertragung zwischen afferenten C-Fasern und Neuronen in Lamina II des Rückenmarks durch noxische Hitzereize der Haut im Versorgungsgebiet des N. suralis.
a Schema der zellulären und synaptischen Mechanismen bei der Induktion der LTP. Konditionierende C-Faser-Reize (Schmerzreize) führen zur synaptischen Freisetzung von Glutamat, das an AMPA- und an NMDA-Rezeptor-Kanäle bindet. Ein Einstrom von Kalziumionen in die Zelle durch NMDA-Rezeptor-Kanäle erfolgt jedoch nur, wenn zusätzlich der Mg^{2+}-Block der NMDA-Rezeptor-Kanäle durch Depolarisation der Membran aufgehoben wird. Die Neuropeptide Substanz P (SP) und Neurokinin A, die an NK1- bzw. NK2-Rezeptoren binden, können die notwendige Depolarisation der Membran auslösen und den Kalziumeinstrom durch NMDA-Rezeptor-Kanäle begünstigen. Der Anstieg von $[Ca^{2+}]_i$ führt zu einer Aktivierung von Proteinkinasen, die synaptische Proteine, u. a. AMPA-Rezeptor-Kanäle, phosphorylieren und so zu einer lang anhaltenden Zunahme der postsynaptischen Ströme führen (LTP). Die Aufhebung des Mg^{2+}-Blocks der NMDA-Rezeptor-Kanäle durch Depolarisation kann durch eine postsynaptische Hemmung der Neurone verhindert werden, z. B. durch Freisetzung von endogenen Opioiden oder durch Gabe von Opiaten bei der präventiven Analgesie.
b LTP der synaptischen Übertragungsstärke in C-Fasern des N. suralis durch noxische Hitzereize der Haut im Versorgungsgebiet des Nerven bei vollständiger Unterbrechung (Spinalisation) der absteigenden, körpereigenen Schmerzabwehr.
c Die gleichen Schmerzreize führen dagegen zu keiner LTP, wenn die körpereigene Schmerzabwehr und damit die postsynaptische Hemmung intakt bleibt.

- Dabei sind Leitungsblockaden und Regionalanästhesien besonders wirksam, da sie bereits den afferenten Zustrom zum Rückenmark blockieren bzw. die Erregung von Hinterhornneuronen unterdrücken. Dagegen können neuroplastische Veränderungen im Rückenmark auch unter tiefer chirurgischer Allgemeinnarkose ausgelöst werden, je nach verwendetem Anästhetikum.

Hier fehlen noch ausreichende Kenntnisse über mögliche protektive Wirkungen der heute eingesetzten Allgemeinanästhetika. Eine Übersicht findet sich bei (6).

Langzeithemmung

Wenn im zentralen Nervensystem bereits neuroplastische Veränderungen und eine sekundäre Hyperalgesie entstanden sind, ist eine Normalisierung der Nozizeption pharmakologisch meist nicht mehr zu erreichen. Die heute verwendeten Analgetika können zwar die Erregbarkeit nozizeptiver Neurone für die Dauer der Anwendung herabsetzen, sie greifen jedoch in der Regel nicht in die zellulären und molekularen Mechanismen der neuroplastischen Veränderungen ein und können dementsprechend auch keine kausale Therapie der Hyperalgesie darstellen.

Die neuroplastischen Veränderungen können sich jedoch innerhalb von Stunden bis Monaten spontan zurückbilden. Eine *Normalisierung der pathologisch gesteigerten synaptischen Übertragung* im nozizeptiven System kann darüber hinaus durch geeignete konditionierende Reizung von afferenten Aδ-Fasern erreicht werden. Elektrische Reizung mit niedriger Frequenz (etwa 1 Hz) für rund 10–15 min führt zu einer Langzeithemmung der synaptischen Übertragung und zur Normalisierung einer gesteigerten synaptischen Übertragung bei nozizeptiven Afferenzen. Es erscheint zunächst paradox, daß sowohl bei der synaptischen Hemmung als auch bei der Potenzierung NMDA-Rezeptoren sowie metabotrope Glutamatrezeptoren der Gruppen I und II und ein $[Ca^{2+}]_i$-Anstieg in der postsynaptischen Zelle beteiligt sind. Nach einer Theorie von Lisman (8) läßt sich dieses Paradoxon jedoch aufklären, denn zur Aktivierung von einer Reihe von Proteinkinasen ist ein kurzzeitiger $[Ca^{2+}]_i$-Anstieg auf über 5 μmol erforderlich, während Proteinphosphatasen bereits bei niedrigeren $[Ca^{2+}]_i$-Konzentrationen aktiviert werden können. Langanhaltende konditionierende Reize mit niedriger Frequenz setzen an den Terminalen der afferenten Fasern Glutamat, aber keine oder wenig Neuropeptide frei, so daß es nur zu einer geringgradigen Aktivierung von NMDA-Rezeptoren kommt. Dies führt zu einem geringen $[Ca^{2+}]_i$-Anstieg in der postsynaptischen Zelle, der ausreicht, um Proteinphosphatasen, nicht jedoch um Kinasen zu aktivieren. Die Phosphatasen können dann die Phosphorylierung von Phosphoproteinen, die bei der Induktion der LTP entstanden ist, wieder rückgängig machen. Dieser Wirkmechanismus greift also direkt in die Kausalkette der LTP ein und stellt im Rückenmark vermutlich ein neuartiges anti-hyperalgetisches Prinzip dar.

Die Anti-Hyperalgesie greift kausal in die gestörte Biochemie der Zelle ein, im Gegensatz zur klassischen Analgesie, die zu einer kurzzeitigen Hemmung von nozizeptiven Neuronen führt (Übersichten bei [9, 11]).

Reorganisation der synaptischen Verschaltung im Rückenmark

Nach peripheren Nervenläsionen leiden Patienten häufig an Schmerzen, die durch leichte Berührungsreize ausgelöst werden können (Allodynie), ohne das dies durch eine erniedrigte Reizschwelle der Nozizeptoren erklärt werden könnte.

Die Ursache dieser Allodynie liegt in einer Reorganisation der synaptischen Verbindungen im Hinterhorn des Rückenmarks.

Reorganisation der zentralen Endigungsgebiete sensibler Fasern

Die Endigungen sensibler Nervenfasern weisen im Rückenmark normalerweise ein hohes Maß an topologischer Ordnung auf. Die Fasern der niederschwelligen Berührungsfühler (Aβ-Fasern) enden in den Laminae III und IV des Hinterhorns. Dagegen enden die Fasern der hochschwelligen Nozizeptoren (Aδ- und C-Fasern) in den Laminae I, II und V. Die schwach myelinisierten Aδ-Fasern enden in den Laminae I und V, während die nicht myelinisierten C-Fasern in Lamina II synaptische Kontakte ausbilden.

Diese topologische Zuordnung von Fasertyp bzw. Sinnesmodalität und Endigungsgebiet im Hinterhorn des Rückenmarks gewährleistet, daß Schmerzinformationen gezielt nozizeptiv spezifischen Neuronen zugeleitet werden kann, die keinerlei erregenden Zustrom von nicht nozizeptiven Afferenzen erhalten.

Dies ändert sich jedoch nach Nervenverletzungen. Bereits 1–2 Wochen nach der Durchtrennung eines sensiblen Nervens bilden die Aβ-Fasern der niederschwelligen Berührungsfühler ein dichtes Geflecht von Axonterminalen in der Lamina II aus, wo normalerweise nur C-Fasern enden (6). Die neu eingesprossenen Terminalen der Aβ-Fasern sind noch mindestens 6 Monate nach einer Nervenläsion nachweisbar und verschwinden erst nach rund 9 Monaten wieder, unabhängig von einer eventuell erfolgten Regeneration des Nerven und Reinnervation des denervierten Hautareals.

Die neurobiologischen Mechanismen, die der Entstehung und Aufrechterhaltung synaptischer Verbindungen im Nervensystem unterliegen, sind Gegenstand aktueller Forschung. Es konnten chemotaktische Moleküle identifiziert werden, die das Einsprossen afferenter Nervenfasern in ein Territorium fördern bzw. unterdrücken können und so das Terminationsgebiet sensibler Fasern im Rückenmark mitbestimmen. Intrathekale Gaben NGF verhindern die transganglionäre Degeneration von C-Faser-Terminalen und das Einsprossen von Aβ-Fasern in die Lamina II nach Axotomie eines peripheren Nerven (1). Das Einsprossen der Aβ-Fasern in Lamina II wird offenbar nicht durch eine direkte Wirkung von NGF verhindert, da Aβ-Fasern, im Gegensatz zu C-Fasern, den NGF-Rezeptor TrkA nicht in nennenswertem Umfang exprimieren. Vermutlich sondern die C-Fasern aus ihren Terminalen Substanzen ab, die ein Ein-

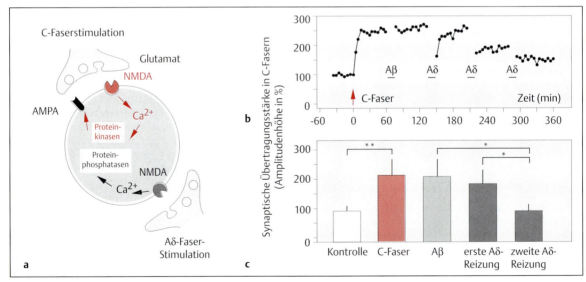

Abb. 1.17 Normalisierung der gesteigerten synaptischen Übertragung durch konditionierende Reizung von afferenten Aδ-Fasern.
a Schema der zellulären Vorgänge bei der Induktion der LTP bzw. bei der Umkehr der LTP. Induktion der LTP wie in Abb. 1.16 beschrieben. Die Phosphorylierung der synaptischen Proteine wie der AMPA-Rezeptor-Kanäle kann durch Aktivierung der entsprechenden Proteinphosphatasen wieder rückgängig gemacht werden. Viele Proteinphosphatasen werden bereits bei einem geringen, aber länger anhaltendem Anstieg von $[Ca^{2+}]_i$ aktiviert. Anhaltende, niederfrequente Reizung von Aδ-Fasern kann zu einem geringen Anstieg von $[Ca^{2+}]_i$ durch Öffnen einiger NMDA-Rezeptor-Kanäle führen.
b In diesem Beispiel wurden zur Induktion der LTP die C-Fasern eines afferenten Nerven elektrisch für kurze Zeit (Sekunden) salvenartig erregt. Das führt auch bei intakter körpereigener Schmerzabwehr zur LTP. Konditionierende elektrische Reizung von niederschwelligen Aβ-Fasern bleibt wirkungslos, während wiederholte konditionierende elektrische Reizung von Aδ-Fasern (jeweils mit 1 Hz für 15 min) zu einer schrittweisen Normalisierung der gesteigerten synaptischen Übertragung führt.
c Hier sind die Veränderungen der synaptischen Übertragungsstärke in C-Fasern nach den jeweiligen konditionierenden Reizen aus fünf Versuchen zusammengefaßt. Der Vergleich mit den in Abb. 1.16 gezeigten Mechanismen macht die neurobiologischen Unterschiede bei der präventiven Analgesie und bei der in dieser Abbildung beschriebenen Anti-Hyperalgesie deutlich.

sprossen von Aβ-Fasern in ihr Terminationsgebiet unterdrücken. Werden die C-Faser-Terminalen nach Axotomie durch NGF-Behandlung erhalten, können sie auch weiterhin das Einsprossen der Aβ-Fasern verhindern. Diese Mechanismen der Synaptogenese und Degeneration könnten neue wichtige Angriffspunkte für die Therapie neuropathischer Schmerzen nach Nervenläsionen aufzeigen (Abb. 1.17).

Degeneration inhibitorischer Interneurone im Rückenmark

Chronische Kompression oder Durchtrennung von sensiblen Nerven oder die natürliche Erregung von Nozizeptoren, z. B. durch eine einfache Schnittwunde, können zu einer transsynaptischen Degeneration von Neuronen in der Lamina II des Rückenmarks führen.

Diese Schicht ist reich an hemmenden GABAergen Interneuronen, die offenbar besonders anfällig sind für eine transsynaptische Degeneration. Entsprechend sinkt der Gehalt an GABA im Hinterhorn nach Nervenverletzungen oder starker Nozizeptorerregung deutlich ab (14). Kompensatorisch werden $GABA_A$-Rezeptoren heraufreguliert, während die Dichte an $GABA_B$-Rezeptoren abnimmt. Wenn der Nettoeffekt dieser Veränderungen im GABAergen System des Rückenmarks eine verminderte Hemmung von nozizeptiven Neuronen ist, dann könnte dies einen weiteren zentralen Mechanismus von Allodynie und Hyperalgesie darstellen. Tatsächlich führt auch die pharmakologische Blockade der GABAergen Hemmung im Rückenmark zu einer Sensibilisierung von nozizeptiven Neuronen und zur Allodynie (13). Eine insuffiziente Hemmung im Rückenmark spielt offenbar auch bei Schmerzen nach vorübergehender Ischämie des Rückenmarks eine Rolle, denn die Ischämie führt ebenfalls zu einer Abnahme des GABA-Gehalts im Rückenmark und zur Allodynie (18).

In den kommenden Jahren können weitere wichtige Fortschritte bei der Aufklärung der neurobiologischen Ursachen chronischer Schmerzen im Nervensystem erwartet werden, aus denen sich neue Angriffspunkte sowohl für eine wirksame Prävention als auch für eine kausale Therapie von akuten (z. B. postoperativen) und von chronischen (insbesondere neuropathischen) Schmerzen ableiten werden.

Kernaussagen

Neurobiologie der Nozizeption im peripheren Nervensystem
– Das nozizeptive System kann drohende Gewebeschäden rechtzeitig erkennen oder Informationen über bereits entstandene Gewebeschäden bereitstellen. Es können im nozizeptiven System jedoch auch langanhaltende Veränderungen ausgelöst werden, die zu einer krankhaften Verstärkung von Schmerzen, also zur Hyperalgesie, führen.
– Bei jeder Gewebeschädigung gelangen intrazelluläre Substanzen in den Extrazellulärraum und können dort von Nozizeptoren als Anzeichen von Gewebeschäden erkannt werden.
– Wenn sensible Nervenfasern verletzt oder durchtrennt wurden, müssen eine Reihe von Voraussetzungen erfüllt sein, um das Überleben der geschädigten Neurone zu sichern, deren Regeneration in Gang zu setzen und eine Wiederherstellung der Funktion zu ermöglichen. Häufig sind jedoch nicht alle Bedingungen erfüllt, und es kommt zu Fehlfunktionen, zu denen auch schwer therapierbare, chronische neuropathische Schmerzen zählen.

Neurobiologie der zentralen Nozizeption
– Im Rückenmark können langanhaltende Veränderungen der synaptischen Übertragungsstärke, Sensibilisierung von nozizeptiven Neuronen und Umstrukturierung der synaptischen Verbindungen zur Verstärkung und Chronifizierung von Schmerzen beitragen. Ausgelöst werden diese zentralen Veränderungen meist durch eine massive Erregung von Nozizeptoren, z. B. bei operativen Eingriffen oder Entzündungen, oder durch Schädigungen sensibler Nerven.
– Die synaptische Übertragungsstärke kann bei einem starken Gebrauch der Synapsen langanhaltend gesteigert werden, indem es zu einer vermehrten Ausschüttung von Neurotransmitter aus der präsynaptischen Terminale kommt (präsynaptischer Mechanismus) oder indem die postsynaptische Membran für den jeweiligen Übertragerstoff sensibilisiert wird (postsynaptischer Mechanismus).
– Nach peripheren Nervenläsionen leiden Patienten häufig an Schmerzen, die durch leichte Berührungsreize ausgelöst werden können (Allodynie), ohne daß dies durch eine erniedrigte Reizschwelle der Nozizeptoren erklärt werden könnte. Die Ursache dieser Allodynie liegt in einer Reorganisation der synaptischen Verbindungen im Hinterhorn des Rückenmarks.
– Es gibt Hinweise, wonach eine intakte körpereigene Schmerzabwehr zum Zeitpunkt der Nozizeptorerregung die Entstehung unerwünschter neuroplastischer Veränderungen im Rückenmark und damit auch die Entstehung einer sekundären Hyperalgesie verhindern kann.
– Wenn neuroplastische Veränderungen im zentralen Nervensystem und eine sekundäre Hyperalgesie bereits entstanden sind, ist eine Normalisierung der Nozizeption pharmakologisch meist nicht mehr zu erreichen. Gegenstimulationsverfahren, wie die TENS, können jedoch in die gestörte Biochemie der Rückenmarkzellen eingreifen und die synaptische Übertragungsstärke wieder normalisieren.

Referenzen und weiterführende Literatur

1. Bennett DLH, French J, Priestley JV, McMahon SB. NGF but not NT-3 or BDNF prevents the A-fiber sprouting into lamina II of the spinal cord that occurs following axotomy. Mol Cell Neurosci. 1996 ;8:211–220
2. Cesare P, McNaughton P. Peripheral pain mechanisms. Curr Opin. Neurobiol. 1997; 7:493–499
3. Fu SY, Gordon T. The cellular and molecular basis of peripheral nerve regeneration. Mol Neurobiol. 1997; 14: 67–116
4. Hunt SP, Pini A, Evan G. Induction of *c-fos*-like protein in spinal cord neurons following sensory stimulation. Nature. 1987; 328:632–634
5. Ji R-R, Rupp F. Phosphorylation of transcription factor CREB in rat spinal cord after formalin-induced hyperalgesia: relationship to *c-fos* induction. J Neurosci. 1997; 17:1776–1785

6. Katz J. Pre-emptive analgesia: evidence, current status and future directions. Eur J Anaesthesiol Suppl. 1995; 10:8–13
7. Levine JD, Fields HL, Basbaum AI. Peptides and the primary afferent nociceptor. J Neurosci. 1993; 13:2273–2286
8. Lisman J. A mechanism for the Hebb and the anti-Hebb process underlying learning and memory. USA; Proc Natl Acad Sci. 1989; 86:9574–9578
9. Rang HP, Urban L. New molecules in analgesia. Br J Anaesth. 1995; 75:145–156
10. Reeh PW, Steen KH. Tissue acidosis in nociception and pain. In Kumazawa T, Kruger L and Mizumura K. (Hrsg). Progress in Brain Reserch, Vol. 113, The polymodal receptor: A gateway to pathological pain. Amsterdam: Elsevier; 1996: 143–151
11. Sandkühler J. Learning and memory in pain pathways. Pain 2000; 88:113–118
12. Sandkühler J, Liu X-G. Induction of long-term potentiation at spinal synapses by noxious skin stimulation or nerve injury. Eur J Neurosci. 1998; 10:2476–2480
13. Sivilotti L, Woolf CJ. The contribution of GABA(A) and glycine receptors to central sensitization: Disinhibition and touch-evoked allodynia in the spinal cord. J Neurophysiol. 1994; 72:169–179
14. Sugimoto T, Bennett GJ, Kajander KC. Transsynaptic degeneration in the superficial dorsal horn after sciatic nerve injury: effects of a chronic constriction injury, transection, and strychnine. Pain. 1990; 42:205–213
15. Tölle TR, Berthele A, Schadrack J, Zieglgänsberger W. Involvement of glutamatergic neurotransmission and protein kinase C in spinal plasticity and the development of chronic pain. In Carli G, Zimmermann, M. (Hrsg). Progress in Brain Research, Vol 110. Towards the neurobiology of chronic pain. Amsterdam: Elsevier; 1996; 193–206
16. Woolf CJ, Shortland P, Coggeshall RE. Peripheral nerve injury triggers central sprouting of myelinated afferents. Nature. 1992; 355:75–78
17. Yashpal K, Pitcher GM, Parent A, Quirion R, Coderre TJ. Noxious thermal and chemical stimulation induce increases in ^{3}H-phorbol 12,13-dibutyrate binding in spinal cord dorsal horn as well as persistent pain and hyperalgesia, which is reduced by inhibition of protein kinase C. J Neurosci. 1995; 15:3263–3272
18. Zhang A, Hao J, Seiger A, et al. Decreased GABA immunoreactivity in spinal cord dorsal horn neurons after transient spinal cord ischemia in the rat. Brain Res. 1994; 656:187–190

Quantifizierung des Schmerzes

J. Lorenz

Roter Faden

- Begriffsbestimmung und Aufgabe der Schmerzmessung
- Experimentelle Schmerzmessung
  - Reizmethoden
  - Meßverfahren

Begriffsbestimmung und Aufgabe der Schmerzmessung

Definition: Schmerzmessung bedeutet die Quantifizierung eines klinischen oder experimentellen Schmerzes mit subjektiven und objektiven Meßinstrumenten. Synonyme Begriffe sind Dolorimetrie und Algesimetrie.

Jedem leuchtet ein, daß für die Bewertung einer ärztlichen Behandlung eine quantitative Dokumentation der Wirksamkeit erforderlich ist. Für die Schmerztherapie impliziert dies, Schmerz zu messen. Gerade hier trifft die theoretische und klinische Schmerzforschung aber auf die größten inhaltlichen und methodischen Schwierigkeiten. Schmerz ist eine komplexe subjektive Erfahrung, die leider nur sehr vage mit den objektiven Zeichen einer Schmerzursache, etwa einer Verletzung oder Entzündung, korreliert. Eine Vielzahl von Faktoren des Schmerzerlebens hängt mit dem Betroffenen selbst, seinen Persönlichkeitsmerkmalen, Alter, Geschlecht, soziokulturellen Status (Kap. Schmerz in Kultur ...) oder den psychischen Begleitumständen zusammen, etwa der Bedrohlichkeit einer Erkrankung, mit der ein Schmerz assoziiert ist (Kap. Schmerz und Psyche). Die Schwierigkeit, Schmerz wissenschaftlich exakt zu definieren, und das komplexe Zusammenspiel von sensorisch-diskriminativen, emotionalen und kognitiven Schmerzkomponenten bedingen, daß es *keine allgemein akzeptierte Methode* der Schmerzmessung gibt.

Experimentelle Schmerzmessung

Die experimentelle Schmerzmessung untersucht unter kontrollierten Laborbedingungen mit standardisierten Schmerzreizen subjektive Schmerzäußerungen und objektive Schmerzreaktionen. Sie dient der Erforschung grundlegender Schmerzmechanismen, der Diagnostik pathologischer Veränderungen des nozizeptiven Systems und dem quantitativen Nachweis der Wirksamkeit schmerztherapeutischer Interventionen. Sie wird sowohl bei gesunden Freiwilligen als auch bei Patienten eingesetzt. Insbesondere bei neurologischen Patienten und chronischen Schmerzpatienten ergänzen experimentelle Untersuchungen die psychologische Schmerzmessung, die klinische Schmerzmessung und die symptomorientierte klinische und apparative Diagnostik der jeweiligen Fachdisziplinen. Letztere Verfahren werden in gesonderten Kapiteln dieses Buches dargestellt.

Reizmethoden

Für eine quantitative Beurteilung des Schmerzsinns kommt der Methode, wie Schmerzen experimentell ausgelöst werden, eine besondere Bedeutung zu. Die verschiedenen in Tab. 1.4 dargestellten Reizmethoden unterscheiden sich in Aspekten wie apparativem Aufwand, Vergleichbarkeit mit klinischen Schmerzzuständen, Schmerzfaserselektivität, experimenteller Kontrollierbarkeit und Kombinierbarkeit mit physiologischen Meßverfahren.

Die Verbindung aus experimentellem Schmerzreiz und einem standardisierten Schmerzmeßverfahren wird häufig als **Schmerzmodell** bezeichnet. Kein Schmerzmodell erfüllt die obigen Kriterien optimal, so daß es bei der Auswahl auf die jeweilige wissenschaftliche oder klinische Fragestellung ankommt. Neben der Reizart ist das Reiz-Zeit-Profil von entscheidender Bedeutung. Ein *phasischer Schmerzreiz* wird als kurzer Impuls oder als repetitive Reizserie dargeboten. Letzteres Vorgehen kann diagnostisch sinnvoll sein, da hierdurch eine zeitliche Summation und Bahnung mit charakteristischer Schmerzverstärkung bewirkt wird, die im Gefolge von Sensibilisierungen, z. B. bei

Tabelle 1.4 Experimentelle Schmerzreizung

Phasisch	Elektrisch	Intrakutan, Zahnpulpa
	Thermisch	Kontaktthermode, Laser
	Chemisch	CO_2-Insufflation der Nasenschleimhaut
	Mechanisch	Druck-, Stich-, Prell-, Dehnungs-, Ultraschallreize
Tonisch	Thermisch	Eiswasser („Cold Pressor Test"), Kontaktthermode
	Metabolisch	Ischämische Muskelarbeit (Tourniquettest)
	Chemisch	Hautinjektion (Capsaicin, Senföl, Entzündungsmediatoren)
	Mechanisch	Druck (Periost), Quetschung (Haut), Dehnung (innere Hohlorgane)

Entzündungen, pathologisch gesteigert sein kann, was ein einzelner Reiz möglicherweise nicht aufdeckt. Der *tonische Schmerzreiz* bleibt über einen längeren Zeitraum konstant oder variiert nur sehr langsam. Beim Vergleich der beiden Reiz-Zeit-Profile gilt grundsätzlich, daß tonische Schmerzmodelle klinischen Schmerzzuständen ähnlicher sind. Phasische Schmerzmodelle erlauben hingegen eine exaktere und feiner abstufbare Kontrolle von wichtigen experimentellen Parametern wie Reizintensität, Reizort und Reizzeitpunkt. Letzteres ist wiederum entscheidend für die Kombinierbarkeit mit zeitkritischen physiologischen Meßverfahren.

Tonische Schmerzen können mit geringem technischen Aufwand durch *Eiswasserstimulation* oder *ischämische Muskelarbeit* bei arterieller Okklusion, meist in Form eines Oberarmtourniquets, ausgelöst werden.

Der phasische *elektrische Reiz* hat zwar auch den großen Vorteil, daß er technisch einfach und in den meisten klinisch-neurophysiologischen Labors ohnehin apparativ verfügbar ist. Allerdings umgeht die Stromapplikation den Prozeß der Reiztransduktion am Nozizeptor, indem der Nerv auf unphysiologische Weise direkt aktiviert wird. Insbesondere bei transkutaner Anwendung werden die dicken myelinisierten Fasern des mechanorezeptiven Systems, die taktile und propriozeptive Empfindungen vermitteln, stets und sogar überwiegend mitaktiviert. Die resultierende Mischempfindung ist zwar bei steigender Reizintensität zunehmend unangenehm, ohne jedoch Merkmale eines „natürlichen" Schmerzes aufzuweisen.

Im Falle der elektrischen *Zahnpulpareizung* wird eine größere Schmerzspezifität erreicht, da die Zahnpulpa vorwiegend nozizeptiv innerviert ist. Bromm und Meier (2) führten die *intrakutane elektrische Reizung* der Fingerbeere ein. Hierbei wird die Kathode in einer durch vorsichtige Bohrung von der obersten Verhornung entfernten Aushöhlung plaziert. Auf diese Weise dient die umgebende intakte Hornschicht als elektrischer Isolator, der den Strom entlang der Bohrung in unmittelbare Nähe der Nozizeptorendigungen kanalisiert. Die resultierende Empfindung gleicht einem kurzen Nadelstich. Die inzwischen von zahlreichen Arbeitsgruppen übernommene Methode hat sich in Kombination mit schmerzrelevanten evozierten Potentialen bewährt, um die Wirksamkeit von Analgetika zu quantifizieren (zur Übersicht [14]).

Auch *mechanische Reize*, durch Prell- und Druckstimulatoren vermittelt, werden zur kontrollierten Schmerzauslösung verwendet. Aber auch hier gilt, daß mechanosensible Rezeptoren stets mitaktiviert werden. *Ultraschallemissionen* im Bereich der Kniegelenke sind ebenfalls als experimentelle Schmerzreize beschrieben worden (20). Ob im Rahmen dieser Reizart sicher ernsthafte Läsionen ausgeschlossen sind, mag bezweifelt werden, so daß eine breitere Anwendung nicht indiziert ist. Für die Induktion kontrollierter viszeraler Schmerzen werden meist mechanische Stimulatoren verwendet, z. B. *Ballondilatatoren* zur Dehnung im Bereich der Speiseröhre und des Gastrointestinaltrakt.

Eine besonders für die klinische Anwendung etablierte Methode ist der *thermische Reiz*, der über eine mit Peltier-Elementen ausgestattete Kontaktthermode appliziert wird. Sie wurde von Fruhstorfer und Lindblom (4) speziell für die quantitative Sensibilitätsdiagnostik bei neurologischen Patienten entwickelt. Die Kombination der Herkunftsstädte dieser beiden Autoren, Marburg und Stockholm, führte zu der Bezeichnung der „Marstock"-Methode. Abb. 1.**18** veranschaulicht das Meßprinzip. Es werden in beliebigen Körperregionen kontrollierte Kalt- und Warmempfindungen bis in überschmerzschwellige Intensitätsbereiche hervorgerufen. Ein Nachteil ist, daß die Thermode die Haut berührt, da hierbei Wechselwirkungen mit Aktivitäten des mechanosensiblen Systems auftreten. Dies kann insbesondere ein Problem darstellen, wenn Patienten in allodynen Hautregionen untersucht werden. Die berührungsfreie Hitzereizung gelingt mit dem *Infrarotlaser*, der auf physiologische Weise und hochselektiv die oberflächlichen hitzesensiblen Nozizeptoren der Haut innerviert. In Kombination mit der Meßmethode evozierter Potentiale (s. u.) hat sich der Laser zur quantitativen Dokumentation von hypo- und hyperpathischen Schmerzempfindungsstörungen bei Patienten bewährt (3).

Mehr in den Bereich der Grundlagenforschung an gesunden Freiwilligen fallen *chemische Irritantien*, die in die Haut oder Muskulatur eingebracht werden. Zum Einsatz kommen Capsaicin, das der Chilischote ihren scharfen Geschmack verleiht, Senföl, hypertone Salzlösungen sowie einzelne oder Gemische aus endogenen Entzündungsmediatoren (z. B. Bradykinin, Serotonin, Substanz P, Neurokine, NO). Meistens werden diese Substanzen injiziert. Histamin, das über eine C-Faser-Aktivierung vornehmlich eine Juckempfindung auslöst, läßt sich auch mittels *Iontophorese* dosiert in die Haut transportieren (13). Eine technisch sehr aufwendige, kurze schmerzhafte pH-Erniedrigung der Nasenschleimhaut stellt die *Insufflation von CO_2-Gas* in die Nasenöffnungen dar. Das resultierende Gefühl kennt jeder, dem beim Genuß eines kohlensäurehaltigen Getränks einmal etwas davon in die Nase aufgestiegen ist. Die CO_2-Reizung wird nach einer Methode von Kobal (10) in Kombination mit evozierten Potentialen verwendet und ist mit geruchsaktiven Substanzen von demselben Autor auch für die quantitative Olfaktometrie beschrieben worden.

Meßverfahren

Bei der Quantifizierung von Schmerz unterscheidet man subjektive und objektive Meßverfahren.

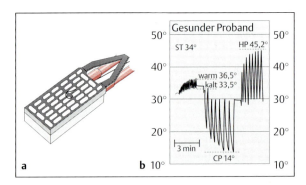

Abb. 1.**18a** Der „Marstock"-Stimulator. Eine mit Peltier-Elementen ausgestattete Kontaktthermode (Fläche: 2,5 × 5 cm) liefert kontrollierte Warm- und Kaltreize bis in überschmerzschwellige Intensitätsbereiche.
b Typisches Ergebnis bei einer Normalperson. Schwellen für „warm", „kalt", „schmerzhaft heiß" (HP; heat pain) und „schmerzhaft kalt" (CP; cold pain) werden in wiederholten Temperaturanstiegen, bzw. -senkungen durch Rückmeldung (Knopfdruck) vom Probanden bestimmt. ST = Hauttemperatur.

■ **Subjektive Schmerzmessung**

Bei der subjektiven Schmerzmessung werden die allgemeinen Prinzipien der *Psychophysik* angewendet, indem Rückmeldungen der untersuchten Person auf definierte Schmerzreize erfaßt werden. **Reizabhängige Verfahren** verwenden als Meßparameter die Reizintensität, die eine definierte Antwort auslöst. Hierunter fallen alle Schwellenmessungen (Empfindungs-, Schmerz- und Toleranzschwelle). Von Vorteil ist, daß die abhängige Variable in physikalischen Maßeinheiten entsprechend dem verwendeten Reiz skaliert wird (z. B. Stromstärke, Druck, Temperatur, Energie, Leistung etc.). Anders als wir es z. B. von der Tonschwellenaudiometrie kennen, mißt die subjektive Schmerzschwelle aber nicht eine beginnende Empfindung, sondern den Übergang von einer Empfindungsqualität in eine andere. Da diese zudem noch aversive Merkmale aufweist, muß man mit typischen Fehlerquellen rechnen. Der *Erwartungsfehler* charakterisiert die Neigung des Probanden, den Wechsel von nicht-schmerzhaft zu schmerzhaft zu früh anzugeben. Der *Gewöhnungsfehler* führt hingegen dazu, daß mit der Zeit vormals überschmerzschwellige Intensitäten als nicht mehr schmerzhaft angegeben werden. Hierdurch wird deutlich, daß emotionale Faktoren, etwa die ängstliche Antizipation von Schmerz und Aversion, das Antwortverhalten beeinflussen. Es leuchtet ein, daß dabei auch Persönlichkeitsmerkmale relevant sind. Gewöhnung impliziert die zunehmende Vertrautheit mit der Testsituation, die ein Ansteigen der Schmerzschwelle nach gewisser Zeit bewirkt. Das Ausmaß sowohl des Erwartungs- als auch des Gewöhnungsfehlers wird jedoch entscheidend davon abhängen, wie klar und rational der Proband über das Kriterium der Schmerzschwelle instruiert wird. Man kann sich vorstellen, daß dies bei der elektrischen Zahnpulpareizung, wo unweigerlich der gefühlsbetonte Vergleich zu „Zahnschmerzen" assoziiert wird, schlechter gelingen mag als bei der Laserhitzereizung, deren beginnende Schmerzhaftigkeit für jeden nachvollziehbar als Empfinden eines leichten Nadelstichs oder Ziehens an einem Hauthaar vermittelt werden kann.

Letztlich spielt auch noch die Prozedur der Schwellenbestimmung eine Rolle für die Reliabilität der Schmerzschwelle. Der Erwartungsfehler manifestiert sich nämlich vorwiegend bei steigender Intensität, wo der Wechsel von nicht-schmerzhaft zu schmerzhaft tendentiell zu früh angegeben wird. Der Gewöhnungsfehler führt hingegen eher dazu, daß bei abfallender Intensität der Wechsel von schmerzhaft zu nicht-schmerzhaft bei höheren Intensitäten, also wiederum zu früh, gemeldet wird. In der *Grenzwertmethode* ist man bestrebt, beide Fehler auszugleichen, indem die Schwellenwerte aus wiederholten Serien aszendierender und deszendierender Intensitäten gemittelt werden. Bei der „*Multiple-random-Staircase*"-Methode nach Gracely et al. (5) werden die Wechsel zwischen aszendierenden und deszendierenden Reizintensitäten zudem randomisiert und mehrere Grenzkriterien (z. B. eben spürbar, leicht und stark schmerzhaft) berücksichtigt. Ein positiver Effekt auf die Reliabilität dürfte in einer Stabilisierung der Vigilanz in den langwierigen Testungen liegen. Gleiches gilt für die *Herstellungsmethode*, eine Modifizierung der Grenzwertmethode, bei der die Probanden in wiederholten Serien selbst die Reizstärke bis zum Erreichen definierter Schwellen variieren.

Wenn als Meßvariable die Empfindungsstärke skaliert wird, z. B. in Form visueller Analogskalen (VAS), numerischer Rangskalen (NRS), intermodaler Intensitätsvergleiche oder mehrdimensionaler Schmerzfragebögen, spricht man von **antwortabhängigen Verfahren**. Hierbei liegt das Hauptaugenmerk auf der überschwelligen Schmerzreizung, die der Schwellenwertbestimmung meistens diagnostisch überlegen ist. So kann z. B. die Versteilerung der Reizintensitäts-Antwortkurve bei unveränderter oder sogar erhöhter Schmerzschwelle eine Hyperalgesie charakterisieren, die mit dem Recruitment-Phänomen in der Audiometrie vergleichbar ist. Das heißt, man benötigt im erkrankten Areal (trotz Schwellenerhöhung) für eine definierte Schmerzverstärkung bei überschwelliger Reizung eine geringere Erhöhung der Reizintensität als in einem intakten Kontrollareal.

■ **Objektive Schmerzmessung**

Die einzelnen für die Anwendung beim Menschen geeigneten objektiven Methoden der Schmerzmessung erfassen sensible, motorische oder autonome Funktionskorrelate des peripheren, spinalen und zerebralen Nervensystems in Reaktion auf definierte experimentelle Schmerzreize.

Mikroneurographie nozizeptiver Afferenzen

Bei der Mikroneurographie (µNG) wird die *periphere Einzelnervenaktivität* mit speziellen Nadelelektroden registriert, die in die kutanen Faszikel von Hand- (z. B. N. medianus, N. radialis, N. ulnaris), Fuß- (z. B. N. saphenus, N. peroneus) oder Gesichtsnerven (Nn. infra- und supraorbitales) perkutan vorgeschoben werden. Reizungen des rezeptiven Feldes können selektiv bezüglich ihrer Antworten an mechanorezeptiven Aβ- sowie an nozizeptiven Aδ- und C-Fasern getestet werden. Eine Verfeinerung der Methode stellt die elektrische Reizung durch intraneurale Mikrostimulation (INMS) dar. Hier wird mit der gleichen Elektrode gereizt, die auch der Ableitung dient. Dies ermöglicht einen direkten Vergleich der elektrisch ausgelösten Sensationen im „perzeptiven Feld" der gereizten Faser mit der µNG-Registrierung. Auf diese Weise gelang es Torebjörk (16) nachzuweisen, daß die mechanische (sekundäre) Hyperalgesie bei neuropathischem Schmerz durch periphere Aβ-Fasern vermittelt wird, die aufgrund plastischer Veränderungen im Rückenmark abnorm nozizeptive Projektionsneurose aktivieren.

In der sogenannten Markierungstechnik (Abb. 1.**19**) wird als Identifikationskriterium nozizeptiver C-Fasern das Phänomen ausgenutzt, daß deren Antworten auf elektrische Testreize stark verlangsamt werden, wenn sie in den Reizintervallen zusätzlich durch elektrische Intrakutanreize erregt werden. Mechano-sensible Afferenzen zeigen dieses Phänomen nicht, da deren Refraktärzeit erheblich kürzer ist (15, 17). Die so aufgesuchten C-Fasern können dann gezielt mittels natürlicher Konditionierungsreize im rezeptiven Feld der Faser bezüglich ihrer Spezifität für Hitze, mechanische oder chemische Reize getestet werden (7). Auf diese Weise können grundlegende Mechanismen, pharmakologische Manipulationen und pathologische Veränderungen der peripheren Nozizeption untersucht werden. Die Technik ist aber sehr zeitaufwendig und erfordert große Erfahrung des Untersuchers, nicht zuletzt wegen der Gefahr einer Nervenschädigung. Hierdurch wird die Anwendbarkeit insbesondere bei Patienten deutlich limitiert (zur Übersicht [6]).

Abb. 1.19a Mikroneurographische Registrierung und Markierungstechnik afferenter C-Fasern des N. peroneus superficialis bei einer Normalperson. Die Ordinate zeigt die komprimierte Zeitskala der Reizwiederholungen, die Abszisse zeigt die Latenzen der C-Faser-Antworten auf elektrische Reize im Abstand von 4 s, die ein definiertes Schwellenkriterium überschreiten (A). Die Latenz verlängert sich um so stärker, je mehr intrakutane elektrische Reize im „perzeptiven Feld" der Faser innerhalb des 4-s-Intervalls appliziert werden (B, rot). Der Effekt beruht darauf, daß die Testreize nun auf teilweise oder vollständig refraktäre C-Fasern treffen. Da deren Refraktärperiode deutlich länger ist als die von myelinisierten A-Fasern, dient die Verzögerung zur funktionellen „Markierung" von C-Fasern; (nach [15]). Die so identifizierten C-Faser-Antworten können dann gezielt bezüglich ihrer spezifischen Markierbarkeit durch natürliche Konditionierungsreize getestet werden. b Die rechte Bildseite zeigt eine Registrierung zweier C-Faser-Antworten mit Latenzen von 130 und 150 ms bei einem anderen gesunden Probanden. Beide Fasern lassen sich weder durch mechanische (Von-Frey-Haare) noch durch Hitzereize (Strahlungshitze von 50 °C) markieren. Die spätere Antwort erwies sich aber als chemosensitiv gegenüber topischer Applikation von Senföl und Capsaicin im rezeptiven Feld der Faser (nach [7]).

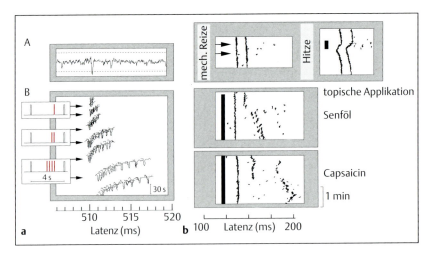

Elektromyographie nozizeptiver Fluchtreflexe

Die Elektromyographie (EMG) nozizeptiver Fluchtreflexe testet *periphere und spinale Anteile des nozizeptiven Systems*. Als abhängige Variable dient die Stärke der motorischen Reflexantwort, bestehend aus einer Beugung der gereizten Extremität in Kombination mit einer Streckung der kontralateralen Extremität. Funktionell dient dieser Vorgang der Entfernung der gereizten Extremität aus der Gefahrenquelle bei gleichzeitiger Übernahme der Antigravitationskontrolle durch die Gegenseite. Der Übertragungsweg ist polysynaptisch. Die Antwortstärke wird durch die Erregbarkeit der afferenten und efferenten Leitstrecken bestimmt, die sowohl durch hemmende als auch erregende zentral deszendierende Bahnsysteme moduliert werden. Die Methode liefert Schwellenwerte und Reiz-Antwort-Beziehungen für überschwellige Intensitäten. Außerdem können zeitliche Summationseffekte untersucht werden (Abb. 1.20). Nach Suralisreizung treten zwei unterschiedliche Reflexantworten bei charakteristischen Latenzen auf, eine RII-Antwort bei 40–60 ms und eine RIII-Antwort bei 80–120 ms. Nach Hugon (9) wird erstere den mechanosensiblen Aβ-, letztere den nozizeptiven Aδ-Fasern zugeordnet. Obwohl einige Autoren den nozizeptiven Fluchtreflex als reliables Maß einer Schmerzaktivierung betrachten (z. B. [19]), sei auf die vorbewußte Verarbeitungsstufe der beteiligten Reflexkomponenten und die sich daraus zwingend ergebenden Diskrepanzmöglichkeiten zum subjektiven Schmerzerleben hingewiesen.

Elektroenzephalographie

Mit der Anwendung der Elektroenzephalographie (EEG) verbindet sich die Hoffnung, *zerebrale Indikatoren von Nozizeption und Schmerz* zu erfassen, die dem subjektiven Erleben näher kommen. Als Meßparameter dienen Kennwerte des spontanaktiven EEGs und der evozierten Potentiale. Die Fourier-Transformationsanalyse (FFT) liefert Leistungsdichtespektren der verschiedenen EEG-Frequenzbänder Delta (0,5–3 Hz), Theta (4–7 Hz), Alpha (8–13 Hz) und Beta (13–20 Hz). Bei experimenteller Schmerzreizung zeigt sich im Vergleich zu Kontrollbedingungen im Spontan-EEG eine Abnahme von Alphaaktivität, teilweise in Kombination mit einer Zunahme langsamer Aktivitäten im Theta- und Deltaband. Diese *Alphadesynchronisation* kann aber nicht als schmerzspezifisch betrachtet werden, sondern tritt generell bei sensomotorischen Aktivierungen auf. Auch die *Thetarhythmisierungen* sind möglicherweise gar nicht Ausdruck der Schmerzwahrnehmung, sondern deren aktive Unterdrückung durch psychologische Techniken, wie dies von Larbig (11) aufgrund von Studien an einem Fakir postuliert wurde.

Die geringe Nutzbarkeit des spontanen EEGs zur Gewinnung schmerzspezifischer Information aus den traditionellen Frequenzbändern spiegelt sicherlich das Problem wi-

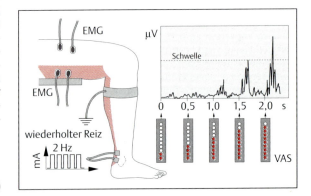

Abb. 1.20 Elektromyographie nozizeptiver Fluchtreflexe und Summation. Am N. suralis werden Serien von fünf Impulsen (Abstand 0,5 s) appliziert, die eine Summation der EMG-Antwort bis zum Erreichen einer definierten Antwortstärke bewirken. Parallel hierzu wird die subjektive Schmerzhaftigkeit auf visueller Analogskala (VAS) angegeben (nach [1]).

der, daß das Gehirn eine Vielzahl von parallelen Aktivitäten produziert, die nicht auf einen einzelnen Aspekt, nämlich Schmerz, bezogen werden können. Bei weitem differenzierter gelingt die Identifikation schmerzrelevanter zerebraler Verarbeitungsprozesse durch die Methode der evozierten Potentiale.

Evozierte Potentiale

Evozierte Potentiale (EP) erfassen die durch einen Reiz ausgelöste Änderung des EEGs, die aus einer kurzzeitigen Zunahme postsynaptischer Impulssynchronisationen größerer, parallel verlaufender Neuronenverbände resultiert.

Der nicht mit dem Reiz korrelierende „Rauschanteil" des spontanen EEGs wird durch wiederholte, reizgetaktete Mitteilung eliminiert. Die Methode ist in der neurologischen Diagnostik vor allem für das auditorische, visuelle und somatosensorische System validiert und standardisiert. Grundsätzlich gilt, daß die besten Signal-Rausch-Verhältnisse mit einfachen Reizen erzielt werden, die einen steilen Reizanstieg aufweisen. Dies trifft zu auf den breitbandigen Klick für *akustisch evozierte Potentiale* (AEP), die Schachbrettmusterumkehr für *visuell evozierte Potentiale* (VEP) und den elektrischen Nervenstammreiz für *somatosensorisch evozierte Potentiale* (SEP). Durch diese Reize werden subkortikale und kortikale Frühpotentiale ausgelöst, deren Latenz, Amplitude, Polarität und Topographie Aufschluß geben über grundlegende physiologische Funktionsmerkmale des jeweiligen sensorischen Systems.

Als Korrelate der Schmerzwahrnehmung hat man allerdings im wesentlichen Antwortpotentiale mittlerer und später Latenzen identifizieren können. Für ihre Entstehung spielen bereits komplexere zentralnervöse Verarbeitungsvorgänge eine Rolle, die mit zeitlicher Überlappung in unterschiedlichen Hirnregionen nach einem Schmerzreiz resultieren und differenziert auf sensorisch-diskriminative und emotional-kognitive Aspekte der Schmerzantwort bezogen werden können.

Bei der Auswahl einer für die Methode der evozierten Potentiale geeigneten Reizart gilt es einen optimalen Kompromiß zu finden zwischen steilem Reiz-Zeit-Profil, nozizeptiver Spezifität, Anwendbarkeit in beliebigen Körperregionen und apparativer Einfachheit. Ein besonderer Aspekt der Selektivität einer Schmerzreizung betrifft die Frage, ob eine Reiztransduktion am Nozizeptor erfolgt, was die Verwendung natürlicher Reize voraussetzt. Eine Übersicht über die Eignungsprofile der wichtigsten experimentellen Schmerzreize zur Auslösung schmerzrelevanter evozierter Potentiale ist in Tab. 1.5 wiedergegeben. Aufgrund optimaler Eigenschaften in diesen Kategorien setzt sich die Methode der Laser-evozierten Potentiale (LEP, Abb. 1.21 links) in der neurologischen Diagnostik von Schmerzempfindungsstörungen immer mehr durch. Abb. 1.21 (rechts) zeigt am Beispiel eines lateralen Hirnstamminfarktes (Wallenberg-Syndrom), wie die Hemisymptomatik einer dissoziierten Empfindungsstörung eindrucksvoll durch den Ausfall der LEP bei normalem SEP auf der erkrankten Seite dokumentiert werden kann. Eine andere Anwendung betrifft den quantitativen Nachweis einer Analgetikawirkung. Abb. 1.22 zeigt LEP von chronischen Schmerzpatienten, die vor und während einer Therapie mit langsam freigesetztem Morphin behandelt wurden. Die morphininduzierte Amplitudenreduktion der LEP bei unveränderten späten AEP (in Antwort auf Töne, die 3 s nach jedem Laserreiz appliziert wurden) zeigt, daß eine Analgesie ohne Sedierung erzielt wurde.

Eine Weiterentwicklung der LEP-Methode besteht in der Kombination mit dem Vielkanal-EEG und der Magnetenzephalographie (MEG), die auf eine funktionelle Bildgebung experimenteller Schmerzen abzielt und daher im nächsten Abschnitt dargestellt wird.

Bildgebende Verfahren

Bildgebende Verfahren haben in der Medizin eine besondere Bedeutung, weil sie den Ort einer Funktionsstörung in der individuellen Anatomie zur Darstellung bringen und so die interdisziplinäre Kommunikation erheblich erleichtern.

Tabelle 1.5 Übersicht über die Eignungsprofile experimenteller Schmerzreize zur Auslösung schmerzrelevanter evozierter Potentiale

		Nozizeptor-nutzung	Nozizeptor-Selektivität	steiler Reizanstieg	Anwendbarkeit in unterschiedlichen Körperregionen	apparative Einfachheit
elektrischer Reiz	transkutan	∅	∅	+++	(+)	+++
	intrakutan	∅	+	+++	∅	+++
	Zahnpulpa	∅	+	+++	∅	++
Hitzereiz	Kontaktthermode	+++	++	∅/(+)	+++	+++
	Laserstrahlung	+++	+++	++	+++	++
Druckreiz	Prellreiz	++	∅	++	++	++
	Ultraschall	?	∅	++	∅	∅
Chemischer Reiz	CO_2-Insufflation Nasenschleimhaut	+++	+++	+	∅	∅

∅) nicht gegeben; +) ausreichend; ++) gut; +++) sehr gut

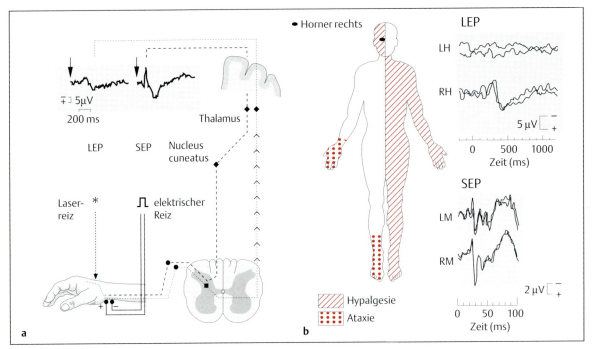

Abb. 1.**21a** Laser-evozierte Potentiale (LEP) zur Quantifizierung der Schmerzempfindlichkeit bei neurologischen Patienten. Infrarot-Laserreize aktivieren in oberflächlichen Hautschichten hitzesensible Nozizeptoren vom Aδ- und C-Faser-Typ. Diese bilden im Hinterhorn eine Synapse mit kreuzenden Neuronen des Tractus spinothalamicus, die im Vorderseitenstrang zum Thalamus ziehen. Elektrische Nervenstammreize aktivieren hingegen mechanosensible Aβ-Fasern, die im Hinterstrang zum Hirnstamm (Nucleus cuneatus) projizieren, wo sie auf den Lemniscus medialis umschalten, der ebenfalls zum Thalamus zieht.
b Bei einem Wallenberg-Syndrom ist das nozizeptive Bahnsystem im Bereich des lateralen Hirnstamms infolge eines (meist) einseitigen Infarktes einer Vertebralisabgangsarterie (A. cerebelli inferior posterior) geschädigt. Da das mechanosensible, weiter medial verlaufende Bahnsystem hierbei verschont bleibt, resultiert neben Störungen des zentralen Sympathikus (Horner-Trias) und einer Kleinhirnataxie eine dissoziierte Empfindungsstörung (schraffiertes Areal ipsiläsional im Gesicht, kontraläsional an Rumpf und Extremitäten). Durch den Ausfall von LEP bei erhaltenem SEP kann die dissoziierte Empfindungsstörung objektiviert und zur Verlaufskontrolle herangezogen werden. LH = linker Handrücken; RH = rechter Handrücken; LM = linker N. Medianus; RM = rechter N. Medianus. (Abb. links nach [18], Daten rechts nach [8]).

Hierzu zählen *Vielkanal-EEG, MEG*, die *funktionelle Magnetresonanztomographie* (fMRI) und die *Positronenemissionstomographie* (PET).

Das **MEG** mißt minimale Magnetfeldschwankungen, die im Gefolge der elektrischen Hirnaktivität entstehen. Sie sind millionenfach kleiner als das Erdmagnetfeld, können aber durch sogenannte SQUID-Sensoren erfaßt werden, die die physikalischen Bedingungen der Supraleitung in tiefen Temperaturen bei flüssigem Helium ausnutzen. SQUID steht für Supra Conducting Quantum Interference Device. Im Gegensatz zu EEG und MEG messen **fMRI** und **PET** nicht direkt die neuronale Aktivität, sondern sekundäre metabolische Effekte (z. B. Hämoglobindesoxygenierung, Glukoseverbrauch) oder Änderungen der regionalen zerebralen Durchblutung (rCBF), die mit einer Verzögerung von Sekunden nach einer Reizung resultieren.

Die **Vielkanalregistrierung** von evozierten Potentialen und Magnetfeldern ermöglicht in einem ersten Schritt die Darstellung als sogenannte Hirnkartierung („brain map"). Das ist eine Isokonturlinienaufzeichnung, ähnlich einer Wetterkarte, die zu jedem Zeitpunkt nach einem Schmerzreiz Orte gleicher Spannung beziehungsweise gleicher Magnetfeldstärke verbindet. Nicht direkt durch Elektroden oder Sensoren gemessene Zwischenräume werden durch Interpolationsalgorithmen berechnet. Brain Maps können zwar schon sehr eindrucksvoll reizbezogene regionale Verteilungscharakteristika von Potentialen und Magnetfeldern verdeutlichen, ihre hirntopologische Interpretation ist jedoch nur sehr vage möglich. Gerade diese Unzulänglichkeit wird durch die sogenannte Dipol-Quellenanalyse eliminiert. Bei diesem Ansatz werden die Potential- und Magnetfeldverteilungen durch einen äquivalenten Stromdipol (equivalent current dipole, ECD) modelliert, der durch Ort (X-, Y-, Z-Koordinaten), Stärke und Orientierung definiert ist. Die Berechnung dieses mathematisch „inversen" Problems ist nicht eindeutig, kann aber mit statistischen Gütekriterien gestützt werden, indem der Unterschied zwischen berechneter und gemessener Verteilung z. B. durch die aufgeklärte prozentuale Varianz quantifiziert wird. Unter Zuhilfenahme des individuellen Magnetresonanztomogramms werden Kopf und Gehirn als Volumenleiter in die Modellrechnung einbezogen, so daß anatomisch realistische Koordinaten, z. B. in dem für Kliniker vertrauten Talairachsystem, angegeben werden können.

Dipolanalysen nach Laserreizen zeigten die Bedeutsamkeit des sekundären somatosensorischen Kortex (S2), des präfrontalen Kortex und des Gyrus cinguli für die Schmerzwahrnehmung (Kap. Neurophysiologie des nozizeptiven Systems). Die Befunde decken sich sehr gut mit den Ergebnissen von Schmerzstudien mit fMRI und PET. Insbesondere im PET lassen sich allerdings schmerzrelevante Aktivitäten auch in sehr tiefen Strukturen wie Thalamus und Hirnstamm aufzeigen.

Grundsätzlich kann man sagen, daß die Stärke von fMRI

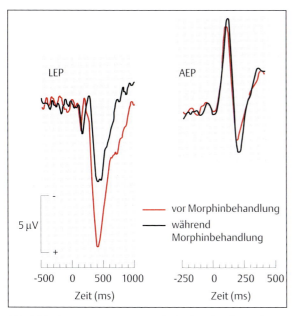

Abb. 1.22 Laser-evozierte Potentiale (LEP) und auditorisch evozierte Potentiale (AEP) zur Quantifizierung von Analgesie und Sedierung nach Morphingabe bei chronischen Schmerzpatienten. Dargestellt sind die über sechs Patienten gemittelten Kurven („grand means") nach Laserreizung (zweifache Schmerzschwellenintensität der Kontrollbedingungen) und akustischer Reizung, die 3 s nach jedem Laserreiz erfolgte. Nach Einstellung auf retardiertes orales Morphin zeigt sich eine deutliche LEP-Amplituden-Reduktion bei unverändertem AEP als Zeichen einer Analgesie ohne sedierende Nebenwirkung, ein Befund, der mit den Schmerz- und Müdigkeitsskalierungen durch die Patienten korrelierte (nach [12]).

Kernaussagen

- **Begriffsbestimmung und Aufgabe der Schmerzmessung**
  - Schmerzmessung quantifiziert klinische und experimentelle Schmerzen. Die Mehrdimensionalität von Schmerz und die Schwierigkeit, ihn wissenschaftlich exakt zu definieren, implizieren, daß es keine allgemein akzeptierte Methode der Schmerzmessung gibt.
- **Experimentelle Schmerzmessung**
  - Die experimentelle Schmerzmessung untersucht mit standardisierten Schmerzreizen subjektive und objektive Schmerzkorrelate und dient der Erforschung grundlegender Schmerzmechanismen, der Diagnostik abnormer Schmerzzustände und dem Nachweis der Wirksamkeit schmerztherapeutischer Interventionen. Die Aussagekraft der experimentellen Schmerzmessung wird durch die Art des Schmerzreizes und des Meßverfahrens, dem sogenannten Schmerzmodell, bestimmt, das je nach Methode periphere, spinale, motorische und zerebrale Komponenten der Schmerzverarbeitung erfaßt. Ferner unterscheiden sich Schmerzmodelle in der Vergleichbarkeit mit klinischen Schmerzen, der Schmerzselektivität, der Kombinierbarkeit mit physiologischen Meßparametern und dem apparativen Aufwand.

und PET in der hohen Ortsauflösung sowohl oberflächlicher als auch tiefer Hirnstrukturen liegt, während EEG und MEG besonders geeignet sind, kortikale Aktivitäten mit hoher zeitlicher Auflösung nach einem Schmerzreiz darzustellen. Auch der Auswerteansatz von fMRI/PET ist grundlegend verschieden von dem der Dipolanalyse aus EEG/MEG-Signalen. Hier werden Subtraktionsbilder zwischen Experimental- (Schmerz) und Kontrollbedingung (kein Schmerz) erstellt, deren Unterschiedlichkeit als statistische parametrische Kartierung (statistical parametric mapping, SPM) visualisiert wird. Außerdem lassen sich „Korrelationsmaps" z. B. mit psychophysischen Daten berechnen. Beim Vergleich von fMRI und PET sprechen sicherlich die höhere Invasivität aufgrund der Strahlenbelastung und der höhere Kostenaufwand des PET für das fMRI. Die Zukunft des PET mag im Liganden-PET liegen, das durch geeignete radioaktiv markierte Indikatorsubstanzen hochspezifische Neurotransmissionskinetiken in einem sensorischen System zur räumlichen Darstellung bringt.

Die methodologischen und analysetechnischen Unterschiede der dargestellten bildgebenden Verfahren lassen einen kombinierten Untersuchungsansatz für die Zukunft als vielversprechend erscheinen, um abnorme Schmerzzustände, Analgetikawirkungen oder auch nicht-pharmakologische Interventionen topospezifisch im individuellen Gehirn zu erfassen.

Literatur

Weiterführende Literatur

1. Apkarian AV. Functional imaging of pain: new insights regarding the role of the cerebral cortex in human pain perception. Sem Neurosci. 1995; 7:279–293
2. Bromm B. Pain Measurement in man. Neurophysiological correlates of pain. Amsterdam: Elsevier; 1984
3. Bromm B, Desmedt JE (eds.). Pain and the Brain: from Nociception to Cognition. New York: Raven Press; 1995
4. Casey KL, Minishima S. Can pain be imaged? In: Jensen TS, Turner JA, Wiesenfeld-Hallin Z (eds.). Proceedings of the 8th World Congress on Pain. Progress in Pain Research and Management. Seattle: IASP press; 1997; 855–866
5. Gescheider GA. Psychophysics. Method, theory and application. Hillsdale: Lauwrence Erlbaum Assoc.; 1985

Referenzen

1. Arendt-Nielsen L. Induction and assessment of experimental pain from human skin, muscle, and viscera. In: Jensen TS, Turner JA, Wiesenfeld-Hallin Z (eds.). Proceedings of the 8th World Congress on Pain. Progress in Pain Research and Management. Seattle: IASP press; 1997; 393–433
2. Bromm B, Meier W. The intracutaneous stimulus. A new pain model for algesimetric studies. Methods Find Exp Clin Pharmakol. 1984; 6:405–410
3. Bromm B, Lorenz J. Neurophysiological evaluation of pain – invited review. Electroenceph Clin Neurophysiol. 1998; 107:227–253
4. Fruhstorfer H, Lindblom U, Schmidt WG. Method for quantitative estimation of thermal thresholds in patients. J Neurol Neurosurg Psychiat. 1976; 39:1071–1075
5. Graceley RH, Lota L, Walter DJ, Dubner R. A multiple random staircase method for psychophysical pain assessment. Pain. 1988; 32: 55–63

6. Handwerker HO, Kobal G. Psychophysiology of experimentally induced pain. Physiol Rev. 1993; 73:639–671
7. Handwerker HO, Ringkamp M, Schmelz M. Neurophysiological basis for chemogenic pain and itch. In: Boivie J, Hansson P, Lindblom (eds.). Touch, temperature and pain in health and disease: mechanisms and assessment. Progress in Pain Research and Management, Vol. 3. Seattle: IASP Press; 1994; 195–206
8. Hansen HC, Treede RD, Lorenz J, Kunze K, Bromm B. Recovery from brain-stem lesions involving the nociceptive pathways: comparison of clinical findings with laser-evoked potentials. J Clin Neurophysiol. 1996; 13:330–338
9. Hugon M. Exteroceptive reflexes to stimulation of the sural nerve in man. In: Desmedt JE (ed.). New developments in electromyography and clinical neurophysiology, Vol. 3, Basel: Karger; 1973; 713–729
10. Kobal G. Pain-related electrical potentials of the human nasal mucosa elicited by chemical stimulation. Pain. 1985; 22:151–163
11. Larbig W. EEG-Korrelate der Schmerzkontrolle. Z EEG-EMG. 1994; 25:151–160
12. Lorenz J, Beck H, Bromm B. Cognitive performance, mood and experimental pain before and during morphine-induced analgesia in patients with chronic nonmalignant pain. Pain. 1997; 73:369–375
13. Magerl W, Handwerker HO. A reliable model of experimental itching by iontophoresis of histamine. In: Dubner R, Gebhart GF, Bond MR (eds.). Proceedings of the VIth World Congress on Pain. Amsterdam: Elsevier; 1988; 536–540
14. Scharein E, Bromm B. The intracutaneous pain model in the assessment of analgesic efficacy. Pain Rev. 1998; 5 (4):216–246
15. Schmelz M, Forster C, Schmidt R, Ringkamp M, Handwerker HO, Torebjörk HE. Delayed responses to electrical stimuli reflect C-fiber responsiveness in human microneurography. Exp brain Res. 1995; 104:331–336
16. Torebjörk HE. Human microneurography and intraneural microstimulation in the study of neuropathic pain. Muscle Nerve. 1993; 16:1063–1065
17. Torebjörk HE, Hallin RG. A new method for classification of C-unit activity in intact human skin nerves. In: Bonica JJ, Albe-Fessard D (eds.). Advances in pain research and therapy, vol. I. New York: Raven Press; 1976; 29–34
18. Treede RD, Lorenz J, Kunze K, Bromm B. Assessment of nociceptive pathways with laser-evoked potentials in normal subjects and patients. In: Bromm B, Desmedt JE (eds.). Pain and the brain: from nociception to cognition. New York: Raven Press; 1994; 377–392
19. Willers JC. Nociceptive flexion reflex as physiological correlate of pain sensation in humans. In: Bromm B (ed.). Pain measurement in man. Neurophysiological correlates of pain. Amsterdam: Elsevier; 1984; 87–110
20. Wright A, Davis IAI. The recording of brain evoked potentials from intra-articular focused ultrasonic stimulation: a new experimental model for investigating joint pain in humans. Neurosci lett. 1989; 97:145–150

Systematik von Schmerzerkrankungen (akut, chronisch, Taxonomien)

S. Grond, L. Radbruch

Roter Faden

- **Schmerzdiagnose**
- **Schmerzdauer**
  - Akute Schmerzen
  - Chronische Schmerzen
- **Schmerzintensität und zeitliche Charakteristik**
- **Schmerzlokalisation**
- **Pathophysiologie der Schmerzen**
  - Noziceptive Schmerzen
  - Neuropathische Schmerzen
- **Ätiologie der Schmerzen**
  - Akute Schmerzen
  - Tumorschmerzen
  - Chronische Schmerzen
- **Psychosoziale Situation**
- **ICD-Schlüssel**
- **Klassifikation ausgewählter Schmerzsyndrome**
- **Schmerzklassifikation der IASP**
- **Multiaxiale Schmerzklassifikation**
  - MASK-Schmerzdiagnose
  - MASK-S (somatisches Achsensystem)
  - MASK-P (psychosoziales Achsensystem)

Schmerzdiagnose

> **Definition:** Definition der International Association for the Study of Pain (IASP): Schmerz ist ein unangenehmes Sinnes- und Gefühlserlebnis, das mit aktuellen oder potentiellen Gewebeschädigungen verknüpft ist oder mit Begriffen solcher Schädigungen beschrieben wird (11).

Diese Definition verdeutlicht, welche vielschichtigen und komplexen Mechanismen bzw. Erlebnisse unter dem Begriff „Schmerzen" zusammengefaßt werden. Schmerzen stellen ein Symptom und keine Diagnose dar. Eine sorgfältige Schmerzanalyse ist deshalb der erste Schritt jeder Schmerzbehandlung. Zur gezielten Therapie, zur medizinischen Kommunikation, für administrative Aufgaben und für wissenschaftliche Fragestellungen ist eine Klassifizierung von Schmerzerkrankungen unverzichtbar. Für viele Schmerzerkrankungen ist die Pathogenese jedoch bis heute nicht bekannt und eine präzise Schmerzdiagnose nicht immer möglich. Die Schmerzdiagnose setzt sich deshalb aus einer möglichst detaillierten Beschreibung verschiedener Parameter zusammen, zu denen **Dauer**, **Intensität**, **Lokalisation**, **Pathophysiologie** und **Ätiologie** der Schmerzen sowie Angaben zur **psychosozialen Situation** gehören. Hierdurch können sowohl genaue Schmerzdiagnosen gestellt werden als auch unklare Schmerzerkrankungen rein deskriptiv eingeordnet werden (7).

Schmerzdauer

Die *Differenzierung akuter und chronischer Schmerzen* ist für den einzelnen Patienten und für jede Klassifikation entscheidend. Sie orientiert sich am zeitlichen Zusammenhang zwischen den Schmerzen und dem Verlauf der verursachenden Erkrankung. Der Übergang von akuten in chronische Schmerzen ist fließend und die Zuordnung nicht immer einfach. Eine Differenzierung, die sich alleine auf die Schmerzdauer stützt – vielfach werden 3 oder 6 Monate zugrunde gelegt – ist unzureichend.

Akute Schmerzen

Akute Schmerzen sind Folge einer Gewebeverletzung oder Zeichen einer drohenden Schädigung des Organismus. Es ist die **physiologische Aufgabe** von Schmerzen, eine drohende **Schädigung zu verhindern** bzw. die **Heilung** einer bereits eingetretenen Schädigung durch Ruhestellung **zu fördern**. Aus diesem Grund werden akute Schmerzen auch meist von einer Steigerung des Sympathikotonus begleitet. Akute Schmerzen halten so lange an, wie die ursächliche Störung oder deren Folgen bestehen. Meistens sind akute Schmerzen auf wenige Stunden bis Tage beschränkt; nur selten bestehen sie über einen Zeitraum von mehreren Monaten.

Im allgemeinen sind Ätiologie und Pathophysiologie akuter Schmerzen leicht verständlich, die Diagnose nicht schwierig und eine kausale Therapie möglich. Im Rahmen der Behandlung der Schmerzursache oder einer natürlichen Heilung haben akute Schmerzen eine **gute Prognose**.

Psychische Faktoren können das Schmerzerlebnis mannigfaltig beeinflussen, stellen aber selten die primäre Ursache akuter Schmerzen dar.

Chronische Schmerzen

Chronische Schmerzen entstehen, wenn die auslösende Ursache nicht behandelt werden kann oder aber die Schmerzen nach Beseitigung der Ursache persistieren. Die genauen Ursachen für die **Chronifizierung** von Schmerzen sind bis heute nicht geklärt; sie werden vor allem in psychosozialen Faktoren und in einer Sensibilisierung verschiedener Ebenen des nozizeptiven Systems vermutet.

Chronische Schmerzen haben **keine physiologische Funktion** zum Schutz des Organismus mehr, sondern werden zum **eigenständigen Krankheitsbild**, das sich selbst unterhalten und den Organismus schädigen kann. Die Steigerung des Sympathikotonus ist nicht mehr nachweisbar, und vagotone Reaktionen überwiegen. Schlafstörungen, Appetitlosigkeit, depressive Stimmung, verminderte Aktivität und geringe Schmerztoleranz sind typische Begleiterscheinungen.

Es kann kein genauer Zeitpunkt angegeben werden, ab wann von chronischen Schmerzen gesprochen werden

kann. Der Übergang ist bei jedem einzelnen Patienten fließend. Je länger chronische Schmerzen bestehen, desto stärker wird die **Chronifizierung** sein und desto schwieriger die Möglichkeiten der Intervention. Die Chronifizierung entwickelt sich jedoch bei verschiedenen Patienten unterschiedlich schnell und hängt keineswegs nur von der Schmerzdauer ab. Das von Gerbershagen entwickelte **Mainzer Stadienkonzept** chronischer Schmerzen teilt die Patienten entsprechend ihrer Schmerz- und Behandlungsmerkmale drei **Chronifizierungsstadien** zu (15). Hierzu wird ein Gesamtscore aus vier Achsen berechnet:
– *Zeitliche Aspekte*: Auftretenshäufigkeit, Dauer und Intensitätswechsel der Schmerzen.
– *Räumliche Aspekte*: Anzahl der Schmerzlokalisationen.
– *Medikamenteneinnahmeverhalten*: Medikamenteneinnahme und Entzugsbehandlungen.
– *Patientenkarriere*: Wechsel des persönlichen Arztes, schmerzbedingte Krankenhausaufenthalte, Operationen und Rehabilitationsmaßnahmen.

Typische Merkmale der drei Stadien sind:
– *1. Stadium*: zeitlich begrenzte Schmerzen mit häufig wechselnder Intensität, eine Schmerzregion, angemessener Analgetikagebrauch, Behandlung durch höchstens einen Arzt, einen Krankenhausaufenthalt und eine Operation,
– *2. Stadium*: anhaltende Schmerzen mit gering wechselnder Intensität, mehrere Schmerzregionen, gesteigerte Analgetikaeinnahme und eventuell leichter Mißbrauch, Behandlung durch zwei bis drei Ärzte, zwei bis drei Krankenhausaufenthalte oder zwei bis drei Operationen,
– *3. Stadium*: konstante Schmerzen mit kaum wechselnder Intensität, mehrere Schmerzregionen, mehrere Entzugsbehandlungen, Behandlung durch mehr als drei Ärzte, Krankenhausaufenthalte oder Operationen.

Schmerzintensität und zeitliche Charakteristik

Die Angabe der Schmerzintensität ist wichtiger Bestandteil jeder Schmerzdiagnose. Ausschlaggebend ist alleine die **subjektive** Schmerzintensität, also die Selbsteinschätzung des Patienten. In Abhängigkeit vom zur Schmerzmessung eingesetzten Instrument werden unterschiedliche Dimensionen (z. B. sensorisch, affektiv) der Schmerzintensität erfaßt.

Eine einfache Messung der mittleren Schmerzintensität reicht nicht aus, vielmehr muß die **zeitliche Charakteristik** berücksichtigt werden. Die Schmerzen können dauernd oder intermittierend auftreten, wobei auch Kombinationen möglich sind. Dauerschmerzen können eine konstante oder eine schwankende Intensität zeigen. Schwankungen der Schmerzintensität können in Abhängigkeit von der Tageszeit auftreten, von Belastung, Streß oder anderen Faktoren abhängen oder zufällig und nicht vorhersehbar auftreten. Intermittierende Schmerzen können z. B. periodisch für mehrere Tage oder mehrfach täglich als Schmerzattacke von 1 s auftreten.

Schmerzlokalisation

Schmerzen können an allen Körperstellen auftreten. **Bevorzugte** Schmerzlokalisation ist die von der ursprünglichen Ursache betroffene Körperregion. Viele Patienten weisen mehrere Schmerzlokalisationen nebeneinander auf, die sich oft auch hinsichtlich ihrer Pathophysiologie und Ätiologie unterscheiden. In Abhängigkeit von der Schmerzlokalisation werden viele Schmerzpatienten (z. B. Kopf- und Gesichtsschmerzen, Rückenschmerzen) bereits zu Gruppen zusammengefaßt, für die entsprechende Diagnose- und Therapiestandards gelten.

Pathophysiologie der Schmerzen

Schmerzen sind die Folge nozizeptiver und psychologischer Faktoren, die sich wechselseitig beeinflussen.

Schmerzen sind typischerweise die Folge einer Aktivierung von Nozizeptoren (nozizeptive Schmerzen) oder einer Irritation der nozizeptiven Nervenbahnen (neuropathische Schmerzen).

Psychologische Faktoren können die Ausprägung und Auswirkung organischer Schmerzen stark beeinflussen, aber auch primäre Ursache chronischer Schmerzen sein.

Nozizeptive Schmerzen

Mechanische, thermische oder biochemische Reize führen zur Aktivierung von Nozizeptoren. Nozizeptive Schmerzen werden in somatische und viszerale Schmerzen unterteilt (Tab. 1.6). **Somatische** Schmerzen entstehen durch die Stimulation von Nozizeptoren in Haut, Bindegewebe, Muskeln und Knochen. Sie sind typischerweise gut lokalisierbar, werden als „dumpf", „bohrend", „ziehend" oder „stechend" beschrieben und werden oft durch Bewegung oder Druck verstärkt. **Viszerale** Schmerzen sind die Folge einer Aktivierung von Nozizeptoren durch Kompression, Infiltration, Verlegung, Distension, Entzündung oder Nekrose innerer Organe. Sie sind schlecht lokalisierbar, unscharf begrenzt, in entsprechende Dermatome (Head-Zone) übertragen und werden oft als „krampfartig", „kolikartig" oder „in der Tiefe" beschrieben.

Tabelle 1.6 Pathophysiologie chronischer Schmerzen

Pathophysiologie	Beispiele chronischer Schmerzen
Nozizeptiv	
Somatisch	myofasziale Schmerzen Ischämieschmerzen
Viszeral	Neoplasien Entzündungen gastrointestinaler Organe Verlegungen Funktionsstörungen
Neuropathisch	
Peripher	Neuralgie Polyneuropathie Engpaßsyndrom
Gemischt	komplexe regionale Schmerzsyndrome Post-Zoster-Neuralgie Deafferenzierung
Zentral	Thalamusläsion Rückenmarkkompression Plexusausriß

Neuropathische Schmerzen

Neuropathische Schmerzen entstehen durch Schädigung oder Irritation von Anteilen des Nervensystems. Sie können von nozizeptiven Schmerzen meistens leicht differenziert werden, weil sie eine charakteristische Schmerzqualität zeigen und oft von weiteren sensiblen, motorischen oder vegetativen Störungen begleitet sind.

Als typische **Merkmale** neuropathischer Schmerzen gelten: Projizierte Schmerzen, brennende oder paroxysmale Schmerzen, Parästhesie, Dysästhesie, Hyperalgesie und Allodynie. Die beschriebenen Merkmale können aber auch so diskret sein, daß die Diagnose „neuropathischer Schmerz" übersehen wird.

Nomenklatur und **Klassifizierung** neuropathischer Schmerzen sind nicht einheitlich. Die Begriffe sind durch verschiedene Fachgruppen und in vielen Ländern unterschiedlich definiert und im Laufe der Zeit teilweise geändert worden. Der Ausdruck „neuropathischer Schmerz" wird in der Regel als übergeordneter Begriff akzeptiert. Für eine präzise Klassifikation, angepaßte Therapieplanung und Prognose reicht eine Trennung neuropathischer von nozizeptiven Schmerzen nicht aus; es ist vielmehr erforderlich, neuropathische Schmerzen zu differenzieren. Diese kann sich am Ort der Funktionsstörung innerhalb des Nervensystem, der vermuteten Ätiologie oder der Phänomenologie orientieren.

Die Funktionsstörung des Nervensystem kann vom peripheren oder zentralen Nervensystem ausgehen. Entsprechend werden periphere und zentrale neuropathische Schmerzen unterschieden (Tab. 1.**6**). Wichtige **periphere neuropathische Schmerzsyndrome** sind Neuralgie, Neuropathie, Polyneuropathie und Kompression von Nerven oder Wurzeln. Zu den wichtigsten Ursachen **zentraler neuropathischer Schmerzsyndrome** gehören Apoplex und Rückenmarkverletzung. Deafferenzierung, komplexe regionale Schmerzsyndrome und Post-Zoster-Neuralgie werden meistens als **gemischt peripher-zentral** eingeordnet, weil eine Einwirkung beider Anteile des Nervensystems auf die Schmerzentstehung diskutiert wird.

Eine Unterbrechung afferenter Leitungsbahnen (Deafferenzierung) kann zu Schmerzen im nicht mehr sensibel wahrgenommenen Körperregion führen. **Deafferenzierungsschmerzen** sind in einem hypo- oder anästhetischen Bereich lokalisiert und die Folge vielfältiger Veränderungen des Nervensystems nach einer Unterbrechung des afferenten Zustromes. **Phantomschmerzen** sind eine Sonderform neuropathischer Schmerzen.

Die Unterbrechung kann entweder im peripheren oder zentralen Nervensystem bestehen. Bei einer peripheren Nervenverletzung werden für die Schmerzen verantwortlichen funktionellen Veränderungen nicht nur im peripheren, sondern auch im zentralen Nervensystem auftreten.

Viele neuropathische Schmerzen werden mit einem Einfluß des *sympathischen Nervensystems* in Verbindung gebracht. Die Taxonomie „sympathische Reflexdystrophie", „Kausalgie" und „sympathisch unterhaltene Schmerzen" wurde in der 2. Auflage der IASP Classification of Chronic Pain überarbeitet und unter dem Terminus „komplexe regionale Schmerzsyndrome" zusammengefaßt (11, 14).

Komplexe regionale Schmerzsyndrome sind meistens distal betonte Extremitätenschmerzen (seltener im Gesicht oder Körper), die von Sensibilitätsveränderungen (Allodynie, Hyperalgesie) und trophischen Störungen (Hautfarbe und -durchblutung, Sudomotorik, Ödeme) begleitet sind. Die Störungen folgen einem schädigenden Ereignis, übertreffen aber in Zeitdauer und Ausprägung den normalen Krankheitsverlauf. **Typ 1** der komplexen regionalen Schmerzsyndrome entspricht der *sympathischen Reflexdystrophie* und tritt ohne Läsion des Nervensystems auf. **Typ 2** entspricht der *Kausalgie* und wird von einer faßbaren Schädigung des Nervensystems begleitet. Der Begriff „sympathisch unterhaltener Schmerz" ist kein eigenständiges Schmerzsyndrom sondern ein Phänomen, das für eine Reihe verschiedener Störungen potentiell zutreffen kann. Neben Typ 1 und 2 komplexer regionaler Schmerzsyndrome können u. a. Zosterneuralgie, Phantomschmerzen und andere Neuralgien sympathisch (mit)unterhalten oder von Veränderungen des Sympathikotonus begleitet sein.

- Die Diagnose eines sympathisch unterhaltenen Schmerzes (SMP, sympathically maintained pain) gilt dann als gesichert, wenn durch Sympathikusblockaden eine Schmerzlinderung erzielt werden kann.

Ist dies nicht der Fall, handelt es sich um sympathisch nicht unterhaltene Schmerzen (SIP, sympathically independent pain).

Ätiologie der Schmerzen

Die Abklärung verantwortlicher Krankheitsursachen gehört in allen Disziplinen zu den wichtigsten ärztlichen Aufgaben. Schmerzen sind ein häufiges, oft auch das erste oder führende Symptom vieler Erkrankungen und ermöglichen bei rechtzeitiger Diagnose eine frühe, möglicherweise kausale Therapie. Auch für eine symptomatische Schmerztherapie gilt deshalb, daß die Schmerzätiologie bekannt sein oder unverzüglich abgeklärt werden muß.

Akute Schmerzen

Akute Schmerzen haben eine **gute Prognose**, weil die Schmerzursache in der Regel behandelt werden kann oder von alleine heilt. Die Klärung der Ätiologie hat deshalb höchste Priorität. Eine symptomatische Therapie kann jedoch vorübergehend erforderlich sein, um diagnostische Schritte zu ermöglichen und einer Chronifizierung vorzubeugen. Die heute verfügbare Diagnostik erfordert es nicht, etwa bei einem Trauma oder akuten Abdomen, mit der symptomatischen Schmerztherapie so lange zu warten, bis die Diagnose vorliegt.

Postoperative Schmerzen gehören zu den häufigsten akuten Schmerzen in schmerztherapeutischen oder anästhesiologischen Einrichtungen. Die wichtigste und häufigste Schmerzursache sind sicherlich postoperative Wundschmerzen. Dennoch können akute Schmerzen in der postoperativen Phase auch Leitsymptom verschiedener Komplikationen sein (akutes Abdomen, Kompartmentsyndrom, Myokardinfarkt, Lungenembolie), die dringend erkannt werden müssen.

Tumorschmerzen

Auch bei Patienten mit malignen Erkrankungen muß die Schmerzursache geklärt werden, obwohl die Ätiologie scheinbar klar ist. Die wichtigste und häufigste Schmerzursache ist eine Kompression oder Infiltration schmerzsensibler Strukturen durch nachweisbares **Tumorwachstum**. Darüberhinaus führt auch die vorausgegangene **Tumortherapie** (Operation, Bestrahlung, Chemotherapie) häufig zu Schmerzen. Obwohl für die weitere Behandlung von entscheidender Bedeutung, ist es oft nicht leicht, zwischen diesen beiden Schmerzursachen zu unterscheiden. Tumorbedingte und therapiebedingte Schmerzen treten in der selben Region auf, und bildgebende Verfahren können oft erst im Verlauf sicher zwischen Narbe und Rezidiv unterscheiden. Eine dritte Schmerzursache bilden **tumorassoziierte** Schmerzen, die nicht direkt durch das Tumorwachstum verursacht sind, sondern als Folge tumorbedingter Symptome oder Komplikationen auftreten (Obstipation, Zosterneuralgie). Darüber hinaus können Tumorpatienten unter Schmerzen leiden, die in **keinem Zusammenhang** mit der malignen Erkrankung stehen. Die Ausprägung von Migräne-, Osteoporose- oder Neuropathieschmerzen wird im Rahmen einer malignen Erkrankung sicher nicht abnehmen.

Chronische Schmerzen

Chronische Schmerzen, denen keine Tumorerkrankung zugrunde liegt, werden meistens „chronische Schmerzen" oder „chronische Nicht-Tumor-Schmerzen" genannt. Der Begriff benigne chronische Schmerzen ist obsolet, weil auch Schmerzen „nicht-maligner Genese" für die betroffenen Patienten maligne sein können. Mit zunehmender Schmerzdauer lösen sich die Schmerzen von der ursprünglichen Ursache, und es kommt zur Chronifizierung. An der Chronifizierung sind viele Ursachen gleichzeitig beteiligt, wie schmerzbedingte Sensibilisierung des nozizeptiven Systems, motorische und vegetative Schmerzreaktionen sowie psychische und soziale Faktoren.

- Bei chronischen Schmerzen müssen immer behandelbare Ursachen, welche die Schmerzen unterhalten, ausgeschlossen werden. Es ist unverzeihlich, chronische Schmerzen symptomatisch zu behandeln, ohne eine maligne Erkrankung, eine Ischämie oder Nervenkompression ausgeschlossen zu haben.

◼ Psychosoziale Situation

Schmerzen sind nicht nur ein nozizeptiver Vorgang, sondern ein komplexes psychosomatisches Erlebnis, das durch **somatische**, **psychologische**, **soziale** und **religiöse** Faktoren moduliert wird. Einerseits können Depression, Angst, Ärger, Sorgen, Einsamkeit, Abhängigkeit, Traurigkeit und andere psychosoziale Faktoren primär die Schmerzen verursachen oder deutlich verstärken. Andererseits stellen Schmerzen eine wichtige Ursache vieler psychischer Störungen und sozialer Nachteile dar. Im Prozeß der Schmerzchronifizierung wird deutlich, wie sehr Schmerzen das Verhalten der Patienten verändern und andererseits das Verhalten eine Chronifizierung unterstützen. Für Tumorpatienten prägte Cicely Saunders den Begriff **„total pain"** (13). Patienten mit starken Schmerzen beschreiben manchmal ihr ganzes Leben als schmerzhaft, wenn das gesamte Leben vom Schmerz beherrscht wird. Dieses Erleben gilt genauso für Patienten mit fortgeschrittener Schmerzchronifizierung.

Eine Beschreibung und Einordnung des psychischen Zustandes und der sozialen Situation ist deshalb für jeden Schmerzpatienten zwingend. Somatischer und psychischer Status müssen gleichwertig dargestellt werden, da erst deren Kombination das Krankheitsbild umfassend kennzeichnet. Vielfach werden chronische Schmerzen als entweder somatogen oder psychogen klassifiziert. Diese einseitige Betrachtung wird den wenigsten Schmerzpatienten gerecht.

◼ ICD-Schlüssel

Der wichtigste Schlüssel zur Klassifikation von Erkrankungen ist die **International Classification of Diseases** (ICD) in der 10. Version (3). In dieser Klassifikation werden einerseits Schmerzerkrankungen innerhalb des jeweiligen Fachgebietes eingeordnet und andererseits Schmerzen als Symptom verschiedener Erkrankungen genannt. Eine differenzierte Einordnung aller Schmerzerkrankungen ist jedoch nicht möglich, weil diese nicht vollständig und systematisch an einer Stelle zusammengefaßt sind.

Ein weiteres wichtiges Problem der ICD-Klassifikation ist, daß sich Schmerzen dort in der Regel nur dichotom entweder somatogen oder psychogen einordnen lassen (8). Anstelle des Kapitels „Psychische und Verhaltensstörungen" der ICD-10 wird häufig das **Diagnostische und Statistische Manual Psychischer Störungen (DSM-IV)** eingesetzt, das ebenfalls international anerkannt ist. In diesem können „Schmerzstörung in Verbindung mit psychischen Faktoren" oder „Schmerzstörung in Verbindung mit sowohl psychischen Faktoren wie einem medizinischen Krankheitsfaktor" angegeben werden. Hierdurch bietet der DSM-IV in Kombination mit den somatischen Kapiteln des ICD die Möglichkeit einer interdisziplinären Diagnose, die der Komplexität des Schmerzes angemessen erscheint (8). Eine weitergehende differenzierte Systematisierung der jeweiligen psychischen Faktoren ist jedoch nicht möglich.

◼ Klassifikation ausgewählter Schmerzsyndrome

Für verschiedene Gruppen von häufigen Schmerzerkrankungen bestehen spezielle differenzierte Klassifikationen, aus denen ggf. entsprechende Therapieempfehlungen abgeleitet werden können. Langfristig müssen diese speziellen Klassifikationen in allgemeine Schmerzklassifikationen integriert werden. Am meisten etabliert ist die Klassifikation von Kopfschmerzen (4); weitere spezielle Klassifikationssysteme wurden u. a. für Rückenschmerzen (12) oder Tumorschmerzen (1, 2, 4) entwickelt.

Kopf- und Gesichtsschmerzen werden nach der International Headache Society (IHS) in 13 Hauptgruppen eingeteilt (6, 4). Als Obergruppen müssen primäre und sekundäre Kopfschmerzen unterschieden werden. *Primäre Kopfschmerzen* (Migräne, Spannungskopfschmerz, Cluster-Kopfschmerz und chronisch paroxysmale Hemikranie, Kopfschmerzen ohne strukturelle Läsion) sind eigenständige Erkrankungen und weisen keine pathologischen Befunde bei den üblichen Untersuchungsmethoden auf. *Sekundäre Kopfschmerzen* sind Symptom einer faßbaren Störung (z. B. Schädeltrauma, Gefäßstörungen, nichtvaskuläre intrakranielle Störungen, exogene Substanzen, Infektionen, Stoffwechselstörungen, Erkrankungen von Gesicht,

Kopf oder Nervensystem) mit pathologischen Befunden. Die IHS-Klassifikation gilt heute als Standard, wurde in die ICD-10 Klassifikation integriert und hat sich für die klinische Routine und wissenschaftlichen Belange als praktikabel erwiesen.

Schmerzklassifikation der IASP

Die International Association for the Study of Pain (IASP) veröffentlichte 1986 die erste zusammenfassende Klassifikation chronischer Schmerzen, die jetzt in einer 2. überarbeiteten Auflage vorliegt (11). Die Schmerzsyndrome werden als fünfstellige Zahl kodiert, wobei jede Ziffer einer Achse entspricht. Die erste Achse gibt die schmerzhafte Körperregion an und die zweite das System, dessen Fehlfunktion für die Schmerzen verantwortlich ist. Die dritte Achse beschreibt die zeitlichen Charakteristika des Schmerzauftretens, die vierte die Intensität und Dauer der Schmerzen und die fünfte die Schmerzursache (Tab. 1.7). Diese Klassifikation eignet sich jedoch nur wenig für die tägliche Routine, weil sie wenig pragmatisch und systematisch aufgebaut ist. Einige Schmerzerkrankungen lassen sich nicht, andere nicht ausreichend differenziert kodieren. Außerdem ist eine integrative Darstellung der somatischen und psychischen Aspekte in einer Diagnose nicht möglich (8).

Multiaxiale Schmerzklassifikation

Von einer Arbeitsgruppe der Deutschen Gesellschaft zum Studium des Schmerzes (DGSS) wurde versucht, eine verbesserte Schmerzklassifikation zu erarbeiten (7, 9, 10). Weil die Pathogenese vieler Schmerzerkrankungen bisher nicht vollständig gesichert ist, basiert die Klassifikation im wesentlichen auf der Phänomenologie. Das System ist so aufgebaut, daß schon vor Abschluß der Diagnostik oder bei geringem Kenntnisstand eine zumindest grobe Einteilung möglich ist. Der Vorteil liegt darin, daß voreilige oder überdifferenzierte Einstufungen, die möglicherweise diagnostische oder therapeutische Konsequenzen nach sich ziehen, vermieden werden. In Schmerzambulanzen und -kliniken kann die Klassifizierung dann weiter spezifiziert werden. Die Klassifikation von Kopfschmerzen richtet sich nach der IHS-Klassifikation. Die Korrelation der Schmerzdiagnosen mit dem ICD-10 oder der IASP-Klassifikation ist Aufgabe noch zu entwickelnder Datenverarbeitungsprogramme.

Die **m**ulti**a**xiale **S**chmer**k**lassifikation (MASK) setzt sich aus den drei Teilen **Schmerzdiagnose**, **somatisches Achsensystem** und **psychologisches Achsensystem** zusammen. Alle drei Teile des MASK sind Bestandteil eines Computerprogramms zur Patientendokumentation in Schmerzambulanzen, das seit 1998 von der DGSS zur Verfügung gestellt wird.

MASK-Schmerzdiagnose

Die Schmerzdiagnose besteht aus einer fünf- bis sechsstelligen Zahl, die eine weitgehend phänomenologische Erfassung der Symptomatik ermöglicht (Tab. 1.8). Die Diagnose wird mit jeder Ziffer genauer und sollte nur so weit genutzt werden, wie es dem aktuellen Diagnosestand entspricht. Die erste Ziffer unterscheidet nach pragmatischen Gesichtspunkten neun Hauptgruppen des Schmerzes:
– Kopfschmerz
– Gesichtsschmerz
– Schmerz bei Durchblutungsstörung

Tabelle 1.7 IASP-Klassifikation chronischer Schmerzen (nach [11])

Achse I: Region	Ziffer
Kopf, Gesicht und Mund	000
Halsregion	100
Schultern und Arme	200
Thoraxregion	300
Abdominalregion	400
Unterer Rücken, LWS, Sakrum und Kokzygeum	500
Beine	600
Beckenregion	700
Anale, perianale und genitale Region	800
Mehr als drei Hauptregionen	900

Achse II: System	
Nervensystem und Sinnesorgane (neurologisch)	00
Nervensystem (psychologisch und sozial)	10
Atem- und Herz-Kreislauf-System	20
Muskuloskelettalsystem und Bindegewebe	30
Haut und zugehörige Drüsen	40
Gastrointestinalsystem	50
Urogenitalsystem	60
Andere Organe oder viszerale Strukturen	70
Mehr als ein System	80
Unbekannt	90

Achse III: Zeitlichen Charakteristika des Schmerzauftretens	
Nicht erfaßt, nicht anwendbar oder unbekannt	0
Einzelnes Ereignis, begrenzte Dauer	1
Kontinuierlich, ohne Intensitätsschwankungen	2
Kontinuierlich, mit Intensitätsschwankungen	3
Unregelmäßig rezidivierend	4
Regelmäßig rezidivierend	5
Paroxysmal	6
Anhaltend mit Paroxysmen	7
Andere Kombinationen	8
Keine der obigen	9

Achse IV: Intensität und Dauer der Schmerzen	
Nicht erfaßt, nicht anwendbar, unbekannt	0,0
Leicht: 1 Monat oder kürzer	0,1
– 1 – 6 Monate	0,2
– länger als 6 Monate	0,3
Mittel: 1 Monat oder kürzer	0,4
– 1 – 6 Monate	0,5
– länger als 6 Monate	0,6
Stark: 1 Monat oder kürzer	0,7
– 1 – 6 Monate	0,8
– länger als 6 Monate	0,9

Achse V: Ursache	
Genetisch oder angeboren	0,00
Verletzung, Operation, Verbrennung	0,01
Infektion, parasitär	0,02
Entzündung	0,03
Neoplasie	0,04
Vergiftung, metabolisch	0,05
Degenerativ, mechanisch	0,06
Fehlfunktion	0,07
Unbekannt oder andere	0,08
Psychologisch	0,09

- neurogener Schmerz
- wirbelsäulenbedingter Schmerz
- Muskel- und Gelenkschmerz
- viszeraler Schmerz
- Schmerz bei psychiatrischer Erkrankung
- nicht klassifizierbarer Schmerz.

Tabelle 1.8 Beispiel für die Verschlüsselung einer Schmerzerkrankung in MASK

MASK Diagnose	
5	Schmerz im Bereich der Wirbelsäule
5.5	im Bereich der unteren Lendenwirbelsäule
5.5.4	distal ausstrahlend mit vermuteter Radikulopathie
5.5.4.3	durch knöcherne Stenose
5.5.4.3.2	durch knöcherne laterale Stenose
5.5.4.3.2.3	in Höhe von L5/S1
MASK-S	
Schmerzlokalisation	Kreuz, Lendenwirbelbereich, Sakralregion beidseitig
	linker Oberschenkel
	linker Unterschenkel
Topographie	radikuläre Topographie
Zeitliche Charakteristik	Dauerschmerz mit Intensitätswechsel
Pathogenese	degenerativ/mechanisch
	dysfunktionell
Schmerzqualität	dumpf, drückend
	stechend
	einschießend
Neurologische Zusatzbefunde	Hypästhesie
MASK-P	
Motorisch-verhältnismäßige Ebene	Diskrepanz zwischen verbalem und nonverbalem Schmerzverhalten
	ausgeprägte Vermeidung körperlicher Aktivitäten
Emotionale Ebene	ärgerlich-gereizte Stimmung
	innere Unruhe
Kognitive Ebene	Hilflosigkeit
	Katastrophisieren
	ausgeprägtes somatisches Krankheitsmodell
Stressoren	unklarer beruflicher Status
	Partnerschaftsprobleme
Habituelle Persönlichkeitsmerkmale	Selbstüberforderung, exzessiver Leistungsanspruch
	starre Norm-/Wertvorstellungen
Funktioneller Zusammenhang	vorwiegende Aufrechterhaltung der Schmerzen durch Kombination mehrerer psychosozialer Auffälligkeiten

Diese grobe Klassifizierung läßt sich oft bereits nach einem kurzen Gespräch herleiten. Nach Anamnese, körperlicher Untersuchung und Spezialuntersuchungen können meist auch die zweite bis sechste Ziffer ausgefüllt werden.

MASK-S (somatisches Achsensystem)

Die Schmerzdiagnose wird durch Beschreibung verschiedener Schmerzqualitäten mehrdimensional ergänzt. Die Achsen ähneln dem IASP-Schlüssel, der jedoch deutlich erweitert und modifiziert wurde.
- Die *erste Achse* beschreibt die Schmerzlokalisation aus 40 Alternativen mit zusätzlicher Seitenlokalisation, z. B. rechter Oberschenkel.
- Die *zweite Achse* beschreibt das Ausbreitungsmuster der Schmerzen, z. B. entsprechend dem Versorgungsgebiet peripherer Nerven.
- Die *dritte Achse* beschreibt die zeitliche Charakteristik, z. B. Dauerschmerz.
- Die *vierte Achse* beschreibt die Pathogenese, z. B. degenerativ, wobei auch eine Kombination zweier Ursachen möglich ist.
- Die *fünfte Achse* beschreibt die Schmerzqualität aus einer Liste von neun Adjektiven, z. B. brennend.
- Die *sechste Achse* beschreibt neurologisch wichtige Befunde, z. B. Allodynie.

MASK-P (psychosoziales Achsensystem)

Hier werden neben den somatischen gleichwertig die psychosozialen Charakteristika beschrieben.
- Die *ersten drei Achsen* beschreiben das Schmerzerleben und die Schmerzbeeinträchtigung:
- 1. auf der motorisch-verhältnismäßigen,
- 2. auf der emotionalen,
- 3. auf der kognitiven Ebene.
- Die *4. Achse* nennt ungünstige äußere Einflüsse (Stressoren) auf die Schmerzerkrankung.
- Die *5. Achse* führt habituelle Persönlichkeitsmerkmale an, die in Verbindung mit den körperlichen Beschwerden problematisch und damit behandlungsrelevant werden können.
- In der *6. Achse* wird ein funktioneller Zusammenhang der vorstehenden Achsen hergestellt, mit dem Ziel den wesentlichen Aufrechterhaltungsmodus der individuellen Schmerzproblematik festzustellen.
- Eine *7. Achse* ermöglicht die Angabe einer zusätzlich erforderlichen Diagnose auf ICD- oder DSM-Ebene.

Kernaussagen

Schmerzdiagnose
- Zur gezielten Therapie und medizinischen Kommunikation ist eine systematische Klassifizierung von Schmerzerkrankungen unverzichtbar.

Schmerzdauer
- Die Differenzierung akuter und chronischer Schmerzen orientiert sich am zeitlichen Zusammenhang zwischen Schmerzen und Grunderkrankung.

Schmerzintensität und zeitliche Charakteristik
- Die Schmerzintensität wird durch Selbsteinschätzung des Patienten gemessen. Neben der Intensität ist die Erfassung der zeitlichen Charakteristik notwendig (Dauerschmerz, intermittierende Schmerzen).

- **Schmerzlokalisation**
  - Viele Schmerzpatienten weisen mehrere Schmerzlokalisationen auf.
- **Pathophysiologie der Schmerzen**
  - Nozizeptive Schmerzen entstehen durch eine Aktivierung von Nozizeptoren und werden in somatische und viszerale Schmerzen eingeteilt.
  - Neuropathische Schmerzen entstehen durch Schädigung oder Irritation des Nervensystem. Die Nomenklatur neuropathischer Schmerzen ist nicht einheitlich und orientiert sich am Ort der Funktionsstörung, der Ätiologie oder der Phänomenologie.
- **Ätiologie der Schmerzen**
  - Bei akuten Schmerzen muß die Ätiologie schnell geklärt und eine kausale Therapie eingeleitet werden. Akute Schmerzen haben eine gute Prognose.
  - Chronische Schmerzen lösen sich von der ursprünglichen Ursache, und es kommt zur Chronifizierung. Spezifische Schmerzursachen müssen ausgeschlossen und Faktoren der Chronifizierung erkannt werden.
- **Psychosoziale Situation**
  - Somatogene, psychogene und soziale Faktoren müssen gleichwertig dargestellt werden, da erst deren Kombination eine chronische Schmerzerkrankung umfassend beschreibt.
- **ICD-Schlüssel**
  - Der ICD-Schlüssel ermöglicht keine systematische Einordnung von Schmerzerkrankungen.
- **Klassifikation ausgewählter Schmerzsyndrome**
  - Die Kopfschmerzklassifikation der IHS gilt heute als Standard und wurde in allgemeine Klassifikationen integriert.
- **Schmerzklassifikation der IASP**
  - Die Schmerzklassifikation der IASP erlaubt eine differenzierte Klassifizierung chronischer Schmerzen, ist jedoch für die tägliche Routine zu wenig pragmatisch und systematisch aufgebaut.
- **Multiaxiale Schmerzklassifikation**
  - Die MASK-Klassifikation wurde in Deutschland entwickelt und stellt zur Zeit das beste verfügbare Klassifikationssystem dar.

Literatur

1. Bonica JJ, Ventafridda V, Twycross RG. Cancer pain. In: Bonica JJ (ed.). The management of pain. 2nd Edition. Philadelphia: Lea & Febiger; 1990; 400–460
2. Bruera E, MacMillan K, Hanson J, MacDonald RN. The Edmonton staging system for cancer pain: preliminary report. Pain. 1989; 37:203–209
3. Bundesministerium für Gesundheit: Internationale Klassifikation der Krankheiten, Verletzungen und Todesursachen (ICD) in der 10. Revision. Köln: Kohlhammer; 1994
4. Göbel H. Die Kopfschmerzen. Berlin: Springer; 1997
5. Grond S, Zech D, Diefenbach C, Radbruch L, Lehmann KA. Assessment of cancer pain: a prospective evaluation in 2266 cancer patients referred to a pain service. Pain. 1996; 64:107–114
6. Headache classification committee of the International headache society: Classification and diagnostic criteria for headache disorders, cranial neuralgias and facial pain. Cephalgia. 1988; 8(Suppl 7):1–96
7. Hildebrandt J, Pfingsten M. Nomenklatur und Definitionen. In: Zenz M, Jurna I (Hrsg.). Lehrbuch der Schmerztherapie. Stuttgart: Wissenschaftliche Verlagsgesellschaft; 1993; 77–84
8. Klinger R, Denecke H, Glier B, Kröner-Herwig B, Nilges P, Redegeld M, Weiß L. Qualitätssicherung in der Therapie chronischen Schmerzes. XI. Diagnostik und multiaxiale Schmerzklassifikation. Schmerz. 1997; 11:378–385
9. Klinger R, Hasenbring M, Pfingsten M. Multiaxiale Schmerzklassifikation – Psychosoziale Anteile. Schmerz. 1991; 5:178
10. Maier C, Hildebrandt J. Schmerzklassifikation und Diagnoseschlüssel. Z Rheumatol. 1990; 49 (Suppl) 69
11. Merskey H, Bogduk N. Classification of chronic pain. 2nd Edition. Seattle: IASP Press; 1994
12. Quebec Task Force on Spinal Disorders: Scientific approach to the assessment and management of activity-related spinal disorders, chapt. 3: diagnosis of the problem. Spine. 1987; (Suppl.) 16–21
13. Saunders DC. Pain and impending death. In: Wall PD, Melzack R (ed.). Textbook of pain. 3rd Edition. Edinburgh: Churchill Livingston; 1994; 861–868
14. Stanton-Hicks M, Jänig W, Hassenbusch S, Haddox JD, Boas R, Wilson P. Reflex sympathetic dystrophy: changing concepts and toxonomy. Pain 1995; 63:127–133
15. Wurmthaler C, Gerbershagen HU, Dietz G, Korb J, Nilges P, Schillig S. Chronifizierung und psychologische Merkmale – Die Beziehung zwischen Chronifizierungsstadien, bei Schmerz und psychophysischem Befinden, Behinderung und familiären Merkmalen. Zeitschr Gesundheitspsychologie. 1996; 4:113–136

Schmerz und Psyche

U.T. Egle, R. Schwab

Roter Faden

- **Probleme des linear-kausalen Reiz-Reaktion-Konzepts**
- **Wissenschaftstheoretische Grundlagen eines bio-psycho-sozialen Schmerzverständnisses**
- **Schmerzmodulation durch psychosoziale Faktoren**
  - Aufmerksamkeit bzw. Ablenkung
  - Angst und Depression
  - Sekundärer Gewinn/Verstärker
  - Krankheitsattribuierung und Bewältigungsmechanismen
  - Schmerzerfahrungen in Kindheit und Jugend
  - Kulturelle Faktoren
- **Konsequenzen für das praktische Handeln**

Probleme des linear-kausalen Reiz-Reaktion-Konzepts

> **Definition:** „Schmerz ist ein unangenehmes Sinnes- und Gefühlserlebnis, das mit aktueller oder potentieller Gewebeschädigung verknüpft ist oder mit Begriffen einer solchen Schädigung beschrieben wird."

Diese Schmerzdefinition der *Internationalen Gesellschaft zum Studium des Schmerzes* (IASP) beinhaltet einige **zentrale Aspekte** des heutigen Schmerzverständnisses:
- Die emotionale Komponente bei Schmerz wird gleichberechtigt neben die sensorische gestellt.
- Schmerz ist ein subjektive Empfindung, der objektivierbare periphere Läsionen im Sinne einer Reizauslösung fehlen können.
- Die kausale Verknüpfung von Gewebeschädigung und Schmerzreaktion wird aufgegeben, d. h. eine Gewebeschädigung ist weder eine notwendige noch – so sie nachweisbar ist – eine hinreichende Bedingung für Schmerz.

Trotz des sich in dieser Schmerzdefinition ausdrückenden heutigen Wissensstands über die somato-psychische Komplexität des Phänomens Schmerz unterliegen die meisten Patienten und auch noch immer viele Ärzten in ihrem Denken und Handeln einem reduktionistischen linear-kausalen Schmerzverständnis. Danach können nur sensorische Reize zu Schmerzempfindungen führen, und die Intensität des Reizes bedingt direkt das Ausmaß der wahrgenommenen Schmerzen. Dieses *eindimensionale Reiz-Reaktion-Konzept* des Schmerzes geht auf den französischen Philosophen und Wissenschaftstheoretiker René Descartes zurück, der in seinem Buch „L'homme" 1644 das bis zu diesem Zeitpunkt vorherrschende mittelalterliche Schmerzverständnis, das Schmerz als direkten Ausdruck von Schuld, Sühne und Strafe Gottes verstand, durch ein naturwissenschaftliches ersetzte. Ein peripherer Reiz ist demnach eine Conditio sine qua non für den Schmerz, seine Intensität korreliert 1:1 mit dem Ausmaß der zugrunde liegenden Gewebeschädigung. Ist eine solche Schädigung nicht nachweisbar, so der Umkehrschluß, kann der Patient keine Schmerzen haben, er muß „sie sich einbilden".

Für Schmerzzustände im Rahmen einer psychischen Störung bietet das Reiz-Reaktion-Konzept kein Erklärungsmodell, sie kann es eigentlich nicht geben. Insofern werden solche Zustandsbilder dann leicht als „Simulation" etikettiert.

Für das Handeln des Arztes beinhaltet das Reiz-Reaktion-Konzept die Gefahr,
- Normvarianten und Zufallsbefunde diagnostisch überzubewerten,
- im Rahmen wiederholt durchgeführter somatischer Ausschlußdiagnostik den Patienten iatrogen zu schädigen,
- eine zusätzlich zum somatischen Befund bestehende psychische Komorbidität nicht zu erkennen, mit der, legt man die Ergebnisse epidemiologischer Querschnittsstudien zugrunde, wonach 20–25 % der deutschen Bevölkerung unter psychischen und psychosomatischen Störungen von Krankheitswert leiden, rein statistisch bei jedem vierten bis fünften Schmerzpatienten gerechnet werden muß.

Wissenschaftstheoretische Grundlagen eines bio-psycho-sozialen Schmerzverständnisses

Die Defizite der Reiz-Reaktion-Konzeption des Schmerzes liegen wesentlich in der Annahme begründet, der Reiz sei ein unabhängig vom Organismus existierendes Ereignis, das dessen Verhalten (als kausale Folge) hervorbringt. Sind der Organismus und seine Organe aber primär aktive Systeme – wie es die *Systemtheorie* postuliert –, kann ein Vorgang aus der Umgebung dort kein Geschehen bewirken (wie er es in einem ruhenden Gebilde könnte), sondern lediglich das Verhalten des bereits aktiven Systems modifizieren. Für die Reaktion des biologischen Systems ist also nicht nur der äußere Vorgang (der Reiz) entscheidend, sondern ebenso dessen innerer Zustand (die Reaktionsbereitschaft), den man mit Hilfe des kybernetischen Modells als ein von einem Soll-Wert abweichenden Ist-Wert oder als ein mehr oder weniger gestörtes homöostatisches Gleichgewicht beschreiben kann.

So wird in der Biologie ein Organismus nicht primär durch Reize, sondern erst z. B. durch ein Bedürfnis nach Nahrung, nach einem Geschlechtspartner, nach Wärme usw. veranlaßt, auf Reize zu reagieren. Ohne dieses Bedürfnis würde der Reiz gar nicht existieren, aber gleichzeitig könnte ohne den Reiz die Reaktion, die zu einer Befriedigung des Bedürfnisses führen sollte, nicht zustande kommen. Auf diesem Zusammenhang beruht die Notwendigkeit, zur Beschreibung selbst einfachster biologischer Vorgänge die linearen Ursache-Wirkung-Konzepte durch kybernetische Modelle zu ersetzen (2).

Ein solche kybernetische Konzeption liegt dem von Engel (2) propagierten *bio-psycho-sozialen Krankheitsverständnis* zugrunde (Abb. 1.**23**).

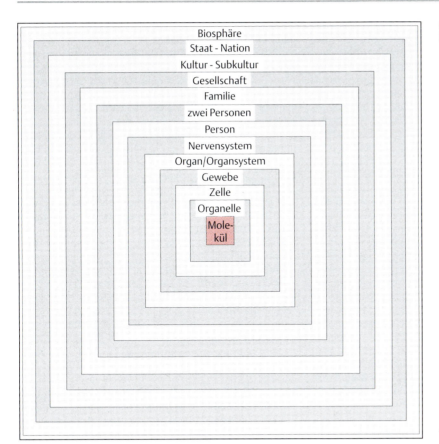

Abb. 1.23 Das bio-psycho-soziale Krankheitsmodell.

Der Mensch („Person") ist dabei Teil übergeordneter Systeme (Familie, Gesellschaft usw.) und selbst wiederum ein System aus vielen Subsystemen, bis hinab auf die molekulare Ebene. Diese Ebenen sind so integriert, daß das jeweilige Subsystem über eine gewisse Autonomie verfügt, gleichzeitig aber auch von den übergeordneten Teilsystemen geregelt werden kann. Es handelt sich also um eine Hierarchie von Systemen, die nach kybernetischen Prinzipien mit Programmen aus Regulationen und Gegenregulationen, zugehörigen Soll- und Ist-Werten, Steuer- und Rückmeldevariablen funktionieren und jeweils über eigene Zeichen und Kodierungen verfügen.

Auf der *physiologischen Ebene* „verständigen" sich Organe und Organsysteme mit biochemischen und/oder elektrophysiologischen Zeichen. Unter ihnen lassen sich wieder verschiedene spezielle Zeichensysteme, wie das endokrine, das immunologische und das nervale, unterscheiden.

Auf der *psychischen Ebene* gibt es ebenfalls spezifische und voneinander differenzierte Zeichensysteme. Die Funktion psychischer Systeme beinhaltet eine sehr viel differenziertere Herstellung der Beziehungen zwischen Organismus und Umgebung als auf einer einfachen vegetativen somatischen Entwicklungsstufe (z. B. Einzeller), auf der dies in noch primitiver Form von den Rezeptoren der äußeren Zellschicht als Wohnhülle übernommen wird. Umwelt und Organismus bilden zusammen ein dynamisch sich entwickelndes Ganzes, d. h. ein System. Dieses System ist maßgeblich geprägt durch die genetische Ausstattung und die individuelle Sozialisation des einzelnen. Es baut sich mit zunehmendem Lebensalter aufgrund von Programmen auf, die teilweise phylogenetisch vorgegeben sind, teilweise im Rahmen der Entwicklung (ontogenetisch) im Austausch mit der Umwelt entstehen. Im Unterschied zum Tier besitzt der Mensch die Möglichkeit von Vorstellung und Phantasie, was in seinem systemischen Interagieren mit der Umwelt berücksichtigt werden muß.

Nach dem von v. Uexküll und Wesiack (2) entwickelten Situationskreis-Modell können in der Vorstellung Programme für Bedeutungserteilung („Merken") und Bedeutungsverwertung („Wirken") zunächst probeweise als Bedeutungsunterstellung und Bedeutungserprobung durchgespielt werden, ehe das Ich sie für die Sensomotorik freigibt. Dabei wird in der Vorstellung die Situation quasi experimentell vorstrukturiert, d. h. Bedeutungserteilung erfolgt zunächst als hypothetische Bedeutungsunterstellung, deren Konsequenzen in der Phantasie durch „Probehandeln" durchgespielt werden können. Im Unterschied zum Tier, bei dem die biologische Umwelt aufgrund angeborener Programme entschlüsselt wird, entwickelt sich insofern beim Menschen eine „individuelle Wirklichkeit", die jeder einzelne nach Programmen aufbaut, die er im Lauf seiner individuellen Lebensgeschichte in seinem jeweiligen kulturellen Kontext (ontogenetisch) erworben hat bzw. phylogenetisch mitbringt. Diese individuell entwickelten Programme stellen eine für den außenstehenden Beobachter „unsichtbare Hülle" dar, die den Körper des einzelnen „umgibt" und seine körperlichen Vorgänge vor dem unmittelbaren Einwirken seiner Umwelt abschirmt. Ist diese Abschirmung situativ unzureichend (unzureichende Abwehr- bzw. Bewältigungsmechanismen), werden entsprechend der hierarchischen Konzeption des bio-psycho-sozialen Krankheitsmodells die nächsttieferen bzw. -höheren Systemebenen beeinflußt, d. h. es kann auch dort zu Störungen kommen.

Von dem skizzierten bio-psycho-sozialen Schmerzverständnis unterscheidet sich das vor allem von verhaltenstherapeutisch orientierten Psychologen propagierte *bio-behaviorale Schmerzverständnis*. Dabei wird grundsätzlich vom Vorhandensein eines peripheren Schmerzreizes ausgegangen. Entscheidend ist, wie dieser im Rahmen von Chronifizierungsprozessen durch psychosoziale Parameter modifiziert wird und letztlich zu einem abnormen Schmerzverhalten führt, das wiederum auf das Schmerzerleben zurückwirkt. Dabei spielen dysfunktionale Kognitionen (Einschätzungen und Bewertungen), maladaptive Copingstrategien sowie das Schmerzverhalten positiv verstärkende Verhaltensweisen der nächsten Umgebung eine wichtige Rolle. Daß es auch zu Schmerzen führende, rein zentral ablaufende Prozesse im Rahmen psychischer Störungen gibt, wird abgelehnt, da das bio-behaviorale Schmerzverständnis dafür keine Erklärungsbasis bietet. Trotz dieser Limitierung kann der Ansatz einen wichtigen Beitrag vor allem zum Verständnis der nach einer schmerzverursachenden Gewebeschädigung eingetretenen Chronifizierungsprozesse leisten.

Ebenfalls einen wichtigen Beitrag zu einem bio-psychosozialen Schmerzverständnis leistet der *psychoanalytische Ansatz*. Dieser geht davon aus, daß „Körperschmerz Ausdruck von Seelenschmerz" ist, d. h. daß vor allem Verluste, Kränkungen und schuldhaft erlebte aggressive Impulse, welche die individuell zur Verfügung stehenden Bewältigungsmöglichkeiten überfordern, in körperliche Schmerzen konvertiert werden können. Dem körperlich empfundenen Schmerz wird eine symbolische Ausdrucksfunktion zugeschrieben. In den letzten Jahren wurde dabei auch den in einer Reihe von Studien (1) gefundenen Langzeitfolgen psychischer Traumatisierungen in der Kindheit (v. a. körperliche Mißhandlungen und sexueller Mißbrauch) eine erhebliche pathogenetische Bedeutung beigemessen. Allerdings fehlt dem psychoanalytischen Schmerzverständnis ein differenziertes Konzept sowohl hinsichtlich der psychosozialen Modulation primär nozizeptiv ausgelöster Schmerzzustände als auch deren Chronifizierung.

Schmerzmodulation durch psychosoziale Faktoren

Für folgende psychische und soziale Faktoren kann heute als gesichert gelten, daß sie im Rahmen einer bio-psychosozialen Vernetzung auf das individuelle Schmerzerleben Einfluß nehmen.

Aufmerksamkeit bzw. Ablenkung

Jeder, der schon einmal Schmerzen hatte, konnte wohl bei sich selbst feststellen, daß man sich in gewissem Ausmaß und für einen gewissen Zeitraum davon ablenken kann. Eine besonders ausgeprägte Form von innerer Ablenkung (Dissoziation) dürfte das Geheimnis des verblüffend gering ausgeprägten Schmerzempfindens von Fakiren sein. Umgekehrt verstärkt eine erhöhte Aufmerksamkeit gegenüber dem Schmerz seine Wahrnehmung, wie dies bei vielen Schmerzkranken der Fall ist, die ihren Alltag um ihren Schmerz herum organisiert haben. Dies führt zu einem Circulus vitiosus: Schmerz – Aufmerksamkeit – verstärkter Schmerz – erhöhte Aufmerksamkeit …

Angst und Depression

Angst wie Depression können die Schmerzschwelle senken und damit das Schmerzempfinden verstärken. So kann die gleiche Zahnbehandlung bei einem Patienten mit Zahnarztangst erheblich mehr Schmerzen auslösen als bei einem, der diese Schwierigkeit nicht kennt. Ähnliches gilt für Patienten, deren Zahnbehandlung in einer depressiven Phase vorgenommen wird. Dies bedeutet, daß bei einer körperlichen Grunderkrankung, z. B. einer rheumatoiden Arthritis oder einer Arthrose, der Betroffene mehr Schmerzen empfindet, wenn er gleichzeitig unter einer Depression oder einer Angsterkrankung leidet, als ein psychisch Gesunder und dadurch eventuell sein Schmerzmittelbedarf höher ist.

Sekundärer Gewinn/Verstärker

Wie jedes menschliche Erleben und Verhalten kann auch das Schmerzerleben und -verhalten Lernprozessen unterliegen. Werden dem Schmerzkranken vor Einsetzen der Schmerzen als unangenehm erlebte Tätigkeiten jetzt abgenommen oder erlebt er ein vorher nicht gekanntes Ausmaß an Aufmerksamkeit und Zuwendung, so trägt dies zur Schmerzaufrechterhaltung und -verstärkung bei. Auch die Bedarfseinnahme von Medikamenten kann eine solche Verstärkerfunktion erfüllen.

Krankheitsattribuierung und Bewältigungsmechanismen

Besonders gut untersucht ist die Bedeutung von Bewältigungsstrategien und Krankheitskontrollüberzeugungen. Bei letzteren werden drei Dimensionen unterschieden: internale, external-personenbezogene und external-fatalistische. Gemeint ist damit das, was der jeweilige Patient glaubt tun zu können, um seine Schmerzen in den Griff zu bekommen. Glaubt er, daß dies nur von ihm selbst abhängt, so wird dies unter dem Begriff „internale" Kontrollüberzeugung subsumiert. Sucht er dabei Hilfe bei einer anderen Person (Arzt, Partner, Mutter usw.), spricht dies für „external-personenbezogenen" Kontrollüberzeugungen. Fühlt er sich seinen Schmerzen schicksalhaft ausgeliefert („external-fatalistisch"), so stellt diese Art der Krankheitsattribuierung die beste Voraussetzung für eine Chronifizierung dar – keiner und nichts kann dem Kranken helfen.

Prognostisch ähnlich ungünstig und schmerzverstärkend können bestimmte *Bewältigungsmechanismen* sein: So ist die Neigung des Patienten zu Katastrophengedanken („catastrophizing") ein ungünstiger Konflikt- wie Krankheitsbewältigungsmechanismus. Gemeint ist damit die Neigung, bei allem, was passiert, immer gleich das denkbar Schlimmste anzunehmen.

Schmerzerfahrungen in Kindheit und Jugend

Schmerzen müssen zuerst erfahren werden, bevor sie als solche erkannt werden können, d. h. frühe Schmerzerfahrungen werden durch ein *spezielles Schmerzgedächtnis* gespeichert, neue können damit verglichen werden. Tierexperimentell konnte gezeigt werden, daß in Isolation aufgezogene Hunde oder Affen, denen nach der Geburt ihre Arme und Beine in Papphülsen gesteckt worden waren, keine Schmerzwahrnehmung aufweisen (5, 4). Umgekehrt zeigten Kinder, die ohne Anästhesie beschnitten worden waren, im Vergleich zu solchen, bei denen dies unter Narkose geschah, noch mehrere Jahre später eine erhöhte Empfindlichkeit gegenüber peripheren Schmerzreizen im Rahmen einer Impfung (7). Dies gilt auch für Schmerzpatienten, die in Form regelmäßiger körperlicher Mißhandlung oder sexuellen Mißbrauchs in der Kindheit psychisch traumatisiert wurden (6). Solche psychischen Traumatisierungen sind mit spezifischen Affekten konnotiert. Durch diese Verknüpfung können später vergleichbare Affekte auftreten, so sie in psychischen Belastungssituationen, welche die individuell zur Verfügung stehenden Bewältigungsmöglichkeiten übersteigen, die entsprechenden Schmerzen wieder auslösen – so ein Erklärungsmodell für das Auftreten rein psychisch bedingter Schmerzen bei körperlich mißhandelten und psychisch schwer traumatisierten Patienten (1).

Kulturelle Faktoren

Der Einfluß kultureller Faktoren auf das Schmerzerleben konnte in zahlreichen Studien gesichert werden, am eindrucksvollsten in transkulturellen Studien bei der Beobachtung des „Couvade"-Phänomens: Während in verschiedenen einfachen Agrarkulturen die Frauen, die in diesen Kulturen weitgehend die Feldarbeit erledigen, bei der Geburt ihrer Kinder oft auf dem Feld bleiben und sich von anderen Frauen helfen lassen, verbringen die dazugehörigen Ehemänner oft mehrere Tage mit Geburtsschmerzen zu Hause im Bett (3). Dieses Phänomen macht besonders anschaulich, daß ausschließlich durch Vorstellungen, d. h. zentrale Prozesse ausgelöst, genauso real Schmerzen empfunden werden können wie durch periphere Reize bedingt.

Besonders bei chronischen Schmerzzuständen wirken im subjektiven Schmerzerleben biologische, psychische und soziale Faktoren zusammen. Psychische und soziale Faktoren können sowohl primär periphere (nozizeptive oder neuropathische) Schmerzstimuli modulieren, was ganz wesentlich zur Chronifizierung beitragen kann, als auch über zentrale Prozesse Schmerzen auslösen, die vom Betroffenen peripher lokalisiert werden, wie dies im Rahmen bestimmter psychischer Störungsbilder der Fall ist.

■ Konsequenzen für das praktische Handeln

Bei der überwiegenden Mehrheit der Patienten mit akuten Schmerzen erfüllen diese die Funktion eines Warnsignals hinsichtlich einer körperlichen Schädigung und bedürfen insofern primär einer therapeutischen Intervention auf somatischer Ebene. Auch hier gibt es allerdings Ausnahmen: So liegt z. B. bei vielen Patienten, die wegen akut aufgetretener linksthorakaler Schmerzen Notärzte rufen, eine psychische Störung (meist eine Angsterkrankung) zugrunde.

Bei der großen Mehrheit chronischer Schmerzpatienten (Schmerzdauer länger als 6 Monate) sind psychosoziale Parameter ätiopathogenetisch bedeutsamer als biologische.

Diese „Schmerzkranken" weisen meist eine lange Anamnese insgesamt ineffektiver medizinischer und chirurgischer Interventionen wegen ihrer Schmerzen auf und haben zwischenzeitlich eine ganze Reihe zusätzlicher Komplikationen entwickelt: Medikamentenmißbrauch mit entsprechenden zentralnervösen Folgeerscheinungen, andere sekundäre körperliche Schädigungen aufgrund pharmakologischer und chirurgischer Behandlungen, zunehmende körperliche Inaktivität, dysphorische Stimmung, multiple Therapieabbrüche und Konflikte mit Ärzten und anderem medizinischen Personal, Konflikte mit Bezugspersonen, Beeinträchtigung des Selbstwertgefühls und reaktive Depressivität. Ein Teil dieser Epiphänomene ist Folge iatrogener Schädigungen, die oft dadurch entstehen, daß chronische Schmerzzustände nicht von akuten unterschieden werden, sondern diagnostisch und therapeutisch angegangen werden, als ob es sich um akute Schmerzen im Sinne eines Warnsignals handelte, d. h. Zufallsbefunde oder Normvarianten in einen kausalen Zusammenhang mit den vom Patienten geklagten Schmerzen gesetzt werden.

Um dies zu verhindern, ist es erforderlich, psychische und soziale Faktoren nicht erst spät im Sinne einer diagnostischen Restkategorie in Betracht zu ziehen.

- Vielmehr sollte bei chronischen Schmerzpatienten schon nach einmaliger sorgfältiger somatischer Abklärung früh und möglichst zeitlich simultan eine ebenso sorgfältige psychosomatische Abklärung bei einem Arzt für Psychotherapeutische Medizin durchgeführt werden, der in der Diagnostik weder einseitig einem verhaltenstherapeutischen noch einem psychoanalytischen Schmerzverständnis anhängt, mit beiden Ansätzen jedoch vertraut ist.

Im Rahmen einer engen interdisziplinären Kooperation sind dann die Ergebnisse der diagnostischen Abklärung in den verschiedenen Fachgebieten auf dem Hintergrund eines bio-psycho-sozialen Schmerzverständnisses zu gewichten und daraus therapeutische Konsequenzen abzuleiten. Hilfreich ist dabei die Differenzierung von fünf nosologischen „Schmerzgruppen" (Kap. Psychorelevante Aspekte zur topographischen Systematik).

Kernaussagen

- **Probleme des linear-kausalen Reiz-Reaktion-Konzepts**
  – Nach diesem Konzept können nur sensorische Reize zu Schmerzempfindungen führen, und die Intensität des Reizes bedingt direkt das Ausmaß der wahrgenommenen Schmerzen. Psychische Faktoren bei der Genese oder Modulation der Schmerzempfindung werden negiert.
- **Wissenschaftstheoretische Grundlagen eines bio-psycho-sozialen Schmerzverständnisses**
  – Das linear-kausale Reiz-Reaktion-Konzept ist durch ein bio-psycho-soziales Schmerzverständnis zu ersetzen, auf dessen Hintergrund beim einzelnen Patienten diagnostisch eine Gewichtung der biologischen, psychischen und sozialen Faktoren in der Entstehung wie Aufrechterhaltung der Schmerzsymptomatik durchgeführt werden kann.
- **Schmerzmodulation durch psychosoziale Faktoren**
  – Aufmerksamkeit bzw. Ablenkung, Angst und Depression, sekundärer Krankheitsgewinn als Verstärker, Krankheitsattribuierung und Bewältigungsmechanismen, Schmerzerfahrungen in Kindheit und Jugend sowie kulturelle Faktoren tragen erheblich zum subjektiven Schmerzerleben bei.
- **Konsequenzen für das praktische Handeln**
  – Sinnvoll ist eine frühe somato-psychische Simultandiagnostik. Eine solche ist auch für den Schmerzpatienten meist annehmbarer, verhindert sie bei ihm doch den Eindruck, daß eine solche Abklärung nicht einer diagnostischen Ratlosigkeit bzw. „Unfähigkeit"

seines Arztes entspringt. Dies fördert nicht zuletzt die Motivierbarkeit des Schmerzkranken zu einer psychotherapeutischen Behandlung, sollte sich eine solche am Ende des diagnostischen Prozesses als erforderlich herausstellen.

Literatur

Referenzen

1. Egle UT. Somatoforme Schmerzstörungen. In: Egie UT, Hoffmann SO, Joraschky P (Hrsg.). Sexueller Mißbrauch, Mißhandlung, Vernachlässigung. Erkennung und Behandlung psychischer Folgen früher Traumatisierungen. Stuttgart: Schattauer; 2000; 225–245
2. Engel GL. The need for a new medical model: a challenge for biomedicine. Science. 1977; 196:129–136
3. Engel J, Hoffmann SO. Transkulturelle Aspekte des Schmerzerlebens. In: Egle UT, Hoffmann SO, Joraschky P (Hrsg.). Sexueller Mißbrauch, Mißhandlung, Vernachlässigung. Erkennung und Behandlung psychischer Folgen früher Traumatisierungen. Stuttgart: Schattauer; 1993; 29–41
4. Hebb SO. Einführung in die moderne Psychologie. Weinheim: Beltz; 1967
5. Melzack R, Scott TH. The effects of early experience on the response to pain. J Comp Physiol Psychology. 1957; 50:155–161
6. Scarinci IC, McDonald-Haile J, Bradley LA, Richter JE. Altered pain perception and psychosocial features among women with gastrointestinal disorders and history of abuse: a preliminary model. Am J Med. 1994; 97:108–118
7. Taddio A, Katz J, Ilersich AL, Koren G. Effect of neonatal circumcision on pain response during subsequent routine vaccination. Lancet. 1997; 349:599–603

Weiterführende Literatur

1. Egle UT, Hoffmann SO. Das bio-psycho-soziale Krankheitsmodell. In: Egle UT, Hoffmann SO (Hrsg.). Der Schmerzkranke. Grundlagen, Pathogenese, Klinik und Therapie chronischer Schmerzsyndrome aus bio-psycho-sozialer Sicht. Stuttgart; New York: Schattauer; 1993
2. Uexküll v. T, Wesiack W. Theorie einer Humanmedizin, München: Urban & Schwarzenberg; 1988

Praxis der Schmerztherapie

Untersuchung des Schmerzpatienten (klinische und apparative Diagnostik) ··· 72
S. Grond, L. Radbruch

Klinische Schmerzmessung ··· 78
L. Radbruch, S. Grond

Prävention von Schmerz – präemptive Analgesie ··· 86
B. Bachmann-Mennenga, G. Veit

Pharmakologie: Lokalanästhetika ··· 91
B. Graf

Pharmakologie: Analgetika ··· 103
B. Hinz, K. Brune

Pharmakologie: Psychopharmaka ··· 118
C. Derra, U. T. Egle

Anästhesiologische Verfahren in der Schmerztherapie ··· 122
T. Standl, H. Ohnesorge

Neurochirurgie ··· 144
V. Tronnier

Neurologische Schmerztherapie ··· 153
A. Wiesner, W. Jost

Verfahren der Schmerztherapie in Orthopädie, physikalischer Medizin und Physiotherapie ··· 159
J. Krämer

Psychotherapie bei Schmerz ··· 162
U. T. Egle, C. Derra

Spezielle Verfahren der Schmerztherapie in der Sportmedizin ··· 167
R. Spintge, S. Nolte, T. Steinacker, M. Bauer

Andere Verfahren ··· 176
H. A. Baar

Untersuchung des Schmerzpatienten (klinische und apparative Diagnostik)

S. Grond, L. Radbruch

Roter Faden

- **Ablauf der Erstuntersuchung**
- **Fragebogen**
- **Anamnese**
  - Schmerzanamnese
  - Allgemeine medizinische Anamnese
  - Psychosoziale Anamnese
- **Untersuchung**
  - Allgemeine körperliche Untersuchung
  - Neurologische Untersuchung
  - Orthopädische Untersuchung
- **Apparative Diagnostik**
  - Diagnostik in der schmerztherapeutischen Einrichtung
  - Radiologische Diagnostik
- **Dokumentation**

Ablauf der Erstuntersuchung

Eine sorgfältige Analyse der verantwortlichen Schmerzmechanismen, der psychosozialen Situation und der Begleiterkrankungen stellt den ersten und unverzichtbaren Schritt jeder erfolgreichen Schmerztherapie dar. Das Erstgespräch entscheidet häufig über den weiteren Verlauf der Behandlung. Der Patient hat oft eine lange Krankheitsgeschichte hinter sich und setzt große Erwartungen in die schmerztherapeutische Einrichtung. Eine gute Planung und standardisierte Durchführung ist somit für den Erfolg des Erstgespräches erforderlich.

Die **Anmeldung** zur Schmerztherapie erfolgt optimalerweise durch den Hausarzt. Bei einigen Indikationen, wie Tumorschmerzen oder akuter Zosterneuralgie, sollte ein Termin innerhalb von wenigen Tagen ermöglicht werden. Bei anderen chronifizierten Schmerzen erfolgt meist eine elektive Terminvergabe, wobei heute leider immer noch lange Wartezeiten in Kauf genommen werden müssen. Zur optimalen Vorbereitung verlangen einige Einrichtungen, daß bereits vor der Terminvergabe entsprechende Unterlagen eingereicht und Fragebogen ausgefüllt werden.

Zum **Erstgespräch** sollte ausreichend Zeit zur Verfügung stehen. Anamnese, Untersuchung, Durchsicht aller Befunde, Therapieplanung und Dokumentation erfordern bei chronischen Schmerzpatienten wenigstens 2 Stunden. Bei Eintreffen erhalten die Patienten häufig einen ausführlichen *Fragebogen*, den sie an einem ruhigen Ort ausfüllen. Während dieser Zeit kann der Therapeut die mitgebrachten Arztbriefe und Befunde durchsehen. Es folgt eine ausführliche *Anamnese*, an die sich eine intensive *klinische Untersuchung* anschließt. Danach wird mit dem Patienten besprochen, welche weiteren apparativen oder konsiliarischen Untersuchungen erforderlich sind. Die Erwartungen des Patienten an die Schmerztherapie sollten erfragt und die möglichen Therapieoptionen dargestellt werden. Falls möglich, sollte eine Therapie unmittelbar eingeleitet werden.

Fragebogen

Die Verwendung von Fragebögen hat heute einen großen Stellenwert in der Schmerztherapie. Durch Fragebögen wird sichergestellt, daß alle relevanten Aspekte erfaßt und detailliert dokumentiert werden. Darüber hinaus enthalten viele Fragebögen standardisierte Instrumente zur Erfassung verschiedener Schmerzdimensionen. Fragebögen können keinesfalls das Anamnesegespräch ersetzen. Dieses darf sich auch nicht auf eine Diskussion des Fragebogens beschränken oder sich eng an diesen anlehnen.

Allgemeine Angaben über Personalien, Hausarzt, Begleiterkrankungen, Medikamente und Allergien werden häufig durch Fragebögen erfaßt. Diese Fragen werden in der Regel speziellen Fragen über die Schmerzen und die psychosoziale Situation vorangestellt.

Auf dem Gebiet der psychologischen Schmerzdiagnostik besteht eine zunehmend unübersichtliche Vielfalt neu entwickelter Instrumente bzw. Übersetzungen angloamerikanischer Herkunft (14). Eine Arbeitsgruppe der Deutschen Gesellschaft zum Studium des Schmerzes (DGSS) zur Qualitätsprüfung und Qualitätssicherung in der psychologischen Diagnostik chronischer Schmerzes hat die vorhandenen deutschsprachigen Verfahren zusammengetragen und hinsichtlich der Kriterien Auswertungsobjektivität, Reliabilität, Validität, klinische Relevanz, Ökonomie und empirische Fundierung einer Qualitätsprüfung unterzogen. Auf dieser Grundlage wurden spezifische und differenzierte **Empfehlungen** erarbeitet und in einer Veröffentlichungsserie in der Zeitschrift „Der Schmerz" publiziert.

Abschließend stellte die Arbeitsgruppe Empfehlungen zur Standarddiagnostik und -evaluation auf (15). Zur ereignisnahen Selbstbeobachtung der Schmerzintensität ist das Führen eines **Schmerztagebuches** sinnvoll, es kann wertvolle Ergänzungen für die Schmerzdiagnostik und die Evaluation der Schmerztherapie liefern. Darüber hinaus sollten per **Numerischer Rating-Skala (NRS 0–10)** die augenblickliche, die durchschnittliche und die maximale Schmerzstärke während der letzten 3 Monate eingeschätzt werden. Die Qualitäten des Schmerzerlebens können mit der von Geissner entwickelten **Schmerzempfindungsskala (SES)** erfaßt werden (10). Zur Einschätzung des Schmerzverhaltens kann kein Standardinstrument empfohlen werden, praktikabel ist der Tübinger Bogen (6). Zur Erfassung der kognitiven Schmerzverarbeitung und -bewältigung werden der **Fragebogen zur Erfassung der Schmerzverarbeitung (FESV)** (8) oder das Kieler Schmerzverarbeitungs-Inventar (KSI) (12) in der Standarddiagnostik eingesetzt. Zur Beurteilung der schmerzbezogenen Beeinträchtigung und Behinderung bietet sich als ökonomisches und valides Verfahren der **Pain Disability Index (PDI)** an (5). Die **Beschwerdeliste (B-L)** erfaßt Ausmaß an Beeinträchtigung und kann als allgemeiner Gesundheitsbelastungsindex gelten (23). Die **Allgemeine Depressionsskala (ADS)** beschreibt allgemein den psychischen Status und hat eine hohe Testgüte (13).

Die **Arbeitsgruppe Deutscher Schmerzambulanzen**, ein Gremium aus Medizinern und Psychologen, hat einen Patientenfragebogen „Schmerz" entwickelt, in dem NRS, SES, PDI, und ADS enthalten sind (15). Der **Arbeitskreis Standardisierung und Ökonomisierung in der Schmerztherapie (ASÖS) der DGSS** hat die multiaxiale Schmerzklassifikation erarbeitet, deren Gebrauch voraussichtlich auch von der Deutschen interdisziplinären Vereinigung für Schmerztherapie (DIVS) fachübergreifend empfohlen wird (17). Ein einheitlicher Fragebogen zur Primärerfassung kann von der DGSS gegen Erstattung geringer Lizenzgebühren (für die integrierten Instrumente) bezogen werden.

Der Patientenfragebogen des **Schmerztherapeutischen ambulanten Netzwerks der Region Köln (STAN)**, einem Modellprojekt des Bundesministeriums für Gesundheit, besteht ebenfalls aus einer Zusammenstellung verschiedener Instrumente (19). Die Basisdokumentation besteht aus Stammdaten, demographischen Daten und Angaben zur medikamentösen und nichtmedikamentösen Vorbehandlung entsprechend den Richtlinien des ASÖS. Zur Erfassung wesentlicher Dimensionen des Schmerzes und der Schmerzfolgen wird eine validierte Übersetzung des **Wisconsin Brief Pain Inventory (BPI)** eingesetzt (4, 16). Diese enthält auch eine Schmerzzeichnung. Ein weiterer Bestandteil ist der aus dem McGill Pain Questionnaire entwickelte SES. Der zeitliche Schmerzverlauf, Begleitsymptome und Auftretensmuster von Kopfschmerzen sowie Begleitsymptomen und Nebenwirkungen der Therapie von Tumorschmerzen werden mit jeweils 13–20 Items zur Selbstbeschreibung aus dem Dokumentationsprogramm des ASÖS erfaßt. Zur Selbstbeurteilung der gesundheitsbezogenen Lebensqualität dient der **Short-Form-36 Health Survey (SF-36)** in der deutschen Fassung nach Bullinger et al. (3). Psychische Beschwerden und krankheitsbedingter Leidensdruck werden durch die **Symptom-Check-List (SCL-90-R)** nach Derogatis in der deutschen Fassung nach Franke (7) untersucht. Zur Beurteilung der Behandlungskosten werden retrospektiv die Häufigkeit einzelner kostenrelevanter Behandlungsleistungen erfragt. Die Schmerzchronifizierung wird entsprechend dem **Mainzer Stadienkonzept** ermittelt (22). Abschließend wird die Patientenzufriedenheit mit dem **Client Satisfaction Questionnaire (CSQ)** in der deutschen Fassung nach Schmidt et al. (20) beurteilt.

Anamnese

Die Anamnese ist der bei weitem wichtigste Teil des Ersttermins.

Hier lernt der Therapeut seinen Patienten kennen und gewinnt die entscheidenden Informationen für Schmerzdiagnose und Therapieplanung. In der Anamnese entsteht das Vertrauensverhältnis zwischen Arzt und Patient. Es sollte ausreichend Zeit zur Verfügung stehen, um auf die Besonderheiten des individuellen Patienten einzugehen.

- Das Gespräch sollte keinesfalls so straff organisiert sein wie ein Fragebogen, sondern vielmehr offen strukturiert und Schwerpunkte zulassen.

Vor allem in der Eingangsphase des Gesprächs ist es wichtig, durch möglichst offene Fragen dem Patienten zu ermöglichen, die für ihn relevanten Aspekte aus seiner Sicht zu schildern (z. B. durch die Frage: „Weshalb sind Sie gekommen?" oder „Worum geht es?"). Die Frage nach der Symptomatik („Schildern Sie bitte Ihre Beschwerden") oder sogar nach der Schmerzsymptomatik („Beschreiben Sie bitte Ihre Schmerzen") engt die Antwortmöglichkeiten des Patienten schon weit ein; nach diesen Fragen wird der Patient nur schwerlich über seine Angst vor dem Fortschreiten der Krankheit oder vor Leistungseinbußen im Beruf sprechen können. Eine solche trichterartige Einengung des Themas mit gezielten Fragen erfolgt erst später im Gespräch, um alle relevanten Bereiche der Schmerz- und allgemeinen sowie der psychosozialen Anamnese einzubeziehen.

Die Fähigkeit, eine gute Anamnese zu erheben, erfordert viel Erfahrung. Die Schmerztherapie zeigt besonders eindrucksvoll, was eine vorbildliche Anamneseerhebung wert ist. Eine lange Schmerzerkrankung, detaillierte, aber dennoch unzulängliche anamnestische Daten und beziehungslose Befunde können oft erst durch treffsichere und gezielte Fragen das Beschwerdebild deutlich umreißen. Eine gute Anamnese legt die Diagnose oft bereits greifbar nahe, und es sind nur wenige weitere diagnostische Schritte erforderlich. Polypragmasie und sinnlose Diagnostik können so oft vermieden werden.

Schmerzanamnese

In der Schmerzanamnese sollten die Patienten zuerst frei ihre Schmerzen schildern. Zur Abklärung der Schmerzsymptomatik sind **gezielte Fragen** nach folgenden Charakteristika erforderlich:
- Dauer der Schmerzanamnese und Verlauf der Schmerzerkrankung,
- Schmerzlokalisation,
- Intensität,
- Periodik und zeitliche Charakteristik,
- Qualität,
- auslösende oder verstärkende Faktoren,
- abschwächende oder lindernde Faktoren,
- Modalitäten und Effekte der bisherigen Schmerztherapie.

Zu Beginn des Anamnesegesprächs werden die Patienten meistens berichten, „wie alles angefangen hat". Der Beginn der Schmerzerkrankung und mögliche auslösende Ursachen sind für das Verständnis der Schmerzerkrankung und für die Einschätzung der Chronifizierung wichtig. Die **Dauer der Schmerzanamnese** und „wie sich das Schmerzerleben im **Verlauf der Schmerzerkrankung** verändert hat" sollten gut dokumentiert werden.

Um alle **Schmerzlokalisationen** zu erfassen, hat es sich bewährt, daß die Patienten ihre Schmerzen in ein Körperschema einzeichnen. Zur Angabe der Schmerzlokalisation gehört auch die Angabe einer möglichen Ausstrahlung. In einigen Fällen gibt die genaue Beschreibung der Schmerzausbreitung bereits wichtige Hinweise auf Ätiologie und Pathophysiologie (Ausbreitungsgebiet von Nerven, Head-Zonen). Multilokale Schmerzen oder Schmerzen sehr großer Körperareale sind wichtige Hinweise auf fortgeschrittene Chronifizierung.

Die Messung der **Schmerzintensität** ist selbstverständlicher Bestandteil der Erstanamnese und jedes weiteren Patientenkontaktes. Es stehen verschiedene einfache Skalen zur Messung der subjektiven Schmerzintensität zur Verfügung, wobei vor allem die Selbsteinschätzung des Patienten relevant ist (s. Kap. 2.2, S. 78, Schmerzmessung). Neben der durchschnittlichen Schmerzintensität sollte nach der maximalen Intensität gefragt werden.

Zur Beurteilung der **Periodik** bzw. **zeitlichen Schmerzcharakteristik** gehören u. a. Angaben über tageszeitliche Schwankungen, Schwankungen anderer Ursache, Schmerzattacken, periodische oder rezidivierende Schmerzen. Hieraus können oft bereits wichtige Hinweise gezogen werden. In der Regel werden Rückenschmerzen bei einem Tumorpatienten mit Wirbelkörpermetastasen bei Bewegung zunehmen und im Liegen deutlich reduziert sein. Gibt der Patient eine Schmerzzunahme im Liegen an, liegt der Verdacht auf eine Infiltration oder Kompression des Rückenmarks nahe.

Zur Erfassung der **Schmerzqualität** werden die Patienten gebeten, ihre Schmerzen oder ihr Schmerzerlebnis mit Adjektiven zu beschreiben. Sind die Schmerzen „brennend wie Feuer" oder „einschießend wie ein Stromstoß", handelt es sich wahrscheinlich um neuropathische Schmerzen; undeutlich lokalisierte kolikartige Schmerzen sind meist viszeral.

Ein weiteres wichtiges Ziel der Anamnese ist **auslösende, verstärkende** sowie **lindernde Faktoren** zu erkennen. Diese können sowohl im somatischen als auch im psychosozialen Bereich liegen. Darüber hinaus müssen **bisherige schmerztherapeutische Interventionen** und Medikationen detailliert erfragt werden. Von besonderem Interesse sind deren Effektivität und Verträglichkeit. Bei wirksamen Therapieverfahren ist zu fragen, wie lange sie geholfen haben und warum die Therapie abgebrochen wurde.

Es ist ein typisches Merkmal fortgeschrittener Chronifizierung, daß bereits viele Therapieformen durchgeführt wurden, die meistens kurzfristig geholfen haben, dann aber abgebrochen wurden.

Die Patienten sehen die Schuld oft beim vorbehandelnden Arzt. Diese Tendenz sollte keinesfalls unterstützt werden. Vielmehr sollten die Ursachen des Therapieabbruches analysiert werden. Sonst besteht die Gefahr, daß jede weitere Therapie wiederum kurzfristig wirksam ist, dann aber fehlschlägt.

Allgemeine medizinische Anamnese

Zu jeder Erstaufnahme in der Schmerztherapie gehört eine allgemeine medizinische Anamnese über Vor- und Begleiterkrankungen, Operationen, Unfälle, Medikamenteneinnahme, Allergien, Alkohol- Nikotin- und Drogengebrauch, Medikamentenmißbrauch und vegetative Funktionen.

Schmerzen sind oft das herausragende, aber nicht das einzige Symptom von Schmerzerkrankungen. Einige Patienten weisen eine große Anzahl **weiterer Symptome** auf, von denen jedes die Schmerzsituation beeinflussen kann. Einige dieser Symptome sind Folgen der Schmerzbehandlung, andere beruhen auf generalisierten vegetativen, endokrinologischen oder metabolischen Veränderungen im Rahmen der Grunderkrankung. Diese Symptome beeinträchtigen die Lebensqualität und erschweren die Schmerzbehandlung. Nur die Schmerzen zu behandeln ist oft nicht ausreichend; vielmehr ist ein globaler Ansatz der Symptomkontrolle erforderlich.

Psychosoziale Anamnese

Schmerzerkrankungen können überwiegend organisch oder überwiegend nicht organisch sein. Chronische Schmerzen sind nur selten einer Ätiologie alleine zuzuordnen. Mit zunehmender Erkrankungsdauer beeinflussen sich organische und psychosoziale Faktoren gegenseitig und müssen deshalb gleichermaßen erfaßt werden.

Zur **sozialen Anamnese** gehören Fragen zu den beruflichen und privaten Lebensumständen. Neben dem Tätigkeitsbereich sollte auch nach den Arbeitsbedingungen, dem Arbeitsklima, der Arbeitszufriedenheit und der beruflichen Perspektive gefragt werden. In vielen Fällen haben Grunderkrankung oder Schmerzen bereits zu einer Einschränkung der Arbeitsfähigkeit geführt. Patienten mit fortgeschrittener Chronifizierung sind zum Teil vollständig arbeitsunfähig. Auch ist es wichtig zu erfahren, ob bereits ein Rentenantrag gestellt wurde.

Neben den beruflichen müssen die **privaten sozialen Kontakte** erfragt werden. Familie, Lebenspartner, Freundeskreis, Hobbies und andere außerberufliche Pflichten oder Aktivitäten sind von Interesse. Bei der Erhebung der sozialen Anamnese ist es wichtig, Zusammenhänge zur Schmerzanamnese zu erkennen. Oft gehen Veränderungen des Schmerzerlebens mit bedeutsamen Veränderungen im Beruf oder Privatleben (z. B. Trennung, Todesfall) einher.

Während der medizinischen und allgemeinen Anamnese und durch die Beurteilung der Fragebögen fallen oft Hinweise auf psychische Besonderheiten auf. Erfahrene Schmerztherapeuten werden das Gespräch dann entsprechend vertiefen können. Zum Erkennen diskreter Hinweise oder zur genauen Einordnung deutlicher Veränderungen ist eine **konsiliarische Mitbetreuung** oft unerläßlich. Viele Ambulanzen haben gute Erfahrungen damit gemacht, jeden Schmerzpatienten wenigstens einmal einem Psychologen, Psychosomatiker oder Psychiater vorzustellen. Die regelmäßige und enge Zusammenarbeit zwischen „somatogen" und „psychogen" Denkenden in einer Einrichtung ist nicht nur für den jeweiligen Patienten vorteilhaft, sondern bestimmt das Denken aller Mitarbeiter in der Schmerztherapie.

Am Ende des Gespräches sollte gefragt werden, welche Erwartung der Patient in die Schmerzambulanz setzt und mit welchem Therapieerfolg er zufrieden wäre.

Untersuchung

Die allgemeine körperliche Untersuchung wird durch eine auf die Schmerzsymptomatik konzentrierte Untersuchung ergänzt, die besonders **neurologische** und **orthopädische** Gesichtspunkte berücksichtigt.

Allgemeine körperliche Untersuchung

- Jeder Schmerzpatient muß komplett körperlich untersucht werden.

Hierzu gehören Inspektion, Palpation und Auskultation aller Organsysteme und Körperregionen. Viele die Schmerzerkrankung begleitenden oder mit ihr zusammenhängenden Veränderungen können so erkannt werden. (z. B. Lymphknotenvergrößerungen bei entzündlichen oder malignen Erkrankungen, fehlende Pulse bei ischämischen Erkrankungen, Hautveränderungen bei Zoster, trophische

Veränderungen bei Störungen des sympathischen Nervensystems).

Besonders gezielt sollte natürlich die **schmerzhafte Region** untersucht werden. Schonhaltung, Rötung, Atrophie, Schwellung, Wunden, Narben, Bandagen, Prothesen, Druckschmerz, Klopfschmerz, Kompressionsschmerz, Bewegungseinschränkung u. a. können oft leicht erkannt werden. Darüber hinaus werden **Stimmung** (z. B. ängstlich, euphorisch), **Schmerzverhalten** (Stöhnen, Grimassieren) und **Alltagsbewegungen** (Aufstehen, Anziehen) während der Untersuchung registriert und bewertet.

Neurologische Untersuchung

- Bei jedem Schmerzpatienten sollte ein neurologischer Status erhoben werden.

Mit der neurologischen Untersuchung wird der Funktions- und Leistungszustand des Nervensystems geprüft. Die übliche neurologische Untersuchung berücksichtigt zunächst die Funktion der **Hirnnerven**. Anschließend werden die einzelnen Leistungen des Nervensystems außerhalb des Hirnnervengebiets in sinnvoller Ordnung geprüft, nämlich das **motorische System** (Trophik, Tonus, Mobilität), die **Reflexe** (Eigen-, Fremd- und pathologische Reflexe), das **sensible System** (Berührung, Schmerz, Temperatur), die **Koordination**, **komplexe Funktionen** (Sprache) und die **vegetativen Funktionen** (Vasomotorik, Sudomotorik, Ödem, trophische Störungen).

Folgende Definitionen sensibler Störungen, entsprechend den Empfehlungen der IASP, sind für die Schmerztherapie besonders wichtig (18):
- **Allodynie:** Schmerzauslösung durch einen Reiz, der normalerweise keinen Schmerz hervorruft (z. B. Berührung),
- **Analgesie:** Fehlende Schmerzwahrnehmung bei einem Reiz, der normalerweise schmerzhaft ist,
- **Dysästhesie:** Unangenehme abnormale Empfindung, spontan oder provoziert (z. B. Brennen),
- **Hyperalgesie:** Verstärkte Schmerzwahrnehmung bei einem Reiz, der normalerweise schmerzhaft ist,
- **Hyperästhesie:** Verstärkte Wahrnehmung bei Reizen (schmerzhaft oder nichtschmerzhaft),
- **Hypoalgesie:** Verminderte Schmerzwahrnehmung bei einem Reiz, der normalerweise schmerzhaft ist,
- **Hypoästhesie:** Verminderte Wahrnehmung bei Reizen (schmerzhaft oder nichtschmerzhaft),
- **Hyperpathie:** Veränderte Schmerzwahrnehmung (verlängerte Wahrnehmung, veränderte Charakteristik der Schmerzempfindung, z. B. anhaltendes Brennen nach Nadelreiz),
- **Parästhesie:** Abnormale Empfindung, spontan oder provoziert, im Gegensatz zur Dysästhesie nicht als unangenehm empfunden (z. B. Kribbeln).

Orthopädische Untersuchung

Für viele Schmerzerkrankungen ist eine präzise Untersuchung des Bewegungsapparates von großer Bedeutung. Jeder in der Schmerztherapie tätige sollte deshalb die wichtigen orthopädischen und physiotherapeutischen Untersuchungsverfahren kennen.

Zuerst werden **Haltung**, **Gangbild** und **Verhalten bei Alltagsbewegungen** überprüft. Bei der Untersuchung der **Muskulatur** sollten Veränderungen des Muskeltonus, Hartspann, Verkürzungen, Myogelosen, Triggerpunkte, Muskelschwächen und Atrophien erkannt werden.

Zur Beurteilung der **Gelenke** gehören in jedem Fall Inspektion, Palpation und Messung der aktiven und passiven Beweglichkeit. Darüber hinaus gibt es für jedes Gelenk gezielte Manöver oder Gelenktests (Kompression, Bewegung gegen Widerstand), um die Gelenkstabilität und Schmerzcharakteristik zu beurteilen und Funktionsstörungen von Gelenkknorpel, Bändern, Kapsel und Muskel abzugrenzen. Die Untersuchung und Bewertung von Veränderungen im Bereich der Wirbelsäule setzt besonders hohe Erfahrungen voraus.

Apparative Diagnostik

Nach Anamnese und orientierender Untersuchung wird ggf. die Indikation für weitere Untersuchungen gestellt. Diese sind keinesfalls bei allen Schmerzpatienten erforderlich, sondern gezielten Fragestellungen vorbehalten.

Es ist von größter Bedeutung, behandelbare Grunderkrankungen (z. B. Malignome, Ischämie, Infektionen) zu erkennen oder auszuschließen.

Darüber hinaus ist es oft sinnvoll, das Krankheitsbild genauer einzuordnen, um die optimale symptomatische Therapie zu finden. Der Schmerztherapeut sollte die relevanten Untersuchungsverfahren kennen, ihre mögliche Aussagekraft und Grenzen beurteilen sowie Belastungen und Risiken abschätzen können. In vielen Fällen kann es schwer sein, pathologische Befunde apparativer Diagnostik richtig einzuordnen. Tragen die Befunde wirklich ursächlich oder unterhaltend zum Schmerz bei? Oder sind sie lediglich Begleit- oder Folgeerscheinungen der Schmerzerkrankung? Diese Bewertung bahnt oft bereits den Weg für mögliche invasive Therapieverfahren.

Meistens erfordert die apparative Diagnostik eine Überweisung zu **Spezialisten anderer Fachrichtungen**, insbesondere zu Neurologen, Orthopäden, Radiologen und Rheumatologen. Einige apparative Verfahren stehen auch dem anästhesiologischen Schmerztherapeuten zur Verfügung oder können von diesem initiiert werden. Hierzu gehören Blutabnahme für Laboruntersuchungen, diagnostische Nervenblockaden und einfache Untersuchungen des sympathischen Nervensystems und der Durchblutung.

Diagnostik in der schmerztherapeutischen Einrichtung

Laboruntersuchungen liegen meistens bereits vor, sollten jedoch beurteilt werden, wobei auf Aktualität und Vollständigkeit relevanter Parameter zu achten ist. Viele metabolische (Gicht), entzündliche (Rheuma) oder maligne Erkrankungen (Tumorfaktoren) können zu Laborveränderungen führen. Blutbild, CRP, Blutkörperchensenkungsgeschwindigkeit, Harnsäure, Elektrophorese, Rheumafaktoren, verschiedene Antikörper und ein Urintest sind standardmäßig indiziert. Darüber hinaus sollte bei allen Patienten mit längerer Schmerzanamnese ein **Medikamentenscreening im Urin** durchgeführt werden, da ein großer Teil der Patienten nicht alle eingenommenen Medikamente beim Anamnesegespräch angibt (2).

Diagnostische Nervenblockaden sind ein typisches Untersuchungsverfahren des Anästhesisten. Im Gegensatz zu therapeutischen Blockaden sollen nicht primär die Schmerzen gelindert, sondern die Schmerzursachen identifiziert werden.

- Es ist erforderlich, eine kleine Dosis des Lokalanästhetikums in sauberer Technik direkt in oder unmittelbar neben die zu untersuchende Struktur (Nerv, Gelenk, Band) zu injizieren. Große Anästhetikamengen verteilen sich dagegen auf mehrere Strukturen und erlauben keine Zuordnung.

Für viele Blockaden sind Elektrostimulation oder bildgebende Verfahren zur Kontrolle der Kanülenspitze erforderlich. Um Blockadeerfolge objektivieren zu können, ist eine genaue Protokollierung des subjektiven Schmerzerlebnisses sowie objektiver Zeichen einer sensiblen oder sympathischen Blockade hilfreich. Diagnostische Nervenblockaden sollten im peripheren Nervengebiet begonnen und je nach Notwendigkeit in weiteren Sitzungen weiter zentral fortgesetzt werden. Zur besseren **Beurteilung** diagnostischer Blockaden werden niedrige Volumina und Konzentrationen der Lokalanästhetika empfohlen. Eine **Ergänzung** diagnostischer Blockaden, insbesondere im Bereich der Wirbelsäule, stellt die Schmerzauslösung durch hypertone Kochsalzlösung dar. Wie bei Blockaden sind eine saubere Technik und radiologische Kontrolle (eventuell durch Kontrastmittel) Voraussetzung zur Bewertung der Ergebnisse. Eine weitere wesentliche Voraussetzung ist die sorgfältige Aufklärung des Patienten über das geplante Vorgehen und die zu erwartenden Ergebnisse.

Zur Beurteilung einer möglichen Mitbeteiligung des **sympathischen Nervensystems** an der Schmerzgenese steht eine Reihe einfacher Verfahren zur Verfügung. Zur Messung der Hauttemperatur haben sich unterschiedliche Verfahren der Thermographie etabliert (s. Kapitel 8, S. 564). Zur Dokumentation der Schweißsekretion an Händen und Füßen eignet sich der **Ninhydrintest**. Hände oder Füße werden auf weißes Papier abgedrückt und anschließend mit Ninhydrinspray besprüht. Der Test beruht auf der selektiven Anfärbung von Aminosäuren durch Ninhydrin.

- Ob Veränderungen des sympathischen Nervensystems eine Schmerzerkrankung nur begleiten oder selbst (mit)-unterhalten, läßt sich nur durch Sympathikusblockaden beurteilen. Während durch Blockaden von Nervenplexus oder durch rückenmarknahe Blockaden alle Anteile des Nervensystems blockiert werden, erlauben isolierte Blockaden des sympathischen Grenzstrangs (z. B. Ganglion stellatum, lumbaler Grenzstrang) und eine intravenöse Regionalanästhesie mit einem Antisympathotonikum (Guanethidin) die selektive Reduktion der sympathikogenen Aktivität.

Zur Objektivierung des Blockadeerfolges hat sich vor allem die Messung der Hauttemperatur an den Akren etabliert. Darüber hinaus können der psychogalvanische Reflex und die Schweißsekretion herangezogen werden.

Ergeben Anamnese, Inspektion und Pulsstatus erste Hinweise auf **Durchblutungsstörungen**, können bereits in der Schmerzambulanz einfache Funktionstests und die Doppler-Sonographie durchgeführt werden. Zur weiteren Abklärung ist in der Regel eine fachärztliche angiologische Untersuchung erforderlich.

Radiologische Diagnostik

Röntgenuntersuchungen und andere bildgebende Verfahren werden in der Schmerztherapie sehr oft eingesetzt, wobei deren Aussagekraft häufig überschätzt wird. Einerseits zeigen viele chronische Schmerzerkrankungen keine oder nur diskrete sichtbare pathologische Befunde, anderseits müssen aufgefallene pathologische Befunde nicht die offenkundigen Schmerzen verursachen. Wichtigste Indikation für bildgebende Untersuchungen sind Ausschluß oder Nachweis von degenerativen, traumatischen, entzündlichen oder malignen Prozessen.

Die **Indikationen** für die verschiedenen bildgebenden Untersuchungen können nicht global, sondern nur für das jeweilige Krankheitsbild angegeben werden. Ist die Diagnose Migräne oder Spannungskopfschmerz aus der Anamnese und Untersuchung gesichert, werden beispielsweise keine Röntgenuntersuchungen empfohlen. Ändert sich dagegen der Charakter der Kopfschmerzen oder treten neurologische Herdbefunde auf, ist ein zerebrales Computertomogramm indiziert. Bei lokalisierten Rückenschmerzen reichen Röntgennativaufnahmen in zwei Ebenen meistens aus. In Abhängigkeit von Klinik und Untersuchungsbefunden können speziellere Verfahren wie Funktionsaufnahmen, Computertomographie, Kernspinuntersuchung, Myelographie oder Diskographie indiziert sein.

Dokumentation

Die Patientendaten, Ergebnisse von Erstuntersuchung und Diagnostik sowie der Therapieverlauf müssen sorgfältig dokumentiert werden. Eine ausreichende Dokumentation ist Voraussetzung jeder Qualitätssicherung und Administration. Darüber hinaus hilft sie, den Therapieverlauf des Patienten zu beurteilen und zukünftige Therapieentscheidungen zu treffen. In der Schmerztherapie ist eine epidemiologische, ätiologische oder therapiebezogene Forschung nur über eine einheitliche Dokumentation in vielen Zentren möglich.

Zur Qualitätssicherung müssen in der Schmerztherapie für jeden Patienten viele Parameter erfaßt werden. Deshalb ist der Einsatz entsprechender **Computerprogramme** erforderlich. Für die Tumorschmerztherapie wurde bereits 1983 in Köln ein Datenverarbeitungsprogramm entwickelt, das sich bisher bei über 2000 Patienten bewährt hat (21). Dieses Programm wurde inzwischen weiter verbessert und durch eine administrative Komponente und ein Informationssystem zur Tumorschmerztherapie ergänzt (11). Auch in der Göttinger Schmerzambulanz wird seit den 80er Jahren ein elektronisches Patientendokumentationssystem eingesetzt (1). Dieses Programm wird ständig weiterentwickelt und ist in vielen deutschen Schmerzambulanzen im Einsatz. Durch Implementierung der MASK wurde vom Arbeitskreis „EDV und Qualitätssicherung" der DGSS ein EDV-Programm weiterentwickelt. Dieses wird seit 1998 allen Interessenten von der DGSS zu einem günstigen Preis zur Verfügung gestellt.

Der Einsatz dieses Programmes ist sehr zu empfehlen. Es bietet gute Voraussetzungen zur Qualitätssicherung und ermöglicht eine zentrale Datenerfassung für wissenschaftliche Fragestellungen.

Kernaussagen

Ablauf der Erstuntersuchung
- Die Erstuntersuchung entscheidet über den weiteren Verlauf der Behandlung. Ausreichend Zeit und eine sorgfältige Vorbereitung sind deshalb erforderlich.
- Fragebögen, ausführliche Anamnese und intensive klinische Untersuchung sind die entscheidenden Bestandteile der Erstuntersuchung. Apparative und konsiliarische Untersuchungen werden initiiert.

Fragebogen
- Standardisierte Fragebögen haben einen großen Stellenwert in der Schmerztherapie. Durch ihren Einsatz werden alle relevanten Aspekte erfaßt und detailliert dokumentiert. Viele Fragebögen enthalten Instrumente zur Erfassung verschiedener Schmerzdimensionen.
- Arbeitsgruppen der DGSS haben Empfehlungen für die richtige Auswahl der Fragebögen erarbeitet.

Anamnese
- Die Anamnese ist der bei weitem wichtigste Teil des Ersttermins. Bei jedem Patienten werden eine Schmerz-, eine allgemeine medizinische und eine psychosoziale Anamnese erhoben.

Untersuchung
- Die allgemeine körperliche Untersuchung wird durch eine auf die Schmerzsymptomatik konzentrierte Untersuchung ergänzt, die besonders neurologische und orthopädische Gesichtspunkte berücksichtigt.

Apparative Diagnostik
- Die apparative Diagnostik ist keinesfalls bei allen Schmerzpatienten erforderlich, sondern gezielten Fragestellungen vorbehalten. So müssen behandelbare Grunderkrankungen (z. B. Malignome, Infektionen) erkannt bzw. ausgeschlossen werden.
- Laboruntersuchungen, Medikamentenscreening im Urin, diagnostische Nervenblockaden, Funktionsuntersuchungen des sympathischen Nervensystems oder der Durchblutung und bildgebende Verfahren werden in der Schmerztherapie am häufigsten eingesetzt.

Dokumentation
- Eine Dokumentation aller Daten, am besten in einem EDV-System, ist unerläßlich zur Qualitätssicherung, für die Organisation einer Schmerzambulanz und für wissenschaftliche Untersuchungen.
- Der Einsatz des Programms der DGSS wird zur Vereinheitlichung empfohlen.

Referenzen

1. Bautz M, Pfingsten M, Weber M, Weyland A, Ensink B, Hildebrandt J: Ein Patienten-Dokumentationssystem für Schmerzkliniken und Schmerzambulanzen auf Basis vernetzter Personal-Computer. Schmerz 1989; 3:140–145
2. Berndt S, Maier C, Schütz HW. Polymedication and medication compliance in patients with chronic non-malignant pain. Pain 1993; 52:331–339
3. Bullinger M, Kirchberger I, Ware J. Der Deutsche SF-36 Health Survey. Z. Gesundheitswiss. 1995; 21–36
4. Cleeland CS, Nakamura Y, Mendoza TR, Edwards KR, Douglas J, Serlin RC. Dimensions of the impact of cancer pain in a four country sample: new information from multidimensional scaling. Pain 1996; 67:267–273
5. Dillmann U, Nilges P, Saile H, Gerbershagen HU. Behinderungseinschätzung bei chronischen Schmerzpatienten. Schmerz 1994; 8:100
6. Flor H, Heimerdinger K. Erfassung des Schmerzverhaltens. In: Geissner E, Jungnitsch G (Hrsg.): Psychologie des Schmerzes: Diagnose und Therapie. Psychologie Verlags Union, Weinheim 1992: S. 99
7. Franke G. Eine weitere Überprüfung der Symptom-Check-Liste (SCL-90-R) als Forschungsinstrument. Diagnostica 1992; 38:160–167
8. Geissner E. Dimension der Verarbeitung chronischen Schmerzes – eine Replikationsstudie. Z. Klin. Psychol. Psychopathol. Psychother. 1992; 40:20–33
9. Geissner E, Dalbert C, Schulte A. Möglichkeiten der Bestimmung affektiver und sensorischer Anteile der Schmerzempfindung. Z. Diff. Diagn. Psychol. 1991; 12:145–162
10. Geissner E, Dalbert C, Schulte A. Die Messung der Schmerzempfindung. In: Geissner E, Jungnitsch G (Hrsg.): Psychologie des Schmerzes: Diagnose und Therapie. Psychologie Verlags Union, Weinheim 1992: S. 79
11. Grond S, Lindena G, Fleischer W. A computerized documentation and information system for cancer pain therapy. In: Abstracts of the 8th World Congress on Pain. IASP Press, Seattle 1996
12. Hasenbring M. Das Kieler Schmerzverarbeitungs-Inventar (KSI). Huber, Bern 1995
13. Hautzinger M, Bailer M. Allgemeine Depressionsskala (ADS). Beltz, Weinheim 1995
14. Kröner-Herwig B. Qualitätssicherung in der Therapie chronischen Schmerzes. Ergebnisse einer Arbeitsgruppe der Gesellschaft zum Studium des Schmerzes (DGSS). I. Einführung und Überblick Schmerz 1995; 9:39–42
15. Kröner-Herwig B, Denecke H, Glier B, Klinger R, Nilges P, Redegeld M, Weiß L. Qualitätssicherung in der Therapie chronischen Schmerzes. Ergebnisse einer Arbeitsgruppe der Gesellschaft zum Studium des Schmerzes (DGSS). IX. Multidimensionale Verfahren zur Erfassung schmerzrelevanter Aspekte und Empfehlungen zur Standarddiagnostik. Schmerz 1996; 10:47–52
16. Loick G, Radbruch L, Kiencke P, Lindena G, Knoben L, Cleeland C. Validierung der Deutschen Version des Brief Pain Inventory. Schmerz 1997; 11(Suppl 1):S62
17. Maier C. Arbeitskreis „EDV-gestützte Dokumentation und Qualitätssicherung". In: Lehmann KA: President's Corner. Schmerz 1997; 11:297
18. Merskey H, Bogduk N. Classification of chronic pain. 2nd Edition. IASP Press, Seattle 1994
19. Radbruch L, Sonntag B. Schmerztherapeutisches Ambulantes Netzwerk sucht Kooperationspartner. Rhein. Ärzteblatt 1997, 18–19
20. Schmidt J, Lamprecht F, Wittmann WW. Zufriedenheit mit der stationären Versorgung, Entwicklung eines Fragebogens und erste Validitätsuntersuchungen. Psychother. Med. Psychol. 1989; 39:248–255
21. Schug SA, Zech D, Grond S. A computerized documentation system for cancer pain management units. Comput. Biol. Med. 1992; 22:201–205
22. Wurmthaler C, Gerbershagen HU, Dietz G, Korb J, Nilges P, Schillig S. Chronifizierung und psychologische Merkmale – Die Beziehung zwischen Chronifizierungsstadien, bei Schmerz und psychophysischem Befinden, Behinderung und familiären Merkmalen. Zeitschr. Gesundheitspsychologie 1996; 4:113–136
23. Zerssen D. Die Beschwerdeliste (B-L). Manual. Beltz, Weinheim 1975

Klinische Schmerzmessung

L. Radbruch, S. Grond

Roter Faden

- **Grundlagen**
- **Akute Schmerzen**
  - Meßinstrumente
  - Meßzeitpunkte
  - Fremdbeurteilung
  - Schmerzmessung bei Kindern
- **Chronische Schmerzen**
  - Meßinstrumente
- **Schmerztagebuch**

Grundlagen

Die Messung der Schmerzintensität gehört zu jeder sorgfältigen Schmerzanalyse und ist unabdingbare Voraussetzung einer gezielten Schmerztherapie, sie ist notwendige Voraussetzung für die Erfolgskontrolle der durchgeführten Therapie und für die Qualitätskontrolle. Darüber hinaus fördert die Frage nach der Schmerzintensität die Kommunikation mit dem Patienten, der sich mit seiner Problematik ernst genommen fühlt. Bei der unzureichenden schmerztherapeutischen Ausbildung, die in weiten Teilen des Gesundheitssystems in Deutschland zur Zeit noch vorherrscht, ist die Einführung einer regelmäßigen Schmerzmessung, z. B. auf postoperativen Stationen, ein sinnvolles Werkzeug, um das Symptom „Schmerz" bei Ärzten und Pflegepersonal bewußt zu machen.

In experimentellen Studien zur Schmerzforschung wird versucht, ein objektives Korrelat von Schmerzen zu finden. **Neurophysiologische Testverfahren**, die bei experimentellen Studien zur Schmerzmessung eingesetzt werden, umfassen quantitative sensorische Tests, z. B. zur Messung der individuellen Schmerzschwellenwerte, Tests des autonomen sudomotorischen oder vasomotorischen Nervensystems, Mikroneurographie zur Ableitung einzelner Nervenfasern oder Nervenfaszikel und laserevozierte Potentiale zur selektiven Stimulation des peripheren oder zentralen Nervensystems. Zur Untersuchung der **zerebralen schmerzbedingten Veränderungen** werden Positronenemissionstomographie und Magnetresonanztomographie eingesetzt (Übersicht bei [9, 40]). So können z. B. mit der Positronenemissionstomographie die spezifischen Änderungen der regionalen zerebralen Durchblutung nach intravenöser Administration eines Opioids gemessen werden (10) (s. Kap. 1, Quantifizierung des Schmerzes, S. 51).

Für die klinische Praxis sind diese Ansätze zu aufwendig. Die **klinische Schmerzmessung** muß sich auf die **subjektiven Angaben** der Patienten beschränken.

Für die Behandlung akut aufgetretener Schmerzen ist eine eindimensionale Messung der Schmerzintensität ausreichend.

Bei der Wahl des Meßinstruments sollte berücksichtigt werden, daß auch kleine Veränderungen der Skalen dazu führen können, daß eine andere Dimension der Schmerzen gemessen wird (Tab. 2.1, Abb. 2.1).

Für lange bestehende chronifizierte Schmerzsyndrome reicht ein eindimensionales Instrument nicht aus. Neben der Schmerzintensität („Wie stark ist der Schmerz?") müssen andere Dimensionen erfaßt werden („Wie sehr werde ich durch den Schmerz beeinträchtigt?").

Auch wenn keine subjektiven Angaben erhoben werden können, z. B. bei bewußtseinsgetrübten Patienten oder bei Kleinkindern, sollte eine Schmerzmessung angestrebt werden.

Akute Schmerzen

Meßinstrumente

Meßinstrumente wie **verbale Rangskalen (VRS)**, die eine Einteilung der Schmerzstärke in wenige Kategorien vorsehen, sind die einfachsten Instrumente zur Algesimetrie. In der klinischen Praxis hat sich die Beschränkung auf drei bis fünf Stufen bewährt. Solche Skalen können von fast allen Patienten benutzt werden. Auch Patienten mit kognitiven Einschränkungen können mit dieser Skala ihre Schmerzstärke sinnvoll angeben. Von Nachteil ist die grobe Abstufung, mit der nur große Änderungen der Schmerzintensität erfaßt werden können. Bei der Auswahl der Worte sollte vermieden werden, evaluative und affektive Deskriptoren zu vermischen. Von Patienten werden evaluative Worte bevorzugt (41). Bei der Bewertung ist zu bedenken, daß die Abstände der einzelnen Stufen unterschiedlich sein können (38, 43). Für den Einsatz bei klinischen Studien bedeu-

Tabelle 2.1 Bestandteile des Schmerzes (37)

Nozizeption	schmerzhafte Reizung am Nozizeptor und Weiterleitung des Reizes über das Nervensystem (sensorisch-diskriminativ)
Schmerzempfindung	Bewertung des schmerzhaften Reizes unter Berücksichtigung der Erfahrungen aus der Vergangenheit (kognitiv)
Leiden	Färbung des Schmerzereignisses, durch die der Schmerz einen typischen Charakter erhält (affektiv)
Schmerzbedingtes Verhalten	Reflexe und Verhaltensänderungen in Folge der affektiven und kognitiven Prozesse (autonom und somatomotorisch)

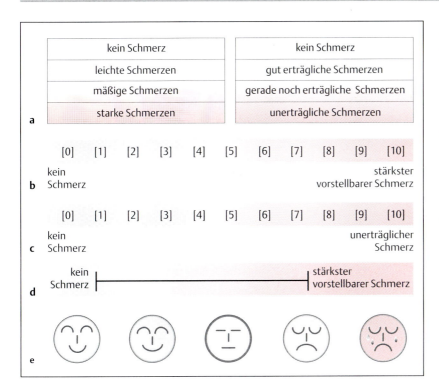

Abb. 2.1 Instrumente für eindimensionale Messung der Schmerzintensität.
a Verbale Rangskala (VRS), links mit fünf Stufen zur Erfassung der Schmerzintensität, rechts mit vier affektiv gefärbten Deskriptoren zur Erfassung des Schmerzerlebens.
b Numerische Rangskala (NRS) mit elf Stufen zur Erfassung der Schmerzintensität.
c Numerische Rangskala (NRS) mit elf Stufen mit affektiv gefärbten „Ankerworten" zur Erfassung des Schmerzerlebens.
d Visuelle Analogskala (VAS), Messung der Schmerzintensität von 0–100 mm.
e Smiley-Skala mit fünf Stufen zur Messung der Schmerzintensität bei Kindern.

tet dies, daß die Berechnung von statistischen Werten wie Mittelwerten und Standardabweichungen aus diesen Skalen nicht ohne weiteres möglich ist.

Mit **numerischen Rangskalen (NRS)** ordnen die Patienten ihrer Schmerzstärke eine Zahl zu. Skalen mit einer Prozenteinteilung („Wenn 100 Prozent für die stärksten Schmerzen stehen, die Sie sich vorstellen können, wieviel Schmerzen haben Sie jetzt?") sind verbreitet. Bei den Skalen mit einer Einteilung von 0 bis 100 werden in der Regel nur wenige Stufen genutzt, so daß eine elfstufige Skala ausreichende Differenzierungsmöglichkeiten bietet (17). Nur selten geben Patienten Probleme beim Ausfüllen dieser Skalen an. In Einzelfällen oder bei der Durchführung von klinischen Studien kann es sinnvoll sein, eine Eichung der Skala durchzuführen: der Patient beschreibt zu jedem Wert der NRS das für ihn damit verbundene Schmerzempfinden (8). Die Ankerworte, die die Endpunkte der Skala festlegen, bestimmen die Schmerzdimension, die erfaßt wird.

Bei der **visuellen Analogskala (VAS)** wird die Schmerzstärke vom Patienten auf einer üblicherweise 100 mm langen horizontalen oder vertikalen Linie eingetragen. Bei mechanischen Skalen kann der Patient mit einem Schieber die Schmerzstärke auf einer Linie einstellen, auf der Rückseite kann die Intensität dann in Millimetern abgelesen werden (31). Mit der VAS können auch geringe Änderungen der Schmerzintensität dokumentiert werden. So kann die Schmerzlinderung nach einer diagnostischen Nervenblokkade übersichtlich dargestellt werden (22). Andererseits erfordert das Ausfüllen der VAS gegenüber anderen Skalen ein höheres Abstraktionsvermögen. In klinischen Studien konnten vor allem ältere Patienten und onkologische Patienten diese Skalen oft nicht sinnvoll nutzen (18, 21).

Körperliche Schwächen, wie Sehstörungen oder Tremor, können zu zusätzlichen Verfälschungen führen.

- Die Übereinstimmung zwischen VRS, NRS und VAS ist ausreichend hoch, so daß für den klinischen Alltag jede dieser Skalen eingesetzt werden kann (7, 14, 18, 44).

Meßzeitpunkte

Im klinischen Alltag, z.B. in der ersten postoperativen Phase, erfolgt die Schmerzmessung in aller Regel „bei Bedarf", sofern sie überhaupt durchgeführt wird. Patienten, die über Schmerzen klagen, werden nach der Schmerzstärke gefragt. Schmerzen werden also nur dann dokumentiert, wenn die Patienten sie angeben. Eine Erfolgskontrolle, d.h. die Wiederholung der Messung nach der analgetischen Therapie, ist nur in den wenigsten Einrichtungen als Standard etabliert.

- Grundsätzlich ist es sinnvoll, die Erfassung der Schmerzintensität in die Routineüberwachung aufzunehmen. Die Schmerzmessung sollte gleichzeitig mit der routinemäßigen Messung von Puls und Blutdruck durchgeführt werden, also in der akuten postoperativen Phase alle 30–60 min, auf Allgemeinstationen ein- bis zweimal täglich.

Die gemeinsame Erhebung und Dokumentation von Kreislaufparametern und Schmerzmessung erleichtert den Patienten die Kommunikation über ihre Schmerzen und macht darüber hinaus plötzliche Anstiege der Schmerzintensität sichtbar, die auf eine Komplikation im postoperativen Verlauf hinweisen können (Übersicht bei [4]).

Zur Überprüfung der Effektivität der Therapie kann anstelle der **Restschmerzintensität** auch die **Schmerzlinderung** gemessen werden. Analog den Intensitätsskalen lassen sich verbale Rangskalen (Schmerzen unverändert, Schmerzen nicht ausreichend gelindert, Schmerzen ausreichend gelindert, Schmerzen fast vollständig gelindert, schmerzfrei) und numerische oder visuelle Skalen konstruieren (Endpunkte „keine Schmerzlinderung" und „vollständig schmerzfrei"). Solche **Pain Relief Scales (PRI)** korrelieren besser mit der schmerzbedingten Beeinträchtigung der Stimmung als die Intensitätsskalen und können so mit als ein Maß für Schmerzempfinden genutzt werden (11).

Bei klinischen Studien zu akuten Schmerzsyndromen ist es oft schwierig, die unterschiedlichen Zeitverläufe bei den einzelnen Patienten in der Auswertung zu berücksichtigen. Aus der Schmerzmessung abgeleitete Parameter können hier hilfreich sein. Wird die Schmerzreduktion als Kurve gegen die Zeit abgebildet, kann die Fläche unter dieser Kurve berechnet werden **(TOTPAR = Total Pain Relief)** und als Anteil der über diesen Zeitraum maximal möglichen Schmerzlinderung (%TOTPAR) ausgedrückt werden (27).

Fremdbeurteilung

Eine Schmerzmessung durch Eigenangaben ist bei Patienten mit Bewußtseinstrübung nicht möglich. Auch diese Patienten können jedoch Schmerzen empfinden: Patienten einer Palliativstation mit passageren kognitiven Einschränkungen erinnerten sich an Schmerzen während der Verwirrtheitsepisoden (2). Eine Alternative für diese Patienten ist die Schmerzmessung durch Fremdeinschätzung.

Bei der Beurteilung postoperativer Schmerzen ist die Korrelation von Fremdeinschätzungen durch das Pflegepersonal und den Eigenangaben der Patienten gering. In fast der Hälfte der Fälle unterschätzen die Krankenschwestern die Schmerzstärke der Patienten (3, 45). Krankenschwestern, die selbst schon starke Schmerzen erlebt haben, aber auch solche, die in einer Schmerzambulanz arbeiten, können die Schmerzen der Patienten besser einschätzen und neigen weniger zur Unterschätzung der Schmerzintensität (16, 42). Fremdeinschätzungen durch Ärzte auf der Palliativstation korrelieren deutlich besser mit den Eigenangaben der Patienten als die von Ärzten auf anderen Stationen (15).

Angehörige von Patienten überschätzen eher die Schmerzintensität (30).

Schmerzmessung bei Kindern

Ab dem Schulkindalter können einfache Skalen wie VRS, NRS und VAS von Kindern problemlos benutzt werden. Bei kleineren Kindern ist das Vokabular nicht differenziert genug, um Schmerzintensität und -qualität beschreiben zu können. Die für Kleinkinder entwickelten **Smiley-** oder **Gesichtsskalen** (Abb. 2.1) sind allerdings auch bei älteren Kindern noch beliebt (19). Unter den vielen anderen Instrumenten zur Einschätzung der Schmerzstärke bei kleinen Kindern ist die Pokerchip-Skala zu erwähnen (Übersicht bei [23]). Dabei kann das Kind zeigen, wie viele „Stücke Schmerz" es hat, indem es entsprechend viele Chips herauslegt.

Die Schmerzmessung bei Säuglingen und kleineren Kindern ist auf Verhaltensbeobachtungen durch Eltern und Pflegepersonal angewiesen. Die **Children's Hospital of Eastern Ontario Pain Scale (CHEOPS)** wurde entwickelt, um postoperative Schmerzen bei Kindern von 1–7 Jahren zu erfassen (25). Sechs Verhaltensaspekte (Schreien, Gesichtsausdruck, Rumpfhaltung, Reaktion auf Berührung und Beinbewegung) werden auf einer Skala von Null bis Vier eingestuft und zu einem Summenwert zusammengefaßt. Für Säuglinge ab dem 2. Lebensmonat kann die **FLACC-Skala** (Facial expression, leg movement, activity, cry and consolability) eingesetzt werden, die Gesichtsausdruck, Beinbewegungen, Aktivität, Schreien und Tröstbarkeit einschließt (29).

Ob die Korrelation zwischen Fremd- und Eigeneinschätzung für den klinischen Alltag ausreichend hoch ist, ist noch nicht ausreichend geklärt. Eigenangaben auf einer VAS unterschieden sich von den CHEOPS-Werten bei postoperativen Schmerzen (1). Die Übereinstimmung zwischen der Smiley-Skala und Fremdeinschätzungen, die auf dem Verhalten der Kinder beruhen, blieben nach intramuskulären Injektionen gering (13). Die Schmerzlinderung durch Analgetika wurde vom Pflegepersonal gegenüber den Eigenangaben der Kinder auf VAS und Pokerchip-Skala überschätzt (35).

Chronische Schmerzen

Mit zunehmender Chronifizierung des Schmerzsyndroms verlieren die Schmerzen ihre Schutz- und Warnfunktion. Die schmerzbedingte Funktionseinschränkung und andere Faktoren, z. B. ein Rentenverfahren, belasten den Patienten in der objektiven Beurteilung der Schmerzintensität zusätzlich.

Bei chronischen Schmerzsyndromen ist deshalb die alleinige Messung der Schmerzintensität nicht ausreichend.

Eine Reihe von mehrdimensionalen Meßinstrumenten wurde entwickelt. Nur wenige dieser Instrumente haben sich international durchsetzen können.

Meßinstrumente

Bereits 1975 wurde der **McGill Pain Questionnaire (MPQ)** entwickelt (28). Er besteht aus 78 schmerzbeschreibenden Wörtern, die in 20 Gruppen von jeweils zwei bis sechs Wörtern eingeteilt sind. Der Patient soll die Wörter ankreuzen, die seine Schmerzen am besten beschreiben, jedoch nicht mehr als ein Wort pro Gruppe. Summenscores werden für sensorische, affektive, evaluative und gemischte Gruppen gebildet. Ein Gesamtscore wird aus allen angekreuzten Wörtern berechnet. Zusätzlich sind eine Schmerzreduktionsskala, Fragen zum zeitlichen Verlauf der Schmerzerkrankung zum Vergleich mit früheren Schmerzerlebnissen sowie ein Körperschema zum Eintragen der Schmerzlokalisation enthalten. Der MPQ wurde in vielen Sprachen validiert und in einer Reihe von klinischen Studien zur Schmerzmessung eingesetzt (Übersicht bei [28]). Eine Kurzform mit 15 Deskriptoren und zwei Intensitätsskalen (MPQ-SF) wurde für Tumorpatienten entwickelt (26). Der McGill Pain Questionnaire wurde in drei verschiedenen deutschen Versionen validiert (20, 34, 39). Der Vergleich der deutschen Versionen zeigt deutliche Unterschiede in den Übersetzungen der Deskriptoren; in einer Version sind sogar neue Wörter hinzugefügt, die in der Originalversion nicht enthalten waren.

Aus den deutschen Versionen des MPQ wurde die **Schmerzevaluierungsskala (SES)** entwickelt (12). Die SES enthält 24 Deskriptoren mit jeweils einer vierstufigen Intensitätsskala. Summenscores werden für die affektiven und für die evaluativen Deskriptoren berechnet.

Klinische Schmerzmessung 81

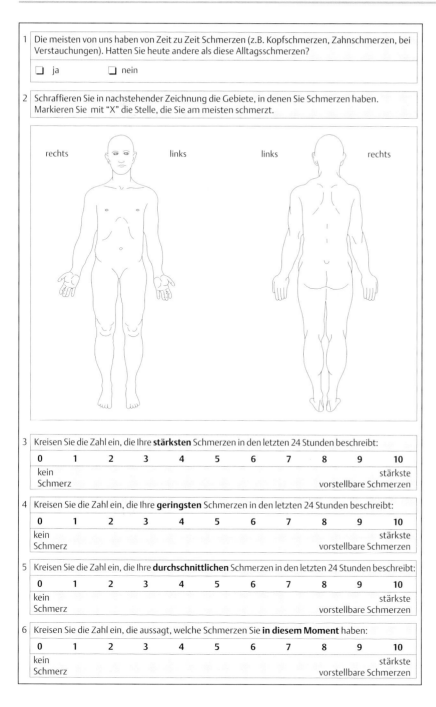

Abb. 2.2 Brief Pain Inventory (deutsche Version) zur Erfassung der Schmerzintensität und der schmerzbedingten Beeinträchtigung.

Das **Brief Pain Inventory (BPI),** eine Weiterentwicklung des Wisconsin Brief Pain Questionnaire (6) ist einfach und wenig aufwendig für die Patienten und damit für wiederholte Messungen und für den Einsatz bei schwerkranken Patienten geeignet (5). Das BPI enthält vier Fragen zur Schmerzintensität (sensorische Dimension) und sieben Fragen zur schmerzbedingten Beeinträchtigung (reaktive Dimension). Zusätzlich trägt der Patient seine Schmerzlokalisation in ein Körperschema ein und kann Angaben über seine aktuelle Medikation und die damit erreichte Schmerzlinderung machen. Der BPI wurde mittlerweile in mehreren Sprachen validiert und bietet sich für multizentrische Studien als international standardisiertes Instrument an. Eine deutsche Version wurde vor kurzem validiert (32) (Abb. 2.**2**). Die schmerzbedingte Beeinträchtigung korrelierte dabei deutlich mit der Einschränkung der Lebensqualität.

Ein umfassender Fragebogen zur Schmerzanamnese wurde von der Deutschen Gesellschaft zum Studium des Schmerzes erarbeitet. Neben der durchschnittlichen, stärksten, geringsten und momentanen Schmerzstärke auf einer NRS wird die SES erhoben. Dazu kommen Fragen zur Schmerzanamnese, zur schmerzbedingten Funktionseinschränkung, Checklisten für Depression und Beschwerden und ein Körperschema für die Schmerzlokalisation. Der Zeitaufwand für den Fragebogen ist jedoch hoch, und viele Patienten in reduziertem Allgemeinzustand können den Fragebogen nur mit Hilfe ausfüllen.

Vor allem im Bereich der Palliativmedizin können zusätzliche Fragebögen und Instrumente neben dem Schmerz

Abb. 2.2 Fortsetzung

7	Welche Behandlungen oder Medikamente erhalten Sie gegen Ihre Schmerzen?

| 8 | Bitte denken Sie an die vergangenen 24 Stunden. Wieviel Schmerzlinderung haben Sie durch Behandlungen oder Medikamente erfahren? Bitte kreisen Sie die Prozentzahlen ein, die am besten die Schmerzlinderung zeigt. |

0%	10%	20%	30%	40%	50%	60%	70%	80%	90%	100%
keine Linderung										vollständige Linderung

Bitte kreisen Sie die eine Zahl ein, die angibt, wie stark Ihre Schmerzen Sie in den vergangenen 24 Stunden beeinträchtigt haben:

9 Allgemeine Aktivität

0	1	2	3	4	5	6	7	8	9	10
keine Beeinträchtigung										vollständige Beeinträchtigung

10 Stimmung

0	1	2	3	4	5	6	7	8	9	10
keine Beeinträchtigung										vollständige Beeinträchtigung

11 Gehvermögen

0	1	2	3	4	5	6	7	8	9	10
keine Beeinträchtigung										vollständige Beeinträchtigung

12 Normale Arbeit (sowohl außerhalb des Hauses als auch Hausarbeit)

0	1	2	3	4	5	6	7	8	9	10
keine Beeinträchtigung										vollständige Beeinträchtigung

13 Beziehung zu anderen Menschen

0	1	2	3	4	5	6	7	8	9	10
keine Beeinträchtigung										vollständige Beeinträchtigung

14 Schlaf

0	1	2	3	4	5	6	7	8	9	10
keine Beeinträchtigung										vollständige Beeinträchtigung

15 Lebensfreude

0	1	2	3	4	5	6	7	8	9	10
keine Beeinträchtigung										vollständige Beeinträchtigung

andere Symptome, Funktionsstatus, Lebensqualität und psychologische Parameter erfassen. Auch hier muß aber ein Kompromiß zwischen möglichst umfassender Einschätzung und der Belastung für den Patienten durch die Dokumentation gefunden werden.

Schmerztagebuch

Für wiederholte Schmerzmessungen wird im angelsächsischen Sprachraum die **Memorial Pain Assessment Card (MPAC)** eingesetzt. Sie faßt zwei Skalen zur Schmerzintensität (VRS, VAS), eine Skala zur Schmerzreduktion (PRI) und die schmerzbedingte Beeinträchtigung der Stimmung zusammen (11). Eine validierte deutsche Version liegt bislang nicht vor.

Für die Behandlung chronifizierter Schmerzsyndrome sollte die Schmerzmessung aber nicht auf die Arztbesuche beschränkt werden. In einem Schmerztagebuch kann der Patient die Schmerzintensität, andere Beschwerden und die eingenommene Medikation dokumentieren. Um die zeitliche Belastung für das Ausfüllen gering zu halten, und damit auch die Compliance zu erhöhen, können andere Parameter in größeren Abständen gemessen werden. Im **Tagebuch** unserer Schmerzambulanz werden die Intensitäten verschiedener Symptome wöchentlich dokumentiert (Abb. 2.3). Für Kopfschmerzpatienten wurden eigene Schmerztagebücher entwickelt, um die Differentialdiagnose der Kopfschmerzen zu erleichtern. Das Führen eines Schmerztagebuchs ermöglicht eine Übersicht über einen längeren Zeitraum und verringert damit den

Abb. 2.3 Schmerztagebuch der Schmerzambulanz der Klinik für Anästhesiologie und Operative Intensivmedizin der Universität zu Köln. Die obere Seite ist täglich auszufüllen, die untere Seite wird nur einmal pro Woche erhoben.

Datum	Hatten Sie heute Schmerzen? Nein ❏ Ja ❏	Wochentag 4 Sonntag

Bitte kreuzen Sie Ihre **durchschnittliche** Schmerzstärke an.
[0] [1] [2] [3] [4] [5] [6] [7] [8] [9] [10]
kein Schmerz — stärkster vorstellbarer Schmerz

Bitte kreuzen Sie an, wie stark heute Ihre **stärksten** Schmerzen waren.
[0] [1] [2] [3] [4] [5] [6] [7] [8] [9] [10]
kein Schmerz — stärkster vorstellbarer Schmerz

Zusatzmedikation	Wann eingenommen?	Welche Wirkung?

Bestehen heute **andere Beschwerden**?

Wurden Ihre Schmerzen heute beeinflußt durch **andere Maßnahmen** (z.B. Krankengymnastik, Massage, Entspannung, Nervenstimulation, etc.)?

Bitte kreuzen Sie an, wie stark **in der vergangenen Woche** Ihre Beschwerden waren.

Müdigkeit	[0] keine Müdigkeit	[1]	[2]	[3]	[4]	[5]	[6]	[7]	[8]	[9]	[10] sehr starke Müdigkeit
Übelkeit	[0] keine Übelkeit	[1]	[2]	[3]	[4]	[5]	[6]	[7]	[8]	[9]	[10] sehr starke Übelkeit
Luftnot	[0] keine Luftnot	[1]	[2]	[3]	[4]	[5]	[6]	[7]	[8]	[9]	[10] sehr starke Luftnot
Schwäche	[0] keine Schwäche	[1]	[2]	[3]	[4]	[5]	[6]	[7]	[8]	[9]	[10] sehr starke Schwäche
Angst	[0] keine Angst	[1]	[2]	[3]	[4]	[5]	[6]	[7]	[8]	[9]	[10] sehr starke Angst
Andere:	[0] keine	[1]	[2]	[3]	[4]	[5]	[6]	[7]	[8]	[9]	[10] sehr starke

Bitte kreuzen Sie an, wie Sie Ihr Befinden **in der vergangenen Woche** einstufen.

Wohl-befinden	[0] kein Wohlbefinden	[1]	[2]	[3]	[4]	[5]	[6]	[7]	[8]	[9]	[10] sehr starkes Wohlbefinden

Einfluß zufälliger Schwankungen der Schmerzintensität auf die Therapie. Weiterhin kann das Schmerztagebuch hilfreich sein, um dem Patienten zeitliche Abläufe und Zusammenhänge der Schmerzsymptomatik mit Verstärkungsfaktoren verständlich zu machen (Übersicht bei [36]).

Kernaussagen

Grundlagen
- Die Messung der Schmerzintensität gehört zu jeder sorgfältigen Schmerzanalyse und ist unabdingbare Voraussetzung einer gezielten Schmerztherapie.
- Die klinische Schmerzmessung basiert auf den subjektiven Angaben des Patienten.

Akute Schmerzen
- Für den klinischen Alltag ist es notwendig, sich auf wenige einfache Instrumente zu beschränken. Wichtiger als die Wahl der einzusetzenden Schmerzskala ist die Einbeziehung der Schmerzmessung in die Routineüberwachung auf den Krankenhausstationen.
- Vor allem in der Therapie akuter Schmerzen, z. B. im postoperativen Bereich, aber auch auf internistischen Stationen kann eine solche regelmäßige Dokumentation der erste Schritt für die Einführung und Akzeptanz schmerztherapeutischer Richtlinien bei Ärzten und Pflegepersonal sein.

- Auch Patienten mit Bewußtseinstrübung können Schmerzen empfinden. Die Schmerzmessung kann hier durch Fremdeinschätzung erfolgen.
- Für die Schmerzmessung bei Kindern stehen verschiedenen altersgerechte Instrumente (Smiley-Skala) zur Verfügung.

■ **Chronische Schmerzen**
- Patienten mit chronischen Schmerzen sollten zu Beginn der Behandlung einen umfassenden Schmerzfragebogen ausfüllen. Für Tumorpatienten mit reduziertem Allgemeinzustand bietet sich der **Brief Pain Inventory** an, für Patienten mit anderen chronischen Schmerzen kann der Fragebogen der Deutschen Gesellschaft zum Studium des Schmerzes eingesetzt werden.
- Regelmäßige Verlaufskontrollen sind auch bei diesen Patienten notwendig zur Überprüfung der Effektivität der analgetischen Therapie. Ein Schmerztagebuch ist eine notwendige Ergänzung zu den Verlaufskontrollen.

Referenzen

1. Beyer JE, McGrath PJ, Berde CB. Discordance between self-report and behavioral pain measures in children aged 37 years after surgery. J. Pain Symptom. Manage. 1990; 5: 350–356
2. Bruera E, Fainsinger RL, Miller MJ, Kuehn N. The assessment of pain intensity in patients with cognitive failure: a preliminary report. J. Pain Symptom. Manage. 1992; 7: 267–270
3. Burge S, Eichorn M, De Stefano A, Foley T, Hoothay F, Quinn D. How painful are postop incisions? Am. J. Nurs. 1986; 86: 1262–1265
4. Chapman CR, Donaldson GW, Jacobson RC. Measurement of acute pain states. In: Turk DC, Melzack R. Handbook of Pain Assessment. New York: Guildford Press, 1992, 332–343
5. Cleeland CS. Measurement of pain by subjective report. In: Chapman CR, Loeser JD. Issues in Pain Measurement. New York: Raven Press, 1989, 391–403
6. Daut RL, Cleeland CS. Development of the Wisconsin Brief Pain Questionnaire to assess pain in cancer and other diseases. Pain 1983; 17: 197–210
7. De Conno F, Caraceni A, Gamba A, Mariani L, Abbattista A, Brunelli C, La Mura A, Ventafridda V. Pain measurement in cancer patients: a comparison of six methods. Pain 1994; 57: 161–166
8. Doctor JN, Slater MA, Atkinson JH. The descriptor differential scale of pain intensity: an evaluation of item and scale properties. Pain 1995; 61: 251–260
9. Dotson RM. Clinical neurophysiology laboratory tests to assess the nociceptive system in humans. J. Clin. Neurophysiol. 1997; 14: 32–45
10. Firestone LL, Gyulai F, Mintun M, Adler LJ, Urso K, Winter PM. Human brain activity response to fentanyl imaged by positron emission tomography. Anesth. Analg. 1996; 82: 1247–1251
11. Fishman B, Pasternak S, Wallenstein SL, Houde Rw, Holland JC, Foley KM. The Memorial Pain Assessment Card. Cancer 1987; 60: 1151–1158
12. Geissner E. The Pain Perception Scale–a differentiated and change-sensitive scale for assessing chronic and acute pain. Rehabilitation 1995; 34: 35–43
13. Goodenough B, Addicoat L, Champion GD, McInerney M, Young B, Juniper K, Ziegler JB. Pain in 4 to 6-year-old children receiving intramuscular injections: a comparison of the Faces Pain Scale with other self-report and behavioral measures. Clin. J. Pain 1997; 13: 60–73
14. Grossman SA, Sheidler VR, McGuire DB, Geer C, Santor D, Piantadosi S. A comparison of the Hopkins pain rating instrument with standard visual analogue and verbal descriptor scales in patients with cancer pain. J. Pain Symptom. Manage. 1992; 7: 196–203
15. Hodgkins H, Albert D, Daltroy L. Comparing patients' and their physicians' assessment of pain. Pain 1985; 23: 273–277
16. Holm K, Cohen F, Dudas S, Medema PG, Allen BL. Effect of personal pain experience on pain assessment. J. Nursing Scholarship 1989; 21: 72–75
17. Jensen M, Turner J, Romano J. What is the maximum number of levels needed in pain intensity measurements. Pain 1993; 58: 387–392
18. Jensen MP, Karoly P, Braver S. The measurement of clinical pain intensity: a comparison of six methods. Pain 1986; 27: 117–126
19. Keck JF, Gerkensmeyer JE, Joyse BA, Schade JG. Reliability and validity of the faces and word descriptor scales to measure procedural pain. J. Pediatr. Nurs. 1996; 11: 368–374
20. Kiss I, Müller H, Abel M. The McGill Pain questionnaire – german version. A study on cancer pain. Pain 1987; 29: 195–207
21. Kremer E, Atkinson JH, Ignelzi RJ. Measurement of pain: patient preference does not confound pain measurement. Pain 1981; 10: 241–248
22. Max MB; Laska EM. Single dose analgesic comparisons. Adv. Pain Res. Ther. 1991; 18: 55–95
23. McGrath PA, Brigham MC. The assessment of pain in children and adolescents. In: Turk DC, Melzack R. Handbook of Pain Assessment. New York: Guildford Press 1992, 295–314
24. McGrath PJ, De Veber LL, Hearn MT. Multidimensional pain assessment in children. Adv. Pain Res. Ther. 1985; 9: 387–393
25. McGrath PJ, Johnson G, Goodman JT, Schillinger J, Dunn J, Chapman JA. CHEOPS: a behavorial scale for rating postoperative pain in children. Adv. Pain Res. Ther. 1985; 9: 395–402
26. McGuire DB. The short-form McGill Pain questionnaire. Pain 1987; 30: 191–198
27. McQuay HJ, Carroll D, Moore A. Variation in the placebo effect in randomised controlled trials of analgesics: all is as blind as it seems. Pain 1996; 64: 331–335
28. Melzack R, Katz J. The McGill Pain Questionnaire: appraisal and current status. In: Turk DC, Melzack R. Handbook of Pain Assessment. New York: Guildford Press 1992, 152–168
29. Merkel SI, Voepel-Lewis T, Shayevitz JR, Malviya S. Pediatr. Nurs. 1997; 23: 293–297
30. O'Brian J, Francis A. The use of next-of-kin to estimate pain in cancer patients. Pain 1988; 35: 171–178
31. Price D, Bush F, Long S, Harkins S. A comparison of pain measurement characteristics of mechanical visual analogue and simple numerical rating scales. Pain 1994: 56: 217–226
32. Radbruch L, Leick G, Kienke P, Lindena G, Sabatowski R, Grond S, Lehmann KA, Cleeland CS. Validation of the German Version of the Brief Pain Inventory. J Pain Sympt Manage 1999; 18:180–187
33. Radbruch L, Sabatowski R, Loick G, Jonen-Thielemann J, Kasper M, Gondele B, Lehmann KA. Cognitive impairment and its influence on pain and symptom assessment in a palliative care unit – development of a Minimal Documentation System MIDOS. Palliative Medicine 2000; 14:266–276

34. Radvila A, Adler RH, Galeazzi RL, Vorkauf H. The development of a german language (Berne) pain questionnaier and its application in a situation causing acute pain. Pain 1987; 28: 185–195
35. Romsing J, Hertel SA, Moller-Sonnergaard J, Brunbjerg J, Skyttebo M, Rasmussen M. Postoperative pain in children. A comparison between ratings of children and nurses. Ugeskr. Laeger. 1997; 159 422–425
36. Scholz OB. Was leisten Schmerztagebücher? Vorzüge und Grenzen ihrer Anwendung unter besonderer Berücksichtigung einzelfallbezogener Auswertung. Schmerz 1995; 9: 107–116
37. Seitz FC. The evaluation and understanding of pain: clinical and legal/forensic perspectives. Psychol Reports 1993; 72:643–657
38. Sriwatanakul K, Kelvie W, Lasagna L. The quantification of pain: an analysis of words used to describe pain and analgesia in clinical trials. Clin. Pharmacol. Ther. 1982; 32: 143–148
39. Stein C, Mendl G. The german counterpart to McGill Pain questionnaire. Pain 1988; 32: 251–255
40. Sweet WH. Pain – old and new methods of study and treatment. Acta Neurochir. Suppl. 1995; 64: 83–87
41. Tearnan BH, Cleeland CS. Unaided use of pain descriptors by patients with cancer pain. J Pain Symptom. Manage. 1990; 5: 228–232
42. Teske K, Daut RL, Cleeland CS. Relationship between nurses' observations and patients' self-reports of pain. Pain 1983; 16: 289–296
43. Wallenstein SL, Hendrich G, Kaiko R, Houde RW. Clinical evaluation of mild analgesics: the measurement of clinical pain. Br. J. Clin. Pharmacol. 1980; 10: 319–327
44. Wilkie D, Lovejoy N, Dodd M, Tesler M. Cancer pain intensity measurements: concurrent validity of three tools - finger dynamometer, pain intensity number scale, visual analogue scale. Hosp. J. 1990; 6: 1–13
45. Zalon ML. Nurses' assessment of postoperative patients' pain. Pain 1994; 54: 329–334

Prävention von Schmerz – präemptive Analgesie

B. Bachmann-Mennenga, G. Veit

Roter Faden

- Allgemeine Einführung
- Begriffsbestimmung und Problemstellung
- Physiologische und pathophysiologische Aspekte
- Therapeutische Ansätze
  - Lokale Applikationen
  - Rückenmarknahe Blockaden
  - Systemische Therapie
  - Multimodale Therapie
- Möglichkeiten und Grenzen der präemptiven Analgesie

Allgemeine Einführung

Eine frühzeitig einsetzende, adäquate Schmerztherapie ist der verständliche Wunsch eines jeden Patienten, der sich, geplant oder ungeplant, einem operativen Eingriff oder einer anderen schmerzhaften Intervention unterziehen muß.

Aus medizinischer Sicht sind die negativen Folgen von Schmerzen mehrfach nachgewiesen. Neben metabolischen Entgleisungen sind Steigerungen des myokardialen Sauerstoffbedarfs durch schmerzbedingte Sympathikusstimulation, Aktivierung des Renin-Angiotensin-Aldosteron-Systems und verschiedener anderer Mediatorsysteme ebenso unerwünschte Schmerzfolgen wie das Risiko des Übergangs vom akuten zum chronischen Schmerz.

Unter diesen Gesichtspunkten ist vor allem der Möglichkeit der präventiven Behandlung von Schmerzen große Aufmerksamkeit zu widmen. Seit einiger Zeit wird das Konzept der sogenannten „präemptiven Analgesie" in der klinischen Anwendung erprobt, nachdem interessante Erkenntnisse aus präklinischen Studien vielversprechende Ansätze für eine verbesserte Schmerztherapie erkennen ließen.

Begriffsbestimmung und Problemstellung

Definition: Die „präemptive Analgesie" ist eine antinozizeptive Behandlungsmethode, welche die Ausbildung schmerzbedingter zentraler Sensibilisierungsprozesse zu vermeiden sucht.

Das wesentliche Konzept liegt darin, daß die Therapie schon **vor** einer Schmerzauslösung durchgeführt wird und nicht erst als Reaktion auf diese. Dabei muß die medikamentöse Therapie allerdings **so lange** aufrechterhalten bleiben, wie Nozizeptoren aktiviert sind.
Jedes operative Trauma führt in unterschiedlichem Ausmaß zu lokalen Nervenverletzungen, Entzündungsreaktionen und pH-Veränderungen mit Aktivierung nozizeptiver Afferenzen aus kutanen, muskulären und viszeralen Geweben. Diese peripheren nozizeptiven Impulse bleiben postoperativ so lange erhalten, wie die inflammatorische Antwort auf die chirurgische Intervention andauert. Bei unzureichender Blockierung der Schmerzreize in der perioperativen Phase kann es zur Ausbildung einer pathologischen Schmerzverarbeitung im zentralen Nervensystem mit Etablierung eines sog. „**Schmerzgedächtnisses**" kommen. Die Folge davon ist, daß spätere periphere Reize weitere ins Rückenmark eingehende Potentiale verstärken und so das Schmerzempfinden intensivieren. Klinische Symptome sind Allodynie im Wundgebiet, lokale Hyperalgesie und Ausdehnung der Hypersensitivität in nicht betroffene Areale (sekundäre Hyperalgesie).

Einen vielversprechenden Ansatz, die zentrale Sensibilisierung primär zu vermeiden, bieten die Möglichkeiten der präemptiven Analgesie. Sie eröffnen neue Perspektiven im Sinne der Prävention des postoperativen Schmerzes und einiger chronischer Schmerzsyndrome.

Das Konzept der präemptiven Analgesie wurde erstmals 1913 von Crile aufgrund klinischer Beobachtungen als „anoci association" beschrieben (6). Er forderte schon damals, eine Allgemeinanästhesie nur in Kombination mit einer Regionalanästhesie durchzuführen, um die postoperative Schmerzintensität zu senken. Diese Denkweise kündigte bereits zu dieser Zeit die gegenwärtigen Trends der präemptiven Analgesie und der multimodalen balancierten Analgesie an. Die Wiederbelebung dieser Idee erfolgte in der letzten Dekade durch die tierexperimentellen Studien der Arbeitsgruppen um Woolf, Dickenson und Coderre, die das Konzept der präemptiven Analgesie in den Mittelpunkt der modernen Schmerzforschung stellten. Sie konnten nachweisen, daß die Stimulation afferenter Nozizeptoren zu strukturellen Veränderungen zentralen neuronalen Gewebes führt (Neuroplastizität), der sogenannten „**zentralen Sensibilisierung**". Durch präoperative, und damit präventive Nervenblockade sowie Opioidgabe, konnte das Ausmaß dieser **Neuroplastizität** abgeschwächt bzw. seine Etablierung verhindert werden. Erste klinische Wertschätzung erlangte das Konzept der präemptiven Analgesie durch Untersuchungen von Bach, der nachwies, daß durch die präoperative Anlage einer Periduralanästhesie die Inzidenz von Phantomschmerzen nach Amputation der unteren Gliedmaßen deutlich gesenkt werden konnte (4).

Physiologische und pathophysiologische Aspekte

Die Schmerzüberleitung von der Peripherie über das Rückenmark zu höheren Zentren im Gehirn ist ein komplexer Prozeß, der funktionellen und auch strukturellen Veränderungen unterliegen kann. Physiologischerweise lösen periphere nozizeptive Reize, induziert z. B. durch ein operatives Trauma, in den **peripheren Nervenendigungen** dünner, meist nicht myelinisierter Nervenfasern (multimodale Nozizeptoren) elektrische Impulse aus, die über die Ausschüttung von erregenden Neurotransmittern, wie dem Neuropeptid Substanz P oder der exzitatorischen Aminosäure L-Glutamat, Neurone im **Hinterhorn des Rückenmarks** aktivieren. Bei sehr starken oder auch repetitiven Schmerzreizen kommt es über das neuronale Bombardement der Hinterhornzellen zur L-Glutamat-induzierten Aktivierung von **N-Methyl-D-Aspartat(NMDA)-Rezeptoren** im Rückenmark. Diese unphysiologische Aktivierung führt zu Veränderungen an den Second-Messenger-Systemen der Neurone. Es kommt zur **Expression von Genen**, sog. „immediate early genes" (IEG), wie etwa das c-fos- oder c-jun-Gen (35). Diese genetische Induktion führt zu einer Erhöhung und Veränderung der Transkription, d. h. der Umsetzung der genetischen Information in Strukturinformation. Die Folge ist eine veränderte Reaktionsbereitschaft der Nervenzelle im Sinne einer **chronischen zentralen Hyperexzitabilität** (Wind-up-Phänomen), wodurch bereits leichte periphere Reize zentral überschießend beantwortet werden. Klinisch resultieren daraus eine Allodynie (nicht schmerzhafte Impulse lösen Schmerz aus), eine Hyperalgesie (vermehrter Schmerz nach überschwelliger Reizung) sowie das Auftreten von Spontanschmerzen.

Die auf einen Schmerzreiz folgenden zellulären Veränderungen sind wesentlich dynamischer als früher angenommen und laufen nicht erst in Tages- oder Stundenfrist ab, sondern bereits innerhalb von wenigen Minuten (34).

Die beschriebenen Bahnungsvorgänge an Nervenzellen, insbesondere an solchen im Rückenmark, lassen sich durch eine Allgemeinanästhesie meist nicht ausreichend unterdrücken. So wird bei ausschließlicher Verwendung von Hypnotika im Rahmen einer Allgemeinanästhesie zwar das Bewußtsein ausgeschaltet, trotzdem treffen aber nozizeptive Reize aus dem Operationsgebiet nahezu ungehindert auf neuronale Zellen im Rückenmark. Dort führen sie bei entsprechender Bahnung zur Ausbildung der zentralen Hyperexzitabilität. Nach Ausleitung der Allgemeinanästhesie bleibt diese Übererregbarkeit des schmerzleitenden Systems zumindest partiell erhalten und kann die Ursache sowohl für eine erhöhte postoperative Schmerzempfindlichkeit als auch für den Übergang in ein chronisches Schmerzsyndrom sein.

Neuere Erkenntnisse weisen darauf hin, daß durch die frühzeitige Blockade peripherer und zentraler Nerven sowie der peripheren und zentralen Schmerzrezeptoren das Entstehen/Ausbilden der Neuroplastizität mit allen nachteiligen Folgen für das postoperative bzw. posttraumatische Schmerzempfinden in ihrem Ausmaß vermindert oder sogar verhindert werden kann.

Therapeutische Ansätze

Lokale Applikationen

Wundinfiltrationen

Die präoperativen Infiltrationen von Wundrändern mit **langwirksamen Amid-Lokalanästhetika** führen zu einer Reduktion der postoperativen Schmerzempfindung (5, 7, 13, 14, 30). Dieser Effekt wurde bisher allerdings fast ausschließlich unter Ruhebedingungen ermittelt, so daß vergleichende Schmerzmessungen bei Belastung/Mobilisation noch durchzuführen sind.

Ein weiterer Aspekt in der beobachteten Reduktion der postoperativen Schmerzintensität liegt aus pharmakologischer Sicht in der Tatsache, daß Lokalanästhetika neben der eigentlichen Wirkung der Schmerzleitungsblockade auch das Ausmaß der postoperativen lokalen inflammatorischen Antwort reduzieren (8).

Intraartikuläre Applikationen

Im Rahmen von Gelenkeingriffen erfolgt die Applikation von **Lokalanästhetika und Opioiden**. Beide führen zu einer Verlängerung der postoperativen Analgesie. Zur Zeit wird diskutiert, ob die Aktivierung der peripheren Opioidrezeptoren von der Präsenz bestimmter Mediatoren bzw. einer inflammatorischen Reaktion abhängt. Beide Parameter werden durch Opioide beeinflußt. Die Kombination von Opioiden und Lokalanästhetika im Sinne einer multimodalen Therapie führte bisher bei Gelenkeingriffen nicht zu besseren Ergebnissen bezüglich des postoperativen Schmerzniveaus (11).

Periphere Nervenblockaden

Die präemptive Nervenblockade reduziert das Risiko einer zentralen Hyperexzitabilität sowie der möglichen Ausbildung einer peripheren Sensibilisierung primär durch Blockierung von Aδ- und C-Fasern. Darüber hinaus bewirkt das Lokalanästhetikum, wie oben bereits beschrieben, eine Reduktion der lokalen inflammatorischen Reaktion. Beide Effekte führen zu einer sensorischen Nervenblockade, die weit über die Dauer der eigentlichen Lokalanästhetikumwirkung hinausgeht (22, 24). Für Schulteroperationen konnte z. B. nachgewiesen werden, daß präoperativ angelegte Interskalenusblockaden das Intervall vom Ende der Operation bis zur ersten notwendigen Analgetikagabe im Vergleich zu einer postoperativ angelegten Nervenblockade, jeweils in Verbindung mit einer Allgemeinanästhesie, deutlich verlängert (15).

Rückenmarknahe Blockaden

- Rückenmarknahe Blockaden können in Form einer Spinalanästhesie, einer Periduralanästhesie oder einer Kombination von beiden durchgeführt werden. Dabei kommen als Medikamente vorwiegend Lokalanästhetika, Opioide oder NMDA-Antagonisten zur Anwendung.

In einer richtungsweisenden Untersuchung von Bach konnte bereits 1988 nachgewiesen werden, daß der frühzeitige Einsatz einer rückenmarknahen Regionalanästhesie vor geplanter **Amputation** das Risiko sowohl des postoperativen Phantom- als auch des Stumpfschmerzes vermindern kann (4). Dabei wurde herausgestellt, daß auch die präoperativ bestehende Schmerzintensität entscheidenden Einfluß auf die Chronifizierung des Schmerzbildes hat. Unter diesem Gesichtspunkt ist man zu der Erkenntnis gekommen, daß insbesondere Patienten mit Ischämieschmerzen durch Anlage rückenmarknaher Blockaden wenigstens einige Tage präoperativ schon in einen schmerzfreien oder zumindest schmerzarmen Zustand gebracht werden müssen (16).

In der **Thorax-** und großen **Abdominalchirurgie** konnte bisher der erfolgversprechende Einsatz einer rückenmarknahen Nervenblockade zur Reduktion eines intraoperativen neuralen Bombardements mit konsekutiver zentraler Sensibilisierung nicht so eindeutig nachgewiesen werden wie in der Amputationschirurgie (28, 31). Die Gründe hierfür liegen am ehesten in einer unzureichenden Blockadeausbreitung und einer damit einhergehenden inkompletten Blockade der nozizeptiven Afferenzen (3).

Präemptive Analgesie ist am ehesten mit einer kontinuierlichen, komplett deafferenzierenden Regionalanästhesie zu erreichen.

Neben dem Einsatz von **Lokalanästhetika** und **Opioiden** erscheint die epidurale Applikation von **NMDA-Rezeptor-Antagonisten** erfolgversprechend. So verbesserte die präoperative Verabreichung von Ketamin, auch in Kombination mit einem Opioid, die Qualität der postoperativen Schmerzintensität (29). Vergleichbare Erfolge wurden auch durch den α$_2$-**Adrenozeptor-Agonisten** Clonidin erreicht (10, 12).

Systemische Therapie

Das Konzept der präemptiven Analgesie wird neben dem Einsatz regionalanästhesiologischer Verfahren auch durch die systemische Verabreichung unterschiedlicher Pharmaka verfolgt.

■ Opioide

Neben der zentralen und peripheren **rezeptorspezifischen Wirkung** reduzieren Opioide intrazellulär die **Expression** der „immediate early genes" (34). Damit ist deren Wirkung als Transkriptionsfaktoren für weitere Gene verringert, und es kommt zu einer Verlangsamung der Ansprechbarkeit der gesamten Nervenzelle auf Schmerzreize. Eine Sensibilisierung des Neurons im Sinne einer neuronalen Plastizität bleibt somit aus. Opioide unterdrücken bevorzugt die synaptische Aktivität dünner schmerzleitender Fasern in Nervenzellen des Rückenmarks. Die Aktivität der dickeren Fasern, die meist mit der Übertragung nicht schmerzhafter Reize wie Sinneswahrnehmung und Motorik verknüpft sind, bleibt weitgehend unbeeinflußt. Die bisher durchgeführten Studien zeigen, daß der präoperative Einsatz von Opioiden generell einen günstigen Einfluß auf das postoperative Schmerzempfinden hat (9, 25). Dabei kamen unterschiedliche Opioide zur Anwendung, die sich bezüglich der Effektivität auf die präemptive Analgesie nicht wesentlich unterscheiden. Es bleibt aber zu bemerken, daß eine zu niedrig dosierte Opioidtherapie keine überzeugende präemptive Wirkung entfaltet.

■ NMDA-Antagonisten

Die Aktivierung von NMDA-Rezeptoren spielt in der Schmerzgenese und ihrer Chronifizierung eine wichtige Rolle. Um so mehr wird heute der Einsatz von NMDA-Rezeptor-Antagonisten propagiert. Als NMDA-Antagonisten sind **Ketamin** und **Dextromethorphan** in der klinischen Anwendung. Dextromethorphan konnte als Bestandteil der oralen Prämedikation den postoperativen Analgetikabedarf signifikant senken (17). Ein vergleichbarer Effekt konnte für Ketamin nachgewiesen werden (27, 29, 32, 33). Dabei zeigte sich, daß bereits subanästhetische Dosen eine ausreichende Effektivität bezüglich einer ausbleibenden NMDA-Rezeptor-Aktivierung haben. Von Nachteil bleiben allerdings auch hierbei die bekannten zentralnervösen Nebenwirkungen von Ketamin sowie seine relativ kurze Wirkdauer. Daher ist es eher unwahrscheinlich, daß diese Substanz zukünftig als Monosubstanz zur präemptiven Analgesie genutzt wird. Eine mögliche Alternative könnte S-Ketamin sein, welches eine etwa 3fach höhere analgetische und anästhetische Wirkung besitzt als das R-Enantiomer. Seine dysphorische Wirkungen werden weniger unangenehm empfunden, bei allerdings vergleichbarer Häufigkeit (1).

■ Nichtsteroidale antiinflammatorische Substanzen

Nichtsteroidale antiinflammatorische Substanzen (NSAID) verhindern die Prostaglandinsynthese über eine **Hemmung der Zyklooxygenase des Arachidonsäurezyklus**. Dadurch wird eine Vielzahl von inflammatorisch wirkenden Mediatoren in ihrer Synthese gehemmt, die für das Ausmaß der Schmerzintensität wesentlich mitbestimmend sind. Die bisher durchgeführten klinischen Studien zeigen, daß ihr alleiniger Einsatz bezüglich eines präemptiven Effektes nicht ausreichend ist und sie deshalb mit Opioidanalgetika kombiniert werden sollten. Eine Besonderheit stellt die Substanz Ketoprofen dar, bei der eine zusätzliche Wirkung über NMDA-Rezeptoren diskutiert wird (21). Klinisch führte ihr Einsatz zu einer weiteren Reduktion der postoperativ benötigten Opioidmenge (20).

Multimodale Therapie

- Die Behandlung postoperativer Schmerzen sowie das Risiko einer Chronifizierung wird durch Einsatz unterschiedlicher Medikamentengruppen und Behandlungsstrategien nachweislich günstiger beeinflußt als durch die Verwendung von Monosubstanzen und Monostrategien.

Dabei konnte in zahlreichen Untersuchungen durch frühzeitigen und gezielten Einsatz eines multimodalen Behandlungsprogramms zur präemptiven Analgesie mit der Gabe von Opioiden, nichtsteroidalen antiinflammatorischen Substanzen, NMDA-Antagonisten und Einsatz unterschiedlicher lokal- und regionalanästhesiologischer Verfahren die Bahnung einer Nozizeption nach schmerzhafter Stimulation verhindert werden (2, 18, 26).

Möglichkeiten und Grenzen der präemptiven Analgesie

Die Prävention funktioneller Veränderungen im ZNS durch präemptive Analgesie beinhaltet ein interessantes Konzept zur Verbesserung postoperativer Schmerzzustände und deren möglicher Chronifizierung. Trotzdem ist eine zufriedenstellende Umsetzung im klinischen Alltag bisher noch nicht gelungen. Dafür sind mehrere Gründe anzuführen (19).

Zunächst ist der Begriff der „präemptiven Analgesie" ein **mißverständlicher Ausdruck**, da er den Eindruck erweckt, daß ausschließlich die Tatsache einer bereits präoperativ durchgeführten Analgesie zu einer Prävention postoperativer Schmerzen führt. Um dieses Ziel zu erreichen, ist aber eine analgetische Therapie so lange kontinuierlich durchzuführen, wie perioperativ nozizeptive Reize auf das zentrale Nervensystem treffen und dort zu einer veränderten sensorischen Verarbeitung führen können. Dies gilt somit auch für die Unterdrückung der inflammatorischen Antwort in der postoperativen Phase.

Ein weiterer Grund für die uneinheitliche Beurteilung der Effizienz einer präemptiven Analgesie ist die häufig **unzureichende Blockade**, wodurch ein Teil der Schmerzreize noch ungehindert zentrale Strukturen erreicht. Am häufigsten ist dies bei Kombinationsanästhesien zu finden, bei denen die rückenmarknahe Blockade eine unzureichende Ausbreitung aufweist (23).

Eine zusätzliche Schwierigkeit bei der Beurteilung präemptiver Effekte liegt darin, daß in vergleichenden Untersuchungen manchmal **weitere Medikamente** appliziert werden, bei denen ein präemptiver Effekt nicht auszuschließen ist. Außerdem werden die Untersuchungen zur präemptiven Analgesie auch durch das **Ausmaß der chirurgisch induzierten Schmerzen** beeinflußt. Bei geringer intraoperativer Schmerzintensität kommt es zu keiner zentralen Sensibilisierung, und somit kann das Konzept der präemptiven Analgesie hier nicht nachgewiesen werden.

Nicht zuletzt sind bei der Bewertung der präemptiven Analgesie die bislang eingesetzten **Outcome-Parameter** wie Schmerzmessung mittels Scoresystemen oder Analgetikaverbrauch individuell so unterschiedlich, daß eindeutige Aussagen auf dieser Basis nur bedingt getroffen werden können.

Es bleibt zu hoffen, daß die vielversprechenden Ergebnisse und Erfolge der präemptiven Analgesie in der Amputationschirurgie auch auf andere operative Bereiche übertragen werden können, um das Ziel einer besseren postoperativen Schmerzbeherrschung gerade nach großen chirurgischen Eingriffen baldmöglichst zu erreichen.

Kernaussagen

Allgemeine Einführung
– Eine insuffiziente perioperative Schmerztherapie ist für jeden Patienten mit einer erhöhten Komplikationshäufigkeit verbunden und beinhaltet zudem das Risiko einer Chronifizierung der Schmerzen.

Begriffsbestimmung und Problemstellung
– Die präemptive Analgesie ist eine antinozizeptive Behandlungsmethode, mit deren Hilfe die Ausbildung zentraler Sensibilisierungsprozesse als pathologische Folge von Schmerzreizen vermieden werden soll. Die analgetische Behandlung beginnt bereits vor der Schmerzauslösung und ist solange fortzusetzen, wie Nozizeptoren aktiviert werden können.

Physiologische und pathophysiologische Aspekte
– Die Schmerzleitung von der Peripherie über das Rückenmark zu höheren Zentren im Gehirn ist ein komplexer Prozeß, der funktionellen und auch strukturellen Veränderungen unterliegen kann. So können wiederholt akute Schmerzzustände über eine Expression von sog. „immediate early genes" zu einer veränderten Reaktionsbereitschaft der Nervenzelle im Sinne einer chronischen zentralen Hyperexzitabilität führen, wodurch dann bereits leichte periphere Reize überschießend beantwortet werden. Klinisch imponiert dies als Allodynie, Hyperalgesie und Spontanschmerz.

Therapeutische Ansätze
– Hierzu stehen Infiltrationen von Wundrändern, intraartikuläre Applikationen, periphere und rückenmarknahe Blockaden mit Lokalanästhetika, Opioiden und/oder NMDA-Rezeptor-Antagonisten ebenso zur Verfügung wie eine systemische Therapie mit Opioiden, NMDA-Antagonisten und NSAID.
– Die Behandlung von starken Schmerzen wird durch den Einsatz einer multifaktoriell ansetzenden Therapie in Anbetracht der Komplexität der Schmerzgenese in ihrer Effektivität verstärkt, wobei insbesondere regionalen Nervenblockaden ein hoher Stellenwert zukommt.

Möglichkeiten und Grenzen der präemptiven Analgesie
– Neurophysiologische Untersuchungen konnten belegen, daß das Konzept der präemptiven Analgesie prinzipiell umgesetzt werden kann. Klinisch ließen sich diese Ergebnisse insbesondere in der Amputationschirurgie bestätigen. Für viele andere schmerzintensive Interventionen ist ein optimales, präemptiv multimodal ausgerichtetes Therapieregime noch nicht endgültig definiert.

Literatur

Weiterführende Literatur

1. Coderre TJ, Katz J, Vaccarino AL, Melzack R: Contribution of central neuroplasticity to pathological pain. Review of clinical and experimental evidence. Pain 1993; 52:259–285
2. Dickenson AH. Spinal cord pharmacology of pain. Br J Anaesth 1995; 75:193–200
3. Kissin I. Preemptive analgesia. Anesthesiology 2000; 93:1138–1143
4. Müller H. Neuroplastizität und Schmerzchronifizierung. Anästhesiol Intensivmed Notfallmed Schmerzther 2000; 35:274–284
5. Woolf CJ, Chong MS. Preemptive analgesia – treating postoperative pain by preventing the establishment of central sensitization. Anesth Analg 1993; 77:362–379

Referenzen

1. Adams HA, Werner C. Vom Razemat zum Eutomer: (S) – Ketamin: Renaissance einer Substanz? Anaesthesist 1997; 46:1026–1042
2. Aida S, Yamakuta T, Baba H, Taga K, Fukuda S, Shimoji K. Preemptive analgesia by intravenous low-dose ketamine and epidural morphine in gastrectomy. Anesthesiology 2000; 92:1624–1630

3. Aida S, Baba H, Yamakuta T, Taga K, Fukuda S, Shimoji K. The effectiveness of preemptive analgesia varies according to the type of surgery: A randomized, double-blind study. Anesth Analg 1999; 89:711–716
4. Bach S, Noreng MF, Tjéllden NU. Phantom limb pain in amputees during the first 12 months following limb amputation, after preoperative lumbar epidural blockade. Pain 1988; 33:297–301
5. Budego GJ, Carcamo CR, Mertens RA, Dagnino JA, Munoz HR. Preoperative percutaneous ilioinguinal and iliohypogastric nerve block with 0,5% bupivacaine for post-herniorrhaphy pain management in adults. Regional Anesthesia 1990; 15:130–133
6. Crile GW. The kinetic theory of shock and its prevention through anoci-association (shockless operation). Lancet 1913; 2:7–16
7. Ejlersen E, Andersen HB, Eliasen K, Mogensen T. A comparison between preincisional and postincisional lidocaine infiltration and postoperative pain. Anesth Analg 1992; 74:495–498
8. Eriksson AS, Sinclair R, Cassuto J, Thomsen P. Influence of lidocaine on leukozyte function in the surgical wound. Anesthesiology 1992; 77:74–78
9. Griffin MJ, Hughes D, Knaggs A, Donnelly MB, Boylan JF. Late-onset preemptive analgesia associated with preincisional large-dose alfentanil. Anesth Analg 1997; 85:1317–1321
10. Hao JX, Xu IS, Xu XJ, Wiesenfeld-Hallin Z. Effects of intrathecal morphine, clonidine and baclofen on allodynia after partial sciatic nerve injury in the rat. Acta Anaesthesiol Scand 1999; 43:1027–1034
11. Heard SO, Edwards T, Ferrari D et al. Analgesic effect of intraarticular bupivacaine or morphine after arthroscopic knee surgery: A randomized prospective, double-blind study. Anesth Analg 1992; 74:822–826
12. Jahangiri M, Jayatunga AP, Bradley JW, Dark CH. Prevention of phantom pain after major lower limb amputation by epidural infusion of diamorphine, clonidine and bupivacaine. Ann R Coll Surg Engl 1994; 76:324–326
13. Jebeles JA, Reilly JR, Gutierrez JF, Bradley EL, Kissin I. The effect of pre-incisional infiltration of tonsils with bupivacaine on the pain following tonsillectomy under general anesthesia. Pain 1991; 47:305–308
14. Johansson B, Glise H, Hallerbäck B, Dalman P, Kristoffersson A. Preoperative local infiltration with ropivacaine for postoperative pain relief after cholecystectomy. Anesth Analg 1994; 78:210–214
15. Kangas K, Laitinen J, Kaukinen S, Viljakka T, Laippala P, Koivisto AM. Immediate pre-emptive analgesic effect of brachial plexus blockade after shoulder surgery. International Monitor on Regional Anaesthesia 1997; Medicom International:180
16. Katz J. Prevention of phantom limb pain by regional anaesthesia. Lancet 1997; 349:519–520
17. Kawamata T, Omote K, Kawamata M, Namiki A. Premedication with oral dextromethorphan reduces postoperative pain after tonsillectomy. Anesth Analg 1998; 86:594–597
18. Kehlet H, Dahl JB. The value of multimodal or balanced analgesia in postoperative pain treatment. Anesth Analg 1993; 77:1048–1056
19. Kissin I. Preemptive analgesia. Anesthesiology 1996; 84:1015–1019
20. Kostamovaara PA, Laitinen JO, Nuutinen LS, Koivuranta MK. Intravenous ketoprofen for pain relief after total hip or knee replacement. Acta Anaesthesiol Scand 1996; 40:697–703
21. Likar R, Krumpholz R, Pipam W et al. Randomisierte, doppelblinde Studie mit Ketoprofen bei gynäkologischen Eingriffen. Anaesthesist 1998; 47:303–310
22. McQuay HJ, Carroll D, Moore RA. Postoperative orthopaedic pain – the effect of opiate premedication and local anaesthetic blocks. Pain 1988; 33:291–295
23. Nicolajsen L, Ilkjaer S, Christensen JH, Krøner K, Jensen TS. Randomised trial of epidural bupivacaine and morphine in prevention of stump and phantom pain in lower-limb amputation. Lancet 1997; 350:1353–1357
24. Pedersen JL, Crawford ME, Dahl JB, Brennum J, Kehlet H. Effect of preemptive nerve block on inflammation and hyperalgesia after human thermal injury. Anesthesiology 1996; 84:1020–1026
25. Richmond CE, Bromley LM, Woolf CJ. Preoperative morphine pre-empts postoperative pain. Lancet 1993; 342:73–75
26. Rockemann MG, Seeling W, Bischof C, Börstinghaus D, Steffen P, Georgieff M. Prophylactic use of epidural mepivacaine/morphine, systemic diclofenac, and metamizole reduces postoperative morphine consumption after major abdominal surgery. Anesthesiology 1996; 84:1027–1034
27. Roytblat L, Korotkoruchko A, Katz J, Glazer M, Greemberg L, Fisher A. Postoperative pain: The effect of low-dose ketamine in addition to general anesthesia. Anesth Analg 1993; 77:1161–1165
28. Shir Y, Raja SN, Frank SM. The effect of epidural versus general anesthesia on postoperative pain and analgesic requirements in patients undergoing radical prostatectomy. Anesthesiology 1994; 80:49–56
29. Tverskoy M, Oz Y, Isakson A, Finger J, Bradley EL, Kissin I. Preemptive effect of fentanyl and ketamine on postoperative pain and wound hyperalgesia. Anesth Analg 1994; 78:205–209
30. Tverskoy M, Cozacov C, Ayache M, Bradley EL, Kissin I. Postoperative pain after inguinal herniorrhaphy with different types of anesthesia. Anesth Analg 1990; 70:29–35
31. Wang JJ, Ho ST, Liu HS, Tzeng JI, Tze TS, Liaw WJ. The effect of spinal versus general anesthesia on postoperative pain and analgesic requirements in patients undergoing lower abdominal surgery. Regional Anaesthesia 1996; 21:281–286
32. Wong CS, Liaw WJ, Tung CS, Su YS, Ho ST. Ketamine pontentiates analgesic effect of morphine in postoperative epidural pain control. Regional Anaesthesia 1996; 21:534–541
33. Wu CT, Yeh CC, Yu JC et al. Pre-incisional epidural ketamine, morphine and bupivacaine combined with epidural and general anaesthesia provides pre-emptive analgesia for upper abdominal surgery. Acta Anaesthesiol Scand 2000; 44:63–68
34. Zieglgänsberger W. Plädoyer für die präemptive Schmerztherapie mit Opioiden. Schmerztherapeutisches Kolloquium 1998; 14. Jahrgang, Sonderheft, S. 5
35. Zieglgänsberger W. Der chronische Schmerz. Jatros Neurologie 1 1996; 1:25–29

Pharmakologie: Lokalanästhetika

B. Graf

Roter Faden

- **Grundlagen**
- **Elektrophysiologie des Aktionspotentials**
- **Anatomie der Nervenfasern**
- **Wirkmechanismen**
- **Pharmakologie**
- **Klinische Einteilung nach Wirkdauer**
- **Lokalanästhetika in der Schmerztherapie**
  - Procain
  - Lidocain
  - Prilocain
  - Mepivacain
  - Bupivacain, Ropivacain
- **Pharmakokinetik**
  - Verteilungsvolumina
  - Metabolismus und Elimination
- **Indikationen**
  - Diagnostische Blockaden
  - Prognostische Blockaden
  - Prophylaktische Blockaden
  - Therapeutische Blockaden
  - Intravenöse Regionalanästhesie
  - Intravasale Lokalanästhetikainfusionen
- **Toxizität der Lokalanästhetika**
  - Allergien
  - Nebenwirkungen der verwendeten Regionalanästhesietechniken
  - Lokale Toxizität
  - Systemische Toxizität
- **Grenzwerte für die Anwendung von Lokalanästhetika**

Grundlagen

Lokalanästhetika sind dadurch gekennzeichnet, daß sie eine reversible Blockade peripherer Afferenzen und Efferenzen bewirken.

Ausgangssubstanz aller Lokalanästhetika ist das **Kokain**, dessen lokalanästhetische Wirkung im vergangenen Jahrhundert erkannt wurde und das 1884 von Carl Koller zur örtlichen Betäubung des Auges in die Klinik eingeführt wurde. Aufgrund schlechter Verträglichkeit und ausgeprägter zerebraler Komplikationen begann in der Folgezeit eine ausgedehnte Suche nach Substanzen mit ähnlichen Eigenschaften, jedoch einem günstigeren therapeutischen Index. Zu Beginn unseres Jahrhunderts wurde das Lokalanästhetikum **Procain** synthetisiert, das bis 1948, als mit **Lidocain** das erste Säureamid-Lokalanästhetikum zur klinischen Anwendung kam, die Substanz erster Wahl blieb. 1957 wurde **Pipecoloxylid** synthetisiert, das die Grundstruktur der meisten heutigen langwirksamen Lokalanästhetika darstellt. Langwirksame Lokalanästhetika haben sowohl in der akuten als auch in der chronischen Schmerztherapie eine hervorstehende Bedeutung, zusätzlich weisen sie aber auch eine erhöhte Toxizität auf.

Während bei Regionalanästhesien in der **operativen Anwendung** eine gute Steuerbarkeit erwünscht ist, verbunden mit einer kurzen Anschlagzeit und möglicherweise einer ausgeprägten motorischen Blockade, um optimale Operationsvoraussetzungen zu schaffen, ist das Ziel in der **Schmerztherapie** eine sensorische Blockade ohne Ausfall motorischer Efferenzen. Die Anschlagzeit nimmt eine untergeordnete Rolle ein. Aufgrund der oft langfristigen Anwendung müssen zur Schmerztherapie eingesetzte Lokalanästhetika eine möglichst geringe Toxizität aufweisen, auch wenn sie über längere Zeit intravenös oder epidural verabreicht werden. Ausschlaggebend für die Schmerztherapie ist das Verhalten bei kontinuierlicher Zufuhr oder bei repetitiven Dosen, wobei eine Kumulation der Substanz bis hin zu systemisch toxischen Dosen unter allen Umständen vermieden werden muß.

Elektrophysiologie des Aktionspotentials

Primärer Angriffspunkt aller Lokalanästhetika scheint die **Zellmembran von Neuronen** zu sein, die überwiegend aus lipophilen Phospholipiden aufgebaut ist. Im Ruhezustand können Kaliumionen über Ionenkanäle ungehindert durch diese Membran diffundieren, während dies für Natrium-, aber auch für Kalziumionen nicht uneingeschränkt möglich ist. Im Zellinneren werden Kaliumionen durch negativ geladene Proteine gebunden, wodurch ihre freie Penetration durch die Membran eingeschränkt wird. Folglich besteht in Ruhe ein Membranpotential von etwa -70 bis -90 mV gegenüber dem Extrazellulärraum. Durch **Depolarisation** wird die Nervenmembran, das Axolemm, permeabel für Natriumionen, wobei bei Überschreiten eines spezifischen Schwellenwertes von etwa -30 bis -40 mV ein neuronales **Aktionspotential** nach dem Alles-oder-Nichts-Gesetz erzeugt wird. Dabei werden am Schwellenpotential schlagartig mehrere streng selektive Natriumkanäle spannungsgesteuert geöffnet, wodurch entsprechend dem Konzentrationsgefälle positiv geladene Natriumionen ins Zellinnere gelangen. In der Folge kommt es zu einer überschießenden Depolarisation, so daß sich ein Membranpotential von etwa +20 bis +30 mV gegenüber dem Extrazellulärraum ergibt. Die Natriumkanäle gehen darauf in einen Zustand der Inaktivierung über, in dem sie kurze Zeit verweilen. In diesem **Inaktivierungszustand** sind die Kanäle nicht geöffnet, noch können sie, im Gegensatz zum Ruhezustand, durch Änderung der Spannung geöffnet werden. Dadurch kann das Aktionspotential gerichtet in nur eine Richtung weitergeleitet werden. Während dieser Inaktivierungszeit strömen vermehrt Kaliumionen entsprechend ihrem Konzentrationsgefälle nach extrazellulär und führen damit zur **Repolarisation** der Zellmembran. Dadurch würde es im Verlauf der Zeit zum Konzentrationsausgleich der Natrium- und Kaliumionen kommen, würde nicht ein aktives Transportsystem, die Na$^+$-K$^+$-ATPase, unter Energieverbrauch gegen das Konzentrationsgefälle Natriumionen nach extrazellulär und Kaliumionen nach intrazellulär transportieren und damit das Ruhepotential aufrecht erhalten.

Anatomie der Nervenfasern

Anatomisch ist jedes einzelne Axon von einer Bindegewebeschicht, dem **Perineurium**, umgeben, das Axon und Schwann-Zellen umschließt. Zwischen Schwann-Zellen und Axon kann Myelin angereichert sein, eine lipophile Schicht, die dem Axon als elektrischer Isolator dient. Nur an speziellen Einschnürungen innerhalb der **Myelinschicht**, den **Ranvier-Schnürringen**, finden sich am Axon verstärkt Ionenkanäle, und nur dort wird bei diesen Fasern ein Aktionspotential ausgelöst. Dadurch kommt es zur Beschleunigung der Informationsleitung durch eine sog. saltatorische Erregungsleitung, die die Nervenleitgeschwindigkeit um ein vielfaches beschleunigen kann.

Mehrere Axone sind mittels Perineurium zu **Faszikeln** zusammengefaßt, in denen sensorische Afferenzen und motorische Efferenzen verlaufen. Mehrere Faszikel werden mittels **Epineurium** zum makroskopisch sichtbaren **Nerv** zusammengefaßt. Innerhalb der Nerven finden sich Mantelzellen, die proximale Areale motorisch und sensorisch versorgen, während die Kernfasern bis in die Peripherie ziehen.

Wirkmechanismen

Lokalanästhetika blockieren an neuronalen Natriumkanälen den Natriumeinstrom, so daß die Depolarisierung unterbleibt und der Schwellenwert, der zum Auslösen eines Aktionspotentials unumgänglich ist, nicht mehr erreicht wird.

Diejenige Konzentration eines Lokalanästhetikums, die eben noch ausreicht, die Ausbildung dieses Schwellenpotentials zu verhindern, wird als **minimale Blockierungskonzentration** (Cm) bezeichnet. Diese Konzentration ist für jede Substanz bei definierten Rahmenbedingungen charakteristisch und erlaubt den Vergleich der lokalanästhetische Potenz einzelner Substanzen. Allerdings stellt die minimale Blockierungskonzentration eine dynamische Größe dar, die durch die Umgebung entscheidend beeinflußt wird. Erhöhte Kalziumkonzentration und ein alkalisches Umfeld erhöhen die Cm.

Wie Lokalanästhetika ihre Wirkung entfalten, ist letztlich noch nicht befriedigend geklärt. Favorisiert wird heute die von Hille aufgestellte *modulierte Rezeptortheorie* (3), die besagt, daß Lokalanästhetika innerhalb des Natriumkanals mit einer spezifischen Proteinstruktur reagieren und damit den Kanal verschließen. Wahrscheinlich bindet dort das Lokalanästhetikum spezifisch, so daß letztlich ein geladenes Molekül nötig ist, um diese Blockade durchzuführen. Allerdings kann auch ein ungeladenes Molekül direkt über die lipophile Bilayermembran zum spezifischen Rezeptor gelangen. Daneben werden die *Oberflächenladungstheorie* (4) und die *Membranexpansionstheorie* diskutiert, die für einzelne Lokalanästhetika eine gute Erklärung bezüglich des Wirkmechanismus erlauben, aber doch Widersprüche aufweisen, so daß summa summarum die Rezeptortheorie favorisiert werden muß.

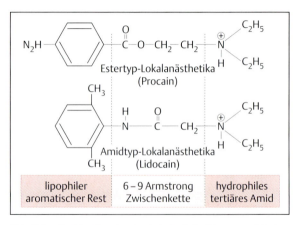

Abb. 2.4 Strukturchemie der Lokalanästhetika vom Estertyp (Procain) und vom Amidtyp (Lidocain). Beide Gruppen haben den gleichen Aufbau: lipophiler Rest, Zwischengruppe, hydrophile Amidgruppe.

Pharmakologie

Chemisch lassen sich die verwendeten Lokalanästhetika in zwei Gruppen einteilen: Lokalanästhetika vom Estertyp und Lokalanästhetika vom Amidtyp (Abb. 2.4). Das typische Lokalanästhetikum besteht chemisch aus einer aromatischen Gruppe, einer Ester- oder Amidverbindungskette und einem tertiären Amid.

Die aromatische Gruppe ist für die **Lipidlöslichkeit** des Moleküls zuständig, die besonders für die Diffusion der Moleküle durch die Bindegewebebarrieren von Bedeutung ist. Je lipophiler die gewählte Substanz ist, desto schneller erfolgt die Passage durch bindegewebige Strukturen. Allerdings werden lipophile Substanzen auch besser im umgebenden Gewebe gespeichert. Substitutionen am aromatischen Ring können zu Veränderungen der physikochemischen Eigenschaften der Lokalanästhetika beitragen.

Die **tertiäre Stickstoffgruppe** ist in der Lage, ein Proton, also eine positive Ladung, aufzunehmen. Dadurch geht das ungeladene Molekül in eine kationische und damit hydrophile Form über, die in der Lage ist, spezifische polare Bindungen einzugehen. Zur Zeit wird diese Rezeptortheorie favorisiert, weil bei vielen Lokalanästhetika die kationische Form für die lokalanästhetische Wirkung nötig erscheint. Allerdings werden auch Moleküle ohne kationische Form gefunden, die eine ausgezeichnete lokalanästhetische Potenz aufweisen.

Die **Ester-** oder **Amidbrücke** stellt die chemische Verbindung zwischen aromatischem Ring und tertiärer Stickstoffgruppe her. Wird der Abstand zwischen beiden durch Anfügen oder Entfernen einzelner Gruppen verändert, so ändert sich ebenfalls die lokalanästhetische Potenz. Von einem charakteristischen Abstand an kommt es zum „Cutoff" der lokalanästhetischen Wirkung. Dies spricht für eine räumliche Blockade des Natriumkanals als Wirkprinzip der Lokalanästhesie.

Von entscheidender Bedeutung ist diese Zwischenkette für den **Metabolismus** der Lokalanästhetikamoleküle und damit für die Stabilität der Substanzen im Plasma. **Ester** werden rasch durch die plasmatische Cholinesterase hydrolisiert, so daß die plasmatische Halbwertszeit der Lokalanästhetika vom Estertyp in der Regel weniger als 1 min beträgt. Beim Abbau entstehen Derivate der Para-Amino-Benzoesäure, die die Muttersubstanz der Ester-Lokalanästhetika darstellt. Para-Amino-Benzoesäure findet sich in zahlreichen Nahrungsmitteln und Kosmetika, so daß die Bevölkerung eine hohe Sensibilisierung gegenüber dieser Substanzgruppe aufweist und bei der Verwendung von Lokalanästhetika vom Estertyp gehäuft allergische Reaktionen beobachtet werden können. Diese Komplikation weist keine Korrelation mit der lokalanästhetischen Potenz auf. Auch unter den Ester-Lokalanästhetika finden sich, wie unter den Amid-Lokalanästhetika, mittellang und lang wirksame Substanzen.

Lokalanästhetika vom **Amidtyp** werden überwiegend hepatisch metabolisiert, wobei nur ein geringer Anteil unverändert renal eliminiert wird. Dieser Metabolismus kann entweder perfusionslimitiert oder kapazitätslimitiert sein. Lediglich **Prilocain** weicht bezüglich des Metabolismus ab. Es wird überwiegend hydrolysiert, wobei o-Toluidin entsteht, das zweiwertiges Eisen von Hämoglobin zum dreiwertigen Eisen des Methämoglobin oxidiert, so daß es für den O_2-Transport nicht mehr zur Verfügung steht.

■ Klinische Einteilung nach Wirkdauer

Für die klinische Anwendung wichtiger als eine Einteilung der Lokalanästhetika nach ihrer chemischen Struktur ist die nach ihrer Wirkdauer, wobei sich folgende Gruppen finden:
- *kurzwirkende* Lokalanästhetika: Procain, 2-Chloro-Procain,
- *mittellang wirkende* Lokalanästhetika: Lidocain, Prilocain, Mepivacain,
- *langwirkende* Lokalanästhetika: Bupivacain, Ropivacain, Etidocain (in Deutschland nicht mehr im Handel), Tetracain.

In der Schmerztherapie sind neben kurzwirksamen Lokalanästhetika für diagnostische Blockaden hauptsächlich langwirksame Lokalanästhetika für die definitive therapeutische Versorgung von besonderem Interesse.

Bezüglich der Wirkdauer stellen folgende **physikochemische Eigenschaften** wichtige Parameter dar:

Je höher das **Molekulargewicht** der Lokalanästhetika, um so langsamer diffundiert das Molekül zum Ionenkanal, so daß es zu einer verlängerten Anschlagzeit kommt. Gleichzeitig ist jedoch auch die Diffusionsrate des Lokalanästhetikums vom blockierten Kanal weg vermindert, so daß die Wirkdauer parallel mit der Molekülgröße zunimmt (z. B. Mepivacain versus Bupivacain).

Der **pK-Wert** des Lokalanästhetikums: Lokalanästhetika besitzen in der Regel ein tertiäres Stickstoffatom, so daß sie entweder in der ungeladenen basischen Form oder als geladenes Kation vorliegen, abhängig vom jeweiligen pH-Wert des Milieus. Der pK-Wert stellt eine substratspezifische Größe für jedes Lokalanästhetikum dar, mit dem derjenige pH-Wert beschrieben wird, bei dem 50% der Moleküle in ungeladener und 50% in geladener Form vorliegen. Für die derzeit in der Klinik eingesetzten Lokalanästhetika finden sich pK-Werte zwischen 7,6 und 9,1, so daß bei einem physiologischen pH-Wert von 7,4 die Mehrzahl der Moleküle in ionisierter Form vorliegt. Geladene Moleküle diffundieren einerseits schlechter zum Wirkort, haben jedoch andererseits eine stärkere Wirkung. Mit sinkendem pH-Wert nimmt der Anteil der geladenen Lokalanästhetikamoleküle zu, so daß diese zwar am Ionenkanal eine optimale Wirkung entfalten, wegen ihrer polaren Struktur jedoch nicht in der Lage sind, durch lipophile Membranen zum Ionenkanal zu diffundieren.

Dies ist der Hauptgrund für das Versagen der Regionalanästhesie in entzündetem, azidotischem Gewebe.

Bupivacain und Ropivacain liegen bei physiologischem pH-Wert zu etwa 85 % in ionisierter Form vor, wodurch beide Substanzen schlecht diffundieren, was sich in einem verlangsamten Wirkungseintritt widerspiegelt.

- Lokalanästhetika mit einem pK-Wert nahe dem physiologischen pH-Wert liegen in geringerem Ausmaß in ionisierter Form vor, so daß sie weniger potent sind, zugleich jedoch aufgrund besserer Penetration zu einem rascheren Wirkungseintritt führen – und vice versa.

Die **Plasmaproteinbindung**: Fast alle Lokalanästhetika sind im Plasma an Serumproteine gebunden, wobei besonders das saure α_1-Glukoprotein und, in geringerem Umfang, auch Albumin von Bedeutung sind. Hierbei gilt, daß länger wirksame Lokalanästhetika auch eine höhere Plasmaproteinbindung aufweisen, was mit ihrer Eigenschaft der höheren Affinität zu den polaren Gruppen von Aminosäuren zusammenhängt.

2-Chlor-Procain (pK-Wert 8,9) ist das einzige Lokalanästhetikum, das bei einem pH-Wert von 7,4 fast vollständig dissoziiert vorliegt und nicht an Plasmaproteine gebunden ist. Langwirksame lipophile Lokalanästhetika wie Bupivacain, Ropivacain und Etidocain sind durch eine ausgeprägte Proteinbindung von über 90% gekennzeichnet, was ihre lange Wirkdauer am Natriumkanal widerspiegelt. Eine hohe Proteinbindungsrate trägt mit zur Sicherheit der Substanz bei, da nur der freie, nicht gebundene Anteil Blut-Hirn-Schranke und Gewebebarrieren passieren kann und somit biologisch aktiv ist.

- Eine pathologische Hypoproteinämie oder eine Veränderung der Akute-Phase-Proteine kann die biologische Aktivität der Lokalanästhetika, aber auch ihre Toxizität beeinflussen.

Die **Lipophilie** der Lokalanästhetika beschreibt deren Affinität zu lipophilen Medien. Lipophile Lokalanästhetika penetrieren leichter durch Gewebe, da sie eine höhere Affinität zu biologischen Membranen besitzen. Bupivacain ist etwa viermal lipophiler als Ropivacain, wodurch sich Bupivacain stärker als Ropivacain im Myelin, einer Fettbarriere, anreichert. Myelinscheiden finden sich besonders um Motoneurone, so daß diese bei niedrigen Konzentrationen von Lokalanästhetika eher durch Bupivacain als durch Ropivacain blockiert werden, da ersteres in deren Myelinscheiden kumuliert. Aufgrund des ähnlichen pK-Wertes beider Substanzen ist hingegen eine ähnliche Blockade sensorischer, myelinfreier Neurone zu erwarten. Daneben verbleiben lipophile Substanzen längere Zeit intrazellulär, wodurch lipophiles Bupivacain den schnellen kardialen Natriumkanal länger blockiert als Ropivacain.

Besonders lipophile Lokalanästhetika wie Bupivacain zeichnen sich durch eine gute **Penetration** ins Gewebe und damit letztlich auch in das Neuron aus, zusätzlich verweilen sie aufgrund ihrer Lipophilie auch länger am Bindungsort. Allerdings sind langwirkende, lipophile

Lokalanästhetika auch ausgezeichnete Vasodilatatoren, was deren Resorption ins Gefäßsystem beschleunigt und somit der längeren Wirkdauer entgegensteht, so daß in vivo die Lipophilie einer Substanz nicht vollständig mit deren lokalanästhetischen Potenz gleichgesetzt werden kann.

Zusätzlich beeinflußt die Fettlöslichkeit einer Substanz auch deren **Analgesiequalität**. Motoneurone stellen dicke myelinisierte Fasern dar, die sich durch eine hohe Leitungsgeschwindigkeit des neuronalen Aktionspotentials auszeichnen. Berührungsempfindung und vor allem Schmerzwahrnehmung wird hingegen überwiegend durch dünne myelinisierte (Aδ-) oder aber vollständig myelinfreie (C-) Nervenfasern nach zentral geleitet. Da zur Blockade dünnerer Nervenfasern geringere Lokalanästhetikadosen nötig sind, tritt in der Regel vor der motorischen eine sensorische Blockade auf. Folglich kommt es zu einer speziellen Form des Differentialblockes. Erst unter höheren Dosen werden auch die dickeren myelinisierten Motoneurone blockiert, wodurch die Analgesie in eine Anästhesie übergeht. Allerdings werden lipophile Substanzen bevorzugt in den Myelinscheiden angereichert, da diese aus Fett aufgebaut sind. Folglich kommt es dort zu einer Anreicherung der Substanz, so daß mit zunehmender Lipophilie der Lokalanästhetika auch in niedrigen Konzentrationen Motoneurone blockiert werden können, da durch Speicherung in den Myelinscheiden der A-Fasern deren Blockierungskonzentration überschritten wird. Bupivacain führt so eher zu motorischen Blockaden als äquipotente Konzentrationen von Ropivacain, da ersteres etwa viermal lipophiler ist als letzteres.

Neben der Lipophilie spielt zusätzlich die **optische Stereoselektivität** dieser Moleküle für die Affinität zur Bindungsstelle im Ionenkanal eine wichtige Rolle. Ropivacain, das reine S(-)-Isomer, besitzt eine geringere Affinität zum kardialen Natriumkanal als sein R(+)-Enantiomer, was sich in einer geringeren Kardiotoxizität von Ropivacain gegenüber dem Razemat Bupivacain widerspiegelt.

Zusätzlich spielt besonders die **Konzentration** des Lokalanästhetikums eine entscheidende Rolle für das Auftreten der neuronal blockierenden Wirkung. Lokalanästhetika werden in die nähere Umgebung des zu blockierenden Nerven injiziert. Je weiter die Diffusionsstrecke bis zum Ionenkanal ist, um so mehr Moleküle werden bei diesem passiven Vorgang vom umgebenden Gewebe absorbiert, und um so geringer ist die Substanzmenge, die letztlich am Ionenkanal zur Blockade zur Verfügung steht. Folglich werden die zentralen Nervenfasern im Nervenbündel, die zur Peripherie ziehen, sowohl zeitlich später als auch zu einem geringeren Prozentsatz blockiert als die Mantelfasern, die proximale Anteile versorgen. Neben der Konzentration sind für die Diffusion zum Ionenkanal Molekulargewicht, Lipophilie und pK-Wert der Substanz ausschlaggebende Parameter. Im klinischen Alltag wird die unterschiedliche Potenz der einzelnen Lokalanästhetika durch die Verwendung unterschiedlicher Konzentrationen ausgeglichen, wie etwa 0,5% Bupivacain, das in der klinischen Anwendung dem 2% Lidocain gleichgestellt wird.

Während die Anschlagzeit der Lokalanästhetika für die klinische Schmerztherapie von untergeordneter Bedeutung ist, stellt die **Wirkdauer** in der täglichen Anwendung den entscheidenden klinischen Parameter dar. Lokalanästhetika entfalten ihre Wirkung durch Blockade neuronaler Natriumkanäle (Rezeptortheorie, S. 92). Entscheidend hierfür ist, daß am Wirkort, sprich am Ionenkanal, genügend funktionsfähige Lokalanästhetikamoleküle vorliegen, um die Blockade einer entsprechenden Anzahl Natriumkanäle herbeizuführen.

Demnach sind für die Wirkdauer einerseits die verwendete Konzentration und die Diffusionsfähigkeit der Substanz entscheidend, wobei Molekulargröße, Lipophilie und Plasmaproteinbindung der Substanz die Diffusionsfähigkeit beschreiben. Am Wirkort selbst entscheiden anderseits lokaler Metabolismus und Resorption des Lokalanästhetikums dessen Wirkdauer.

Da der lokale Abbau aller Lokalanästhetika im Gewebe eine zu vernachlässigende Rolle spielt, und lediglich plasmatische, hepatische und renale Clearance für die Elimination der Substanzen von Bedeutung sind, bestimmt hauptsächlich die Resorption deren therapeutische Wirkdauer. Hierbei korrelieren Resorption und Durchblutung des zu betäubenden Gewebes direkt miteinander. Weitere Faktoren sind Lipophilie der verwendeten Substanz und Plasmabindung.

Lokalanästhetika in der Schmerztherapie

Eine Übersicht über die hauptsächlich verwendeten Lokalanästhetika gibt Tab. 2.**2**.

Procain

Von allen Ester-Lokalanästhetika hat lediglich das kurzwirksame Procain (Novocain) im Rahmen der Neuraltherapie eine schmerztherapeutische Bedeutung. Aufgrund seines hohen pK-Werts von 9,05 liegt bei physiologischem pH-Wert der Großteil der Procainmoleküle in hydrophiler, kationischer Form vor, so daß es ein potentes Lokalanästhetikum darstellt, das aber eine geringe Penetrationsfähigkeit für biologische Membranen besitzt. Jedoch ist Procain ein guter Vasodilatator, so daß es rasch über den Blutstrom abtransportiert wird und damit die Wirkdauer trotz des hohen Anteils der ionisierten Form unter 60 min liegt. Im Plasma wird Procain innerhalb von Minuten vollständig durch Cholinesterasen hydrolisiert, wobei die Plasmabindung weniger als 10% beträgt.

Lidocain

Das älteste Amid-Lokalanästhetikum Lidocain zählt nach wie vor zu den am häufigsten angewandten Lokalanästhetika. Mit 90–180 min ist die Wirkdauer bedeutend länger als die von Procain und die lokalanästhetische Potenz etwa drei- bis viermal so groß. Mit einem pK-Wert von 7,8 liegt bei physiologischem pH-Wert ein größerer Anteil der Substanz in ungeladener Form vor als bei Procain, was ihre Penetration beschleunigt, so daß es in der Regel zu einem rascheren Wirkungseintritt dieses mittellang wirkenden Lokalanästhetikums kommt. Durch Vasokonstriktorzusatz kann die Wirkdauer durch Blockade des plasmatischen Abstroms verlängert werden. Allerdings ist bei der Anwendung sowohl synthetischer als auch physiologischer Vasokonstriktoren in der Schmerztherapie (mit Ausnahme von rückenmarknahen Techniken) Vorsicht angeraten, da diese häufig zu Aggravierung der Schmerzsymptomatik führen können.

Lidocain wird zur Oberflächenanästhesie, zur Infiltrationsanästhesie und bei rückenmarknahen Techniken ver-

Tabelle 2.2 In der Schmerztherapie eingesetzte Lokalanästhetika

Substanz (Handelsname) Strukturformel	Potenz in vitro	Molekulargewicht	PK-Wert 25 °C	Verteilungskoeffizent	Plasmabindung	Wirkdauer
Lokalanästhetika vom Estertyp 1905 Procain (Novocain)	1	236	9,05	0,14	6 %	0,5–1 h
Lokalanästhetika vom Amidtyp 1957 Mepivacain (Meaverin, Scandicain)	3–4	246	7,76	0,8	77 %	1,5–3 h
1960 Prilocain (Xylonest)	3–4	220	7,9	0,9	56 %	1–3 h
1948 Lidocain (Xylocain)	4	234	7,9	2,9	65 %	1–2 h
1996 Ropivacain (Naropin)	14–16	276	8,05	6,7	95 %	3–6 h
1963 Bupivacain (Carbostesin, Bupivacain Woelm)	16	288	8,16	27,5	96 %	1,5–8 h

wendet. Ebenso ist eine systemische Anwendung dieser Substanz als Antiarrhythmikum und als allgemeines Anästhetikum zur systemischen Analgesie möglich. In Konzentrationen bis 0,25 % wirkt Lidocain sympathikolytisch. Wird die Konzentration gesteigert, tritt zuerst eine sensible Blockade und bei Konzentrationen über 1 % auch motorische Blockade ein. Obwohl Lidocain aufgrund seines raschen Ein- und Austrittes in den kardialen Natriumkanal eine geringe Kardiotoxizität aufweist, ist die Dosis limitiert. Bei einmaliger Infiltration sollte ohne Vasokonstriktorzusatz eine Dosis von 4 mg/kg KG nicht überschritten werden.

Prilocain

Das Amid-Lokalanästhetikum Prilocain (Xylonest) ist bezüglich Wirkungseintritt, Wirkstärke und Wirkdauer dem Lidocain relativ ähnlich, wobei bei nahezu identischem pK-Wert Prilocain etwas weniger fettlöslich ist als Lidocain. Die geringere Lipophilie trägt besonders zu einer geringeren Kardiotoxizität bei, so daß Prilocain bei intravasalen Anwendungen am sichersten erscheint (intravenöse Regionalanästhesien nach Bier). Der Metabolismus von Prilocain ist gegenüber dem von Lidocain deutlich erhöht, da nicht nur eine hepatische, sondern auch eine renale und möglicherweise pulmonale Hydrolyse erfolgt. Hierbei entsteht o-Toluidin, eine Substanz, die zur Bildung von dreiwertigem Methämoglobin führt, so daß es zu vital bedrohlichen Methämoglobinämien kommen kann.

Diese toxischen Metaboliten stehen der geringen Kardiotoxizität dieser Substanz entgegen, so daß sich auch für Prilocain Höchstdosen bei einmaliger Infiltration von 6 mg/kg KG ergeben.

Mepivacain

Das Pipecoloxylididderivat Mepivacain (Meaverin, Scandicain) zählt ebenfalls zu den mittellang wirkenden Lokalanästhetika. Auch diese Substanz unterscheidet sich wenig von den beiden anderen mittellang wirkenden Lokalanästhetika Lidocain und Prilocain. Mepivacain ist noch etwas weniger fettlöslich, und sein pK-Wert mit 7,7 zählt zu den niedrigsten unter den klinischen Lokalanästhetika, so daß im Organismus ein relativ großer Anteil der Moleküle ungeladen vorliegen, was zur guten Penetration dieser Substanz ins Gewebe beiträgt. Mepivacain findet besonders in Form der 1- und 2%igen Lösung Anwendung als Infiltrationsanästhetikum, wobei sich die Maximaldosis ohne Vasokonstriktorzusatz wie für Lidocain auf 4 mg/kg KG beschränkt.

Bupivacain, Ropivacain

Beide Lokalanästhetika gehören wie Mepivacain in die Gruppe der Pipecoloxylidide, wobei sich diese lediglich durch unterschiedliche Seitenketten am tertiären Amid unterscheiden. Während Mepivacain lediglich eine Methylkette enthält, ist diese bei Ropivacain (Naropin) durch eine Propyl- und beim Bupivacain (Bupivacain Woelm, Carbostesin) durch eine Butylgruppe ersetzt.

Beide Substanzen zählen zu den langwirkenden Lokalanästhetika und unterscheiden sich bezüglich Molekulargewicht nur geringfügig, während sie identische pK-Werte (8,1) zeigen und eine ähnliche Plasmaproteinbindung von über 90%. Ein Unterscheidungskriterium zwischen beiden Substanzen ist ihre unterschiedliche **Lipophilie**. Bupivacain ist etwa viermal stärker fettlöslich als Ropivacain und hat damit einen schnelleren Wirkungseintritt. Die Wirkdauer ist nur wenig unterschiedlich in bisherigen klinischen Studien.

Eines der wesentlichen Unterscheidungskriterien zwischen beiden Substanzen ist die **bevorzugte Anreicherung von Bupivacain in myelinhaltigen Neuronen**, wodurch Bupivacain in niedriger Konzentration eine stärkere Blockade von Motoneuronen bewirkt. Beide Substanzen sind in niedriger Konzentration (0,1–0,125%) gute Sympathikolytika. In höherer Konzentration (Bupivacain 0,2–0,25%, Ropivacain 0,2–0,3%) eignen sich beide Präparate hervorragend zur Blockade sensorischer Afferenzen. Jedoch treten in dieser für die Schmerztherapie interessanten Konzentration unter Bupivacain aufgrund der Anreicherung im Myelin ausgeprägtere motorische Blockaden auf als unter Ropivacain.

Bei Konzentrationen über 0,25% bei Bupivacain und über 0,5% bei Ropivacain kommt es bei beiden Stoffen zur ausgeprägten motorischen Blockade. Darüber hinaus ist Bupivacain weitaus kardiotoxischer als Ropivacain, was mit der erhöhten Fettlöslichkeit von Bupivacain zusammenhängt. Zusätzlich spielt die optische Reinheit der beiden Substanzen eine wichtige Rolle.

- Bupivacain ist das Razemat der S- bzw. R-Enantiomeren, während Ropivacain ein reines S(-)-Isomer darstellt, das eine verminderte Affinität zum schnellen kardialen Natriumkanal besitzt, was sich in einer verminderten Kardiotoxizität widerspiegelt.

Beide Substanzen eignen sich zur Durchführung längerfristiger Blockaden, wobei für Ropivacain bisher keine Zulassung für die Spinalanästhesie beantragt wurde.

- In der unmittelbaren postoperativen und chronischen Schmerztherapie sind beide Substanzen einsetzbar, wobei in analgetisch wirksamer Konzentration motorische Blockaden unter Bupivacain stärker ausgeprägt sind.

In äquipotenten Konzentrationen treten unter Bupivacain zentrale und kardiale Symptome häufig zeitgleich auf, während für Ropivacain kardiale Symptome in der Regel erst verspätet auftreten.

Somit ergibt sich für Bupivacain eine Limitierung bei Bolusgabe auf 2 mg/kg KG, wobei der Zusatz eines Vasokonstriktors von untergeordneter Bedeutung ist. Bupivacain besitzt folglich einen geringen therapeutischen Index, so daß Konzentrationen über 0,5% kaum noch im Handel sind.

Demgegenüber kann bei Ropivacain auf höhere Konzentrationen bis zu 1% zurückgegriffen werden, da aus einzelnen Fallberichten gefolgert wurde, daß die toxischen Grenzen höher liegen als für Bupivacain, wobei im Gegensatz zu letzterem zentralnervöse Symptome zuerst auftreten. Eindeutige diesbezügliche Richtlinien fehlen bisher jedoch.

Derzeit stellt Bupivacain noch das langwirkende Lokalanästhetikum erster Wahl dar. Klinische Beobachtungen werden zeigen müssen, ob die verminderte Kardiotoxizität und die ausgeprägtere Differentialblockade von Ropivacain wirklich entscheidende Vorteile mit sich bringen.

Pharmakokinetik

Mit Ausnahme der intravasalen Anwendung des Amid-Lokalanästhetikums Lidocain als Antiarrhythmikum und als Substituent für spezifische Schmerztherapien werden Lokalanästhetika bei Regionalanästhesien in die Nähe eines Nerven injiziert. Die intravasale Resorption aus diesem Gewebe korreliert direkt mit dem Blutfluß durch dieses Gewebe sowie mit der verabreichten Dosis. Andererseits ist die Resorption indirekt proportional zur Lipophilie und zur Gewebebindung (Plasmaproteinbindung). Einen wichtigen Einfluß hat die Lipophilie, da viele dieser Substanzen gute Vasodilatatoren darstellen und damit die Perfusion und somit die Resorption des Lokalanästhetikums erheblich steigern.

Verteilungsvolumina

In das Plasma aufgenommen, werden die meisten Lokalanästhetika zu einem großen Teil an **Plasmaproteine** gebunden, besonders an saures α_1-Glykoprotein und Albumin, wobei besonders langwirkende Substanzen zu über 90% gebunden vorliegen. Durch das Blut erfolgt eine Verteilung der Lokalanästhetika über den gesamten Organismus, wobei nur der freie Anteil des Lokalanästhetikums die Blutbahn wieder verlassen und ins umgebende Gewebe penetrieren kann. Diese Verteilung verläuft mathematisch nach einem Dreikompartimentenmodell. In der **schnellen Verteilungsphase** erfolgt eine rasche Sättigung der gut durchbluteten Organe wie Myokard, Gehirn, Lunge und Niere. In einer **zweiten Phase** werden weniger gut perfundierte Areale wie die Muskulatur erreicht. In einer **sehr langsamen dritten Phase** kommt es anschließend zur Aufsättigung schwach durchbluteter Gewebe wie dem Fettgewebe, in dem sich Lokalanästhetika wegen ihrer Lipophilie gut lösen, so daß sich im Gleichgewichtszustand insgesamt ein Verteilungsvolumen ergibt, das bei weitem das Blutvolumen überschreitet. In der späten dritten Phase der Lokalanästhetikaverteilung müssen auch die Umverteilung aus der Skelettmuskulatur und der Metabolismus berücksichtigt werden.

Für die akute Toxizität der Lokalanästhetika ist vor allem die Passage der freien Lokalanästhetika durch die Blut-Hirn-Schranke, die Anreicherung im Myokard und nicht zuletzt die Passage durch die Plazentaschranke von Bedeutung.

Metabolismus und Elimination

Sowohl Lokalanästhetika vom Ester- als auch vom Amidtyp werden nur zu einem geringen Anteil unverändert renal eliminiert. So beträgt unter physiologischen Bedingungen diese Elimination weniger als 5% der verabreichten Gesamtmenge, so daß auch bei stark eingeschränkter Nierenfunktion mit keiner relevanten Kumulation der Substanz gerechnet werden muß. Durch Ansäuerung des Urins ist es möglich, diesen Eliminationsweg bis auf 20% zu steigern.

In der Regel werden beide Lokalanästhetikagruppen entweder im Plasma oder in der Leber zu stärker wasserlöslichen Metaboliten abgebaut, die selbst keine relevante lokalanästhetische Potenz mehr besitzen. Diese wasserlöslichen Metaboliten werden hauptsächlich renal eliminiert.

Ester-Lokalanästhetika wie Procain, 2-Chlor-Procain und Tetracain werden im *Plasma* rasch durch Cholinesterase zu Derivaten der Para-Amino-Benzoesäure hydrolysiert, deren Eliminationshalbwertszeit in der Regel unter 1 min liegt. Lediglich bei Patienten mit angeborenem Cholinesterasemangel oder mit atypischer Pseudocholinesterase kommt es zur Kumulation, die zu systemischen Intoxikationen führen kann. Para-Amino-Benzoesäure, die Muttersubstanz aller Lokalanästhetika vom Estertyp, besitzt eine hohe allergische Potenz, so daß allergische Nebenwirkungen eine häufige Komplikation der Anwendung vom Ester-Lokalanästhetika darstellen.

Amid-Lokalanästhetika sind im Plasma relativ stabil und werden überwiegend in der *Leber* metabolisiert. Eine Ausnahme stellt Prilocain dar, das auch in der Niere und möglicherweise Lunge zu einem nennenswerten Prozentsatz metabolisiert wird, wobei durch stereospezifische Hydrolyse o-Toluidin entsteht, das zur Kumulation von Methämoglobin beiträgt. Methämoglobin selbst ist toxisch, so daß bei eingeschränkter kardiopulmonaler Reserve oder beim Neonaten aufgrund des unreifen Enzymsystems eine vital bedrohliche Methämoglobinämie auftreten kann.

Die **Leberdurchblutung** und das intrahepatische Enzymsystem stellen den limitierenden Abbauschritt dar. Für Lidocain und Etidocain ist die Durchblutung der Leber die entscheidende Größe, da bei einfacher hepatischer Passage nahezu der gesamte Lokalanästhetikumanteil aus dem Blut extrahiert wird. Damit stellt der Metabolismus von Lidocain ein diagnostisches Maß für die Leberdurchblutung dar.

Dies gilt nicht für die beiden in der Schmerztherapie häufig eingesetzten langwirkenden Lokalanästhetika Bupivacain und Ropivacain, da für deren hepatische Elimination das **intrahepatische Enzymsystem** den limitierenden Schritt darstellt. Hepatische Abbauprodukte der Amid-Lokalanästhetika sind in der Regel nicht allergisierend und werden relativ zügig renal und zu einem geringeren Teil auch über die Fäzes eliminiert.

▌ Indikationen

Obwohl Lokalanästhetika seit Beginn der gezielten Schmerztherapie eingesetzt werden, gilt es, ihre Indikationen in der schmerztherapeutischen Praxis genau zu überdenken und nach der jeweiligen Zielsetzung die optimale Substanz auszuwählen. Blockaden durch Lokalanästhetika werden aus unterschiedlichsten Indikationen durchgeführt. So gilt es zwischen diagnostischen, prognostischen, prophylaktischen und therapeutischen Blockaden zu unterscheiden, wobei diese Blockaden entweder sympathisch, somatisch oder – im analgetischen Bereich wenig erwünscht – motorisch sein können. Des weiteren gilt es, zwischen peripheren und zentralen Blockaden zu differenzieren.

Diagnostische Blockaden

- Diese werden bei chronischen Schmerzzuständen zur Erfassung der Ursache und des Entstehungsortes durchgeführt.

Wird durch die diagnostische Nervenblockade eine eindeutige Schmerzlinderung erzielt, muß davon ausgegangen werden, daß der Schmerz noch nicht zentralisiert ist. Diagnostische Blockaden werden effektiv mit kurz bis mittellang wirkenden Lokalanästhetika durchgeführt, so daß Procain, Lidocain und Mepivacain Mittel der Wahl darstellen. Bei positiver diagnostischer Blockade können langwirksame Lokalanästhetika oder aber definitive Neurolytika eingesetzt werden. Bei niedriger Konzentration des Lokalanästhetikums tritt primär eine **diagnostische Sympathikusblockade** auf, die anhand von Hautdurchblutung, Hauttemperatur, Schweißsekretion und psychogalvanischen Reflexen überprüft wird. Bei Konzentrationssteigerung schließt sich ein **sensorischer diagnostischer Block** an.

Prognostische Blockaden

Zur Durchführung dieser Methode eignen sich vor allem kurzwirksame Lokalanästhetika wie Procain, aber auch Lidocain und Mepivacain finden Anwendung.

- Mit einer kurzwirkenden Blockade wird versucht zu evaluieren, ob eine aufwendige chirurgische Intervention bzw. irreversible chemische Neurolyse bezüglich der Analgesie erfolgversprechend sein wird.

Bei positivem Befund erscheint eine Überbrückung mit einem langwirkenden Lokalanästhetikum (Bupivacain, Ropivacain) bis zur definitiven Neurolyse sinnvoll.

Prophylaktische Blockaden

- Mit dieser Technik soll einer Chronifizierung der Schmerzsymptomatik vorgebeugt werden.

Dies kann optimal mittels präemptiver Analgesie erfolgen, wobei die Manifestation des Phantomschmerzes ein klassisches Beispiel ist (Abb. 2.**5**). Mittels kontinuierlicher Regionalanästhesietechniken können Afferenzen zum Rückenmark beliebig lange blockiert werden, so daß eine Chronifizierung des Schmerzes verhindert wird. Hierbei ist eine sensorische, länger andauernde Blockade nötig, wofür langwirkende Lokalanästhetika wie Bupivacain und Ropivacain in mittleren Konzentrationen bevorzugt werden.

Therapeutische Blockaden

Therapeutische Blockaden werden gelegentlich zur kausalen, häufiger zur symptomatischen Therapie des Grundleidens eingesetzt. Allerdings werden Lokalanästhetika auch hier nur zur Überbrückung bis zur definitiven Versorgung angewendet. Die wichtigste Funktion der Lokalanästhetika in der Schmerztherapie findet sich bei der akuten **postoperativen Schmerztherapie**. Durch kontinuierliche Blockade sowohl peripherer (3-in-1-Katheter, Plexuskatheter) als auch zentraler Nerven (rückenmarknahe Techniken) ist es möglich, mittels Regionalanästhesie gezielt eine **sensorische Blockade** herbeizuführen. Durch Zusatz eines Opioids kann die Konzentration des Lokalanästhetikums soweit reduziert werden, daß motorische Blockaden nicht auftreten. Geeignet hierfür sind die langwirksamen Lokalanästhetika Bupivacain und das reine optische Isomer Ropivacain, das aufgrund seiner ausgeprägteren Differentialblockade und geringeren Kardiotoxizität vorteilhaft sein könnte.

Intravenöse Regionalanästhesie

Ein Lokalanästhetikum wird intravenös in ein blutleeres Gefäß injiziert, das mittels eines Tourniquets vom übrigen Kreislauf abgetrennt ist, verteilt sich primär innerhalb des Gefäßsystems und diffundiert von dort in das benachbarte neuronale Gewebe. Charakteristischerweise tritt hierbei, im Gegensatz zur regionalen Blockade, die Analgesie aufgrund der Gefäßversorgung der Nerven von distal nach proximal ein.

In der Schmerztherapie findet diese Technik bei der **sympathischen Reflexdystrophie** und beim **Morbus Raynaud** Interesse, wobei durch das Antisympathomimetikum Guanethidin eine längerfristige Sympathikolyse herbeigeführt wird. Häufig kommt es initial bei Injektion dieser Substanz zu einem Schmerzerlebnis, das als diagnostisches Zeichen gewertet werden kann. Aus diesem Grund kann zusätzlich ein Lokalanästhetikum injiziert werden, wobei sich 1%iges Prilocain wegen seiner geringen Toxizität und guten Analgesie als Lokalanästhetikum der ersten Wahl anbietet. Obwohl Bupivacain sich durch eine lange Wirkdauer auszeichnet, sollte auf die intravasale Verabreichung dieser Substanz verzichtet werden, da schwerwiegende kardiale Komplikationen beschrieben wurden. Über Ropivacain liegen bisher keine Befunde vor, Zurückhaltung bezüglich intravasaler Gaben erscheint jedoch angebracht.

Intravasale Lokalanästhetikainfusionen

Lidocain besitzt bei intravasaler Injektion nicht nur eine ausgeprägte antiarrhythmogene Potenz, sondern auch eine gute analgetische und möglicherweise antiphlogistische Komponente. Bei **zentralen und neuropathischen Schmerzen** werden Lidocain, Procain und Mepivacain klinisch eingesetzt, wobei versucht werden sollte, die toxischen Dosen nicht zu überschreiten. Procain findet zusätzlich in einer intravenösen Dosierung von 1–2 g/24 h Anwendung bei der **akuten Pankreatitis**.

Allerdings stellt die intravasale Verabreichung von Lokalanästhetika bei den beschriebenen Schmerzformen wegen des geringen therapeutischen Indexes nur eine temporäre Lösung dar, so daß bei Therapieerfolg rasch auf eine orale Therapie mittels des Natriumkanalblockers Mexiletin

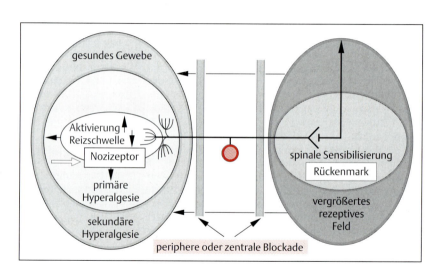

Abb. 2.**5** Präemptive Analgesie. An den peripheren Nozizeptoren kommt es durch Freisetzung spezifischer Substanzen zu einer Aktivierung und zugleich zu einer verminderten Reizschwelle. Über Afferenzen wird das Rückenmark sensibilisiert und zugleich das rezeptive Feld vergrößert. Dies führt im primären Schmerzareal über Efferenzen aus dem Rückenmark zu einer sekundären Hyperalgesie. Rückenmarknahe Regionalanästhesietechniken können nun sowohl Afferenzen zum Rückenmark als auch Efferenzen zum Schmerzbezirk blockieren (6).

(10 mg kg KG/die) umgestiegen werden muß. Langwirkende Lokalanästhetika wie Bupivacain und Etidocain, aber auch Ropivacain, müssen bisher als kontraindiziert für die intravenöse Anwendung betrachtet werden.

Toxizität der Lokalanästhetika

Lokalanästhetika zählen trotz der unterschiedlichen therapeutischen Indizes im allgemeinen zu den sicheren Pharmaka. Dennoch muß bei Anwendung der beschriebenen Techniken auf Komplikationen geachtet werden, da diese zu vital bedrohlichen Situationen führen können. Bei Auftreten unerwünschter Nebenwirkungen muß zwischen allergischen Reaktionen, technikbedingten Zwischenfällen und schließlich zwischen lokaler bzw. systemischer Toxizität der Lokalanästhetika differenziert werden.

Allergien

Allergische Reaktionen bei der Anwendung von Lokalanästhetika unterscheiden sich klinisch nicht von Allergien anderer Genese. **Klinisch** finden sich alle Formen, angefangen von Exanthem und Juckreiz bis hin zum allergischen Schock, wobei das Auftreten unabhängig von der verabreichten Dosis ist. Die **Therapie** entspricht den notfallmäßigen Interventionen bei allergischen Komplikationen, wobei im Vordergrund ein sofortiger Stop der Antigenzufuhr steht, was besonders bei Blockaden in „Single-Shot-Technik" nicht immer einfach ist. Nach Abbruch der Antigenzufuhr orientiert sich die Therapie an der jeweiligen Symptomatik, wobei die Spannbreite von der Antihistaminikagabe bis zur kardiopulmonalen Reanimation reichen kann.

Allergische Reaktionen finden sich überproportional häufig bei Anwendung von Lokalanästhetika vom **Estertyp**, da deren Muttersubstanz Para-Amino-Benzoesäure ist, die auch als Konservierungsmittel in Kosmetika und Nahrungsmittel vielfältige Verwendung findet. Dadurch ist für dieses Antigen eine breite Exposition der Bevölkerung gegeben.

Bezüglich der **Amid-Lokalanästhetika** ist eine allergische Reaktion in der Regel zu vernachlässigen. Lediglich das häufig eingesetzte Konservierungsmittel Methylparaben wird ebenfalls in Zusammenhang mit allergischen Komplikationen angeführt. Bei Verwendung konservierungsmittelfreier Lokalanästhetikalösungen kann bezüglich der Amid-Lokalanästhetika in Hinblick auf allergische Zwischenfälle von einer relativ sicheren Substanz ausgegangen werden, die jedoch nie vollständig ausgeschlossen werden können.

Nebenwirkungen der verwendeten Regionalanästhesietechniken

Aufgrund der Differentialblockade bei der Anwendung von Regionalanästhesietechniken wird besonders im rückenmarknahen Bereich vor der erwünschten sensomotorischen Blockade primär eine **Sympathikolyse** ausgelöst, die besonders bei Volumenmangel zu erheblichen kardiovaskulären Komplikationen führen kann. Diese physiologisch bedingte Nebenwirkung rückenmarknaher Narkosen kann differentialdiagnostisch zu Verwechslungen mit allergischen Reaktionen oder mit einer direkten kardiovaskulären Toxizität bei systemischer Überdosierung von Lokalanästhetika führen.

- Durch prophylaktische Maßnahmen, z. B. ausreichende Volumenzufuhr und rechtzeitiger Einsatz von Vasokonstriktoren, kann die Klinik der peripheren Sympathikolyse vermindert werden.

Bei der Anwendung von rückenmarknahen Techniken muß zusätzlich mit einer sogenannten hohen oder **totalen Spinalanästhesie** gerechnet werden, bei der es zur vollständigen Blockade des zentralen Nervensystems (ZNS) kommt. Hierbei werden mit dem Sympathikus auch die Nn. accelerantes zum Herzen blockiert, wodurch es am Myokard zu einem Übergewicht des Parasympathikus kommen kann, was eine ausgeprägte Bradykardie mit sich bringt. Steigt das Lokalanästhetikum über den Spinalraum in das Zerebrum, wird eine Symptomatik ausgelöst, die der zentralnervösen Reaktion bei einer systemischen Intoxikation mit Lokalanästhetika entspricht, wobei es zum Atemstillstand und zur Blockade des Vasomotorenzentrums kommen kann, so daß mit einer ausgeprägten kardiovaskulären Instabilität bis hin zum Herz-Kreislauf-Stillstand gerechnet werden muß.

Lokale Toxizität

Obwohl bisher keine sichere direkte Neurotoxizität der verwendeten Lokalanästhetika nachgewiesen werden konnte, finden sich immer wieder Fallberichte über reversible, aber auch irreversible Schädigungen des neuronalen Systems, vor allem bei intrathekaler Anwendung (1). Diese treten besonders bei direkter kontinuierlicher Verabreichung höherkonzentrierter Lokalanästhetikalösungen in den Spinalraum auf. Neben den Lokalanästhetika selbst, für die der Beweis der direkten Neurotoxizität bisher aussteht, werden Konservierungsmittel und das Trauma durch die Injektionsnadel für diese Schäden verantwortlich gemacht.

Systemische Toxizität

Kommt es zu einer artifiziellen intravasalen Injektion des Lokalanästhetikums oder wird aufgrund einer erhöhten Resorption die Gesamtkörperclearance des Lokalanästhetikums überschritten, wird das Lokalanästhetikum via Blutstrom über den gesamten Körper verteilt. Genauso wie Nervenzellen können alle anderen erregbaren Membranen des Organismus durch Lokalanästhetika in ihrer Funktion beeinträchtigt werden. Im Vordergrund stehen hierbei das **ZNS**, das **kardiovaskuläre System** mit seinem komplexen Reizleitungssystem, aber auch alle anderen erregbaren Membranen sowohl an der glatten als auch an der quergestreiften Muskulatur. Entscheidend für eine systemische Intoxikation ist derjenige Anteil des Lokalanästhetikums, der ungebunden im Plasma vorliegt, da nur dieser frei durch Membranen und Blutschranken diffundieren kann. Eine hohe Plasmabindung der Anästhetika bietet somit Schutz vor Intoxikationen. Anderseits können eine ausgeprägte Hypoproteinämie bzw. Konkurrenz anderer Substanzen um die Plasmaproteinbindung die systemische Toxizität der Lokalanästhetika erhöhen. Ebenso treten bei versehentlicher intraarterieller Injektion besonders im Kopf-Hals-Bereich rasch toxische Symptome auf. Hier reichen in der Regel minimale Dosen, um systemische Komplikationen über das ZNS auszulösen.

Zentralnervöse Intoxikationserscheinungen und deren Therapie

Ungebundene Lokalanästhetika penetrieren die Blut-Hirn-Schranke sehr rasch, so daß sich die Konzentration im ZNS der freien Blutkonzentration anpaßt. Während allergische Reaktionen nicht konzentrationsabhängig sind und nicht mit der lokalanästhetischen Potenz der Substanz zusammenhängen, korrelieren die systemischen Intoxikationen direkt mit der anästhetischen Potenz.

Erste Zeichen einer zentralen Intoxikation beruhen auf peripheren Blockaden wie perioraler Taubheit, metallischem Geschmack sowie Hyperakusis. Diese Symptome, obwohl nicht zerebral bedingt, sind als **„zerebrales Monitoring"** beim wachen Patienten von herausragender Bedeutung. Bisweilen finden sich bei Überdosierungen auch Müdigkeitserscheinungen des Patienten, bevor bedrohliche zerebrale Symptome manifest werden. Nach den Prodromi setzt in der Regel ein sogenanntes **Exzitationsstadium** ein, da anscheinend übergeordnete inhibitorische Zentren zuerst blockiert werden und so subkortikale exzitatorische Zentren in ihrer Aktivität überwiegen. Der Patient wird im Präkonvulsionsstadium unruhig, parallel hierzu kann es zu visuellen und akustischen Wahrnehmungsstörungen kommen, gefolgt von Shivering und unkoordinierten Muskelzuckungen bis zu generalisierten tonisch-klonischen Krampfanfällen.

Nach dem **Konvulsionsstadium** kommt es mit weiter ansteigenden Plasmaspiegeln auch zur Blockade der subkortikalen exzitatorischen Zentren, so daß es zum Zusammenbruch des Atemzentrums und des Vasomotorenzentrums kommt, wodurch **Atemstillstand** und **kardiovaskuläre Instabilität** klinisch manifest werden. In dieser Phase sind eine medikamentöse Unterstützung des Kreislaufes und kontrollierte Beatmung unumgänglich, bis die Symptome abgeklungen sind und das Gehirn seine ursprüngliche Funktion unbeschadet wieder aufnehmen kann.

Bei einigen Lokalanästhetika (Lidocain, Prilocain) fehlt bei zerebraler Intoxikation regelmäßig ein Konvulsionsstadium, so daß es unmittelbar zum totalen reversiblen zerebralen Stillstand kommt (5). Komplikationen, die in Zusammenhang mit zentralnervösen Intoxikationen gesehen werden, beruhen in der Regel auf einer inadäquaten Therapie, da Lokalanästhetika an sich zu keinen irreversiblen Störungen am zentralnervösen System führen. Im Vordergrund stehen hierbei Hypoxie und Hypotonie aufgrund einer nicht ausreichenden Oxygenierung und Kreislaufunterstützung.

- Bei zerebraler Intoxikation steht eine frühzeitige therapeutische Intervention im Vordergrund.

Zugleich muß versucht werden, die Exposition des Zerebrums gegenüber den Lokalanästhetika so rasch wie möglich zu beenden. Dies wird, falls möglich, durch einen sofortigen Stop der Lokalanästhetikazufuhr erreicht. Andererseits kann durch Hyperventilation die zerebrale Perfusion reduziert werden, wodurch weniger Lokalanästhetikum zum ZNS gelangt, auch wenn durch Hypokapnie die zerebrale Krampfschwelle gesenkt wird. Weitere therapeutische Interventionen beschränken sich auf die Vermeidung sekundärer Komplikationen durch Sauerstoff und Kreislaufsubstitution. Bei ausgeprägten zerebralen Krampfanfällen ist die Gabe von Benzodiazepinen indiziert, die häufig bereits zur Prämedikation verwendet wurden. Reicht dies nicht aus, stellt ein Barbiturat das Medikament der Wahl dar, wobei eine zusätzliche Therapie mit Muskelrelaxanzien beim narkotisierten Patienten nötig sein kann, um eine Gefährdung des Patienten während des Anfalls zu vermeiden.

Kardiovaskuläre Intoxikationserscheinungen und deren Therapie

Wie das Gehirn wird auch das Myokard von einem System erregbarer Neurone durchzogen, dem Reizleitungssystem, das für die koordinierte Erregungsausbreitung über Vorhof und Ventrikel zuständig ist. Darüber hinaus ist der Kardiomyozyt selbst ebenfalls erregbar. Lokalanästhetika als klassische neuronale Natriumkanalblocker blockieren am kardialen Aktionspotential die Phase 0. Dadurch kommt es zu einer **verzögerten Erregungsausbreitung**, was sich im Elektrokardiogramm in Form von Blockaden und QRS-Komplex-Verbreiterung wiederfindet. Zusätzlich treten in diesem Stadium Bradykardien auf. Häufig kommt es auch zu Tachykardien und Arrhythmien, die jedoch indirekt über toxische Effekte der Lokalanästhetika am Vasomotorenzentrum ausgelöst werden.

Die Blockade der myokardialen Erregungsausbreitung durch Lokalanästhetika korreliert direkt mit deren lokalanästhetischen Potenz. Jedoch beeinflussen Lokalanästhetika nicht nur die Natriumkanäle, sondern auch andere spannungsgesteuerte Ionenkanäle, etwa die Kalium- und die Kalziumkanäle. Damit stören sie in der Regel neben der Erregungsausbreitung besonders die **Repolarisationsphase** und in höheren Konzentrationen durch Eingriffe in den Kalziumstoffwechsel auch die myokardiale **Kontraktilität**. Schwere Intoxikationen sind häufig durch ausgeprägte Hypotension bis hin zum Kreislaufzusammenbruch charakterisiert, was auf die negative Inotropie und Chronotropie der Lokalanästhetika zurückgeführt werden muß. Hierbei fällt besonders auf, daß **lipophile Lokalanästhetika** eine höhere Kardiotoxizität zeigen als weniger lipophile Substanzen. Eine Erklärung liefert die bevorzugte Anreicherung lipophiler Substanzen im Myokard. So wird besonders Bupivacain und Etidocain eine erhöhte Kardiotoxizität zugeschrieben, die sich zeitgleich mit zentralnervösen Reaktionen manifestiert. Das optisch reine Stereoisomer Ropivacain scheint eine weniger toxische Alternative für langwirkende Lokalanästhetika darzustellen.

Lidocain lagert sich wie alle anderen Amid-Lokalanästhetika rasch an den schnellen kardialen Natriumkanal an. Im Gegensatz zu den langwirkenden Lokalanästhetika Ropivacain, Bupivacain und Etidocain diffundiert Lidocain aber rasch wieder aus dem Kanal heraus, so daß es im Gegensatz zu den anderen Lokalanästhetika als Antiarrhythmikum eingesetzt werden kann. Durch kurzfristige Blockade aller kardialen Natriumkanäle können ektope Erregungszentren im Myokard blockiert und die kardiale Erregungsausbreitung wieder synchronisiert werden.

Kommt es durch Lokalanästhetika zu kardialen Komplikationen, ist die Toxinzufuhr sofort zu stoppen. Bei chronischer Anwendung von Lokalanästhetika ist es wichtig, die Konzentration langsam zu steigern, da schlagartige Anstiege aufgrund fehlender Kompensationsmechanismen im Plasma weniger gut toleriert werden als eine langsame Adaptation. Des weiteren gilt es, eine Azidose und Elektrolytentgleisung zu vermeiden, da diese Intoxikationen mit Lokalanästhetika erschweren. Erhöhung des Natriumspiegels und ein ausgeglichener Kalium- und Kalziumspiegel wirken sich positiv auf die Symptome einer Intoxikation aus. Der rechtzeitige Einsatz positiv inotroper Substanzen ist obligatorisch. Versuche, langwirkende Lokalanästhetika, wie etwa Bupivacain, durch kurzwirkende Lokalanästhetika aus der Bindung am kardialen Natriumkanal zu verdrängen, sind experimentell beschrieben worden. Ebenso wurden im Tierexperiment bei Intoxikationen positive Effekte bei der intravasalen Gabe von Fettlösungen beobachtet. Ihr klinischer Effekt ist bisher fraglich.

Systemische Intoxikation durch Metabolite

Während die Lokalanästhetika vom Estertyp im Plasma zu Derivaten der Para-Amino-Benzoesäure aufgespalten werden, die zwar allergen, aber nicht toxisch sind, erfolgt der Abbau der Amid-Lokalanästhetika in der Leber zu wasserlöslichen, nicht toxischen Metaboliten. Eine Ausnahme bezüglich der Toxizität bildet das mittellang wirksame **Prilocain**. Dieses wird nicht nur in der Leber, sondern ebenso in einem nennenswerten Prozentsatz in der Niere und möglicherweise der Lunge hydrolisiert. Dabei entsteht o-Toluidin, ein Metabolit, der das zweiwertige Eisen des Hämoglobins zu dreiwertigem oxidiert und so Methämoglobin bildet, das nicht mehr am Sauerstofftransport teilnehmen kann.

Bei kreislaufgesunden Probanden werden etwa 10 % Methämoglobin ohne besondere Symptomatik toleriert. Allerdings kommt es bei kardiopulmonal grenzwertigen Patienten in diesem Bereich bereits zu ausgeprägten hypoxischen Störungen. Ebenso sind Neonaten gefährdet, da ihr unreifes Enzymsystem im Erythrozyten Methämoglobin nur verzögert in normales Hämoglobin zurückführen kann, so daß es bereits bei niedrigen Prilocaindosen zu einer Methämoglobinintoxikation kommen kann. Dies führt zu einer entscheidenden Einschränkung der wenig kardiotoxischen Substanz Prilocain in der Klinik, so daß die vom Hersteller empfohlene Dosis von 600 mg nicht überschritten werden soll. Metaboliten anderer Amid-Lokalanästhetika führen in der Regel zu keiner nennenswerten Methämoglobinkumulation.

Grenzwerte für die Anwendung von Lokalanästhetika

Vom Hersteller bzw. aus Fallbeispielen werden für die einzelnen Lokalanästhetika Höchstdosen empfohlen, bei denen es sich jedoch um Einzeldosen handelt.

Bei der längerfristigen Anwendung in der Schmerztherapie werden diese Dosen regelmäßig überschritten, ohne daß nennenswerte Intoxikationen beobachtet werden. Dies ergibt sich daraus, daß einerseits bei der chronischen Anwendung vom Organismus spezifische Kompensationsmechanismen aufgebaut werden; zum anderen setzt ein nennenswerter Metabolismus ein, der berücksichtigt werden muß. Folglich ergibt sich die Repetitionsdosis aus der toxischen Grenze der einzelnen Substanzen und deren Metabolismusrate pro Zeiteinheit. Dieser Wert ist eine individuelle Größe sowohl für das Lokalanästhetikum als auch für den Patienten und sollte nicht als absolute Richtgröße betrachtet werden. Allerdings muß bei Überschreiten dieser Dosis ein adäquates Monitoring garantiert sein, um damit verbundene Komplikationen rechtzeitig zu erfassen und adäquat zu therapieren.

Kernaussagen

Grundlagen
- Lokalanästhetika sind dadurch gekennzeichnet, daß sie eine reversible Blockade peripherer Afferenzen und Efferenzen bewirken.

Elektrophysiologie des Aktionspotentials
- Primärer Angriffspunkt aller Lokalanästhetika scheint primär die neuronale Zellmembran zu sein, an der im Ruhezustand ein negatives Ruhepotential besteht, das bei Eintreffen einer Erregung in ein positives Aktionspotential übergeht. Ausgelöst wird dieses durch die Änderung der Leitfähigkeit bestimmter Ionenkanäle, wobei besonders Natriumkanäle im Vordergrund stehen. Aufgrund des Konzentrationsgefälles kommt es zu einem raschen Natriumeinstrom.

Anatomie der Nervenfasern
- Jedes einzelne Axon ist von einer Bindegewebeschicht, dem Endoneurium, umgeben, das Axon und Schwann-Zellen umschließt. Zwischen Schwann-Zellen und Axon kann Myelin angereichert sein. Nur an speziellen Einschnürungen innerhalb der Myelinschicht, den Ranvier-Schnürringen, finden sich am Axon verstärkt Ionenkanäle, und nur dort wird bei diesen myelinisierten Fasern ein Aktionspotential ausgelöst.
- Mehrere Axone sind mittels Perineurium zu Faszikeln zusammengefaßt, in denen sensorische Afferenzen und motorische Efferenzen verlaufen. Mehrere Faszikel werden mittels Epineurium zum makroskopisch sichtbaren Nerv zusammengefaßt.

Wirkmechanismen
- Lokalanästhetika blockieren an neuronalen Natriumkanälen den Natriumeinstrom, so daß die Depolarisierung unterbleibt und der Schwellenwert, der zum Auslösen eines Aktionspotentials unumgänglich ist, nicht mehr erreicht wird.
- Diejenige Konzentration eines Lokalanästhetikums, die eben noch ausreicht, die Ausbildung dieses Schwellenpotentials zu verhindern, wird als minimale Blockierungskonzentration (Cm) bezeichnet.

Pharmakologie
- Chemisch lassen sich die verwendeten Lokalanästhetika einteilen in Lokalanästhetika vom Estertyp und Lokalanästhetika vom Amidtyp. Das typische Lokalanästhetikum besteht chemisch aus einer aromatischen Gruppe, einer Ester- oder Amidverbindungskette und einem tertiären Amid.
- Die tertiäre Stickstoffgruppe ist in der Lage, ein Proton aufzunehmen. Dadurch geht das ungeladene Molekül in eine kationische und damit hydrophile Form über, die spezifische polare Bindungen eingehen kann und damit für die Interaktion mit dem Natriumkanal verantwortlich zu sein scheint.
- Die Zwischenkette ist von entscheidender Bedeutung für den Metabolismus der Lokalanästhetikamoleküle. Ester werden durch die plasmatische Cholinesterase zu Derivaten der Para-Amino-Benzoesäure hydrolysiert, Amide werden überwiegend hepatisch metabolisiert zu nicht lokalanästhetisch wirksamen Abbauprodukten.
- Die aromatische Gruppe ist für die Lipidlöslichkeit des Moleküls zuständig, die für die Diffusion der Moleküle durch die lipophilen Bindegewebebarrieren von Bedeutung ist. Substitutionen am aromatischen Ring können zu Veränderungen der physikochemischen Eigenschaften der Lokalanästhetika beitragen.

Klinische Einteilung nach Wirkdauer

- Es finden sich kurz-, mittellang und langwirkende Lokalanästhetika. In der Schmerztherapie sind neben kurzwirksamen Lokalanästhetika für diagnostische Blockaden hauptsächlich langwirksame Lokalanästhetika für die therapeutische Versorgung von besonderem Interesse.
- Einige physikochemische Eigenschaften haben Einfluß auf die Wirkdauer: Molekulargewicht, pK-Wert, Plasmaproteinbindung und Lipophilie.
- Der lokale Abbau von Lokalanästhetika im Gewebe spielt keine Rolle für die Wirkdauer, sondern hauptsächlich die Resorption ins Gefäßsystem. Hierbei korrelieren Resorption und Durchblutung des zu betäubenden Gewebes direkt miteinander.

Lokalanästhetika in der Schmerztherapie

- Hauptsächlich verwendete Substanzen sind Procain, Lidocain, Prilocain, Mepivacain, Bupivacain und, als neueste Entwicklung, Ropivacain. Möglicherweise wird Levobupivacain bald folgen.
- Unter den Estern hat lediglich das kurzwirksame Procain eine schmerztherapeutische Bedeutung.
- Das mittellang wirksame Lidocain wird zur Oberflächenanästhesie, zur Infiltrationsanästhesie und bei rückenmarknahen Techniken verwendet. Ebenso ist eine systemische Anwendung als Antiarrhythmikum und zur systemischen Analgesie möglich.
- Prilocain ist Lidocain relativ ähnlich. Beachtenswert ist sein Metabolit o-Toluidin, das Methämoglobinämien hervorrufen kann.
- Mepivacain zählt ebenfalls zu den mittellang wirkenden Lokalanästhetika, zeigt eine hohe Penetration ins Gewebe und findet Anwendung als Infiltrationsanästhetikum und bei rückenmarknahen Techniken.
- Das Razemat Bupivacain und das reine optische S(-)-Isomer Ropivacain zählen zu den langwirkenden Lokalanästhetika und unterscheiden sich im wesentlichen in ihrer Lipophilie. Bupivacain ist etwa viermal stärker fettlöslich als Ropivacain, was bei äquipotenten Konzentrationen zu einer ausgeprägteren motorischen Blockade und zu einer höheren Kardiotoxizität führt. Beide Substanzen werden in der unmittelbaren postoperativen und chronischen Schmerztherapie eingesetzt.

Pharmakokinetik

- Lokalanästhetika werden bei Regionalanästhesien in die Nähe eines Nerven injiziert. Die intravasale Resorption aus diesem Gewebe korreliert direkt mit dem Blutfluß durch dieses Gewebe sowie mit der verabreichten Dosis, anderseits ist sie indirekt proportional zur Lipophilie und zur Gewebebindung (Plasmaproteinbindung). Einen wichtigen Einfluß hat die Lipophilie, da viele dieser Substanzen gute Vasodilatatoren darstellen und damit die Perfusion und somit die Resorption des Lokalanästhetikums erheblich steigern.

Indikationen

- Man unterscheidet zwischen diagnostischen, prognostischen, prophylaktischen und therapeutischen Blockaden, die sympathisch, somatisch oder motorisch sein können, sowie peripheren und zentralen Blockaden.

Toxizität

- Bei Auftreten unerwünschter Nebenwirkungen muß zwischen allergischen Reaktionen, technikbedingten Zwischenfällen und schließlich zwischen lokaler bzw. systemischer Toxizität der Lokalanästhetika differenziert werden.
- Allergische Reaktionen finden sich überproportional häufig bei Anwendung von Lokalanästhetika vom Estertyp, da deren Muttersubstanz Para-Amino-Benzoesäure ist, die auch als Konservierungsmittel in Kosmetika und Nahrungsmittel vielfältige Verwendung findet. Dadurch ist für dieses Antigen eine breite Exposition der Bevölkerung gegeben.
- Bei der Anwendung von rückenmarknahen Regionalanästhesietechniken wird primär eine Sympathikolyse ausgelöst, die besonders bei Volumenmangel zu erheblichen kardiovaskulären Komplikationen führen kann. Durch prophylaktische Maßnahmen, z. B. ausreichende Volumenzufuhr und rechtzeitiger Einsatz von Vasokonstriktoren, kann die Klinik der peripheren Sympathikolyse vermindert werden. Zusätzlich muß hier mit einer totalen Spinalanästhesie gerechnet werden. Bei dieser kommt es zur Blockade der sympathischen Nn. accelerantes mit daraus resultierendem Überwiegen des Parasympathikus und, bei weiterem Aufsteigen, zu Atemstillstand und Blockade des Vasomotorenzentrums.
- Bisher konnte eine direkte Neurotoxizität der verwendeten Lokalanästhetika nicht sicher nachgewiesen werden. Bei einer systemischen Intoxikation durch artifizielle intravasale Injektion oder aufgrund einer erhöhten Resorption stehen als Zielorgane das kardiovaskuläre System mit seinem komplexen Reizleitungssystem und das ZNS im Vordergrund. Es kommt zu generalisierten Krampfanfällen, Atemstillstand, myokardialen Reizleitungsstörungen und Herzversagen. Die Therapie ist symptomatisch.

Grenzwerte für die Anwendung von Lokalanästhetika

- Vom Hersteller werden für die einzelnen Substanzen jeweils Höchstdosen empfohlen, bei denen es sich jedoch um Einzeldosen handelt. Bei der längerfristigen Anwendung in der Schmerztherapie werden diese Werte regelmäßig überschritten, ohne daß nennenswerte Intoxikationen beobachtet werden. Allerdings muß dann ein adäquates Monitoring garantiert sein, um eventuell Komplikationen rechtzeitig zu erfassen und adäquat zu therapieren.

Referenzen

1. Covino BG, Marx GF, Finster M, Zsigmond EK. Prolonged sensory/motor deficits following inadvertent spinal anesthesia [editorial]. Anesth Analg 1980; 59:399
2. Hille, B. Local anesthetics: hydrophilic and hydrophobic pathways for the drug-receptor reaction. J Gen Physiol 1977; 69:497–515
3. Hille, B. Ionic channels in excitable membranes. Current problems and biophysical approaches. Biophys J 1978; 22:283–294
4. Skou JC. Local anesthetics.II Relation between blocking potency and penetration of a monomolecular layer of lipoids from nerves. Acta Pharmacol Toxicol (Copenh) 1954; 10:325
5. Usubiaga JE, Wikinski J, Ferrero R, Usubiaga LE, Wikinski R, Warnick JE, Kee RD, Yim GK. Local anesthetic-induced convulsions in man–an electroencephalographic study. The effects of lidocaine on inhibition in the cerebral cortex. Anesth Analg 1966; 45:611
6. Jage J. Schmerz nach Operationen: ein Leitfaden zur Therapie. Stuttgart. Wissenschaftliche Verlags-Gesell. 1997; 22

Pharmakologie: Analgetika

B. Hinz, K. Brune

Roter Faden

- **Begriffsbestimmung**
- **Opioidanalgetika**
  - Geschichtliches
  - Opioidrezeptoren und endogene Opioide
  - Wirkungen der Opioidanalgetika
  - Indikationen
  - Unerwünschte Wirkungen
  - Kontraindikationen
  - Einteilung der Opioidanalgetika
  - Opioidagonisten
  - Gemischte Opioid-Agonisten-Antagonisten und partielle Opioidagonisten
  - Opioidantagonisten
- **Nicht-Opioid-Analgetika**
  - Geschichtliches
  - Einteilung
  - Wirkungsmechanismus der Nicht-Opioid-Analgetika
  - Saure Analgetika mit geringer Potenz und kurzer Eliminationshalbwertszeit
  - Saure Analgetika mit mittlerer Potenz und mittlerer Eliminationshalbwertszeit
  - Saure Analgetika mit hoher Potenz und kurzer Eliminationshalbwertszeit
  - Saure Analgetika mit hoher Potenz und langer Eliminationshalbwertszeit
  - Nichtsaure Analgetika: Anilin-Derivate
  - Nichtsaure Analgetika: Pyrazolinon-Derivate
  - Spezifische COX-2-Inhibitoren

Begriffsbestimmung

Analgetika werden in Opioidanalgetika und Nicht-Opioid-Analgetika eingeteilt. Weitgehend verlassen worden ist hingegen die ursprüngliche Differenzierung in zentral wirksame, starke (Opioid-)Analgetika und peripher wirksame, schwache (Nicht-Opioid-)Analgetika, da in einer Reihe von Untersuchungen der letzten Jahre gezeigt werden konnte, daß Opioidanalgetika nicht nur im Zentralnervensystem, sondern auch in der Peripherie wirken, und daß vice versa auch Nicht-Opioid-Analgetika zentrale Effekte ausüben.

Opioidanalgetika

Geschichtliches

Als **Opium** bezeichnet man den getrockneten Milchsaft der Kapseln des Schlafmohns (Papaver somniferum), der ca. 25 Alkaloide vom Phenanthren-(Morphin, Codein, Thebain) bzw. Benzylisochinolin-Typ (Papaverin, Noscapin) enthält. Es ist überliefert, daß Schlafmohn bereits 3000 v.u.Z. von den Sumerern zur Opiumgewinnung kultiviert wurde. Im Jahre 1806 isolierte der Apotheker Friedrich Wilhelm Sertürner in Paderborn das schlaferzeugende Prinzip aus dem Opium und bezeichnete es als Morphin. Die Struktur des Morphins wurde 1925 durch Robinson und Gulland beschrieben, 1952 gelang die Totalsynthese durch Gates und Tschudi. Erste vollsynthetische Opioide (Pethidin, Methadon) wurden ab den späten 1930er Jahren hergestellt, die Synthese des ersten Opioidantagonisten (Nalorphin) folgte in den 1950er Jahren.

Opioidrezeptoren und endogene Opioide

Im Jahre 1973 wurden durch drei unabhängige Arbeitsgruppen erstmals stereospezifische Opioidbindungsstellen im Rattenhirn beschrieben (28, 30, 33). Vier Jahre später gelang erstmals der autoradiographische Nachweis von spezifischen Opioidbindungsstellen im Rückenmark (2). Von den inzwischen identifizierten und biochemisch charakterisierten Opioidrezeptoren scheinen für das pharmakologische Wirkprofil von Opioiden **μ- (μ$_1$-, μ$_2$-), δ- und κ-Rezeptoren** von Bedeutung zu sein. Die Besetzung des an inhibitorische G-Proteine gekoppelten Opioidrezeptors mit einem Liganden mit intrinsischer Aktivität hemmt die Aktivierung des Enzyms Adenylatzyklase. Dies führt sekundär zu einer Hemmung intrazellulärer cAMP-Spiegel-Anstiege und Proteinkinase-A-mediierter Phosphorylierungsreaktionen. Nervenzellen reagieren auf Opioide mit einer Hyperpolarisation (infolge Öffnung von Kaliumkanälen) bzw. einer Schließung von Kalziumkanälen. Die Folge ist eine **Hemmung der synaptischen Übertragung** sowie eine Beeinträchtigung der Freisetzung exzitatorischer Neurotransmitter aus Nervenendigungen. Opioidrezeptoren sind im **Zentralnervensystem** vor allem im limbischen System, in der Medulla oblongata und im Rückenmarkhinterhorn, daneben aber auch in der **Peripherie**, z. B. an vegetativen Nerven, die glattmuskuläre Strukturen innervieren, lokalisiert.

Im Jahre 1975 gelang die Isolierung von zwei Pentapeptiden, die als körpereigene Liganden am Opioidrezeptor binden und entsprechend ihrer Herkunft als Enkephaline bezeichnet wurden (20). Neben den Enkephalinen wurden auch β-Endorphin und die *Dynorphine* als **physiologische Liganden** am Opioidrezeptor identifiziert (25). Die Bildung der genannten Opioidpeptide erfolgt aus den inaktiven Vorstufen Prä-Pro-Opiomelanokortin (β-Endorphin), Prä-Pro-Enkephalin A (Met- und Leu-Enkephalin) und Prä-Pro-Enkephalin B (Dynorphine). Alle Opioidpeptide enthalten am N-terminalen Ende die Sequenz des [Met^5]-Enkephalins (Tyr-Gly-Gly-Phe-Met) oder des [Leu^5]-Enkephalins (Tyr-Gly-Gly-Phe-Leu). Wenngleich die Funktion der endogenen Opioide noch mit Hypothesen behaftet ist, scheinen sie zumindest bei bestimmten Streßsituationen eine analgetische Wirkung auszuüben und inhibitorisch auf die Freisetzung verschiedener Neurotransmitter zu wirken.

Tabelle 2.3   Zentrale und periphere Opioideffekte

Peripherie	Obstipation (verminderte intestinale Peristaltik)
	Effekte auf die glatte Muskulatur (erhöhter Tonus der ableitenden Harnwege, Harn- und Gallenblase, Koliken, verminderter Uterustonus und Wehenhemmung)
	Vasodilatation
	Bronchokonstriktion
Zentralnervensystem	Analgesie
	Sedierung, Anxiolyse
	Euphorie, Dysphorie
	Atemdepression (Hemmung des Atemzentrums in der Medulla)
	antitussive Wirkung
	initiale Emesis (Erregung der Chemorezeptor-Triggerzone), gefolgt von antiemetischem Effekt
	Antidiurese (vermehrte Freisetzung von Vasopressin)
	Pupillenverengung
	Toleranzentwicklung

Wirkungen der Opioidanalgetika

Trotz quantitativer Unterschiede zeichnen sich alle via Opioidrezeptoren wirkenden Opioide durch die in Tab. 2.3 zusammengestellten zentralen und peripheren Wirkungen aus.

Belegt ist, daß der μ-Rezeptor Analgesie (auf überwiegend supraspinaler Ebene), Euphorie, Abhängigkeit, Miosis, Atemdepression, Hustendämpfung und Obstipation mediiert.
Eine Analgesie auf Rückenmarksebene kommt über die Okkupation von δ- und κ-Rezeptoren zustande. κ-Rezeptoren vermitteln weiterhin Sedierung und Dysphorie.
Über den inzwischen nicht mehr als Opioidrezeptor klassifizierten σ-Rezeptor sollen halluzinogene und kardiostimulierende Opioideffekte vermittelt werden.

Die analgetische Wirkung der Opioidanalgetika wird auf verschiedenen Ebenen des Zentralnervensystems evident und umfaßt spinale (Hemmung der synaptischen Übertragung von den primär-afferenten Fasern zu den spinothalamischen Neuronen) und supraspinale Komponenten (Aktivierung deszendierender inhibitorischer Bahnen, Hemmung der neuronalen Aktivität in thalamischen Kernen und deren Verbindungen mit kortikalen Arealen). Studien der 1990er Jahre belegen, daß Opioidanalgetika auch peripher über an Nozizeptoren lokalisierte Opioidrezeptoren analgetisch wirken (16).

Indikationen

- Opioidanalgetika sollten bei schwersten Schmerzen, die nicht durch andere Analgetika behoben werden können, zur Anwendung kommen.

Bei **kurzzeitiger Anwendung** liegt eine *parenterale* Therapie mit einem kurzwirksamen Opioid nahe.
Eine **längerfristige Therapie** sollte hingegen mit retardierten Applikationsformen (z. B. retardierte Tabletten/Kapseln, transcutane Applikationsformen) oder mit langwirksamen Opioidanalgetika (Buprenorphin, Levomethadon) durchgeführt werden.
Um systemische Nebenwirkungen der Opioide bei chronischer Zufuhr zu vermeiden, ist man dazu übergegangen, bei ausgewählten Patienten Morphin rückenmarksnah über einen Dauerkatheter zu applizieren. Die Analgesie ist hierbei auf einige Rückenmarkssegmente betont. Allerdings muß auch bei dieser speziellen Applikationsform auf eine mögliche Atemhemmung geachtet werden, da Morphin mit dem Liquor in den Bereich des Atemzentrums aufsteigen kann.
Der bisher zu beobachtende zurückhaltende therapeutische Einsatz von Opioiden, der sich auch in einer weltweiten analgetischen Unterversorgung von Patienten mit Malignomschmerz widerspiegelt, ist vor allem auf die (weitgehend unbegründete) Furcht vor unerwünschten Wirkungen zurückzuführen. Dazu sei angemerkt, daß Opioidanalgetika bei korrekter Dosierung infolge der Algesie-stimulierten Atmung meist nicht zur Atemsuppression führen.

Unerwünschte Wirkungen

Die wichtigsten unerwünschten Effekte der Opioidanalgetika ergeben sich aus dem besprochenen Wirkprofil der Substanzen. Neben der bereits erwähnten **Atemdepression** bewirken Opioide eine **Hypotension**, die vor allem bei Hypovolämie oder bei gleichzeitiger Therapie mit Antihypertensiva zu beachten ist. Eine chronische Opioidtherapie ist weiterhin von einer spastischen **Obstipation** begleitet. Aufgrund der **harnverhaltenden Wirkung** der Opioide ist eine Kontrolle des Füllungszustandes der Harnblase erforderlich.

- Eine akute Opioidintoxikation zeichnet sich durch die typische Trias Koma, Miosis und Atemdepression aus, die durch künstliche Beatmung und fraktionierte Gabe eines Opioidantagonisten therapiert wird.

Bei einer langdauernden therapeutischen Anwendung von Opioidanalgetika besteht das Risiko einer Entwicklung von **Toleranz** (notwendige Dosissteigerung zum Erhalt der angestrebten Wirkung) sowie einer psychischen und physischen **Abhängigkeit**. Bis auf Obstipation und Miosis sind alle Opioideffekte von der Toleranz betroffen. Als Ursache der Toleranzentwicklung wird eine Entkopplung der Opioidrezeptoren von der Adenylatzyklase mit der Folge einer allmählichen Abnahme der Hemmwirkung von Opioiden auf das Enzym diskutiert. Darüber hinaus scheinen komplexe adaptive Vorgänge im Zentralnervensystem in die Entwicklung einer Toleranz involviert zu sein. Applikationsmaßnahmen mit dem Ziel stabiler Opioidwirkspiegel (regelmäßige Einnahme mit der Wirkdauer angepaßten Dosisintervallen/kontinuierliche Applikation) mindern das Auftreten schwerster Schmerzen und die Toleranzentwicklung.

- Eine Applikation „bei Bedarf" gilt bei chronischen Schmerzen als „nicht indiziert" mit Ausnahme der Behandlung „durchbrechender Schmerzen" („break through pain").

Die **psychische Abhängigkeit** äußert sich in einem Verlangen nach wiederholter Zufuhr des Suchtmittels. Sie ist auf die euphorisierende Wirkung von Opioiden, die vor allem bei schnellem Anstieg der wirksamen Konzentration im Zentralnervensystem auftritt, zurückzuführen. Bei der **physischen Abhängigkeit** ist ein Zustand erreicht, bei dem die Opioide für das normale Funktionieren des Körpers unerläßlich sind. Die bei Absetzen des Opioids auftretenden Entzugssymptome sind zum Teil den Wirkungen des Morphins entgegengesetzt (Gänsehaut, Schweißausbrüche, Tränenfluß, Diarrhoe, Erbrechen, Tachypnoe, Blutdruckkrisen, Kreislaufversagen, Anstieg der Körpertemperatur, Schmerzen im Bauch und an den Extremitäten). Entzugssymptome sind bei Patienten nach chronischer Opioidtherapie auch nach Gabe von Opioidantagonisten beobachtet worden. Der Entwicklung von physischen Entzugssymptomen kann durch schrittweise Reduktion der Opioiddosierung entgegengewirkt werden.

Wie die Toleranzentwicklung besitzt die Opioidabhängigkeit eine untergeordnete Rolle bei der therapeutischen Anwendung von Opioidanalgetika. Zur Vermeidung der Entwicklung einer psychischen Abhängigkeit bei chronischer Opioidgabe ist dafür Sorge zu tragen, daß durch regelmäßige Applikation des jeweiligen Opioidanalgetikums („Therapie nach der Uhr") die Plasmakonzentration stets im Wirkbereich liegt, da der Patient ansonsten auf eine erneute Schmerzempfindung hin höhere Dosen einnehmen könnte als erforderlich.

Toleranzentwicklung, psychische und physische Abhängigkeit sind hingegen bei mißbräuchlicher Anwendung von Opioiden („Fixen") zu verzeichnen. Bei der Therapie des Abstinenzsyndroms von Opioidabhängigen ist eine Reduzierung einiger Entzugssymptome (z. B. Blutdruckerhöhung infolge erhöhter Noradrenalinfreisetzung) durch Gabe des Antisympathotonikums Clonidin möglich.

Kontraindikationen

Opioidanalgetika (systemisch) sind kontraindiziert bei akuten hepatischen Porphyrien sowie Krankheitszuständen, die mit einer eingeschränkten Lungenfunktion (z.B. Asthma bronchiale, Lungenemphysem) einhergehen. Relative Kontraindikationen stellen Hypothyreose, Pankreatitis und Colitis ulcerosa dar. Da alle Opioide die Plazenta passieren und mit der Muttermilch weitergegeben werden, ist der Gebrauch von Opioidanalgetika während Schwangerschaft, Geburt und Laktation nur bei besonderer Indikation (Präklampsie, Lungenödem) zulässig. Bei Gabe von Opioidanalgetika während der Entbindung besteht die Gefahr einer Atemdepression des Neugeborenen.

Einteilung der Opioidanalgetika

Die im folgenden besprochenen Opioide unterscheiden sich in ihrer Wirksamkeit an den drei Rezeptortypen und werden entsprechend ihrer **intrinsischen Aktivität** am Opioidrezeptor in reine Agonisten (hohe intrinsische Aktivität), partielle Agonisten (geringe intrinsische Aktivität) und Antagonisten (fehlende intrinsische Aktivität) sowie gemischte Agonisten-Antagonisten eingeteilt. In der klinischen Praxis hat sich darüberhinaus eine Einteilung entsprechend der analgetischen Wirkstärke in niedrigpotente (Codein, Dihydrocodein, Tramadol, Dextropropoxyphen, Tilidin) und hochpotente Opioidanalgetika (Morphin, Piritramid, Pethidin, Buprenorphin, Hydromorphon, Oxycodon, Levomethadon, Fentanyl) bewährt.

Opioidagonisten

Morphin gilt nach wie vor als das bedeutendste Opioidanalgetikum zur Therapie akuter und chronischer Schmerzzustände. Die Substanz wird relativ langsam aus dem Gastrointestinaltrakt resorbiert und zeigt einen ausgeprägten First-Pass-Effekt. Dennoch hat sich die orale Bioverfügbarkeit von Morphin für die chronische orale Therapie als ausreichend erwiesen. Eine Erhöhung der relativ kurzen Wirkdauer von Morphin (4 – 5 h) ist durch Retardpräparate (Wirkdauer 8 – 12 h) möglich, die zur oralen Langzeittherapie chronischer Schmerzen Anwendung finden. Morphin wird in 3- und 6-Stellung glukuronidiert und bevorzugt als Morphin-3-Glukuronid eliminiert. Der im Vergleich zu Morphin länger wirkende aktive Metabolit Morphin-6-Glukuronid kann die Blut-Hirn-Schranke ohne vorherige Dekonjugation durchdringen und zeigt eine hohe Affinität zu µ-Rezeptoren. Im Gegensatz dazu wirkt Morphin-3-Glukuronid nicht analgetisch.

Als retardiertes Opioidanalgetikum zur Therapie chronischer Schmerzzustände ist 1998 auch **Oxycodon** zugelassen worden. Das semisynthetische Opioid zeigt im Vergleich zu Morphin geringere unerwünschte zentralnervöse Wirkungen.

Codein ist heute als schwaches Opioidanalgetikum in verschiedenen analgetischen Mischpräparaten enthalten. Die Substanz wird im Organismus zu etwa 10% zu Morphin demethyliert. Das im Vergleich zu Codein analgetisch etwa dreifach potentere **Dihydrocodein** wird in vivo in das analgetisch wirksame Dihydromorphon metabolisiert. Dihydrocodein findet als oral applizierbare Retardform für die Langzeittherapie chronischer Schmerzen Anwendung.

Pethidin besitzt eine im Vergleich zu Morphin fünf- bis zehnfach schwächere analgetische Wirkung. Die Substanz wird bei spastischen Schmerzen aufgrund der geringeren spasmogenen Wirkung auf die glatte Muskulatur des Darms anderen Opioidanalgetika vorgezogen. Des weiteren findet Pethidin aufgrund seiner im Vergleich zu Morphin kürzeren Wirkdauer bei schmerzhaften diagnostischen Eingriffen Anwendung. Pethidin besitzt eine ausgeprägte psychomimetische Wirkung mit hohem Suchtpotential.

- Pethidin ist für eine wiederholte Anwendung nicht geeignet, da es zur Kumulation eines zentral toxischen Metaboliten mit längerer Eliminationshalbwertszeit (Norpethidin) kommen kann.

Das bei akuten Schmerzzuständen eingesetzte **Piritramid** ist in seiner analgetischen Potenz dem Morphin vergleichbar. Allerdings fehlen klinisch-pharmakologische Daten zu dieser Substanz weitgehend.

Dextropropoxyphen zeichnet sich durch eine relativ geringe Wirkstärke aus und besitzt aufgrund eines gleichzeitigen deutlichen Abhängigkeitspotential ein negatives Nutzen-Risiko-Verhältnis. Die Substanz ist in Form von Einzelpräparaten und in einigen Kombinationen mit Nicht-Opioid-Analgetika im Handel.

Methadon ist in Deutschland in Form seines analgetisch wirksamen L-Enantiomers (Levomethadon) zugelassen. In äquianalgetischen Dosen zeigt Levomethadon ähnliche Nebenwirkungen wie Morphin. Aufgrund seiner pharmakokinetischen Eigenschaften (Bioverfügbarkeit > 90%; Eliminationshalbwertszeit 13–51 h) wird Levomethadon seit einiger Zeit im Rahmen der sogenannten Methadon-Programme von staatlicher Seite Drogenabhängigen zur Verfügung gestellt mit dem Ziel, die Drogenkriminalität zu reduzieren und die Risiken einer intravenösen Injektion zu vermeiden. Die oral applizierbare Substanz erzeugt bei Abhängigen keine weitere Toleranzentwicklung. Im Vergleich zu Morphin ruft Levomethadon ein Entzugssyndrom hervor, das protrahierter (4 Wochen) verläuft und eine schwächere Symptomatik aufweist. Für die orale Substitutionstherapie von Opioidabhängigen, die zuvor mit Methadon behandelt wurden, ist 1998 auch **Levazetylmethadol** europaweit zugelassen worden. Im Rahmen der Therapie chronischer Schmerzzustände erscheinen diese Substanzen aufgrund ihrer schlechten Steuerbarkeit und der Kumulationsgefahr nur eingeschränkt geeignet.

Das beim Menschen im Vergleich zu Morphin etwa 100 mal stärker analgetisch wirkende **Fentanyl** wird aufgrund seiner kurzen Wirkdauer (1–2 h, Plasmahalbwertszeit 2–4 h) im Rahmen der Neuroleptanalgesie in Kombination mit Neuroleptika eingesetzt. Die kurze Wirkdauer von Fentanyl ist auf eine Umverteilung der relativ lipophilen Substanz aus dem Zentralnervensystem in andere Gewebe zurückzuführen. Die hohe analgetische Potenz von Fentanyl geht jedoch auch mit einer starken Atemsuppression einher und erfordert aufgrund der Gefahr von Atemstörungen eine sorgfältige Überwachung des Patienten in der postoperativen Phase.

Fentanyl hat in jüngerer Zeit auch bei der Behandlung chronischer Schmerzen Bedeutung erlangt. Über *transdermale therapeutische Systeme* kontrolliert freigesetztes Fentanyl ist in Deutschland zur Therapie tumorbedingter opioidsensibler Dauerschmerzen zugelassen. Die transdermale Applikation verursacht im Vergleich zu oralen Opioidzubereitungen geringere gastrointestinale Nebenwirkungen und bietet auch die Möglichkeit eines Einsatzes bei Tumoren im Bereich des Gastrointestinaltraktes, bei denen eine orale Zufuhr nicht möglich ist. Allerdings zeigt Fentanyl eine variable transdermale Bioverfügbarkeit.

Die ebenfalls im Rahmen der Anästhesie eingesetzten Fentanyl-Verwandte **Alfentanil** und **Sufentanil** zeichnen sich durch einen im Vergleich zu Fentanyl schnelleren Wirkungseintritt bei allerdings kürzerer Wirkungsdauer aus. Die Wirkstärke von Alfentanil beträgt ein Drittel bis ein Viertel der von Fentanyl, während Sufentanil eine etwa sieben- bis zehnfach höhere Wirkstärke als Fentanyl besitzt.

Ein selektiver µ-Opioidagonist mit raschem Wirkungseintritt und sehr kurzer Wirkdauer ist **Remifentanil**. Remifentanil wird aufgrund seiner Esterstruktur hydrolytisch durch ubiquitär vorhandene unspezifische Blut- und Gewebeesterasen zu einem inaktiven Karbonsäurederivat metabolisiert („esterase metabolized opioid"). Mit dem schnellen Wirkungseintritt und der kurzen Wirkdauer geht auch eine gute Steuerbarkeit der Substanz einher. Allerdings tritt mit dem Beenden der Dauerinfusion auch der Schmerz wieder abrupt auf, daher sollte bereits vorher überlappend mit der Gabe eines länger wirksamen Analgetikums begonnen werden.

Tilidin wird in vivo in den wirksamen Metaboliten Nortilidin überführt. Die Substanz ist in Deutschland in fixer Kombination (Kapseln, Tropfen) mit Naloxon im Handel, die nicht der Betäubungsmittelverschreibungsverordnung (BtMVV) unterliegt. Die Kombination soll einer mißbräuchlichen Anwendung vorbeugen: Während Tilidin nach oraler Gabe zu Nortilidin bioaktiviert wird, wird Naloxon bei der ersten Leberpassage inaktiviert. Bei mißbräuchlicher parenteraler Applikation antagonisiert Naloxon die Wirkung von Nortilidin.

Tramadol besitzt eine im Vergleich zu Morphin geringere Wirkstärke (ca. 1/10) und zeichnet sich durch eine geringere Atemdepression und ein vermindertes Suchtpotential aus. Die Wirkung der Substanz setzt sich aus opioiden und nichtopioiden (wahrscheinlich via zentrale α_2-Rezeptoren) Komponenten zusammen. Tramadol wird bei akuten und chronischen Schmerzzuständen eingesetzt.

Gemischte Opioid-Agonisten-Antagonisten und partielle Opioidagonisten

Gemischte Agonisten-Antagonisten und partielle Agonisten am Opioidrezeptor wurden unter der Vorstellung entwickelt, Opioidanalgetika ohne Abhängigkeitsrisiko zu erhalten – eine Hoffnung, die sich retrospektiv nicht erfüllt hat. Während gemischte Agonisten-Antagonisten am µ-Rezeptor antagonistisch und am κ-Rezeptor agonistisch wirken, führen Partialagonisten bei einer dem Morphin ähnlichen Rezeptorspezifität zu einer nicht vollständigen (partiellen) Aktivierung von Opioidrezeptoren. Dementsprechend erreicht keine der nachfolgend besprochenen Substanzen die analgetische Wirkstärke des Morphins.

Pentazocin ist ein Agonist an κ-Rezeptoren und wirkt antagonistisch an µ-Rezeptoren. Die Substanz besitzt etwa ein Drittel der analgetischen Wirkung des Morphins. Als Ursache des im Vergleich zu Morphin geringeren, aber dennoch deutlich vorhandenen Suchtpotentials wird eine antagonistische Wirkung an µ-Rezeptoren diskutiert. Pentazocin kann bei wiederholter Anwendung Halluzinationen und Alpträume verursachen. Insgesamt hat sich die Substanz nicht als pharmakotherapeutischer Fortschritt erwiesen.

Buprenorphin ist ein partieller µ-Agonist mit einer im Vergleich zu Morphin höheren analgetischer Wirkstärke. Als Ursache seiner *langen Wirkdauer* wird eine langsame Dissoziation von den µ-Rezeptoren diskutiert. Im Einklang mit dieser Hypothese steht auch der klinische Befund, daß Opioidantagonisten wie Naloxon die bei Buprenorphinintoxikation auftretende Atemdepression nicht aufzuheben vermögen. Zur Stimulation des Atemzentrums ist in diesen Fällen das unspezifische Atemanaleptikum Doxapram indiziert. Charakteristisch für das Wirkprofil von Buprenorphin ist weiterhin das Auftreten eines Ceiling-Effektes. Aufgrund der langen Verweildauer am Rezeptor erweist sich die Umstellung auf reine Agonisten bei Erreichen der Ceiling-Dosis häufig als schwierig.

Opioidantagonisten

Opioidantagonisten besitzen eine höhere Affinität zu Opioidrezeptoren als Agonisten und antagonisieren auf diese Weise kompetitiv Effekte von Morphin und anderen

Opioiden. Opioidantagonisten weisen in therapeutischer Dosierung jedoch keine intrinsische Aktivität auf. *Hauptindikation* des reinen Opioidantagonisten **Naloxon** (N-Allylderivat des Oxymorphons) ist die Therapie der akuten Opioidintoxikation. Da die Gabe dieser Substanz bei Opioidabhängigen die klassischen Entzugssymptome hervorrufen kann, ist in diesen Fällen auf eine Reduzierung der Naloxondosis sowie die Verkürzung der Dosierungsintervalle zu achten. Naloxon wird aufgrund seines ausgeprägten First-Pass-Effektes injiziert.

Das länger wirkende **Naltrexon** (besitzt anstelle der N-Allylgruppe des Naloxons eine Methylzyklopropylgruppe) wird aufgrund seiner längeren Wirkdauer (> 1 Tag) zur *langfristigen Blockade von Opioidrezeptoren im Rahmen von Opioidentzugstherapien* angewendet.

Nicht-Opioid-Analgetika

Geschichtliches

Die Geschichte nichtopioider analgetischer und antientzündlicher Wirkstoffe beginnt bereits mit der Verwendung von Dekokten Salizylat-haltiger Pflanzen durch griechische und römische Ärzte. So findet die Weidenrinde als Mittel gegen Fieber und Schmerzzustände bereits im Corpus Hippocraticum Erwähnung. Im Laufe der Zeit in Vergessenheit geraten, erlebte die **Weidenrinde** im 18. Jahrhundert eine Renaissance durch Reverend E. Stone aus Oxfordshire, der nach sechsjähriger Anwendung der Droge bei Patienten ihre antipyretische Wirkung im Jahre 1763 in einem Brief an die Royal Society of Medicine erörterte. Nach der Identifizierung von Salizin (Präkursor der Salizylsäure) als wirksames Prinzip der Weidenextrakte, wurde Salizylsäure 1859 in Deutschland durch Hermann Kolbe synthetisiert. Ersten klinischen Publikationen zur antipyretischen Wirkung der Substanz folgend, wurde Salizylsäure seit 1874 in größerem Maßstab industriell hergestellt und fand wenig später auch Einzug in die Therapie der chronischen Polyarthritis.

Im Jahre 1897 synthetisierte der Bayer-Chemiker Felix Hoffmann **Azetylsalizylsäure**, die 2 Jahre später durch Heinrich Dreser als antipyretisches Analgetikum in die Klinik eingeführt wurde. In die Zeitphase der Salizylate fällt auch die Entdeckung der nichtsauren antipyretischen

Tabelle 2.4   Pharmakokinetische Kenndaten und therapeutische Dosierungen ausgewählter Pharmaka mit Angriff am Opioidrezeptor (nach [21,36])

Substanz	Anwendungsweise	Dosis	Wirkungsdauer	Eliminationshalbwertszeit
Morphin	oral	5–10 mg	4–5 h	3–4 h
	oral (Retardform)	30 mg	8–12 h	
	intramuskulär, subkutan	10 mg	4 h	
Buprenorphin	sublingual	0,2–0,4 mg	6–8 h	2–5 h
	intramuskulär	0,3 mg	6–8 h	
Codein	oral	60–100 mg	3–4 h	3–4 h
Dextropropoxyphen	oral	150–300 mg	8–12 h	3–5 h
Dihydrocodein	oral	60–120 mg	3–4 h	4 h
	oral (Retardform)	60–120 mg	8–12 h	
Hydromorphon	subkutan	2 mg	4–6 h	2–3 h
Levomethadon	oral	5 mg	6–8 h	13–51 h
	intramuskulär	5 mg	6–8 h	
Pentazocin	oral	180 mg	3 h	2–3 h
	intramuskulär	30 mg	3 h	
Pethidin	oral	300 mg	2–3 h	3–7 h
	intramuskulär, subkutan	100 mg	2–3 h	
Piritramid	intramuskulär	15 mg	4–6 h	2,8–5,4 h
Tilidin	oral	50–100 mg	2–4 h	4–6 h
Tramadol	oral	50 mg	2–4 h	6 h
	intramuskulär	50 mg	2–4 h	
Naloxon	intravenös	0,2–0,4 mg	0,5 h	1–1,5 h

Die in der Tabelle aufgeführten Dosierungen stellen Initialdosen dar. Die angegebene Wirkungsdauer (= Dosierungsintervall) bezieht sich auf den Therapiebeginn (nach Verabreichung der ersten Einzeldosis). Bei chronischer Gabe von Opioidanalgetika kann es zu einer Verlängerung der Wirkungsdauer kommen (z. B. bei Levomethadon).

Analgetika: 1884 wurde Phenazon – zu diesem Zeitpunkt noch als „Antipyrin" bezeichnet – in Erlangen von Ludwig Knorr synthetisiert und von dem Pharmakologen Wilhelm Filehne erprobt. Die Substanz wurde wenig später von der Firma Hoechst als Antipyretikum in die Arzneimitteltherapie eingeführt. Die antipyretische Wirkung von Azetanilid wurde im Jahre 1886 von den Klinikern Cahn und Hepp in Straßburg beschrieben. Diese Entdeckung erfolgte zufällig, da Azetanilid aufgrund eines Irrtums der versorgenden Apotheke appliziert wurde. Die Substanz wurde als „Antifebrin" in die Pharmakotherapie eingeführt und später durch Phenazetin und schließlich Paracetamol ersetzt. Wie auch die Pyrazolinone, hat Paracetamol nur geringe entzündungshemmende Eigenschaften. Die systematische Suche nach entzündungshemmenden und schmerzstillenden Pharmaka führte ab den 1960er Jahren zu einer Vielzahl antiphlogistischer und analgetischer Substanzen.

Einteilung

Nicht-Opioid-Analgetika lassen sich aus pharmakologischer und physikochemischer Sicht zwei Gruppen zuordnen. Zu den **sauren Analgetika** gehören die Pharmaka, die *neben analgetischen und antipyretischen Effekten in höherer Dosierung auch eine ausgeprägte antiphlogistische Wirkung* zeigen. Nach der Entdeckung der antiphlogistischen Wirkung der Glukokortikoide im Jahre 1949 wurden diese Stoffe, die teilweise bis heute zur Therapie der rheumatoiden Arthritis eingesetzt werden, unter dem Begriff der „nichtsteroidalen Antiphlogistika" („non-steroidal antiinflammatory drugs"; NSAIDs) zusammengefaßt. Die genannten Substanzen besitzen Säurecharakter (pK_A 3–5,5) und weisen eine ausgeprägte hydrophil/lipophile Polarität sowie eine hochgradige Bindung an Plasmaproteine (> 90%) auf. Zu dieser Gruppe zählen schwache Säuren wie Azetylsalizylsäure, 2-Aryl-Propionsäuren (Ibuprofen) und weitere als Analgetika eingesetzte NSAIDs (Tab. 2.**5**).

Nichtsaure Analgetika (Paracetamol, Pyrazolinone) üben analgetische und antipyretische Effekte aus, besitzen jedoch *keine nennenswerte antiphlogistische Wirkkomponente*. Ihre Vertreter sind gering polar, neutral oder schwach alkalisch und nur geringgradig an Plasmaproteine gebunden.

Saure und nichtsaure Analgetika werden auch unter dem Begriff antipyretische Analgetika zusammengefaßt.

Tabelle 2.**5** Einteilung der Nicht-Opioid-Analgetika

Saure Nicht-Opioid-Analgetika	Salizylate (Azetylsalizylsäure, Diflunisal)
	2-Aryl-Propionsäuren (Ibuprofen, Flurbiprofen, Naproxen, Ketoprofen)
	Anthranilsäuren (Mefenaminsäure)
	Arylessigsäuren (Diclofenac)
	Heteroarylessigsäuren (Indometazin, Azemetazin)
	Oxicame (Lornoxicam, Piroxicam, Meloxicam, Tenoxicam)
Nichtsaure Nicht-Opioid-Analgetika	Anilin-Derivate (Paracetamol)
	Pyrazolinon-Derivate (Phenazon, Propyphenazon, Metamizol)

Wirkungsmechanismus der Nicht-Opioid-Analgetika

Eine plausible Erklärung für die antiinflammatorischen, analgetischen und antipyretischen Effekte der sauren Analgetika wurde im Jahre 1971 von John Vane publiziert (34). Vane zeigte, daß Vertreter dieser Gruppe wie Azetylsalizylsäure und Indometazin durch **Hemmung der Zyklooxygenase (COX)** zur Reduktion proinflammatorischer **Prostaglandine** führen. Dieser Befund macht insofern Sinn, als die in den 1960er Jahren charakterisierten Prostaglandine über die Erhöhung der Gefäßpermeabilität und die Verstärkung der Wirkung anderer Entzündungsmediatoren (Kinine, Serotonin, Histamin) maßgeblich an Entstehung und Unterhaltung von Entzündungsprozessen beteiligt sind.

Mit dem von Vane beschriebenen Wirkungsmechanismus ließen sich auch unerwünschte NSAID-Effekte erklären (Erosionen und Blutungen im Magen-Darm-Trakt, Nierenfunktionsstörungen, Störungen der Blutgerinnung), die über die Blockade physiologischer Effekte von Prostazyklin (Mukosaprotektion), Prostaglandin E_2 (zusammen mit Prostazyklin Regulation der renalen Durchblutung, insbesondere bei eingeschränkter Nierenfunktion) und Thromboxan A_2 (Plättchenaggregation) zustande kommen.

Die Arbeitsgruppe um Brune zeigte, daß sich die sauren Nicht-Opioid-Analgetika aufgrund ihres Säurecharakters (pK_A-Werte 3–5,5) und ihrer hohen Eiweißbindung (> 90%) besonders im entzündeten Gewebe, in der Schleimhaut des Magen-Darm-Traktes sowie in Nierenrinde, Blut und Knochenmark anreichern (6). Diese Eigenschaft wird als entscheidender Faktor der antiinflammatorischen, aber auch der bereits erwähnten unerwünschten Effekte dieser Substanzen angesehen.

Bei nichtsauren, neutralen (Paracetamol) oder schwach basischen (Phenazon und Derivate) Nicht-Opioid-Analgetika, die sich nicht in Kompartimenten mit saurem extrazellulärem pH-Wert anreichern, dafür aber im Zentralnervensystem relativ hohe Konzentrationen erreichen (7), werden diese Nebenwirkungen nicht bzw. nur marginal registriert. Im Einklang mit diesen Befunden erwiesen sich die nicht antiphlogistisch wirkenden Analgetika Paracetamol und Phenazon in der Peripherie nur als schwache Inhibitoren der Prostaglandinsynthese (7, 24, 34).

Anfang der 1990er durchgeführte Studien zeigten, daß zwei Isoformen der COX existieren (13, 22). Die von unterschiedlichen Genen kodierten COX-Isoformen unterscheiden sich hinsichtlich Gewebeverteilung und Expressionsregulation. **COX-1** ist konstitutiv in fast allen Zelltypen, unter anderem in Niere, Magen, Thrombozyten und Gefäßendothel, exprimiert und reguliert als sogenanntes „house-keeping enzyme" physiologische Reaktionen (Abb. 2.**6**). Die Induktion von **COX-2** in entzündungsrelevanten Zellen (Makrophagen/Monozyten, Endothelzellen, Synoviozyten) erfolgt im Rahmen von Gewebeschädigungen und Entzündungen durch Zytokine (Tumornekrosefaktor α, Interleukin[IL]-1), Mitogene und Wachstumsfaktoren. Die Induktion der COX-2-Expression wird durch Glukokortikoide und die antiinflammatorischen Zytokine IL-4, IL-10 und IL-13 gehemmt.

Diese Befunde führten zu der inzwischen akzeptierten Hypothese, daß eine Unterdrückung von Entzündung und Schmerz über eine Hemmung der COX-2 verläuft, während bekannte Nebenwirkungen der NSAIDs (Magen- und

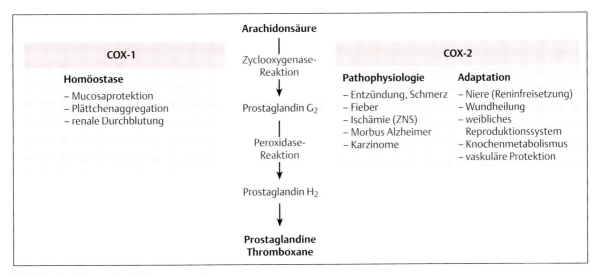

Abb. 2.**6** Funktionen der Zyklooxygenase-Isoenzyme

Darmulzerationen, Störungen der Blutgerinnung) auf eine Hemmung der COX-1 zurückzuführen sind.

Alle bislang therapeutisch eingesetzten sauren Nicht-Opioid-Analgetika erwiesen sich jedoch als nichtselektive COX-Hemmer (27). Einige Vertreter (Diclofenac, Meloxicam, Nimesulid) lassen sich bestenfalls als präferentielle COX-2-Inhibitoren bezeichnen. Auf die inzwischen therapeutisch verfügbaren spezifischen COX-2-Inhibitoren wird an späterer Stelle eingegangen.

Das einfache Konzept, dass es sich bei COX-2 um ein ausschließlich proinflammatorisches Enzym handelt, läßt sich nach den Studien der letzten Jahre jedoch nicht mehr halten (Übersicht in [9, 17]) (Abb. 2.**6**). So wird das COX-2-Isoenzym unter anderem in Gehirn und Rückenmark – hier vor allem im Hinterhorn, der analgetischen Filterstation – konstitutiv exprimiert (3). Weiterhin wird COX-2 konstitutiv in der Macula densa der Rattenniere exprimiert und kann dort durch physiologische Stimuli (Salz- und Wasserentzug) hochreguliert werden. In der humanen Niere wurde eine konstitutive COX-2-Expression in den glomerulären Podozyten und im Gefäßsystem nachgewiesen. Mehrere Befunde deuten darauf hin, daß die renale COX-2 in die Regulation des Renin-Angiotensin-Systems (Kontrolle der Reninfreisetzung) sowie in die Regulation des Wasser- und Elektrolythaushaltes involviert ist. Des weiteren scheint die zyklische hormonelle Induktion von COX-2 eine wichtige Rolle bei der Ovulation zu spielen. Im Uterusepithel wird COX-2 zu verschiedenen Zeitpunkten der Frühschwangerschaft exprimiert und spielt hier eine Rolle bei der Nidation des befruchteten Eies sowie bei der für den Aufbau der Plazenta notwendigen Angiogenese. Ebenso sind COX-2-abhängige Prostaglandine in die Induktion der Uteruskontraktion bei Wehen involviert.

Studien der letzten Jahre schreiben weiterhin der endothelialen COX-2 eine vasoprotektive und antiatherogene Wirkung zu. Eine besondere Bedeutung kommt in diesem Zusammenhang dem Eicosanoid Prostacyclin als Inhibitor von Plättchenaggregation, Leukozytenaktivierung und -adhäsion, Gefäßmuskelkontraktion sowie Cholesterolester-Ansammlung in Gefäßzellen zu. Eine Hochregulierung der COX-2 in Endothelzellen wurde in vitro in Gegenwart von Lysophosphatidylcholin (Bestandteil atherogener Lipoproteine und atherosklerotischer Läsionen) und nach Shear Stress registriert. Die Induktion des endothelialen COX-2-Enzyms wird als vasoprotektiver Mechanismus diskutiert, der die Progression atherosklerotischer Läsionen begrenzen und ihre Regression fördern soll. Das Konzept einer gefäß- und kardioprotektiven Rolle der COX-2 wird auch durch Befunde gestützt, die zeigen, daß die COX-2-Expression in Endothelzellen und Myozyten von infarktgeschädigtem Myokard kompensatorisch hochreguliert wird.

Parallel zur Entdeckung einer induzierbaren COX-Isoform konnten Studien der letzten Jahre einen wesentlichen Beitrag zur molekularen Basis der analgetischen Wirkung von Nicht-Opioid-Analgetika leisten. Wie wir inzwischen wissen, sind Prostaglandine per se keine bedeutenden Schmerzmediatoren, sondern erhöhen im traumatisierten Gewebe die Empfindlichkeit von Nozizeptoren auf andere Stimuli, indem sie normalerweise nicht erregbare polymodale Rezeptoren („silent nociceptors") in einen Zustand leichter Erregbarkeit überführen.

Es gilt heute als gesichert, daß der Hauptangriffspunkt der sauren Nicht-Opioid-Analgetika in der Normalisierung der erhöhten Empfindlichkeit der Nozizeptoren im geschädigten Gewebe liegt.

Diese Substanzen üben insofern im strengen Sinne keinen analgetischen Effekt aus, sondern wirken durch Modulierung der Sensitivität polymodaler Nozizeptoren „antihyperalgetisch" (14). Eine Reihe von Studien belegt weiterhin, daß nach einer Gewebeschädigung nicht nur im betroffenen Gewebe, sondern auch im Rückenmark Prostaglandine gebildet werden, die die Übertragung schmerzrelevanter Informationen vom geschädigten Gewebe zum Großhirn modulieren (Übersicht in [5]). Die aus Nervenendigungen und umliegenden Gliazellen sezernierten Prostaglandine erleichtern dabei vor allem die Glutamat- und Substanz-P-mediierte synaptische Übertragung nozizeptiver Informationen von der Substantia gelatinosa des spinalen Hinterhorns auf die Neuronen des Vorderseitenstranges. In diesem Zusammenhang konnte in verschiedenen Studien demonstriert werden, daß parenteral applizierte COX-Inhibitoren zu einer dosisabhängigen Hemmung der spinalen Prostaglandinfreisetzung führen.

Für eine Involvierung von COX-2 in den nozizeptiven Prozeß spricht der Befund, daß sich nach Induktion einer peripheren Entzündung (Injektion von Freund'schem Adjuvans in die Rattenpfote) erhöhte COX-2-mRNA-Spiegel im Rückenmark nachweisen lassen (3). Darüber hinaus konnte gezeigt werden, daß der spezifische COX-2-Inhibitor Celecoxib zu einer Senkung der durch eine periphere Entzündung induzierten Prostaglandin-E_2-Synthese in der Cerebrospinalflüssigkeit führt, während ein entsprechender Hemmeffekt nach Gabe eines selektiven COX-1-Hemmers ausblieb (32). Von daher scheinen neben den peripher generierten Prostaglandinen auch die via COX-2 im Zentralnervensystem synthetisierten Prostaglandine eine bedeutende Rolle bei der Induktion einer Hyperalgesie zu spielen.

Befunde der jüngsten Zeit sprechen dafür, daß die analgetische Wirkung von Nicht-Opioid-Analgetika im Rückenmark nicht ausschließlich auf eine Verminderung der Prostaglandinsynthese, sondern darüber hinaus auf eine erhöhte Konzentration anderer Arachidonsäuremetabolite zurückzuführen sein könnte (35). In diesem Zusammenhang konnte gezeigt werden, daß die Aktivierung von µ-Rezeptoren durch Opioide zu einer Aktivierung der Phospholipase A_2 führt. Die infolgedessen neben COX-Produkten verstärkt synthetisierten Metabolite des 12-Lipoxygenase-Weges (12-Hydroperoxy-Eikosatetraensäure; 12-HPETE) aktivieren spannungsabhängige Kaliumkanäle und führen über die Verminderung der Dauer des Aktionspotentials zu einer Hemmung der Transmitterfreisetzung. Saure Nicht-Opioid-Analgetika könnten diesen Effekt verstärken, indem sie über Hemmung der COX eine verstärkte Bildung von Lipoxygenaseprodukten bewirken. Auf der Basis dieser Befunde ließe sich die klinisch seit längerem bekannte Potenzierung der Opioidwirkung durch antipyretische Analgetika erklären (37).

Neuere Befunde unterstreichen weiterhin, daß das Rückenmark auch ein wesentliches Target nichtsaurer Nicht-Opioid-Analgetika darstellt. Von Neugebauer et al. (26) an anästhesierten Katzen durchgeführte elektrophysiologische Studien sprechen dafür, daß **Metamizol**, intravenös appliziert, die infolge einer peripheren Entzündung erhöhte Aktivität von C-Fasern und spinalen Neuronen senkt. Ob dieser Effekt mit einer geringgradigen Reduktion der Prostaglandinsynthese im Zentralnervensystem in Verbindung zu bringen ist, werden künftige Studien zu klären haben.

Für **Paracetamol** konnte in tierexperimentellen Studien eine zentrale und supraspinale analgetische Wirkung nachgewiesen werden. Dabei wurde eine Interferenz von Paracetamol mit der N-Methyl-D-Aspartat- und Substanz-P-mediierten spinalen Analgesie beobachtet (4). Die in früheren Studien postulierte Hemmung der Prostaglandinsynthese im Zentralnervensystem als analgetischer Wirkungsmechanismus von Paracetamol wird kontrovers diskutiert (11, 24). Darüber hinaus gibt es experimentelle Hinweise auf eine „stimmungshebende" Wirkung des Paracetamols (12).

Saure Analgetika mit geringer Potenz und kurzer Eliminationshalbwertszeit

Als ein Kriterium für die optimale therapeutische Auswahl eines nicht-opioiden Analgetikums hat sich ihr pharmakokinetisches Profil erwiesen. So sind bei akuten Schmerzzuständen (Kopfschmerzen, Zahnschmerzen, Dysmenorrhoe, Schmerzen nach Bagatellverletzungen) zuverlässig und schnell anflutende, auf der anderen Seite aber auch schnell eliminierbare saure Analgetika indiziert.

Prototypen dieser Gruppe sind Azetylsalizylsäure und Ibuprofen.

Azetylsalizylsäure wird in einer Einzeldosis von 0,5 – 1 g als Analgetikum und Antipyretikum, in höherer Dosierung (Einzeldosis > 1 g) als Antiphlogistikum eingesetzt. Azetylsalizylsäure wird bereits im Magen resorbiert und im Plasma und Gewebe mit einer Eliminationshalbwertszeit von ca. 15 min (bei Dosen < 1 g) deazetyliert.

Azetylsalizylsäure führt sehr oft zu unerwünschten Wirkungen im *Gastrointestinaltrakt*. Dabei wird die Häufigkeit von Magenulzera und schweren Blutungen bei regelmäßiger Gabe analgetischer Dosen mit 1:5000 angegeben. Neben der Hemmung der Synthese zytoprotektiver Prostanoide scheint ebenso ein Prostaglandin-unabhängiger irritierender Effekt von Azetylsalizylsäure in die gastrointestinale Toxizität der Substanz involviert zu sein: Azetylsalizylsäure liegt im Magensaft überwiegend in nicht dissoziierter Form vor, wird bei der Mukosapassage in Salizylsäure und Essigsäure gespalten, und kann auf diese Weise die Epithelzellen direkt schädigen.

Azetylsalizylsäure führt bei ca. 10 – 15 % aller Patienten mit Asthma bronchiale zum sogenannten „*Aspirin-Asthma*". Als Mechanismus des dabei ausgelösten Bronchospasmus wird ein Konzentrationsabfall von bronchodilatierendem Prostaglandin E_2 sowie eine vermehrte Bildung proinflammatorischer und bronchokonstriktorischer Leukotriene („Lipoxygenase-Shift") diskutiert, die durch die bei diesen Patienten genetisch determinierte Überexpression des Enzyms Leukotrien-C4-Synthase verstärkt wird. Hohe Salizylatdosen verstärken die Wirkung von indirekten Antikoagulanzien (4-Hydroxy-Kumarin-Derivate) und oralen Antidiabetika (Sulfonylharnstoffe).

- Azetylsalizylsäure ist dementsprechend kontraindiziert bei Patienten mit Magen-Darm-Ulzera, erhöhter Blutungsneigung und Asthma bronchiale.

Das *Reye-Syndrom* (Meningoenzephalopathie mit fettiger Degeneration von Leber und anderen parenchymatösen Organen) kann nach Azetylsalizylsäure-Einnahme durch Kinder mit fieberhaften Virusinfekten (z. B. Windpocken) entstehen. Kinder vor der Pubertät, die an Virusinfektionen erkrankt sind, dürfen daher nicht mit Azetylsalizylsäure behandelt werden. Aufgrund von *Blutungsneigung* und vorzeitigem *Verschluß des Ductus arteriosus Botalli* sollte Azetylsalizylsäure nicht im dritten Trimenon der Schwangerschaft und in der Stillzeit verwandt werden.

Therapeutisch ausgenutzt wird weiterhin die *thrombozytenaggregationshemmende Wirkung* niedriger Azetylsalizylsäuredosierungen (50 – 100 mg/Tag) bei der Reinfarktprophylaxe. Die irreversible Hemmung der thrombozytären COX-1 bedingt die lang anhaltende Verminderung der Blutgerinnungsfähigkeit nach Gabe der Substanz. Da Thrombozyten das geschädigte Enzymsystem nicht regenerieren können, hält dieser Effekt trotz der geringen Halbwertszeit der Azetylsalizylsäure bis zu 7 Tage an.

Ibuprofen ist ein Vertreter der 2-Aryl-Propionsäuren, chiralen Substanzen mit asymmetrischem Kohlenstoffatom in α-Stellung zur Karboxylgruppe. Sie bestehen aus einer *R*- und einer *S*-Form, die sich hinsichtlich ihrer optischen Aktivität, d. h. der Fähigkeit, die Ebene des linear polarisierten Lichtes zu drehen, unterscheiden. Diese Unterscheidung ist von Bedeutung, da nur die S-Formen – zumindest peripher – die COX-Isoformen substantiell hemmen und auf dieser Basis ihre antiphlogistische, zum Teil wohl auch analgetische Wirkung auszuüben scheinen. Ibuprofen (wie auch Flurbiprofen) ist in Deutschland als Razemat (1:1-Gemisch der Enantiomere) zugelassen. Da R-Ibuprofen in vivo in respektablem Umfang in die stärker COX-hemmende S-Form umgewandelt wird, kann von einer protrahierten Wirkung des Razemats ausgegangen werden.

Ibuprofen zeigt in Abhängigkeit von seiner galenischen Formulierung ein unterschiedliches Resorptionsverhalten. Eine schnelle Resorption ist bei Gabe des Lysinsalzes gewährleistet. Die Bioverfügbarkeit von Ibuprofen beträgt nahezu 100 %. Ibuprofen wird in Einzeldosen von 0,2 – 1 g verabreicht. Auf der Basis großer epidemiologischer Studien läßt sich feststellen, daß Ibuprofen in analgetischer Dosierung (bis 1,2 g pro Tag) kein meßbar erhöhtes Risiko an Ulzerationen zeigt. Vor diesem Hintergrund ist Ibuprofen hinsichtlich gastrointestinaler Beschwerden und Blutgerinnungsstörungen der Azetylsalizylsäure vorzuziehen. Nach Einnahme von Ibuprofen wurden einige Fälle von Pseudotumor cerebri, Kopfschmerz, Sehstörungen sowie Meningitis registriert. Ibuprofen kann in einigen seltenen Fällen zur Retention von Lithium sowie zu einer verminderten renalen Elimination von Methotrexat führen.

Anthranilsäurederivate (Fenamate), die eine dem Ibuprofen äquivalente analgetische Wirkung besitzen, haben heute wegen ihrer unerwünschten Wirkungen (häufige Diarrhöen, einige Fälle von Nephrotoxizität) in der Schmerztherapie kaum noch Bedeutung.

Saure Analgetika mit mittlerer Potenz und mittlerer Eliminationshalbwertszeit

Zu dieser Gruppe gehören **Naproxen** und **Diflunisal**. Naproxen ist bei schmerzhaften Regelblutungen und Schmerzzuständen nach der Geburt indiziert. Diflunisal (Difluorphenylsalizylat) verfügt über eine im Vergleich zu Azetylsalizylsäure längere Halbwertszeit (8 – 12 h). Naproxen ist in Deutschland als reine S-Form zugelassen.

Saure Analgetika mit hoher Potenz und kurzer Eliminationshalbwertszeit

- Nicht-Opioid-Analgetika dieser Gruppe werden bevorzugt zur Therapie entzündlicher Schmerzen (chronische Polyarthritis, Wundschmerzen nach operativen Eingriffen an Muskulatur und Knochen) eingesetzt.

Die für diese Indikationen weltweit am häufigsten eingesetzte Arylessigsäure **Diclofenac** hemmt die COX-2-Isoform etwas stärker als das COX-1-Enzym und besitzt eine im Vergleich zu anderen sauren Nicht-Opioid-Analgetika relativ geringe Inzidenz unerwünschter gastrointestinaler Ereignisse (15). Ungeeignet erscheint Diclofenac zur Therapie akuter passagerer Schmerzen und Fieberzustände, da die Substanz aufgrund ihrer geringen und variablen Bioverfügbarkeit sowie eines späten Resorptionsbeginns in niedriger Dosierung keine zuverlässige analgetische Wirkung erwarten läßt.

Weitere Vertreter dieser Gruppe sind **Lornoxicam**, **Flurbiprofen** und **Indometazin** sowie die etwas geringer potenten Substanzen **Ketoprofen** (in Deutschland als Razemat und reines S-Enantiomer zur Schmerztherapie zugelassen) und **Fenoprofen**. Die genannten Stoffe weisen bei hoher oraler Bioverfügbarkeit jedoch ein relativ hohes Risiko unerwünschter Wirkungen auf (15).

Saure Analgetika mit hoher Potenz und langer Eliminationshalbwertszeit

- Infolge ihrer langen Halbwertszeit werden die Oxicame (Piroxicam, Tenoxicam, Meloxicam) bei chronischen, den ganzen Tag über andauernden intensiven Schmerzen (z. B. Schmerzen bei chronischer Polyarthritis oder durch Knochenmetastasen) eingesetzt, erfüllen jedoch nicht die Bedingungen für die Therapie akuter passagerer Schmerzen und Fieberzustände.

Die genannten Substanzen werden langsam eliminiert und metabolisiert und zeigen eine ausgeprägte enterohepatische Zirkulation. Grundsätzlich besteht bei diesen länger im Organismus verweilenden Substanzen auch ein größeres Risiko unerwünschter Wirkungen im Gastrointestinaltrakt und in der Niere (15). **Piroxicam** weist in Vergleichsstudien mit Indometazin schwerwiegendere unerwünschte Wirkungen im Gastrointestinaltrakt und weiteren Organsystemen auf (Leukopenie, Transaminasenanstieg, Nierenfunktionsstörung, Phototoxizität, schwere Hautschäden). Saure Analgetika mit langer Halbwertszeit sollten aufgrund der bestehenden Kumulationsgefahr nicht bei eingeschränkter Leber- und Nierenfunktion zur Anwendung kommen.

Eine Zusammenfassung der sauren Nicht-Opioid-Analgetika gibt Tab. 2.**6**.

Nichtsaure Analgetika: Anilin-Derivate

Von den Anilin-Derivaten hat heute nur noch **Paracetamol** (Synonym: Azetaminophen) therapeutische Bedeutung. Paracetamol ist der Hauptmetabolit des aufgrund nephrotoxischer Effekte aus dem Verkehr gezogenen Phenazetins. Paracetamol findet Anwendung bei *leichten bis mittelstarken Schmerzen nicht viszeralen Ursprungs* sowie bei den meisten *febrilen Zuständen*. Die Substanz weist in den üblichen Dosierungen gering einzuschätzende unerwünschte Wirkungen auf. Paracetamol wird erst im Dünndarm resorbiert und sollte bei Pylorospasmen (bei Migräne auftretend) rektal appliziert werden.

Paracetamol wird hauptsächlich in Phase-II-Reaktionen zum Glukuronid und Sulfat metabolisiert. Der in geringem Ausmaß (≤ 3 %) via Zytochrom P-450 entstehende reaktive elektrophile Metabolit N-Azetyl-p-Chinonimin wird normalerweise via Konjugation mit Glutathion inaktiviert. Eine Erschöpfung der hepatischen Glutathionreserven tritt jedoch bei Paracetamol-*Überdosierung* (> 6 – 8 g) auf, so daß unter diesen Umständen der reaktive Metabolit kovalente Bindungen mit zellulären Proteinen eingehen kann. Dadurch treten dosisabhängig reversible funktionelle Störungen der Leberfunktion und Leberzellnekrosen bis zu einem funktionellen irreversiblen Leberausfall auf. Im Falle

Tabelle 2.6 Saure Nicht-Opioid-Analgetika: Wirkstoffklassen, physikochemische und pharmakologische Kenndaten sowie therapeutische Dosierungen (nach [6])

Pharmakokinetische/ chemische Subklassen	pK_A-Wert	Plasmaproteinbindung	t_{max}[a]	$t_{1/2}$[b]	Orale Bioverfügbarkeit	Einzeldosis (maximale Tagesdosis) bei Erwachsenen
Geringe Potenz/schnelle Elimination						
Salizylate						
Azetylsalizylsäure	3,5	50–70%	~15 min	~15 min	~50%, dosisabhängig	0,05–1 g[c] (bis 6 g)
Salizylsäure	3,0	80–95%, dosisabhängig	0,5–2 h	2,5–4,5 h, dosisabhängig	80–100%	0,5–1 g (6 g)
2-Aryl-Propionsäuren						
Ibuprofen	4,4	99%	0,5–2 h	2 h	100%	200–800 mg (2,4 g)
Anthranilsäuren						
Mefenaminsäure	4,2	90%	2–4 h	1–2 h	70%	250–500 mg (1,5 g)
Mittlere Potenz/mittlere Eliminationsgeschwindigkeit						
Salizylate						
Diflunisal	3,3	98–99%, dosisabhängig	2–3 h	8–12 h, dosisabhängig	80–100%	250–500 mg (1 g)
2-Aryl-Propionsäuren						
Naproxen	4,2	99%	2–4 h	12–15 h[d]	90–100%	250–500 mg (1,25 g)
Arylessigsäuren						
6-Methoxy-2-Naphthyl-Essigsäure (aktiver Nabumeton-Metabolit)	4,2	99%	3–6 h	20–24 h	20–50%	0,5–1 g (1,5 g)
Hohe Potenz/schnelle Elimination						
2-Aryl-Propionsäuren						
Flurbiprofen	4,2	>99%	1,5–3 h	2,5–4(–8) h	keine Daten	50–100 mg (200 mg)
Ketoprofen	5,3	99%	1–2 h	2–4 h	~90%	25–100 mg (200 mg)
Aryl-/Heteroarylessigsäuren						
Diclofenac	3,9	99,7%	1–12 h[e], sehr variabel	1–2 h	~50%, dosisabhängig	25–75 mg (150 mg)
Indometazin	4,5	99%	0,5–2 h	2–3(–11 h)[d], sehr variabel	~100%	25–75 mg (200 mg)
Oxicame						
Lornoxicam	4,7	99%	0,5–2 h	4–10 h	~100%	4–12 mg (16 mg)
Hohe Potenz/langsame Elimination						
Oxicame						
Piroxicam	5,9	99%	3–5 h	14–160 h[d]	~100%	20–40 mg, initial: 40 mg
Tenoxicam	5,3	99%	0,5–2 h	25–175 h[d]	~100%	20–40 mg, initial: 40 mg
Meloxicam	4,08	99,5%	2–6 h	20 h[d]	89%	7,5–15 mg

a = Zeit bis zum Erreichen der maximalen Plasmakonzentration nach oraler Applikation
b = terminale Eliminationshalbwertszeit
c = thrombozytenaggregationshemmende Einzeldosis: 50–100 mg; analgetische Einzeldosis: 0,5–1 g
d = enterohepatischer Kreislauf
e = monolithische säurefeste Tabletten oder ähnliche galenische Zubereitungen

einer vorgeschädigten Leber können entsprechende lebensbedrohliche Leberzellschädigungen auch bereits bei noch zugelassener hoher Dosierung evident werden. Eine *Herabsetzung der toxischen Paracetamol-Schwellenkonzentration* tritt auch bei bestehender Induktion des Zytochrom-P-450-Systems (z. B. Enzyminduktion bei Alkoholikern, chronische Einnahme von Barbituraten) auf. Zur *Behandlung von Paracetamol-Intoxikationen* wird vor allem der Sulfhydryldonor N-Azetyl-Zystein eingesetzt. Paracetamol sollte aufgrund der beschriebenen möglichen unerwünschten Effekte nicht bei Leberkranken und Alkoholikern angewendet werden.

Nichtsaure Analgetika: Pyrazolinon-Derivate

Pyrazolinone (Phenazon, Propyphenazon, Metamizol) verfügen über gute analgetische Effekte. Phenazon, Propyphenazon und Metamizol stellen die vorherrschend eingesetzten Nicht-Opioid-Analgetika in Lateinamerika, vielen Ländern Asiens sowie Ost- und Mitteleuropas dar. Phenazon und Propyphenazon sind Bestandteil einer großen Anzahl analgetischer Kombinationspräparate.

Das bei schweren Fieberzuständen indizierte **Metamizol** ist hinsichtlich seiner antipyretischen Wirkkomponente Phenazon, Paracetamol und Azetylsalizylsäure überlegen. Des weiteren wird für Metamizol eine direkte spasmolytische Wirkung an der glatten Muskulatur diskutiert. Metamizol findet Anwendung bei der Therapie akuter starker Schmerzen nach Verletzungen und Operationen, Koliken, Tumorschmerzen und sonstigen akuten oder chronischen starken Schmerzen, wenn andere therapeutische Maßnahmen nicht indiziert sind. Da nach (besonders schneller) intravenöser Injektion von Metamizol *Schockreaktionen* mit tödlichem Ausgang und (häufiger) Schockfragmente beschrieben worden sind, sollte die Substanz langsam injiziert und unter strenger Indikationsstellung eingesetzt werden. Zum Risiko einer Schockreaktion gibt es nur Schätzungen. Dabei zeigt sich, daß Schock und Schockfragmente bei allen COX-Hemmern – insbesondere bei parenteraler Applikation – auftreten (1).

Das Risiko der *Agranulozytose* nach Metamizolgabe wird inzwischen mit einer Größenordnung von 1:1 000 000 angegeben. Neben der Agranulozytose führen die Pyrazolinon-Derivate – ebenfalls wie COX-Hemmer – sehr selten zu schweren allergischen Hauterkrankungen oder zu Blutdruckabfällen (29). Im Gegensatz zu dem inzwischen aus dem Verkehr gezogenen Aminophenazon wirken die heute therapeutisch eingesetzten Pyrazolinon-Derivate nicht nitrosaminbildend.

Pyrazolinone sind bei Blutbildungsstörungen, hepatischer Porphyrie, Glucose-6-phosphat-Dehydrogenase-Mangel und Nierenfunktionsstörungen *kontraindiziert*.

Eine Zusammenstellung der pharmakokinetischen Kenndaten von Paracetamol und den Pyrazolinon-Derivaten gibt Tab. 2.7.

Spezifische COX-2-Inhibitoren

Seit der Entdeckung der COX-2-Isoform sind eine Reihe neuer Verbindungen synthetisiert und hinsichtlich ihrer

Tabelle 2.7 Nichtsaure Nicht-Opioid-Analgetika: Wirkstoffklassen, physikochemische und pharmakologische Kenndaten sowie therapeutische Dosierungen

Subklassen	Plasmaproteinbindung	t_{max}[a]	$t_{1/2}$[b]	Orale Bioverfügbarkeit	Einzeldosis (maximale Tagesdosis) bei Erwachsenen
Anilin-Derivate					
Paracetamol	5–50 %, dosisabhängig	0,5–1,5 h	1,5–2,5 h	70–100 %, dosisabhängig	0,5–1 g (4 g)
Pyrazolinon-Derivate					
Phenazon	< 10 %	0,5–2 h	11–12 h	~100 % dosisabhängig	0,5–1 g (4 g)
Propyphenazon	~ 10 %	0,5–1,5 h	1–2,5 h	~ 100 %, dosisabhängig	0,5–1 g (4 g)
Metamizol-Natrium[c]	< 20 %	–	–	–	0,5–1 g (4 g)
4-Methyl-Aminophenazon[d]	58 %	1–2 h	2–4 h	~100 %	–
4-Aminophenazon[d]	48 %	–	4–5,5 h	–	–
Spezifische COX-2-Inhibitoren					
Celecoxib	94–98 %	2–4 h	11 h	60–80 %	100–200 mg (400 mg)[e]
Rofecoxib	~ 98 %	2–4 h	~ 17 h	100 %	12,5–25 mg (50 mg)[e]

a = Zeit bis zum Erreichen der maximalen Plasmakonzentration nach oraler Applikation
b = terminale Eliminationshalbwertszeit
c = Noraminopyrinmethansulfonat-Natrium
d = Metamizol-Metaboliten
e = Die empfohlenen Tagesdosen für Osteoarthritis liegen bei 200 mg (Celecoxib) und 25 mg (Rofecoxib). Für die Therapie der chronischen Polyarthritis wird Celecoxib in einer Tagesdosis von 200–400 mg empfohlen. Die initiale Dosis Rofecoxib zur Therapie akuter Schmerzen bei Erwachsenen und primärer Dysmenorrhoe (in Deutschland für diese Indikationen bisher nicht zugelassen) ist 50 mg einmal täglich, die Folgedosen betragen 50 mg einmal täglich. Der Einsatz von 50 mg Rofecoxib über einen Zeitraum von 5 Tagen hinaus ist bisher nicht untersucht worden.

COX-2-Selektivität getestet worden (Übersicht in: [18, 19]). Grundlage hierfür war die Aufklärung der Kristallstrukturen der beiden COX-Isoenzyme, die zeigte, daß die katalytischen Zentren beider Enzymproteine am Ende eines hydrophoben Kanals liegen, der bei der COX-2-Isoform ein etwa 17% größeres Volumen aufweist. Neben dem hydrophoben Tunnel befindet sich ein zweiter Kanal („side pocket"), der sich nur bei der COX-2-Isoform im geöffneten Zustand befindet und bei der COX-1 durch einen voluminösen Isoleuzinrest (bei COX-2 nimmt Valin die entsprechende Aminosäureposition 523 ein) verschlossen bleibt. Als spezifische COX-2-Inhibitoren erwiesen sich 1,2-Diarylheterocyclen mit Sulfon- bzw. Sulfonamidseitenkette. Als Basis der COX-2-selektiven Hemmwirkung dieser Verbindungen wird eine spezifische Einlagerung in die „side pocket" im hydrophoben Tunnel der COX-2-Isoform diskutiert (23).

Inzwischen befinden die spezifischen COX-2-Hemmstoffe **Celecoxib** (Handelsname: Celebrex) und **Rofecoxib** (Handelsname: Vioxx) in der klinischen Anwendung für die Indikationen chronische Polyarthritis (Celecoxib), Osteoarthrose (Celecoxib, Rofecoxib) und Schmerzen bei Erwachsenen (Rofecoxib). In Deutschland wurde Rofecoxib Ende 1999 zugelassen (Osteoarthrose), Celecoxib erhielt Mitte 2000 seine Zulassung (Osteo- und rheumatoide Arthritis). Beide COX-2-Inhibitoren besitzen eine den konventionellen NSAIDs vergleichbare analgetische Potenz (10, 31) und zeigen in den therapeutischen Tagdosen (Tab. 2.7) keinen Einfluß auf die COX-1-abhängige Thromboxansynthese der Blutplättchen sowie die gastrale Prostaglandinsynthese. Beide Verbindungen besitzen – gemessen an der Zeit bis zum Eintritt der maximalen Plasmakonzentration, die im Bereich von 2–4 h liegt – eine relativ langsame Absorption sowie eine langsame Elimination, die ihren Einsatz bei akuten, passageren Schmerzen wenig sinnvoll erscheinen läßt. Entsprechend ihrer unterschiedlichen Halbwertszeiten wird Celecoxib zur zweimal täglichen Applikation und Rofecoxib zur einmal täglichen Gabe empfohlen.

Während Rofecoxib primär durch Reduktion mit cytosolischen Enzymen metabolisiert wird, erfolgt die Biotransformation von Celecoxib in der Leber vor allem über das Zytochrom-P450-System (CYP2C9). Vor diesem Hintergrund bestehen potentielle Wechselwirkungen zwischen Celecoxib und Arzneistoffen mit inhibitorischer Wirkung auf CYP2C9. In bisherigen klinischen Studien wurden potentiell signifikante Interaktionen von Celecoxib mit dem CYP2C9-Inhibitor Fluconazol beschrieben, die in einem Anstieg der Celecoxib-Plasmakonzentration resultieren. Da nach gleichzeitiger Gabe spezifischer COX-2-Inhibitoren mit dem indirekten Antikoagulans Warfarin eine Erhöhung der Prothrombinzeit registriert wurde, sollte dieser Parameter bei Patienten, die mit Warfarin eingestellt sind, insbesondere zu Therapiebeginn mit Celecoxib bzw. Rofecoxib engmaschig kontrolliert werden. Eine sorgfältige Überwachung ist weiterhin bei Patienten, die gleichzeitig mit einem spezifischen COX-2-Hemmstoff und Lithium therapiert werden, geboten, da die Plasmakonzentration von Lithium durch COX-Inhibitoren erhöht werden kann. Im Falle von Rofecoxib ist nach gleichzeitiger Gabe von Rifampicin ein 50%iger Abfall der Rofecoxib-Plasmakonzentration registriert worden. Des weiteren kann die antihypertensive Wirkung von ACE-Hemmern bei gleichzeitiger Gabe spezifischer COX-2-Inhibitoren geringfügig abgeschwächt werden.

Im Rahmen der bisherigen Anwendung spezifischer COX-2-Inhibitoren konnten keine überraschenden unerwünschten Effekte registriert werden. Im Einklang mit der selektiven Blockade des COX-2-Enzyms besitzen Celecoxib und Rofecoxib (wie übrigens auch die nichtsauren Analgetika Paracetamol, Propyphenazon und Metamizol) eine im Vergleich zu den sauren Nicht-Opioid-Analgetika deutlich weniger ausgeprägte gastrointestinale Toxizität (10, 31). So lagen die nach Gabe klinisch empfohlener Dosen Celecoxib bzw. Rofecoxib am gesunden ulcusfreien Patienten registrierten Ulcerationen und Erosionen im Gastrointestinaltrakt auf Plazeboniveau. Unter Therapie mit spezifischen COX-2-Inhibitoren sind gelegentlich (>1/100, <1/10) Oberbauchbeschwerden, Diarrhoe, Übelkeit und Dyspepsie aufgetreten. Diese unerwünschten Effekte lassen sich jedoch zur Zeit in keinen kausalen Zusammenhang mit dem Wirkungsmechanismus der neuen Substanzen bringen. Wie unter der Therapie mit NSAIDs wurden auch nach Gabe spezifischer COX-2-Inhibitoren Wasser- und Elektrolytretentionen (Ödeme, Flüssigkeitseinlagerungen) registriert. Diese Befunde werden in Verbindung mit bereits erwähnten Befunden der letzten Jahre diskutiert, die für eine Involvierung des (konstitutiven) COX-2-Isoenzyms in die Regulation des Renin-Angiotensin-Systems sprechen. Aus diesem Grunde sind die neuen Präparate insbesondere bei Patienten mit anamnestisch bekannter Herzinsuffizienz, Linksherzdysfunktion, Hypertonie sowie bestehenden Ödemen anderer Ursache mit Vorsicht einzusetzen. Bei der Therapie von Patienten mit vorbestehender eingeschränkter Nierenfunktion, dekompensierter Herzinsuffizienz oder Leberzirrhose sind Verlaufskontrollen der Nierenfunktion angeraten. Kontrollierte klinische Studien zur Anwendung spezifischer COX-2-Hemmstoffe während der Schwangerschaft liegen bisher nicht vor. Celecoxib ist während der Schwangerschaft kontraindiziert. Rofecoxib ist wegen eines möglichen vorzeitigen Verschlusses des Ductus arteriosus Botalli und einer möglichen Wehenschwäche im dritten Trimenon einer Schwangerschaft kontraindiziert. Eine Anwendung von Rofecoxib während des ersten und zweiten Trimenons erscheint nur dann gerechtfertigt, wenn der potentielle Nutzen das mögliche Risiko für den Fetus rechtfertigt.

Mögliche Langzeitwirkungen spezifischer COX-2-Hemmstoffe lassen sich zum jetzigen Zeitpunkt schwer abschätzen. In tierexperimentellen Untersuchungen wurde gezeigt, daß COX-2 bei Magenschädigungen und am Rand von Ulcera induziert wird und daß eine spezifische COX-2-Blockade den Vorgang der Wundheilung chronischer Ulcera verzögern kann. Vor diesem Hintergrund sollte bei Patienten mit vorbestehenden NSAID-assoziierten Ulcera sichergestellt werden, daß es bei Umstellung auf spezifische COX-2-Inhibitoren zu einer wirksamen Ulcusabheilung kommt. Begründet scheint ebenso die Frage, ob spezifische COX-2-Hemmer Ulcera bei bestimmten Subgruppen (Patienten mit Erosionen oder Ulcusanamnese) verursachen können. Des weiteren werden Langzeitstudien zeigen, inwieweit die Gabe spezifischer COX-2-Inhibitoren einen Einfluß auf die Inzidenz von Gefäßerkrankungen ausübt. In bisherigen klinischen Studien wurde eine Abnahme der systemischen Prostacyclinproduktion bei gesunden Probanden nach Gabe spezifischer COX-2-Inhibitoren registriert. Vor dem Hintergrund der derzeit diskutierten vasoprotektiven Rolle des endothelialen COX-2-Enzyms könnte eine alleinige Hemmung der (vasoprotektiven) COX-2-abhängigen Prostacyclinproduktion bei uneingeschränkter Aggregierbarkeit der Thrombozyten (infolge fehlender Hemmung der COX-1-abhängigen Thromboxansynthese), zumindest der Theorie nach, vaskuläre Konsequenzen nach sich ziehen. Bei Patienten mit Risikofaktoren für Thrombosen könnte daher die gleichzeitige Anwendung niedrig-dosierter Azetylsalizylsäure das vaskuläre Risiko verringern. Allerdings ist bei gleichzeitiger Applikation eines spezifischen COX-2-Inhibitors und Azetylsalizylsäure der bei alleiniger Gabe des COX-2-Hemmstoffs bestehende Vorteil eines verminderten Risikos unerwünschter Ereignisse im Magen-Darm-Trakt nicht mehr gegeben. Für die Praxis ergibt sich daraus, daß spezifische COX-2-Inhibitoren insbesondere bei Patienten indiziert ist, die älter als 60 Jahre sind, einen Ulcus in der Anamnese besitzen oder mit Glukokortikoiden oder Antikoagulanzien therapiert werden. Im Falle einer klinisch notwendigen zusätzlichen Gabe niedrig dosierter Azetylsalizylsäure erscheint es rationaler, klassische NSAIDs, kombiniert mit Protonenpumpenhemmern und niedrig dosierter Azetylsalizylsäure einzusetzen.

Der therapeutische Einsatz spezifischer COX-2-Hemmstoffe scheint auch im Hinblick auf weitere Indikationsgebiete vielversprechend zu sein. Da sich die Degeneration großer Gehirnareale bei der Alzheimer'schen Krankheit unter Mitwirkung der COX-2 manifestiert, könnte die Hemmung der COX-2-Aktivität eine prophylaktische Option bei Alzheimer-Patienten darstellen. Desweiteren könnten spezifische COX-2-Inhibitoren zur Therapie kolorektaler Karzinome Einsatz finden. Eine Senkung von Kolonkrebs-Mortalität und -Inzidenz sowie eine Abnahme der Anzahl und Größe der Kolonpolypen bei Patienten mit familiärer adenomatöser Polyposis konnte bereits in früheren pharmakoepidemiologischen Studien mit nichtselektiven COX-Inhibitoren nachgewiesen werden. Neben der Synthese prokarzinogener Prostaglandine scheint COX-2 in die Aktivierung potentieller xenobiotischer Verbindungen zu DNA-bindenden Karzinogenen involviert zu sein, die die Kolonkarzinogenese unterhalten. Unlängst publizierte Daten zeigen, daß auch Magen-, Brust-, Lungen- und Prostatakrebs-Gewebe erhöhte COX-2-Expressionsraten aufweisen, sodaß spezifische COX-2-Hemmer theoretisch auch bei diesen Tumoren von therapeutischem Wert sein könnten. Es bleibt jedoch anzumerken, daß erst das Fehlen gravierender Nebenwirkungen beim Langzeitgebrauch spezifischer COX-2-Hemmer die Basis für entsprechende prospektive klinische Studien darstellt.

Kernaussagen

Begriffsbestimmung
- Analgetika werden in Opioidanalgetika und Nicht-Opioid-Analgetika eingeteilt, verlassen wurde hingegen die ursprüngliche Differenzierung in zentral wirksame, starke (Opioid-)Analgetika und peripher wirksame, schwache (Nicht-Opioid-)Analgetika.

Opioidanalgetika
- Opioide entfalten ihre Wirkung über verschiedene Typen von Opioidrezeptoren (μ-, δ- und κ-Rezeptoren). Diese verhindern durch eine Hemmung der Aktivierung der Adenylatzyklase die Weiterleitung der synaptischen Übertragung von Schmerzafferenzen. Opioidrezeptoren sind im Zentralnervensystem, aber auch in der Peripherie, z. B. an vegetativen Nerven, lokalisiert.
- Die Wirkung der Opioide besteht in Analgesie (supraspinale μ-Rezeptoren, spinale δ- und κ-Rezeptoren), daneben werden über unterschiedliche Rezeptoren Euphorie und Abhängigkeit, aber auch Sedierung und Dysphorie, Miosis, Atemdepression, Hustendämpfung und Obstipation vermittelt.
- Indikation sind schwerste Schmerzen, die nicht durch andere Analgetika behoben werden können. Hierzu zählen Kolik-, Infarkt-, Fraktur-, Operations- und Tumorschmerz sowie Schmerzen bei Lungenödem (Frühphase) und Schock.
- Die wichtigsten unerwünschten Effekte sind Atemdepression, Hypotension, Obstipation und Harnverhalt. Die viel gefürchtete Opioidabhängigkeit spielt bei der therapeutischen Anwendung eine untergeordnete Rolle, vor allem, wenn bestimmte Verabreichungsprinzipien beachtet werden, und sollte keinesfalls ein Grund sein, Schmerzpatienten eine wirksame analgetische Therapie vorzuenthalten.
- Opioidanalgetika (systemisch) sind kontraindiziert bei akuten hepatischen Porphyrien und eingeschränkter Lungenfunktion und nur mit Vorsicht während Schwangerschaft, Geburt und Laktation zu verwenden.
- Entsprechend ihrer **intrinsischen Aktivität** am Opioidrezeptor werden Opioide eingeteilt in reine Agonisten (hohe intrinsische Aktivität), partielle Agonisten (geringe intrinsische Aktivität) und Antagonisten (fehlende intrinsische Aktivität) sowie gemischte Agonisten-Antagonisten, in der klinischen Praxis auch entsprechend der Wirkstärke in niedrig- und hochpotente Analgetika.
- Opioidantagonisten besitzen eine höhere Affinität zu Opioidrezeptoren als Agonisten und antagonisieren auf diese Weise kompetitiv Effekte von Morphin und anderen Opioiden, weisen in therapeutischer Dosierung jedoch keine intrinsische Aktivität auf. Hauptindikation des reinen Opioidantagonisten Naloxon ist die Therapie der akuten Opioidintoxikation. Das länger wirkende Naltrexon wird zur langfristigen Blockade von Opioidrezeptoren im Rahmen von Opioidentzugstherapien angewendet.

Nicht-Opioid-Analgetika
- Nicht-Opioid-Analgetika lassen sich zwei Gruppen zuordnen. Zu den sauren Analgetika mit Säurecharakter, ausgeprägter hydrophil/lipophiler Polarität und hochgradiger Bindung an Plasmaproteine gehören die Pharmaka, die neben analgetischen und antipyretischen Effekten in höherer Dosierung auch eine ausgeprägte antiphlogistische Wirkung zeigen. Zu dieser Gruppe zählen Azetylsalizylsäure, 2-Aryl-Propionsäuren (Ibuprofen) und weitere als Analgetika eingesetzte NSAIDs. Die gering polaren, neutral oder schwach alkalischen und nur in geringem Ausmaß an Plasmaproteine gebundenen nichtsauren Analgetika (Paracetamol, Pyrazolinone) üben analgetische und antipyretische Effekte aus, besitzen jedoch keine nennenswerte antiphlogistische Wirkkomponente.
- Die antiinflammatorischen, analgetischen und antipyretischen Effekte der sauren Analgetika, aber auch unerwünschte Effekte (Magen-Darm-Blutungen, Nierenfunktionsstörungen, Störungen der Blutgerinnung) kommen durch eine Hemmung der Zyklooxygenase (COX, zwei Isoformen) zustande, die zur Reduktion proinflammatorischer, aber auch z. B. mukosaprotektiver Prostaglandine oder gerinnungsaktivierender Thromboxane führt. Allerdings sind Prostaglandine per se keine bedeutenden Schmerzmediatoren, sondern erhöhen im traumatisierten Gewebe die Empfindlichkeit von Nozizeptoren. Dementsprechend führen die sauren Nicht-Opioid-

Analgetika zu einer Normalisierung der erhöhten Empfindlichkeit der Nozizeptoren im geschädigten Gewebe.
- Die nichtsauren, nicht antiphlogistisch wirkenden Nicht-Opioid-Analgetika sind nur schwache Inhibitoren der Prostaglandinsynthese und damit auch mit geringeren Prostaglandinmangel-induzierten Nebenwirkungen behaftet. Sie vermindern die Aktivität von C-Fasern und spinalen Neuronen (Metamizol) und interferieren mit der spinalen N-Methyl-D-Aspartat- und Substanz-P-mediierten Algesie (Paracetamol).
- Die beiden COX-Isoformen unterscheiden sich hinsichtlich Gewebeverteilung und Funktionen. **COX-1** ist in fast allen Zelltypen, unter anderem in Niere, Magen, Thrombozyten und Gefäßendothel, vorhanden und reguliert physiologische Prozesse. Die Induktion von **COX-2** in Entzündungszellen wird erst bei Auftreten von Gewebeschäden durch proinflammatorische Zytokine induziert und durch Glukokortikoide und die antiinflammatorischen Zytokine IL-4, IL-10 und IL-13 gehemmt. Es gilt mittlerweile als gesichert, daß eine Unterdrückung von Entzündung und Schmerz über eine Hemmung der COX-2 verläuft, während die bekannten Nebenwirkungen der NSAIDs auf eine Hemmung der COX-1 zurückzuführen sind.
- Spezifische COX-2-Inhibitoren sind seit kurzem zugelassen und scheinen bisher weniger gravierende Nebenwirkungen zu verursachen. Allerdings stehen Langzeitbewertungen noch aus.

Referenzen

1. An epidemiologic study of severe anaphylactic and anaphylactoid reactions among hospital patients: methods and overall risks. The International Collaborative Study of Severe Anaphylaxis. Epidemiology 1998; 9:141–146
2. Atweh SF, Kuhar MJ. Autoradiographic localization of opiate receptors in rat brain. I. Spinal cord and lower medulla. Brain Res 1977; 124:53–67
3. Beiche F, Scheuerer S, Brune K, Geisslinger G, Goppelt-Strübe M. Upregulation of cyclooxygenase-2 mRNA in the rat spinal cord following peripheral inflammation. FEBS Lett 1996; 390:165–169
4. Björkman R, Hallman KM, Hedner J, Hedner T, Henning M. Acetaminophen blocks spinal hyperalgesia induced by NMDA and substance P. Pain 1994; 57:259–264
5. Brune K. Spinal cord effects of antipyretic analgesics. Drugs 1994; 47 (Suppl 5):21–27
6. Brune K, Lanz R. Pharmacokinetics of non-steroidal anti-inflammatory drugs. In: Bonta IL, Bray MA, Parnham MJ (eds) Handbook of inflammation, Vol 5, The Pharmacology of Inflammation 1985; 413–449
7. Brune K, Rainsford KD, Schweitzer A. Biodistribution of mild analgesics. Br J Clin Pharmacol 1980; 10 (Suppl 2):279–284
8. Brune K, Rainsford KD, Wagner K, Peskar BA. Inhibition by anti-inflammatory drugs of prostaglandin production in cultured macrophages - factors influencing the apparent drug effects. Arch Pharmacol 1981; 315:269–276
9. Brune K, Zeilhofer HU, Hinz B (1999) Cyclo-oxygenase inhibitors: new insights. In: Emery P (ed): Fast Facts – Rheumatology Highlights 1998–99. Health press, Oxford, pp 18–24
10. Ehrich EW, Schnitzer TJ, McIlwain H, Levy R, Wolfe F, Weisman M, Zeng Q, Morrison B, Bolognese J, Seidenberg B, Gertz BJ. Effect of specific COX-2 inhibition in osteoarthritis of the knee: a 6 week double blind, placebo controlled pilot study of rofecoxib. Rofecoxib Osteoarthritis Pilot Study Group. J Rheumatol 1999; 26:2438–2447
11. Flower RJ, Vane JR. Inhibition of prostaglandin synthetase in brain explains the anti-pyretic activity of paracetamol (4-acetamidophenol). Nature New Biol 1972; 240:410–411
12. Forster C, Magrerl W, Beck A, Geissliger G, Gall T, Brune K, Handwerker HO. Differential effects of dipyrone, ibuprofen, and paracetamol on experimentally induced pain in man. Agents Actions 1992; 35:112–121
13. Fu JY, Masferrer JL, Seibert K, Raz A, Needleman P. The induction and suppression of prostaglandin H_2 synthase (cyclooxygenase) in human monocytes. J Biol Chem 1990; 265:16737–16740
14. Handwerker HO, Reeh PW. Pain and inflammation. In: Bond M, Charlton JE, Woolf C (Eds) Proceedings of the Vth World Congress on Pain. Pain Research and Clinical Management, Vol. 5, Elsevier, North Holland, 1991; 59–70
15. Henry D, Lim LL, Garcia Rodriguez LA, Perez Gutthann S, Carson JL, Griffin M, Savage R, Logan R, Moride Y, Hawkey C, Hill S, Fries JT. Variability in risk of gastrointestinal complications with indivudual non-steroidal anti-inflammatory drugs: results of a collaborative meta-analysis. Br Med J 1996; 312:1563–1566
16. Herz A, Stein C. Opioide vermitteln antinozizeptive Wirkungen in der entzündeten Pfote von Ratten: Liganden und Mechanismen. Der Schmerz 1992; 5:158–159
17. Hinz B, Brune B. New insights into physiological and pathophysiological functions of cyclooxygenase-2. Curr Opin Anaesthesiol 2000; 13:585–590
18. Hinz B, Brune K. Spezifische COX-2-Inhibitoren: Perspektiven einer Therapie mit neuen analgetischen und antiinflammatorischen Wirkstoffen. Wien Klin Wochenschr 1999; 111:103–112
19. Hinz B, Dorn CP, Shen TY, Brune K. Anti-inflammatory – Antirheumatic Drugs. In: Ullmann's Encyclopedia of Industrial Chemistry. 6th edition, 2000 Electronic Release, Wiley-VCH, Weinheim 2000
20. Hughes J, Smith TW, Kosterlitz HW, Fothergill LA, Morgan BA, Morris HR. Identification of two related pentapeptides from the brain with potent opiate agonist activity. Nature 1975; 258:577–580
21. Jage J, Jurna I. Opioidanalgetika. In: Zenz M, Jurna I (Hrsg) Lehrbuch der Schmerztherapie. Wissenschaftliche Verlagsgesellschaft mbH Stuttgart 1993; 137–165
22. Kujuba DA, Herschman HR. Dexamethasone inhibits mitogen induction of the TIS 10 prostaglandin synthase/cyclooxygenase gene. J Biol Chem 1992; 267:7991–7994
23. Kurumbail RG, Stevens AM, Gierse JK, McDonald JJ, Stegeman RA, Pak, JY, Gildehaus D, Miyashiro JM, Penning TD, Seibert K, Isakson PC, Stallings WC. Structural basis for selective inhibition of cyclooxygenase-2 by anti-inflammatory agents. Nature 1996; 384:644–648
24. Lanz R, Polster P, Brune K. Antipyretic analgesics inhibit prostaglandin release from astrocytes and macrophages similarly. Eur J Pharmacol 1986; 130:105–109
25. Loh HH, Tseng LF, Wei E, Li CH. β-Endorphin is a potent analgesic agent. Proc Natl Acad Sci USA 1976; 73:2895–2898
26. Neugebauer V, Schaible HG, He X, Lücke T, Gründling P, Schmidt RF. Electrophysiological evidence for a spinal antinociceptive action of dipyrone. Agents Actions 1994; 41:62–70
27. Patrignani P, Panara MR, Sciulli MG, Santini G, Renda G, Patrono C. Differential inhibition of human prostaglandin endoperoxide synthase-1 and -2 by nonsteroidal anti-inflammatory drugs. J Physiol Pharmacol 1997; 48:623–631
28. Pert CB, Snyder SH. Properties of opiate-receptor binding in rat brain. Proc Natl Acad Sci USA 1973; 70:2243–2247

29. Roujeau JC, Kelly JP, Naldi L, Rzany B, Stern RS, Anderson T, Auquier A, Bastuji-Garin S, Correia O, Locati F, Mockenhaupt M, Paoletti C, Shapiro S, Sheir N, Schöpf E, Kaufman D. Medication use and the risk of Stevens-Johnson syndrome or toxic epidermal necrolysis. N Engl J Med 1995; 333:1600–1607
30. Simon EJ, Hiller JM, Edelman I. Stereospecific binding of the potent narcotic analgesic (^{3}H) Etorphine to rat-brain homogenate. Proc Natl Acad Sci USA 1973; 70:1947–1949
31. Simon LS, Weaver AL, Graham DY, Kivitz AJ, Lipsky PE, Hubbard RC, Isakson PC, Verburg KM, Yu SS, Zhao WW, Geis GS. Anti-inflammatory and upper gastrointestinal effects of celecoxib in rheumatoid arthritis: a randomized controlled trial. J Am Med Assoc 1999; 282:1921–1928
32. Smith CJ, Zhang Y, Koboldt CM, Muhammad J, Zweifel BS, Shaffer A, Talley JJ, Masferrer JL, Seibert K, Isakson PC. Pharmacological analysis of cyclooxygenase-1 in inflammation. Proc Natl Acad Sci USA 1998; 95:1313–1318
33. Terenius L. Characteristics of the „receptor" for narcotic analgesics in synaptic plasma membrane fraction from rat brain. Acta Pharmacol Toxicol (Copenh) 1973; 33:377–384
34. Vane JR. Inhibition of prostaglandin synthesis as a mechanism of action of aspirin-like drugs. Nature New Biol 1971; 231:232–235
35. Vaughan CW, Ingram SL, Connor MA, Christie MJ. How opioids inhibit GABA-mediated neurotransmission. Nature 1997; 390:611–614
36. Waldvogel HH, Beubler E, Wilder-Smith O. Wirkstoffprofile zentraler Analgetika und Antinozizeptiva. In: Waldvogel HH (Hrsg.): Analgetika, Antinozizeptiva, Adjuvantien: Handbuch für die Schmerzpraxis. Springer-Verlag Berlin, Heidelberg 1996; 343–616
37. Williams JT. The painless synergism of aspirin and opium. Nature 1997; 390:557–559

Pharmakologie: Psychopharmaka

C. Derra, U.T. Egle

Roter Faden

- Grundsätzliches
- Antidepressiva in der Schmerztherapie
  - Indikation
  - Dosierung
  - Nebenwirkungen
- Neuroleptika in der Schmerztherapie
  - Indikation
  - Nebenwirkungen
- Fehlende Indikation für Tranquilizer bei chronischen Schmerzzuständen
- Lithium bei Cluster-Kopfschmerz

Grundsätzliches

Von den Psychopharmaka werden im Bereich der Schmerztherapie Antidepressiva, Neuroleptika und auch Tranquilizer relativ häufig eingesetzt. Dabei beschränkt sich die Anwendung nicht nur auf solche Indikationsbereiche, die auf eine Behandlung von ursächlichen, reaktiven oder komorbiden psychischen Störungen (z. B. depressive oder Angststörungen) bei Schmerzpatienten abzielen. Häufig werden sie auch als Ersatz bzw. zum Einsparen von Analgetika – sei es alleine oder im Rahmen einer Kombinationsbehandlung – eingesetzt; dabei wird ihnen eine schmerzdistanzierende Wirkung zugeschrieben. Eine analgetische Wirkung im eigentlichen Sinn ist bei all diesen Präparaten umstritten.

Antidepressiva in der Schmerztherapie

Indikation

Antidepressiva entfalten ihre Wirkung über eine Einflußnahme auf den Serotonin- bzw. Noradrenalinstoffwechsel.

Neben der Behandlung depressiver Störungen bei chronisch Schmerzkranken können sie auch affektive Komponenten eines Schmerzsyndroms beeinflussen; eine direkte analgetische Wirkung, z. B. durch Interaktion mit zentralen Opioidrezeptoren oder über eine Serotonin-Reuptake-Hemmung, ist bisher nicht hinreichend belegt, so daß die routinemäßige adjuvante Gabe bei chronischen Schmerzzuständen, wie sie heute vielfach praktiziert wird, auf keiner wissenschaftlich gesicherten Grundlage steht.

- Wenn bei einem Schmerzkranken jedoch zusätzlich ein depressives Syndrom oder eine Angstsymptomatik nachgewiesen werden kann, ist durch eine psychopharmakologische Beeinflussung von Depression und Angst oftmals auch eine globale Schmerzlinderung zu erreichen („Anhebung der Schmerzschwelle").

Dieser analgetische Effekt von Antidepressiva scheint dann stärker zu sein, wenn die depressive Symptomatik bereits vor oder zumindest zeitgleich mit dem Schmerzsyndrom begonnen hat.

Will man aufgrund der Basis der derzeitigen wissenschaftlichen Datenlage eine Bewertung durchführen, so kommt man zu dem Ergebnis, daß die Wirkung von Amitriptylin (v. a. bei neuropathischen Schmerzzuständen sowie in der Intervallbehandlung von Kopfschmerzen) besonders gut gesichert ist, gefolgt von Clomipramin (bei dem die Patienten jedoch besonders häufig und ausgeprägt über Nebenwirkungen klagen), Desipramin und Doxepin (s. a. Tab. 2.8). Für die hinsichtlich Nebenwirkungen problemloseren **tetrazyklischen Antidepressiva** (z. B. Maprotilin) konnten bei Schmerzpatienten nur in einzelnen Studien Effekte belegt werden. Von den neueren Antidepressiva, den **selektiven Serotonin-Reuptake-Hemmern** (SSRI), gibt es derzeit erste kontrollierte Wirksamkeitsbelege für Fluoxetin und Citalopram bei Kopfschmerz (Intervallbehandlung) und Fibromyalgiesyndrom.

Bei der Auswahl eines der genannten trizyklischen Antidepressiva in der Schmerztherapie sollte man sich von den auch für die psychiatrische Behandlung geltenden Grundsätzen leiten lassen. Kriterien für die Substanzauswahl sind demnach die Abwägung der unterschiedlich ausgeprägten anticholinergen und antiadrenergen Nebenwirkungen in Relation zum somatischen Risikoprofil des Patienten sowie die Frage, ob eher eine sedierende (z. B. Verbesserung des Nachtschlafes) oder eine antriebsteigernde Komponente erwünscht ist (Tab. 2.8). Kontraindikationen sind vor allem kardiale Überleitungsstörungen (Vorsicht bei älteren Patienten!).

Tabelle 2.8 Übersicht über ausgewählte Antidepressiva

Psychomotorisch dämpfend	Psychomotorisch aktivierend
Amitriptylin (Saroten)	Clomipramin (Anafranil)
Doxepin (Aponal)	Imipramin (Tofranil)
Maprotilin (Ludiomil)	Desipramin (Pertofran)
Mianserin (Tolvin)	Fluvoxamin (Fevarin)*
Mitrazapin (Remergil)	Fluoxetin (Fluctin)*
Trimipramin (Stangyl)	Citalopram (Cipramil)*
Opipramol (Insidon)	

* selektive Serotonin-Reuptake-Hemmer

Tabelle 2.9 Nebenwirkungen bei Therapie mit Antidepressiva

Vegetative Nebenwirkungen	Mundtrockenheit, Akkomodationsstörungen, Glaukom*
	Tachykardie, Arrhythmien*
	Schwindelgefühl, Hypotonie
	Schwitzen, Frieren
	Übelkeit, Erbrechen, Miktionsstörungen
Psychopathologische Nebenwirkungen	Unruhe, delirante Syndrome
	Provokation psychotischer Syndrome
	Umschlag depressiver in manische Phasen (z. B. bei Zyklothymie)
Internistische Nebenwirkungen	Agranulozytose*
	Repolarisationsstörungen im EKG
Neurologische Nebenwirkungen	Tremor, zerebrale Krampfanfälle*
Kontraindikationen	Kombination mit MAO-Hemmern
	akute Intoxikationen und Delirien
	Engwinkelglaukom
	schwere kardiale Überleitungsstörungen (Schenkelblock, AV-Block III.°)

* seltene, aber bedrohliche Komplikationen

Dosierung

Die klinische Erfahrung zeigt, daß die schmerzlindernde Wirkung wesentlich schneller einsetzt (nach 3–7 Tagen) als der antidepressive Effekt (üblicherweise nach 2–3 Wochen). Es ist allerdings durchaus möglich, daß bei einigen Patienten nur eine analgetische und keine stimmungsaufhellende Wirkung eintritt. Die Schmerzlinderung ist auch über deutlich niedrigere Dosen (25–75 mg) zu erreichen, als sie für eine antidepressive Behandlung (100–200 mg) normalerweise notwendig sind.

Trotz der verbreiteten Empfehlung einer niedrigdosierten Antidepressivatherapie bei Schmerzpatienten (zwischen 10 und 50 mg) muß nochmals betont werden, daß die Wirksamkeit weitgehend auf klinischer Erfahrung basiert und bislang durch Studien nicht gut abgesichert ist.

Nebenwirkungen

Antidepressiva haben dosisabhängig teilweise erhebliche Nebenwirkungen, die vor allem aus ihren zentralen und peripheren anticholinergen Effekten resultieren (Tab. 2.9). Besonders bei älteren Patienten sind deshalb regelmäßige Kontrollen (Laborwerte, RR und Pulsfrequenz, ggf. EKG und Serumspiegelbestimmung) erforderlich. Bei jüngeren Patienten sind bei den Nebenwirkungen einer antidepressiv wirksamen Dosierung auch Libido und Potenzverlust sowie Gewichtszunahme zu berücksichtigen. In jedem Falle ist eine einschleichende Dosierung (beginnend mit 10–25 mg) zu empfehlen, um die Nebenwirkungen möglichst gering zu halten.

Neuroleptika in der Schmerztherapie

Indikation

Eine analgetische Wirkung von Neuroleptika konnte bisher nicht nachgewiesen werden. Nutzen lassen sich aber die indirekten sedativ-hypnotischen und anxiolytischen Effekte dieser Präparate, vor allem bei tumorbedingten Schmerzzuständen. Schlaflosigkeit und vegetative Anspannung, die sich häufig verstärkend auf die Schmerzempfindung auswirken, werden durch die sedativen Wirkungen der **nieder- bis mittelpotenten Neuroleptika** (Tab. 2.10) gebessert. Diese werden aufgrund ihrer antiemetischen Wirkungskomponente außerdem zur Unterdrückung des durch die Gabe eines von Opioiden ausgelösten Erbrechens eingesetzt. Die Indikation für eine adjuvante Behandlung mit Neuroleptika sollte aufgrund der Nebenwirkungen sehr eng gestellt werden und mit regelmäßigen Kontrolluntersuchungen (EKG, Blutbild, Leber und Nierenwerte) verbunden sein.

Hochpotente Neuroleptika (Tab. 2.10) sind wegen ihrer potentiellen Nebenwirkungen nur bei Schmerzen im Rahmen psychotischer Erkrankungen indiziert (kinästhetische

Tabelle 2.10 Übersicht über die Wirkung verschiedener Neuroleptika

Potenz	Wirkung	Beispiele (Handelsnamen)
Hochpotente Neuroleptika	ausgeprägte antipsychotische und psychomotorisch dämpfende Wirkung, gering sedierend und schlafanstoßend	Benperidol (Glianimon) Bromperidol (z. B. Impromen) Flupentixol (Fluanxol) Fluphenazin (z. B. Dapotum) Fluspirilen (Imap) Haloperidol (z. B. Haldol) Pimozid (Orap)
Mittelpotente Neuroleptika	mittelstarke antipsychotische, sedierende, schlafanstoßende, vegetativ beruhigende Wirkung	Chlorpromazin (Megaphen) Clopenthixol (Ciatyl) Clozapin (Leponex) Perazin (Taxilan) Sulpirid (z. B. Dogmatil)
Schwachpotente Neuroleptika	geringe antipsychotische, ausgeprägte sedierende, schlafanstoßende und vegetativ beruhigende Wirkung	Chlorprothixen (z. B. Truxal) Levomepromazin (Neurocil) Melperon (Eunerpan) Pipamperon (Dipiperon) Promethazin (z. B. Atosil) Thioridazin (Melleril)

Psychose, wahnhafte Depression). Hierbei ist eine Kooperation mit einem Psychiater unerläßlich.

Nebenwirkungen

Bei allen Neuroleptika muß mit erheblichen Nebenwirkungen gerechnet werden, wobei neben der meist erwünschten Sedierung Mundtrockenheit, Akkomodationsstörungen, Obstipation, orthostatische Kreislaufregulationsstörungen mit reflektorischen Tachykardien, Harnverhalt, endokrine Störungen (Hyperprolaktinämie, Gynäkomastie, Amenorrhoe) sowie Libido und Potenzverlust auftreten können. Sie bewirken außerdem eine erhöhte Krampfbereitschaft bei Anfallsleiden.

Die gravierenden extrapyramidal-motorischen Syndrome (Parkinsonoid, Akathisie, Früh- und Spätdyskinesien) werden vornehmlich von den hochpotenten Neuroleptika ausgelöst; je nach Dosis und Dauer der Medikation können die Dyskinesien irreversibel sein. Kontraindikationen sind das Vorliegen eines Glaukoms, Prostatahypertrophie, Störungen der Herzfunktion sowie Leber und Nierenschäden.

Fehlende Indikation für Tranquilizer bei chronischen Schmerzzuständen

Tranquilizer haben keine analgetische Wirkung und sind nur bei akuten Schmerzen indiziert, die mit einer starken Angstsymptomatik einhergehen (z. B. 5 – 10 mg Diazepam i. v. bei akutem Herzinfarkt), nicht jedoch bei chronischen Schmerzzuständen.

- Die längerfristige Behandlung (länger als 4 Wochen) von Schmerzpatienten mit Tranquilizern ist obsolet!

Das erhebliche Abhängigkeitspotential dieser Präparate begrenzt den Einsatzbereich auch für jene Patienten, bei denen über eine medikamentöse Angstminderung oder Muskelrelaxierung kurzfristig psychische Stabilisierung und verbesserte Schmerzdistanzierung erreicht werden kann. Dies gilt auch für die Präparate, die eine (zentrale) muskelrelaxierende Wirkung haben, z. B. Tetrazepam (Musaril), und bei akuten Schmerzen des Bewegungsapparates durchaus erfolgreich eingesetzt werden.

Ansonsten ist lediglich für **Clonazepam** eine Wirkung bei der Trigeminusneuralgie beschrieben. Für eine analgetische Wirkung ist eine geringere Dosis (6 mg) als für die antikonvulsive Wirkung (7 – 14 mg) notwendig. Müdigkeit und eine mögliche Abhängigkeitsentwicklung sind ebenfalls als Nebenwirkungen zu berücksichtigen. Es ist in der Wirksamkeit Carbamazepin unterlegen und daher bei Neuralgien nicht Mittel der ersten Wahl.

Lithium bei Cluster-Kopfschmerz

Lithium wird als Prophylaxe beim Cluster-Kopfschmerz eingesetzt, der Wirkmechanismus ist nicht geklärt. Es wird einschleichend dosiert, bis ein Plasmaspiegel zwischen 0,6 und 0,8 mmol/l erreicht ist, oberhalb von 1,2 mmol/l treten toxische Nebenwirkungen auf. Der Wirkungseintritt erfolgt zumeist innerhalb der 1. Woche. Plasmaspiegelkontrollen sind initial wöchentlich, nach 4 Wochen monatlich und später dann lediglich alle 3 – 6 Monate vorzunehmen.

Wegen der nur **geringen therapeutischen Breite** müssen schon vor Therapiebeginn Störungen des Elektrolythaushaltes (Nierenfunktion) und der Schilddrüsenfunktion ausgeschlossen werden. Auch im Verlauf sollten regelmäßig Elektrolyte, Kreatinin (ggf. Kreatininclearance), Schilddrüsenwerte und EKG kontrolliert werden. Eine unter Lithiumtherapie auftretende Hypothyreose kann mit Schilddrüsenhormonen, ein Lithiumtremor mit Betablockern behandelt werden. Der Patient sollte mit den Bedingungen, unter denen eine Lithiumintoxikation auftreten kann, und deren Symptomatik vertraut gemacht werden. Eine Beendigung der Behandlung sollte erst bei mindestens zweiwöchiger völliger Attackenfreiheit in Form einer langsamen Dosisreduktion erfolgen.

Kernaussagen

Grundsätzliches
- Von den Psychopharmaka werden im Bereich der Schmerztherapie Antidepressiva, Neuroleptika und auch Tranquilizer eingesetzt, dabei wird ihnen eine schmerzdistanzierende Wirkung zugeschrieben. Eine analgetische Wirkung im eigentlichen Sinn ist bei all diesen Präparaten umstritten.

Antidepressiva in der Schmerztherapie
- Von den Psychopharmaka sind in der Behandlung chronischer Schmerzpatienten vor allem die trizyklischen Antidepressiva bedeutsam. Sie sollten jedoch aufgrund ihrer Nebenwirkungen nicht als eine Art „Basistherapeutikum" bei jedem chronischen Schmerzpatienten, sondern nur bei einer entsprechenden Indikation und mit entsprechender Verlaufskontrolle eingesetzt werden.

Neuroleptika in der Schmerztherapie
- Die Gabe von Neuroleptika kann vor allem in der medikamentösen Kombinationsbehandlung tumorbedingter Schmerzzustände sinnvoll sein.

Fehlende Indikation für Tranquilizer bei chronischen Schmerzzuständen
- Tranquilizer sind wegen ihres Abhängigkeitspotential bei chronischen Schmerzpatienten obsolet.

Lithium bei Cluster-Kopfschmerz
- Lithium wird als Prophylaxe beim Cluster-Kopfschmerz eingesetzt, der Wirkmechanismus ist nicht geklärt. Vor Therapiebeginn und im Verlauf müssen Elektrolyte, Kreatinin (ggf. Kreatininclearance), Schilddrüsenwerte und EKG kontrolliert werden. Eine unter Lithiumtherapie auftretende Hypothyreose kann mit Schilddrüsenhormonen, ein Lithiumtremor mit Betablockern behandelt werden. Der Patient sollte mit den Bedingungen, unter denen eine Lithiumintoxikation auftreten kann, und deren Symptomatik vertraut gemacht werden.

Literatur

Referenzen

1. Feuerstein TJ. Antidepressiva zur Therapie chronischer Schmerzen, Metaanalyse. Der Schmerz 1997; 11: 213 – 226
2. Philipp M, Fickinger. Psychopharmaka in der Schmerztherapie. In: Egle UT, Hoffmann SO (Hrsg.): Der Schmerzkranke. Grundlagen, Pathogenese, Klinik und Therapie

chronischer Schmerzsyndrome aus bio-psycho-sozialer Sicht. Schattauer, Stuttgart 1993; 311–325

Weiterführende Literatur

1. Benkert O, Hippius H. Psychiatrische Pharmakotherapie, 6. Aufl., Springer, Heidelberg 1996
2. Jurna I, Motsch J. Nichtanalgetika: Antidepressiva, Antikonvulsiva, Neuroleptika, Tranquillantien und zentrale Muskelrelaxantien, Clonidin, Cortison. In: Zenz M, Jurna I (Hrsg.) Lehrbuch der Schmerztherapie. Wissenschaftliche Verlagsanstalt, Stuttgart 1993; 155–165
3. Sorge J. Medikamentöse Schmerztherapie. In: Zenz M, Jurna I (Hrsg.) Lehrbuch der Schmerztherapie. Wissenschaftliche Verlagsanstalt, Stuttgart 1993; 269–280

Anästhesiologische Verfahren in der Schmerztherapie

T. Standl, H. Ohnesorge

Roter Faden

■ Einleitung
 – Definition der Blockaden
 – Stellenwert invasiver anästhesiologischer Verfahren
 – Risiken und Kontraindikationen bei Nervenblockaden
 – Technische Voraussetzungen für Nervenblockaden
■ Verfahren
 – Rückenmarknahe Analgesieverfahren
 – Blockaden des sympathischen Nervensystems
 – Blockaden vegetativer Nervengeflechte
 – Blockaden im Bereich des Kopfes
 – Blockade des Achsenskeletts
 – Periphere Nervenblockaden

■ Einleitung

Definition der Blockaden

Die Blockade peripherer Nerven, Plexus oder rückenmarknaher neuronaler Strukturen stellt einen wesentlichen Anteil der anästhesiologischen Tätigkeit dar und steht im Zentrum schmerztherapeutischer Interventionen des Anästhesisten.

Grundsätzlich können diagnostische, prognostische, prophylaktische und therapeutische Blockaden unterschieden werden. Durch **diagnostische Blockaden** werden diejenigen Nerven temporär ausgeschaltet, die für die chronische Schmerzleitung als verantwortlich oder maßgeblich beteiligt angesehen werden. Nach erfolgreicher diagnostischer Blockade schließt sich in der Regel eine **therapeutische Blockade** an. Diese kann *einzeitig*, d. h. als Single-Dose-Injektion von Medikamenten, in Form *repetitiver* Applikationen (Blockadeserien) oder als *kontinuierliche* Technik mit Katheter durchgeführt werden. Eine Sonderform der therapeutischen Blockade stellt die irreversible Ausschaltung nervaler Strukturen (*Neurolyse*) dar, z. B. bei Schmerzen, die durch Tumorinfiltration verursacht sind. **Prognostische Blockaden** können hilfreich sein, um dem Therapeuten und Patienten eine Vorstellung von der Effektivität und Inzidenz von Begleiterscheinungen der Methode (motorisches Defizit, Taubheit) zu vermitteln. Die *Wertigkeit* prophylaktischer Blockaden (z. B. vor Amputationen) ist nach wie vor umstritten, obwohl es Hinweise dafür gibt, daß die Häufigkeit und Schwere postoperativer Phantomschmerzen nach prognostischen Blockaden aufgrund des präemptiv-analgetischen Effektes geringer sind (s. Kapitel 2, Schmerzprävention – präemptive Analgesie, S. 86).

Zur diagnostischen Blockade eignen sich vor allem **kurzwirksame Lokalanästhetika** wie Lidocain oder Mepivacain, während für therapeutische Blockaden **langwirksame Lokalanästhetika** wie Bupivacain oder Ropivacain, oftmals auch in Kombination mit Opioiden oder Alpha$_2$-Adrenorezeptoragonisten, eingesetzt werden.

Stellenwert invasiver anästhesiologischer Verfahren

Auch wenn sich durch neue systemisch applizierbare Pharmaka, veränderte Galenik (z. B. Retard- oder Depotpräparate), neuartige Applikationsformen (z. B. transdermale Fentanylapplikation) und die Etablierung des WHO-Stufenschemas in der Therapie maligner Schmerzen die Wertigkeit invasiver anästhesiologischer Blockadetechniken in den letzten Jahren verändert hat, haben diese Verfahren auch heute noch ihren festen Stellenwert im Repertoire des Schmerztherapeuten. Auch beim sog. benignen Schmerz gibt es gesicherte Indikationen, z. B. die akute Zoster- und Trigeminusneuralgie, Schmerzen bei chronischer Pankreatitis oder beim komplex regionalen Schmerzsyndrom (CRPS Typ I; ehem. sympathische Reflexdystrophie. M. Sudeck; CRPS Typ II ehem. Kausalgie).

Auf der anderen Seite sind invasive Verfahren für bestimmte Schmerzformen, z. B. Rückenschmerzen, durchaus umstritten, da sie im Verdacht stehen, eine Chronifizierung des Schmerzgeschehens zu fördern. Bei einigen Erkrankungen können Nervenblockaden einen Teil, oder bei Versagen konservativer Therapieformen, eine Erweiterung des Therapieregimes darstellen. Dies gilt z. B. für die Blockade des Ganglion stellatum beim Hörsturz oder für lumbale Grenzstrangblockaden bei arterieller Verschlußkrankheit. Grundsätzlich müssen die Nebenwirkungen und Risiken invasiver regionalanästhesiologischer Verfahren bekannt sein und gegenüber denen einer systemischen Schmerztherapie sorgsam abgewogen werden.

Risiken und Kontraindikationen bei Nervenblockaden

Neben der individuellen Risikoeinschätzung für den einzelnen Patienten gibt es allgemeine Risiken invasiver Verfahren wie Blutung oder Infektion, die beachtet werden müssen. Jede Technik beinhaltet zusätzlich Risiken, die verfahrens- oder medikamentenbedingt sein können. Typische Risiken werden im Folgenden bei den einzelnen Verfahren besprochen. Die nachfolgende Tab. 2.11 zeigt die wichtigsten Kontraindikationen bei Anwendung invasiver regionalanästhesiologischer Techniken sowie typische Komplikationen.

Technische Voraussetzungen für Nervenblockaden

- Die Durchführung von Nervenblockaden in der chronischen Schmerztherapie erfordert denselben Standard wie regionalanästhesiologische Blockaden im Rahmen der operativen Anästhesie oder postoperativen Analgesie.

Dies bedeutet absolute **Sterilität** bei der Punktion, die Verwendung von möglichst **atraumatischen Punktionskanülen und Kathetern**, den Einsatz eines **Nervenstimulators**

Tabelle 2.11 Kontraindikationen und typische Komplikationen von Nervenblockaden

Absolute Kontraindikationen	Ablehnung durch den Patienten
	Gerinnungsstörungen
	gravierende anatomische Anomalien
	Allergien gegen Material oder Medikamente
	lokale Infektion an der Punktionsstelle
	Sepsis
Relative Kontraindikationen	akute neurologische oder psychiatrische Erkrankungen
	Hypovolämie
Komplikationen	Sympathikolyse → Hypotonie, Bradykardie
	akzidentelle Fehlinjektion → Intoxikation, → hohe Spinalanästhesie
	neurologische Schäden: Neuritis, Paresen, Transversalsyndrom
	postpunktioneller Kopfschmerz
	Therapieversager
	Gefäßverletzung, Blutung

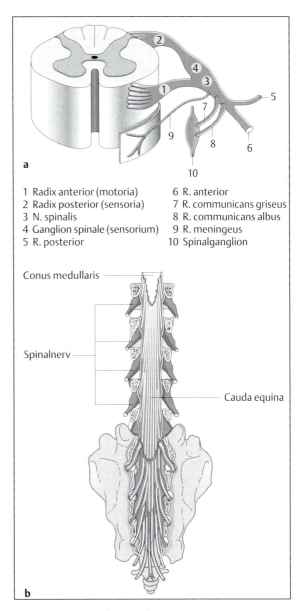

Abb. 2.7 Anatomie der Spinalnerven.
a Spinalnerv mit Wurzeln und Ästen.
b Cauda equina mit Spinalnerven, die aus den Foramina intervertebralia austreten.

1 Radix anterior (motoria)
2 Radix posterior (sensoria)
3 N. spinalis
4 Ganglion spinale (sensorium)
5 R. posterior
6 R. anterior
7 R. communicans griseus
8 R. communicans albus
9 R. meningeus
10 Spinalganglion

bei Blockaden von gemischten peripheren Nerven oder Plexus mit dem Verzicht auf das Auslösen von Parästhesien sowie die **Überwachung der Vitalfunktionen** des Patienten vor, während und unmittelbar nach Durchführung der Blockade.

Aufgrund der besseren Fixierungsmöglichkeit und eines geringeren Infektionsrisikos sollten Katheter, die über mehrere Tage oder Wochen in situ verbleiben, durch einen subkutanen Tunnel ausgeleitet werden (s. Abb. 2.10, S. 126). Diese Art der Katheterplazierung bewirkt eine räumliche Trennung von Punktionsort und Eintrittsstelle des Katheters durch die Haut. Die Überwachung von Herzfrequenz, pulsoxymetrischer Sauerstoffsättigung und nicht-invasiv gemessenem arteriellem Blutdruck während und nach Durchführung der Blockaden muß gewährleistet sein. Zusätzlich sollte enger verbaler Kontakt mit dem Patienten gehalten werden, weshalb eine tiefe Sedierung der Patienten während der Blockade kritisch zu sehen und nur in Ausnahmefällen indiziert ist. Bildgebende Verfahren wie Sonographie, Durchleuchtung oder CT sollten technisch oder anatomisch schwierige Blockaden unterstützen. Die Darstellung von Kanülen oder Kathetern mittels dokumentierter Abbildungen erhöht die therapeutische Sicherheit und kann im Fall forensischer Nachfragen als entlastendes Beweismaterial von Nutzen sein.

Im Notfall muß der Therapeut über Kenntnisse in der Früherkennung und Behandlung von Komplikationen verfügen. Hierzu gehört die Fähigkeit zur notfallmäßigen Beatmung und Kreislauftherapie sowie zur Behandlung allergischer Sofortreaktionen.

Verfahren

Rückenmarknahe Analgesieverfahren

Epiduralanalgesie (EDA)

Anatomie. Das Rückenmark stellt die kaudale Fortsetzung des Stammhirns dar und erstreckt sich beim Erwachsenen vom Foramen magnum bis auf Höhe des ersten oder zweiten Lendenwirbels (Conus medullaris bei LWK 1/2). Bei Säuglingen und Kleinkindern befindet sich der Konus weiter kaudal auf Höhe des dritten LWK. Auf jeder Körperseite entspringt der vorderen motorischen (Radix anterior) und hinteren sensorischen (Radix posterior) Spinalnervenwurzel ein Spinalnerv, der den Wirbelkanal durch die paarig angeordneten Foramina intervertebralia verläßt. Dieser Spinalnerv wird von einer Duramanschette umhüllt und teilt sich nach dem Durchtritt in einen stärkeren vorderen (R. anterior) und dünneren hinteren Ast (R. posterior). Zwei zusätzliche Äste, die Rr. communicans griseus und albus, stellen die Verbindung zum sympathischen Grenzstrang her (Abb. 2.7). Da das Rückenmark im Laufe des Wachstums hinter der Wirbelsäule zurückbleibt, legen die weiter kaudal gelegenen Spinalnerven eine größere Distanz im Wirbelkanal zurück als die kranialen Spinalnerven. Unterhalb von LWK 1/2 bilden die Spinalnerven die sog. Cauda equina.

Rückenmark und Spinalnerven werden durch die Arachnoidea spinalis und die Dura mater spinalis nach außen hin abgegrenzt. Während der anatomische Raum zwischen Arachnoidea und Dura mater (**Subduralraum**) klinisch von nachrangiger Bedeutung ist (cave subdurale Fehlinjektion!), stellen der mit Liquor gefüllte **Subarachnoidalraum** und der mit Fettgewebe und Venenplexus gefüllte **Epiduralraum** die Zielorte therapeutischer Blockaden dar. Der Epiduralraum wird von der Dura mater spinalis in Richtung Rückenmark und vom Lig. flavum in Richtung Dornfortsatz begrenzt. Während die Duradicke in kaudaler Richtung abnimmt (zervikal 1,5 mm, lumbal 0,5 mm), nimmt die Dicke des Lig. flavum nach kaudal zu. Obwohl der Epiduralraum rund um den Durasack reicht, eröffnet er sich nur dorsal einem therapeutischen Zugangsweg. Medikamente, die in den dorsalen Epiduralraum injiziert werden, breiten sich in den lateralen und ventralen Epiduralraum aus, penetrieren die Dura und gelangen so in den Subarachnoidalraum und an die Spinalnerven (Abb. 2.8).

In Abhängigkeit vom Alter des Patienten verläßt ein zum Teil beträchtlicher Anteil des epidural injizierten Medikaments den Epiduralraum über die Foramina intervertebralia. Je jünger der Patient ist, desto weiter ist der Durchmesser der Foramina und desto größer sind die Volumina, die den Epiduralraum verlassen und teilweise den Grenzstrang erreichen. Die epidurale Ausbreitung von Medikamenten kann durch bindegewebige **Septen** (insbesondere occipital und lumbosakral vorkommend), z. B. die sog. Plica mediana interna, behindert werden, so daß eine einseitige Blockade resultiert.

Durchführung. Der Patient kann zur Durchführung der EDA grundsätzlich sitzen oder auf der Seite liegen, wobei die sitzende Position insbesondere bei der thorakalen EDA zu bevorzugen ist. Der Epiduralraum kann von *zervikal*, *thorakal* oder *lumbal* angegangen werden. Auch im Bereich des Kreuzbeins existiert der spinale Epiduralraum, kann aber aufgrund der knöchernen Verschmelzung der Kreuzbeinwirbel nicht von dorsal punktiert werden. Hier besteht die Möglichkeit, den sakralen Epiduralraum durch Punktion des Hiatus sacralis am Übergang von Kreuzbein zum Steißbein zu erreichen. Weil es sich um den am weitesten *kaudal* gelegenen Zugang zum Epiduralraum handelt, spricht nicht von der „Sakral"-, sondern vielmehr von der „Kaudal"anästhesie, die aber aufgrund ihrer topographischen Nähe zur Rima ani bei Erwachsenen in der chronischen Schmerztherapie keine Rolle spielt. Knöcherne **Orientierungspunkte** für rückenmarknahe Punktionen sind die Vertebra prominens (C 7), die Verbindungslinie der Skapulaspitzen (Th 7) und die Verbindungslinie der oberen Beckenkämme (LWK 4).

Man unterscheidet einen medianen und paramedianen Zugangsweg. Der **mediane Zugang** (Verbindungslinie zwischen zwei übereinanderliegenden Dornfortsätzen) wird in der Regel bei lumbaler und der eher selten durchgeführten zervikalen Epiduralanästhesie (EDA) gewählt, da die Dornfortsätze dieser Wirbel nahezu horizontal oder in leicht kaudaler Richtung verlaufen. Beim **paramedianen Zugang**, der sich aufgrund der im 45°- bis 70°-Winkel dachziegelartig übereinanderstehenden Dornfortsätze bei der (mittleren) thorakalen EDA bewährt hat, geht man 1–2 cm lateral und kaudal des entsprechenden Dornfortsatzes ein und punktiert in kranialer (45° zur Horizontalebene) und leicht medialer (10° zur Sagittalebene) Richtung. Der paramediane Zugang bewirkt ein schräges Eintreffen der Tuohy-Kanüle in den Epiduralraum, was die Gefahr der akzidentellen Durapunktion vermindert und das Einführen eines Katheters erleichtert.

Nach sorgfältiger Desinfektion der Punktionsstelle und Infiltration von Haut und Subkutis mit einem kurzwirksamen Lokalanästhetikum wird der Epiduralraum mit einer

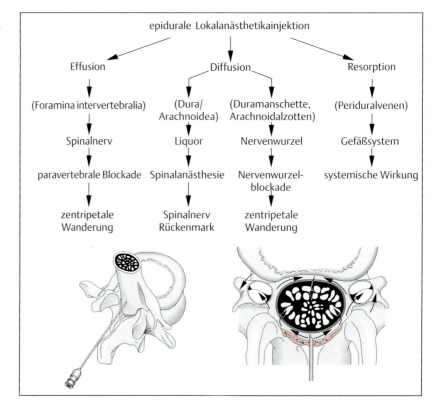

Abb. 2.8 Ausbreitung und Wirkmechanismus eines epidural verabreichten Lokalanästhetikums. Das Injektionsvolumen bestimmt neben den Ausbreitungswegen die Anästhesie-/Analgesiehöhe. Cave: Bei alten Patienten wird durch einen verminderten Abfluß des LA durch die Foramina eine stärkere Wirkung erzielt.

16- bis 18-G-Tuohy-Nadel nach der **Widerstandsverlustmethode** (loss of resistance) erreicht. Zur Verifizierung des „loss of resistance" wird eine mit Kochsalz gefüllte Spritze verwendet. Die Verwendung von Luft ist potentiell gefährlich (cave intravasale und subarachnoidale Fehlinjektion!) und sollte nicht mehr praktiziert werden. Auch die Methode des „hängenden Tropfens" an der Tuohy-Kanüle zur Identifizierung des Epiduralraums mittels Unterdruck ist unzuverlässig, da nur im zervikalen und oberen thorakalen Epiduralraum ein negativer Druck herrscht und diese Methode daher zu einer höheren Inzidenz akzidenteller Duraperforationen führt. Da der Epiduralraum in Abhängigkeit vom Punktionsniveau unterschiedlich tief ist (zervikal: 3–4, thorakal 4–5, lumbal 5–6 mm), sollte die Kanüle nach Auftreten des Widerstandsverlustes nicht weiter vorgeschoben werden.

Vor **Katheterinsertion** hat es sich bewährt, 5–10 ml NaCl 0,9% in den Epiduralraum zu injizieren, um die Dura passager von der Kanülenöffnung zu distanzieren. Anschließend wird ein 20- bis 22-G-Kunststoffkatheter (Teflon, Nylon) 3–4 cm in den Epiduralraum eingeführt. Ausschließlich für die chronische Schmerztherapie ist ein Epiduralkatheter mit eingeschweißter Metallspirale, der sog. Rasz-Katheter, erhältlich. Dieser Katheter hat bei geplanter Langzeitanwendung aufgrund seiner hohen Flexibilität den Vorteil der längeren komplikationsfreien Haltbarkeit. Nach Katheterinsertion erfolgt die sorgfältige Aspirationskontrolle (cave Blut oder Liquor!), Adaptierung eines Bakterienfilters und Injektion einer Testdosis von 2–3 ml Lokalanästhetikum. Die korrekte Plazierung des Katheters kann über eine suffiziente Analgesie und röntgenologisch durch kontrastmittelverstärkte Aufnahmen (Abb. 2.**9**) verifiziert werden.

Der Katheter kann dann mit repetitiven Bolusgaben, über Perfusor oder Schmerzpumpe kontinuierlich oder patientengesteuert (PCEA) beschickt werden.

- Je nach Indikation werden langwirksame, niedrig konzentrierte Lokalanästhetika (Bupivacain 0,065–0,25% oder Ropivacain 0,2%), eventuell in Kombination mit Opioiden (Morphin, Fentanyl, Sufentanil) oder Alpha$_2$-Adrenozeptoragonisten (Clonidin) appliziert.

Nur im Ausnahmefall wird eine Pumpe implantiert werden, da dies aufgrund des bei der EDA notwendigen, relativ großen Medikamentenvolumens eher bei kontinuierlicher Spinalanästhesie (CSA, S. 136) gerechtfertigt erscheint. Ein Epiduralkatheter beim chronischen Schmerzpatienten sollte grundsätzlich untertunnelt aus der Haut ausgeführt werden (Abb. 2.**10**).

Spezielle Komplikationen. Schwere **neurologische** Komplikationen wie spinale oder epidurale Hämatome, Transversalsyndrome oder Ausfälle aufgrund direkter Traumatisierung des Rückenmarks sind bei sorgfältigem Vorgehen absolute Raritäten. Eine akzidentelle **subarachnoidale Kathetermigration** ist bei Langzeitanwendung grundsätzlich möglich und kann im Extremfall zu einer hohen Spinalanästhesie mit lebensgefährlichen Blutdruckabfällen, Asystolie und Atemstillstand führen. Versehentliche **intravasale Injektionen** (in epidurale Venenplexus) können zu

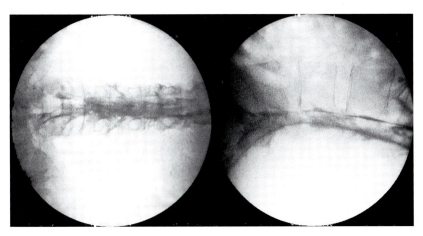

Abb. 2.**9** Epiduralkatheter.
a Epidurogramm nach Anlage eines lumbalen Epiduralkatheters (L 4/5, 10 ml Solutrast 200M) mit gleichmäßiger Ausbreitung des Kontrastmittels im Epiduralraum.

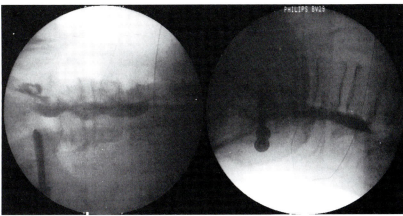

b Epidurogramm nach Anlage eines lumbalen Epiduralkatheters (L 4/5, 10 ml Solutrast 200M) mit links betonter und in Höhe von LWK 3 abbrechender Kontrastmittelausbreitung im Epiduralraum bei Failed-back-Surgery-Syndrom.

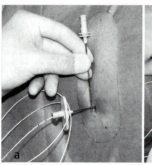 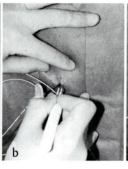 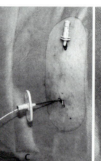 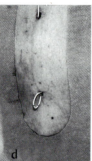 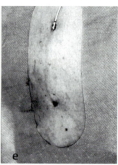

Abb. 2.10 Untertunnelung eines (Epidural-)Katheters. Nach Positionierung des Katheters wird mit einer zweiten Kanüle (**a**, **c**) ein subkutaner Tunnel angelegt. Zur Vermeidung von Hautbrücken wird vorher (**b**) eine tiefe Stichinzision an der Punktionsstelle durchgeführt. Nach Entfernen der Punktionskanüle und subkutaner Ausleitung des Katheters wird dieser in der Stichinzision versenkt (**d**, **e**). Anschließend empfiehlt es sich, die Stichinzision durch eine Hautnaht zu verschließen und eine Nahtfixation des Katheters vorzunehmen.

schweren Lokalanästhetikaintoxikationen (Krampfanfälle, Atemstillstand, Herzrhythmusstörungen, Asystolie) führen. Bei immunsupprimierten Patienten kann sich eine lokale **Infektion** bis hin zum Epiduralabszeß entwickeln.

Weniger schwerwiegende Komplikationen und Nebenwirkungen sind Hypotension, Bradykardie und ggf. gesteigerte Darmmotilität (nicht selten sogar erwünscht) durch Sympathikolyse sowie motorische Defizite und Blasenentleerungsstörungen durch Lokalanästhetika. Durch akzidentelle Duraperforation kann ein postpunktionelles Kopfschmerzsyndrom (PPKS) entstehen.

Spezielle Kontraindikationen (Tab. 2.11):
– Gerinnungsstörungen,
– Allergie,
– nicht therapierbare Volumendefizite und Herzinsuffizienz,
– Sepsis

Indikationen:
– *postoperativ* (Thorax- und Oberbaucheingriffe, ausgedehnte abdominale Operationen in Chirurgie, Urologie und Gynäkologie),
– *posttraumatisch* (Rippenserienfrakturen, Beckenfrakturen, Bewegungs- u. Physiotherapie)
– *prognostische* oder *diagnostische* Blockaden (z. B. CRPS),
– *prophylaktische* Blockade (vor Amputation)
– *chronische Schmerztherapie* (arterielle Durchblutungsstörungen, Mikroperfusionsstörungen, Zosterneuralgie, Tumorschmerz, chronische Pankreatitis, „chronic back pain" (Lokalanästhetika mit Steroiden, v. a. in den USA).

Spinalanalgesie

Anatomie. Die Spinal- oder besser Subarachnoidalanästhesie erreicht eine temporäre Blockade von Spinalnerven und Rückenmark durch direkte Injektion von Medikamenten in den lumbalen Liquorraum unterhalb von LWK 2/3. Die etwa 30 ml Liquor im spinalen **Subarachnoidalraum** stehen in unmittelbarer Verbindung mit den etwa 120 ml zerebralen Liquors (Liquorzirkulation). Hierdurch können spinal applizierte Substanzen nach rostral aufsteigen und z. B. im Hirnstamm eine Atemdepression bewirken. Der spinale Liquor wird vom Durasack umgeben, der sich vom Foramen magnum bis in den Bereich des ersten oder zweiten Sakralwirbels erstreckt. Da das Rückenmark des Erwachsenen bei LWK 1/2 endet, befinden sich darunter nur die Spinalnerven, die als Cauda equina nach kaudal ziehen. Durch Berührung eines Spinalnerven mit der Punktionsnadel können passagere Parästhesien ausgelöst werden. Da die Spinalnerven sich jedoch im Liquor bewegen können, weichen sie der Punktionskanüle aus, so daß eine versehentliche Injektion in den Spinalnerven praktisch unmöglich ist. Dosierung und spezifisches Gewicht des injizierten Medikamentes bestimmen dessen subarachnoidale Verteilung und damit die Ausbreitung der Blockade.

Durchführung. Der Patient kann sich in sitzender oder seitlich liegender Position befinden. Nach sorgfältiger Desinfektion der Punktionsstelle und Infiltration von Haut und Subkutis mit einem kurzwirksamen Lokalanästhetikum erfolgt die Punktion mit einer atraumatischen Spinalkanüle (Pencil-Point-, Sprotte- oder Ballpen-Nadel).

- Aufgrund der Gefahr einer möglichen Traumatisierung des Rückenmarks darf die Punktion des Subarachnoidalraums nur kaudal von LWK 2 erfolgen, im Falle einer intrathekalen Katheterinsertion zwischen LWK 3/4 oder LWK 4/5 (selten LWK5/S1).

Es kann der mediane oder paramediane Zugangsweg gewählt werden. Wird eine diagnostische oder prognostische Blockade durchgeführt, sollte eine möglichst dünne Kanüle (25- oder 26-G) verwendet werden. Wird Liquor zu diagnostischen Zwecken benötigt, sollte wegen des besseren Liquorflusses eine 22- oder 24-G-Kanüle verwendet werden. Für die kontinuierliche Spinalanästhesie (CSA) wird im Falle eines Mikrokatheters (kleiner als 27-G) eine 20- bis 22-G-Kanüle benötigt (Abb. 2.11). Wird ein Makrokatheter (20- bis 22-G) verwendet, benötigt man eine 16- bis 18-G-Kanüle. Hier kann eine Tuohy-Kanüle benutzt werden, wie sie für die EDA gebräuchlich ist. Allerdings steigt mit zunehmendem Durchmesser der Punktionskanüle das Risiko für postpunktionelle Kopfschmerzen.

Nach freiem Liquorfluß durch die Kanüle erfolgt die Katheterinsertion (2–3 cm intrathekal) mit anschließender sorgfältiger Aspirationskontrolle durch den Katheter (Liquor!), Adaptierung eines Bakterienfilters und Injektion einer Testdosis von 1–2 ml Lokalanästhetikum. Bei Langzeitanwendung wird der Katheter in der Haut untertunnelt ausgeführt oder subkutan an eine implantierte Schmerzpumpe oder einen Port angeschlossen. Anschließend kann er wie bei der Epiduralanalgesie mit repetitiven Bolusga-

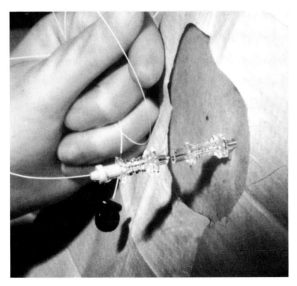

Abb. 2.**11** Einführung eines 28-G-Mikrokatheters in den Subarachnoidalraum durch eine 22-G-Spinalkanüle.

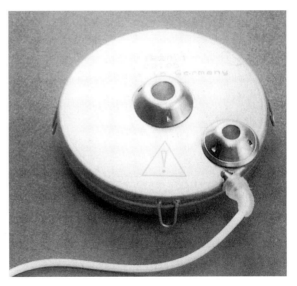

Abb. 2.**12** Anschütz-Pumpe zur chronischen subarachnoidalen Infusion von Medikamenten. Man erkennt das zentrale Auffüllseptum (Reservoir) und das laterale Bolusseptum (Bolusinjektion oder Liquoraspiration).

ben, über Perfusor oder Schmerzpumpe kontinuierlich oder patientengesteuert (PCSA) beschickt werden. Je nach Indikation werden selten Bupivacain (0,065–0,125%), meist Morphin, Buprenorphin oder Alpha$_2$-Adrenozeptoragonisten (Clonidin), im Einzelfall Myotonolytika wie Baclofen (z. B. bei multipler Sklerose) appliziert. Eine spezielle Möglichkeit zur Langzeitanwendung mit intermittierender therapeutischer Bolusapplikation oder diagnostischer Liquoraspiration bieten implantierbare **Spezialpumpen** (z. B. Anschütz-Pumpen), die mechanisch oder elektronisch gesteuert kontinuierlich kleine Dosierungen eines Medikaments subarachnoidal abgeben (Abb. 2.**12**).

Spezielle Komplikationen. Schwere **neurologische** Komplikationen (s. o.) sind bei sorgfältigem Vorgehen absolute Raritäten. Bei immunsupprimierten Patienten kann sich eine **Meningitis** entwickeln.

Weitere Komplikationen und Nebenwirkungen:
- Hypotension durch Sympathikolyse z. B. VA und Clonidin,
- motorische Defizite und Blasenentleerungsstörungen durch Lokalanästhetika,
- Pruritus, Übelkeit und Erbrechen, Atemdepression durch Opioide,
- postpunktioneller Kopfschmerz durch Liquorverlust aufgrund der Duraperforation, selten eine Liquorfistel.

Spezielle Kontraindikationen (Tab. 2.**11**):
- Gerinnungsstörungen,
- Allergie,
- nicht therapierbare Volumendefizite und Herzinsuffizienz,
- Sepsis.

Indikationen:
- *postoperativ* (Eingriffe an der unteren Extremität in Orthopädie, Traumatologie, Gefäßchirurgie),
- *diagnostische* Blockaden (z. B. zur Differenzierung peripherer von zentral fixierten Schmerzen),
- *prophylaktische* Blockaden (z. B. vor Amputationen),
- therapierefraktäre *Tumorschmerzen*,
- *Rückenschmerzen* („chronic low back pain", v. a. in den USA mit Morphin, in Deutschland umstritten), Lumbalstenosen.

Insgesamt tritt die chronische Spinalanalgesie im Vergleich zu anderen Therapiemaßnahmen zunehmend in den Hintergrund.

■ **Spinal Cord Stimulation**

Die therapeutische Wirkung der Spinal Cord Stimulation (SCS) beruht auf einer Reizung der dorsal in den Hintersträngen gelegenen Aβ-Fasern durch eine epidural plazierte Stimulationssonde. Diese gibt variable Stromimpulse ab, die zu einer Erregung der Aβ-Fasern und damit zu einer Unterdrückung der über Aδ- und C-Fasern fortgeleiteten Schmerzimpulse führt.

Die erste dokumentierte SCS wurde 1967 von Shealy zur Schmerztherapie bei einem Tumorpatienten durchgeführt und geht auf neurophysiologische Untersuchungen von Melzack und Wall Mitte der 60er Jahre zurück (**Gate-Control-Theorie**). Die Stimulation der Aβ-Fasern scheint über Freisetzung von spezifischen Mediatorsubstanzen (Neuropeptide) passagere oder dauerhafte Veränderungen neuraler Strukturen im Hinterhorn des Rückenmarks zu bewirken, die eine Modulation von weitergeleiteten Schmerzstimuli zur Folge hat. So scheint die vermehrte Freisetzung von γ-Amino-Buttersäure (GABA) durch SCS die Freisetzung exzitatorischer Neuropeptide wie Glutamat und Aspartat im Hinterhorn des Rückenmarks zu hemmen. Dieser Wirkmechanismus ist zumindest tierexperimentell für die Wirkung von SCS beim **neuropathischen Schmerz** gut untersucht. Für die Wirksamkeit von SCS bei **ischämischen Krankheitsbildern** wird zusätzlich zum antinozizeptiven ein vasodilatierender Effekt postuliert, der z. B. durch NO vermittelt sein könnte.

Angina-pectoris-Schmerz wird unterhalten durch einen Circulus vitiosus aus Ischämie-induziertem kardialem

Tabelle 2.12 Indikationen für Spinal-Cord-Stimulation (SCS)

Gesicherter Erfolg	Guter Erfolg	Erfolg unterschiedlich	Erfolg unwahrscheinlich
Angina pectoris	CRPS	Interkostalneuralgie	abdominaler Schmerz
Neuropathischer Schmerz	periphere Nervenläsionen	Post-Zoster-Neuralgie	zentraler (postapoplektischer) Schmerz
Arterielle Verschlußkrankheit: obstruktiv, vasospastisch	Plexusschäden	partielle Rückenmarkverletzungen	komplette Rückenmarkverletzungen
	Amputations- und Stumpfschmerz	Phantomschmerz	kompletter Nervenwurzel- oder Plexusausriß
	FBSS: Beinschmerz	FBSS: Rückenschmerz	schwerer nozizeptiver Schmerz

FBSS = failed back surgery syndrome

Schmerz und der sympathischen Reaktion aufgrund von Schmerz und Angst, die wiederum zu vermehrter myokardialer Ischämie und Schmerzverstärkung führt. Dieser Circulus vitiosus soll durch SCS um so leichter durchbrochen werden können, als kardiale C-Fasern aufgrund ihres zahlenmäßigen Untergewichts durch die Stimulation von Aβ-Fasern wirksam inaktiviert werden können. Die Diskussion um die Wirkmechanismen von SCS ist jedoch bis heute noch nicht völlig abgeschlossen (s. Kapitel 2, Neurochirurgie, S. 144).

Wirkdauer und Effekt der SCS hängen in erster Linie von der **Indikationsstellung** ab (Tab. 2.12). In diesem Zusammenhang versucht man seit Jahren mit fraglichem Erfolg, entsprechende Fragebögen einzusetzen, die v. a. psychopathologische Konstellationen herauskristallisieren sollen, die den Erfolg einer SCS ungünstig beeinflussen. Vor der endgültigen Implantation des Impulsgebers kann eine ausreichende Zeitspanne (5–7 Tage), in der die schmerzlindernde Wirkung der SCS mit unterschiedlichen Impulsstärken und -dauern sorgfältig ausgetestet wird, differentialtherapeutisch hilfreich sein. Eine Schmerzreduktion von mindestens 50% sollte dabei erreicht werden. Eine probeweise Austestung mittels transkutaner elektrischer Nervenstimulation (TENS) hat keine zuverlässige Aussagekraft im Hinblick auf die Wirkung der SCS.

Die **Langzeiterfolge** der SCS liegen im Falle einer optimalen Indikationsstellung zwischen 10 und 30%, d. h. diese Patienten geben nach 2–5 Jahren eine 50%ige oder stärkere Schmerzreduktion an. In den meisten Studien folgt einer initialen Erfolgsrate von 80% nach 4 Wochen ein kontinuierlicher Abfall (8–50%ige Erfolgsrate nach 2 Jahren). Initiale Plazeboeffekte und eine Tendenz von Patienten mit bestimmten Krankheitsbildern (z. B. „failed back surgery syndrome", FBSS), falsch positive Angaben während der Testphase zu machen, werden hierfür als Erklärung herangezogen. Dennoch beurteilen 50–70% der nach Jahren befragten Patienten mit SCS dieses Verfahren positiv. In einigen Untersuchungen konnten Patienten nach Anlage einer SCS sogar wieder in den Arbeitsprozeß integriert werden. Man geht davon aus, daß sich die erheblichen Kosten einer SCS-Therapie bei richtiger Indikationsstellung nach zwei Jahren amortisiert haben.

Durchführung. Nach sorgfältiger Desinfektion eines ausreichend großen Hautareals über der Wirbelsäule und Lokalanästhesie von Haut und Subkutangewebe wird der Epiduralraum mit einer großlumigen Kanüle (16-G) punktiert. In der Regel wird zunächst unter Bildwandlerkontrolle eine zweipolige Testsonde im Zentrum des perzeptierten Schmerzes im Bereich des zervikalen, thorakalen oder lumbalen Epiduralraums plaziert.

- Nach vorsichtiger Impulsgebung sollten die Patienten im entsprechenden Schmerzgebiet leichte Parästhesien verspüren, bei einseitigem Schmerz auf der ipsilateralen Seite, bei beidseitigem Schmerz auf beiden Körperseiten und grundsätzlich etwas rostral des Schmerzgeschehens, um eine optimale Plazierung der Sonde zu garantieren.

Die anatomischen und physiologischen Besonderheiten der Schmerzfasern ermöglichen eine Stimulation der sensorischen Fasern der oberen Extremität, ohne diejenigen der unteren Extremität zu erregen, da die kranialen Afferenzen im Rückenmark lateral der kaudalen Afferenzen liegen und eine niedrigere Reizschwelle haben. Durch geeignete (laterale) Sondenplazierung und Auswahl der richtigen Reizstromstärke können die Afferenzen der oberen Extremität daher selektiv stimuliert werden, ohne in der unteren Extremität Parästhesien auszulösen.

Die epidural eingeführte **Testsonde** wird für die weitere Evaluation der Wirkung in den folgenden Tagen an einen externen Impulsgeber adaptiert. Alternativ kann bei hinreichend erfolgversprechender Indikation gleich in erster Sitzung eine endgültige (vier- bis achtpolige) Stimulationselektrode in den Epiduralraum eingebracht werden. Diese Sonde sollte dann untertunnelt ausgeführt und an den externen Impulsgeber angeschlossen werden.

- Plattenelektroden haben eine größere Kontaktfläche, sind besser isoliert und weniger dislokationsgefährdet, müssen aber operativ eingesetzt werden (Laminektomie). Dies erfordert eine Allgemeinanästhesie und kann daher nur bei AVK-Indikation empfohlen werden, da die Patienten ansonsten aktiv über die Angabe von Parästhesien die optimale Plazierung der Elektroden mitbestimmen müssen.

Als **Impulsgeber** für SCS kommen voll implantierbare Generatoren oder Halbimplantate zum Einsatz. Bei den teureren Vollimplantaten sind Stromquelle (Batterie) und Impulsgeber integriert. Modifikationen in der Impulsabgabe können telemetrisch umgesetzt werden. Nach einigen Jahren muß der Impulsgeber ausgewechselt werden. Werden hohe Stromstärken für die Stimulation benötigt, sind Halbimplantate, nicht zuletzt aus finanziellen Erwägungen, von Vorteil. Der externe Sender gibt seine Impulse über eine scheibenförmige Antenne ab, die der Haut über dem implantierten Empfänger aufliegt. Die Stimulationsfrequenzen liegen zwischen 80 und 120 Hz bei einer Impulsdauer von 0,1–0,5 ms. Stimuliert wird täglich über 1–2 h, eine Dauerstimulation ist unüblich und fördert die Entwicklung einer Toleranz gegenüber SCS.

Spezielle Komplikationen. Die Komplikationen entsprechen denen einer schmerztherapeutischen Epiduralanästhesie (s.o.), **Infektionen** epidural (selten) und am Implantationsort (1–4%) des Impulsgenerators.

Technische Probleme:
– Dislokation oder Diskonnektion der Sonde,
– sekundäre Duraperforation,
– Fibrosierung der Elektrode,
– Elektroden- oder Kabelbruch,
– Aktivierung von Alarmsystemen (z. B. bei Flughafenkontrollen).

Indikationen. Neuropathische (insbesondere radikulär) und ischämisch bedingte Schmerzsyndrome, v. a. Angina pectoris und arterielle Verschlußkrankheit, CRPS, Amputationsschmerzen (Tab. 2.**12**). Überbegriffe wie das. „failed back surgery syndrome", **FBSS**, bedürfen einer weiterführenden Differenzierung. Hierbei handelt es sich um radikuläre oder pseudoradikuläre Schmerzen nach oder infolge von Wirbelsäulenoperationen. Die Schmerzen können sich in die Extremitäten, meist in die Beine, projizieren. Ursache sind bindegewebige und knöcherne Verwachsungen, die zu Spinalstenosen oder Stenosen der Foramina der Spinalnerven führen. FBSS-assoziierte Rückenschmerzen sprechen nur mäßig an, FBSS-assoziierte Schmerzen in den Beinen zeichnen sich dagegen durch ein gutes Ansprechen auf SCS aus, weshalb man den Rückenschmerzen eine vorwiegend nozizeptive, den Beinschmerzen eine neuropathische Genese attestiert.

Spezielle Kontraindikationen:
– Gerinnungsstörungen,
– nicht therapierbare Herzinsuffizienz (Bauchlage über längere Zeit bei Anlage der SCS-Sonde notwendig),
– fehlendes Ansprechen auf diagnostische Blockade,
– unzureichende Ausschöpfung weniger invasiver und kausaler Therapien,
– psychische Primärerkrankung,
– erhebliches kognitives Defizit,
– MRI-Untersuchung notwendig,
– *relative* Kontraindikationen: Tumorschmerz, Suchtkrankheit, Demandschrittmacher, implantierte Defibrillatoren.

Intrathekale Neurolysen

Definition: Unter intrathekaler oder subarachnoidaler Neurolyse versteht man das Einbringen von Neurolytika (Alkohol oder Phenol) in den Liquor des thorakalen oder lumbalen Subarachnoidalraums.

Die Methode ist mit erheblichen Nebenwirkungen behaftet und kann daher nur zur Ausschaltung ansonsten therapierefraktärer Schmerzen bei **Tumorpatienten** empfohlen werden.

Durch Neurolytika werden Nervenfasern, vorwiegend Schmerzfasern, chemisch zerstört. Selbstverständlich können auch sensorische und motorische Fasern mitgeschädigt werden. Einer intrathekalen Neurolyse sollte daher eine diagnostische Subarachnoidalanästhesie mit Lokalanästhetika vorausgehen, um den Erfolg der Neurolyse besser einschätzen zu können. Zusätzlich sollten weniger invasive Verfahren vollständig ausgeschöpft und der Patient umfassend über Risiken und Nebenwirkungen aufgeklärt sein. Bei etwa 60% der Tumorpatienten kann die intrathekale Neurolyse eine Schmerzfreiheit von bis zu vier Monaten bewirken.

Durchführung. Zur **thorakalen** intrathekalen Neurolyse wird der Patient mit angewinkelten Beinen auf die Seite gelagert. Wird hyperbares Neurolytikum (z. B. Phenol/Glyzerol) verwendet, muß die hintere Nervenwurzel, die zerstört werden soll, den tiefsten Punkt im Subarachnoidalraum bilden. Hierzu müssen Schultern und Gesäß mit Kissen erhöht gelagert und der Patient in eine 45°-Drehung nach dorsal gebracht werden (Abb. 2.**13**). Erfolgt die intrathekale Neurolyse mit hypobarem 96%igem Äthanol, müssen die zu destruierenden Nervenwurzeln oberhalb der Punktionsstelle liegen, d. h. der Patient muß in eine 45°-Rotation nach vorne gebracht werden.

Die **Punktion** des Subarachnoidalraums erfolgt auf der Höhe des Schmerz-assoziierten Rückenmarksegments (kranial des gleichnamigen Wirbelkörpers) mit einer Spinalkanüle. Nachdem freier Liquorfluß verifiziert ist, erfolgt die langsame Injektion des hyperbaren Neurolytikums, 0,25–0,5 ml pro Segment. Danach sollte das Neurolytikum mindestens 30 min einwirken.

Bei der **sakralen** Neurolyse läßt man den Patienten bei Verwendung des hyperbaren Gemischs aus Phenol/Glyzerin (Barizität: 1027) aufsitzen, bei hypobarem Äthanol wird die Sakralregion entsprechend mit der zu destruierenden Wurzel nach oben gelagert (s. a. Kapitel 2: Neurochirurgie, S. 145). Nach erfolgter Subarachnoidalpunktion und freiem Abfluß von Liquor injiziert man 0,5–0,75 ml des Neurolytikums und verbringt den Patienten in eine 45°-seitschräge Rückenlage.

Spezielle Komplikationen:
– Komplikationen der Spinalanästhesie (Tab. 2.**11**),
– Taubheit und Dysästhesien der blockierten Dermatome,
– Paresen und Paralysen der unteren Extremität (5–10%),
– Blasenfunktionsstörungen (bis 10%),
– Darminkontinenz (bis 2%).

Die meisten gravierenden Nebenwirkungen sind reversibel, können aber Wochen bis Monate anhalten.

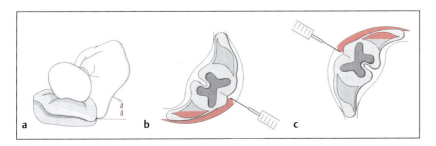

Abb. 2.**13** Patientenlagerung (**a**) und Injektion bei thorakaler Neurolyse mit hyperbarem Phenol/Glyzerin (**b**) oder hypobarem 97%igem Äthanol (**c**) (nach 10).

Spezielle Kontraindikationen:
- Gerinnungsstörungen,
- unzureichender Erfolg bei diagnostischer Blockaden,
- nicht maligner Schmerz,
- großflächiges, nicht segmentales oder diffuses Schmerzareal,
- unkooperativer Patient.

Indikationen:
- therapierefraktäre Tumorschmerzen im Bereich Th 3 bis Th 12,
- maligne Schmerzen im Anogenital- und unteren Beckenbereich.

Blockaden des sympathischen Nervensystems

Anatomie. Das sympathische Nervensystem entspringt in den Kerngebieten des Seitenhorns im thorakalen und lumbalen Rückenmark. Die sympathischen präganglionären Fasern verlassen das Rückenmark mit der Vorderwurzel und finden sich zu Rr. communicantes albi zusammen, die zu den Ganglien des paarig angelegten sympathischen Grenzstranges ziehen. Im Gegensatz zu den sympathischen Kerngebieten im Rückenmark, die nur in den Segmenten Th 1 bis L 2/3 zu finden sind, begleitet der Grenzstrang die gesamte Wirbelsäule, beginnend mit dem Ganglion cervicale superius in Höhe C 2 bis zum Ganglion impar vor dem Steißbein. Die Umschaltung der präganglionären Fasern auf die postganglionären Neurone kann sowohl im segmentalen Ganglion erfolgen als auch in weiter kranial oder kaudal gelegenen Ganglien, die sich entweder im Grenzstrang oder in den ausgedehnten abdominellen Plexus finden. Postganglionäre Fasern des Grenzstranges ziehen entweder als R. communicans griseus wieder zum korrespondierenden Spinalnerven oder verlassen den Grenzstrang als Äste zu den verschiedenen Organsystemen bzw. Gefäßen (Abb. 2.7a, Tab. 2.13).

■ Ganglion cervicale superius

Anatomie. Das Ganglion cervicale superius ist das oberste Ganglion des sympathischen Grenzstranges und liegt ca. 2 cm unterhalb der Schädelbasis vor dem zweiten und dritten zervikalen Wirbelkörper. Es ist aus der Verschmelzung von drei bis vier Ganglien entstanden und ist mit einer Ausdehnung von ca. 2,5 cm das größte zervikale Ganglion. Seine Bedeutung wird durch die vielfältigen Verschaltungen unterstrichen, die einerseits zum Plexus caroticus und damit zur sympathischen Innervation des Kopfes und andererseits bis zum Plexus cardiacus reichen. In unmittelbarer Nähe liegen die Aa. carotis interna und vertebralis sowie die Nn. glossopharyngeus, vagus und hypoglossus.

Durchführung. Die Punktion erfolgt transoral durch die Rachenhinterwand unterhalb des hinteren Gaumensegels (Abb. 2.14) mit einer atraumatischen 24-G-Spinalkanüle in Verbindung mit einem speziellen Abstandhalter (Abb. 2.15). Die Injektion eines Lokalanästhetikums an dieser Stelle ist wegen der unmittelbaren Nachbarschaft von drei Hirnnerven umstritten, statt dessen wird ein niedrig dosiertes Opioid verwendet, meist **Buprenorphin** in einer Dosierung von 30 μg in 2 ml NaCl 0,9 %. Die Applikation sollte in Höhe der Umschaltung vom prä- auf das postganglionäre Neuron erfolgen, eine funktionelle Blockade mit Ausbildung einer kompletten Sympathikolyse ist dabei nicht zu erwarten. Der Wirkungsmechanismus dieser **ganglionären lokalen Opioidanalgesie (GLOA)** ist bis heute nicht sicher geklärt, ein Wirkungsnachweis konnte allerdings für die Zosterneuralgie erbracht werden. Die Anwendung der Methode beschränkt sich im wesentlichen auf den deutschen Sprachraum, in der internationalen Literatur finden sich nur wenige Hinweise auf dieses Verfahren (8).

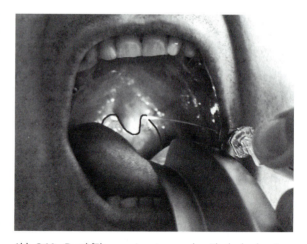

Abb. 2.14 Durchführung einer transoralen Blockade des Ganglion cervicale superius unter Verwendung eines speziellen Abstandhalters (Abb. 2.15). Zur besseren Orientierung wurde das Gaumensegel farblich markiert.

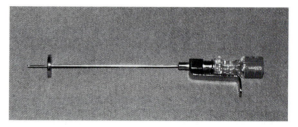

Abb. 2.15 Atraumatische 24-G-Spinalkanüle (nach Sprotte) und Abstandhalter zur Durchführung einer transoralen Blockade des Ganglion cervicale superius (Abb. 2.14).

Tabelle 2.13 Segmentale sympathische Innervation (nach 4)

Organsystem	Sympathisches Kerngebiet im Rückenmark
Kopf und Hals	Th 1–5
Obere Extremität	Th 2–5
Untere Extremität	Th 10–L 2
Herz	Th 1–5
Bronchien und Lunge	Th 2–4
Ösophagus (kaudaler Anteil)	Th 5–6
Magen	Th 6–10
Leber und Gallenblase	Th 7–9
Pankreas, Milz	Th 6–10
Colon ascendens und transversum	Th 11–L 1
Niere	Th 10–L 1
Colon descendens, Sigma, Rektum	L 1–2

Spezielle Komplikationen. Punktionsbedingte Hämatome, bei Verwendung des niedrig dosierten Opioides sind weitere schwerwiegende Komplikationen nicht zu erwarten.

Indikationen:
- Post-Zoster-Neuralgie,
- Trigeminusneuralgie,
- atypischer Gesichtsschmerz.

Ganglion cervicothoracicum (stellatum)

Anatomie. Das Ganglion cervicothoracicum ist aus der Verschmelzung der unteren zervikalen (C 7/C 8) mit den oberen thorakalen (Th 1, z. T. Th 2) Grenzstrangganglien entstanden und liegt vor den Querfortsätzen der Wirbelkörper C 7 und Th 1 bzw. vor dem Köpfchen der ersten Rippe. In unmittelbarer Nachbarschaft liegen die Aa. carotis communis und vertebralis sowie die obere Pleurakuppe und der Plexus brachialis.

Im Ganglion cervicothoracicum befinden sich die Synapsen der präganglionären Fasern der sympathischen Innervation des Armes, die im wesentlichen aus den Rr. communicantes albi der Spinalnerven Th 2 und Th 3 stammen. Weiterhin wird das Ganglion von präsynaptischen Fasern der sympathischen Innervation für Kopf und Nacken durchzogen, deren Umschaltung auf das postsynaptische Neuron in dem (kleinen) Ganglion cervicale medius oder, vorwiegend, im (großen) Ganglion cervicale superius erfolgt. Postsynaptische Fasern aus dem Ganglion cerviothoracicum versorgen nicht nur die Gefäße der oberen Extremität, sondern auch die Aa. carotis und vertebralis, das Herz, den Ösophagus, die Trachea und den Thymus. Weitere Verbindungen bestehen (unregelmäßig) zu den Nn. vagus, phrenicus und laryngeus reccurens.

Durchführung. Unter verschiedenen beschrieben Methoden zur Blockade des Ganglion cervicothoracicum hat sich der **anteriore, paratracheale Zugang** durchgesetzt. Hierzu wird der Patient mit leicht überstrecktem Hals auf den Rücken gelagert. Zuvor kann versucht werden, die Querfortsätze des sechsten und siebten Halswirbelkörpers bei leichter Neigung des Kopfes zur Gegenseite zu identifizieren. Zur Entspannung der Halsmuskulatur sollte der Patient durch den leicht geöffneten Mund atmen. Weiterhin sollten Schluckbewegungen, Sprechen oder Husten während des Eingriffs vermieden werden.

Nach Palpation der A. carotis und Verdrängen derselben nach lateral wird in Höhe des Querfortsatzes des sechsten Halswirbelkörpers (im allgemeinen in Höhe des Ringknorpels) senkrecht zur Hautoberfläche mit einer 22-G-Quincke-Kanüle punktiert (Abb. 2.**16**). Alternativ besteht die Möglichkeit der Punktion in Höhe HWK 7, hier ist jedoch die Gefahr der Punktion der Pleurakuppe oder der A. vertebralis wesentlich höher.

In ca. 3–3,5 cm Tiefe sollte die Nadel auf den Querfortsatz des Halswirbelkörpers treffen. Wenn Parästhesien im Plexus brachialis ausgelöst werden, muß die Nadel vorsichtig nach medial korrigiert werden. Nach Erreichen des Knochenkontaktes wird die Kanüle vorsichtig 2–5 mm zurückgezogen. Der Aspirationstest sollte besonders sorgfältig durchgeführt werden, da die intravasale Injektion in die A. carotis oder vertebralis fatale Folgen haben kann.

Das **Volumen** des applizierten Lokalanästhetikums hängt von dem erwünschten Effekt der Blockade ab. Zur Sympatholyse im Kopfbereich reichen im allgemeinen bereits 5 ml aus, bei Indikationsgebieten im Bereich der oberen Extremität sollten 10 ml appliziert werden. Nach Injektion des Lokalanästhetikums wird der Patient mit dem Oberkörper aufgerichtet, um eine bessere Verteilung des Flüssigkeitsdepots nach kaudal zu erzielen.

Der **Effekt** der Blockade im Kopfbereich ist schnell und sicher durch die Ausprägung eines Horner-Syndroms (Ptosis, Miosis, Enophthalmus) zu beurteilen. Gleichzeitig treten eine Behinderung der Nasenatmung (durch Schwellung der Nasenschleimhäute) auf der blockierten Seite, eine konjunktivale Injektion, vermehrte Tränenproduktion und Überwärmung der Gesichtshälfte auf. Die Zeichen der Sympathikolyse im Kopfbereich lassen jedoch nicht sicher auf eine erfolgreiche Blockade des gesamten Ganglion cervicothoracicum schließen. Die vollständige, den Schulter-Arm-Bereich einschließende Wirkung setzt im allgemeinen verzögert ein und läßt sich durch eine Überwärmung (Oberflächentemperatur > 35°C) (9) v. a. der Finger bestätigen. Auch bei korrekter Technik wird nicht immer einer Sympathikolyse des gesamten oberen Quadranten erzielt (5).

Weiterhin wurde die Methode beschrieben, über den anterioren Zugang einen Teflonkatheter zur kontinuierlichen Sympathikolyse einzubringen. Alternativ hierzu kann CT-gesteuert von dorsal in Höhe Th 1 bis Th 2 ein Katheter plaziert werden (s. u.). Bei beiden Methoden besteht jedoch die Gefahr der Dislokation des Katheters bei Bewegungen in Hals- und Schulterbereich. Dabei ist zu bedenken, daß eine sekundäre Dislokation auch in die Vertebralarterie, nach epidural oder in Duracuffs vorstellbar ist.

Spezielle Komplikationen:
- Stimmbandparese durch Blockade des N. laryngeus recurrens,
- Zwerchfellähmung durch Blockade des N. phrenicus,
- Lokalanästhetikaintoxikationen (v. a. ZNS),
- hohe Spinalanästhesie durch akzidentelle subarachnoidale Injektion,
- Pneumothorax,
- Blockade von Anteilen des Plexus brachialis.

Spezielle Kontraindikationen:
- bradykarde Herzrhythmusstörungen (ohne Versorgung mit einem Schrittmacher),
- schweres Asthma bronchiale, chronische Emphysembronchitis,

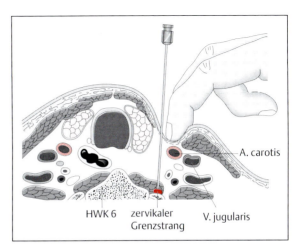

Abb. 2.**16** Anatomische Leitstrukturen zur Durchführung einer Blockade des Ganglion cervicothoracicum in Höhe HWK 6 (modifiziert nach [6]).

Tabelle 2.14 Indikationen zur Blockade des Ganglion cervicothoracicum (stellatum)

Arterielle Durchblutungsstörungen	Morbus Raynaud
	Sklerodermie
	Verschluß der A. centralis retinae
Mikroperfusionsstörungen	Hörsturz
	Morbus Menière
Schmerz	komplexe regionale Schmerzsyndrome Typ I und II (CRPS, vormals sympathische Reflexdystrophie/Kausalgie)
	Zosterneuralgie, sowohl in der akuten Phase als auch die Post-Zoster-Neuralgie
	neuropathische Schmerzen
	Trigeminusneuralgie
	Phantomschmerz
Sonstiges	Hyperhidrosis

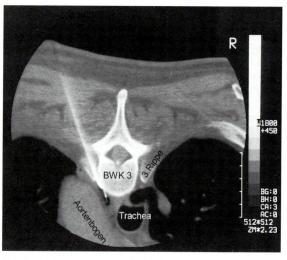

Abb. 2.17 CT-kontrollierte thorakale Grenzstrangblockade in Höhe Th 3. Unter engmaschiger Lagekontrolle wird die Kanüle vor dem Rippenköpfchen positioniert. Erkennbar sind der von der Pleura abgewandte Schliff der Tuohy-Kanüle sowie der aus der Kanüle austretende Katheter.

– kontralaterale Stimmband- oder Zwerchfellparese,
– zeitgleiche kontralaterale Blockade des Ganglion cervicothoracicum.

Indikationen: Der Indikationsbereich für die Blockade des Ganglion cervicothoracicum umfaßt arterielle Durchblutungsstörungen, Mikroperfusionsstörungen, sowie Schmerzsyndrome, bei denen eine Beteiligung des sympathischen Nervensystems vermutet werden kann (Tab. 2.14). Nach erfolgreicher diagnostischer Blockade, wobei bei Indikationsgebieten im Schulter-Arm-Bereich eine Anästhesie des Plexus brachialis sicher ausgeschlossen werden muß, wird im allgemeinen eine Blockadeserie angeschlossen. Auch hier gibt es Hinweise, daß v. a. bei der Zosterneuralgie der Zusatz von Opiaten sinnvoll sein kann ([4], S. 130, GLOA).

■ **Thorakaler Grenzstrang**

Anatomie. Der thorakale sympathische Grenzstrang besteht aus einer Kette von üblicherweise zehn bis zwölf paarig angelegten Ganglien, von denen das oberste (selten auch das zweite und/oder dritte) mit dem untersten zervikalen Ganglion zum Ganglion cervicothoracicum verschmolzen ist (s. o.). Die thorakalen Grenzstrangganglien liegen mit Ausnahme der untersten zwei bis drei retropleural auf den Rippenköpfchen, im kaudalen Bereich des thorakalen Grenzstranges legen sie sich zunehmend der Vorderseitenkante der korrespondierenden Wirbelkörper an. Auf Höhe von LWK 1 tritt der Grenzstrang dorsal des Lig. arcuale mediale in den Retroperitonealraum über.

Die thorakalen sympathischen Ganglien erhalten präganglionäre Fasern über die Rr. communicantes albi aus allen thorakalen Spinalwurzeln. Aus den zweiten bis vierten (fünften) thorakalen Ganglien entspringen die Rr. cardiaci und pulmonales thoracici. Über den N. splanchnicus major, der schräg auf den Wirbelkörpern nach ventralkaudal verläuft, werden prä- und postganglionäre Fasern aus den Ganglien Th 6 bis Th 9 zum Plexus coeliacus geführt. Der N. splanchnicus minor entspringt den Ganglien Th 9 bis Th 11 und verhält sich ähnlich wie der N. splanchnicus major.

Durchführung. Aufgrund der Nähe zur Pleura und zu den großen intrathorakalen Gefäßen werden Blockaden des thorakalen Grenzstranges unter CT-Kontrolle durchgeführt. Aufgrund des hohen Aufwandes sollte die Indikation zur Anlage eines thorakalen Grenzstrangkatheters eher großzügig gestellt werden, um je nach Ergebnis der diagnostischen Blockade eine Fortführung der thorakalen Sympathikolyse zu ermöglichen. Die Lagerung des Patienten erfolgt auf dem Bauch mit angelegten Armen. Nach Identifizierung der korrekten Höhe sollte zunächst die Stichrichtung am CT simuliert und die kritische Tiefe bis zum Erreichen der Pleura bestimmt werden. Anschließend wird diese Stichrichtung mit einer Tuohy-Kanüle nachvollzogen, wobei der Schliff nach medial (von der Pleura abgewandt) zeigen sollte (Abb. 2.17). Es scheint möglich, die Pleura parietalis durch Injektion von physiologischer Kochsalzlösung vom Wirbelkörper wegzudrängen (NaCl-Plombe) und somit die Gefahr der Pleuraverletzung zu minimieren.

Unter regelmäßigen Kontrollen der Kanülenposition wird diese bis vor das Rippenköpfchen vorgeschoben. Hier sollte Knochenkontakt erreicht werden. Bei Anlage eines Katheters sollte eine subkutane Tunnelung durchgeführt werden, um die Gefahr einer Katheterinfektion oder -dislokation zu vermindern. Die Dosis des applizierten Lokalanästhetikums richtet sich nach der gewünschten Ausdehnung der Blockade, sollte jedoch 10 ml/h nicht überschreiten. Als alternatives Verfahren steht die chirurgisch-thorakoskopische Thermokoagulation des thorakalen Grenzstranges zur Verfügung.

Spezielle Komplikationen: Die Komplikationen sind durch die anatomische Nähe zur Pleura und den Organen des hinteren Mediastinums bestimmt. Auch bei vorsichtiger Vorgehensweise ist die Verletzung der Pleura mit Ausprägung eines Pneumothorax nicht sicher auszuschließen. Verletzungen sonstiger Organe sollten in erfahrenen Zentren nicht auftreten. Als Wirkung der Sympathikolyse kön-

Anästhesiologische Verfahren in der Schmerztherapie 133

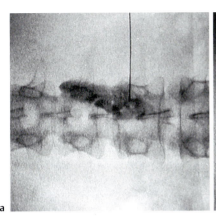
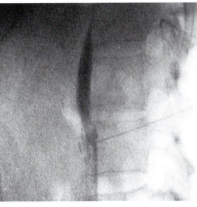

Abb. 2.18 Lumbale Grenzstrangblockade.
a Lumbale Grenzstrangblockade in Höhe LWK 4 mit korrekter Ausbreitung der Testdosis von 5 ml Kontrastmittel. Man erkennt vor allem in der seitlichen Projektion die typische spindelförmige Verteilung des Kontrastmittels.

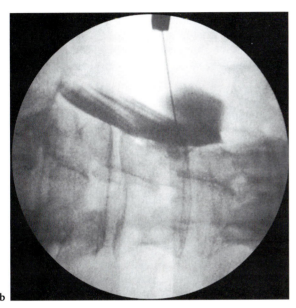

b Lumbale Grenzstrangblockade mit intramuskulärer Fehllage der Punktionskanüle nach Injektion von 5 ml Kontrastmittel.

Die präganglionären Fasern des lumbalen Grenzstranges entstammen den Rr. communicantes albi der ersten beiden lumbalen Spinalnerven (selten auch des dritten). Weiter kaudal sind keine weiteren präganglionären sympathischen Nervenfasern den Spinalnerven zugeordnet. Alle Ganglien haben über Rr. communicantes grisei Verbindungen zu den lumbalen Spinalnerven, die mit dem N. femoralis weiter verlaufen und die sympathische Innervation für die A. femoralis und ihrer Äste im Unterschenkel stellen. Vier Nn. splanchnici lumbales ziehen zu den vegetativen Plexus des Abdomens.

Durchführung. Die Blockade des lumbalen Grenzstranges kann in Bauch- oder Seitenlage des Patienten erfolgen und wird von dorsal in Höhe des zweiten, dritten oder vierten Lendenwirbelkörpers durchgeführt. Häufig wird die zeitgleiche Blockade auf Höhe LWK 2 und 4 durchgeführt. Neben diagnostischen oder neurolytischen Blockaden kommt die Anlage eines lumbalen Grenzstrangkatheters in Betracht, um eine kontinuierliche Sympathikolyse durchzuführen. Danach richtet sich die Auswahl der verwendeten Punktionsnadel, die je nach Körperumfang des Patienten eine Länge von 12–15 cm haben sollte.

Ca. 6–8 cm lateral der Medianlinie wird auf Höhe des Processus spinosus des entsprechenden Wirbelkörpers im Winkel von 45° nach medial punktiert.

- Häufig trifft man in 3–5 cm Tiefe auf den Processus transversus des Wirbelkörpers. Es ist hilfreich, diese Tiefe zu bestimmen, da bei normalem Körperbau die Entfernung von der Haut zur Vorderseitenkante des Wirbelkörpers annähernd doppelt so lang ist.

Nach Korrektur der Stichrichtung nach lateral und ggf. kranial wird die Nadel bis zum erneutem Knochenkontakt vorgeschoben. Idealerweise läßt sich die Nadel dann unter Beibehaltung des Knochenkontakts vorsichtig ca. 1 cm weiter vorschieben, sonst muß die Stichrichtung weiter nach lateral korrigiert werden. Ein elastischer Widerstand spricht für eine Fehllage in einer Bandscheibe.

Die Verifizierung der korrekten Nadelposition erfolgt durch die Injektion von 2–5 ml wasserlöslichem Kontrastmittel unter Durchleuchtungskontrolle. Eine strangförmige Darstellung des Kontrastmitteldepots an der Vorderseitenkante des Wirbelkörpers spricht für die korrekte Position (Abb. 2.18a), während eine Auffiederung der Verschattung auf eine intramuskuläre Lage hinweist (Abb. 2.18b). Ein deutlicher Injektionswiderstand spricht für eine Injektion

nen in Abhängigkeit von der Höhe Bradykardie und Durchfälle auftreten.

Spezielle Kontraindikationen:
- bradykarde Herzrhythmusstörungen (ohne Versorgung mit einem Schrittmacher),
- schweres Asthma bronchiale, chronische Emphysembronchitis,
- kontralaterale Stimmband- oder Zwerchfellparese,
- dekompensierte Herzinsuffizienz.

Indikationen. Post-Zoster-Neuralgie. Prinzipiell gilt abzuwägen, in wie weit eine Sympathikolyse in den thorakalen Segmenten auch über eine Epiduralanästhesie erzielt werden kann.

Lumbaler Grenzstrang

Anatomie. Der lumbale Anteil des sympathischen Grenzstranges besteht aus meist vier paarigen Ganglien die an der Vorderseitenkante der entsprechenden lumbalen Wirbelkörper am medialen Rand des M. psoas major liegen.

in die Gefäßwand der Aorta oder der V. cava inferior. Bei geplanter Neurolyse des lumbalen Grenzstranges empfiehlt es sich, die Ausbreitung des Kontrastmittels im CT nach vorheriger Darstellung der Ureteren zu überprüfen. Bei korrekter Nadelposition reichen 3–5 ml Lokalanästhetikum, um eine Sympathikolyse der unteren Extremität zu erzielen. Bei der Verwendung größerer Mengen steigt die Gefahr der retrograden Diffusion zum Spinalnerven und führt damit zu einer sinkenden Aussagekraft der diagnostischen Blockade. Zur Neurolyse des lumbalen Grenzstranges sollten maximal 3 ml Neurolytikum pro Segment verwendet werden. Ein Grenzstrangkatheter kann intermittierend oder kontinuierlich mit einem Lokalanästhetikum beschickt werden.

Spezielle Komplikationen:
- Verletzung der *Niere* oder der Harnleiter mit Hämaturie,
- *Fehlinjektion* in den M. psoas mit Blockade des Plexus lumbosacralis,
- *Irritation* lumbaler Nervenwurzeln,
- Ejakulationsstörungen bei beidseitiger Lyse.

Indikationen:
- Post-Zoster-Neuralgie,
- CRPS I und II,
- Phantomschmerzen,
- Stumpfschmerzen,
- arterielle Durchblutungsstörungen des Beines, Hyperhidrosis.

Postsynaptische intravenöse regionale Sympathikusblockade (IVRS)

An den Extremitäten besteht die Möglichkeit, durch intravasale Injektion von **Guanethidin** in die durch ein Tourniquet von Blutkreislauf abgetrennte Extremität eine regional begrenzte Sympathikolyse zu erzeugen. Guanethidin führt zu einer Entleerung von Noradrenalin aus den präsynaptischen Vesikeln und einer Wiederaufnahmehemmung in die Synapsen. In jüngster Zeit ist die Selektivität der Methode umstritten. Weiterhin ist der diagnostische Wert fraglich, da bereits die langandauernde Ischämie zu einer Veränderung der Schmerzwahrnehmung führen kann. Indikationen für die IVRS bestehen aber immer dann, wenn Kontraindikationen eine Blockadetechnik am Grenzstrang verbieten.

Durchführung. Nach Anlage je einer Venenverweilkanüle an einem gesunden Arm und der betroffenen Extremität wird diese hochgelagert und mit Hilfe einer elastischen Binde ausgewickelt. Anschließend wird soweit distal wie möglich eine Druckmanschette angelegt und auf einen Druck aufgepumpt, der mindestens 50 (am Arm) bis 100 mmHg (am Bein) über dem systolischen Blutdruck liegt. Anschließend wird die Extremität wieder normal gelagert und das Sympathikolytikum injiziert (Dosierungsempfehlungen Tab. 2.**15**). Zur Vermeidung eines Ischämieschmerzes bietet sich die Vorinjektion von 10 ml Lokalanästhetikum und die Verwendung einer doppellumigen Druckmanschette im Sinne einer intravenösen Regionalanästhesie („Bierscher-Block") an. In diesem Fall besteht aber keinerlei diagnostische Aussagekraft des sympathikolytischen Verfahrens. Anschließend muß die Blutdruckmanschette unter ständiger Kontrolle des systolischen Blutdruckes und des Manschettendruckes mindestens 20 min belassen werden. Nach diesem Zeitraum ist der größte Teil des Guanethidins gebunden, schwere systemische Reaktionen sind nicht mehr zu erwarten.

Spezielle Komplikationen. Schwere Kreislaufreaktionen bei vorzeitigem Einströmen des Sympathikolytikums in den systemischen Kreislauf. Müdigkeit und Abgeschlagenheit am Tag des Eingriffs, Schweregefühl und vorübergehende motorische Schwäche der Extremität.

Kontraindikationen: keine.

Indikationen. Alternativverfahren zur Sympathikolyse an Extremitäten, sofern Kontraindikationen gegen Blockaden des Grenzstranges vorliegen.

Blockaden vegetativer Nervengeflechte

Plexus coeliacus

Anatomie. Der Plexus coeliacus ist die größte Ansammlung vorwiegend vegetativer und viszeral-afferenter Nerven und Ganglien des Körpers und bildet ein Netzwerk zwischen den paarig angelegten Ganglia coeliaca. Er liegt in der Höhe des zwölften thorakalen und des ersten lumbalen Wirbelkörpers hinter dem Magen und der Bursa omentalis, vor den Schenkeln des Zwerchfells, und umschließt die Wurzeln des Truncus coeliacus und der A. mesenterica superior. Die anatomische Lage der Ganglia coeliaca wird in verschiedenen Lehrbüchern der Anatomie und Atlanten der interventionellen Schmerztherapie unterschiedlich beschrieben. Dies spricht für eine große interindividuelle Variabilität der Anatomie des Plexus coeliacus.

Die Ganglia coeliaca sind in ihrer Ausdehnung unregelmäßig ausgeprägt und finden sich präaortal auf der Höhe des Truncus coeliacus und des Stamms der A. mesenterica superior. Ihre Ausdehnung kann auf der rechten Seite bis unter die V. cava inferior und links bis unter die Milzgefäße reichen. Zum Teil sind sie miteinander verschmolzen und bilden dann das halbkreisförmige Ganglion solaris. Die wichtigsten Wurzeln des Plexus coeliacus bilden die Nn. splanchnici majores (Th 6–9), minores (Th 9–11) und lumbales (L 1–2) mit präganglionären sympathischen Fasern und viszeral-afferenten Fasern sowie abdominelle Äste des N. vagus. Der Plexus coeliacus steht in enger Verbindung mit sekundären Plexus, über die nahezu sämtliche abdominellen Organe und Gefäße mit Ausnahme des Colon descendens und der Organe des kleinen Beckens ihre autonome Innervation erhalten.

Durchführung: Drei verschiedene Zugangswege bieten sich an (s. u.). Die Blockade der Nn. splanchnici ist zwar strenggenommen kein Eingriff am Plexus coeliacus, da jedoch der größte Teil der sympathischen und viszeral-afferenten Wurzeln erreicht wird, kann auch auf diese Weise eine funktionelle Blockade des Plexus coeliacus erreicht werden.

Spezielle Komplikationen: Die nach erfolgreicher Blockade des Plexus coeliacus auftretende Hypovolämie ist Zeichen der Volumenverschiebung durch die Sympathikolyse und kann durch adäquate Volumensubstitution vor dem Eingriff vermieden werden. Ebenso ist die häufig auftretende Diarrhoe Zeichen der vermehrten Darmmotilität.

Tabelle 2.**15** Dosierungsempfehlungen für Guanethidin bei IVRS

Unterarm	10–15 mg in 20 ml NaCl 0,9 %
Oberarm	15–20 mg in 30 ml NaCl 0,9 %
Unterschenkel	20–25 mg in 50 ml NaCl 0,9 %

Weitere Komplikationen ergeben sich primär aus der engen Beziehung des Plexus coeliacus zu den großen abdominellen Gefäßen. Eine intraarterielle Injektion des Neurolytikums muß unbedingt vermieden werden, da schon kleinste Mengen zu einer Querschnittslähmung führen können (atypische Gefäßversorgung des Rückenmarks über eine direkt aus der Aorta abdominalis entspringenden Adamkiewicz-Arterie).

Spezielle Kontraindikationen: Bei Patienten mit fixierten Passagestörungen des Darmes oder Hinweisen auf eine Peritonitis sind Plexus-coeliacus-Blockaden kontraindiziert.

Indikationen: Die Anwendung von Plexus-coeliacus-Blockaden und -Neurolysen hat seit der Einführung retardierter Applikationsformen von Morphin und Fentanyl deutlich nachgelassen. Insgesamt handelt es sich bei korrekter Durchführung jedoch um eine sichere Technik, deren Verwendung nicht völlig in Vergessenheit geraten sollte. Der Indikationsbereich umfaßt maligne Oberbauchschmerzen, insbesondere ausgelöst durch ein Pankreas- oder Magenkarzinom sowie den Leberkapselschmerz bei hepatischer Metastasierung. Im Bereich der nicht durch ein Malignom ausgelösten Schmerzen steht die chronische Pankreatitis im Vordergrund.

Ventraler Zugang. Der ventrale Zugang zum Plexus coeliacus kann unter Sonographiekontrolle oder CT-gesteuert durchgeführt werden. Aufgrund des transabdominellen Vorgehens mit Punktion von Leber, Magen, Darmanteilen oder Pankreas sollte eine möglichst feine Nadel verwendet werden, um Keimverschleppung und/oder Blutungen zu vermeiden. Nach eigenen Erfahrungen hat sich eine überlange (12–15 cm) 22-G-Quincke-Nadel bewährt. Zur Festlegung von Punktionsort und -richtung ist die Identifikation des Truncus coeliacus (durch die rasche Aufzweigung in seine Hauptäste erkennbar) oder der A. mesenterica superior, die nahezu mittig mit geradem Verlauf aus der Aorta entspringt, notwendig.

Als Zugangsweg bietet sich meist die **transhepatische Punktion** an, sie kann allerdings durch ausgedehnte, indurierte Tumoren deutlich erschwert sein. Nach Ausmessen der Punktionstiefe bis zur Vorderwand der Aorta abdominalis wird die Nadelspitze idealerweise oberhalb des Abgangs der A. mesenterica superior positioniert. Zur Verifizierung der Kanülenlage sollten unter CT-Kontrolle 3–5 ml wasserlösliches Kontrastmittel injiziert werden, das sich präaortal ausbreitet (Abb. 2.**19**). Ein deutlicher Injektionswiderstand läßt auf eine zu tiefe Punktion mit Lage der Kanülenspitze in der Aortenwand schließen. Anschließend werden fraktioniert 30–50 ml des Lokalanästhetikums oder Neurolytikums appliziert. Bei Durchführung des Eingriffes unter CT-Kontrolle sollte die Substanz mit Kontrastmittel vermengt sein, um die Ausdehnung des Flüssigkeitsdepots und somit die notwendige Gesamtdosis beurteilen zu können. Die Injektion von Alkohol wird häufig initial als schmerzhaft empfunden. Um diese Reaktion zu unterbinden reicht im allgemeinen die vorhergehende Injektion von 5 ml eines konzentrierten Lokalanästhetikums (z. B. Ropivacain 1 %).

Der **Vorteil** des ventralen Zugangs ist das technisch einfache Vorgehen in Rückenlage, so daß der Eingriff auch bei Patienten, die schmerzbedingt nicht mehr auf dem Bauch oder der Seite liegen können, durchgeführt werden kann. Ausgedehnte Verwachsungen im Oberbauch können jedoch die gleichmäßige Ausbreitung des Lokalanästhetikums/Neurolytikums beeinträchtigen, so daß eine inkomplette Ausschaltung des Plexus coeliacus möglich ist. Die Gefahr der Keimverschleppung oder Nachblutung ist beim transhepatischen Vorgehen gering.

Dorsaler Zugang. Es sind verschiedene Techniken des dorsalen Zugangs zum Plexus coeliacus beschrieben worden. Unterschieden werden der transaortale Zugang von periaortalen Zugangswegen, wobei letztere sowohl einseitig als auch beidseitig durchgeführt werden können. Die **transaortale Punktion** zeichnet sich durch eine mediale Position der Kanülenspitze aus, wodurch eine symmetrische Verteilung des applizierten Flüssigkeitsdepots zu erwarten ist. Sie ist auch ohne Kontrolle durch bildgebende Verfahren möglich, sollte wegen des zusätzlichen Risikos durch Punktion der Aorta abdominalis jedoch nur noch eingeschränkt Verwendung finden.

Ob im Rahmen eines **periaortalen Vorgehens** eine beidseitige Punktion notwendig ist, kann bei CT-gesteuerten Eingriffen in Abhängigkeit von der Ausbreitung des Flüssigkeitsdepots im Einzelfall entschieden werden. Zunächst sollte die Punktion in Höhe von LWK 1 medial der zwölften Rippe auf der **linken** Seite erfolgen, zunächst in Richtung des Wirbelkörpers und nach Erreichen des Knochenkontaktes und lateraler Korrektur der Nadel durch den Zwerchfellschenkel hindurch. Nach Sicherung der Nadelposition links paraaortal und Testinjektion von 3–5 ml wasserlöslichem Kontrastmittel werden analog zum ventralen Vorgehen 30–50 ml Lokalanästhetikum oder Neurolytikum mit Kontrastmittel vermengt fraktioniert injiziert (Abb. 2.**20**). Sollte sich eine eindeutig einseitige Ausbreitung des Kontrastmitteldepots darstellen, ist eine zweite Punktion auf der rechten Seite notwendig. Das Vorgehen entspricht dem dargestellten, wobei eine Verletzung der V. cava inferior unbedingt vermieden werden sollte.

Der **Vorteil** des dorsalen Zugangs liegt in der fehlenden Verletzung abdominaler Organe, so daß kein Risiko der Keimverschleppung oder Nachblutung aus der Leber besteht.

Nn. splanchnici. Die Blockade der Nn. splanchnici majores und minores und damit der afferenten und efferenten Hauptwurzeln des Plexus coeliacus erfolgt in Bauchlage des Patienten in Höhe Th 12. Das Vorgehen erfolgt CT-kontrolliert, wobei eine Nadelposition an der Vorderseitenkan-

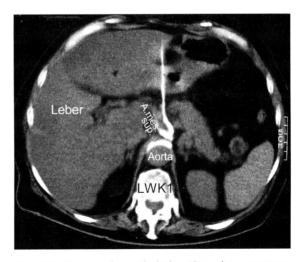

Abb. 2.**19** Plexus-coeliacus-Blockade über den anterioren (transhepatischen) Zugang. Erkennbar ist die Ausbreitung des Kontrastmittels (Solutrast 300, 1:10 verdünnt in Bupivacain 0,5 %, 5 ml) präaortal um die Wurzel der A. mesenterica superior.

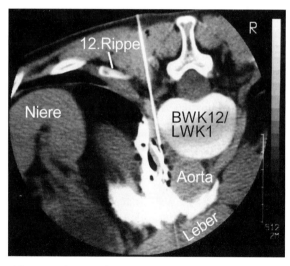

Abb. 2.20 Plexus-coeliacus-Blockade über den posterioren (transkruralen) Zugang in Höhe des Bandscheibenfachs BWK 12/LWK 1. Erkennbar ist die Ausbreitung des Kontrastmittels (Solutrast 300, 1:10 verdünnt in Bupivacain 0,5%, 40 ml) linksbetont präaortal.

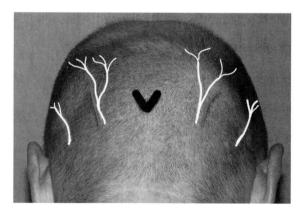

Abb. 2.22 Anatomie der Nn. occipitales majores und minores. Ca. 2–3 cm lateral der Protuberantia nuchae verläuft der N. occipitalis major medial der im allgemeinen gut tastbaren A. occipitalis. Ca. 2,5 cm weiter lateral findet sich der N. occipitalis minor knapp hinter dem Warzenfortsatz.

ten des Wirbelkörpers unter strengem Knochenkontakt angestrebt wird (Abb. 2.21). Aufgrund der retrokruralen Lage der Kanülenspitze ist eine Ausbreitung des applizierten Medikamentes nach dorsal zu den Spinalnerven möglich. Das injizierte Volumen sollte daher 10–15 ml pro Seite nicht überschreiten, vor allem bei Verwendung eines Neurolytikums ist die fraktionierte Gabe mit regelmäßiger Kontrolle der Ausbreitung zu empfehlen. **Vorteil** der Blockade der Nn. splanchnici ist die Injektion des Lokalanästhetikum bzw. Neurolytikums in einen anatomisch eng begrenzten Raum. Wegen der fehlenden Reizung des Peritoneums wird gerade die Injektion eines Neurolytikums in dieser Technik häufig weniger schmerzhaft sein als die intraperitoneale Gabe.

Blockaden im Bereich des Kopfes

Nn. occipitales majores/minores

Anatomie. Der *N. occipitalis major* ist der dorsale Ast des zweiten zervikalen Spinalnerven. Er tritt ca. 2–3 cm lateral der Protuberantia nuchae durch den sehnigen Ansatz des M. trapezius, verläuft direkt medial der im allgemeinen gut tastbaren A. occipitalis und versorgt die medialen Teile der Kopfhaut vom Nacken bis über die Scheitellinie hinaus.

Der *N. occipitalis minor* innerviert sensibel als oberster Hautast des Plexus cervicalis die laterale Hautpartie des Hinterkopfes bis einschließlich der hinteren Teile der Ohrmuschel. Er tritt unmittelbar hinter dem M. sternocleidomastoideus durch die Halsfaszie und verläuft über und hinter dem Warzenfortsatz ca. 2,5 cm lateral der A. occipitalis (Abb. 2.22).

Durchführung. Die Lagerung des Patienten erfolgt auf dem Bauch oder (bevorzugt) in sitzender Position mit leicht gebeugtem Kopf. Nach Hautdesinfektion wird mit einer feinen (22- bis 26-G-)Kanüle senkrecht zur Haut bis zum sicheren Knochenkontakt punktiert und nach negativem Aspirationstest 2–5 ml des Lokalanästhetikums injiziert.

Spezielle Komplikationen. Eine *subokzipitale Injektion* mit Ausprägung einer totalen Spinalanästhesie ist zu vermeiden, indem erst nach sicherem Knochenkontakt das Lokalanästhetikum injiziert wird. Die Ausprägung von *Hämatomen* (unmittelbare Nähe zur A. occipitalis) ist selten und kann durch ausreichende Kompression gegen das knöcherne Widerlager nach akzidenteller Gefäßpunktion vermieden werden.

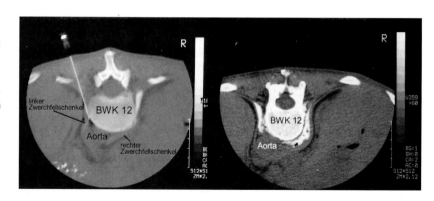

Abb. 2.21 Blockade der Nn. splanchnici (retrokrurale Blockade des Plexus coeliacus). Erkennbar ist die Position der Kanüle hinter dem linken Zwerchfellschenkel hinter der Aorta abdominalis. Auf der rechten Seite ist das Ergebnis einer beidseitigen retrokruralen Injektion (Solutrast 300 1:10 verdünnt, 96%iges Äthanol, je 10 ml) dargestellt. Das Neurolytikum verteilt sich hinter den Zwerchfellschenkeln und erreicht nahezu die Spinalwurzeln.

Indikationen. Die *Okzipitalisneuralgie* tritt am ehesten bei einer chronischen Irritation der oberen zervikalen Nervenwurzeln durch Muskelverspannungen oder degenerative Veränderungen auf, meist beidseitig mit Betonung des Innervationsgebietes des N. occipitalis major, so daß im allgemeinen eine beidseitige Blockade der Nn. occipitales majores indiziert ist. Nach erfolgreicher diagnostischer Blockade empfiehlt sich die Fortführung der Blockaden als Serie, um einen die Wirkdauer des Lokalanästhetikums überdauernden Effekt zu erzielen.

Nn. supraorbitalis/trochlearis

Anatomie. Die Nn. supraorbitalis und trochlearis sind die Endäste des N. frontalis und versorgen die Haut der Stirn bis zur Scheitellinie, die Haut des Oberlides und der Nasenwurzel sowie die Konjunktiven.

Der N. supraorbitalis teilt sich in der Orbita in einen medialen und lateralen Ast. Der laterale Ast verläßt die Orbita in Begleitung der A. supraorbitalis über die Fissura supraorbitalis, die am knöchernen Oberrand der Orbita leicht zu identifizieren ist. Der mediale Ast tritt zusammen mit dem N. trochlearis über die Incisura frontalis am medialen, oberen Winkel der Orbita aus. Interindividuell unterschiedlich können die Nervenaustrittspunkte der Nerven auch als knöcherne Kanäle angelegt sein (Abb. 2.**23**).

Durchführung: Die Blockaden der Stirnäste des N. trigeminus werden im allgemeinen in sitzender Position oder Rückenlage des Patienten durchgeführt. Zur Anästhesie des *N. supraorbitalis* wird nach Palpation der Fissura orbitalis eine feine (24- bis 26-G-)Kanüle bis zum Erreichen des Knochenkontaktes vorgeführt und nach negativem Aspirationstest 0,5 – 1 ml des Lokalanästhetikums injiziert. Der *N. trochlearis* wird am inneren oberen Orbitawinkel ebenfalls unter unmittelbarem Knochenkontakt mit 0,5 – 1 ml Lokalanästhetikum betäubt. Eine Injektion in den Canalis supraorbitalis oder frontalis sollte vermieden werden.

Spezielle Komplikationen: Nervenkompression bei Injektion in den Canalis supraorbitalis oder frontalis.

Indikationen. Postoperative und posttraumatische Schmerzen, Neuralgie des ersten Trigeminusastes zur Differenzierung von Triggerzonen.

N. infraorbitalis

Anatomie. Der N. infraorbitalis ist der sensible Endast des N. maxillaris (V 2) und versorgt die Haut von Unterlid, Nase, Oberlippe und Wange. Er verläuft mit einer Begleitarterie durch das Foramen infraorbitale, das ca. 1 cm unterhalb des unteren Orbitarandes in der gleichen Vertikalebene wie die Pupille liegt.

Durchführung. Zur Blockade des N. infraorbitalis haben sich zwei Injektionstechniken etabliert. Die extraorale Injektion ist technisch einfacher, wird vom Patienten jedoch häufig als unangenehmer empfunden als das intraorale Vorgehen. Für beide Techniken sollte der Patient auf dem Rücken gelagert werden.

Für die *extraorale Injektion* wird das Foramen infraorbitale palpiert und mit einer feinen (24- bis 26-G-)Kanüle von leicht unterhalb des Palpationspunkts in kranialer Stichrichtung bis zum Erreichen des Knochenkontaktes punktiert. Beim *intraoralen Vorgehen* wird die Kanüle in der oberen Umschlagfalte der Mundhöhle über dem ersten Prämolaren in Richtung des Foramen infraorbitale bis zum Knochenkontakt vorgeführt. Zur Anästhesie des N. infraorbitalis werden nach negativem Aspirationstest 0,5 – 2 ml Lokalanästhetikum appliziert. Eine Injektion in den Canalis infraorbitalis ist wegen der Gefahr der Nervenschädigung zu unterlassen.

Spezielle Komplikationen: Nervenkompression bei Injektion in den Canalis infraorbitalis.

Indikationen: Postoperative und posttraumatische Schmerzen, Neuralgie des zweiten Trigeminusastes zur Differenzierung von Triggerzonen. Da der N. infraorbitalis seine Äste zur sensiblen Versorgung der Zähne im Verlauf des Canalis infraorbitalis abgibt, ist bei korrekter Technik eine Analgesie in diesem Bereich nicht zu erwarten.

N. mentalis

Anatomie: Der N. mentalis ist der sensible Endast des N. maxillaris (V 3) und versorgt die Haut des Kinns, der Unterlippe und des vorderen Zahnfleisches. Er tritt nach Verlauf im Canalis mandibulae durch das Foramen mentale aus, das ebenso wie das Foramen infraorbitale in der gleichen Vertikalebene wie die Pupille liegt. Die horizontale Position

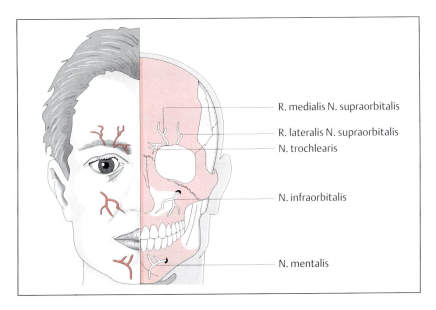

Abb. 2.**23** Nervenaustrittspunkte der terminalen Äste des N. trigeminus (modifiziert nach [3]).

des Foramen mentale ist gebunden an die altersabhängige Höhe des Alveolarfortsatzes.

Durchführung. Analog zum Vorgehen am N. infraorbitalis kann ein extraoraler oder intraoraler Zugangsweg gewählt werden. Der Patient wird auf den Rücken gelagert. Nach Palpation des Foramen mentale erfolgt die Punktion entweder transkutan oder über die untere Umschlagfalte der Mundhöhle in Höhe des ersten Prämolaren bis zum Knochenkontakt. Nach negativem Aspirationstest werden 0,5–2 ml Lokalanästhetikum appliziert.

Spezielle Komplikationen. Nervenkompression bei Injektion in den Canalis mandibularis.

Indikationen: Postoperative und posttraumatische Schmerzen, Neuralgie des dritten Trigeminusastes zur Differenzierung von Triggerzonen.

Ganglion pterygopalatinum

Anatomie. Das Ganglion pterygopalatinum ist das größte parasympathische Ganglion im Bereich des Kopfes. Es liegt in der gleichnamigen Fossa am Foramen sphenopalatinum in unmittelbarer Nachbarschaft zum N. maxillaris. Die Fossa pterygopalatina (Abb. 2.24) ist ein kleiner Teil der Fossa infratemporalis und wird durch den medialen und den lateralen Processus pterygoideus des Keilbeins begrenzt. Eng benachbart sind A. und V. maxillaris. Im Ganglion pterygopalatinum findet die Umschaltung der präganglionären parasympathischen Fasern des N. petrosus major aus dem N. facialis auf postganglionäre Fasern statt, welche die Tränendrüse sowie Drüsen in der Nasen- und Rachenschleimhaut innervieren. Weiterhin finden sich im Ganglion pterygopalatinum postsynaptische sympathische Nervenfasern des N. petrosus profundus aus dem Plexus caroticus und somatische sensible Fasern aus dem N. maxillaris, die zu den Schleimhäuten der Nase, des Gaumens und des Pharynx ziehen.

Durchführung. Die Blockade des Ganglion pterygopalatinum wird in Rückenlage des Patienten bei leicht zur Gegenseite geneigtem Kopf und leicht geöffnetem Mund durchgeführt. Auf die Einhaltung steriler Kautelen ist strikt zu achten. Als Leitstruktur dient die Incisura mandibulae unterhalb des Jochbogens. Zu ihrer Identifizierung ist es hilfreich, wenn der Patient den Mund öffnet und schließt. Nach der sicheren Identifizierung der Incisura mandibulae wird mit einer 22-G-Quincke Kanüle senkrecht zur Haut eingegangen. In ca. 4–4,5 cm Tiefe trifft die Nadel auf den Processus pterygoideus lateralis. Die Kanüle wird zurückgezogen und ca. 1 cm weiter kranial und rostral plaziert. Hier sollte sich die Nadel ca. 1 cm tiefer vorschieben lassen als zuvor. Bei Verwendung eines Nervenstimulators lassen sich Sensationen im sensiblen Nervengebiet des N. maxillaris auslösen. Nach sorgfältiger Aspiration in allen Ebenen werden hier 1–3 ml des Lokalanästhetikums appliziert. Eine isolierte Blockade des Ganglion pterygopalatinum gelingt meist nicht, im allgemeinen werden zumindest Anteile des N. maxillaris mitanästhesiert.

Spezielle Komplikationen:
- Blutung (bei Verletzung von A. oder V. maxillaris, cave Gerinnungsstatus!),
- subarachnoidale Injektion.

Indikationen:
- Neuralgie des zweiten Trigeminusastes (häufigste Form),
- atypische Gesichtsschmerzen,
- Post-Zoster-Neuralgie,
- Cluster-Kopfschmerz.

Blockaden des Achsenskeletts

Spinalnervenblockaden

Anatomie. Die Anatomie der Spinalnerven ist zu umfangreich, um sie im einzelnen in diesem Rahmen auch nur annähernd korrekt abhandeln zu können. Der grundsätzliche Aufbau aller 31 Spinalnervenpaare ist jedoch gleich, so daß die für eine Spinalnervenblockade oder -neurolyse entscheidenden Strukturen hier kurz erwähnt werden sollen.

Der **Spinalnervenstamm** entsteht aus dem Zusammenschluß der ventralen (vorwiegend motorisch-efferent) und der dorsalen (sensibel-afferent) Nervenwurzel (Abb. 2.7). Kurz vor dem Zusammenschluß in den Foramina intervertebralia findet sich in der dorsalen Wurzel das Ganglion spinale, in dem die (pseudomonopolaren) Zellkörper der afferenten Nerven liegen. Der Spinalnervenstamm ist nur kurz, er teilt sich in einen **dorsalen Ast**, einen **R. communicans** zum sympathischen Grenzstrang und einen **ventralen Ast**. Die dorsalen Äste enthalten Nervenfasern zur motorischen Versorgung der autochthonen Rückenmuskulatur und Glutealmuskulatur, zur sensiblen Versorgung der Haut und der Facettengelenke. Die ventralen Äste finden sich entweder zu zervikalen, brachialen, lumbalen oder sakralen Plexus zusammen oder bilden die Interkostalnerven. Die Spinalnervenwurzeln sind von Dura mater umscheidet, die im Bereich des Spinalnervenstammes in das Perineurium übergeht, so daß der Spinalnervenstamm interindividuell unterschiedlich noch von Liquor cerebrospinalis umflossen sein kann (Duracuffs).

Durchführung. Blockaden der zervikalen, thorakalen und lumbalen Spinalnerven werden in Bauchlage des Patienten unter radiologischer Kontrolle (Bildwandler, ggf. CT) durchgeführt. Blockaden der sakralen und kokzygealen Nervenwurzel sind technisch sehr schwierig und werden daher hier nicht weiter erwähnt. Das Vorgehen zur Blokkade der zervikalen bis lumbalen Wurzeln ist im wesentlichen gleich.

Zur richtigen Positionierung der Kanülenspitze ist es hilfreich, zunächst den Processus transversus (costalis) des entsprechenden Wirbelkörpers zu identifizieren. Anschließend wird die Stichrichtung leicht nach kranial und medial

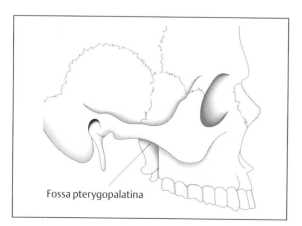

Abb. 2.24 Anatomische Lage der Fossa pterygopalatina anterokranial des Processus pterygoideus des Keilbeins. Die Fossa pterygopalatina wird durch den Processus zygomaticus verdeckt (modifiziert nach [3]).

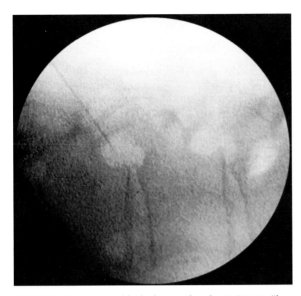

Abb. 2.**25** Spinalnervenblockade in Höhe Th 10. Die Kanülenspitze projiziert sich im seitlichen Strahlengang auf das Foramen intervertebrale. Das Auffinden des Foramen intervertebrale wird erleichtert, wenn zunächst der Processus transversus aufgesucht und anschließend die Stichrichtung nach kranial und medial korrigiert wird.

korrigiert, so daß die Nadel an der Oberkante des Processus transversus (costalis) ca. 2–3 cm tiefer in das Foramen intervertebrale vorgeschoben werden kann (Abb. 2.**25**). Die Nutzung eines Nervenstimulators ist hilfreich, um die Nadelspitze möglichst nah am Spinalnerven zu positionieren, entbindet jedoch nicht von der radiologischen Kontrolle der korrekten Nadelposition. Der Aspirationstest ist auch hier besonders sorgfältig in zwei Ebenen vorzunehmen, bei der Injektion in einen Duracuff ist mit der Ausbildung einer (hohen) Spinalanästhesie zu rechnen. Das Volumen des applizierten Lokalanästhetikums sollte 1–2 ml nicht überschreiten. Es empfiehlt sich insbesondere bei diagnostischen Blockaden, dem Lokalanästhetikum Kontrastmittel zuzusetzen, um eine epidurale Ausbreitung des Flüssigkeitsdepots erkennen zu können. In diesem Fall muß die diagnostische Blockade wiederholt werden.

Spezielle Komplikationen. Spinalanästhesie (v. a. bei zervikalen Spinalnervenblockaden muß bei Ausprägung von Duracuffs mit der Gefahr einer hohen Spinalanästhesie gerechnet werden).

Indikationen. Diagnostische Blockade zur Prüfung der segmentalen Zuordnung und Differentialdiagnose bei (pseudo-)radikulären Schmerzen. Im Rahmen von therapeutischen Blockaden kann, bei Einengung des Neuroforamens mit ödematöser Veränderung der Spinalnervenwurzel, dem Lokalanästhetikum ein Glukokortikoid beigemengt werden, um einen länger anhaltenden Effekt der Intervention zu erzielen.

Facettenblockaden

Anatomie. Die Articulationes zygapophysiales (Facettengelenke) werden von den Processus articulares der Wirbelkörper gebildet. Ihre Anatomie und Funktion unterscheidet sich je nach Höhe des entsprechenden Wirbelsäulenabschnittes. Im Bereich der **Halswirbelsäule** stehen die Facettengelenke in einer 30–45° geneigten Frontalebene und haben relativ lockere Gelenkkapseln, die in der zervikalen Wirbelsäule Seitbewegungen sowie Vor- und Rückwärtsneigungen und mit einer Lateralflexion vergesellschaftete Drehungen ermöglichen. Die Facettengelenke der **Brustwirbelsäule** stehen in einer leicht gekippten koronaren Ebene, stellen Ausschnitte eines Zylindermantels dar und lassen im wesentlichen Drehbewegungen zwischen den Wirbelkörpern zu. In der **Lendenwirbelsäule** ist die Gelenkstellung eher parallel zur Sagittalebene, hier erfolgt im wesentlichen eine Beugung oder Streckung. Insbesondere in der Lendenwirbelsäule können die Stellungen der Wirbelkörpergelenke jedoch eine große Variationsbreite aufweisen.

Die **Innervation** der Gelenkkapseln erfolgt über die medialen Äste der Rr. posteriores der Spinalnerven. Diese Äste verlaufen zwischen Processus transversus/costalis und Processus articularis superior des jeweils tieferen Wirbelkörpers nach dorsal und geben Fasern an die Gelenkkapseln beider benachbarten Facettengelenke ab. Prinzipiell kann zwischen Blockaden dieser medialen Äste zur Denervation der Facettengelenke einerseits und intra- oder periartikulären Injektionen andererseits unterschieden werden. Im folgenden soll die Technik der gezielten Blockade der Innervation erläutert werden, die sich in der Anwendung gegen die artikulären Injektionen durchgesetzt hat.

Zervikal. Die Blockade der zervikalen Facettengelenke erfolgt in Bauchlage des Patienten, wobei durch Unterpolsterung der Brust eine leichte Flexion der Halswirbelsäule angestrebt wird. Der Eingriff sollte unter Durchleuchtungskontrolle mit anterior-posteriorem Strahlengang, der eine Identifikation der Gelenkfortsätze der Halswirbelsäule ermöglicht, durchgeführt werden. Die Punktion erfolgt ca. 2,5 cm lateral der Mittellinie in leicht kranialer Stichrichtung. Als optimale Nadelposition ist der laterale Anteil des Processus articularis knapp unterhalb der oberen Gelenkfläche anzustreben. Eine Injektion sollte nur bei sicherem Knochenkontakt durchgeführt werden. Aufgrund der großen Nähe zu den Spinalnervenwurzeln und der A. vertebralis sollte beim Aspirationstest nicht nur auf Blut, sondern auch auf Liquor geachtet werden. Aus dem gleichen Grund empfiehlt es sich, insbesondere bei diagnostischen Blockaden, das Volumen des injizierten Lokalanästhetikums niedrig zu halten (≤ 1 ml). Aufgrund der bisegmentalen Innervation der Facettengelenke ist die Blockade auf mindestens zwei Höhen durchzuführen.

Spezielle Komplikationen:
– schwere zentralnervöse Lokalanästhetikaintoxikationen (bei intravasaler Injektion in die A. vertebralis),
– hohe Spinalanästhesie (bei subarachnoidaler Injektion).

Indikationen. Grundsätzlich gibt es keine wegweisende klinische Schmerzsymptomatik, die durch Irritationen der zervikalen Facettengelenke hervorgerufen ist. Somit beruht die Diagnose eines zervikalen Facettensyndroms primär auf der diagnostischen Blockade, die daher besonders sorgfältig durchgeführt werden muß. Als Indikationen gelten vor allem vertebragene Kopfschmerzen und Schmerzen nach Schleudertrauma.

Lumbal. Auch die Blockade der lumbalen Facettengelenke erfolgt in Bauchlage des Patienten und wird unter Bildwandlerkontrolle durchgeführt. Hierzu wird ca. 2–3 cm paramedian der Processus spinosi (von oben nach unten nimmt der Abstand von der Medianebene zu) senkrecht zur Haut eingegangen. Zur Blockade des medialen Astes des R. posterior soll eine Nadelposition am Übergang

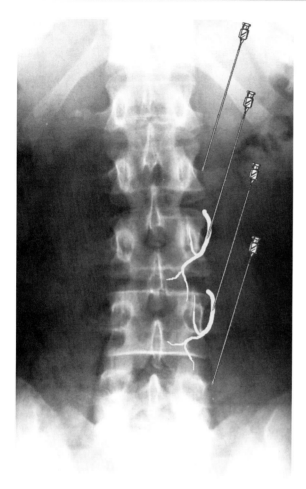

Abb. 2.**26** Blockade der lumbalen Facettengelenke. Eingezeichnet sind der Verlauf der Rr. mediales der Rr. posteriores der Spinalnerven, die bisegmental die Facettengelenke innervieren und die jeweils anzustrebende Nadelposition zu ihrer Blockade.

der Wurzel des Processus costalis und des oberen Gelenkfortsatzes erreicht werden (Abb. 2.26). Auch hier besteht große Nähe zur Spinalwurzel, beim Abgleiten oberhalb des Processus costalis besteht die Gefahr, daß die Nadelspitze direkt im Foramen intervertebrale zu liegen kommt. Daher ist eine Kontrolle der Kanülenposition in zwei Ebenen empfehlenswert. Nach sorgfältig ausgeführtem Aspirationstest (Liquor!) reicht im allgemeinen 1 ml Lokalanästetikum, um eine suffiziente Blockade zu erzielen.

Spezielle Komplikationen. Subarachnoidale Injektion mit Ausprägung einer Spinalanästhesie.

Indikationen. Ebenso wie im Bereich der zervikalen gibt es auch für lumbale Facettenblockaden keine „sicheren" Indikationen oder klinische Befunde, auf denen die Diagnose eines Facettensyndroms basiert. Als Hinweis auf ein lumbales Facettensyndrom können ausstrahlende lumbale Rückenschmerzen mit Ausstrahlung in die obere Glutealregion gelten. Die Diagnosesicherung erfolgt auch hier durch die diagnostische Blockade.

Periphere Nervenblockaden

Blockaden des Plexus brachialis

Blockaden des Plexus brachialis finden weite Anwendung in der perioperativen Betreuung von Patienten. Ihr Einsatz in der Therapie chronischer Schmerzen ist eher die Ausnahme und auf kontinuierliche Verfahren begrenzt. Daher soll in diesem Rahmen nicht auf die Einzelheiten der Durchführung von Plexusblockaden der oberen Extremität (Band I ains), sondern nur auf einige besondere Aspekte der Katheteranlage eingegangen werden.

Zur Anlage eine Katheters am Plexus brachialis bieten sich insbesondere der **interskalenäre** und der **axilläre Zugang** an. In beiden Fällen ist die Punktionsrichtung annähernd parallel zur Gefäßnervenscheide, somit läßt sich ein Katheter einfacher einführen als bei der vertikal-infraklavikulären Technik, die sich durch eine nahezu rechtwinklige Punktion auszeichnet. Die Einlage eines Katheters in die Gefäßnervenscheide wird durch Vorinjektion von 10–20 ml Flüssigkeit deutlich erleichtert. Von der Verwendung eines Lokalanästhetikums zur Aufdehnung der Gefäßnervenscheide ist allerdings abzuraten, da nach vorheriger Lokalanästhesie mechanische Nervenschädigungen durch das Einführen des Katheters maskiert werden können.

Indikationen:
- postoperative Schmerztherapie,
- Gelenkmobilisation bei Schultersteife,
- in Ausnahmefällen CRPS I und II.

Interkostalnerven

Anatomie. Die Interkostalnerven sind die ventralen Äste der thorakalen Spinalnerven. Sie lagern sich in Begleitung der Interkostalgefäße den Unterkanten der Rippen an und verlaufen im Sulcus costae bis zum Sternum. Hierbei liegt die Interkostalvene der Rippe direkt an, in kaudaler Richtung folgt die Interkostalarterie und anschließend der Interkostalnerv. Als gemischte Nerven innervieren sie die Interkostalmuskulatur und die Haut des Thorax. Aus dem zweiten (ersten bis dritten) Interkostalnerven stammen die Nn. intercostobrachiales, welche die Haut der medialen Oberarmseite innervieren.

Durchführung. Die Blockade der Interkostalnerven wird bevorzugt in sitzender Position, alternativ aber auch in Bauch- oder Seitenlage des Patienten durchgeführt. Prinzipiell ist eine Blockade im gesamten Verlauf der Nerven möglich, im Sinne einer Leitungsblockade sollte sie jedoch möglichst proximal erfolgen. Hierzu wird nach Palpation der entsprechenden Rippe in kranialer Stichrichtung bis zum Knochenkontakt punktiert. Anschließend tastet man sich mit der Nadel langsam bis zum Unterrand der Rippe vor und gleitet unter Beibehaltung der kranialen Stichrichtung ca. 3 mm unter die Rippe (Abb. 2.**27**). Ein tieferes Eindringen der Kanüle muß wegen der Gefahr einer Pleurapunktion unbedingt vermieden werden. Zur Blockade der Interkostalnerven sind je Segment 2–4 ml Lokalanästhetikum ausreichend.

Spezielle Komplikationen. Pleurapunktion mit Ausbildung eines Pneumothorax. Bei Verwendung dünner Kanülen ist selbst bei Luftaspiration das Risiko eines relevanten Pneumothorax gering, dennoch sollte bei jedem Verdacht auf eine akzidentelle Pleurapunktion eine Röntgenaufnahme des Thorax durchgeführt werden.

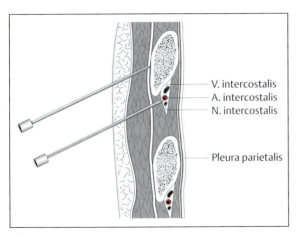

Abb. 2.27 Durchführung einer Interkostalnervenblockade (modifiziert nach [3]).

Indikationen:
- Interkostalneuralgie,
- Rippenfrakturen,
- postoperative Schmerztherapie nach Thorakotomie.

Intrapleuralanalgesie (IPA)

> **Definition:** Unter Intrapleuralanalgesie versteht man eine einmalige oder repetitive Injektion von Lokalanästhetika zwischen Pleura parietalis und visceralis.

Durch den Unterdruck zwischen den Pleurablättern verteilt sich das Lokalanästhetikum bei ausreichend großem Injektionsvolumen nahezu über die gesamte ipsilaterale Thoraxseite und blockiert nach Diffusion durch die Pleura parietalis die Interkostalnerven und teilweise den Grenzstrang der betreffenden Seite. Die IPA stellt im Grunde eine Variante der Interkostalblockade dar.

Durchführung. Nach Perkussion und Markierung der Punktionsstelle, meist im vierten oder fünften Interkostalraum, erfolgt eine sorgfältige Desinfektion und Lokalanästhesie von Haut und Subkutis.

- Die Punktion des Intrapleuralspalts erfolgt am Oberrand einer Rippe (cave: Gefäße und Nerven an der Rippenunterseite!) und wird nur ausnahmsweise als einzeitige Maßnahme vorgenommen, in der Regel wird ein Intrapleuralkatheter eingelegt.

Es gibt spezielle Sets, die eine sichere Identifikation des Intrapleuralspalts aufgrund des herrschenden Unterdrucks erlauben. Es ist zusätzlich hilfreich, den Patienten während des Vorschiebens der atraumatischen Punktionskanüle (z. B. Tuohy-Schliff) forciert atmen zu lassen und während tiefer Inspiration vorzuschieben. Nach Kollabieren eines auf das Y-Stück des Punktionskanülenendes aufgesetzten Ballons (intrapleuraler Unterdruck!) erfolgt ein Umstellen auf den zweiten Schenkel des Y-Stücks. Hierdurch kann ein Katheter durch das zur Atmosphäre geschlossene System 5–8 cm tief in den Intrapleuralspalt eingeführt werden, ohne daß ein Pneumothorax entsteht. Nach Zurückziehen der Punktionskanüle wird der Katheter fixiert und anschließend 30 ml Lokalanästhetikum (z. B. Bupivacain oder Ropivacain 0,2–0,375 %) injiziert. Aufgrund der Pneumothoraxgefahr und einer Lokalanästhetikaintoxikation (hohe Resorption!) verbietet sich eine beidseitige IPA.

Spezielle Komplikationen:
- Pneumothorax,
- Hämatothorax,
- Pleuraempyem,
- Lokalanästhetikaintoxikation.

Spezielle Kontraindikationen:
- Gerinnungsstörungen,
- ipsilaterale Pleuraschwarte,
- kontralaterale Lungenerkrankung,
- ausgeprägtes Lungenemphysem,
- beidseitige IPA.

Indikationen:
- Rippenserienfrakturen,
- Interkostalneuralgie,
- Zosterneuralgie thorakal oder im oberen Abdominalbereich,
- postoperative Schmerztherapie (Eingriffe an Thorax, Gallenblase oder Leber).

Blockaden des Plexus lumbalis

Anatomie. Der Plexus lumbalis wird aus den ventralen Ästen der Spinalnerven Th 12 (kaudale Anteile) bis L 4 gebildet. Die ventralen Äste der Spinalnerven treten zwischen den Ansätzen des M. psoas major hindurch und bilden in einem Faszienspalt zwischen dem M. psoas major und dem M. quadratus lumborum den Plexus lumbalis. Dieser Faszienspalt setzt sich in die Gefäßnervenscheide fort, welche die Vasa femorales und den N. femoralis umscheidet. Aus dem Plexus lumbalis gehen die peripheren Nerven zur Versorgung der Leistenregion, der Hüfte und des Beines mit Ausnahme der Innervationsgebiete des N. ischiadicus und des N. cutaneus femoris posterior hervor.

Psoas-Kompartment-Block. Zur Blockade des Plexus lumbalis im Faszienspalt zwischen M. psoas major und M. quadratus lumborum wird der Patient mit angezogenen Beinen auf die Gegenseite gelagert. Anatomische Leitstruktur ist der Dornfortsatz von LWK 4, der durch die Verbindungslinie beider Cristae iliacae identifiziert wird. Der Punktionsort liegt 3 cm kaudal des Dornfortsatzes von LWK 4 und 5 cm lateral der Mittellinie (Abb. 2.28). Hier wird senkrecht zur Haut eingegangen, bis man in ca. 5–6 cm Tiefe auf den Processus costalis von LWK 5 trifft. Nach Zurückziehen der Nadel und Korrektur der Stichrichtung wird die Nadel oberhalb des Processus costalis 2–3 cm weiter vorgeschoben. Zur Identifikation der korrekten Nadelposition empfiehlt sich der Einsatz eines Nervenstimulators, angestrebt werden Kontraktionen des M. vastus des M. quadriceps femoris (Kniestrecker) oder der Adduktoren. Die Identifikation des Faszienspaltes durch Widerstandsverlustmethoden ist dagegen eher unsicher und sollte nicht mehr angewandt werden.

Nach Sicherung der korrekten Nadelposition werden 30–40 ml des Lokalanästhetikums appliziert. Neben der Single-Dose-Applikation besteht auch die Möglichkeit einer Kathetereinlage, hierzu sollte der Fascienspalt aber zunächst durch die Injektion von 20 ml Kochsalzlösung aufgeweitet werden.

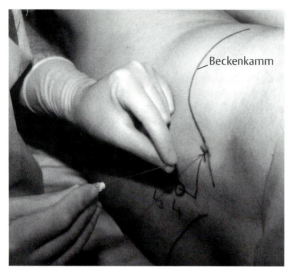

Abb. 2.**28** Patientenlagerung und Punktionstechnik beim Psoas-Kompartment-Block.

Spezielle Komplikationen. Bei akzidenteller subarachnoidaler Injektion ist aufgrund des großen Volumens an Lokalanästhetikum mit einer totalen Spinalanästhesie zu rechnen. Unerwünschte Blockaden des sympathischen Grenzstranges beliben meist ohne wesentliche Folgen.

Indikationen:
- Tumorschmerz bei Metastasierung in Hüftgelenk oder kleinen Becken,
- neuropathische Schmerzen im Innervationsgebiet des Plexus lumbalis,
- perioperative Schmerztherapie bei Hüft- und Knieoperationen.

Blockade des Nervus femoralis. Die Blockade des N. femoralis erfolgt perivaskulär unterhalb des Leistenbandes. Der Punktionsort liegt unterhalb der Verbindungslinie zwischen Spina iliaca anterior superior und Tuberculum pubicum ca. 1 cm lateral des Leistenpulses. Unter Verwendung eines Nervenstimulators wird der N. femoralis in der Gefäßnervenscheide aufgesucht. Zur isolierten Blockade des N. femoralis reichen 10 ml Lokalanästhetikum aus. Bei Injektion eines höheren Volumens (bis 40 ml) unter Kompression der Gefäßnervenscheide nach distal dehnt sich das Lokalanästhetikum nach kranial in Richtung des Plexus lumbalis aus. Im Idealfall lassen sich so neben dem N. femoralis auch der N. obturatorius und der N. cutaneus femoris lateralis erreichen (sog. 3-in-1-Block). In den meisten Fällen wird jedoch, wenn überhaupt, nur einer der beiden Nerven mitanästhesiert, so daß die Ausbreitung der Blockade im Einzelfall schlecht vorhersehbar ist. **Vorteil** des Femoralisblocks ist jedoch die technisch einfache Durchführung in Rückenlage des Patienten, so daß insbesondere im Rahmen der präoperativen Schmerztherapie bei Trauma keine Umlagerungsmaßnahmen erforderlich sind.

Spezielle Komplikationen: keine

Indikationen: perioperative Schmerztherapie bei Oberschenkel- und Schenkelhalsfrakturen und Kniegelenkeingriffen, in Kombination mit Ischiadikusblockade postoperative Analgesie bei Eingriffen am gesamten Bein.

Kernaussagen

Grundlagen
- Regionalanästhesiologische Schmerzblockaden stellen invasive Techniken zur passageren oder irreversiblen Blockade von rückenmarknahen oder peripheren Nerven dar. Man unterscheidet diagnostische, prognostische, prophylaktische und therapeutische Blockaden.
- Hauptindikation sind tumorassoziierte Schmerzen und benigne Schmerzen bei CRPS, Zosterneuralgie, Trigeminusneuralgie oder Durchblutungsstörungen.
- Allgemeine Kontraindikationen wie Gerinnungsstörungen, Allergien oder septische Erkrankungen müssen zusätzlich zu Verfahrens-spezifischen Kontraindikationen beachtet werden.

Verfahren
- Die Epiduralanalgesie hat ihren Schwerpunkt bei postoperativen und traumatischen Schmerzzuständen sowie als Methode der prognostischen und prophylaktischen Blockade. In bestimmten Fällen kann die EDA bei Tumorschmerzen im Unterbauch und Beckenbereich und bei chronischen Rückenschmerzen indiziert sein.
- Die Spinalanalgesie mit Katheter und implantierter Schmerzpumpe wird bei therapierefraktären Tumor- oder Rückenschmerzen durchgeführt.
- Spinal Cord Stimulation (SCS) wird über eine epidural plazierte Sonde und einen subkutan implantierten Impulsgeber bewirkt und ist bei neuropathischen und ischämiebedingten Schmerzen indiziert.
- Intrathekale Neurolysen werden mit hypobarem Alkohol oder hyperbarem Phenol/Glyzerin bei therapierefraktären Tumorschmerzen im Bereich von Thorax oder Becken durchgeführt.
- Blockaden des Sympathikus umfassen GLOA, Stellatumblockade, thorakale und lumbale Grenzstrangblockaden sowie IVRS. Indikationen sind Trigeminus- und Zosterneuralgien, CRPS, Durchblutungsstörungen sowie Phantom- und Stumpfschmerzen.
- Blockaden vegetativer Nervengeflechte wie die vordere oder hintere Plexus-coeliacus-Blockade werden bei tumorassoziierten Schmerzen im Oberbauch und bei chronischer Pankreatitis angewandt. Einer diagnostischen Blockade mit Lokalanästhetikum folgt die Neurolyse mit einem Alkohol-Lokalanästhetikum-Gemisch unter CT-Kontrolle.
- Blockaden der Nerven von Gesicht und Kopf sind bei Trigeminusneuralgie und Post-Zoster-Neuralgie indiziert.
- Nervenblockaden des Achsenskeletts werden unter Bildwandlerkontrolle bei schweren vertebragenen Schmerzzuständen durchgeführt.
- Periphere Nervenblockaden spielen in der chronischen Schmerztherapie eine eher untergeordnete Rolle. Eine Blockade des Plexus lumbalis mittels Psoas-Kompartment-Block kann bei neuropathischen Schmerzen im Versorgungsbereich des Plexus oder tumorbedingten Schmerzen im Bereich des kleinen Beckens erfolgreich sein.

Literatur

Weiterführende Literatur

1. Bonica JJ (ed.). The management of pain. 2nd ed. Lea & Febinger, Philadelphia 1990
2. Cousins MJ, Bridenbaugh PO (eds.). Neural blockade in clinical anesthesia and management of pain. 3. ed. Lippincott-Raven, Philadelphia, New York 1998
3. Jankovitz D. Regionalblockaden in Klinik und Praxis: Lehrbuch und Atlas. 2. Auflage. Blackwell-Wiss.-Verl., Berlin, Wien 2000
4. Waldman SD. Atlas of intervenional pain mangement. W.B. Saunders, Philadelphia 1998
5. Wall PD, Melzack R. Textbook of pain. 3. ed. Churchill Livingstone, Edinburgh 1995

Referenzen

1. Feneis H (fortgef. von Dauber, W.). Anatomisches Bildwörterbuch der internationalen Nomenklatur. 8. Aufl. Thieme, Stuttgart 1998
2. Fine PG, Ashburn MA. Effekt of stellate ganglion block with fentanyl on postherpetic neuralgia with sympathetic component. Anesth Analg 1988; 67: 897–899
3. Frick H, Leonhardt H, Starck D. Taschenlehrbuch der gesamten Anatomie. 3. Aufl., Thieme, Stuttgart 1997
4. Gray H (1825–1861), Williams PA, Bannister LH (eds.). Gray's anatomy: the anatomical basis of medicine and surgery. 38. ed. Livingstone, New York 1995
5. Malmqvist EL, Bengtsson M, Sorensen J. Efficacy of stellate ganglion block: a clinical study with bupivacaine. Reg Anesth 1992; 17(6):340–347
6. Niesel HC (Hrsg.). Regionalanästhesie. Lokalanästhesie. Regionale Schmerztherapie. Thieme, Stuttgart 1994
7. Simpson BA. Spinal cord stimulation. Br J Neurosurg 1997; 11(1):5–11
8. Spacek A, Böhm D, Kress HG. Ganglionic local opiod analgesia for refractory trigeminal neuralgia [letter]. Lancet 1997; 349, 1521
9. Stanton Hicks M, Baron R et al. Consensus report: Complex regional pain syndrome: Guidelines for therapy. Clin J Pain 1998; 14:155–166
10. Zenz M, Jurna I (Hrsg.). Lehrbuch der Schmerztherapie. Grundlagen, Theorie und Praxis. Wissenschaft. VG, Stuttgart 1993

Neurochirurgie

V. Tronnier

Roter Faden

- **Bedeutung der neurochirurgischen Schmerztherapie und Übersicht der schmerzchirurgischen Verfahren**
- **Neuroläsionelle Verfahren**
  - Periphere neuroläsionelle Verfahren
  - Zentrale neuroläsionelle Verfahren
- **Neurostimulationsverfahren**
  - Transkutane Nervenstimulation
  - Periphere Nervenstimulation
  - Rückenmarkstimulation
  - Intrazerebrale Stimulation
  - Motorkortexstimulation
- **Implantation von Ports und Pumpen**
- **Neurochirurgische Verfahren zur Behandlung von Gesichtsschmerzen**
  - Perkutane Verfahren
  - Operative Verfahren

Bedeutung der neurochirurgischen Schmerztherapie und Übersicht der schmerzchirurgischen Verfahren

Neurochirurgische Methoden, insbesondere neuroläsionelle Verfahren, stehen an letzter Stelle eines Stufenplans zur Behandlung chronischer Schmerzen. Wenn kurative, d. h. die Ursache beseitigende konservative oder operative Verfahren ausgeschöpft sind, kommen palliative symptombezogene Maßnahmen in Betracht. Auch für diese Maßnahmen gilt: möglichst wenig invasiv, möglichst nebenwirkungs- und komplikationsarm und möglichst wenig belastend für den Patienten. Etwa 85 % aller Schmerzpatienten können heute mit Hilfe medikamentöser Maßnahmen (WHO-Stufenschema und Koanalgetika) zufriedenstellend behandelt werden, ca. 10 – 12 % benötigen invasive Katheterverfahren, und lediglich 3 – 5 % bedürfen einer chirurgischen Intervention.

Grundsätzlich lassen sich verschiedene **Behandlungsmethoden** unterscheiden:
- *neuroläsionelle Verfahren*, d. h. Verfahren, bei denen Leitungsbahnen oder bestimmte Hirnareale irreversibel zerstört werden,
- *neuromodulatorische Verfahren*, wo durch elektrische Stimulation im Bereich peripherer Nerven, in Höhe des Rückenmarks oder im Gehirn die Schmerzleitung und -verarbeitung modifiziert wird,
- *Implantation von Medikamentenpumpen oder -ports*, über die man rückenmarknah oder intraventrikulär Opiate und andere schmerzinhibierende Medikamente instillieren kann,
- *neurochirurgische Verfahren bei Gesichtsschmerzen*, bei denen in gesonderten Fällen eine kausale Therapie durchgeführt werden kann.

Neuroläsionelle Verfahren

Periphere neuroläsionelle Verfahren

Neurolyse, Neurotomie

> **Definition:** Neurotomie bedeutet die chirurgische Durchtrennung eines peripheren Nerven (tomein = schneiden). Neurolyse bedeutet die chemische Auflösung eines Nerven z. B. mit hochprozentigem Alkohol oder Phenol.

Die Indikation für diese Eingriffe sind stark eingeschränkt, da es sich bei peripheren Nerven in der Regel um gemischte Nerven handelt, bei denen eine Zerstörung auch zu motorischen Ausfällen führen würde. Da es sich lediglich um die Durchtrennung des peripheren Axons ohne Schädigung des Zellkerns handelt, kann dieses wieder aussprossen. Insbesondere bei fehlgeleiteter Aussprossung oder der Ausbildung eines Neuroms können neue Schmerzen generiert werden.

Der Begriff **Neurolyse** wird häufig auch für Dekompressionsoperationen eines Nerven angewandt (z. B. bei der Meralgia paraesthetica). Hierbei handelt es sich nicht um neuroläsionelle Verfahren, sondern um die Lösung eines Nerven von umgebenden (narbigen) Strukturen.

Facettendenervierung

Dieses Verfahren wurde 1960 von Rees entwickelt und später von Shealy in seiner heutigen Form perfektioniert. Bei **degenerativen Wirbelsäulenerkrankungen** kommt es häufig zu Fehlhaltungen und durch Abnahme der Höhe des Zwischenwirbelraums zu abnormer Beweglichkeit der kleinen Wirbelgelenke. Die Innervation dieser Gelenke erfolgt über das sympathische Nervensystem und hauptsächlich über den medialen R. dorsalis n. spinalis. Dieser teilt sich in mehrere Äste, die jeweils benachbarte Wirbelsegmente versorgen. Klinisch sind Schmerzen, die durch die *lumbalen Gelenkfacetten* hervorgerufen werden, durch Rückenschmerzen oder pseudoradikuläre, über das Gesäß in den Oberschenkel ziehende Schmerzen charakterisiert. Im *Halswirbelbereich* treten bewegungsabhängige Nackenkopfschmerzen auf. Auch hier kann ein pseudoradikuläre Ausstrahlung über die Schulter in die Arme bestehen.

Zur **Diagnosesicherung** ist eine plazebokontrollierte Serie diagnostischer Blockaden, eventuell mit unterschiedlich lang wirksamen Lokalanästhetika, unter Durchleuchtungskontrolle oder CT-gesteuert (Abb. 2.**29**) unbedingt erforderlich. Die Blockade sollte periartikulär oder besser direkt am afferenten medialen Ramus dorsalis mit einer kleinen Menge eines Lokalanästhetikums (0,5 – 1,0 ml) ausgeführt werden. Bei der Facettendenervierung erfolgt intraoperativ nach Kontrolle der Elektrodenposition in zwei Ebenen (C-Bogen) vor der Läsion zunächst eine Teststimulation, durch die der Schmerz evoziert werden sollte. Da-

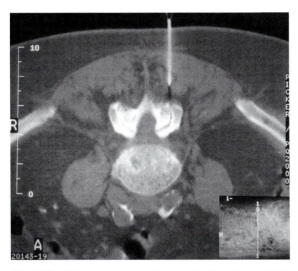

Abb. 2.**29** CT-gesteuerte lumbale periartikulären Facettenblokkade.

nach wird mit einer Läsionselektrode eine Hitzeläsion von 75–80 °C über 60 s ausgeführt. Andere Autoren bevorzugen eine Kryoläsion. Der Initialeffekt ist vergleichbar, der Langzeiteffekt ist jedoch bei der Thermoläsion mit 6–9 Monaten etwas günstiger. Patienten nach einer Kryoläsion haben geringere postoperative Schmerzen (vergleiche Kapitel 8, Thermische Destruktionsverfahren S. 567).

Hauptindikationen für diesen Eingriff sind:
- chronische Lumbalgien,
- Postdiskektomiesyndrom (failed back surgery syndrome),
- chronische Kraniozervikalgien, z. B. nach Schleudertrauma.

Die initialen Erfolgsaussichten liegen bei 61–88%, grundsätzlich bessere Resultate werden bei Patienten ohne vorherige Operation erzielt. Bei Wiederauftreten von Schmerzen kann der Eingriff problemlos wiederholt werden. Komplikationen sind ausgesprochen selten, eine Wurzelaffektion wurde bei 0,4% der Patienten beobachtet.

Dorsale Rhizotomie und Ganglionektomie

Die rückenmarknahe intra- oder extradurale Durchtrennung der sensiblen Spinalwurzeln basiert auf der Vorstellung des „Gesetzes von Bell und Magendie", daß die Hinterwurzeln lediglich aus sensiblen Fasern bestehen und die Vorderwurzeln für motorische Funktionen verantwortlich sind. Das würde bedeuten, daß eine Durchtrennung der Hinterwurzeln die zugehörige Region anästhetisch und schmerzfrei machen würde. Die Langzeitergebnisse der Rhizotomien sind jedoch enttäuschend, Angaben in der Literatur schwanken zwischen 18 und 65%. Zwei Faktoren sind für diese hohe Versagerquote verantwortlich:
- die Tatsache, daß sich die Versorgungsgebiete der einzelnen Nervenwurzeln unterschiedlich stark überlappen,
- die Tatsache, daß unmyelinisierter Fasern auch in den Vorderwurzeln vorkommen. Die Häufigkeit variiert zwischen 13 und 51% bezogen auf das Faserspektrum einer Wurzel.

Deshalb wurde in den 70er Jahren die Technik der Ganglionektomie entwickelt. Hierbei wird extraspinal das sensible Ganglion aufgesucht, die sensible Wurzel proximal und distal vor Vereinigung mit der motorischen Wurzel unterbunden und das Ganglion aus seiner Durascheide ausgeschält. Hierdurch werden die Perikaryen sämtlicher afferenter Fasern reseziert, auch diejenigen, deren Axone in der Vorderwurzel verlaufen.

Eine **Indikation** für eine Rhizotomie besteht lediglich in Ausnahmefällen im oberen Zervikalbereich (C1–C3) bei der therapierefraktären Okzipitalisneuralgie. Ansonsten gelten beide Verfahren heute als obsolet. Das Risiko für das Auftreten von Postrhizotomieschmerzen als Deafferenzierungsphänomen beträgt im Spinalbereich 5%, im Trigeminusbereich bis zu 15%.

Intrathekale neurolytische Verfahren

Die Injektion neurolytischer Substanzen in den Subarachnoidalraum stellt eine simple Methode zur Ausschaltung segmentaler Schmerzen bei Patienten mit **maligner Grunderkrankung** im Terminalstadium dar. Die am häufigsten eingesetzten Substanzen sind 96%iger Äthylalkohol und 5–20%iges Phenol in Glyzerin. Der Vorteil liegt darin, daß der Eingriff einfach, rasch und für den Patienten wenig belastend ist. Phenol ist schwerer als Liquor (hyperbar); d. h. die Zielwurzel sollte den tiefsten Punkt einnehmen. Im allgemeinen wird heute Phenol gelöst in wasserfreiem Glyzerin eingesetzt.

- Eine selektive Zerstörung der Schmerzfasern ist nicht möglich, der Patient muß über mögliche sensible oder motorische Ausfälle aufgeklärt werden.

Häufiger eingesetzt wird das Verfahren heute nur noch bei Patienten mit fortgeschrittenen Rektumkarzinomen oder Tumoren des Urogenitaltrakts, die den lumbosakralen Plexus infiltrieren und Schmerzen im Genital- und Dammbereich verursachen. Bei diesen Patienten, die oftmals bereits mit einem suprapubischen Blasenkatheter und einem Anus praeter ausgestattet sind, wird in sitzender Position der lumbosakrale Zwischenwirbelraum punktiert und 0,4–1,5 ml Phenol in Glyzerin in den Kaudalsack injiziert (Abb. 2.**30**). Der Effekt tritt sofort ein; bei vorsichtiger Titrierung der neurolytischen Substanz kann die Ausdehnung der Anästhesie bzw. Analgesie genau bestimmt werden. Nach dem Eingriff, der nur wenige Minuten in Anspruch nimmt, sollte der Patient für weitere 2–3 h mit erhöhtem Oberkörper gelagert werden.

Zentrale neuroläsionelle Verfahren

Chordotomie

Die anterolaterale Chordotomie oder **Vorderseitenstrangdurchtrennung** kann offen oder perkutan durchgeführt werden. Noch vor 35 Jahren war diese Operation der am häufigsten angewandte neurochirurgische Schmerzeingriff. Die Entwicklung von retardierten Applikationsformen von Opioiden für die orale und transkutane Anwendung und die rückenmarknahe Opioidanalgesie machen heute die Chordotomie nur noch in Ausnahmefällen notwendig. Zunächst wurde der Eingriff offen, d. h. heißt über eine Laminektomie oder Hemilaminektomie im Thorakalbereich vorgenommen. Alternativ wurde 1965 die perkutane Chordotomie von Mullan beschrieben.

Beim liegenden Patienten wird in Lokalanästhesie unter Durchleuchtung der Zwischenwirbelraum HWK 1/2 punktiert. Die Punktionskanüle soll unmittelbar vor dem Lig.

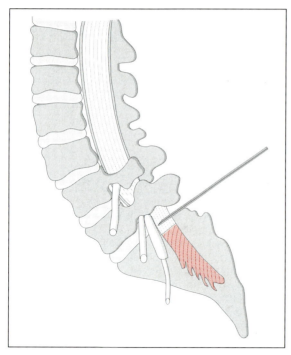

Abb. 2.30 Intrathekale Applikation von Phenolglyzerin.

denticulatum das Rückenmark penetrieren. Neben der radiologischen Kontrolle der korrekten Kanülenlage ist eine elektrophysiologische Kontrolle obligat. Danach wird eine Thermoläsion bei 65–70 °C über 20–30 s ausgeführt. Andere Autoren steigern die Temperatur konsekutiv, bis der gewünschte Läsionseffekt erreicht ist.

Indikation für die perkutane Chordotomie sind therapieresistente unilaterale Extremitätenschmerzen bei malignen Grunderkrankungen. Mittellinienschmerzen und Schmerzen des Rumpfes werden weniger gut beeinflußt. Die **Komplikationen** sind ipsilaterale Hemiparese (3%), Blasen-Mastdarm-Störungen (4%) und Atemstörungen (insbesondere bei beidseitigen Eingriffen) und die Entwicklung einer Postchordotomiedysästhesie (2%). Die Frühresultate sind exzellent und werden mit 70–95% angegeben. Nach 1 Jahr sinkt die Anzahl der schmerzfreien Patienten auf 50–60%, wahrscheinlich durch eine Aktivierung alternativer Schmerzbahnen.

■ Myelotomie

Die kommissurale spinale Myelotomie ist ebenfalls ein Verfahren aus der „Voropioidära". Ziel war eine *Durchtrennung der kreuzenden spinothalamischen Bahnen* in segmentaler Abhängigkeit von der betroffenen schmerzhaften Region. Hauptindikation waren zunächst bilaterale Malignomschmerzen der unteren Extremität. 1927 wurde der Eingriff von Armour erstmals ausgeführt und in späteren Jahren von Putnam, Leriche, Mansuy und Wertheimer mehrfach modifiziert. Später wurden CT-gesteuerte zervikale Myelotomien und stereotaktische Myelotomien ausgeführt. Aufgrund fehlender Langzeiterfolge wurden diese Verfahren vollständig verlassen. Durch den Nachweis einer viszeralen Schmerzbahn in den Hintersträngen hat dieses Verfahren erneutes Interesse in der neurochirurgischen Literatur gefunden. Allerdings liegen bisher lediglich Einzelfallbeschreibungen ohne Langzeiterfolge vor, so daß in Kenntnis der früheren Literatur Skepsis diesem Eingriff gegenüber geäußert werden muß und bei bilateralen Malignomschmerzen eher intrathekale Opioide empfohlen werden müssen.

■ DREZ-Läsion

Dieser neuroläsionelle Eingriff wird bei sog. **zentralen Schmerzsyndromen** eingesetzt.

> **Definition:** Dies sind Schmerzen, bei denen es aufgrund traumatischer Läsionen des peripheren oder zentralen Nervensystems zu pathologischen Spontanentladungen in Hinterhorn- oder Thalamusneuronen kommt.

Beschrieben wurde das Verfahren 1975 von B.S. Nashold. Bereits 1974 entwickelte M. Sindou ein ähnliches Verfahren, die posteriore Rhizidiotomie, bei der unter Sicht die schmerzleitenden Fasern medial in der Wurzeleintrittszone mit einem Spezialskalpell durchtrennt werden. Bei der DREZ-Läsion („dorsal root entry zone lesion") wird eine Thermoläsion der Substantia gelatinosa und tieferer Laminae im Hinterhorn durchgeführt. Dabei soll ein Gleichgewicht zwischen exzitatorischen und inhibitorischen Interneuronen auf die Neurone des Tractus spinothalamicus wiederhergestellt werden.

Am besten hat sich der Eingriff bei Patienten mit lumbalen oder zervikalen Plexusausrissen bewährt. Andere **Indikationen** sind:
– Phantomschmerzen,
– segmentale Schmerzen im Übergangsbereich bei Paraplegikern
– Malignomschmerzen bei Infiltration des zervikalen oder lumbalen Plexus,
– Gesichtsschmerzen,
– Post-Zoster-Neuralgie,
– Schmerzen nach zerebrovaskulären Insulten im Hirnstamm (DREZ-Läsion des Subnucleus caudalis n. trigemini).

Vorgehen. Die DREZ-Läsion bei Plexusausriß oder Querschnittsyndromen wird in Höhe der jeweiligen Läsion durchgeführt. Der Ausriß von Nervenwurzeln kann im Myelogramm oder Kernspintomogramm demonstriert werden (Abb. 2.31). Eine Laminektomie stellt das Rücken-

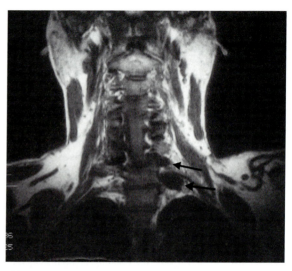

Abb. 2.31 Kernspintomographischer Nachweis von Pseudomeningozelen nach zervikalem Wurzelausriß.

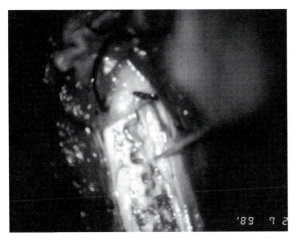

Abb. 2.32 Intraoperativer Situs bei DREZ-Läsion.

mark in dem betroffenen Bereich dar. Unter dem Operationsmikroskop wird die Wurzeleintrittszone aufgesucht. Unter Schonung der Rückenmarksgefäße werden im Abstand von 1–2 mm Radiofrequenzläsionen (jeweils 15–20 s bei 65–70 °C) durchgeführt (Abb. 2.32). Entscheidend dabei ist, die Läsionen zwei bis drei Segmente über das betroffene Niveau hinaus auszudehnen, da sich die sensiblen Fasern kurz nach Eintritt in das Hinterhorn über zwei bis drei Segmente verteilen. Diese Tatsache limitiert manchmal den Eingriff im Halsmarkbereich, da dort bei Querschnittpatienten die partielle (auch sensible) Restfunktion unbedingt erhalten bleiben muß.

Die Langzeiterfolge dieses Eingriffs liegen bei Plexusausrissen bei über 80 %, bei Patienten mit schmerzhaften Querschnittsyndromen bei 50–60 %. Komplikationen bestehen in ipsilateraler Parese (3–5 %), und Blasen-Mastdarm-Störungen (5 %).

■ Mesenzephalotomie

Dieser stereotaktische Eingriff basierte auf der Vorstellung einer gleichzeitigen Unterbrechung spinothalamischer und spino-retikulo-thalamischer Bahnen in Höhe des Mittelhirns. Aufgrund schwerer Nebenwirkungen insbesondere im Bereich der Okulomotorik ist er zugunsten einfacherer, ebenso effektiver und nebenwirkungsärmerer Verfahren verlassen worden.

■ Thalamotomie

Die mediale Thalamotomie ist eine Ausschaltung des Nucleus-centralis-medialis-Nucleus-parafascicularis-Komplexes (CM-Thalamotomie) oder des Nucleus centralis lateralis (CL-Thalamotomie) und wird bei Patienten mit Karzinomschmerzen nur noch in Ausnahmefällen durchgeführt. Bei Patienten mit Schmerzen nichtmalignen Ursprungs sollte man, wenn man überhaupt zu intrazerebralen Eingriffen greifen muß, neurostimulierende Maßnahmen den destruierenden Eingriffen vorziehen. Im Vergleich zur Mesenzephalotomie ist die mediale Thalamotomie wesentlich risikoärmer (Abb. 2.33). Die Langzeiterfolge liegen einer Übersichtsarbeit von Tasker zufolge bei lediglich 29 %.

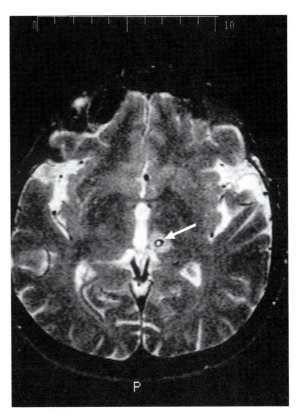

Abb. 2.33 CM-Thalamotomie bei einem Patienten mit malignem Schädelbasissarkom.

■ Zingulotomie

Die Zingulotomie ist ebenfalls ein altes neurochirurgisches Verfahren zur Schmerzbehandlung und wurde überwiegend in den angelsächsischen Ländern in den 60er und 70er Jahren durchgeführt. Hierbei wurden stereotaktisch bilaterale Läsionen im vorderen Zingulum vorgenommen. Da der Eingriff auch bei verschiedenen psychiatrischen Erkrankungen eingesetzt wurde, meinte man, damit vor allem die psycho-affektive Komponente der Schmerzen zu lindern. Das vordere Zingulum (die Area 24 nach Brodmann) hat in den letzten Jahren erneut Interesse gefunden, da man in PET-Studien in dieser Region eine kortikale Repräsentation von akuten, aber auch chronischen Schmerzen fand. Größere klinische Serien zu Läsions- oder Stimulationsverfahren in dieser Region liegen jedoch nicht vor.

Neurostimulationsverfahren

Transkutane Nervenstimulation

Die transkutane Nervenstimulation als Gegenirritationsverfahren ist keine spezielle neurochirurgische Maßnahme und wird an anderer Stelle ausführlich besprochen (S. 570). Ein Ansprechen oder Nichtansprechen auf diese Therapie ist jedoch kein Kriterium für den weiteren Einsatz invasiver Stimulationsverfahren, da grundsätzlich andere Wirkmechanismen zugrunde liegen.

Periphere Nervenstimulation

Über diese Verfahren liegen in der Literatur nur wenig Ergebnisse vor. Obwohl die Serien durchweg gute Resultate ergaben, haben die meisten Neurochirurgen diese Technik verlassen und sich der Rückenmarkstimulation zugewandt. Die Indikation liegt vor allem bei **Kausalgien** (heute CRPS II = complex regional pain syndrome II genannt). Durch Stimulation myelinisierter Fasern (Aβ-Fasern) kommt es zur Inhibition nozizeptiver Impulse auf Hinterhornebene oder zum direkten Leitungsblock nozizeptiver Reize an der Elektrode.

Vorgehen. Der geschädigte Nerv wird freigelegt; proximal der Läsionsstelle wird entweder eine Cuffelektrode um den Nerven herumgeschlungen oder eine Multikontaktelektrode direkt an den Nerven epineural genäht. Diese Elektroden werden mit einem subkutan implantierten Impulsgeber verbunden, der vom Patienten gesteuert werden kann.

Die Erfolgsrate bei kleinen Fallzahlen liegt zwischen 40 und 87%. Komplikationen sind Infektion und Nervenkompression durch die Elektrode.

Rückenmarkstimulation

Anders als die periphere Nervenstimulation ist die *Stimulation des Hinterhorns des Rückenmarks,* ein seit 25 Jahren eingesetztes Verfahren, mit dem bereits mehrere tausend Patienten behandelt wurden. Synonym stehen die Begriffe DCS (dorsal column stimulation), SCS (spinal cord stimulation) und PISCES (percutaneous inserted spinal cord electrical stimulation).

Neurophysiologische Basis für die Erklärung der Wirkung der Rückenmarkstimulation war die 1965 entwickelte „Gate-Control"-Theorie. Die Inhibition von schmerzleitenden Aδ- und C-Fasern durch Stimulation von Aβ-Fasern reicht zur Erklärung des Wirkungsmechanismus jedoch nicht aus. Heute geht man davon aus, daß die Hinterwurzeln und bei höherer Intensität auch die Hinterstränge aktiviert werden. Es kommt zu einer *Aktivierung hemmender Interneurone in der Substantia gelatinosa.* Diese hemmen über den Neurotransmitter GABA Spinothalamikusneurone in den tieferen Schichten der grauen Substanz des Rückenmarks. Wahrscheinlich spielt die Aktivierung absteigender serotoninerger Bahnen ebenfalls eine Rolle. Die zugrundeliegenden Mechanismen für einen gefäßdilatierenden Effekt sind bislang nicht bekannt (vgl. auch anästhesiologische Verfahren in der Schmerztherapie).

Vorgehen. Am häufigsten wird heute die perkutane Methode mit Stäbchenelektroden angewandt (Abb. 2.34). Der Eingriff wird in Lokalanästhesie ausgeführt und erlaubt dem Operateur, die Elektrode unter Röntgenkontrolle bis zu dem entsprechenden Rückenmarksegment vorzuschieben. Der Patient sollte Kribbelparästhesien angeben, die das schmerzhafte Areal maskieren. Gelegentlich werden auch Plättchenelektroden über eine partielle Hemilaminektomie implantiert (Abb. 2.35). Zunächst wird die Elektrode an ein temporäres, nach extern ausgeleitetes Elektrodenkabel angeschlossen, über das für 4–7 Tage eine Teststimulation ausgeführt wird. In dieser Zeit sollte der Patient eine Schmerzreduktion von ca. 50% (dokumentiert auf der Visuellen Analogskala) angeben, seine Analgetikaeinnahme reduzieren können und eine Zunahme in der täglichen Aktivität (dokumentiert in einem modifizierten Karnofsky-Index) aufweisen. Gleichzeitig lernt er das Stimulationssystem zu steuern, Lageveränderungen durch Intensitätswechsel auszugleichen und die optimalen Stimulationsparameter zu finden. Im Falle einer erfolgreichen Testreizung wird in einer zweiten Sitzung der Impulsgeber oder Empfänger subkutan implantiert und mit dem Elektrodenkabel verbunden. Bevorzugte *Stimulationsparameter:*
– Frequenz 75–100 Hz,
– Pulsweite 210 μs,
– Pulsstärke variabel.

Als *Impulsgeber* kommen zwei Möglichkeiten in Frage. Entweder wird die Elektrode an einen subkutan implantierten Empfänger, der durch die Haut mit Hilfe einer Antenne und externem Impulsgeber gesteuert werden kann, angeschlossen oder das gesamte System wird komplett internalisiert, indem man einen Impulsgeber, ähnlich einem Herzschrittmacher, subkutan implantiert. Der Patient hat die Möglichkeit, das Gerät mit Hilfe eines Magneten selbst ein- und auszustellen oder über eine Fernbedienung in begrenztem Maß die Stimulationsintensität zu steuern. Notwendige Veränderungen der Stimulationsparameter können durch die Haut mit einem Spezialprogrammierer vorgenommen werden. Der Impulsgeber wird von einer Lithiumbatterie gespeist und muß durchschnittlich nach 3–4 Jahren ausgetauscht werden.

Indikationen für die Rückenmarkstimulation sind:
– Beinschmerzen bei sog. Postdiskotomiesyndrom,
– Phantomschmerzen,
– Kausalgien (CRPS II),
– Schmerzen bei Plexuskompression,

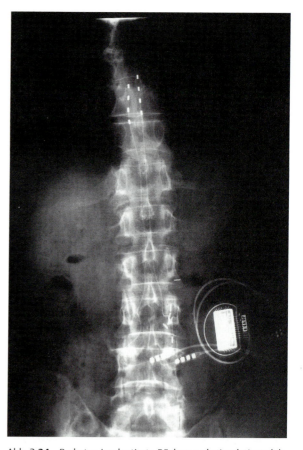

Abb. 2.34 Perkutan implantierte Rückenmarkstimulationselektroden bei beidseitiger peripherer arterieller Verschlußkrankheit.

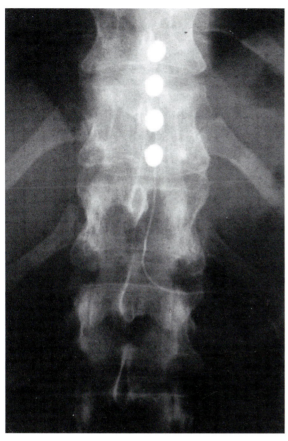

Abb. 2.**35** Plättchenelektrode beim Postdiskotomiesyndrom.

– Schmerzen bei arterieller Verschlußkrankheit,
– Schmerzen bei sympathischer Reflexdystrophie (CRPS I).

Weniger erfolgversprechend ist die Behandlung von Stumpfschmerzen, Post-Zoster-Neuralgie und Schmerzen im Urogenitalbereich (z. B. nach gynäkologischen Operationen). Keinen Erfolg erzielt man bei Wurzelausrissen und bei Patienten mit kompletten oder inkompletten Querschnittsyndromen.

Kontrovers wird zur Zeit diskutiert, ob der reine Rückenschmerz (z. B. beim failed back surgery syndrome) positiv beeinflußt werden kann. Es gibt klinische Serien, die einen Erfolg belegen. Das anatomische Korrelat, das stimuliert werden soll, ist bei der multifaktoriellen Genese des Rückenschmerzes nur schwer auszumachen.

Kontraindiziert ist der Eingriff bei Patienten mit Narkotikaabusus und Patienten mit Demandschrittmachern (unipolare Polung).

Die Langzeiterfolge nach ca. 5 Jahren liegen bei 40–70 %. Komplikationen sind Verlagerung der Elektrode (vor allem initial), Elektrodenbruch, Infektion (daher Antibiotikaprophylaxe während der Testphase). Epidurale Blutungen, Duraverletzungen mit konsekutiver Unterdrucksymptomatik und Subduralhämatomen sind beschrieben, aber extrem selten.

Intrazerebrale Stimulation

Die elektrische Stimulation subkortikaler Hirnareale (DBS = deep brain stimulation) wird seit Mitte der 50er Jahre durchgeführt. 1969 beobachtete Reynolds im Tierexperiment eine Analgesie bei Stimulation im periaquäduktalen Grau und prägte den Begriff der „stimulation produced analgesia". Inzwischen haben mehrere große klinische Studien die Effektivität dieser Methode aufgezeigt. Zielpunkte der zentralen Schmerzmodulation mittels Stimulation sind das **periventrikuläre** bzw. das **periaquäduktale Grau** (PVG/PAG) und der **laterale somatosensorische Thalamus**.

Der **Wirkungsmechanismus** der PAG/PVG-Stimulation beim Menschen ist zumindest partiell opiatmediiert, eine direkte Beeinflussung des lateralen Thalamus mit Suppression von pathologisch feuernden Thalamusneuronen ist jedoch ebenfalls beschrieben worden. Das Endorphinsystem des PAG/PVG hat enge Beziehungen zu Hirnstammkernen (z. B. dem Nucleus raphe magnus), die über absteigende serotoninerge Bahnen die Schmerzleitung auf Rückenmarkebene hemmen. Andere deszendierende, vornehmlich noradrenerge Bahnen sind ebenfalls in der Lage, die Schmerzleitung und -verarbeitung auf Rückenmarkebene zu modulieren. Der Wirkungsmechanismus der Stimulation im lateralen Thalamus ist noch ungeklärt. Man konnte experimentell zeigen, daß durch diese Art der Stimulation Rückenmarkneuronen, die vorher durch Schmerzreize stimuliert wurden, inhibiert werden können.

Vorgehen. Genau wie bei den anderen stereotaktischen Verfahren wird dem Patient ein stereotaktischer Grundring angepaßt. Danach werden die Koordinaten im Kernspintomogramm oder im CT bestimmt. Nach stereotaktischer Plazierung von ein oder zwei Elektroden erfolgt eine mehrtägige Teststimulation mit Dokumentation des Effekts mit Hilfe eines Schmerztagebuchs (Schmerzreduktion [VAS], Abnahme der Analgetikaeinnahme, Zunahme der täglichen Aktivität). Nach erfolgreicher Teststimulation werden ein oder zwei Impulsgeber infraklavikulär implantiert und mit den Elektroden verbunden.

- Die Stimulation im lateralen Thalamus kommt überwiegend bei Deafferenzierungsschmerzen zur Anwendung, die Stimulation im periventrikulären Grau bei nozizeptiven Schmerzen. Häufig wird die Stimulation jedoch kombiniert.

Indikationen für die intrazerebrale Stimulation sind das Postdiskotomiesyndrom mit gleichzeitiger Beeinflussung von Rücken- und Beinschmerzen, zentrale Schmerzen bei Post-Zoster-Neuralgie, Querschnittsyndrome, Thalamussyndrom, Anaesthesia dolorosa oder Plexusverletzungen.

Komplikationen sind Elektroden- und Impulsgeberprobleme (5–7 %), Infektionen (5 %) und intrakranielle Blutungen (2,7 %).

Motorkortexstimulation

Dieses Stimulationsverfahren war ursprünglich zur Behandlung thalamischer Schmerzen entwickelt worden. Untersuchungen anderer Autoren wiesen nur eine geringe Schmerzreduktion beim thalamischen Schmerzsyndrom nach. Es zeigte sich jedoch eine gute Schmerzlinderung bei der sog. Anaesthesia dolorosa.

Implantation von Ports und Pumpen

Der Nachweis von Opiatrezeptoren in Gehirn und Rückenmark hat neue Wege zu einer Schmerzbehandlung mit regional applizierten Opiaten eröffnet. Die Therapie wird von

Anästhesisten und Neurochirurgen durchgeführt. Verschiedene Wege der Applikation können beschritten werden. Neben der periduralen und intrathekalen spinalen Opiatanalgesie besteht ebenfalls die Möglichkeit einer intraventrikulären Opiatgabe.

Die am häufigsten eingesetzte Substanz seit der Erstbeschreibung 1979 ist Morphin. Andere Opiate wie Pethidin, Codeinderivate, Buprenorphin und Neuropeptide wie Somatostatin, Kalzitonin und Clonidin können alternativ oder additiv eingesetzt werden, sind allerdings nicht für die epidurale oder intrathekale Gabe zugelassen.

Der Vorteil der lokalen spinalen Opiatapplikation gegenüber einer spinalen Anästhesie mit Lokalanästhetika ist die selektive Blockierung der nozizeptiven Erregung unter Erhaltung aller anderen Qualitäten. Der Vorteil gegenüber der systemischen oder oralen Gabe liegt in der deutlichen Dosisreduktion, insbesondere bei intrathekaler und intraventrikulärer Gabe, und der Verminderung einiger systemischer Nebenwirkungen.

Die Wahl des zu implantierenden **Systems** hängt von der Lebenserwartung des Patienten und der benötigten Analgetikadosis ab. Daher müssen vor der jeweiligen Entscheidung für ein System durch Lumbalpunktion die Ansprechbarkeit auf Morphin oder eine andere Substanz überhaupt und die erforderliche Dosis bestimmt werden. Die Implantation von voll implantierbaren druckgesteuerten oder programmierbaren Pumpsystemen ist mit einem hohen Kostenaufwand verbunden. Für den Patienten sind diese Systeme sehr angenehm, da sie komplett unter der Haut liegen und lediglich zum Auffüllen des Pumpenreservoirs die Haut punktiert werden muß. Bei den programmierbaren Pumpen kann die jeweilig benötigte Tages- oder Stundendosis mittels eines Computers eingestellt werden. Kostengünstiger sind extern tragbare Pumpensysteme, die beispielsweise an einen implantierten Port angeschlossen werden (z. B. in der Tumorschmerztherapie).

Komplikationen sind entweder hardware- (d. h. Pumpen oder Katheter) oder medikamentenbezogen. Hardwareprobleme sind Pumpenversagen, Katheterdislokation, Diskonnektion und Infektion. Nebenwirkungen der intrathekalen Opiatgabe sind Harnverhalt und Obstipation, Juckreiz, oft unabhängig von der Dosierung, sowie Atemdepression, Sedierung, Übelkeit und Erbrechen (dosisabhängig). Bei jüngeren weiblichen Patienten wurden massive Gewichtszunahme und Ödembildung beobachtet.

Die **intraventrikuläre** Opiatgabe ist bei Patienten mit Tumoren im Kopf-Hals-Bereich indiziert. Über ein kleines frontales Bohrloch wird der Seitenventrikel mit einen Katheter punktiert und dieser Katheter mit einer infraklavikulär implantierten Pumpe verbunden.

■ Neurochirurgische Verfahren zur Behandlung von Gesichtsschmerzen

Perkutane Verfahren

■ Glyzerolinjektion in das Ganglion Gasseri

Die neurolytische Wirksamkeit des Glyzerols bei Trigeminusneuralgie wurde von Hakanson 1981 durch Zufall entdeckt. Inzwischen konnte der Erfolg dieser Technik in größeren Studien bestätigt werden. Nach Punktion des Foramen ovale wird der Patient in eine halbsitzende Position gebracht. Danach werden zur Darstellung der Zisterne des Ganglions kleine Mengen (0,1–0,5 ml) Kontrastmittel injiziert. Nach der Volumenbestimmung der Zisterne wird in halbsitzender Position wasserfreies Glyzerin in die Zisterne injiziert. Etwa 85 % der Patienten sind initial schmerzfrei, 26 % erleiden innerhalb der ersten 2 Jahre ein Rezidiv. Die initiale Schmerzfreiheit ist geringer und das schmerzfreie Intervall kürzer als bei der kontrollierten Thermoläsion. Eine selektive Ausschaltung einzelner Äste mit dieser Methode ist nicht möglich.

■ Thermokoagulation des Ganglion Gasseri

Die selektive kontrollierte Ausschaltung einzelner Trigeminusäste durch Radiofrequenzströme wurde 1965 von Sweet entwickelt.

Bei einer Erhitzung der Sondenspitze auf 65–70 °C kommt es zu einer selektiven Denaturierung der dünnen marklosen Schmerzfasern ohne notwendige Schädigung der epikritischen Sensibilität.

Vorgehen. Der Eingriff wird in Anästhesie-„Stand-by" unter Röntgenkontrolle durchgeführt. Die Kanüle wird durch das Foramen ovale bis in das Ganglion Gasseri vorgeschoben (Abb. 2.36). Bei korrekter Nadelpositionierung und erfolgreicher intraoperativer Teststimulation wird die Radiofrequenzkoagulation ausgeführt. Diese ist für den Patienten extrem schmerzhaft. Deshalb wird unmittelbar vorher eine intravenöse Kurznarkose eingeleitet. In der Regel werden ein bis zwei Läsionen mit einer Erhitzung auf 65–70 °C ausgeführt.

Der Eingriff ist einfach, zuverlässig und kann in jedem Lebensalter durchgeführt werden. Eine initiale Schmerzfreiheit wird bei 90–100 % der Patienten erzielt, die Rezidivrate liegt bei 7–31 % in einem Nachbeobachtungszeitraum von 6 Jahren. Als Komplikationen werden in einem Literaturvergleich von ca. 8000 Operationen Analgesia dolorosa mit 0,6–7,9 % angegeben, Keratitis neuroparalytica mit 0,4–20 %, Okulomotoriusparese mit 0,2–6,5 %. Ausgesprochen seltene Komplikationen sind Meningitis und intrakranielle Blutungen.

■ Mikrokompression des Ganglion Gasseri

Diese Technik wurde 1983 erstmals von Mullan und Lichtor beschrieben. Das Foramen ovale wird unter Durchleuchtung punktiert und ein No.-4-Fogarty-Katheter, dessen Ballon mit Kontrastmittel gefüllt ist, in die Ganglionzisterne eingeführt und für 1 min insuffliert. Die guten Ergebnisse der Erstbeschreiber konnten von anderen Operateuren nicht bestätigt werden, so daß sich diese Methode nicht weiter durchgesetzt hat.

■ Stimulation des Ganglion Gasseri

Dieser Eingriff wird bei sog. **Trigeminusneuropathien**, d. h. nach Schädigungen eines der Hauptstämme oder Äste eingesetzt. Ursache von Trigeminusneuropathien können Infektionen der Nebenhöhlen, zahnärztliche oder kieferchirurgische Eingriffe oder Mittelgesichtstraumen sein. Bei Vorschädigung des N. trigeminus verbietet sich ein weiterer läsioneller Eingriff. Deshalb wird versucht, eine Elek-

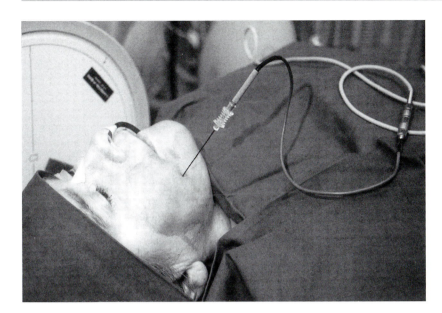

Abb. 2.**36** Kontrollierte Thermokoagulation im Ganglion Gasseri nach Sweet.

trode im Ganglion zu plazieren und ähnlich wie bei der peripheren Nervstimulation über eine Stimulation der Aβ-Fasern eine Schmerzmodulation hervorzurufen.

Operative Verfahren

Die mikrovaskuläre Dekompression (Operation nach Jannetta) des N. trigeminus an seiner Eintrittsstelle im Bereich der Pons gilt heute als Therapie der Wahl bei der typischen Trigeminusneuralgie.

Prinzip der Operation ist die mikrochirurgische Präparation des Nerven mit Lösung von komprimierenden Gefäßen und Interposition eines Muskelstücks oder Fremdmaterials (Teflon, Ivalon) als „Puffer" zwischen Gefäß und Nerv. Hauptursache der Kompression ist eine Schlinge der A. cerebelli superior oder einer ihrer Äste, andere Kompressionsursachen sind die A. cerebelli inferior anterior, die V. petrosa oder kleinere Hirnstammarterien oder -venen.

Die Initialerfolge der Schmerzfreiheit liegen bei über 90 %, die Rezidivrate innerhalb der ersten 10 Jahre liegt bei 10 – 15 %. Als typische Komplikationen gelten Hypästhesie in einem oder mehreren Trigeminusästen (10 %), Hörminderung oder -verlust (10 – 15 %), Trochlearisparese (3 %), Fazialisparese (2 %), temporärer Schwindel und Ataxie (7 %) und eine Letalität von 1 %.

Kernaussagen

- **Bedeutung der neurochirurgischen Schmerztherapie und Übersicht der schmerzchirurgischen Verfahren**
  - Die neurochirurgische Schmerztherapie steht an letzter Stelle des Behandlungsplans chronischer Schmerzen. Grundsätzlich lassen sich verschiedene Behandlungsmethoden unterscheiden.
- **Neuroläsionelle Verfahren**
  - Hierzu gehören periphere Verfahren (Neurolyse bzw. Neurotomie, Facettendenervierung, dorsale Rhizotomie und Ganglionektomie, intrathekale neurolytische Verfahren) und zentrale Verfahren (Chordotomie, Myelotomie, DREZ-Läsion, Mesenzephalotomie, Thalamotomie und Zingulotomie).
- **Neurostimulationsverfahren**
  - Hierzu zählen transkutane Nervenstimulation, periphere Nervenstimulation, Rückenmarkstimulation, intrazerebrale Stimulation sowie Motorkortexstimulation.
- **Implantation von Ports und Pumpen**
  - Opiatrezeptoren in Gehirn und Rückenmark ermöglichen eine Schmerzbehandlung mit regional applizierten Opiaten. Verschiedene Wege der Applikation sind möglich: Neben der periduralen und intrathekalen spinalen Opiatanalgesie besteht ebenfalls die Möglichkeit einer intraventrikulären Opiatgabe. Die dabei am häufigsten eingesetzte Substanz ist Morphin, andere Opiate, Neuropeptide und Clonidin können alternativ oder additiv eingesetzt werden.
  - Der Vorteil der lokalen spinalen Opiatapplikation gegenüber einer spinalen Anästhesie mit Lokalanästhetika ist die selektive Blockierung der nozizeptiven Erregung unter Erhaltung aller anderen Qualitäten. Der Vorteil gegenüber der systemischen oder oralen Gabe liegt in der deutlichen Dosisreduktion, insbesondere bei intrathekaler und intraventrikulärer Gabe, und der Verminderung einiger systemischer Nebenwirkungen.
- **Neurochirurgische Verfahren zur Behandlung von Gesichtsschmerzen**
  - Es existieren perkutane Verfahren, die auf das Ganglion Gasseri einwirken (Glyzerolinjektion, Thermokoagulation, Mikrokompression, Stimulation) und operative Verfahren. Die mikrovaskuläre Dekompression des N. trigeminus an seiner Eintrittsstelle im Bereich der Pons gilt heute als Therapie der Wahl bei der typischen Trigeminusneuralgie. Prinzip der Operation ist die mikrochirurgische Präparation des Nerven mit Lösung von komprimierenden Gefäßen und Interposition eines Muskelstücks oder Fremdmaterials als „Puffer" zwischen Gefäß und Nerv.

Literatur

1. Amano K, Kawamura H, Tanikawa T et al. Long-term follow-up study of rostral mesencephalic reticulotomy for pain relief. Report of 34 cases. Appl Neurophysiol. 1986; 49:105–111
2. Beck DW, Olson JJ, Urig EJ. Percutaneous retrogasserian glycerol rhizotomy for treatment of trigeminal neuralgia. J Neurosurg 1986; 65:28–31
3. Bogduk N, Long DM. The anatomy of the so-called „articular nerves" and their relationship to facet denervation in the treatment of low-back pain. J Neurosurg 1979; 51:172–177
4. Campbell JN, Long DM. Peripheral nerve stimulation in the treatment of intractable pain. J Neurosurg 1976; 45:692–698
5. Coombs, DW, Fratkin JD, Meier FA, Nierenberg DA, Saunders RL. Neuropathologic lesions and CSF morphine concentrations during chronic continuous intraspinal morphine infusion. A clinical and post-mortem study. Pain 1985; 22:337–351
6. Duncan G, Bushnell MC, Marchand S. Deep brain stimulation. A review of basic research and clinical studies. Pain 1991; 45:49–59
7. Ebel H, Rust D, Tronnier V, Böker D, Kunze S. Chronic precentral stimulation in trigeminal neuropathic pain. Acta neurochir 1996; 138:1300–1306
8. Friedman AH, Bullitt E. Dorsal root entry zone lesions in the treatment of pain following brachial plexus avulsion, spinal cord injury and herpes zoster. Appl Neurophysiol 1988; 51:164–169
9. Hakanson S. Trigeminal neuralgia treated by the injection of glycerol into the trigeminal cistern. Neurosurgery 1981; 9:638–646
10. Hirshberg RM, Al-Chaer ED, Lawand NB, Westlund KN, Willis WD. Is there a pathway in the posterior funiculus that signals visceral pain. Pain 1996; 67:291–305
11. Hosobuchi Y. Subcortical electrical stimulation for control of intractable pain in humans. J Neurosurg 1986; 64:543–553
12. Hsieh JC, Belfrage M, Stone-Elander S, Hansson P, Ingvar M. Central representation of chronic ongoing neuropathic pain studied by position emission tomography. Pain 1995; 63:225–236
13. Hurt RW, Ballantine HT Jr. Stereotactic anterior cingulate lesions for persistent pain: A report of 68 cases. Clin Neurosurg 1974; 21:334–351
14. Jannetta P. Microvascular decompression of the trigeminal nerve root entry zone. In: Rovit RL, Murali R, Jannetta PJ, (eds). Trigeminal neuralgia. Baltimore: Williams & Wilkins 1990; 201–222
15. Lahuerta J, Bowsher D, Lipton S, Buxton PH. Percutaneous cervical cordotomy: a review of 181 operations on 146 patients with a study on the location of „pain fibers" in the C-2 spinal cord segment of 29 cases. J Neurosurg 1994; 80:975–985
16. Lord SM, Barnsley L, Wallis BJ, McDonald GJ, Bogduk N. Percutaneous Radiofrequency Neurotomy for chronic zygoapophyseal-joint pain. N Engl J Med 1996; 335:1721–1726
17. Meglio M. Percutaneously implantable chronic electrode for radiofrequency stimulation of the Gasserian ganglion. A new perspective in the management of trigeminal pain. Acta neurochir 1984; Suppl. 33:521–526
18. Mullan S, Harper PV, Hekmatpanah J, Torres H, Dobbin G. Percutaneous interruption of spinal-pain tracts by means of a strontium needle. J Neurosurg 1963; 20:931–939
19. Mullan S, Lichtor T. Percutaneous microcompression of the trigeminal ganglion for trigeminal neuralgia. J Neurosurg 1983; 59:1007–1012
20. Nashold BS Jr, El Naggar AO. Dorsal root entry zone (DREZ) lesioning. In: Rengachary SS, Wilkins RH, eds. Neurosurgical Operative Atlas. Baltimore: Williams and Wilkins, vol 2, 1992; 9–24
21. Nauta HJW, Hewitt E, Westlund KN, Willis WD. Surgical interruption of a midline dorsal column visceral pain pathway. J Neurosurg 1997; 86:538–542
22. North RB, Kidd DH, Zahurak M, James CS, Long DM. Spinal cord stimulation for chronic intractable pain: Experience over two decades. Neurosurgery 1993; 32:384–395
23. Onofrio BM, Yaksh TL. Long-term pain relief produced by intrathecal morphine infusion in 53 patients. J Neurosurg 1990; 72:200–209
24. Papo I, Luongo A. High cervical commissural myelotomy in the treatment of pain. J Neurol Neurosurg Psychiatr 1976; 39:705–710
25. Racz GB, Lewis R Jr, Heavner JE, Scott J. Peripheral nerve stimulation implant for treatment of causalgia. In: Stanton-Hicks M, ed. Pain and the Sympathetic Nervous System. Boston: Kluwer 1990; 225–239
26. Rovit RL. Radiofrequency thermal coagulation of the Gasserian ganglion. In: Rovit RL, Murali R, Jannetta PJ, (eds). Trigeminal neuralgia. Baltimore: Williams & Wilkins 1990; 109–137
27. Sindou M, Fischer G, Mansuy L. Posterior spinal rhizotomy and selective posterior rhizidiotomy. Progr Neurol Surg 1976; 7:201–250
28. Sluijter ME. Radiofrequency lesions of the communicating ramus in the treatment of low back pain. In: Racz GB, ed. Techniques of neurolysis. Boston: Kluwer 1989; 145–160
29. Steude U. Radiofrequency electrical stimulation of the Gasserian ganglion in patients with atypical facial pain. Methods of percutaneous temporary tests and permanent implantation of stimulation devices. Acta neurochir 1984; Suppl.33:481–486
30. Stiller CO, Cui JG, O'Connor WT, Brodin E, Meyerson BA, Linderoth B. Release of γ-Aminobutyric Acid in the dorsal horn and suppression of tactile allodynia by spinal cord stimulation in mononeuropathic rats. Neurosurgery 1996; 39:367–375
31. Sweet WH, Wepsic JG. Controlled thermocoagulation of trigeminal ganglion and rootlets for differential destruction of pain fibers. Part I. Trigeminal neuralgia. J Neurosurg 1974; 40:143–156
32. Talbot JD, Marett S, Evans AC, Meyer E, Bushnell MC, Duncan GH. Multiple representations of pain in human cerebral cortex. Science 1991; 251:1355–1358
33. Tasker RR. Thalamotomy. Neurosurg Clin North America 1990; 1(4):841–863
34. Tsubokawa T, Katayama Y, Yamamoto T, Hirayama T, Koyama S. Chronic motor cortex stimulation in patients with thalamic pain. J Neurosurg 1993; 78:393–401
35. Vervest ACM, Stolker RJ. The treatment of cervical pain syndromes with radiofrequency procedures. Pain Clin 1991; 4:103–112
36. Young RF, Kroening R, Fulton W, Feldman RA, Chambi I. Electrical stimulation of the brain in treatment of chronic pain. J Neurosurg 1985; 62:389–396

Neurologische Schmerztherapie

A. Wiesner, W. Jost

Roter Faden

■ Grundlagen
- Nichtmedikamentöse Therapie
- Medikamentöse Verfahren

■ Einzelne Krankheitsbilder
- Polyneuropathien
- Zoster
- Trigeminusneuralgie
- Zentraler Schmerz
- Kompressionssyndrome peripherer Nerven
- Phantomschmerz
- Rückenschmerzen

■ Grundlagen

Nichtmedikamentöse Therapie

Nichtmedikamentöse Verfahren kommen in der Neurologie gelegentlich bei akuten, hauptsächlich aber bei chronischen Erkrankungen, die nicht kurativ zu behandeln sind, in Frage. Häufig ist eine gleichzeitige pharmakologische Therapie sinnvoll und notwendig.

Die wesentlichen **Verfahren** sind:
- Entspannungsverfahren als unspezifischer psychotherapeutischer Ansatz,
- spezifischere Verfahren wie Biofeedback und verhaltenstherapeutische Maßnahmen,
- tiefenpsychologisch orientierte Psychotherapie.

Spannungskopfschmerzen sind ein klassisches Beispiel für den oben erwähnten polypragmatischen Behandlungsansatz: Häufig sind **Entspannungsübungen** in Kombination mit Änderungen der Lebensführung (Reduktion von „Streß") schon ausreichend, oft muß aber auch medikamentös mit trizyklischen Antidepressiva und gelegentlich psychotherapeutisch zur Aufdeckung schwererer Konflikte gearbeitet werden.

Physikalische Verfahren, als wichtigstes die Physiotherapie und Anwendungen wie Massage, Fango, Elektrotherapie etc., stellen die zweite Säule der nichtmedikamentösen Verfahren dar. Bei degenerativen Wirbelsäulenbeschwerden und Bandscheibenvorfällen spielen diese Verfahren die größte Rolle, operative Interventionen sind eher die Ausnahme. Hier werden ergänzend nichtsteroidale Antiphlogistika, Muskelrelaxanzien und auch höherpotente Schmerzmittel wie Opiatabkömmlinge eingesetzt. Infolge einer zerebralen Schädigung, z. B. einem Schlaganfall oder einer Hirnverletzung, kommt es oft zu schmerzhafter Spastik und Gelenkkontrakturen. Die medikamentöse antispastische Therapie stellt hier nur die Grundlage für die obligatorische gezielte Physiotherapie dar.

Kontrovers diskutierte Verfahren stellen Stimulationsverfahren wie die transkutane elektrische Nervenstimulation (TENS) und Akupunktur dar. Hierbei wird ein geringer lokaler Reiz dazu genutzt, den Schmerz zu modulieren, indem die Schmerzschwelle angehoben wird. Die Wirkung wird nach der Gate-Control-Theorie dadurch erzielt, daß die zentral gerichtete Schmerzleitung durch Aktivierung hemmender Neurone auf Rückenmark- oder Hirnstammebene unterdrückt wird. Auch soll es zur Freisetzung von Endorphinen kommen (3).

Medikamentöse Verfahren

■ Nichtopioide Analgetika

Hierzu gehören die **nichtsteroidalen Antiphlogistika** wie Azetylsalizylsäure, Diclofenac, Ibuprofen, Naproxen, Indometazin usw., die als Hemmstoffe des Prostaglandin E2 wirken (8) und einen kombinierten antipyretischen und antiphlogistischen Effekt haben. Nachteilig ist insbesondere die ulzerogene Wirkung, die vor allem bei chronischen Schmerzen die Anwendung problematisch macht.

Angewendet werden sie insbesondere bei **Schmerzen des Bewegungsapparates** und bei **Kopfschmerzen** unterschiedlicher Ätiologie.

Eine Weiterentwicklung sind die COX-2-Hemmer, die im Gegensatz zu den NSAID nur die Zyklooxygenase 2 hemmen, die für Entzündungsreaktionen verantwortlich ist, nicht aber die schleimhautschützende Zyklooxygenase 1. Deswegen wirken sie wahrscheinlich sehr viel weniger ulzerogen und können daher bei entsprechend vorbelasteten Patienten eingesetzt werden.

Auf dem deutschen Markt sind zur Zeit Rofecoxib und Celecoxib zugelassen. Nachteilig ist der hohe Preis.

Paracetamol als Anilin-Derivat wirkt nicht antiphlogistisch, hat aber bei leichten Schmerzen und bei Fieber einen guten Effekt und keine gastrointestinalen Nebenwirkungen. Auf die Hepatotoxizität ist bei entsprechender Vorschädigung zu achten.

Pyrazolon-Derivate wie Metamizol wirken zentral schmerzhemmend, außerdem antiphlogistisch, antipyretisch und spasmolytisch. Wegen des Risikos einer Agranulozytose und allergischer Kreislaufreaktionen ist die Indikation eng zu stellen. Metamizol hat eine hohe analgetische Potenz und wirkt z. B. bei Kopfschmerzen aufgrund einer Meningeosis carcinomatosa (ggf. parenteral).

Flupirtin hat einen noch nicht sicher bekannten zentralen Angriffspunkt, die Potenz ist vergleichbar mit der von schwach wirksamen Opioiden, die Substanz wirkt hauptsächlich muskelrelaxierend.

■ Morphinderivate

Aufgrund der Bindung an die Opiatrezeptoren kommt es zu einer Aktivierung schmerzhemmender Neurone im Gehirn und spinal. Es werden schwachpotente, nicht BTMpflichtige von hochpotenten, BTM-pflichtigen Präparaten unterschieden. Aufgrund des hohen Abhängigkeitspotentials sollte die Indikation auf akute starke Schmerzen und Tumorschmerzen beschränkt bleiben. Der Einsatz bei chronisch Schmerzkranken ist umstritten. Diese Meinung hat man heute weitestgehend verlassen.

- In der Neurologie werden diese Substanzen vorwiegend im Rahmen der Stufentherapie des Tumorschmerzes verwendet.

Akute Bandscheibenvorfälle können auch einmal kurzfristig den Gebrauch von Opioiden erforderlich machen. Neuropathische Schmerzen sprechen nicht immer auf Opioide an.

Antikonvulsiva

Neuropathische Schmerzen entstehen durch Übererregbarkeit an zentralen und peripheren Fasern, verursacht durch Verletzungen, Entzündungen, ephapthische Verbindungen usw. Zur Therapie werden in erster Linie Antiepileptika und trizyklische Antidepressiva verwendet.

Beim Einsatz von Antiepileptika macht man sich ihre membranstabilisierende Wirkung an den Neuronen zunutze (2). Mittel der ersten Wahl ist **Carbamazepin**, das mit 100 mg abends eingeschlichen werden sollte und in 100-mg-Schritten langsam gesteigert wird. Häufig ist eine Dosierung von 400–600 mg pro Tag ausreichend, grundsätzlich können aber auch höhere Dosen (bis ca. 1200 mg) gegeben werden. Fast immer kommt es anfangs zu einer mehr oder weniger ausgeprägten Sedierung, außerdem können Gleichgewichtsstörungen, Ataxie und Nystagmus auftreten. Eine mäßige Gewichtszunahme, Leber und Blutbildveränderungen sind möglich, wobei die Erhöhung der γ-GT Ausdruck der Enzyminduktion in der Leber ist und keine pathologische Bedeutung hat. Relativ häufig kommt es zu einem allergischen Exanthem, das zum Absetzen zwingt. Carbamazepin führt zu zahlreichen Interaktionen, die beachtet werden müssen. Insbesondere kann die Wirkung oraler Antikonzeptiva abgeschwächt oder aufgehoben werden. **Phenytoin** ist aufgrund einer schlechten Langzeitverträglichkeit (u. a. Osteomalazie, zerebelläre Atrophie, Gingivahyperplasie, Hirsutismus) kein Mittel erster Wahl, hat aber den Vorteil, wenig sedierend zu sein und daher in Akutsituationen (z. B. Trigeminusneuralgie) in relativ hoher Dosierung eingesetzt werden zu können. Außerdem ist die parenterale Gabe möglich (cave Herzrhythmusstörungen). **Gabapentin** (Neurontin) und **Lamotrigin** (Lamictal) sind neuere Antiepileptika, die wegen ihres günstigen Nebenwirkungsprofils unter Umständen eine Alternative zu Carbamazepin darstellen. Die Wirksamkeit von Gabapentin bei neuropathischen Schmerzen ist in zahlreichen Studien mittlerweile nachgewiesen worden (1, 11, 13, 15), von Lamotrigin gibt es hauptsächlich Einzelfallberichte und offene Studien (6, 14). Nachteil beider Präparate ist der hohe Preis. Gabapentin ist seit kurzem, Lamotrigin ist nicht für die Schmerztherapie in Deutschland zugelassen.

Gabapentin wirkt nicht myelotoxisch, wird ausschließlich renal eliminiert und weist keine wesentlichen Medikamenteninteraktionen auf. Bei rascher Aufdosierung kann es zu zentralnervösen Nebenwirkungen, vergleichbar Carbamazepin, kommen. Man sollte mit 150–300 mg abends beginnen und alle paar Tage um 300 mg steigern. Bei 900 mg Tagesdosis sollte eine Wirkung gesehen werden, eventuell ist eine Steigerung bis auf 1800 mg möglich.

Lamotrigin zeichnet sich durch weitgehend fehlende Sedierung, praktisch keine Arzneimittelinteraktionen und fehlendem Effekt auf das Körpergewicht aus. Man beginnt mit 25 mg pro Tag und erhöht nach 2 Wochen (!) auf 50 mg. Nach weiteren 2 Wochen kann pro Woche um 50 mg erhöht werden. Standarddosis sind 100–200 mg, in Studien wurden bis zu 400 mg pro Tag gegeben.

- Wegen der Gefahr schwerster allergischer Exantheme bei zu rascher Aufdosierung ist dieses Therapieschema unbedingt einzuhalten.

Antidepressiva

Trizyklische Antidepressiva wirken vor allem **schmerzdistanzierend**, wobei es auch zu einer direkten analgetischen Wirkung insbesondere bei neuropathischen Schmerzen kommt; der Wirkmechanismus ist dabei noch unklar (7). Die stimmungsstabilisierende Wirkung wirkt insbesondere bei depressiven Patienten zusätzlich positiv. Es ist zur Zeit noch nicht gesichert, ob die neueren Antidepressiva wie die selektiven Serotonin-Wiederaufnahme-Hemmer, die vom Nebenwirkungsprofil vorzuziehen wären, auch eine analgetische Wirkung haben. Daher sollten zur Schmerztherapie vorzugsweise die **„klassischen" trizyklischen Substanzen** eingesetzt werden. Nachteil aller dieser Präparate sind die anticholinergen Nebenwirkungen (10), die zu Blasenentleerungsstörungen, Reizleitungsstörungen am Herzen, Mundtrockenheit, Obstipation usw. führen können. Eine Prostatahyperplasie und ein Glaukom sind daher Kontraindikationen. Insbesondere zu Beginn der Behandlung kommt es zu Sedierung, daher empfiehlt sich der Beginn mit einer niedrigen abendlichen Gabe (z. B. 10 mg Amitryptilin). Clomipramin (Anafranil) wirkt etwas weniger sedierend. Die Substanzen sollten auf 25–50 mg pro Tag gesteigert werden, höhere Dosen (bis 150 mg) sind möglich.

Neuroleptika

Neuroleptika haben keine eigentliche analgetische, sondern höchstens eine schmerzdistanzierende und sedierende Wirkung.

Aufgrund der potentiellen Nebenwirkungen (extrapyramidale Störungen) sollte die Indikation sehr eng gefaßt werden, insbesondere ist die Gabe von Neuroleptika bei psychovegetativen Störungen abzulehnen! **Niederpotente Neuroleptika** wie Melperon und Promethazin können eventuell als Sedativa (insbesondere in der Geriatrie) eingesetzt werden. **Haloperidol** in sehr niedrigen Dosen kann durch Blockade peripherer Opiatrezeptoren die Opioid-induzierte Obstipation und **Triflupromazin** die Emesis verhindern (9).

Muskelrelaxanzien

Muskelrelaxanzien werden einerseits bei sekundären Muskelverspannungen, wie sie z. B. infolge eines Bandscheibenvorfalls auftreten, eingesetzt, andererseits werden sie zur Behandlung von Muskelspastik verwendet. Bei **Verspannungen** kommen hauptsächlich Tizanidin, Tetrazepam und Tolperison in Frage, wobei Tolperison die geringsten sedierenden Eigenschaften hat. Bei Tetrazepam ist das Suchtpotential zu beachten. Zur **antispastischen Therapie** wird in erster Linie Baclofen (das in Ausnahmefällen auch intraspinal appliziert werden kann) verwendet, außerdem kommen Tizanidin, Memantine, Tetrazepam und Diazepam in Frage. Eine gezielte Relaxierung einzelner spastischer Muskeln ist mit der intramuskulären Gabe von Botulinumtoxin möglich.

Einzelne Krankheitsbilder

Die Therapie einzelner spezifischer Krankheitsbilder muß von der allgemeinen Therapie neuropathischer Schmerzen unterschieden werden. Dieser Abschnitt beschäftigt sich vorwiegend mit neuropathischen Schmerzen, da spezifische Krankheitsbilder, z. B. Kopfschmerzen, an anderer Stelle besprochen werden. Kopfschmerzen müssen sehr genau analysiert werden, um eine präzise diagnostische Zuordnung zu ermöglichen. Die Migräne wird heute mit sehr spezifischen Medikamenten, z. B. den Triptanen, also Präparaten wie Sumatriptan u. a. behandelt, die ausschließlich bei vasogenen Kopfschmerzen helfen, dagegen werden beim Spannungskopfschmerz nichtmedikamentöse Verfahren und Präparate wie die trizyklischen Antidepressiva eingesetzt, die auch sonst bei Schmerzen im Bereich des Nervensystems Verwendung finden. Auf die näheren Einzelheiten der Behandlung von Kopfschmerzen wird hier nicht eingegangen werden, da dies an anderer Stelle geschieht.

Polyneuropathien

Polyneuropathien führen häufig zu sehr quälenden neuropathischen Schmerzen, insbesondere die **diabetische** Polyneuropathie. Diese tritt meist mit distal-symmetrischem, vorwiegend sensiblem Verteilungsmuster auf. Es kommt zu Hypästhesien und Hypalgesien der Unterschenkel mit reduziertem oder aufgehobenem Vibrationsempfinden, Reflexverlusten (vor allem der ASR) und seltener zu Paresen im Bereich der Unterschenkel und Füße. An Plussymptomen finden sich Parästhesien, Hitze- oder Kälteempfindung, ein dumpfer Dauerschmerz oder eine ausgesprochen unangenehme Berührungsüberempfindlichkeit. Insbesondere zu Beginn einer diabetischen Polyneuropathie findet sich oft ein schwerpunktmäßiger Befall der dünnen Fasern, der „small fibers", die für die Schmerz- und Temperaturvermittlung zuständig sind. Der Patient beklagt sensible Mißempfindungen wie oben beschrieben, die objektivierbaren klinischen Parameter und auch die routinemäßig durchgeführten elektrophysiologischen Messungen, die die dicken myelinisierten Fasern erfassen, sind (noch) normal. Ätiologisch werden die Schmerzen unter anderem auf eine ektope Reizbildung an sich regenerierenden Fasern zurückgeführt. Seltenere schmerzhafte Manifestationsformen der diabetischen Polyneuropathie und die *Mononeuropathia multiplex* wie die akute Okulomotoriusparese oder die diabetische Amyotrophie. Bei der diabetischen Amyotrophie, die auch diabetische proximale Neuropathie oder (fälschlich) diabetische Myelopathie genannt wird, kommt es zu unter Umständen sehr starken Schmerzen im Bereich der Hüfte bzw. des Oberschenkels, die von einer progredienten Schwäche und Muskelatrophie der Oberschenkel und einem Verlust des Patellarsehnenreflexes begleitet werden. Wegen eines oft zusätzlich bestehenden deutlichen Gewichtsverlustes muß differentialdiagnostisch an eine Tumorerkrankung gedacht werden. Eine andere sehr seltene Neuropathie bei Diabetes sind isolierte radikuläre Ausfälle, die Paresen, Sensibilitätsstörungen und ebenfalls schmerzhafte Parästhesien verursachen, die an eine Zosterradikulitis erinnern.

- Therapeutisch spielt die Optimierung der Blutzuckereinstellung die wichtigste Rolle.

α-Liponsäure (Thioctacid) hat einen nur bei diabetischer Polyneuropathie nachgewiesenen Effekt gegen die Schmerzen und auch auf elektrophysiologische Parameter, wobei über die erste Zeit das Präparat parenteral verabreicht werden sollte (300–600 mg als Kurzinfusion, danach 200–400 mg oral pro Tag). **Symptomatisch** werden Antiepileptika, in erster Linie Carbamazepin, und eventuell ergänzend trizyklische Antidepressiva eingesetzt. Für andere schmerzhafte Polyneuropathien wie die alkoholbedingte und hereditäre Formen gelten die gleichen Behandlungsprinzipien, für α-Liponsäure besteht aber keine Indikation.

Zoster

Der Zoster ist die sekundäre Manifestation des Varicella-zoster-Virus, das nach der Primärinfektion (Windpocken) in den Gliazellen der Spinalganglien und der Hirnnerven persistieren kann und dann reaktiviert wird. Akut kommt es zu heftigen reißenden Schmerzen im entsprechenden Dermatom, eventuell Fieber und allgemeinem Krankheitsgefühl und kurz darauf zu bläschenförmigen, später verschorfenden Effloreszenzen. Es können Sensibilitätsausfälle und radikuläre Paresen auftreten. Enzephalitiden, Myelitiden, eine Generalisierung und eine zerebrale Angiitis sind seltene Komplikationen. Insbesondere bei Patienten über 60 Jahren kommt es häufig zur Entwicklung einer **Post-Zoster-Neuralgie** mit quälenden, brennenden Schmerzen im entsprechenden Dermatom.

Eine **virostatische Behandlung** mit Aciclovir (fünfmal 800 mg/die für 5–7 Tage) und verwandten Substanzen (Famciclovir dreimal 250 mg/die über 7 Tage, soll oral besser resorbiert werden [12]) macht nur innerhalb der ersten 72 h nach Beginn der Effloreszenzen Sinn. Sie kürzt die Erkrankung ab, ein protektiver Effekt auf das Auftreten der Post-Zoster-Neuralgie ist nicht gesichert, wird aber vermutet. Die akuten Schmerzen können mit **Steroiden** (60–80 mg Prednison über 10 Tage in absteigender Dosierung) bekämpft werden, Problem hierbei ist die erhöhte Generalisierungsgefahr insbesondere bei immunsupprimierten Personen. Klassische Analgetika helfen meist nicht, Sympathikusblockaden werden in der Literatur als nützlich beschrieben (insbesondere ganglionäre lokale Opioidanalgesie). **Trizyklische Antidepressiva** können bereits im Akutstadium eingesetzt werden (z. B. 25 mg Amitryptilin), zur Behandlung der chronischen Post-Zoster-Neuralgie sind sie neben den Antiepileptika Mittel der ersten Wahl. **Lokal** kann eine Suspension von Azetylsalizylsäure oder Capsaicinsalbe (Dolenon) angewandt werden. Capsaicin ist ein Extrakt des Cayennepfeffers und stark schleimhautreizend, entsprechende Vorsichtsmaßnahmen sind zu beachten. Es kommt zunächst zur Nozizeptorenreizung, anschließend zur Hypalgesie.

Trigeminusneuralgie

- Bei der Trigeminusneuralgie kommt es zu blitzartigen, heftigen, einschießenden Schmerzen für die Dauer von wenigen Sekunden bis maximal 2 min in das Versorgungsgebiet meist des zweiten oder dritten Trigeminusastes einer Seite.

Sie werden durch den Kontakt zwischen einem pulsierendem Gefäß und dem Trigeminusnerven im Bereich des Hirnstammes, der zur segmentalen Demyelinisierung und daraus folgender ephapthischer Erregungsübertragung auf marklose nozizeptive Fasern führt, verursacht. Andere Ursachen können demyelinisierende Veränderungen im spinalen Trigeminuskern (multiple Sklerose) und Wegfall hemmender Einflüsse z. B. bei zerebralen Insulten sein.

Ein Dauerschmerz ist nicht typisch für die Erkrankung, sondern sollte an den atypischen Gesichtsschmerz und andere Differentialdiagnosen denken lassen. Typisch ist eine Triggerung der Attacken durch Kälte, Wärme, Berührung, Kauen usw. **Therapeutisch** ist, obwohl prinzipiell eine kausale Therapie zur Verfügung steht, zunächst *Carbamazepin* einzusetzen, das typischerweise sehr effizient ist. Eine prompte Besserung auf Carbamazepin sichert die Diagnose. Da bei rascher Aufdosierung ausgeprägte zentralnervöse Nebenwirkungen auftreten, kann der Beginn der Therapie problematisch sein. Hier ist unter Umständen der Beginn mit einer parenteralen *Phenytoingabe* sinnvoll (250 mg langsam über 10 min i. v. oder 750 mg Infusionskonzentrat über 45 min, cave Herzrhythmusstörungen), dann über einige Tage 200–300 mg Phenytoin oral weiter, während parallel Carbamazepin eingeschlichen wird. *Baclofen* (Lioresal) als GABA-Agonist hat sich ebenfalls als wirksam erwiesen, ergänzend zu Carbamazepin und in der Monotherapie (Beginn mit dreimal 5 mg, langsam bis auf maximal 50 mg steigern). Nebenwirkungen sind Schwindel, Müdigkeit und eine Tonusverminderung der Muskulatur (Antispastikum!). Bei therapieresistenter Neuralgie kommen *operative Verfahren* in Frage, in erster Linie die vaskuläre Dekompression nach Janetta. Bei nicht operablen Patienten werden auch die Thermokoagulation des Ganglion Gasseri, die Ballonkompression und die Kryoläsion von Trigeminusästen eingesetzt.

Zentraler Schmerz

Zentrale Schmerzen entstehen mit einer gewissen Latenz nach einer Schädigung des zentralen Nervensystems (v. a. im Bereich des Thalamus) bzw. der spinothalamischen oder spinoretikulären Bahnen.

Die Patienten beschreiben sie meist als brennend und lokalisieren sie in das entsprechende Versorgungsgebiet. Ein motorisches oder sensibles Defizit der gleichen Region kann, muß aber nicht vorliegen. Wichtig ist, bei aphasischen oder sonst hirnorganisch geschädigten Patienten eine solche Symptomatik nicht zu übersehen. Häufig kommt es zu einer Triggerung durch Berührung (Allodynie) und sonstige externe Reize. Differentialdiagnostisch sind andere Insultfolgen wie eine schmerzhafte Spastik oder Gelenkkontrakturen auszuschließen. Die Therapie ist schwierig, in erster Linie kommen Antiepileptika in Frage, eventuell auch trizyklische Antidepressiva oder eine Kombination. Baclofen soll gelegentlich einen positiven Effekt haben, außerdem die TENS-Applikation (5).

Kompressionssyndrome peripherer Nerven

Kompressionssyndrome peripherer Nerven betreffen hauptsächlich den N. medianus (Karpaltunnelsyndrom), den N. ulnaris (Sulcus-ulnaris-Syndrom) und den N. cutaneus femoris lateralis (Meralgia paraesthetica). Deutlich seltener sind eine Kompression des N. tibialis (hinteres Tarsaltunnelsyndrom), des N. peroneus (vorderes Tarsaltunnelsyndrom) und des N. radialis im Bereich der Supinatorloge. Ein Engpaßsyndrom des N. pudendus im Canalis pudendalis (Alcock-Kanal) wird diskutiert.

Engpaßsyndrome des **N. medianus** im Karpaltunnel und des **N. ulnaris** äußern sich mit Schmerzen und Parästhesien im entsprechenden Versorgungsgebiet, aber auch deutlich darüber hinaus gehend. Beim Fehlen neurologischer Ausfälle kann man zunächst einen Versuch mit einer nächtlichen Schienenversorgung machen, beim Auftreten von Gefühlsstörungen und Paresen sollte auf jeden Fall operiert werden. Beim Karpaltunnelsyndrom sollte man auch bei fehlenden Defiziten, aber weiter bestehenden Schmerzen die Operationsindikation großzügig stellen, da bei geringer Invasivität die Ergebnisse sehr gut sind.

Die **Meralgia paraesthetica**, die sich durch eine Sensibilitätsstörung und heftige brennende Schmerzen an der Oberschenkelaußenseite bemerkbar macht, wird durch eine Kompression des Nerven beim Durchtritt unter dem Leistenband verursacht. Eine lokale Infiltration mit Lokalanästhetikum sichert die Diagnose und ist therapeutisch wirksam. Eine Gewichtsreduktion, die zur Entlastung des Nerven von adipösen Bauchdecken führt, hilft häufig. Ultima Ratio ist die operative Neurolyse.

Phantomschmerz

Phantom- und Stumpfschmerzen entstehen Tage bis Wochen nach einer Amputation und werden als quälend stechend oder brennend empfunden. Sie sind relativ häufig. Lokale Veränderungen wie Narben, Fisteln, Kallusbildungen sind abzuklären, ggf. sollte eine Abdeckung des Narbenstumpfes durch Weichteilinterposition erfolgen, um Nervenirritationen zu vermeiden. Prophylaktisch sollte bei einer geplanten Amputation immer eine Leitungsanästhesie gesetzt werden. Therapeutisch sind die Infiltration von Triggerpunkten, Epidural- oder Plexusanästhesien, Sympathikusblockaden, Antikonvulsiva, TENS und physikalische Maßnahmen hilfreich (4).

Rückenschmerzen

Rückenschmerzen, die sich meist als **Zervikal-** oder **Lumbalsyndrom**, unter Umständen mit ischialgiformer Ausstrahlung, manifestieren, können ossär, muskulär, arthrogen, radikulär oder durch eine Kombination dieser Faktoren bedingt sein. Die Neurologie ist insbesondere bei der Abklärung radikulärer und pseudoradikulärer Beschwerden gefordert.

Radikuläre Beschwerden, bei denen es zu sensiblen, motorischen oder vegetativen Reizungen und Ausfällen entsprechend dem Versorgungsgebiet einer oder mehrerer Nervenwurzeln kommt, sind durch einen Bandscheibenvorfall oder ossäre Veränderungen wie Spondylarthrosen und Foraminalstenosen bedingt.

- Kommt es zu neurologischen Ausfällen in Form von Paresen, Gefühlsstörungen oder Blasen- und Mastdarmstörungen, ist in der Regel eine neurochirurgische Intervention erforderlich, solche Defizite müssen daher unbedingt frühzeitig erkannt werden.

Die sehr viel häufigere konservative Behandlung ist ein interdisziplinäres Problem. Sie besteht aus physiotherapeutischen, physikalischen und verschiedensten analgetischen Maßnahmen. Kurzfristig können Analgetika, insbesondere NSAR, eventuell auch Flupirtin, und Muskelrelaxanzien, z. B. Tolperison, eingesetzt werden. Eine Immobilisation sollte möglichst nur für wenige Tage erfolgen. Möglichst rasch sollte von passiven Therapien, z. B. lokalen Anwendungen, auf eine aktive Behandlung, die die Mitarbeit des Patienten erfordert, übergegangen werden. Akute Bandscheibenvorfälle bilden hier allerdings eine Ausnahme, hier ist ein sehr viel vorsichtigeres Procedere erforderlich, das sich aber sonst nicht von der Behandlung unspezifischer Rückenschmerzen unterscheidet. Es sollten ein Ausdauertraining sowie gezielter Muskelaufbau zur Stabilisierung schwacher Teile des Bewegungsapparates durchgeführt werden. Gleichzeitig sollte eine gezielte Rückenschule, bei der eine wirbelsäulengerechte Haltung erlernt wird, begonnen werden. Die Therapie, bei der ein wichtiges Ziel ist, eine Chronifizierung der Beschwerden zu verhindern, erfordert eine interdisziplinäre Zusammenarbeit.

Kernaussagen

Grundlagen
- Zum Einsatz kommen medikamentöse und nichtmedikamentöse Verfahren. Bei den nichtmedikamentösen Verfahren stehen unspezifische und spezifische psychotherapeutische Maßnahmen sowie physikalische Verfahren im Vordergrund. Medikamentös werden die üblichen Analgetika (NSAID, Pyrazolon-Derivate, Paracetamol, Flupirtin, in Ausnahmefällen Opioide) eingesetzt, darüber hinaus Antikonvulsiva, Antidepressiva, Neuroleptika und zentrale Muskelrelaxanzien. Meist ist eine Kombination medikamentöser und nichtmedikamentöser Verfahren sinnvoll.

Einzelne Krankheitsbilder
- Polyneuropathien, am häufigsten die diabetisch bedingten, können starke neuropathische Schmerzen verursachen. Bei der diabetischen PNP steht die exakte Blutzuckereinstellung im Vordergrund. α-Liponsäure wirkt ebenfalls bei dieser speziellen Polyneuropathieform.
- Die Post-Zoster-Neuralgie kann möglicherweise durch den frühzeitigen Einsatz von Virostatika im Frühstadium in ihrer Ausprägung abgeschwächt bzw. verhindert werden. Ansonsten wird symptomatisch behandelt mit Antidepressiva, Steroiden, Antikonvulsiva und lokaler Analgesie.
- Die Trigeminusneuralgie spricht gut an auf Carbamazepin, bei Therapieversagen kommt eine neurochirurgische Intervention in Betracht.
- Zentraler Schmerz entsteht nach Schädigungen des Zentralnervensystems und ist therapeutisch nur schwer angehbar, eventuell mit Antikonvulsiva und Baclofen.
- An peripheren Nervenkompressionen treten vor allem Syndrome des N. medianus, N. ulnaris und N. cutaneus femoris lateralis auf. Sie äußern sich mit Schmerzen und Parästhesien im entsprechenden Versorgungsgebiet, spätestens bei Auftreten neurologischer Ausfälle sollte operiert werden.
- Phantomschmerzen sind nach Amputationen ein häufiges Phänomen, prophylaktisch sollte bereits präoperativ eine Analgesie beginnen.
- Rückenschmerzen manifestieren sich meist als **Zervikal-** oder **Lumbalsyndrom**, können ossär, muskulär, arthrogen, radikulär oder durch eine Kombination dieser Faktoren bedingt sein. Radikuläre Beschwerden, bei denen es zu sensiblen, motorischen oder vegetativen Reizungen und Ausfällen entsprechend dem Versorgungsgebiet einer oder mehrerer Nervenwurzeln kommt, sind durch einen Bandscheibenvorfall oder ossäre Veränderungen wie Spondylarthrosen und Foraminalstenosen bedingt. Bei neurologischen Ausfällen ist in der Regel eine neurochirurgische Intervention erforderlich, ansonsten wird konservativ-interdisziplinär behandelt mit Physiotherapie, Analgesie und gezielter Rückenschulung.

Referenzen

1. Backona MM. Gabapentin monotherapy for the symptomatic treatment of painful neuropathy: a multicenter, double-blind, placebo-controlled trial in patients with diabetes mellitus. Epilepsia 1999; 40 Suppl 6: 57–9; discussion 73–74
2. Brandt T, Dichgans J, Diener HC (Hrsg.). Therapie und Verlauf neurologischer Erkrankungen. Kohlhammer Stuttgart Berlin Köln. 2. Auflage 1993; 160
3. Egle U, Derra C, Nix W, Schwab R. Spezielle Schmerztherapie. Schattauer Stuttgart New York 1999; 67 f.
4. Egle U, Derra C, Nix W, Schwab R. Spezielle Schmerztherapie. Schattauer Stuttgart New York 1999; 182
5. Egle U, Derra C, Nix W, Schwab R; Spezielle Schmerztherapie. Schattauer Stuttgart New York 1999; 195
6. Eisenberg et al. Lamotrigine in the treatment of painful diabetic neuropathy. Eur J Neurol 1998 Mar; 5 (2):167–173
7. Feuerstein TJ. Antidepressiva zur Therapie chronischer Schmerzen. Metaanalyse. Schmerz 1997; 11:213–226
8. Forth W, Henschler D, Rummel W, Starke K. Allgemeine und spezielle Pharmakologie und Toxikologie. BI Wissenschaftsverlag Mannheim Leipzig Wien Zürich. 6. Auflage 1992; 216f
9. Forth W, Henschler D, Rummel W, Starke K. Allgemeine und spezielle Pharmakologie und Toxikologie. BI Wissenschaftsverlag Mannheim/Leipzig/Wien/Zürich. 6. Auflage 1992; 287
10. Forth W, Henschler D, Rummel W, Starke K. Allgemeine und spezielle Pharmakologie und Toxikologie. BI Wissenschaftsverlag Mannheim Leipzig Wien Zürich. 6. Auflage 1992; 291
11. Gorson K et al. Gabapentin in the treatment of painful diabetic neuropathy: a placebo controlled, double blind,

crossover trial. J Neurol Neurosurg Psychiatry 1999; 66:251–252
12. Gross G. Famciclovir. Ein neues Virostatikum zur Behandlung von Herpesvirus-Infektionen. Arzneimitteltherapie 1995; 11:334–335
13. Morello et al. Randomized double-blind study comparing the efficacy of gabapentin with amitryptiline on diabetic peripheral neuropathy pain. Arch Intern Med 1999; (13) 159:1931–1977
14. Simpson et al. Lamotrigine in the treatment of HIV-associated painful sensory polyneuropathy: a placebo-controlled study. Neurology 1999; 52(Suppl 2):A 190
15. Stacey B et al. Gabapentin for the effective treatment of postherpetic neuralgia: results of a double-blind, placebo-controlled clinical trial. 17 th Annual Scientific Meeting of the American Pain Society: Nov.5–8, Sheraton San Diego Hotel & Marina: San Diego, USA. 1998; Abstract No. 883

Verfahren der Schmerztherapie in Orthopädie, physikalischer Medizin und Physiotherapie

J. Krämer

Roter Faden

- Manuelle Therapie
- Lokale Injektionen
- Physiotherapie (Krankengymnastik)
- Physikalische Therapie
- Orthopädie-technische Hilfsmittel

Definition: Schmerztherapie in der Orthopädie bedeutet Behandlung von akuten und chronischen Schmerzen der Stütz- und Bewegungsorgane unter besonderer Berücksichtigung der Schmerzchronifizierung (2).

Mittel, die Orthopäden zur Therapie der unterschiedlichsten Schmerzzustände einsetzen, sind neben den in der allgemeinen Schmerztherapie üblichen Analgetika orthopädiespezifische Maßnahmen, die der Orthopäde während seiner Weiterbildungszeit zum Facharzt für Orthopädie erlernt hat und täglich praktiziert.

Die orthopädische Schmerztherapie setzt nach dem schädigenden Ereignis direkt oder indirekt am somatischen Schmerzausgangspunkt an und soll die Chronifizierung des Schmerzgeschehens verhindern. Der Ablauf akuter Schmerz–Chronifizierung–chronischer Schmerz–chronisches Schmerzsyndrom wird schon in der Anfangsphase unterbrochen (5, 6, 7). Wenn die Unterbrechung nicht gelingt oder zu spät einsetzt, müssen bei der Therapie zunehmend interdisziplinäre Komponenten berücksichtigt werden, in erster Linie mit Psychologen, Anästhesisten, Internisten und Neurologen. Bei chronischen Schmerzen, beim chronischen Schmerzsyndrom und bei somatisierten psychogenen Störungen sind von Anfang an Psychologe und Orthopäde gleichermaßen gefordert. Rein psychogene Störungen erfordern primär den Einsatz des Psychologen. Parallel dazu schließt der Orthopäde organische Primärerkrankungen aus und achtet auf ggf. sekundär auftretende Funktionsstörungen.

Die **Verfahren** der orthopädischen Schmerztherapie gliedern sich in Maßnahmen, die der Orthopäde persönlich durchführt wie lokale Injektionen, manuelle Therapie und Operationen, und in Verfahren, die vom Orthopäden angeordnet und während des Behandlungsverlaufs regelmäßig geprüft werden. Dazu zählen Physiotherapie, physikalische Therapie und orthopädietechnische Hilfsmittel (1, 3).

Manuelle Therapie

Definition: Bei der manuellen Medizin handelt es sich um eine mit den Händen ausgeübte Untersuchungs- und Behandlungstechnik für reversible Funktionsstörungen an den Stütz- und Bewegungsorganen.

Bewegungseinschränkungen und Überbeweglichkeiten einzelner Gelenkgruppen oder Gelenke werden erfaßt und je nach Befund passiv mobilisiert oder durch Übungen stabilisiert. Durch spezielle Handgriffe kann man Fehlstellungen an den Bewegungsorganen, insbesondere an den Bewegungssegmenten der Wirbelsäule, beseitigen.

Wegen der Nähe des Rückenmarks und der Nervenwurzeln handelt es sich um schwierige medizinische Maßnahmen, die hohe Anforderungen an den Therapeuten stellen. Die manuelle Therapie im Rahmen der Schmerzbehandlung sollte nur nach gründlicher Spezialausbildung ausgeübt werden.

Lokale Injektionen

Durch Injektion schmerzstillender, entzündungshemmender und antiödematöser Mittel am Ort des Geschehens, d. h. am Schmerzausgangspunkt an den Stütz- und Bewegungsorganen, gewinnt man einen unmittelbaren Einfluß auf die Primärstörung, ohne den Gesamtorganismus mehr als nötig mit Medikamenten zu belasten (2). Injektionen werden in Gelenke appliziert, in die Gelenkkapseln und Schleimbeutel, an schmerzhafte Muskel- und Bandansätze sowie an verschiedene Orte des Bewegungssegmentes der Wirbelsäule, dem Hauptausgangspunkt von Kreuz- und Ischiasbeschwerden. Das Aufsuchen des Schmerzausgangspunktes erfolgt durch die Untersuchungstechniken der manuellen Medizin.

- Im Mittelpunkt der lokalen Injektionsbehandlung im Rahmen der orthopädischen Schmerztherapie stehen rückenmark- und wirbelsäulennahe Injektionen in Form von epiduralen Injektionen, Spinalnervenanalgesien, Infiltrationen in die Kapsel der Wirbelgelenke (sog. Facetteninfiltrationen) und Triggerpunktinfiltrationen.

Verwendet werden **Lokalanästhetika in niedriger Dosierung und Konzentration** mit dem Ziel, die Erregbarkeit der Nozizeptoren herabzusetzen (6, 7). Die Verwendung höherer Konzentrationen mit vollständiger Anästhesie und Paralyse ist für die lokale Infiltrationsbehandlung an den Stütz- und Bewegungsorganen nicht erforderlich. Wiederholte therapeutische Lokalanästhesie beugt dem Chronifizierungsprozeß von Schmerzen der Stütz- und Bewegungsorgane vor und führt bei bereits eingetretenen chronischen Schmerzsyndromen im Bereich der Nozizeption und der afferenten Fasern zu einem Abbau der Schmerzwahrnehmung und -verarbeitung.

Die **Injektionstechnik** selbst, insbesondere für die wirbelsäulennahen Injektionen, erfordert eine spezielle Ausbildung. Standardisierung und Qualitätssicherung der orthopädischen Schmerztherapie mit lokaler Injektionsbehandlung erfolgt in einer speziellen Arbeitsgruppe der Allianz deutscher Orthopäden (IGOST).

Physiotherapie (Krankengymnastik)

Krankengymnastik im Bereich der Stütz- und Bewegungsorgane wird vom Orthopäden verordnet und im Verlauf überwacht. Krankengymnastik und Bewegungstherapie werden u. a. eingesetzt, um Heilungsprozesse an Gelenken und Muskeln, Sehnen und Bändern zu fördern. Der Beitrag dieser Therapie zur Schmerzbekämpfung ist in der Regel indirekt. Kausal wirkt Krankengymnastik zur Muskelkräftigung und zum Abbau muskulärer Dysbalancen. Bei orthopädischen Schmerzkrankheiten, die mit starken Muskelverspannungen und gesteigerter Schonhaltung einhergehen, sind verschiedene Formen der Bewegungstherapie entwickelt worden, die sich körpereigene Reflexe und das physiologische Verhalten von Nerven und Muskeln bei bestimmten Beanspruchungen zunutze machen. Der Physiotherapeut arbeitet in bestimmten Bewegungsmustern mit dem Patienten gegen einen adäquat angepaßten Widerstand unter Stimulation von Propriozeptoren. Es ist die Aufgabe des Orthopäden, in Zusammenarbeit mit dem Physiotherapeuten, Muskelinsuffizienzen, Fehlhaltungen und muskuläre Dysbalancen zu erkennen und spezialisierte Konzepte für die Physiotherapie aufzustellen.

Die Physiotherapie im Rahmen der orthopädischen Schmerztherapie zieht sich mit wechselnder Intensität über den gesamten Behandlungsverlauf (1, 2, 4). Mit dem Abklingen der Schmerzen geht der schmerztherapeutische Effekt der Krankengymnastik in ein Präventionsprogramm über.

Physikalische Therapie

Außer der Physiotherapie (Krankengymnastik) gibt es noch zahlreiche vorwiegend passiv eingesetzte Behandlungsmethoden in der orthopädischen Schmerztherapie. Zur **Thermotherapie** gehören Wärme- und Kälteanwendungen mit unterschiedlichen Applikationsformen. Wärme in jeder Form wirkt lindernd auf chronische Schmerzen der Stütz und Bewegungsorgane. Kälte vermindert die Nozizeption und Nervenleitgeschwindigkeit und wird vorwiegend bei akuten Schmerzzuständen der Stütz- und Bewegungsorgane lokal eingesetzt.

Massage ist eine spezielle Form der manuellen Therapie bei schmerzhaften Erkrankungen der Stütz- und Bewegungsorgane. Haut, Unterhautfettgewebe, Muskeln und Bänder werden mit den Händen massiert. Dabei kommen verschiedene Techniken zur Anwendung: Streichungen und Reibungen, Knetungen und Walkungen sowie Querflexionen. Sonderformen sind Reflexzonen- und Bindegewebemassage. Kontraindikationen ergeben sich in der Regel bei akuten Schmerzen, Entzündungen, Hautveränderungen und Nervenwurzelkompressionssyndromen.

Bei der **Elektrotherapie** wird elektrische Energie für Heilzwecke verwendet. Aufgrund unterschiedlicher physikalischer und biologischer Wirkungen unterscheidet man hochfrequente Ströme als Kurzwellen, dezimierte Wellen und Mikrowellen, niederfrequente Stromarten als Galvanisation und Mittelfrequenzströme bei der Interferenzstromtherapie.

Orthopädie-technische Hilfsmittel

Der vorübergehende oder dauerhafte Einsatz von orthopädischen Hilfsmitteln trägt zur Minderung akuter und chronischer Schmerzen der Stütz- und Bewegungsorgane bei und reduziert den Analgetikaverbrauch.

Zu den orthopädischen Hilfsmitteln zählen neben Schienen, Bandagen und Schuhzurichtungen auch Lagerungen, z. B. der angepaßte Schaumstoffwürfel zur Stufenlagerung bei lumbalen Wurzelkompressionssyndromen und die Glisson-Extension an der Halswirbelsäule beim Zervikobrachialsyndrom.

Im Rahmen der orthopädischen Schmerztherapie haben orthopädische Hilfsmittel die **Aufgabe** der Ruhigstellung zur teilweisen oder vollständigen Einschränkung von Gelenk- und Wirbelsäulenbewegungen. Gelenke und Wirbelsäulenabschnitte können durch Schienung auf den Bewegungsspielraum reduziert werden, der die geringsten Schmerzen bereitet. Schmerzauslösende Gelenkstellungen werden blockiert. Die Lagerung unter Verwendung orthopädischer Hilfsmittel ist wesentlicher Bestandteil der kausalen orthopädischen Schmerztherapie.

Kernaussagen

Manuelle Therapie
- Bei der manuellen Medizin handelt es sich um eine mit den Händen ausgeübte Untersuchungs- und Behandlungstechnik für reversible Funktionsstörungen an den Stütz- und Bewegungsorganen. Wegen der Nähe des Rückenmarks und der Nervenwurzeln handelt es sich um schwierige medizinische Maßnahmen, die nur nach gründlicher Spezialausbildung ausgeübt werden sollten.

Lokale Injektionen
- Durch Injektion schmerzstillender, entzündungshemmender und antiödematöser Mittel am Schmerzausgangspunkt an den Stütz- und Bewegungsorganen gewinnt man einen unmittelbaren Einfluß auf die Primärstörung, ohne den Gesamtorganismus mehr als nötig mit Medikamenten zu belasten. Injektionen werden in Gelenke appliziert, in die Gelenkkapseln und Schleimbeutel, an schmerzhafte Muskel- und Bandansätze sowie an verschiedene Orte des Bewegungssegmentes der Wirbelsäule, dem Hauptausgangspunkt von Kreuz- und Ischiasbeschwerden. Das Aufsuchen des Schmerzausgangspunktes erfolgt durch die Untersuchungstechniken der manuellen Medizin.

Physiotherapie (Krankengymnastik)
- Die Physiotherapie im Rahmen der orthopädischen Schmerztherapie zieht sich mit wechselnder Intensität über den gesamten Behandlungsverlauf. Mit dem Abklingen der Schmerzen geht der schmerztherapeutische Effekt der Krankengymnastik in ein Präventionsprogramm über.

Physikalische Therapie
- Hierzu zählen Thermotherapie, Massage und Elektrotherapie.

Orthopädie-technische Hilfsmittel
- Der vorübergehende oder dauerhafte Einsatz von orthopädischen Hilfsmitteln trägt zur Minderung

akuter und chronischer Schmerzen der Stütz und Bewegungsorgane bei und reduziert den Analgetikaverbrauch.

Referenzen

1. Arzneimittelkommission der Deutschen Ärzteschaft. Der Kreuzschmerz. 2. Auflage 2000
2. Hildebrand J, Pfingsten M. Rückenschmerz, Diagnostik, Therapie und Prognose Z. ärztliche Fortbildung 1998; (92): 13–22
3. Krämer J, Nentwig C. Orthopädische Schmerztherapie. Enke, Stuttgart 1999
4. Tulder M, Koes B, Bruter C. Conservative treatment of acute and chronic low back pain. Spine 22, 2128, 1997
5. Zenz M, Jurna J. Lehrbuch der Schmerztherapie. Wiss. Verlagsgesellschaft, Stuttgart 1993
6. Zieglgänsberger W, Tölle T. The pharmocology of pain, Signaliting. Curr. Opin. Neurobiol. 1993; (3) 611
7. Zimmermann M, Zieglgänsberger W. Neurophysiologie und Neuropharmakologie des Schmerzsystems. In: Rosenov D, Winkelmüller W, Thoden U. (Hrsg.). Therapie neurogener Schmerzen

Psychotherapie bei Schmerz

U. T. Egle, C. Derra

Roter Faden

- **Differenzielle Indikationsstellung**
- **Entspannungsverfahren**
  - Progressive Muskelrelaxation und Autogenes Training
  - Biofeedback
- **Hypnose**
- **Verhaltenstherapeutische Ansätze**
  - Schmerzbewältigungstraining
- **Psychodynamische Therapieansätze**
- **Indikation für eine stationäre psychosomatische Behandlung**

Differenzielle Indikationsstellung

Der Einsatz psychotherapeutischer Behandlungsverfahren bei chronischem Schmerz setzt eine sorgfältige psychosomatische Abklärung im Rahmen enger interdisziplinärer Kooperationsstrukturen voraus, wie sie meist nur an einem Krankenhaus der Maximalversorgung gegeben sind. Nur so ist eine qualifizierte Zuordnung zu den in den Kapiteln 4 u. 5 dargestellten nosologischen Subgruppen bei chronischem Schmerz auf dem Hintergrund eines bio-psychosozialen Schmerzverständnisses möglich. Darauf fußend, können die folgenden Grundprinzipien als eine erste Orientierung im Sinne einer evidenzbasierten „Methode der ersten Wahl" gelten, die im Einzelfall dann ergänzt oder begründet modifiziert werden kann (Abb. 2.37).

Bei chronischen Schmerzpatienten mit primär **nozizeptiver** oder **neuropathischer Schmerzursache** sind danach Psychotherapieverfahren nur dann indiziert, wenn entweder eine psychische Komorbidität, vor allem eine Angst- oder depressive Erkrankung, Suchterkrankung oder Persönlichkeitsstörung nachgewiesen werden können oder maladaptive Copingstrategien, vor allem Katastrophisieren und fatalistisches Resignieren. Ist Ursache der Schmerzen ein **psychovegetativer Spannungszustand**, z. B. chronische Lumboischialgie, chronischer Spannungskopfschmerz oder orofaziales Schmerzdysfunktionssyndrom, so sind als wesentliche Ergänzung zu somatischen Behandlungsansätzen Entspannungsverfahren die Methode der ersten Wahl, ggf. ergänzt durch die Gabe eines Antidepressivums, falls sich der Spannungszustand auf dem Hintergrund der Neigung zu einer ängstlichen Verarbeitung von Alltagsbelastungen entwickelt hat.

Bei **psychischen Störungen mit Leitsymptom Schmerz** sind je nach Art der zugrunde liegenden Störungen unterschiedliche psychotherapeutische Verfahren indiziert, ggf. auch in Kombination mit einem Psychopharmakon. Letzteres ist vor allem der Fall, wenn Schmerz das Leitsymptom einer depressiven oder einer Angsterkrankung darstellt. Bei Angsterkrankungen besteht die Indikation für ein verhaltenstherapeutisches Vorgehen, eventuell in Kombination mit einem SSRI-Präparat (SSRI = Selektiver Serotonin-Wiederaufnahme-Hemmer), bei depressiven Erkrankungen mit Leitsymptom Schmerz können sowohl verhaltenstherapeutische als auch psychodynamische Therapieansätze in Kombination mit einem SSRI-Präparat

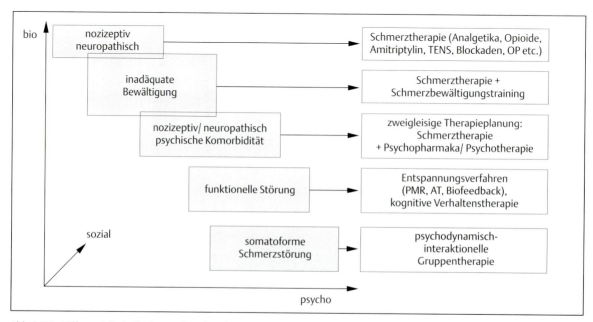

Abb. 2.37 Differenzielle Indikationsstellung bei chronischem Schmerz.

oder trizyklischem Antidepressivum sinnvoll sein. Bei Patienten, bei denen der Schmerz Leitsymptom einer posttraumatischen Belastungsstörung darstellt, kommen heute dafür speziell entwickelte Psychotherapieansätze (2) zum Einsatz. Ist der Schmerz das Leitsymptom einer zönästhetischen Psychose („Körperhalluzination"), so sind am ehesten mittelpotente Neuroleptika erfolgversprechend.

Bei der häufigsten psychischen Störung mit Leitsymptom Schmerz, der somatoformen Schmerzstörung, halten wir beim heutigen Stand eine spezielle Form von psychodynamisch-interaktioneller Gruppentherapie für indiziert (5, 6). Bei all diesen psychischen Störungen mit Leitsymptom Schmerz lautet das längerfristige Therapieziel Schmerzfreiheit, sollte nicht durch fehlindizierte operative Interventionen zwischenzeitlich bereits eine iatrogene somatische Schädigung eingetreten sein.

Vereinfacht könnte man also sagen, daß bei einer primär nozizeptiven oder neuropathischen Schmerzursache psychotherapeutische Ansätze eine adjuvante therapeutische Funktion im Hinblick auf eine Schmerzreduzierung bzw. adäquatere Schmerzverarbeitung ausüben, während bei psychophysiologisch determinierten Schmerzsyndromen und vor allem bei psychischen Störungen mit Leitsymptom Schmerz Psychotherapie eine kausale Behandlung darstellt.

In der Behandlung chronischer Schmerzzustände haben bisher **Entspannungsverfahren** (Autogenes Training, progressive Muskelrelaxation, Biofeedback), **verhaltenstherapeutische Behandlungsverfahren** und das daraus abgeleitete Schmerzbewältigungstraining sowie aus der Psychoanalyse abgeleitete, jedoch meist erheblich modifizierte **psychodynamische Psychotherapieverfahren** eine Wirksamkeit nachweisen können. Diese Wirksamkeit bezieht sich jedoch nicht auf alle Formen chronischer Schmerzzustände, sondern setzt eine differenzielle Indikationsstellung für die genannten Verfahren voraus. Dies belegt eine Metaanalyse zur Wirksamkeit von verhaltenstherapeutischen Ansätzen und Entspannungsverfahren, die mit Effektstärken zwischen 0,4 und 0,6 keinen hinreichenden Wirksamkeitsnachweis führen kann (4). Wesentliches Problem dürfte dabei das breite Spektrum an Schmerzursachen (z. B. „LWS-Schmerz", rheumatoide Arthritis, Fibromyalgie, „Knieschmerz") bei den in diese Metaanalyse integrierten Studien sein.

Ein Reihe weiterer Psychotherapieverfahren konnte ihren selbst erhobenen Anspruch einer Wirksamkeit bisher nicht in wissenschaftlichen Studien mit hinreichender methodischer Qualität belegen.

Entspannungsverfahren

Entspannungsverfahren intendieren auf verschiedenen Ebenen eine Umschaltung auf eine trophotrope, parasympathische Reaktionslage. **Neuronal** geschieht dabei eine Dämpfung des Sympathikus, der bei Streß im Sinne einer Alarm- oder Notfallreaktion aktiviert wird. Auf der **kognitiven** Ebene entwickeln sich durch die Einengung der Konzentration auf Körpervorgänge eine erhöhte Selbstaufmerksamkeit sowie die Überzeugung, selbst körperliche Vorgänge beeinflussen zu können (Selbstwirksamkeit). **Affektiv** werden Gefühle von Ruhe, Gelöstheit, Wärme und Wohlbefinden induziert. Wirksamkeitsnachweise gibt es bei chronischem Schmerz für die progressive Muskelrelaxation (PMR), das Autogene Training (AT) und das EMG-Biofeedback.

Progressive Muskelrelaxation und Autogenes Training

Für die meist auf Aktivität ausgerichteten chronischen Schmerzpatienten ist die **progressive Muskelrelaxation** (nach Jacobson) meist leichter erlernbar als das Autogene Training. Nacheinander werden verschiedene Muskelgruppen aktiv leicht angespannt und wieder entspannt. Dadurch sind zumeist schon bei den ersten Übungen intensive Erlebnisse möglich, Entspannung wird unmittelbarer erlebbar und die Motivation zum Üben nimmt zu.

Während also bei der PMR die Entspannung über die Willkürmuskulatur trainiert wird, findet der Zugang beim **Autogenen Training** über die Konzentration mit Hilfe spezieller suggestiv wirkender Formeln statt. Letzteres hat den Vorteil, daß die einzelnen Übungen wesentlich kürzer sind und es im Alltag unauffälliger anwendbar ist.

Klinische Studien zur Wirksamkeit von PMR und AT liegen vor allem für Spannungskopfschmerz und Migräneprophylaxe sowie im Rahmen multimodaler Therapieprogramme auch für unspezifischen Rückenschmerz, rheumatoide Arthritis und Krebsschmerz vor.

Biofeedback

Beim Biofeedback wird dem Patienten ein normalerweise für ihn nur begrenzt oder gar nicht wahrnehmbarer autonomer physiologischer Prozeß (z. B. Hauttemperatur, Herzfrequenz, Muskeltonus) mit Hilfe von akustischen oder optischen Signalen rückgemeldet und damit wahrnehmbar gemacht.

- Ziel ist es, daß der Patient durch die apparative Rückmeldung den physiologischen Prozeß willkürlich zu beeinflussen lernt. Auf der Basis dieses Wirkmechanismus ist klar, daß Biofeedback vor allem bei psychophysiologischen Spannungszuständen indiziert ist.

Wirksamkeitsnachweise gibt es bei verschiedenen Kopfschmerzformen (Vasokonstriktionstraining bei Migräne, EMG-Feedback des M. frontalis bei Spannungskopfschmerz) sowie bei muskulären Verspannungen im Bereich der Rückenmuskulatur und auch bei Bruxismus und temporomandibulären Dysfunktionen.

Da die erforderlichen Geräte relativ teuer sind und das Verfahren im ambulanten Bereich bisher nicht abgerechnet werden kann, wird Biofeedback fast ausschließlich im stationären Rahmen durchgeführt.

Für die **Durchführung** ist eine sorgfältige Vorbereitung erforderlich: Zunächst sollte dem Patienten ein psychophysiologisches Modell seiner Schmerzerkrankung vermittelt und daraus die Möglichkeiten des Biofeedbacks abgeleitet werden. Wichtig ist vor allem auch, daß die erforderliche Eigenaktivität seitens des Patienten betont wird. Liegt diesbezüglich keine adäquate Motivation vor, sollte man auf den Einsatz von Biofeedback verzichten.

Bei vielen Patienten treten muskuläre Verspannungen und Vasokonstriktionen jedoch nur in bestimmten Streßsituationen auf. In diesem Fall ist darauf zu achten, daß nach einer Anfangsphase die Durchführung des Biofeedbacks auch in solchen Streßsituationen geschieht bzw. solche zuvor induziert werden. Schließlich ist dann ein Transfer in den Alltag wichtig.

Im Hinblick auf die Wirksamkeit gibt es keine Unterschiede zur progressiven Muskelrelaxation und zum Autogenen Training. Allerdings kommt die „objektive" Rückmeldung durch ein Gerät den eher mechanistisch geprägten Vorstellungen vieler Schmerzpatienten von ihrem Körper sehr entgegen.

Hypnose

Trance-Rituale wurden schon in der Antike zur Schmerzbeeinflussung eingesetzt. Bei der Hypnose wird durch direkte und indirekte Suggestion die Aufmerksamkeit des Patienten eingeengt, so daß ein **veränderter Bewußtseinszustand** (Trance) eingeleitet werden kann, in dem eine erhöhte Beeinflußbarkeit auch für Schmerz besteht. Notwendig ist dabei, daß der Therapeut in der Lage ist, eine besondere therapeutische Beziehung (Rapport) herzustellen.

Nach heutigem Kenntnisstand beeinflußt Hypnose nicht die physiologischen Schmerzprozesse selbst, sondern vornehmlich die Wahrnehmung und kognitive Verarbeitung des Schmerzes.

Zwei Formen lassen sich unterscheiden: Beim **symptomorientierten Vorgehen** wird das Schmerzerleben unmittelbar durch direkte Suggestionen beeinflußt (hypnotische Schmerzkontrolle). Das **problemorientierte Vorgehen** erfolgt in Form eines Dialoges in Trance und entspricht eher einem komplexen Interaktionsprozeß, bei dem die Hypnose dazu genutzt wird, Lösungen für Probleme zu erarbeiten, die den Schmerz aufrecht erhalten.

Durch Studien ist das symptomorientierte Vorgehen bei einzelnen Schmerzproblemen in der Wirksamkeit gut belegt, und zwar insbesondere bei Verbrennungsschmerz, Karzinomschmerz sowie für diagnostische und chirurgische Eingriffe, die Anwendung bei chronischem Schmerz wird vorwiegend durch viele Kasuistiken in der Wirksamkeit bestätigt.

Kontraindikationen bestehen bei schweren Störungen der Persönlichkeit und Neigung zu paranoider Verarbeitung.

Verhaltenstherapeutische Ansätze

Die hierunter zusammengefaßten Therapieverfahren basieren auf den Erkenntnissen der **Lernpsychologie** und gehen davon aus, daß Schmerzreaktionen wie jedes andere menschliche Verhalten gelernt und auch wieder verlernt werden können. Im Zentrum von Diagnostik und Behandlung stehen daher Denkschemata, Schmerzerleben und beobachtbares Verhalten des Schmerzpatienten. Bei der Erhebung der individuellen Verhaltensanalyse und Lerngeschichte des Schmerzes werden ursächliche Zusammenhänge und ihre Einbettung in psychodynamische und systemische Abläufe kaum berücksichtigt. Daher hat dieser Ansatz insbesondere zum Verständnis von Chronifizierungsprozessen beigetragen und wird therapeutisch zu deren Veränderung genutzt.

Während die Verhaltenstherapie anfänglich mit sog. **operanten Techniken** eine Veränderung des sichtbaren Schmerz- und Ausdrucksverhaltens anstrebte, steht heute durch die Weiterentwicklung der sog. **kognitiven Verfahren** eine Modifikation von Schmerzempfindung und -bewertung im Vordergrund. Ziel ist nicht die völlige Beseitigung des Schmerzes, sondern die Reduktion der dadurch bedingten Beeinträchtigung. Insofern liegt der Schwerpunkt auf einer rehabilitativen Zielsetzung.

Je nach Einzelfall besteht das konkrete therapeutische Vorgehen in einer gemeinsamen Analyse von schmerzauslösenden bzw. -verstärkenden Bedingungen, Abbau von Schonverhalten und Überforderung, Aufbau neuer aktiver und schmerzinkompatibler Verhaltensweisen, Erlernen von Entspannungstechniken und Strategien der Aufmerksamkeitsfokusierung zur Ablenkung von Schmerz. Die kognitiven Elemente bestehen in der Analyse und Veränderung dysfunktionaler Gedanken (z. B. Katastrophisieren) im Zusammenhang mit Schmerz, in Abbau von Hilflosigkeit und Stärkung von Kontroll- und Selbsteffizienzüberzeugungen sowie in der Vermittlung von Problem- und Streßbewältigungstechniken. Ein aus der Verhaltenstherapie abgeleiteter Anwendungsbereich ist das **Schmerzbewältigungstraining** (s. u.). Während in der Einzeltherapie auf das Individuum bezogen gearbeitet wird, stehen in den Schmerzbewältigungsgruppen der Austausch der Patienten untereinander und psychoedukative Aspekte im Vordergrund.

Die Wirksamkeit kognitiver Verhaltenstherapie ist bei verschiedenen Formen des chronischen Schmerzes im Rahmen von multimodalen Therapieprogrammen belegt, besonders bei Formen einer inadäquaten Schmerzverarbeitung und bei unspezifischem Rückenschmerz. Bei psychogenen Schmerzen wie z. B. der somatoformen Schmerzstörung besteht bisher kein Indikationsnachweis. Kontraindiziert ist Verhaltenstherapie besonders dann, wenn andere kausale Psychotherapiemaßnahmen dadurch verzögert würden (z. B. bei posttraumatischen Belastungsstörungen).

Schmerzbewältigungstraining

Schmerzbewältigungsgruppen haben sich ganz wesentlich aus den behavioralen Untersuchungen zur Schmerzchronifizierung entwickelt. Heute werden auch Elemente aus anderen Psychotherapieverfahren (z. B. Körpertherapie, Entspannungsverfahren, systemische und imaginative Therapie) integriert. Insofern fehlt eine einheitliche Theoriebildung, pragmatisches Vorgehen steht im Vordergrund.

- Ziel ist die Veränderung spezifischer Denk- und Verhaltensmuster beim Patienten im Umgang mit seinem Schmerz, z. B. Reduktion seiner Schonhaltung, Erhöhung der körperlichen Aktivität, Erkennung seiner Neigung zum Katastrophisieren. Ziel ist also nicht die Beseitigung von Schmerz, sondern vor allem der Aufbau einer gewissen Selbstkompetenz im Umgang mit dem Schmerz und seinen Auswirkungen.

Die Dauer ist mit ca. acht bis zwölf Sitzungen recht kurz, was gleichzeitig die limitierten therapeutischen Möglichkeiten deutlich macht.

Nicht indiziert ist ein Schmerzbewältigungstraining deshalb bei Patienten mit ausgeprägter psychischer Komorbidität (Angsterkrankung, depressive Erkrankung, Suchterkrankung, Persönlichkeitsstörung), ebensowenig bei Patienten, die unter einer psychischen Störung mit Leitsymptom Schmerz leiden. Hier kann die Beschränkung auf ein Schmerzbewältigungstraining zur Verzögerung einer gezielten psychotherapeutischen und/oder auch psychopharmakologischen Intervention führen. In Einzelfällen kann es bei solchen Patientengruppen sogar zu einer Schmerzverstärkung durch ein fehlindiziertes Schmerzbewältigungstraining kommen. Auch bei Patienten, bei denen den chronischen Schmerzen ein psychophysiologisch determinierter Spannungszustand zugrunde liegt (z. B. chronischer Kopfschmerz, chronische Lumboischialgie) greifen Schmerzbewältigungsgruppen zu kurz, da die den muskulären Spannungen zugrunde liegenden Streßfaktoren bzw. die inadäquaten Streßbewältigungsstrategien des Patienten meist nicht oder zumindest nicht hinreichend angegangen werden können.

Psychodynamische Therapieansätze

Psychodynamische Therapieansätze zielen auf die Behandlung der den Schmerzen zugrundeliegenden Konflikte. Dies ist natürlich nur bei einem Teil chronischer Schmerzzustände bedeutsam, vor allem bei somatoformen.

Leider geschieht es immer noch, daß auch anders determinierte Schmerzzustände aufgrund einer psychodynamischen Überinterpretation deren symbolischer Ausdruckshaltigkeit und einer nicht hinreichend sorgfältigen diagnostischen Klassifikation psychoanalytisch behandelt werden.

Bei **somatoformen Schmerzzuständen** allerdings ist eine im Sinne der von Grawe (1) propagierten Allgemeinen Psychotherapie stark modifizierte psychodynamische Psychotherapie in der Gruppe (5) oder im Einzelsetting (7) indiziert. Diese behandelt die dieser Art von Schmerzen zugrundeliegende Selbstwertproblematik und Beziehungsstörung. Zurückgeführt werden kann diese meist auf das Einwirken psychosozialer Belastungsfaktoren in Kindheit und Jugend (nicht selten frühe Schmerzerfahrungen durch physische Mißhandlung oder schwere bzw. häufige Krankheit) und Fortsetzung im Erwachsenenalter (Kap. 3).

Zur Veränderung des einseitig somatischen Schmerzverständnisses dieser Patienten wird zunächst eine aktive Informationsvermittlung über psychosomatische und somatopsychische Zusammenhänge bei Schmerz sowie über den Einfluß von frühen Schmerzerfahrungen auf das spätere Schmerzerleben durchgeführt. Daran schließt sich eine Differenzierung von Schmerz und Affekt sowie eine Bearbeitung von in der Selbstwertproblematik begründeten Hyperaktivität und Zurückstecken eigener Bedürfnisse und Wünsche aus Angst vor Zurückweisung und Enttäuschung an. Nicht selten werden unterdrückte aggressive Impulse den Patienten spürbar. Vor diesem Hintergrund erfolgt dann eine Auseinandersetzung mit bisherigen Beziehungserfahrungen und dem oft nicht bewußten eigenen Beitrag zur Gestaltung von (unbefriedigenden) Beziehungen. Eine Klärung und, soweit möglich, Neugestaltung von Beziehungen schließt sich an. Für die Therapie genutzt und deshalb nicht zu früh bearbeitet werden sollte die mit der Selbstwertproblematik einhergehende Leistungsorientierung.

Sind vor einer solchen Therapie noch keine weitreichenden iatrogenen Schädigungen eingetreten, führt diese meist zu einer weitreichenden Schmerzreduktion, nicht selten zu einem vollständigen Verschwinden der Schmerzsymptomatik.

Eine wichtige **Rahmenbedingung** ist die Vereinbarung eines festen „Körperarztes", mit dem während der Durchführung der Psychotherapie eine engmaschige Abstimmung möglich ist, damit in dieser Zeit die Fortsetzung einer meist vorausgegangenen „diagnostischen Odyssee" vermieden werden kann.

Die Gruppentherapie dauert 6 Monate, in denen insgesamt 40 Sitzungen mit einer Dauer von jeweils 90 min absolviert werden. In den ersten 3 Monaten finden zwei, danach eine Sitzung in der Woche statt. Das therapeutische Vorgehen ist manualisiert und damit nach einem entsprechenden Training anwendbar, das vom Arbeitskreis Psychosomatik der Deutschen Gesellschaft zum Studium des Schmerzes (DGSS) angeboten wird und Teil der Weiterbildung von Fachärzten für Psychotherapeutische Medizin sein sollte, die die Bereichsbezeichnung „Spezielle Schmerztherapie" anstreben.

Indikation für eine stationäre psychosomatische Behandlung

Die skizzierten differentiellen Kriterien sind auch auf die stationäre Behandlung in einer psychosomatischen Klinik übertragbar.

- Häufigste Indikationen sind die Schwere der Schmerzsymptomatik und damit einhergehende Folgen für die Arbeitsfähigkeit sowie ein Analgetikaabusus.

Sinnvoll kann eine stationäre Behandlung auch beim Vorliegen einer somatischen und psychischen Komorbidität sein. Allerdings setzt dies für eine gut abgestimmte Therapieplanung und -durchführung engmaschige fachübergreifende Kooperationsstrukturen zwischen anästhesiologischer Schmerztherapie, Neurologie, Orthopädie/Rheumatologie, Zahnmedizin und Psychosomatik voraus, was bisher leider noch die Ausnahme ist.

Bei der Auswahl der Klinik ist zwischen einer **kurativen** und einer **rehabilitativen Zielsetzung** zu unterscheiden. Erstere ist gegeben, wenn noch keine adäquate Psychotherapie durchgeführt wurde und – vor allem bei somatoformer Schmerzstörung – das Ausmaß iatrogener Schädigung noch nicht zu organdestruktiven Folgen geführt hat. Ist dies bereits eingetreten oder besteht eine nozizeptiv bzw. neuropathisch determinierte Schmerzerkrankung mit inadäquaten Bewältigungsstrategien, so ist wahrscheinlich eine rehabilitative Zielsetzung und damit die Indikation für eine verhaltenstherapeutisch orientierte Klinik gegeben.

Kernaussagen

Einleitung

- Vereinfacht könnte man sagen, daß bei einer primär nozizeptiven oder neuropathischen Schmerzursache psychotherapeutische Ansätze eine adjuvante Funktion bezüglich einer Schmerzreduzierung bzw. adäquaten Schmerzverarbeitung ausüben, während bei psychophysiologisch determinierten Schmerzsyndromen und vor allem bei psychischen Störungen mit Leitsymptom Schmerz die Psychotherapie eine kausale Behandlung darstellt.
- In der Behandlung chronischer Schmerzzustände ha-

ben bisher Entspannungsverfahren, verhaltenstherapeutische Behandlungsverfahren sowie aus der Psychoanalyse abgeleitete, jedoch meist erheblich modifizierte Psychotherapieverfahren eine Wirksamkeit nachweisen können, wobei eine differenzierte Indikationsstellung für die genannten Verfahren notwendig ist.

Entspannungsverfahren
- Entspannungsverfahren begünstigen eine parasympathische Reaktionslage. Neuronal kommt es zu einer Sympathikusdämpfung, kognitiv entwickeln sich durch die Einengung der Konzentration auf Körpervorgänge eine erhöhte Selbstaufmerksamkeit sowie die Überzeugung, selbst körperliche Vorgänge beeinflussen zu können. Affektiv werden Gefühle von Ruhe, Gelöstheit, Wärme und Wohlbefinden induziert. Wirksamkeitsnachweise existieren für die progressive Muskelrelaxation (nach Jacobson), das Autogene Training und EMG-Biofeedback

Schmerzbewältigungstraining
- Ziel ist die Veränderung spezifischer Denk- und Verhaltensmuster beim Patienten im Umgang mit seinem Schmerz, nicht die Beseitigung von Schmerz, sondern vor allem der Aufbau einer gewissen Selbstkompetenz im Umgang mit dem Schmerz und seinen Auswirkungen.

Psychodynamische Therapieansätze
- Psychodynamische Therapieansätze zielen auf die Behandlung von den Schmerzen zugrundeliegenden intrapsychischen Konflikten und Beziehungsproblemen. Dies ist vor allem bei somatoformen Störungen von Bedeutung. Sind vor der Therapie noch keine weitreichenden iatrogenen Schädigungen eingetreten, führt diese meist zu einer weitreichenden Schmerzreduktion, nicht selten zu einem vollständigen Verschwinden der Schmerzsymptomatik.

Indikation für eine stationäre psychosomatische Behandlung
- Häufigste Indikation sind die Schwere der Schmerzsymptomatik und die damit verbundenen Folgen für die Arbeitsfähigkeit sowie ein Analgetikaabusus. Sinnvoll kann eine stationäre Behandlung auch beim Vorliegen einer somatischen und psychischen Komorbidität sein. Allerdings setzt dies für eine gut abgestimmte Therapieplanung und -durchführung engmaschige fachübergreifende Kooperationsstrukturen zwischen anästhesiologischer Schmerztherapie, Neurologie, Orthopädie/Rheumatologie, Zahnmedizin und Psychosomatik voraus.

Referenzen

1. Grawe K. Psychologische Psychotherapie. Hogrefe, Göttingen 1998
2. Lamprecht F. Praxis der Traumatherapie. Was kann EMDR leisten? Pfeiffer, bei Klett-Cotta, Stuttgart 2000
3. Melzack R. Pain and stress: A new perspective. In: Gatchel RJ, Turk D (eds) Psychosocial factors in pain. Guilford Press, New York, London 1999, 89 – 106
4. Morley S, Eccleson C, Williams A. Systematic review and meta-analysis of randomized controlled trials of cognitive behaviour Therapy and behaviour therapy for chronic pain in adults, excluding headache. Pain 1999; 80:1 – 13
5. Nickel R, Egle UT. Therapie somatoformer Schmerzstörungen. Manual zur psychodynamisch-interaktionellen Gruppentherapie. Schattauer, Stuttgart 1999
6. Nickel R, Egle UT. Manualisierte psychodynamisch-interaktionelle Gruppentherapie. Therapiemanual zur Behandlung somatoformer Schmerzstörungen. Psychotherapeut 2001; 46:11 – 19
7. Scheidt C. Psychoanalytische Einzeltherapie somatoformer Schmerzstörungen. In Egle UT, Hoffmann SO, Lehmann KA, Nix WA (Hrsg) Handbuch Chronischer Schmerz. Der Schmerzkranke aus biopsychosozialer Sicht. Schattauer, Stuttgart 2002

Spezielle Verfahren der Schmerztherapie in der Sportmedizin

R. Spintge, S. Nolte, T. Steinacker, M. Bauer

Roter Faden

- **Einordnung sportmedizinisch ausgerichteter Schmerztherapie**
- **Therapeutisches Konzept**
- **Verfahren**
  - Elektromedizinische Interventionen
  - Lasermedizinische Interventionen
  - Traditionelle chinesische Körpernadelakupunktur
  - Psychomentale Intervention mittels emotionalem Abspanntraining und Audioanxioalgolyse
  - Analgetische medikamentöse Therapie
  - Regionalverfahren
  - Kortison
  - Perkutane und intraartikuläre Denervierungsverfahren
  - Physikalische Therapieformen
  - Komplementärverfahren der vegetativen Umstimmung

Einordnung sportmedizinisch ausgerichteter Schmerztherapie

Die interdisziplinäre Schmerztherapie in der Sportmedizin befaßt sich mit schmerzbedingten Leistungseinschränkungen des Sportlers (11). Neben der Behandlung **akuter** Schmerzzustände, z. B. unmittelbar nach einer Sportverletzung, rückt dabei zunehmend die Behandlung **chronischer Schmerzzustände** aufgrund falscher oder zu starker Belastung von Gelenken, Sehnen, Bändern, Muskeln und Knochen im Rahmen sog. Überlastungssyndrome in den Mittelpunkt. Solche chronischen Beschwerden spielen inzwischen eine entscheidende Rolle im Hochleistungssport, da wettkampffähige Leistungen heutzutage nur noch unter Schmerzen erbracht werden können. Leider gewinnen auch im Breitensport chronische Schmerzzustände zunehmend an Bedeutung. Das Spektrum dieser schmerzhaften Leistungseinschränkung reicht von der Fußballermigräne über den Tennisellenbogen bis hin zu meist unspezifischen Rückenschmerzen.

Chronische Schmerzbeschwerden entstehen in der Sportausübung vor allem aufgrund anhaltender Belastungen und dadurch verursachter Schäden sowie nach Verletzungen in der Rehabilitationsphase oder auch bei unzureichender Ausheilung. Die Wiederherstellung der Trainingsfähigkeit und der sportlichen Leistungsfähigkeit sind für den Sporttreibende naturgemäß von herausragender Bedeutung, oftmals entscheiden sie sogar über die weitere berufliche Zukunft. Daher konzentriert sich der multimodale Behandlungsansatz einer sportmedizinisch ausgerichteten Schmerztherapie auf die Verwendung möglichst wenig invasiver, möglichst ambulant begleitender, die Rehabilitations- und Trainingsfähigkeit stützender Verfahren.

- Eine erfolgversprechende Behandlung und damit die sportliche, berufliche und soziale Rehabilitation des Sportlers setzt stets eine interdisziplinäre Zusammenarbeit in Diagnostik und Therapie voraus.

Insbesondere hat sich die Kooperation der Fachgebiete Sportmedizinische Orthopädie/Sporttraumatologie und Algesiologie/Anästhesiologie bewährt. An unserem Hause hat sich in Ergänzung der orthopädisch-physiotherapeutischen sowie internistisch-sportmedizinischen Behandlungs- und Rehabilitationsmaßnahmen ein multimodales Therapiekonzept herauskristallisiert, das Methoden mit verschiedenen Wirkansätzen beinhaltet. Handelt es sich um einen schwereren Fall mit der Notwendigkeit eines stationären Aufenthaltes, so werden im Mittel 15–20 schmerztherapeutische Sitzungen neben der orthopädisch-physiotherapeutischen Behandlung erforderlich. In minder schweren Fällen wird eine ambulante Therapie mit im Mittel zehn Behandlungen durchgeführt. Die einzelne Behandlung dauert zwischen 20 und 45 min. Die Betreuung durch die algesiologische Abteilung schließt im Normalfall mit der Rückverweisung an den betreuenden Sportarzt bzw. Hausarzt unter Angabe spezieller Empfehlungen hinsichtlich Fortführung der Therapie (falls erforderlich), eventuell zusätzlicher Rehabilitationsmaßnahmen, Hinweisen zur Arbeitsplatzgestaltung bzw. Trainingssteuerung sowie Ernährung und allgemeiner Lebensführung.

Therapeutisches Konzept

Der Erfolg eines Therapieangebotes hängt aber nicht zuletzt von einer organisatorischen Flexibilität ab, die auf die besonderen Bedürfnisse des Sportlers, seines Trainers und seines betreuenden Vereins-/Sportarztes Rücksicht nimmt. Ein Leistungssportler möchte ohne Leistungsunterbrechung weitertrainieren, gleichgültig, ob er verletzt ist oder einen Überlastungsschaden hat. Sportpausen werden heute weitestgehend vermieden. Darüber hinaus will kein Athlet, daß seine Schmerzen völlig ausgeschaltet werden (18). Das muß man als Schmerztherapeut akzeptieren. Insbesondere Hochleistungssportler brauchen die Warnfunktion des Schmerzes. Er ist für sie ein bewußt eingesetztes Mittel zur Trainingssteuerung. Unverzichtbar ist die Einbeziehung des Trainers und Physiotherapeuten in das Gesamttherapiekonzept. Das Ergebnis ist ein individuell angepaßtes Training, kombiniert mit gezielten Rehabilitationsmaßnahmen und schmerztherapeutischen Interventionen. Bestimmte, sog. isokinetische Testverfahren helfen dabei, beeinträchtigte Muskelgruppen zu identifizieren. Dehnübungen kommen hinzu und je nach Fall Wärme- oder Kältebehandlungen. So geht das Aufbautraining von den schmerztherapeutisch begleiteten physiotherapeutischen Behandlungsmaßnahmen langsam in das allgemeine

Training über. Medikamentöse Interventionen sind soweit wie möglich zu vermeiden. Neben der Dopingproblematik ist insbesondere die Tatsache von Bedeutung, daß der Sportlerorganismus durch das weiterlaufende Training stark belastet ist, und zwar in einem Maße, wie dies bei einem normalen Patienten niemals der Fall ist. Die Fünfkämpferin Birgit Dressel starb im Jahr 1986, weil sie versuchte, ihre Beschwerden mit einem Cocktail der unterschiedlichsten Medikamente während des fortgesetzten intensiven sportlichen Trainings unter Kontrolle zu halten.

- Der sportmedizinisch betreuende Algesiologe verfolgt daher einen multimodalen Ansatz, wie er in der Schmerztherapie grundsätzlich geboten ist, mit einem besonderen Schwerpunkt auf nicht-invasiven und nicht-pharmakologischen Verfahren.

Ein weitergehendes chirurgisches Eingreifen ist nur in Einzelfällen erforderlich, meist aus dem Gebiet der orthopädischen Chirurgie, selten durch den Neurochirurgen.

Verfahren

Die vielfältigen diagnostischen und therapeutischen Aufgaben einer interdisziplinären Schmerztherapie in der Sportmedizin ergeben sich insbesondere im Bereich der **chronischen Überlastungssyndrome** (Tennisellenbogen, schmerzhafte Schultersteife bei Ballsportarten, Lumboischialgien bei Reitern und Turnern, HWS- und LWS-Syndromen bei Geräteturnern, Gelenküberlastung an den unteren Extremitäten bei Leichtathleten, Tendopathien bei Sprungsportarten und Leichtathleten etc.). In diesen Fällen führen physikalische Maßnahmen einschließlich stützender Bandagen und Verbände oftmals nicht zu einem zufriedenstellenden Erfolg, wie unter anderem die Erfahrungen bei den Olympischen Spielen in Los Angeles, Atlanta und Sydney aufgezeigt haben. Das multimodale Therapiekonzept der eingesetzten algesiologischen Verfahren zeigt Tab. 2.16 im Überblick.

Hinzuweisen ist in diesem Zusammenhang auf die geringe Verletzungshäufigkeit bei Mehrkämpfern. Dies zeigt deutlich auf, daß ein abwechslungsreiches und vielseitiges Training und die damit verbundene verschiedenartige Belastung entsprechende Verletzungen, Schäden und langwierige schmerzhafte Leistungseinschränkung verhindern können. Diese Problematik betont auch die Wichtigkeit der Sporttauglichkeitsuntersuchung vor und der sportmedizinischen Trainingssteuerung während der Sportausübung, um Probleme des Übertrainings zu vermeiden, verletzungsträchtige Übungsteile zu identifizieren und ein variantenreiches, physiologisch und biokinetisch angepaßtes Training zu erarbeiten.

- Es sei in diesem Zusammenhang ausdrücklich darauf hingewiesen, daß die Unterdrückung des biologisch sinnvollen Warnsignales Schmerz um jeden Preis nicht Ziel sportmedizinisch ausgerichteter Schmerztherapie sein darf. Der Algesiologe muß in seiner Arbeit in diesem Sinne aufklärend auf die betreuten Sportler einwirken.

Elektromedizinische Interventionen

Aus der Vielzahl elektromedizinischer Therapieansätze sollen an dieser Stelle zunächst die aus Sicht des Algesiologen wichtigsten speziellen Verfahren, das **niederfrequente Impulsstromverfahren** der **TENS** und das **mittelfrequente Wechselstromverfahren** der **MET** dargestellt werden.

TENS (transkutane elektrische Nervenstimulation) ist als Überdeckung oder Gegenirritation nervaler Reizflüsse zu verstehen, MET (Mittelfrequenz-Elektrotherapie) als direkte Elektrostimulation an Nerven- und Muskelzellen im Sinne einer lokalen und regionalen Tonisierung/Aktivierung (6, 7). Während TENS erfahrungsgemäß bei längerfristiger Anwendung oft Gewöhnungsprobleme zeigt, sind bei der MET Adaptationsprozesse im Sinne einer Tachyphylaxie ausgeschlossen. Dennoch zeigt die klinische Erfahrung, daß TENS bei sorgfältiger Erfolgskontrolle und Patientenführung ein exzellentes Mittel der langfristig einsetzbaren Selbsthilfe für den Patienten darstellt. Für die MET als kausal angreifendes Therapieprinzip kommt eher ein zeitlich begrenzter Einsatz in Betracht.

Tabelle 2.16 Bei Sportlern eingesetzte algesiologische Therapieverfahren

- Therapeutische Nervenblockaden (lokal, regional; einzeitig oder kontinuierlich) z. B. Wurzelblockaden, Peridural-, Plexusanästhesie, Plexus)
- Therapeutische Sympathikolysen (lokal, regional, systemisch; einzeitig oder kontinuierlich) z. B. kontinuierliche Katheterperiduralanästhesie, kontinuierliche Plexuskatheteranästhesie, Lokalanästhetikainfusion
- Neuraltherapie/therapeutische Lokalanästhesie (TLA)
- Patienten-kontrollierte Analgesie (PCA)
- Konventionelle medikamentöse Therapie (Analgetika, Antiphlogistika, Myotonolytika)
- Entgiftung bei Analgetikaabusus
- Klassische chinesische Körpernadelakupunktur/Ohrakupunktur, Elektroakupunktur, Schädelakupunktur nach Yamamoto
- Laserstimulation, Lasertiefenbestrahlung (690 nm, bis 500 mW/cm²)
- Traditionelle chinesische Medizin TCM (Moxa, Akupressur, Massage, Schröpfen, Ausleitung, Darmreinigung)
- Gleichstromhochvolttherapie
- EMG/ENG-getriggerte Elektrostimulation
- Elektrostimulation von Muskel/Bindegewebe/Haut (Myoskope)
- Passagere Elektronervenblockierung (TENS)
- Mittelfrequenzmodulationselektrotherapie
- Streßhygiene mittels Detonisierungs- und Entspannungsverfahren (Myopulse, Alpha-Stimulation, Audioanxioalgolyse, kleine Psychotherapie)
- Psychomentale Fokussierung (EAT, NLP, musikgeführtes Anti-Schmerz-Ritual)
- Sportmedizinische Beratung, Trainingsberatung
- Arbeitsmedizinische Beratung

TENS

Zunächst soll am Beispiel Rückenschmerz als dem häufigsten Beschwerdekomplex die konventionelle TENS erläutert werden (vgl. auch [10]).

Bei **unspezifischen Rückenschmerzen** handelt es sich meist um flächenartig, regional nicht begrenzte, dumpfdrückende Schmerzen ohne radikuläre Ausbreitung. Das Schmerzbild ist belastungsabhängig, anhaltend und über die Zeit zunehmend. Sehr häufig bestehen diese Dorsalgien bei muskulärer Dysbalance. Der Algesiologe setzt zur TENS meist monophasischen Strom mit einer Frequenz von 40–100 Hz und einer Impulsbreite zwischen 100 und 300 µs ein, wobei die Elektroden beidseits paravertebral (drei Querfinger) in kaudal-kranialer Ausrichtung plaziert werden.

Radikulär-segmentale Rückenschmerzen breiten sich entsprechend dem Versorgungsgebiet des betroffenen Nerven ein- bzw. beidseitig paravertebral aus. Es ist meist ein plötzlich einschießender, reißender Schmerz, oft belastungsabhängig. Behandelt wird mit monophasischem Strom von 30–100 Hz, wobei die Elektroden im betroffenen Nervenversorgungssegment wirbelsäulennah angelegt werden. Ergänzend kann eine niederfrequente Stimulation mit 1–5 Hz im Burst-Modus bis zum Auftreten leichter Muskelkontraktionen vorgenommen werden.

Im Rahmen **pseudoradikulärer Schmerzen** ist insbesondere der Bereich Kreuzbein-Ileosakralgelenk betroffen mit Ausstrahlung in den seitlichen und hinteren Anteil des Oberschenkels. Der Schmerz ist brennend-ziehend. Behandelt wird mit monophasischem Gleichstrom von 70–100 Hz, wobei die Elektroden über der Area dolendi anzulegen sind.

Myofasziale Schmerzen betreffen meist die paravertebrale Muskulatur mit zerviko-okzipitaler bzw. iliosakraler oder sakroingunialer Ausbreitung. Triggerpunkte sind häufig. Der Schmerz ist stechend-schneidend und bessert sich unter Bewegung. Eingesetzt wird TENS mit monophasischem, niederfrequentem Gleichstrom von 1–5 Hz im Burst-Modus. Die Elektroden werden beidseits paravertebral und an der Rückseite des Oberschenkels plaziert.

Grundsätzlich wird bei allen Schmerzsyndromen dreimal täglich für etwa 20 min mittels Zweikanalelektroden behandelt. Bei Verwendung einer Ausgangskurzschlußschaltung (AKS) kann auch über längere Zeit bis zu 10 h stimuliert werden.

Seit 15 Jahren setzen wir in der Algesiologie neben der konventionellen TENS die sog. elektrophysiologisch getriggerte Feedback-TENS ein. Diese Geräte arbeiten mit speziell modulierten Wellenimpulsen hoher Eindringtiefe bei Stromstärken im Mikroampèrebereich, was der physiologischen Stimulationsstärke am Nerven entspricht. Ein konventionelles TENS-Gerät arbeitet hingegen im Milliampèrebereich. Die getriggerte Stimulation wird über ein Elektroneurogramm bzw. Elektromyogramm rückgekoppelt und im Abgleich mit den Normalwerten eines gesunden Muskels bzw. Nerven als Grundlage der dann ausgesendeten Stimulationsimpulse benutzt. Insbesondere myofasziale Schmerzsyndrome, aber auch Tendopathien lassen sich mit dieser Methode sehr gut behandeln. Zu Methodik, technischen und elektrophysiologischen Grundlagen der getriggerten TENS sei auf die Literatur verwiesen ([14], s. auch Kap. 8, S. 570). Die Geräte sind nur stationär einsetzbar, so wird die ambulante Behandlung mit konventionellen TENS-Geräten in individueller Programmierung fortgeführt. Von entscheidender Bedeutung für den Therapieerfolg jeder TENS-Behandlung ist die Möglichkeit der automatisierten Behandlungsdokumentation, damit eine Kontrolle der Compliance und des Therapieeffektes möglich wird.

Mittelfrequenz-Elektrotherapie MET

In der Handhabung der TENS ähnlich ist die MET. Auch hier werden Elektrodenpaare verwendet, allerdings so angelegt, daß der schmerzhafte Bereich von den Seiten her durchströmt wird. Die MET hat ihre Domäne in der Behandlung umschriebener, muskulärer Schmerzen. Hier wirkt sie muskulär detonisierend und lokal nervenblockierend.

Insbesondere eignet sich die MET zur Behandlung von pseudoradikulären neuromuskulären Syndromen, Myogelosen, Hartspann, muskulärer Dysbalancen und Atrophien.

Die Anwendung geschieht mit syndromspezifischen vorgegebenen Programmen mittelfrequenter Wechselströme von 2–6 kHz unter gleichzeitiger Modulation niederfrequenter Impulsmuster von 4–100 Hz mittels Einkanalelektroden.

Lasermedizinische Interventionen

Es soll im folgenden nicht über den gepulsten Infrarot-Softlaser gesprochen werden, der aufgrund der äußerst geringen Eindringtiefe allenfalls zur Reflextherapie tauglich erscheint. Im Rahmen der Schmerztherapie bei Sportlern verwendet der Algesiologe hingegen einen **niederenergetischen** (low-level) **Laser im sichtbaren Lichtspektrum**. Der Laser verfügt über einen scharf gebündelten Strahl parallelen und kohärenten Lichtes einer festgelegten Wellenlänge.

Seine Strahlung darf nur stimulieren, nicht erwärmen oder Gewebeschäden herbeiführen, d. h. die Energiedichte darf maximal 5 mW/mm² bzw. 500 mW/cm² betragen. Solche Laser der Schutzklasse IIIb können Augenschäden erst nach Überschreiten der Schließreflexzeit von 0,25 s verursachen.

Entscheidend für die Wirksamkeit ist die aus Fokussierung und Anwendungsdauer resultierende Leistungsdichte (17). So liefert ein 30-mW-Laser mit einem Strahlfokus von 6 mm² am Wirkort de facto eine Leistungsdichte von 500 mW/cm². Die von uns verwendeten Laser verfügen über einen kontinuierlichen Strahl einer Wellenlänge von 690 nm. Die Leistungsdichte ist für die Bestrahlung von Triggerpunkten mit 1–100 mW/cm² anzusetzen. Für Sehnengewebe, Muskel und Knorpel ist eine Leistungsdichte von bis zu 500 mW/cm² erforderlich. Die Bestrahlungszeit liegt daher zwischen 1 und 10 Sekunden für Triggerpunkte und bei bis zu 3 min für Muskel, Sehne und Gelenk. Die Eindringtiefe bei einer Wellenlänge von 690 nm beträgt ca. 3 cm. In der schmerztherapeutischen Anwendung bewirkt der Laser ein beschleunigtes Zellwachstum von z. B. Fibroblasten, Makrophagen und Lymphozyten, eine Entzündungshemmung und Ödemausschwemmung durch verbesserte Exsudatrückresorption aus dem Interstitium, eine verbesserte Durchblutung und eine direkte Schmerzminderung über Erhöhung der Blutplasmaspiegel für β-Endorphin und Kortisol (4, 17).

Tabelle 2.17 Laserpunktdosierungen in Minuten und Sekunden bei kontinuierlichem 690-nm-Strahl (Anhaltswerte, im Einzelfall überprüfen)

Indikation	Energie (J/cm²)	Dauer bei 30 mW	Dauer bei 10 mW
Tendinose	4	2'13"	6'40"
Kapsulitis	4	2'13"	6'40'
Distorsion	2	1'	3'20"
Faserriß	3	1'30"	5'
Hämatom	0,2	10"	20"
Ödem	1,5	36"	3'
Narbe	0,5	12"	1'
Arthrose	4	2'13"	6'40"

- Dementsprechend wird der Laser eingesetzt bei Regenerationsstörungen (Tendinosen, Kapselreizungen, Achillodynien, Bandkapselverletzungen, Epikondylopathien u. ä.), Knorpelschäden (Arthrosen), Muskelverletzungen (Prellungen, Zerrungen, Hämatome, Faserrisse), Wundheilungsstörungen (Narben) und Verbrennungen. Ebenso wird der Laser bei Durchblutungsstörungen zur Durchbrechung des schmerzunterhaltenden Circulus vitiosus und bei unspezifischen Reizzuständen in Gelenken verwendet.

Dosierungsbeispiele für Punktdosierungen in Minuten bei kontinuierlichem Strahl zeigt Tab. 2.17. Die Angaben sind im Einzelfall zu überprüfen und lediglich als Anhalt zu betrachten. So ist bei Bestrahlung größerer Flächen (z. B. Achillodynie) die Bestrahlungszeit etwa zu verdoppeln.

Traditionelle chinesische Körpernadelakupunktur

Im Rahmen des multimodalen Konzeptes setzt der Algesiologe Akupunktur unterstützend zu anderen Behandlungsmaßnahmen ein (5, 8, 9, 16).

- Akupunktur ist zwar per se kein Heilverfahren, sie erhöht aber nach unserer Erfahrung die Ansprechbarkeit gegenüber anderen Therapiemethoden.

Zu differenzieren sind akute und chronische Schmerzzustände. Bei **akuten Schmerzzuständen** nadeln wir Fernpunkte gemäß dem Achsenmodell der Meridiansystematik ipsilateral mit sedierender (starker) Stimulation für 5–10 min bei täglicher Behandlungsfrequenz. Im Falle **chronischer Schmerzzustände** nadeln wir wenige Nahpunkte lokal gemäß dem Achsenmodell der Meridiansystematik. Zusätzlich werden meist ipsilateral Punkte schonend tonisiert. Die Behandlungsdauer beträgt bis zu 40 min, die Behandlungsfrequenz zweimal wöchentlich. Eventuell wird ergänzt um Schädelakupunktur nach Yamamoto. Generell wird jeweils das druckdolente Areal aufgesucht.

Die Behandlungszahl liegt bei rund sechs bis zehn Behandlungen. Beispiele für eine Punktauswahl bei unspezifischen bzw. myofaszialen Schmerzsyndromen im Bereich der LWS sind: KG 21, KG 22, LG 28, Dü 3, Bl 40, Bl 60, Ni 3, Gb 34, Bl 23, Bl 26, Bl 31, Bl 32, Gb 30.

Aus dieser Punktzusammenstellung werden die im Einzelfall druckdolenten, geeigneten Punkte herausgefiltert. Nach unserer Erfahrung sind ca. sechs Punkte ausreichend.

Psychomentale Intervention mittels emotionalem Abspanntraining und Audioanxioalgolyse

Ein ganzheitliches und multimodales Schmerztherapiekonzept schließt mentale und psychoemotionale Ansätze ein.

In der Algesiologie haben wir das sog. emotionale Abspanntraining EAT sowie die musikgestützte Audioanxioalgolyse entwickelt (13). Beide dienen zum Abbau emotionaler (Dis-)Streßfaktoren und zum Aufbau von Motivation und mental-psychomotorischer Fokussierung im State of excellence (19). Dabei gehen wir von der Erkenntnis aus, daß die Leistung eines Athleten nicht nur von seinem körperlichen Zustand und seinem physiologischen Trainingsstand abhängt. Sie ist auch insbesondere bedingt durch seine psychische Leistungsfähigkeit und Leistungsbereitschaft sowie durch sein momentanes emotionales Befinden. Freude, aber auch Zorn und Haß können ein enorm starker Antrieb für extreme Leistungen bis hin zur Selbstvernichtung sein. Zwischen emotionalem Zustand und Schmerzen besteht ein offenkundiger Zusammenhang (1, 2). Haß oder auch übergroße Freude können Schmerzen vergessen machen, Trauer läßt Schmerz doppelt schwer tragen. Motivierende Emotionen wie Freude, Hoffnung, Ehrgeiz, Zorn, aber auch Haß können (auch) im Sport erfolgsentscheidend sein.

Wir setzen seit 14 Jahren eine spezielle Methode zur Erzielung eines entspannten und auf innere Vorgänge konzentrierten psychischen Zustandes beim Athleten in Hinblick auf eine Schmerzvermeidung und Schmerzkontrolle ein. Dabei verwenden wir in der Algesiologe eine adaptierte Form des sog. Sentic-Cycle zur gezielten Induktion emotionaler Zustände (3). Bestimmte Übungen werden vorgegeben, die dem Ausdrucksverhalten (Mimik, Gestik, Körperhaltung und Lautäußerung) verschiedener Emotionen entsprechen. Tab. 2.18 faßt eine kurze Übungsanleitung zusammen (13). Retrograd werden zugehörige subjektive Befindlichkeiten im Sinne einer psychomentalen Fokussierung erzeugt, Schmerz wird kontrollierbar erlebt.

Tabelle 2.18 Kurzeinweisung zum emotionalen Abspanntraining EAT in der Schmerztherapie

- Dauer des EAT-Trainingszyklus ca. 7 min
- Übungsanleitung wird von CD abgespielt
- Zeitliche Steuerung mittels akustischer Clicks, die das jeweils intendierte emotionale Ausdrucksverhalten abfordern
- Geübt werden nacheinander die Emotionen Zorn und Freude
- Radiergummi als Fingertip wird bei der Emotion Freude spielerisch gestreichelt, bei der Emotion Zorn heftig geknetet
- Dazu erfolgen die zum jeweiligen Gefühlsausdruck passenden Lautäußerungen
- Zugehöriger Mimik und Gestik wird freier Lauf gelassen
- Jede Emotion wird zwölfmal pro Sitzung geübt

Tabelle 2.19 Hinweise für Schmerzpatienten zur Selbstanwendung anxioalgolytischer Musik

- Nehmen Sie sich Zeit für die Musik! Oftmals sind es Alltagsaktivitäten, die belasten und Schmerzen verstärken.
- Setzen oder legen Sie sich in bequemer Körperhaltung hin. Lockern Sie enganliegende Kleidung.
- Atmen Sie völlig normal und ruhig.
- Schließen Sie die Augen und konzentrieren Sie sich auf die Musik, ohne sich anzustrengen.
- Geben Sie sich und der Musik Zeit und Raum.
- Machen Sie aus Ihrem Musikhören Ihr (!) Anti-Schmerz-Ritual!
- Im Hinblick auf die Musikauswahl erhält der Schmerzpatient folgende Anleitung:
- Grundsätzlich eignet sich eine Musik, die persönlich gefällt. Sie sollte zunächst Ablenkung und Entspannung ermöglichen, um dann in einem zweiten Schritt aufzumuntern und aktiv werden zu lassen.
- Schließlich wollen Sie nicht den Rest des Tages verdösen!
- Verwirklichen läßt sich dieses Grundprinzip, indem Musikpaare gebildet werden: eines entspannend, eines aufbauend.

Tabelle 2.20 Vorschläge für Musikpaare bei Myalgien und myofaszialen Schmerzen zur Schmerzbekämpfung und nachfolgenden psychomotorischen Aktivierung (keine generelle Rezeptur!)

J. S. Bach: Kantate BWV 147, Jesus bleibet meine Freude
J. S. Bach: Brandenburgisches Konzert Nr. 4, G-Dur, BWV 1049, 1.Satz: Allegro

Anonymus/Narciso Yepes: Romance
J. Strauß Sohn: Die Fledermaus op. 362, Ouvertüre

W. A. Mozart: Klarinettenkonzert A-Dur, KV 622, 2. Satz: Adagio
Ders.: Die Hochzeit des Figaro, KV 492, Ouvertüre

A. Lloyd Webber: Evita, Don't cry for me Argentina
G. Verdi: Nabucco: Va pensiero, sullali dorate

R. Vaughan Williams: Fantasie über Greensleeves
E. Grieg: Peer Gynt: Suite Nr. 1 op. 46, 1. Satz: Morgenstimmung

L. van Beethoven: Bagatelle A-Moll WoO 59, „Für Elise" (Alfred Brendel)
J. S. Bach: Kantate BWV 208 „Jagdkantate"

Ähnliches geschieht mittels der von uns entwickelten **Audioanxioalgolyse**, die wir seit 20 Jahren in akuten und chronischen Streß- und Schmerzsituationen einsetzen. Hier wird medikofunktionale Musik als intensivst emotional wirkendes Kommunikationsmittel einerseits zur meßbaren Dämpfung von Schmerz-/Angst- und Streßreaktionen verwendet, andererseits zum Aufbau positiv motivierter Befindlichkeit und zur psychomotorischen Bahnung funktionalisiert (12, 15). Hinweise zur Selbstanwendung gibt Tab. 2.**19**, Musikbeispiele sind in Tab. 2.**20** aufgeführt, wobei die Auswahl jeweils individuell und situationsbezogen zu erarbeiten ist.

Aus der Orthopädie und Sporttraumatologie stammen weitere Verfahren zur Schmerztherapie in der Sportmedizin.

Analgetische medikamentöse Therapie

Medikamentöse Verfahren der Sportmedizin betreffen im wesentlichen die akuten Krankheitsbilder, meist nach stumpfen Traumata. Hier ist in erster Linie der medikamentöse Standard der NSAID (**n**on-**s**teroidal **a**nti-**i**nflammatory **D**rugs) zu nennen, der aus der täglichen Praxis nicht mehr wegzudenken ist.

Dazu zählen sämtliche Pharmaka der **Prostaglandinsynthesehemmung**. Der Wirkstoff, der hier am häufigsten und in sehr großer therapeutischer Breite zum Einsatz kommt, ist das **Diclofenac** (drei- bis viermal 25–50 mg/die). Gleichbedeutend, mit kürzerer Halbwertszeit, ähnlicher analgetischer und noch höherer antiphlogistischer Potenz ist das **Ibuprofen** (drei- bis viermal 200–400 mg/die) sowie das **Indometazin** (drei- bis viermal 25–50 mg/die). Sämtliche Präparate sind auch in topischer Anwendungsform als Salben- oder Gelzubereitung oder auch als Spray für das flächige Auftragen nach Kontusionen im Sport erhältlich. Zusätze von DMSO (Dimethylsulfoxid) erhöhen teilweise um den Faktor zwei bis fünf die Penetrationsfähigkeit der Lederhaut. Diese Medikamente sind als Monosubstanz nicht von Dopingbestimmungen berührt.

Als **Nebenwirkungen** sind immer, auch bei niedrigster Dosis, über die Störung der Prostaglandinsynthese in der Magenwand Magenschmerzen oder Ulzera sowie in seltenen Fällen Kreislaufdysregulationen im Sinne von hypo- oder auch hypertensiven Phasen möglich. Zudem besteht immer die Möglichkeit einer Thrombozytenfehlfunktion mit erhöhter Blutungsneigung. Dies gilt gleichbedeutend für das Schmerzmittel Azetylsalizylsäure.

Neuere Entwicklungen wie die COX-2-Hemmer zeigen bessere gastrointestinale Verträglichkeit, auch scheint das Blutungsrisiko für operative Eingriffe oder Katheterverfahren in der Schmerztherapie geringer.

Eine weitere Gruppe von indirekt analgetisch wirksamen Substanzen stellen die **Myotonolytika** wie Tetrazepam dar. Hierunter kommt es zur pharmakologisch induzierten Relaxation der Muskelfaserbündel über eine zentrale Tonusminderung, lokale Wirkungen an der motorischen Endplatte werden ebenfalls diskutiert. Tetrazepam steht nicht auf der Dopingliste. Gleichwohl ist bei längerem Gebrauch (> 6 Wochen) ein Suchtpotential nicht zu vernachlässigen.

Opioide sollen an dieser Stelle gerade hinsichtlich der Dopingbestimmungen im Leistungssport nur erwähnt werden, für den Sportler im Wettkampf steht diese Medikamentengruppe nicht zur Verfügung. Ebenfalls sollen schwerste Schmerzzustände der Intestinalmuskulatur (z. B. Gallenkolik) oder nach Trauma nicht weiter abgehandelt werden. Die erforderliche adäquate und rasche Analgesie und Therapie stellen eine möglicherweise resultierende Sportunfähigkeit außerhalb jeder ärztlichen Überlegung.

Die Therapie chronischer Schmerzen mit α-TNF bleibt der speziellen Schmerztherapie vorbehalten und steht noch im klinischen Versuch.

Regionalverfahren

Hierfür werden im wesentlichen die **Lokalanästhetika vom Amidtyp** angewendet. Ihre Vorteile – geringere Toxizität, gute Steuerbarkeit und geringe allergische Potenz – haben sie zu einer wichtigen Substanzklasse in der Schmerztherapie der orthopädischen und algesiologischen Praxis werden lassen.

Als Hauptvertreter dieses Medikamententyps sind hier **Lidocain**, **Mepivacain** und **Bupivacain** zu nennen. Sie unterscheiden sich teilweise erheblich in Wirkdauer und Toxizität.

Procain als Ester-Lokalanästhetikum kommt im wesentlichen nur noch bei der Neuraltherapie vor.

Die einzelnen **Verfahren** unterscheiden sich durch die anatomische Region der Applikation wie auch in der Indikation aus der Pathogenese einer Erkrankung.

Zu nennen sind hier:
- *Infiltrationen* und *Leitungsanästhesie* (bei lokalen Reizzuständen z. B. Traktusscheuersyndrom des Läufers oder Tennisellbogen),
- *Plexusblockaden* (z. B. bei chronischen Schmerzen nach Verletzung der oberen Extremität),
- *Sympathikusblockaden* (bei Algodystrophiezeichen),
- *periphere Nervenblockaden* („3-in-1"-Block bei chronischen Nervenreizungen im Bereich des Leistenbandes und Oberschenkels z. B. bei Radprofis oder Fußballern),
- *Epiduralanästhesien* (das klassische Verfahren bei Wurzelirritationen im Bereich des Rückenmarkes z. B. bei Bandscheibenvorfällen).

Von der Infiltration zu unterscheiden ist das „**needling**" eines periartikulären Bereiches bei nachgewiesenen Kalkdepots nach entzündlicher Reaktion. Hierbei infiltriert man vor allem um die Kalkdepots zur mechanischen Verkleinerung nach chronischer Reizung eines Gelenkes. Mit der Gabe von Kortisonderivaten und der gleichzeitigen mechanischen Irritation des Gewebes kommt es ohne wesentliche Entzündungsreaktion zu einer Stoffwechselinduktion in diesem Areal, so daß Kalkdepots innerhalb weniger Wochen zum Abbau gebracht werden können.

Infiltrationstechniken können auch bei **Reizmustern des Bewegungsapparates** wertvolle Hilfe leisten, z. B. bei chronischen Sehnenüberlastungen mit Schwellung des Paratendineums der Achillessehne.

- Zu beachten ist hierbei, daß die Nozeptionsfähigkeit der betroffenen Region bei fortgesetzter Sporttätigkeit herabgesetzt wird, dies ist unbedingt zu berücksichtigen, dem Betroffenen zu eröffnen und zu dokumentieren.

Weitere Einsatzgebiete sind die Infiltrationen im Bereich der **Zwischenwirbelgelenke** (Facetteninfiltration) oder auch des **Ileosakralgelenkes** bei einem Schmerzbild, das häufig bei Turnern aufgrund der funktionellen Hyperlordose oder bei Handballern aufgrund der häufigen mehrsegmentalen Rotationsbewegungen der oberen Körperhälfte in der Wurfbewegung anzutreffen ist (Kryoläsion der Facettengelenke s. u.).

Kortison

Kortison und seine Derivate zählen in der Hand des erfahrenen Therapeuten auch heute noch zu den wirksamsten Therapeutika bei entzündlichen Gewebereaktionen. Druck- und Bewegungsschmerz können dadurch rasch und nachhaltig zum Abklingen gebracht werden.

Oft in der Laienpresse verteufelt, gilt es hier ebenso wie bei anderen Medikamenten die Haupt- und Nebenwirkungsrate streng gegeneinander abzuwägen und damit ein hochwirksames Therapeutikum nicht aus den Händen zu geben. Zu beachten ist, daß bei Einsatz von Glukokortikoiden Steroide mit stärker mineralokortikoider Wirkung vermieden werden. **Prednison** und **Triamcinolon** sollte hier der Vorzug gegeben werden.

Nebenwirkungen sind die diabetogene Wirkung sowie bei längerer Einnahme die mögliche Ausbildung von Ulzera des Magen-Darm-Traktes. Bei Überschreiten der **Cushing-Schwelle** ist mit irreversiblen Nebenwirkungen zu rechnen, daher langfristige Gabe nur unter genauer Beachtung der entsprechenden Grenzwerte (z. B. Prednison 7,5 mg). Bei Injektionen kann durch unsachgemäße Applikation eine Sehne rasch zerstört werden.

- Merke: Kortison und seine Derivate niemals **in** eine Sehne, sondern nur **an** eine Sehne spritzen!

Perkutane und intraartikuläre Denervierungsverfahren

Kryoläsion der Facettengelenke

Die Vereisung von Nerven der Facettengelenke kommt im wesentlichen nur bei **chronischen Schmerzen** in diesem Bereich in Frage. Prädisponierende Faktoren für eine solche Schmerzentwicklung sind beim Sportler die chronische Hyperlordosierung (Langstreckenläufer, Handball- oder Volleyballspieler, allerdings nur sehr selten Kraftsportler: Bauchmuskulatur!) wie auch die chronische Überlastung des Bandapparates im Bereich der dorsalseitigen LWS-Stabilisatoren (Jollensegler, Ruderer) und bisweilen auch bei Sportschützen mit dem über Jahre fortgesetzten typischen „Einhängen" der LWS zur Stabilisierung beim Zielvorgang.

Die besten Ergebnisse sind zu erwarten, wenn Schmerzort und Schmerzreproduktion eng umschrieben zu sichern sind.

Hierbei wird unter örtlicher Betäubung und Bildwandler das jeweilige Facettengelenk aufgesucht und der versorgende Nerv über eine Hohlsonde, die durch CO_2-Gas auf -70 °C gekühlt wird, „vereist". Bei einer guten Erfolgsrate dieser Methode von etwa 80–90 % Schmerzlinderung darf jedoch nicht übersehen werden, daß die Indikation hierfür exakt gestellt werden muß. Umschriebener Schmerzort, radiologisches Korrelat und reproduzierbare Schmerzauslöser sind hierfür zu fordern.

Ebenso sind als **Kontraindikationen** eine Spondylolisthesis > Grad I Meyerding sowie eine aktivierte Osteochondrose oder eine kürzlich erfolgte ASS/NSAR-Einnahme zu beachten.

Parapatellare Denervierung und Synoviorthese

Dies ist eines von verschiedenen Verfahren bei der Behandlung des **femoropatellaren Schmerzsyndromes**. Die operative Sanierung eines Gelenkes sollte aber immer nur den Wert einer Ultima Ratio besitzen, allzu häufig erleben wir diese Schmerzsyndrome als „Lagerkeller" unbearbeiteter Konflikte bezüglich der eigenen Rolle oder des Selbstwertgefühles, entsprechend unbefriedigend sind für beide Seiten immer wieder die Ergebnisse solcher „Rettungsaktionen" bei jahrelangen Knieschmerzen.

Die Denervierung findet über eine Arthroskopie des Kniegelenkes statt, wobei der R. infrapatellaris n. sapheni mit seinen Ausläufern in der Gelenkschleimhaut in der unmittelbaren Umgebung der Patellakante mittels Kugelkoagulator flächig verschorft wird.

Bei chronisch rezidivierenden Gelenkergüssen mit nachgewiesener Synoviahypertrophie hat sich nach Ausschluß einer akuten Gelenkschädigung die Gabe von **Äthoxysklerol** im Sinne einer Synoviorthese sehr bewährt.

Weitere physikalische Therapieformen

Kryotherapie

Unmittelbare Kühlung der Schmerzrezeptoren mit Schmerzlinderung sowie Vasokonstriktion mit Bremsen der mediatorenbedingten Ödembildung sind die therapietragenden Wirkungen einer Kälteapplikation.

Zur Anwendung können hier je nach Therapieziel Eisstäbchen, Coolpacks oder auch Eisbeutel mit Wasserzusatz kommen. Die Kälteträger dürfen dabei nie in unmittelbaren Kontakt zur Haut gelangen, da auch bei Crusheis oder Eiswürfeln immer die Gefahr von lokalen Erfrierungen besteht.

Elektrotherapie

Nach einer akuten Behandlung stumpfer Verletzungen im Sport steht in den Tagen darauf meist eine Weiterbehandlung zur Schmerz- und Schwellungsprophylaxe an.

Hier sollte eine manuelle Bearbeitung der verletzten Strukturen zunächst unterbleiben, um so unnötige Irritationen des verletzten Gewebes zu vermeiden. Es bietet sich in vielen Fällen, außer bei fluktuierenden Hämatomen oder Gewebezerreißungen in der Tiefe, die resorptionsfördernde Wirkung von mittelfrequenten Strömen (Interferenzstrom) und im späteren Heilungsprozess die gewebelockernde Wirkung der Ultraphonopherese und Diadynamik an. Schmerzblockierend kann zudem die Hochvolttherapie zum Einsatz kommen.

Beim Übergang in ein chronisches Schmerzstadium sollte zudem die Iontopherese mit ihrer Tiefenwirkung über analgetisch-antiphlogistische Salbenwirkstoffe mit in die therapeutischen Überlegungen einbezogen werden.

Langdauernde Schmerzen stellen per se eine relative Kontraindikation für sportliche Betätigung dar, als postoperative Unterstützung bei Wund- oder Narbenschmerzen kann aber das TENS-Gerät (**T**ranskutane **E**lektro**N**euro**S**timulation) dem Athleten zur wertvollen Hilfe werden (s. o.).

Komplementärverfahren der vegetativen Umstimmung

In diesem weiten Feld der therapeutischen Einflußnahme auf Konstitution und vegetativen Tonus eines Sportlers sollen an dieser Stelle die Akupunktur (s. o.) und die Bindegewebemassage/Fußreflexzonenmassage genannt werden.

Bei der **Reflexzonentherapie** macht sich der Therapeut die Möglichkeit zur Einflußnahme auf innere Organe über zugehörige oberflächliche Zonen mittels differenter Massage- oder Dehntechniken zu Nutzen. Entsprechend der Projektion von Organen im Meridiansystem der Akupunktur lassen sich hier Verfahren über die Ohrmuschel, die Kopfhaut, die Rückenoberfläche oder die Fußsohlen finden.

Eine Auswahl weiterer Verfahren der sportmedizinischen Schmerztherapie geben Tab. 2.**21** und 2.**22**.

Kernaussagen

Einordnung sportmedizinisch ausgerichteter Schmerztherapie
– Eine erfolgversprechende Behandlung und damit die sportliche, berufliche und soziale Rehabilitation des Sportlers setzt stets eine interdisziplinäre Zusammenarbeit in Diagnostik und Therapie voraus. Insbesondere hat sich die Kooperation der Fachgebiete

Tabelle 2.**21** Eine Auswahl erweiterter Verfahren der sportmedizinischen Schmerztherapie

Physikalisch	Magnetfeldtherapie
	Radiatio z. B. des Schultergelenkes bei älteren Sportlern
	Stoßwellenbehandlung (ESWL)
	Radionuklidsynoviorthese
Konservativ	Orthesenbehandlung (z. B. Patellasehnenbandage)
	Proliferationstherapie bei iliolumbalen Bandirritationen
	Ganglionblockade mit/ohne Clonidin bei chronischen Schmerzzuständen
	propriozeptive Desensibilisierung
	Trainingstherapien
	medizinische Trainingstherapie
	isokinetische und isometrische Stabilisierungsverfahren
	polymodales Differentialtraining
Operativ	Patella- oder Hüftkopfanbohrung (nach Pridie, Geulmann, Wagner) im Sinne einer Reizbohrung
	plastische Eingriffe bei akuten Knorpelläsionen
	Mosaikplastik
	Knorpel-Knochen-Transplantation
	Knorpelzellpatch
	Arthrolavage zur Entfernung von Entzündungsmediatoren
	Osteosyntheseverfahren z. B. bei Ermüdungsfrakturen

Tabelle 2.22 Auszug aus der Liste **zulässiger** Medikamente (Dopingliste), herausgegeben von der gemeinsamen Anti-Doping-Kommission von DSB, NOK und Deutscher Gesellschaft für Sportmedizin und Prävention (Deutscher Sportärztebund e.V.)

Anaesthesin (Benzocain)	Dynexan A (Lidocain-HCL, anzeigepflichtig!)	Otalgan (enthält Phenazon)
Antra		Paracodin
Arthotec	Ergo-Kranit (Ergotamintartrat, Propyphenazon, Paracetamol)	Peremesin
Aspirin plus C		Phlogenzym
Aspisol	Gelonida N A	Polybion
Atosil	Glukokortikosteroide nur zur Inhalation!	Proxen (Naproxen)
Avamigran N (Ergotamintartrat, Propyphenazon)	Halcion	Ranitic
	Husten- und Fiebersaft-ratiopharm (Paracetamol, Dextromethorphan)	Rantudil
Baralgin		Reparil
Ben-u-ron	Hyalart	Scopoderm TTS
Boxazin plus C	Ibuprofen	Spasmo-Cibalgin comp. S (Propyphenazon, Drofenin, Codein)
BVK Roche	Imposit (Cetylpyridiniumchlorid, Benzocain)	
Buscopan		Synvisc
Buscopan plus	Indometacin	Tetrazepam
Contraneural (enthält Ibuprofen)	JHP Rödler Flüssigkeit (Minzöl)	Theophyllin
Corti-Dynexan Gel (Prednisolonacetat, Polidocanol, Dequaliniumchlorid)	Keltican	Tramadol
	Laxoberal	Tricodein
Contramutan D/-N (enthält Belladonna)	Limptar	Tridin
Dalmadorm	Loperamid	Vomex A
Diclofenac	Metifex	Vioxx
Dicton (enthält Codein)	Metoclopramid	Volon A (nur Salbe, Creme, Spray!)
Dihydergot forte retard (Dihydergot plus verboten! Enthält Etilefrin)	Motilium	Wobenzym N
	Musaril	Zeel
Dolo-Neurobion	Nitrazepam	Zantic
Dolviran N	Nitrolingual Kapseln	Zovirax
Dona-200-S	Novalgin	beta-2-Agonisten Salbutamol, Formoterol und Salmeterol nur zur Inhalation!
Dontisolon (Prednisolonacetat)	Optalidon 200 (Ibuprofen)	
Dorithricin (enthält Lidocain-HCL)	Optalidon special NOC (Dihydroergotaminmesilat, Propyphenazon)	

(Stand Mai 2000, Bezugadresse: DSB, Otto-Fleck-Schneise 12, 60528 Frankfurt, E-Mail ADK@dsb.de)

Sportmedizinische Orthopädie/Sporttraumatologie und Algesiologie/Anästhesiologie bewährt, ggf. unter zusätzlicher Beteiligung eines Psychologen/Psychotherapeuten. Die Betreuung durch die algesiologische Abteilung schließt im Normalfall mit der Rückverweisung an den betreuenden Sportarzt bzw. Hausarzt unter Angabe spezieller Empfehlungen hinsichtlich Fortführung der Therapie (falls erforderlich), eventuell zusätzlicher Rehabilitationsmaßnahmen, Hinweisen zur Arbeitsplatzgestaltung bzw. Trainingssteuerung sowie Ernährung und allgemeiner Lebensführung.

Therapeutisches Konzept
– Der sportmedizinisch betreuende Algesiologe verfolgt einen multimodalen Ansatz, wie er in der Schmerztherapie grundsätzlich geboten ist, mit einem besonderen Schwerpunkt auf nicht-invasiven und nicht-pharmakologischen Verfahren. Ein weitergehendes chirurgisches Eingreifen ist nur in Einzelfällen erforderlich, meist aus dem Gebiet der orthopädischen Chirurgie, selten durch den Neurochirurgen.

Verfahren
– Aus der Vielzahl elektromedizinischer Therapieansätze sind aus Sicht des Algesiologen am wichtigsten das niederfrequente Impulsstromverfahren der TENS und das mittelfrequente Wechselstromverfahren der MET.
– Dabei ist TENS (transkutane elektrische Nervenstimulation) als Überdeckung oder Gegenirritation nervaler Reizflüsse zu verstehen, MET (Mittelfrequenz-Elektrotherapie) als direkte Elektrostimulation an Nerven- und Muskelzellen im Sinne einer lokalen und regionalen Tonisierung/Aktivierung.
– Laser bewirkt in der schmerztherapeutischen Anwendung ein beschleunigtes Zellwachstum von z.B. Fibroblasten, Makrophagen und Lymphozyten, eine Entzündungshemmung und Ödemausschwemmung durch verbesserte Exsudatrückresorption aus dem Interstitium, eine verbesserte Durchblutung und eine direkte Schmerzminderung über Erhöhung der Blutplasmaspiegel für β-Endorphin und Kortisol. Dementsprechend wird er eingesetzt bei Regenerationsstörungen, Knorpelschäden, Muskelverletzungen,

- Wundheilungsstörungen und Verbrennungen, ebenso bei Durchblutungsstörungen zur Durchbrechung des schmerzunterhaltenden Circulus vitiosus und bei unspezifischen Reizzuständen in Gelenken.
- Akupunktur ist zwar per se kein Heilverfahren, erhöht aber nach unserer Erfahrung die Ansprechbarkeit gegenüber anderen Therapiemethoden.
- Ein ganzheitliches und multimodales Schmerztherapiekonzept schließt mentale und psychoemotionale Ansätze ein. In der Algesiologie kommen das emotionale Abspanntraining EAT und die musikgestützte Audioanxioalgolyse zum Einsatz. Beide dienen zum Abbau emotionaler Streßfaktoren und zum Aufbau von Motivation, wobei man davon ausgeht, daß die Leistung eines Athleten nicht nur von seinem körperlichen Zustand und seinem physiologischen Trainingsstand abhängt, sondern ebenso von seiner psychischen Leistungsfähigkeit und Leistungsbereitschaft und seinem momentanen emotionalen Befinden.
- Als systemische Analgetika kommen Pharmaka der Prostaglandinsynthesehemmung zur Anwendung, am häufigsten Diclofenac, daneben Ibuprofen sowie Indometazin. Als Nebenwirkungen sind immer Magenschmerzen oder Ulzera sowie in seltenen Fällen Kreislaufdysregulationen im Sinne von hypo- oder auch hypertensiven Phasen möglich. Zudem besteht die Möglichkeit einer Thrombozytenfehlfunktion mit erhöhter Blutungsneigung. Dies gilt ebenso für die Azetylsalizylsäure.
- Für lokal- bzw. regionalanästhesiologische Verfahren werden im wesentlichen die Lokalanästhetika vom Amidtyp angewendet. Als Hauptvertreter dieses Medikamententyps sind hier Lidocain, Mepivacain und Bupivacain zu nennen. Sie unterscheiden sich teilweise erheblich in Wirkdauer und Toxizität.
- An Verfahren sind zu nennen: Infiltrationen und Leitungsanästhesie, Plexusblockaden, Sympathikusblockaden, periphere Nervenblockaden und Epiduralanästhesien.
- Kortison und seine Derivate zählen auch heute noch zu den wirksamsten Therapeutika bei entzündlichen Gewebereaktionen. Druck- und Bewegungsschmerz können dadurch rasch und nachhaltig zum Abklingen gebracht werden. Nebenwirkungen sind die diabetogene Wirkung sowie bei längerer Einnahme die mögliche Ausbildung von Ulzera des Magen-Darm-Traktes.
- Die Kryoläsion der Facettengelenke kommt im wesentlichen bei chronischen Schmerzen in diesem Bereich in Frage. Hierbei wird unter örtlicher Betäubung und Bildwandler das jeweilige Facettengelenk aufgesucht und der versorgende Nerv über eine Hohlsonde, die durch CO_2-Gas auf -70 °C gekühlt wird, „vereist". Umschriebener Schmerzort, radiologisches Korrelat und reproduzierbare Schmerzauslöser sind hierfür zu fordern.
- Die parapatellare Denervierung und Synoviorthese ist eines von verschiedenen Verfahren bei der Behandlung des femoropatellaren Schmerzsyndromes. Die operative Sanierung eines Gelenkes sollte aber immer nur den Wert einer Ultima ratio besitzen. Sie findet über eine Arthroskopie des Kniegelenkes statt, wobei der R. infrapatellaris n. sapheni mit seinen Ausläufern in der Gelenkschleimhaut in der unmittelbaren Umgebung der Patellakante mittels Kugelkoagulator flächig verschorft wird.
- Die Kryotherapie mit Kühlung der Schmerzrezeptoren führt über die Vasokonstriktion mit Hemmung der mediatorenbedingten Ödembildung zu einer Schmerzlinderung.

Literatur

1. Basler HD. Psychologische Methoden zur Behandlung chronischer Schmerzkranker. In: Zenz M, Jurna I, eds. Lehrbuch der Schmerztherapie. Wissenschaftliche Verlagsgesellschaft Stuttgart 1993; 299–305
2. Bittman B. Reprogramming pain. Ablex Publishing Co Norwood 1995; 185–209
3. Clynes M. The communication of emotion: theory of sentics. In: Plutchik R, Kellerman H, eds. Emotion: theory, research and experience. Academic Press NewYork 1980; 271–300
4. Danhof G. Lasertherapie in der Sportmedizin und Orthopädie. Hippokrates Stuttgart 1993
5. Focks C, Hillenbrand N eds. Leitfaden Traditionelle Chinesische Medizin - Schwerpunkt Akupunktur. Fischer Stuttgart 1997; 685–707
6. Lang S. Einfluss von Gleichstrom, Reizstrom und Mittelfrequenz auf die Druckschwelle. Experimentelle Vergleichsuntersuchung im placebokontrollierten Schmerzmodell (Dissertation). Ludwig-Maximilians-Universität München 1996
7. Lange A. Elektrotherapie im Mittelfrequenzbereich, Grundlagen, Wirkungen, Vorteile, therapeutische Vorgehensweisen. Physiotherapie 1993; 84:2–3
8. Molsberger A, Böwing G. Akupunktur bei Schmerzen des Bewegungsapparates. Schmerz 1997; 11:24–29
9. Ogal HP, Elies M, Herget HF. Schmerzen des Bewegungsapparates. In: Pothmann R, ed. Systematik der Schmerzakupunktur. Hippokrates Stuttgart 1996; 64
10. Pothmann R. TENS in der Schmerztherapie. Hippokrates Stuttgart 1996
11. Spintge R. Die Interdisziplinäre Schmerztherapie in der Sportmedizin. In: Spintge R, Droh R, eds. Schmerz und Sport. Springer Heidelberg Berlin 1988; 3–10
12. Spintge R. Musik in Anaesthesie und Schmerztherapie. Anaesthesie Notfallmedizin Intensivtherapie Schmerztherapie 2000; 35:254–261
13. Spintge R. Verspannungsschmerz. Polymedia Hamburg 1998
14. Spintge R, Halpaap B, Droh R. Nicht-invasive und nichtpharmakologische Schmerztherapie mittels physiologisch getriggerter transkutaner Elektronervenstimulation. In: Spintge R, Droh R, eds. Schmerz und Sport. Springer Heidelberg Berlin 1988; 101–108
15. Spintge R, Droh R. Ergonomic approach to treatment of patient's perioperative stress. Canadian Anesthetist Society Journal 1991; 35/3:104–106
16. Stux G. Leitlinien zur Akupunktur bei chronischen Schmerzen. Schmerz 1997; 11:126–127
17. Walter H. Photobiologische Grundlagen der niedrig dosierten Laserstrahlung. In: Spintge R, Klix K, eds. Schmerz und Sport II: Interdisziplinäre Schmerztherapie im Sport. Springer Heidelberg (Im Druck)
18. Wyludda I, Wegener C. Ist Schmerz der Preis? In: Spintge R, Klix K, eds. Schmerz und Sport II: Interdisziplinäre Schmerztherapie im Sport. Springer Heidelberg (Im Druck)
19. Zerlauth Th. Sport im State of Excellence. Junfermann Paderborn 1996; 286–294

Andere Verfahren

H. A. Baar

Roter Faden

- **Begriffsbestimmung**
- **Naturheilverfahren**
- **Akupunktur/Akupressur**
    - Akupunktur
    - Körperakupunktur
    - Schädelakupunktur
    - Ohrakupunktur
    - Akupressur
- **Meditativ-Körperliche Verfahren**
    - Qigong
    - Tai-Chi / Tai-Chi-Chuan
    - Yoga

Begriffsbestimmung

Unter dem Begriff „Andere Verfahren" sollen an dieser Stelle einige der Behandlungsverfahren genannt und beschrieben werden, die zwar Eingang in die Schmerztherapie gefunden haben, jedoch weiterhin als „Außenseitermethoden" gelten. Der Begriff „Alternative Behandlungsmethoden" wird in diesem Zusammenhang gern fälschlicherweise benutzt, obwohl hiermit die Therapieformen bezeichnet werden, die alternativ zur Pharmakotherapie in der Schulmedizin als naturwissenschaftlich anerkannte Behandlungsmethoden gelten:
– Ganzheitliche Behandlungsansätze
– Förderung der Selbstheilung
– Suggestive Verfahren (Hypnose, Autogenes Training)
– Entspannungsverfahren (Progressive Muskelentspannung n. Jacobsen)

Soweit diese Methoden aus der s. g. „Erfahrungsmedizin" oder „Volksmedizin" stammen, fehlt ihnen der für unsere s. g. „Schulmedizin" erforderliche naturwissenschaftliche Unterbau. Hieraus ist auch zu erklären, warum sich der naturwissenschaftlich ausgebildete Mediziner in der Akzeptanz dieser Methoden schwer tut. Zudem müssen diese Methoden oft zwangsläufig den auf naturwissenschaftlicher Basis geforderten Wirkungsnachweis schuldig bleiben. Hier kann der Ansatz einer „Evidenz based Medicine" möglicherweise weiterhelfen.

Eine weitere Schwierigkeit in der Akzeptanz liegt in der Tatsache begründet, dass die überwiegende Anzahl dieser „alternativen" Behandlungsmethoden aus Asien stammt und einen religiös-philosophischen Unterbau hat, der uns i. d. R. nicht vertraut ist und der durch unzureichende Übersetzungen von Begriffen und Begrifflichkeiten oft in Konflikt mit bereits semantisch belegten Begriffen kollidiert.

Unter dem Begriff der „Traditionellen chinesischen Medizin" wird häufig ein Konglomerat aus psychotherapeutischen Verfahren westlicher Provenienz und Heil- und Behandlungsverfahren aus allen Teilen Asiens angeboten, die dann wohlmöglich noch individuell in westlicher Interpretation modifiziert werden.

Naturheilverfahren

Der „Pschyrembel" (258. Auflage, 1998) definiert die Naturheilkunde als die Lehre von der Behandlung und Vorbeugung von Krankheiten unter Einsatz der natürlichen Umwelt entnommener und naturbelassener Heilmittel: physikalische Reize, spezielle Ernährungsformen, pflanzliche Arzneistoffe sowie psychosoziale Einflußfaktoren kommen zur Anwendung. Beispiele hierfür sind:
– Kneippsche Wasseranwendungen in Form von Trinkkuren, Wassergüssen, Wassertreten u. a. zur Behandlung von Kreislauffunktionsstörungen.
– Phytopharmaka (Arnika, Belladonna, Capsicum = spanischer Pfeffer) bei Muskel- und Gelenkschmerzen zur Schmerzlinderung, Entspannung und Abschwellung.
– Persönliche Zuwendung z. B. in Form von Gesprächen, gemeinsamer Meditation u. a..

Zusätzlich haben nach Herget (3) bis zum heutigen Tag blutentziehende (Aderlaß, Blutegel, Schröpfen), schweißtreibende und s. g. hautausleitende (durch blasen- und pustelerzeugende Mittel) Verfahren ihren Stellenwert auch in der Schmerztherapie.

Grundlage für diese Behandlungsmethoden war bis Mitte des 19. Jahrhunderts die Humorale oder Säftelehre. Aus meiner Sicht handelt es sich bei diesen „Heilverfahren" um obsolete Behandlungsmethoden, die keine Bereicherung der modernen Schmerztherapie darstellen.

Bei der Begrifflichkeit der im folgenden angeführten Methoden halte ich mich an die Nomenklatur, wie sie im Duden (2) niedergelegt ist. Hierbei umgehe ich bewußt eine „Individualnomenklatur", wie sie leider weit verbreitet anzutreffen ist.

Akupunktur/ Akupressur

Akupunktur

> **Definition:** „Akupunktur: Heilbehandlung durch Einstiche von feinen Nadeln aus Edelmetall in bestimmte Hautstellen"(2).

Im chinesischen Verständnis kann man sich Gesundheit als einen harmonischen Energiefluss der Lebensenergie Qi vorstellen, wobei sich die Spannungspole Ying und Yang im Gleichgewicht zu einander befinden. Eine Störung dieses Energieflusses bedeutet Krankheit=Schmerz.

Durch das Einstechen von Gold- oder Silbernadeln in streng festgelegte (Akupunktur-)Punkte, die ihrseits wieder auf festgelegten Meridianen liegen, soll dem energetischen System je nach Störung Energie hinzugefügt oder entzogen werden, um das energetische Gleichgewicht wieder herzustellen. Die Akupunktur ist wohl die am weitesten verbreitete „alternative" Behandlungsmethode, so auch bei der Schmerzbehandlung. Ihre Wirksamkeit ist in unzähligen Kasuistiken nahgewiesen worden, ihre Wirkweise mit Denkmodellen der westlichen Medizin (4) aber wohl doch nicht vollständig erklärbar.

Körperakupunktur

Bei der klassischen, chinesischen Akupunktur, die sich ca. 3000 Jahre zurückverfolgen lässt, handelt es sich um das Einstechen von Nadeln in spezifische Akupunkturpunkte, die auf dem Trunkus bzw. den Extremitäten lokalisiert sind. Hieraus leitet sich der Begriff „Körperakupunktur" her.

Die Akupunkturpunkte sind nach ihrer Zugehörigkeit zu bestimmten Meridianen gegliedert, die ihrerseits eine Rückwirkung auf Organe bzw. Organsysteme haben (7). Unter dem Meridian eines Organs oder Organsystems versteht man formal eine Verbindungslinie, die durch eine Reihe von empirisch als wirksam nachgewiesenen Punkten markiert ist. Diese Punkte stehen in Beziehung zu einem Organ, die sich dadurch äußert, dass bei einer Funktionsstörung oder einer Organerkrankung ein oder mehrere Meridianpunkte schmerzhaft werden können (Bahr 1977).

Zur Differenzierung der verschiedenen Arten von Akupunkturpunkten (Tonisierungs-, Sedativ-, Quell-, Durchgangs-, Alarm-, Zustimmungs-, Reunions-, Kardinal- und Punkten außerhalb der Meridiane wird auf Speziallliteratur verwiesen.

Schädelakupunktur

Wie der Name vermuten lässt, liegen die Akupunkturpunkte bei der Schädelakupunktur im Bereich des Schädels. Die Indikation für diese Akupunkturform liegt vornehmlich in der Behandlung von Erkrankungen im Bereich des Schädels, so von Hirninfarkten, der Behandlung von Neuralgien im Gesichts- und Schädelbereich und von Störungen im HNO-Bereich wie Tinnitus, Hörsturz, chronischen NNH-Affekttionen u. a.

Ohrakupunktur

In der klassischen chinesischen Akupunktur waren schon immer einige Akupunkturpunkte am Ohr bekannt. Diese wurden als Endpunkte von Meridianen oder als Sonderpunkte angesehen, ihnen jedoch keine spezifische Beziehung zu Organen zugeordnet.

Erst durch die Arbeiten von Nogier (1957) wurde der Zusammenhang zwischen Ohrpunkten und korrespondierenden Körperteilen hergestellt. Mit Hilfe eines speziell entwickelten „Punktoskopes", mit dem der elektrische Widerstand eines Punktes auf der Haut im Vergleich zum Hautwiderstand seiner unmittelbaren Umgebung gemessen werden kann, konnte Nogier Punkte mit erhöhtem bzw. erniedrigtem Hautwiderstand nachweisen Durch vergleichende empirische Untersuchungen und gezielte Provokationsmethoden konnten korrespondierende Punkte an der vorher indifferenten Ohrmuschel aktiviert und nachgewiesen werden (Bahr 1977). Diese Punkte wurden von Nogier, Bourdiol und Bahr 1957 in sog. Ohrkarten (Ohrkartographie) eingetragen und von Bahr (1) veröffentlicht.

Akupressur

„Akupressur: (der Akupunktur verwandtes) Verfahren, bei dem durch kreisende Bewegungen der Fingerkuppen – unter leichtem Druck – auf bestimmten Körperstellen Schmerzen behoben werden sollen" (2).

Da Akupressurpunkte den Akupunkturpunkten entsprechen, kann man von einer atraumatischen Akupunktur sprechen. Durch die Pressur wird allerdings nur Energie zugefügt, die dennoch zu einem Energieausgleich führen kann. Bei Kenntnis der Akupunkturpunkte kann der Patient ggf. eine Selbstbehandlung durchführen (z. B. bei Kopfschmerzen).

Meditativ-Körperliche Verfahren

Qigong

„Eine der chinesischen Tradition entstammende Heil- und Selbstheilmethode, bei der Atem, Bewegung und Vorstellungskraft methodisch eingesetzt werden, um Herz-, Kreislauf- und Nervenerkrankungen zu behandeln" (2).

Tai-Chi / Tai-Chi-Chuan

In diesem Kontext: Eine aus China stammende „Abfolge von Übungen mit langsamen, fließenden Bewegungen; Schattenboxen" (2).

Yoga / Joga

„Indische philosophische Lehre, deren Ziel es ist, durch Meditation, Askese und bestimmte körperliche Übungen den Menschen von dem Gebundensein an die Last der Körperlichkeit zu befreien; Gesamtheit der Übungen, die aus dem Yoga herausgelöst wurden und die zum Zweck einer gesteigerten Beherrschung des Körpers, der Konzentration und Entspannung ausgeführt werden" (2).

Bei den 3 letztgenannten, meditativ-körperlichen Verfahren handelt es sich um unspezifische Heilmethoden zur Fremd- oder Selbstanwendung. In westlichem Verständnis handelt es sich hierbei eher um Entspannungsverfahren, die Elemente aus Autosuggestion und Aufmerksamkeitslenkung enthalten.

Da chronischer Schmerz immer eine affektive und eine somatische Komponente hat, scheinen die genannten Verfahren geeignet, bei der Behandlung chronischer Schmerzzustände eingesetzt zu werden.

Objektive Nachweise einer spezifischen Wirksamkeit habe ich nicht gefunden. Für mich gibt es jedoch keine Zweifel, dass diese Methoden, vergleichbar mit anderen Methoden der „kleinen" Psychotherapie, als adjuvante Methoden erfolgversprechend eingesetzt werden können.

Literatur

1. Bahr F. Ohrakupunktur. Schweizer Verlagshaus 1976
2. Duden: Bd. 5 Fremdwörterbuch. Dudenverlag Mannheim, Leipzig, Wien, Zürich 1997
3. Herget HF. Schmerztherapie durch Naturheilverfahren. In: Zenz M, Jurna I (eds.). Lehrbuch der Schmerztherapie Wissenschaftliche Verlagsgesellschaft mbH Stuttgart 1993
4. Melzack R, Wall PD. Pain mecanisms; A New theory. Science 1965;150:971–979
5. Nogier P. Wissenschaftliche Experimente des G.L.E.M. Akupunkturarzt/Aurikulotherapeut 1976; 12/13:45–46
6. Stux G, Stiller N, Pomeranz B. Akupunktur – Lehrbuch und Atlas. 3. Aufl. Springer Berlin, Heidelberg, New York 1989
7. Zeitler H. Sonderheft Akupunkturskriptum. Akupunkturarzt/Aurikulotherapeut 1976;3–9

Spezielle Schmerztherapie

3 Schmerz als Leitsymptom: Topographische Systematik ... 180

W. Nix, M. Westhofen, J. E. Zöller, J. Krämer,
J. Ludwig, U. Rehder, K. Grasedyck,
T. von Schrenck, K. Wolber, A. Kropp,
S. B. Hosch, J. R. Izbicki, T. Lehnert,
B. Zernikow, E.-M. Grischke, G. Bastert,
V. Janitzky, R. Winkler, K. Schmidt, U. T. Egle

4 Schmerz-Krankheitsbilder ausgewählter Gebiete ... 255

K. Wagner, E. Kochs, M. Gleim, J. Scholz,
P. Sefrin, G. Pfeiffer, C. Weiller, R. Willburger,
J. Ludwig, J. Krämer, V. Tronnier, T. Lehnert,
J. Allenberg, J. Gahlen, D. Pfeiffer, H.-P. Kruse,
K. Grasedyck, G. Bastert, E.-M. Grischke,
M. Westhofen, A Bacskulin, R. Guthoff,
B. Zernikow, V. Janitzky, R. Engst, S. Nolte,
T. Steinacker, M. Bauer, unter Mitarbeit von
R. Spintge, J. E. Zöller

5 Interdisziplinäre Diskussion spezieller Schmerz-Krankheitsbilder ... 366

W. Jost, U. Theodoridis, J. Krämer, J. E. Zöller,
H. A. Baar, H. Laubenthal, B. Schrank,
W. H. Jost, R. Nickel, U. T. Egle, J. Hildebrandt,
C. G. Nentwig, R. Klose, unter Mitarbeit von
G. Rump, J. Rueger, R. Spintge, R. Haaker,
E. Freye, K. Grasedyck, H. P. Kruse,
H. U. Gerbershagen, A. Wiesner, H. Bürkle,
S. Töpfner, K. Unertl, D. Pfeiffer, J. Allenberg,
J. Gahlen, U. Rehder, G. Schnack,
H. J. Stellbrink, H. Ohnesorge

6 Perioperative Schmerztherapie ... 496

H. Wulf

7 Tumorassoziierter Schmerz ... 514

E. Heidemann, A. Linez, J. Motsch, T. Standl,
H. Ohnesorge, H. Beck, T. Lehnert,
M. Treiber, U. Tiefenbacher,
M. Wannenmacher, M. Eisenhut

8 Apparate in der Schmerztherapie ... 554

R. Maas, M. Treiber, U. Tiefenbacher,
M. Wannenmacher, H. Ohnesorge, H. A. Baar

9 Organisationsstrukturen der Schmerzmedizin ... 575

H. U. Gerbershagen, P. Knutz, D. Soyka,
B. Werner, L. Radbruch, S. Grond

Schmerz als Leitsymptom: Topographische Systematik

Schmerzen im Kopf-Hals-Bereich ··· *181*
W. Nix, M. Westhofen, J. Zöller

Schmerzen an Schulter und oberer Extremität ··· *194*
W. Nix, J. Krämer, J. Ludwig, U. Rehder, K. Grasedyck

Thoraxschmerz ··· *203*
T. von Schrenck, K. Wolber, J. Krämer, A. Kropp, S. B. Hosch, J. R. Izbicki

Abdominalschmerz ··· *213*
T. von Schrenck, T. Lehnert, B. Zernikow, E.-M. Grischke, G. Bastert

Schmerzen in Becken und Urogenitalregion ··· *237*
V. Janitzky, E.-M. Grischke, G. Bastert

Schmerzen in der Analregion ··· *242*
R. Winkler, J. Krämer, U. Rehder, K. Schmidt, K. Grasedyck

Schmerzen an Hüfte und unterer Extremität in der Orthopädie ··· *245*
J. Krämer, U. Rehder, K. Schmidt

Schmerzen an Hüfte und unterer Extremität in der Inneren Medizin ··· *247*
K. Grasedyck

Psychische Störungen mit potentiellem Leitsymptom Schmerz ··· *249*
U. T. Egle

Schmerzen im Kopf-Hals-Bereich

Roter Faden

- **Schmerzen im Kopf-Hals-Bereich in der Neurologie**
  - Sensibilität
  - Reflexe
  - Schwitzstörungen
  - Kopfschmerzen bei Gefäßstörungen
  - Glossopharyngeusneuralgie
  - Gradenigo-Syndrom
  - Tolosa-Hunt-Syndrom
  - Nervus-intermedius-Neuralgie
  - Okzipitalisneuralgie
  - Oromandibulare Dysfunktion
- **Schmerzen im Kopf-Hals-Bereich in der Hals-Nasen-Ohren-Heilkunde**
  - Schmerz, Indikator für Diagnostik und Therapie
  - Topographisch-klinische Kopf- und Halsanatomie der Schmerzperzeption
  - Schmerztopographie – Leitlinie für Differentialdiagnostik
  - Halsschmerz und Dysphagie
- **Schmerzen im Kopf-Hals-Bereich in der Zahn-, Mund-, Kiefer- und Gesichtschirurgie**
  - Einleitung
  - Odontogene Schmerzen
  - Schmerzen parodontalen Ursprungs
  - Schmerzen bei osseointegrierten Implantaten
  - Osteogene Schmerzen
  - Schmerzhafte Funktionsstörung des Kauorgans
  - Weichteilschmerzen
  - Neuralgien und neuralgiforme Schmerzen
  - Psychogene und „psychisch überlagerte Schmerzsyndrome"

Schmerzen im Kopf-Hals-Bereich in der Neurologie

W. Nix

Eine topographische Systematik ist immer dann hilfreich, wenn sich zu einem Schmerzbild nachvollziehbare Zusammenhänge zwischen der klinischen Manifestation in Form der neurologischen Ausfälle und der anatomischer Region herstellen lassen. Am Kopf lassen sich dazu beispielhaft Störungen anführen, bei denen Erkrankungen des N. trigeminus entweder maßgeblich beteiligt oder zumindest mitbeteiligt sind.

Sensibilität

Der **fünfte Hirnnerv** (V) versorgt in seinem **peripheren Ausbreitungsgebiet** mit drei Ästen das Gesicht. Die jeweiligen Dermatome sind in ihrer Form recht konstant und gut voneinander abgrenzbar. Gelegentlich wird jedoch verkannt, daß nach kranial nicht nur die Haut der Stirn, sondern auch die Kopfhaut bis etwas zu einer biaurikulären Verbindungslinie versorgt wird. Nach kaudal reicht die Innervation bis zum Rand des Unterkiefers; der Mundboden sowie die Halsregion werden von zervikalen Fasern versorgt (Abb. 3.**1a**).

Ein völlig anderes Verteilungsmuster weisen die vom **Trigeminuskerngebiet** innervierten Hautareale auf. Die aus zentralen Strukturen organisierte sensible Hautinnervation läßt sich an ihrer zwiebelschalenförmigen Anordnung erkennen (Abb. 3.**1b**). Die topographische Zuordnung einer Läsion kann dann gelingen, wenn bedacht wird, daß die Regionen um Mund und Nase aus den ventromedialen Kerngebieten versorgt wird. Rückschlüsse auf Läsionsorte ergeben sich auch aus der somatotopischen Gliederung des Trigeminuskerngebietes, da zunehmend nach lateral lokalisiert gelegene Gesichtsanteile im Kern mit nach kaudal absteigenden Strukturen assoziierte sind.

Für die idiopathische Trigeminusneuralgie ist es typisch, daß sich keine Sensibilitätsstörung findet.

- Sind daher bei Gesichtsschmerz Störungen der Ästhesie vorhanden, kann die Topographie des Erscheinungsbild als Hinweis auf den Läsionsort dienen.

Ist bei erhaltener taktiler Sensibilität die Wahrnehmung für Schmerz- und Temperatur gestört, liegt eine **dissoziierte Sensibilitätsstörung** vor. Dieses durch eine einfache klinische Untersuchung zu erhebende Phänomen deutet immer auf eine zentrale Schädigung hin und findet sich oft halbseitig im Gesicht oder am Körper von Patienten, die an einem zentralen Poststroke-Schmerz leiden. Klinisch faßbare Sensibilitätsstörungen zusammen mit Schmerzen verlangen den Einsatz elektrophysiologischer und bildgebender Verfahren zur weiteren Eingrenzung des Läsionsortes und einer genauen Bewertung der Schädigungsätiologie.

Reflexe

Kornealreflex

Der rein sensible **N. ophthalmicus** versorgt das Auge und bildet den afferenten Schenkel des Kornealreflexes. Der efferente Schenkel verläuft im N. fazialis. Der Reflexkreis ist jedoch nicht nur ipsilateral geschaltet. Wird die Kornea einseitig gereizt, kommt es nicht nur zu einem einseitigen Augenschluß, sondern das Blinzeln ist beidseitig, da zentral beide Faziliskerne in die Reflexantwort einbezogen sind. Ist der N. trigeminus einseitig geschädigt, fällt der bilaterale Augenschluß aus, wenn auf der geschädigten Seite gereizt wird. Liegt hingegen eine einseitige N.-facialis-Läsion vor, verhindert dies zwar den Augenschluß auf der geschädigten Seite, bei intakter Sensibilität der Kornea kommt es jedoch auf der Gegenseite zum reflektorischen Lidschluß. So kann mit dem Nachweis des Kornealreflexes ein intak-

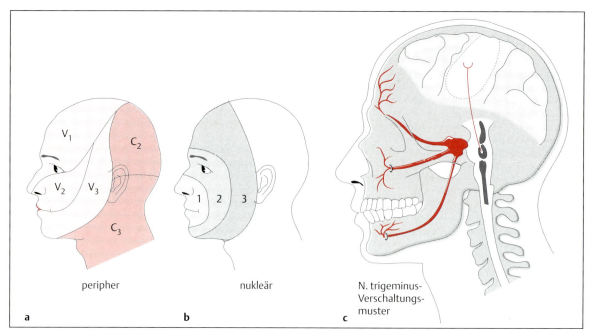

Abb. 3.1 Sensible Versorgungsgebiete des N. trigeminus.

a Die Innervationsareale des N. ophthalmicus (V_1), N. maxillaris (V_2) und N. mandibularis (V_3) sind wenig variabel und sind zusammen mit den Dermatomen dargestellt, die am Kopf von zervikalen Wurzeln versorgt werden.
b Läsionen in der Pons bis zum oberen Halsmark verursachen schalenförmig aneinandergepackte Störungen, wobei Form und Ausdehnung mit der Lokalisation der Läsion variieren. Die hier dargestellten Lähr-Sölder-Linien orientieren über das zentrifugale Verlaufsmuster der Gefühlsstörungen im Gesicht bei kraniokaudaler Kernläsion im Hirnstamm (Kernläsion: 1 kraniale, 2 mittlere, 3 kaudale Kernsäule).

c Aus der Peripherie ziehen die Trigeminusfasern zum Ganglion semilunare und von dort zu den Kerngebieten im Hirnstamm. Mit dem Berührungsempfinden verbundene Afferenzen werden im Nucleus sensorius principalis des Trigeminuskerns auf das zweite Neuron umgeschaltet. Sie kreuzen auf die Gegenseite und laufen über den Lemniscus medialis zum Gyrus postcentralis. Der Verlauf der mit dem Schmerz- und Temperaturempfinden verbundenen Fasern ist ein anderer. Vom Ganglion aus ziehen sie in den Hirnstamm und die obere Zervikalregion und werden dort im Nucleus spinalis des Trigeminuskerns auf das zweite Neuron umgeschaltet. Sie kreuzen sodann auf die Gegenseite und verlaufen im Tractus spinothalamicus über den Thalamus zum Gyrus postcentralis.

ter Trigeminus auch an einer Gesichtshälfte nachgewiesen werden, die durch eine periphere Fazialisläsion gelähmt ist.

■ Blinkreflex

Der Blinkreflex kann elektrophysiologisch abgeleitet werden. Nach elektrischer Reizung des **N. supraorbitalis** lassen sich über dem ipsilateralen M. orbicularis oculi elektromyographisch die Reflexantworten R_1 und R_2 und am kontralateralen Muskel die R_2-Antwort ableiten. Die R_1-Antwort hat eine kurze Latenz und läuft im Hirnstamm über den N. principalis trigemini zum Fazialiskern. Die beidseitig mit längerer Latenz auftretende R_2-Antwort ist über den Tractus spinalis N. trigemini verschaltet und bei medullären Schädigungen verändert. Ist nur die R_1-Latenz verzögert, muß von einer pontinen Läsion ausgegangen werden. Wird bei einer peripheren Trigeminusläsion die betroffene Seite gereizt, sind alle Latenzen verzögert oder fehlend.

■ Exterozeptive Suppression

Motorisch innerviert der N. trigeminus die Mm. masseter, temporalis und pterygoideus. Die Beobachtung, daß schmerzhafte Afferenzen aus der Mundhöhle – insbesondere von den durch V_2 und V_3 innervierten Zähnen und der Gingiva – beim Kauen den willkürinnervierten Kieferschluß hemmen, ist als exterozeptive Suppression bekannt. Dem Vorgang liegt ein sinnvoller antinozizeptiver Schutzreflex zugrunde. Dieser kann experimentell nachvollzogen werden, indem bei willkürlichem Kieferschluß die periorale Region und damit die dortigen sensiblen trigeminalen Afferenzen elektrisch gereizt werden.

Dabei erleidet das über dem M. temporalis abgeleitete EMG-Muster mit konstanter Latenz zwei regelhaft aufeinanderfolgende **Suppressionsepisoden**. Die erste scheint über eine oligosynaptische Verschaltung in der Pons und der Medulla oblongata zu laufen, die zweite polysynaptisch unter Einbeziehung limbischer und kortikaler Regionen, wobei die motorische Efferenz zum Muskel über den dritten Trigeminusast läuft. Eine Veränderung der Latenzzeiten wurde bei unterschiedlichen Kopfschmerzformen gefunden, insbesondere während eines Migräneanfalls und beim Spannungskopfschmerz. Somit ermöglichen elektrophysiologische Studien quantitative Aussagen zur Pathophysiologie von Kopfschmerzphänomenen. Diagnostische oder therapeutische Aussagen lassen sich mit dieser Untersuchung derzeit jedoch nicht verbinden.

Schwitzstörungen

An den Extremitäten sind die sensible und vegetative Versorgung der Haut eng miteinander verknüpft und können zur Diagnostik peripherer Nervenläsionen genutzt werden. Im Gesicht sind die sympathischen Fasern zwar ebenfalls eng an den Verlauf der sensiblen Trigeminusfasern geknüpft, auf Grund vielfältiger Anastomosen resultieren jedoch aus peripheren Läsionen nur selten Schwitzstörungen.

Nicht an Dermatome gebundene oder hemifazial angeordnete Hyper-, Hyp- oder Anhidrosen müssen immer den Verdacht auf eine Schädigung im Bereich des Ganglion stellatum, des Halsgrenzstranges, der Wurzeln Th 3 bis Th 4 oder der zentralen Sympathikusbahn (Rückenmark, Hirnstamm, Hypothalamus) wecken.

So kann zusammen mit einer Schwitzstörung ein **Horner-Syndrom** auftreten. Die Parese des M. dilatator pupillae verursacht dabei die Miosis, die Parese des M. tarsalis die Ptose und die Parese des M. orbitalis den Enophthalmus. Ist nur das Gesicht oder ein oberer Körperquadrant betroffen, spricht dies für eine Läsion des Grenzstranges im Ganglion stellatum oder oberhalb. Erstreckt sich die Anhidrose auf die ganze Körperhälfte, liegt ein zentrales Horner-Syndrom vor, meist als Folge eines Infarktes im Hirnstamm oder dem Versorgungsgebiet der A. cerebri media.

Eine interessante Koppelung zwischen dem trigeminovaskulären System und dem autonomen Nervensystem zeigt sich beim Cluster-Kopfschmerz-Anfall. An der zum Kopfschmerz ipsilateralen Gesichtsseite können ein vermehrter Tränenfluß beobachtet werden, weiter eine konjunktivale Injektion, Rhinorrhöe, eine Schleimhautschwellung sowie ein Horner-Syndrom.

Beim **Raeder-Syndrom**, auch paratrigeminales Syndrom genannt, findet sich eine Kombination aus Miosis, Ptosis und Enophthalmus, die mit Schmerzen und Sensibilitätsstörungen im Bereich des ersten Trigeminusastes einhergehen kann, ebenfalls kann die Sensibilitätsstörung mit Schwitzstörungen verbunden sein. Bei dieser Symptomkombination ist ein paraselläres Neoplasma oder ein anderer Prozeß zwischen Ganglion trigeminale und A. carotis interna auszuschließen.

Kopfschmerzen bei Gefäßstörungen

Die Definition des primären Kopfschmerzen fordert, daß ein unauffälliger neurologischer Befund vorliegt. Finden sich daher bei der Untersuchung Auffälligkeiten, zwingen sie zur Abklärung einer organischen Läsion als Auslöser eines sekundären Kopfschmerzes. Die tägliche Praxis zeigt, daß **Gefäßverschlüsse oder Dissektionen** im Kopf-Hals-Bereich oft mit typischen Kopfschmerzlokalisationen einher gehen (Abb. 3.**2**). Die Kenntnis der Ausstrahlungsorte sowie eine sorgfältige Anamnese können somit geeignet sein, die Ursache eines Kopfschmerzes aufzudecken.

Die Bedeutung eines frühzeitigen Verdachts auf eine vaskuläre Ursache ergibt sich aus der Beobachtung, daß die Kopfschmerzen der klinischen Manifestation von neurologischen Ausfällen wie sensibler oder motorischer Hemisymptomatik, Reflexstörungen, Schwindel oder Hirnnervenstörungen vorausgehen können oder zusammen mit ihnen auftreten. Beim **Karotisverschluß** entwickelt sich auf der Seite des thrombosierten oder dissezierten Gefäßes ein frontaler Schmerz. Läsionen der **A. cerebri media** haben ihre Schmerzprojektion im ipsilateralen Auge und seiner Umgebung. Perfusionsstörungen der **A. cerebri posterior** führen zu frontookzipitalen Kopfschmerzen, Schädigungen an der **A. vertebralis** zu Schmerzen im Nacken- oder Hinterkopfbereich. Die Kombination von Nacken- und Hinterkopfschmerz spricht für eine Läsion im **vertebrobasilären Bereich**. Liegt eine Hirnstammläsion mit einer Schädigung des **Trigeminuskerns** vor, so projiziert sich vom Kerngebiet ein Schmerz in das Gesicht (s. Abb. 3.**1**). Nicht selten findet sich sofort oder nach einiger Zeit im kontinuierlich schmerzhaften Gesichtsareal eine Hyperalgesie auf leichte Berührungsreize (Allodynie), die auf ein Post-Stroke-Syndrom hindeutet.

Glossopharyngeusneuralgie

Die Ursache dieser Neuralgie ist unbekannt. Sie gehört zu den seltenen Neuralgien und ist durch typische einseitige, blitzartig einschießende Schmerzen von bis zu mehreren Minuten Dauer im Schlund, insbesondere der Tonsillenregion oder des Zungengrundes gekennzeichnet. Die Schmerzausbreitung ist im Versorgungsbereich des N. vagus lokalisiert. Schlucken wie auch das Trinken kalter Getränke irritieren Triggerpunkte im Schlund und lösen die Schmerzattacken aus.

Gradenigo-Syndrom

Es handelt sich um eine Symptomkombination aus Schmerzen und Sensibilitätsstörungen im ersten und zweiten Trigeminusast mit Abduzensparese.

Diese Kombination findet sich immer wieder bei Tumoren und Entzündungen in Bereich der Felsenbeinspitze, so daß in dieser Region nach einer Läsion gefahndet werden muß.

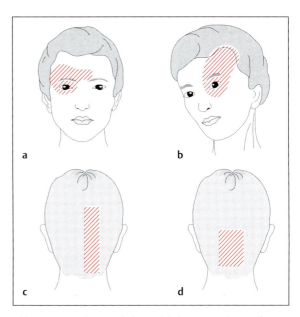

Abb. 3.**2** Typische Kopfschmerzlokalisationen bei Gefäßverschlüssen (nach Fisher 1968).
a Verschluß der A. carotis interna.
b Verschluß der A. cerebri media.
c Verschluß der A. vertebralis.
d Verschluß der A. basilaris.

Tolosa-Hunt-Syndrom

Patienten klagen über einseitige bohrende und heftige Schmerzen hinter dem Auge, an dem eine Protrusion und konjunktivale Injektion meist deutlich sichtbar sind.

Die Ursache des Krankheitsbildes ist unbekannt. Wahrscheinlich spielen granulomatöse oder infektbedingte Entzündung im Bereich des Sinus cavernosus oder der Fissura orbitalis superior eine Rolle. Durch den **Sinus cavernosus** ziehen Hirnnerven, die einzeln oder in verschiedenen Kombinationen betroffen sein können.

Bei der **klassischen Form** tritt eine Schädigung des N. oculomotorius mit Ptose des Augenlid, Bulbusbewegungs- und Pupillenstörungen auf. Je nach Krankheitsstadium kann die eine oder andere Läsion im Vordergrund stehen, insbesondere kann das Bild zunächst mit einem heftigen Schmerz beginnen. Der Zustand mit Schmerz und Augenbewegungsstörungen wird auch als schmerzhafte Ophthalmoplegie bezeichnet. Dazu kann eine Schädigung des N. trochlearis hinzutreten. Ist zusätzlich auch der N. trigeminus betroffen, lassen sich Sensibilitätsstörungen im Versorgungsgebiet seines ersten und/oder zweiten Astes finden.

- Der Verdacht auf ein Tolosa-Hunt-Syndrom macht eine weitere fachneurologische Abklärung notwendig, um differentialdiagnostisch eine Karotis-Kavernosus-Fistel oder eine Sinusthrombose auszuschließen.

Nervus-intermedius-Neuralgie

Die auch Hunt-Neuralgie genannte Störung findet sich recht selten. Die Patienten klagen über paroxysmale Schmerzen von sekunden- bis minutenlanger Dauer im äußeren Gehörgang und der Tiefe des Ohres und gelegentlich einem Triggerpunkt im Gehörgang mit Schmerzausstrahlung in Gaumen, Oberkiefer und Mastoid. Die Neuralgie wird oft durch eine **Zosterinfektion** ausgelöst. Zosterbläschen im Gehörgang sind dann pathognomonisch.

Okzipitalisneuralgie

Patienten klagen über einseitig kontinuierliche oder paroxysmal stechende Schmerzen im Ausbreitungsgebiet des N. occipitalis major und/oder minor. Bei Dauerschmerz kann ein Therapieversuch mit Infiltration eines Lokalanästhetikums hilfreich sein und auch als diagnostische Blockade genutzt werden. Differentialdiagnostisch sind Störungen im Atlantoaxialgelenk abzuklären, ebenso ist nach Triggerpunkten und Myogelosen im Nackenbereich zu suchen.

Oromandibulare Dysfunktion

Die oromandibulare (kraniomandibulare) Dysfunktion wird heute als der zusammenfassende Oberbegriff verwendet, dem frühere Krankheitsbezeichnungen wie Kiefergelenksyndrom, Costen-Syndrom, Myarthropathie, temporomandibuläres oder myofaziales Schmerzsyndrom zugeordnet wurden. Bei all diesen Schmerzzuständen wird heute der **abnormen Kontraktion** von quergestreifter Kopf- und/oder Gesichtsmuskulatur eine besondere Bedeutung beigemessen, während den lokalen Gegebenheiten im Kiefergelenk, so die jetzige Meinung, früher eine zu große eigenständige Bedeutung gegeben worden ist. Mit dem Konzept einer myogenen Imbalance als Ursache der Schmerzen werden lokal oder im Gesichtsbereich vorhandene Beschwerden erklärt, ebenso generalisierte am Kopf. In der IHS-Klassifikation sind so definierte generalisierte Schmerzen als Kopfschmerz vom Spannungstyp berücksichtigt (IHS = international headache society).

Das Konzept der veränderten Muskelkontraktion als Kofaktor bei der Schmerzentstehung ist keineswegs wissenschaftlich gesichert, es stellt vielmehr eine noch unbewiesene Hypothese dar, die jedoch aufgrund klinischer Beobachtungen so anspricht, daß sie weiter wissenschaftlich untersucht werden sollte. Das Konzept läßt derzeit noch völlig offen, ob die abnorme unwillkürliche Muskelanspannung alleinige Folge physischer, psychischer oder psychogener Vorgänge im einzelnen ist oder aber ob im Einzelfall immer eine Kombinationen dieser drei Möglichkeiten bedacht werden sollte.

Schmerzen, die in den Kopf ausstrahlen, vor dem Ohr lokalisiert sind und bis in den Kiefer reichen, können durch fehlerhafte Okklusion, Funktionsstörungen im Kiefergelenk sowie abnorme unwillkürliche Muskelanspannung in der Kaumuskulatur und dem M. temporalis ausgelöst sein. Oft wird anamnestisch ein habituelles Zähneknirschen angegeben, das zusätzlich zu der druckdolenten Muskulatur eine schmerzhafte Reizung im Mandibulargelenk bewirkt. Diese Symptomatik manifestiert sich nicht anfallsartig, sondern eher als Dauerschmerz und bedarf auch einer zahnärztlicher Abklärung. Durch kieferorthopädische entlastende Maßnahmen werden Muskelüberlastungen beseitigt, worunter die lokalen und projizierten Schmerzphänomene verschwinden können. Schmerzen, die beim Kauen in der Kaumuskulatur auftreten, oder eine druckdolente A. temporalis sollten immer Anlaß zum Ausschluß einer Arteriitis sein, worauf bei den Laborwerten eine massiv erhöhte Blutsenkung hindeutet.

Schmerz im Kopf-Hals-Bereich in der Hals-Nasen-Ohren-Heilkunde

M. Westhofen

Schmerz, Indikator für Diagnostik und Therapie

Die Lokalisation von Schmerzen im Bereich der Ohren, des Gesichts und des Halses erlaubt keineswegs eine sichere topographische Zuordnung der zugrundeliegenden Erkrankung. Aufgrund der nervalen Versorgung des Ohrs, der Otobasis und des Rachens sind u. a. mikrootoskopische und endoskopische Diagnostik des oberen Aerodigestivtrakts zwingender Bestandteil jeder Untersuchung.

Die Differentialdiagnose des Kopf- und Halsschmerzes ist bei akuten Krankheitsbildern selbst durch hochtechnisierte Bildgebung nicht in allen Fällen suffizient zu klären. Die akut entzündlichen Komplikationen an der Rhino- und Otobasis erfordern die konsiliarische Kooperation mit Neurochirurgen und Neurologen sowie mit Zahnärzten und Kieferchirurgen. Chronische Schmerzzustände zwingen zur Differenzierung von Tumoren, raumfordernden entzündlichen Prozessen und neuralen Kompressionssyndromen, um ggf. durch operative Therapie eine kausale Analgesie zu erreichen.

Chronisch progrediente Schmerzbilder im Verlauf maligner Kopf-Hals-Karzinome verlangen bei der Erstvorstellung des Patienten die endoskopische und mikroinstrumentelle Diagnostik der oberen Atem- und Speisewege sowie des Mittelohrs. Sie werden eventuell durch bildgebende Diagnostik ergänzt, um neben symptomatischer Analgetikatherapie lokale endoskopische und ggf. laserchirurgische Verfahren einzusetzen.

Bei bekannten, bereits therapierten Kopf-Hals-Tumoren ist in analoger Weise das Tumorrezidiv zu erfassen und mit Resektion und ggf. Rekonstruktion anzugehen. Wenn kurative Behandlungsoptionen chronisch progredienter Schmerzbilder bei Tumorprogression nicht möglich oder dem Patienten nicht zuzumuten sind, ist der differenzierte Einsatz der palliativen Chirurgie unter Verwendung palliativer perkutaner und interstitieller Strahlentherapie und palliativer Chemotherapieregimes abzuwägen. Diese Verfahren werden durch ein gestuftes Konzept der Analgetikatherapie ergänzt, das eine frühzeitige und langwährende Dehospitalisierung zuläßt und die erschwerte psychische Situation der Patienten berücksichtigt.

Topographisch-klinische Kopf- und Halsanatomie der Schmerzperzeption

Ohr und Otobasis

Das **äußere Ohr** und **der äußere Gehörgang** werden vom N. auricularis magnus aus dem Plexus cervicalis sowie aus dem R. auricularis N. vagus versorgt. Ersterer ist Zielpunkt der Anästhesie des äußeren Ohrs, letzterer der Vermittler von Husten- und Würgreiz bei schmerzhaften Manipulationen an Ohr und äußerem Gehörgang. Das **Mittelohr** und **die Tuba Eustachii** werden vom Plexus tympanicus aus dem N. glossopharyngeus sensibel versorgt. Daher findet sich in Zusammenhang mit pharyngealen Prozessen eine Otalgie. Erkrankungen im Bereich der **Felsenbeinspitze** können durch Reizung des nahegelegenen N. trigeminus Gesichtsschmerz verursachen.

Nase, Nasennebenhöhlen und Rhinobasis

Die **äußere Nase** wird aus dem N. ophthalmicus über den N. nasociliaris von dorsal innerviert. Die **hinteren Siebbeinzellen** und die **Keilbeinhöhle** werden aus dem N. ethmoidalis posterior versorgt, der wie der N. ethmoidalis anterior, der nach seinem Verlauf durch die Rhinobasis die **Nasenhaupthöhle** und die **Nasenspitze** versorgt, aus dem N. nasociliaris abzweigt. Der N. nasopalatinus erreicht das **Nasenseptum** über den rostralen harten Gaumen. Dort ist er der Infiltration für Eingriffe am Nasenseptum und -eingang zugänglich.

Pharynx, Larynx und Halsweichteile

Die **Zunge** und der **Zungengrund** werden vom N. lingualis, der für die Leitungsanästhesie an der Medialseite des aufsteigenden Mandibulaasts erreichbar ist, und vom N. vagus versorgt. Die Oberflächenanästhesie des N. vagus ist vor allem für die Endoskopie und Biopsie im Pharynx und Larynx bedeutsam, da ohne dieselbe vago-vagale Reaktionen bedrohlich werden können. Der **Oropharynx** und **Nasopharynx** werden vom N. glossopharyngeus versorgt, der auch die Sensibilität der **Paukenhöhle** (s. Ohr u. Otobais) sicherstellt.

Die **Halshaut** wird aus dem Plexus cervicalis versorgt, der sich am Hinterrand des M. sternocleidomastoideus im Bereich des Erb-Punkts in die Nn. auricularis magnus, transversus colli und supraclaviculares aufteilt.

Schmerztopographie – Leitlinie für Differentialdiagnostik

Wegen der engen topographischen Nachbarschaft schmerzleitender Bahnen und der für Sensorium, Schlucken und Sprechen relevanten Organsysteme sind Funktionseinbußen ursächlich oder reaktiv mit Schmerzbildern kombiniert. Nicht in allen Fällen werden die Funktionseinbußen vom Patienten registriert.

Die folgende Aufstellung dient daher als Leitschnur der Anamneseerhebung und der orientierenden klinischen Funktionsdiagnostik.

- Leitsymptom für den Patienten und für vorbehandelnde Ärzte ist die Lokalisation der Schmerzen. Zur Entscheidung über eine alleinige oder eine ergänzende symptomatische Analgetikatherapie zusammen mit einer kausal angreifenden Therapie der Grunderkrankung ist die Schmerzgenese durch Einsatz endoskopischer, mikroskopischer, bildgebender und ggf. pathohistologischer Diagnostik zu klären.

Differentialdiagnostische Leitlinien geben im folgenden anhand der Schmerztopographie Hinweise zum klinischen Vorgehen.

Sinugener Kopfschmerz

Der sinugene Schmerz ist ein anhaltender bohrender Schmerz ohne spezifische Auslösesituation, der über die Rr. meningeales des N. trigeminus vermittelt wird. Die Schmerzprojektion der Nasennebenhöhlen (Abb. 3.3) ist klinisch verläßlich, ihr Fehlen jedoch kein Kriterium zum Ausschluß einer sinugenen Ursache. Die Schmerzprojektion und Begleitsymptome für sinugene Komplikationen finden sich in Tab. 3.1. Die häufigste Lokalisation wird über dem Os ethmoidale und retroorbital angegeben. Zahnschmerz und Druckgefühl über dem Sinus maxillares treten bei akuter Symptomatik oft zusätzlich auf. Seltener wird der für den Sinus sphenoidalis typische Schmerz über dem Vertex geklagt. Bei **akutem Schmerz** weist die Zunahme des Schmerzes beim Vornüberbeugen auf ein **Empyem der Nasennebenhöhlen** hin.

Tabelle 3.1 Klinik der sinugenen Komplikationen

Symptome	Komplikation
- Frontaler Kopfschmerz - Akuter Infekt der oberen Luftwege - Lidschwellung - Exophthalmus	orbital ohne Therapie Amaurose und intrakranielle Komplikation
- Frontaler Kopfschmerz - Zahnschmerz - Schmerz im medialen Lidwinkel - Zunehmend diffuser Kopfschmerz - Lichtscheu	intrakranielle Komplikation

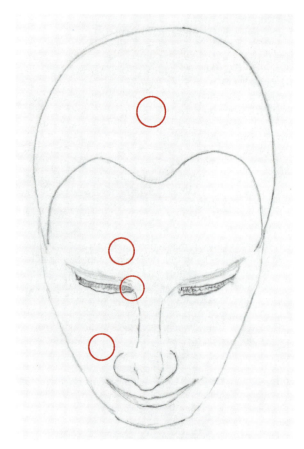

Abb. 3.3 Schematische Darstellung der Schmerzprojektion der Nasennebenhöhlen.

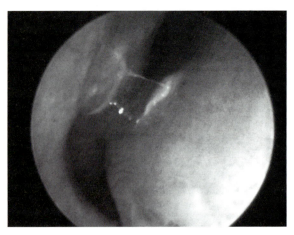

Abb. 3.4 Nasenendoskopie eines in die mittlere Muschel einspießenden Septumsporns mit chronischem Kopfschmerz. Befund vor plastischer Nasenseptumkorrektur.

Bei **chronischem Auftreten** der Schmerzen ist die **chronisch polypöse Sinusitis** meist im Zusammenhang mit Intoleranzreaktionen durch Endoskopie und/oder CT-Diagnostik zu verifizieren, dabei wird stets über chronisches Schleimlaufen im Rachen geklagt. In diesen Fällen tritt das Schmerzmaximum häufig in den Vormittagsstunden auf.

Akute wie chronische singuene Schmerzen mit unauffälligen Schnittbildbefunden werden häufig durch **hyperplastische Nasenmuscheln** verursacht, in die prominente knöcherne Spornbildungen des Septum nasi einspießen (Abb. 3.**4**). **Tumoren** des Endonasalraums und der Nasennebenhöhlen lösen überwiegend erst bei Knochendestruktion Schmerzen aus (Abb. 3.**5**). Ihr Frühsymptom ist nicht der Schmerz, sondern häufiger treten Behinderung der Nasenatmung, Epistaxis, Rachensekretion und Tubenventilationsstörung mit einseitigem Paukenerguß auf.

Bei Kleinkindern mit Kopfschmerzen und chronischen Infekten der oberen Luftwege ist bei schlecht einsehbarer Nasenhaupthöhle ggf. der sichere Ausschluß eines **nasalen Fremdkörpers** durch Endoskopie in Intubationsnarkose notwendig. Die Choanalatresie kann bei einseitigem Auftreten durch Einschränkung der Nebenhöhlenventilation das Bild einer akuten und chronischen Sinusitis verursachen. Wegen der altersabhängigen Pneumatisation des Nebenhöhlensystems ist die **kindliche akute Sinusitis** weit überwiegend ethmoidal lokalisiert. Bei alleiniger Schmerzbehandlung ohne lokal endonasal abschwellende Maßnahmen entwickelt sich die orbitale oder endokranielle Komplikation der akuten eitrigen Sinusitis bisweilen explosiv innerhalb von Stunden (Abb. 3.**6**, Tab. 3.**1**). Die Differentialdiagnose des singuenen Kopfschmerzes ist in Kap. 4.**14** dargestellt.

■ Paramandibulärer Schmerz

Die Schmerzen treten dumpf oder stechend mit Projektion auf den Mundboden, die Zunge, die Mandibula oder die großen Kopfspeicheldrüsen auf. Sie werden vermittelt über die Nn. glossopharyngeus und mentalis sowie die Ansa cervicalis superficialis. Eine Vielzahl von Ursachen macht eine interdisziplinäre Abstimmung zwischen Kopf-Hals-Chirurgen der Hals-Nasen-Ohren-Heilkunde und Zahn-Mund-Kiefer-Chirurgie sowie der Zahnärzte notwendig.

Bilder wie Glossodynie mit idiopathischem Zungenbrennen, Stylalgie durch Sklerosierung der Ligg. stylohyoidea und Karotidodynie, dem idiopathischen, durch sympathische Schmerzfasern geleiteten Halsweichteilschmerz, bereiten diagnostisch und therapeutisch Probleme.

- Der akute paramandibuläre Schmerz tritt bisweilen als Vorbote rasch progredienter und multipler Halsweichteilabszesse auf, die zu Beginn bildgebend und klinisch nicht einfach zu erfassen sind. Begleitend treten Schmerzen der Halsweichteile auf. Das Krankheitsbild wird anfangs meist wegen seiner klinisch wenig dramatischen Ausprägung unterschätzt und entwickelt sich dann innerhalb weniger Stunden dramatisch. Nur die frühe offene Wundbehandlung kann den deletären Verlauf vermeiden (Abb. 3.**7**).

Chronisch intermittierende Schmerzbilder mit subklinischer Symptomatik treten im Anfangsstadium der **chronischen obstruktiven**, der **Immun-** und der **Elektrolytsialadenitis** und des Sjögren-Syndroms auf. Die **Stylalgie** ist ebenfalls durch erhebliche Schmerzen und selten faßbare morphologische Substrate wie Verkalkung des Lig. stylohyoideum oder extreme Verlängerung des Styloidfortsatzes gekennzeichnet. Die **Glossodynie**, ebenfalls mit meist fehlendem pathomorphologischem Korrelat, erfordert stets die Zusammenarbeit mit dem Zahnarzt, da in vielen Fällen Unverträglichkeiten und Intoleranzreaktionen für Zahnme-

Schmerzen im Kopf-Hals-Bereich **187**

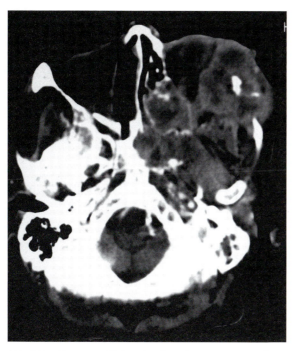

Abb. 3.**5a** Koronares CT der Rhinobasis bei Patient mit Adenokarzinom.

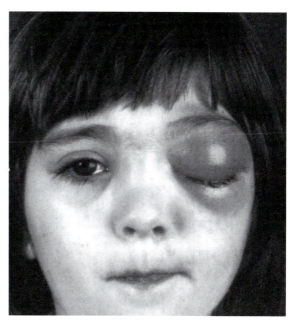

Abb. 3.**6** Kind mit akut aufgetretener orbitaler Komplikation nach Infekt der oberen Luftwege und Kopfschmerzen frontal über eine Woche vor endonasal-mikroskopischer Siebbeinoperation.

der Inzidenz die Lymphknotentuberkulose und Infektionen durch atypische Mykobakterien zu berücksichtigen.

■ Otalgie

Ohrschmerz und Druckgefühl im Ohr werden durch den Plexus tympanicus über den **N. glossopharyngeus** vermittelt. Trommelfellnah ist gehörgangseitig der **N. vagus** beteiligt.

- Die Neuroanatomie der Otalgie bedingt identische Schmerzbilder bei Prozessen des Mittelohrs und des Oropharynx (Otalgie bei akuter Tonsillitis). Eine akute Otalgie ist durch Mikrootoskopie und Pharyngoskopie meist klar zuzuordnen.

Otalgie bei der traumatischen **Trommelfellperforation** ist häufig Folge von Gewaltdelikten und wird daher nicht immer anamnestisch korrekt angegeben. Die **akute** oder **akut exazerbierte chronische Otitis media** geht meist mit ipsilateraler Hörminderung einher. Begleitend tritt häufig eine fötide Otorrhoe auf. Die Zunahme der Otalgie oder die Ausbreitung der Schmerzen im Sinne des **Gradenigo-Syndroms** erfordern den Ausschluß eines Felsenbeinspitzenprozesses durch ein CCT. Eine Zunahme der Schmerzen bei vorbestehender Otorrhoe und Schwerhörigkeit sowie bei Kindern im Verlauf einer akuten Otitis media werden bisweilen im Rahmen einer **otogenen Meningitis** beobachtet. Bei älteren Patienten, v. a. mit Diabetes mellitus, ist die **Otitis externa maligna** eine progrediente Ostitis, die unbehandelt zu Fazialisparese und tödlichem Ausgang führt, auszuschließen. Die Diagnostik erfolgt durch Mikrootoskopie, Abstrich und hochauflösendes Felsenbein-CT.

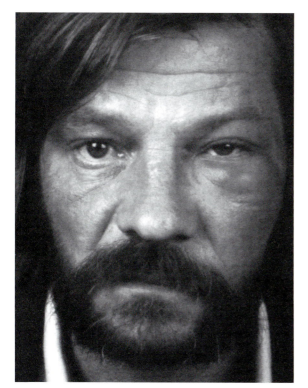

Abb. 3.**5b** Klinisches Bild des Patienten mit Schwellung der Lid- und Jochbeinregion links (Abb. 3.**5a**).

talle oder -kunststoffe vorliegen. Die Glossodynie ist selbst durch suffizient konzipierte Analgetikatherapie schwer zu beeinflussen.

Bei **Kindern** sind die Dentitio difficilis, der dentogene Abszeß, die unspezifische Lymphonodulitis, in zunehmen-

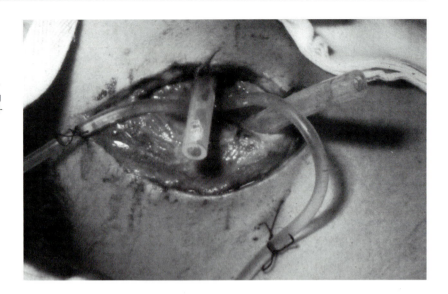

Abb. 3.7 Offene Wundbehandlung der rechten Halsseite bei einem jungen Patienten mit akut aufgetretenem Halsschmerz im Rahmen einer Tonsillitis und Ausdehnung der Schmerzen nach zervikal. CT-diagnostisch Entwicklung multipler Abszesse innerhalb weniger Stunden.

- Die chronische Otalgie erfordert nach Ausschluß von Ursachen in Mastoid und Mittelohr durch Mikrootoskopie und Röntgen-Schüller-Aufnahme zwingend den Einsatz der Schnittbilddiagnostik des Parapharyngealraums und der Endoskopie des Pharynx in Narkose zum sicheren Tumorausschluß in Oro-, Hypo- und Nasopharynx. Dortige Prädilektionsstelle ist die Rosenmüller-Grube hinter dem pharyngealen Tubenostium. Die symptomatische Schmerztherapie erfordert den begleitenden sicheren Tumorausschluß.

Häufige Ursache für Otalgie ist die **mandibulofaziale Dysfunktion**, die bisweilen zusätzlich Tinnitus verursachen kann. Habituelles Knirschen und Schleifspuren an den Molaren sind richtungsweisend. Die **chronische Zungengrundtonsillitis** und Hyperplasie des Waldeyer-Rachenrings geht meist mit Globusgefühl oder Dysphagie einher. Das **Styloidsyndrom** ist oft schwer von tonsillogenen Ursachen zu trennen. Die Darstellung verkalkter Ligg. stylohyoidea oder verlängerter Styloidfortsätze im Orthopantomogramm ist mit den Beschwerden nicht immer schlüssig zu korrelieren. Die spontan auftretenden, mit Druckdolenz der seitlichen Halsweichteile, insbesondere des Bulbus caroticus, einhergehenden Beschwerden meist bei jüngeren Frauen werden als **Karotidodynie** bezeichnet. Die Schmerzen sollen durch das sympathische perivaskuläre Geflecht um die A. carotis geleitet werden. Die Diagnose ist schwer zu objektivieren und meist eine Ausschlußdiagnose.

Bei Kindern ist an die subklinisch verlaufende **chronische Mastoiditis** zu denken, die nicht in allen Fällen mit rezidivierender Otitis einhergeht. Das **Cholesteatom**, im Kindesalter bisweilen als genuines Cholesteatom hinter dem geschlossenen Trommelfell wachsend, kann durch die begleitende Ostitis eine Otalgie verursachen. Bei Inkongruenz der Befunde von Otoskopie, Radiologie und Audiologie mit der Otalgie sind ein eosinophile Granulom und ein Rhabdomyosarkom in Betracht zu ziehen. Die **akute Mastoiditis** ist klinisch und radiologisch von der Pseudomastoiditis im Rahmen einer exazerbierten Otitis externa abzugrenzen.

Halsschmerz und Dysphagie

Halsschmerzen der Pharynxregion werden über die Nn. glossopharyngeus und vagus sowie Äste des zervikalen Sympathikus vermittelt. Sie gehen meist mit Globusgefühl und Schluckbeschwerden, bei Larynxbeteiligung auch mit Heiserkeit einher.

Das **stumpfe Halstrauma** durch Aufprall oder nach Gewaltdelikten läßt meist Sugillationen der Haut und Schleimhaut des Pharynx und Larynx erkennen. **Fremdkörper** wie Knochensplitter erfordern wegen ihrer oft geringen Größe die Endoskopie in Narkose, ggf. mit Fremdkörperentfernung. Selbst oberflächliche Schleimhauteinrisse durch Fremdkörper oder im Gefolge einer Intubation können ähnliche Beschwerden hervorrufen. **Verätzungen** mit Säuren oder Laugen sind anhand der deutlichen Schleimhautreaktion bereits im Niveau der Mundhöhle zuzuordnen. Die Frühendoskopie ist wegen der hohen Perforationsgefahr hier nicht anzuraten.

Entzündliche Ursachen wie akute Tonsillitis, Seitenstrangangina und akute Epiglottitis können sich innerhalb weniger Stunden von subklinischem Erscheinungsbild zu peritonsillären oder parapharyngealen **Abszessen** mit Lumeneinengung der oberen Luftwege entwickeln (Abb. 3.7). Eine Unterscheidung zur banalen Pharyngolaryngitis durch Inspektion ist entscheidend. Die akute infektiöse **Mononukleose** ist durch besonders starke Schmerzen und intensive Schwellung der Halslymphknoten gekennzeichnet. Sie wird durch ihren charakteristischen Pharynxbefund, das Differentialblutbild und die Duplex-Echographie der Halslymphknoten diagnostiziert. Die **Diphtherie,** wenngleich in den letzten Jahren wieder beobachtet (z. B. nach Reise in die GUS), ist eine sehr seltene Differentialdiagnose. Dumpfe Schmerzen und Druckgefühl erfordern die endoskopische, ggf. zusätzlich die sonographische Abklärung. Bei begründetem Verdacht muß die Therapie ohne serologische Diagnostik unverzüglich erfolgen.

Ontogenetische **Zysten** in der Vallekula und der supralaryngealen Region sind von malignen **Tumoren** ggf. durch Biopsie abzugrenzen. Besondere Aufmerksamkeit ist dabei auf den Sinus piriformis, die aryepiglottische Falte, den Recessus Morgagni und den kranialen Ösophagus zu richten. Bei Patienten nach Strahlentherapie, bei denen der Larynx im Strahlenfeld gelegen hat, sollte bei Schmerzen, die sich beim Schlucken verstärken, an die **Perichondritis** des Thyroids gedacht werden. Im weiteren Verlauf kommt es unbehandelt zu endolaryngealer Schwellung, oft auch zu Rötung und Schwellung der prälaryngealen Haut und Weichteile.

Neben dumpfem Druckschmerz stehen beim **Hypopharynxdivertikel** (Zenker-Divertikel) die Dysphagie und postprandiale Regurgitation im Vordergrund. Im Parapharyngealraum sind sonographisch **laterale Halszysten, Laryngozelen** sowie entzündlich oder tumorös **vergrößerte Lymphknoten** als Ursachen für Halsschmerz erkennbar. Neuralgiforme Schmerzen, die in Höhe des Larynx projiziert werden, können nach Ausschluß aller morphologisch faßbaren Ursachen durch probatorische lokale Infiltration bisweilen als **Neuralgie des N. supralaryngeus** eingeordnet werden. Schmerz und Globusgefühl ohne diagnostisch erkennbare Ursache wird im Rahmen einer funktionellen Dysphagie mit psychosomatischem Hintergrund als **Globus nervosus** bezeichnet.

Bei **Kindern** treten Halsschmerzen überwiegend bei banalen Racheninfekten auf. Mediane oder laterale Halszysten führen bei Superinfektion zu Schmerzen mit Schonhaltung des Halses. Der Tortikollis ist eine seltene Ursache für chronische Weichteilschmerzen bei Kindern. Sie treten ab dem 2. Lebensjahr progredient auf. Zu Beginn ist das klinische Bild noch diskret ausgeprägt.

Klinisch-praktische Hinweise

Die topographische Zuordnung der Schmerzen zu den Funktionsstörungen, die sich vielfach erst aus der endoskopischen HNO-ärztlichen Hirnnervendiagnostik ergibt, ermöglicht das Aufstellen eines Schmerztherapieplans, der chirurgische, Laser- und mikrochirurgische, ggf. strahlentherapeutische lokale und kausale Schmerzbehandlung mit pharmakologischer symptomatischer Analgetikatherapie nebeneinander einbezieht.

Literatur

1. BeSaw L. Pain relief. Texas State Board of Medical Examiners. Tex-Med. 1995; 9:33–34, discussion 35–36
2. Randle HW et al. Know your anatomy. Local anesthesia for cutaneous lesions of the head and neck-practical applications of peripheral nerve blocks. J Dermatol Surg Oncol. 1992; 18:231–235
3. Taylor JR, Finch P. Acute injury of the neck: anatomical and pathological basis of pain. Ann-Acad-Med-Singapore. 1993; 22:187–192
4. Westhofen M. Hals-Nasen-Ohrenheilkunde systematisch. Uni-Med, Bremen 2001
5. Zangl K. Fundamentals of oral drug therapy in chronic malignant pain. Pflege-Z. 1995; 48:Suppl.1–16.

Schmerz im Kopf-Hals-Bereich in der Zahn-Mund-Kiefer-Gesichts-Chirurgie

J. Zöller

Einleitung

Den Hauptteil der sensorischen Versorgung des Mund-Kiefer-Gesichts-Bereiches übernimmt der **N. trigeminus** mit seinen drei großen Ästen, dem N. ophthalmicus, dem N. maxillaris und dem N. mandibularis. Jeder dieser Nerven weist mehrere wichtige Verzweigungen auf.

Die **Ursache** von Schmerzen im Kiefer-Gesichtsbereich sind vielfältig. Prinzipiell können unterschieden werden:
– odontogene Schmerzen,
– Schmerzen parodontalen Ursprungs,
– Schmerzen bei osseointegrierten Implantaten,
– osteogene Schmerzen,
– schmerzhafte Funktionsstörung des Kauorgans,
– Weichteilschmerzen,
– Neuralgien und neuralgiforme Schmerzen,
– psychogene und „psychisch überlagerte Schmerzsyndrome".

Odontogene Schmerzen

Die häufigsten Ursachen für das Auftreten sowohl von akuten als auch von chronischen Schmerzen im Mund-Kiefer-Gesichts-Bereich sind Entzündungen.

An erster Stelle sind hierbei die odontogenen Infektionen zu nennen, welche die bekannten Kardinalsymptome Dolor, Calor, Rubor und Functio laesa aufweisen können. Diese Symptomatik ermöglicht in Kombination mit der radiologischen Diagnostik das Auffinden des verursachenden Herdes bzw. Zahnes.

Infektion der Pulpa

Entzündliche Pulpaerkrankungen besitzen mehrere ätiologische Faktoren. Die weitaus häufigste Ursache ist die **kariöse Infektion.** Dabei penetrieren Toxine und nachfolgend Kariesmikroben mit ihren giftigen Stoffwechselprodukten zur Pulpa. Im weiteren Verlauf entsteht über eine Hyperämie eine Pulpitis. Andere Ursachen für eine Entzündung der Pulpa können thermische Reize sein, z.B. bei einer Zahnpräparation, chemische Noxen wie toxische Füllungsmaterialien, außerdem Okklusionstraumen sowie Übergreifen von anatomisch benachbarten entzündlichen Prozessen bei Parodontopathien, Sinusitiden oder apikalen Herden der angrenzenden Zähne.

Typische Schmerzsensationen einer Pulpitis treten bei thermischen Reizen auf, also Kälte oder Wärme, sowie bei osmotischen Reizen wie süß, sauer, salzig und bitter. Abhängig von den verschiedenen Pulpitisformen stellen sich Spontan- oder Dauerschmerz ein und eine Perkussionsempfindlichkeit bis hin zu pulssynchronen Schmerzen. In der Regel können die **Beschwerden** vom Patienten im pulpitischen Stadium sicher als vom entsprechenden Zahn ausgehend lokalisiert werden.

Die **Therapie** der Pulpitis besteht, sofern pulpenerhaltende Maßnahmen nicht möglich sind (wie z.B. in Form einer direkten Überkappung der nur partiell angegriffenen Pulpa mittels Kalziumhydroxid), in der Regel in der Exstirpation der erkrankten Pulpa mit anschließender endodontischer Wurzelfüllung, um ein Übergehen der Entzündung auf den periapikalen Bereich zu vermeiden. Gerade bei fortgeschrittener klinischer Zerstörung der Zahnhartsubstanz und/oder fehlender Patientencompliance ist jedoch teilweise die Indikation zur Extraktion zu stellen.

Apikale Parodontopathie

Beim Übertritt der Entzündung über den Wurzelkanal hinaus in das periapikale Gewebe und in den Knochen ist oftmals eine genaue Schmerzlokalisation erschwert (Abb.

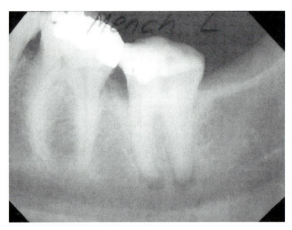

Abb. 3.8 Chronisch apikale Parodontitis Zahn 37 („Zahngranulom").

Tabelle 3.2 Stadien der Dentitio difficilis (modifiziert nach [3])

Stadium I	Geringgradige Entzündung der Zahnfleischtasche/-kapuze meist distal oder bukkal des Weisheitszahnes Berührungs- bzw. Mastikationsschmerz
Stadium II	eitrige Sekretion aus der Tasche Infiltration der umgebenden Weichteile mit schmerzhafter Lymphknotenschwellung beginnende Kieferklemme mit einseitigen Schluckbeschwerden leichte Temperaturerhöhung
Stadium III	ausgeprägte Kieferklemme mit starken Schmerzen und Schluckbeschwerden Ausbildung von Logenabszessen deutliche Temperaturerhöhung weitere Allgemeinsymptome

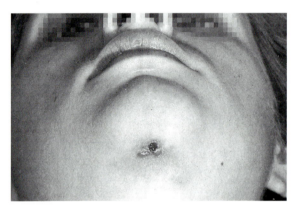

Abb. 3.9 Nach submental fistelnde Entzündung, verursacht durch eine chronische apikale Parodontitis.

3.8). Je nach Lage des Fokus strahlen die Schmerzen nun in die aurikuläre Region, zu Auge oder Wange aus. Eine starke Perkussionsempfindlichkeit des Zahnes findet sich bei der akuten apikalen Parodontitis, während sie bei der chronischen Infektion nur abgeschwächt vorhanden ist oder auch ganz fehlt. In Abhängigkeit von der Abwehrlage des Gesamtorganismus kapselt sich nun entweder die Entzündung im Kieferknochen unter Granulom- und eventuell Zystenbildung ab, wobei möglicherweise temporär Beschwerdefreiheit besteht, oder es entsteht ein odontogener Abszeß mit Durchbruch in die angrenzenden Weichteile (Abb. 3.9) bzw. Weichteillogen. Besonders schmerzhaft ist dabei die subperiostale Phase nach Durchdringen der Kompakta mit Anhebung des Periostes. Die Patienten klagen dann über einen ausgeprägten Spannungsschmerz und erfahren zumeist nach dem weiteren Durchbruch des Abszesses und nun submuköser Lage eine spontane Erleichterung der Beschwerden. Die entsprechende Therapie besteht in der chirurgischen Abszeßeröffnung mit anschließender Drainageeinlage.

Dentitio difficilis

Klinische Bedeutung kommt einem erschwerter Zahndurchbruch vor allem im Bereich der unteren Weisheitszähne zu, wo eine **Schlupfwinkelinfektion** auftritt. Diese ist in der Knochen-/Schleimhauttasche distal bzw. über dem entsprechenden Zahn lokalisiert. Die Infektion wird je nach Schweregrad in drei klinische Stadien unterteilt (Tab. 3.2), die in Abhängigkeit von der allgemeinen Abwehrlage fließend ineinander übergehen können.

Die **Behandlung** orientiert sich an den klinischen Stadien. So ist im Initialstadium oftmals gerade bei guter Resistenzlage des Gesamtorganismus eine rein lokale Therapie ausreichend. Diese besteht beispielsweise in einer Spreizung im Bereich der Schleimhautkapuze mit anschließender Spülung mit einer desinfizierenden Lösung und Einlage einer Drainage. Eine systemische Antibiotikagabe ist im Gegensatz zu den Stadien II und III nicht erforderlich. Bei letzteren zieht das schwere Krankheitsbild mit den oben genannten möglichen schweren Komplikationen oftmals sogar eine stationäre Aufnahme des Patienten nach sich.

Dolor post extractionem

Im Pathomechanismus dieser **Wundheilungsstörung** entscheidend ist das Fehlen eines stabilen postoperativen Blutkoagels im Bereich der Alveole („dry socket"). Dies kann einerseits bei einer Infektion des anfänglich gebildeten Koagels oder andererseits durch das Ausbleiben der postoperativen Einblutung in die Alveole der Fall sein. Die oft unerträglichen Schmerzen resultieren dabei aus einer lokalen Ostitis der trockenen, sekundär infizierten Alveole mit begleitender Perineuritis. Dies ist besonders häufig im Unterkiefermolarenbereich zu beobachten, betrifft damit den N. alveolaris inferior und kann im Extremfall zum Funktionsausfall führen. Diese auch als Vincent-Symptom bezeichnete Sensibilitätsstörung wird vor allem bei der Osteomyelitis beobachtet. Da die Schmerzen dem Patienten oftmals unerträglich erscheinen und peripher wirksame Analgetika häufig nur unzureichend ansprechen, ist häufig eine Schmerzunterbrechung mittels **Lokal-** bzw. **Leitungsanästhesie** erforderlich. Daneben sollte das nekrotische Material aus der Alveole entfernt werden und nach Desinfektion eine Einblutung zur Bildung eines neuen Koagels angeregt werden.

Schmerzen parodontalen Ursprungs

Schmerzen parodontalen Ursprungs sind überwiegend auf **entzündliche parodontale Erkrankungen** (Abb. 3.10) zu-

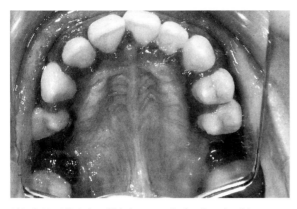

Abb. 3.**10** Klinisches Bild einer marginalen Parodontitis.

rückzuführen. Akute Schmerzen sind hier oft Folge akuter Parodontopathien wie lokalisierter oder multipler Parodontalabszesse, einer akuten nekrotisierenden ulzerierenden Gingivitis (ANUK) oder einer Schwangerschaftsgingivitis. Die kausale Therapie dieser entzündlich bedingten Schmerzen wird immer auf die Beseitigung der bakteriellen Plaque als ätiopathogenetischem Hauptfaktor ausgerichtet sein und den Schmerz durch die Beseitigung der Entzündungsursache mittelbar bekämpfen.

Dentinhypersensibilität. Dentinhypersensibilität ist nicht primär parodontalen Ursprungs, jedoch in der überwiegenden Zahl der Fälle eine Folge entzündlicher oder involutiver Parodontalerkrankungen. Voraussetzung für das Auftreten einer Zahnhalsüberempfindlichkeit ist die Entblößung der Zahnwurzel. Neben entzündlichen Parodontopathien, die zu einer Zahnhalsdenudation führen können, ist eine weitere Ursache für entblößte Zahnhälse eine traumatisierende Zahnputztechnik. Hierbei wird nicht nur der Zahnhals freigelegt, sondern auch die Wurzelzementschicht abgetragen, die wesentlich weniger widerstandsfähig ist als der koronale Schmelz. Auf diese Weise kommt es zur Freilegung des Dentins und damit der Dentinkanälchen. Über diese Kanälchen erfolgt eine Reizfortleitung in das Pulpainnere. Die therapeutischen Versuche, die Zahnhalsüberempfindlichkeit zu beherrschen, setzen hier an, indem versucht wird, die Öffnungen der Dentintubuli mittels chemischer Substanzen, z. B. Aminfluoride, Mineralien, z. B. Hydoxylapatit, oder einer Versiegelung des Dentins mittels Dentinadhäsiven zu verschließen.

Schmerzen bei Zahnimplantaten

Alle im Knochen verankerte Implantate stehen in direktem und permanentem Kontakt mit der keimbeladenen Mundhöhle. Trotz hoher Erfolgsaussichten können bei fehlerhafter chirurgischer Technik, mechanischer Überlastung und/oder mikrobiellen Infektionen periimplantäre Entzündungen auftreten. Die **therapeutischen Maßnahmen** umfassen eine erneute Instruktion des Patienten zur Verbesserung der Mundhygiene, eine professionelle Reinigung des Implantates mit speziellen Instrumenten und die lokale Anwendung von Antiseptika (z. B. Chlorhexidinlösung). Werden die periimplantären Entzündungsreaktionen durch diese lokalen Maßnahmen nicht beherrscht, können der systemische Einsatz von Antibiotika, mukogingival-chirurgische Maßnamen sowie schließlich auch die Entfernung des Implantates notwendig werden.

Osteogene Schmerzen

Osteogene Schmerzen werden vor allem durch akute und chronische Infektionen ausgelöst.

Ein lokalisierter Knochenschmerz ist hier eher selten anzutreffen. Vielmehr klagen die Patienten oftmals über ausstrahlende Schmerzen, die in Hinsicht auf ihren Entstehungsort nicht exakt abzugrenzen sind. Die Osteomyelitis ist in eine akute und eine wesentlich häufiger zu beobachtende chronische Form zu unterteilen, die jedoch ineinander übergehen können. Beide Formen differieren gerade durch die klinische Symptomatik, nicht zuletzt aufgrund ihres unterschiedlichen Schmerzcharakters.

Die **akute Osteomyelitis** ist durch ein starkes subjektives Krankheitsgefühl mit lokaler Schwellung, Rötung und Druckdolenz gekennzeichnet. Bei ausgedehntem Befund mit Infiltration der angrenzenden Weichteile können Zahnlockerungen und eine reflektorische Kieferklemme mit Behinderung der Mundöffnung hinzutreten.

Das **chronische Stadium** ist dagegen meist symptomarm. Die Patienten beschreiben oftmals einen mäßigen bohrenden Dauerschmerz im gesamten Kieferbereich, der in die Ohr-, Temporal- und seitliche Halsregion ausstrahlen und z. B. bei körperlicher Anstrengung zunehmen kann. Es finden sich Fistelbildungen auch nach extraoral, gerade im Falle einer Exazerbation mit Eiterentleerung. Bei dem meist jahrelangen progredienten Verlauf sind Phasen mit wechselnder Beschwerdeintensität zu verzeichnen.

Therapeutisch stehen kombiniert medikamentöse (intravenöse Antibiotikagaben) und chirurgische Behandlungskonzepte (Entfernung des infizierten nekrotischen Knochenmaterials, Dekortikation mit Spongiosaplastik) im Vordergrund. In jüngster Zeit werden vermehrt hyperbare Sauerstofftherapie sowie adjuvant antiphlogistische Enzyme eingesetzt.

Schmerzhafte Funktionsstörung des Kauorgans

Diese myoarthropathische Schmerzsymptomatik wurde früher als **Costen-Syndrom** bezeichnet. Sie stellt eine der häufigsten Schmerzsyndrome im Mund-Kiefer-Gesichts-Bereich dar. Dieses Krankheitsbild wird in dem Kapitel „Schmerzkrankheitsbilder ausgewählter Gebiete" gesondert dargestellt.

Weichteilschmerzen

In den Weichteilen lokalisierte Schmerzen werden meist durch eine **Entzündung** oder ein **Trauma** hervorgerufen. Jedoch lösen auch Tumoren, die sensible Nerven infiltrieren, Schmerzen aus. Die Ursachen können sowohl vom Zahnsystem, von den Nasennebenhöhlen, den Speicheldrüsen als auch von der Haut bzw. Schleimhaut ausgehen. Daneben sind auch gefäßbedingte Kopfschmerzen zu nennen. Pathogenetisch ist eine entzündlich bedingte Arteriitis temporalis von den vasomotorisch verursachten Kopfschmerzen wie Migräne, Cluster-Kopfschmerz oder Cephalaea vasomotorica zu unterscheiden. Auf pathogenetische Grundlagen sowie die Therapie soll hier nicht eingegangen werden.

Glossodynie

Brennen und Schmerzen der Mundschleimhaut und der Zunge („Glossodynie") treten fast ohne ersichtlichen Grund auf. Betroffen sind meist Frauen im mittleren bis höheren Lebensalter. Es bedarf einer ausführlichen Anamnese, um etwaige Allergien (Prothesen, Metalle, Nahrung), Verletzungen durch scharfkantige Zähne bzw. Zahnersatz und galvanische Potentialdifferenzen aufgrund einer möglicherweise jahrelang zurückliegenden Zahnbehandlung zu erfragen. Ein gründlich erhobener Befund der Zunge, des Zahnsystems mit prothetischem Ersatz und der gesamten Mundschleimhaut ist unumgänglich, um eine klinische Ursache, insbesondere ein Karzinom, nicht zu übersehen. Auf Mundschleimhauterkrankungen wie Candidiasis, Lichen ruber, Zungentonsillen, Lingua geographica, Leukoplakien und Erythroplakien muß geachtet werden. Ist im Bereich des Cavum oris oder des Kauorgans keine Ursache zu finden, bedarf es der internistischen Abklärung von Mangelsyndromen (Vitamin C, Vitamin B12, Folsäure, Eisen), eines Diabetes mellitus, hämatologischen Erkrankungen (z. B. Lymphogranulomatose) oder gastrointestinalen Erkrankungen. Erst nach Ausschluß einer organischen Ursache darf eine psychogene Ätiologie angenommen werden.

Neuralgien und neuralgiforme Schmerzen

Als Neuralgie wird typischerweise eine Schmerzsymptomatik bezeichnet, die anfallsartig mit großer Heftigkeit im Ausbreitungsgebiet eines bestimmten Nerven auftritt. Das anfallsfreie Intervall ist schmerzfrei, periphere Schmerzursachen können nicht eruiert werden.

Typische **Neuralgien** betreffen im Mund-Kiefer-Gesichts-Bereich den N. trigeminus (99%) und den N. glossopharyngeus (1%). In sehr seltenen Fällen ist der N. auricularis magnus betroffen. Zur speziellen Symptomatik, Diagnostik und Therapie wird auf die entsprechenden Kapitel verwiesen.

Im Gegensatz hierzu ist der neuralgiforme Schmerz Ausdruck einer Nervenirritation durch ein pathologisches Geschehen.

Im Mund-Kiefer-Gesichts-Bereich kommt eine große Zahl peripherer und zentrale Ursachen in Frage, die teilweise bereits erwähnt wurden (z. B.: Pulpitis, Parodontalerkrankungen, Weisheitszähne, Neoplasien etc.). Es handelt sich um ziehende Dauerschmerzen. Die Therapie sollte die Ursache und somit das schmerzauslösende Moment beseitigen (s.o.). Ist der Schmerz chronifiziert, also bereits „zentral fixiert", besteht er häufig auch nach Beseitigung der Ursache weiter. Hier kommen zusätzlich komplementäre Verfahren der Schmerztherapie zum Einsatz. Zu nennen sind in erster Linie die Akupunktur, die transkutane elektrische Nervenstimulation (TENS), aber auch psychologische Verfahren (z. B. Entspannungsverfahren).

Psychogene und „psychisch überlagerte Schmerzsyndrome"

Psychogene und „psychisch überlagerte Schmerzsyndrome" sind ausgesprochen häufig und differentialdiagnostisch insofern besonders bedeutsam, als sie in organischer Gestalt (psychosomatisch, somatoform) in Erscheinung treten und oft mangels objektiver Organbefunde verkannt werden. Die Lebenszeit-Prävalenz psychischer Störungen liegt nach neuesten epidemiologischen Untersuchungen in westlichen Industriestaaten bei 33%. Am häufigsten werden dabei mit 15% Angststörungen und mit 8% affektive Störungen beobachtet. Beide Gruppen von psychischen Krankheiten spielen auch im zahnärztlichen Arbeitsgebiet eine wichtige Rolle, haben allerdings bislang wenig systematische Aufmerksamkeit gefunden. Ängstlich-angespannte Patienten können durch die chronische Anspannung Zahnprobleme entwickeln (z. B. Bruxismus oder eine Störung im Bereich des Temporomandibulargelenkes).

Bei nicht eindeutigen Befunden sollte die Indikation zur Zahnextraktion kritisch bewertet werden.

Kernaussagen

- **Schmerzen im Kopf-Hals-Bereich in der Neurologie**
  - Von Bedeutung sind vor allem motorische oder sensible, periphere oder zentrale Läsionen im Bereich des N. trigeminus. Kombinationen von Läsionen verschiedener Hirnnerven kommen ebenfalls vor und müssen ursächlich geklärt werden.
  - Kopfschmerzen zusammen mit neurologischen Auffälligkeiten sollten bezüglich Gefäßverschlüssen oder Dissektionen im Kopf-Hals-Bereich mit oft typischen Kopfschmerzlokalisationen abgeklärt werden.

- **Schmerzen im Kopf-Hals-Bereich in der Hals-Nasen-Ohren-Heilkunde**
  - Die Erhebung der Vorgeschichte hat neben Intensität, Dauer, zeitlichem Verlauf und Lokalisation die im Kopf-Hals-Gebiet richtungsweisenden Begleitbeschwerden zu erfassen. Funktionsstörungen des Sehens (orbitale Komplikation), der Blickmotorik (N. abducens), des Hörens, der Gesichtsmotorik, der Zungenmotilität, des Schluckens und Sprechens sind zu prüfen.
  - Die gemeinsame Schmerzleitung des N. glossopharyngeus für otogene und pharyngeale Schmerzursachen ist bei der topographischen Wertung der Kopf-, Ohr- und Halsschmerzen stets zu berücksichtigen.
  - Zu Beginn der Schmerzbehandlung müssen die folgenschweren entzündlichen Erkrankungen an Rhino- und Otobasis sowie beginnende Halslogenabszesse, ausgehend vom Parapharyngealraum, sicher ausgeschlossen werden. Tonsillogene Abszesse sind weitaus am häufigsten. Funktionsdiagnostik der Hirnnerven und Endoskopie der Nase, des Pharynx und Larynx sowie Mikrootoskopie sind daher unerläßlich.
  - Bei chronischen Schmerzzuständen ist der Ausschluß von malignen Kopf-Hals-Tumoren durch Endoskopie, ggf. in Vollnarkose, mit Biopsie obligat.

- **Schmerzen im Kopf-Hals-Bereich in der Zahn-, Mund-, Kiefer- und Gesichtschirurgie**
  - Die Schmerzursachen im Mund-Kiefer-Gesichts-Bereich sind vielfältig. Sie reichen von odontogenen Schmerzen über Schmerzen parodontalen Ursprungs, Schmerzen bei Zahnimplantaten, osteogene Schmer-

zen, schmerzhafte Funktionsstörung des Kauorgans, Weichteilschmerzen, Neuralgien und neuralgiforme Schmerzen bis hin zu psychogenen und „psychisch überlagerten Schmerzsyndromen".
- Die Diagnostik erfordert eine interdisziplinäre Zusammenarbeit von Zahnarzt, Mund-Kiefer-Gesichtschirurgen, HNO-Arzt, Neurologen etc.
- Die Therapie der akuten Schmerzen sollte neben einer symptomatischen Schmerzausschaltung immer die Ursache und somit das schmerzauslösende Moment beseitigen. Ist der Schmerz chronifiziert, also bereits „zentral fixiert", besteht dieser häufig auch nach Beseitigung der Ursache weiter. Hier kommen zusätzlich komplementäre Verfahren der Schmerztherapie zum Einsatz.

Literatur

Weiterführende Literatur

1. Bell WE. Orofacial pains – classification, diagnosis, management, 4th. ed. New York: Year Book Med. Publ.; 1989
2. Burchiel KJ, Burgess JA. Differential diagnosis of orofacial pain. In: Tollison CD, Hrsg. Handbook of chronic pain management. Baltimore: Williams & Wilkins; 1989.
3. Cailliet R, Hrsg. Head and face pain syndromes. Philadelphia: Davis; 1992
4. Mumford J.M, Hrsg. Kiefer-Gesichtsschmerz. Ätiologie, Diagnose, Therapie. Köln: Dtsch. Ärzte-Verlag; 1989.
5. Naumann HH, Hrsg. Differentialdiagnostik in der Hals-, Nasen-, Ohrenheilkunde. Stuttgart: Thieme; 1990.
6. Schröder HE, Hrsg. Pathobiologie oraler Strukturen. Basel: Karger; 1991.
7. Zöller B, Zöller J, Hrsg. Komplementäre Schmerztherapie in der Zahnheilkunde. Stuttgart: Hippokrates; 1995.

Referenzen

1. Cohen H. Facial neuralgias. Brit dent J 1959; 9:107–12
2. Demmel HJ. Psychosomatische Aspekte von Patienten mit Gesichts- und Kopfschmerzen. In: Siebert GK, Hrsg. Gesichts- und Kopfschmerzen. Hanser, München; 1992
3. Harnisch H, Hrsg. Die Durchbruchstörungen der Weisheitszähne. Fischer, Jena; 1947
4. Janetta PJ. Microsurgical approach to the trigeminal nerve for tic douloureux. Proc Neurol Surg 1976; 7:180–187
5. Kallinke D. Psychogene und psychisch überlagerte Schmerzsyndrome. In: Zöller B, Zöller J, Hrsg. Komplementäre Schmerztherapie in der Zahnheilkunde. Hippokrates, Stuttgart; 1995
6. Laskin DM, Greence CS. Assesment of orofacial pain. In: Turk DC, Melzak R, Hrsg. Handbook of pain assessment. New York: Guilford Press; 1992:49.
7. Michels R, Marzuk P. Progress in Psychiatry. New Engl J Med 1993; 329:552–560
8. Mombelli A. Mikrobiologie und Implantate. Dtsch Zahnärztl Z 1993; 48:756–760
9. Schlegel D, Hrsg. Die Quintessenz der odontogenen Entzündung. Quintessenz, Berlin; 1981.
10. Tetsch P, Wagner W, Hrsg. Die operative Weisheitszahnentfernung. Hanser, München; 1982
11. Winkelmüller W. Die Klassifikation der Trigeminusneuralgie und ihr Einfluß auf die Ergebnisse der operativen Behandlung. Neurochir 1990; 33:54–64
12. Ziegler CM, Neuener M. Odontogene Schmerzen. In: Zöller B, Zöller J, Hrsg. Komplementäre Schmerztherapie in der Zahnheilkunde. Hippokrates, Stuttgart; 1995:23

Schmerzen an Schulter und oberer Extremität

Roter Faden

Schmerzen an Schulter und oberer Extremität in der Neurologie
- Radikuläre Läsionen im Schulter-Arm-Bereich
- Periphere Läsionen im Schulter-Arm-Bereich

Schmerzen an Schulter und oberer Extremität in der Orthopädie
- Differentialdiagnose des Schulterschmerzes
- Differentialdiagnose des Ellenbogenschmerzes
- Differentialdiagnose des Handgelenkschmerzes

Schmerzen an Schulter und oberer Extremität in der Inneren Medizin
- Wirbelsäule
- Entzündliche Erkrankungen peripherer Gelenke (obere Extremitäten)

Schmerzen an Schulter und oberer Extremität in der Neurologie

W. Nix

Die Diagnostik von Nerven- und Muskelläsionen gilt allgemein als schwierig, da ihre Symptomvielfalt groß ist und der Gedanke an die reichhaltigen anatomischen Details abschreckt. Diese Vorbehalte sind jedoch unbegründet. Mit einer gezielten Anamnese und erlernbaren praktischen Untersuchungsverfahren kann eine Vielzahl der Läsionen sicher erkannt werden.

Nerv und Muskel stehen bei peripheren neurologischen Störungen im Vordergrund des diagnostischen Interesses. Muskellähmungen sind immer ein eindrucksvolles Symptom, und Nerven sind im langen Verlauf vom Rückenmark bis zum Muskel oder zur Haut vielen Schädigungsmöglichkeiten ausgesetzt. Daraus ergibt sich eine Vielfalt an Läsionsorten, die in der täglichen Praxis stets bedacht werden müssen. So ist etwa zu entscheiden, ob hinter einer Muskellähmung am Arm ein Bandscheibenschaden an der Halswirbelsäule oder „nur" die Läsion eines peripheren Nervs steht.

Je nach Verdachtsdiagnose ist unterschiedlich – und auch unterschiedlich schnell – zu handeln. Eine sofortige medikamentöse Therapie steht etwa bei der Trigeminusneuralgie vor jeder weiteren Untersuchung. Dagegen erfordert der Verdacht auf einen akuten Bandscheibenvorfall vor jeder Therapie eine gezielte, unbedingt auch apparative Diagnostik. Ein Sulcus-ulnaris-Syndrom hingegen hat nicht diese diagnostische Dringlichkeit. Da eine Schädigung am N. ulnaris aber mit einem C8-Bandscheibenvorfall verwechselt werden kann, muß zunächst sorgfältig zwischen diesen beiden Läsionen im peripheren Bereich unterschieden werden.

In jedem Fall ist es der erstbehandelnde Arzt, der über seine Verdachtsdiagnose eine Weichenstellung vornimmt, wenn er weitere Untersuchungen plant und veranlaßt. Bei der Diagnostik hilft ihm die Tatsache, daß Schädigungen des peripheren Nervs dem Läsionsort entsprechend in systematischer Weise auftreten. So stellen sich die motorischen, sensiblen und vegetativen Funktionsausfälle bei Wurzelschäden anders dar als bei einer Läsion im Plexus oder weiter in der Nervenperipherie.

Schwieriger zu beurteilen sind schmerzhafte Störungen in der funktionellen Beziehung zwischen Gelenken und den ihnen zugeordneten Muskeln, die Nervenirritationen imitieren können.

Ein erhebliches diagnostisches Problem ist immer wieder die Frage, ob eine Muskelparese die Folge einer Nervenschädigung ist oder aber lediglich ein schmerzbedingtes Schonverhalten. In solchen Situationen ist es hilfreich, für den Patienten zunächst eine Position zu finden, in der seine Schmerzen geringer sind und welche die Prüfung einiger Muskeln zuläßt. Zu diesem Zeitpunkt sollte schon aus der Anamnese ein Verdacht zur Differentialdiagnose des Schmerzes vorhanden sein, um die Untersuchung gezielt und damit effektiv vornehmen zu können.

Radikuläre Läsionen im Schulter-Arm-Bereich

Aufgrund der Art der motorischen Versorgung der Muskulatur haben radikuläre Läsionen ein anderes Ausfallmuster als Schäden am peripheren Nerv. Zum Beispiel tritt bei Durchtrennung des N. axillaris eine komplette M.-deltoideus-Parese auf, eine C5-Wurzel-Durchtrennung hingegen läßt dem deutlich gelähmten Muskel noch eine Restinnervation. Diese unvollständige Parese ist das Ergebnis des **radikulären Versorgungsprinzips**, das niemals einen Muskel völlig, sondern immer nur mehrere Muskeln ein wenig aus einem Segment versorgt. Der Muskel, der die meisten Nervenfaserzuflüsse erhält, weist bei seiner Wurzelläsion die stärkste Parese auf und wird deshalb als **Kennmuskel** des Segments bezeichnet. Kennmuskeln dienen daher als Leitfaden zur Erkennung der Höhe eines radikulären Schadens (siehe auch Tab. 5.**3**).

Seitliche **Bandscheibenvorfälle** können bevorzugt die Hinterwurzel treffen, so daß sensible Ausfälle und Schmerzen im Vordergrund stehen. Ist nur die Vorderwurzel geschädigt, sind die innervierten Muskeln betroffen, besonders der Kennmuskel. Reflexstörungen finden sich immer, da bei beiden Schäden entweder der zuführende sensible Schenkel oder der efferente motorischer Anteil des Reflexbogens lädiert ist. Die symmetrische Körperinnervation erlaubt zur Beurteilung eine Reflexprüfung im Seitenvergleich, wodurch das Urteil „abgeschwächter oder erloschener Reflex" leichter zu fällen ist. Im Gegensatz zu peripheren Nervenläsionen sind Störungen der Schweißsekretion bei radikulären Verletzungen nicht zu erwarten. Die vom sympathischen Grenzstrang ausgehenden postganglionären Fasern erhalten im Grenzstrangganglion so viele synaptische Zuschaltungen von ober- und unterhalb des Segments gelegenen präganglionären Fasern, daß ein monoradikulärer präganglionärer Ausfall völlig kompensiert wird.

In der Regel entstehen **Wurzelläsionen** entweder akut beim Bandscheibenvorfall oder langsam durch degenerative Veränderungen. In beiden Fällen schädigt meist der Druck die Nervenfasern in den Wurzeln. Reizsymptome können aber auch über Minderdurchblutung im Versorgungsgebiet der A. radicularis ausgelöst werden. Das ebenfalls druckbedingt eingeengte Arterienlumen kann eine Ischämie und darauf folgend ein Ödem auslösen. Diese ständigen mechanischen und metabolischen Irritationen sind es, die eine inter- und intrafaszikuläre wie auch endoneurale Bindegewebevermehrung in Gang setzen und Strikturen verursachen. Eine weitere Wurzelläsion kann über mechanische und entzündliche Irritationen ausgelöst werden, die zunächst isoliert nur die weiche Hirnhaut im Wurzelbereich betreffen und über Verklebungen zu einer Arachnopathie führen, die sehr therapieresistent ist. Bei diesen Veränderungen ist gleichfalls der N. sinuvertebralis betroffen, der die Wurzeltasche innerviert und über Nozizeptoren einen wesentlichen Anteil am Wurzelschmerz hat.

Die Anatomie der segmentalen Innervation erklärt das **Schädigungsmuster**, das bei einer Wurzelläsion entsteht. Mit der Durchtrennung des motorischen Axons beginnt am Nerv die Waller-Degeneration bis hin zum Muskel. Will der Nerv diesen Muskel wieder innervieren, muß er über die Gesamtstrecke seiner Degeneration regenerieren. Am sensiblen Nerven sind diese Strecken oft kürzer, da der Nerv meist nur in dem Anteil geschädigt wird, der vom Spinalganglion zum Hinterhorn führt. Damit ist lediglich der proximale Neurit geschädigt, und das periphere Axon bleibt intakt. Bei der Regeneration der zentral gerichteten Axonanteile werden jedoch auch deren Myelinmäntel und Nervenleitungscharakteristiken verändert. Dies hat für die Genese chronischer Schmerzen Bedeutung. Hier ist es wichtig zu wissen, daß bei Bewegungen der Wirbelsäule stets die Wurzeln in ihrer Lage verschoben werden. Dies allein schon kann der Anlaß sein, die durch eine Läsion jetzt stark mechanosensiblen Fasern zur Impulsgeneration anzuregen, ihre Aktivität wird zentral als Schmerzinformation interpretiert. Zudem können sogar kleinste Läsionen in der Hinterwurzel zu intraneuralen Narben, Strikturen und Neuromen führen.

Radikuläre Schäden sind **klinisch** geprägt durch:
- motorische Paresen der segmentalen Kennmuskulatur,
- scharf radikulär begrenzte Hypalgesie,
- eine breite, das Dermatom überschreitende hypästhetische Zone,
- Reflexstörungen,
- Fehlen von Störungen der Schweißsekretion.

Periphere Läsionen im Schulter-Arm-Bereich

Neuralgische Schulteramyotrophie

Die neuralgische Schulteramyotrophie ist auch unter den Namen Plexusneuritis oder Parsonage-Turner-Syndrom bekannt. Oft sind es junge Männer, die in der Regel akut und insbesondere nachts mit Schmerzen im Schulterbereich aufwachen. Die Patienten klagen über heftige Schmerzen in der Schulter und dem Oberarm mit Ausstrahlung zum Nacken und in die Hände. Meist sind die Beschwerden einseitig und dabei häufiger rechts als links lokalisiert. Oft tritt die Erkrankung aus völliger Gesundheit auf, gelegentlich können jedoch unspezifische Infekte vorausgehenden. Immer wieder berichten Patienten auch darüber, daß sie vor Beginn der Erkrankung eine ungewohnte Belastung des betreffenden Armes zu verzeichnen hatten. Die Schmerzen halten Stunden bis Tage an. Mit der Entwicklung schlaffer Paresen und gelegentlich auch von Sensibilitätsstörungen schwindet der scharfe Schmerz völlig oder nimmt dumpferen Charakter an. Lähmungen weisen meist die Serratus-, Delta- sowie die Supra- und Infraspinatusmuskulatur auf, weniger häufig der Bizeps oder Trizeps. Sensible Ausfälle finden sich oft über der Deltaregion. Damit zeigt sich der obere Plexusanteil für diese Erkrankung besonders anfällig. Radikuläre oder mononeuritische Ausfälle sprechen keineswegs gegen die Diagnose.

Die **Ursache** der Erkrankung ist weitgehend unbekannt. Autoimmunologische Prozesse sind denkbar, in der Diskussion ist auch eine Irritation durch geschwollene Lymphknoten. Bei Diabetikern und Drogenabhängigen sind langsam progrediente und schmerzlose Amyotrophien als Sonderform beschrieben. Je nach Schwere der Erkrankung kann es Wochen oder Jahre dauern, bis eine endgültige Heilung erreicht ist. Einige Patienten leiden unter gleichseitig rezidivierenden Krankheitsattacken. Differentialdiagnostisch ist an eine Borreliose oder eine andere Radikulitis zu denken, so daß die Liquoruntersuchung in solchen Fällen sinnvoll ist.

Frozen Shoulder

Bei dem Krankheitsbild der Frozen Shoulder handelt es sich um eine **Schrumpfung der Gelenkkapsel** im glenohumeralen Gelenk. Neben Schmerzen imponiert eine ausgeprägte Bewegungseinschränkung im Schultergelenk. In der Vorgeschichte ist sehr häufig eine Immobilisation des betroffenen Armes zu finden. Dies kann akut posttraumatisch der Fall sein, chronische Ursachen hingegen sind entweder ein Schlaganfall, Schmerzzustände beim Zervikalsyndrom, eine Ruptur der Rotatorenmanschette oder eine Irritation der langen Bizepssehne.

Der betroffene Arm wird adduziert am Körper gehalten und meist mit der gesunden Hand unterstützt. Mit zunehmender Immobilisation verschwinden die anfangs starken Schmerzen. So lange starke Schmerzen vorhanden sind, ist der Schlaf in typischerweise immer dann gestört, wenn sich der Patient auf die kranke Schulter dreht. Eine Schmerzausstrahlung wird vom Oberarm bis in die Hand angegeben, gelegentlich auch nach proximal bis in die Schulterblattgegend. Durch die Inaktivität kann es zu Muskelatrophien kommen. Durch das fehlende Muster der Muskelatrophie bezüglich einer radikulären oder peripheren Innervation zeigt der Untersuchungsbefund schnell, daß es sich hier um eine lokale Schädigung handeln muß und die peripheren Nerven nicht einbezogen sind. Ebenso fehlen sensible Störungen.

Engpaßsyndrome des Plexus brachialis

In seinem Verlauf zum Arm muß der Plexus mehrere Engen passieren, die durch funktionelle oder anatomische Veränderungen den Nervenstrang irritieren können, die Skalenuslücke ist dabei die wichtigste Verengung. Weitere Prädilektionsorte sind der Kostoklavikularspalt und der Korakopektoralraum. Im englischen Sprachraum werden Veränderungen in diesem Bereich als **Thoracic-Outlet-Syndrom** bezeichnet.

Engpaßsyndrome des Plexus brachialis können neurologische, vaskuläre oder diffuse Beschwerden verursachen. Sicher wird das Skalenussyndrom zu häufig diagnostiziert und operiert, wobei immer wieder Schäden gesetzt werden, die in keinem Verhältnis zur Erstsymptomatik stehen. Zum Austesten von funktionellen Engen werden verschiedene Hals- und Armhaltemanöver empfohlen. Diagnostisches Kriterium sind dabei Pulsverluste am Arm oder Stenosegeräusche. Alle Untersuchungen haben jedoch den Nachteil, daß sie in einem sehr hohem Prozentsatz auch bei völlig beschwerdefreien Personen positiv sind. Der Adson-Test etwa komprimiert bei 80% der Gesunden die A. subclavia. Den für eine sinnvolle Untersuchung notwendigen Anspruch auf hohe Trennschärfe zwischen normal und pathologisch erfüllen diese diagnostischen Manöver damit nicht.

Für die Diagnose neurologischer Defizite sind reproduzierbare Symptome einer unteren Plexusläsion mit motorischen oder sensiblen Ausfällen zu fordern. **Vaskuläre** Ausfälle manifestieren sich in intermittierenden Ischämien mit weiß werdenden Fingern und ischämischen Schmerzen. Als Komplikation treten gelegentlich poststenotische Thromben auf, die einen akuten Verschluß der A. subclavia oder Embolien nach peripher in die Finger verursachen. Meist findet sich radiologisch eine ausgeprägte Halsrippe, die die A. subclavia von unten komprimiert.

Diffuse Beschwerden sind die häufigsten, meist in Form von Brachialgien oder Parästhesien ohne jeglichen harten neurologischen oder vaskulären Befund. Eine der vielen Hypothesen vermutet eine Irritation der A. subclavia in der kostoklavikulären Enge.

- Gerade bei solchen Patienten ist vor Eingriffen zu warnen, da keineswegs sicher ist, daß die Beschwerden tatsächlich ein chirurgisch angehbares organisches Korrelat besitzen.

Pancoast-Syndrom, Bestrahlungsfolgen

Bronchialkarzinome der Lungenspitze liegen in enger Nachbarschaft zum unteren Plexus und können diesen infiltrieren. Heftigste quälende Schmerzen im Unterarm unter Einschluß der zwei ulnaren Finger sind das führende Symptom, erst später kommt es zu sensiblen und motorischen Ausfällen. Durch eine zusätzliche Infiltration des in der Nähe liegenden Ganglion stellatum entwickeln zwei Drittel der Patienten ein Horner-Syndrom. Direkte Plexusinfiltrationen ereignen sich auch bei **Mammakarzinomen** als Folge einer knöchernen und lymphogenen Metastasierung. Sie können jedoch auch bei anderen Malignomen als Rezidiv in Erscheinung treten.

Die **Symptomatik**, die immer schmerzhaft ist, wird vom Sitz des Tumors im Plexus bestimmt. Bei Kontakten zur Wirbelsäule können auch zentrale Symptome als Ausdruck einer Rückenmarkkompression gefunden werden.

Karzinompatienten, die sich einer Strahlentherapie unterziehen mußten, können **Bestrahlungsschäden** am Plexus entwickeln, wenn der Plexus im Strahlengang sich überschneidender Felder lag und dadurch zu hohen Strahlendosen ausgesetzt war. Dosen von über 60 Gy innerhalb eines Jahres setzen bei über 70% der Patienten Gewebeschäden am Plexus. Solche strahleninduzierten Plexopathien können mit einer Latenz von Wochen oder vielen Jahren auftreten, was ihre Diagnose schwierig macht. Dabei stellt sich immer die Frage, ob es sich um einen Strahlenschaden oder ein Tumorrezidiv handelt. Als differentialdiagnostische Hilfe mag dienen, daß Strahlenschäden meist im oberen Plexusanteil mit wenig Schmerzen, Tumoren hingegen eher im unteren Plexusanteil mit starken Schmerzen manifest werden. Hautveränderungen sind oft Strahlenfolge, Lymphödeme hingegen finden sich bei beiden Erkrankungen. CT- oder MRT-Untersuchungen bieten in dieser schwierig einsehbaren Region eine große diagnostische Hilfe.

N. ulnaris

Die Orte, an denen der N. ulnaris am häufigsten geschädigt wird, sind am Ellenbogen die Ulnarisrinne und an der Hand die Loge de Guyon.

In beiden Regionen sind es vornehmlich mechanische Irritationen, die zu Schäden führen, und anatomische Besonderheiten, die das klinischen Erscheinungsbild variieren. Klinisch klagen die Patienten meist über diffuse Schmerzen im Arm und an der Hand zusammen mit einem Gefühl der Kraftlosigkeit.

Die Vulnerabilität des N. ulnaris ergibt sich aus seiner anatomischen Lage am Ellenbogen. Im **Sulcus ulnaris**, der Ulnarisrinne, liegt der Nerv an der Streckseite des Ellenbogengelenkes sehr exponiert und ist oft habituellen, besonders mechanischen und damit demyelinisierenden Läsionen ausgesetzt. Oft ist der Nerv in einem mechanisch irritierten und deshalb proliferierten Bindegewebe am Knochen fixiert und eingeschnürt. Weitere Läsionsmöglichkeiten sind Spätlähmungen nach Frakturen mit Kallusbildung, Ellenbogenluxationen, degenerative Knochenveränderungen, ein Knochensporn oberhalb des Sulkus und direkte Stich-, Schnitt- und Drucktraumen. Engpässe können auch oberhalb des Sulkus durch das Septum intermusculare zum M. triceps, in der Struther-Arkade, entstehen. Unterhalb des Sulkus ist es die Sehnenarkade zwischen den beiden Köpfen des M. flexor carpi ulnaris oder die Aponeurose der M.-triceps-Anteile, die das Kubitaltunnelsyndrom verursachen.

Klinisch ist zwischen den einzelnen Läsionsorten nicht zu unterscheiden. Bei der chirurgischen Neurolyse des Nerven müssen deshalb alle Regionen sorgfältig inspiziert und revidiert werden. Die unvollständige Dekompression des Nerven ist nämlich immer wieder die Hauptursache von Therapieversagern. Zur Neurolyse des Nerven werden unterschiedliche Verfahren angewandt, z. B. die Verlagerung nach ventral.

Am Handgelenk befindet sich die **Loge de Guyon**. Dort gelangt der N. ulnaris auf den Handwurzelknochen unter dem Lig. carpi volare und einem zwischen Os pisiforme und Os hamatum ausgespannten fibrösen Dach, der Loge de Guyon, über das Lig. carpi transversum zur Hohlhand, wo er die kleinen Handmuskeln versorgt. In der Loge de Guyon zweigt sich der R. palmaris mit mehreren Ästen zur Versorgung der kleinen Handmuskulatur auf. Deshalb können Läsionen an verschiedenen Stellen der Loge einzelne Muskeln in unterschiedlicher Variation betreffen. Die genauere Lokalisation des Schädigungsortes kann der neurologischen Feindiagnostik überlassen werden. Wichtig ist vielmehr, daß der Patient in allen Fällen über eine Ungeschicklichkeit der Hand und oft dumpfe Schmerzen klagt, die um so ausgeprägter empfunden wird, je höher die Ansprüche sind, die an die feinmotorische Leistung der Hand gestellt werden. Da die Läsion nur den motorischen Anteil des peripheren Nervs betrifft, sind keine Störungen der Sensibilität zu erwarten.

Als schädigende **Ursache** am Nerv kommen im einzelnen folgende Anomalien in Betracht: Ganglien, Knochenfrakturen und Luxation sowie aberrierende Muskeln und Gefäßveränderungen der A. ulnaris. Am häufigsten ist die Schädigung durch Hyperextension im Handgelenk beim Radfahren oder durch direkten Druck in der Handfläche, zum Beispiel bei der Arbeit mit einem Schraubenzieher.

N. medianus

Anatomie. Der N. medianus entspringt aus C6 bis Th1, seine Fasern verlaufen im Fasciculus medialis und lateralis und bilden mit ihrer Vereinigung die Medianusschlinge. In der Bizepsfurche zieht der Nerv zum Ellenbogengelenk, dort liegt er medial der A. brachialis und lateral der Bizepssehne an. Zwischen den Köpfen des M. pronator teres senkt sich der Medianus in die Unterarmmuskulatur, innerviert jedoch zuvor die Mm. pronator, flexor digitorum superficialis und flexor pollicis longus. Später gibt er den sensomotorischen N. interosseus anterior ab, zieht zum Karpaltunnel und innerviert dort die kleinen Handmuskeln. Der N. interosseus innerviert sensibel die Gelenkkapsel und das Periost am Handgelenk, motorisch die Mm. flexor digitorum profundus, flexor pollicis longus und pronator quadratus. Sensibel innerviert er die palmare Haut der Handfläche, die Finger I bis III sowie die radiale Seite von Finger IV und dorsal den Bereich der Endphalangen.

Das **Karpaltunnelsyndrom** ist das mit Abstand häufigste Engpaßsyndrom peripherer Nerven. Frauen sind fast doppelt so häufig betroffen wie Männer, wobei die Arbeitshand bevorzugt befallen ist. Das Manifestationsmaximum liegt zwischen dem 45. und 65. Lebensjahr. Der Karpaltunnel wird durch die halbkreisförmig angeordneten Handwurzelknochen gebildet, die vom Lig. carpi transversum überspannt werden. Zur Hand hin engt sich der Kanal trichterförmig ein. Neben dem Medianusnerv müssen sich dort neun Muskelsehnen mit ihren Sehnenscheiden den Raum teilen. Jeder raumfordernde Prozeß trifft sofort den weichen und damit schwächsten Einlieger, den N. medianus.

Im N. medianus verlaufen, wie in jedem anderen Nerv, feine Gefäßästchen. Jeder Druck auf den Nerv führt zu einer Zirkulationsstörung mit Ischämie, die sensible Reizerscheinungen wie Parästhesien auslösen kann. Hand- und damit Sehnenbewegungen fördern im Karpaltunnel die Zirkulation und bessern die Beschwerden. Längerer Druck jedoch bewirkt ein inter- und intrafaszikuläres Ödem sowie eine Anoxie. Das Ödem ist langstreckig und läßt den N. medianus vor dem Karpaltunnel pseudoneuromatös anschwellen. Von jetzt an konkurrieren zwei Schädigungsmechanismen miteinander. Anoxie und Druck bewirken die Demyelinisierung, andererseits lockt das Ödem Fibroblasten an, die proliferieren und über peri- und endoneurale Narben den Nerv mechanisch schwer schädigen. Das Verhältnis dieser reversiblen und irreversiblen Veränderungen entscheidet darüber, in welchem Maße sich der Nerv nach Dekompression und Neurolyse erholen kann.

Klinisch finden sich zunächst lediglich Schmerzen und Parästhesien, die wegen ihres bevorzugt nächtlichen Auftretens dem Syndrom den Namen **„Brachialgia paraesthetica nocturna"** gegeben haben. Beschwerden treten nicht nur in einzelnen vom Medianus innervierten Fingern auf, sondern finden sich auch proximal als übertragener Schmerz im Ellenbogen, der lateralen Schulter, selbst bis hin zum Nacken. Der Schmerz weckt die Patienten aus dem Nachtschlaf, und sie berichten dann in typischer Weise, daß Fingerbewegungen bald und deutlich Linderung bringen. Objektivierbare Ausfälle kommen in dieser ersten Phase nicht vor. Die nächste Schädigungsstufe manifestiert sich in sensiblen Ausfällen, die über diskrete Hypästhesien und Hypalgesien bald zu so starken Störungen der sensiblen Afferenzen führen, daß feinmotorische Tätigkeiten ohne visuelle Kontrolle nicht mehr möglich sind (Stricken, Hemd- oder Blusenknopf schließen). Parallel dazu, seltener isoliert, finden sich motorische Paresen im Daumenballen. Die motorischen Paresen invalidisieren weniger als die sensiblen, da das Sensibilitätsfeld des N. medianus die wichtigsten Tastorgane der menschlichen Hand umfaßt.

Nach den sensiblen Ausfällen muß daher bereits im Frühstadium der Erkrankung gezielt gefahndet werden.

Ursachen des Karpaltunnelsyndroms sind:
– idiopathisch (Zunahme der Tunnelinhaltes und Verkleinerung des Tunnelvolumens im Rahmen des Alterungsprozesses und durch beschäftigungsbedingte Belastungen),
– entzündliche und unspezifisch proliferative Prozesse (Tendovaginitiden, Erkrankungen aus dem rheumatischen Formenkreis, Stoffwechselerkrankungen wie Amyloidose, Gicht, Myxödem, Hyperthyreose, Akromegalie, Veränderungen am Shuntarm bei Dialysepatienten),
– Schwangerschaft mit erhöhter Flüssigkeitsretention und Volumenzunahme des Lig. carpi transversum,
– raumfordernde Prozesse im Tunnel (Ganglien, Frakturen, Distorsionen, Lipome, Blutungen),
– akzessorische Muskeln, Muskelansätze, Sehnen und Gefäße im Tunnel.

Die Anamnese charakterisiert das Syndrom meist so gut, daß die **Diagnose** kein Problem ist. Immer ist eine neurophysiologische Untersuchung anzustreben. Sie dient der Bestätigung der Diagnose, dem Ausschluß differentialdiagnostisch wichtiger Erkrankungen und der Dokumentation des Ausmaßes der Leitgeschwindigkeitsveränderungen, insbesondere zur postoperativen Verlaufskontrolle. Das elektrophysiologisch wichtigste Kriterium ist die verminderte **sensible Nervenleitgeschwindigkeit** (NLG). Da einzelne Faszikel isoliert betroffen sein können, genügt gelegentlich die Bestimmung der NLG an einem einzigen Fingernerven nicht, sondern es ist die Ableitung mehrerer vom Medianus innervierter Finger notwendig. Wird gleichzeitig die NLG vom ulnarisinnervierten kleinen Finger abgeleitet, schließt ein normaler Befund eine Polyneuropathie aus. Die Zeit zwischen der elektrischen Reizung am Handgelenk bis zum Beginn des motorischen Antwortpotentials über dem Thenar läßt als distale motorische Latenz eine Beurteilung der motorischen Faseranteile zu. Die Angabe einer pathologischen Latenz ist jedoch nur dann sinnvoll, wenn auch die Strecke genannt wird, über die die Latenz bestimmt wurde.

Variationen der Aufzweigung des N. medianus im Kanal können dazu führen, daß lediglich der R. thenaris im Ligament gequetscht ist. Dies führt zu Schmerzen, wobei die sensible NLG immer unauffällig ist. Die verlängerte distale motorische Latenz und das pathologische EMG können diese Schädigung, die meist zusammen mit einer Thenaratrophie auftritt, nachweisen. Deshalb muß der R. thenaris bei einer chirurgischen Medianusneurolyse immer besonders beachtet und präpariert werden.

In seltenen Fällen kann die motorische Versorgung der Hand völlig vom N. ulnaris übernommen werden. Solche Fälle einer „all-ulnar-hand" und andere Innervationsanomalien sind bei diagnostisch unklaren Fällen zu bedenken und in der weiterführenden Literatur nachzuschlagen.

Differentialdiagnostisch ist gegen das C6-Syndrom und eine Polyneuropathie abzugrenzen. Pathophysiologisch besteht die Vorstellung, daß z. B. bei einer C6-Wurzelläsion die trophische Versorgung des Nerven über den Axoplasmastrom vermindert und der Nerv, insbesondere gegen Druckschäden, vulnerabler ist. Diese Kombination aus Wurzelschaden und peripherem Engpaßsyndrom wird als Double-Crush-Läsion bezeichnet. Mit dieser Hypothese wird erklärt, daß nicht selten eine Wurzelläsion ein Karpaltunnelsyndrom auslösen soll. Erwiesen ist hingegen, daß eine Polyneuropathie den N. medianus für eine Läsion im Karpaltunnel vulnerabler macht. Die Behandlung der Grunderkrankung hat in solchen Fällen vor der des Karpaltunnels Vorrang. Diffuse Beschwerden im Arm können auch durch Plexusirritationen entstehen, insbesondere beim Thoracic-Outlet-Syndrom.

■ Schmerzen an Schulter und oberer Extremität in der Orthopädie

J. Krämer, J. Ludwig, U. Rehder

Differentialdiagnose des Schulterschmerzes

■ Akuter Schulterschmerz

Beim akuten Schulterschmerz ist stets zu klären, ob dem Schmerz eine Erkrankung zugrunde liegt, die eine notfallmäßige Behandlung erfordert. Hierzu gehört vor allem die **septische Omarthritis**, die **septische Periarthritis** und die **Osteomyelitis**. Die häufigste Ursache für eine Infektion im Bereich der Schulter ist eine vorangegangene Infiltrationsbehandlung einer Periarthropathie. Eine Osteomyelitis kann auch hämatogen entstehen. Typisch bei der iatrogenen Infektion ist das Auftreten eines akuten Schulterschmerzes, der sowohl ein Bewegungsschmerz als auch ein Ruheschmerz sein kann, etwa 5 bis 7 Tage nach erfolgter Injektion. Die klassischen Entzündungszeichen Schwellung und Rötung sind häufig nur schwach oder gar nicht ausgeprägt. Da sich eine Infektion vor allem im subakromialen Raum schnell im Weichgewebe ausbreiten kann, ist eine zügige chirurgische Intervention dringend geboten. Bei Verdacht auf eine Infektion im Bereich der Schulter ist daher eine zügige Labordiagnostik (BSG, CRP, Leukozyten) sowie eine Kernspintomographie zu veranlassen. Wenn sich der Verdacht weiter erhärten sollte, muß der Patient notfallmäßig ins Krankenhaus eingewiesen werden. Die Prognose einer septischen Arthritis oder Periarthritis verschlechtert sich binnen Stunden.

Differentialdiagnostisch kommt beim akuten Schulterschmerz als Ursache ein **Gichtanfall** oder eine **akute Bursitis** subakromialis in Frage. Ursache für eine akute Bursitis ist häufig die Entleerung eines Kalkdepots aus der Supraspinatussehne (**Tendinosis calcarea**) in die Bursa subakromialis. Therapeutisch kommt hier eine subakromiale Infiltration der Bursa mit einem Lokalanästhetikum, dem – nach Ausschluß einer Infektion – eventuell ein Kortikoid zugesetzt werden kann, in Betracht. Eine aktivierte **Glenohumeralarthrose** oder **Akromioklavikulargelenkarthrose** kann ebenfalls, wenn auch seltener, zu einem akuten Schulterschmerz Anlaß geben.

■ Chronischer Schulterschmerz

Als Ursache eines chronischen Schulterschmerzes liegt am häufigsten ein **Impingement-Syndrom** vor. Hierbei handelt es sich um ein subakromiales Engpass-Syndrom aufgrund einer chronischen Bursitis subakromialis oder einer Affektion der Rotatorenmanschette. Insbesondere im höheren Lebensalter sind degenerative Risse in der Supraspinatussehne mit nachfolgender relativer Insuffizienz des Muskels häufig. Auch eine Akromioklavikulargelenkarthrose oder eine Sternoklavikulargelenkarthrose kann Ursachen für einen chronischen Schulterschmerz darstellen. Insertionstendinosen und funktionelle Störungen der Schultermuskulatur sind häufig. Hier sind vor allem die Muskeln der Rotatorenmanschette zu nennen sowie der Musculus levator scapulae, der Musculus biceps humeri sowie der Musculus trapezius. Diese Schmerzzustände sind einer konservativen Therapie relativ gut zugänglich.

Die Polymyalgia rheumatica wird im Kapitel Rheumatologie besprochen.

Eine **Omarthrose** des Glenohumeralgelenks ist selten, da die mechanische Belastung der oberen Extremität geringer ist als die der unteren Extremität. In erster Linie entsteht sie posttraumatisch oder im Verlauf einer rheumatoiden Arthritis. Die Therapie ist konservativ. Allerdings nehmen die positiven Erfahrungen mit der Schulterendoprothetik zu, so daß bei Therapieresistenz ein prothetischer Humeruskopfersatz erwogen werden kann. Die Ergebnisse bezüglich der Schmerzfreiheit sind gut, die Beweglichkeit bleibt meistens eingeschränkt.

Beim chronischen Schulterschmerz sind auch immer **Tumoren** auszuschließen. Die Szintigraphie als Screening-Methode und das Nativröntgen sind hier diagnostische Methoden der Wahl. Weitere nützliche bildgebende Verfahren sind die Kernspintomographie und speziell für die Rotatorenmanschette die Sonographie.

Fortgeleitete Schmerzen kommen vor allem aus der **Halswirbelsäule** betreffen die Nervenwurzel C 4, C 5 und C 6. Neben eigentlichen HWS-Prozessen (Bandscheibenvorfall, Uncovertebralarthrose, Metastasen, Rückenmarkerkrankungen) muß als Ursache eines fortgeleiteten Schmerzes auch ein **Engpaßsyndrom** oder ein Kompressionssyndrom ausgeschlossen werden. Hier ist vor allem an Halsrippen, an das Skalenussyndrom oder ein kostoklavikuläres Syndrom zu denken.

In die Schulterregion projizierte Schmerzen werden in Kapitel Innere Medizin besprochen.

Differentialdiagnose des Ellenbogenschmerzes

Die häufigste, mit Schmerz einhergehende Erkrankung am Ellenbogengelenk ist die **Epicondylopathia humeri radialis**, eine Insertionstendinose der am Unterarm lokalisierten Streckmuskulatur. Die Diagnose wird klinisch gestellt. Bildgebende Verfahren wie Röntgen oder MRT zeigen meist keine Auffälligkeiten. Die Extension der Finger gegen Widerstand bei gestrecktem Ellenbogen löst den typischen Schmerz am Epicondylus radialis aus. Außerdem geben die Patienten lokalisierte Schmerzen sowohl am Epicondylus als auch am Übergang des Sehnenspiegels zum Muskelbauch des Musculus extensor carpi radialis brevis et longus an.

Abzugrenzen ist die Epicondylopathia humeri radialis vom **Supinatorschlitz-Syndrom**, einem Engpaß-Syndrom des Nervus radialis am Musculus supinator. Im Falle eines solchen Engpaß-Syndroms läßt sich am Eintritt des Nervs in den Arcus Frohse ein Druckschmerz auslösen.

Therapeutisch kommen Ruhigstellung, Infiltration, Iontophorese, Ultraschall-Behandlung, Querfriktion, Muskeldehnungen und eine Epicondylitis-Bandage in Betracht. Die Lebensumstände des Patienten können für die Entstehung eine wesentliche Rolle spielen. Hier ist vor allem an ungewohnte längere Arbeit an der Computer-Tastatur oder an armbelastende handwerkliche Tätigkeiten zu denken. Wenn möglich sollten während der Therapiephase diese belastenden Tätigkeiten eingeschränkt werden. Tennisspiel als Ursache des „Tennisellenbogens" stellt eher die Ausnahme dar.

■ Nervenengpaß-Syndrome

Eine weitere Ursache für Ellenbogengelenkschmerzen kann in Kompressions-Syndromen weiterer Armnerven liegen. Der **Nervus ulnaris** liegt exponiert in einem osteofibrösen Kanal, dem Sulcus ulnaris, auf der Medialseite des Ellenbogengelenkes. Insbesondere bei rheumatischen Erkrankungen kann es zu einer relativen Enge des Nerven in diesem Bereich kommen, die zu Sensibilitätsstörungen und später auch zu motorischen Störungen im Versorgungsgebiet des Nervus ulnaris führen. Antiphlogistische Behandlung und temporäre Ruhigstellung sind die konservativen Therapieverfahren. Gelegentlich muß eine operative Verlagerung des Nervus ulnaris vorgenommen werden.

Der **Nervus medianus** kann sowohl am Musculus pronator teres als auch am Karpaltunnel eine Kompression erfahren. Typisch für das Karpaltunnel-Syndrom sind die nächtlich auftretenden Parästhesien („Paraesthetica nocturna") in den drei radialen Fingern der Hand. Bei längerem Verlauf kann es zu motorischen Störungen vor allem in der Muskulatur des Daumenballens kommen, die zu einer Lähmung des Musculus opponens pollicis führt. Therapeutisch wird eine Nachtschiene in Neutralstellung des Handgelenkes oder leichter Plantarflektion verordnet. Lokale Infiltrationen, auch mit Cortikoidzusatz, sowie Antiphlogistika sind weitere therapeutische Optionen. Gegebenenfalls muß eine operative Dekompression des Nervus medianus am Handgelenk vorgenommen werden.

Arthrosen des Ellenbogengelenkes und des Handgelenkes sind zwar seltener als an den Gelenken der unteren Extremitäten, aber auch im Bereich der oberen Extremitäten kommen degenerative Gelenkerkrankungen als Schmerzursachen in Betracht.

Differentialdiagnose des Handgelenkschmerzes

Tendovaginitiden der Beuge- und Stecksehnen am Handgelenk sind nicht selten. Sie können Folgen einer Überlastung sein, aber auch ein Symptom einer rheumatischen Erkrankung. Die entzündlichen Gelenkerkrankungen an der Hand (rheumatoide Arthritis, Psoriasisarthritis, andere Spondarthritiden) sollten frühzeitig vom Rheumatologen (Internist oder Orthopäde) mitbehandelt werden. Die **Rhizarthrose**, eine Arthrose zwischen dem Os trapezium und des Os metacarpale primum, schränkt für den Patienten der Gebrauchsfähigkeit der Hand deutlich ein. Neben der konservativen medikamentösen und physikalischen Arthrose-Therapie kommt eine Ruhigstellung mittels einer Daumenschiene in Frage. Bei Therapieresistenz kann eine operative Arthroplastik vorgenommen werden.

Der akute **Gichtanfall** kann sich auch an den Gelenken der Hand, vorzugsweise am Handgelenk selbst, manifestieren („Chiragra"). Akut auftretende, von heftigen Schmerzen begleitete Entzündungszeichen, führen schnell auf die Diagnose. Der Harnsäurespiegel ist in der Regel erhöht, kann aber auch im oberen Normbereich liegen. Therapeutisch werden Colchicin, nichtsteroidale Antiphlogistika und harnsäuresenkende Medikamente eingesetzt.

Das **Sudeck-Syndrom**, das frühzeitig diagnostiziert und therapiert werden muß, wird an anderer Stelle behandelt.

■ Schmerzen an Schulter und oberer Extremität in der Inneren Medizin

K. Grasedyck

Wirbelsäule

■ Differentialdiagnose

Beschwerden in Nacken und Schultergürtel sind ein weit verbreitetes Problem. Für eine differenzierte therapeutische Weichenstellung ist die Unterscheidung von funktionellen Beschwerden (z. B. posttraumatischen oder statischen Störungen, Blockierungen), Schmerzsyndromen auf der Basis degenerativer Veränderungen der Wirbelsäule (s. Abschnitt „Orthopädie") und entzündlichen Prozessen (Tab. 3.3) entscheidend.

Zusätzlich zu Anamnese, Untersuchungsbefund und Röntgenaufnahme müssen entsprechende Laboruntersuchungen zur Frage der systemischen Entzündungsaktivität, u. U. gezielte serologische Untersuchungen und bildgebende Verfahren herangezogen werden.

Tabelle 3.3 Entzündliche Prozesse der Halswirbelsäule

Rheumatoide Arthritis	Arthritis der kleinen Wirbelgelenke
	Atlanto-Axial-Arthritis
	Densarrosion
	Spondylodiszitis
	atlanto-dentale Lockerung
Seronegative Spondylarthritiden (Spondylitis ankylosans, Arthritis psoriatica u. a.)	wie bei der rheumatoiden Arthritis Besonderheit: Syndesmophyten, Ankylosierung
Bakterielle Spondylitis/Spondylodiszitis (z. B. Tbc)	

Tabelle 3.4 Entzündliche Gelenkerkrankungen

Arthralgien	Parainfektiös, bei Autoimmun- oder Stoffwechselerkrankungen
Monarthritis	septische Arthritis (Erregernachweis im Gelenkpunktat)
Monarthritis/ Oligoarthritis	parainfektiös-reaktiv (Punktat steril) Reiter-Syndrom Erstmanifestation einer beginnenden chronisch-entzündlichen rheumatischen Erkrankung aktivierte Arthrose Gicht Chondrokalzinose
Polyarthritis	Rheumatoide Arthritis seronegative Spondylarthritiden (Arthritis psoriatica, Spondylitis ankylosans u. a.)

Abb. 3.11 Typisches Befallsmuster der Hände bei entzündlichen und degenerativen Gelenkerkrankungen (nach [1]).

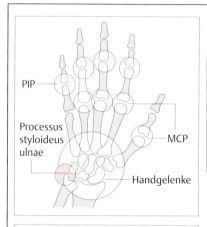

Rheumatoide Arthritis:

symmetrischer Befall von Handgelenken mit Processus styloideus ulnae, MCP (Metakarpophalangeal)- und PIP (proximalen Interphalangeal)-Gelenken.

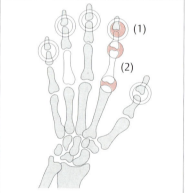

Arthritis psoriatica:

häufig isolierter Befall der DIP (distalen Interphalangeal)-Gelenke (1), strahlenartiger Befall (einzelne Finger)(2) und Nagelbeteiligung (Tüpfelnägel, Ölflecken, Borkennägel).

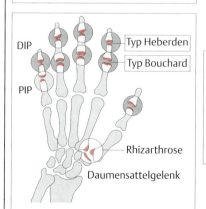

Fingerpolyarthrose:

isolierter Befall der DIP-Gelenke (Typ Heberden) und/oder der PIP-Gelenke (Typ Bouchard), evtl. mit Rhizarthrose (Arthrose im Daumensattelgelenk).

- Von ganz besonderer Wichtigkeit ist dabei, bakterielle Prozesse sofort zu diagnostizieren bzw. auszuschließen, da bei diesen sofort eine antibiotische Therapie bzw. eine operative Revision erfolgen muß.

Hier wäre es fahrlässig, durch alleinige Schmerztherapie die schnelle Abklärung zu verzögern, da u. U. mit einer raschen entzündlichen Progredienz und lokalen Destruktionen gerechnet werden muß.
Differentialdiagnose:
- weichteilrheumatische Erkrankungen (lokalisierte Schmerzsyndrome, Fibromyalgiesyndrom, generalisierte Tendomyopathie), Myalgien, Myositiden, verschiedene Vaskulitisformen (z. B. Polymyalgia rheumatica). Weitere Ausführungen s. Kap. 4, Abschnitt „Rheumatologie".

Therapie entzündlicher Prozesse der Halswirbelsäule

Bezüglich der Therapie entzündlicher Erkrankungen der Wirbelsäule s. Kap. 4, Abschnitt „Rheumatologie".

Aktive entzündlich-rheumatische Erkrankungen bedürfen einer antiphlogistischen und einer sog. Basistherapie, während bei radikulären Syndromen, Myogelosen oder funktionellen Störungen die physikalische und analgetische Therapie im Vordergrund stehen.

Entzündliche Erkrankungen peripherer Gelenke (obere Extremitäten)

Differentialdiagnose

Einen Überblick gibt Tab. 3.**4**. Bezüglich der ausführlicheren Differentialdiagnose und der Frage der undifferenzierten, noch nicht sicher einzuordnenden Arthritiden s. Kap. 4 Rheumatologie, Tab. 4.**24**.
An der Hand lassen sich typische **Verteilungsmuster** ablesen (Abb. 3.**11**).

Therapie

Bei **degenerativen Veränderungen** stehen Schonung, analgetische Therapie, im Einzelfall intraartikuläre Glukokortikoidinjektionen und ggf. operative Verfahren im Vordergrund (s. Abschnitt „Orthopädie"). Da üblicherweise eine zumindest lokale Entzündungsreaktion vorliegt, sollte man nicht reine Analgetika, sondern zumindest milde Antiphlogistika einsetzen, z. B. Ibuprofen.

Zur Behandlung **entzündlicher Prozesse** nutzt man die entzündungshemmende Komponente nichtsteroidaler Antiphlogistika und eventuell auch von Glukokortikoiden. Der Krankheitsverlauf selbst wird aber allein durch die sog. Basis- bzw. immunsuppressive Therapie (s. Kap. 4, Abschnitt „Rheumatologie", Tab. 4.**27**) beeinflußt, die andererseits keinen Einfluß auf die akute Schmerzsymptomatik hat. Parallel erfolgt eine physikalische Therapie mit Kälteanwendungen, korrekter Lagerung und vorsichtigen passiven Bewegungsübungen bei **akuter** Schmerzsymptomatik zur Vermeidung von Kontrakturen und Versteifungen, mit Wärmeanwendungen und gleichzeitigen krankengymnastischen Übungen im **subakuten/chronischen** Stadium (s. Kap. 4, Abschnitt „Rheumatologie", Tab. 4.**28**).

Ergänzende Maßnahmen sind entsprechend dem Bedarf:
- intraartikuläre Injektionen von Glukokortikoiden,
- Radiosynoviorthesen (nach Gelenkgröße mit Yttrium-90, Rhenium-186 oder Erbium-169),
- operative Verfahren (Synovektomie, Korrekturoperationen, Gelenkersatz, s. Kap. 3, Abschnitt „Orthopädie").

Literatur

1. Grasedyck K. Gelenke. In: Greten H, Hrsg. Innere Medizin. Stuttgart – New York: Thieme 2001: 1146 – 1172.

Weitere Literatur findet sich am Schluß von Kap. 4, Abschnitt „Rheumatologie".

Kernaussagen

Schmerzen an Schulter und oberer Extremität in der Neurologie

- Wurzelläsionen entstehen in der Regel entweder akut beim Bandscheibenvorfall oder langsam durch degenerative Veränderungen. In beiden Fällen schädigt meist der Druck die Nervenfasern in den Wurzeln. Reizsymptome können aber auch über Minderdurchblutung ausgelöst werden. Radikuläre Schäden sind klinisch geprägt durch motorische Paresen der segmentalen Kennmuskulatur, scharf radikulär begrenzte Hypalgesie, eine breite, das Dermatom überschreitende hypästhetische Zone, Reflexstörungen, Fehlen von Störungen der Schweißsekretion. Die Therapie richtet sich nach der Ursache.
- Bei der neuralgischen Schulteramyotrophie klagen die Patienten über heftige Schmerzen in der Schulter und dem Oberarm mit Ausstrahlung zum Nacken und in die Hände, meist einseitig. Mit der Entwicklung schlaffer Paresen, meist von Serratus-, Delta-, Supra- und Infraspinatusmuskulatur, schwindet der scharfe Schmerz völlig oder nimmt dumpferen Charakter an. Sensible Ausfälle finden sich oft über der Deltaregion. Die Ursache ist unklar.
- Bei der Frozen Shoulder handelt es sich um eine Schrumpfung der Gelenkkapsel im glenohumeralen Gelenk. Neben Schmerzen imponiert eine ausgeprägte Bewegungseinschränkung im Schultergelenk, anamnestisch ist sehr häufig eine Immobilisation des betroffenen Armes zu finden. Es handelt sich um eine lokale Schädigung, die die peripheren Nerven nicht einbezieht.
- Engpaßsyndrome des Plexus brachialis sind am häufigsten in der Skalenuslücke und können neurologische, vaskuläre oder diffuse Beschwerden verursachen. Das Pancoast-Syndrom ist bedingt durch eine Tumorinfiltration der unteren Plexus brachialis-Anteile. Differentialdiagnostisch abzugrenzen sind radiogene Plexusschäden, die jedoch meist die oberen Plexusanteile betreffen.
- Der N. ulnaris wird am häufigsten am Ellenbogen in der Ulnarisrinne und an der Hand in der Loge de Guyon geschädigt, an beiden Orten vornehmlich durch mechanische Irritationen.
- Das Karpaltunnelsyndrom mit Kompression des N. medianus ist das mit Abstand häufigste Engpaßsyndrom peripherer Nerven. Klinisch imponieren zunächst Schmerzen, später kommen neurologische Ausfälle hinzu. Die Diagnose wird gesichert durch die Nervenleitgeschwindigkeit, die Therapie ist operativ.

Schmerzen an Schulter und oberer Extremität in der Orthopädie

- Beim akuten Schulterschmerz ist stets zu klären, ob dem Schmerz eine Erkrankung zugrunde liegt, die eine notfallmäßige Behandlung erfordert. Hierzu gehört vor allem die septische Omarthritis, die septische Periarthritis und die Osteomyelitis. Wenn sich der Verdacht erhärtet, muß der Patient notfallmäßig ins Krankenhaus eingewiesen werden. Die Prognose einer septischen Arthritis oder Periarthritis verschlechtert sich binnen Stunden.
- Weitere wichtige Ursachen des akuten Schulterschmerzes sind die akute Bursitis subakromialis, die Tendinosis calcarea und der Gichtanfall.
- Als Ursache eines chronischen Schulterschmerzes liegt am häufigsten ein Impingement-Syndrom oder eine chronische Rotatorenmanschettenruptur vor.
- Die Omarthrose ist selten. Bei Therapieresistenz ist an den endoprothetischen Humeruskopfersatz zu denken.
- Fortgeleitete Schmerzen vor allem aus der Halswirbelsäule betreffen die Nervenwurzel C 4, C 5 und C 6.
- In die Schulterregion projizierte Schmerzen betreffen vor allem Erkrankungen aus der Inneren Medizin.
- Die häufigste, mit Schmerz einhergehende Erkrankung am Ellenbogengelenk ist die Epikondylopathia humeri radialis. Die Diagnose wird klinisch gestellt.
- Die entzündlichen Gelenkerkrankungen an der Hand (rheumatoide Arthritis, Psoriasisarthritis, andere Spondarthritiden) sollten frühzeitig vom Rheumatologen (Internist oder Orthopäde) mitbehandelt werden.

Schmerzen an Schulter und oberer Extremität in der Inneren Medizin

- Beschwerden in Nacken und Schultergürtel sind ein weit verbreitetes Problem. Für eine differenzierte therapeutische Weichenstellung ist die Unterscheidung von funktionellen Beschwerden, Schmerzsyndromen auf der Basis degenerativer Veränderungen und entzündlichen Prozessen entscheidend. Zusätzlich zu Anamnese, Untersuchungsbefund und Röntgenaufnahme müssen entsprechende Laboruntersuchungen und bildgebende Verfahren herangezogen werden.
- Von ganz besonderer Wichtigkeit ist dabei, bakterielle Prozesse sofort zu diagnostizieren bzw. auszuschließen, da bei diesen sofort eine antibiotische Therapie bzw. eine operative Revision erfolgen muß.
- Aktive entzündlich-rheumatische Erkrankungen bedürfen einer antiphlogistischen und einer sog. Basistherapie, während bei radikulären Syndromen, Myogelosen oder funktionellen Störungen die physikalische und analgetische Therapie im Vordergrund stehen.
- Bei entzündlichen Erkrankungen peripherer Gelenke im Bereich der oberen Extremitäten werden nichtsteroidale Antiphlogistika und eventuell auch Glukokortikoide eingesetzt. Parallel erfolgt eine physikalische Therapie mit Kälteanwendungen, korrekter Lagerung und vorsichtigen passiven Bewegungsübungen bei akuter Schmerzsymptomatik zur Vermeidung von Kontrakturen und Versteifungen, mit Wärmeanwendungen und gleichzeitigen krankengymnastischen Übungen im subakuten/chronischen Stadium.
- Bei degenerativen Veränderungen stehen Schonung, analgetische Therapie, im Einzelfall intraartikuläre Glukokortikoidinjektionen und ggf. operative Verfahren im Vordergrund. Da üblicherweise eine zumindest lokale Entzündungsreaktion vorliegt, sollte man nicht reine Analgetika, sondern zumindest milde Antiphlogistika einsetzen.

Thoraxschmerz

Roter Faden

Thoraxschmerz in der Inneren Medizin
  – Allgemeine klinische Aspekte
  – Pathomechanismen von Thoraxschmerzen
  – Ätiologie
  – Definierte Organerkrankungen
  – Anamnese und Untersuchungsbefunde
  – Weiterführende Diagnostik

Thoraxschmerz in der Orthopädie

Thoraxschmerz in der Chirurgie
  – Traumatisch bedingter Thoraxschmerz
  – Neoplastisch bedingter Thoraxschmerz
  – Entzündlich bedingter Thoraxschmerz
  – Sonstige

Thoraxschmerz in der Inneren Medizin

T. von Schrenck

Allgemeine klinische Aspekte

Thorakale Schmerzen stellen ein sehr häufiges klinisches Symptom dar, hinter dem sich eine Vielzahl von Ursachen verbergen kann.

Differentialdiagnostisch sind vorrangig solche Ursachen nachzuweisen bzw. auszuschließen, die eine akute vitale Bedrohung des Patienten implizieren.

Anamnese, klinische Untersuchungsbefunde, Labormedizin, EKG, Echokardiographie und radiologische Bildgebung sind die wichtigsten diagnostischen Werkzeuge. **Vital bedrohliche Ursachen** für Schmerzen im Thorax sind Koronarischämie bzw. Myokardinfarkt, Lungenembolie, Aortendissektion und Spannungspneumothorax.

Auch Entzündungen des Perikards, der Pleura bzw. der Lunge sowie gastrointestinale Erkrankungen können sich mit thorakalen Schmerzen manifestieren, hier sind an erster Stelle Erkrankungen des Ösophagus zu nennen (gastroösophagealer Säurereflux, Refluxösophagitis, Motilitätsstörungen, Mallory-Weiss-Läsionen), aber auch die Kolik bei Cholezystolithiasis, Cholezystitis, peptische Ulzerationen im Magen und die Pankreatitis. Entzündliche oder degenerative Erkrankungen des thorakalen Skelettsystems und der Muskulatur sind vor allem bei ambulanten Patienten in der Praxis ein häufiges Problem, das immer wieder erhebliche differentialdiagnostische Schwierigkeiten bereiten kann.

Bei thorakalen Schmerzen steht der Schweregrad der Erkrankung häufig nicht in Einklang mit der Ausprägung der Symptome: So kann bereits ein leichtes thorakales Druckgefühl Ausdruck eines schweren, vital bedrohlichen Myokardinfarktes sein. Andererseits können starke Schmerzen, wie sie zum Beispiel bei einer Kostochondritis auftreten, relativ harmlos und prognostisch günstig sein.

Pathomechanismen der Thoraxschmerzen

Die intrathorakal gelegenen Organe sind in unterschiedlicher Weise sensorisch innerviert. So verlaufen mit der sympathischen Innervation afferente viszerosensible Nervenfasern, die das Herz versorgen. Die Projektion von Afferenzen dieser Fasern in die Head-Zonen ist dafür verantwortlich, daß sich die Angina pectoris unter anderem in die Brust und in den linken Arm projizieren kann.

Die viszeralen Anteile des Perikards sind nicht sensibel innerviert, auch die parietale Seite des Perikards ist nur schwach durch den **N. phrenicus** mit sensorischen Nervenfasern versorgt. Schmerzen, die infolge einer Perikarditis entstehen, werden vor allem durch Entzündung der benachbarten parietalen Pleura hervorgerufen. Über sensorische Fasern des N. phrenicus werden Schmerzen im Bereich des Diaphragmas und vom zentralen Perikard in die Schulter projiziert.

Die lateralen Pleuraanteile werden sensorisch über Äste der **Interkostalnerven** versorgt. Schmerzen, die ihren Ursprung in den lateralen Pleuraanteilen haben, können somit am vorderen Thorax, im Rücken und im Abdomen verspürt werden. Auch die Schmerzen, die infolge von Erkrankungen der Lunge (Pneumonie, Tumoren, Pneumothorax) auftreten, werden auf eine pleuritische Reizung zurückgeführt, da die Lunge selbst nicht mit sensiblen Nervenfasern versorgt ist. Die thorakalen Schmerzen, die bei einer Lungenembolie entstehen, werden einerseits über eine Pleuramitbeteiligung erklärt, sind aber auch durch die Dehnung der Pulmonalarterien bedingt. Die sensorische Versorgung der Pulmonalarterien wird auch für die Schmerzen verantwortlich gemacht, die zuweilen beim pulmonalen Hypertonus bei chronischer obstruktiver Bronchitis oder bei Lungenfibrose auftreten. Auch die Aorta ist mit sensorischen Nervenfasern versorgt, die im Bereich der Adventitia verlaufen. Eine Dissektion ist deshalb meist ein schmerzhaftes Ereignis.

Ätiologie

Thoraxschmerzen können ihre Ursache in sehr unterschiedlichen Erkrankungen haben (Tab. 3.5). Sie können entsprechend den wichtigsten intrathorakal gelegenen Organen kardialer, pulmonaler, vaskulärer oder gastrointestinaler, dann meist ösophagealer, Genese sein oder durch Erkrankungen des Skelettsystems bzw. der Muskulatur verursacht werden. In nicht unerheblichem Umfang findet sich bei thorakalen Schmerzen auch bei aufwendiger Diagnostik kein somatisches Korrelat für die Beschwerden.

Tabelle 3.5 Ätiologie von Thoraxschmerzen

Kardiale Ursachen	Angina pectoris
	Myokardinfarkt
	Perikarditis
Lunge und Pleura	Lungenembolie
	pulmonaler Hypertonus
	Entzündungen der oberen Luftwege (Tracheitis, Bronchitis)
	Pneumonie
	Pleuritis (Infektion, systemische rheumatoide Erkrankungen)
	Pneumothorax
	Bronchialkarzinom
Gefäße	Aortendissektion
	Aortenaneurysma
Gastrointestinale Erkrankungen	Ösophagus (gastroösophagealer Reflux, Refluxösophagitis, Tumor, Fremdkörper, Achalasie, diffuser Spasmus, Mallory-Weiss-Läsion, Ruptur, Boerhaave-Syndrom)
	Magen (kardianahe Entzündung)
	Pankreatitis
	Cholezystitis, Kolik bei Cholezystolithiasis
Erkrankungen des thorakalen Skelettsystems und seiner Muskulatur	zervikaler Diskusprolaps
	degenerative oder entzündliche Erkrankungen der Wirbelsäule und der thoraxnahen Gelenke
	Interkostalneuralgie
	Tietze-Syndrom, Kostochondritis
Sonstige	Zoster
	Erkrankungen der Mamma (Mastitis, Tumor)

■ Kardiale Erkrankungen

Vorrangig wichtig, da für den Patienten von möglicherweise vitaler Bedeutung, ist der Nachweis bzw. der Ausschluß einer **myokardialen Ischämie**, die sich meist als Folge einer koronaren Herzerkrankung entwickelt. Die koronare Minderperfusion und konsekutive Ischämie des Myokards sind in den meisten Fällen durch eine Stenose oder mehrere **Stenosen** der epikardialen Koronarien und eine konsekutive Einengung des Lumens bedingt. Die koronare Minderperfusion kann zeitweise durch Dilatation von Arteriolen kompensiert werden und bleibt so zunächst weitgehend asymptomatisch. Die Kompensationsmechanismen erreichen aber ihre Grenzen, wenn das Gefäß durch höhergradige Stenosen (> 70%) weiter verengt wird oder wenn atypische Belastungen einen erhöhten Sauerstoffbedarf erfordern; dies ist bei besonderen körperlichen Anstrengungen der Fall. Ein zur akuten Myokardischämie bzw. zum Myokardinfarkt führendes Ereignis ist häufig die Ruptur einer atherosklerotischen Koronarplaque mit der Folge einer thrombotischen Okklusion des Koronarlumens.

Nicht nur Verengungen der Koronarien, sondern auch **Herzklappenfehler** wie vor allem die Aortenklappenstenose können eine Perfusionsstörung der Koronarien nach sich ziehen und zu einem Mißverhältnis zwischen Sauerstoffversorgung und Sauerstoffbedarf führen. Gleiches gilt für die **hypertrophe Kardiomyopathie** und für die ausgeprägte **hypertensive Entgleisung** des arteriellen Blutdrucks.

Perikardiale Prozesse können thorakale Schmerzen hervorrufen. Dabei sind begrenzte Reizungen, d. h. solche, die durch Blutungen oder Myokardinfarzierungen entstehen und nicht auf die parietale Pleura übergehen, meist nur mit diskreten Schmerzen assoziiert. Im Gegensatz dazu rufen Prozesse, die auf die parietale Pleura übergreifen, z. B. bei infektiöser Perikarditis, stärkere Symptome hervor.

■ Pleura und Lunge

Schmerzen werden in erster Linie durch eine Reizung oder eine Entzündung der Pleura vermittelt, dies gilt auch für parenchymatöse Lungenerkrankungen wie die Pneumonie, die Sarkoidose oder Tumoren. Die **Pleuritis** kann viraler, bakterieller und selten auch einmal autoimmuner Genese sein (Lupus erythematodes, rheumatoide Arthritis).

Ein **Pneumothorax** tritt spontan ohne Lungenerkrankung vor allem bei jüngeren Männern und bei Rauchern auf. Der sekundäre Spontanpneumothorax ist meist eine Komplikation einer chronisch obstruktiven Lungenerkrankung, vor allem beim Vorliegen von Bullae, oder einer Infektion (zum Beispiel bei Pneumozystis-carinii-Infektion).

Lungenembolien entstehen typischerweise bei Bein- und/oder Beckenvenenthrombosen durch die Dislokation von thrombotischem Material, das in die Lungenstrombahn eingeschwemmt wird. Das Ausmaß der Embolie von

Pulmonalarterien bzw. deren Ästen bedingt nicht nur die klinischen Zeichen, sondern auch die funktionellen Folgen für den Gasaustausch bzw. die kardiopulmonale Kompensation.

Vaskuläre Ursachen

Die **Dissektion der Aorta** ist ein akutes Ereignis, das typischerweise mit sehr starken thorakalen Schmerzen einhergeht. Die meisten Dissektionen erfolgen bei bereits bestehenden Aortenaneurysmen und haben ihren Ursprung oberhalb der Aortenklappe im Aszendensbereich oder im Bereich des Aorta descendens in Höhe der A. subclavia, sie manifestieren sich deswegen als thorakales Schmerzereignis.

Gastrointestinale Ursachen

Am häufigsten sind die Beschwerden, die durch eine Entzündung bzw. Schleimhautreizung des **Ösophagus** entstehen, und zwar in der Regel durch den Reflux von Säure (gastroösophageale Refluxkrankheit). Es entsteht ein Symptomenkomplex, der unter dem Begriff Sodbrennen zusammengefaßt wird. Die Perzeption des gastroösophagealen Säurerefluxes unterliegt jedoch in hohem Maße einer interindividuellen Variabilität und korreliert schlecht mit den makroskopisch-endoskopischen oder histologischen Schleimhautveränderungen. Motilitätsstörungen des Ösophagus, vor allem der diffuse Ösophagusspasmus oder die Achalasie (hypertensiver unterer Ösophagussphinkter mit fehlender schluckreflektorischer Relaxation) können erhebliche thorakale Schmerzen hervorrufen, die krampfartigen Charakter haben und durch den Schluckakt beeinflußt werden.

Skelettsystem und Muskulatur

Thorakale Schmerzen können auch durch Irritation von **zervikalen Nerven** entstehen. Ursachen sind der Diskusprolaps, Entzündungen oder Kompression durch Tumoren. Die ursächlichen Gelenkveränderungen (Schulter, Interkostalregion) sind entweder degenerativer Natur oder Ausdruck einer Systemerkrankung aus dem rheumatischen Formenkreis. Die Schmerzen können in den Thoraxraum ausstrahlen bzw. projiziert werden.

Psychogene Schmerzen

Gerade thorakale Schmerzen können Ausdruck psychischer Störungen oder psychischer Erkrankungen sein, die mit Depressionen, Panikstimmungen oder Phobien (z. B. vor einer koronaren Herzerkrankung oder einem Tumorleiden) einhergehen. Die Abgrenzung zu organischen Erkrankungen kann schwierig sein, insbesondere weil organische Erkrankungen wie eine akute Myokardischämie erhebliche psychische Veränderungen, insbesondere Angstzustände, nach sich ziehen können.

Definierte Organerkrankungen

Typische Symptomenkomplexe

- Die Angaben über die Qualität des Schmerzes, seine Dauer, Häufigkeit und die Ausstrahlung geben bereits erste Hinweise auf die Genese. Weitere Hinweise ergeben sich aus der Provokation von Schmerzen bzw. aus den Maßnahmen, die zu einer Linderung führen.

Beispiele sind die Verstärkung der Angina pectoris durch körperliche Belastung, die Beeinflussung pleuritischer Schmerzen durch die Atmung (Inspiration) oder die Lage- und Bewegungsabhängigkeit von Schmerzen bei Erkrankungen des Skelett- und Muskelapparates.

Myokardischämie

Leitsymptom ist die **Angina pectoris**. Sie ist typischerweise durch ein thorakales Druckgefühl und weniger durch einen eindeutig lokalisierbaren Schmerz charakterisiert. Die Patienten beklagen oft ein „Zusammenschnüren" des Thorax. Diese Beschwerden treten vor allem im mittleren anterioren Thorax auf, häufig strahlt der Schmerz in die Arme, die Kiefer (auch Zähne), in die Schulterregion oder in das Abdomen aus. Aber auch eine Dyspnoe kann als sog. Angina-Äquivalent Ausdruck einer Myokardischämie sein.

Koronar- und Myokardischämien treten als Angina pectoris in unterschiedlichen Erscheinungsformen auf. Ist bei bekannter koronarer Herzerkrankung die Angina reproduzierbar nur durch außergewöhnliche körperliche Belastungen auszulösen und durch das Einhalten von Ruhe bzw. Gabe von Nitroglyzerin innerhalb von wenigen Minuten reversibel, wird von einer s**tabilen Angina pectoris** gesprochen. Beschwerden mit ausgeprägter, langanhaltender (> 20 min) und vor allem im Verlauf zunehmender Angina pectoris (**Crescendo-Angina**) können auf einen Myokardinfarkt hindeuten und sollten umgehend Anlaß zu weiterer Diagnostik und stationärer Betreuung sein. Im Gegensatz zur Angina pectoris ist der **akute Myokardinfarkt** nicht durch Gabe von Nitroglyzerin bzw. anderen Vasodilatatoren oder durch körperliche Schonung zu beherrschen.

Steht die Differentialdiagnose einer Angina pectoris oder eines Myokardinfarktes im Raum, ist es hilfreich, die kardiovaskulären Risikofaktoren so weit wie möglich zu eruieren. Dabei sind Anamnese und Angaben über kardiovaskuläre Risikofaktoren wie Rauchen, arteriellen Hypertonus, Diabetes mellitus, Hypercholesterinämie und Hypertriglyzeridämie wichtig. Liegen Risikofaktoren für eine koronare Herzerkrankung vor, sollte auch dann an eine Koronarischämie bzw. an einen Infarkt gedacht werden, wenn die thorakalen Beschwerden für eine Angina pectoris nicht unbedingt typisch sind.

Perikarditis

Wie oben erwähnt, hängt die Symptomatik erheblich von der Genese ab. Die Perikarditis kann aufgrund der Innervation des Perikards bzw. der perikardnahen Pleura Schmerzen bzw. Mißempfindungen in unterschiedlichen Lokalisationen auslösen. Dazu gehören die Schulter- und Nackenregion, die anteriore Thoraxregion, aber auch das Abdomen und die Rückenregion.

Erkrankungen der Lunge und Pleura

Hier steht die pleuritische Reizung meist im Vordergrund. Die Inspiration führt typischerweise zu einer Verstärkung der Schmerzen. Ein **Pneumothorax** ist in der Regel ein akutes Ereignis, das mit Luftnot einhergeht. Beim Spannungspneumothorax ist die Dyspnoe progredient, und es kommt ohne adäquate Versorgung (Entlastung mittels

Drainage) zur kardiopulmonalen Dekompensation durch Verlagerung des Mediastinums und Kompression der initial nicht beeinträchtigten Lunge. Bei **Pneumonien** werden pleuritische Schmerzen von ca. 30% der Patienten angegeben. Bei **Lungentumoren** (Bronchialkarzinom) wird der Schmerz bei 25–50% der Patienten durch Husten verstärkt und ist mit den Symptomen Gewichtsverlust und Hämoptysen verbunden.

Die Symptomatik einer **Lungenembolie** hängt vom Ausmaß der Embolie ab und kann von geringen pleuritischen Beschwerden bis hin zu einem fulminanten Schmerzereignis reichen, das Ähnlichkeiten mit einem schweren Myokardinfarkt aufweist. In der Vorgeschichte ist nach vorangegangenen Lungenembolien, Beinvenenthrombosen, bekannter Thrombophilie, Operationen, Traumata, Tumorleiden, Immobilisation, ggf. auch nach Schwangerschaft und Einnahme von Kontrazeptiva zu fragen. Ausgeprägte Lungenembolien sind durch intrapulmonale Shunts oft erstaunlich gut kompensierbar und auch weitgehend asymptomatisch. Pathophysiologische Veränderungen des erhöhten vaskulären Widerstands, der gestörte Gasaustausch mit alveolärer Hypoventilation und zuweilen auch eine Bronchokonstriktion und eine verminderte Compliance der Lunge bestimmen das klinische Bild: Dyspnoe, Hypotonie und Tachykardie sind typisch, es können Husten, Hämoptysen und leicht erhöhte Temperaturen auftreten.

Gefäße

Die Dissektion der Aorta ist in der Regel ein akutes, heftigstes Schmerzereignis, das von der Mitte des Thorax oder vom Rücken ausgeht. Im Gegensatz zum Myokardinfarkt, der häufig mit einem schwer zu lokalisierenden Druckgefühl einhergeht, wird bei der **Aortendissektion** der eindeutig schmerzhafte Charakter deutlicher hervorgehoben. Das expandierende thorakale Aortenaneurysma kann auch ohne akute Dissektion lageabhängige Schmerzen hervorrufen, indem es eine Irritation im Bereich der Nervenaustrittspunkte an den Wirbelkörpern bewirkt.

Gastrointestinale Erkrankungen

Die thorakalen Schmerzen, die in Zusammenhang mit Erkrankungen aus dem Gebiet der Gastroenterologie stehen, sind am häufigsten durch Veränderungen am Ösophagus bedingt. Fraglos häufigstes Symptom ist das **Sodbrennen**, das durch Reizung oder auch Entzündung der Ösophagusschleimhaut infolge eines gastroösophagealen Refluxes von Säure entsteht. Die Symptome werden typischerweise durch Nahrungsaufnahme, Verzehr von säurehaltigen oder alkoholischen Getränken und durch flache Lagerung verstärkt. Regurgitation und Schluckbeschwerden werden oft als weitere Symptome angegeben. Die Patienten klagen über ein tief im Thorax sitzendes brennendes Gefühl, das eine Abgrenzung gegenüber der Angina pectoris durchaus schwierig machen kann.

Motilitätsstörungen des Ösophagus wie der diffuse Ösophagusspasmus oder die Achalasie führen typischerweise zu thorakalen Schmerzen, bei Progredienz aber auch zu Schluckstörungen und bei starker Ausprägung zu einer Gewichtsabnahme. Bei heftigem Erbrechen kann es zu Schleimhauteinrissen im Bereich des gastroösophagealen Übergangs kommen („Mallory-Weiss-Läsionen"), dies kann auch mit starken Thoraxschmerzen einhergehen. Bei Schluckbeschwerden sollte immer ein stenosierender Prozeß (Tumor) im Ösophagus bzw. in der Kardiaregion endoskopisch ausgeschlossen werden. **Rupturen** (Boerhaave-Syndrom) des distalen Ösophagus können vor allem nach heftigem Erbrechen auftreten und sich mit thorakalen oder abdominellen Schmerzen, aber auch mit den Zeichen einer oberen gastrointestinalen Blutung manifestieren.

Anamnese und Untersuchungsbefunde

Bei der Beurteilung von Thoraxschmerzen haben die Angaben des Patienten zum Zeitpunkt und der Art des Schmerzbeginns, zur Dauer und zur Intensität des Schmerzes eine wichtige Bedeutung. Begleitsymptome wie Dyspnoe, Tachykardie, Bradykardie oder Herzrhythmusstörungen geben häufig bereits wertvolle Hinweise auf die Genese der Schmerzen und ergänzen sich mit den Angaben über Begleit- oder Vorerkrankungen zu einem Bild, das für die Einleitung der weiteren diagnostischen Schritte wichtig ist.

Bei der Vielzahl möglicher Ursachen von Thoraxschmerzen ist eine gründliche **körperliche Untersuchung** notwendig, die Auskultation und Perkussion der Lunge und des Herzens ist immer zu fordern. Die Untersuchung sollte die **Kreislaufparameter** (Blutdruck, Pulsfrequenz, Arrhythmie), die **Volumensituation** und den **Pulsstatus** (Seitendifferenz, Fehlen von peripheren Pulse) ebenso umfassen wie die Suche nach klinischen Zeichen der **Beinvenenthrombose** oder solchen Befunden, die auf eine **Arteriosklerose** hinweisen (z. B. Strömungsgeräusche über großen Gefäßen, fehlende oder abgeschwächte Pulse).

Weiterführende Diagnostik

Bei Thoraxschmerzen ist zwar häufig bereits aufgrund der oben genannten klinischen Kriterien eine Verdachtsdiagnose zu stellen. Laborparameter, EKG und verschiedene Verfahren der Bildgebung sind jedoch unumgänglich, um die Diagnose zu sichern und die adäquaten Konsequenzen für die Therapie zu ziehen. Aufgrund der Häufigkeit und Bedeutung der koronaren Herzerkrankung sollte ein **EKG** zur Basisdiagnostik zählen. Hier ist auf Rhythmusstörungen, Ischämie- oder Infarktzeichen sowie auch auf Zeichen der Rechtsherzbelastung zu achten. Zur Basisdiagnostik in der **klinischen Chemie** zählen ein Blutbild (Leukozyten, Erythrozyten, Hämatokrit, Thrombozytenzahl), eine Bestimmung der Transaminasen (SGOT, SGPT) der Kreatinkinase (CK und CK-MB) und bei Verdacht auf eine Lungenembolie auch die Bestimmung der D-Dimere im Plasma.

Verdacht auf Myokardischämie

Im **EKG** sind Veränderungen der ST-Strecke (Hebung bzw. Senkung) und der T-Welle (Negativierung bzw. Inversion bei Innenschichtischämie) typisch, später tritt nach Infarzierung des Myokards ein R-Zacken-Verlust auf. Liegen eindeutige EKG-Veränderungen im Sinne eines Infarktes vor, ist das weitere Vorgehen mit dem Ziel einer Revaskularisation des Myokards (Angiographie mit PTCA oder systemische Lyse) klar vorgezeichnet.

Fehlen die eindeutigen EKG-Veränderungen, ist eine myokardiale Ischämie aber doch nicht ausgeschlossen. Die Messungen der CK bzw. CK-MB sollte ca. 4–6 h nach einer manifesten Angina durchgeführt werden, da diese **Enzyme** bei einer Myokardnekrose erst nach Stunden ansteigen. Auch deswegen hat man nach Parametern gesucht, die eine Myokardischämie zuverlässig und früher erfassen. Dies ist mit mittlerweile kommerziell erhältlichen, einfachen und schnellen Testverfahren möglich, mit denen am Krankenbett die herzspezifischen **kontraktilen Proteine** Troponin T bzw. Troponin I nachgewiesen werden. Positive Ergebnisse sind eindeutig Prädiktoren für kardiale Ereignisse. Ein negativer Troponintest weist hingegen auf ein sehr niedriges Risiko für weitere kardiale Ereignisse, vor allem im Sinne einer Ischämie hin.

Lunge und Pleura

Erkrankungen der Pleura führen meist erst dann zu **radiologischen Veränderungen**, wenn in einem späteren Stadium die entzündliche Reaktion die Ausbildung eines Ergusses nach sich gezogen hat. Ein Pneumothorax ist hingegen in der Regel bei manifester Symptomatik radiologisch sofort und gut nachweisbar.

Die Diagnose und die Differentialdiagnose der Lungenembolie sind nach wie vor schwierig. Der **Verdacht auf eine Lungenembolie** sollte sich bereits bei den folgenden Angaben aufdrängen: Immobilisation, Operationen innerhalb der letzten zwei bis drei Monate, zerebrale Insulte, thrombembolische Ereignisse in der Vorgeschichte und eine maligne Grunderkrankung (besonders Pankreas- und Prostatakarzinom). Weitere Risikofaktoren sind Übergewicht, Zigarettenrauchen und arterieller Hypertonus. Thrombophilien, vor allem die Mutation des Faktors V (Leiden) sind in den letzten Jahren als Ursachen in solchen Fällen erkannt worden, in denen keine anderen auslösenden Faktoren für eine Gerinnungsstörung vorlagen und man zunächst von idiopathischen Thrombosen ausging. Zeichen der Beinvenenthrombose sind bei Lungenembolien eher selten: Der PIOPED-Studie zufolge hatten weniger als 30% der Patienten mit Lungenembolie klinische Symptome einer Beinvenenthrombose. **Häufigste Symptome** der Lungenembolie sind Dyspnoe (70%), pleuritische Schmerzen (66%), Husten (37%) und Hämoptysen (13%).

Der Verdacht auf eine Lungenembolie sollte Anlaß sein, weitere Untersuchungen durchzuführen, um die Diagnose zu sichern oder auszuschließen. Die Bestimmung der **D-Dimere** hat ihren Stellenwert vor allem beim Ausschluß, weniger bei der Diagnosestellung einer Lungenembolie bzw. einer Beinvenenthrombose.

Die Bestimmung der **Blutgase** im arteriellen Blut hat neueren Erkenntnissen zufolge keinen hohen diagnostischen Stellenwert. Im **EKG** ist auf Zeichen der Rechtsherzbelastung zu achten, typisch ist die Sinustachykardie, aber auch ein neu aufgetretenes Vorhofflimmern kann Zeichen einer Lungenembolie sein.

Besteht ein Verdacht auf eine Lungenembolie, stehen verschiedene Verfahren der Bildgebung zur Verfügung. Die Gesamtsituation bzw. der Grad der kardiopulmonalen Kompensation entscheiden darüber, welches Verfahren am besten geeignet ist. Die **Ventilations-Perfusions-Szintigraphie** der Lunge hat nach wie vor einen Stellenwert, ist jedoch zeitlich aufwendig und bleibt somit klinisch weitgehend stabilen Patienten vorbehalten, bei denen die Diagnostik der Lungenembolie einen eher elektiven Charakter hat.

Alternativ wird in der Regel eine thorakale **Spiral-CT-Untersuchung** mit Kontrastmittel oder eine **Pulmonalisangiographie** durchgeführt. Zahlreiche Zentren sind inzwischen dazu übergegangen, in Notfallsituationen und bei begründetem Verdacht auf eine Lungenembolie frühzeitig eine Spiral-CT-Untersuchung des Thorax durchzuführen, um den Zeitraum bis zur Diagnosestellung zu verkürzen und rascher geeignete Therapien einleiten zu können. Das Spiral-CT hat ein gutes Auflösungsvermögen bei proximalen und größeren Thromben in der Lungenstrombahn, bei peripheren oder kleineren, distal der Segmentarterien gelegenen Embolien ist die Aussagekraft jedoch eingeschränkt.

Die Pulmonalisangiographie bleibt somit der Goldstandard, ihr Einsatz kann jedoch durch den Einsatz der anderen, weniger invasiven Verfahren (v. a. Spiral-CT) begrenzt werden.

Nachweis einer thorakalen Aortendissektion

Die Diagnostik in dieser Notfallsituation ist abhängig vom Zustand des Patienten. Wenn möglich, sollte der Thorax mittels einer **Computertomographie** oder einer **Magnetresonanztomographie** (MRT) untersucht werden. Mit diesen beiden Verfahren läßt sich mit hoher Sensitivität und Spezifität der Nachweis einer Dissektion erzielen, zusätzlich kann eine Aussage über Lokalisation und Ausmaß getroffen werden.

- Besonders bei hämodynamisch instabilen Patienten, deren Transport problematisch ist, stellt die transösophageale Echokardiographie eine wertvolle, rasch einsetzbare und wenig belastende Untersuchungstechnik zum Nachweis einer Aortendissektion dar.

Gastrointestinale Schmerzen

Der Nachweis, daß thorakale Schmerzen mit einem pathologischen gastroösophagealen **Reflux** in den Ösophagus zusammenhängen, ist oft schwierig zu führen: normale Schleimhautverhältnisse schließen nicht aus, daß ein pathologischer Reflux vom Magen in die Speiseröhre stattfindet. Die ausreichend hochdosierte **probatorische säurehemmende Therapie** (z. B. mit Protonenpumpeninhibitoren, ein- oder zweimal 40 mg/die) führt bei Refluxbeschwerden in der Regel zu einer Besserung innerhalb von 24 h und weist somit ex juvantibus die Diagnose nach. Goldstandard ist nach wie vor die **24-h-pH-Metrie** des Ösophagus, die nach definierten Kriterien erkennen läßt, ob der Reflux von Säure pathologisch ist. Aber auch bei normaler Säureexposition können refluxtypische Beschwerden auftreten, hier ist von einer viszeralen Hyperalgesie auszugehen, die differentialdiagnostisch nach wie vor problematisch ist.

Der diffuse **Ösophagusspasmus** und die **Achalasie** lassen sich in den frühen Stadien mit Bildgebung und Endoskopie nur schlecht nachweisen, am zuverlässigsten lassen sich beide Erkrankungen mittels der **Ösophagusmanometrie** beweisen. Zum Nachweis einer Refluxösophagitis, eines Ösophagusulkus, einer Mallory-Weiss-Läsion oder eines stenosierenden Prozesses ist die **Endoskopie** das Verfahren der ersten Wahl.

Erkrankungen des thorakalen Skelettsystems und der Muskulatur

Schmerzen, die ihren Ursprung im Skelettsystem bzw. der skelettnahen Muskelgruppen haben, können differentialdiagnostische Schwierigkeiten bereiten. Zuweilen sind die Beschwerden eindeutig **lage-** oder **bewegungsabhängig**,

Erkrankungen der inneren Organe werden dann bereits unwahrscheinlicher. Entzündungen der Gelenke können sich durch schmerzhafte **Bewegungseinschränkungen** bemerkbar machen, andererseits können auch **Schwellungen** und **Rötungen** der gelenknahen Bezirke Hinweise auf eine Ursache im Gelenkapparat geben. Die sternoklavikularen oder sternokostalen Gelenke sind eine häufige Ursache für Schmerzen, die in der anterioren Thoraxregion lokalisiert sind. Der vom Untersucher auf die Gelenkregion ausgeübte Druck verstärkt bzw. löst die typische Schmerzsymptomatik aus, diese Untersuchung sollte deswegen bei thorakalen Schmerzen immer durchgeführt werden.

Frakturen oder Prellungen der Rippen können erhebliche thorakale Schmerzen auslösen. In der Regel ist ein Trauma (Sturz, Unfall) zu eruieren. Die **radiologische Darstellung** der Rippen im knöchernen Hemithorax sollte dann zum Nachweis von Frakturen durchgeführt werden, auch um bei fehlendem Hinweis auf Traumata pathologische Frakturen auszuschließen.

Literatur

1. Braunwald E. Unstable Angina: A classification. Circulation 1989; 80:410–414
2. Cannon RO. The sensitive heart. JAMA 1995; 273:883–887
3. Carson JL, Kelley MA, Duff A, Weg JC, Fulkerson WJ, Palevsky HI, Schwartz JS, Thompson BT, Popovich J, Hobbins TE, Spera MA, Alavi A, Terrin ML. The clinical course of pulmonary embolism. N Engl J Med 1992; 326:1240–1245
4. Castell DO, Katz PO. The acid suppression test for unexplained chest pain. Gastroenterol 1998; 115:225–227
5. DeSanctis RW, Doroghazi RM, Austen WG, Buckley MJ. Aortic dissection. N Engl J Med 1987; 317:1060–1067
6. DiMagno Ep, Layer P, Clain JE. Chronic pancreatitis. In: Go VLW, ed. The pancreas. New York: Raven; 1993:665–706
7. Gibbons RJ, Chatterjee K, Daley J. ACC/AHA/ACP-ASIM guidelines for the management of patients with chronic stable angina. J Am Coll Cardiol 1999; 33:2092–2100
8. Goldhaber SZ. Pulmonary embolism. N Engl J Med 1998; 339:93–104
9. Hamm CW, Goldmann BU, Heeschen C, Kreymann G, Berger J, Meinertz T. Emergency room triage of patients with chest pain by means of rapid testing for cardiac troponin I. N Engl J Med 1997; 337:1648–1653
10. Hopkins RJ, Girardi LS, Turner EA. Relationship between Helicobacter pylori eradication and reduced duodenal and gastric ulcer recurrence: a review. Gastroenterology 1996; 110:1244–1252
11. Köhler L, Mau W, Zeidler H. Ulkusrisiko und -prophylaxe bei der Therapie mit nichtsteroidalen Antirheumatika. Med Klin 1997; 92:726–735
12. Lusiani L, Perrone A, Pesavento R, Conte G. Prevalence, clinical features, and acure course of atypical myocardial infarction. Angiology 1994; 45:49–54
13. Macdonald TM, Morant SV, Robinson GC, Shield MJ, McGilchrist MM, Murray FE, McDevitt DG. Association of upper gastrointestinal toxicity of nonsteroidal drugs with continued exposure: cohort study. Br Med J 1997; 315:1333–1337
14. Nienaber CA, von Kodolitsch Y, Nicolas V, Siglow V, Piepho A, Brockhoff C, Koschyk DH, Spielmann RP. The diagnosis of thoracic aortic dissection by non-invasive imaging procedures. N Engl J Med 1993; 328:1–9
15. Patterson-Brown S, Vipond MN. Modern aids to clinical decision making in the acute abdomen. Br J Surg 1990; 77:13–18
16. Stein PD, Saltzman HA, Weg JC. Clinical characteristics of patients with acute pulmonary embolism. Am J Cardiol 1991; 68:1723–1727
17. Steinberg W, Tenner S. Acute pancreatitis. NEJM 1994; 330:1198–1210
18. Talami G, Bassi C, Falconi M, Sartori N, Salvia R, di Francesco V, Frulloni L, Vaona B, Bovo P, Vantini I. Pain relapses in the first ten yars of chronic pancreatitis. Am J Surg 1996; 171:565–569
19. The PIOPED Investigators. Value of ventilation/perfusion scan in acute pulmonary embolism diagnosis (PIOPED). JAMA 1990; 263:2753–2759
20. Vaezi M, Richter J. Role of acid and duodenogastroesophageal reflux in gastroesophageal reflux disease. Gastroenterology 1996; 111:1192–1199
21. Wallace J: Nonsteroidal anti-inflammatory drugs and gastropathy: the second hundred years. Gastroenterology 1997; 112:1000–16

Thoraxschmerz in der Orthopädie

K. Wolber, J. Krämer

Im Thoraxbereich gibt es akute und chronische Schmerzsyndrome, die von den Bewegungssegmenten der Brustwirbelsäule ausgehen. Das **Thorakalsyndrom** stellt den Sammelbegriff für alle klinischen Erscheinungen dar, die durch degenerative und funktionelle Veränderungen der BWS verursacht werden. Thorakalsyndrome stellen etwa 2% aller degenerativen Wirbelsäulenerkrankungen.

Die Beschwerden kommen in erster Linie von degenerativen und funktionellen Veränderungen der Wirbel und Wirbelrippengelenkverbindungen, die lokale und ausstrahlende Schmerzen verursachen können. Die **Symptomatik** der thorakalen Spinalnervenwurzeln erschöpft sich im allgemeinen in typisch lokalisierten gürtelförmigen Schmerzen mit eventuell diskreten Störungen der Algesie, deren Topik sich aus dem Dermatomschema ergibt. Ein wichtiges diagnostisches Kriterium für die vertebragene Interkostalneuralgie ist wie an den anderen Wirbelsäulenabschnitten die Positionsabhängigkeit der Beschwerden. Unter Entlastung bzw. Traktion lassen die Beschwerden nach, bei Belastung und bestimmten Drehbewegungen verstärken sie sich.

Die **Schmerztherapie** der lokalen und radikulären Thorakalsyndrome ist konservativ und besteht in der Entlastung durch Horizontallagerung, Wärmeanwendung aller Art sowie in der lokalen Injektionsbehandlung am betroffenen Segment. Durchgeführt werden thorakale Facettenblockaden mit Injektion in das thorakale Intervertebralgelenk, Kostotransversalblockaden mit Injektion in das Kostotransversalgelenk und thorakale Spinalnervenanalgesien.

Alle wirbelsäulennahen Infiltrationen an der BWS sind durch das **Risiko** eines Pneumothorax belastet. Deswegen sollten zunächst alle weniger invasiven Maßnahmen wie manuelle Therapie, Traktion, physikalische Therapie und Krankengymnastik ausgenutzt werden, bevor man sich zur Schmerztherapie mit lokalen Injektionen entschließt.

Thoraxschmerz in der Chirurgie

A. Kropp, S. B. Hosch, J. R. Izbicki

Thoraxschmerzen werden in oberflächliche Schmerzen, Thoraxwandschmerzen und tiefe bewegungsunabhängige Schmerzen unterteilt.
- *Oberflächliche Thoraxschmerzen* sind meist der Palpation und Inspektion direkt zugänglich.
- *Thoraxwandschmerzen* sind bewegungs- und atmungsabhängig und lassen in der Exspiration nach.
- *Tiefe bewegungsunabhängige Schmerzen* sind druck- bzw. kompressionsunabhängig und nur schwer lokalisierbar.

Im folgenden werden die wichtigsten Thoraxschmerzsymptome einzelnen chirurgischen Erkrankungen zugeordnet.

Traumatisch bedingter Thoraxschmerz

Rippenfrakturen

Bei Rippenfrakturen wird die einfache Rippenfraktur, die Rippenserienfraktur, bei der mindestens drei Rippen in einer Ebene gebrochen sind, und die Rippenstückfraktur, bei der eine Rippe mindestens zweimal gebrochen ist, unterschieden.

Rippenfrakturen werden ihrer **Ätiologie** nach durch stumpfe Traumata, perforierende Verletzungen, Schußverletzungen oder iatrogen durch den Rippensperrer bei Thorakotomien hervorgerufen. Am häufigsten sind die fünfte bis neunte Rippe betroffen.

Klinisch äußert sich die Rippenfraktur durch atemabhängige Schmerzen, eine schmerzbedingte Schonatmung bis zur Dyspnoe, aus der Atelektasen folgen, die wiederum begünstigend für eine Pneumonie sein können. Während einseitige Frakturen von bis zu vier Rippen ohne wesentliche Beeinträchtigung der Atmung toleriert werden, führen beidseitige Rippenfrakturen, Rippenserienfrakturen von mehr als fünf Rippen oder Begleitfrakturen des Sternums zu einem instabilen Thorax.

Bei der **Untersuchung** des Patienten sind der Thoraxkompressionsschmerz, der lokale Druckschmerz über einer Rippe und eine tastbare Stufe sowie Begleitsymptome wie Hämatome oder Prellmarken wegweisend.

Radiologisch wird die Rippenfraktur durch die Thoraxübersichtsaufnahme, einen knöchernen Hemithorax und Zielaufnahmen einzelner Rippen gesichert. Stets müssen Begleitverletzungen wie Pneumothorax, Hämatothorax und Begleitfrakturen der Klavikula oder des Sternums ausgeschlossen werden.

Die **Therapie** der einfachen Rippenfraktur besteht aus einer optimalen Lagerung des Patienten zur Stabilisierung des Thorax sowie einer effizienten Analgesie und Atemtherapie, wobei die Schmerztherapie einer unbehinderten Atmung und damit als Pneumonieprophylaxe dient. Der instabile, frakturbedingte Thorax kann mittels osteosynthetischer Plattenversorgung oder durch die maschinelle Dauerbeatmung des Patienten stabilisiert werden. Ein begleitender Pneumothorax wird durch Einlage einer Bülau-Drainage versorgt.

Ösophagusverletzungen

Die **Ursachen** einer Speiseröhrenverletzung sind am häufigsten iatrogen durch die Endoskopie bedingt, kommen aber auch nach Fremdkörperingestion, beim zervikalen oder thorakalen Trauma, der Schuß- oder Stichverletzung oder als spontane Ösophagusruptur bei fortgeschrittenem Ösophaguskarzinom oder Boerhaave-Syndrom vor.

Klinisch äußert sich die Ösophagusperforation durch ein Haut- oder Mediastinalemphysem, Dysphagie, Hämatemesis und Fieber bis zur Sepsis als Ausdruck einer komplizierenden Mediastinitis. Das Boerhaave-Syndrom ist durch plötzliches Erbrechen und den vernichtenden Thoraxschmerz meist nach reichlichem Alkohol- und Nahrungskonsum charakterisiert.

Die Ösophagusverletzung wird **radiologisch** durch Thoraxübersichtsaufnahme, Gastrografin-Schluck und Thorax-CT oder **endoskopisch** durch die Ösophago-Gastro-Duodenoskopie (ÖGD) gesichert.

Bei kleineren Perforationen ohne Infektzeichen kann ein konservativer **Therapie**versuch mit Antibiotika, parenteraler Ernährung sowie ggf. Drainage unternommen werden. Größere und komplizierte Perforationen mit Ausbildung eines septischen Krankheitsbildes werden je nach Höhenlokalisation über eine Laparotomie, Thorakotomie oder einen zervikalen Zugang operativ versorgt. Bei ausgedehnten Defekten ist die Resektion mit Wiederherstellung der Kontinuität durch Magenhochzug oder Interposition eines Dünn- oder Dickdarmabschnittes indiziert.

Neoplastisch bedingter Thoraxschmerz

Bronchialkarzinom

Das Bronchialkarzinom ist der häufigste maligne Tumor beim Mann und der zweithäufigste bei der Frau. Als **auslösende Noxen** sind weit überwiegend Nikotinabusus, daneben auch Umweltgifte oder die berufliche Exposition gegenüber Asbest, Nickel und Uran zu erwähnen. Der Altersgipfel liegt zwischen 50 und 60 Jahren.

Histologisch läßt sich das Bronchialkarzinom in das kleinzellige Bronchialkarzinom (SCLC = small cell lung cancer) und das nichtkleinzellige Bronchialkarzinom (NSCLC = non small cell lung cancer) einteilen.

Der unspezifische Thoraxschmerz verbunden mit Husten, Auswurf und Dyspnoe gehört zu den **Frühsymptomen**. Asthma, Bronchitis und rezidivierende Pneumonien sollten stets an ein Bronchialkarzinom denken lassen, Hämoptysen können bereits ein Spätsymptom sein. N.-recurrens-Parese, Zwerchfellhochstand als Zeichen einer Arrosion des N. phrenicus und Horner-Syndrom verbunden mit Thoraxschmerzen sind Zeichen einer Interkostalnerveninfiltration oder einer perineuralen Invasion paraaortaler Lymphknotenmetastasen im fortgeschrittenen Tumorstadium. Tumoren der Lungenspitze können durch Infiltration des Plexus brachialis zum Pancoast-Syndrom führen.

Die **operative Therapie** besteht aus Lobektomie, Manschettenresektion, Segmentresektion, der totalen Pneumektomie oder der erweiterten Pneumektomie mit Entfernung von Perikard, parietaler Pleura, Zwerchfell oder Brustwand.

Ösophaguskarzinom

Die **Risikofaktoren** hinsichtlich der Entwicklung eines Ösophaguskarzinom sind die Refluxösophagitis und als Präkanzerose der Barrett-Ösophagus, der jahrelange Genuß hochprozentigen Alkohols, Rauchen und Narben, z. B. als Folge von Verätzungen.

Klinisch sollte der retrosternal gelegene Thoraxschmerz, verbunden mit Dysphagie, Regurgitation und Gewichtsabnahme, an ein Ösophaguskarzinom denken lassen. Der dorsale Schmerz oder Interkostalschmerz ist Ausdruck einer paraaortalen Lymphknoteninfiltration.

Die **Diagnosesicherung** erfolgt endoskopisch durch die ÖGD mit Biopsie zur Gewinnung einer Histologie. Zum Staging werden Endosonographie, CT und Knochenszintigraphie herangezogen.

Die **chirurgische Therapie** besteht je nach Lokalisation des Karzinoms aus der stumpfen Resektion über einen abdominellen und zervikalen Zugang oder der abdominothorakalen Resektion mit Eröffnung von Abdomen, Thorax und Hals. Die Wiederherstellung der Passage erfolgt durch Magenhochzug oder Interposition eines Dünndarm- oder Dickdarmabschnittes.

Palliative Maßnahmen sind die Einlage eines Tubus (z. B. Celestin-Tubus) oder eines selbstexpandierenden Metallstents zur Sicherung der Passage. Witzel-Fistel, perkutane endoskopische Gastrostomie (PEG) oder Jejuno-Cath dienen der enteralen Ernährung durch Zufuhr von Sondennahrung distal der Ösophagusstenose.

Mediastinaltumoren

Mediastinaltumoren sind meist gutartige Tumoren und äußern sich selten durch Thoraxschmerzen. In fortgeschrittenen Stadien kommt es häufiger zu einer obere Einflußstauung, Stridor und Heiserkeit als Zeichen der Kompression von V. cava und Trachea oder Affektionen der im Mediastinum verlaufenden Nerven. Weitere **Symptome** sind Dyspnoe, Dysphagie, Erbrechen, Singultus, Zwerchfellhochstand und Horner-Syndrom. Das Krankheitsbild der Myasthenia gravis findet sich bei Thymomen als Symptomenkomplex mit Autoantikörpern gegen Azetylcholinrezeptoren. **Diagnostisch** lassen sich Mediastinaltumoren durch CT und MRT des Thorax und Mediastinoskopie mit Biopsie zur Gewinnung einer Histologie nachweisen. Im Nativröntgenbild kann eine Mediastinalverbreiterung hinweisend sein. Jeder Mediastinaltumor sollte bioptisch untersucht werden, z. B. im Rahmen einer Mediastinoskopie zum Ausschluß eines Lymphoms, um eine definitive Diagnose zu erzielen.

Entzündlich bedingter Thoraxschmerz

Subphrenischer Abszeß

Subphrenische Abszesse, die nach größeren chirurgischen Oberbaucheingriffen, z. B. Splenektomie, in der Milzloge auftreten, gehen je nach Lage mit einem Schmerz einher, der sich auf den Thorax projizieren kann. Subphrenische Abszesse werden sonographisch oder durch die Computertomographie **diagnostiziert**. Postoperative Komplikationen wie eine Anastomoseninsuffizienz als Ursache des Abszesses sind dabei auszuschließen. Die **Therapie** besteht in der Einlage eines Katheters (z. B. Sonnenberg-Katheter) zur Abszeßdrainage oder in der operativen Revision mit Ausräumung und Drainageeinlage in Kombination mit einer systemischen Antibiose entsprechend dem zugrundeliegenden Antibiogramm.

Refluxösophagitis

Die Refluxkrankheit entsteht durch einen unphysiologisch langen Kontakt der Ösophagusschleimhaut mit Magen- oder Gallensaft. **Ursächlich** ist meist eine Insuffizienz der Kardia, die häufig mit einer Hiatushernie vergesellschaftet ist.

Leitsymptome sind brennende retrosternale Schmerzen, vergesellschaftet mit Dysphagie und epigastrischen Schmerzen. Die **Diagnose** wird durch die ÖGD und die Kontrastmitteldarstellung unter Durchleuchtung in Kopftieflage sowie pH-Metrie und Ösophagusmanometrie gesichert.

Die **konservative Therapie** besteht aus der Prävention mit Vermeidung von Nikotin, Kaffee und Alkohol und der Einnahme mehrerer kleiner Mahlzeiten. Die medikamentöse Behandlung mit Prokinetika dient der Erhöhung des Sphinktertonus und der Verkürzung der Verweildauer von Speisen im Magen. H_2-Blocker und Protonenpumpenhemmer verringern die Magensäureproduktion.

Die **chirurgische Therapie** erfolgt durch die laparoskopische Fundoplikatio, bei Hiatushernien in Kombination mit Hiatusplastik und Fundopexie.

Eine **Komplikation** der Refluxösophagitis stellt der Barrett-Ösophagus oder Endobrachyösophagus dar, der als Präkanzerose für die Entwicklung eines Adenokarzinoms anzusehen ist.

Pleuraerguß

Pleuraergüsse kommen vor als **Begleitreaktion** bei entzündlichen Geschehen im Thorax wie Pneumonien, Bronchopneumonien, Mediastinitis, aber auch bei abdominellen Entzündungen wie Peritonitis, Pankreatitis, Cholezystitis, Leberabszeß oder subphrenischen Abszessen. Weitere **Ursachen** können maligne thorakale Prozesse der Lunge oder Pleura sein, die fortgeschrittene Leberzirrhose oder Manipulationen im Rahmen von Operationen mit zwerchfellnaher Mobilisation. Stets müssen im Verlauf auftretende Pleuraergüsse auch an postoperative Komplikationen wie Anastomoseninsuffizienzen denken lassen. Sie imponieren klinisch durch Dyspnoe und thorakale Schmerzen, können sich jedoch auch asymptomatisch verhalten.

Diagnostisch werden Pleuraergüsse sonographisch oder durch die Thoraxröntgenaufnahme gesichert und sollten ggf. mittels einer sonographisch gesteuerten Pleurapunktion entlastet werden. Durch die laborchemische Aufarbeitung und Bestimmung des Eiweißgehaltes läßt sich zwischen einem Exsudat und Transsudat unterscheiden. Bei malignitätsverdächtigen Prozessen sollte stets die zytologische Aufarbeitung zum Ausschluß von Tumorzellen angestrebt werden. Rezidivierende Pleuraergüsse werden durch die Einlage einer Thoraxdrainage entlastet, wobei die Behandlung der Grunderkrankung, z. B. die Anlage eines TIPSS (**t**rans**j**ugulärer **p**orto**s**ystemischer **S**hunt) bei fortgeschrittener Leberzirrhose im Vordergrund steht.

Sonstige

Pneumothorax

Beim Pneumothorax gelangt Luft in den Pleuraraum und führt zu einem Kollaps der betreffenden Lunge. Dies kann spontan auftreten (**Spontanpneumothorax**) durch Ruptur von Emphysemblasen, häufig bei Rauchern, Asthmatikern oder Leptosomen, aber auch bei Tbc oder perforierten Bronchialkarzinomen. Bei die Thoraxwand penetrierenden Traumen, z. B. durch Schuß- oder Stichverletzungen, tritt die Luft von außen in den Thorax (**offener Pneumothorax**). Als iatrogene Ursache kommt der Pneumothorax bei der Überdruckbeatmung, Anlage von zentralvenösen Verweilkathetern oder bei der Pleurapunktion vor. Beim **Spannungspneumothorax** gelangt durch einen Ventilmechanismus zunehmend Luft in den Pleuraraum, die nicht mehr entweichen kann. Durch den ansteigenden Druck kommt es zu einer Verlagerung des Mediastinums mit Kompression der gesunden Lunge und der V. cava mit Behinderung des zentralvenösen Rückstroms.

Klinisch äußert sich der Pneumothorax durch plötzlich einsetzende Schmerzen mit Atemnot und trockenem Husten. Bei der **Untersuchung** fällt auskultatorisch ein abgeschwächtes Atemgeräusch bei hypersonorem Klopfschall in der Perkussion auf. Im Thoraxröntgenbild zeigt sich die kollabierte Lunge.

Der Pneumothorax wird durch die Einlage eine Bülau-Drainage mit konstantem Sog von 20 cmH$_2$O **therapiert**. Bei rezidivierenden Spontanpneumothoraces bei Lungenemphysem ist eine Resektion der bullaetragenden Lungenanteile mit Pleurektomie zur Verklebung von Lunge und Thoraxwand, nach Möglichkeit thorakoskopisch, indiziert.

- Der Spannungspneumothorax muß durch sofortige Punktion entlastet werden.

Aortenaneurysma

Aneurysmen im Verlauf der thorakalen Aorta kommen meist vor im Rahmen einer ausgeprägten Arteriosklerose, traumatisch nach vorangegangenen Gefäßverletzungen, entzündlich-mykotisch oder entzündlich bei Lues und angeboren, z. B. beim Marfan-Syndrom. Das Aortenaneurysma ist häufig ein Zufallsbefund, kann sich aber auch durch thorakale, in den Rücken ausstrahlende Schmerzen, Horner-Syndrom oder Rekurrensparese klinisch manifestieren.

Morphologisch lassen sich das **Aneurysma verum** als Aussackung der drei Wandschichten Intima, Media und Adventitia vom Aneurysma dissecans und Aneurysma spurium unterscheiden. Das **Aneurysma dissecans** zeichnet sich durch einen Intimaeinriß mit Bildung eines zweiten Lumens aus und kann dabei zu einer Verlegung aortaler Seitenäste führen. Beim **Aneurysma spurium** gelangt das aortale Blut durch ein Leck in der Aortenwand nach extravasal und bildet dort ein paravasales Hämatom, das sich organisiert und zur Ausbildung einer Hämatommembran führt.

Diagnostisch lassen sich Aneurysmen mit Duplex-Farb-Doppler, im Thoraxbild bei Begleitverkalkungen als Kalkschale, mit Thorax-CT, MRT und Angiographie beurteilen.

Therapeutisch müssen symptomatische Aneurysmen operativ durch Gefäßprothesen versorgt werden. Klinisch stumme Aneurysmen sollten unterhalb eines bestimmten Durchmessers unter suffizienter antihypertensiver Therapie sonographisch kontrolliert und bei Größenprogredienz einer operativen Therapie zugeführt werden.

Kernaussagen

Thoraxschmerz in der Inneren Medizin

- Thorakale Schmerzen stellen ein sehr häufiges klinisches Symptom dar mit einer Vielzahl von Ursachen. Sie werden vermittelt über Fasern des Sympathikus (Herz), des N. phrenicus (Perikard) und die Interkostalnerven (Pleura).
- Thoraxschmerzen können ihre Ursache in sehr unterschiedlichen Erkrankungen haben und kardialer, pulmonaler, vaskulärer oder gastrointestinaler Genese sein oder durch Erkrankungen des Skelettsystems bzw. der Muskulatur verursacht werden. Differentialdiagnostisch sind vorrangig solche Ursachen nachzuweisen bzw. auszuschließen, die eine akute vitale Bedrohung für den Patienten bedeuten. Dies sind Koronarischämie bzw. Myokardinfarkt, Lungenembolie, Aortendissektion und Spannungspneumothorax.
- Leitsymptom einer Koronarischämie ist die Angina pectoris, typischerweise durch ein thorakales Druckgefühl charakterisiert. Die Beschwerden treten vor allem im mittleren anterioren Thorax auf, häufig strahlt der Schmerz in die Arme, die Kiefer (auch Zähne), in die Schulterregion oder in das Abdomen aus.
- Bei Schmerzen im Bereich von Lunge und Pleura steht die pleuritische Reizung meist im Vordergrund. Die Inspiration führt zur Verstärkung der Schmerzen. Ein Pneumothorax ist in der Regel ein akutes Ereignis, das mit Luftnot einhergeht. Beim Spannungspneumothorax ist die Dyspnoe progredient, und es kommt ohne adäquate Versorgung zur kardiopulmonalen Dekompensation. Die Symptomatik einer Lungenembolie hängt vom Ausmaß der Embolie ab und kann von geringen pleuritischen Beschwerden bis hin zu einem fulminanten Schmerzereignis reichen. Dyspnoe, Hypotonie und Tachykardie sind typisch, es können Husten, Hämoptysen und leicht erhöhte Temperaturen auftreten.
- Eine Aortendissektion ist ein akutes Ereignis, das mit sehr starken thorakalen Schmerzen einhergeht und von der Mitte des Thorax oder vom Rücken seinen Ausgang nimmt. Die meisten Dissektionen erfolgen bei bereits bestehenden Aortenaneurysmen und haben ihren Ursprung oberhalb der Aortenklappe im Aszendensbereich oder im Bereich des Aorta descendens in Höhe der A. subclavia. Das expandierende thorakale Aortenaneurysma kann auch ohne akute Dissektion lageabhängige Schmerzen hervorrufen.
- Unter den gastrointestinalen Ursachen sind am häufigsten die Beschwerden, die durch eine Entzündung bzw. Schleimhautreizung des Ösophagus entstehen, meist durch Säurereflux (Sodbrennen). Die Symptome werden typischerweise durch Nahrungsaufnahme, Verzehr von säurehaltigen oder alkoholischen Getränken und durch flache Lagerung verstärkt.
- Motilitätsstörungen des Ösophagus (Achalasie, diffuser Ösophagusspasmus) können erhebliche thorakale Schmerzen hervorrufen, die krampfartigen Charakter haben und durch den Schluckakt beeinflußt werden. Bei heftigem Erbrechen kann es zu Schleimhauteinrissen im Bereich des gastroösophagealen Übergangs kommen („Mallory-Weiss-Läsionen"), dies kann auch mit starken Thoraxschmerzen einhergehen. Rupturen des distalen Ösophagus können vor allem nach heftigem Erbrechen auftreten und sich mit thorakalen oder abdominellen Schmerzen, manifestieren.
- Zur diagnostischen Klärung bei Reflux kommt eine probatorische säurehemmende Therapie oder die 24-h-pH-Metrie in Frage, zur Klärung von Motilitätsstörungen die Endoskopie.
- Bei der Beurteilung von Thoraxschmerzen haben die Angaben des Patienten zum Zeitpunkt und der Art des Schmerzbeginns, zur Dauer und zur Intensität des Schmerzes eine wichtige Bedeutung. Begleitsymptome wie Dyspnoe, Tachykardie, Bradykardie oder Herzrhythmusstörungen geben häufig Hinweise auf die Genese der Schmerzen und ergänzen sich mit den Angaben über Begleit- oder Vorerkrankungen.

- Zur Klärung ist eine gründliche körperliche Untersuchung notwendig mit Auskultation und Perkussion der Lunge und des Herzens, Kreislaufparametern, Volumen- und Pulsstatus ebenso wie die Suche nach klinischen Zeichen der Beinvenenthrombose oder Befunden, die auf eine Arteriosklerose hinweisen.
- Häufig ist danach bereits eine Verdachtsdiagnose zu stellen. Laborparameter, EKG und bildgebende Verfahren sind jedoch unumgänglich zur Diagnosesicherung und adäquaten Therapie. Zur Basisdiagnostik in der klinischen Chemie zählen ein Blutbild, Transaminasen, Kreatinkinase und bei Verdacht auf eine Lungenembolie auch die D-Dimere im Plasma. Zur erweiterten Labordiagnostik bei Myokardischämie zählen die Troponine, die Infarkte früher und zuverlässiger nachweisen als die CK-Isoenzyme.
- Aufgrund der Häufigkeit und Bedeutung der koronaren Herzerkrankung sollte ein EKG ebenfalls zur Basisdiagnostik zählen.
- Radiologische Veränderungen bei Erkrankungen der Pleura treten meist erst in einem späteren Stadium auf, wenn die entzündliche Reaktion zur Ergußbildung geführt hat. Ein Pneumothorax ist hingegen in der Regel bei manifester Symptomatik radiologisch sofort und gut nachweisbar.
- Die Diagnose und die Differentialdiagnose der Lungenembolie sind nach wie vor schwierig. Die Bestimmung der Blutgase im arteriellen Blut hat neueren Erkenntnissen zufolge keinen hohen diagnostischen Stellenwert. Im EKG ist auf Zeichen der Rechtsherzbelastung zu achten. Die Ultraschalluntersuchung der Beinvenen ist bei vorhandener Schwellung eine geeignetes Verfahren, Beinvenenthrombosen nachzuweisen.
- Besteht ein Verdacht auf eine Lungenembolie, stehen verschiedene Verfahren der Bildgebung zur Verfügung. Die Ventilations-Perfusions-Szintigraphie der Lunge hat nach wie vor einen Stellenwert, im Notfall wird in der Regel eine thorakale Spiral-CT-Untersuchung mit Kontrastmittel oder eine Pulmonalisangiographie, die weiterhin den Goldstandard in der Diagnostik der Lungenembolie darstellt, durchgeführt.
- Bei Verdacht auf ein rupturiertes Aortenaneurysma sollte möglichst ein CT oder eine MRI durchgeführt werden. Besonders bei hämodynamisch instabilen Patienten stellt die transösophageale Echokardiographie eine wertvolle, rasch einsetzbare und wenig belastende Untersuchungstechnik.
- Thorakale Schmerzen können auch durch Irritation von zervikalen Nerven und Gelenkveränderungen (Schulter, Interkostalregion) entstehen, und nicht zuletzt sollen psychische Erkrankungen erwähnt werden, die mit Depressionen, Panikstimmungen oder Phobien (z. B. vor einer koronaren Herzerkrankung oder einem Tumorleiden) einhergehen.

Thoraxschmerz in der Orthopädie
- Das Thorakalsyndrom stellt den Sammelbegriff für alle klinischen Erscheinungen dar, die durch degenerative Veränderungen der BWS verursacht werden. Die Beschwerden kommen in erster Linie von degenerativen Veränderungen der Wirbel und Wirbelrippengelenkverbindungen, die lokale und ausstrahlende Schmerzen verursachen können. Die Symptomatik der thorakalen Spinalnervenwurzeln besteht in typisch lokalisierten gürtelförmigen Schmerzen mit eventuell diskreten Störungen der Algesie, deren Topik sich aus dem Dermatomschema ergibt. Die Therapie ist konservativ und besteht in Entlastung, Wärmeanwendung sowie der lokalen Injektionsbehandlung am betroffenen Segment. Durchgeführt werden thorakale Facettenblockaden mit Injektion in das thorakale Intervertebralgelenk, Kostotransversalblockaden mit Injektion in das Kostotransversalgelenk und thorakale Spinalnervenanalgesien. Alle wirbelsäulennahen Infiltrationen an der BWS sind durch das Risiko eines Pneumothorax belastet.

Thoraxschmerz in der Chirurgie
- Es werden traumatisch bedingte Thoraxschmerzen durch Rippenfrakturen oder Ösophagusverletzungen, neoplastischen Thoraxschmerz, hauptsächlich hervorgerufen durch Bronchialkarzinome, daneben auch durch Ösophaguskarzinome und Mediastinaltumoren unterschieden.
- Entzündlich bedingter Thoraxschmerz tritt häufig als postoperative Komplikation auf in Form subphrenischer Abszesse, bei der Refluxösophagitis oder infolge eines Begleitpleuraergusses. Weitere Ursachen für thorakale Schmerzen sind Aortenaneurysmen und Pneumothoraces.
- Zur Diagnostik dienen neben Anamnese und körperlicher Untersuchung verschiedene bildgebende Verfahren wie Röntgennativaufnahmen, CT und MRI. Die Therapie erfolgt in Abhängigkeit der oben genannten Grunderkrankungen konservativ, operativ oder kombiniert.

Literatur

1. Brutel de la Riviere A, Brummelkamp WH. Penetrating thoracic trauma. Scand J Thorac Cardiovsc Surg 1980; 14:123–127
2. Conio M, Caroli-Bosc F, Demarquay JF, Sorbi D, Maes B, Delmont J, Dumas R. Self-expanding metal stents in the palliation of neoplasms of the cervical esophagus. Hepatogastroenterology 1999; 46:272–277
3. Dernevik L, Radberg G, Belboul A. Easy pleurectomy with winding up of pleural flaps. Eur J Cardiothorac Surg 1999;16:480–481
4. Fernandez FF, Richter A, Freudenberg S, Wendl K, Manegold BC. Treatment of endoscopic esophageal perforation. Surgical Endoscopy. 1999; 13:962–966
5. Izbicki JR, Knoefel WT, Passlick B, Habekost M, Karg O, Thetter O. Risk analysis and long-term survival in patients undergoing extended resection of locally advanced lung cancer. J Thorac Cardiovasc Surg 1995; 110:386–395
6. Landwehr P, Schulte O, Lackner K. MR imaging of the chest: mediastinum and chest wall. Eur Radiol 1999; 9:1737–1744
7. Lerut T, Coosemans W, De Leyn P, Van Raemdonck D, Deneffe G, Decker G. Treatment of esophageal carcinoma. Chest 1999; 116:463–465
8. Nessen SC, Holcomb J, Tonkinson B, Hetz SP, Schreiber MA. Early laparoscopic Nissen fundoplication for recurrent reflux esophagitis: a cost-effective alternative to omeprazole. JSLS. 1999; 3:103–106
9. Vasquez JC, Castaneda E, Bazan N. Management of 240 cases of penetrating thoracic injuries. Injury 1997; 28:45–49
10. Younes Z, Johnson DA: The spectrum of spontaneous and iatrogenic esophageal injury: perforations, Mallory-Weiss tears and hematomas. J Clin Gastroenterol 1999; 29:306–317

Abdominalschmerz

Roter Faden

- **Abdominalschmerz in der Inneren Medizin**
  - Allgemeine klinische Aspekte
  - Pathomechanismen der abdominellen Schmerzen
  - Ätiologie
  - Typische Symptomenkomplexe
  - Anamnese und Untersuchungsbefunde
  - Weiterführende Diagnostik
- **Abdominalschmerz in der Chirurgie**
  - Chronischer abdomineller Schmerz
  - Akute abdominelle Schmerzen
- **Rezidivierende abdominelle Schmerzen (RAS) bei Kindern**
  - Einführung
  - Initiale Diagnostik
  - Erklärungsmodelle der RAS
  - Therapie
- **Abdominalschmerz in der Gynäkologie**
  - Fortgeleiteter Peritonealschmerz durch organische Prozesse im kleinen Becken
  - Fortgeleiteter Peritonealschmerz durch entzündlich bedingte Veränderung im Bereich des kleinen Beckens
  - Dilatation der oberen ableitenden Harnwege durch Veränderungen im kleinen Becken

Abdominalschmerz in der Inneren Medizin

T. von Schrenck

Allgemeine klinische Aspekte

Die Versorgung von Patienten mit abdominellen Schmerzen stellt auch aus Sicht des Internisten eine Herausforderung dar, die durch das breite Spektrum differentialdiagnostischer Überlegungen und ein nicht immer typisches klinisches Erscheinungsbild zu erklären ist. Grundsätzlich haben daran auch die Fortschritte in der Bildgebung und Labormedizin nur wenig geändert. So sind die richtige Interpretation einer genau erhobenen Anamnese, eine sorgfältige körperliche Untersuchung und die Einleitung einer gezielten Diagnostik für die Prognose des Patienten von entscheidender Bedeutung. Geringe abdominelle Schmerzen können Frühsymptome lebensbedrohlicher Erkrankungen darstellen, die eine schnelle operative Intervention erfordern. Andererseits können heftige abdominelle Schmerzen charakteristische Zeichen einer an sich harmlosen Erkrankung mit günstiger Prognose sein. Die Differentialdiagnostik umfaßt auch jene abdominellen Schmerzzustände, die sich nicht durch Erkrankungen der Bauchorgane erklären lassen; dazu zählen zum Beispiel die abdominellen Symptome bei einer Entgleisung von Stoffwechselerkrankungen und der Oberbauchschmerz bei Myokardinfarkt.

Typische Symptome katastrophaler abdomineller Erkrankungen (z. B. Perforation) können bei schwerkranken Patienten in schlechtem Allgemeinzustand oder unter einer effektiven Analgesie wesentlich abgeschwächt oder sogar maskiert sein.

Pathomechanismen der abdominellen Schmerzen

Abdominelle Schmerzen werden durch verschiedene Mechanismen vermittelt. **Viszerale Schmerzen** entstehen bei der Stimulation von afferenten Nerven, die die betroffenen Organe versorgen. Die relativ diffuse Versorgung mit Nervenfasern erklärt den eher unspezifischen Schmerzcharakter, der die Angabe einer exakten Lokalisation erschwert. Generell werden Schmerzen ungefähr im Bereich der Dermatome empfunden, aus denen das betroffene Organ seine Innervation erhält. Das viszerale Nervensystem, das in den Bauchorganen entstehende Empfindungen und Schmerzen vermittelt, besitzt im Vergleich zum somatischen Nervensystem Besonderheiten: So werden die meisten der durch viszerale afferente Nervenfasern vermittelten Signale in der Regel zentral nicht wahrgenommen. Eine weitere Besonderheit ist die engmaschige Verknüpfung des viszeralen afferenten Nervensystems mit Reflexbahnen, die gastrointestinale Funktionen wie Motilität und Sekretion regulieren. Die Signale werden an den Nervenendigungen durch zahlreiche Mediatoren (u. a. 5-Hydroxy-Tryptophan, Bradykinine, Tachykinine, calcitonin-gene related peptide [CGRP]) über afferente neurale Strukturen an das Zentralnervensystem weitergeleitet, wo die Perzeption durch eine Vielfalt von Substanzen (u. a. Somatostatin, Cholezystokinin, Opiate) moduliert wird. Viszerale Schmerzfasern sind in erster Linie durch Spannung stimulierbar, die durch verstärkte Dehnung des Organs entsteht. Die Schmerzreize können durch eine pathologische Erweiterung von Hohlorganen, muskuläre Kontraktionen, eine Beteiligung des Peritoneums und entzündliche Prozesse entstehen.

Somatische Schmerzen resultieren aus der Stimulation von afferenten Nervenfasern, die das parietale Peritoneum versorgen. Diese Schmerzen treten bei fortschreitender Entzündung auf, sind einem definierten Areal zuzuordnen und in der Regel von stärkerer Intensität, die durch die Art der Reizung stark beeinflußt wird. Bei der Freisetzung von aggressiven Sekreten (Pankreas- oder Magensaft) in die Bauchhöhle sind die Schmerzen in der Regel stärker als bei der Freisetzung von Sekret mit neutralem pH oder von Blut, dessen Austritt sich zuweilen erst durch indirekte Blutungszeichen (Abfall des Hämoglobins, kardiovaskulärer Schock) bemerkbar macht.

Projizierte Schmerzen werden in solchen Arealen wahrgenommen, die durch die gleichen neuralen Segmente wie das erkrankte Organ versorgt werden. Die Schmerzen können in der Haut, im Skelettsystem oder in Gelenken empfunden werden. Projizierte Schmerzen treten meist als

Steigerung von viszeralen Schmerzen auf und können somit als Ausdruck eines voranschreitenden Prozesses gedeutet werden.

Ätiologie

Die Ätiologie der abdominellen Schmerzen ist auch aus internistischer Sicht äußerst vielseitig. Tab. 3.6 gibt eine Übersicht über die Erkrankungen, in deren Folge sich abdominelle Schmerzen ausbilden können.

Tabelle 3.6   Ätiologie abdomineller Schmerzen

Generalisierte Peritonitis	Primär
	spontan bakteriell (Aszites bei Leberzirrhose, Pfortaderverschluß)
	nach Perforation von Hohlorganen
Obstruktion von Hohlorganen	biliäres System (Steine in der Gallenblase, Gallengang)
	Dünndarm, Kolon (Briden, Tumoren)
	ableitende Harnwege (Steine)
Entzündung	*Oberer GI-Trakt*
	Ösophagitis, Gastritis, Ulkusleiden
	Entzündung des biliären Systems (Cholezystitis, Cholangitis)
	Pankreatitis
	Enteritis (infektiös, Morbus Crohn)
	Unterer GI-Trakt
	infektiös (bakteriell, viral, Pilze)
	Appendizitis
	Kolitis (Morbus Crohn, Colitis ulcerosa, Divertikulitis)
Perfusionsstörungen	Mesenterialarterieninfarkt
	Mesenterialvenenthrombose
	Gefäßruptur
	Gefäßkompression
	Vaskulitiden
	Sichelzellanämie
Extraabdominelle Ursachen	Pneumonie, Pleuritis
	Myokardischämie
	vertebragene Schmerzen (z. B. Radikulitis)
	Genitalregion (Hodentorsion)
Metabolische Ursachen	Urämie
	diabetische Stoffwechselentgleisung (Ketoazidose)
	Porphyrien
	Intoxikationen (z. B. Blei)
Neurogene Schmerzen	Herpes zoster
	Tabes dorsalis
Psychische Erkrankungen	Opiatabusus
	Münchhausen-Syndrom

Die Schmerzen, die durch Erkrankungen **intraabdomineller Organe** bedingt sind, können durch eine Entzündung (z. B. Appendizitis, Enteritis bei Infektion oder bei chronisch entzündlicher Darmerkrankung im Sinne eines Morbus Crohn, Kolondivertikulitis), durch eine Obstruktion von Hohlorganen (z. B. Bridenileus, Konkrementeinklemmung), eine Perforation von Hohlorganen (z. B. perforiertes Ulkus des Magens oder Dünndarms), eine Perfusionsstörung (z. B. Mesenterialischämie) oder eine Ruptur (z. B. der Milz) mit konsekutiver Kapselschwellung des betroffenen Organs bedingt sein. Erkrankungen aus dem urologischen Fachgebiet (Nierensteinkolik) oder Komplikationen an großen Gefäßen (Aortenaneurysma) können ebenso Ursache für abdominelle Schmerzen sein wie in erster Linie gynäkologische Krankheitsbilder (z. B. Ruptur von Ovarialzysten, Extrauterinschwangerschaft, s. Abschnitt „Abdominalschmerzen in Gynäkologie und Geburtshilfe").

Gerade aus internistischer Sicht ist es wichtig, bei abdominellen Schmerzen auch an Erkrankungen **extraabdomineller Organe** zu denken. Hier sind in erster Linie die Myokardischämie zu nennen, insbesondere im Bereich der Hinterwand. Des weiteren können auch Entzündungen im Bereich des Thorax (Pleuritis und Pneumonien) abdominelle Schmerzen hervorrufen. Auch metabolische Erkrankungen sind als Ursache für abdominelle Schmerzen zu erwähnen; vor allem die ketoazidotische Stoffwechselentgleisung beim Diabetes mellitus und die akute intermittierende Porphyrie können mit hochgradigen abdominellen Schmerzen einhergehen. Bei chronischen Schmerzen zunächst unklarer Genese sollte auch an Intoxikationssyndrome gedacht werden, wie sie z. B. in der Folge einer Bleivergiftung auftreten können. Neurologische Erkrankungen (z. B. Tabes dorsalis, vertebragene Schmerzen) sind als Ursache von abdominellen Schmerzen zwar selten, sollten aber in die differentialdiagnostischen Überlegungen mit einbezogen werden. Schließlich können auch neurotische oder psychotische Störungen zu Krankheitsbildern führen, die als Abdominalschmerzen imponieren; in diesem Zusammenhang ist auch an einen Drogenabusus zu denken (Schmerzmittelabhängigkeit) oder an das sog. Münchhausen-Syndrom, bei dem die Patienten infolge einer neurotischen Fehlhaltung heftige Schmerzen angeben, um eine Operation zu erreichen. Bei diesen Patienten weisen oft Narben auf mehrfache Voroperationen hin, die keine Ursache für die Beschwerden erbringen konnten.

Typische Symptomenkomplexe

Bei akuten abdominellen Schmerzen kann die Anamnese hinsichtlich Beginn, Dauer und Intensität der Beschwerden bereits wichtige Hinweise auf die Ursache der Symptomatik bringen. In Zusammenhang mit der körperlichen Untersuchung ergibt sich dann bereits eine Einengung der Differentialdiagnostik, die anschließend durch die Bildgebung und Laborparameter ergänzt wird. Eine ungefähre topographische Zuordnung von abdominellen Schmerzen und Organerkrankung stellt die Abb. 3.12 dar.

▪ Ösophagus

Entzündungen des Ösophagus machen sich in der Regel nicht durch abdominelle, sondern durch retrosternale Schmerzen bemerkbar.

Abdominelle Schmerzen können vor allem bei einer Entzündung des distalen Ösophagus und der Kardiaregion zu

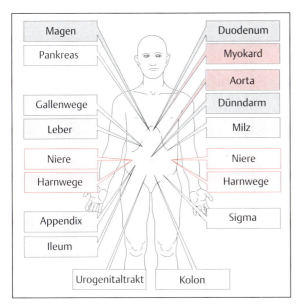

Abb. 3.**12** Orientierende Darstellung der Areale, in denen typischerweise abdominelle Schmerzen bei akuten Erkrankungen der jeweiligen Organe empfunden werden.

krampf- und druckartigen Beschwerden im oberen Abdomen, häufig auch unterhalb des Xiphoids führen.

Gehen solche Beschwerden auch mit Schluckstörungen einher, sollte ein **stenosierender Prozeß** endoskopisch ausgeschlossen werden und dann an eine **Motilitätsstörung** des distalen Ösophagus und/oder des unteren Ösophagussphinkters gedacht werden. Eine weiterführende Diagnostik sollte erfolgen, um eine Achalasie, einen hypertensiven unteren Ösophagussphinkter oder einen diffusen Spasmus auszuschließen oder nachzuweisen. **Rupturen** des distalen Ösophagus können vor allem nach heftigem Erbrechen auftreten und sich mit abdominellen Schmerzen, aber auch ausschließlich mit den Zeichen einer oberen gastrointestinalen Blutung manifestieren.

Magen und Duodenum

Die zu abdominellen Schmerzen führenden Erkrankungen des Magens beruhen meist auf einer **Entzündung** der Magenschleimhaut, auf deren Boden sich Ulzerationen entwickeln können. Leichte Schleimhautentzündungen sind ein endoskopisch häufig beobachtetes Phänomen, das auch bei symptomarmen und beschwerdefreien Patienten diagnostiziert wird. Typischerweise gehen höhergradige Gastritiden mit epigastrischen Schmerzen von brennendem Charakter einher. Die Beschwerden können durch Nahrungsaufnahme abgeschwächt werden.

Die sichere Differenzierung zwischen einer Gastritis und einem Ulkusleiden ist nur endoskopisch möglich.

Bei der **Gastritis** werden **drei Typen** unterschieden:
– Autoimmungastritis (Korpus),
– Gastritis bei Helicobacter-pylori-Infektion der Magenschleimhaut (meist Antrum, erst bei längerer Dauer der Entzündung oder unter Langzeitsäuresekretionshemmung auch im Korpus),
– chemisch ausgelöste Gastritis (Alkohol; Gallereflux; Zytostatika).

Bei der sog. Non-Ulcer-Dyspepsie handelt es sich um ein chronisches, uneinheitliches Schmerzssyndrom (Refluxsymptome, Druck im Oberbauch, Übelkeit, Völlegefühl), ohne daß die klinischen und endoskopischen Befunde ein Korrelat für die Beschwerden bieten. Ein Zusammenhang mit einer Helicobacter-pylori-Infektion wird diskutiert, ist aber nicht gesichert.

Ähnlich wie die Gastritis bzw. das Ulcus ventriculi gehen auch die **Duodenitis** und das **Duodenalulkus** mit abdominellen Schmerzen einher, meist im mittleren Epigastrium.

- Die Ulkussymptomatik kann insbesondere dann relativ gering ausgeprägt sein, wenn eine Therapie mit analgetisch wirksamen Medikamenten durchgeführt wird.

Eine gerade aus der Sicht gastroenterologisch tätiger Internisten problematische Medikamentengruppe sind die Inhibitoren der Zyklooxygenase, nämlich die nichtsteroidalen Antiphlogistika und Salizylate (Azetylsalizylsäure). Bei der Gabe von nichtsteroidalen Antiphlogistika ist die Inzidenz von endoskopisch nachgewiesenen Schleimhautläsionen im oberen Gastrointestinaltrakt hoch: sie beträgt je nach Studien für das Ulcus ventriculi zwischen ca. 10 und 30 %, für das Ulcus duodeni ca. 2 – 20 %. Die Häufigkeit schwerwiegender gastrointestinaler Komplikationen (Ulkusblutungen oder -perforation) unter der Einnahme von nichtsteroidalen Antiphlogistika wird in der Literatur mit bis zu 2 % angegeben.

Die **Perforation** eines Ulkus ist in der Regel, aber nicht obligatorisch mit akut verstärkten, heftigen Schmerzen verbunden. Die Dauer der Perforation und die Azidität des ausgetretenen Sekretes beeinflussen die Ausprägung der Symptomatik. In Einzelfällen kann die Perforation mit einer verhältnismäßig geringgradigen Symptomatik einhergehen. Grundsätzlich kann eine Perforation im Magen oder im Duodenum allein durch die klinische Untersuchung nicht sicher nachgewiesen oder ausgeschlossen werden.

Leber

Entzündliche Lebererkrankungen gehen in der Regel mit mäßiggradigen Schmerzen einher, die durch die erhöhte **Kapselspannung** erklärbar sind. Auch wenn die interindividuellen Unterschiede erheblich sind, klagen Patienten mit Lebererkrankungen meist lediglich über ein diffuses Druckgefühl im rechten Oberbauch. Erst bei Fortschreiten der Kapselspannung, zum Beispiel bei ausgedehnter Tumorprogression, werden die Schmerzen sehr viel stärker und können in extraabdominelle Regionen (z. B. die rechte Schulter) ausstrahlen.

Biliäres System

Erkrankungen des biliären Systems verursachen typischerweise **kolikartige Schmerzen**, die durch eine Obstruktion der Hohlorgane (Gallenblase, Gallengänge) bedingt sind. Die Schmerzen werden im rechten Oberbauch angegeben und können in die rechte Schulter oder zwischen die Schulterblätter ausstrahlen. Die Obstruktion der Gallenwege durch Steine ist am häufigsten und geht nahezu immer mit einer bakteriellen Entzündung der Gallenwege einher. Die Obstruktion des Ductus choledochus durch tumoröse Pankreaskopfprozesse bewirkt eine subakute und weniger eine kolikartige Symptomatik.

Pankreas

Pankreatitiden können sich klinisch in einer akuten oder chronischen Verlaufsform manifestieren. Die **akute Pankreatitis** ist definiert als die Verbindung von abdominellen Schmerzen und erhöhten Pankreasenzymen. Ursächlich sind in absteigender Häufigkeit papillennahe Gallensteine (biliäre Pankreatitis), Alkohol, Traumata (besonders bei Kindern), Medikamente und Infektionen. Der Schmerzbeginn ist meist rasch und kann gerade bei einer biliären Genese mit kolikartigen Beschwerden assoziiert sein. Erbrechen und Übelkeit sind sehr häufig. Die gürtelförmige Ausstrahlung der starken bis stärksten Schmerzen in den Rücken ist typisch.

Bei der **chronischen Pankreatitis**, die in den meisten Fällen eine äthyltoxische Genese hat, ist der Schmerzcharakter nicht grundsätzlich unterschiedlich von der akuten Pankreatitis. Die Schmerzsymptomatik bei chronischer Pankreatitis ist durch eine Nahrungskarenz zu verbessern und verschlechtert sich bei Nahrungsaufnahme. Die Enzymerhöhung (Amylase, Lipase) kann bei der chronischen Pankreatitis insbesondere dann ausbleiben, wenn bereits eine weit fortgeschrittene Organdegeneration vorliegt. Bei der fortgeschrittenen chronischen Pankreatitis mit manifester funktioneller Insuffizienz sind neben den Schmerzen Steatorrhöe, Gewichtsabnahme oder ein pankreopriver Diabetes mellitus eruierbar. Zur Behandlung der chronischen Schmerzzustände, die in der Folge einer Pankreatitis auftreten, nehmen die Patienten häufig dauerhaft Analgetika. Nicht selten wird auch Wärme zur Linderung der Beschwerden appliziert, entsprechende Hautveränderungen im oberen Abdomen sind dann die bei der klinischen Untersuchung bereits offensichtliche Folge.

Eine bedeutsame **Komplikation** der Pankreatitis stellt die Entwicklung einer Pseudozyste dar. Diese Zysten können erhebliche Größe annehmen und zur Kompression benachbarter Organe führen oder an Gefäße Anschluß finden (V. lienalis), aus denen es hämodynamisch wirksam in die Pseudozyste einbluten kann. Eine Ruptur bzw. Perforation einer Pseudozyste kann auch ohne vorausgegangene Blutung zu einem akuten, heftigen Schmerzereignis führen. Gerade bei bekannter Pankreatitis sollte an die Komplikationen, die eine Pseudozyste verursachen kann, gedacht werden.

Milz

Erkrankungen dieses Organs führen zu abdominellen Schmerzen durch eine massive Splenomegalie, eine Ruptur, ein Milzhämatom mit konsekutiver Kapselspannung oder durch einen Milzinfarkt. Die Schmerzen sind im linken Oberbauch lokalisiert und können atemabhängig sein. Eine Vergrößerung der Milz tritt infolge von hämatologischen Erkrankungen (Leukämien, Milzinfarkt bei Blastenkrise), bei Autoimmunerkrankungen und regelhaft bei portaler Hypertension (am häufigsten bei Leberzirrhose oder Pfortaderthrombose) auf.

Dünndarm

Entzündungen des Dünndarms ohne Obstruktion führen typischerweise zu dumpfen Schmerzen im Bereich der Umbilikalregion sowie im oberen und unteren Mittelbauch. Liegt eine akute Enteritis ohne Stenoseeffekt vor, sind passagere Störungen der absorptiven Funktionen und auch des intestinalen Elektrolyttransports typisch und eine Diarrhöe ein häufig begleitendes Phänomen.

Tritt bei der Erkrankung des Dünndarms eine **Obstruktion** auf (Briden, stenosierende Entzündung, im Dünndarm im Gegensatz zum Kolon nur selten Obstruktion durch Tumoren), resultieren bei der prästenotischen Dilatation des Darmes krampfartige, zuweilen auch kolikartige Schmerzen. Bei ausgeprägter Stenosierung oder gar Verschluß des Darmlumens ist die Schmerzsymptomatik mit Erbrechen und Übelkeit verbunden. Entsprechend der Lokalisation der Erkrankung kann der Schmerz sein Maximum eher im mittleren Abdomen oder bei Befall der Ileozökalregion (v. a. beim Morbus Crohn) typisch im rechten Unterbauch haben.

Arterielle Mesenterialischämien des Dünndarms können sich auf dem Boden einer arteriosklerotischen Gefäßveränderung als Thrombosierung entwickeln oder durch eine Embolie (von z. B. kardialen Thromben bei Vorhofflimmern) bedingt sein. Während sich die Thrombosierungen meist protrahiert entwickeln und von einer postprandial verstärkten **Angina abdominalis** begleitet sein können, führen die Embolien in der Regel zu einer akut einsetzenden Symptomatik. Die klinischen Symptome mit abdominellen Schmerzen, Erbrechen, Übelkeit, Diarrhöe oder Hyperperistaltik sind jedoch wenig spezifisch, so daß es einer weiterführenden Untersuchung bedarf, um die Diagnose zu sichern.

Angaben über ein **arteriosklerotisches Gefäßleiden,** einen abdominellen Tumor (Gefäßkompression), eine Vaskulitis (Lupus erythematodes, Wegener-Granulomatose) oder eine Polycythaemia vera sollten an eine arterielle Mesenterialthrombose denken lassen. Die Embolien, die zu einer arteriellen Mesenterialischämie führen, haben ihren Ursprung in erster Linie im **Herzen** (Vorhofflimmern, Vitien, Endokarditis) oder treten selten auch als paradoxe Embolien auf.

Venöse mesenteriale Durchblutungsstörungen werden begünstigt durch entzündliche Prozesse (Vaskulitis), eine portale Hypertension (Leberzirrhose) und Gerinnungsstörungen im Sinne einer Thrombophilie und entwickeln sich nicht selten als Ausdehnung einer Pfortaderthrombose. Die Klinik der venösen mesenterialen Durchblutungsstörungen ähnelt der des thrombotischen arteriellen Verschlusses. Funktionelle Durchblutungsstörungen des Dünndarmes sind meist von subakutem Charakter und treten in Begleitung von schwerem arteriosklerotischem Gefäßleiden oder einer Minderperfusion bei Schockzuständen auf, z. B. bei Intensivpatienten.

Kolon

Schmerzen, die durch Erkrankungen des Kolons verursacht werden, können in Abhängigkeit von der Lokalisation des Prozesses in unterschiedlichen Arealen des Abdomens angegeben werden. Während Schmerzen durch eine Entzündung im Bereich der Zökalregion (Appendizitis, Morbus Crohn) meist im rechten Unterbauch lokalisiert sind, geben Patienten mit einer Erkrankung des Colon transversum die Schmerzen eher im Mittelbauch und die Patienten mit einer Erkrankung des Colon descendens oder des Sigma/Rektums im unteren linken Abdomen an. Gerade bei Beschwerden im Bereich der Region Colon descendens/Sigma sollte an eine Divertikulitis gedacht werden, die sich auf dem Boden der häufigen Divertikulose entwickeln kann.

Stenosierungen des Lumens können im Kolon durch entzündliche Prozesse (Morbus Crohn, Colitis ulcerosa) oder ein Kolonkarzinom bedingt sein.

Urogenitalsystem

Im Rahmen zahlreicher internistischer Erkrankungen kann es zu Schmerzsymptomen kommen, deren Genese im Bereich der Niere und der ableitenden Harnwege zu suchen ist. Hier sind in erster Linie die **Hyperurikämie** (primär oder sekundär nach Chemotherapie, bei Tumorleiden, Leukämie, Diuretikatherapie) und die **Hyperkalzurie** (Hyperparathyreoidismus, Ausbildung von Kalziumkristallen) zu nennen. Die Neigung zu Nierensteinen kann durch Harnwegsinfekte begünstigt werden. Die akute Symptomatik einer Nierenkolik hängt von der Höhe der Konkrementeinklemmung ab und kann mit Schmerzen in der Flanke oder bei tiefersitzenden Steinen in die Genitalregion ausstrahlenden Beschwerden einhergehen.

Große Gefäße

Die meisten **Aneurysmen** der abdominellen Aorta sind zunächst asymptomatisch. Bei großen Aneurysmen können Symptome durch eine Kompression benachbarter Organe entstehen und zu Druckgefühl im Mittelbauch und Rücken führen. Die **Dissektion** der Aorta ist in der Regel ein plötzliches Ereignis, das ohne Vorankündigung (z. B. im Gegensatz zum Myokardinfarkt, der mit einer Crescendo-Symptomatik einhergehen kann) auftritt. Da die meisten Dissektionen von Aortenaneurysmen ihren Ursprung entweder oberhalb der Aortenklappe im Aszendensbereich oder im Bereich des Aorta descendens in Höhe der A. subclavia haben, beginnen die Schmerzen meist im Thorax.

Ein Charakteristikum der aortalen Dissektion ist die Wanderung des Schmerzes vom Ursprungsort der Dissektion in die Bereiche, in die sich das Hämatom in der Dissektion ausdehnt.

Perfusionsstörungen können Ischämien, neurologische Symptome und Schmerzen mit wechselnder Intensität nach sich ziehen.

Extraabdominelle Organe

Abdominelle Schmerzen können auch durch Erkrankungen der **Thoraxorgane** bedingt sein. In diesem Zusammenhang sind vor allem die schwere myokardiale Ischämie und der Herzinfarkt zu nennen, bei dem bei bis zu 50 % der Patienten auch Übelkeit und Erbrechen auftreten. Insbesondere beim Hinterwandinfarkt sind Schmerzen im oberen Abdomen nicht untypisch und können die Diagnostik in Richtung auf Gastritis, Ulkus oder Cholezystitis fehlleiten. Auch pleurale Erkrankungen, in der Regel infolge von Entzündungen, vermögen zunächst ein abdominelles Geschehen als Ursache der Schmerzen vorzutäuschen. Die Schmerzen sind bei pleuraler Genese jedoch in der Regel atemabhängig. Auf gleichzeitig bestehende Zeichen einer Pneumonie sollte in solchen Fällen ebenso geachtet werden wie auf einen möglicherweise vorliegenden Pneumothorax.

Sonstige Erkrankungen

Abdominelle Schmerzen werden auch bei **metabolischen Entgleisungen** im Rahmen eines Diabetes mellitus beobachtet. Die typische Störung besteht in einer Ketoazidose, bei der es zu peritonitisartigen Schmerzzuständen kommen kann. Entgleisungen der diabetischen Stoffwechsellage treten im Rahmen der Erstmanifestation der Erkrankung, bei Infekten oder bei einer verminderten Insulinzufuhr und verminderter Nahrungszufuhr auf.

- Metabolische Entgleisungen eines Diabetes mellitus müssen nicht unbedingt mit massiv erhöhten Blutzuckerwerten einhergehen (ketoazidotisches Koma vs. hyperglykämisches Koma).

Akute intermittierende Porphyrien sind seltene Erkrankungen, die ähnlich wie die diabetische Stoffwechselentgleisung mit heftigen abdominellen, oft kolikartigen Schmerzen einhergehen können, die von Übelkeit und Erbrechen begleitet werden. Tachykardie, Hypertonie, neurologische Symptome (Hypo- bzw. Areflexie) und psychische Auffälligkeiten sind begleitende Symptome.

Anamnese und Untersuchungsbefunde

Die **Angaben des Patienten** zum Zeitpunkt und der Art des Schmerzbeginns, zu der Dauer und Intensität des Schmerzes lassen eine erste Eingrenzung hinsichtlich der möglichen Ursachen zu. Auch sollten zurückliegende Erkrankungen und Operationen eruiert werden (z. B. Ulkusanamnese, Abdominaloperationen, Briden). Perforationen von Hohlorganen oder großen Gefäßen manifestieren sich fast immer mit heftigen Schmerzen, die im Verlauf abnehmen können, bis die Folgen der Entzündung (Peritonitis) oder der Hämorrhagie (Hypovolämie, Schockzustand) das klinische Bild und die Schmerzcharakteristik bestimmen.

Angesichts des weiten Spektrums der möglichen Ursachen für abdominelle Schmerzen ist eine gründliche **körperliche Untersuchung** unumgänglich, die nicht nur die Auskultation und Palpation des Abdomens umfassen darf. Die Erfassung der Kreislaufparameter (Blutdruck, Pulsfrequenz, Diagnose einer Arrhythmie) und der Volumensituation (Exsikkose) ist ebenso wichtig wie die Bestimmung des Pulsstatus (Seitendifferenz, Fehlen von peripheren Pulse). Auch ist bereits bei der Inspektion auf pathologische Befunde zu achten, die für die Diagnosstellung wichtig sein könnten (Ikterus, Leberhautzeichen, Aszites, Hernien).

Die **Auskultation** des Abdomens zeigt bei intestinaler Obstruktion und bei Enteritiden initial typischerweise eine Hyperperistaltik. Eine fortgeschrittene Peritonitis hingegen führt zu abgeschwächten oder gar fehlenden Darmgeräuschen. Strömungsgeräusche können auf Aneurysmen der Aorta oder Stenosen anderer abdomineller Gefäße hindeuten. Bei der **Palpation** des Abdomens sollte in möglichst großer Entfernung von dem maximalen Schmerzpunkt begonnen werden. Dabei ist auf Resistenzen (Organvergrößerung, Tumor) und auf die Beschaffenheit der Bauchdecken zu achten. Harte, angespannte Bauchdecken und eine unfreiwillige Abwehrspannung sind typische Zeichen einer Peritonitis, die bei Befall des parietalen Peritoneums auch zum Klopfschmerz und Loslaßschmerz führt. Ist das Abdomen druckschmerzhaft, sollte der Punkt gefunden werden, an dem die Schmerzen am stärksten ausgeprägt sind. Dies erlaubt in vielen Fällen bereits eine Zuordnung der Schmerzen zu einem definierten Organ (z. B. bei Cholezystitis, McBurney-Punkt bei Appendizitis).

Weiterführende Diagnostik

Die Diagnostik bei abdominellen Schmerzen sollte symptomorientiert eingesetzt werden und nur entsprechend der unumgänglichen Differentialdiagnosen erweitert werden. Als **Basisdiagnostik** sind ein Blutbild (Leukozyten, Erythrozyten, Hämatokrit, Thrombozytenzahl), eine Bestimmung des Bilirubins, der Transaminasen, der Amylase, des Blutzuckers, des C-reaktiven Proteins und der Nierenfunktionsparameter vorzunehmen. Bei Verdacht auf eine myokardiale Ischämie als Ursache der abdominellen Schmerzen sollte die internistische Diagnostik durch ein EKG und die Bestimmung von CK, CK-MB und Troponin I ergänzt werden. Ein Urinstatus (Urinstix, Sediment) kann bei Verdacht auf eine Nierenkolik bei Urolithiasis diagnostische Hinweise geben. Die Blutgasanalyse dient der Erkennung metabolischer Entgleisungen, die Untersuchung des Urins auf Ketonkörper ist bei Verdacht auf eine Ketoazidose bei Entgleisung des Diabetes mellitus durchzuführen.

Die **Bildgebung** stützt sich nach wie vor in erster Linie auf eine Abdomenübersichtsaufnahme, bei der nach freier Luft, der Luftverteilung im Darm und nach der Art von Spiegelbildungen als Ausdruck von Motilitätsstörungen zu fragen ist. Die **Sonographie** des Abdomens hat einen hohen, fest etablierten Stellenwert bei der Diagnostik abdomineller Symptome erlangt, nicht zuletzt, weil die Untersuchung schnell einsetzbar ist und zahlreiche Erkrankungen und Befunde (z. B. des biliären Systems, Cholezystitis, Konkremente, Erweiterung der abführenden Gallenwege) in der Regel gut nachweisbar sind. Gleiches gilt für Veränderungen an den großen abdominellen Gefäßen (Aneurysma) und den Nachweis freier Flüssigkeit. Erfahrene Untersucher vermögen in der Regel auch Aussagen zu machen zu Störungen der intestinalen Motilität, zu relevanten Dilatationen und zur Stenosierung von Darmschlingen. Der zunehmende Einsatz von Ultraschallgeräten mit der Möglichkeit zur Doppler-Untersuchung erlaubt es auch, Aussagen zur Vaskularisation von auffälligen Arealen zu treffen. Auch im Falle einer den Ultraschall beeinträchtigenden Luftüberlagerung gelingt erfahrenen Untersuchern häufig eine Beurteilung des Pankreas (Pseudozysten, Exsudationen, Ödem).

Im Bereich der Bildgebung mittels Computertomographie, der Angiographie und besonders auch der Magnetresonanztomographie wurden in den letzten Jahren immense Fortschritte gemacht. Diese Techniken sind zwar wesentlich aufwendiger als der transkutane Ultraschall, erlauben es jedoch, bei geeigneter Indikationsstellung zuverlässig und zügig Fragen nach der Lokalisation und Ausdehnung abdomineller Prozesse (Entzündung einzelner Organe, Abszeß, Tumor, Vaskularisation) zu beantworten.

Literatur

1. Avorn J, Everitt DE, Baker MW. The neglected medical history and the therapeutic choices for abdominal pain. Arch Intern Med 1991; 151:694
2. Bueno L, Fioramonti J, Delvaux M, Frexinos J. Mediators and pharmacology of visceral sensitivity: From basic to clinical investigation. Gastroenterol 1997; 112:1714–1743
3. DiMagno Ep, Layer P, Clain JE. Chronic pancreatitis. In: Go VLW, ed. The pancreas. New York: Raven; 1993: 665–706
4. Hopkins RJ, Girardi LS, Turner EA. Relationship between Helicobacter pylori eradication and reduced duodenal and gastric ulcer recurrence: a review. Gastroenterol 1996; 110:1244–1252
5. Köhler L, Mau W, Zeidler H. Ulkusrisiko und -prophylaxe bei der Therapie mit nichtsteroidalen Antirheumatika. Med Klin 1997; 92:726–735
6. Macdonald TM, Morant SV, Robinson GC, Shield MJ, McGilchrist MM, Murray FE, McDevitt DG. Association of upper gastrointestinal toxicity of nonsteroidal drugs with continued exposure: cohort study. Br Med J 1997; 315:1333–1337
7. Patterson-Brown S, Vipond MN. Modern aids to clinical decision making in the acute abdomen. Br J Surg 1990; 77:13–18
8. Steinberg W, Tenner S. Acute pancreatitis. NEJM 1994; 330:1198–1210
9. Talami G, Bassi C, Falconi M, Sartori N, Salvia R, di Francesco V, Frulloni L, Vaona B, Bovo P, Vantini I. Pain relapses in the first ten yars of chronic pancreatitis. Am J Surg 1996; 171:565–569
10. Vaezi M, Richter J. Role of acid and duodenogastroesophageal reflux in gastroesophageal reflux disease. Gastroenterol 1996; 111:1192–1199
11. Wallace J. Nonsteroidal anti-inflammatory drugs and gastropathy: The second hundred years. Gastroenterol 1997; 112:1000–1016

Abdominalschmerz in der Chirurgie

T. Lehnert

Abdominelle Schmerzen können in den meisten Fällen auf zwei verschiedene Hauptursachen zurückgeführt werden: Entzündung, Überdehnung oder, sehr häufig, eine Kombination von beidem. Grundsätzlich muß bei jeder als chronisch angegeben Schmerzsymptomatik auch an das Vorliegen einer malignen Erkrankung gedacht werden.

Chronischer abdomineller Schmerz

Bei der Abklärung chronischer abdomineller Schmerzen kommt der Erhebung einer genauen **Schmerzanamnese** für das weitere diagnostische Vorgehen eine ganz entscheidende Bedeutung zu. Der Beginn der Schmerzanamnese, der auch Jahre zurück liegen kann, der Zeitpunkt und die Begleitumstände einer akuten Verschlechterung, Lokalisation, Häufigkeit und Intensität der Schmerzen geben erste Anhaltspunkte für eine mögliche Ursache. Zusätzlich geben die **Schmerzqualität** (brennend, stechend, dumpf, drückend, krampfartig) und die Frage nach auslösenden Faktoren wichtige differentialdiagnostische Hinweise. Krampfartige Schmerzen zeigen in der Regel eine Passagebehinderung im Bereich eines muskulären Hohlorganes an (z. B. Gallenwege, Dünn- oder Dickdarm, ableitende Harnwege). Die probatorische Gabe eines Spasmolytikums kann diese Verdachtsdiagnose bestätigen. Ein – pulssynchron – pochender Schmerz, besonders wenn er durch Erschütterung verstärkt wird, weist dagegen auf eine entzündliche Komponente im Krankheitsgeschehen hin.

Bei chronischen abdominellen Beschwerden gehört zur Identifizierung auslösender Faktoren obligat eine ausführliche **Nahrungsanamnese**. In welchem zeitlichem Zusammenhang mit der Nahrungsaufnahme stehen die geklagten Beschwerden, treten sie nach Nahrungsaufnahme auf, wie lange danach? So ist es für Passagestörungen des Dünndarmes (z. B. bei Adhäsionen, Briden, Morbus Crohn, radiogen bedingt) typisch, daß krampfartige Beschwerden etwa 15–20 min nach Nahrungsaufnahme beginnen. Je weiter distal im Darm die Stenose lokalisiert ist, um so später treten Schmerzen auf. Treten Beschwerden vorwiegend im Zusammenhang mit der Aufnahme **bestimmter Nahrungsmittel** auf, z. B. kalte Getränke, Alkohol, fette Speisen, so ist an eine Erkrankung der Gallenwege oder der Bauchspeicheldrüse zu denken, die erst dann symptomatisch wird, wenn die betroffenen Organe durch spezielle Nahrungsbestandteile zu besonderer Aktivität angeregt werden. Andererseits kann ein Nüchternschmerz durch Nahrungsaufnahme beseitigt werden. Dies wäre als Hinweis auf eine pH-abhängige (säureinduzierte) Schmerzsymptomatik zu werten, deren Ursache im oberen Gastrointestinaltrakt zu finden sein wird (typischerweise peptisches Ulkus).

Weitere anamnestische Fragen gelten der genauen **Lokalisation** (konstant, wandernd?) und der **Ausstrahlung** der Schmerzen. In den Rücken ausstrahlende Schmerzen sind als Hinweis für eine Beteiligung des Retroperitoneums zu werten. Hier können Erkrankungen des Pankreas, ein Aneurysma der abdominellen Aorta, Nierenerkrankungen und insbesondere die oft erst bei grotesker Größe erkannten retroperitonealen Tumoren ursächlich sein. In die rechte Schulter ausstrahlende Schmerzen sind typisch für Erkrankungen unterhalb des rechten Zwerchfelles, also der Leber oder, am häufigsten, der Gallenwege. Selten kann auch ein Chilaiditi-Syndrom zur Schmerzausstrahlung in die rechte Schulter führen; hier liegt die rechte Kolonflexur nicht dorsal des rechten Leberlappens, sondern ventral zwischen Leber und vorderer Bauchwand. Schmerzausstrahlung in die linke Schulter kann auf eine Erkrankung der Milz (z. B. Hämoblastosen) oder des Pankreasschwanzes (Pankreatitis, pankreatogener Abszeß) hinweisen. Seltenere Ursachen sind Aneurysmen der A. lienalis (von allen Aneurysmen intestinaler Arterien am häufigsten) oder alte Zwerchfellbrüche, u. U. nach Jahre zurückliegendem Trauma, die ebenfalls zu einer Schmerzausstrahlung in die linke Schulter führen können.

Allgemein kann festgehalten werden, daß Krankheitsprozesse im Oberbauch sich auf das Epigastrium projizieren, Erkrankungen des Dünndarmes auf die periumbilikale Region und Erkrankungen des Dickdarmes und der Harnblase auf den Unterbauch.

Wichtig bei der Anamneseerhebung zur Abklärung chronischer Schmerzen ist die Frage nach weiteren **Begleiterscheinungen**, z. B. Übelkeit, Erbrechen (als Zeichen der Passagestörung), Sodbrennen (gastroösophagealer Reflux bei gestörter Verschlußfunktion der Kardia), Durchfall, Obstipation, frisches oder altes Blut im Stuhl (Teerstuhl, DD Einnahme eisenhaltiger Präparate?) oder Gewichtsverlust (gewollt?). Weiter müssen **frühere abdominelle Erkrankungen** und insbesondere vorausgegangene Operationen erfragt werden. Dabei sollte bedacht werden, daß Operationsnarben, z. B. nach laparoskopisch durchgeführten Eingriffen, sehr diskret sein können oder sogar, z. B. nach transvaginal durchgeführter Hysterektomie, ganz fehlen können. Letztlich ist auch nach einer **Medikamenteneinnahme**, nach **Genußmittelgebrauch** (Nikotin, Alkohol) und ggf. nach **beruflicher Exposition** gegenüber Schadstoffen (z. B. Blei- oder Thalliumvergiftung) zu fragen.

Im Anschluß an die Anamnese folgt die gründliche **klinische Untersuchung** mit Inspektion, Palpation, Auskultation und rektal-digitaler Untersuchung.

Nach Abschluß von Anamnese und klinischer Befunderhebung werden sich eine oder mehrere klinische **Verdachtsdiagnosen** ergeben, die durch weiterführende Untersuchungen zu bestätigen oder auszuschließen sind (s. Kap. 4, „Schmerzkrankheitsbilder in der Viszeralchirurgie"). Nach topographischen Gesichtspunkten sind im folgenden mögliche Ursachen chronischer abdomineller Beschwerden und die korrespondierenden, initialen diagnostischen Schritte tabellarisch geordnet (Tab. 3.7–3.11). Es versteht sich, daß die diagnostischen Schritte und Methoden bei jedem Patienten individuell festzulegen sind. Dabei gilt das Prinzip, daß wenig belastende, nichtinvasive Verfahren am Anfang der Diagnostik stehen sollen. Eine detaillierte Schilderung der differentialdiagnostischen Abläufe und der Auswahl spezieller Untersuchungsverfahren bei einzelnen Erkrankungen ist der weiterführenden Literatur vorbehalten.

Alle diagnostischen Maßnahmen, insbesondere aber invasive, komplikationsträchtige Untersuchungen, sind in aller Regel nur dann indiziert, wenn sich aus ihnen eine therapeutische Konsequenz ergibt.

Es zeichnet den erfahrenen Kliniker aus, mit wenigen, logisch angeordneten Untersuchungsschritten zur Diagnose zu kommen.

Akute abdominelle Schmerzen

Akute abdominelle Beschwerden sind häufig, aber nicht immer, Ausdruck von Erkrankungen, die einer unverzüglichen chirurgischen Behandlung bedürfen. Auch in der Notfallsituation ist daher eine möglichst genaue **Anamnese** hinsichtlich Beginn und auslösender Faktoren, Lokalisation, Qualität und Intensität der Schmerzen für die Diagnosestellung wichtig. An die Anamnese schließt sich wieder die klinische **Untersuchung** mit Inspektion, Auskultation, Palpation und rektal-digitaler Untersuchung an. Dabei steht die genaue Lokalisation der Schmerzen im Vordergrund. Es hat sich in der Praxis bewährt, wenn der Patient vor Palpation des Abdomens mit einem Finger selbst zeigt, wo das Punctum maximum seiner Beschwerden liegt. Bei diesem Vorgehen ist in aller Regel auch der schwerkranke Patient in der Lage, die Schmerzen relativ genau zu lokalisieren und damit einen wichtigen Hinweis auf deren Ursache zu geben.

Wie bei den chronischen Beschwerden auch, kann die **Schmerzqualität** einen Hinweis auf die Ursache geben. Krampfartige Schmerzen, die durch ein Spasmolytikum behoben werden, weisen auf eine Passagestörung im Bereich eines muskulären Hohlorganes hin. Pochende Schmerzen, die durch Erschütterung (Klopfschmerz) verstärkt werden, zeigen eine entzündliche Komponente an. Schmerzausstrahlung in den Rücken ist wieder typisch für ein retroperitoneales Krankheitsgeschehen (Pankreas, Aorta), die Ausstrahlung in die Schultern bestätigt die Seitenlokalisation und tritt oft bei einem subphrenischen Geschehen auf. Wieder gilt, daß Krankheitsprozesse im Oberbauch sich auf das Epigastrium projizieren, Erkrankungen des Dünndar-

Tabelle 3.7 Ursachen und Diagnostik **chronisch-rezidivierender** Schmerzen in **Epigastrium** und **rechtem Oberbauch**

Ursache	Bildgebende Diagnostik	Labordiagnostik
Hiatushernie/Refluxösophagitis	Gastroduodenoskopie, Kontrastmittel-Passage	
Paraösophageale Hernie	Gastroduodenoskopie, Kontrastmittel-Passage	
Gastritis/Duodenitis	Gastroduodenoskopie	HLO*-Test
Ulcus ventriculi/ duodeni	Gastroduodenoskopie	HLO-Test
Magentumoren	Gastroduodenoskopie	
Cholezystolithiasis, Choledocholithiasis	Sonographie, ERC, i. v. Cholangiogramm	Bilirubin, GOT, GPT, LDH, alkalische Phosphatase
Gallenblasenkarzinom, Klatskin-Tumor	Sonographie, CT, ERC, i. v. Cholangiogramm, CT, MRT**	
Mirizzi-Syndrom	Sonographie, ERC, i. v. Cholangiogramm	Bilirubin, GOT, GPT, LDH, lkalische Phosphatase
Gallenwegsdyskinesie	ERC	
Duodenaldivertikel	Gastroduodenoskopie, Magen-Darm-Passage	
Lebertumor	Sonographie, Kontrastmittel-CT, MRT	
Leberabszeß	Sonographie, Kontrastmittel-CT, MRT	z. B. Echinokokkusserologie
Fettleber, Stauungszirrhose	Sonographie	
Aneurysma der A. hepatica o.ä.	Sonographie, Kontrastmittel-CT, Angiographie	
Chronische Pankreatitis, Pankreatolithiasis	Sonographie (Cholestase, Steine), Kontrastmittel-CT	Amylase, Lipase
Pankreaszysten	eventuell ERCP	Funktionstests (Stuhlfette)
Pankreastumoren	Sonographie, Kontrastmittel-CT, ERCP, MRT	Hormondiagnostik
Kolonkarzinom	Koloskopie	
Chilaiditi-Syndrom	Sonographie, Kontrastmittel-CT, MRT	
Nierentumor	Sonographie, CT, MRT	Hormondiagnostik (Nebennierenrinde, Phäochromozytom)
Nebennierentumor	Sonographie, CT, MRT	

* Helicobacter-like organism
** Magnetresonanztomographie
ERC(P): endoskopische retrograde Cholangio(pankreatiko)graphie

Tabelle 3.8 Ursachen und Diagnostik **chronisch-rezidivierender** Schmerzen im **linken Oberbauch**

Ursache	Bildgebende Diagnostik	Labordiagnostik
Splenomegalie	Sonographie	
Milzabszeß	Sonographie	
Aneurysma der A. lienalis	Sonographie, Kontrastmittel-CT, Angiographie	
Zwerchfellhernie (alt!)	Kontrastmitteldarstellung, CT-Thorax	
Magentumoren	Gastroduodenoskopie	
Pankreatitis, Pankreatolithiasis, Pankreaszysten	Sonographie (Cholestase, Steine), Kontrastmittel-CT	Amylase, Lipase
Pankreastumoren	Sonographie, Kontrastmittel-CT, ERCP, MRT	Hormondiagnostik
Kolonkarzinom	Koloskopie	
Colitis ulcerosa	Koloskopie	
Crohn-Kolitis	Koloskopie	
Ischämische Kolitis mit Stenose	Koloskopie	
Nierentumor	Sonographie, CT, MRT	
Nebennierentumor	Sonographie, CT, MRT	Hormondiagnostik (Nebennierenrinde, Phäochromozytom)
Andere retroperitoneale Tumoren	Sonographie, CT, MRT	

Tabelle 3.9 Ursachen und Diagnostik **chronisch-rezidivierender** Schmerzen im **linken Unterbauch**

Ursache	Bildgebende Diagnostik	Labordiagnostik
Sigmadivertikulitis	Koloskopie, Kontrastmitteldarstellung	
Ischämische Kolitis mit Stenose	Koloskopie, Kontrastmitteldarstellung	
Radiogene Sigmastenose	Koloskopie, Kontrastmitteldarstellung	
Kolonkarzinom	Koloskopie	
Nierentumor	Sonographie, CT, MRT	
Nebennierentumor	Sonographie, CT, MRT	Hormondiagnostik (Nebennierenrinde, Phäochromozytom)
Andere retroperitoneale Tumoren	Sonographie, CT, MRT	
Harnstau	Sonographie	
Adnexitis		
Endometriose		
Ovarialzysten (stielgedreht)	Sonographie	
Ovarialkarzinom	Sonographie, CT, MRT	

Tabelle 3.10 Ursachen und Diagnostik **chronisch-rezidivierender** Schmerzen im **rechten Unterbauch**

Ursache	Bildgebende Diagnostik	Labordiagnostik
Ileitis terminalis	Sonographie, Kontrastmitteluntersuchung nach Sellink	
Dünndarmkarzinoid	Sonographie, Kontrastmitteluntersuchung nach Sellink	5-Hydroxy-Indolessigsäure
Radiogene Dünndarmstenose	Kontrastmitteluntersuchung nach Sellink	
Meckel-Divertikel	Sonographie, Kontrastmitteluntersuchung nach Sellink	
Zökaldivertikel	Sonographie, Koloskopie	
paratyphlitischer Abszeß	Sonographie	
Chronische Appendizitis (sehr selten!)		
Kolonkarzinom	Koloskopie	
Nierentumor	Sonographie, CT, MRT	
Nebennierentumor	Sonographie, CT, MRT	Hormondiagnostik (Nebennierenrinde, Phäochromozytom)
Andere retroperitoneale Tumoren	Sonographie, CT, MRT	
Harnstau	Sonographie	
Adnexitis		
Endometriose		
Ovarialzysten (stielgedreht)	Sonographie	
Ovarialkarzinom	Sonographie, CT, MRT	

mes auf die periumbilikale Region und Erkrankungen des Dickdarmes und der Harnblase auf den Unterbauch.

Im folgenden sind mögliche Ursachen akuter abdomineller Beschwerden nach topographischen Gesichtspunkten tabellarisch geordnet und die entsprechenden in der Primärdiagnostik sinnvollen einfachen diagnostischen Maßnahmen in der Akutsituation angegeben (Tab. 3.**12**–3.**16**). Bei intestinalen Durchblutungsstörungen oder Perforation eines Hohlorganes wird in aller Regel eine unverzügliche Laparotomie erforderlich sein, da die Aussicht auf spontane Rückbildung gering ist. Bei der Diagnostik gilt zu beachten, daß nach endoskopischen Maßnahmen röntgenologisch freie Luft subphrenisch nachgewiesen werden kann, ohne daß eine (iatrogene) Perforation eines Hohlorganes vorliegen muß. Bei fortbestehendem Zweifel an einer Perforation wird man durch eine Röntgenaufnahme mit wasserlöslichem Kontrastmittel versuchen, die Perforation nachzuweisen. Für die Entscheidung über einen konservativen Therapieversuch oder ein primär operatives Vorgehen ist besonders in der akuten Situation immer wieder der klinische Befund ausschlaggebend. Liegt klinisch ein akutes Abdomen vor, wird man unter Zurückstellung weiterer apparativer diagnostischer Maßnahmen in aller Regel sofort laparotomieren, um Diagnostik und Therapie ohne Verzögerung abzuschließen.

Tabelle 3.11 Ursachen und Diagnostik **chronisch-rezidivierender** Schmerzen periumbilikal und im **gesamten Abdomen**

Ursache	Bildgebende Diagnostik	Labordiagnostik
Intraabdominelle Ursachen		
Malabsorptionssyndrome		individuell
Irritables Kolon	Koloskopie	
Pseudomyxoma peritonei	Sonographie, CT	
Abdominaltuberkulose		Serologie
Toxoplasmose		Serologie
Chronische Peritonitis		
Parasitäre Erkrankungen		
Aortenaneurysma	Sonographie	
Gefäßstenosen A. mesenterica superior und inferior (Angina mesenterialis)	Duplex-Sonographie, Angiographie	
Entzündliche Gefäßerkrankungen		
Extraabdominelle Ursachen		
Diabetes mellitus		
Porphyrie		
Hämochromatose		
Bleiintoxikation		

Tabelle 3.12 Ursachen und Diagnostik **akuter** Schmerzen in **Epigastrium** und **rechtem Oberbauch**

Ursache	Bildgebende Diagnostik	Labordiagnostik
Gastritis	Gastroskopie	
Akutes Ulcus ventriculi/duodeni	Gastroduodenoskopie	
Perforiertes Gastroduodenalulkus	Röntgen-Abdomen im Stehen (freie Luft!)	
Perforiertes Magenkarzinom/-lymphom	Röntgen-Abdomen im Stehen (freie Luft!)	
Iatrogene Perforation (Endoskopie)	Röntgen-Abdomen im Stehen (freie Luft!)	
Andere Magentumoren	Gastroduodenoskopie	
Gallenkolik	Sonographie (Steinnachweis)	
Akute Cholezystitis	Sonographie (freie Flüssigkeit, Wandverdickung)	
Gallenblasenempyem	Sonographie (freie Flüssigkeit, Wandverdickung)	
Akute Cholangitis	Sonographie (Stauungszeichen?)	alkalische Phosphatase
Stielgedrehte Gallenblase (selten)	Sonographie	
Akute Pankreatitis (biliär, nutritiv-toxisch, Karzinom)	Sonographie (Tumor, Cholestase, Steine), Kontrastmittel-CT (Nekrosestraßen), eventuell ERCP mit Papillotomie	Amylase, Lipase
Akuter Schub einer chronischen Pankreatitis	Kontrastmittel-CT (Nekrosestraßen),	Amylase, Lipase
Pankreastumoren	Sonographie, Kontrastmittel-CT, ERCP	Hormondiagnostik
Einblutung in Lebertumor	Sonographie, Kontrastmittel-CT	
Leberabszeß	Sonographie, Kontrastmittel-CT	z. B. Echinokokkusserologie
Akute Stauungsleber bei Rechtsherzversagen	Echokardiographie	EKG (absolute Arrhythmie), GOT, GPT
Akute Stauungsleber bei Budd-Chiari-Syndrom	Duplex-Sonographie	GOT, GPT
Aneurysmaruptur der A. hepatica o. ä.	Sonographie, Kontrastmittel-CT, Angiographie	

Tabelle 3.12 Fortsetzung

Ursache	Bildgebende Diagnostik	Labordiagnostik
Virushepatitis		Serologie
Perihepatitis (Gonokokken)		Serologie
Perihepatitis (Chlamydien, = Fitz-Hugh-Curtis-Syndrom)		Serologie
Stenosierendes Kolonkarzinom	Koloskopie	
Zökalperforation (bei distaler Stenose)	Röntgen-Abdomen im Stehen (freie Luft!)	
Einblutung in Nierentumor	Sonographie, Kontrastmittel-CT	
Retroperitoneale Einblutung bei Marcumarisierung	Sonographie, Kontrastmittel-CT	Quick
Basalpneumonie rechts	Röntgen-Thorax in zwei Ebenen	

ERC(P): endoskopische retrograde Cholangio(pankreatiko)graphie

Tabelle 3.13 Ursachen und Diagnostik **akuter** Schmerzen im **linken Oberbauch**

Ursache	Bildgebende Diagnostik	Labordiagnostik
Milzruptur (auch zweizeitig!)	Sonographie	Hämoglobin, Hämatokrit
Milzinfarkt	Kontrastmittel-CT	
Milzabszeß	Sonographie	
Rippenfraktur links	Röntgen-Thorax in zwei Ebenen	
Aneurysmaruptur A. lienalis	Sonographie, Kontrastmittel-CT, Angiographie	
Akute Pankreasschwanzpankreatitis	Sonographie (Tumor, Cholestase, Steine), Kontrastmittel-CT (Nekrosestraßen)	Amylase, Lipase
Pankreastumoren	Sonographie, Kontrastmittel-CT, ERCP	Hormondiagnostik
Stenosierendes Kolonkarzinom	Koloskopie	
Einblutung in Nierentumor	Sonographie, CT	
Retroperitoneale Einblutung bei Marcumarisierung	Sonographie, Kontrastmittel-CT	Quick

Tabelle 3.14 Ursachen und Diagnostik **akuter** Schmerzen im **linken Unterbauch**

Ursache	Bildgebende Diagnostik	spezielle Labordiagnostik
Sigmadivertikulitis	eventuell Sonographie zum Ausschluß freier Flüssigkeit oder Abszeß	
Sigmaperforation (Tumor oder Divertikulitis)	Röntgen-Abdomen im Stehen (freie Luft), Kolon-Kontrastmitteleinlauf (wasserlösliches KM!)	
Stenosierendes Kolonkarzinom	Koloskopie, Kolon-Kontrastmitteleinlauf	
Adnexitis	(Sonographie)	
Rupturierte Extrauteringravidität	Sonographie	β-HCG im Serum
Rupturierte Ovarialzyste	Sonographie	
Stielgedrehte Ovarialzyste	Sonographie	
Ureterstein	Sonographie	
Rupturiertes Beckenarterienaneurysma	Sonographie, Kontrastmittel-CT	

Tabelle 3.15 Ursachen und Diagnostik **akuter** Schmerzen im **rechten Unterbauch**

Ursache	Bildgebende Diagnostik	Labordiagnostik
Akute Appendizitis	(Sonographie)	
Perforierte Appendizitis	Sonographie (freie Flüssigkeit)	
Zökaldivertikulitis	(Sonographie)	
Perityphlitischer Abszeß	Sonographie	
Zökalpolüberblähung (bei distaler Stenose)	Sonographie, Koloskopie (mit Absaugung!)	
Zökalperforation (bei distaler Stenose)	Röntgen-Abdomen im Stehen (freie Luft)	
Morbus Crohn	Sonographie, Sellink-Untersuchung	
Rippenfraktur rechts	Röntgen-Thorax in zwei Ebenen	
Adnexitis	(Sonographie)	
Rupturierte Extrauteringravidität	Sonographie	β-HCG im Serum
Rupturierte Ovarialzyste	Sonographie	
Stielgedrehte Ovarialzyste	Sonographie	
Ureterstein	Sonographie	
Rupturiertes Beckenarterienaneurysma	Sonographie, Kontrastmittel-CT	
Stenosierendes Kolonkarzinom	Koloskopie	

Tabelle 3.16 Ursachen und Diagnostik **akuter** Schmerzen **periumbilikal**, im **gesamten Abdomen** und **extraabdominell**

Ursache	Bildgebende Diagnostik	Labordiagnostik
Intraabdominelle Ursachen		
Diffuse Peritonitis jeglicher Ursache	Sonographie (ggf. freie Flüssigkeit)	
Dünndarmperforation (Kaliumtabletten, Tumor, Meckel-Divertikel)	Röntgen-Abdomen im Stehen (Nachweis freier Luft)	
Gallensteinileus (Dünndarm)	(Sonographie)	
Darminvagination (Polyp, Meckel-Divertikel, Metastase)	Sonographie (ggf. typische Kokarde)	
Mesenterialarterienverschluß (Embolie, Thrombose)	Angiographie	Laktat
Nichtokklusive Dünndarmischämie		Laktat
Mesenterialvenenthrombose	Angiographie	Laktat
Pfortaderthrombose	Duplex-Sonographie, Angiographie	
Aortendissektion (Verschluß der Viszeralarterien)	Kontrastmittel-CT, ggf. Angiographie	(Laktat)
entzündliche Gefäßerkrankungen: Periarteriitis nodosa viszeraler Lupus erythematodes Purpura Schoenlein-Henoch		
Spontane Peritonitis bei Lymphomen oder Aszites (Leberzirrhose)		
Pneumokokkenperitonitis		
Tuberkulöse Peritonitis		
Extraabdominelle Ursachen		
Leukämie		
Sichelzellanämie		
Mittelmeerfieber (familiär, Brucelleninfektion)		
Akutes Glaukom		

Tabelle 3.16 Fortsetzung

Ursache	Bildgebende Diagnostik	Labordiagnostik
Pneumonie	Rö-Thorax 2 Ebenen	
Pleuritis		
Pleuraempyem	Sonographie, CT	
Lungenembolie	CT, Angiographie	
Angina pectoris/Myokardinfarkt		
Perikarditis		
Akute rheumatische Herzerkrankung		
Hepatische Porphyrien (außer P. cutanea tarda)		
Essentielle Hyperlipidämie		
Diabetische Azidose (Pseudoperitonitis)		
Urämie		
Addison-Krise		
Hyperparathyreotoxische Krise		
Hämochromatose		
Vergiftung (Blei, Thallium)		
Zoster		
Leptospirosen		
Rektusscheidenhämatom (bei Marcumarisierung)	Sonographie	

Rezidivierende abdominelle Schmerzen (RAS) bei Kindern

B. Zernikow*

Einführung

Im Kindesalter können die verschiedensten Ursachen das häufige Symptom „Bauchschmerzen" bedingen: von der Mittelohrentzündung über die Enteritis bis hin zur akuten Blinddarmentzündung. Meist allerdings sind die Bauchschmerzen keiner organischen Ursache klar zuzuordnen. Auf die Frage, wo es weh tut, zeigt das Kleinkind auf seinen Bauchnabel. Wir sprechen in diesem Alter von „Nabelkoliken", wohl wissend, daß weder der Bauchnabel damit zu tun hat, noch daß es sich um echte Koliken handelt. Später nennen wir die Beschwerden „*Rezidivierende Abdominelle Schmerzen*" (RAS, englisch: recurrent abdominal pain, RAP; weitere Synonyme: idiopathischer, funktioneller, rezidivierender oder unspezifischer Bauchschmerz [57]).

Nur der zehnte Teil der Kinder mit rezidivierenden Bauchschmerzen hat tatsächlich ein „organisches" Leiden (20). Aber selbst nach Identifizierung und adäquater Therapie des ätiologisch angeschuldigten „organischen" Leidens können RAS weiter bestehen bleiben. Bei einem weiteren Zehntel läßt sich eine „psychogene" Ätiologie (z. B. Schulphobie) eruieren.

* **Danksagung:** Für die kritisch-konstruktive Revision des Manuskriptes danke ich insbesondere meinem Freund und Mentor Dr. med. Erik Michel, außerdem meiner Frau Dipl.-Psych. Jutta Ossenbrügger sowie den Gastroenterologen der Vestischen Kinderklinik – Universität Witten/Herdecke, Guido Bürk und Dr. med. Thomas Berger.

Apley (8, 9) definiert typische RAS als abdominelle Schmerzen, die schubweise mindestens einmal im Monat über mindestens drei aufeinanderfolgende Monate auftreten und die das Kind in seinen normalen Aktivitäten behindern. Das Intervall zwischen den Schmerzschüben ist üblicherweise schmerzfrei.

Kinder mit RAS weisen charakteristische **Merkmale** auf (61, 45, 46, 2).

Merkmale bei RAS:
– periumbilikaler (45%) oder epigastrischer Schmerz (40%),
– Schmerzdauer weniger als 1 h bei zwei Dritteln der Kinder und nahezu immer weniger als 3 h,
– kaum je schmerzbedingtes Erwachen aus dem Schlaf,
– Kind und Eltern können fast nie Maßnahmen benennen, die das Schmerzereignis verkürzen,
– Schmerzen häufig begleitet von vegetativen Symptomen wie Blässe und Übelkeit,
– unauffällige körperliche Untersuchung.

Unter schulpflichtigen Kindern beträgt die Prävalenz von RAS 10–25%. (8, 9, 2, 29). Die RAS sind nicht nur wegen ihrer hohen Prävalenz, sondern auch wegen ihres Verlaufes ein ernstzunehmendes Problem. In Langzeitstudien wurde innerhalb von 5 Jahren nur ein Drittel der betroffenen Kinder schmerzfrei, bei einem Drittel persistierten die RAS, und ein weiteres Drittel litt an rezidivierenden Schmerzsyndromen, die nicht den RAS zuzuordnen waren (61, 23, 52). In mehr als der Hälfte der Fälle sind die RAS schon primär mit anderen Schmerzformen wie Kopf- und Thoraxschmerzen vergesellschaftet (2, 46). Bei den Eltern lösen

RAS häufig Angst aus, begleitet von einer großen Unsicherheit, wie sie auf die Schmerzäußerungen ihres Kindes reagieren sollen (76).

Initiale Diagnostik

- Schützen Sie das Kind und seine Familie vor einer umfangreichen und invasiven Diagnostik! Ausführliche Anamnese, gründliche körperliche Untersuchung und minimales Labor sind das Instrumentarium zur sicheren Abgrenzung der RAS von ätiologisch anders zu wertenden Schmerzen. Erst wenn sich aus diesen minimalinvasiven Untersuchungen hinsichtlich der Differentialdiagnosen Verdachtsmomente ergeben, sollten weiterführende Untersuchungen *durch den Pädiater* erfolgen.

Anamnese

RAS zeichnen sich durch eine typische Anamnese aus (s. o.); eine untypische Anamnese ist der sicherste Hinweis auf das Vorliegen einer anderen Erkrankung. Standardisierte Fragebögen können sehr dazu beitragen, die Anamnese komplett zu erheben (45, 46, 61). Folgende Fragen sollten geklärt werden:

Hauptsymptom: rezidivierende abdominelle Schmerzen:
- Lokalisation, Beginn, Häufigkeit, Dauer, Qualität,
- Ausstrahlung. und Ausmaß der Schmerzen?
- Wie interferiert der Schmerz mit dem täglichen Leben?
- Nächtliches schmerzbedingtes Erwachen?
- Anzahl der Fehltage in der Schule?
- Gibt es spezifische biologische/psychische Schmerzauslöser?
- Wie wird auf die Schmerzäußerung reagiert (Stichwort: Krankheitsgewinn)?
- Bisherige Arztbesuche?
- Bisherige Therapieanstrengungen?
- Zusammenhang mit Nahrungsaufnahme oder Nahrungsmitteln?

Warnsymptome:
- Eingeschränkter Allgemeinzustand?
- Fehlendes symptomfreies Intervall?
- Gewichtsverlust, Gedeih- oder Wachstumsstörung?
- Fieber, Exanthem oder Enanthem?
- Dysurie, Polyurie, Hämaturie?
- Anhaltendes Erbrechen, rektale Blutung, Diarrhöe, Ikterus?
- Vaginaler Ausfluß oder vaginale Blutung, Amenorrhöe?

Weitere Anamnese:
- *Allgemein:* Blässe, Herzrasen, Kopfschmerzen, Schwitzen, Schlafstörungen?
- *Gastroenterologisch:* Stuhlverhalten (Anzahl und Variabilität der Stuhlentleerungen, Farbe, Konsistenz, Beimengungen), Eßverhalten und übliche Nahrungsmittel, Appetitverlust, Übelkeit, Aufstoßen, Sodbrennen, Schluckschmerzen, Flatulenz, Obstipation?
- *Pulmonologisch*: häufige Infekte der oberen Luftwege, Husten, Auswurf?
- *Psychiatrisch:* Angst, Antriebsschwäche, sozialer Rückzug oder Desintegration, psychotische Symptome (Wahnvorstellungen etc.)?
- *Sonstiges:* Pubertätsentwicklung (Tanner-Stadien, Zyklus, Sexualleben, Schwangerschaft), Dysmenorrhöe, Arthritis, andere Schmerzzustände (Gliederschmerz, Thoraxschmerz etc.), Leistungssport?

Sonstige wichtige anamnestische Daten:
- *Andere Erkrankungen:* frühere Operationen oder Traumata, chronisch entzündliche Darmerkrankung, Pankreas- oder Lebererkrankungen, Sichelzellanämie, chronische Lungenerkrankung, z. B. Asthma, Medikamenteneinnahme, Umgebungsanamnese bezüglich infektiöser Erkrankungen und Auslandsaufenthalte?
- *Lebensumstände:* kindliche Persönlichkeit, Schulbesuch, Aktivitäten, Hobbys, Stressoren, Familienleben, Belastungssituationen, Schlüsselereignisse?
- *Familienanamnese:* Organisch/psychiatrisch/psychosomatisch: Magen- oder Duodenalulzera, hereditäres angioneurotisches Ödem, Migräne oder Kopfschmerzen, Colon irritabile?

Es ist erforderlich, die Einzelsymptome des rezidivierenden Bauchschmerzes möglichst genau zu beschreiben und zu **dokumentieren**. Regelmäßige Kontrollbesuche sollten vereinbart werden. Kommt es während des Krankheitsverlaufs zu Abweichungen von der ursprünglichen Symptomkonstellation, sollte man die Diagnose einer Überprüfung unterziehen.

Körperliche Untersuchung

Auf die Anamnese folgt eine eingehende körperliche Untersuchung.

Bei den typischen RAS findet sich kein pathologischer Untersuchungsbefund.

Jedes andere Ergebnis muß durch gezielte Untersuchungen abgeklärt werden. Insbesondere ist auf folgende Befunde zu achten: Konjunktivitis, Enanthem, Exanthem, Blässe, Ikterus, Purpura, Blutungen, Frakturen, Lymphknotenschwellung, Rasselgeräusche über der Lunge und/oder abgeschwächtes Atemgeräusch, peritoneale Reizung, Hepatosplenomegalie, Hernien, pathologischer rektaler Tastbefund, Fisteln, vaginaler Ausfluß, Pubertätsstadium.

Körpergewicht und -länge werden bei jedem Besuch dokumentiert. Entwicklungsstörungen – Wachstumsverlangsamung oder -stillstand – werden dadurch frühzeitig erkannt und müssen einer gezielten Diagnostik zugeführt werden; sie sprechen gegen das Vorliegen typischer RAS.

Labor

Normale Laborwerte untermauern die Diagnose RAS. Pathologische Befunde sind verdächtig auf eine andere – organische – Ursache der Schmerzen und damit abklärungsbedürftig.

- Routinelaboruntersuchungen bei einem Kind mit rezidivierenden Bauchschmerzen:
  Urin-Status und -Kultur
  Stuhl auf okkultes Blut, Stuhlkultur, Stuhl auf Wurmeier
  Blutbild mit Differentialblutbild
  Blutsenkungsgeschwindigkeit, C-reaktives Protein
  Lipase, GOT, GPT, Bilirubin, γ-GT, Kreatinin, LDH, Blutzucker

Ultraschalluntersuchung

Der **Stellenwert** der Ultraschalluntersuchung des Abdomens und, bei Mädchen, des kleinen Beckens für die Diagnostik rezidivierender Bauchschmerzen ist umstritten (26). Aber immer wieder gelangen wohldefinierte, wenn auch seltene Erkrankungen von Leber, Gallenblase, Milz, Pankreas, Niere und Blase durch diese nichtinvasive Methode zur Darstellung (47), auch wenn sie häufig nicht in einem kausalen Zusammenhang mit den RAS stehen (z. B. Doppelnieren). Eine unauffällige Sonographie des Abdomens nimmt gar nicht so selten einer betroffenen Familie die Angst vor einer Krebserkrankung.

Weitere Hinweise zur Differentialdiagnostik gibt Tab. 3.17.

Tabelle 3.17 Differentialdiagnosen rezidivierender Abdominalschmerzen (7, 15, 19, 24, 33, 36, 37, 38, 39, 47, 50, 54, 58, 65, 79)

Gastroenterologisch	Primär nicht gastroenterologisch
Entzündungen/Infektionen	*Systemisch*
■ Giardiasis/Askariasis ■ Hepatitis ■ Lymphadenitis mesenterialis/chronische Appendizitis ■ Pankreatitis ■ peptisches Ulkus ■ Yersinien-Enterokolitis	■ Autoimmunerkrankungen ■ familiäres Mittelmeerfieber ■ hereditäres angioneurotisches Ödem ■ juvenile rheumatoide Arthritis ■ Purpura Schoenlein-Henoch ■ rheumatisches Fieber ■ Sichelzellanämie/Thalassämie ■ Malignome
Immunologische/entzündliche Erkrankungen	*Erkrankungen benachbarter Organe*
■ Colitis ulcerosa/Morbus Crohn ■ Nahrungsmittelallergien ■ Zöliakie	■ Gynäkologisch: – Dysmenorrhöe – Endometriose – Entzündungen im kleinen Becken – Hämatokolpos/Tumoren – Ovarialzysten oder -tumoren/ovarielle Stieldrehung – Schwangerschaft
Folgen kongenitaler Malformationen	
■ kongenitale Darmstenose ■ Chilaiditi-Syndrom ■ Duplikatur (intestinal) ■ innere Hernie/Leistenhernie/Linea-alba-Hernie ■ Malrotation ■ Meckel-Divertikel ■ Morbus Hirschsprung ■ oberes Mesenterialarterien-Syndrom ■ Pancreas anulare ■ pankreatikobiliäre Maljunktion mit/ohne Choledochuszyste ■ rezidivierender Volvulus	■ Nephrologisch: – Hydronephrose – Obstruktionen der Harnwege (z. B. Urethralklappe) – Nierenkonkremente – Pyelonephritis/Harnwegsinfekt ■ Pulmonologisch: – Asthma – Pneumonie, rezidivierende Pleurodynie – zystische Fibrose ■ Muskeln und Faszien: – Psoasabszeß – sportassoziierte Schmerzen („Joggerniere")
Spätfolgen von Traumen	*Metabolische Erkrankungen*
■ Adhäsionen ■ pankreatische Pseudozyste ■ subkapsuläre Blutung	■ Diabetes mellitus ■ endokrine Erkrankungen mit Obstipation (Hyperparathyreoidismus, Hypothyreose) ■ Porphyria congenita
Sonstige	*Sonstige*
Gallenblasenerkrankungen Invagination Aerophagie	■ Ingestionen/Vergiftungen: – Bleiintoxikation – Fremdkörperingestion – Medikamente (Kortikosteroide, Salizylate, Anticholinergika, Phenytoin, Opioide) ■ Neurologie/Psychiatrie: – abdominelle Epilepsie – Phobien – Anorexia nervosa/Bulimie – Riley-Day-Syndrom

Erklärungsmodelle der RAS

Barr-Modell

Barr vermutet bei den RAS eine funktionelle intraabdominelle Ursache. Denkbar wäre der Schmerz als Folge spezifischer (z. B. Laktoseintoleranz) oder unspezifischer intestinaler Dysfunktion (13). Die Stimulation viszeraler Nozizeptoren in der Tunica submucosa, Tunica muscularis oder Tunica serosa des Darms oder in der Kapsel solider Organe führt zu einem schlecht lokalisierbaren Viszeralschmerz von im allgemeinen dumpfer Qualität. Schmerzen im distalen Dünndarm oder proximalen Dickdarm projizieren sich gewöhnlich in die Periumbilikalregion. Der typische Viszeralschmerz der RAS könnte seinen Ursprung demnach in dieser Darmregion haben. Das Barr-Modell wurde von Levine und Rappaport (50) erweitert um Variablen mit Einfluß auf die kindliche Schmerzerfahrung.

Joseph Zubins Vulnerabilitätshypothese

Ursprünglich von Zubin und Ciompi als Erklärungsmodell schizophrener Psychosen formuliert, taugen die Paradigmen des Vulnerabilitäts-Streß-Modells von Zubin und des Vulnerabilitäts-Streß-Bewältigungs-Modell von Luc Ciompi (25, 82) auch zur Analyse vieler psychosomatischer Krankheiten wie beispielsweise der RAS (Abb. 3.**13**).

Demnach könnten die RAS aus dem Zusammenwirken einer bestimmten vererbten oder erworbenen Vulnerabilität mit externen Stressoren entstehen, letztlich aber durch Ressourcen vom Kind bewältigt werden. Die Vulnerabilität eines Kindes hinsichtlich des RAS ist ein Wechselspiel zwischen organischer Dysfunktion (hier insbesondere des Magen-Darm-Traktes) und psychischen Faktoren (ängstliches Temperament, niedrige Schmerzschwelle, passive Copingstrategien) (66, 67, 68, 76, 77, 78). Ist es erst einmal zu RAS gekommen, vergrößert die rezidivierende Schmerzerfahrung die Vulnerabilität des Kindes, und dies um so mehr, je stärker die Schmerzen von der Umwelt wahrgenommen und verstärkt werden (32).

Stressoren können biologischer (z. B. Laktosebelastung) oder psychosozialer Natur sein. Ein wesentlicher psychosozialer Streßfaktor ist die Familie. Familien von Kindern mit RAS sind häufig gekennzeichnet durch niedrigen sozioökonomischen Status, große elterliche Fürsorge und Angst sowie typische familiäre Interaktionsmuster, die die Schmerzäußerungen des Kindes eher verstärken, als daß sie das Kind darin unterstützen, die Schmerzen aktiv zu überwinden. (67, 68, 76).

Durch verschiedene **Ressourcen** lassen sich Auswirkungen der Stressoren und damit der Verlauf der RAS beeinflussen. Unter Ressourcen sind biologisch-organische (z. B. Diätmodulationen) und psychosoziale Interventionen (Verhaltensmodulationen, s. u.) zu verstehen. Die Familie ist Stressor (s.o.) und Ressource zugleich.

Wir unterscheiden bei den Vulnerabilitäten des Kindes spezifische von unspezifischen und psychischen Faktoren.

Spezifische biologische Faktoren

Kohlenhydratmalabsorption

Am häufigsten genanntes Beispiel einer Kohlenhydratmalabsorption ist die Laktoseintoleranz. Eine Malabsorption ist auch für andere Di- und Polysaccharide (Sukrose, Isomaltose, Trehalose, Malto-Oligosaccharide) und Monosaccharide (Sorbit, Fruktose, Galaktose) beschrieben (18, 40, 43, 44).

Der angeborene Laktasemangel des Kindes ist sehr selten, wohingegen der genetisch determinierte Laktasemangel des Erwachsenen einen Großteil der Weltbevölkerung betrifft und bereits im vierten bis sechsten Lebensjahr erste Symptome zeigt (18). Verstärkend wirkt der postenteritische sekundäre Mangel an in der Darmschleimhaut lokalisierter Laktase.

Pathophysiologie. Bei der Laktoseintoleranz gelangt unverdaute Laktose in den Dickdarm und wird dort bakteriell

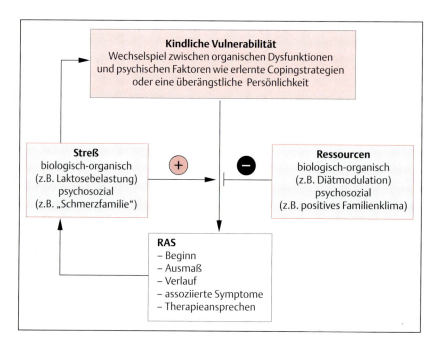

Abb. 3.**13** Das Vulnerabilitäts-Streß-Bewältigungsmodell der RAS (Einzelheiten siehe Text).

fermentiert. Es entstehen Gase, die blähen und lokale Nozizeptoren reizen. Die hohe Konzentration an Laktose und deren Abbauprodukten erzeugt einen osmotisch bedingten Wassereinstrom in den Darm bis hin zur Diarrhöe. Gewisse Fermentationsprodukte, insbesondere organische Säuren, stimulieren die Peristaltik direkt (18). Nach Barr (12, 14) läßt sich bei knapp der Hälfte aller Kinder mit rezidivierenden Bauchschmerzen eine Laktoseintoleranz nachweisen; bei einem Viertel der Kinder führte eine laktosefreie Diät zu einer Schmerzreduktion auf die Hälfte. Andere Quellen berichten allerdings von einer niedrigeren Inzidenz der Laktoseintoleranz und einem starken Plazeboeffekt von Diätmaßnahmen (74).

Insbesondere in Gegenden mit einer hohen Prävalenz an Laktasemangel mag die relative Laktoseintoleranz ein pathogenetisch bedeutsamer Faktor für RAS sein (21, 40, 64). Der Großteil der Kinder mit einem Laktasemangel leidet aber nicht an RAS, und die meisten Kinder mit RAS haben keine Laktoseintoleranz.

Bei einigen Kindern wurden rezidivierende Bauchschmerzen bereits nach dem Genuß auch kleinster Mengen der Oligosaccharide Sorbit (43, 44) und Fruktose (75) beschrieben.

Besiedlung des Magens mit Helicobacter pylori

Ein Drittel aller gesunden Nordamerikaner zwischen 3 und 20 Jahren zeigt eine Besiedelung der Magenschleimhaut mit Helicobacter pylori (HP). Die Besiedlungsrate nimmt mit dem Alter zu und ist in Gruppen mit niedrigem sozioökonomischem Status besonders hoch (48, 80). Bei Kindern mit rezidivierenden Bauchschmerzen liegt die Besiedlungsrate zwischen 0 und 81 % (Median 22 %) (51). Die Besiedlungsrate der Kinder mit klassischen RAS nach Apley (8) beträgt 0–9 % (Median 6 %) (51).

Bei Kindern ist eine HP-Besiedlung demnach kein Risiko für RAS.

Andere Quellen postulieren eine erhöhte HP-Besiedlungsrate bei Kindern mit RAS (22, 80) und sogar einen kausalen Zusammenhang zwischen HP-Infektion und RAS (41, 80). Kritisch ist anzumerken, daß in den zitierten Studien häufig Kinder untersucht wurden, die nicht die klassischen Kriterien für RAS nach Apley (8) erfüllten, d. h. die Untersuchten hatten z. T. konstante Schmerzen über mehrere Wochen (22) oder waren jünger als drei Jahre (51). Allen bisherigen Studien ist ein Selektionsfehler gemein, da sie an gastroenterologischen Spezialambulanzen durchgeführt wurden, denen üblicherweise nur die schwersten Fälle von rezidivierenden Abdominalschmerzen zugewiesen werden (28).

Abdominelle Migräne

Die Diagnose „abdominelle Migräne" (55, 56) hat sich als eigenständiges Krankheitsbild (noch) nicht durchgesetzt, z. T. wird ihre Existenz sogar glattweg bestritten (42, 72). Kinder mit abdomineller Migräne sollen sich von solchen mit RAS insofern unterscheiden, als bei ihnen die Schmerzen immer mit zwei der vier Symptome Anorexie/Erbrechen/Übelkeit/Gesichtsblässe assoziiert sind und für wenigstens 1 h anhalten (72). In einer Studie zur Prophylaxe der abdominellen Migräne wurden die Diagnosekriterien noch verschärft: die Schmerzattacken mußten mindestens 2 h dauern und mit Gesichtsblässe einhergehen; ferner mußten ein Verwandter ersten Grades oder zwei Verwandte zweiten Grades an Migräne leiden (72). Bei so diagnostizierten 16 Kindern hatte die prophylaktische Einnahme des Serotoninantagonisten Pizotifen im Rahmen einer randomisierten, plazebokontrollierten Doppelblindstudie einen positiven Effekt auf Schmerzhäufigkeit und -stärke (72). Im Gegensatz zu typischen RAS dauern die Schmerzattacken bei der abdominellen Migräne mit 1–72 h deutlich länger (Median 17 h) (1).

- Sollte (familien-)anamnestisch der Verdacht auf eine abdominelle Migräne bestehen, ist ggf. ein Therapieversuch mit Migräneprophylaktika (z. B. Metoprolol) gerechtfertigt.

Unspezifische biologische Faktoren

Als weitere ätiologische Faktoren der RAS werden einige unspezifische Dysfunktionen diskutiert wie Dysmotilität des Darms (60), generelle autonome Instabilität (32, 49, 63), Imbalance im System der endogenen Opioide (35), gastroösophagealer Reflux (53, 73) und erhöhte Muskelanspannung (3, 4). In wie weit es sich bei der beobachteten Permeabilitätssteigerung im Bereich des Dünndarms (73), der erniedrigten Serum-Oxytozin- und -Kortisol-Konzentration oder dem erhöhten Cholezystokininserumspiegel (5, 6) bei Kindern mit RAS um ätiologisch bedeutsame oder um sekundäre Effekte handelt, muß derzeit offen bleiben.

Psychische Faktoren

Viele Kinder mit den oben definierten organischen Vulnerabilitäten zeigen keine RAS. Neben einer biologischen Prädisposition müssen demnach noch andere Faktoren zu RAS beitragen. Neuere Studien weisen dabei auf psychosoziale Faktoren hin (2, 69). Folgenden Beobachtungen und Überlegungen unterstützen diese Annahme:
- Kinder mit RAS zeigen ein höheres Angstniveau, vermehrt Depressionen und ausgeprägte Somatisierungstendenzen (70, 76, 77, 78).
- Die Schmerzen werden häufig durch Streß ausgelöst oder verschlimmert (11, 20, 27, 45, 46, 71).
- Betroffene Kindern zeigen erhöhte Muskelanspannung auch in Ruhe (3, 4).
- Eine unspezifische Therapie erzielt einen großen Plazeboeffekt (61).
- Die RAS gehen häufig mit anderen psychosomatischen Beschwerden einher (2).
- Mütter von Kindern mit RAS weisen hohe Angst- und Depressionsausprägungen auf und haben ebenso wie Väter hohe Somatisierungswerte (34, 62).
- Eltern von RAS-Kindern leiden selbst häufig an Schmerzsyndromen, so daß betroffene Kinder am Modell lernen (59). Weiterhin werden die Eltern charakterisiert als gesundheitsbezogen ängstlich, überbesorgt und überbehütend (81).

Da kognitiv-verhaltenstherapeutische Familieninterventionen ausgesprochen gute Ergebnisse bei Behandlung und Rezidivprävention der RAS zeigen (68), halten wir psychische Faktoren für einen wichtigen Faktor für Entwicklung, Verlauf und Therapie dieses Krankheitsbildes.

Therapie

- Wir unterscheiden kognitiv-verhaltenstherapeutische, diätetische und medikamentöse Maßnahmen, die bei einzelnen Patienten durchaus auch gemeinsam zur Anwendung kommen. Auf jeden Fall sollten schon im Erstgespräch spätere Konsultationen zur Therapieüberwachung vereinbart werden, damit nach initial komplett unauffälligen Untersuchungsbefunden nicht der Eindruck entsteht, der Arzt wolle sich durch häufige Konsultationen für seine Unfähigkeit entschuldigen, eine organische Ursache für die rezidivierenden Abdominalschmerzen zu finden. Zur Verlaufsüberwachung ist ein Schmerztagebuch (z. B. mit visuellen Analogskalen oder „Smileys") hilfreich.

Diätetische Maßnahmen

In einer prospektiven, randomisierten Doppelblindstudie konnte Feldman (30) zeigen, daß sich der Verlauf der RAS durch eine ballaststoffreiche Diät positiv beeinflussen läßt. Andere Quellen bestätigen den positiven Effekt stuhlregulierender Maßnahmen, selbst wenn klinisch keine Obstipation vorliegt (45, 46). Beim Verdacht auf Vorliegen einer Kohlenhydratmalabsorption ist ein zweiwöchiger Auslaßversuch angebracht.

Pharmakotherapie

Ein medikamentöser Therapieversuch der RAS ist nur ausnahmsweise gerechtfertigt. Es liegen keine kontrollierten Studien vor, die auf einen positiven Effekt einer medikamentösen Therapie hinweisen.

Selbst der Behandlungserfolg hinsichtlich der Schmerzsymptome des Patienten bei endoskopisch diagnostizierter HP-Gastritis ist uneinheitlich (10). In einigen Studien blieben die RAS auch nach erfolgreicher Eradikation von HP bestehen (10, 41). Interessanterweise wurde in einer Studie klinische Besserung auch bei nicht erfolgreicher Eradikationstherapie der HP-Infektion beobachtet (80). Eine Eradikationstherapie bei HP-Infektion erscheint zum gegenwärtigen Zeitpunkt nur bei Vorliegen eines Ulkus sicher gerechtfertigt (16, 17).

Es existieren vereinzelte Erfahrungsberichte zu anderen Formen der medikamentösen Intervention bei RAS. Zusätzlich zu einer ballaststoffreichen Diät setzte Hyams erfolgreich orale Anticholinergika ein (45, 46), und van de Meer (73) hatte bei Patienten mit RAS und gleichzeitigem gastroösophagealem Reflux einigen Erfolg durch eine Antazidatherapie.

Kognitiv-verhaltenstherapeutische Familienintervention

Für die Familien ist diese Art der Therapie die erfolgversprechendste und nützlichste, da neu erlernte Fertigkeiten wirksam werden in der Behandlung und Prävention der RAS. Darüber hinaus erweiterten sie das erwünschte Verhaltensrepertoire der Familie.

In einer Studie von Sanders (68) war ein strukturiertes kognitiv-verhaltenstherapeutisches Programm für betroffene Kinder und deren Mütter der normalen Versorgung durch den Pädiater überlegen. In sechs Sitzungen erlernten die Kinder die aktiven Copingstrategien progressive Muskelentspannung, tiefes Einatmen, positive Selbstbestärkung, Ablenkungsstrategien und Phantasiereisen. Die Eltern lernten, auf Schmerzäußerungen richtig zu reagieren, nämlich indem sie das Kind ablenkten, alternative Aktivitäten starteten und das Kind im aktiven Coping bestärkten. Außerdem erhielt die Familie ausführliche Informationen über die Erkrankung der RAS. Nach 6 Monaten waren zwei Drittel der Kinder, die dieses Programm absolvierten, schmerzfrei gegenüber nur einem Drittel der Kontrollgruppe in normaler pädiatrischer Behandlung (68).

Mit Unterstützung der Peter und Ruth Wirts-Stiftung, Schweiz, ist an der Vestischen Kinderklinik Datteln, Universität Witten/Herdecke, ein deutsches Behandlungsprogramm für Kinder mit rezidivierenden Bauchschmerzen („Bauchtänzer") entstanden. Kontakte können über den Autor geknüpft werden.

Literatur

1. Abu-Arafeh I, Russell G. Prevalence and clinical features of abdominal migraine compared with those of migraine headache. Arch Dis Child 1995; 72:413–417
2. Alfven G. The covariation of common psychosomatic symptoms among children from socio-economically differing residential areas. An epidemiological study. Acta Paediatr 1993a; 82:484–487
3. Alfven G. Preliminary findings on increased muscle tension and tenderness, and recurrent abdominal pain in children. A clinical study. Acta Paediatr 1993b; 82:400–403
4. Alfven G. The pressure pain threshold (PPT) of certain muscles in children suffering from recurrent abdominal pain of non-organic origin. An algometric study. Acta Paediatr 1993; 82:481–483
5. Alfven G, Uvnas Moberg K. Elevated cholecystokinine concentrations in plasma in children with recurrent abdominal pain. Acta Paediatr 1993; 82:967–970
6. Alfven G, De la Torre B, Uvnas Moberg K. Depressed concentrations of oxytocin and cortisol in children with recurrent abdominal pain of non-organic origin. Acta Paediatr 1994; 83:1076–1080
7. Ando H, Ito T, Nagaya M, Watanabe Y, Seo T, Kaneko K. Pancreaticobiliary maljunction without choledochal cysts in infants and children: clinical features and surgical therapy. J Pediatr Surg 1995; 30:1658–1662
8. Apley H. The child with abdominal pains. London: Blackwell; 1975
9. Apley J, Hale B. Children with recurrent abdominal pains; a field survey of 1000 school children. Arch Dis Child 1958; 33:165–170
10. Ashorn M. What are the specific features of helicobacter pylori gastritis in children? Ann Med 1995; 27:617–620
11. Bain HW. Chronic vague abdominal pain in children. Pediatr Clin North Am 1974; 21:991–1000

12. Barr RG, Levine MD, Watkins JB. Recurrent abdominal pain of childhood due to lactose intolerance. N Engl J Med 1979; 300:1449–1452
13. Barr RG. Recurrent abdominal pain. In: Levine MD, ed. Developmental behavioral pediatrics. Philadelphia: WB Saunders; 1983
14. Barr RG, Francoeur TE, Westwood M, Walsh S. Recurrent abdominal pain due to lactose intolerance revisited. Am J Dis Child 1986; 140:302
15. Blais C, Masse S. Preoperative ultrasound diagnosis of a gastric duplication cyst with ectopic pancreas in a child. J Pediatr Surg 1995; 30:1384–1386
16. Blecker U, Mehta DI, Lanciers S, Dahodwala ID, Lebenthal E. Low incidence of Helicobacter pylori infection in children with recurrent abdominal pain in Philadelphia. Pediatrics 1995; 95:618
17. Blecker U, Hauser B, Lanciers S, Keymolen K, Vandenplas Y. Symptomatology of Helicobacter pylori infection in children. Acta Paediatr 1996; 85:1156–1158
18. Branski D, Lerner A, Lebenthal E. Cronic diarrhoe and malabsorption. Pediatr Clin North Am 1997; 43:307–331
19. Brown CW, Werlin SL, Geenen JE, Schmalz M. The diagnostic and therapeutic role of endoscopic retrograde cholangiopancreatography in children. J Pediatr Gastroenterol Nutr 1993; 17:19–23
20. Bury RG. A study of 111 children with recurrent abdominal pain. Aust Paediatr J 1987; 23:117–119
21. Ceriani R, Zuccato E, Fontana M, Zuin G, Ferrari L, Principi N, Paccagnini, S, Musini E. Lactose malabsorption and recurrent abdominal pain in Italian children. J Pediatr Gastroenterol Nutrit 1988; 7:852–857
22. Chong SK, Lou Q, Asnicar MA, Zimmerman SE, Croffie JM, Lee CH, Fitzgerald JF. Helicobacter pylori infection in recurrent abdominal pain in childhood: comparison of diagnostic tests and therapy. Pediatrics 1995; 96:211–215
23. Christensen MF, Mortensen O. Long-term prognosis in children with recurrent abdominal pain. Arch Dis Child 1975; 50:110–114
24. Chung JL, Kong MS, Lin JN, Wang KL, Lou CC, Wong HF. Intussusception in infants and children: risk factors leading to surgical reduction. J Formos Med Assoc 1994; 93:481–485
25. Ciompi L. Affektlogik. Über die Struktur der Psyche und ihre Entwicklung. Stuttgart: Klett-Cotta; 1982
26. Dahl M, Pederson LV. Ultrasound scanning of children wirh recurrent abdominal pain – a diagnostic gain? Ugeskr Laeger 1996; 158:278–281
27. Dodge JA. Recurrent abdominal pain in children. Br Med J 1976; 1:385–387
28. Edwards MC, Mullins LL, Johnson J, Bernardy N. Survey of pediatricians' management practices for recurrent abdominal pain. J Pediatr Psychol 1994; 19:241–253
29. Faull, C, Nicol AR. Abdominal pain in six-year-olds: an epidemiological study in a new town. J Child Psychol Psychiatr 1986; 27:251–260
30. Feldman W, McGrath PJ, Hodgson C, Ritter H, Shipman RT. The use of dietary fibre in the management of simple childhood idiopathic recurrent abdominal pain: results of a prospective double blind randomized controlled trial. Am J Dis Child 1985; 139:1216–1218
31. Feuerstein M, Barr RG, Francoeur TE, Houle M, Rafman S. Potential biobehavioral mechanisms of recurrent abdominal pain in children. Pain 1982; 13:287–298
32. Feuerstein M, Dobkin PL. Recurrent abdominal pain in children: assessment and treatment. In: Gross AM, Drabman RS, eds. Handbook of clinical behavioral pediatrics. New York: Plenum; 1990:291–309
33. Flotte TR. Dietl syndrome: intermittent ureteropelvic junction obstruction as a cause of episodic abdominal pain. Pediatrics 1988; 82:792–795
34. Garber J, Zeman J, Walker LS. Recurrent abdominal pain in children: psychiatric diagnoses and parentalpsychopathology. J Am Acad Child Adolesc Psychiatr 1990; 29:648–656
35. Gaffney A, Gaffney RR. Recurrent abdominal pain in children and the endogenous opiates: a brief hypothesis. Pain 1987; 30:217–219
36. Glassman M, Spivak W, Miniberg D. Chronic idiopathic intestinal pseudoobstruction: a commonly misdiagnosed disease in infants and children. Pediatrics 1989; 83:603
37. Gorenstin A, Serour F, Katz R, Usviatsov I. Appendiceal colic in children: a true clinical entity? J Am Coll Surg 1996; 182:246–250
38. Gryboski JD. Ulcerative colitis in children 10 years old or younger. J Pediatr Gastroenterol Nutr 1993; 17:24–31
39. Gryboski JD. Crohn's disease in children 10 years old and younger: comparison with ulcerative colitis. J Pediatr Gastroenterol Nutr 1994; 18:174–182
40. Gudmand Hoyer E. The clinical significance of disaccharide maldigestion. Am J Clin Nutr 1994; 59(3 Suppl):735S–741S
41. Heldenberg D, Wagner Y, Heldenberg E, Keren S, Auslaender L, Kaufstein M, Tenebaum G. The role of Helicobacter pylori in children with recurrent abdominal pain. Am J Gastroenterol 1995; 90:906–909
42. Hochaday JM. Is there a place for abdominal migraine as a separate entity in the IHS classification? No! Cephalalgia 1992; 12:346–348
43. Hyams JS. Chronic abdominal pain caused by sorbitol malabsorption. J Pediatr 1982; 100:772–773
44. Hyams JS. Sorbitol intolerance: an unappreciated cause of functional gastrointestinal complaints. Gastroenterol 1983; 84:30–33
45. Hyams JS. Recurrent abdominal pain in children. Curr Opin Pediatr 1995a; 7:529–532
46. Hyams JS, Treem WR, Justinich CJ, Davis P, Shoup M, Burke G. Characterization of symptoms in children with recurrent abdominal pain: resemblance to irritable bowel syndrome. J Pediatr Gastroenterol Nutr 1995b; 20:209–214
47. Imai A, Furui T, Tamaya T. Gynecologic tumors and symptoms in childhood and adolescence; 10-years' experience. Int J Gynaecol Obstet 1994; 45:227–234
48. Judd RH. Heliobacter pylori, gastritis and ulcers in pediatrics. Adv Pediatr 1992; 39:283–306
49. Kopel FB, Kim IC, Barbero CJ. Comparison of recto-sigmoid motility in normal children, children with recurrent abdominal pain, and children with ulcerative colitis. Pediatrics 1967; 39:539–545
50. Levine JD, Rappaport LA. Recurrent abdominal pain in school children. Pediatr Clin North Am 1984; 31:969–991
51. Macarthur C, Saunders N, Feldman W. Helicobacter pylori, gastroduodenal disease, and recurrent abdominal pain in children. JAMA 1995; 273:729–734
52. Magni G, Pierri M, Donzelli F. Recurrent abdominal pain in children: a long term follow-up. Eur J Pediatr 1987; 146:72–74
53. Mavromichalis I, Zaramboukas T, Richman PI, Slavin G. Recurrent abdominal pain of gastro-intestinal origin. Eur J Pediatr 1992; 151:560–563
54. Mori K, Nagakawa T, Ohta T. Pancreatitis and anomalous union of the pancreaticobiliary ductal system in childhood. J Pediatr Surg 1993; 28:67–71
55. Mortimer MJ, Good PA, Masters JB, Addy DP. Visual evoked responses in children with migraine: a diagnostic test. Lancet 1990; 335:75–77
56. Mortimer MJ, Kay J, Jaron A, Good PA. Does a history of

maternal migraine or depression predispose children to headache and stomach-ache? Headache 1992; 32:353–355
57. Mühlig S, Petermann F. Idiopathischer Bauchschmerz im Kindesalter. Schmerz 1997; 11:148–157
58. Nimri L, Batchoun R. Intestinal colonization of symptomatic and asymptomatic schoolchildren with Blastocystis hominis. J Clin Microbiol 1994; 32:2865–866
59. Payne B, Norfleet MA. Chronic pain and the family: a review. Pain 1986; 2:1–22
60. Pineiro-Carero VM, Andres JM, Davis RH, Mathias JR. Abdominal gastroduodenal motility in children and adolescents with recurrent functional abdominal pain. J Pediatr 1988; 113:820–825
61. Rappaport LA, Leichtner AM. Recurrent abdominal pain. In: Schechter NL, Berde CB, Yaster M, eds. Pain in infants, children and adolescents. Baltimore: Williams and Wilkins; 1993:561–570
62. Routh D, Ernst A. Somatization disorder in relatives of children and adolescents with functional abdominal pain. J Peadiatr Psychol 1984; 9:427–437
63. Rubin KS, Barbero CJ, Sibinger MS. Pupillary reactivity of children with recurrent abdominal pain: Psychosom Med 1967; 29:119–120
64. Saavedra JM, Perman JA. Current concepts in lactose malabsorption and intolerance. Ann Rev Nutr 1989; 9:475–502
65. Samuel M, Spitz L. Choledochal cyst: varied clinical presentations and long-term results of surgery. Eur J Pediatr Surg 1996; 6:78–81
66. Sanders MR, Morrison M, Rebgetz M, Bor W, Gordon A, Dadds M, Shepherd R. Congitive-behavioral treatment of recurrent nonspecific abdominal pain in children: An analysis of generalization, and maintenance side effects. J Consult Clin Psychol 1989; 57:294–300
67. Sanders MR, Morrison M, Rebgetz M, Bor W, Dadds M, Shepherd R. Behavioral treatment of childhood recurrent abdominal pain: relationship between pain, children's psychological characteristics and family functioning. Behaviour change 1990; 7:16–24
68. Sanders MR, Shepherd RW, Cleghorn G, Woolford H. The treatment of recurrent abdominal pain in children: a controlled comparison of cognitive-behavioral family intervention and standard pediatric care. J Consult Clin Psychol 1994; 62:306–314
69. Sarkar AK, George S. Social aspects of recurrent abdominal pain (RAP) in children. Indian J Public Health 1992; 36:93–97
70. Sharrer VW, Ryan-Wenger NM. Measurements of stress and coping among scholl-age children with and without recurrent abdominal pain. J School Hlth 1991; 61:86–91
71. Stone RT, Barbero GJ. Recurrent abdominal pain in childhood. Pediatrics 1970; 45:732–738
72. Symon DN, Russell G. Double blind placebo controlled trial of pizotifen syrup in the treatment of abdominal migraine. Arch Dis Child 1995; 72:48–50
73. van der Meer SB, Forget PP, Kuijten RH, Arends JW. Gastroesophageal reflux in children with recurrent abdominal pain. Acta Paediatr 1992; 81:137–140
74. Wald A, Chandra R, Fisher SE, Gartner JC, Zitelli B. Lactose malabsorption in recurrent abdominal pain of childhood. J Pediatr 1982; 100:65–68
75. Wales JK, Primhak RA, Rattenbury J, Taylor CJ. Isolated fructose malabsorption. Arch Dis Child 1990; 65:227–229
76. Walker LS, Greene JW. Children with recurrent abdominal pain and their parents: More somatic complaints, anxiety, and depression than other patient families? J Ped Psychology 1989; 14:231–243
77. Walker LS, Greene JW. Negative life events and symptom resolution in pediatric abdominal pain patients. J Ped Psychology 1991; 16:341–360
78. Walker LS, Garber J, Greene JW. Psychosocial correlates of recurrent childhood pain: a comparison of pediatric patients with recurrent abdominal pain, organic illness, and psychiatric disorders. J Abnorm Psychol 1993; 102:248–258
79. Waters DL, Dorney SF, Gruca MA, Martin HC, Howman-Giles R, Kan AE, de Silva M, Gaskin KJ. Hepatobiliary disease in cystic fibrosis patients with pancreatic insufficiency. Hepatology 1995; 21:963–969
80. Wewer V, Christiansen KM, Andersen LP, Henriksen FW, Hansen JP, Tvede M, Krasilnikoff PA. Helicobacter pylori infection in children with recurrent abdominal pain. Acta Paediatr 1994; 83:1276–1281
81. Wood B, Watkins JB, Boyle JT, Nogueira J, Zimand E, Caroll L. The „psychosomatic family" model: an empirical and theoretical analysis. Fam Process 1989; 28:399–417
82. Zubin J, Sprin B. Vulnerability – a new view of schizophrenia. J Abn Psychol. 1977; 86:13–126

Abdominalschmerz in der Gynäkologie

E.-M. Grischke, G. Bastert

Fortgeleiteter Peritonealschmerz durch organische Prozesse im kleinen Becken

Bei einem genital verursachten Bauchschmerz handelt es sich jeweils um einen fortgeleiteten Schmerz. Die primäre Lokalisation des Schmerzes bei Erkrankungen der inneren Genitalorgane ist das kleine Becken. In Abhängigkeit der Lokalisation und des Ausmaßes der pathologischen Veränderungen der Genitalorgane kann jedoch der Oberbauch bzw. das gesamte Abdomen von der Schmerzsymptomatik erfaßt sein.

Die häufigsten organischen Veränderungen, die für eine akute abdominelle Schmerzsymptomatik im Sinne eines fortgeleiteten Peritonealschmerzes verantwortlich sind, stellen Prozesse im Bereich des Ovars oder der Tube dar.

Im Bereich des **Ovars** sind dies insbesondere zystische Ovarialtumoren, die als Folge einer **Zystenruptur** zum Bild eines akuten Abdomens führen können. Dabei läßt die Entleerung des Zysteninhaltes in den Peritonealraum eine akute peritoneale Symptomatik entstehen. Eine Ruptur kann spontan, aber auch nicht selten anläßlich einer gynäkologischen bimanuellen Tastuntersuchung entstehen. Hilfreich für die Diagnosestellung ist häufig die Kenntnis einer anamnestisch bestehenden Ovarialzyste. Typisch für eine einzeitige Ruptur ist eine akute Schmerzsymptomatik mit einem stechenden Schmerz, teilweise die gesamte Abdominalhöhle erfassend, die in der Folge jedoch rasch an Intensität abnimmt.

Eine Komplikation im Rahmen einer Zystenruptur kann eine **Blutung** aus der Zystenwand darstellen. Bei persistierender Blutung aus der Zystenwand wird die abdominale Beschwerdesymptomatik nicht abklingen, sondern in der Folge an Intensität zunehmen. Das klinische Gesamtbild wird in Abhängigkeit von der Blutungsintensität und dem zeitlichen Abstand zum Rupturgeschehen das Bild einer intraabdominellen Blutung darstellen. Differentialdiagnostisch ist dabei in erster Linie an eine Tubarruptur zu denken. Von diagnostischer Seite wird am ehesten neben der Anamnese die Ultraschalluntersuchung des kleinen Beckens richtungsweisend sein mit reichlich Flüssigkeit und Koageln im Douglas-Raum.

Als weitere wichtige Komplikation und Ursache einer akut eintretenden Abdominalsymptomatik ist die **Stieldrehung** eines Adnextumors zu nennen. In diesem Falle behindert die Torquierung des Mesovars den Blutabfluß aus dem Tumor bzw. aus der Zyste bei erhaltener arterieller Blutzufuhr. Initial kann die tumoröse Veränderung dadurch an Volumen zunehmen. In der Folge kommt es jedoch zur hämorrhagischen Infarzierung und im weiteren Verlauf zur Nekrose, teilweise auch von gesundem Ovarialgewebe. Für die Diagnose ist die Existenz des Adnextumors am ehesten durch Ultraschalldiagnostik in Form einer Vaginalsonographie richtungsweisend, aber auch das akut eintretende Schmerzereignis. In der Anamnese findet sich nicht selten eine sportliche Betätigung, die bei guter Mobilität die Stieldrehung mit verursacht hat. Die Diagnosestellung gelingt häufig nur als Ausschlußdiagnose in Kenntnis bzw. bei Nachweis eines Adnexprozesses ohne entzündliche Komponente und unter Berücksichtigung der Akuzität des Ereignisses. Größere Mengen an freier Flüssigkeit als Hinweis auf eine Ruptur oder eine Blutung in die Bauchhöhle können nicht nachgewiesen werden. Eine Sicherung der Diagnose gelingt in der Regel nur durch invasive Diagnostik im Sinne einer Laparoskopie, die dann in der Regel auch die entsprechende Therapieform darstellt.

Eine **Tubargravidität** kann je nach Größe und Lokalisation zu einer Tubarruptur oder auch zu einem Tubarabort führen. Der Peritonealreiz durch das austretende Blut kann ebenfalls zu einem fortgeleiteten Peritonealschmerz führen.

Für eine entsprechende Schmerzreaktion bei krankhaften Veränderungen im Bereich des **Uterus** ist das den Uterus mantelartig umgebende Peritoneum verantwortlich. Eine Schmerzreaktion kann eintreten bei einer sogenannten Myomerweichung, d. h. einer zentralen Nekrosebildung bei einem präexistenten Myom. In diesem Falle besteht eine Verringerung oder Unterbrechung der Blutzufuhr, so daß es, beginnend im Zentrum des Myoms, zu einer Nekrosebildung kommt. Die entsprechende peritoneale Begleitreaktion ist für das Schmerzereignis verantwortlich. In Abhängigkeit der Lokalisation und der Ausdehnung ist dieser Schmerz primär im Bereich des kleinen Beckens lokalisiert, kann sich allerdings auch über einen größeren peritonealen Bereich ausbreiten.

Eine **Endometriose** kann in Abhängigkeit von der Lokalisation, vorzugsweise im kleinen Becken, aber auch im gesamten Abdominalraum, für eine Schmerzsymptomatik verantwortlich sein. Gemäß der Pathophysiologie der Endometriose kann es zu kleinen Einblutungen, Schokoladenzysten oder auch sekundär adhäsionsbedingten Komplikationen kommen. Die Topographie des Schmerzes ist in Abhängigkeit von Lokalisation und Ausmaß der Endometriose zu sehen.

Fortgeleiteter Peritonealschmerz durch entzündlich bedingte Veränderungen im Bereich des kleinen Beckens

Unter den entzündlichen Veränderungen der inneren Genitalorgane, die zu einem fortgeleiteten Peritonealschmerz führen können, sind vor allem **aszendierende Infektionen** zu nennen. Gemäß der vorgegebenen Anatomie kommt es via Zervix und Uterus zu einem Aufsteigen der Keime in den Adnexbereich. Dabei kann sich dort zunächst eine Salpingitis entwickeln, die eine entsprechende Schmerzsymptomatik zunächst nur im Bereich des kleinen Beckens hervorrufen wird. Mit entsprechender Begleitreaktion des umgebenden Peritoneums, wobei zunächst von einer sogenannten Pelveoperitonitis gesprochen wird, d. h. einer Lokalisation der peritonitischen Veränderungen im Bereich des kleinen Beckens, kommt es mit Fortschreiten zu einer ausgedehnten, die gesamte Abdominalhöhle erfassende Peritonitis. Entsprechend der Ausdehnung der entzündlichen peritonitischen Veränderungen äußert sich der Schmerzcharakter. Differentialdiagnostisch sind hier in erster Linie die Appendizitis, aber auch die Sigmadivertikulitis mit Perforation zu sehen.

Dilatation der oberen ableitenden Harnwege durch Veränderungen im kleinen Becken

Weitere Veränderungen der inneren Genitalorgane, die zu einer auch in den Ober- und Mittelbauch fortgeleiteten abdominalen Schmerzsymptomatik führen können, sind Veränderungen bzw. Prozesse, die zu einer Kompression der ableitenden Harnwege führen. Die nicht selten akut auftretende Schmerzsymptomatik resultiert dann aus einer Dilatation der oberen ableitenden Harnwege, insbesondere der Nierenbecken, aber auch der proximalen und mittleren Ureteranteile. Zu diesen Veränderungen können sowohl benigne als auch maligne Prozesse im Bereich der Genitalorgane führen. Unter den **benignen Veränderungen** sind in erster Linie *Ovarialtumoren* mit entsprechender Größenausdehnung zu nennen, die mechanisch zu einer Kompression der Ureteren führen. Vom Uterus ausgehende große *Myome* können insbesondere bei intraligamentärer Lokalisation ebenfalls zu einem einseitigen Aufstau der Ureteren und entsprechender Hydronephrose führen. Auch in diesem Zusammenhang sei die *Endometriose* erwähnt, insbesondere, wenn sie zu einer isolierten Kompression der ableitenden Harnwege führt und damit einen Ureterstau zur Folge hat. In diesen Fällen wird durch entsprechende ungünstige Lokalisation der Endometriose eine Funktionsbeeinträchtigung der Ureteren an entsprechender Stelle eintreten, mit einer entsprechenden Schmerzsymptomatik im Sinne von kolikartigen bis in das kleine Becken ziehende Flankenschmerzen. Auf eine entsprechende Schmerzsymptomatik im Bereich des kleinen Beckens wird an anderer Stelle (S. 293) eingegangen werden. Der Vollständigkeit halber sei bei der Entstehung von abdominalen Beschwerden (Bauchschmerzen) noch auf das Krankheitsbild des *Morbus Ormond* hingewiesen. Dabei handelt es sich um eine idiopathische Fibrose, insbesondere bei Frauen, im Bereich des Retroperitonealraumes unter Einbeziehung der Ureteren.

Unter den **malignen Prozessen**, ausgehend vom inneren Genitale, die zu einem sekundären Harnaufstau und entsprechender Schmerzsymptomatik führen können, sind insbesondere das *Zervixkarzinom*, aber auch das *Korpus-* und *Ovarialkarzinom* zu nennen. In Abhängigkeit der Ausdehnung der Erkrankung im Abdominalraum und im Bereich des kleinen Beckens sind Schmerzintensität und Akuzität zu erklären.

In der Gruppe der Abdominalbeschwerden, die durch gynäkologische Krankheitsbilder hervorgerufen werden, sollte aus Gründen der Vollständigkeit auch der Adhäsionssitus genannt werden. Zusätzlich sei der Abdominalschmerz auf dem Boden eines Subileus bis Ileus genannt, der zum einen mechanisch sein kann, bedingt durch große Raumforderungen wie Uterus- oder Adnextumoren. Aber auch das Bild des paralytischen Ileus kann assoziiert mit gynäkologischen Krankheitsbildern auftreten, wie bereits oben genannt, als Begleitreaktion einer diffusen Peritonitis bzw. einer intensiven peritonealen Irritation. In diesen Fällen ist die Schmerzsymptomatik in erster Linie geprägt durch das Bild des Ileus oder Subileus.

Kernaussagen

Abdominalschmerz in der Inneren Medizin

- Unterschiedliche Pathomechanismen führen zu abdominellen Schmerzen. Viszerale Schmerzen entstehen bei der Stimulation von afferenten Nerven, die die betroffenen Organe versorgen. Somatische Schmerzen resultieren aus der Stimulation von afferenten Nervenfasern, die das parietale Peritoneum versorgen. Projizierte Schmerzen werden in solchen Arealen wahrgenommen, die durch die gleichen neuralen Segmente wie das erkrankte Organ versorgt werden.
- Schmerzen durch Erkrankungen intraabdomineller Organe können durch eine Entzündung, eine Obstruktion oder eine Perforation von Hohlorganen, eine Perfusionsstörung oder eine Ruptur mit konsekutiver Kapselschwellung des betroffenen Organs bedingt sein. Erkrankungen aus dem urologischen Fachgebiet oder Komplikationen an großen Gefäßen können ebenso Ursache für abdominelle Schmerzen sein wie gynäkologische Krankheitsbilder.
- Bei akuten abdominellen Schmerzen kann die Anamnese hinsichtlich Beginn, Dauer und Intensität der Beschwerden bereits wichtige Hinweise auf die Ursache der Symptomatik bringen. Entzündungen des Ösophagus machen sich in der Regel nicht durch abdominelle, sondern durch retrosternale Schmerzen bemerkbar und sind meist auf einen Säurereflux zurückzuführen. Abdominelle Schmerzen können vor allem bei einer Entzündung des distalen Ösophagus und der Kardiaregion auftreten. Gehen solche Beschwerden auch mit Schluckstörungen einher, sollte an einen stenosierenden Prozeß und eine Motilitätsstörung gedacht werden. Rupturen des distalen Ösophagus können vor allem nach heftigem Erbrechen auftreten.
- Die zu abdominellen Schmerzen führenden Erkrankungen des Magens beruhen meist auf einer Entzündung der Magenschleimhaut, auf deren Boden sich Ulzerationen entwickeln können. Ähnlich wie die Gastritis bzw. das Ulcus ventriculi gehen auch die Duodenitis und das Duodenalulkus mit abdominellen Schmerzen einher, meist im mittleren Epigastrium. Die Ulkussymptomatik kann insbesondere dann relativ gering ausgeprägt sein, wenn eine Therapie mit Analgetika durchgeführt wird. Die Perforation eines Ulkus ist in der Regel, aber nicht obligatorisch mit akut verstärkten, heftigen Schmerzen verbunden. Grundsätzlich kann eine Perforation des Magens oder Duodenum allein durch die klinische Untersuchung nicht sicher nachgewiesen oder ausgeschlossen werden.
- Entzündliche Lebererkrankungen gehen in der Regel mit mäßiggradigen Schmerzen einher, die durch die erhöhte Kapselspannung erklärbar sind. Erkrankungen des biliären Systems verursachen typischerweise kolikartige Schmerzen, die durch eine Obstruktion der Hohlorgane bedingt sind. Die Schmerzen werden im rechten Oberbauch angegeben und können in die rechte Schulter oder zwischen die Schulterblätter ausstrahlen.
- Bei der akuten Pankreatitis ist der Schmerzbeginn meist rasch und kann mit kolikartigen Beschwerden assoziiert sein. Erbrechen und Übelkeit sind sehr häufig. Die gürtelförmige Ausstrahlung der starken bis stärksten Schmerzen in den Rücken ist typisch. Bei der chronischen Pankreatitis ist der Schmerzcharakter nicht grundsätzlich unterschiedlich von der akuten Pankreatitis.
- Entzündungen des Dünndarms ohne Obstruktion führen typischerweise zu dumpfen Schmerzen im Bereich der Umbilikalregion sowie im oberen und unteren Mittelbauch, bei Auftreten einer Obstruktion resultieren bei der prästenotischen Dilatation des Darmes krampfartige, zuweilen auch kolikartige Schmerzen. Bei ausgeprägter Stenosierung oder gar Verschluß des Darmlumens ist die Schmerzsymptomatik mit Erbrechen und Übelkeit verbunden.
- Arterielle Mesenterialischämien des Dünndarms können sich als Thrombosierung entwickeln oder durch eine Embolie bedingt sein. Während sich die Thrombosierungen meist protrahiert entwickeln und von einer postprandial verstärkten Angina abdominalis begleitet sein können, führen die Embolien in der Regel zu einer akut einsetzenden Symptomatik. Venöse mesenteriale Durchblutungsstörungen ähneln klinisch thrombotischen arteriellen Verschlüssen.
- Schmerzen durch Erkrankungen des Kolons können in unterschiedlichen Arealen des Abdomens angegeben werden. Während Schmerzen durch eine Entzündung im Bereich der Zökalregion meist im rechten Unterbauch lokalisiert sind, geben Patienten mit einer Erkrankung des Colon transversum die Schmerzen eher im Mittelbauch und die Patienten mit einer Erkrankung des Colon descendens oder des Sigma/Rektums im unteren linken Abdomen an.
- Im Rahmen zahlreicher internistischer Erkrankungen kann es zu Schmerzsymptomen kommen, deren Genese im Bereich der Niere und der ableitenden Harnwege zu suchen ist. Hier sind in erster Linie die Hyperurikämie und die Hyperkalzurie zu nennen.
- Bei großen Aneurysmen der abdominellen Aorta können Symptome durch eine Kompression benachbarter Organe entstehen und zu Druckgefühl im Mittelbauch und Rücken führen. Die Dissektion der Aorta ist in der Regel ein plötzliches Ereignis, das ohne Vorankündigung auftritt. Da die meisten Dissektionen von Aortenaneurysmen ihren Ursprung entweder oberhalb der Aortenklappe im Aszendensbereich oder im Bereich des Aorta descendens in Höhe der A. subclavia haben, beginnen die Schmerzen meist im Thorax. Ein Charakteristikum der aortalen Dissektion ist die Wanderung des Schmerzes vom Ursprungsort der Dissektion in die Bereiche, in die sich das Hämatom in der Dissektion ausdehnt.
- Abdominelle Schmerzen können auch durch Erkrankungen der Thoraxorgane bedingt sein. In diesem Zusammenhang sind vor allem die schwere myokardiale Ischämie und der Herzinfarkt zu nennen. Auch pleurale Erkrankungen, in der Regel infolge von Entzündungen, vermögen zunächst ein abdominelles

Geschehen als Ursache der Schmerzen vorzutäuschen. Die Schmerzen sind bei pleuraler Genese jedoch in der Regel atemabhängig. Auch bei metabolischen Entgleisungen im Rahmen eines Diabetes mellitus mit Ketoazidose, bei der es zu peritonitisartigen Schmerzzuständen kommen kann, werden abdominelle Schmerzen beobachtet.

- Zur Abklärung ist angesichts des weiten Spektrums der möglichen Ursachen für abdominelle Schmerzen eine gründliche körperliche Untersuchung unumgänglich mit Auskultation (Hyperperistaltik, aufgehobene Darmgeräusche, Strömungsgeräusche) und Palpation (Resistenzen, Abwehrspannung, Schmerzpunkt) des Abdomens, Erfassung der Kreislaufparameter und der Volumensituation sowie der Bestimmung des Pulsstatus. Als Labor-Basisdiagnostik sind Blutbild, Bilirubin, Transaminasen, Amylase, Blutzucker, C-reaktives Protein und Nierenfunktionsparameter vorzunehmen, erweitert wird symptomorientiert. Die Bildgebung stützt sich nach wie vor in erster Linie auf eine Abdomenübersichtsaufnahme (freie Luft, Spiegel). Die Sonographie des Abdomens ist schnell einsetzbar und kann zahlreiche Veränderungen und Erkrankungen nachweisen (biliäres Systems, Cholezystitis, Konkremente, Erweiterung der abführenden Gallenwege, große abdominelle Gefäße, freie Flüssigkeit). Der zunehmende Einsatz von Ultraschallgeräten mit der Möglichkeit zur Doppler-Untersuchung erlaubt es auch, Aussagen zur Vaskularisation von auffälligen Arealen zu treffen.

Abdominalschmerz in der Chirurgie

- Bei der Abklärung abdomineller Schmerzen kommt der Erhebung einer genauen Schmerzanamnese für das weitere diagnostische Vorgehen eine ganz entscheidende Bedeutung zu. Zusätzlich geben die Schmerzqualität (brennend, stechend, dumpf, drückend, krampfartig) und die Frage nach auslösenden Faktoren wichtige differentialdiagnostische Hinweise. Zur Identifizierung auslösender Faktoren gehört obligat eine ausführliche Nahrungsanamnese: In welchem zeitlichem Zusammenhang mit der Nahrungsaufnahme stehen die geklagten Beschwerden, treten sie nach Nahrungsaufnahme auf, wie lange danach?
- Weitere anamnestische Fragen gelten der genauen Lokalisation (konstant, wandernd?) und der Ausstrahlung der Schmerzen. Allgemein kann festgehalten werden, daß Krankheitsprozesse im Oberbauch sich auf das Epigastrium projizieren, Erkrankungen des Dünndarmes auf die periumbilikale Region und Erkrankungen des Dickdarmes und der Harnblase auf den Unterbauch.
- Wichtig bei der Anamneseerhebung zur Abklärung chronischer Schmerzen ist die Frage nach weiteren Begleiterscheinungen und früheren abdominellen Erkrankungen, insbesondere vorausgegangenen Operationen. Letztlich ist auch nach einer Medikamenteneinnahme, nach Genußmittelgebrauch und ggf. nach beruflicher Exposition gegenüber Schadstoffen zu fragen.
- Im Anschluß an die Anamnese folgt die gründliche klinische Untersuchung mit Inspektion, Palpation, Auskultation und rektal-digitaler Untersuchung. Nach Abschluß von Anamnese und klinischer Befunderhebung werden sich eine oder mehrere klinische Verdachtsdiagnosen ergeben, die durch weiterführende Untersuchungen zu bestätigen oder auszuschließen sind. Die diagnostischen Schritte und Methoden sind bei jedem Patienten individuell festzulegen. Alle diagnostischen Maßnahmen, insbesondere aber invasive, komplikationsträchtige Untersuchungen, sind in aller Regel nur dann indiziert, wenn sich aus ihnen eine therapeurische Konsequenz ergibt. Liegt klinisch ein akutes Abdomen vor, wird man unter Zurückstellung weiterer apparativer diagnostischer Maßnahmen in aller Regel sofort laparotomieren, um Diagnostik und Therapie ohne Verzögerung abzuschließen.

Rezidivierende abdominelle Schmerzen (RAS) bei Kindern

- Bei den RAS handelt es sich um funktionelle Beschwerden mit typischer Anamnese, meist ohne organisches Korrelat. Untypische anamnestische Angaben und pathologische Befunde bei der körperlichen Untersuchung sollten Zweifel wecken an der Diagnose der RAS. Therapeutisch wird vornehmlich auf psychologische Maßnahmen zurückgegriffen (verhaltenstherapeutischer Ansatz), wobei der Mitbehandlung der Familie als Teil des Vulnerabilitäts-Streß-Bewältigungsmodells wesentliche Bedeutung zukommt. Diätetik und Pharmakotherapie sind, wenn überhaupt, nur als flankierende Maßnahmen gerechtfertigt.

Abdominalschmerz in der Gynäkologie

- Die häufigsten organischen Veränderungen, die für eine akute abdominelle Schmerzsymptomatik im Sinne eines fortgeleiteten Peritonealschmerzes verantwortlich sind, stellen Prozesse im Bereich des Ovars oder der Tube dar. Im Bereich des Ovars sind dies insbesondere Ovarialzysten, die bei Ruptur zum Bild eines akuten Abdomens führen können. Typisch für eine einzeitige Ruptur ist eine akute Schmerzsymptomatik mit einem stechenden Schmerz, teilweise die gesamte Abdominalhöhle erfassend, die in der Folge jedoch rasch an Intensität abnimmt. Weitere schmerzhafte Komplikationen einer Ovarialzyste können Einblutungen oder Stieldrehungen sein. Eine Tubargravidität kann je nach Größe und Lokalisation zu einer Tubarruptur oder auch zu einem Tubarabort führen. Der Peritonealreiz durch das austretende Blut kann ebenfalls zu einem fortgeleiteten Peritonealschmerz führen.
- Eine entsprechende Schmerzreaktion bei Veränderungen im Bereich des Uterus kann eintreten bei einer Myomerweichung. Eine Endometriose kann in Abhängigkeit von der Lokalisation für eine Schmerzsymptomatik verantwortlich sein.
- Unter den entzündlichen Veränderungen der inneren Genitalorgane, die zu einem fortgeleiteten Peritonealschmerz führen können, sind vor allem via Zervix und Uterus aszendierende Infektionen zu nennen. Dabei kommt es zunächst zu einer Salpingitis, die eine entsprechende Schmerzsymptomatik zunächst nur im Bereich des kleinen Beckens hervorrufen wird. Mit entsprechender Begleitreaktion des umgebenden Peritoneums kommt es mit Fortschreiten der Entzündung zu einer ausgedehnten, die gesamte Abdominalhöhle erfassenden Peritonitis.
- Weitere Veränderungen der inneren Genitalorgane, die zu einer auch in den Ober- und Mittelbauch fortgeleiteten abdominalen Schmerzsymptomatik führen können, sind Veränderungen bzw. Prozesse, die zu einer Kompression der ableitenden Harnwege führen.

Die nicht selten akut auftretende Schmerzsymptomatik resultiert dann aus einer Dilatation der oberen ableitenden Harnwege, insbesondere der Nierenbecken, aber auch der proximalen und mittleren Ureteranteile. Hier sind als benigne Prozesse in erster Linie Ovarialtumoren und vom Uterus ausgehende große Myome zu nennen, die mechanisch zu einer Kompression der Ureteren führen. Unter den malignen Prozessen sind insbesondere das Zervixkarzinom, aber auch das Korpus- und Ovarialkarzinom zu nennen.

Schmerzen in Becken und Urogenitalregion

Roter Faden

- **Schmerzen in Becken und Urogenitalregion in der Urologie**
  - Einführung
  - Flankenschmerz
  - Kolik
  - Unterbauchschmerz
  - Dysurie
  - Genitaler Schmerz
- **Schmerzen im Becken und der Urogenitalregion in der Gynäkologie**
  - Einführung
  - Benigne und maligne Veränderungen des Ovars
  - Veränderungen im Bereich der Adnexe
  - Veränderungen im Bereich von Uterus und Zervix
  - Endometriose
  - Thrombose im Bereich des kleinen Beckens
  - Entzündliche Erkrankungen im kleinen Becken
  - Descensus genitalis

Schmerzen in Becken und Urogenitalregion in der Urologie

V. Janitzky

Einführung

Schmerzen sind Alarmsignale, die bei der Erkennung von Krankheiten helfen können.

Bei chronischen Schmerzen verliert sich der diagnostische Wert der Schmerzen jedoch. Die Lebensqualität eines Patienten mit einer fortgeschrittenen Malignomerkrankung wird häufig durch die Schmerzsymptomatik geprägt. Die Inzidenz von Schmerzen beim unbehandelten Prostatakarzinom beträgt 72 %, bei Vorhandensein von Knochenmetastasen 83 %. Sekundär wird die Lebensqualität durch Miktionsbeschwerden, Angst, sexuelle Störungen sowie allgemeine Krankheitssymptome beeinflußt. Zu den lokalen Komplikationen zählen die Blasenhalsobstruktion, Ureter- und Rektumkompression sowie die metastasenbedingte Nerven- oder Rückenmarkkompression.

Flankenschmerz

Neben Schmerzcharakter, -lokalisation, -ausdehnung und -fortleitung geben der Verlauf (akut/chronisch) und zusätzliche klinische Befunde wichtige differentialdiagnostische Hinweise bei Flanken- oder Oberbauchbeschwerden.

Ein akutes Auftreten der Schmerzen spricht für eine plötzliche Verlegung von Hohlorganen oder Blutgefäßen. Begleitendes Fieber wird durch Infektionen oder Nekrosen verursacht.

Kolik

Definition: Als Koliken werden akut auftretende, heftigste krampfartige viszerale Schmerzen bezeichnet, die meistens durch eine akute Obstruktion von Hohlorganen hervorgerufen werden.

Der Kolikschmerz beruht auf zwei Mechanismen:
- lokale Wandreaktion mit Schleimhautödem und Freisetzung von Schmerzmediatoren,
- Dehnung und eventuell Widerstandsperistaltik des gestauten Hohlsystems.

Der **Kolikschmerz** erweist sich als plötzlich und anfallsweise auftretender, krampfartiger bzw. wellenförmiger Schmerz. Der Patient verhält sich unruhig, seine Haut ist blaß, kalt und schweißnaß. Das Abdomen ist gebläht, die Darmperistaltik spärlich. Als Begleitsymptome finden sich Brechreiz, Erbrechen (Höhepunkt der Kolik), imperativer Harndrang, Pollakisurie und Algurie.

Bei **Harnleitersteinkoliken** kommt es infolge der Nierenkapselspannung zu einem dumpfen Schmerz im kostovertebralen Winkel; zusätzlich bestehen krampfartige Schmerzen, die entlang des Ureterverlaufes ausstrahlen und durch Spasmen der Nierenbecken- und Uretermuskulatur verursacht werden. Obstruktionen im oberen Harnleiter führen zu einer Schmerzfortleitung in den Mittel- und Unterbauch und den ipsilateralen Hoden. Distale Uretersteine verursachen gelegentlich Schmerzen an der Penisspitze.

Akute beidseitige Flankenbeschwerden und ein fehlender pathologischer Urinbefund (Erythrozyturie) schließen urologische Ursachen der Beschwerden nahezu aus.

Chronische einseitige Flankenschmerzen lassen nach dem Ausschluß einer Urolithiasis andere Ursachen einer Harnabflußbehinderung vermuten (Ureterabgangsstenose und/oder sekundäre chronische Pyelonephritis, retroperitoneale Tumoren). Die klinische Schmerzsymptomatik steht selten im Vordergrund des Krankheitsgeschehens.

Unterbauchschmerz

Unterbauchschmerzen sind distal des Nabels lokalisiert. Ihre Ursachen stammen in der Mehrzahl von ortsansässigen Organen, die wiederum aufgrund ihrer Nähe zu den kaudalen Körperöffnungen und ihrer Beteiligung an der Ausscheidungsfunktion Symptome von seiten der Miktion, Defäkation oder Menstruation zeigen. Eine sorgfältige urologische Anamnese gibt schon wesentliche Anhaltspunkte zur Diagnosestellung und Therapieeinleitung. Es interessieren dabei insbesondere der zeitliche Verlauf und Begleiterscheinungen beim Auftreten der Schmerzen. Ein akutes Schmerzereignis bei einem Patienten mit einer anatomischen Blasenentleerungsstörung und chronischer Blasenüberdehnung kann (selten!) Ausdruck einer spontanen **Blasenruptur** sein.

- Schmerzen im Hypogastrium mit stärkstem Harndrang und Unfähigkeit zum Wasserlassen sind für einen Harnverhalt pathognomonisch (insbesondere bei bekannter benigner Prostatahyperplasie und mehrfach unterdrücktem Miktionsdrang bei verstärkter Diurese; typisches Beispiel: Skatabend älterer Herren!).

Eine prinzipiell gleichartige Symptomatik wird durch eine **Blasentamponade** verursacht. Der Patient ist unruhig und schweißgebadet. In der Regel bestand vor dem akuten Schmerzereignis eine Makrohämaturie. Als Ursachen findet man Karzinome von Blase und Prostata, hämorrhagische Zystitiden und blutende Prostatavarizen bei benigner Prostatahyperplasie. Nach transurethralen Operationen können ebenfalls Blasentamponaden trotz hämaturiefreien Intervalls beobachtet werden (erneute Blutung nach Abschilferung von Wundschorf, begünstigt durch zu geringe Diurese und/oder zu langes Miktionsintervall).

Dysurie

Leitsymptome von Harnwegsinfekten im Kindesalter sind bei ca. einem Drittel der Patienten Dysurie und Pollakisurie.

Definition: Dysurie bedeutet schmerzhafter Harndrang mit beschwerter Miktion.

Abzugrenzen im engeren Sinne sind:
- *Algurie* (Schmerzen beim Miktionsvorgang).
- *Pollakisurie* (gehäufte Miktionsfrequenz).
- *Drangurie* (heftigste, von krampfartigen Blasenschmerzen begleitete Miktion).
- *imperativer Harndrang* (zwanghafte, nicht unterdrückbare Miktion).
- *Polyurie* (vermehrtes Harnvolumen; Nykturie: häufige nächtliche Miktion).

Im weiteren Sinn wird unter *Dysurie* jede vom Patienten als unangenehm empfundene Miktionsform subsumiert. Dysurische Beschwerden können akut einsetzen oder sich erst langsam bemerkbar machen.

Die häufigste Ursache akuter dysurischer Beschwerden ist die **Zystitis**. Die Zeichen der akuten Verlaufsform sind Brennen beim Wasserlassen, imperativer Harndrang, Schmerzen im Unterbauchbereich, Pollakisurie und Hämaturie. Bei rezidivierend auftretenden Zystitiden und insbesondere bei fieberhaften Infekten im Kindesalter muß ein vesiko-uretero-renaler Reflux ausgeschlossen werden. Die akute Zystitis tritt vorzugsweise bei jungen Frauen infolge einer aszendierenden Harnwegsinfektion auf.

- Eine überwiegend psychosomatisch bedingte sogenannte „Reizblase" liegt vor, wenn die typischen Beschwerden nicht während der Nacht auftreten und keine weiteren pathologischen Befunde zu erheben sind.

Der die Hauptsymptome Pollakisurie und imperativen Harndrang umfassende Komplex ist Ausdruck eines Reizzustandes des unteren Harntraktes, der entweder durch eine vermehrte sensorische oder durch eine ungenügend enthemmte motorische Aktivität des Detrusors der Harnblase ausgelöst wird und als schwerste Form zur Drang- oder Urge-Inkontinenz führt.

Definition: Urge-Inkontinenz ist der unfreiwillige Harnverlust unter imperativem Harndrang.

Bei der motorischen Urge-Inkontinenz ist anamnestisch häufig eine belastungsabhängige Triggerkomponente eruierbar (tagsüber ausgeprägtere Symptomatik). Bei der sensorischen Form liegt eine tageszeitunabhängige Drangkomponente vor (z. B. bei interstitieller Zystitis).

Genitaler Schmerz

Genitale Schmerzen beim Mann beinhalten topographisch die suprapubische Region, den Penis, das Perineum und das Skrotum.

In den beiden Skrotalfächern befinden sich die Hoden und Nebenhoden, die mit dem den Leistenkanal durchziehenden Funiculus spermaticus verbunden und durch das Gubernaculum testis an der jeweiligen Innenseite des Skrotums fixiert sind. Der Funikulus besteht aus dem M. cremaster, der für die Lageänderung des Hodens verantwortlich ist, dem Vas deferens, der A. deferentis und dem Plexus pampiniformis sowie der Nervenbündel des Plexus spermaticus.

Die sensiblen Nerven des Hodens und der Nebenhoden ziehen zum N. pudendus und zum N. ilioinguinalis (Th 10), während die den Hoden zum Teil umhüllende Tunica vaginalis vom R. genitalis des N. genitofemoralis (L1/L2) versorgt wird. Die sensible Versorgung der Skrotalhaut stammt aus den tieferen Segmenten (S2–S4). Aus diesen entwicklungsphysiologisch bedingten Gründen ist es zu erklären, daß akute Erkrankungen des Hodens ohne gleichzeitige Schmerzirritation der Skrotalhaut auftreten können und daß sich die Schmerzsymptomatik des Skrotalinhaltes und der Hodenhüllen vielfach mit einer Unterbauchsymptomatik verbindet.

Entzündungen des inneren und äußeren Genitale sind Hauptursachen, weitere Ursachen können u. a. Neuralgie der Nn. ileoinguinalis/genitofemoralis z. B. nach Leistenhernien-Operationen sein. **Psychosomatisch bedingte Funktionsstörungen** nehmen daneben einen breiten Raum ein und werden unter dem Sammelbegriff „vegetatives Urogenitalsyndrom" zusammengefaßt. Diese Diagnose erfordert jedoch einen Ausschluß von insbesondere proktologischen Erkrankungen, die häufig allein auf das Urogenitalsystem bezogene Beschwerden auslösen können (s. Abschnitt „Schmerzen in der Analregion"). Durch benigne oder maligne Tumoren verursachte Schmerzen sind oft erst im fortgeschrittenen Stadium zu finden. Als hell und stechend oder brennend werden oberflächliche Schmerzen, auch von Schleimhäuten, empfunden, wie sie typischerweise bei der Urethritis oder Zystitis auftreten. Beim Priapismus liegt eine meist mit Schmerzen einhergehende, nicht unterbrechbare Dauererektion ohne sexuelle Stimulation oder Orgasmus vor.

Parenchymatöse Entzündungen, z. B. die akute Prostatitis (schweres Krankheitsbild!), ziehen dumpfe, schlecht lokalisierbare Schmerzen nach sich, die z. B. in die Sakralregion ausstrahlen können (extrem schmerzhafte rektale Untersuchung).

Intermittierend schmerzerzeugend sind neben distalen Ureter- auch Blasen- oder Urethrasteine, die nur bei Miktion obstruierend wirken.

In allen Fällen mit akuten Hodenschmerzen muß primär die **Hodentorsion** in Erwägung gezogen werden. Die Schmerzen treten häufig in der Nacht und mit sexuellen Stimulationen kombiniert auf. Ätiologisch liegt eine abnorme Beweglichkeit des Hodens vor. Der akut einsetzende, primär in den Hoden projizierte Schmerz greift rasch auf den Leistenkanal und den Unterbauch über und sollte immer zur umgehenden Klinikeinweisung (operative Therapie) Anlaß geben. Häufigkeitsgipfel finden sich in der Neugeborenenperiode und im adoleszenten bis jugendlichen Erwachsenenalter. Weniger akut einsetzende, im höheren Lebensalter auftretende und mit klinischen Symptomen (Fieber, Abgeschlagenheit) einhergehende einseitige Skrotalschmerzen und -schwellungen deuten auf eine bakteriell bedingte **Epididymitis**.

Literatur

1. Ackermann D. Flankenschmerz Kolik. In: Thüroff JW, Hrsg. Bearb. Ackermann D. Urologische Differentialdiagnose. Stuttgart: Thieme; 1995:8
2. Bandhauer K. Schmerzhaftes Skrotum. In: Thüroff JW, Hrsg. Bearb. Ackermann D. Urologische Differentialdiagnose. Stuttgart: Thieme; 1995:256
3. Harzmann R. Hrsg. Schmerztherapie und Palliativmedizin in der Urologie. Landsberg/Lech: ecomed; 2000
4. Hesse A, Jahnen A, Klocke K, Nolde A, Scharrel O. Nachsorge bei Harnsteinpatienten. Ein Leitfaden für die ärztliche Praxis. Jena: Fischer; 1994:18
5. Hinmann F. Sources of pain. In: Tanagho EA, ed. Pain of genitourinary origen. Problems in Urology. Vol. 3, No 2. Philadelphia: Lippincott; 1989:179
6. Hofstetter AG. Urologische Leitsymptome. In: Hofstetter AG, Eisenberger F, Hrsg. Urologie für die Praxis. 2. Aufl. Berlin: Springer; 1996:67

Schmerzen im Becken und der Urogenitalregion in der Gynäkologie

E.-M. Grischke, G. Bastert

Einführung

Entsprechend der topographischen Lokalisation der Genitalorgane sind Schmerzen durch Erkrankungen des inneren Genitale primär hauptsächlich im Bereich des kleinen Beckens lokalisiert. Die im Abschnitt „Abdominalschmerz in der Gynäkologie" beschriebenen Krankheitsbilder stellen Veränderungen dar im Bereich des kleinen Beckens, die neben einer lokalen Schmerzsymptomatik aufgrund eines fortgeleiteten Peritonealreizes gleichzeitig zu einer Schmerzsituation im Bereich des gesamten Bauchraumes führen können. Darüber hinaus führen einige Veränderungen im Bereich des kleinen Beckens, z. B. das Zervixkarzinom, primär nicht zu einer lokalen Schmerzsymptomatik sondern können durch eine entsprechende Begleitpathologie (z. B. Harnstau durch Ureterummauerung) zu einer initialen Schmerzsymptomatik durch die damit bedingte Hydronephrose führen. Das eine oder andere Krankheitsbild wird deshalb in beiden Kapiteln erwähnt werden.

Benigne und maligne Veränderungen des Ovars

In der Gruppe der organischen Veränderungen, die zu einer Schmerzsymptomatik im Bereich des kleinen Beckens führen, sind in erster Linie **Ovarialtumoren** zu nennen. Sowohl benigne als auch maligne Tumoren können zu einem Druckgefühl und einem entsprechenden Druck- oder Verdrängungsschmerz im Bereich des kleinen Beckens führen. Eine häufig eintretende Zystenruptur kann zu der bereits genannten Begleitpathologie und einem peritonealen Reiz führen, auch fortgeleitet in den Oberbauch bzw. aus der Rupturstelle als Ort einer intraabdominalen Blutung.

Auch eine Stieldrehung kann vor Ort, d. h. im Bereich des rechten oder linken Unterbauches entsprechend der Lokalisation, eine akute Schmerzsymptomatik hervorrufen, wobei es in der Folge zu persistierenden Schmerzen kommt, bedingt durch die beginnende Nekrose.

Veränderungen im Bereich der Adnexe

Auch die bereits genannten pathologischen Veränderungen der Tube, insbesondere die **Tubargravidität** mit den möglichen Komplikationen einer Tubarruptur oder eines Tubarabortes, können initial zu einer Schmerzsymptomatik im Bereich des kleinen Beckens führen, wobei der entsprechende Peritonealreiz und der Austritt von Blut relativ rasch bzw. teilweise auch initial zu Schmerzen im gesamten Abdomen führen können.

Veränderungen im Bereich von Uterus und Zervix

Nichtentzündliche Veränderungen im Bereich des Uterus, z. B. **Myome**, können zum einen durch eine gewisse Verdrängung zu einem Druckgefühl im Bereich des Unterbauches führen, zum anderen aber auch durch Impression von Blase und Enddarm diese benachbarten Organe mit beeinträchtigen. **Zervixkarzinome** und Korpuskarzinome mit Ausbreitung in Richtung Zervix, die sich im weiteren in ihrem Metastasierungsweg wie Zervixkarzinome verhalten, verursachen primär keine Schmerzen im Bereich des kleinen Beckens. Erst die Ausbreitung auf Organe wie den Ureter mit entsprechender Harnstausymptomatik ruft eine entsprechende Schmerzreaktion hervor. Im Bereich des kleinen Beckens kann die Infiltration des Plexus sacralis und anderer Nervenbahnen eine Schmerzreaktion im Sinne von Kreuzschmerzen hervorrufen.

Endometriose

Wie bereits im Abschnitt „Abdominalschmerz in der Gynäkologie" erwähnt, führt die Endometriose entsprechend ihrem Ausbreitungsmuster zu einer Schmerzsituation, die akut, subakut und auch chronisch ablaufen kann, wobei das kleine Becken häufiger betroffen ist als der übrige Abdominalraum. Initial typisch sind vor allem prämenstruelle Beschwerden, aber auch ausgeprägte Formen von Dysmenorrhöen. Das klinische Bild der Schmerzsymptomatik kann charakteristischerweise von Kreuzschmerzen, aber auch von Kohabitationsbeschwerden (insbesondere bei einer Douglas-Endometriose) geprägt sein.

Thrombose im Bereich des kleinen Beckens

Unter nichtentzündlichen, am ehesten funktionell bedingten Prozessen im Bereich des kleinen Beckens, die entsprechende Schmerzreaktionen hervorrufen können, ist das Bild der **Ovarialvenenthrombose** zu nennen. Dieses insgesamt seltene Krankheitsbild tritt in der Regel gehäuft postpartal auf, auf dem Boden einer Endomyometritis und bei einer vermehrten Thromboseneigung. Das thrombotische Geschehen betrifft nicht allein die Ovarialvene, sondern erstreckt sich häufig auch über weiterführenden Venenregionen bis in die entsprechenden Beckenvenen. Anders als bei einer alleinigen Bein- und Beckenvenenthrombose steht an klinischer Symptomatik der akute, rechts- bzw. linksseitige Unterbauchschmerz, verbunden in der Regel mit septischen Temperaturen, im Vordergrund. Die Diagnose kann auf dem Boden der klinischen Verdachtsdiagnose nur durch entsprechende bildgebende Verfahren gestellt werden, wobei dem MRI vor dem CT der Vorrang zu geben ist.

Entzündliche Erkrankungen im kleinen Becken

Eine weitere große Gruppe von Erkrankungen mit entsprechender Schmerzsymptomatik im Bereich des kleinen Beckens stellen entzündliche Erkrankungen dar. Auf dem Boden **aszendierender Infektionen** kann es zu entzündlichen Veränderungen im Bereich des Endometriums mit oder ohne Begleitreaktion des Myometriums im Sinne einer sog. Endomyometritis, aber auch zu einer weiteren Aszension mit entsprechender entzündlicher Reaktion im Bereich der Tuben, d. h. einer Adnexitis bzw. Salpingitis kommen. Während bei einer **Endomyometritis** in der Regel ein extrem druckdolenter Uterus zu finden ist, zeigt sich bei der **Adnexitis** ein entsprechend der Seitenlokalisation bestehender Unterbauchschmerz. In Abhängigkeit von der Ausdehnung kann es bei der Adnexitis zu einer entsprechenden Begleitreaktion des umgebenden Peritoneums kommen, wobei initial der Prozeß auf das kleine Becken beschränkt ist. In diesem Falle wird von einer sogenannten **Pelveoperitonitis** gesprochen. Die klinische Schmerzsymptomatik besteht in einer umschriebenen Abwehrspannung, verbunden mit einem isolierten Druckschmerz bei der Palpation. Adnexitiden können akut bis subakut, aber auch chronisch verlaufen, abhängig vom Erreger. Während in der akuten bzw. subakuten Phase in der Regel bakterielle Erreger für das Geschehen verantwortlich sind, ist das Krankheitsbild der chronischen Adnexitis durch Erreger wie Chlamydien geprägt. Der chronische Schmerzcharakter zeigt sich in wiederholten episodenartig auftretenden Unterbauchbeschwerden, häufig ohne eigentliches klinisches oder mittels bildgebender Verfahren zu erfassendes Korrelat.

Descensus genitalis

Anatomische Veränderungen der Organe des kleinen Beckens durch eine **Beckenbodenschwäche** im Sinne eines Descensus uteri, aber auch eines Deszensus von Blase und Rektum können in Abhängigkeit des Ausmaßes zu **Kreuzschmerzen** führen. Der gynäkologisch verursachte Kreuzschmerz ist in Abhängigkeit von der Belastung und dem Ausmaß des Deszensus durch eine gewisse zirkardiane Rhythmik, wobei entsprechend der Belastung, häufig gegen Abend, der Schmerzcharakter zunimmt, charakterisiert. Mit dem Kreuzschmerz assoziiert ist häufig ein unspezifisches, nicht exakt lokalisierbares Druckgefühl nach unten.

Kernaussagen

■ **Schmerzen in Becken und Urogenitalregion in der Urologie**

– Ohne Nachweis einer Harnstauung und bei unauffälligem Urinbefund ist eine urologische Ursache beidseitiger Flankenschmerzen wenig wahrscheinlich. Ein akutes Auftreten spricht für eine plötzliche Verlegung von Hohlorganen oder Blutgefäßen. Begleitendes Fieber wird durch Infektionen oder Nekrosen verursacht. Schmerzfortleitungen in den Unterbauch und in das Genitale sind für Kolikschmerzen pathognomonisch.

– Vor einer weiteren differentialdiagnostischen Abklärung müssen immer ein akuter Harnverhalt bzw. eine Blasentamponade als Ursache für einen Unterbauchschmerz bei bestehendem Unterbauchtumor ausgeschlossen werden.

– Bei durch eine Hodentorsion hervorgerufene akuten Schmerzen wird durch lokales Kühlen neben der Schmerzlinderung eine Gewebeprotektion erzielt. Die Therapie der Wahl stellt selbst nur bei Verdacht immer die operative Freilegung dar.

■ **Schmerzen im Becken und der Urogenitalregion in der Gynäkologie**

– In der Gruppe der organischen Veränderungen, die zu einer Schmerzsymptomatik im Bereich des kleinen Beckens führen, sind in erster Linie Ovarialtumoren zu nennen, vor allem die damit in Verbindung stehenden Komplikationen wie Zystenruptur, Einblutung, Stieldrehung. Auch pathologische Veränderungen der Tube, insbesondere die Tubargravidität mit den möglichen Komplikationen einer Tubarruptur oder eines Tubarabortes, können initial zu einer Schmerzsymptomatik im Bereich des kleinen Beckens führen, wobei der entsprechende Peritonealreiz und der Austritt von Blut relativ rasch bzw. teilweise auch initial zu Schmerzen im gesamten Abdomen führen können.

– Uterusmyome können zum einen durch Verdrängung zu einem Druckgefühl im Bereich des Unterbauches führen, zum anderen durch Impression von Blase und Enddarm diese benachbarten Organe mit beeinträchtigen. Zervixkarzinome und Korpuskarzinome mit Ausbreitung in Richtung Zervix verursachen primär keine Schmerzen im Bereich des kleinen Beckens. Erst die Ausbreitung auf Nachbarorgane ruft eine entsprechende Schmerzreaktion hervor. Im Bereich des kleinen Beckens kann die Infiltration des Plexus sacralis und anderer Nervenbahnen eine Schmerzreaktion im Sinne von Kreuzschmerzen hervorrufen.

– Unter nichtentzündlichen Prozessen im Bereich des kleinen Beckens, die entsprechende Schmerzreaktionen hervorrufen können, ist die Ovarialvenenthrombose zu nennen, die in der Regel postpartal auftritt, auf dem Boden einer vermehrten Thromboseneigung. Das thrombotische Geschehen breitet sich bis in die entsprechenden Beckenvenen aus. Anders als bei einer alleinigen Bein- und Beckenvenenthrombose steht an klinischer Symptomatik der akute, rechts- bzw. linksseitige Unterbauchschmerz, verbunden in der Regel mit septischen Temperaturen, im Vordergrund.

– Bei Endometriose kann das klinische Bild der Schmerzsymptomatik von Kreuzschmerzen, aber auch von Kohabitationsbeschwerden geprägt sein.

- Eine weitere große Gruppe von Erkrankungen mit entsprechender Schmerzsymptomatik stellen entzündliche Erkrankungen dar. Auf dem Boden aszendierender Infektionen kann es zu entzündlichen Veränderungen im Bereich des Endometriums mit oder ohne Begleitreaktion des Myometriums, aber auch zu einer weiteren Aszension mit einer Adnexitis bzw. Salpingitis kommen. Während bei einer Endomyometritis in der Regel ein extrem druckdolenter Uterus zu finden ist, zeigt sich bei der Adnexitis ein Unterbauchschmerz entsprechend der Seitenlokalisation, bei Begleitreaktion des umgebenden Peritoneums eine umschriebene Abwehrspannung, verbunden mit einem isolierten Druckschmerz bei der Palpation.

Schmerzen in der Analregion

Roter Faden

■ Schmerzen in der Analregion in der Proktologie
  – Anatomische und physiologische Grundlagen
  – Schmerzwahrnehmungen
  – Diagnostik
  – Spezielle Krankheitsbilder
  – Postoperative Schmerztherapie
  – Fehldeutungen

■ **Schmerzen in der Analregion in der Proktologie**

R. Winkler

Anatomische und physiologische Grundlagen

Anus, Rektum und Beckenboden bilden eine Funktionseinheit, das sog. **Kontinenzorgan**, mit dem Ziel einer kontrollierten Entleerung des Darminhalts. Zur Unterscheidung der Aggregatzustände und Mengen verfügt die Region über eine außerordentlich dichte Innervation, die lediglich von der der Mundhöhle übertroffen wird. Auch kleine Krankheitsprozesse können daher einen ungewöhnlich hohen und quälenden Beschwerdewert haben, die Schmerzen zählen zu den stärksten, die in der Eingeweidepathologie bekannt sind.

Entwicklungsgeschichtlich entsteht das Organ als eine sich letztlich teleskopartig verschachtelnde Konstruktion aus ektodermalen (Anoderm), entodermalen (Rektum, M. sphincter ani internus) und mesenchymalen (M. sphincter ani externus, M. levator) Elementen. Es verfügt daher sowohl über eine epikritische wie auch eine protopathische Sensibilität. Dies erklärt die unterschiedlichen Schmerzäußerungen wie auch das besondere Schmerzerlebnis in der Region. Auffällig ist oft eine starke emotionale Prägung (S. 243) mit reflektorischen Rückwirkungen auf die intestinalen Funktionen wie auch auf das innervatorisch eng vernetzte Urogenitalsystem (z. B. postoperative reflektorische Harnsperre). Nicht selten können die Beschwerden vollständig fehlprojiziert werden (S. 244).

Die autonome **Innervation** erfolgt über pelvine Geflechte mit den Ganglia pelvina als wichtigster Schaltstelle und subkortikalem Reflexzentrum im Sakralmark (S2–S3, Höhe L1–L2), die sensible und motorische von Analhaut, Perianalregion und Willkürmuskulatur über die Nn. pudendi. Der eigentümliche Verlauf dieser Nerven macht sie anfällig für Überdehnungen und begünstigt damit die Entwicklung einer Beckenbodeninsuffizienz (S. 243), die zu unterschiedlichsten Schmerzempfindungen führen kann.

Schmerzwahrnehmungen

Schmerzen sind nach Blutungen die häufigste Ursache, die zu proktologischen Untersuchungen und Behandlungsmaßnahmen führt. Eine sorgfältige Schmerzanamnese kann dabei schon Wesentliches zur Differentialdiagnose beitragen (s. u.).

Anodermal vermittelte Schmerzen treten meist plötzlich und heftig auf und sind gut lokalisierbar. Bei Irritation und Spastik des M. sphincter internus kann ein starker, kolikartiger, anhaltender Dauerschmerz hinzutreten. Eine Untersuchung dieser Patienten ist nicht selten nur in Lokalanästhesie oder Vollnarkose möglich.

Rektal induzierte Schmerzen haben einen dumpfen, drückenden oder lastenden Charakter, werden oft diffus im Beckenraum empfunden und können vor allem bei entzündlicher Ursache mit Tenesmen (zwanghafter, frustraner oder unergiebiger Stuhldrang) einhergehen.

In der **Beckenbodenmuskulatur** entspringende Schmerzen haben einen unbestimmten, oft quälenden Charakter, vielfach mit konkreten Projektionen auf „Reizherde" (Kryptitis, Steißbein), ohne daß hier eine echte Reizauslösung erfolgt, wobei dementsprechend auch nach ihrer „Sanierung" das Schmerzerlebnis nicht schwindet. Sie stehen dem Formenkreis der Insertionsmyotendopathien nahe. Definierte Erscheinungsformen sind Proctalgia (nocturna) und Kokzygodynie. Die oft stark emotionale Komponente, Lebensalter und Persönlichkeitsstruktur mit depressiv-neurotischen Zügen verweisen auf psychiatrisch relevante Leiden (S. 243). Von den Betroffenen werden derartige Zusammenhänge allerdings regelhaft heftig zurückgewiesen, so daß die Therapie zumeist sehr unbefriedigend bleibt.

Ein eigentümliches Schmerzphänomen ist der **Pruritus ani**, selten isoliert, häufig kombiniert mit Brennen im Analkanal und perianal, in der hier empfundenen Intensität in praktisch keiner anderen Körperregion auftretend und fallweise extrem quälend. Neben symptomatischen Formen bei perianalen Dermatosen und allergiformen Reaktionen, Hämorrhoidalleiden, seltener Fisteln und Proktitiden gibt es nicht wenige Fälle ohne jegliche sonstige proktologische Auffälligkeit (Pruritus sine materia).

Diagnostik

Für die Beurteilung der Schmerzursache liefern die **Anamnese, Inspektion** und vor allem die **Palpation** die entscheidenden Informationen, sind also jederzeit und jedem zugänglich und erlauben bei über 90 % der Patienten eine Diagnose der schmerzauslösenden Erkrankung. Ergänzende Untersuchungen wie Proktoskopie, Rektoskopie oder Endosonographie dienen der Spezifizierung, Differentialdiagnose und Behandlungsplanung. Fallweise können weitergehende Untersuchungen (Koloskopie, Defäkographie, Fistulographie, selten Computertomographie, Kernspintomographie oder Magen-Darm-Passage) notwendig werden. Sphinkteralterationen und Beckenbodenfunktionsstörungen können eine Manometrie und ein Elektromyogramm erfordern. Bei hoher Untersuchungsempfindlichkeit und komplexem Erkrankungsmuster (speziell beim Morbus Crohn) kann eine Narkoseuntersuchung empfehlenswert werden, dann auch mit der Option auf weitergehende Behandlungsschritte.

Spezielle Krankheitsbilder

Vorgestellt werden Erkrankungen, die sich durch einen besonderen Schmerzcharakter auszeichnen und bei denen der Schmerz Leitsymptom ist.

Hämorrhoidalleiden

Es gehört zu den verbreiteten Irrtümern, daß Hämorrhoiden Schmerzen bereiten bzw. Schmerzen im Afterbereich auf Hämorrhoiden verweisen.

Die Hämorrhoidalknoten liegen in einer bereits anästhetischen Schleimhautzone des anorektalen Überganges – auf diesen Umstand gründen die konservativen Behandlungsverfahren durch Infrarotkoagulation, Sklerosierung oder Ligatur. Schmerzen bei Hämorrhoiden resultieren nur bei einer **Involvierung des Anoderms**, sei es durch eine (reizbedingte) Zusatzerkrankung (z.B. akute Fissur, s.u.), sei es, daß die Knotenvergrößerung sich unter das Anoderm fortsetzt und es im Zuge eines sogenannten Hämorrhoidalanfalls zu einer akuten Einklemmung kommt, zumeist in Verbindung mit umfangreicherer Thrombosierung. Dies gehört allerdings zu den schmerzhaftesten Erkrankungen überhaupt und stellt eine echte Notfallsituation dar. So lange noch keine stärkere Anodermschädigung besteht (meist nur in den ersten 24 h), kann eine notfallmäßige Hämorrhoidektomie erfolgen. Bei verschleppten Fällen muß unter einer antiphlogistisch-analgetischen Therapie die Erholung des Anoderms abgewartet werden, bevor eine operative Sanierung möglich wird.

Ungleich häufiger sind jedoch Hämorrhoiden Grund eines analen Pruritus oder Brennens. Ursächlich ist bei zunehmendem Prolaps der schleimhautüberzogenen Hämorrhoidalkuppen eine Störung der Feinabdichtung des Afters mit einer (kotigen) peranalen Sekretion. Dieses Feuchtwerden vor Einsetzen des Juckreizes ist häufig zu erfragen; indirektes Hinweiszeichen ist die Kotspur in der Unterwäsche oder eine meist schamhaft abgelegte Vorlage.

Perianale Thrombose

Dem akuten Hämorrhoidalanfall verwandt ist die perianale Thrombose. Hier kommt es bei entsprechender Größe zum plötzlichen Aufschießen zum Teil extrem schmerzhafter Knoten am Afterrand. Schmerzverstärkend wirkt sich eine phlebitische Komponente mit unter Umständen markantem Kollateralödem aus. Die einfachste und wirksamste Therapie besteht in der möglichst frühzeitigen Exzision der Thrombosekammer(n) in Lokalanästhesie.

Analfissuren

Bei den Fissuren handelt es sich um längsgestellte Ulzerationen, zu über 90% in der hinteren Kommissur gelegen. Das Schmerzbild ist so charakteristisch, daß es allein die Diagnose erlaubt. Einem stechenden oder reißenden Defäkationsschmerz folgt nach kurzem freiem Intervall (10–30 s) ein intensiver Nachschmerz, zum Teil über Stunden anhaltend. Er ist bedingt durch eine **Spastik** der am Ulkusgrund freiliegenden **Sphinktermuskulatur**. Der Schmerz kann so intensiv sein, daß die Defäkationen unterdrückt werden und sogar Ileusfälle beschrieben wurden. Während die akute Fissur durch Beseitigung der Sphinkterspastik (Unterspritzung mit Lokalanästhetika, Selbstbougierung, Dehnung in Narkose, lateraler Sphinkterotomie) zur Ausheilung gebracht werden kann, erfordert der einer chronischen Fissur zugrunde liegende Entzündungsprozeß die Komplettexzision.

Analabszesse und -fisteln

Die Akuität der Schmerzentwicklung und Intensität richten sich nach der **Lokalisation**. *Intraanale, intersphinktäre* und *analrandnahe* Abszesse verfügen über geringe Schwellräume, führen innerhalb von 1–2 Tagen zu sich steigernden heftigen Dauerschmerzen, die bei spontanem Durchbruch (oder operativer Entlastung) nachhaltig gelindert werden und in einen erträglichen Belastungsschmerz (Defäkation, Sitzen, direkter Druck) übergehen. Entfernter gelegene *periproktitische* Abszesse weisen längere Reifungszeiten von 4–7 Tagen auf, das Schmerzfeld ist größer, die Lokalisation diffuser. In der *Tiefe der Ischiorektalgruben* gelegene Abszesse können Wochen der Reifung beanspruchen, wobei anfangs allenfalls ein dumpfes Druckgefühl im Beckenraum und Mißempfindungen bestehen. Da auch entzündliche Zeichen weitgehend fehlen, sind Fehldeutungen in dieser Phase häufig. Erst wenn sich der Abszeß nach Durchbruch durch die Fascia transversalis pelvis unter der Haut stellt, entwickelt sich ein akutes, dann auch hochschmerzhaftes Krankheitsbild.

Fisteln entstehen nach ausschließlicher Abszeßdrainage oder spontan mit schwärender Infektion, deren Durchbruch von einer furunkuloiden, punktuell schmerzhaften Infektion begleitet wird. Gut drainierte Fisteln verursachen kaum Schmerzen; diese resultieren nur aus (transitorischen) Verhaltungen, dann dem Abszeßstadium vergleichbar, oder mehr dumpf lastend bei mangelhaft drainierten Abszeßresthöhlen.

Myogene und ligamentäre Schmerzen

Hier begegnen uns die unterschiedlichsten Schmerzbilder. Letztlich sind alle Ausdruck von Beckenbodenfunktionsstörungen bzw. -insuffizienz. Auffällig ist ihre affektive Einfärbung mit deutlichem Bezug zu depressiven und neurotischen Verhaltensstörungen (S. 242).

Hauptschmerzsymptom der **reinen Beckenbodeninsuffizienz** sind Sitzschmerzen, Druck- und Dranggefühl („als fiele alles nach unten"), auch dumpfer Dauerschmerz, fallweise mit punktueller Projektion auf Reizorte, vor allem die dorsale Kryptenregion, ohne daß eine Sanierung (Kryptenspaltung) eine dauerhafte Linderung erreicht. In einigen Fällen bestehen lumbalgiforme Kreuzschmerzen. Charakteristisch ist ein intensiver Schmerz bei Druck auf die sakolpelvinen Bänder, weniger auf den Levator selbst.

Diesem Beschwerdekomplex nahe steht die **Kokzygodynie**, ein eigentümliches, sehr quälendes und emotional geprägtes Dauerschmerzsyndrom mit exakter Projektion auf das Steißbein. Betroffen sind fast ausschließlich Frauen in den Wechseljahren. Häufig werden Traumen oder eine abnorme Beweglichkeit des Steißbeins als ursächlich angeschuldigt; die Entfernung des Steißbeins bewirkt jedoch im günstigsten Fall keine weitere Verschlechterung.

Bei der **Proktalgie**, zumeist nachts (Proctalgia nocturna) auftretend, handelt es sich um Spasmen des Levators, die nach 10–30 min meist spontan abklingen. Die Krampflösung wird beschleunigt durch Scheindefäkation, rasches Umhergehen oder warme Sitzbäder. Weitere Therapiemaßnahmen, von der Beseitigung analer Reizquellen abgesehen, sind entbehrlich, da der Wirkungseintritt meist länger dauert als der Anfall selbst.

Insgesamt ist die **Therapie** derartiger Schmerzzustände sehr unbefriedigend. Die üblichen Analgetika wirken allenfalls kurzzeitig lindernd, am günstigsten noch Tramadol. Nichtsteroidale Antiphlogistika können versucht werden, sind jedoch langzeitig enttäuschend. Bei Muskelrelaxanzien scheint eher der psychotrope denn der lokale Effekt wirksam. Physikalische Behandlungsmaßnahmen bis hin zur Röntgenreizbestrahlung können – zumeist zeitlich befristet – lindernd wirken.

Auch Infiltrationstherapien sind vielfach enttäuschend. Fallweise hilft eine Akupunktur. Meist bleibt nur eine symptomatische Schmerztherapie mit zum Teil hohem Analgetikabedarf. Häufig einziger Trost ist der Umstand, daß sich die Beschwerden nicht selten mit fortschreitendem Lebensalter allmählich wieder verlieren.

■ Proktitis

Leitsymptom ist der krankhaft-zwanghafte, oft frustrane Stuhldrang (Tenesmen), daneben infolge analer Reizungen ein anales Brennen, bei Überfeuchtungsdermatitis auch Pruritus. Kreuzschmerzen verweisen auf einen wandübergreifenden Prozeß (Periproktitis, retrorektaler Abszeß).

Postoperative Schmerztherapie

Trotz der hohen Sensibilität der Region ist die postoperative Schmerztherapie vergleichsweise einfach, aber auch obligat prophylaktisch nötig.

Erfolgreichstes Mittel ist eine zumeist ausreichende Basistherapie mit 4 × 1000 mg Tropfen **Metamizol**. Bei etwa 10 % der Patienten nötigen kutane, seltener intestinale Unverträglichkeiten zum Absetzen der Therapie. In diesen Fällen oder ergänzungsweise wird Tramadol gegeben; Parazetamol oder Salizylate sind zumindest in der frühen postoperativen Phase seltener ausreichend. Bei stärkeren Schwellungszuständen setzen wir neben lokal antiphlogistischen Maßnahmen (speziell Kochsalzumschläge) **Diclofenac** (unter Ulkusprophylaxe) ein.

Für die unmittelbar postoperative Phase, insbesondere bei ambulanter proktologischer Operation, empfiehlt sich eine Unterspritzung mit **Lokalanästhetika**. Bei stationären Patienten ist ein anhaltenderer Erfolg mit einer Metamizol-Infusionstherapie zu erreichen. Über den 14. postoperativen Tag hinaus besteht allenfalls noch ein situativer Schmerzmittelbedarf.

Fehldeutungen

Die proktologische Schmerzanalyse muß notwendigerweise die Nachbarstrukturen einbeziehen, vornehmlich die Urogenitalorgane. **Entzündungsprozesse im kleinen Becken**, vor allem bei Beteiligung des Douglas-Raumes, können Druck, Drang und Tenesmen wie eine Proktitis auslösen. Bei **Infekten der ableitenden Harnwege**, insbesondere der Prostatitis, können Defäkationsschmerzen auftreten.

- Häufiger ist allerdings der umgekehrte Weg: Proktologische Erkrankungen können allein auf die Urogenitalorgane bezogene Beschwerden auslösen und oft jahrelang als „abakterielle chronische Prostatitis" oder noch vager „vegetatives Urogenitalsyndrom" fehlbehandelt werden.

Bei über 200 Patienten mit urologisch nicht befriedigend erklärbaren Beschwerden der Urologischen Universitätsklinik Hamburg haben regelhafte proktologische Untersuchungen bei 92 % einen behandlungswürdigen Befund gefördert, nach dessen Sanierung 85 % beschwerdefrei wurden. Beziehungen bestehen auch zwischen Beckenbodeninsuffizienz und dem Formenkreis der „Parametropathia spastica". Lumbalgi- oder ischialgiforme Beschwerden können durch Tumoreinbruch, Anastomoseninsuffizienz oder retrorektale Infektionen verursacht werden, selten auch durch Knochenmetastasen rektaler Karzinome. Paraanal ausmündende Abszesse und Fisteln haben gelegentlich eine Divertikulitis oder einen intestinalen Morbus Crohn (Ileitis!) zum Ausgangspunkt.

Kernaussagen

- Aufgrund der entwicklungsgeschichtlich bedingten Konstruktion des sogenannten anorektalen Kontinenzorgans aus einer teleskopartigen Verschachtelung ektodermaler, entodermaler und mesenchymaler Elemente bestehen unterschiedliche Schmerzwahrnehmungen mit zum Teil starker emotionaler Prägung.
- Schmerzen sind nach Blutungen das häufigste Symptom, das zu einer proktologischen Konsultation führt. Für die Feindiskriminationsfähigkeit der Aggregatzustände rektaler Füllungen besteht eine Massierung sensorischer Elemente an der Linea dentata. Sie können Schmerzerlebnisse höchster Intensität bewirken. Je nach dem Ort der Schmerzauslösung bestehen epikritische, protopathische oder gemischte Schmerzerfahrungen.
- Die Diagnostik läßt zu annähernd 90 % mit den einfachen Mitteln der Anamnese, der Inspektion und Palpation eine Aussage über die (wahrscheinliche) Schmerzquelle zu. Die Schmerzhaftigkeit kann eine weitere Abklärung unmöglich machen und eine Narkoseuntersuchung erfordern. Ergänzende diagnostische Maßnahmen richten sich nach den Erfordernissen von Grund- und Begleitkrankheiten.
- Definierte Krankheitsbilder mit so charakteristischer Schmerzanamnese, daß sie bereits eine (Verdachts-)Diagnose erlauben, sind der akute (inkarzerierte) Hämorrhoidalprolaps, die perianale Thrombose, die Analfissur, die analen und perianalen Abszesse, die Beckenbodeninsuffizienz (incl. Proktalgien und Kokzygodynie) sowie die Proktitis.
- Wegen der hohen Schmerzempfindlichkeit der Region ist eine regelmäßige postoperative prophylaktische Schmerztherapie obligat. Zur Basistherapie dieser Schmerzen ist Metamizol zumeist ausreichend, ergänzend oder bei Unverträglichkeitsreaktion Tramadol. Bei stärkeren Schwellungszuständen wird Diclofenac eingesetzt. Nach 2 Wochen besteht allenfalls noch ein situativer Analgetikabedarf.
- Fehldeutungsmöglichkeiten bestehen hauptsächlich zu Erkrankungen des urogenitalen Formenkreises,

seltener des ossären Beckenrahmens oder der Wirbelsäule.

Literatur

1. Buchmann P. Lehrbuch der Proktologie. 3. Aufl. Bern: Huber; 1994
2. Kumar D, Waldron DJ, Williams NS. Clinical measurements in coloproctology. Berlin: Springer; 1991
3. Marti MC, Givel JC, Hrsg. Chirurgie anorektaler Krankheiten. Berlin: Springer; 1992
4. Nicholls J, Glass R. Koloproktologie. Berlin: Springer; 1988
5. Stein E. Proktologie, Lehrbuch und Atlas. 3. Aufl. Berlin: Springer; 1998
6. Winkler R, Otto P. Proktologie. Ein Leitfaden für die Praxis. Stuttgart: Thieme; 1997

Schmerzen an Hüfte und unterer Extremität in der Orthopädie

J. Krämer, U. Rehder, K. Schmidt

Roter Faden

- **Lenden-Becken-Hüft-Region**
  - Tiefsitzender Rückenschmerz
  - Erkrankungen der Hüftregion in Abhängigkeit vom Lebensalter
- **Erkrankungen der Knieregion**
- **Erkrankungen der Knöchelregion und des Fußes**

Lenden-Becken-Hüft-Region

Tiefsitzender Rückenschmerz

Definition: Die Lenden-Becken-Hüft-Region bildet eine funktionelle Einheit.

Dementsprechend sind bei Schmerzen im Bereich des Hüftgelenkes auch die angrenzenden Regionen auf mögliche Schmerzursachen zu untersuchen. Tiefsitzende Kreuzschmerzen, die in das Gesäß oder den Oberschenkel ausstrahlen, können vielfältige Ursachen haben. Neben einem Bandscheibenvorfall mit Lumboischialgie kann auch eine Spondylolisthesis oder – beim älteren Patienten – eine Lumbalstenose Ursache für einen chronischen Schmerz sein.

Beim akuten tiefsitzenden Rückenschmerz, der länger als drei Tage anhält und an Intensität möglicherweise zunimmt, sind immer fünf Differentialdiagnosen sofort auszuschließen:
1. Kaudasyndrom
2. zunehmende Parese
3. Fraktur
4. Spondylodiszitis
5. Tumor

Die vorgenannten Differentialdiagnosen erfordern eine sofortige fachärztliche Weiterbehandlung, das **Kaudasyndrom** sogar eine sofortige Krankenhauseinweisung, da binnen weniger Stunden operiert werden muß.

Die Therapie des tiefsitzenden Rückenschmerzes, der andere Ursachen hat, kann mit weniger Dringlichkeit durchgeführt werden. Das Therapieziel muß sein, den Patienten möglichst schnell wieder in den Arbeitsprozeß einzugliedern. Lange Arbeitsunfähigkeitszeiten begünstigen eine Chronifizierung. Die Therapierbarkeit des chronischen Rückenschmerzes ist deutlich schlechter gegenüber dem akuten Rückenschmerz.

Ein einseitiger Kreuzschmerz kann seine Ursache in einer Sacroiliitis bei rheumatischen Erkrankungen (Morbus Bechterew, Morbus Reiter, Psoriasis, Spondylarthropathie) oder aber nur in einer Ileosakralgelenkblockierung haben.

Erkrankungen der Hüftregion in Abhängigkeit vom Lebensalter

Erkrankungen des Hüftgelenkes zeigen eine typische Altersabhängigkeit.

Beim Kind zwischen dem 4. und 8. Lebensjahr muß bei Schmerzen in der Leiste oder im distalen Oberschenkel immer an eine aseptische Hüftkopfnekrose, den **Morbus Perthes**, gedacht werden. Eine parainfektiöse Mitreaktion der Synovialis des Hüftgelenkes kann sich in einer **Coxitis fugax**, dem sogenannten „Hüftschnupfen", manifestieren. Die Coxitis fugax ist differentialdiagnostisch abzugrenzen von einer **septischen Coxitis**. Ähnlich wie am Schultergelenk sind auch am Hüftgelenk die klassischen klinischen Zeichen der Entzündung nicht sehr deutlich. Insbesondere Rötung und Schwellung lassen sich in der Regel nicht nachweisen. Beim akuten Leistenschmerz muß daher immer eine sofortige Untersuchung der Entzündungsparameter durchgeführt werden. Bei hohen Entzündungswerten muß das Gelenk punktiert und das Punktat sofort mikroskopisch auf Bakterien untersucht werden. Eine Kultur mit Keim- und Resistenzbestimmung ist obligat. Es sollte ferner zügig eine Kernspintomographie angefertigt werden und beim Verdacht einer septischen Arthritis das Gelenk notfallmäßig chirurgisch saniert werden.

Beim präpuberalen Jugendlichen kann die Ursache eines Hüft- oder Oberschenkelschmerzes eine **Epiphyseolysis capitis femoris lenta** sein. Bei der klinischen Untersuchung findet sich das pathognomonische Drehmann-Zeichen einer Zwangsabduktion und Außenrotation bei Hüftbeugung. Eine Röntgenaufnahme beider Hüftgelenke in 2 (!) Ebenen sichert die Diagnose. Mit Stellung der Diagnose muß die Hüfte entlastet und die Epiphyse operativ fixiert werden, um sie vor einem weiteren Abrutsch zu bewahren.

Die **Hüftdysplasie** kann sich sowohl beim jüngeren als auch beim älteren Patienten als beginnende **Arthrose** bemerkbar machen. Die typischen Arthrosebeschwerden sind der Anlaufschmerz und der Belastungsschmerz in der Leiste, im fortgeschrittenen Stadium auch der Ruheschmerz. Die Beweglichkeit des Hüftgelenkes ist zunächst in Innenrotation, dann in Abduktion und in Extension eingeschränkt. Eine Beugekontraktur des Hüftgelenks wird durch eine Hyperlordose der Lendenwirbelsäule funktionell ausgeglichen. Die Folge können aber tiefsitzende Rückenschmerzen sein, die an Bandscheibenerkrankungen denken lassen können.

Therapeutisch steht bei der Arthrose die konservative Therapie im Mittelpunkt. Hier sind es vor allem die nichsteroidalen Antirheumatika, die physikalische Therapie, die Krankengymnastik und gelegentlich auch – im aktiviertem Zustand der Arthrose – die intraartikuläre Kortikoidinjektion.

Beim Vorliegen einer Hüftgelenksdysplasie und beginnenden Beschwerden, aber noch ohne röntgenologische Arthrosezeichen, kann eine pfannenverbessernde Operation wie z. B. die Tripelosteotomie angezeigt sein. Im fortgeschrittenen Stadium der Arthrose und im höheren Lebensalter ist eine endoprothetische Ersatzoperation indiziert.

Die Hüftendoprothetik gehört zu den erfolgreichsten Operationsmethoden in der Orthopädie.

Die aseptische **Coxarthritis** tritt meistens bei rheumatischen Erkrankungen auf (chronische Polyarthritis, Morbus Bechterew, Morbus Reiter, Psoriasisarthritis) aber auch als parainfektiöse Arthritis bei Yersiniose, Chlamydieninfektion, Borreliose. Die Rheuma-Patienten sollten einem Rheumatologen (Internist oder Orthopäde) mit der Frage nach einer frühzeitigen Basistherapie vorgestellt werden. Bei den parainfektiösen Arthritiden muß bei fortbestehender Infektion eine Antibiotikatherapie erfolgen.

Die **Hüftkopfnekrose** des Erwachsenen kann ihre Ursache in einer langdauernden Cortisontherapie haben, in Stoffwechselerkrankungen oder in einer vorausgegangenen Chemotherapie. Im frühen Stadium kann eine „Core Decompression", eine Anbohrung des nekrotischen Bezirkes, Erfolge bringen, in späteren Stadien ist der endoprothetische Gelenkersatz unumgänglich.

Die **Bursitis trochanterica** erkennt man an einer Schwellung und einem Druckschmerz am Oberschenkelaußenrand. Infiltrationen mit Lokalanästhetika, evtl. mit Kortikoidzumischung, sind die Therapie der Wahl.

Bei Schmerzen im Becken- und Hüftbereich ist auch immer an **Tumoren** zu denken. Neben primären Knochentumoren kommen vor allem auch Metastasen in diesem Bereich relativ häufig vor. Typischerweise in den Knochen metastasierende Tumoren sind das Bronchialkarzinom, das Mammakarzinom, das Prostatakarzinom, das Schilddrüsenkarzinom und das Nierenzellkarzinom.

Knochenkrankheiten können sich ebenfalls mit Schmerzen in der Hüftregion bemerkbar machen. Hier ist vor allem an die Osteoporose, die Chondromalazie und den Morbus Paget zu denken. Sowohl die Skelettszintigraphie als auch das konventionelle Röntgen sind hier weiterführende diagnostische Methoden.

■ Erkrankungen der Knieregion

Schmerzen im Kniegelenk oder im distalen Oberschenkel können ihre Ursache immer auch in einer Hüftgelenkserkrankung haben. Dieses sollte man bei seinen differentialdiagnostischen Überlegungen nicht außer acht lassen.

Häufige Ursachen für einen Knieschmerz sind die **Meniskusläsionen**, hier vor allem die Läsion des Innenmeniskus. Prädisponierend wirken neben typischen kniebelastenden Sportarten, wie Fußball und Skilaufen, auch Achsenfehlstellung der Beine. Beim Genu varum kommt es zu einer Innenmeniskusdegeneration, beim Genu valgum zu einer Außenmeniskusdegeneration. Ausgeprägte **Achsenfehlstellungen** im Bereich der Kniegelenke sollten daher frühzeitig operativ korrigiert werden, zum Beispiel durch eine Krampenepiphyseodese im Jugendalter und durch eine hohe Tibiaumstellungsosteotomie im Erwachsenenalter.

Der **vordere Knieschmerz** hat vielfältige Ursachen. Eine Muskeldysbalance aufgrund einer relativen Schwäche oder Atrophie des Musculus vastus medialis führt in Kniestreckung zu einer Lateralisation der Patella. Folge ist eine Insertionstendinose der Retinacula patellae, der Quadrizepssehne und des Ligamentum patellae. Eine krankengymnastische Trainingsbehandlung mit isoliertem Aufbau des Musculus vastus medialis sowie eine passive Führung der Patella mittels einer Kniebandage kann hier zu einer Schmerzlinderung führen.

Eine Chondromalazie der Patella läßt sich kernspintomographisch oder arthroskopisch nachweisen. Im fortgeschrittenen Stadium kommt eine arthroskopische Knorpelglättung in Frage.

Die akute **Gonarthritis** ist meistens parainfektiös (Yersiniose, Borreliose, Chlamydieninfektion, Gonorrhoe), kann aber auch andere Ursachen haben (Gicht, rheumatoide Arthritis, M. Reiter, M. Bechterew) oder eitrig sein. Ein akut aufgetretener, mit Schmerzen einhergehender Kniegelenkerguß muß punktiert und sofort mikroskopisch auf Keime untersucht werden. Ein infiziertes Gelenk muß notfallmäßig chirurgisch saniert werden.

Knieschmerzen beim Jugendlichen sollten, wenn sie länger bestehen, immer auch an primäre Knochentumoren denken lassen. Das **Osteosarkom** und das **Ewing-Sarkom** haben ihre Prädilektionsorte in den knienahen Abschnitten der langen Röhrenknochen.

Die **Gonarthrose** ist eine häufige degenerative Erkrankung. Es kann sich hierbei um eine mediale Gonarthrose, um eine laterale Gonarthrose, eine Femoropatellararthrose oder um eine Pangonarthrose handeln. Therapeutisch steht hier primär der konservative Therapieansatz im Vordergrund. Bei Versagen der konservativen Therapie ist auch am Kniegelenk der endoprothetische Gelenkersatz indiziert.

Die **Osteochondrosis dissecans** (OD) muß frühzeitig als mögliche Schmerzursache am Kniegelenk ausgeschlossen werden, bevor es zu einer Ablösung des Dissecats kommt. Je nach Stadium der Erkrankung kann sich die Therapie über die Entlastung des Kniegelenkes bis zur operativen Anbohrung der Sklerose oder der Refixierung des Dissecats erstrecken. Bei ausgedehntem Defekt ist unter Umständen eine Knorpeltransplantation zu erwägen.

■ Erkrankungen der Knöchelregion und des Fußes

Auch am Sprunggelenk ist eine **Osteochondrosis dissecans** (OD) häufig. Oft ist der Entwicklung einer OD ein Supinationstrauma vorausgegangen. Auch hier besteht die Therapie zunächst aus Entlastung, einer Versorgung mit orthopädischen Hilfsmitteln zur Vermeidung weiterer Supinationstraumata und im fortgeschrittenen Stadium in einer operativen Behandlung. Unbehandelt kann die OD am Sprunggelenk in eine Arthrose einmünden. Die Behandlung der **Arthrose** des OSG ist zunächst ebenfalls konservativ. Ein endoprothetischer Gelenkersatz hat nicht so große Erfolgsaussichten wie am Hüft- oder Kniegelenk. Er bleibt deshalb nur Ausnahmefällen vorbehalten.

Von den Fußfehlformen, die zu belastungsabhängigen Schmerzen führen, ist vor allem der **Spreizfuß** zu nennen. Die mechanische Überlastung des zweiten und dritten Metatarsalstrahles führt zur Metatarsalgie mit Druckschwielen an der Fußsohle, unter Umständen auch zu Stressfrakturen der Mittelfußknochen. Abzugrenzen ist diese von der **Morton'schen Neuralgie**, der häufig ein Neurom eines Interdigitalnervs zugrunde liegt.

Ein Engpaßsyndrom des Nervus tibialis am Tarsaltunnel („**Tarsaltunnelsyndrom**") führt zu Mißempfindungen und Kribbelparaesthesien an der Fußsohle. Corticoidinjektionen können therapeutisch wirksam sein.

Der häufig mit dem Spreizfuß verbundene **Hallux valgus** führt zu Beschwerden, wenn eine Bursitis über dem Metatarsale-I-Köpfchen auftritt. Ein plantarer oder dorsaler Fersensporn können ebenfalls belastungsabhängige Schmerzen verursachen. In den meisten Fällen ist die Therapie konservativ. Die Einlagenversorgung oder die Verordnung oder Anpassung orthopädischer Schuhe sollte dem Facharzt überlassen werden. Beim Hallux valgus kann gelegentlich eine operative Therapie indiziert sein.

Die **Arthritis urica** äußert sich häufig als akut auftretende, mit heftigen Schmerzen einhergehende Gelenkentzündung der Zehengrundgelenke oder des oberen Sprunggelenkes („Podagra"). Auch die Gelenke des Mittelfußes können, wenn auch seltener, betroffen sein. Therapeutisch werden Colchicin, nichtsteroidale Antiphlogistika und harnsäuresenkende Medikamente eingesetzt.

Schmerzen im Bereich der **Achillessehne** sind häufig eine Frühmanifestation einer rheumatischen Erkrankung, z. B. des Morbus Bechterew. Hier findet sich in erster Linie eine Paratenonitis mit ödematöser Verschwellung des Paratenoniums. Abzugrenzen ist diese Entzündungsreaktion von einer schleichenden degenerativen Ruptur der Achillessehne. Zur Entlastung sollte eine Absatzerhöhung oder ein das Sprunggelenk weit übergreifender Stiefel oder eine Schiene verordnet werden.

■ Schmerzen an Hüfte und unterer Extremität in der Inneren Medizin

K. Grasedyck

Wirbelsäule und Iliosakralgelenke

Im Bereich der Lendenwirbelsäule spielen statische Störungen und funktionelle Beschwerden eine entscheidende Rolle, hinzu kommen degenerative Wirbelsäulen- und speziell Bandscheibenprozesse (s. Abschnitt „Schmerzen an Hüfte und unterer Extremität in der Orthopädie"). Wegen der unterschiedlichen therapeutischen Konzepte und der Prognose sind davon die entzündlichen Veränderungen abzugrenzen.

■ Differentialdiagnose

Einen Überblick gibt Tab. 3.**18**. Zur ausführlicheren Differentialdiagnose der entzündlichen Erkrankungen, insbesondere den seronegativen Spondylarthritiden und Infektionen vgl. Kap. 4, Abschnitt „Rheumatologie, Tab. 4.**22**, zur radiologischen Diagnostik die entsprechende Literatur (1). Eine Besonderheit stellen die Iliosakralgelenke dar (Tab. 3.**19**). Dabei ist die Sakroiliitis bei Spondylitis ankylosans am häufigsten, charakteristisches Symptom sind regelmäßige nächtliche Rückenschmerzen und ein positiver Mennell-Handgriff. Zur detaillierteren Differentialdiagnose s. Kap. 4, Abschnitt „Rheumatologie".

Für die **Diagnose** sind Anamnese und klinischer Untersuchungsbefund wichtig, entsprechende Laboruntersuchungen klären die Frage nach einer systemischen Entzündung und ggf. auch deren Ätiologie. Bildgebende Verfahren geben Aufschluß über destruktive, entzündliche oder degenerative Veränderungen. Bei Verdacht auf einen septischen (z. B. tuberkulösen) oder malignen Prozeß sind Punktion bzw. Biopsie zur bakteriologischen und/oder histologischen Abklärung unverzichtbar.

■ Therapie

Die **physikalische Therapie** besteht in Ruhigstellung und geeigneter Lagerung, im Folgestadium in Wärmeanwendungen, krankengymnastischen Übungen, Rückenschule u. a. Zur **Schmerzbekämpfung** werden Analgetika bzw. Antiphlogistika eingesetzt, eventuell kombiniert mit Muskelrelaxanzien. Bei nächtlichen Schmerzen im Rahmen einer Spondylitis ankylosans empfiehlt sich die abendliche Gabe von nichtsteroidalen Antiphlogistika, eventuell in Retardform.

Ausführliche Therapie entzündlicher Wirbelsäulenerkrankungen s. Kap. 4, Abschnitt „Rheumatologie", Tab. 4.**23**.

Periphere Gelenke (untere Extremitäten)

■ Differentialdiagnose

Im Prinzip gilt dieselbe Differentialdiagnose Monarthritis/Oligoarthritis (septische, reaktive oder undifferenzierte Arthritiden) und verschiedene polyartikuläre Erkrankungen wie an den oberen Extremitäten. Weitere Ausführungen s. Kap. 4, Abschnitt „Rheumatologie", Tab. 4.**24**.

Bei reaktiven Arthritiden und dem Reiter-Syndrom, das wahrscheinlich ebenfalls zu dieser Gruppe zu rechnen ist, kann ein vorzugsweiser Befall der großen Gelenke der unteren Extremitäten beobachtet werden. Von der Arthritis psoriatica sind häufig die Metatarsophalangeal(MTP)-Gelenke betroffen mit belastungsabhängigen Schmerzen, oft auch einzelne Zehen im Sinne eines strahlenartigen Befalls.

Tabelle 3.**18** Entzündliche Prozesse der Lendenwirbelsäule

Rheumatoide Arthritis	Arthritis der kleinen Wirbelgelenke Spondylodiszitis
Seronegative Spondylarthritiden	wie bei der Rheumatoiden Arthritis; Besonderheit: Syndesmophyten, Parasyndesmophyten, Ankylosierungen
Bakterielle Spondylitis, Spondylodiszitis	z. B. Tbc

Tabelle 3.**19** Sakroiliitis

Seronegative Spondylarthritiden	Spondylitis ankylosans Arthritis psoriatica Reiter-Syndrom
Rheumatoide Arthritis	
Chronisch-entzündliche Darmerkrankungen	Morbus Crohn Colitis ulcerosa Morbus Whipple
Parainfektiös	verschiedenste Erreger
Infektiös	Tbc, Mykoplasmen u. a.

Therapie

Sie entspricht derjenigen beim Befall der Gelenke der oberen Extremitäten (Abschnitt „Schmerzen an Schulter und oberer Extremität in der Inneren Medizin".):

Medikamentöse Therapie:
– bei degenerativen Veränderungen Analgetika oder milde Antiphlogistika, z. B. Ibuprofen,
– bei einer Synovitis nichtsteroidale Antirheumatika,
– eventuell zusätzlich Glukokortikoide,
– „Basis"- bzw. immunsuppressive Therapie,
– ggf. Glukokortikoide intraartikulär oder Radiosynoviorthesen.

Physikalische Therapie:
– in der akuten Phase Kältetherapie und vorsichtige passive Bewegungsübungen,
– im subakuten/chronischen Stadium Wärmeanwendungen,
– Krankengymnastik u. a.

Zu Synovektomie, Korrekturoperationen bzw. Gelenkersatz s. Abschnitt „Schmerzen an Hüfte und unterer Extremität in der Orthopädie", detailliertere Ausführungen zur Therapie s. Kap. 4, Abschnitt „Rheumatologie".

Kernaussagen

Schmerzen an Hüfte und unterer Extremität in der Orthopädie

– Die Lenden-Becken-Hüft-Region bildet eine funktionelle Einheit. Daher sind bei Schmerzen im Bereich der Lendenwirbelsäule, des Beckens und des Hüftgelenkes auch die angrenzenden Regionen auf mögliche Schmerzursachen zu untersuchen.
– Beim akuten tiefsitzenden Rückenschmerz, der länger als drei Tage anhält und an Intensität möglicherweise zunimmt, sind immer fünf Differentialdiagnosen sofort auszuschließen: 1. Kaudasyndrom, 2. zunehmende Parese, 3. Fraktur, 4. Spondylodiszitis, 5. Tumor. Diese Differentialdiagnosen erfordern eine sofortige fachärztliche Weiterbehandlung, das Kaudasyndrom sogar eine sofortige Krankenhauseinweisung, da binnen weniger Stunden operiert werden muß.
– Erkrankungen des Hüftgelenkes zeigen eine typische Altersabhängigkeit.
– Beim akuten Leistenschmerz muß immer eine sofortige Untersuchung der Entzündungsparameter durchgeführt werden. Bei hohen Entzündungswerten muß zügig eine Kernspintomographie angefertigt werden und beim Verdacht einer septischen Arthritis das Gelenk notfallmäßig chirurgisch saniert werden.
– Bei Schmerzen im Becken- und Hüftbereich ist auch immer an Tumoren zu denken. Sowohl primäre Knochentumoren als vor allem auch Metastasen kommen in diesem Bereich relativ häufig vor.
– Ein akut aufgetretener, mit Schmerzen einhergehender Kniegelenkerguß muß punktiert und sofort bakterioskopisch untersucht werden. Ein infiziertes Gelenk muß notfallmäßig chirurgisch saniert werden.
– Statisch bedingte Fußschmerzen werden in der Regel in Zusammenarbeit mit dem Orthopädietechniker oder dem Orthopädieschuhmacher konservativ therapiert.

Schmerzen an Hüfte und unterer Extremität in der Inneren Medizin

– Im Bereich der Lendenwirbelsäule spielen statische Störungen und funktionelle Beschwerden eine entscheidende Rolle, hinzu kommen degenerative Wirbelsäulen- und speziell Bandscheibenprozesse und entzündliche Veränderungen. Die physikalische Therapie besteht in Ruhigstellung und geeigneter Lagerung, im Folgestadium in Wärmeanwendungen, krankengymnastischen Übungen, Rückenschule u. a. Zur Schmerzbekämpfung werden Analgetika bzw. Antiphlogistika eingesetzt, eventuell kombiniert mit Muskelrelaxanzien.
– Im Bereich der peripheren Gelenke der unteren Extremitäten ist die Differentialdiagnose Monarthritis/Oligoarthritis und verschiedener polyartikulärer Erkrankungen zu klären, die Therapie umfaßt einen medikamentösen Ansatz mit Analgetika und Antiphlogistika, dazu kommen ggf. Glukokortikoide, eine „Basis"- bzw. immunsuppressive Therapie, eventuell Glukokortikoide intraartikulär oder Radiosynoviorthesen. Die physikalische Therapie besteht in der akuten Phase in Kälteanwendungen und vorsichtigen passiven Bewegungsübungen, im subakuten/chronischen Stadium in Wärmeanwendungen und Krankengymnastik.

Literatur

1. Dihlmann W. Gelenke – Wirbelverbindungen. Thieme: Stuttgart; 1987:824

Psychische Störungen mit potentiellem Leitsymptom Schmerz

U.T. Egle

Roter Faden

- Grundsätzliches
- Somatoforme Störungen
  - Somatoforme Schmerzstörung
- Somatisierungsstörung
- Depressive Störungen
- Posttraumatische Belastungsstörung
- Hypochondrische Störung
- Hypochondrischer Wahn
- Zönästhetische Psychose
- Artifizielle Störungen und Simulation

Grundsätzliches

Bei einer Reihe psychischer Störungen kann Schmerz ein Leitsymptom sein. Häufig wird dies lange nicht erkannt, und somatische Zufallsbefunde und Normvarianten werden überbewertet; daraus resultieren nicht selten iatrogene Schädigungen und erhebliche Kosten. In jüngster Zeit besteht eine zunehmende Tendenz, solche Schmerzpatienten vorschnell auf Opioide einzustellen. Hierfür sollte jedoch unbedingt zuvor von einem Facharzt für Psychotherapeutische Medizin eine psychische Ursache der Schmerzsymptomatik bzw. eine psychische Komorbidität ausgeschlossen werden.

Im folgenden werden im Sinne einer Orientierungshilfe bei fächerübergreifender Kooperation die wesentlichen psychischen Störungsbilder, bei denen Schmerz das vorherrschende Symptom sein kann, dargestellt und Grundprinzipien ihrer Behandlung skizziert.

Somatoforme Störungen

Charakteristisch für die Gruppe der somatoformen Störungen (F45 nach ICD-10) ist die wiederholte Darbietung körperlicher Symptome meist in Verbindung mit hartnäckig vorgetragenen Forderungen nach medizinischen Untersuchungen trotz wiederholter Negativergebnisse und der Versicherung des Arztes, daß die Symptome nicht körperlich begründbar sind. Nicht selten werden dann bei wiederholten sorgfältigen körperlichen und vor allem technisch-apparativen Untersuchungen Zufallsbefunde und Normvarianten kausal mit den Beschwerden des Patienten in Verbindung gebracht, auch wenn sie weder deren Art noch das Ausmaß erklären können. Dem zugrunde liegt der **Konfliktbewältigungsmechanismus** der Somatisierung, bei dem eine Aufspaltung zwischen dem normalerweise gleichzeitigen Erleben eines Affektes (z. B. Angst) und den dazugehörigen körperlichen Erscheinungen (z. B. Herzrasen) stattfindet, d. h. der seelische Konflikt wird abgewehrt. Obwohl zwischen dem Beginn der Symptome und unangenehmen Lebensereignissen, Schwierigkeiten oder Konflikten ein enger zeitlicher Zusammenhang nachweisbar ist, widersetzen sich diese Patienten üblicherweise dem Versuch, einen solchen Zusammenhang in Betracht zu ziehen.

Somatoforme Schmerzstörung

Definition und Klinik

Im Vordergrund steht eine schon mindestens 6 Monate anhaltende Schmerzsymptomatik (chronischer Schmerz), die durch einen physiologischen Prozeß oder eine körperliche Störung nicht erklärt werden kann.

Allerdings darf kein psychophysiologischer Prozeß (z. B. muskuläre Verspannung) für das Schmerzgeschehen verantwortlich sein. Neben dem Ausschluß einer zugrundeliegenden körperlichen Ursache muß gleichzeitig im engen zeitlichen Zusammenhang mit dem Beginn dieser Schmerzsymptomatik eine psychosoziale Belastungssituation, ein kritisches Lebensereignis oder eine innere Konfliktsituation nachweisbar sein. Im Rahmen einer sorgfältigen biographischen Anamnese finden sich in der Vorgeschichte dieser Patienten nicht selten eine Reihe anderer psychovegetativer Beschwerden (z. B. Kloß- und Engegefühl, Bauchschmerzen schon in der Kindheit, Mund bzw. Zungenbrennen).

Ätiologie und Pathogenese

Die Entwicklung dieser Patienten in Kindheit und Jugend ist von einer ganzen Reihe psychosozialer Belastungsfaktoren charakterisiert, die in einer Reihe von Studien in den letzten Jahren empirisch gut gesichert werden konnten (Übersicht bei [2]). Im Mittelpunkt stehen dabei emotionale Vernachlässigung, körperliche Mißhandlung, sexueller Mißbrauch sowie permanente Disharmonie in der Primärfamilie (3). Auf dem Hintergrund dieser Entwicklung in Kindheit und Jugend stehen zur Bewältigung äußerer oder innerer Belastungs- und Konfliktsituationen im Erwachsenenalter nur unreife Konfliktbewältigungsstrategien zur Verfügung. Solche belastenden Lebenssituationen sind dann meist Auslöser für das Auftreten einer somatoformen Schmerzstörung. Dabei greift der Patient bei der Lokalisation seiner Schmerzsymptomatik unbewußt nicht selten oft auf „Schmerzmodelle" in der Primärfamilie zurück.

Therapeutischer Umgang und Behandlung

Im Umgang mit diesen Patienten ist wichtig, daß der Arzt ihnen ihre Schmerzen genauso „glaubt" wie solchen, bei denen er eine neuropathische oder nozizeptive Ursache nachweisen kann. Nur so schafft er die Voraussetzung, die Patienten überhaupt zu einer kurativen Behandlung zu motivieren. Eine unklare Abgrenzung zur Simulation, bei der mit Hilfe des Schmerzes ausschließlich das Ziel einer bewußten Vorteilsnahme verfolgt wird, spürt der Patient sehr schnell, auch wenn dies explizit so gar nicht ausgesprochen wurde.

Psychotherapeutisches Ziel ist die Klärung und Bearbeitung der Bindungs- und Beziehungsstörung, die sich bei diesen Patienten in Folge der psychischen Traumatisierungen in Kindheit und Jugend entwickelt hat und als deren Symptom der Schmerz im Sinne einer Umwandlung von Seelenschmerz in Körperschmerz zu sehen ist. Der **Behandlungsfokus** muß also auf der Veränderung der „Beziehungsmuster" des Patienten und hier vor allem der von ihm entwickelten „Ordnungsprinzipien" liegen, mit deren Hilfe er sich in erster Linie vor Zurückweisung und Enttäuschung schützen will.

Methode der Wahl ist eine psychodynamisch-interaktionelle Gruppentherapie (5, 7) oder eine modifizierte psychoanalytisch fundierte Einzeltherapie (8). Die Indikation zur stationären Aufnahme in einer psychosomatischen Klinik ist gegeben, wenn Medikamentenabusus, Arbeitsunfähigkeit bzw. häufigere Arbeitsfehlzeiten oder eine ausgeprägte häusliche Konfliktsituation bestehen.

Somatisierungsstörung

Definition und Klinik

Charakteristisch für die Somatierungsstörung sind multiple, wiederholt auftretende und meist fluktuierende körperliche Symptome, die zu vielen Untersuchungen mit negativen Ergebnissen und, wenn überhaupt, nur kurzfristigen Behandlungserfolgen und nicht selten auch einer ganzen Reihe invasiver Eingriffe führen. Die Beschwerden können sich im Grunde genommen auf jedes Körperteil bzw. Körpersystem beziehen.

Im Vordergrund stehen häufig Schmerzen mit oft wechselnder Lokalisation, im Unterschied zur somatoformen Schmerzstörung zusätzlich jedoch auch Kopfschmerzen, Schlafstörungen, Schwindelgefühle sowie gastrointestinale und kardiale Beschwerden; auch sexuelle und menstruelle Störungen sind nicht selten.

Relativ viele Patienten mit primärer Fibromyalgie erfüllen die diagnostischen Kriterien einer Somatisierungsstörung. Frauen sind weitaus häufiger betroffen als Männer, meist beginnt die Störung im frühen Erwachsenenalter.

Differentialdiagnostisch sind neben dem Ausschluß einer körperlichen Erkrankung, die durchaus zusätzlich bestehen kann und dann die Erkennung einer Somatisierungsstörung besonders schwierig macht, Angst-, depressive und hypochondrische Störungen abzugrenzen.

Ätiologie und Pathogenese

Körperliche Mißempfindungen gehören zum Alltag eines jeden Menschen, unser emotionales Erleben ist eng mit vegetativen Reaktionen verknüpft, z. B. Herzklopfen bei Aufregung, Erröten bei Scham oder Wut, Weinen bei Trauer.

Im Rahmen von Belastungs- oder Konfliktsituationen, welche die persönlichen Verarbeitungsmöglichkeiten überfordern, kann es zu einer Aufspaltung von affektiver und körperlicher Reaktion kommen, so daß der Betroffene seine ganze Aufmerksamkeit vollständig auf die körperliche Funktionsänderung verlegt.

Und selbst wenn ein gewisser Affekt noch erhalten geblieben ist, wird er im Erleben des Betroffenen nicht mehr mit der Auslösesituation verbunden. Der Umgang des Betroffenen mit diesen körperlichen Störungen wird zum einen von seiner Grundpersönlichkeit beeinflußt, zum anderen von Umgebungsfaktoren bestimmt, so z. B. in wie weit der aufgesuchte Arzt die Beschwerden als Erkrankung definiert und welche Etikettierung er ihr gibt oder auch wie Partner oder Familie sie bewerten und auf sie reagieren. Dies wiederum kann die Neigung, diese körperlichen Veränderungen vermehrt zu beobachten und wahrzunehmen, stärken – die Symptomatik wird selbst zur Belastung und führt wieder zu erneuter Inanspruchnahme von Ärzten und sozialen Bezugspersonen – ein Circulus vitiosus ist entstanden.

Therapeutischer Umgang und Psychotherapie

Wichtig ist der Aufbau einer stabilen Arzt-Patient-Beziehung, in deren Rahmen die Beschwerden des Patienten ernst genommen, aber nicht überbewertet werden. Aussagen wie „Sie haben nichts, alles nur psychisch" sind genauso zu vermeiden wie die Durchführung immer wieder neuer diagnostischer Maßnahmen; letztere werden häufig seitens des Patienten gefordert, teilweise unter massiver Druckausübung auf den Arzt.

Psychopharmaka sollten nur sehr zurückhaltend eingesetzt, Tranquilizer wegen ihres Suchtpotentials ganz vermieden werden. Andere **Medikamente** sind, wenn nicht zusätzlich eine körperliche Erkrankung besteht, nicht indiziert; sie begünstigen nur die Chronifizierung, indem sie den Patienten auf eine körperliche Ursache seiner Beschwerden fixieren. Auch wiederholte Überweisungen des Patienten zu verschiedenen Spezialisten oder in Krankenhäuser, die nicht selten durch massiven Druck seitens des Patienten induziert werden, sind zu vermeiden, so sehr sie unter dem Aspekt einer psychischen Entlastung des Arztes bei dieser Patientengruppe zu verstehen sein mögen.

Neben dem Vermeiden von somatischen Komplikationen und Chronifizierung ist es wichtig, daß der Patient sich von seinem Arztes verstanden fühlt. Auf der Basis einer tragfähigen **Arzt-Patient-Beziehung** sollte dann versucht werden, schrittweise die Aufmerksamkeit des Patienten vom Körperlichen auf seine Lebensprobleme zu lenken. Bei den meisten dieser Patienten ist oft nur durch die Kombination und den intensiven Einsatz verschiedener Psychotherapieverfahren im Rahmen einer stationären psychosomatischen Behandlung eine Beeinflussung des Beschwerdebildes möglich. Bei schweren Verläufen ist schon viel erreicht, wenn man die Patienten mit ihrem Drängen auf invasive Eingriffe vor weiteren iatrogenen Schädigungen bewahren kann.

Depressive Störungen

Definition und Klinik

Es ist noch nicht lange her, da wurden alle körperlich nicht hinreichend begründbaren Schmerzzustände als „larvierte Depression" eingeordnet und daraus die Indikation für eine Behandlung mit Antidepressiva abgeleitet. Die neuen diagnostischen Klassifikationssysteme (ICD-10, DSM-IV) bieten dafür keine Legitimation mehr. Die depressiven Störungen werden heute nach ICD-10 zu den affektiven Störungen gezählt und dabei nicht mehr nach zugrundeliegenden ätiopathogenetischen Hypothesen (endogene, neurotische, reaktive Depression usw.), sondern in erster Linie nach ihrem Schweregrad differenziert.

Die Diagnose einer depressiven Störung bei chronischen Schmerzzuständen ist an den Nachweis festgelegter „Kernsymptome" und „Zusatzsymptome" gebunden.

Bei den **Kernsymptomen** stehen die traurige, gedrückte Stimmung und fehlende positive Zukunftsperspektiven im Mittelpunkt, wobei ausgeprägte Tagesschwankungen (Stimmung ist am Morgen besonders schlecht und wird im Verlauf des Tages besser) vorkommen können. Die gedrückte Stimmung ist häufig verbunden mit einem Verlust von Interesse und einer weitgehend fehlenden emotionalen Schwingungsfähigkeit („Gefühl der Gefühllosigkeit"). Auch Selbstvertrauen und Selbstwertgefühl sind eingeschränkt, nicht selten stehen Gefühle von Schuld und von Wertlosigkeit im Vordergrund. Auch die wahnhafte, d. h. durch ärztliche Intervention nicht korrigierbare Vorstellung, an einer schweren, zum Tode führenden Krankheit zu leiden, kann bei schweren Depressionen vorhanden sein. Suizidideen und nicht selten auch Suizidversuche können Teil der depressiven Verstimmung sein. Fremdanamnestisch sind oft sozialer Rückzug und soziale Isolation zu eruieren.

Ein weiteres Kernsyndrom der depressiven Störung ist eine Antriebsminderung, d. h. eine allgemeine Verminderung der Energie und Einschränkung der Aktivität, wobei schon geringe körperliche oder psychische Anstrengungen zu anhaltender Müdigkeit führen. Aufmerksamkeit und Konzentrationsfähigkeit sind oft ebenso gestört wie die Fähigkeit, Alltagsentscheidungen zu treffen. Mit der Antriebsstörung verknüpft ist nicht selten auch eine psychomotorische Hemmung, die sich etwa in Einschränkungen von Gestik, Mimik und Sprache darstellt. Allerdings gibt es auch das Gegenteil: eine motorische Unruhe, die jedoch gleichzeitig unproduktiv ist („agitierte Depression").

Schließlich treten noch **vegetative Störungen**, vor allem Störungen des Schlafes, des Appetits und der Libido als wichtige Symptome bei den depressiven Störungen auf. Der Schlaf wird von den Patienten als wenig erholsam erlebt und ist häufig unterbrochen. Das Einschlafen fällt schwerer, morgendliches Früherwachen ist ebenfalls häufig.

Nach ICD-10 geschieht die Unterscheidung zwischen leichter, mittelgradiger und schwerer (ohne bzw. mit psychotischen Symptomen) Episoden anhand der Zahl eruierbarer **Zusatzsymptome** (verminderte Konzentration und Aufmerksamkeit, vermindertes Selbstwertgefühl und Selbstvertrauen, Gefühle von Schuld und Wertlosigkeit, negative und pessimistische Zukunftsperspektiven, Suizidgedanken/-pläne/-handlungen, Schlafstörungen, verminderter Appetit) bei mindestens zwei von drei Kernsymptomen (depressive Verstimmung, Verlust von Interesse und Freude, erhöhte Ermüdbarkeit).

Die Diagnose einer somatisierten („larvierten") Depression darf nur gestellt werden, wenn die Schmerzen phasenhaft mit abgrenzbaren, beschwerdefreien Intervallen auftreten und gleichzeitig andere Symptome einer depressiven Störung eruierbar sind (6).

Von den depressiven Episoden unterschiedlicher Schweregrade wird nach ICD-10 die **Dysthymie** (F34.1) abgegrenzt. Im Unterschied zu abgrenzbaren, mindestens zwei Wochen dauernden depressiven Phasen, wie sie der Definition depressiver Episoden unterschiedlicher Schweregrade zugrunde liegen, dauert hier die depressive Symptomatik Monate oder oft schon viele Jahre, ist allerdings oft nicht so stark ausgeprägt wie bei den o.g. Episoden, so daß die Betroffenen ihrem alltäglichen Leben weiterhin nachgehen können. Im Hinblick auf die o.g. Symptome besteht kein Unterschied zu den depressiven Episoden.

Posttraumatische Belastungsstörung

Definition und Klinik

Diese entstehen als eine protrahierte Reaktion auf ein belastendes Ereignis oder eine Situation außergewöhnlicher Bedrohung, z. B. schwere Unfälle.

Typische **Merkmale** sind das wiederholte Erleben des Traumas in sich aufdrängenden Erinnerungen („flashbacks") oder in Alpträumen. Gleichzeitig bestehen ein permanentes Gefühl von Betäubtsein und emotionaler Stumpfheit, Gleichgültigkeit oder Teilnahmslosigkeit gegenüber anderen Menschen, Anhedonie sowie eine Vermeidung von Situationen, die Erinnerungen an das Trauma wachrufen könnten. Ein Zustand vegetativer Übererregbarkeit, eine übermäßige Schreckhaftigkeit und Schlaflosigkeit in Verbindung mit Angstgefühlen und depressiver Verstimmung sowie Suizidgedanken können hinzukommen. All dies kann zu einer sekundären Aufrechterhaltung primär durch das Trauma bedingter Schmerzzustände führen. Zwischen dem Auftreten der Symptomatik und dem Trauma liegen üblicherweise nicht mehr als 6 Monate.

Ätiologie und Pathogenese

Neben schweren Unfällen können auch Naturkatastrophen, Kriegseinwirkungen, Folter, Terrorismus oder auch Vergewaltigung und andere Verbrechen das Beschwerdebild auslösen. All diesen äußeren Einwirkungen ist gemeinsam, daß sich die Betroffenen ihnen in besonderem Maße hilflos ausgeliefert sehen. Prämorbide Faktoren seitens der Grundpersönlichkeit, vor allem eine zwanghafte oder asthenische, und auch vorausgegangene Traumatisierungen in der Kindheit können die Schwelle für die Entwicklung einer solchen Störung senken und den Verlauf verstärken.

Therapeutischer Umgang und Behandlung

Die Behandlung gehört in die Hände eines erfahrenen Psychotherapeuten.

Hypochondrische Störung

Definition und Klinik

Bei der Hypochondrie vorherrschend ist eine beharrliche Beschäftigung mit der Möglichkeit, an einer oder mehreren schwerwiegenden körperlichen Krankheiten zu leiden, so daß sich der Betroffene permanent mit seinen körperlichen Beschwerden – nicht selten handelt es sich um Schmerzzustände – beschäftigt. Normale oder allgemeine Empfindungen werden von der betroffenen Person als abnorm und belastend interpretiert, und die Aufmerksamkeit wird meist auf nur ein oder zwei Organe oder Organsysteme fokussiert. Der Grad der Überzeugung, von einer bestimmten Krankheit befallen zu sein, variiert, wobei ärztliche Versicherungen des Gegenteils meist nur kurz wirksam sind.

Therapeutischer Umgang

Für den operativen wie konservativen Therapeuten ist wichtig zu wissen, daß bei diesen Patienten weder differenzierteste Diagnostik noch lege artis durchgeführte Interventionen zu einer anhaltenden Besserung ihrer Symptomatik beitragen. Vielmehr ist es wahrscheinlich, daß jede ärztliche Intervention wiederum hypochondrisch verarbeitet wird und, je nach begleitender Persönlichkeitsstörung, die Patienten nicht selten auch juristische Schritte gegen den jeweiligen Behandler einleiten.

Hypochondrischer Wahn

Definition und Klinik

Als Wahn wird eine Fehlbeurteilung der Realität bezeichnet, die mit erfahrungsunabhängiger und damit unkorrigierbarer Gewißheit auftritt und an der apodiktisch festgehalten wird, auch wenn sie im Widerspruch zur Erfahrung der gesunden Mitmenschen sowie ihren kollektiven Meinungen und Glauben steht. Es besteht dabei kein Bedürfnis nach Begründung dieser Fehlbeurteilung.

Wahnhaft hypochondrische Störungen können isoliert oder aber auch im Zusammenhang mit schweren depressiven Störungen (s.o.) auftreten. Die Erkennung monosymptomatischer Wahnstörungen ist nicht einfach, da abgesehen vom oben beschriebenen Wahninhalt sowohl Sprache als auch Affekt und Verhalten unauffällig sind und die Patienten „normal" wirken. Die Schmerzen sind auffallend häufig im Gesichtsbereich lokalisiert und führen die Patienten zu Zahnärzten, HNO-Ärzten und Neurologen. Zur Zeit stehen bei den Wahninhalten vor allem umweltbezogene Befürchtungen im Vordergrund.

Ätiologie und Pathogenese

Die Ätiopathogenese dieser Störungen ist bisher unklar, wahrscheinlich auch uneinheitlich. Ein Bezug zur Schizophrenie ist nicht gesichert, wenngleich es Hinweise auf eine erhöhte familiäre Belastung mit schizophrenen Psychosen im Sinne einer genetischen Disposition gibt. Auch scheint die Störung häufiger bei Menschen aufzutreten, die sozial isoliert leben.

Therapeutischer Umgang

Fehlende psychiatrische Kenntnisse seitens vieler Ärzte tragen ganz wesentlich dazu bei, daß die Betroffenen oft durch unbedachte ärztliche Aussagen oder Vorgehensbzw. Verhaltensweisen in ihrem Wahn bestärkt werden. Aufgrund der in der Regel fehlenden Krankheitseinsicht sind die Voraussetzungen für eine psychopharmakologische Behandlung meistens schlecht.

Zönästhetische Psychose

Definition und Klinik

Im Vordergrund stehen Störungen des Leibempfindens im Sinne von **Körperhalluzinationen**; meist handelt es sich um Schmerzen. Die Abgrenzung zu somatoformen Schmerzstörungen kann ab und zu schwierig sein. Meist helfen dabei jedoch die eindrucksvoll bizarren Schmerzschilderungen dieser Patienten. Die Symptomatik kann im Rahmen einer schizophrenen Psychose auftreten, und die Patienten weisen dann weitere psychotische Symptome auf (z. B. akustische und optische Halluzinationen). Sie kann jedoch auch monosymptomatisch auftreten, und die Patienten wirken dann ansonsten weitgehend unauffällig.

Ätiologie und Pathogenese

Die Störung wird zum Spektrum der **schizophrenen Erkrankungen** gezählt, deren Ätiopathogenese bis heute ungeklärt ist. Ähnlich wie bei den depressiven Erkrankungen wird heute von einem multifaktoriellen pathogenetischen Konzept ausgegangen, bei dem genetische und biologische sowie psychologische und soziale Teilfaktoren zusammenwirken.

Therapeutischer Umgang und Behandlung

Zönästhetische Psychosen sprechen relativ gut auf die Gabe **mittelpotenter Neuroleptika** an, während psychotherapeutische Behandlungen primär nicht indiziert sind.

Gerade deshalb ist die Abgrenzung von somatoformen Störungen, vor allem der somatoformen Schmerzstörung, wichtig!

Artifizielle Störungen und Simulation

Der differentialdiagnostischen Vollständigkeit halber seien trotz ihrer Seltenheit noch die artifiziellen Störungen (F68.1) erwähnt, bei denen die Patienten aufgrund eines unbewußten Motivs und meist auf dem Hintergrund schwerer Traumatisierungen in Kindheit und Jugend sich selbst Verletzungen zufügen bzw. körperliche Erkrankungen induzieren oder diese durch ihre Beschwerdeschilderungen vorgeben (Übersicht bei [1]). Im Unterschied zum Simulanten, der dadurch gezielt eine Vorteilnahme anstrebt, ist das Motiv dieser Patienten wie bei all den skizzierten psychisch determinierten Schmerzgruppen kein bewußtes.

Kernaussagen

■ **Grundsätzliches**
– Das Spektrum psychischer Störungen, bei denen Schmerz einziges oder wesentliches vom Patienten berichtetes Symptom sein kann, ist breit. Eine frühzeitige Erkennung dieser Störungsbilder setzt enge Kooperationsstrukturen zwischen Neurologen, anästhesiologischen Schmerztherapeuten bzw. Orthopäden einerseits und ärztlichen Psychotherapeuten (mit hinreichender klinischer Erfahrung) andererseits voraus. Nur so ist zu verhindern, daß die genannten Krankheitsbilder „diagnostische Restkategorien" bleiben, die erst nach jahrelanger Chronifizierung in Betracht gezogen werden.

■ **Somatoforme Störungen**
– Hier unterscheidet man zwischen somatoformen Schmerzstörungen mit einer somatisch nicht zu begründbaren Schmerzsymptomatik und Somatisierungsstörungen mit körperlichen Beschwerden (auch Schmerzen) ebenfalls ohne physiologisches Korrelat, zusätzlich zu der somatoformen Schmerzstörung treten jedoch auch Kopfschmerzen, Schlafstörungen, Schwindelgefühle sowie gastrointestinale und kardiale Beschwerden auf.
– Bei beiden Störungen ist der Aufbau einer tragfähigen Arzt-Patient-Beziehung wesentlich. Bei der somatoformen Schmerzstörung kommen psychodynamisch-interaktionelle Gruppentherapien oder psychoanalytisch fundierte Einzeltherapien zum Einsatz, bei der Somatisierungsstörung ist oft nur durch die Kombination und den intensiven Einsatz verschiedener Psychotherapieverfahren im Rahmen einer stationären psychosomatischen Behandlung eine Beeinflussung des Beschwerdebildes möglich.

■ **Depressive Störungen**
– Die häufig geübte Einordnung körperlich nicht hinreichend begründbarer Schmerzzustände als „larvierte Depression" sollte verlassen werden. Die Diagnose einer depressiven Störung bei chronischen Schmerzzuständen ist an den Nachweis festgelegter Kern- und Zusatzsymptome gebunden. Kernsymptomen sind dabei depressive Verstimmung, Verlust von Interesse und Freude und erhöhte Ermüdbarkeit, Zusatzsymptome verminderte Konzentration und Aufmerksamkeit, vermindertes Selbstwertgefühl und Selbstvertrauen, Gefühle von Schuld und Wertlosigkeit, negative und pessimistische Zukunftsperspektiven, Suizidgedanken/-pläne/-handlungen, Schlafstörungen, verminderter Appetit.

■ **Posttraumatische Belastungsstörung**
– Diese entsteht als eine protrahierte Reaktion auf ein belastendes Ereignis oder eine Situation außergewöhnlicher Bedrohung. Typische Merkmale sind das wiederholte Erleben des Traumas in sich aufdrängenden Erinnerungen oder in Alpträumen. sowie ein permanentes Gefühl von Betäubtsein und emotionaler Stumpfheit, Gleichgültigkeit oder Teilnahmslosigkeit. Zwischen dem Auftreten der Symptomatik und dem Trauma liegen üblicherweise nicht mehr als 6 Monate. Die Behandlung gehört in die Hände eines erfahrenen Psychotherapeuten.

■ **Hypochondrische Störung**
– Bei der Hypochondrie vorherrschend ist eine beharrliche Beschäftigung mit der Möglichkeit, an einer oder mehreren schwerwiegenden körperlichen Krankheiten zu leiden, so daß sich der Betroffene permanent mit seinen körperlichen Beschwerden beschäftigt. Für den Arzt ist wichtig zu wissen, daß bei diesen Patienten weder differenzierteste Diagnostik noch lege artis durchgeführte Interventionen zu einer anhaltenden Besserung ihrer Symptomatik beitragen.

■ **Hypochondrischer Wahn**
– Als Wahn wird eine Fehlbeurteilung der Realität bezeichnet, die mit erfahrungsunabhängiger und damit unkorrigierbarer Gewißheit auftritt und an der festgehalten wird, auch wenn sie im Widerspruch zur Erfahrung der Mitmenschen steht. Es besteht dabei kein Bedürfnis nach Begründung dieser Fehlbeurteilung. Wahnhaft hypochondrische Störungen können isoliert oder aber auch im Zusammenhang mit schweren depressiven Störungen auftreten.
– Die Erkennung monosymptomatischer Wahnstörungen ist nicht einfach, da abgesehen vom oben beschriebenen Wahninhalt sowohl Sprache als auch Affekt und Verhalten unauffällig sind. Die Schmerzen sind auffallend häufig im Gesichtsbereich lokalisiert. Aufgrund der in der Regel fehlenden Krankheitseinsicht sind die Voraussetzungen für eine psychopharmakologische Behandlung meistens schlecht.

■ **Zönästhetische Psychose**
– Die Störung wird zum Spektrum der schizophrenen Erkrankungen gezählt. Im Vordergrund stehen Störungen des Leibempfindens im Sinne von Körperhalluzinationen; meist handelt es sich um Schmerzen, die Abgrenzung zu somatoformen Schmerzstörungen kann ab und zu schwierig sein. Die Symptomatik kann im Rahmen einer schizophrenen Psychose auftreten, und die Patienten weisen dann weitere psychotische Symptome auf. Sie kann jedoch auch monosymptomatisch auftreten, und die Patienten wirken dann ansonsten weitgehend unauffällig.
– Zönästhetische Psychosen sprechen relativ gut auf die Gabe mittelpotenter Neuroleptika an, während psychotherapeutische Behandlungen primär nicht indiziert sind. Gerade deshalb ist die Abgrenzung von somatoformen Störungen, vor allem der somatoformen Schmerzstörung, wichtig.

■ **Artifizielle Störungen und Simulation**
– Bei den artifiziellen Störungen fügen die Patienten aufgrund eines unbewußten Motivs und meist auf dem Hintergrund schwerer Traumatisierungen in Kindheit und Jugend sich selbst Verletzungen zu, rufen körperliche Erkrankungen hervor oder geben diese durch ihre Beschwerdeschilderungen vor.

Literatur

Referenzen

1. Eckhardt A. Offene und heimliche Selbstbeschädigung. In: Egle UT, Hoffmann SO, Joraschky P, Hrsg. Sexueller Mißbrauch, Mißhandlung, Vernachlässigung. Erkennung und Behandlung der psychischen und psychosomatischen Folgen früher Traumatisierungen. Stuttgart: Schattauer; 1997:259–270
2. Egle UT. Somatoforme Schmerzstörungen. In: Egle UT, Hoffmann SO, Joraschky P, Hrsg. Sexueller Mißbrauch, Mißhandlung, Vernachlässigung.Erkennung und Behandlung der psychischen und psychosomatischen Folgen früher Traumatisierungen. Stuttgart: Schattauer; 1997: 195–212

3. Egle UT, Nickel R. Kindheitsbelastungsfaktoren bei somatoformen Störungen. Psychosom Med Psychoanal 1998; 44:21–36
4. Egle UT, Schwab R, Porsch U, Hoffmann SO. Ist eine frühe Differenzierung psychogener von organischen Schmerzpatienten möglich? Literaturübersicht und Ergebnisse einer Screeningstudie. Nervenarzt 1991; 62:148–157
5. Egle UT, Heucher K, Hoffmann SO, Pürsch U. Psychoanalytisch orientierte Gruppentherapie mit psychogenen Schmerzpatienten. Ein Beitrag zur Behandlungsmethodik. Psychother Psychosom med Psychol 1992; 42:79–90
6. Hohagen F. Das Bild der somatisierten Depression in Abgrenzung zum funktionellen Syndrom. In: Herrmann JM, Lisker H, Dietze GJ, Hrsg. Funktionelle Erkrankungen: diagnostische Konzepte, therapeutische Strategien. München: Urban und Schwarzenberg; 1996:177–185
7. Nickel R, Egle UT. Therapie somatoformer Schmerzstörungen. Manual zur psychodynamisch-interaktionellen Gruppentherapie. Stuttgart: Schattauer; 1999
8. Scheidt CE. Psychoanalytische Einzeltherapie bei Schmerz. In: Egle UT, Hoffmann SO, Lehmann K, Nix WA, Hrsg. Handbuch Chronischer Schmerz. Grundlagen, Pathogenese, Klinik und Therapie chronischer Schmerzsyndrome aus bio-psycho-sozialer Sicht. Stuttgart: Schattauer; 2001 (im Druck)

Weiterführende Literatur

1. Egle UT, Hoffmann SO, Lehmann K, Nix WA, Hrsg. Handbuch Chronischer Schmerz. Grundlagen, Pathogenese, Klinik und Therapie chronischer Schmerzsyndrome aus bio-psycho-sozialer Sicht. Stuttgart: Schattauer; 2001
2. Egle UT, Derra C, Nix W, Schwab R (1999) Spezielle Schmerztherapie. Leitfaden für Praxis und Weiterbildung. Schattauer 1999

Schmerz-Krankheitsbilder ausgewählter Gebiete

Anästhesiologie ··· *256*
K. Wagner, E. Kochs

Intensivmedizin ··· *260*
M. Gleim, J. Scholz

Notfallmedizin ··· *264*
P. Sefrin

Neurologie ··· *268*
G. Pfeiffer, C. Weiller

Orthopädie ··· *275*
R. Willburger, J. Ludwig, J. Krämer

Neurochirurgie ··· *278*
V. Tronnier

Viszeralchirurgie ··· *282*
T. Lehnert

Gefäßchirurgie ··· *287*
J. Allenberg, J. Gahlen

Kardiologie und Angiologie ··· *290*
D. Pfeiffer

Osteologie ··· *294*
H.-P. Kruse

Rheumatologie ··· *299*
K. Grasedyck

Gynäkologie und Geburtshilfe ··· *304*
G. Bastert, E.-M. Grischke

Hals-Nasen-Ohren-Heilkunde ··· *307*
M. Westhofen

Ophthalmologie ··· *317*
A. Bacskulin, R. Guthoff

Pädiatrie ··· *320*
B. Zernikow

Urologie ··· *335*
V. Janitzky

Dermatologie ··· *339*
R. Engst

Sportmedizin ··· *352*
S. Nolte, T. Steinacker, M. Bauer,
unter Mitarbeit von R. Spintge

Mund-Kiefer-Gesichts-Chirurgie ··· *360*
J. E. Zöller

Psychiatrie und Psychosomatik ··· *365*

4

Anästhesiologie

K. Wagner, E. Kochs

Roter Faden

- Einführung
- Chronische Schmerzen

Einführung

Die Tätigkeit und der Aufgabenbereich des Faches Anästhesiologie sind per definitionem das Herbeiführen einer Unempfindlichkeit gegenüber somato- und viszeral-sensiblen Reizen. Dies wird mit einer Ausschaltung der Schmerzleitung und/oder Schmerzempfindung erreicht. Die Ausschaltung der Schmerzwahrnehmung ist oberstes Ziel sowohl einer Allgemein- als auch einer Regionalanästhesie. Intraoperativ wird dies durch die Anwendung potenter Analgetika und Anästhetika gewährleistet.

Im engeren Sinn kann daher von speziellen Krankheitsbildern im Fachgebiet „Anästhesiologie" nicht gesprochen werden.

Unabhängig vom chirurgischen Eingriff können als Folge anästhesiologischer Maßnahmen Schädigungen des Patienten resultieren, die mit Schmerzen einhergehen. Keines dieser Krankheitsbilder ist jedoch anästhesiespezifisch, es kann auch durch anästhesieunabhängige Interventionen auftreten. Zu nennen sind hier in erster Linie:
- periphere und zentrale *Nervenschäden* (S. 268, 278)
- postspinale *Kopfschmerzen*: subarachnoidale Punktion im Rahmen von Liquordiagnostik und Myelographie (s. Bd. 1 „Anästhesiologie", Kap. Regionalanästhesie).
- *Lagerungsschäden*: während Allgemein- und Regionalanästhesie im Verantwortungsbereich von Anästhesie und operativem Fach, während Lokalanästhesie durch den Operateur (s. Bd. 1 „Anästhesiologie": Kap. Komplikationen in der Anästhesie).

Hierauf wird in den entsprechenden Abschnitten eingegangen.

Chronische Schmerzen

Neben diesen Schmerzzuständen, die mehr oder weniger Folgen einer anästhesiologischen Intervention darstellen, bietet sich unserem Fachgebiet die Möglichkeit, die Entwicklung von chronischen Schmerzen und Schmerzsyndromen aus akuten postoperativen Schmerzen günstig zu beeinflussen.

Eine suffiziente postoperative Schmerzreduktion ist ein entscheidender Faktor für eine Reduktion der perioperativen Morbidität und die Genesung des Patienten. Die Möglichkeit, Häufigkeit und Intensität postoperative Schmerzen zu senken, ist teilweise durch die sog. **präemptive Analgesie** möglich. Der Sachverhalt, daß durch eine Schmerztherapie *vor* einsetzendem Trauma die postoperative Algesie günstig beeinflußt werden kann, wurde durch experimentelle Untersuchungen untermauert. Die Beobachtung, daß z. B. durch präoperative Wundinfiltration mit Lokalanästhetika und Verwendung von Opioiden in der Prämedikation sowie durch regionale und rückenmarknahe Anästhesietechniken eine verbesserte postoperative Schmerzlinderung erzielt wird, zeigt sich an vielen Kasuistiken aus dem klinischen Alltag. Neue Ergebnisse aus der Grundlagenforschung über die während eines noxischen Stimulus ablaufenden zellulären und subzellulären Signalkaskaden erklären den positiven Effekt von prä-, intra- und postoperativ durchgeführten analgetischen Maßnahmen. Die klinischen Untersuchungen hierzu sind jedoch zum Teil widersprüchlich, so daß die Indikationsgebiete für die „präemptive Analgesie" weiterer Abklärung bedürfen.

Jede Gewebeschädigung, die durch traumatische oder durch operative Einflüsse induziert wird, führt sowohl zu einer peripheren als auch zu einer zentralen Sensitivierung. Als **periphere Sensitivierung** wird dabei eine reduzierte Schwelle für nozizeptive Stimuli im Bereich der Gewebeschädigung bezeichnet (= primäre Hyperalgesie). Eine **zentrale Sensitivierung** bedeutet eine Zunahme der Exzitabilität spinaler Neurone, nicht nur auf nozizeptive Stimuli aus dem Bereich der Gewebeschädigung, sondern auch aus nicht-traumatisierten benachbarten Gewebearealen (= sekundäre Hyperalgesie). Dieses Phänomen der gesteigerten zentralen Erregbarkeit wird auch als „wind up" bezeichnet. Es kann als Hinweis auf eine neuronale Plastizität gewertet werden. Eine C-Faser-Stimulierung im Hinterhorn zeigt im Tierexperiment elektrophysiologische Gemeinsamkeiten mit der Langzeitpotenzierung in hippokampalen Strukturen, die für Lernen und Gedächtnis verantwortlich gemacht werden.

Das Ausmaß der zentralen Sensitivierung wird bei nicht bereits präoperativ bestehenden Schmerzen entscheidend von der Intensität des nozizeptiven Einstroms auf zentrale Neurone bestimmt. Besondere Bedeutung kommt dabei der Akutphase zu, also zum überwiegenden Teil der intra- und postoperativen Phase des chirurgischen Eingriffs. Diese aktivitätsabhängige neuronale Plastizität wird u. a. für die Entwicklung von chronischen Schmerzen verantwortlich gemacht. Als Zielvorgabe für das Fachgebiet Anästhesiologie kann hieraus die Forderung abgeleitet werden, eine möglichst optimale Analgesie durchzuführen.

Neben hochpotenten Opioiden, die systemisch oder rückenmarknah angewendet werden können, stehen nichtopioidartige systemisch applizierte Pharmaka (nichtsteroidale Antiphlogistika, NMDA-Rezeptor-Antagonisten) zur Verfügung. Besonders die Verfahren der peripheren und rückenmarknahen **Regionalanästhesie** unter Verwendung von Lokalanästhetika, Opioiden und α_2-Rezeptor-Agonisten (z. B. Clonidin) scheinen geeignet, zentrale Sensitivierungen mit konsekutiven Langzeitveränderungen abzuschwächen oder zu verhindern. Aufgrund der Beteiligung des Prostaglandin- und des glutamatergen Systems bei der zentralen und peripheren Sensitivierung richtet sich zunehmendes Interesse auf die rückenmarknahe Anwendung von nichtsteroidalen Antiphlogistika und NMDA-Rezeptor-Antagonisten (z. B. Ketamin). Erste Hinweise für den präemptiven Effekt von intravenös verabreichtem Ketamin zur Verhinderung von chronischen Phantomschmerzen nach Mastektomie sowie nach abdominalchirurgischen Eingriffen konnten erbracht werden. Gleichfalls konnte durch die präoperative Applikation einer lokalanästhetikahaltigen Creme (EMLA) der postoperative Analgetikabedarf und die Inzidenz und Intensität chronischer Schmerzen reduziert werden (6).

- Es muß jedoch darauf hingewiesen werden, daß Ketamin zur zentralen Leitungsanästhesie nicht zugelassen ist (epidurales Ketamin nur in der konservierungsmittelfreien Zubereitung verwenden, sonst Neurotoxizität!).

Eine **Allgemeinnarkose** mit Inhalationsanästhetika schaltet in erster Linie das Bewußtsein aus, Bahnungsvorgänge an spinalen Nervenzellen werden dabei nur unzureichend supprimiert. Die Ausbildung eines „Schmerzgedächtnisses" mit postoperativen Schmerzen und das Risiko eines sich hieraus entwickelnden chronischen Schmerzsyndroms können wahrscheinlich nicht verhindert werden. Ob der theoretische Vorteil einer balancierten Allgemeinanästhesie mit Opioiden hier von Vorteil ist, ist Gegenstand der aktuellen Forschung (2).

In weiten Teilen unverstanden ist die Tatsache, daß nicht jeder akute Schmerzzustand in ein chronisches Schmerzgeschehen mündet. Als Erklärung hierfür wird die multifaktorielle Genese von chronischen Schmerzen angesehen. In Abb. 4.1 sind die wesentlichen Faktoren dargestellt, die für den Übergang von akuten in chronische Schmerzen verantwortlich gemacht werden.

Neben diesen für die Entstehung von chronischen Schmerzen mitverantwortlichen Faktoren spielt die Art des **chirurgischen Eingriffs** eine entscheidende Rolle. Über mehrere Jahre durchgeführte Nachsorgeuntersuchungen ergaben eine Prävalenz von 30–55% für Schmerzen im Armbereich nach axillärer Lymphknotenexstirpation (12), Postmastektomienarbenschmerzen (11), Phantomschmerzen und Postthorakotomieschmerzen (9).

Nachdem Pathogenese und Risikofaktoren für die Entstehung von chronischen Schmerzen beschrieben wurden, werden im folgenden der Stellenwert und die Möglichkeiten von anästhesiologischen Interventionen zur Verminderung chronischer Schmerzen am Beispiel der Inzidenz von Phantomschmerzen aufgezeigt.

Nach **Amputationen** sind Neuralgien und Deafferenzierungsschmerzen häufig geschilderte Symptome. Phantomschmerzen treten nach Amputationen bei bis zu 85% der Patienten auf und stellen für Patient und Schmerztherapeut ein schwierig anzugehendes Problem dar (15).

Verschiedene Studien haben die Effektivität von regionalanästhesiologischen Maßnahmen und die Inzidenz von Phantomschmerzen untersucht (Tab. 4.1). Der sog. „preemptive analgesia", am besten mit „präventiver Schmerzverhinderung" übersetzt, kommt hierbei eine Schlüsselrolle zu.

Tierexperimentell erhobene Erkenntnisse bestätigen, daß eine zentrale Sensitivierung stattfindet (3). Durch Minimierung des Einstroms von nozizeptiven Impulsen in das Rückenmark kann die neuronale Umstrukturierung in Neuronen des Rückenmarks vermieden werden (21).

Diese Untersuchungen legen nahe, daß eine Therapie **vor** eintretendem Nerventrauma möglicherweise das Auftreten von Phantomschmerzen und assoziierten Symptomen, z.B. Hyperalgesie, vermindern kann. Hieraus hat sich ein Wandel der anästhesiologischen Betreuung von Patienten ergeben, bei denen eine Extremitätenamputation durchgeführt werden muß. Eine bereits präoperativ eingeleitete Schmerztherapie mittels Plexuskatheter oder Periduralanästhesie wird inzwischen weitgehend praktiziert. Bezüglich einer Amputation der unteren Extremitäten scheint die Spinalanästhesie einer Periduralanästhesie überlegen zu sein. Grund hierfür ist eine ausgeprägte sensorische Abschirmung der Hinterhornneurone des Rückenmarks.

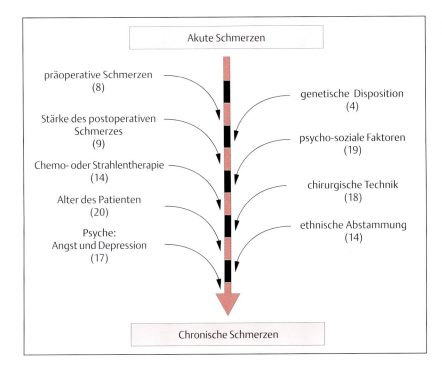

Abb. 4.1 Einflußfaktoren auf die Entwicklung von chronischen Schmerzen.

Tabelle 4.1 Effektivität rückenmarknaher Analgesietechniken zur Verhinderung von Phantomschmerzen (modifiziert nach Katz 1997)

Untersuchung	Gruppe	Präoperative Regionalanalgesie	Intraoperative Regionalanalgesie	Postoperative Regionalanalgesie	Phantomschmerzen
Bach 1988	A	+	+	–	A < B
	B	–	+	–	
Elizaga 1994	A	–	–	+	A = B
	B	–	–	–	
Jahangiri 1994	A	+	+	+	A < B
	B	–	–	–	
Shug 1995	A	+	+	+	A < C
	B	–	+	+	
	C	–	–	–	
Nikolajsen 1997	A	+	+	+	A = B
	B	–	–	+	

Viele unbeantwortete Fragen, wie die notwendige Dauer der perioperativen Analgesie, die Kombination von Medikamenten mit unterschiedlichem pharmakologischem Ansatzpunkt sowie deren Dosierung müssen jedoch noch beantwortet werden, um die gewonnenen Erkenntnisse der Grundlagenforschung im klinischen Alltag umzusetzen. Endziel all dieser anästhesiologischen Maßnahmen sollte dabei immer sein, die Entstehung von chronischen Schmerzen zu reduzieren oder gar zu vermeiden.

Kernaussagen

Einführung
– Spezielle Schmerz-Krankheitsbilder im Fachgebiet „Anästhesiologie" im eigentlichen Sinne gibt es nicht. Als Folge anästhesiologischer Maßnahmen können Schädigungen des Patienten resultieren, die mit Schmerzen einhergehen. Keines dieser Krankheitsbilder ist jedoch anästhesiespezifisch. Zu nennen sind hier in erster Linie periphere und zentrale Nervenschäden, postspinale Kopfschmerzen und Lagerungsschäden.

Chronische Schmerzen
– Durch anästhesiologische Maßnahmen kann die Entwicklung von chronischen Schmerzen und Schmerzsyndromen aus akuten postoperativen Schmerzen günstig beeinflußt werden. Eine suffiziente prä-, intra- und postoperative Schmerzreduktion ist hier der entscheidende Faktor. Die präemptive Analgesie vermindert die Intensität des nozizeptiven Einstroms auf zentrale Neurone in der Akutphase und damit die Entwicklung von chronischen Schmerzen. Besonders die Verfahren der peripheren und rückenmarknahen Regionalanästhesie scheinen geeignet, zentrale Sensitivierungen mit konsekutiven Langzeitveränderungen abzuschwächen oder zu verhindern, während eine Allgemeinnarkose mit Inhalationsanästhetika Bahnungsvorgänge an spinalen Nervenzellen nur unzureichend supprimiert. Die Ausbildung eines „Schmerzgedächtnisses" mit postoperativen Schmerzen und das Risiko eines sich hieraus entwickelnden chronischen Schmerzsyndroms können wahrscheinlich nicht verhindert werden. Eine balancierte Allgemeinanästhesie mit Opioiden, ggf. in Kombination mit einem Regionalanästhesieverfahren, kann hier von Vorteil sein.

Literatur

1. Bach S, Noreng MF, Tjellden NU. Phantom limb pain in amputees during the first 12 months following limb amputation, after lumbar epidural blockade. Pain 1988; 33:297–301
2. Célèrier E, Rivat C, Jun Y, Laurin JP, Larcher A, Reynier P, Simonnet G. Long-lasting hyperalgesia induced by fentanyl in rats. Preventive effect of ketamine. Anesthesiology 2000; 92:465–472
3. Cook AJ, Woolf CJ, Wall PD, McMahon SB. Dynamic receptive field plasticity in rat spinal cord dorsal horn following C-primary afferent input. Nature 1987; 325: 151–153
4. Devor M, Raber P. Heritability of symptoms in an experimental model of neuropathic pain. Pain 1990; 432: 51–67
5. Elizaga AM, Smith DG, Sharar SR, Edward T, Hansen ST. Continuous regional analgesia by intraneural block: effect of postoperative opioid requirements and phantom limb pain following amputation. J Rehab Res Dev 1994; 31: 179–187
6. Fassoulaki A, Sarantopoulos C, Melemeni A. EMLA reduces acute and chronic pain after breast surgery for cancer. Reg Anesth Pain Med 2000; 25:350–355
7. Jahangiri M, Bradley JWP, Jayatunga AP, Dark CH. Prevention of phantom limb pain after major lower limb amputation by epidural infusion of diamorphin, clonidine and bupivacaine. Ann R Coll Surg Engl 1994; 76:324–326
8. Jensen TS, Krebs B, Nielsen J, Rasmussen P. Immediate and long-term phantom pain in amputees: incidence, clinical characteristics and relationship to pre-amputation pain. Pain 1985; 21:268–278
9. Katz J, Jackson M, Kavanagh BP, Sandler AN. Acute pain after thoracic surgery predicts long-term post-thoracotomy pain. Clin J Pain 1996; 12:50–55
10. Katz J. Perioperative Predictors of Long-term Pain Following Surgery. Proceedings of the 8th World Congress on

Pain, Progress in Pain Research and Management, Vol 8, edited by TS Jensen et al, IASP Press, Seattle 1997
11. Krøner K, Knudsen UB, Lundby L, Hvid H. Long-term phantom breast pain after mastectomy. Clin J Pain 1992; 8:346–350
12. Maunsell E, Brisson J, Deschenes L. Arm problems and psychological distress after surgery for breast cancer. Can J Surg 1993; 36:315–320
13. Nikolajsen L, Ilkajaer S, Christensen JH, Krøner K, Jensen TS. Randomised trial of epidural bupivacaine and morphine in prevention of stump and phantom pain in lower-limb amputation. Lancet 1997; 350:1353–1357
14. Sabanathan S. Has postoperative pain been eradicated? Ann R Coll Surg Eng 1995; 89:156
15. Sherman RA, Sherman CJ. Prevalence and characteristics of chronic phantom limb pain among American veterans. Am J Phys Med 1983; 62:227–238
16. Shug SA, Burrell R, Payne J, Tester P. Preemptive epidural analgesia may prevent phantom limb pain. Reg Anesth 1995; 20:256
17. Tasmuth T, Estlanderb AM, Kalso E. Effect of present pain and mood on the memory of past postoperative pain in women treated surgically for breast cancer. Pain 1996, 68: 343–347
18. Tasmuth T, von Smitten K, Hietanen P, Katajy M, Kalso E. Pain and other symptoms after different treatment modalities of breast cancer. Ann Oncol 1995; 6:453–459
19. Turk DC. The Role of Demographic and Psychosocial Factors in Transition from Acute to Chronic Pain. Proceedings of the 8th World Congress on Pain, Progress in Pain Research and Management, Vol 8, edited by TS Jensen et al., IASP Press, Seattle 1997
20. Wood MJ, Kay R, Dworkin RH, Soong SJ, Whithley RJ. Oral acyclovir therapy accelarates pain resolution in patients with herpes zoster: a metaanalysis of placebo-controlled trials. Clin Inf Dis 1996; 22:341–347
21. Woolf CJ (1983). Evidence for a central component of post-injury pain hypersensitivity. Nature 1983; 306: 686–688

Intensivmedizin

M. Gleim, J. Scholz

Roter Faden

- Einführung
- Indikationsgruppen zur Schmerztherapie
- Schmerzanalyse
- Messung der Schmerzstärke
- Schmerztherapie
- Vorgehen bei unzureichender Analgesie

Einführung

Typische, überwiegend oder allein in der Intensivmedizin vorkommende Schmerzerkrankungen gibt es praktisch nicht. Die Gründe für eine Therapie auf der Intensivstation sind nämlich zum einen Störungen der Vitalfunktionen, die per se nicht zu Schmerzen führen. Zum anderen kann eine schwere Ausprägung einer Erkrankung eine Intensivtherapie bedingen; dann hat der Schmerz lediglich durch seine Stärke einen besonderen Stellenwert, stellt sich aber nicht als eigenständiges, von der zugrundeliegenden Erkrankung abgehobenes Symptom dar.

Dennoch spielen Schmerzen in der Intensivmedizin eine andere Rolle als auf den normalen Pflegestationen im Krankenhaus. Zum einen leiden die Patienten im Rahmen ihrer schwereren Erkrankung häufiger an starken Schmerzen, zum anderen sind auf der Intensivstation umfassendere und invasivere Analgesieverfahren möglich. Ferner unterscheidet sich hier die Kommunikation zwischen Pflegenden und Patienten bzw. Ärzten und Patienten von dem Patientengespräch auf der Normalstation. Schmerzäußerungen des Patienten können sehr unterschiedlich wahrgenommen und interpretiert werden (13).

Bei einer Untersuchung der am meisten belastenden Momente während einer Intensivtherapie fanden Novaes und Mitarbeiter, daß der Schmerz vor allen anderen Belastungen an erster Stelle stand (9). Obwohl die Schmerztherapie in der Intensivmedizin einen festen Platz hat, wie schon das Wort „Analgosedierung" zeigt, ist offensichtlich Schmerzfreiheit oder zumindest weitgehende Schmerzreduktion insofern, daß der Schmerz nicht mehr als belastend empfunden wird, schwer oder nur mit großem Aufwand zu erreichen.

Indikationsgruppen zur Schmerztherapie

Grundsätzlich lassen sich auf der Intensivstation folgende Gruppen von Schmerzpatienten unterscheiden:
- Patienten, die zur *Überwachung oder Therapie einer Erkrankung* auf der Intensivstation liegen: Die Schmerzen dieser Patienten sind Folge der Grunderkrankung bzw. deren Behandlung, auf operativen Intensivstationen sind dies überwiegend postoperative oder posttraumatische Schmerzen. Bei komplizierten Krankheitsverläufen sind Behandlungen über mehrere Wochen unter kontinuierlicher Analgosedierung keine Seltenheit.
- Patienten, die zur *Durchführung der Schmerztherapie* auf die Intensivstation aufgenommen werden, um die Möglichkeiten des erweiterten Monitorings und der Therapie bei befürchteten Komplikationen zu nutzen:
- *Überwachung* eines invasiven Schmerztherapieverfahrens: z. B. Epiduralanalgesie mit Lokalanästhetika und/oder Opioiden
- *Testung* einer intrathekalen Opioidzufuhr bei chronischen Schmerzen
- *Komplikationen* bei der Behandlung chronischer Schmerzen (Fehlfunktion von Medikamentenpumpen, Überdosierung bei enteraler oder transdermaler Opioidgabe)
- *Entzugsbehandlung* bei/nach Langzeit-Opioidtherapie wegen chronischer Schmerzen
- *Psychosen*, Entzugsdelir unter Opioidbehandlung, Krampfanfälle.

Schmerzanalyse

Die Befragung des wachen Patienten ist auch in der Intensivmedizin Basis einer jeden Schmerzanalyse. Zu Einzelheiten sei auf Kap. 2, „Untersuchung des Schmerzpatienten", „Klinische Schmerzmessung" und die schmerztherapeutischen Standardwerke verwiesen (3, 24). Bei der Schmerzanalyse muß zunächst geklärt werden, ob die Schmerzlokalisation bei der jeweils zugrundeliegenden Erkrankung plausibel ist oder ob eine andere weitere Schmerzursache in Betracht gezogen werden muß. Weiterhin: Handelt es sich um einen muskuloskelettalen oder um einen neuropathischen Schmerz? Die vom Patienten beschriebene Schmerzqualität gibt oft Hinweise und Anhaltspunkte für die Schmerzursache (s. Kap. 2, „Untersuchung des Schmerzpatienten", „Klinische Schmerzmessung"). Waren die Schmerzen schon vor der Operation vorhanden, handelt es sich gar um chronische Schmerzen, die unter der Intensivtherapie fortbestehen? Steht der Patient unter einer analgetischen Dauerbehandlung mit enteral oder parenteral verabreichten Opioiden? Mit zunehmender Verbreitung der Opioidtherapie auch bei nicht tumorbedingten Schmerzen wird der Anteil der Patienten zunehmen, bei denen auch unter der Intensivtherapie die ursprüngliche Opioidbehandlung fortgeführt und je nach Stärke der neu hinzukommenden Schmerzen in der Dosis angepaßt werden muß.

Messung der Schmerzstärke

In der Intensivmedizin ist wie bei der ambulanten Behandlung von Schmerzpatienten die individuelle Schmerzquantifizierung die Basis für die Schmerzdokumentation. Eine Reihe von Instrumenten ist gebräuchlich, z. B. die fünfstufige Nominalskala, die elfstufige (0–10) verbale Ratingskala oder eine visuelle Analogskala, wobei für eine Vergleichbarkeit zweckmäßigerweise nur eine Skala Anwendung finden sollte. Für Kinder können z. B. Smiley-Symbole zur Anwendung kommen (1).

Die Messung der Schmerzstärke bei bewußtlosen oder künstlich beatmeten Patienten ist nicht möglich (13). Hier ist man auf die Erfassung von indirekten Parametern angewiesen. Motorische Unruhe, Hypertonus, Schwitzen können als Ausdruck von Schmerzen gewertet werden. Allerdings muß eine Hypoxie oder Hyperkapnie als Ursache der sympathoadrenergen Stimulation ausgeschlossen sein.

Schmerzmessungen und deren Dokumentation müssen vor und nach einer Therapie durchgeführt werden, um deren Effekt erfassen zu können.

Schmerztherapie

Bei chronisch schmerzkranken Patienten unter einer Dauerbehandlung mit nichtmedikamentösen Verfahren sollte diese nach Möglichkeit während der Intensivtherapie fortgesetzt werden. Während Entspannungstechniken eher selten in Frage kommen, kann eine TENS-Behandlung (20) oder die Fortführung einer vorbestehenden Spinal-Cord-Stimulation auch auf der Intensivstation erfolgen. Bei der parenteralen Gabe von Analgetika sollte wegen der schlechten Steuerbarkeit und unsicheren Resorption statt intramuskulärer, subkutaner oder transdermaler Applikation die intravenöse Zufuhr gewählt werden. Eine Zusammenfassung gebräuchlicher Verfahren ist in Tab. 4.2 dargestellt.

Vorgehen bei unzureichender Analgesie

Die Suche nach dem Grund des Versagens der Schmerztherapie ist auf der Intensivstation dann erschwert, wenn der Patient bewußtseinsgestört ist oder wenn als Folge der Therapie oder durch Sprachbarrieren keine Kommunikation möglich ist. Unruhezustände oder Gesten können deshalb nicht mit Sicherheit als Schmerzäußerungen interpretiert werden. Bei sedierten Patienten kann eine kurzzeitige Reduktion der Sedierung wieder die Verständigung und so eine Schmerzanalyse ermöglichen. Ist dies nicht möglich, sollte bei Unruhezuständen und/oder sympathoadrenerger Stimulation zunächst von zu geringer Analgesie ausgegangen werden (13). In der Regel wird hier eine angemessene Erhöhung der Analgetikadosis zu einer Beruhigung führen.

Tabelle 4.2 Schmerztherapeutische Verfahren in der Intensivmedizin

Methode	Mögliche Indikationen	Anmerkung
Nichtmedikamentöse Verfahren		
TENS (20)	muskuloskelettale Schmerzen Radikulopathien	
Entspannungstechniken	Kopfschmerzen schmerzhafte Verspannung	Patient sollte Verfahren bereits kennen
Lagerung	instabile periphere Frakturen Wundschmerz	
Medikamentös systemisch		
Nicht-Opioid-Analgetika, z. B Metamizol i. v. (7, 2)	Wundschmerz Schmerztherapie im Rahmen des WHO-Stufenschemas	
Opioide i. v.	starke postoperative, posttraumatische und sonstige Schmerzen Ischämieschmerzen	Gabe als Einzelboli, kontinuierlich oder patientenkontrolliert
Regionalanalgesie		
Lokale Infiltration	lokalisierter peripherer Schmerz schmerzhafte Triggerpunkte	oft mehrmals täglich erforderlich
Interkostalblockade (4), ggf. Paravertebralblockaden	Rippenfrakturen Schmerzen durch Pleuradrainagen radikuläre Schmerzen im Thorakolumbalbereich	kontinuierliche Interkostalanalgesie über perkutan eingelegten Katheter möglich (10)
Interpleuralanalgesie (15)	Schmerz nach Thorax- und Oberbaucheingriffen Thoraxtrauma	Katheterverfahren
Rückenmarknahe Verfahren		
Lokalanästhetika epidural (14)	starke regionale Schmerzen (Wundschmerzen, Pankreatitis, Ischämieschmerzen)	
Opioide epidural (13)	opioidsensible Schmerzen, jedoch nicht tolerable Opioidnebenwirkungen bei i. v.-Zufuhr	Vorteile gegen i. v.-Gabe nur für hydrophile Opioide zu erwarten (z. B. Morphin)
Opioide intrathekal (18, 5)	wie Opioide epidural	Einzelboli oder kontinuierliche Zufuhr sinnvoll bei bereits liegendem Intrathekalkatheter

Tabelle 4.3 Probleme der Opioidanalgesie auf der Intensivstation

Problematik	Klinisches Beispiel	Therapie
Therapieresistente Nebenwirkungen	Obstipation, Sedierung	Dosisreduktion Epiduralanalgesie
Nicht opioidsensibler Schmerz (6)	Kopfschmerz Phantomschmerz	Wechsel des Analgetikums, z. B. Metamizol, Calcitonin
Toleranz	exzessiv steigende Opioiddosis kaum Analgesie	Wechsel des Analgetikums, z. B. NMDA-Antagonisten, α2-Agonisten (21), eventuell anderes Opioid
Paradoxer Schmerz, Myoklonien	generalisierte Arthralgien Hyperpathie Myoklonien	Dosisreduktion des Opioids eventuell Opioidwechsel (16, 17)
Physische Abhängigkeit	Entzugssymptome sympathoadrenerge Stimulation	langwirksame Opioide langsames Ausschleichen symptomatische Therapie mit α2-Agonisten (21)

Tritt keine Änderung ein, sind zunächst technische Fehler bei der Applikation auszuschließen. Fehllagen von Interpleural- oder Epiduralkathetern werden durch Injektionen einer kleinen Menge Kontrastmittel und anschließende Röntgenaufnahme ausgeschlossen (22). Ein stark verringerter analgetischer Effekt kann Ausdruck einer Opioidtoleranz sein (8). Eine Übersicht über Probleme einer Opioidanalgesie in der Intensivtherapie gibt Tab. 4.3.

Ein möglicherweise in seiner Häufigkeit unterschätztes Problem ist eine Opioid- (und Benzodiazepin-)Abhängigkeit der Patienten mit nachfolgenden Entzugssymptomen nach Beendigung einer Analgosedierung auf der Intensivstation (19, 11). Obwohl bislang wenige Untersuchungen zu Inzidenz und klinischer Bedeutung vorliegen, sollte daher ein abruptes Absetzen einer mehrere Tage dauernden Opioidtherapie vermieden werden.

Kernaussagen

- **Einführung**
  - Typische, überwiegend oder allein in der Intensivmedizin vorkommende Schmerzerkrankungen gibt es praktisch nicht. Dennoch spielen Schmerzen in der Intensivmedizin eine große Rolle, zum einen wegen ihrer Häufigkeit, zum anderen sind auf der Intensivstation oft effektivere Analgesieverfahren möglich.
- **Indikationsgruppen zur Schmerztherapie**
  - Auf der Intensivstation lassen sich folgende Gruppen von Schmerzpatienten unterscheiden: Patienten, die zur Überwachung oder Therapie einer Erkrankung auf der Intensivstation liegen mit Schmerzen, die Folge der Grunderkrankung bzw. deren Behandlung sind, und
  - Patienten, die zur Durchführung der Schmerztherapie auf die Intensivstation aufgenommen werden.
- **Schmerzanalyse**
  - Auch auf der Intensivstation ist die Befragung des Patienten Basis der Schmerzanalyse.
- **Messung der Schmerzstärke**
  - Die individuelle Schmerzquantifizierung mit verschiedenen Instrumenten ist notwendig, wobei für eine Vergleichbarkeit zweckmäßigerweise nur eine Skala Anwendung finden sollte. Bei bewußtlosen oder künstlich beatmeten Patienten ist dies nur durch indirekte Parameter möglich.
- **Schmerztherapie**
  - Bei chronisch schmerzkranken Patienten unter einer Dauerbehandlung mit nichtmedikamentösen Verfahren sollte diese nach Möglichkeit während der Intensivtherapie fortgesetzt werden. Bei der Gabe von Analgetika sollte die intravenöse Zufuhr bevorzugt werden.
- **Vorgehen bei unzureichender Analgesie**
  - Die Suche nach dem Grund des Versagens der Schmerztherapie ist erschwert, wenn keine Kommunikation mit dem Patienten möglich ist. Bei sedierten Patienten kann eine kurzzeitige Reduktion der Sedierung eine Schmerzanalyse ermöglichen. Ist dies nicht durchführbar, sollte bei Unruhezuständen und/oder sympathoadrenerger Stimulation zunächst von zu geringer Analgesie ausgegangen werden. In der Regel wird hier eine angemessene Erhöhung der Analgetikadosis zu einer Beruhigung führen. Tritt keine Änderung ein, sind technische Fehler bei der Applikation auszuschließen. Entzugssymptomen nach Beendigung einer Analgosedierung können durch langsames Ausschleichen der Therapie vermieden werden.

Literatur

1. Chiaretti A, Viola L et al. Preemptive analgesia with tramadol and fentanyl in pediatric neurosurgery. Child`s Nerv Syst 2000: 1693–100
2. De Broe ME, Elseviers MM. Analgesic Nephropathy. NEJM 1998; 338:446–452
3. Diener HC, Maier C (Hrsg.). Das Schmerztherapiebuch. Urban u. Fischer München 1997
4. Galway JE, Caves PK, Dundee JW. Effect of Intercostal Nerve Blockade During Operation on Lung Function and the Relief of Pain Following Thoracotomy. Br J Anaesth. 1975; 47:730–735
5. Guinard JP, Chiolere R et al. Prolonged Intrathecal Fentanyl Analgesia via 32-Gauge Catheter after Thoracotomy. Anesth Analg 1993; 77:936–941
6. Hanks GW, Forbes K. Opioid responsivness. Acta Anaesthesiol Scand 1997; 41:154–158
7. Maier C: Dipyrone (metamizol) – a never ending story. Acute Pain 1999; 2:165–166
8. Mao J, Price D, Mayer DJ. Mechanisms of hyperalgesia and morphine tolerance: A current view of their possible interactions. Pain 1995; 62:259–274

9. Novaes MAFP, Aronovich A, Ferraz MB, Knobel E. Stressors in ICU: patients'evaluation. Intensive Care Med 1997; 23:1282–1285
10. O`Kelly E, Garry B. Continuous Pain Relief for Multiple fractured Ribs. Br. J Anaesth 1981; 53:989–991
11. Puntillo K, Cassella V, Reid M. Opioid and benzodiazepine tolerance and dependence: application of theory to critical care practice. Heart Lung (United States) 1997; 26:317–324
12. Rawal N, Sjöstrand U et al. Comparison of Intramuscular and Epidural Morphine for Postoperative Analgesia in the Grossly Obese: Influence on Postoperative Ambulation and Pulmonary Function. Anesth Analg 1984; 63:583–592
13. Rawal N, Tandon B. Epidural and intrathecal morphine in intensive care units. Intensive Care Med 1985; 11:129–133
14. Scott DA, Chamley DM et al. Epidural Ropivacaine Infusion for Postoperative Analgesia After Major Abdominal Surgery – A Dose Finding Study. Anesth Analg 1995; 81:982–986
15. Seltzer JL, Larinjani GE et al. Intrapleural Bupivacaine – A Kinetic and Dynamic Evaluation. Anesthesiology 1987; 67:798–800
16. Sjøgren P, Dragstedt L et al. Myoclonic spasms during treatment with high doses of intravenous morphine in renal failure; Acta Anaesthesiol Scand 1993; 37:780–782
17. Sjøgren P, Jensen NH, Jensen TS. Disappearance of morphine-induced hyperalgesia after discontinuing or substituting morphine with other opioid agonists. Pain 1994; 59:313–316
18. Stoelting RK. Intrathecal Morphine – An Underused Combination for Postoperative Pain Management. Anesth Analg 1989; 68:707–709
19. Taylor D: Iatrogenic drug dependence – a problem in intensiv care? Intensive Crit Care Nurs 1999; 15:95–100
20. Tyler E, Caldwell C, Ghia JN. Transcutaneous Electrical Nerve Stimulation: An Alternative Approach to the Management of Postoperative Pain. Anesth Analg 1982; 61:449–456
21. Wappler F, Scholz J et al. Stufenkonzept zur Analgosedierung in der Intensivmedizin mit Sufentanil. Anästhesiol Intensivmed Notfallmed Schmerzther 1998; 33:8–26
22. Wulf H, Kibbel K et al. Radiologische Lagekontrolle von Epiduralkathetern (Epidurographie). Anästhesist 1993; 42:536–544
23. Wulf H, Neugebauer E, Maier C. Die Behandlung akuter perioperativer und posttraumatischer Schmerzen. Thieme Verlag Stuttgart 1997
24. Zenz M, Jurna I (Hrsg.). Lehrbuch der Schmerztherapie. Wissenschaftliche Verlagsgesellschaft Stuttgart 1993

Notfallmedizin

P. Sefrin

Roter Faden

- Einführung
- Ursachen des Schmerzes
- Traumaschmerz
- Ischämieschmerz
- Akutes Abdomen
- Koliken
- Sonstige Schmerzzustände

Einführung

Jedes Fachgebiet hat seine speziellen Krankheitsbilder, wobei in der Notfallmedizin der interdisziplinäre Charakter überwiegt. Der umfassende Auftrag zu einer Schmerzlinderung, unabhängig von der zugrundeliegenden Ursache, bleibt davon unberührt. Es kommt auch nicht darauf an, welcher Fachdisziplin der behandelnde Arzt angehört, sondern daß aus Sicht des Patienten die Therapie kompetent und zeitgerecht durchgeführt wird.

Das Auftreten eines akuten Schmerzzustandes signalisiert dem Betroffenen ein akutes Krankheitsgeschehen und dem hinzugezogenen Notfallmediziner eine möglicherweise zugrundeliegende konkrete Schädigung. Entscheidend für das Schmerzerlebnis des Patienten ist sein subjektives Schmerzempfinden, weshalb nicht nur eine medikamentöse Therapie, sondern auch eine psychische Betreuung und wenn möglich die Beseitigung der auslösenden Ursache eine Möglichkeit der Schmerzbekämpfung darstellen.

Die Schmerzbekämpfung in der Notfallmedizin ist nicht nur eine medizinisch sinnvolle Maßnahme, sondern aus Sicht der Patienten eine der wesentlichen Aufgaben des behandelnden Arztes.

Nach wie vor besteht auch in der Notfallmedizin eine weit verbreitete Zurückhaltung gegenüber einer ausreichenden Analgesie wegen der Befürchtung, den Patienten durch eine eventuelle medikamentös induzierte Atemdepression in einen Zustand zu bringen, der eine weitergehende invasive Therapie, z. B. eine Intubation nach sich ziehen könnte. Diese Befürchtung ist weder berechtigt noch ist daraus eine höhere Sicherheit für den Patienten abzuleiten. Es ist richtig, daß jede Schmerztherapie ein gewisses Gefahrenpotential besitzt, z. B. in der Notfallmedizin Vigilanzminderung, Übelkeit oder Organfunktionsstörungen. Dies rechtfertigt jedoch nicht, dem Patienten die erforderliche Schmerztherapie vorzuenthalten, sondern ist um so mehr mit der Verpflichtung verbunden, vorher erhobene Befunde im Hinblick auf Schmerzanamnese, -verlauf und -ausdehnung zu dokumentieren. Nicht erst, wenn durch die Schädigung die Schmerzen so stark sind, daß der Patient seine Forderung nach Analgesie lautstark zum Ausdruck bringt, ist die Schmerztherapie indiziert, sondern bereits beim Erkennen der Akutsituation mit den daraus resultierenden pathophysiologischen Zusammenhängen.

Analgesie im Rahmen der Notfallmedizin ist nicht nur eine ethische Verpflichtung, sondern eine aus pathophysiologischen Veränderungen resultierende Notwendigkeit (Sauerstoffverbrauch, Immunitätslage, Koagulabilität, Stoffwechselstabilisierung), um eine Protektion des Patienten zu erreichen und eine Aggravierung seines Zustandsbildes zu vermeiden.

Ursachen des Schmerzes

Der Schmerz ist nicht nur der häufigste Anlaß für den Ruf nach dem Notarzt, sondern auch ein wichtiges **Leitsymptom** in der Notfallmedizin. Für die betroffenen Patienten stellt der Schmerz eine Störung des Wohlbefindens dar, weshalb an die Therapie hohe Erwartungen geknüpft sind. Andererseits kann jedoch auch durch das Leitsymptom „Schmerz" die Ursache eingegrenzt und zu einer kausalen Therapie beigetragen werden. Zur Epidemiologie des akuten Schmerzes gibt es im Gegensatz zu chronischen Schmerzen keine umfassenden Studien, so daß nur hinsichtlich der Häufigkeit lokal begrenzt auf die Erfahrungen des Kassenärztlichen Bereitschaftsdienstes oder des Notarztdienstes zurückgegriffen werden kann (5). Im Bereich der Notfallmedizin können damit – auch im Hinblick auf die Therapie – verschiedene **Ursachen** für das Auftreten von akuten Schmerzen verantwortlich gemacht werden. Aufgrund der häufigsten Krankheitsbilder sind dies:
- Traumaschmerz (durch Gewebezerstörung)
- Ischämieschmerz (z. B. bei Angina pectoris, Myokardinfarkt, Embolie)
- Entzündungsschmerz (z. B. Pleuritis)
- Kolikschmerz (z. B. Gallen-, Nierenkolik).

Traumaschmerz

Beim Traumaschmerz sind verschiedene Einwirkungen als mögliche **Ursachen** anzusehen. Differente Noxen führen zu einer direkten Reizung und Erregung von Nozizeptoren, z. B. bei der mechanischen Gewalteinwirkung, wobei jeder physikalisch-chemische Reiz in Abhängigkeit von seiner Intensität zu einer Erregung führen kann. Es gibt spezifische Nozizeptoren, die nur auf eine Reizform ansprechen, z. B. auf mechanische Reize hoher Intensität (Mechano-Nozizeptoren) oder auf Hitze (> 45°C, Hitze-Nozizeptoren). Häufiger sind aber Nozizeptoren, die auf mehrere Reizarten antworten (4).

Andererseits können auch Reaktionen auf der Zell- und Gewebeebene zur Freisetzung von Substanzen wie Prostaglandine, Bradykinine, Serotonin u. a. führen, die dann als

Noxen erregend und sensibilisierend auf die Nozizeptoren einwirken. Die Intensität der Schmerzen gibt keinen Hinweis auf Art und Umfang der Verletzung, sondern stellt ein unspezifisches Zeichen dar, das einer exakten Diagnoseabklärung durch nachfolgende meist klinische Schritte bedarf.

Am häufigsten in der Notfallmedizin sind die traumatisch bedingten Schmerzzustände, die nicht nur wegen ihrer pathophysiologischen Auswirkung einer unmittelbaren Intervention bedürfen, sondern in einigen Fällen sogar erst nach entsprechender Therapie eine Rettung des Patienten ermöglichen (z. B. bei Einklemmung in einem PKW oder bei Frakturen). Nicht immer korreliert das Ausmaß der Schädigung mit der Intensität des Schmerzes, so daß eine primäre Intervention nicht isoliert von dem Traumausmaß abhängig gemacht werden kann. Neben der unmittelbaren Stillung des Bedürfnisses der Patienten nach Schmerzreduktion hat eine ausreichende Analgesie auch positive Auswirkungen auf den momentanen und den posttraumatischen Verlauf der Erkrankung. Dies wird bei Patienten mit Polytrauma am deutlichsten.

Obwohl die Stabilisierung von Perfusion und Oxygenation bei einem Trauma im Vordergrund steht, stellt die Analgesie eine **obligate Säule** der Akuttherapie dar. Da bei Polytraumen mit typischem Verletzungsmuster, besonders bei eingeklemmten Patienten, häufig ein Thoraxtrauma vorhanden ist und es durch die daraus resultierende Schonatmung u. a. zu einer respiratorischen Insuffizienz kommen kann, ist die Analgesie Voraussetzung für eine Durchbrechung dieser insuffizienten Spontanatmung, solange wegen der technischen Schwierigkeiten (Zugänglichkeit) keine Intubation durchgeführt werden kann. Die Wirkung der Analgetika auf die gesteigerte Katecholaminliberation durch Senkung des daraus resultierenden Sympathikotonus ist auch im Sinne einer Protektion des myokardialen O_2-Verbrauches zu verstehen. Die neuroendokrinen und humoralen Reaktionen mit Immunsuppression und nachfolgender Katabolie können bereits frühzeitig positiv beeinflußt werden.

Nicht nur die Befreiung aus einer Zwangslage mit der damit verbundenen Schmerzintensivierung, sondern auch die bei **Frakturen** und **Luxationen** notwendige frühe Reposition und Immobilisation werden vielfach durch eine vorausgehende Analgesie überhaupt erst ermöglicht.

Eine besondere Rolle spielt die Schmerzbehandlung bei **bewußtlosen** Patienten, z. B. beim Schädel-Hirn-Trauma, wo man in der Vergangenheit davon ausging, daß bei eingetretener Bewußtlosigkeit eine Schmerztherapie wegen fehlender Wahrnehmung nicht notwendig sei. Inzwischen liegen Erkenntnisse vor, daß auch bei Bewußtlosigkeit eine Schmerzempfindung und vor allem eine Schmerzverarbeitung (ohne Wahrnehmung) erfolgen. Aus diesem Grund besteht auch bei traumatologischen Patienten mit Schädel-Hirn-Trauma die Notwendigkeit, im Rahmen der Erstversorgung eine Analgesie durchzuführen.

Ischämieschmerz

Bei internistischen Notfallpatienten steht der Ischämieschmerz im Vordergrund, der besonders bei der koronaren Herzkrankheit auftritt. Die **koronare** Ischämie ist gekennzeichnet durch thorakale, häufig ausstrahlende Schmerzen, die zum Teil als drückend-dumpf, aber auch als stechend beschrieben werden. Bei Belastung des Patienten mit akutem Koronarsyndrom (Angina pectoris) wird die Herzmuskelischämie durch einen kritischen Anstieg des myokardialen Sauerstoffverbrauchs ausgelöst. Bei vasospastischer Angina pectoris vermindert der spontan auftretende Koronarspasmus primär das Sauerstoffangebot, so daß auch bei normalem myokardialem Sauerstoffverbrauch eine Ischämie entsteht. Beim Herzinfarkt kommt es durch einen plötzlichen totalen Koronarverschluß zunächst zur Ischämie und später zur Herzmuskelnekrose. Chemische Substanzen, insbesondere Bradykinin, die als Folge von Ischämie auftreten, sensibilisieren sonst höherschwellige Mechanorezeptoren, so daß durch mechanische Reize bei der Kontraktion veränderte Herzmuskelzonen schmerzhaft werden (1). Liegt keine Ischämie vor, so haben die gleichen Mechanorezeptoren die Aufgabe, mechanische Kontraktionszustände zurückzumelden und sind an einer komplexen Autoregulation der Kontraktion beteiligt.

Die **Ischämiebehandlung** durch Entlastung der Herzarbeit und Verbesserung der myokardialen Durchblutung ist die Voraussetzung für eine suffiziente Schmerzbehandlung. Sowohl die chronische Form der Angina pectoris als auch der akute Herzinfarkt sowie Zwischenformen wie das Intermediärsyndrom oder die instabile Angina pectoris sind mit heftigen Schmerzen verbunden, die die Lebensqualität des Patienten erheblich einschränken können und häufig mit starker Angst, Bedrohungs- und Vernichtungsgefühl einhergehen. Allerdings muß nicht jede Form einer Koronarerkrankung mit einem akuten Schmerz verbunden sein: 20–30% aller Herzinfarkte verlaufen stumm. Damit ist die Schmerzangabe des Patienten nicht als sicheres Kriterium für das Ausmaß der Koronarerkrankung zu verwenden und es muß im Bereich der Notfallmedizin versucht werden, objektive Parameter für das Ausmaß der Schädigung zusätzlich heranzuziehen (z. B. EKG-Veränderung), bei deren Fehlen jedoch nicht davon ausgegangen werden darf, daß eine derartige Störung nicht vorliegt.

Nachdem gerade der Ischämieschmerz bei Koronarerkrankungen häufig mit psychischen Alterationen im Sinne von Angst verbunden ist, werden adrenerge Prozesse verstärkt, die wiederum den Sauerstoffverbrauch des Herzmuskels erhöhen und zu einem Circulus vitiosus führen. Deshalb sollte gerade bei dieser Erkrankung auch an die Möglichkeit einer **Sedierung** gedacht werden, die in der Lage ist, eine Schmerztherapie zu unterstützen oder zu ergänzen. Diese Forderung gilt insbesondere bei Patienten mit einem Myokardinfarkt, bei denen es zu einer exzessiven adrenergen Stimulation kommen kann mit den daraus resultierenden negativen Wirkungen auf das infarzierte Myokardgewebe im Sinne einer durch gesteigerten myokardialen Sauerstoffverbrauch initiierten Vergrößerung der infarzierten Zone. Darüber hinaus besteht die Gefahr, daß der elektrisch instabile Herzmuskel unter dem adrenergen Tonus anfällig wird für ventrikuläre Arrhythmien bis hin zum Kammerflimmern. Je früher und je schneller es gelingt, Schmerz und Angst zu beseitigen, desto größer sind die Chancen des einzelnen Patienten, das akute Ereignis zu überstehen.

Gleiche Ursachen haben Schmerzen bei der peripheren arteriellen Verschlußkrankheit (**pAVK**), die sich überwiegend in der unteren Extremität manifestiert. Die akute Ischämie verursacht stärkste Schmerzen in der gesamten Extremität, wobei die Haut lokal kalt und blaß bis livide verfärbt ist. Damit können Begleitsymptome verbunden sein bis hin zum Schock. Schmerzanamnese, -lokalisation und -intensität in Ruhe oder unter Belastung deuten auf die Lokalisation der Okklusion hin. Typisch ist, daß periphere Pulse nicht palpiert werden können. Im Vordergrund der Therapie stehen neben der Analgesie Konzepte zur

Wiederherstellung der Perfusion. Die Schmerztherapie wird sich dieser unterordnen müssen.

Im Bereich der Lunge stellt das Auftreten einer **Lungenembolie** eine weitere mögliche Ursache für einen akuten Schmerzzustand dar. Hierbei können je nach Größe des Embolus zwei Schmerztypen unterschieden werden. Ein großer Embolus setzt sich in den großen Arterienabschnitten fest, dehnt diese aus und führt zu einem viszeralen Schmerz. Zusätzlich hierzu entsteht oft eine sekundäre rechtsventrikuläre Ischämie. Der Schmerz ist meist in der Thoraxmitte lokalisiert, wird in der Tiefe angegeben und kann in Bezug auf Art und Lokalisation sehr diffus sein, strahlt allerdings nicht aus. Meist hat der Patient Angst, häufig auch das Gefühl, auf die Toilette gehen zu müssen, weshalb viele dieser Patienten auch auf der Toilette vorgefunden werden. Der Schmerz dauert einige Minuten bis zu mehreren Stunden. Die Pleura ist bei großen Embolien meist nicht mitbetroffen, somit kommt es zumindest zu Beginn nicht zu einem (somatischen) Pleuraschmerz. Die peripher der Embolisation gelegene Lunge ist durch Sauerstoffzufuhr über Bronchialarterien noch ausreichend versorgt und eine Infarzierung meist selten. In der Folge, wenn sich Teile des Embolus gelöst haben und in die Peripherie geschwemmt werden, ändert sich der Schmerzcharakter, und ein somatischer Pleuraschmerz tritt auf. Meistens kommt es dann in der Lungenperipherie zu kleinen Lungeninfarkten (2).

Akutes Abdomen

Eine Sonderform stellen **akute viszerale Schmerzen** im Bereich des Abdomens dar, da in der Folge sowohl der Bereich der Inneren Medizin wie auch der Chirurgie betroffen sein kann. Typisch ist die rasche Entwicklung eines akuten Abdomens aus relativem Wohlbefinden heraus. Die starken Schmerzen werden in der Regel als stumpf und relativ schwer lokalisierbar angegeben. Die Lokalisation, die Schmerzqualität, die Intensität und die Dynamik geben wesentliche Hinweise auf die **Ursache**. Sind unpaarige abdominelle Organe betroffen, projizieren sich die Schmerzen in der Mittellinie des Abdomens. Alle von der Nabelschleife abstammenden Organe übertragen den Schmerz ungefähr auf die ursprüngliche Höhe ihrer Anlage. So treten Schmerzen aus unpaarigen Organen des oberen Anteils der Nabelschleife periumbilikal bzw. oberhalb davon auf (Magen, Duodenum, Pankreas, Gallenblase, Leber, Milz, Dünndarm). Der Schmerz darunter liegender unpaarer Organe (Kolon, Sigma, Rektum) wird in der unteren Abdominalhälfte wahrgenommen. Der viszerale Schmerz paarig angelegter Abdominalorgane projiziert sich auf die jeweilige Bauchseite und kann mittels Quadranteneinteilung entsprechend zugeordnet werden. Neben der mit Hilfe der Quadranteneinteilung zu identifizierenden primären Schmerzlokalisation ist die **Ausstrahlung** des Schmerzes differentialdiagnostisch von Bedeutung (3). So deuten z. B. kolikartige, in die Leiste ziehende Flankenschmerzen auf einen Harnleiterstein hin, während der plötzliche stechende Schmerz für eine Perforation oder Ischämie typisch ist.

Das akute Abdomen ist geprägt durch den plötzlich heftig einsetzenden Bauchschmerz, wobei als **Stimulus** der Zug am Peritoneum oder Dehnung intestinaler Hohlorgane in Frage kommen. Während die Nozizeptoren der intestinalen Hohlorgane in der Wandmuskulatur bzw. Serosa lokalisiert sind, liegen die Schmerzrezeptoren der parenchymatösen intestinalen Organe in der jeweiligen Organkapsel. Sie reagieren somit ausschließlich auf Kapselspannung bei Schwellung des betroffenen Organs.

Entzündliche Noxen im Rahmen akuter Infekte, chronischer Darmerkrankungen und ischämischer Zustände oder chemisch definierter Noxen führen über die Freisetzung parakrin wirksamer chemisch definierter Mediatoren zum sog. **Entzündungsschmerz**. Schließlich kann eine direkte Stimulation von Nozizeptoren über infiltratives Wachstum z. B. im Rahmen von Neoplasmen beobachtet werden, was jedoch in der Notfallmedizin eine untergeordnete Rolle spielt.

Der **somatische** Schmerz wird als brennend oder stechend empfunden. Je genauer der Patient den Schmerzbeginn benennen kann, desto akuter ist die vitale Bedrohung. Grundsätzlich gilt, daß schwere, akut auftretende Schmerzen, die von Bauchdeckenspannung und einer Störung der Darmperistaltik mit akut einsetzendem Erbrechen und Stuhlverhalt begleitet sind, einer sofortigen umfassenden Diagnostik bedürfen. Dies bedeutet jedoch nicht, daß den Patienten eine Analgesie vorenthalten werden darf, wobei Voraussetzung für die Schmerzbehandlung nicht nur eine genaue Untersuchung, sondern auch eine Dokumentation der dabei festgestellten Befunde unabdingbar ist.

Koliken

Koliken gehören zu den heftigsten Schmerzformen in der Medizin und erfordern deshalb auch im Rahmen einer Notfalltherapie eine rasche und konsequente Hilfe. Die wichtigsten Kolikformen sind Gallen- und Nierenkolik, die meist durch **Steine** ausgelöst werden. Das Prinzip der Akutbehandlung bei diesen Krankheitsbildern besteht in der Gabe eines Spasmolytikums, eventuell in Kombination mit einem Analgetikum.

Sonstige Schmerzzustände

Ein weiteres akutes Krankheitsbild im Bereich der Inneren Medizin kann ein **Pneumothorax** sein, der sich durch einen plötzlich auftretenden heftigen Schmerz darstellt, der einseitig lokalisiert und mit Dyspnoe verbunden ist. Charakteristisch ist der plötzliche Schmerz, der 1–2 h anhält und sich durch eine lokale Reizung erklären läßt. Grund kann ein Einriß der viszeralen Pleura sein mit nachfolgendem Blutaustritt, wobei sich das Blut am Zwerchfell sammelt und dort Nervenbahnen reizt, die zu einem übertragenen Schmerz führen. Weder das Ausmaß der Schmerzen noch die Dyspnoe sind ein Kriterium für die Größe des Pneumothorax, die deshalb bei Verdacht mit den in der Notfallmedizin üblichen diagnostischen Mittel erfaßt werden müssen.

Eine **Pneumonie** wird erst dann schmerzhaft, wenn die Pleura im Sinne einer Pleuritis mit beteiligt ist. Virale Bronchopneumonien sind zentral lokalisiert und führen selten zu einer Pleuritis. Durch die Reizung der Luftwege kann es zu einem geringgradigen viszeralen Schmerz kommen.

Kernaussagen

Einführung

- Die Schmerzbekämpfung in der Notfallmedizin ist nicht nur eine medizinisch sinnvolle Maßnahme, sondern aus Sicht der Patienten eine der wesentlichen Aufgaben des behandelnden Arztes. Nach wie vor besteht in der Notfallmedizin eine weit verbreitete Zurückhaltung gegenüber einer ausreichenden Analgesie wegen der Befürchtung einer Ateminsuffizienz. Es ist richtig, daß jede Schmerztherapie ein gewisses Gefahrenpotential besitzt, dies rechtfertigt jedoch nicht, dem Patienten die erforderliche Schmerztherapie vorzuenthalten.

Ursachen des Schmerzes
- Häufigste Schmerzursachen im Bereich der Notfallmedizin sind Trauma, Ischämie, Entzündungen und Koliken.

Traumaschmerz
- Beim Traumaschmerz sind verschiedene pathophysiologische Mechanismen möglich. Differente Noxen führen zu einer direkten Reizung und Erregung von Nozizeptoren, andererseits können auch Reaktionen auf Zell- und Gewebeebene zur Freisetzung von Substanzen führen, die dann als Noxen erregend und sensibilisierend auf die Nozizeptoren einwirken.
- Nicht nur wegen ihrer pathophysiologischen Auswirkung bedürfen Traumaschmerzen einer unmittelbaren Intervention, sondern auch, weil in einigen Fällen erst nach entsprechender Therapie eine Rettung des Patienten möglich ist. Obwohl die Stabilisierung von Perfusion und Oxygenation bei einem Trauma im Vordergrund steht, stellt die Analgesie eine obligate Säule der Akuttherapie dar.
- Eine besondere Rolle spielt die Schmerzbehandlung bei bewußtlosen Patienten, auch bei diesen besteht die Notwendigkeit einer Analgesie im Rahmen der Erstversorgung.

Ischämieschmerz
- Bei internistischen Notfallpatienten steht der Ischämieschmerz im Vordergrund, besonders bei der koronaren Herzkrankheit. Die Ischämiebehandlung durch Entlastung der Herzarbeit und Verbesserung der myokardialen Durchblutung ist Voraussetzung für eine suffiziente Schmerzbehandlung. Da der Ischämieschmerz bei Koronarerkrankungen häufig mit psychischen Alterationen verbunden ist, die zu einer Aktivierung adrenerger Prozesse und damit zu einer Verstärkung der Ischämie führen, ist auch an eine Sedierung zu denken, die die Schmerztherapie unterstützt.
- Gleiche Ursachen haben Schmerzen bei der peripheren arteriellen Verschlußkrankheit, die sich überwiegend in der unteren Extremität manifestiert. Die akute Ischämie verursacht stärkste Schmerzen in der gesamten Extremität, wobei die Haut lokal kalt und blaß bis livide verfärbt ist. Damit verbunden können Begleitsymptome sein bis hin zum Schock. Im Vordergrund der Therapie stehen neben der Analgesie Konzepte zur Wiederherstellung der Perfusion, denen sich die Schmerztherapie unterordnen muß.
- Im Bereich der Lunge stellt das Auftreten einer Lungenembolie eine mögliche Ursache für einen akuten Schmerzzustand dar.

Akutes Abdomen
- Das akute Abdomen ist geprägt durch den heftig plötzlich einsetzenden Bauchschmerz, wobei als Stimulus der Zug am Peritoneum oder Dehnung intestinaler Hohlorgane in Frage kommt, was entweder zu viszeralen oder zu somatischen Schmerzen führt. Lokalisation und Ausstrahlung der Schmerzen tragen zur Differentialdiagnose bei.
- Grundsätzlich gilt, daß schwere, akut auftretende Schmerzen, die von Bauchdeckenspannung und einer Störung der Darmperistaltik mit akut einsetzendem Erbrechen und Stuhlverhalt begleitet sind, einer sofortigen umfassenden Diagnostik bedürfen. Dies bedeutet jedoch nicht, daß den Patienten eine Analgesie vorenthalten werden darf.

Koliken
- Koliken gehören zu den heftigsten Schmerzformen und erfordern eine rasche Hilfe. Die wichtigsten Kolikformen sind Gallen- und Nierenkolik, die meist durch Steine ausgelöst werden. Das Prinzip der Akutbehandlung bei diesen Krankheitsbildern besteht in der Gabe eines Spasmolytikums, eventuell in Kombination mit einem Analgetikum.

Sonstige Schmerzzustände
- Ein Pneumothorax manifestiert sich durch einen plötzlich auftretenden, einseitigen heftigen Schmerz mit Dyspnoe. Eine Pneumonie wird erst dann schmerzhaft, wenn die Pleura im Sinne einer Pleuritis mit beteiligt ist.

Literatur

Weiterführende Literatur

1. Sefrin, P. (Hrsg.). Der Schmerz in der Notfallmedizin. Klinische und Experimentelle Notfallmedizin, Bd. 5. W. Zuckschwerdt-Verlag München 1986

Referenzen

1. Droste, C. Neurophysiologie des Koronarschmerzes. In: Koronarerkrankungen (Hrsg. H. Roskamm) Handbuch der Inneren Medizin, Springer-Verlag Berlin, Heidelberg, New York, Tokio, 1984; S. 157–174
2. Droste, C. Medikamentöse Schmerztherapie in der Inneren Medizin. In: Pharmakotherapie bei Schmerz (Hrsg. R. Wörz) edition medizin VCH-Verlagsgesellschaft, Weinheim 1986; S. 95–190
3. Ohe, M. von der, Layer, P. Viszeraler Schmerz. In: Das Schmerztherapie-Buch. (Hrsg. H. Ch. Diener, Ch. Maier) Urban & Schwarzenberg Verlag München, Wien, Baltimore 1997; S. 210–228
4. Schmidt, RF. Physiologische und pathophysiologische Aspekte. In: Pharmakotherapie bei Schmerz (Hrsg. R. Wörz), edition medizin VCH-Verlagsgesellschaft, Weinheim 1986; S. 1–44
5. Zimmermann, M. Epidemiologie des Schmerzes, Internist 1994; 35:2–7

Neurologie

G. Pfeiffer, C. Weiller

Roter Faden

- Neuropathischer und nozizeptiver Schmerz
- Peripher neuropathische Schmerzen
  - Schmerzhafte Neuropathien
  - Mononeuropathien, Neuralgien und Neuromschmerzen
  - Zentral neuropathische Schmerzen
- Therapie
  - Pharmakotherapie
  - Physikalische Therapie
  - Invasive Verfahren
  - Verhaltenstherapie

Neuropathischer und nozizeptiver Schmerz

Der nozizeptive Schmerz signalisiert eine drohende oder schon eingetretene Gewebeschädigung, während der neuropathische Schmerz durch eine Erkrankung der schmerzleitenden oder -verarbeitenden Strukturen im peripheren oder zentralen Nervensystems entsteht. Er ist ein Fehlalarm. Beide Schmerzformen können überlappen: chronische nozizeptive Schmerzen führen zu Veränderungen im Rückenmark, und neuropathische Schmerzen können eine neurogene Entzündung auslösen. Im Kern neuropathische Schmerzen müssen als solche erkannt werden, denn sie werden anders behandelt als nozizeptive Schmerzen.

In der Neurologie assoziert man mit „neuropathischen Schmerzen" meist schmerzhafte **Polyneuropathien**. Das sind Erkrankungen, die auf gleiche Weise mehrere oder alle peripheren Nerven betreffen. Schmerzen durch Erkrankungen einzelner Nerven werden als **Neuralgie** bezeichnet, und von „**zentralem**" Schmerz wird gesprochen, wenn das Zentralnervensystem verantwortlich ist.

Schmerztherapeuten unterscheiden **peripher** und **zentral neuropathische Schmerzen**. Bei den peripher neuropathischen Schmerzen steht die Übererregbarkeit peripherer Nervenfasern im Vordergrund, aber es kommt auch zu plastischen Veränderungen im Hinterhorn des Rückenmarks (Abb. 4.2). Bei zentral neuropathischen Schmerzen betrifft die Pathologie ausschließlich das Zentralnervensystem.

Die diabetische Polyneuropathie, die Zoster-Neuralgie, die Trigeminusneuralgie und zentrale Schmerzen nach Schlaganfällen oder Rückenmarkverletzungen sind klassische Schmerz-Krankheitsbilder der Neurologie, für die auch evidenzbasierte Therapieempfehlungen vorliegen. Quer zu dieser Nosologie lassen sich verschiedene **Schmerztypen** unterscheiden, deren Pathophysiologie und Behandlung differiert: blitzartig einschießende Spontanschmerzen, brennende Dauerschmerzen und durch Berührung oder Bewegung ausgelöste Schmerzen im Sinne einer **Allodynie**.

In der Behandlung neuropathischer Schmerzen müssen oft mehrere Therapieansätze kombiniert werden, deren Erfolg differenziert für diese drei Schmerzqualitäten beurteilt werden sollte. Die Darstellung ist deshalb pathophysiologisch-anatomisch und nicht nosologisch orientiert. Als Glossar dient die Legende der Abbildung. Kopfschmerzen werden in Kapitel 5 behandelt.

Peripher neuropathische Schmerzen

Schmerzhafte Neuropathien

Manche Polyneuropathien betreffen bestimmte Nervenfasern. Bei den „**Small-Fiber**"-**Polyneuropathien** fallen vor allem die für die Schmerzempfindung wichtigen dünnen C- und Aδ-Fasern aus, deren Untergang außerdem zu vegetativen und trophischen Störungen führt. Beispiele sind die lepromatöse Lepra und verschiedene hereditäre sensible und autonome Neuropathien. Bei fehlender Schmerzempfindung bleiben Verletzungen unbemerkt, die wegen der trophischen Veränderungen schwer heilen und zu Mutilationen und Amputationen führen. „Small-Fiber"-Neuropathien bei der Amyloidose und der diabetischen Polyneuropathie sind schmerzhaft bei gleichzeitig verminderter Schmerzempfindung.

Andere schmerzhafte Neuropathien wie die Isoniazid-Neuropathie und die Pellagra betreffen nicht die Schmerzfasern, sondern großkalibrige Aα- und Aβ-Fasern. Die häufigsten **schmerzhaften Polyneuropathien** sind die diabetische und die alkoholische Polyneuropathie und die HIV-Polyneuropathie. Schmerzhafte toxische Polyneuropathien werden durch Arsen, Thallium, Chloramphenicol, Metronidazol, Nitrofurantoin, Isoniazid, Vincristin, Taxol, Actinomycin D, Cisplatin, Gold und Dideoxycytidin verursacht. Potentiell schmerzhaft sind entzündliche Polyneuropathien bei Borreliose, monoklonaler Gammopathie, Kryoglobulinämie und bei anderen Vaskulitiden. Beim akuten Guillain-Barré-Syndrom treten Schmerzen vor allem in der Besserungsphase auf.

Typisch sind brennende Dauerschmerzen und blitzartig einschießende Mißempfindungen. Sie entstehen ohne adäquaten Schmerzreiz durch eine **Übererregbarkeit der Schmerzfasern** oder bei der synaptischen Umschaltung im Hinterhorn des Rückenmarks. Drei Faktoren können bei Poly- und Mononeuropathien zur peripheren Übererregbarkeit führen: (1) das Absterben distaler Nervenfaseranteile (Axotomie), (2) Entmarkung und (3) humorale Faktoren, die durch positive Rückkopplung einen Circulus vitiosus schließen.

(1) Veränderungen nach Axotomie

Nur spezialisierte Nervenendigungen und Rezeptoren sind mechanisch, thermisch oder chemisch erregbar. Nervenfasern sind normalerweise nur elektrisch zu reizen. Dies ändert sich nach Axotomie. Vermutlich werden die für die nicht mehr vorhandene Nervenendigung bestimmten

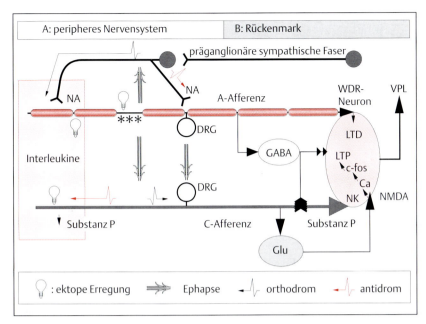

Abb. 4.2 Primär und sekundär neurogene Veränderungen der primären und sekundären nozizeptiven Afferenz.

A *Periphere Mechanismen (linke Hälfte):* Die primären sensorischen Neurone sind die Spinalganglienzellen (DRG, dorsal root ganglion). C-Afferenzen sind dünne und unmyelinisierte Fasern, die als polymodale Nozizeptoren auf starke mechanische und thermische und auf chemische Reize reagieren. Berührungsreize werden über Aβ-Afferenzen vermittelt. Die A-Afferenzen sind bemarkt. Mechanisch oder entzündlich kann es zur segmentalen Demyelinisierung kommen (***). Normalerweise sind Nervenfasern längs ihres Verlaufes nur elektrisch, aber nicht mechanisch, thermisch oder chemisch erregbar. Sie können aber durch Katecholamine (NA), Interleukine, Wachstumsfaktoren und Neurokinine so sensitiviert werden daß sie auch anderen Orts „ektop", längs ihres Verlaufes, spontan, chemisch oder mechanisch erregbar werden. Auch entmarkte Nervenfasern neigen zur ektopen Erregungsbildung. Die Demyelinisierung fördert außerdem **Ephapsen**, bei denen die Erregung auf benachbarte Nervenfasern überspringt. Nach peripherer Nervenschädigung und unter dem Einfluß von Noradrenalin (NA) können sich Ephapsen zwischen Spinalganglienzellen (DRG) ausbilden. Ephapsen zu sympathischen Fasern und zu C-Fasern führen über eine orthodrome Erregungsausbreitung nach peripher zu einer neurogenen Entzündung im Gewebe (ganz links: NA, Interleukine) und verstärken so die Sensitivierung der Nozizeptoren. Antidrom wird über Kollateralen im Spinalganglion ebenfalls Noradrenalin ausgeschüttet.

B *Veränderungen im Hinterhorn des Rückenmarks (rechte Hälfte).* Das WDR-Neuron (WDR: wide dynamic range) ist ein sekundäres sensorisches Neuron, an dem Aβ- und C-Afferenzen konvergieren. Es projiziert über den Vorderseitenstrang vor allem in den ventroposterolateralen Thalamus (VPL). Das WDR-Neuron wird über NMDA-Rezeptoren erregt. Die C-Fasern schütten neben Glutamin außerdem Tachykinine wie Substanz P und Neurokinin A aus. Bei gleichzeitiger Stimulation von Neurokininrezeptoren (Nk) bewirkt die Stimulation der NMDA-Rezeptoren eine tonische Erregbarkeitssteigerung des WDR-Neurons (LTP: long term potentiation), während sie bei wiederholter A-Faser-Erregung zu einer verminderten Erregbarkeit des WDR-Neurons führt (LTD: long term depression), möglicherweise, weil A-Fasern mangels Substanz P nicht gleichzeitig den Neurokininrezeptor stimulieren. Die A-Afferenzen hemmen zudem über ein GABAerges Interneuron präsynaptisch die C-Afferenz und postsynaptisch das WDR-Neuron. Glutaminerge Interneurone (Glu) könnten ebenfalls eine Rolle bei der Modulation der Erregbarkeit des WDR-Neurons spielen.

Detektorproteine nunmehr in die Membran oberhalb der Axotomie eingebaut, die so an atypischer Stelle, **ektop**, erregbar wird. Außerdem verändert sich nach Axotomie die Kanalausstattung der Axonmembran. Sie trägt zur Übererregbarkeit bei. Auch die nach Axotomie wieder aussprossenden Nervenfasern neigen zur ektopen Erregungsbildung. Dies gilt um so mehr, wenn zeitgleich noch Aufräumreaktionen stattfinden, durch die humoral erregungsfördernd wirkende Interleukine anfallen.

(2) Demyelinisierung

Entmarkte Nervenfasern sind ektop erregbar. Nicht selten entwickeln sich Schrittmacher mit einem komplexen Zeitverhalten, das den kribbelnden und rhythmisiert einschießenden elektrisierenden Mißempfindungen entspricht, wie sie beim Guillain-Barré-Syndrom und der Trigeminusneuralgie vorkommen. Das Guillain-Barré-Syndrom ist eine entzündliche demyelinisierende Polyneuropathie. Die Interleukine, die durch die Entzündung im Nerven ausgeschüttet werden, tragen zusätzlich zur Erregbarkeitssteigerung der Nervenfasern bei. Die ektop gebildeten Erregungen werden allerdings erst ins Zentralnervensystem fortgeleitet, wenn sich die durch die Demyelinisierung ausgelösten Leitungsblockaden zurückbilden. Deshalb treten die quälenden Mißempfindungen typischerweise in der Rückbildungsphase auf. Membranstabilisierende Antikonvulsiva sind hier in der Regel wirksam.

Die Leitungsblockade hat noch einen weiteren Effekt: Die Erregung kann das entmarkte Segment nicht mehr überspringen, aber sie lädt die entmarkte Membran auf, bis die Spannung ausreicht, um benachbarte Nervenfasern zu erregen. Dieses Überspringen der Erregung wird **Ephapse** genannt (Abb. 4.2) Ephapsen zu postganglionären sympathischen Fasern führen nach orthodromer Erregungsleitung über eine Noradrenalinausschüttung (Abb. 4.2, NA) in der Peripherie zur Vasodilatation und zur neurogenen Entzündung (Abb. 4.2, Interleukine). Antidrom führen sie zu einer Noradrenalinausschüttung in den Spinalganglien, die Ephapsen zwischen Spinalganglienzellen begünstigt.

(3) Humorale Faktoren.

Ephaptische oder ektope Erregungen von C-Fasern führen nach antidromer Leitung zur peripheren Neurokininausschüttung. Sie steigert die Erregbarkeit der C-Fasern ebenso wie das bei orthodromer ephaptischer Aktivierung von postsynaptischen sympathischen Fasern ausgeschüttete Noradrenalin und die bei der neurogenen Entzündung anfallenden Interleukine. Diese positive Rückkopplung verstärkt Hyperalgesie und Schmerz. Die Konstellation aus Brennschmerz, Hautrötung und Überwärmung wird als **Erythromelalgie** oder auch „ABC-Syndrom" (ABC: **a**ngry

backfiring **C**-fibers) bezeichnet. Bei entzündlichen Polyneuropathien überfluten Interleukine das periphere Nervensystem nicht nur neurogen vermittelt, sondern schon durch den Krankheitsprozeß selbst. Nach Axotomie entstehen durch die Abräumprozesse der Waller'schen-Degeneration ebenfalls Interleukine.

Die Erregbarkeitssteigerung der C-Fasern erklärt Spontanschmerz und Hyperalgesie. Bei der **Allodynie** lösen Berührungs-, Bewegungs- oder Temperaturreize eine Schmerzempfindung aus. Sie ist peripher neuropathisch durch Ephapsen zwischen A- und C-Fasern erklärbar. Dieser Mechanismus kann für die Allodynie bei der sekundären neurogenen Chronifizierung nozizeptiver Schmerzen keine Rolle spielen. Für sie sind plastische **Veränderungen im Rückenmark** verantwortlich, die auch bei peripher neuropathischen Schmerzen auftreten. Im Hinterhorn des Rückenmarks (Abb. 4.2) werden die primären Afferenzen auf sekundäre sensorische Neurone umgeschaltet. Die spezifisch nozizeptiven sekundären Neurone haben ein kleines rezeptives Feld und sind für die Schmerzlokalisation wichtig. Die Schmerzintensität vermitteln die WDR-(wide dynamic range)Neurone (Abb. 4.2). Sie haben große rezeptive Felder für Schmerzreize und ein kleines zentrales rezeptives Feld für mechanische Reize. Ein andauernder Beschuß durch C-Afferenzen macht das WDR-Neuron im gesamten rezeptiven Feld sensitiv für mechanische oder thermische Reize. Das führt zur Allodynie. Das WDR-Neuron wird auch für C-Fasern leichter erregbar. So kommt es zur Hyperalgesie.

An der sekundären neurogenen Chronifizierung neuropathischer und nozizeptiver Schmerzen im Hinterhorn sind NMDA-Rezeptoren beteiligt (1). Bei den peripher neuropathischen Schmerzen tragen zwei weitere Mechanismen zur Schmerzverstärkung im Hinterhorn bei. Der Ausfall von A-Afferenzen enthemmt das WDR-Neuron (2) und stößt die Bildung von kollateralen synaptischen Kontakten der überlebenden Fasern an (3).

(1) NMDA-Rezeptor-vermittelte Effekte

Die primären Afferenzen erregen das WDR-Neuron glutaminerg über NMDA-Rezeptoren, die das weitere Verhalten des WDR-Neurons unterschiedlich beeinflussen. A-Faser-Aktivierung führt zu einer längerdauernden Hemmung des WDR-Neurons (LTD: long term depression), die durch NMDA-Rezeptor-Antagonisten zu unterdrücken ist, während C-Faser-Aktivierung das WDR-Neuron erregbarer macht (LTP: long term potentiation). Die LTP spielt auch bei der Chronifizierung nozizeptiver Schmerzen eine Rolle. Bei peripher neuropathischen Schmerzen ist der Beschuß des WDR-Neurons durch C-Afferenzen wegen der hohen Entladungsfrequenz ektoper Erregungen allerdings besonders heftig, weshalb zur Vermeidung der Chronifizierung besonders schnell gehandelt werden muß.

(2) GABA-erge Mechanismen

A-Afferenzen hemmen das WDR-Neuron nicht nur über NMDA-Rezeptoren, sondern auch über GABA-erge Interneurone (Abb. 4.2), die präsynaptisch auch die C-Afferenzen hemmen. Hier setzt der $GABA_B$-Agonist Baclofen an. Die Hemmung der Nozizeption durch A-Afferenzen ist eine Grundannahme der „Gate-Control"-Theorie des Schmerzes und Grundlage der transkutanen elektrischen Nervenstimulation (TENS) und anderer physikalisch schmerztherapeutischer Maßnahmen. Die Enthemmung der Nozizeption durch Ausfall der A-Afferenzen wäre eine Erklärung für schmerzhafte Polyneuropathien, die in erster Linie die großkalibrigen Nervenfasern betreffen.

(3) Kollateralenbildung nach Faserausfall

Bei Spinalganglienerkrankungen wie der Zoster-Neuralgie (s. u.) oder bei Radikulopathien sterben von der Spinalganglienzelle zum Rückenmark ziehende Nervenfasern ab. Dadurch werden am WDR-Neuron synaptische Kontakte frei, in die Kollateralen der überlebenden primären Afferenzen einsprossen, deren synaptischer Kontakt zum WDR-Neuron sich dadurch verstärkt. Im Falle von A-Fasern führt das zur Allodynie und im Falle von C-Fasern zur Hyperalgesie.

- **Polyneuropathien** treffen bevorzugt die längsten Nervenfasern. So kommt es typischerweise zu Problemen an den Füßen, die häufig als orthopädisch oder vaskulär bedingt mißdeutet werden. Ein einfaches Erkennungszeichen sind Ruheschmerzen: Neuropathische Schmerzen stören häufig den Schlaf und bessern sich – anders als orthopädisch oder vaskulär bedingte Schmerzen – bei Bewegung. Sie erregen A-Afferenzen, die das WDR-Neuron hemmen.
- Weitere Hinweise auf **neuropathische Schmerzen** ergeben sich bei der Sensibilitätsprüfung. Bei Berührung kommt es zu kribbelnde Mißempfindungen (Dysästhesien). Wenn Berührungs- oder Temperaturreize als schmerzhaft wahrgenommen werden oder wiederholte taktile Reize im Sinne eines „Wind-up"-Phänomens schmerzhaft werden, spricht dies für neuropathische Schmerzen oder für eine sekundär neurogene Chronifizierung nozizeptiver Schmerzen.
- Beim **Restless-Legs-Syndrom** (RLS) tritt vor allem in Ruhe und nachts ein Bewegungsdrang der Beine auf. Es tritt meist familiär auf, symptomatisch kommt es bei Polyneuropathien vor. Manchmal stehen Mißempfindungen und Schmerzen im Vordergrund, die durch aktives Bewegen besser werden. Dann ist die Abgrenzung zu neuropathischen Schmerzen schwierig. Bei Verdacht sollte ein Behandlungsversuch mit L-Dopa erfolgen, das auch bei der Trigeminusneuralgie und bei der diabetischen Neuropathie wirksam zu sein scheint.

Mononeuropathien, Neuralgien und Neuromschmerzen

Kompressionssyndrome. Karpaltunnel, Ulnarisrinne, Leiste, Fibulaköpfchen, Tarsaltunnel und Vorfuß sind Engpässe, an denen chronischer Druck zu lokalen Markscheidenschäden und zum Absterben von Nervenfasern führen kann. Entmarkte oder sich regenerierende Nervenfasern sind anders als sonst mechanisch erregbar. So entstehen durch Beklopfen ektop elektrisierende Mißempfindungen, die in das Versorgungsgebiet des betroffenen Nerven ausstrahlen. Am bekanntesten ist das Tinel-Phänomen am Karpaltunnel.

- Die Projektion spontaner oder durch Beklopfen längs des Nervenverlaufes ausgelöster Schmerzen in das Territorium eines bestimmten Nerven oder Nervenastes weist auf **neuralgische Schmerzen** hin. Nach Sensibilitätsstörungen oder Lähmungen im Versorgungsgebiet der einzelnen Nerven muß gezielt gesucht werden. Beim Karpaltunnelsyndrom wird der Schmerz manchmal auch in die Schulter oder den ganzen Arm projiziert. Deshalb sollte bei Schulter-Arm-Schmerzen immer ein EMG erfolgen, das auch in anderen Zweifelsfällen nützlich ist. Entscheidend ist die klinisch neurologische Untersuchung.

Neuromschmerzen. Nach Durchtrennung eines Nerven wachsen Nervenfasern aus. Wenn als Leitschiene die Basalmembran des distalen Nervenendes fehlt, bilden sie ein Gewirr unausgereifter Nervenfasern, das Neurom. Aussprossende Nervenfasern neigen zur ektopen Erregung (s. o.). Durch Bewegungen oder durch Beklopfen in der Nähe des Neuroms kommt es zu blitzartig einschießenden Schmerzen, die in das Versorgungsgebiet des betreffenden Nerven ausstrahlen. Auch Verletzungen ohne Kontinuitätsunterbrechung können zu Auftreibungen des Nerven führen. Diese Pseudoneurome entstehen durch Bindegewebeproliferation als Reaktion auf eine endoneurale Entzündung.

Trigeminusneuralgie. Der Nervus trigeminus zeichnet sich durch eine außergewöhnliche Dichte sensibler Nervenfasern aus. Da die Schmerzintensität neuralgieformer Schmerzen von der Anzahl der sensiblen Nervenfasern des betroffenen Nerven abhängig ist, wird die Trigeminus-Neuralgie als besonders heftig empfunden. Die Trigeminusneuralgie im engeren Sinne ist dadurch definiert, daß das Berühren bestimmter Triggerpunkte Schmerzattacken auslöst, die sich blitzartig in Sekundenabstand wiederholen. Als Ursache werden Mikroläsionen der Nerveneintrittszone in der Cisterna ambiens angenommen, die durch Pulsation benachbarter Gefäßschleifen entstehen. Manchmal hilft die Polsterung des Nerven an dieser Stelle. Die umschriebene Entmarkung an den Nervenfasern, die die Triggerpunkte versorgen, begünstigt Ephapsen und ektope Erregungen (s. o.), deren Zeitverhalten den im Sekundenabstand sich jagenden blitzartigen Schmerzattacken der Trigeminusneuralgie entspricht. Membranstabilisierende Antikonvulsiva sind wirksam. In Abgrenzung zur Trigeminusneuralgie im engeren Sinne werden Schmerzen durch Prozesse längs der Trigeminusäste als „atypischer Gesichtsschmerz" bezeichnet.

Zoster-Neuralgie. Bei der Zoster-Neuralgie ist nicht in erster Linie der Nerv, sondern das Spinalganglion geschädigt. Die Beobachtung, daß überwiegend die A-Afferenzen ausfallen, war ein Ausgangspunkt für die „Gate-Control"-Theorie des Schmerzes (s. o.), die den Schmerz durch Enthemmung nach Ausfall der A-Afferenzen erklärt. C-Fasern müssen allerdings auch beteiligt sein, denn anders wäre die Wirkung von topischen Lokalanästhetika und von Capsaicin nicht erklärbar. Capsaicin entspeichert das Neurokinin Substanz P aus C-Fasern. Entsprechend kommt es zunächst zu einem Brennschmerz und danach erst zur Schmerzlinderung.

Kausalgie. Bei 2–14% der betroffenen Patienten treten nach inkompletten Nervenläsionen brennende Dauerschmerzen auf, die durch Berührung, Streß, Bewegung und Temperaturänderung verstärkt werden. Außerdem besteht eine Allodynie im Territorium des geschädigten Nerven. Dieser Zustand wird seit über 100 Jahren als Kausalgie bezeichnet. Er kann durch Sympathikusblockaden durchbrochen werden. Damit bestehen Beziehungen zur sympathischen Reflexdystrophie und Sudeck-Syndrom. Die Terminologie ist verwirrend. Zuletzt wurde das Akronym **CRPS** (complex regional pain syndrome) vorgeschlagen, als Typ I für das klassische posttraumatische Sudeck-Syndrom und als Typ II bei zusätzlich vorliegender Nervenläsion. Ein anderer Vorschlag differenziert zwischen der **sympathischen Reflexdystrophie** (RSD: reflex sympathetic dystrophy) im Sinne des klassischen Sudeck-Syndroms und dem **sympathisch unterhaltenen Schmerzsyndrom** (SMP: sympathetically maintained pain). Beide sprechen auf Sympathikusblockaden an. Beim SMP beschränken sich die vegetativen Störungen auf das Versorgungsgebiet des geschädigten Nerven. Nur bei der RSD verstärkt sich der Schmerz durch Tieflagerung der Extremität. Für den kausalgischen Brennschmerz dürfte ähnlich wie beim polyneuropathischen Brennschmerz das sympathische Nervensystem nur eine vermittelnde, keine kausale Rolle spielen.

- Bei klinischem Verdacht auf eine sympathische Beteiligung sollten frühzeitig Sympathicus-Blockaden erfolgen, um diesen Verdacht zu erhärten. Parallel muß die konservative Therapie des neuropathischen Schmerzes ausgeschöpft werden, die vor der Sympathikusblockade kommen sollte, wenn die sympathische Mitbeteiligung außerhalb des betroffenen Nerventerritoriums fehlt.

Zentral neuropathische Schmerzen

Bei Rückenmarkkontusionen oder traumatischen Wurzelausrissen kann die lokale Entzündungsreaktion die WDR-Neurone sensitivieren. Eine Ischämie des Rückenmarks führt im Tiermodell zu Schmerzverhalten und zur Abnahme GABA-immunreaktiver Zellen im Hinterhorn, die zur Hemmung der WDR-Neurone beitragen (Abb. 4.2). Die Schmerzen können durch den $GABA_B$-Rezeptor-Agonisten Baclofen unterdrückt werden. Häufiger sind zentrale Schmerzen nach Läsionen der spino-thalamo-kortikalen Bahnen. Ein Drittel der Patienten mit traumatischen Querschnitten und bis zu 8% aller Schlaganfallpatienten entwickeln oft erst nach Monaten zentral neuropathische Schmerzen. Dieser Zeitverlauf spricht dafür, daß plastische Veränderungen im Zentralnervensystem eine Rolle spielen. Außerdem sind vor allem jüngere Patienten betroffen.

Läsionen der spinothalamischen Bahn. Zentral neuropathische Schmerzen entstehen, wenn eine Läsion des Tractus spinothalamicus im Vorderseitenstrang des Rückenmarks vorliegt und zumindest noch eine Restfunktion der Hinterstrangafferenzen erhalten ist. Komplette Querschnittläsionen führen in der Regel nicht zu neuropathischen Schmerzen. Isolierte Läsionen des Tractus spinothalamicus kommen bei Infarkten der A. spinalis anterior und der A. cerebelli inferior posterior (Wallenberg-Syndrom) vor. Typisch sind brennende Dauerschmerzen, die mit dem paradoxen Hitzegefühl beim Eintauchen der Hand in Eiswasser verglichen werden. Manche Patienten erleben schmerzhafte Kältegefühle oder durch Bewegung ausgelöste Schmerzen im Sinne einer kinästhetischen Allodynie. Schmerz- und Temperaturempfindung sind ausgefallen oder reduziert. Beim Ausfall der sekundären spinothalamischen Afferenzen kommt es im Thalamus zu ähnlichen Veränderungen wie im Hinterhorn beim Ausfall der primären nozizeptiven Afferenzen (s. o.). Die Sensitivierung der tertiären afferenten Neurone zeigt sich in der funktionellen Bildgebung als verstärkte Aktivierung im lateralen Thalamus. Pharmakologische Befunde belegen ein exzitatorisch-glutamaterges und inhibitorisch-GABAerges Ungleichgewicht. Experimentell wirksam waren der NMDA-Rezeptor-Antagonist Ketamin und die intrathekale Applikation der GABA-Agonisten Midazolam und Baclofen. Von günstigen Erfahrungen mit dem antiglutaminergen, aber nicht über den NMDA-Rezeptor wirkenden Lamotrigin wurde berichtet. Membranstabilisierende Antikonvulsiva und trizyklische Antidepressiva sind etwa gleich wirksam wie bei peripher neuropathischen Schmerzen.

Mediale und laterale zentrale Schmerzbahn. Die spinothalamische Bahn projiziert überwiegend in den ventroposterolateralen Thalamus und zum kleineren Teil über den medialen Thalamus in den Gyrus cinguli. Diese mediale Schmerzbahn vermittelt die affektive Schmerzkomponente und wird über die primäre sensorische Rinde auf Höhe des medialen Thalamus gehemmt, weshalb Läsionen der primären sensorischen Rinde oder ihrer thalamokortikalen Afferenzen enthemmend wirken. So kann es zu besonders quälenden Schmerzen kommen.

- Bei zentralen Schmerzen können affektives und diskriminatives Schmerzerleben entkoppelt sein. Bei fehlendem affektivem Schmerzausdruck drohen die Schmerzen unterschätzt und unzureichend behandelt zu werden. Die Bedeutung des Affektes zeigt sich auch daran, daß zentral neuropathische Schmerzen durch Lärm, Musik, Streß oder Angst verstärkt werden.

Therapie

Manche peripher neuropathische Schmerzen sind durch Neurolyse oder Dekompression kausal zu beheben. Sonst sind neuropathische Schmerzen nur symptomatisch angehbar.

- Um sekundäre zentralnervöse Veränderungen zu vermeiden, müssen kausale und symptomatische Therapie früh und intensiv einsetzen. Nur so besteht Hoffnung, das Schmerzgeschehen zu durchbrechen.

Die symptomatische Therapie muß oft langjährig praktikabel sein. Ein realistisches Therapieziel ist eine Schmerzreduktion um 50%. Dies bedeutet eine deutlich verbesserte Lebensqualität. Pharmakotherapie, Leitungsblockaden, physikalische Therapie und Verhaltenstherapie müssen sich bei der intensiven Therapie gegenseitig unterstützen.

Pharmakotherapie

Trizyklische Antidepressiva sind bei neuropathischen Schmerzen am wirksamsten, Serotoninwiederaufnahmehemmer schneiden ungünstiger ab. Meist wird nicht die volle antidepressiv wirksame Dosis benötigt. Deshalb sollte zunächst z. B. mit 25 mg **Amitriptylin** zur Nacht begonnen werden, das in diesem Dosisbereich meist gut vertragen wird. Die Patienten müssen über die möglichen anfänglichen Nebenwirkungen Müdigkeit und orthostatische Hypotonie aufgeklärt werden.

Die Membranstabilisierende **Antikonvulsiva** Phenytoin und Carbamazepin sind etwas seltener wirksam als die trizyklischen Antidepressiva. Durch Hemmung der ektopen Erregungsbildung nutzen sie besonders bei blitzartig einschießenden neuralgischen Schmerzen und insbesondere bei der Trigeminusneuralgie. Sie werden häufig mit trizyklischen Antidepressiva kombiniert. Unter den neuen Antikonvulsiva ist Lamotrigin als Add-on zu Carbamazepin bei der Trigeminusneuralgie erfolgreich eingesetzt worden.

Gabapentin hilft manchmal, wenn Carbamazepin und Phenytoin versagt haben. Es liegen allerdings erst wenige kontrollierte Studien vor. Die Allodynie spricht auf **NMDA-Rezeptor-Antagonisten** wie Dextromethorphan und Ketamin an, aber die klinischen Erfahrungen sind gering. Der **GA-BA$_B$-Rezeptor-Agonist** Baclofen war im Tiermodell nach Ausfall hemmender Interneurone im Hinterhorn und klinisch bei der Trigeminusneuralgie wirksam.

Opioide sind nicht die Mittel der ersten Wahl, sind aber auch nicht unwirksam, wie zeitweise postuliert. Oxycodon ist erfolgreich bei der Zoster-Neuralgie und Tramadol bei schmerzhaften Polyneuropathien eingesetzt worden. **Capsaicin** führt zu einer Entspeicherung von Substanz P, die zunächst brennende Mißempfindungen auslöst und danach zu einer Schmerzlinderung führen kann. Es wird topisch angewendet und ist bei der diabetischen Neuropathie und bei der Zoster-Neuralgie wirksam.

- Die pharmakologische Behandlung neuropathischer Schmerzen unterscheidet sich von dem Stufenschema der WHO. Trizyklische Antidepressiva sind die Medikamente der ersten Wahl.

Physikalische Therapie

A-Afferenzen hemmen Schmerzafferenzen (Abb. 4.**2**), sei es als Bewegung, Vibration, Massage oder als elektrischer Reiz wie bei der transkutanen elektrische Nervenstimulation (**TENS**), die bei umschriebenen peripher neuropathischen Schmerzen besonders erfolgreich ist, allerdings leider oft mit nachlassender Wirkung. Auch $1/5$ der Patienten mit zentral neuropathischen Schmerzen erlebten nach TENS eine Schmerzminderung um mindestens 20%. Positive kontrollierte Studien liegen fast nur für postoperative Schmerzen vor. In einem Areal mit Allodynie sollte nicht stimuliert werden. Bei einigen Syndromen scheint die betroffene Extremität gerade die jeweils ungünstige, schmerzauslösende Temperatur zu haben. Patienten mit brennenden neuropathischen Schmerzen und Überwärmung der Haut (Erythromelalgie) profitieren häufig von Kälte. Bei dem sog. Triple-cold-Syndrom (cold hyperalgesia, cold hypoanesthesia, cold skin), als dessen Ursache eine Denervierungs-Überempfindlichkeit der Arteriolen vermutet wird, nützt dagegen Wärme.

Invasive Verfahren

Diagnostische Leitungsblockaden helfen bei der Lokalisation eines für den Schmerz verantwortlichen Neuroms vor einer mikrochirurgische **Neurolyse**. Besteht der Schmerz trotz peripherer Anästhesie nach Leitungsblockade oberhalb des Neuroms weiter, belegt dies eine sekundäre zentrale Sensitivierung, die durch eine Neurolyse weiter angeheizt werden kann. Das Weiterbestehen von Schmerzen nach spinaler Anästhesie belegt entsprechend eine sekundäre Chronifizierung durch Sensitivierung der tertiären afferenten Neurone im Thalamus.

Das Durchtrennen der Nerven oberhalb eines Neuroms ist häufig erfolglos und nicht selten schädlich. Plastische Veränderungen im Hinterhorn können durch die erneute Läsion verstärkt werden.

Bei konservativ nicht beherrschbarer **Trigeminusneuralgie** kommt allerdings die perkutane Thermokoagulation oder Dekompression des Ganglion Gasseri in Frage. Als weitere destruierende Operation wird die Thermokoagulation der Wurzeleintrittszone durchgeführt.

- Sympathikusblockaden werden bei der Kausalgie seit Jahrzehnten durchgeführt, aber es gibt kaum kontrollierte Studien. Sie können auch bei Neuralgien ohne vegetative Symptomatik helfen, dann wird von „sympathisch unterhaltenen Schmerzen" gesprochen. In diesen Fällen sollte vor der Blockade die konservative Schmerztherapie ausgeschöpft sein, während bei deutlicher vegetativer Symptomatik die Blockade früh und damit in der Regel vor Ausschöpfung der konservativen Behandlung empfohlen wird.

Analog zur TENS kann die **Stimulation der Hinterstränge** zur Schmerzhemmung im Thalamus führen. Die Stimulationselektroden werden perkutan in den Epiduralraum eingebracht. Die Erfahrungen mit der thalamischen Stimulation sind bislang begrenzt. Sie war bei elf Patienten mit Querschnittsyndromen unwirksam, während acht von 16 Patienten mit peripher neuropathischen Schmerzen profitierten. Die epidurale Kortexstimulation bietet eine geringer invasive indirekte Beeinflussung das Thalamus, durch die zentral neuropathische Schmerzen gelegentlich zu lindern sind.

Verhaltenstherapie

Streß und Angst verstärken neuropathische Schmerzen, und starke Schmerzen sind Streß. Verhaltenstherapie kann an diesem Teufelskreis ansetzen, aber auch kognitiv die affektive Komponente zentral neuropathischer Schmerzen bearbeiten. Häufig läßt sich der neuropathische Schmerz nur lindern, aber nicht beseitigen. Deshalb ist ein optimiertes Coping wichtig.

Kernaussagen

Neuropathischer und nozizeptiver Schmerz
– Störungen der neuralen Schmerzleitung und -verarbeitung führen zu neuropathischen Schmerzen, die anders behandelt werden als nozizeptive Schmerzen. Auch bei peripher neuropathischen Schmerzen kommt es zu Veränderungen im Zentralnervensystem. Pathophysiologie und Phänomenologie überschneiden sich bei den verschiedenen Krankheitsbildern.
– Die Axonmembran wird nach Axotomie oder Demyelinisierung durch veränderte Kanalausstattung spontan und ektop erregbar. So entstehen Kribbelmißempfindungen und blitzartig einschießende neuralgische Schmerzen, die auf membranstabilisierende Antikonvulsiva ansprechen. Demyelinisierung und Übererregbarkeit fördern Ephapsen zu Schmerzfasern und zu sympathischen Fasern, die in der Peripherie über Neurokinine und Noradrenalin die neurale Erregbarkeit weiter erhöhen. Die Überaktivierung der C-Fasern und der Ausfall von A-Fasern führen zu einer Sensitivierung und Enthemmung der sekundären afferenten Neurone im Hinterhorn des Rückenmarks.
– Schmerzhafte Polyneuropathien können als orthopädisches oder angiologisches Problem mißdeutet werden. Die Schmerzverstärkung in Ruhe ist typisch und der klinisch neurologische Befund wegweisend.
– Kennzeichnend für Mononeuropathien sind spontane oder durch Beklopfen längs des Nerven ausgelöste, blitzartig in ein bestimmtes Nerventerritorium einschießende Schmerzen. Über Ephapsen zu postganglionären sympathischen Nervenfasern kann es zu einer vegetativen Mitbeteiligung kommen, die über positive Rückkopplungen das Schmerzsyndrom mit unterhält (Kausalgie, sympathetically maintained pain). Bei der Trigeminusneuralgie wird der Nerv intrathekal irritiert. Sie ist durch blitzartige heftige Schmerzattacken gekennzeichnet, die sich im Sekundenabstand jagen. Bei der Zoster-Neuralgie kommt es zum Ausfall von Spinalganglienzellen.
– Voraussetzungen für zentrale neuropathische Schmerzen sind eine Schädigung längs der spino-thalamokortikalen Bahn und eine Restfunktion der lemniskalen Afferenz im Hinterstrang. Es kommt zu einer Sensitivierung der tertiären afferenten Neurone im Thalamus. Läsionen der primären sensorischen Rinde oder ihrer thalamokortikalen Afferenz enthemmen die für das affektive Schmerzerleben wichtige mediale Schmerzbahn zum Gyrus cinguli. Affekte haben einen großen Einfluß auf zentral neuropathische Schmerzen.

Therapie
– Eine Schmerzreduktion um 50% ist ein realistisches Therapieziel. Nur bei früh und intensiv einsetzender Therapie bestehen gute Aussichten, das Schmerzgeschehen zu durchbrechen.
– Trizyklischen Antidepressiva sind die am häufigsten wirksamen Medikamente. Membranstabilisierende Antikonvulsiva sind ebenfalls Substanzen der ersten Wahl und mit Antidepressiva kombinierbar. NMDA-Rezeptor-Antagonisten und GABA-Agonisten sind andere, speziell bei neuropathischen Schmerzen wirksame Medikamente und manchmal Opiaten überlegen. Capsaicin wirkt bei Polyneuropathien und bei der Zoster-Neuralgie topisch.
– Die Stimulation von A-Afferenzen durch Bewegung, Massage oder TENS hemmt die sekundären afferenten Neurone im Hinterhorn.
– Periphere und zentrale Leitungsblockaden helfen, das Schmerzgeschehen zu durchbrechen, wirken entspannend und können so auch einen dauerhaften Effekt haben. Sympathikusblockaden sind gebräuchlich, aber durch Therapiestudien nur unzureichend abgesichert. Bei deutlicher vegetativer Mitbeteiligung sollten sie früh erfolgen. Destruierende Verfahren sind nur ausnahmsweise indiziert. Sie führen nicht selten zur Zunahme der Schmerzen. Die Thalamus- oder Kortexstimulation ist noch ein experimentelles Verfahren.
– Verhaltenstherapie setzt an der affektiven Komponente des Schmerzes an und versucht das Coping zu fördern.

Literatur

■ Referenzen

1. Bowsher D. Central pain: clinical and physiological characteristics. J Neurol Neurosurg Psychiat 1996; 61:62–69
2. Canavero S, Bonicalzi V. The neurochemistry of central pain: evidence from clinical studies, hypothesis and therapeutic implications. Pain 1998; 74:109–114
3. Coghill RC, Mayer DJ, Price DD. Wide dynamic range but not nociceptive-specific neurons encode multidimensional features of prolonged repetitive heat pain. J Neurophysiol 1993; 69:703–716
4. Devor M. The pathophysiology of damaged peripheral nerves. in: Wall PD, Melzack R (Hrsg.) Textbook of Pain. Churchill Livingstone, Edinburgh London, Mebourne, New York 1989; S. 63–81
5. Eide PK, Stubhaug A, Stenehjem. Central dysesthesia pain after traumatic spinal cord injury is dependent on N-methyl-d-aspartate receptor activation. Neurosurgery 1995; 37:1080–1087
6. Garcia-Larrea L, Peyron R, Mertens P, Gregoire MC, Lavenne F, Le Bars D, Convers P, Mauguière F, Sindou M, Laurent B. Electrical stimulation of motor cortex for pain control: a combined PET-scan and slectrophysiological study. Pain 1999; 83:259–273
7. Michaelis M, Vogel C, Blenk KH, Arnason A, Jänig W. Infammatory mediators sensitize acutely axotomized nerve fibers to mechanical stimulation in the rat. J Neurosci 1998; 18:7581–7587
8. Leijon G, Boivie J. Central post-stroke pain – the effect of high and low frequeency TENS. Pain 1989; 38:187–191
9. Levy RM, Lamb S, Adams JE. Treatment of chronic pain by deep brain stimulation: long term follow-up and review of the literature. Neurosurgery 1987; 21:885–893
10. Ochoa JL. Essence, investigation, and management of „neuropathic" pains: Hopes from acknowledgement of chaos. Muscle and Nerve 1993; 16:997–1008
11. Ochoa JL. The human sensory unit and pain: new concepts, syndromes and tests. Muscle and Nerve. 1993; 16:1009–1016
12. Ochoa Jl, Yarnitsky D. The triple cold syndrome. Cold hyperalgesia, cold hypoaesthesia and cold skin in peripheral nerve disease. Brain 1994; 117:185–197
13. Peyron R, Garcia-Larrea L, Grégoire MC, Convers P, Lavenne F, Veyre L, Froment JC, Mauguière F, Michel D, Laurent B. Allodynia after lateral-medullary (Wallenberg) infarct. A PET study. Brain 1998; 121:345–356
14. Urban L, Thompson SWN, Dray A. Modulation of spinal excitability: co-operation between neurokinin and excitatory amino acid neurotransmitters. Trends Neurosci 1994; 17:432–438
15. Wiesenfeld-Hallin Z, Aldskogius H, Grant G, Hao JX, Hökfelt T, Xu XY. Central inhibitory dysfunctions: mechanisms and clinical implications. Behav. Brain. Sci. 1997; 20:420–425

■ Weiterführende Literatur

1. Baron R. Neuropathische Schmerzen – Pathophysiologische Konzepte, Prädiktoren und neue Therapieansätze. Akt. Neurol. 1997; 24:94–102
2. Baron R, Levine JD, Fields HL. Causalgia and reflex sympathetic dystrophy: does the sympathetic nervous system contribute to the generation of pain? Muscle Nerve 1999; 22:678–695
3. Beric A. Central pain: „new" syndromes and their evaluation. Muscle Nerve 1993; 16:1017–1024
4. Coderre TJ, Katz J. Peripheral and central hyperexcitability: differential signs and symptoms in persistent pain. Behav. Brain Sci. 1997; 20:404–419
5. Sindrup SH, Jensen TS. Efficacy of pharmacological treatment of neuropathic pain: an update and effect related to mechanism of drug action. Pain 83; 1999:389–400
6. Wasner G, Baron R. Zentrale Schmerzen – Klinik, pathophysiolgische Konzepte und Therapie. Akt. Neurol. 1998; 25:269–276

Orthopädie

R. Willburger, J. Ludwig, J. Krämer

Roter Faden

- Einführung
- Zervikal und Zervikobrachialsyndrom
  - Schmerztherapie beim lokalen Zervikalsyndrom
  - Schmerztherapie beim Zervikobrachialsyndrom
- Postdiskotomiesyndrom (PDS)
  - Klinik
  - Therapie

Einführung

Zu den wesentlichen orthopädischen Krankheitsbildern, die zu einer chronischen Schmerzsymptomatik führen, müssen neben verschiedenen degenerativen Veränderungen an den Gelenken (s. Kap. III, *Schmerzen an Schulter und oberer Extremität in der Orthopädie, Schmerzen an Hüfte und unterer Extremität in der Orthopädie*) insbesondere die vom Achsenskelett ausgehenden Schmerzen genannt werden. Auf die orthopädischen Aspekte des Rückenschmerzes wird in Kap. V ausführlich eingegangen, Schwerpunkt dieses Abschnittes sollen die schmerzhaften Krankheitserscheinungen an der Halswirbelsäule und die anhaltenden starken Beschwerden nach ein- oder mehrfacher Operation an lumbalen Bandscheiben sein.

Zervikal- und Zervikobrachialsyndrom

Die durch Form- und Funktionsstörungen hervorgerufenen schmerzhaften Krankheitserscheinungen an der Halswirbelsäule werden als **Zervikalsyndrom** bezeichnet. Je nach Lokalisation und Ausstrahlung unterscheidet man lokale Zervikalsyndrome und Zervikobrachialsyndrome. Schmerzen beim **lokalen** Zervikalsyndrom werden dort empfunden, wo sie entstehen, es handelt sich um ein nozizeptorbestimmtes Krankheitsbild. Betroffen sind die Nozizeptoren in den Kapseln der Wirbelgelenke am hinteren Längsband und an den Processus uncinati, sekundär werden Nozizeptoren der Muskelansätze und der Muskeln selbst im HWS-Bereich miteinbezogen. **Ursachen** sind Segmentlockerungen und Funktionsstörungen der zervikalen Bewegungssegmente. Es handelt sich um Beschwerden, die allein durch positionsabhängige Schulternackenschmerzen, Muskelverspannungen und Bewegungseinschränkungen der Halswirbelsäule charakterisiert sind. Die **Symptome** können akut einsetzen, etwa durch eine abrupte Drehbewegung des Kopfes, aber auch schleichend ohne besondere Ursache. Häufig werden Unterkühlung und Zuglufteinwirkung in der Anamnese angegeben. Bei der Untersuchung kann der Patient die Schmerzausgangspunkte ziemlich genau lokalisieren, sie liegen im Versorgungsgebiet der Rr. dorsales am oberen Trapeziusrand und vom Okziput bis zum Akromioklavikulargelenk, wenn die kranialen Segmente der HWS betroffen sind.

Schmerztherapie beim lokalen Zervikalsyndrom

> **Definition:** Bei akuten Schmerzen im Schulternackenbereich empfehlen sich neben der Applikation von Analgetika (NSAID's) je nach Schwerpunkt der Symptomatik manualtherapeutische Maßnahmen mit Traktion in Richtung der Entlastungshaltung.

Vorübergehend können die Patienten eine Halskrawatte tragen, um schmerzauslösende Kopfstellungen vor allem nachts zu verhindern. Wenn Schmerzen und Bewegungseinschränkung sich nicht innerhalb weniger Tage und Wochen zurückbilden, kündigt sich eine Chronifizierung an. Aus den zunächst punktuellen Schmerzen am Hinterhaupt und zwischen den Schulterblättern entwickeln sich diffuse Schmerzen, die sich über die gesamte Schulternackengegend erstrecken. Dauernde Anspannung der Mm. trapezius, levator scapulae und der rhomboidei führt zu Insertionstendopathien am Okziput, am oberen Schulterblattrand und am Akromioklavikulargelenk.

> **Definition:** Beim chronischen Zervikalsyndrom gilt es in erster Linie den Circulus vitiosus Schmerz-Muskelverkrampfung-Fehlhaltung-Schmerz von der muskulären Seite her zu durchbrechen.

Geeignet sind hierfür Massagen, Elektrotherapie, Infiltration des Muskels mit einem Lokalanästhetikum und allgemeine muskelentspannende Maßnahmen. Hierzu zählt in erster Linie die progressive Muskelentspannung nach Jacobson.

Schmerztherapie beim Zervikobrachialsyndrom

Wenn Schmerzen von der Halswirbelsäule dermatombezogen in den Arm ausstrahlen, besteht der schmerztherapeutische Ansatz vor allem in der lokalen Injektionsbehandlung. Eingesetzt werden zervikale **Spinalnervenanalgesien** vornehmlich für die Segmente C5/C6 und C6/C7. Um den Chronifizierungsprozeß an der Spinalnervenwurzel aufzuhalten bzw. zu durchbrechen, sind in den ersten 10 Tagen tägliche Spinalnervenanalgesien erforderlich. Im Anschluß an die Injektion ist wenigstens für ½–1 h eine entlastende Lagerung einzunehmen, am besten in der Glisson-Extension. Das weitere Programm wird ergänzt durch **Physiotherapie** mit Übungen zur Entlastungshaltung, Elektrotherapie, Wärmeanwendungen und Übungen zur progressiven Muskelentspannung. Die lokale Injektionsbehandlung umfaßt neben der zervikalen Spinalnervenanalgesie im betroffenen Segment auch Infiltrationen der sekundären Schmerzausgangspunkte, z. B. am Schulterblattrand, am Okziput und am M. deltoideus.

Bei gravierenden Krankheitsbildern mit erheblichen Schmerzen erfolgt die Behandlung für etwa 10–14 Tage stationär. Das **stationäre Behandlungsschema** umfaßt zwei Infiltrationen pro Tag: morgens eine zervikale Spinalnervenanalgesie bzw. epidurale Injektion, nachmittags Triggerpunktinfiltration, Muskelinfiltration oder Akupunktur zur Behandlung der sekundären Krankheitserscheinungen. Begleitend in den Tagesablauf sind eingebaut: Physiotherapie, Wärme- und Elektroanwendungen, progressive Muskelentspannung und das Haltungs- und Verhaltenstraining im Rahmen der Rückenschule. Am Ende einer 10- bis 14tägigen Intensivbehandlung eines Zervikobrachialsyndroms ist in der Regel das Schmerzbild soweit gebessert, daß eine operative Dekompression nicht mehr zur Diskussion steht. Die Behandlung wird ambulant soweit wie möglich in gleicher Weise fortgesetzt, bis die Neuralgiesymptomatik zurückgegangen ist. Im weiteren Verlauf ist vor allem darauf zu achten, daß nozizeptive Einflüsse wie Fehlhaltungen, Unterkühlung und psychische Belastungen weitgehend vermieden werden.

Postdiskotomiesyndrom (PDS)

Ein wesentliches Krankheitsbild im orthopädischen Fachbereich ist das **Postdiskotomiesyndrom**.

> **Definition:** Als Postdiskotomiesyndrom (PDS) bezeichnet man alle anhaltenden starken Beschwerden nach ein- oder mehrfacher Operation an lumbalen Bandscheiben, die durch Segmentinstabilität und Verwachsungen im Wirbelkanal (peridurale Fibrose) hervorgerufen werden.

Verklebungen mit den dorsalen Bandscheibenanteilen lassen die Nervenwurzeln an allen Konsistenz- und Volumenänderungen des intradiskalen Gewebes teilnehmen. Die dabei auftretenden chronischen Schmerzen haben ihren Ausgangspunkt sowohl im Bereich der peripheren Nozizeptoren im Bewegungssegment als auch im Bereich neuralgisch veränderter Nervenfasern. Es handelt sich somit um eine gemischt nozizeptor- und neuralgiebestimmte Schmerzsymptomatik. Die **Besonderheit** der Schmerzchronifizierung beim rückenoperierten Problempatienten besteht darin, daß die eigentliche Rückenoperation in der Regel als offene Bandscheibenoperation bereits sensibilisierte Nozizeptoren und zu Nozizeptoren umgewandelte Nervenfasern getroffen hat. Direkte intraoperative Traumatisierung, deren Nozizeptoren und neuralgisch veränderte Nerven im Wundgebiet führen zu einer weiteren nachhaltigen Schädigung.

Klinik

Die Schmerzen beim Postdiskotomiesyndrom sind durch eine bilaterale gemischte **pseudoradikulär-radikuläre Symptomatik** gekennzeichnet. Oft sind mehrere Nervenwurzeln beteiligt. Neurologische Ausfälle sind auch auf die vorangegangene Operation zurückzuführen und können nicht unbedingt dem aktuellen Krankheitsbild zugeordnet werden. Schwere neurologische Schädigungen sind eher selten. Die Nervenwurzeln werden durch narbige Stränge zwar stranguliert, aber nicht vollständig abgeschnürt. Die pseudoradikuläre Komponente und nozizeptorbetonte Schmerzen resultieren aus der Segmentinstabilität mit Irritation der Wirbelgelenkkapseln und des hinteren Längsbandes.

Therapie

Der Ansatz für die Schmerztherapie beim Postdiskotomiesyndrom ist entsprechend der nozizeptivneuralgischen Mischsymptomatik mit starken Veränderungen der Schmerzweiterleitung und Schmerzwahrnehmung vielschichtig. Je nach Überwiegen der nozizeptiven oder der neuralgischen Komponente verwendet man Opiod- und/ oder Nichtopioid-Analgetika

Mit der **lokalen Injektionsbehandlung** kann man direkten Einfluß auf Nozizeption und Neuralgie im voroperierten Bewegungssegment nehmen. Bewährt haben sich epidurale Injektionen und Spinalnervenanalgesien der betroffenen Segmente. Epidurale Injektionen als interlaminäre Applikation mit Loss-of-Resistance- Technik müssen ein oder zwei Segmente höher erfolgen oder vom Sakralkanal ausgehen, da der Epiduralraum im Operationsbereich mehr oder weniger stark verklebt ist. Direkten Einfluß auf die eingeklemmte, ödematös aufgequollene Nervenwurzel gewinnt man am besten mit der epiduralperineuralen Injektionstechnik.

Chronische Schmerzzustände, die vorwiegend von den dorsalen Ästen des Spinalnerven ausgehen, sind durch Facetten- und Narbeninfiltrationen anzugehen.

Um die zweite pathogenetische Komponente beim Postdiskotomiesyndrom, die **Instabilität**, zu behandeln, kann man den Patienten versuchsweise mit einer **Rumpforthese** versorgen. Geeignet erscheinen Flexionsorthesen, die eine Entlastung der dorsalen Anteile des Bewegungssegmentes bringen. Parallel ist eine isometrisch-stabilisierende **Krankengymnastik** mit Übungen aus der Entlastungshaltung unabdingbar. Die durch intensive Übungen geschulte Rumpfmuskulatur soll schließlich die Funktion der Orthese übernehmen und zur Stabilisierung des voroperierten Bewegungssegmentes beitragen.

Wegen der vielschichtigen Ätiologie und Pathogenese mit ebenso vielschichtiger Symptomatik ist beim Postdiskotomiesyndrom eine ebenso vielschichtige Schmerztherapie gerechtfertigt. Wichtig sind alle Maßnahmen, die den Patienten nicht noch weiter schädigen. Soweit es geht, sollten die körpereigenen Schmerzhemmungsmechanismen mobilisiert werden. Dazu zählen alle psychologischen Maßnahmen der Schmerzbewältigung und Schmerzreduktion sowie ein abgestimmtes Bewegungsprogramm.

Kernaussagen

Zervikal und Zervikobrachialsyndrom
– Das lokale Zervikalsyndrom ist ein nozizeptorbestimmtes Krankheitsbild, das durch positionsabhängige Schulternackenschmerzen, Muskelverspannungen und Bewegungseinschränkungen der HWS charakterisiert ist. Das Zervikobrachialsyndrom zeichnet sich durch neuropathische, dermatombezogen in den Arm ausstrahlende Schmerzen aus.

Schmerztherapie beim lokalen Zervikalsyndrom
– Akute Schmerzen im Schulter-Nackenbereich werden durch Analgetika und manualtherapeutische Maßnahmen behandelt, beim chronischen Zervikalsyndrom muß der Circulus vitiosus Schmerz-Muskelverkrampfung-Fehlhaltung-Schmerz durchbrochen werden.

Schmerztherapie beim Zervikobrachialsyndrom
– Basis der schmerztherapeutischen Maßnahmen bei Zervikobrachialsyndrom sind Spinalnervenalgesien

(C5/C6 und C6/C7) mit anschließender entlastender Lagerung in der Glissonschlinge ergänzt durch Infiltrationen der sekundären Schmerzausgangspunkte und weiterer Physiotherapie.

Postdiskotomiesyndrom
- Als Postdiskotomiesyndrom bezeichnet man alle anhaltenden starken Beschwerden nach ein- oder mehrfacher Operation an lumbalen Bandscheiben, die durch Segmentinstabilität und Verwachsungen im Wirbelkanal hervorgerufen werden. Die Besonderheit der Schmerzchronifizierung beim rückenoperierten Problempatienten besteht darin, daß durch die Operation selbst eine direkte Traumatisierung der Nozizeptoren und neuralgisch veränderter Nerven im Wundgebiet stattfindet.

Klinik
- Die Schmerzen beim Postdiskotomiesyndrom sind durch eine bilaterale gemischte pseudoradikulärradikuläre Symptomatik gekennzeichnet, oft unter Beteiligung mehrerer Nervenwurzeln. Neurologische Ausfälle sind auch auf die vorangegangene Operation zurückzuführen und können nicht unbedingt dem aktuellen Krankheitsbild zugeordnet werden. Die pseudoradikuläre Komponente und nozizeptorbetonte Schmerzen resultieren aus der Segmentinstabilität mit Irritation der Wirbelgelenkkapseln und des hinteren Längsbandes.

Therapie
- Wie das Krankheitsbild, ist auch die Therapie vielschichtig. Man wendet Opioid- und/oder Nichtopioid-Analgetika an sowie lokale Injektionsbehandlungen. Bewährt haben sich epidurale Injektionen und Spinalnervenanalgesien der betroffenen Segmente. Chronische Schmerzzustände sind durch Facetteninfiltrationen und Narbeninfiltrationen anzugehen.
- Die Instabilitätskomponente kann mit Flexionsorthesen versorgt werden, die eine Entlastung der dorsalen Anteile des Bewegungssegmentes bringen. Parallel ist eine isometrisch-stabilisierende Krankengymnastik unabdingbar.

Neurochirurgie

V. Tronnier

Roter Faden

- Trigeminusneuralgie
- Postdiskektomiesyndrom

Trigeminusneuralgie

Die idiopathische Trigeminusneuralgie, der sog. Tic douloureux, ist gekennzeichnet durch blitzartig einschießende Schmerzen in einem oder mehreren Trigeminusästen. Auslösefaktoren (Trigger) sind Mundbewegungen beim Sprechen und Kauen, leichte Berührung oder ein kalter Luftzug. Der neurologische Untersuchungsbefund ist bis auf eine eventuelle Hypalgesie im Triggerareal unauffällig. Die **primäre Therapie** besteht in der Gabe des Membranstabilisators Carbamazepin. Alternativpräparate sind Lamotrigin, Phenytoin, Baclofen oder Gabapentin. Bei Nichtansprechen der medikamentösen Therapie oder intolerablen Nebenwirkungen müssen chirurgische Maßnahmen in Erwägung gezogen werden. Hier kommen verschiedene perkutane Verfahren wie die retroganglionäre Glyzerininjektion oder die kontrollierte Thermoläsion sowie die operative Freilegung des Trigeminusnerven im Kleinhirnbrückenwinkel (Operation nach Jannetta) in Frage.

Die Ursache der idiopathischen Trigeminusneuralgie liegt in einer vaskulären Kompression des Trigeminusnerven unmittelbar nach seinem Austritt aus der Brücke.

In dieser Wurzeleintrittszone (REZ = root entry zone, Oberheimer-Redlich-Zone) sind die Nervenfaszikel nicht von Schwann-Zellen im Sinne peripheren Myelins umgeben, sondern von zentralem Myelin, bestehend aus Oligodendrozyten. Dadurch ist diese Zone wesentlich vulnerabler. Mit zunehmendem Lebensalter kommt es zum einem zu einer Elongation und Schlingenbildung von Arterien, zum anderen durch die allgemeine Hirnvolumenminderung zu einem Absinken des Hirnstamms in der hinteren Schädelgrube („sagging"). Dadurch können neurovaskuläre Kontaktstellen entstehen. Eine starke arterielle Kompression kann zu einer partiellen Demyelinisierung in der Wurzeleintrittszone führen. Dies wurde durch intraoperative Befunde, wo sich Eindellungen und Verfärbungen zeigen (Abb. 4.3), aber auch durch autoptische Befunde gesichert.

Folgende Hypothesen wurden für eine **Schmerzgenese** aufgestellt:
- Durch lokale Demyelinisierung kommen verschiedene Nervenfasern in direkten Kontakt (ephaptische Transmission).
- Durch den Gefäßkontakt entsteht eine segmentale Disinhibition.
- Durch eine partielle Nervenschädigung entstehen sekundäre Veränderungen in den Trigeminuskernen im Sinne einer Hyperaktivität.

Im eigenen Krankheitsgut (n = 271 Operationen nach Jannetta) fanden sich Kompressionen durch verschiedene Gefäße (Tab. 4.4).

Zwei **Standardverfahren** haben sich weltweit zur Behandlung der idiopathischen Trigeminusneuralgie durchgesetzt:
- die perkutane selektive kontrollierte Thermoläsion im Ganglion Gasseri (alternativ die retroganglionäre Glyzerininjektion)
- die parapontine mikrovaskuläre Dekompression des N. trigeminus (Operation nach Jannetta)

Die Wirkung der **perkutanen Thermoläsion** basiert auf einer kontrollierten Hitzeschädigung der betroffenen Trigeminusanteile. Basierend auf einem Zugangsweg, der bereits 1912 von Harris und 1913 von Härtel für die Alkoholinjektion in das Ganglion Gasseri beschrieben wurde, wird

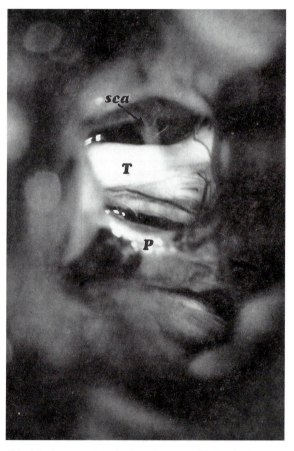

Abb. 4.3 Kompression des N. trigeminus (T) durch einen Ast der A. cerebelli superior (SCA). Im Vordergrund die V. petrosa (P).

Tabelle 4.4 Trigeminusneuralgie durch Gefäßkompression

Kompressionsursache	Häufigkeit (%)
Hauptstamm der A. cerebelli superior	46,1
Äste der A. cerebelli superior	18,8
A. cerebelli anterior inferior	2,6
A. basilaris	0,4
Pontine Arterien	3,0
V. petrosa	4,4
Pontine Venen	15,9
Arachnoidale Verwachsungen	1,8
Angiome	0,4
Arterielle und venöse Kompression	2,2
Keine nachweisbare Kompression	4,4

Tabelle 4.5 Thermoläsionen bei Trigeminusneuralgie (Ergebnisse nach Taha und Tew 1996, n = 1200)

Ergebnis	Häufigkeit (%)
Exzellent: kein Tic-Schmerz, keine Nebenwirkungen	72
Gut: kein Tic-Schmerz, geringe Dys-/Parästhesien	21
Mäßig: kein Tic-Schmerz, mäßige Dys-/Parästhesien	4
Schlecht: kein Tic-Schmerz, schwere Dysästhesien	1
Versager: persistierende Schmerzen	2

Tabelle 4.6 Komplikationen der Thermoläsion bei Trigeminusneuralgie (nach Taha und Tew 1996, n = 1200)

Komplikation	Häufigkeit (%)
Masseterschwäche (temporär)	16
Pterygoideusschwäche (temporär)	7
Dysästhesie (gering)	17
Dysästhesie (schwer)	3
Anaesthesia dolorosa	1
Erloschener Kornealreflex	6
Keratitis	2
Diplopie	1,2
Meningitis	0,2
A.-carotis-Sinus-cavernosus-Fistel	0,1
Intrazerebrale Blutung	0
Tod	0

2–3 cm lateral des Mundwinkels in örtlicher Betäubung punktiert. Unter fluoroskopischer Kontrolle wird die Nadel durch das Foramen ovale in das Ganglion Gasseri vorgeschoben. Der exakte Nadelsitz wird mittels intraoperativer Testreizung festgelegt. Durch Veränderung der Position der Nadelspitze lassen sich die verschiedenen Trigeminusäste selektiv stimulieren. Danach erfolgt eine intravenöse Kurznarkose (früher Brevimytal, heute in der Regel Propofol/Alfentanil) für die eigentliche Thermoläsion. Hierbei wird die Nadelspitze für 60 s auf 65–70 °C erhitzt. Üblicherweise werden ein bis zwei Läsionen ausgeführt.

In einer Übersichtsarbeit von Taha und Tew werden die Resultate von 1200 Thermoläsionen mit einem Follow-up von durchschnittlich 9 Jahren dokumentiert (12) (Tab. 4.5).

Risiko einer Läsion am peripheren Nerven, vor allen Dingen bei zu starker Erhitzung, ist die Produktion schmerzhafter Dysästhesien. Im schlimmsten Fall kann eine sog. Anaesthesia dolorosa entstehen.

Die **Komplikationen** dieses Eingriffs werden nach Taha und Tew zusammengefaßt (Tab. 4.6).

Die selektive Thermoläsion wird auch bei Patienten mit einer **symptomatischen** Trigeminusneuralgie ausgeführt, z. B. bei multipler Sklerose. Die Ergebnisse sind bei Progression der Erkrankung schlechter und die Risiken höher. Die retroganglionäre Glyzerininjektion wird in einigen Zentren der Thermoläsion vorgezogen. Die Initialergebnisse sind jedoch nicht so gut, und die Schmerzrezidive treten früher auf.

Die **parapontine mikrovaskuläre Dekompression** des Trigeminusnerven basiert auf Beobachtungen Dandys in den 30er Jahren, der bei Hirntumor- oder Angiooperationen eine Gefäßkompression des N. trigeminus beobachtete. Später entwickelten Gardner und andere, vor allem aber P. Jannetta aus Pittsburgh die heutige Operationsmethode. Der Eingriff wird in Intubationsnarkose in seitlicher oder halbsitzender Lagerung des Patienten durchgeführt. Über eine im Durchmesser ca. 3–4 cm große subokzipitale retroaurikuläre Trepanation wird der N. trigeminus in seinem Verlauf dargestellt und das komprimierende Gefäß identifiziert. Kleinere komprimierende Venen werden koaguliert und durchtrennt. Größere Venen und arterielle Kompressionen werden abpräpariert und mit einem Muskelstück oder Fremdmaterial (Teflon, Ivalon, Goretex) (Abb. 4.4) unterpolstert, um den direkten neurovaskulären Kontakt zu unterbrechen. Problematisch sind die Fälle, in denen trotz sorgfältiger Inspektion keine Kompression des Nerven gefunden werden kann (ca. 4%). In diesem Fall wird von einigen Autoren eine vorsichtige Kompression des Nerven mit den Branchen einer Pinzette durchgeführt. Dies erhöht jedoch das Risiko einer postoperativen Hyp- oder Dysästhesie.

Im eigenen Krankengut waren nach einem mittleren Follow-up von 6,8 Jahren 71,4 % der Patienten schmerzfrei, 9,0 % erlitten ein geringfügiges Schmerzrezidiv, das ohne oder mit geringen Mengen Carbamazepin behandelbar war, 12,0 % erlitten ein schweres Schmerzrezidiv, das zu Zweitoperationen führte, und 7,6 % erfuhren keinerlei Besserung der Beschwerden. **Komplikationen** zeigt Tab. 4.7.

Auch wenn viele Fragen hinsichtlich der Pathophysiologie dieser Erkrankung und des Wirkmechanismus der Operation (z. B. die sofortige Schmerzfreiheit bei noch bestehender Demyelinisierung) ungelöst sind, ist dieses Verfahren aufgrund der guten Langzeitergebnisse heute Mittel der Wahl zur Behandlung der idiopathischen Trigeminusneuralgie.

Postdiskektomiesyndrom

Das Postdiskektomiesyndrom (failed back surgery syndrome) bezieht sich auf eine sehr heterogene Patientengruppe, deren Gemeinsamkeit in persistierenden Rücken- und/oder Beinschmerzen nach einem operativen Eingriff besteht. Unberücksichtigt soll hier bleiben, daß eine Anzahl von Patienten auch von konservativen Therapiemaßnahmen nicht profitiert. Der Einfluß nichtsomatischer Faktoren bei chronischen Rücken-/Beinschmerzen ist Thema

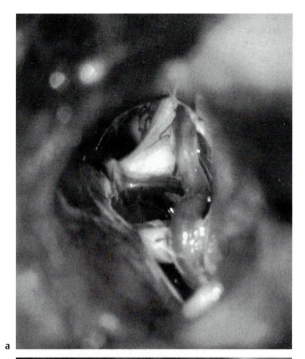

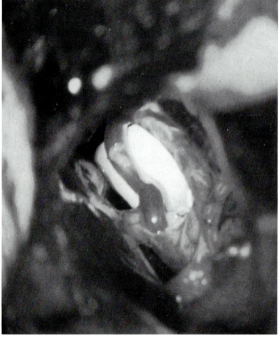

Abb. 4.**4a** Arterielle Kompression des N. trigeminus.
b Zustand nach Dekompression durch Unterpolsterung mit einem Stück Goretex.

Tabelle 4.**7** Komplikationen bei parapontiner mikrovaskulärer Dekompression (n = 271) des Trigeminusnerven im eigenen Krankengut (Neurochirurgische Univ.-Klinik Heidelberg)

Komplikation	Häufigkeit (%)
Hypästhesie	12,0
Ausfall des Kornealreflexes	0,4
Anästhesie	0,4
Rhinoliquorrhoe	1,1
Meningitis	0,4
Liquorfistel (Wundbereich)	0,4
Schwindel (temporär)	7,0
Zoster	3,0
Hörverlust	3,0
Hörminderung	4,0
Trochlearisparese	3,3
Fazialisparese	2,2
Subduralhämatom	0,4
Tod	0,8

Tabelle 4.**8** Ursachen des Postdiskektomiesyndroms (nach Long 1996)

Ursache	Häufigkeit (%)
Arachnopathie	3,5
Spinalkanalstenose	7,5
Instabilität	4,9
Lokale Narbenbildung	4,1
Bandscheibenrezidiv	4,5
Nervenverletzung	1,1
Foramenstenose	14,0
Unspezifische postoperative Veränderungen	51,4

- Bevor weitere schmerztherapeutische, insbesondere schmerzchirurgische Schritte unternommen werden, ist das den Beschwerden zugrunde liegende Substrat auszumachen.

vieler aktueller Arbeiten. Grundsätzlich lassen sich die Patienten in vier Gruppen einteilen:
– Patienten mit intraoperativen Komplikationen (z. B. Wurzelverletzungen)
– Patienten mit nicht korrigierten oder wieder aufgetretenen spinalen pathologischen Befunden (z. B. enger Recessus lateralis, Foramenstenose)
– Patienten mit neu aufgetretenen pathologischen Befunden (z. B. exzessiver Narbenbildung)
– Patienten mit psychosozialer Komorbidität.

Dies geschieht in der Regel mit bildgebenden Verfahren; hierzu gehören Funktionsaufnahmen der LWS, eine spinale MR-Tomographie ohne und mit Kontrastmittel und gegebenenfalls ein Myelo-CT. Die Wertigkeit diagnostischer Blockaden ist nach North eher fragwürdig (10).

In einer Übersichtsarbeit gibt Long 1996 verschiedene Ursache bei 265 Patienten mit Postdiskektomiesyndrom an (7) (Tab. 4.**8**).

Folgende **Therapieverfahren** kommen beim Postdiskektomiesyndrom in Frage:
– nicht operative rehabilitative Maßnahmen (z. B. Göttinger Rücken Intensiv Programm = GRIP)
– epidurale Rückenmarkstimulation (SCS), v. a. bei radikulären Schmerzen
– Applikation rückenmarknaher Opioide (IOT)

- Spondylodese, lediglich bei klar nachgewiesener Instabilität mit pathologischer Beweglichkeit oder progredienter Deformität
- Deep Brain Stimulation (DBS), bei kombinierten Rücken-Bein-Schmerzen als Ultima Ratio.

Die Mehrzahl der Patienten profitiert von konservativen **multimodalen Therapieansätzen**. Diese sollten in jedem Falle vor einer weiteren schmerzchirurgischen Intervention ausgeschöpft sein. Bei Patienten mit narbiger Wurzelkompression oder Nervenwurzelverletzungen und überwiegend ausstrahlenden Beinschmerzen sollte zunächst ein Therapieversuch mit einer epiduralen Stimulationssonde unternommen werden. North hat in einer interessanten Studie gezeigt, daß mindestens 60% der Patienten nach 5 Jahren noch mehr als 50% Schmerzreduktion mit der Elektrostimulation erfahren (9). Hassenbusch verglich je eine Gruppe mit Postdiskektomiesyndrom und epiduraler Rückenmarkstimulation (SCS) und intrathekaler Opioidtherapie (IOT) miteinander (4). Auch hier betrug der Nachuntersuchungszeitraum 5 Jahre. 62% der Patienten mit SCS erfuhren mehr als 50% Schmerzreduktion gegenüber 13% der Patienten mit IOT. 11,5% der Patienten mit SCS konnten an ihren Arbeitsplatz zurückkehren. Dies gelang bei keinem der Patienten mit IOT.

Andere Autoren (13) berichten noch nach ca. 6 Jahren über eine 56%ige Schmerzreduktion bei 49 Patienten mit IOT. Verglichen mit der epiduralen Stimulation liegt die Komplikationsrate vor allen Dingen durch die Medikamentenapplikation wesentlich höher. Andere Komplikationen wie Katheter- oder Elektrodendislokation und Hardwarebezogene Komplikationen sind vergleichbar.

Deep Brain Stimulation ist als ultima ratio bei Patienten mit kombinierten Rücken-Bein-Schmerzen zu betrachten. Die Arbeitsgruppe um Young (14) hat 178 Patienten, davon 68 mit Postdiskektomiesyndrom, über einen Zeitraum von 15 Jahren nachuntersucht. 70% der Patienten zeigten eine Schmerzreduktion von mehr als 50%. Die Mehrzahl der Patienten stimulierte mit einer Elektrodenkombination im periventrikulären Grau und im somatosensorischen lateralen Thalamus.

Kernaussagen

Trigeminusneuralgie
- Die idiopathische Trigeminusneuralgie ist gekennzeichnet durch blitzartig einschießende Schmerzen in einem oder mehreren Trigeminusästen, getriggert durch Mundbewegungen beim Sprechen und Kauen, leichte Berührung oder ein kalter Luftzug. Der neurologische Untersuchungsbefund ist bis auf eine eventuelle Hypalgesie im Triggerareal unauffällig. Die primäre Therapie besteht in der Gabe eines Membranstabilisators, z. B. Carbamazepin. Bei Nichtansprechen der medikamentösen Therapie oder intolerablen Nebenwirkungen müssen chirurgische Maßnahmen in Erwägung gezogen werden. Hier kommen verschiedene perkutane Verfahren wie die retroganglionäre Glyzerininjektion oder die kontrollierte Thermoläsion sowie die operative Freilegung des Trigeminusnerven im Kleinhirnbrückenwinkel (Operation nach Jannetta) in Frage.
- Bei der parapontinen mikrovaskulären Dekompression des Trigeminusnerven wird der N. trigeminus dargestellt, kleinere komprimierende Venen werden koaguliert und durchtrennt, größere Venen und arterielle Kompressionen werden abpräpariert und mit einem Muskelstück oder Fremdmaterial unterpolstert, um den direkten neurovaskulären Kontakt zu unterbrechen.

Postdiskektomiesyndrom
- Beim Postdiskektomiesyndrom persistieren Rücken- und/oder Beinschmerzen nach einem operativen Eingriff. Die Mehrzahl dieser Patienten profitiert von konservativen multimodalen Therapieansätzen, die in jedem Falle vor einer weiteren schmerzchirurgischen Intervention ausgeschöpft sein sollten.
- Bei Patienten mit narbiger Wurzelkompression oder Nervenwurzelverletzungen sollte zunächst ein Therapieversuch mit einer epiduralen Stimulationssonde unternommen werden. Deep Brain Stimulation ist als ultima ratio zu betrachten.

Literatur

1. Adams CBT. Microvascular compression: an alternative view and hypothesis. J Neurosurg. 1989; 57:1–12
2. Fromm GH, Chattha AS, Terrence CF, Class JD. Role of inhibitory mechanism in trigeminal neuralgia. Neurology 1981;31:683–687
3. Gardner WJ. Concerning the mechanism of trigeminal neuralgia and hemifacial spasm. J Neurosurg 1962; 19:947–958
4. Hassenbusch S, Stanton-Hicks M, Covington EC. Spinal Cord Stimulation versus Spinal Infusion for Low Back and Leg Pain Acta neurochir. 1995; (Suppl) 64:109–115
5. Hildebrandt J, Pfingsten M, Franz C, Saur P, Seeger D. Das Göttinger Intensiv Programm (GRIP) – ein multimodales Behandlungsprogramm für Patienten mit chronischen Rückenschmerzen. Schmerz 1996; 10:190–203
6. Jannetta PJ. Microvascular decompression of the trigeminal nerve root entry zone. In: Rovit RL, Murali R, Jannetta PJ, eds. Trigeminal neuralgia. Baltimore: Williams & Wilkins; 1990:201–222
7. Long DM. Overview of the Failed Back syndrome. In: Gildenberg PL, Tasker RR, eds. Textbook of Stereotactic and Functional Neurosurgery. New York: McGraw Hill; 1996:1601–1610
8. Longinus B, Brücher K, Dauch W. Einflußgrößen auf den Erfolg von lumbalen Bandscheibenoperationen. Schmerz 1997; 11:172–179
9. North RB, Ewend MG, Lawton MT, Kidd DH, Piantadosi S. Failed back surgery syndrome: 5-year follow-up after spinal cord stimulator implantation. Neurosurgery 1991; 28:692–699
10. North RB, Kidd DH, Zahurak M, Piantadosi S. Specificity of diagnostic nerve blocks in sciatica. Pain 1996; 65:77–85
11. Pfingsten M, Leibing E, Franz C, Nargaz N, Hildebrandt J. Bedeutung körperlicher Beschwerden bei Patienten mit chronischen Rückenschmerzen. Schmerz 1997; 11:247–253
12. Taha JM, Tew JM Jr. Radiofrequency rhizotomy for trigeminal and other cranial neuralgias. In: Gildenberg Pl, Tasker RR, eds. Textbook of Stereotactic and Functional Neurosurgery. New York: McGraw-Hill, 1996:1687–1696
13. Winkelmüller M, Winkelmüller W. Long-term effects of continous intrathecal opioid treatment in chronic pain of nonmalignant etiology. J Neurosurg. 1996; 85:458–467
14. Young RF. Brain stimulation. Neurosurg Clin North America 1990; 1:865–879
15. Zimmer C, Florin I, Griss P, Matzen K, Basler HD. Depressivität und Erfolg von Operationen an der Wirbelsäule. Schmerz 1996; 10:71–79

Viszeralchirurgie

T. Lehnert

Roter Faden

- **Chronisch-rezidivierende Pankreatitis**
  - Ursachen und Häufigkeit
  - Pathophysiologie
  - Symptomatik
  - Diagnostik
  - Therapie
- **Adhäsionen und Briden**
  - Ursachen und Häufigkeit
  - Pathophysiologie
  - Symptomatik
  - Diagnostik
  - Therapie
- **Chronische Appendizitis**
- **Chronische Viszeralarterienokklusion**
  - Pathophysiologie
  - Symptome
  - Diagnostik
  - Therapie
- **Mesenteriale Kompression des Duodenums**
  - Pathophysiologie
  - Symptome
  - Diagnostik
  - Therapie

Als Schmerzkrankheitsbilder sollen im folgenden solche Zustände bezeichnet werden, bei denen der chronisch-persistierende oder chronisch-rezidivierende Schmerz als behandlungsbedürftiges Symptom im Vordergrund steht. Eine akute Bedrohung oder schon eingetretene Störung der Organfunktion oder gar die unmittelbare Gefährdung des ganzen Patienten (z. B. bei malignen Erkrankungen) sind hier kaum zu erwarten und stehen in der Indikation zur Behandlung weit hinter der eigentlichen Schmerztherapie zurück.

Chronisch-rezidivierende Pankreatitis

Ursachen und Häufigkeit

Alkohol ist bei der Mehrzahl der Patienten als ätiologisches Agens anzusehen.

Seltener sind eine primär obstruktive chronische Pankreatitis (CP), die posttraumatische CP, Hyperparathyreoidismus, trophische (Mangelernährung) CP oder die genetisch bedingte CP. In der westlichen Welt wird die Inzidenz der chronischen Pankreatitis auf fünf bis zehn Erkrankungen pro 100 000 Einwohner und Jahr geschätzt. Die Schmerzen treten fast regelmäßig nach der Nahrungsaufnahme oder bei Alkoholgenuß auf.

Pathophysiologie

Für die **Ursache** der Schmerzsymptomatik gibt es mehrere Erklärungsversuche. Einmal wird als ausschlaggebend für die Schmerzentstehung bei chronischer Pankreatitis eine Druckerhöhung im Pankreasgangsystem angesehen. Diese kann durch postentzündliche Gangstenosen oder Steine im Ductus pancreaticus hervorgerufen sein. Als weitere Erklärung für die Schmerzsymptomatik wird die durch den entzündlichen Pankreastumor verursachte perineurale Infiltration angegeben. Auf dieser Sichtweise bauen alternative Behandlungskonzepte in der Schmerztherapie der chronischen Pankreatitis auf (s. u.).

Symptomatik

In der Regel bestehen gürtelförmige, dumpfe und konstante Schmerzen mit Punctum maximum im Epigastrium und typischer Ausstrahlung in den Rücken in Höhe der oberen LWS. Typischerweise werden diese Beschwerden durch Alkoholgenuß oder Diätfehler verstärkt. Differentialdiagnostisch ist bei chronischen abdominellen Beschwerden mit Ausstrahlung in den Rücken unbedingt an ein Aneurysma der abdominellen Aorta und an einen retroperitonealen Tumor zu denken.

Diagnostik

Bei Verdacht auf chronische Pankreatitis weisen Stuhlfettuntersuchungen die Insuffizienz des exokrinen Pankreas nach. Die endoskopische retrograde Pankreasgangdarstellung (**ERP**) wird zum Nachweis einer Pankreasgangdilatation im Wechsel mit Gangstenosen und zum Nachweis von Pankreasgangsteinen durchgeführt. **Computertomographisch** kann ebenfalls die Gangdilatation dargestellt und eine Atrophie des funktionellen Pankreasgewebes aufgedeckt werden. Hierdurch kann auch der Bezug eines inflammatorischen Pankreastumors zu den umgebenden Gefäßen, Truncus coeliacus mit A. hepatica communis und A. lienalis, A. und V. mesenterica superior, V. lienalis und V. portae dargestellt werden.

- Ganz entscheidend ist, bei allen Patienten mit chronischer Pankreatitis an das gleichzeitige Vorhandensein eines Pankreaskarzinoms zu denken!

Das Risiko steigt mit der Anamnesedauer und wird mit ca. 1 % pro 5 Jahre Anamnese eingeschätzt. Kann bei einem Patienten mit chronischer Pankreatitis ein maligner Tumor, z. B. im Pankreaskopf, nicht mit hinreichender Sicherheit ausgeschlossen werden, ist die Indikation zur Pankreasresektion auch ohne präoperativen Nachweis der Malignität, z. B. durch Punktion, gegeben. Auch die jahrelange Anamnese einer chronisch-rezidivierenden Pankreatitis kann ein

Pankreaskarzinom keinesfalls ausschließen, sondern sollte im Gegenteil besonders daran denken lassen.

Therapie

Früher wurde eine spontane Schmerzfreiheit durch „Ausbrennen" der chronischen Pankreatitis erwartet. Wir wissen heute, daß eine solche spontane Schmerzfreiheit bei mindestens der Hälfte der Patienten auch nach 5–10 Jahren noch nicht eingetreten ist. Dagegen ist gesichert, daß **Alkoholabstinenz** bei über der Hälfte der Patienten zur Schmerzfreiheit führt. Die früher favorisierte Substitution exokriner Pankreasenzyme hat für die Schmerztherapie nur sehr begrenzten Wert (2).

Persistierende Schmerzen machen im Verlauf bei bis zu 50 % der Patienten eine **chirurgische Therapie** erforderlich. Zur Anwendung kommen dabei eine ganze Reihe von drainierenden, resezierenden oder beide Therapieprinzipien kombinierenden Verfahren. Ihr Ziel ist es, einerseits den chronischen Schmerz zu beseitigen, andererseits aber die noch verbliebene endokrine und exokrine Organfunktion möglichst zu erhalten (Tab. 4.**9**). Das Ausmaß der obligatorischen exokrinen und der oft gleichzeitig bestehenden endokrinen Pankreasinsuffizienz kann für das für therapeutische Vorgehen entscheidend sein.

Der Überblick über die Ergebnisse der chirurgischen Therapie läßt eine enorme Variation der Behandlungserfolge erkennen. Diese Unterschiede können teilweise durch unterschiedliche Nachbeobachtungszeiten erklärt werden, da bei longitudinalen Verlaufsuntersuchungen festgestellt wurde, daß die Schmerzfreiheit bei einem Teil der Patienten nicht von anhaltender Dauer ist. Vor allem aber sind diese Unterschiede auf das Fehlen eines einheitlichen Bewertungsmaßstabes für die subjektive Schmerzempfindung (z. B. Analogskalen) zurückzuführen.

Als Alternative zur chirurgischen Therapie kommt zumindest theoretisch eine Beseitigung des erhöhten intraduktalen Druckes durch eine endoskopische Stent- oder **Protheseneinlage** in den Pankreasgang in Betracht. Bisher gibt es allerdings kaum Langzeituntersuchungen, die eine abschließende Bewertung dieses Behandlungskonzeptes erlauben. Gleiches gilt für die endoskopische Steinextraktion nach extrakorporaler **Schockwellenlithotripsie**.

Tabelle 4.**9** Schmerzfreiheit nach verschiedenen resezierenden und drainierenden Operationsverfahren (ergänzt nach Lankisch 1997)

Operationsverfahren	Schmerzfreiheit (%)
Drainageoperation	
Pankreatikojejunostomie	17–91
Resektion	
Pankreaslinksresektion	33–100
Partielle Duodenopankreatektomie	27–93
Totale Duodenopankreatektomie	27–91
Duodenumerhaltende Pankreaskopfresektion	40–95
Pyloruserhaltende Pankreaskopfresektion	40–93
Kombinierte Verfahren	
Operation nach Frey	75–93

Auf der pathophysiologischen Vorstellung der perineuralen Infiltration als Ursache der chronischen Schmerzen beruht ein ganz anderes therapeutisches Konzept. Hier wird versucht, durch perkutane Neurolyse des Plexus coeliacus Schmerzfreiheit zu erreichen (Abb. 4.**5**, s. auch Kap. 2, Anästhesiologische Verfahren der Schmerztherapie, Abb. 2.**18**– 2.**20**). Diese Schmerzfreiheit ist jedoch meist zeitlich limitiert auf ca. 6 Monate. Eine erneute Injektion kann versucht werden, sie führt jedoch nicht immer wieder zur erneuten Schmerzfreiheit. Vereinzelt wurde auch über Erfolge einer thorakoskopisch durchgeführten linksseitigen trunkulären Vagotomie berichtet (4). Erfahrungen in größerem Umfang bestehen mit dieser Methode jedoch nicht. Schließlich wurden auch freie Sauerstoffradikale als mitursächlich für die Entstehung von Schmerzen bei der alkoholinduzierten chronischen Pankreatitis angesehen. Eine randomisierte Studie konnte zeigen, daß die Therapie mit Allopurinol und Dimethylsulfoxid (DMSO) zusätzlich zur intramuskulären Gabe von Pethidin bei gleichzeitiger Nahrungskarenz schneller zu Schmerzfreiheit führt als die alleinige Pethidingabe (3). Auch hier steht die Bestätigung durch weitere Studien aus.

Adhäsionen und Briden

Ursachen und Häufigkeit

Definition: Adhäsionen sind breitflächige Neubildungen von Bindegewebe, die nach unphysiologischen Reizen (z. B. Entzündung, mechanisches Trauma, intraabdominelle Blutung) in der Bauchhöhle entstehen können.

Im Bauchraum können sie sich zwischen Darmschlingen und allen anderen Strukturen der Bauchhöhle, die von viszeralem oder parietalem Peritoneum überzogen sind, ausbilden. Oft sind sie nach abdominellen Eingriffen nur sehr diskret vorhanden, es kann aber auch, besonders nach einer schweren diffusen Peritonitis, in extremen Fällen zur fast vollständigen Verklebung aller Abdominalorgane untereinander kommen. Häufigste Ursache für intraabdominelle Adhäsionen sind vorausgegangene **operative Eingriffe** in der Bauchhöhle, nach denen Adhäsionen fast regelhaft mehr oder weniger ausgeprägt entstehen. Prophylaktische Maßnahmen zur Verhinderung oder Min-

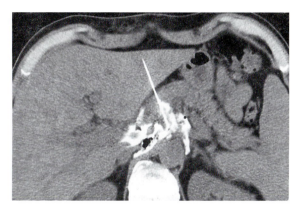

Abb. 4.**5** Computertomographisch geführte Punktion zur Alkoholinjektion bei chronischer Pankreatitis.

derung postoperativer Adhäsionen wurden immer wieder versucht (5), doch hat bisher keine Methode soweit überzeugen können, daß man sie in Routine übernommen hätte. Selten können intraabdominelle Entzündungen (z. B. Abdominaltuberkulose, spontane bakterielle Peritonitis) oder konservativ behandelte Blutungen (z B. nach Trauma) als Ursache angesehen werden. In der Regel verursachen Adhäsionen keinerlei Beschwerden und bedürfen keiner Behandlung.

> **Definition:** Bei Briden handelt es sich im Gegensatz zu Adhäsionen um isolierte Bindegewebestränge, die sich zwischen einzelnen Darmschlingen oder zwischen Darmschlingen und Bauchdecke ausbilden und frei durch die Bauchhöhle ziehen.

Sie können sich ebenfalls nach intraabdominellen operativen Eingriffen bilden, sind aber viel seltener als Adhäsionen und können auch ohne erkennbare Ursache spontan vorliegen.

Pathophysiologie

Bei ungünstiger Lage von **Adhäsionen** kann es zur Abknickung von Dünndarmschlingen kommen, was insbesondere bei typischen Diätfehlern (z. B. Nüsse, Trauben, Feigen, Kraut) zu Beschwerden führen kann. Der Dickdarm kann bei Ausbildung von Adhäsionen mit einbezogen sein, aufgrund seiner weitgehend retroperitonealen Lage ist er jedoch nur sehr selten Ausgangspunkt für eine entsprechende Stenosesymptomatik. Allenfalls Anteile des Colon sigmoideum könnten ihrer intraperitonealen Lage und freien Beweglichkeit wegen in solche Prozesse einbezogen sein.

Durch **Briden** kann die freie Beweglichkeit des Dünndarmes ebenfalls eingeschränkt werden, und es kann durch Abknickungen des Dünndarmes über der Bride zu Passagestörungen bis hin zum manifesten Ileus kommen. Im Gegensatz zu Adhäsionen können Briden jedoch auch eine unmittelbare Gefährdung des Darmes bewirken. Dünndarmschlingen, seltener das Colon sigmoideum können sich unter solchen Briden einklemmen, oder es kann zur Torsion des Darmes um sein eigenes Mesenterium kommen, wenn seine freie Beweglichkeit durch Bridenstränge eingeschränkt ist.

In beiden Fällen kommt es neben der Passagestörung zur akuten **Durchblutungsstörung** des Darmes als führendes klinisches Zeichen. Die Schmerzqualität ist dann nicht mehr kolikartig, sondern eher dumpf und langsam zunehmend. Solche partiellen Strangulationen mit Durchblutungsstörungen können sich spontan wieder lösen und daher dazu führen, daß wiederholte Schmerzattacken auftreten. Die vollständige Abknickung oder Drehung des Darmes an oder über einer Bride kann aber auch eine weitergehende Störung vorwiegend des venösen Abflusses aus dem betroffenen Darmsegment zur Folge haben. Es resultieren eine venöse Infarzierung, Nekrose der Darmwand und schließlich eine Durchwanderungsperitonitis oder Perforation in die freie Bauchhöhle. In dieser Notfallsituation ist eine unverzügliche chirurgische Therapie erforderlich, um den Verlust an funktionellem Darmgewebe so gering wie möglich zu halten und eine lebensbedrohliche Verschlechterung durch eine generalisierte Peritonitis zu vermeiden.

Symptomatik

Der vor der Obstruktion durch die prästenotische Lumenerweiterung provozierte **Dehnungsschmerz** bestimmt in der Regel die Symptomatik. Die durch Adhäsionen oder Briden verursachten Beschwerden sind in der Regel heftig und kolikartig, und der Patient kann sie anamnestisch oft mit Diätfehlern in Zusammenhang bringen. Solche Symptome einer Dünndarmpassagestörung können nach Laparotomie bei bis zu 5 % der Patienten auftreten. Unter passagerer Nahrungskarenz lösen sie sich bei über 80 % der Patienten spontan, sie können jedoch auch rezidivierend auftreten. Erbrechen weist in der Regel auf eine akut eingetretene Verschlechterung mit höhergradiger Stenose bis zum Verschluß hin und erfordert anders als bei chronischer Stenose eine unverzügliche Diagnostik und Therapie.

Diagnostik

Bei der klinischen Untersuchung können reduzierte Darmgeräusche mit den für eine Dünndarmstenose typischen „spritzenden" **Darmgeräuschen** wechseln. Bei akuter Passagestörung kann die Abdomenübersichtsaufnahme stehende **Flüssigkeitsspiegel** mit darüberstehender Luft (Dünndarmspiegel) in Dünndarmschlingen oder im Kolon nachweisen. Je weiter distal im Gastrointestinaltrakt eine akut mechanisch wirksame Stenose lokalisiert ist und je länger sie besteht, um so zahlreicher sind die Dünndarmspiegel. Entsprechend ist bei hohem Ileus die fehlende Luft im Dünndarm das führende diagnostische Zeichen.

Die Lokalisation einer chronischen Stenose durch die Abdomenübersichtsaufnahme ist allerdings eher unzuverlässig. Eine bessere Beurteilung der Ausdehnung und der Lokalisation von Dünndarmstenosen erlaubt die spezielle **Röntgenkontrastuntersuchung** des Dünndarmes nach Sellink. Die **sonographische** Untersuchung des Abdomens kann als wenig belastende orientierende Untersuchung richtungsweisend sein, wenn sie die prästenotische Erweiterung des Dünndarmlumens mit typischer Wandverdickung als Zeichen der durch chronische Stenose bedingten muskulären Hypertrophie und Dilatation nachweist.

Therapie

Symptomatische **Briden** sollen in jedem Fall durchtrennt werden, da sie stets das Risiko einer Dünndarmtorsion oder -abknickung bergen und so zur Dünndarminfarzierung führen können. Dies gilt auch, wenn bislang asymptomatische Briden bei einem Zweiteingriff als Zufallsbefund festgestellt werden.

Die Indikation zur **Adhäsiolyse** soll dagegen sehr zurückhaltend gestellt werden, da es postoperativ zu neuen Adhäsionen kommen wird, mit dem Risiko einer erneuten und verstärkten Stenosesymptomatik. Wenn jedoch erforderlich, soll eine Lösung von Adhäsionen nur so weit erfolgen wie nötig, um den Stau zu beseitigen. Keinesfalls ist die Auflösung aller erkennbaren Adhäsionen anzustreben. Die Adhäsiolyse kann entweder laparoskopisch oder – in der Regel – offen chirurgisch durchgeführt werden.

Chronische Appendizitis

Definition: Die „chronische Appendizitis" ist ein klinischer Begriff, mit dem rezidivierende Beschwerden mit Hauptlokalisation im rechten Unterbauch bezeichnet werden können, wenn eine eingehende Diagnostik keine andere Beschwerdeursache erkennen läßt.

Offensichtlich verbindet sich mit der Benutzung des Begriffes der Wunsch, die diagnostische und therapeutische Unsicherheit bei der Betreuung solcher Patienten durch eine leicht verständliche Namensgebung zu mildern. Bei der klinischen Untersuchung findet sich ein in der Regel leichter Druckschmerz ohne typische Abwehrspannung der Bauchdecken. Viele dieser Patienten werden in der Folge tatsächlich appendektomiert. Dann zeigt sich oft, daß keinerlei histopathologisches Korrelat zur klinischen Diagnose besteht.

Bei einem Teil der Patienten können allerdings lymphozytäre Infiltrate, narbige Veränderungen oder ein Lumenverschluß, z. B. durch Kotsteine der Appendix, erkannt werden. Da ein Teil der Patienten nach Appendektomie tatsächlich angibt, beschwerdefrei zu sein, ist nicht auszuschließen, daß solche Veränderungen in einigen Fällen tatsächlich Ursache für die geäußerten Beschwerden waren. Andererseits kann auch ein Plazeboeffekt der operativen Therapie nicht ausgeschlossen werden.

- Wichtig ist bei diesen Patienten der Ausschluß einer anderen Ursache für die beklagten Beschwerden.

In erster Linie ist hier an eine akute Appendizitis im Anfangsstadium zu denken, die sich entwickeln kann, auch wenn eine lange Anamnese chronischer rechtsseitiger Unterbauchschmerzen vorliegt.

Verlaufsbeobachtung über mehrere Stunden kann zur Klärung der Diagnose führen. Daneben sind differentialdiagnostisch in erster Linie gynäkologische Erkrankungen, Meckel-Divertikel des Dünndarmes und die Ileitis terminalis (M. Crohn) zu berücksichtigen.

Chronische Viszeralarterienokklusion

Pathophysiologie

Ursache ist eine arteriosklerotisch bedingte **Abgangsstenose** oder ein Verschluß der A. mesenterica superior. Wenn sich bei Nahrungsaufnahme durch die vermehrte Stoffwechselleistung der Viszeralorgane (Motilität, Sekretion) der intestinale Blutbedarf erhöht, kommt es infolge der Stenose zur relativen Ischämie des intestinalen Stromgebietes. Vermehrte Laktatbildung führt über eine Absenkung des pH-Wertes dann zur Schmerzsymptomatik.

Symptome

Bei chronischer Viszeralarterienstenose kommt es zu diffusen abdominellen Schmerzen. Beginn typischerweise nach Nahrungsaufnahme.

Diagnostik

Zur Diagnose wird eine **Angiographie** der Mesenterialarterien durchgeführt. Wichtig ist die Darstellung des A.-mesenterica-superior-Abganges aus der Aorta in seitlicher Projektion zum Nachweis der Stenose. Kalkplaques in typischer Position können auch **computertomographisch** erkannt werden.

Therapie

Die chirurgische Strategie besteht in einer operativen Beseitigung der Stenose, in der Regel als **Thrombendarterektomie** mit Patchplastik oder als aortomesenterialer Bypass. Alternativ kommt heute eine perkutane transluminale Angioplastie (**PTA**) der A. mesenterica superior in Betracht (1).

Mesenteriale Kompression des Duodenums

Pathophysiologie

Die Mesenterialwurzel mit A. und V. mesenterica superior tritt zwischen Processus uncinatus des Pankreas und dem Pankreaskorpus aus dem Retroperitoneum und zieht hier über die Pars horizontalis (pars III) des Duodenums. Besonders bei schlanken Patienten, aber auch nach extremer Gewichtsabnahme, kann es durch die über das Duodenum ziehende Mesenterialwurzel zur Kompression des Darmlumens kommen. Das Krankheitsbild ist selten.

Symptome

Bei Nahrungsaufnahme verspüren die Patienten im Sitzen oder Stehen Schmerzen, die sich in Seitenlage und insbesondere in Bauchlage bessern.

Diagnostik

Der Nachweis der Duodenalkompression erfolgt durch **Röntgenkontrastdarstellung** des oberen Gastrointestinaltraktes. Die endoskopische Untersuchung erreicht das distale Duodenum oft nicht und kann dann nur intakte Schleimhaut, aber kaum eine Impression erkennen.

Therapie

Eine generelle Therapieempfehlung für dieses seltene Krankheitsbild besteht nicht, ggf. kann eine Gewichtszunahme zur Besserung führen. Im äußersten Falle muß eine Drainageoperation zur Entlastung der Stenose durchgeführt werden.

Kernaussagen

Chronisch-rezidivierende Pankreatitis
- Alkohol ist bei der Mehrzahl der Patienten als ätiologisches Agens anzusehen. In der Regel bestehen gürtelförmige, dumpfe und konstante Schmerzen mit Punctum maximum im Epigastrium und typischer Ausstrahlung in den Rücken in Höhe der oberen LWS.
- Zur Diagnose werden endoskopische retrograde Pankreasgangdarstellung und Computertomographie durchgeführt. Ganz entscheidend ist, bei allen Patienten mit chronischer Pankreatitis an das gleichzeitige Vorhandensein eines Pankreaskarzinoms zu denken.
- Therapie: Alkoholabstinenz kann zur Besserung führen, persistierende Schmerzen machen eine chirurgische Therapie erforderlich. Zur Anwendung kommen

dabei eine ganze Reihe von drainierenden, resezierenden oder kombinierenden Verfahren. Alternativen sind eine endoskopische Stent- oder Protheseneinlage in den Pankreasgang, endoskopische Steinextraktion nach extrakorporaler Schockwellenlithotripsie und die perkutane Neurolyse des Plexus coeliacus.

Adhäsionen und Briden
- Adhäsionen sind breitflächige Neubildungen von Bindegewebe, die postoperativ in Pleura- und Bauchhöhle entstehen können. Bei Briden dagegen handelt es sich um isolierte Bindegewebestränge zwischen einzelnen Darmschlingen, die sich ebenfalls nach Operationen, aber auch spontan ausbilden können.
- Die durch Adhäsionen oder Briden verursachten Beschwerden sind in der Regel heftig und kolikartig, und der Patient kann sie anamnestisch oft mit Diätfehlern in Zusammenhang bringen. Erbrechen weist in der Regel auf eine akut eingetretene Verschlechterung mit höhergradiger Stenose bis zum Verschluß hin und erfordert anders als bei chronischer Stenose eine unverzügliche Diagnostik und Therapie. Bei der klinischen Untersuchung können reduzierte Darmgeräusche mit den für eine Dünndarmstenose typischen „spritzenden" Darmgeräuschen wechseln.
- Bei akuter Passagestörung kann die Abdomenübersichtsaufnahme stehende Flüssigkeitsspiegel mit darüberstehender Luft (Dünndarmspiegel) in Dünndarmschlingen oder im Kolon nachweisen. Eine bessere Beurteilung der Ausdehnung und der Lokalisation von Dünndarmstenosen erlaubt die spezielle Röntgenkontrastuntersuchung des Dünndarmes nach Sellink.
- Symptomatische Briden sollen in jedem Fall durchtrennt werden, da sie stets das Risiko einer Dünndarmtorsion oder -abknickung bergen und so zur Dündarminfarzierung führen können. Die Indikation zur Adhäsiolyse soll dagegen sehr zurückhaltend gestellt werden, da es postoperativ zu neuen Adhäsionen kommen wird, mit dem Risiko einer erneuten und verstärkten Stenosesymptomatik.

Chronische Appendizitis
- Die „chronische Appendizitis" ist oft eine Verlegenheitsdiagnose. Wichtig ist bei diesen Patienten der Ausschluß einer anderen Ursache für die beklagten Beschwerden.

Chronische Viszeralarterienokklusion
- Ursache ist eine arteriosklerotisch bedingte Abgangsstenose oder ein Verschluß der A. mesenterica superior. Therapie der Wahl ist die Thrombendarterektomie.

Mesenteriale Kompression des Duodenums
- Es handelt sich um eine durch die über das Duodenum ziehende Mesenterialwurzel bedingte Kompression des Darmlumens. Die Therapie ist uneinheitlich, im Extremfall muß die Stenose operativ entlastet werden.

Literatur

1. Allen RC, Martin GH, Rees CR et al. Mesenteric angioplasty in the treatment of chronic intestinal ischemia. J Vasc Surg 1996; 24:415–423
2. Lankisch PG. Chronische Pankreatitis – noch ein chirurgisches Krankheitsbild ? Chirurg 1997; 68:851–854
3. Salim AS. Role of oxygell-derived free radical scavengers in the treatment of recurrent pain produced by chronic pancreatitis. A new approach. Arcll Surg 1991; 126:1109–1114
4. Stone HH, Chauvin EJ. Pancreatic denervation for pain relief in chronic alcohol associated pancreatitis. Br J Surg 1990; 77:303–306
5. Totten H P. Intraperitoneal use of hypertonic glucose solution: experimental study with reference to prevention of adhesions. Surgery 1940; 8:456–463

Gefäßchirurgie

J. Allenberg, J. Gahlen

Roter Faden

- Ischämie
- Ischämieschmerz
- Schmerzen bei AVK
- Schmerz bei akuter Ischämie
- Postoperativer Schmerz
- Schmerzen bei Aortenruptur/-dissektion

Ischämie

Definition: Die Ischämie ist die Unterbrechung oder spürbare Verringerung der Durchblutung einzelner Organe.

Der zeitliche Verlauf spielt dabei eine entscheidende Rolle für die Prognose des minderperfundierten Organs. Demzufolge wird eine **akute** Ischämie von einer **chronischen** Ischämie unterschieden. Bei der Unterbrechung der gesamten Durchblutung besteht die **komplette** Ischämie mit einem totalen Stillstand der Perfusion (Perfusionsstop). Bei der **relativen** Ischämie ist die Durchblutung nur gemindert. Alle Ischämieformen führen aufgrund der Minderdurchblutung zu einem im Vergleich zum Bedarf unzureichenden Sauerstoffangebot unterschiedlichen Ausmaßes.

Einzelne pathologische Mechanismen oder deren Kombination sind **ursächlich** für die Minderperfusion. Eine ausreichende Organdurchblutung und Versorgung mit Sauerstoff sowie der Abtransport toxischer Stoffwechselprodukte sind von verschiedenen Faktoren abhängig:
- Einengung oder Verschluß einer Arterie
  - Embolus, Thrombus, Dissektion
  - Intimahyperplasie, Arteriosklerose, Arteriitis
  - Kompression von außen (Tumor, Kompartmentsyndrom, Trauma)
- Mikrozirkulationsstörung
- allgemeine Störungen
  - Anämie
  - Hypoxämie
  - Hypovolämie

Entscheidende Größen für die **klinische Relevanz** einer Stenosierung mit relativer Ischämie sind der poststenotische arterielle Druck und der periphere arterielle Widerstand. Bis zum Erreichen kritischer Schwellenwerte führen kompensatorische autoregulative Mechanismen zur Ausschöpfung der Durchblutungsreserve und zu klinisch asymptomatischen Verläufen. Die größte Bedeutung hat dabei die **Gefäßautoregulation** der Arteriolen durch begleitende sympathische Nervenfasern. Arteriolen und kleine Arterien werden in ihrer Weite hauptsächlich neuronal reguliert. Der bedeutendste Neurotransmitter ist Noradrenalin, der an der neurovaskulären Synapse der glatten Gefäßmuskelzelle wirkt (3). Unterhalb kritischer Schwellenwerte führt die Minderperfusion zu einem Zellschaden oder zum Zelltod mit möglichem komplettem Organuntergang. Der Sauerstoffmangel mit sinkendem O_2-Partialdruck resultiert in einem vermehrten anaeroben Stoffwechsel mit lokaler Laktatanreicherung und steigendem CO_2-Partialdruck. Parenchymzellen geben gleichzeitig Protonen und Kalium an den Extrazellulärraum ab. Die resultierende Gewebeansäuerung und eine extrazelluläre Kaliumkonzentrationserhöhung bis ca. 8 mmol/l wirken zunächst vasodilatorisch. Die regionale Vasodilatation führt unter physiologischen Bedingungen zu einem vermehrten Blut- und Sauerstoffangebot und ist ein wichtiger Kompensationsmechanismus unter ischämischen Bedingungen (5). Poststenotisch führt dieser autoregulative Mechanismus u. U. jedoch zu einem weiteren Absinken des poststenotischen arteriellen Druckes und zur Verstärkung der Ischämie mit Förderung des anaeroben Energiegewinns und weiterer Akkumulation toxischer Metabolite. Die gewebetoxische Stoffwechselsituation wird zusätzlich durch einen verschlechterten Abtransport der toxischen Stoffwechselmetabolite verstärkt. Das Ausmaß der Gewebeschädigung bei der akuten Ischämie ist im wesentlichen von der Dauer des Perfusionsstops abhängig. Die kritische Zeitgrenze bei kompletter Ischämie beträgt organabhängig bis zu ca. 6 h. Eine komplette Restitutio ad integrum ist bis dahin prinzipiell möglich.

Ischämieschmerz

Alle Muskelschmerzen mit peripherer Ursache setzen die Aktivierung von speziellen muskulären **Nozizeptoren** voraus, deren Mehrzahl marklose Fasern (C-Fasern) besitzt. Daneben existieren auch wenige dünne markhaltige Fasern (Aδ-Fasern) als Afferenzen der Nozizeptoren (4). Es können sowohl Schmerzverlauf als auch Intensität an das ZNS weitergeleitet werden. Die Erregung der Afferenzen erfolgt dabei über mechanische Reize und endogene chemische **Mediatoren**. Eine besondere Rolle spielen dabei die ischämiebedingte Freisetzung von Bradykinin und Serotonin sowie die extrazelluläre Kaliumakkumulation. Die Reizschwellen der Nozizeptoren sind nicht konstant, sondern von dem chemischen Mikromilieu abhängig und modulierbar. So kann die Reizschwelle für mechanische Reize durch die rezeptornahe Freisetzung von Bradykinin deutlich herabgesetzt werden (4). Diese chemische endogene Sensibilisierung der Nozizeptoren bedingt eine deutlich erhöhte Schmerzempfindlichkeit bei Druck und Bewegung.

Neben der Kombination von chemischen und mechanischen Faktoren zur Rezeptoraktivierung kann der ischämiebedingte **Energiemangel** über eine Hemmung der Natrium-Kalium-Pumpe zur direkten Instabilität des Membranpotentials und somit zur Erregung der Afferenzen führen. Bei diesen Überlegungen ist zu berücksichtigen, daß durch chronische Minderperfusion auch direkte Schädigungen von Axonen mit Neuropathie eintreten können. Dieser Einfluß auf das Schmerzempfinden ist bisher nur unzureichend untersucht und wahrscheinlich ein Grund, warum nicht jede Ischämie zu Schmerzen führen muß.

Schmerzen bei AVK

Im **asymptomatischen** Stadium der AVK (Stadium I, Tab. 4.10) reicht die periphere Durchblutungsreserve einer Extremität aus, um eine stenosebedingte Minderperfusion zu kompensieren. Der Belastungsschmerz mit der typischen **Claudicatio intermittens** tritt erst auf, wenn die Durchblutungsreserve ausgeschöpft und der vermehrte Sauerstoffbedarf der Muskulatur unter Belastung nicht mehr gedeckt werden kann (Stadium II, Tab. 4.10). Die Schmerzlokalisation richtet sich nach der Stenose- oder Verschlußhöhe. Der oft als beißend angegebene muskuläre Schmerz wird dann belastungsabhängig am häufigsten in der Waden-, Oberschenkel- und Glutealmuskulatur angegeben. Bei Progredienz der AVK kommt es zu einem weiteren Abfall des poststenotischen Druckes. Ist eine kritische Grenze (ca. 50 mmHg) unterschritten, reicht die Sauerstoffversorgung selbst ohne Belastung nicht mehr aus, und es kommt zum **Ruheschmerz** (Stadium III, Tab. 4.10) im Bereich des minderperfundierten Gewebes. Ohne Ausbildung einer ausreichenden Kollateralisation entstehen trophische Störungen der Haut bis zur Nekrose und Gangrän (Stadium IV, Tab. 4.10). Ruheschmerzen können aufgrund des parallelen neuronalen Zellunterganges in diesem Stadium fehlen. Von besonderer klinischer Bedeutung ist im Stadium IV jedoch eine bakterielle Infektion nekrotischen Gewebes mit Übergreifen auf benachbarte vitale Gewebeareale (Phlegmone). Es kommt zur Ausprägung allgemeiner **Entzündungszeichen** mit einem entsprechenden Entzündungsschmerz. Therapeutische Maßnahmen müssen zum Extremitätenerhalt dringlich ergriffen werden.

Organerhalt und Beschwerdefreiheit im Sinne von Schmerzreduktion und Verlängerung der schmerzfreien Gehstrecke ist Ziel jeder konservativen und operativen Therapie der AVK. Eine medikamentöse Schmerztherapie wird begleitend vor allem bei chronischen, schlecht therapierbaren Patienten notwendig (vgl. Kap. V – Schmerz bei ischämischer Erkrankung – allgemeine Therapieprinzipien).

Schmerz bei akuter Ischämie

Häufigste Ursache für einen Akutschmerz in der Gefäßchirurgie ist der **akute Gefäßverschluß**. Ursache dafür ist in ca. 20% ein ortsständiger Thrombus und in ca. 80% ein arterieller Embolus. Prädilektionsstellen sind dabei Teilungsstellen von Arterien im Bereich der unteren Extremität. Gefäßrupturen oder Dissektionen (traumatisch, iatrogen durch Punktion) sind sehr seltene Ursachen. Das Ausmaß der peripheren Ischämie ist abhängig von der vorhandenen Kollateralisation, der Lokalisation und Länge des Gefäßverschlusses.

Das führende Leitsymptom bei der kompletten Ischämie ist der plötzlich einsetzende, oft als vernichtend beschriebene Schmerz im betroffenen Organ. Es kommt rasch zu der Ausbildung der **6-P-Symptomatik** (Tab. 4.11), anhand derer die Diagnose in den meisten Fällen klinisch gestellt werden kann. Die Toleranz der Muskulatur bei kompletter Ischämie beträgt ca. 6 h. Bei relativer oder chronischer Ischämie kann durch die Restperfusion oder Kollateralisation eine subakute Situation vorliegen und die klinische Symptomatik verschleiern. Der typische Ischämieschmerz kann in dieser Situation fehlen. In einzelnen Fällen kann eine präoperative apparative Diagnostik (Angiographie) durchaus sinnvoll sein.

Neben einer adäquaten gefäßchirurgischen **Therapie** ist nach Diagnosestellung eine sofortige Akutschmerztherapie durchzuführen. Neben einer systemischen Opioidtherapie kann eine Regionalanästhesie direkt operationsvorbereitend sein. Die kausale Therapie der Wahl ist die operative **Embolektomie**, der Eingriff ist u. U. in Lokalanästhesie durchführbar. In Abhängigkeit von der Ischämiedauer ist eine gleichzeitige prophylaktische Fasziotomie durchzuführen, um ein drohendes Kompartmentsyndrom zu verhindern.

Postoperativer Schmerz

Bei offener Revaskularisation oder offenem Bypass kann eine **postischämische Reperfusion** zu einer ähnlichen Schmerzsymptomatik führen wie die Ischämie.

Die Reperfusion stellt eine vitale Bedrohung für die Extremität dar, wenn ein Kompartmentsyndrom resultiert.

Die durch die Ischämie bedingte Kapillarleckage führt während der Reperfusion zu einer erheblichen Gewebeextravasation und im fortgeschrittenen Stadium zur mechanischen Kompression von Gefäßen und Nerven. Auf den starken spannungsartigen Schmerz aufgrund der ödematösen Gewebeschwellung addiert sich u. U. der durch das Kompartmentsyndrom bedingte Ischämieschmerz der betroffenen Extremität. Es müssen sofortige diagnostische und therapeutische Maßnahmen durchgeführt werden. Eine operative Revision und Kompartmentspaltung sind dringlich erforderlich. Die adäquate Schmerztherapie sollte direkt nach Diagnosestellung begonnen werden, die definitive operative Therapie jedoch nicht verzögern.

Tabelle 4.10 Symptomatische Stadieneinteilung der peripheren AVK nach Fontaine

Stadium	Symptome
I	beschwerdefrei
IIa	Belastungsschmerz, schmerzfreie Gehstrecke > 100 m
IIb	Belastungsschmerz, schmerzfreie Gehstrecke < 100 m
III	Ruheschmerz
IV	Nekrosen, Ulzera, Gangrän

Tabelle 4.11 6-P-Symptome nach Pratt bei der akuten kompletten Ischämie

Pain	Schmerz
Paleness	Blässe
Paresthesia	Gefühlstörung, Sensibilitätsverlust
Paralysis	Bewegungseinschränkung
Prostration	Schock
Pulselessness	Pulslosigkeit

Schmerzen bei Aortenruptur/-dissektion

Das abdominelle Aortenaneurysma (AAA) zeigt einen Häufigkeitsgipfel in der sechsten und siebten Lebensdekade. Männer sind vier- bis sechsmal häufiger betroffen als Frauen. Die Prävalenz erreicht ca. 5% im höheren Lebensalter. Das Rupturrisiko eines spindelförmigen AAA mit einem Durchmesser von unter 5 cm liegt unter Vernachlässigung der Expansionsrate bei etwa 3% pro Jahr und steigt bei Durchmessern zwischen 5 und 6 cm auf 10% pro Jahr an. Die Letalität im Stadium der Ruptur beträgt ca. 90% und übersteigt deutlich das Operationsrisiko einer elektiven Operation (ca. 5%) (1). Die infolge fehlender Screeninguntersuchungen nicht erkannten und unbehandelten Aortenaneurysmen expandieren in einem Großteil der Fälle bis zur Ruptur. Akut einsetzende **stärkste Schmerzen** im thorakalen und lumbalen Bereich sind oft ein erstes wichtiges Signal auf eine drohende (symptomatisches Aortenaneurysma) oder eine bereits vorliegende Ruptur der Aorta und erfordert die sofortige operative Therapie.

Ein stärkster, reißender und akut einsetzender Schmerz ist ebenfalls das Leitsymptom einer **akuten Aortendissektion.** Je nach Lokalisation variiert die Lokalisationsangabe des Schmerzes, am häufigsten wird er in die Region der Brust- und Lendenwirbelsäule projiziert. Die wichtigste auszuschließende Differentialdiagnose ist hierbei sicherlich der akute Myokardinfarkt. Abhängig vom Ausmaß und Verlauf der Dissektion kann synchron oder im weiteren Verlauf eine Minderperfusion bis komplette Ischämie betroffener abdomineller Organe oder Extremitäten mit entsprechendem Ischämieschmerz hinzutreten.

Kernaussagen

- **Ischämie**
  - Ischämie ist die Unterbrechung oder spürbare Verringerung der Durchblutung einzelner Organe. Alle Ischämieformen führen aufgrund der Minderdurchblutung zu einem im Vergleich zum Bedarf unzureichenden Sauerstoffangebot unterschiedlichen Ausmaßes und zur lokalen Bildung toxischer Stoffwechselprodukte und Übersäuerung des entsprechenden Gewebes.
- **Ischämieschmerz**
  - Alle Muskelschmerzen mit peripherer Ursache setzen die Aktivierung von speziellen muskulären Nozizeptoren voraus, deren Mehrzahl marklose Fasern (C-Fasern) besitzt. Die Erregung der Afferenzen erfolgt dabei über mechanische Reize und endogene chemische Mediatoren (Bradykinin, Serotonin). Die Reizschwellen der Nozizeptoren sind nicht konstant sondern vom chemischen Mikromilieu abhängig und modulierbar. So kann die Reizschwelle für mechanische Reize durch die rezeptornahe Freisetzung von Bradykinin deutlich herabgesetzt werden. Dies spricht für eine kombinierte Wirkung mechanischer und chemischer Reize bei der Aktivierung von muskulären Nozizeptoren.
- **Schmerzen bei AVK**
  - Zeitlicher Verlauf, Lokalisation und Intensität des Ischämieschmerzes sind ein wichtiges diagnostisches Kriterium zur Differenzierung und Stadieneinteilung der AVK. Die Indikation zu interventionellen und operativen Maßnahmen hängt wesentlich davon ab. Eine wesentliche Rolle spielt die Schmerztherapie als palliative Maßnahme in fortgeschrittenen, schlecht therapierbaren chronischen Stadien.
- **Schmerz bei akuter Ischämie**
  - Häufigste Ursache für einen Akutschmerz in der Gefäßchirurgie ist der akute Gefäßverschluß durch einen arterieller Embolus. Das Leitsymptom bei der kompletten Ischämie ist der plötzlich einsetzende oft als vernichtend beschriebene Schmerz im betroffenen Organ. Die Diagnose kann in den meisten Fällen rasch klinisch gestellt werden. Die Akutschmerztherapie erfolgt sofort nach Diagnosestellung, darf aber nicht zur Verzögerung der definitiven chirurgischen Therapie führen.
- **Postoperativer Schmerz**
  - Bei jeglichen Schmerzen, die in der postoperativen Phase auftreten und in direkten Zusammenhang mit der durchgeführten Operation stehen können, müssen Operationskomplikationen ausgeschlossen werden. Der akute Verschluß der revaskularisierten Arterie oder des angelegten Bypasses führt zu einem Ischämieschmerz in der entsprechenden Extremität. Diagnostische und therapeutische Maßnahmen sind sofort einzuleiten. Die Indikation zur operativen Revision muß dringlich überprüft werden.
- **Schmerzen bei Aortenruptur/-dissektion**
  - Ein stärkster, reißender und akut einsetzender Schmerz ist das Leitsymptom einer akuten Aortendissektion und -ruptur. Er wird am häufigsten in den thorakalen und lumbalen Wirbelsäulenbereich projiziert. Eine wichtige differentialdiagnostische Bedeutung bekommt der Schmerz bei einer drohenden oder gedeckten Ruptur eines Aortenaneurysmas (symptomatisches Aneurysma). Die Schmerzsymptomatik muß sofort zur Ausschlußdiagnostik führen, und der Patient ist ggf. in ein Zentrum zur weiteren Therapie zu überweisen.

Literatur

1. Allenberg JR. Stand der Chirurgie des infrarenalen Aortenaneurysmas, Dt Ärztebl. 1997; 94:A-2830–2834
2. Fyfe T, Quin O. Phenol sympathectomy in the treatment of intermittent claudication. A controlled clinical trial. Br. J. Surg. 1975; 62:68–71
3. Hirst G, Edwards F. Sympathetic neuroeffector transmission in arteries and arterioles. Physiol. Rev.; 69:546–604
4. Mense S, Stahnke M. Responses in muscle efferent fibers of slow conduction velocity to cotractions and ischemia in the cat. Physiol. 1983; 342:383–397
5. Peters T. Zur pharmakologischen Beeinflussung der Mikrozirkulation. In: Schmerztherapie bei ischämischen Krankheiten, Ch. Maier, I. Wawersik, G. Fischer Verlag, 1991
6. Rieger H, Gaehtgens P. Pathophysiologie der Gewebsdurchblutung und ihrer Regulation: Durchblutungsstörungen. In: Pathophysiologie des Menschen. Hierholzer K., Schmmidt RF. VCH, Weinheim 1991
7. Rooke TH, Hollier LH, Osmundson PI. The influence of sympathetic nerves on transcutaneus oxygen tension in normal and ischemic lower extremities. Angiology 1987; 38:400–410
8. Steinau G, Demirel T, Fischer H, Therman H. Spinal cord stimulation (SCS) bei Patienten mit peripheren arteriellen Durchblutungsstörungen. Indikation, Anwendung und Ergebnis. Angio 1986; 5:263–268

Kardiologie und Angiologie

D. Pfeiffer

Roter Faden

- **Diagnostik kardiovaskulärer Schmerzen**
  - Schmerzanamnese
  - Ursächliche Zuordnung des Schmerzes
  - Differentialdiagnose
- **Behandlung kardiovaskulärer Schmerzsyndrome**
  - Grundsätze der Therapie
  - Kausale Behandlung

Schmerzen sind ein zentrales und häufig geklagtes Symptom bei kardiovaskulären Erkrankungen. Der kardiovaskuläre Schmerz führt den Patienten oft erstmals zum Arzt, obwohl die Anamnese nicht selten bereits lange Hinweise auf Durchblutungsstörungen enthält. Der Schmerzbeginn muß zeitlich genau festgehalten werden, weil wichtige therapeutische Maßnahmen sowohl am Herzen wie an peripheren Gefäßen sich in einem engem Zeitfenster bewegen, das den Beginn der Symptomatik zum Ausgangspunkt nimmt. Der Schmerz infolge kardiologischer oder angiologischer Ursache bedarf damit einer dringlichen Differentialdiagnose.

Diagnostik kardiovaskulärer Schmerzen

Schmerzanamnese

Der intrathorakale Schmerz ist hinsichtlich seiner **Inzidenz** (Anamnesedauer, Häufigkeit, Schmerzdauer, Umstände des Auftretens, Verlauf seit der Erstbeobachtung), seiner subjektiven **Symptomatik** (Charakter, Lokalisation, Ausstrahlung, Intensität, psychische Auswirkungen) sowie seiner **Reaktion auf einfache Behandlungsmaßnahmen** zu erfragen (Reaktion auf Ruhigstellung oder Nitroglyzerin) (Tab. 4.12). Bereits daraus kann sich eine Zuordnung zu koronaren, perikardialen, pleuralen oder gastrointestinalen Ursachen ergeben. Besonders hilfreich kann die Identifikation eines bekannten Schmerzes durch den Patienten sein. Bei einem Kranken, der seine typische Schmerzqualität von einem früheren Herzinfarkt oder dem Zeitraum vor einer Angioplastie wiedererkennt, ist von einem identischen Problem auszugehen.

Schmerzen infolge **arterieller** Perfusionsstörungen sind häufig das führende Symptom, obwohl andere typische Zeichen für Durchblutungsstörungen seit Jahren bekannt sind. Der Schmerz kann peitschenschlagartig plötzlich auftreten und alle Abstufungen bis zum dumpfen Druck- und Schweregefühl in der betroffenen Extremität aufweisen. Er kann brennenden Charakter haben (Erythromelalgie), eine bestimmte reproduzierbare Lokalisation aufweisen („Beckenklammer") und sich manchmal mit neurologischen Erscheinungen (Parästhesien) äußern. Er kann ausschließlich in Ruhe oder reproduzierbar erst bei einer bestimmten Belastungsstufe mit Latenz geklagt werden (Claudicatio intermittens, intestinalis, visualis), er kann nur zu Beginn einer Belastung auftreten (walking through) oder bei bestimmter Haltung der Extremität („Fersenbrennen"). Eine Abhängigkeit der Schmerzempfindung von der Umgebungstemperatur kommt nicht nur bei Vasospasmus vor („digitus mortuus", Raynaud-Syndrom). Dagegen sind Wadenkrämpfe und das „Restless-Legs-Syndrom" nur ein unsicherer Hinweis auf periphere Durchblutungsstörungen.

Venöse Durchblutungsstörungen führen häufig zu einer Zunahme des Schmerzes bei Orthostase oder geringsten mechanischen Alterationen der betroffenen Gefäßstränge und zu einer Beschwerdebesserung unter Belastung, haben manchmal eine wechselnde Lokalisation (Phlegmasia coerulea dolens) und äußern sich oft nur als Wärme- oder Spannungsgefühl in der betroffenen Extremität. Sie können prämenstruell zunehmen und auch tageszeitlich schwanken. Lumbalgien sind gelegentlich Hinweis auf eine Cava-inferior-Thrombose.

Ursächliche Zuordnung des Schmerzes

Nach der ausschließlich deskriptiven Dokumentation des Status quo erfolgt im zweiten Schritt eine kausale Zuordnung des Schmerzes in einer **Verdachtsdiagnose** (Tab. 4.13). Solange die Ursache des Schmerzes nicht sicher identifiziert oder zumindest wahrscheinlich ist, sollte eine Klassifizierung des Thoraxschmerzes als „Stenokardie" oder „Herzschmerz" und eines belastungsabhängigen Extremitätenschmerzes als „Claudicatio intermittens" unterbleiben. Besser ist die Bezeichnung eines thorakalen Schmerzes als „Angina pectoris", die nicht zwingend eine koronare Ischämie unterstellt. Eine Beschreibung als „intrathorakaler Schmerz", „linksseitiger Thoraxschmerz", „retrosternaler Schmerz", „nächtlicher Wadenkrampf" oder „Nüchternschmerz", eine Verlaufsbeobachtung als „belastungsabhängiger Thoraxschmerz" oder „nächtlicher Schmerz" präjudiziert keine unbewiesenen Diagnosen und vermeidet diagnostische Irrwege.

Als **häufigste** Ursachengruppen für einen intrathorakalen Schmerz kommen myokardiale Ischämie, akute oder seltener chronische mechanische Belastung der Ventrikel, funktionelle Herzbeschwerden, perikardiale Ursachen, der vaskuläre Thoraxschmerz sowie gastrointestinal, pulmonal, vertebragen und posttraumatisch bedingte Beschwerden in Frage (Tab. 4.13). Die Dringlichkeit der Behandlung bestimmter kardiovaskulärer Ursachen des Thoraxschmerzes (myokardiale Ischämie, Aortendissektion, Herzbeuteltamponade, Lungenembolie) bedarf einer raschen Klärung, während für andere Erkrankungen (gastrointestinale Ursachen, vertebragene Beschwerden, posttraumatische Schmerzen) meist mehr Zeit zur Verfügung steht.

In vielen Fällen ist eine diagnostische Zuordnung des Thoraxschmerzes mit einfachen nichtinvasiven Mitteln möglich. Die Unterscheidung zwischen akut bedrohlichen Ereignissen mit dringlichem Handlungsbedarf (instabile Angina pectoris, Myokardinfarkt, Aortendissektion, akute Klappeninsuffizienz, Lungenembolie) und Erkrankungen

Tabelle 4.12 Anamnestische Angaben zu intrathorakalen Schmerzen

Dauer	Sekunden, Minuten, Stunden, permanent Auftreten tags, nachts
Häufigkeit	täglich mehrfach bis < einmal/Jahr
Anamnesedauer	seit Stunden, Tagen, Wochen, Monaten, Jahren
Charakter	plötzlicher Stich bohrend brennend allgemeines Druckgefühl atmungsabhängig bewegungsabhängig
Umstände des Auftretens	provozierbar oder nicht provozierbar (wie provozierbar?) belastungs- oder lageabhängig, streßbedingt Umgebungstemperatur Ruheschmerz postprandial atmungsabhängig mechanisch durch Druck auf Sternum/Rippen/Wirbel auslösbar
Lokalisation	diffus im Brustkorb linksseitig, mitten im Thorax, retrosternal, tief im Brustkorb lokalisierbar auf einen Punkt
Ausstrahlung	in den Hals in den linken/rechten Arm (Schulter, Ober-/Unterarm, Hand: Kleinfinger- oder Daumenseite) in den Oberbauch in den Rücken
Intensität	führt zur sofortigen Unterbrechung der aktuellen Beschäftigung aktuelle Tätigkeit kann fortgesetzt werden starke Belastung ist nicht mehr möglich
Identifikation	identischer oder veränderter Schmerzcharakter vergleichbar wie bei früherem Herzinfarkt oder vor PTCA
psychische Symptomatik	Angstgefühl Todesangst Vernichtungsgefühl
Langzeitverlauf	zunehmend, unverändert oder abnehmend in Häufigkeit, Dauer, Intensität über die letzten Tage, Wochen, Monate
Effekt einfacher Behandlung	bei Ruhigstellung regredient oder unverändert Reaktion auf Nitroglyzerin

Tabelle 4.13 Kausale Zuordnung des intrathorakalen Schmerzes

Myokardiale Ischämie	stabile Angina pectoris instabile Angina pectoris „myocardial damage" Myokardinfarkt
Myokarddehnung	akute Druck- und/oder Volumenbelastung arterielle Hypertonie Linksherzinsuffizienz
Funktioneller Herzschmerz	Effort-Angina
Perikardialer Schmerz	Pericarditis sicca Pericarditis epistenocardica Postperikardiotomie-Syndrom Spannungsschmerz bei Perikarderguß
Vaskulärer Schmerz	Aortendissektion gedeckte Aortenperforation rasch zunehmendes Aortenaneurysma
Gastrointestinal bedingte Schmerzen	Ösophagitis Refluxkrankheit Spasmus Ulcera ventriculi/duodeni Gallenwegerkrankungen Pankreatitis
Pleuraler/pulmonaler Thoraxschmerz	Pleuritis, Pleuropneumonie Lungenembolie
Vertebragener Thoraxschmerz	zervikale/thorakale Bandscheibenerkrankung degenerative Wirbelsäulenveränderungen Tietze-Syndrom
Posttraumatischer Thoraxschmerz	nach stumpfem Thoraxtrauma nach Thorakotomie

mit ausreichendem Zeitintervall für eine subtile Diagnostik (stabile Angina pectoris, vertebragene, gastroenterologische Ursachen des Thoraxschmerzes) kann nur mit der **Anamnese**, dem **EKG** (Zeichen der Ischämie oder des Myokardinfarkts) und der transthorakalen **Echokardiographie** (regionale oder globale Kinetikstörungen, Infarktnarben, valvuläre Funktion, Zeichen der Herzinsuffizienz, Beurteilung des rechten Herzens, Perikarderguß) erfolgen. Laboruntersuchungen (Freisetzung von Kreatinkinase, Transaminasen, Laktatdehydrogenase, Myoglobin, Troponin) sind in der Initialphase einer myokardialen Infarzierung noch unauffällig und dürfen daher weitere diagnostische und therapeutische Maßnahmen nicht verzögern. Eine unkritisch durchgeführte Angiokardiographie bei allen Patienten mit intrathorakalen Beschwerden ist abzulehnen.

Periphere Ursachen von Schmerzen sind der angiologischen Untersuchung mittels Inspektion der betroffenen Region, Gefäßpalpation und -auskultation, Verschlußplethysmographie, bildgebender sonographischer Verfahren und Doppler-Sonographie leichter zugänglich als bei koronaren und intestinalen Arterien. Trophische Störungen, Rhagaden, Ulzera und Nekrosen, funktionelle oder belastungsabhängige Perfusionsstörungen an Extremitäten sind visuell erkennbar. Verschlußdrucke und Indizes sind an den Extremitäten leicht mit der Gegenseite vergleichbar.

Differentialdiagnose

Sobald die genannten akuten Ursachen mit dringlichem Handlungsbedarf ausgeschlossen sind, besteht Zeit für differentialdiagnostische Erwägungen (Tab. 4.**13**). **Weitere kardiale Ursachen** für den intrathorakalen Schmerz (Prinzmetal-Angina, „small-vessel disease", Syndrom X, Koronarischämie infolge ausgeprägter Linksherzhypertrophie) sind zu untersuchen. Eine postinfarziell auftretende Angina kann durch eine inkomplette Infarzierung mit verbleibender Ischämie im Infarktgebiet, eine weitere hämodynamisch wirksame Koronarstenose oder eine Pericarditis epistenocardica erklärt werden. Der typische perikarditische Auskultationsbefund findet sich im Verlauf eines Myokardinfarktes häufig, jedoch oftmals nur für kurze Zeit. Vaskulär bedingte Thoraxschmerzen treten bei Aortendissektion, gedeckter Perforation der Aorta und bei wachsenden Aortenaneurysmen degenerativer oder entzündlicher Ätiologie auf. Transthorakale und transösophageale Echokardiographie, Duplex-Sonographie und Computertomographie erlauben eine sichere Beurteilung der großen Gefäße.

Zahlreiche **gastrointestinale** Ursachen kommen für intrathorakale Schmerzen in Frage. Während der „Nüchternschmerz" auf eine Ulkuskrankheit hinweist, kommt das vorwiegend postprandial zu beobachtende Schmerzsyndrom auch bei koronarer Herzkrankheit vor. Stuhlgangveränderungen sprechen für eine Kolitis, Druckschmerz im Oberbauch und kolikartige Schmerzen eher für eine Ursache an den Gallenwegen. Sonographische, endoskopische und biochemische Untersuchungsmethoden belegen die Diagnosen.

Findet sich eine Atemabhängigkeit des Schmerzes, ein Zusammenhang zu Husten, Auswurf oder einem respiratorischen Infekt, dann liegt eine **pulmonale** oder **pleurale** Ursache nahe. Dagegen kann die häufig beobachtete Koinzidenz zu Luftnot sowohl bei pulmonalen wie kardiovaskulären Ursachen des Thoraxschmerzes auftreten.

Eine Lage- oder Bewegungsabhängigkeit des Thorax- oder Extremitätenschmerzes, ein Zusammenhang zu einem vielleicht viele Jahre zurückliegenden Thoraxtrauma oder einer Thorakotomie, ein mechanischer Druckschmerz wie auch die Lokalisation auf einen genau anzugebenden Punkt an der Thoraxwand (häufig an der Insertion einer Rippe am Sternum, über der Herzspitze oder am Übergang zwischen Rippen und Rippenknorpel) oder im Bereich der Wirbelsäule deuten auf Beschwerdeursachen im **knöchernen** und **bindegewebigen Stützsystem** hin. Bei der Häufigkeit degenerativer Veränderungen in der Bevölkerung muß auch an die Koinzidenz kardiovaskulär bedingter Schmerzen und vertebragener Veränderungen gedacht werden. Typische arthrotische Beschwerden sind der morgendliche Anlaufschmerz und die Abhängigkeit von der Qualität des Fußbodens.

Neuropathisch bedingte Schmerzen bei Diabetes mellitus gehen häufig mit der typischen diabetischen Angiopathie einher und sind nicht leicht abgrenzbar. Es sind symmetrische und asymmetrische Polyneuropathien von fokalen und vorwiegend trophischen Neuropathien zu unterscheiden (8). Nach Amputation einer Extremität muß an Phantomschmerzen gedacht werden.

■ Behandlung kardiovaskulärer Schmerzsyndrome

Grundsätze der Therapie

Es muß zwischen kausaler und symptomatischer Therapie unterschieden werden. Eine symptomatische Behandlung ohne gesicherte Diagnose kann zu einer fatalen Verzögerung der notwendigen diagnostischen und therapeutischen Maßnahmen führen. Als **kausale** Maßnahmen sind eine revaskularisierende Behandlung bei Gefäßstenosen oder -verschlüssen, operative Eingriffe bei Aortendissektion oder die Behandlung einer Perikarditis mit Antibiotika und nichtsteroidalen Antiphlogistika zu verstehen. Zu **symptomatischen** Maßnahmen gehören Ruhigstellung, Kühlung, Analgetika, Sedativa und Hypnotika, Vasodilatatoren, Thromboseprophylaxe, Hämodilution und nicht zuletzt auch alle Formen der Kreislaufassistenz mit Katecholaminen bis zur Aortenballongegenpulsation.

Kausale Behandlung

Bei zweifelsfrei **koronarer Ursache** eines Thoraxschmerzes ist zwischen instabiler Angina pectoris, myokardialer Verletzung („myocardial injury") und Myokardinfarkt zu unterscheiden. Als instabile Angina pectoris wird ein Schmerzsyndrom mit erstmals aufgetretenen oder in ihrer Häufigkeit, Intensität und/oder Dauer verstärkten Beschwerden sowie eine Postinfarktangina ohne Enzymausschüttung bezeichnet. Als myokardiale Verletzung wird eine instabile Angina pectoris dann klassifiziert, wenn es zur Freisetzung von Troponin, jedoch nicht zu Nekrosezeichen oder der Ausschüttung von Kreatinkinase, Myoglobin und Transaminasen kommt. Sollten diese Zeichen auftreten, dann ist von einem definitiven Myokardinfarkt auszugehen.

Sofern eine **instabile Angina pectoris** angenommen wird, kann eine konservative Behandlung mit Ruhigstellung des Patienten, Sauerstoffgabe über Nasensonde, Analgesie mit Morphium, Fentanyl oder anderen möglichst gering kreislaufwirksamen Mitteln, Azetylsalizylsäure 100–300 mg oral oder 1 g intravenös, intravenöser Heparinisierung, Nitroglyzerininfusion unter Blutdrucküberwachung (systolischer RR ≥ 90 mmHg) und Betarezeptorenblockern erfolgen. Wird der Patient damit rasch beschwerdefrei, so kann diese Behandlung fortgesetzt werden bis eine Koronarangiographie im beschwerdefreien Intervall erfolgt. Wenn die Beschwerden persistieren oder sich Hinweise auf eine Progression zur myokardialen Verletzung oder bis zum Myokardinfarkt einstellen, sollte bereits nach 30 min die Diagnostik mittels Angiokardiographie mit dem Ziel revaskularisierender Maßnahmen eingeleitet werden (Thrombolyse, Angiokardiographie und PTCA) oder die Thrombolyse begonnen werden. (Tab. 4.**14**).

Liegt akuten thorakalen Beschwerden ein bei der initialen Untersuchung erkennbarer **Myokardinfarkt** zugrunde, so werden zusätzlich zu den genannten antithrombotischen und myokardprotektiven Maßnahmen bereits initial revaskularisierende Schritte einzuleiten sein. Diese bestehen nach Ausschluß der bekannten Kontraindikationen in einer Thrombolyse oder bei Einhaltung eines Zeitfensters in der dringlichen Angiokardiographie mit Option zur Angioplastie.

Bei frühzeitiger Rekanalisierung des Infarktgefäßes ist der Patient rasch beschwerdefrei, die ST-Elevation ist rückläufig, und es tritt eine hohe Enzymfreisetzung auf. Bei fortbestehenden Infarktzeichen ist unverzüglich die „Rescue-PTCA" anzuschließen. In jedem Fall ist eine sorgfältige Überwachung des Patienten hinsichtlich der drei wichtigsten **Komplikationen** notwendig:
- Pumpversagen mit Lungenödem, Low Output und kardiogenem Schock
- Arrhythmien
- Myokardruptur mit Perikardtamponade oder Septumperforation).

Frühzeitig sollte zur Prophylaxe des myokardialen Umbaus („remodeling") die Therapie mit Konversionsenzym-

Tabelle 4.14 Therapie der akuten Koronarinsuffizienz

Sauerstoff über Nasensonde	3–6 l/min
Analgesie	Morphium 5–10 mg Fentanyl 20–100 µg/kg i. v.
Azetylsalizylsäure	100–300 mg oral, besser 1 g i. v.
Heparin	1000–1500 E/h nach PTT (dreifacher Normalwert)
Nitroglyzerin	1–6 mg/h i. v. für 24–48 h (RR ≥ 90 mm Hg)
Betarezeptorenblocker	Esmolol 0,5 mg/kg min initial, dann 50 µg/kg min über je 4 min (HR > 50/min, PQ < 200 ms)
Glykoprotein-IIb/IIIa-Rezeptor-Antagonist	RheoPro 0,25 mg/kg Bolus, weiter 0,125 µg/kg min für 12 h Aggrastat 0,4 µg/kg min für 30 min, weiter: 0,1 µg/kg min Integrilin 180 µg/kg Bolus, weiter: 2 µg/kg min
Thrombolyse	Streptokinase Urokinase Plasminogenaktivator + Heparin
ACE-Hemmer	Captopril initial 2 × 12,5 mg Ramipril 1,25 mg o. a.

(ACE)Hemmern begonnen werden. Beim akuten Verschluß einer **peripheren Arterie** steht die rekanalisierende Behandlung mittels Thrombolyse oder die mechanischer Intervention an erster Stelle therapeutischer Überlegungen. Bei kompletter Ischämie nach embolischem oder thrombotischem Verschluß auf dem Boden vorbestehender atherosklerotischer Veränderungen sind die Möglichkeiten einer lokoregionalen oder systemischen Thrombolyse, einer zusätzlichen interventionellen Therapie mit endovaskulären Techniken, einer Ballondilatation, einer chirurgischen Thrombektomie mit Stripper und Fogarty-Katheter oder eine Bypassversorgung des betroffenen Gefäßes durch Angiographie zu untersuchen. Symptomatische Maßnahmen mit Analgesie, Vasodilatation, rheologischer Behandlung und antithrombotischer Therapie dürfen die kausale Behandlung bei kompletter Ischämie keinesfalls verzögern. Bei chronischen Schmerzen infolge inkompletter Ischämie, diffusem und langstreckigem Befall der betroffenen Arterien ohne kausale Behandlungsmöglichkeit, bei überwiegend mikrovaskulärer Manifestation der Durchblutungsstörung stehen physikalische Maßnahmen, Trainingsbehandlung, Vasodilatation, Prostaglandin E$_1$ und Hämodilution im Zentrum der Therapie. Eine chronisch-intermittierende Thrombolyse (z. B. 3 × 500 000 E Urokinase/Woche über 12 Wochen) kann die ischämiebedingte Beschwerdesymptomatik verringern und die Belastbarkeit über Monate steigern. Letztlich kann der unbeherrschbare Ruheschmerz Anlaß zur Amputation der betroffenen Extremität sein.

Kernaussagen

- **Diagnostik kardiovaskulärer Schmerzen**
  - Schmerzen sind ein zentrales Symptom kardiovaskulärer Erkrankungen, das auf eine dringlich untersuchungs- und behandlungsbedürftige Erkrankung hinweisen kann.
- **Behandlung kardiovaskulärer Schmerzsyndrome**
  - Es werden kausale und symptomatische Behandlungsverfahren unterschieden. Als kausale Behandlungsmöglichkeiten werden die Rekanalisierung verschlossener oder die Dilatation stenosierter Gefäße, die chirurgische Bypassversorgung, die operative Behandlung einer Aortendissektion und die antiphlogistische Behandlung überwiegend entzündlich bedingter Schmerzen bezeichnet. Vasodilatatoren, Antithrombotika, Analgetika, die rheologische und physiotherapeutische Behandlung gehören zur symptomatischen Behandlung kardiovaskulärer Schmerzsyndrome.

Literatur

1. CAPRIE Steering committee. A randomized, blinded trial of clopidogrel versus aspirin in patients at risk of ischemic events. Lancet 1996; 348:1329–1339
2. Fragmin during instability in coronary artery disease (FRISC) study group. Low molecular weight heparin during instability in coronary artery disease. Lancet 1996; 347:561–568
3. Klein W, Buchwald A, Hillis SE, Monrad S, Sanz G, Turpie AGG, van der Meer J, Olaisson E, Undeland S, Ludwig K for the FRIC investigators. Comparison of low-molecular weight heparin with unfractionated heparin acutely and with placebo for 6 weeks in the management of unstable coronary artery disease. Circulation 1997; 96:61–68
4. Martin M, Fiebach BJO, Riedel C. Systematik und Therapieergebnisse im Rahmen einer kombinierten ultrahohen Streptokinase (UHSK)-PTA-Behandlung chronischer Femoralis- und Iliaca-Obstruktionen. in: Konservative Therapie arterieller Durchblutungsstörungen. Trübestein H (Hrsg) Thieme Stuttgart, New York 1986
5. Neuhaus KL, Tebbe U, Gottwik M, Weber MAJ, Feuerer W, Niederer W, Haerer W, Praetorius F, Grosser KD, Huhmann W, Hoepp HW, Alber G, Sheikhzadeh A, Schneider B. Intravenous recombinant tissue-plasminogen activator (rt-PA) and urokinase in acute myocardial infarction: Results of the German Activator Urokinase study (GAUS). J Am Coll Cardiol 1989; 12:581–587
6. Neuhaus KL, Essen R von, Tebbe U, Vogt A, Roth M, Riess M, Niederer W, Forycki F, Wirtzfeld A, Maeurer W, Limbourg P, Merx W, Haerten K. Improved thrombolysis in acute myocardial infarction with front-loaded administration of alteplase: Results of the rt-PA-APSAC patency study (TAPS). J Am Coll Cardiol 1992; 19:885–891
7. Ryan TJ, Anderson JL, Antman EM, Braniff BA, Brooks NH, Califf RM, Hillis LD, Hiratzka LF, Rapaport E, Riegel BJ, Russell RO RO, Smith III EE, Weaver WD. ACC/AHA Guidelines for the management of patients with acute myocardial infarction: Executive summary. A report of the American College of Cardiology/American Heart Association Task Force on Practice Guidelines (Committee on Management of acute myocardial infarction). Circulation 1996; 94:2341–2350
8. Strian F, Haslbeck M, Standl E: Behandlung schmerzhafter Diabetesneuropathien. Internist 1994; 35:32–40

Osteologie

H.-P. Kruse

Roter Faden

- **Osteoporose**
  - Definition und Einteilung
  - Klinik
  - Prävention und Therapie
- **Osteomalazie, renale und intestinale Osteopathie**
  - Definition und Einteilung
  - Klinik
  - Therapie
- **Ostitis deformans Paget**

Bei den internistischen Knochenerkrankungen im engeren Sinne handelt es sich im wesentlichen um die metabolischen und endokrinen Osteopathien, die das Skelettsystem mehr oder weniger stark in seiner Gesamtheit, d. h. generalisiert, betreffen. Hier dargestellt sind Osteoporose, Osteomalazie sowie renale und intestinale Osteopathie.

Von den lokalisierten Osteopathien ist der Morbus Paget berücksichtigt, der einer medikamentösen Therapie zugänglich ist. Der tumorassoziierte Schmerz bildet ein eigenes Kapitel in diesem Band.

Den Schwerpunkt der Darstellungen bilden die klinische Symptomatik sowie eine Übersicht der internistischen Therapie, während auf Pathophysiologie, Diagnostik und Differentialdiagnostik weitgehend verzichtet wurde.

Osteoporose

Definition und Einteilung

Definition: Die Osteoporose ist eine generalisierte Knochenerkrankung, die durch eine niedrige Knochenmasse, eine gestörte Mikroarchitektur des Knochengewebes und ein erhöhtes Frakturrisiko bzw. eine erhöhte Knochenbrüchigkeit gekennzeichnet ist.

Diese Definition (Osteoporosis Consensus Development Conference, Amsterdam 1996) beinhaltet, daß allein der Nachweis einer niedrigen Knochenmasse noch ohne eingetretene Fraktur die Diagnose der Osteoporose rechtfertigt. Dieser erfolgt heute allgemein indirekt durch die Osteodensitometrie, andere Osteopathien mit niedrigem Knochenmineralgehalt müssen differentialdiagnostisch ausgeschlossen werden.

Früher war nicht einheitlich festgelegt, was unter einer **niedrigen Knochenmasse** zu verstehen ist. Die WHO hat 1994 einen Vorschlag auf der Basis der Osteodensitometrie (DXA-Methode) vorgelegt (Tab. 4.**15**).

Der **T-Score** gibt die Abweichung des Meßwertes von der mittleren Peak Bone Mass des Referenzkollektivs in Standardabweichungen an. Unter der **Peak Bone Mass** oder Gipfelknochenmasse wird die maximale Knochenmasse im jungen Erwachsenenalter verstanden. Der T-Score von −2,5 als Grenzwert von niedriger Knochenmasse und Osteoporose wurde natürlich nicht willkürlich gewählt; er entspricht etwa der sog. Frakturrisikoschwelle, wie sie für die heute gebräuchlichen Densitometriemethoden der Wirbelsäule ermittelt werden kann.

Die **Einteilung** der Osteoporose erfolgt nach ätiologischen Gesichtspunkten in primäre und sekundäre Formen, je nachdem, ob sich ein ursächliches Grundleiden nachweisen läßt oder nicht. Im folgenden sind mögliche Ursachen sekundärer Osteoporosen aufgelistet (Tab. 4.**16**, nach [3]).

Die Adjektive idiopathisch, juvenil, prämenopausal, postmenopausal oder senil werden traditionell mit primären Osteoporosen verknüpft. Insbesondere für die postmenopausale Osteoporose sind jedoch zahlreiche Risikofaktoren bekannt, deren ungünstiges Zusammentreffen im Einzelfall durchaus ausreichend sein kann, die vorliegende Osteoporose als sekundäre Form zu kennzeichnen.

Tabelle 4.**15** Densitometrische Definition der Osteoporose

T-Score	Interpretation
> −1,0	Normalbefund
≤ = −1,0 bis > −2.5	niedrige Knochenmasse
≤ = −2,5	Osteoporose
≤ = −2,5 + Fraktur	schwere Osteoporose

Tabelle 4.**16** Ursachen sekundärer Osteoporosen (nach Franke et al. 1996)

Endokrine Störungen	■ Hypogonadismus
	■ Cushing-Syndrom
	■ Hyperthyreose
	■ Diabetes mellitus I
Iatrogen	■ Glukokortikoide
	■ Immunsuppressiva
	■ Antikonvulsiva
	■ Heparin (?)
Entzündliche Systemerkrankungen	■ rheumatoide Arthritis
	■ seronegative Spondylarthropathien
	■ Morbus Crohn, Colitis ulcerosa, Sprue
Immobilisation	
Knochendysplasien	■ Osteogenesis imperfecta

Klinik

Skelettbeschwerden und ein reduzierter Knochenmineralgehalt werden nicht selten vorschnell mit der Diagnose einer Osteoporose verbunden. Die klinischen und radiologischen Befunde bedürfen jedoch einer sorgfältigen Interpretation und einer Reihe differentialdiagnostischer Überlegungen. Hinzu kommen die laborchemische Diagnostik und im Bedarfsfall auch die knochenhistologische Untersuchung.

In der klinischen Symptomatik der Osteoporose stehen das Frakturereignis sowie der akute oder chronische Rückenschmerz an erster Stelle. Typische Osteoporose-bedingte **Frakturen** des peripheren Skeletts betreffen in erster Linie den proximalen Oberschenkel und den distalen Radius, aber auch Rippen, Humerus und Becken. Der Zusammenhang zwischen Osteoporose und Fraktur ist nicht immer eindeutig, mit steigendem Lebensalter wird jedoch häufiger von einem wesentlichen Einfluß einer Osteoporose ausgegangen.

Ursache des **akuten Rückenschmerzes** ist eine Wirbelkörperspontanfraktur beziehungsweise eine Fraktur nach einem inadäquaten Minimaltrauma. Auch eine umschriebene Infraktion oder Sinterung kommt in Frage. Ein derartiges Ereignis kann auch mit einer subperiostalen Hämorrhagie, einer umschriebenen Ligamentläsion oder einer vorübergehenden Subluxation des Wirbels einhergehen.

Der **chronische Osteoroseschmerz** beruht demgegenüber hauptsächlich auf einer Fehlstatik bei bereits vorbestehenden Wirbelkörperdeformierungen durch die Über- und Fehlbelastung von Muskeln, Sehnen, Bändern und Gelenken. Bislang nicht geklärt ist die Frage, ob allein eine niedrige Knochenmasse mit oder ohne Mikrofrakturen trabekulärer Strukturen Knochenschmerzen verursachen kann.

Die Kompressionsfrakturen der Wirbelkörper führen zur Größenabnahme der Patienten, die im Einzelfall durchaus mehr als 10 cm betragen kann. Durch die Rumpfverkürzung kann der untere Rippenbogen den Beckenkamm erreichen. Dabei kommt es zur Ausbildung schräg abwärts verlaufender Hautfalten, vom Rücken zu den Flanken ziehend, zur verstärkten Brustkyphose sowie zur Vorwölbung des Abdomens. Dieser Habitus kann nicht nur ein physisches Problem mit kardiopulmonalen Folgen darstellen, sondern auch ein gravierendes psychisches Problem. Das Gangbild ist langsam und kleinschrittig, um stärkere Erschütterungen und dadurch ausgelöste Schmerzen der Wirbelsäule zu vermeiden.

Prävention und Therapie

Prävention und Therapie der Osteoporose lassen sich in Maßnahmen der Primär- und Sekundärprävention sowie der Behandlung der Osteoporose im engeren Sinne unterteilen. Das Ziel der **Primärprävention** der Osteoporose besteht in erster Linie in einer Optimierung der Peak Bone Mass, das der **Sekundärprävention** in einer Reduktion des Knochenmasseverlustes, um das Frakturrisiko zu senken. Die **Osteoporosetherapie** im engeren Sinne gilt für Patienten mit bereits klinisch manifester Osteoporose, d. h. für Patienten mit bereits eingetretenen osteoporotischen Frakturen oder mit präklinischer Osteoporose mit einem T-Score < –2,5. Ziele sind hier der Erhalt der Knochenstrukturen und der Wiederaufbau von Knochenmasse, um so das Frakturrisiko zu senken bzw. um weitere Frakturen zu verhindern. Tab. 4.17 gibt eine Zusammenfassung der prophylaktischen und therapeutischen Möglichkeiten.

Bei akuten oder chronischen Rückenschmerzen als Folge von Wirbelkörperfrakturen ist die Basistherapie unverzichtbar, um rasch eine Beschwerdelinderung zu erzielen. Die pathogenetisch orientierte Therapie als eigentliche medikamentöse Therapie der Osteoporose bewirkt nur langfristig eine subjektive Besserung durch Reduktion des Frakturrisikos bzw. Verhinderung weiterer Einbrüche. Lediglich das Calcitonin hat neben seinem Effekt auf den Knochenstoffwechsel eine zusätzliche zentralnervös analgetische Wirkung. Daher wird dieses oft primär nach dem Auftreten frischer Wirbelfrakturen eingesetzt. Unter einer Bisphosphonatbehandlung wird ebenfalls bei einem Teil der Patienten ein Rückgang der Schmerzen registriert, ohne daß die zugrundeliegenden Mechanismen hinreichend geklärt sind.

Osteomalazie, renale und intestinale Osteopathie

Definition und Einteilung

Definition: Osteomalazie und Rachitis sind prinzipiell gleichartige Skeletterkrankungen, denen eine Knochenmineralisationsstörung zugrunde liegt. Bei den renalen und intestinalen Osteopathien können histologisch unterschiedliche Störungen vorliegen, Osteopenien, Mineralisationsstörungen und Fibroosteoklasien kommen isoliert oder in variabler Kombination vor.

Aus klinischer Sicht stellt die **Osteomalazie** einen Symptomenkomplex dar, der auf der einen Seite durch die gestörte Knochenmineralisation und auf der anderen durch die verschiedenen Grunderkrankungen und Ursachen (Tab. 4.18) charakterisiert ist. Knochenhistologisch ist die Osteomalazie durch eine mittlere Osteoidsaumbreite über 15 µm und einen verzögerten Beginn der Knochenmineralisation der neugebildeten Matrix von mehr als 100 Tagen definiert.

Die Begriffe **renale** und **intestinale Osteopathie** kennzeichnen primär die Ursache der Skelettaffektion, in der Regel eine chronische Niereninsuffizienz oder ein Malabsorptionssyndrom. Aus Tab. 4.18 ist ersichtlich, daß diese Störungen zur Osteomalazie führen, die jedoch häufig mit einem sekundären Hyperparathyreoidismus (sHPT) einhergeht.

Klinik

Die klinische Symptomatik der Osteomalazie ist vielfältig, die wichtigsten Symptome und Befunde sind in Tab. 4.19 zusammengefaßt. Im Vordergrund stehen diffuse **Skelettschmerzen**, die oft an den besonders belasteten Skelettabschnitten beginnen: Füßen, unteren Extremitäten, Becken und später auch Wirbelsäule. Die korrekte Diagnose wird nicht selten spät gestellt, da oft primär an rheumatische Erkrankungen gedacht wird. Muskelschwäche und Watschelgang lenken den Verdacht gelegentlich auf eine Myopathie oder eine primär neurologische Affektion. Die laborchemischen Befunde sind variabel in Abhängigkeit von der Pathophysiologie der zugrundeliegenden Störung.

Die klinischen Symptome der renalen und intestinalen Osteopathie werden wesentlich vom Grundleiden bestimmt, die von seiten des Skelettsystems durch die Osteomalazie (Tab. 4.19) bzw. die Fibroosteoklasie. Typische klinische Befunde am Bewegungsapparat bei chronischer Niereninsuffizienz und renaler Osteopathie sind in Tab. 4.20 zusammengestellt.

Tabelle 4.17 Prävention und Therapie der Osteoporose

Primärprävention (Optimierung der Peak Bone Mass)	- Kalziumzufuhr mit der Nahrung, 1200–1500 mg/die - moderate sportliche Betätigung/körperliche Aktivität - Vermeidung von Osteoporoserisikofaktoren
Sekundärprävention (Reduktion des Knochenmasseverlustes → Senkung des Frakturrisikos)	- Berücksichtigung der Maßnahmen der Primärprävention - besonders im höheren Lebensalter ausreichende Vitamin-D-Versorgung (bei Bedarf Supplementation von 400–1000 IE Vitamin D_3/die) - postmenopausale Hormonsubstitution mit Östrogenen und Gestagenen - bei hohem Osteoporoserisiko alternativ zur Hormonsubstitution möglich: selektive Östrogenrezeptor-Modulatoren (SERM) Bisphosphonate Calcitonin - Minderung von Sturzrisiken, Frakturrisiken und Fallneigung: Ausschalten negativer Umgebungseinflüsse Berücksichtigung anderer Gesundheitsstörungen Tragen eines Hüftprotektors
Therapie (Aufbau von Knochenmasse, Erhalt der Mikroarchitektur des Knochengewebes → Senkung des Frakturrisikos/Verhinderung weiterer Frakturen)	
Basistherapie	- Berücksichtigung der Maßnahmen der Sekundärprävention - Schmerzlinderung (z. B. Analgetika, nichtsteroidale Antirheumatika, Calcitonin, Muskelrelaxanzien, Antidepressiva) - Krankengymnastik - physikalische Therapie - psychosoziale Betreuung (z. B. Ärzte, Psychologen, Sozialdienste, Selbsthilfegruppen) - Pflegedienste/Haushaltshilfe, falls erforderlich
Ätiologische Therapie	- bei sekundären Osteoporosen Behandlung des Grundleidens soweit möglich - Berücksichtigung spezieller, durch das Grundleiden bedingter Gesichtspunkte
Pathogenetische Therapie	- Förderung der intestinalen Kalziumabsorption und Knochenmineralisation (in Abhängigkeit vom Kalzium- und Vitamin-D-/D-Hormon-Stoffwechsel sowie von der Nierenfunktion): 500–1000 mg Kalzium/die 500–2000 IE Vitamin D_3 oder 0,25–1,0 µg Alfacalcidol oder Calcitriol/die - Stimulation der Knochenformation (in Abhängigkeit vom Kalziumstoffwechsel und Knochenumbau): 50–80 mg Natriumfluorid oder 76–152 mg Natriummonofluorphosphat/die (meist in freier Kombination mit Kalzium und Vitamin D_3) - Hemmung der Knochenresorption (in Abhängigkeit vom Kalziumstoffwechsel und Knochenumbau): postmenopausale Hormonsubstitution mit Östrogenen und Gestagenen oder Raloxifen 60 mg/die Bisphosphonate: 400 mg Etidronat/die über 14 Tage pro Quartal oder 10 mg Alendronat/die oder 5 mg Risedronat/die Calcitonin: zu Beginn 1–2 Wochen 100 IE/die, Langzeittherapie 3 × 50 IE pro Woche
Fakultative Maßnahmen	- Mieder- oder Korsettversorgung - chirurgische Therapie peripherer Frakturen

Osteologie **297**

Tabelle 4.18 Einteilung und Ursachen einer Osteomalazie/Rachitis

Exogener Vitamin-D-Mangel	▪ unzureichende UV-Exposition ▪ Vitamin-D-arme Nahrung
Gastrointestinale Störungen	▪ Magenresektion ▪ Malabsorptionssyndrome ▪ hepatobiliäre Erkrankungen ▪ exokrine Pankreasinsuffizienz
Medikamenteninduzierte Osteomalazie	▪ Antikonvulsiva ▪ Antazida ▪ Etidronsäure ▪ Fluoride ▪ Aluminiumsalze ▪ Medikamente als Ursache eines Fanconi-Syndroms oder renalen tubulären Azidose ▪ totale parenterale Ernährung
Renale tubuläre Funktionsstörungen	▪ hypophosphatämische Vitamin-D-resistente Osteomalazie ▪ Fanconi-Syndrom ▪ renale tubuläre Azidose
Tumorassoziierte Osteomalazie	
Chronische Niereninsuffizienz	
Pseudo-Vitamin-D-Mangel-Rachitis	
Hypophosphatasämie	

Tabelle 4.19 Klinische Manifestationen und Befunde einer Osteomalazie

Klinik	▪ diffuse Knochenschmerzen ▪ Watschelgang ▪ Muskelschwäche ▪ Verbiegung der langen Röhrenknochen ▪ Deformierungen des Beckens ▪ verstärkte Brustkyphose und Lendenlordose ▪ erhöhte Frakturinzidenz
Radiologie	▪ erhöhte Strahlentransparenz ▪ niedrige Knochendichte ▪ Streßfrakturen, Looser-Umbauzonen
Laborchemie	unterschiedlich in Abhängigkeit vom Grundleiden

Tabelle 4.20 Klinische Befunde am Bewegungsapparat bei chronischer Niereninsuffizienz und renaler Osteopathie

▪ Knochenschmerzen
▪ Frakturen
▪ Skelettdeformitäten
▪ Zahnlockerung
▪ Pseudogicht
▪ Periartikuläre Verkalkung
▪ Kalzifizierende Periarthritis
▪ Amyloidarthropathie und Karpaltunnelsyndrom
▪ Proximale Myopathie
▪ Sehnenruptur
▪ Wachstumsverzögerung
▪ Epiphysenlösung

Therapie

Die Grundprinzipien der Therapie einer Osteomalazie lassen sich in die folgenden Punkte gliedern:
– *ätiologische* Therapie (Therapie des Grundleidens, soweit möglich)
– *pathogenetische* Therapie (Förderung der Knochenmineralisation)
  – Vitamin D und D-Hormone
  – Kalzium
  – Phosphate
  – alkalisierende Substanzen
  – Kombinationen
– *ergänzende* Maßnahmen
– orthopädische und chirurgische korrigierende Maßnahmen
– physikalische und krankengymnastische Behandlung.

Dauer und Dosis einer D-Therapie müssen dem Einzelfall angepaßt werden. Die Behandlung von Vitamin-D-Mangel-Osteomalazien führt zu einer eindrucksvollen Besserung der Beschwerden bis hin zur vollständigen Schmerzfreiheit. Allerdings beginnt der subjektive Effekt erst nach einigen Wochen der medikamentösen Behandlung, die über mehrere Monate durchgeführt werden muß.

Tabelle 4.21 Prophylaktische und therapeutische Ansatzpunkte bei der renalen Osteopathie

▪ Normalisierung der Serumphosphatkonzentration
▪ Regulation der Kalziumzufuhr
▪ Vermeidung oder Reduktion der Aluminiumaufnahme
▪ Therapie der Aluminiumintoxikation
▪ Azidoseausgleich
▪ D-Hormon-Therapie
▪ Subtotale Parathyreoidektomie bei therapierefraktärem sekundärem oder bei tertiärem HPT

Die wesentlichen prophylaktischen und therapeutischen Aspekte der renalen Osteopathie sind in Tab. 4.21 zusammengestellt.

Ostitis deformans Paget

Definition: Der Morbus Paget des Knochens ist eine mono- oder polyostotische, progrediente Skeletterkrankung, die charakterisiert ist durch erhöhte Knochenumbauvorgänge mit dem Risiko von Verformungen, chronischen Schmerzen und Frakturen sowie artikulären und neurologischen Komplikationen.

Die Prävalenz des Morbus Paget liegt in Deutschland bei etwa 1–3 % der über 40jährigen. Bei einem Teil der Patienten ist die Erkrankung symptomlos. Symptome des Morbus Paget sind:

– *Schmerzen* von brennendem oder stechendem Charakter wechselnder Intensität, lokalisiert entsprechend der Häufigkeit der Manifestation befallener Skelettabschnitte: Becken, Femur, Tibia, Kreuzbein, Wirbel mit abnehmender Häufigkeit von kaudal nach kranial, Schädel
– *Umfangsvermehrung und Deformierung* insbesondere der Extremitätenknochen, z. B. die sog. Säbelscheidentibia
– pathologische *Frakturen*
– lokale *Überwärmung*
– *neurologische Symptome* durch Nerven- oder Rückenmarkkompression, z. B. Schwerhörigkeit bei Befall der Schädelbasis, Querschnittsyndrom bei Befall von Wirbeln
– Schmerzen in den großen Gelenken durch *Sekundärarthrosen*

Zur **symptomatischen**, das heißt schmerzlindernden **Therapie** kommen Analgetika und nichtsteroidale Antiphlogistika in Frage. Gute Effekte haben oft Azetylsalizylsäure und Indometacin oder Proglumetacin. Die Hemmung des gesteigerten Knochenumbaus im Sinne einer **pathogenetischen Therapie** kann durch eine Intervalltherapie mit Bisphosphonaten oder durch Calcitonin erfolgen. Zur Therapie des Morbus Paget sind von den Bisphosphonaten Etidronat, Pamidronat, Risedronat und Tiludronat zugelassen. Eine effektive Therapie mit diesen Substanzen führt nicht nur zu einer Reduktion oder Normalisierung der laborchemischen Parameter des Knochenumbaus, sondern auch meist zu einer gleichzeitigen Schmerzlinderung. In der Anfangsphase einer Bisphosphonatbehandlung verspüren einige Patienten jedoch eine vorübergehende Intensivierung der Beschwerden, meist in Form ziehender oder brennender Schmerzen im Bereich der betroffenen Skelettabschnitte.

Kernaussagen

Osteoporose

– Die Osteoporose ist eine generalisierte Knochenerkrankung, die durch eine niedrige Knochenmasse, eine gestörte Mikroarchitektur des Knochengewebes und ein erhöhtes Frakturrisiko bzw. eine erhöhte Knochenbrüchigkeit gekennzeichnet ist. In der klinischen Symptomatik der Osteoporose stehen Frakturen sowie akute oder chronische Rückenschmerzen an erster Stelle.
– Prävention und Therapie der Osteoporose lassen sich in Maßnahmen der Primär- (Optimierung der Peak Bone Mass) und Sekundärprävention (Reduktion des Knochenmasseverlustes) sowie der Behandlung der Osteoporose im engeren Sinne unterteilen.

Osteomalazie, renale und intestinale Osteopathie

– Aus klinischer Sicht stellt die Osteomalazie einen Symptomenkomplex dar, der auf der einen Seite durch die gestörte Knochenmineralisation und auf der anderen durch die verschiedenen Grunderkrankungen und Ursachen charakterisiert ist.
– Die klinische Symptomatik der Osteomalazie ist vielfältig, im Vordergrund stehen diffuse Skelettschmerzen. Die klinischen Symptome der renalen und intestinalen Osteopathie werden wesentlich vom Grundleiden bestimmt, die von seiten des Skelettsystems durch die Osteomalazie.
– Die Therapie gliedert sich in ätiologische (Therapie des Grundleidens, soweit möglich) und pathogenetische Therapie (Förderung der Knochenmineralisation) sowie ergänzende Maßnahmen.

Ostitis deformans Paget

– Der Morbus Paget des Knochens ist eine mono- oder polyostotische progrediente Skeletterkrankung, die charakterisiert ist durch erhöhte Knochenumbauvorgänge.
– Zur symptomatischen Therapie kommen Analgetika und nichtsteroidale Antirheumatika in Frage. Die Hemmung des gesteigerten Knochenumbaus im Sinne einer pathogenetischen Therapie kann durch eine Intervalltherapie mit Bisphosphonaten oder durch Calcitonin erfolgen.

Literatur

1. Allolio B, Dambacher M, Dreher R, Felsenberg D, Franke J, Kruse H-P, Leidig-Bruckner G, Ringe JD, Semler J, Willvonseder R, Ziegler R. Die Osteoporose des Mannes. Med. Klin 2000; 95:327–338
2. Braendle W. Das Klimakterium. Wissenschaftliche Verlagsgesellschaft, Stuttgart 2000
3. Franke J, Clarenz P, Dören M, Fischer M, Franck H, Keck E, Kruse H-P, Schmidt-Gayk H, Seibel M, Werner E. Bericht der interdisziplinären Leitlinienkommission zur Diagnostik der Osteoporose. Osteologie 1996; 5:162–173
4. Freyschmidt J. Skeletterkrankungen. Springer, Berlin-Heidelberg-New York, 1993
5. Grauer A, Abendroth K, Heller M, Kruse H-P, Minne HW, Ringe JD, Sabo D, Schulz A, Semler J. Der Morbus Paget des Knochens. Epidemiologie, Diagnostik und Vorschläge für die Therapie. Dt Ärztebl 1998; 95:A-2021–2026
6. Kanis JA, Delmas P, Burckhardt P, Cooper D, Torgerson D. Guidelines for diagnosis and management of osteoporosis. Osteoporosis Int. 1997; 7:390–406
7. Kruse H-P. Osteomalazie, Rachitis. In: Allolio B (Hrsg), Schulte HM. Praktische Endokrinologie. Urban & Schwarzenberg, München-Wien 1996; 302–309
8. Kruse H-P. Sekundärer Hyperparathyreoidismus, renale Osteopathie. In: Allolio B, Schulte HM (Hrsg). Praktische Endokrinologie. Urban & Schwarzenberg, München-Wien 1996; S 295–301
9. Kruse H-P. Metabolische Osteopathien. In: Greten H (Hrsg), Innere Medizin, Bd I, 10. Auflg. Thieme, Stuttgart-New York 2001; 552–561

Rheumatologie

K. Grasedyck

Roter Faden

- **Wirbelsäule**
  - Diagnostik
  - Therapie
- **Periphere Gelenke**
  - Differentialdiagnose
  - Therapie der verschiedenen Gelenkentzündungen
- **Autoimmunerkrankungen**
- **Systemische Vaskulitiden**
- **Weichteilrheuma**

Wirbelsäule

Diagnostik

Am häufigsten sind Schmerzen in der Wirbelsäule bei Fehlhaltungen, funktionellen Störungen, degenerativen Veränderungen an den Wirbelkörpern selbst wie auch an den Bandscheiben.

Davon abzugrenzen sind entzündliche Prozesse (Tab. 4.22).

Für die Differentialdiagnose wichtige **Laboruntersuchungen**:

- Entzündungsparameter (BSG, Blutbild, CRP, Elektrophorese)
- gezielte Differentialdiagnostik (Rheumafaktoren, bakteriologisch-serologische Untersuchungen, HLA-B27 u. a.)
- u. U. histologische und bakteriologische Untersuchungen von Punktat bzw. Biopsiematerial

Röntgendiagnostik:
- Röntgenaufnahmen
- ggf. weitergehende bildgebende Verfahren zur Unterscheidung von entzündlichen und degenerativen Veränderungen
- bei Übergreifen auf benachbarte Strukturen und eventuell Nachweis von Verkalkungen: histologischer und bakteriologischer Tuberkuloseausschluß

Differentialdiagnose:
- Osteoporose
- Tumoren
- Metastasen

Therapie

Einen Überblick gibt Tab. 4.23.

Tabelle 4.22 Entzündungsbedingte Schmerzsyndrome der Wirbelsäule

Rheumatoide Arthritis	■ Befall der kleinen Wirbelgelenke, ■ Gelenkdestruktionen mit basilärer Impression (Risiko: Kompression von Myelon, Hirnnerven und Nervenwurzeln) ■ Atlas-Dislokation, atlanto-dentale Lockerung (Risiko: Myelonkompression) ■ Blockwirbelbildungen
Seronegative Spondylarthritiden:	■ Spondylitis ankylosans ■ Reiter-Syndrom ■ Arthritis psoriatica ■ Im Prinzip wie bei Rheumatoider Arthritis ■ Neigung zur Ankylosierung
Infektbedingte septische und parainfektiöse Entzündungen	

Tabelle 4.23 Therapie von Schmerzsyndromen der Wirbelsäule durch entzündliche Veränderungen

Physikalische Therapie	■ Ruhigstellung bei akuter Symptomatik, achsengerechte Lagerung ■ vorsichtige Krankengymnastik im subakuten Stadium ■ im Folgestadium Wärmeanwendungen, krankengymnastische Übungen, Rückenschule u. a.
Medikamentöse Therapie	■ nichtsteroidale Antiphlogistika (Tab. 4.25) ■ Muskelrelaxanzien bei Muskelverspannungen und Myogelosen ■ sog. Basistherapie (Tab. 4.27) bei Rheumatoider Arthritis und Arthritis psoriatica ■ bei Spondylitis ankylosans Versuch mit Sulfasalazin ■ antibiotische bzw. tuberkulostatische Therapie bei Erregernachweis bzw. typischer Histologie
Operative Verfahren	Vgl. Kap. Orthopädie bzw. Neurochirurgie

Tabelle 4.24 Entzündliche Gelenkerkrankungen

Arthralgien	• parainfektiös
	• Autoimmunerkrankungen
	• chronisch entzündliche Darmerkrankungen
	• endokrinologische Störungen
	• Stoffwechselerkrankungen
Monarthritis	• parainfektiös (meist Oligoarthritis)
	• septische Arthritis (Erregernachweis im Gelenk), hämatogen, lymphogen, penetrierend, traumatisch, nach Injektion, Operation
	• Gicht, Chondrokalzinose
	• aktivierte Arthrose
Oligoarthritis	• parainfektiös
	• septisch (meist Monarthritis)
	• Reiter-Syndrom
	• Frühmanifestation einer beginnenden chronisch-entzündlichen rheumatischen Erkrankung
	• aktivierte Arthrosen
	• Gicht, Chondrokalzinose, Hämochromatose u. a.
Polyarthritis	• (seropositive) Rheumatoide Arthritis
	• Arthritis psoriatica
	• periphere Arthritis bei Spondylitis ankylosans, Reiter-Syndrom u. a.

Tabelle 4.25 Nichtsteroidale Antiphlogistika (Beispiele)

Salizylate	• Azetylsalizylsäure
Anthranil- und Arylessigsäurederivate	• Acemetacin
	• Diclofenac
	• Indometacin
	• Proglumetacin
Arylpropionsäurederivate	• Ibuprofen
	• Ketoprofen
	• Naproxen
	• Tiaprofensäure
Oxicame	• Meloxicam
	• Piroxicam
Cox2-Hemmer	• Celecoxib
	• Rofecoxib

Tabelle 4.26 Therapie entzündlich-rheumatischer Erkrankungen (z. B. rheumatoide Arthritis, cP) mit Glukokortikoiden

Im akuten Krankheitsschub und in exsudativen Phasen	• initial 20–40 mg/die
Bei viszeralen Komplikationen	• 60–100 mg initial
	• u. U. höher dosiert als Stoßtherapie
Bei aktiv entzündlichen Prozessen oder Alters-Polyarthritis	• niedrig dosiert (z. B. 5–7,5 mg/die)

■ Periphere Gelenke

Differentialdiagnose

Arthralgien allein können viele Ursachen haben. Die Differentialdiagnose der Monarthritis/Oligoarthritis umfaßt praktisch das gesamte Spektrum entzündlich-rheumatischer Erkrankungen. Aber auch bei polyarthritischem Befall gibt es noch verschiedenste Möglichkeiten (Tab. 4.24).

Laboruntersuchungen:
– zur Entzündungsaktivität: BSG, Blutbild, CRP, Elektrophorese
– zur Differentialdiagnose gezielt Rheumafaktoren, ANA (eventuell mit weiterer Differenzierung), HLA-B27,
– bei Verdacht auf eine reaktive Arthritis mit typischer Anamnese gezielte bakteriologisch-serologische Untersuchungen, sonst zumindest Serologie auf Borrelien, Chlamydien, Mykoplasmen und Yersinien, da häufig keine entsprechenden anamnestischen Angaben vorliegen und u. U. eine antibiotische Therapie erforderlich ist
Radiologische Untersuchungen:
– speziell mit der Frage nach arthritischen Direktzeichen oder charakteristischen Hinweisen für eine Arthritis psoriatica bzw. eine Sakroiliitis (1).

Therapie der verschiedenen Gelenkentzündungen

Das Therapiekonzept richtet sich nach der Schwere des Befalls. Es zielt einmal auf die entzündliche Komponente, dient zum anderen aber auch der Beeinflussung der Grundkrankheit. Insofern ist eine alleinige analgetische Schmerzbehandlung nicht indiziert
– **Arthralgien** (Tab. 4.24): Besserung durch die Behandlung des Grundleidens, allenfalls symptomatische Therapie (Tab. 4.25)
– **Mono-/Oligoarthritis**: bei Erregernachweis oder Hinweisen für Erregerpersistenz gezielte antibiotische Therapie, nichtsteroidale Antiphlogistika, eventuell Prednisolon in niedriger Dosierung
– **Polyarthritis**: nichtsteroidale Antirheumatika, sofern erforderlich Prednisolon (Tab. 4.26) und eine sog. Basistherapie bei aktiv-entzündlichen Formen (Tab. 4.27).

■ Nichtsteroidale Antiphlogistika

Der Einsatz von nichtsteroidalen Antiphlogistika hat gegenüber reinen Analgetika den Vorteil, daß man bei entzündlichen Erkrankungen den antiphlogistischen und gegebenenfalls auch den antipyretischen Effekt ausnutzt (Tab. 4.25).

Therapie entzündlich-rheumatischer Krankheiten mit Glukokortikoiden

Glukokortikoide haben eine ausgezeichnete antiphlogistische Wirkung. Sie sind bei verschiedenen **Organmanifestationen** unverzichtbar, sie können ergänzend zur übrigen Therapie und bei Unverträglichkeit von nichtsteroidalen Antiphlogistika in niedriger Dosis als Ersatz für diese eingesetzt werden. Bei längerer Gabe ist aber immer auf mögliche unerwünschte Wirkungen zu achten (Tab. 4.**26**).

Allgemeine Hinweise:
– nur bei höherer Dosierung zwei Drittel morgens, ein Drittel abends
– sonst Applikation generell morgens
– Reduktion möglichst bald unter die Cushing-Dosis (entsprechend 7,5 mg Prednisolon-Äquivalent/die)
– keine Depot- oder Kombinationspräparate
– Beachtung der Äquivalenzdosen der einzelnen Präparate und der unerwünschten Wirkungen bei zu hoher Dosierung
– Kortisonmyopathie speziell bei fluorierten Präparaten
– Substitution bei gravierenderen Infektionen und operativen Eingriffen.

Aus spezieller Indikation können intraartikuläre Kortikoidinjektionen oder -infiltrationen zu einer schnellen Besserung der Akutsymptomatik führen.

Basistherapie der rheumatoiden Arthritis

Definition: Die sog. Basis- oder Langzeittherapie der rheumatoiden Arthritis ist definitionsgemäß die Therapie, die in der Lage ist, den Krankheitsprozeß selbst zu beeinflussen (engl. DMARDS, disease modifying antirheumatic drugs).

Sie wird bei entzündlich-aktiven Formen, so auch bei anderen chronischen Arthritiden eingesetzt (Tab. 4.27).
Weitere Substanzen befinden sich im Stadium der Erprobung, andere erfüllen nachgewiesenermaßen nicht die genannten Anforderungen.

Diese Therapieform und muß immer im Einzelfall in Hinblick auf Entzündungsaktivität und Krankheitsverlauf abgewogen und durch entsprechende klinische und labortechnische Kontrollen begleitet werden. Eine Sofortwirkung auf das Schmerzgeschehen hat sie nicht, wohl aber auf längere Sicht, wenn es gelingt, den entzündlichen Prozeß zu bessern.

Andere chronische Arthritiden wie die Arthritis psoriatica und periphere Arthritiden bei seronegativen Spondylarthritiden werden praktisch in gleicher Weise behandelt wie die rheumatoide Arthritis.

- Für die Arthritis psoriatica ist Methotrexat das Mittel der Wahl, da es auch die Psoriasis selbst positiv beeinflußt, während sie durch andere Basistherapeutika aktiviert werden kann.

Begleitende Therapieverfahren

Insbesondere die physikalische Therapie ist eine unabdingbare begleitende Therapie in jeder Phase des Krankheitsverlaufes (Tab. 4.**28**).

Die **physikalische Therapie** trägt insbesondere in der akuten Phase in großem Maß zur Schmerzlinderung bei. Auf diese Weise lassen sich nichtsteroidale Antiphlogistika und Glukokortikoide einsparen. Ansonsten sind wesentliche Therapieprinzipien (3, 5, 6):
– physikalische Therapie einschließlich Ergotherapie
– Rheumachirurgie
– psychosomatische Therapie
– soziale Betreuung, Selbsthilfegruppen.

Autoimmunerkrankungen

Bei den verschiedenen Autoimmunerkrankungen wie z. B. dem systemischen Lupus erythematodes, dem Sjögren-Syndrom und anderen können **begleitende Arthralgien** oder **Synovitiden** auftreten. Diese bessern sich unter der Therapie des Grundleidens, gelegentlich ist die zusätzliche Gabe nichtsteroidaler Antiphlogistika erforderlich. Gelenkdestruktionen und Deformierungen sind die Ausnahme.

Bezüglich Diagnostik und Therapie muß auf die entsprechende Literatur verwiesen werden (2, 7).

Systemische Vaskulitiden

Auch die verschiedenen Vaskulitisformen können mit **Arthralgien** und **synovitischen Reizzuständen** einhergehen, die sich normalerweise unter der Therapie des Grundlei-

Tabelle 4.27 „Basistherapie" der Rheumatoiden Arthritis (RA)

bei leichteren Formen	Sulfasalazin
	Hydroxychloroquin
	Auranofin
bei aktiver RA	Methotrexat
	Azathioprin
	Aurothiomalat
	Ciclosporin A
	TNFα-Hemmer*)
In besonderen Fällen	Cyclophosphamid

*) nach unzureichender Basistherapie, u. U. auch Kombination von MTX mit einer weiteren Substanz: Etanercept, Infliximab kombiniert mit MTX

Tabelle 4.28 Physikalische Therapie der rheumatoiden Arthritis

Akute Phase	▪ Ruhigstellung, Entlastung
	▪ Kälteanwendungen (Eis, Kältepackungen, Kaltluft)
	▪ vorsichtige passive Bewegungsübungen
Subakute Phase	▪ Kälteanwendungen
	▪ Bewegungsübungen, Mobilisierung
Chronische Phase	▪ Wärmeanwendungen
	▪ aktive Bewegungsübungen, Bewegungsbad
	▪ Stabilisierung, Training
	▪ Ergotherapie, Versorgung mit Hilfsmitteln

dens bessern. Gegebenenfalls kann ein vorübergehender Einsatz von nichtsteroidalen Antiphlogistika erforderlich werden.

Eine der häufigsten Formen aus dieser Gruppe ist die **Polymyalgia rheumatica** mit oder ohne Arteriitis temporalis. Sie tritt häufiger bei Frauen als bei Männern und meist jenseits des 60. Lebensjahres auf mit Myalgien und ausgeprägter Muskelschwäche in Schulter- und Beckengürtel, Kopfschmerzen und Sehstörungen (bis zur Amaurose). Charakteristisch ist eine stark beschleunigte BSG. Die Diagnose wird durch den typischen histologischen Befund in der A. temporalis gesichert, praktisch diagnosesichernd ist auch eine dramatische Besserung des Krankheitsbildes unter **Glukokortikoiden**, wobei die Therapie – zumindest in niedriger Dosis – durchschnittlich 1 Jahr fortgesetzt werden muß, um Rezidive zu vermeiden. Die Polymyalgia rheumatica spricht charakteristischerweise auf Analgetika oder nichtsteroidale Antiphlogistika nicht oder nur wenig an.

Einzelheiten zu Klinik, Klassifikation und Therapie der Vaskulitiden müssen der weiterführenden Literatur entnommen werden (2, 4).

Weichteilrheuma

Unter dem Begriff Weichteilrheuma wird eine Vielzahl von Beschwerden gelenknaher Strukturen, Sehnen, Bändern und der Muskulatur zusammengefaßt. Isolierte und lokalisierte Schmerzsyndrome finden sich auf orthopädischem Gebiet (z. B. Epicondylitis lateralis, Tennisellenbogen).

Eine Sonderform ist das **Fibromyalgie-Syndrom**. Etwa 90% der Patienten sind Frauen im Alter von 40–50 Jahren mit charakteristischen Tender Points. Definitionsgemäß müssen wenigstens elf der 18 Punkte bei einem Druck von 4 kg schmerzhaft sein: Hinterkopf, HWS seitlich C5–7, M. trapezius, M. supraspinatus, sternaler Ansatz der zweiten Rippe, Epicondylus lateralis, M. gluteus, Trochanteren, mediale Kniegelenkspalten (8).

Man führt eine primäre Form auf Streß, Konflikte, Schlafstörungen, psychosomatischen Störungen und Depressionen zurück, eine sekundäre Form auf chronische Wirbelsäulensyndrome, entzündlich-rheumatischen Erkrankungen und Infektionen.

Die alleinige Gabe von Analgetika beeinflußt das Krankheitsbild kaum. Ein vorhandenes Grundleiden sollte therapiert werden. Lediglich mit einer Kombination aus den für den einzelnen Patienten Erfolg versprechenden **Behandlungsmöglichkeiten** kann eine Besserung erzielt werden:
- Streßabbau, Entspannungsübungen
- psychosomatische Therapie
- physikalische Therapie mit Krankengymnastik, Stretching
- Kältetherapie,
- Analgetika (z. B. Ibuprofen, Paracetamol)
- Psychopharmaka (z. B. Amitriptylin) oder Schlafmittel.

Kernaussagen

Wirbelsäule
- Am häufigsten sind Schmerzen in der Wirbelsäule bei Fehlhaltungen, funktionellen Störungen, degenerativen Veränderungen an den Wirbelkörpern selbst wie auch an den Bandscheiben. Davon abzugrenzen sind entzündliche Prozesse. Differentialdiagnostisch ausgeschlossen werden müssen Osteoporose, Tumore und Metastasen mittels Laboruntersuchungen und Röntgendiagnostik. Bei Übergreifen auf benachbarte Strukturen und eventuell Nachweis von Verkalkungen: histologischer und bakteriologischer Tuberkuloseausschluß.

Periphere Gelenke
- Arthralgien allein können viele Ursachen haben. Die Differentialdiagnose umfaßt praktisch das gesamte Spektrum entzündlich-rheumatischer Erkrankungen. Das Therapiekonzept richtet sich nach der Schwere des Befalls und zielt einmal auf die entzündliche Komponente, dient zum anderen aber auch der Beeinflussung der Grundkrankheit. Insofern ist eine alleinige analgetische Schmerzbehandlung nicht indiziert.
- Arthralgien bessern sich durch die Behandlung des Grundleidens. Mono-/Oligoarthritiden sollten bei Erregernachweis oder Hinweisen für Erregerpersistenz einer gezielten Antibiose zugeführt werden, zusätzlich nichtsteroidale Antiphlogistika, eventuell Prednisolon in niedriger Dosierung. Bei Polyarthritis sind nichtsteroidale Antiphlogistika indiziert, sofern erforderlich Prednisolon und eine Basistherapie bei aktiv-entzündlichen Formen. Immer ist die physikalische Therapie eine unabdingbare Begleittherapie in jeder Phase des Krankheitsverlaufes.

Autoimmunerkrankungen
- Bei den verschiedenen Autoimmunerkrankungen können begleitende Arthralgien oder Synoviden auftreten. Diese bessern sich unter der Therapie des Grundleidens, gelegentlich ist die zusätzliche Gabe nichtsteroidaler Antiphlogistika erforderlich. Gelenkdestruktionen und Deformierungen sind die Ausnahme.

Vaskulitiden
- Auch die verschiedenen Vaskulitisformen können mit Arthralgien und synovitischen Reizzuständen einhergehen, die sich normalerweise unter der Therapie des Grundleidens bessern. Eine der häufigsten Formen aus dieser Gruppe ist die Polymyalgia rheumatica mit oder ohne Arteriitis temporalis, mit Myalgien und ausgeprägter Muskelschwäche in Schulter- und Beckengürtel, Kopfschmerzen und Sehstörungen (bis zur Amaurose). Charakteristisch ist eine stark beschleunigte BSG. Die Diagnose wird durch den typischen histologischen Befund in der A. temporalis gesichert, praktisch diagnosesichernd ist auch eine dramatische Besserung des Krankheitsbildes unter Glukokortikoiden. Die Polymyalgia rheumatica spricht charakteristischerweise auf Analgetika oder nichtsteroidale Antiphlogistika nicht oder nur wenig an.

Weichteilrheuma
- Unter dem Begriff Weichteilrheuma wird eine Vielzahl von Beschwerden gelenknaher Strukturen, Sehnen, Bändern und der Muskulatur zusammengefaßt. Eine Sonderform ist das Fibromyalgie-Syndrom mit charakteristischen Tender Points. Die alleinige Gabe von Analgetika beeinflußt das Krankheitsbild kaum. Ein vorhandenes Grundleiden sollte therapiert werden. Lediglich durch eine Kombination sämtlicher Behandlungsmöglichkeiten kann eine Besserung erzielt werden.

Literatur

1. Dihlmann W. Gelenke – Wirbelverbindungen. Thieme Stuttgart, New York. 1997
2. Gemsa D, Kalden JR, Resch K. Immunologie. Thieme Stuttgart-New York; 1997; 692
3. Grasedyck K. Gelenke. In: Greten H (Hsg.) Innere Medizin. Thieme Stuttgart-New York. 2001; 1146–1172
4. Jennette JC, Falk RJ. Small-vessel vasculitis. NEJM 1997; 337:1512–1523
5. Kelley WN, Harris ED, Ruddy S, Sledge CB, eds. Textbook of Rheumatology. Saunders London. 1996; 1792 p.
6. Koopmann WJ, ed. Arthritis and Allied Conditions. Lippincott 2000
7. Wallace DJ, Dubois EL. Dubois' Lupus Erythematosus. Lippincott 1997
8. Wolfe F, Smythe HA, Yunus MB et al. The american college of rheumatology 1990 criteria for the classification of fibromyalgia. Arthritis Rheum. 1990; 33:160–172

Gynäkologie und Geburtshilfe

G. Bastert, E.-M. Grischke

Roter Faden

- **Geburtshilfe**
  - Wehenschmerz
  - Vorzeitige Plazentalösung
  - Erkrankungen der ableitenden Harnwege in graviditate
  - Bein-Becken-Venen-Thrombose
  - HELLP-Syndrom
- **Gynäkologie**
  - Krampfartige wiederkehrende Unterbauchbeschwerden
  - Stechende Unterbauchbeschwerden
  - Dauerschmerz

Geburtshilfe

Wehenschmerz

Form und Charakter des Wehenschmerzes sind in Abhängigkeit des Wehencharakters zu sehen. **Vorzeitige Wehen** werden in Abhängigkeit vom Gestationsalter häufig nur als leichtes Druckgefühl nach unten, tief in den Bereich des kleinen Beckens charakterisiert oder als krampfartiger Unterbauchschmerz. Nicht selten wird von den Patientinnen die Schmerzhaftigkeit nicht ursächlich einer Wehentätigkeit zugeordnet.

Bei der **physiologischen**, zur Geburt führenden Wehentätigkeit werden zum einen unterschiedliche Wehenformen bezüglich ihres Amplitudenverlaufes, aber auch ihrer Funktionalität den Geburtsablauf betreffend differenziert.

Die Analyse der einzelnen Uteruskontraktion, also der Wehe, zeigt eine Amplitude mit einem Anstieg, in der Folge einen Wehengipfel, der gefolgt ist von einem Abfall der Druckkurve, der Erschlaffungsphase.

In Abhängigkeit von steilem oder flachem Druckanstieg bzw. steilem oder flachem Abfall der Kurve werden insgesamt drei physiologische **Wehentypen** unterschieden. Sie treten in unterschiedlicher Häufigkeit in den nach Funktionalität eingeordneten Wehenabschnitten auf, nämlich den Eröffnungswehen, Austreibungswehen und Nachgeburtswehen.

Bei den **Eröffnungswehen** steigen die intrauterinen Druckwerte bis zu 50 mmHg, allerdings werden die Wehen bereits ab einem Druck von ca. 25 mmHg als schmerzhaft empfunden, da sie über das Corpus uteri hinaus im Sinne der Distraktion zu einer Zervixdilatation führen.

Nach vollständiger Eröffnung des Muttermundes folgen die Austreibungswehen. Der intrauterine Druck kann bis auf Werte von mehr als 100 mmHg ansteigen. Dennoch werden diese Wehen nicht im gleichen Maße schmerzhaft empfunden wie die Eröffnungswehen, da in der Regel ein aktives Mitpressen möglich ist. Die Therapie des Wehenschmerzes erfolgt im Allgemeinen durch rückenmarknahe Verfahren (PDA) oder mit niederpotenten Opioiden (z. B. Nubain).

Vorzeitige Plazentalösung

Ein anderer Schmerzcharakter ist bei dem Krankheitsbild der akuten vorzeitigen Plazentalösung zu finden. Dabei ist in der Regel der gesamte Uterus extrem kontrahiert und druckschmerzhaft. Die Patientinnen klagen über ein akut aufgetretenes Schmerzereignis. In den meisten Fällen ist eine vaginale Blutung vorhanden. In Abhängigkeit vom Ausmaß der Plazentalösung kann die gesamte Uterusregion oder nur ein umschriebenes Areal die genannte Druckschmerzhaftigkeit aufweisen. Da die Therapie sowohl aus mütterlicher als auch fetaler Indikation in einer **unverzüglichen Entbindung** besteht, erübrigt sich eine Schmerztherapie.

Erkrankungen der ableitenden Harnwege in graviditate

Der in der Schwangerschaft häufig auftretende **Nierenstau** (rechts häufiger als links), der vor allem mechanisch verursacht wird, führt in der Regel zu Flankenschmerzen, die teilweise kolikartig auftreten und sich in den Unterbauch erstrecken. Tritt der Schmerz teilweise als Dauerschmerz auf, assoziiert mit Temperaturerhöhung und Entzündungszeichen, liegt häufig eine Pyelonephritis vor.

Bein-Becken-Venen-Thrombose

Ein weiteres, häufig akut auftretendes Schmerzereignis stellt ein thrombotisches Geschehen dar. Bei dem Bild der Beckenvenenthrombose treten unklare Unterbauchbeschwerden auf, die sich in der Regel in die Leistenregion erstrecken. Ist zusätzlich das tiefe Beinvenensystem im Bereich des Oberschenkels und teilweise auch des Unterschenkels betroffen, zeigt sich im allgemeinen eine Umfangsvermehrung der gesamten Extremität, die extrem schmerzhaft ist (tiefer Wadenschmerz, positives Romans-Zeichen, positiver Plantardruckschmerz). Nach entsprechender Diagnosestellung und **Antikoagulation** kann eine **Schmerztherapie** mit peripheren Analgetika oder auch mit Opioiden begonnen werden.

- Die Gabe von Prostaglandinsynthesehemmern sollte im letzten Trimenon der Schwangerschaft vermieden werden, da dadurch ein vorzeitiger Verschluß des Ductus arteriosus Botalli beim Fetus eintreten kann.

HELLP-Syndrom

- Bei akut auftretendem rechtsseitigem Oberbauchschmerz, teilweise auch einem epigastrischem Schmerz, muß neben einer Gastritis und einer Hiatushernie in jedem Falle ein HELLP-Syndrom (**h**emolysis, **e**levated **l**iver enzymes, **l**ow **p**latelet count) in Erwägung gezogen werden.

Bei diesem Krankheitsbild kommt es, bedingt durch eine Konsistenzvermehrung der Leber (sogenanntes DIC-Phänomen) zu einem akut auftretenden Kapselschmerz der Leber. Neben der genannten Schmerzsymptomatik sind andere Zeichen einer Präeklampsie für die Diagnosestellung richtungweisend, da es sich bei dem HELLP-Syndrom um eine besondere Verlaufsform der **Präeklampsie** mit Leberbeteiligung handelt. Während mit dem Krankheitsbild bis auf wenige Ausnahmen in fast allen Fällen eine Proteinurie assoziiert ist, findet sich nicht bei allen Patientinnen bereits bei Diagnosestellung eine Hypertonie. Diagnosesichernd sind jedoch ein Thrombozytenabfall und in der Regel ein Anstieg der Transaminasen (GOT, GPT) sowie ein Anstieg der LDH. Bei mittelschweren und schweren Verlaufsformen eines HELLP-Syndroms kann mit einer analgetischen Therapie kein wesentlicher Erfolg erzielt werden. Leitsymptom und damit auch den weiteren Krankheitsverlauf und die Therapie bestimmend ist die **Thrombozytopenie**.

- Bei raschem Abfall der Thrombozytenwerte ist eine unverzügliche Entbindung anzustreben.

Bei der in diesem Fall in der Regel erforderlichen Sectio caesarea zeigt die Leber an ihrer Oberfläche reichlich petechiale Einblutungen. Mit der Beendigung der Schwangerschaft ist der Thrombozytenabfall nicht sofort komplett zum Stillstand zu bringen, jedoch tritt nach einigen Tagen eine Stabilisierung ein. Die von den Patientinnen geklagten Oberbauchbeschwerden sind nach Entbindung beseitigt.

Gynäkologie

Die in der Folge im gynäkologischen Bereich aufgeführten Schmerzsymptomatiken sind für bestimmte Krankheitsbilder typisch. Anhand der Schmerzsituation sollen die wesentlichsten gynäkologischen Krankheitsbilder beschrieben werden.

Krampfartige wiederkehrende Unterbauchbeschwerden

Das häufigste Schmerzphänomen stellt das klinische Bild der **Dysmenorrhoe** dar mit krampfartigen, teilweise auch ziehenden Unterbauchbeschwerden. Nicht selten wird von den Patientinnen zusätzlich ein dumpfes Druckgefühl im Bereich des Unterbauches angegeben, vereinzelt mit Kreuzschmerzen einhergehend. Das Beschwerdebild beginnt in der Regel meist unmittelbar vor oder am 1. Tag der Menstruationsblutung. Nicht selten sind die Beschwerden mit einem allgemeinen Krankheitsgefühl verbunden, das sich als Schwindel, Übelkeit, Erbrechen, Kopfschmerzen, Unruhe und Niedergeschlagenheit äußern kann.

Bezüglich der **Ätiologie** kann man organische, dysfunktionelle oder psychogene Formen differenzieren. An organischen Ursachen ist an uterine Fehlbildungen zu denken, aber auch an Endometriose, eine Adenomyose oder auch an einen Uterus myomatosus. In der Gruppe der dysfunktionell bedingten Dysmenorrhoe werden unkoordinierte verstärkte Uteruskontraktionen für die Schmerzen verantwortlich gemacht, wobei eine übermäßige Bildung von Prostaglandinen im Endometrium als Ursache angenommen wird. Dies erklärt auch den guten Erfolg einer **Schmerztherapie** mit Prostaglandinsynthesehemmer, die sinnvollerweise bereits einige Tage (in der Regel 1–2 Tage) vor Einsetzen der Menstruation eingenommen werden sollen. Durch den Einsatz von Spasmolytika können die schmerzhaften Uteruskontraktionen beeinflußt werden. Auch der Einsatz von Ovulationshemmern kann das Beschwerdebild, insbesondere bei Vorliegen einer dysfunktionellen Dysmenorrhoe, günstig beeinflussen.

Stechende Unterbauchbeschwerden

Ein stechender Schmerz an umschriebener Stelle im Bereich des Unterbauches und teilweise von dort fortgeleitet tritt in der Regel bei **Stieldrehung** eines Tumors im Adnexbereich oder auch bei einer **Zystenruptur** auf. Abhängig vom Peritonealreiz kann dieser Schmerz auch in den Oberbauch fortgeleitet werden. Bei geringerer Akuität kann sich die Existenz eines Ovarialtumors ohne Stieldrehung oder Ruptur bei entsprechender Mobilität durch einen Zug am Peritoneum bemerkbar machen. Der Einsatz von Spasmolytika wird zu keiner wesentlichen Verbesserung der Schmerzsymptomatik führen. Peripher oder zentral wirkende Analgetika sollten erst nach eindeutiger Feststellung der Diagnose verabreicht werden.

Dauerschmerz

Ein Dauerschmerz, häufig dumpf, einseitig, gleichbleibend, nicht selten mit dem Gefühl des Pochens, kann Leitsymptom für eine **entzündliche Reaktion** im Bereich der Adnexe oder auch des Uterus sein. Bei isoliertem Befall der Adnexe wird sich die Schmerzsymptomatik mit Punctum maximum im rechten oder linken Unterbauch befinden. Bei Vorliegen einer Endomyometritis ist vorzugsweise die Region in der Mitte des Unterbauches betroffen. Im Vordergrund steht eine kausale **Therapie** mit Antibiotika und Antiphlogistika, wobei insbesondere bei der Adnexitis eine invasive Diagnostik in Form einer Laparoskopie einen direkten Erregernachweis mit Resistenzbestimmung ermöglicht. Im Vordergrund steht dann in jedem Falle eine kausale antibiotische Therapie. Die Gabe von Antiphlogistika und Analgetika stellt nur eine flankierende Maßnahme dar.

Kernaussagen

Geburtshilfe
- Bei der physiologischen Wehentätigkeit werden unterschiedliche Wehenformen differenziert. Die Analyse der Wehe zeigt eine Amplitude mit einem Anstieg, in der Folge einen Wehengipfel, der gefolgt ist von einem Abfall der Druckkurve Erschlaffungsphase. In Abhängigkeit von steilem oder flachem Druckanstieg bzw. steilem oder flachem Abfall der Kurve werden insgesamt drei physiologische Wehentypen unterschieden. Sie treten in unterschiedlicher Häufig-

keit in den nach Funktionalität eingeordneten Wehenabschnitten auf, nämlich den Eröffnungswehen, Austreibungswehen und Nachgeburtswehen.
- Ein anderer Schmerzcharakter ist bei dem Krankheitsbild der akuten vorzeitigen Plazentalösung zu finden. Dabei ist in der Regel der gesamte Uterus extrem kontrahiert und druckschmerzhaft. Therapie ist die unverzügliche Entbindung.
- Der in der Schwangerschaft häufig auftretende Nierenstau führt in der Regel zu Flankenschmerzen, die teilweise kolikartig auftreten und sich in den Unterbauch erstrecken. Tritt der Schmerz teilweise als Dauerschmerz auf, assoziiert mit Temperaturerhöhung und Entzündungszeichen, liegt häufig eine Pyelonephritis vor.
- Bei dem Bild der Beckenvenenthrombose treten unklare Unterbauchbeschwerden auf, die sich in der Regel in die Leistenregion erstrecken. Ist zusätzlich das tiefe Beinvenensystem betroffen, zeigt sich im allgemeinen eine schmerzhafte Umfangsvermehrung der gesamten Extremität. Nach entsprechender Diagnosestellung und Antikoagulation kann eine Schmerztherapie begonnen werden, wobei die Gabe von Prostaglandinsynthesehemmern im letzten Trimenon der Schwangerschaft vermieden werden sollte.
- Bei akut auftretendem rechtsseitigem Oberbauchschmerz, teilweise auch einem epigastrischem Schmerz, muß ein HELLP-Syndrom in Erwägung gezogen werden. Diagnosesichernd ist ein Thrombozytenabfall und in der Regel ein Anstieg der Transaminasen und der LDH. Bei mittelschweren und schweren Verlaufsformen kann mit einer analgetischen Therapie kein wesentlicher Erfolg erzielt werden. Bei raschem Abfall der Thrombozytenwerte ist eine unverzügliche Entbindung anzustreben.

Gynäkologie
- Das häufigste Schmerzphänomen stellt das klinische Bild der Dysmenorrhoe dar mit krampfartigen, teilweise auch ziehenden Unterbauchbeschwerden. Das Beschwerdebild beginnt in der Regel meist unmittelbar vor oder am 1. Tag der Menstruationsblutung, nicht selten mit einem allgemeinen Krankheitsgefühl verbunden. Eine Schmerztherapie kann mit Prostaglandinsynthesehemmer durchgeführt werden, die sinnvollerweise bereits einige Tage vor Einsetzen der Menstruation eingenommen werden sollen. Durch den Einsatz von Spasmolytika können die schmerzhaften Uteruskontraktionen beeinflußt werden. Auch der Einsatz von Ovulationshemmern kann das Beschwerdebild günstig beeinflussen.
- Ein stechender Schmerz an umschriebener Stelle im Bereich des Unterbauches und teilweise von dort fortgeleitet tritt in der Regel bei Stieldrehung eines Tumors im Adnexbereich oder bei einer Zystenruptur auf. Abhängig vom Peritonealreiz kann dieser Schmerz auch in den Oberbauch fortgeleitet werden. Der Einsatz von Spasmolytika wird zu keiner wesentlichen Verbesserung der Schmerzsymptomatik führen. Peripher oder zentral wirkende Analgetika sollten erst nach eindeutiger Feststellung der Diagnose verabreicht werden.
- Ein Dauerschmerz, häufig dumpf, einseitig, gleichbleibend, nicht selten mit dem Gefühl des Pochens, kann Leitsymptom für eine entzündliche Reaktion im Bereich der Adnexe oder auch des Uterus sein. Im Vordergrund steht eine kausale Therapie mit Antibiotika und Antiphlogistika, wobei insbesondere bei der Adnexitis eine invasive Diagnostik in Form einer Laparoskopie einen direkten Erregernachweis mit Resistenzbestimmung ermöglicht.

Hals-Nasen-Ohren-Heilkunde

M. Westhofen

Roter Faden

- Schmerz im Kopf-Hals-Gebiet – eine interdisziplinäre Aufgabe
- Topographische Differenzierung von Schmerzbildern
  - Ohr und Otobasis
  - Rhinobasis und Mittelgesicht
  - Gesicht und Kopfspeicheldrüsen
  - Mundhöhle, Pharynx, Larynx
  - Halsweichteile

Schmerz im Kopf-Hals-Gebiet – eine interdisziplinäre Aufgabe

An Kopf und Hals treten Schmerzen während **operativer** Eingriffe auf, sofern sie nicht durch Prämedikation, lokale oder systemische Analgesie geblockt werden, oder im **postoperativen** Verlauf, falls keine ausreichenden Analgetika verabfolgt werden. Unabhängig von operativen Eingriffen treten **traumatische** Schmerzen auf bei Schädelfrakturen der Oto- und Rhinobasis sowie des Mittelgesichts, traumatischer Trommelfellperforation, Inhalationstrauma, Fremdkörperingestion oder Säuren-/Laugenverätzungen. Zur Therapie ist die Mitbehandlung durch Pädiater und Internisten, bei Frakturen des Kauschädels der Kieferchirurgen notwendig. Akut **entzündliche** Erkrankungen der Schleimhäute des Mittelohrs, Mastoids, der Nase, Nasennebenhöhlen, des Rachens und des Larynx sowie chronische Entzündungen in Mittelohr, Mastoid, Otobasis, Nasennebenhöhlen und Rhinobasis erfordern bei Komplikationen mit Meningitis, Enzephalitis, Hirnabszeß die Zusammenarbeit mit Neurologen und Neurochirurgen, während die mikrochirurgische Therapie unmittelbar durch den HNO-Chirurgen zu erbringen ist. **Tumorschmerzen** bei Patienten mit kurativ nicht zu therapierenden Kopf-Hals-Tumoren oder Metastasen im Kopf-Hals-Bereich bei unbekannten Primärtumoren werden fachübergreifend durch Strahlentherapeuten, medizinische Onkologen, medizinische Psychologen, Anästhesisten/Schmerztherapeuten und HNO-Chirurgen behandelt.

Topographische Differenzierung von Schmerzbildern

Ohr und Otobasis

Aus der Vielzahl otologischer Krankheitsbilder werden beispielhaft diejenigen ausgewählt beschrieben, deren klinisches Bild richtungweisend, deren Komplikationen oft spät erkannt werden und deren Schmerzbild intensiv ausgeprägt ist. Die Zuordnung von klinischer Symptomatik und Erkrankung zeigt Tab. 4.**29**.

Ausgewählte Krankheitsbilder

Otitis externa maligna

Definition: Es handelt sich um eine Ostitis des Felsenbeins, vorwiegend bei Patienten mit instabilem Diabetes mellitus in höherem Lebensalter.

Leitsymptome: starke Otalgie, fötide Otorrhoe, im weiteren Verlauf periphere Fazialisparese und Paresen der unteren Hirnnervengruppe.
Befunde: gegenüber lokalen und systemischen Antibiotika therapieresistente umschriebene Granulationen im äußeren Gehörgang, meist regelrechter mikrotoskopischer Trommelfellbefund, im Dünnschicht-CT des Felsenbeins zu Beginn nur diskrete Osteolysen.
Therapie: Lokaltherapie wegen Resistenzlage oft erschwert. Gehörgangsalbenstreifen mit Gentamicin-Salbe, intravenöse Antibiose mit Ciprofloxacin, bei fehlendem Ansprechen großzügige mikrochirurgische Felsenbeinteilresektion der ostitischen Abschnitte bis weit in den gesunden Knochen.

Analgetika mit peripheren und zentral wirksamen Präparationen, z. B. Paracetamol und niederpotente, ggf. hochpotente Opioide.

Tabelle 4.29 Beziehungen zwischen Schmerzlokalisation und Erkrankung in der Hals-Nasen-Ohren-Heilkunde

Schmerzlokalisation	Erkrankung (Beispiele)
Äußeres Ohr	■ Ohrmuschelerysipel
	■ Ohrmuschelperichondritis
	■ Gichttophi
Tragus	■ Otitis externa
	■ gehörgangnaher Parotistumor
In der Tiefe	■ Otitis media (akut, chronisch, Cholesteatom)
	■ Ostitis des Felsenbeins (zirkumskripte Ostitis)
	■ maligne Otitis externa
	■ Felsenbeinspitzenprozesse, Thrombose/Thrombophlebitis des Sinus cavernosus
	■ akute Tonsillitis/parapharyngealer Abszeß
	■ Oro-/Nasopharynxkarzinome

Cholesteatom, chronisch mesotympanale Otitis media

Definition: Es handelt sich um eine kongenitale oder durch chronische Tubenfunktionsstörung verursachte chronische Entzündung der Mittelohrräume. Beim Cholesteatom liegt ein entzündlicher raumfordernder Prozeß mit ostitischer Destruktion des Felsenbeins und der Otobasis vor.

Leitsymptome: Schwerhörigkeit, chronische fötide Otorrhoe.
Schmerz nur bei Komplikationen infolge akuter Mastoiditis, beginnender Meningitis, Sinus-sigmoideus-Thrombose, Petroapizitis
Befunde: Schalleitungsschwerhörigkeit, mikrootoskopisch Trommelfellperforation oder tiefe Trommelfellretraktion, Granulationen des Trommelfells, Vorwölbung der hinteren Gehörgangswand, Minderpneumatisation des Mastoids, ggf. radiologisch nachweisbare Mastoidverschattung.
Therapie: Komplikationen (s.o.) sind unabhängig vom Vorliegen einer Otalgie strenge Indikationen zur sofortigen Mikrootochirurgie.
Die *Analgetikatherapie* ist ggf. bereits präoperativ durch eine gezielte Antibiotikatherapie zu ergänzen.

- Akute oder chronisch progrediente Schmerzen in Zusammenhang mit einer chronischen mesotympanalen Otitis media oder einem Cholesteatom sind verdächtig auf eine Schädelbasiskomplikation. Vor mikrochirurgischen Maßnahmen und bevor allein eine symptomatische Analgetikatherapie begonnen wird, ist daher ein hochauflösendes Felsenbein-CT unerläßlich.

Stylalgie

Definition: Es handelt sich um einen Schmerz der Ohr- und/oder Tonsillenregion durch Druckschädigung oder Irritation des N. glossopharyngeus infolge Verknöcherung des Lig. stylohyoideum oder abnorme Verlängerung des Processus styloideus.

Leitsymptome: stechender Schmerz, oft durch Kieferbewegung zu akzentuieren.
Befunde: durch bimanuelle Palpation auslösbarer oder verstärkter Schmerz, palpabler Processus styloideus, durch Orthopantomographie ggf. darstellbarer verlängerter Processus oder Konturen des verkalkten Lig. stylohyoideum.
Therapie: operative Entfernung des Styloidfortsatzes über Zugang von außen oder via Tonsillektomie.

Oropharynxkarzinom

Definition: Es handelt sich um einen von der Schleimhaut des Oropharynx ausgehenden malignen Tumor mit Infiltration des Parapharyngeums.

Leitsymptome: langsam progredienter Schmerz, beim Schlucken akzentuiert, bisweilen Otalgie, Kloßgefühl im Rachen.
Befunde: durch Endoskopie in Lokalanästhesie, oft bereits durch Inspektion des Isthmus faucium erkennbare Ulzeration oder exophytischer Tumor, häufig kombiniert mit meist schmerzlosen metastatischen Halslymphknotenvergrößerungen.

Therapie: abhängig von der Tumorklassifikation laserchirurgische endopharyngeale Resektion, laterale Pharyngektomie, ggf. mit temporärer Unterkieferspaltung, bei großflächigen Pharynxdefekten Deckung mit mikrovaskulär anastomosierten Radialis-Unterarmlappen oder Dünndarminterponaten. Bei fortgeschrittenen Tumoren palliatives Laserdebulking oder primär palliative Strahlentherapie.

Die operative Therapie ist in jedem Falle von einer **Analgetikatherapie** mit Einsatz von Opiaten zu begleiten, damit nach dem 10. postoperativen Tag das Schlucktraining nicht von Schmerzen behindert wird. Für den Schluckakt sind die Nn. hypoglossus, glossopharyngeus und vagus erforderlich. Wegen starker Einengung der Luft- und Speisewege unmittelbar postoperativ sind Tracheotomie und Magensonden- oder PEG-Einlage elektiv zu indizieren. Eine Verbesserung der Schluckfunktion kann durch operative Erweiterung des muskulären Pharynxtrichters erreicht werden, wenn trotz Analgetikatherapie keine sichere Atem- und Schluckfunktion herzustellen sind.

Schmerztherapie

Schmerztherapie bei Trauma und postoperativem Wundschmerz

Wundschmerzen des **äußeren Gehörgangs** und der **Ohrmuschel** werden durch die sensiblen Hautnerven und durch Druck oder Verletzung des Periosts oder/und Perichondriums über den N. vagus geleitet. Schmerzen des **Mittelohrs** werden durch den Plexus tympanicus über den N. glossopharyngeus vermittelt. Otalgie und Halbseitenkopfschmerz, vermittelt durch den N. glossopharyngeus, können bei entsprechender Vorgeschichte oder otobasalem Trauma sowie nach Otobasischirurgie im Rahmen eines Felsenbeinspitzenprozesses auf eine Petroapizitis hinweisen. Dabei ist auf gleichzeitige Funktionsstörungen von N. facialis und N. hypoglossus zu achten. Differentialdiagnostische Erwägungen zeigt Tab. 4.**30**.

Intraoperative Analgesie

Lokalanästhesie
Eine Vielzahl von Eingriffen an der Ohrmuschel, dem äußeren Gehörgang und dem Mittelohr läßt sich in Lokalanästhesie durchführen. Dabei besteht kein grundsätzlicher Unterschied zwischen Weichteil- und Knochenmikrochirurgie. Neben der Anästhesie ist dabei die **Vasokonstriktion** für die otomikrochirurgischen Eingriffe essentiell. Für die Lokalanästhesie im Bereich der Ohrmuschel darf der Lobulus wegen der Gefahr der Nekrose nicht mit Vasokonstringens infiltriert werden. Die knorplig armierte Ohrmuschel sowie der äußere Gehörgang dürfen mit Lokalanästhetika von der Dorsalseite aus und im Gehörgangeingang infiltriert werden.

Die Infiltration des Gehörgangeingangs und des äußeren Gehörgangs erreicht die lokale sensible Nervenversorgung (s.o.). Tiefe Infiltrationen in unmittelbarer Nachbarschaft des Foramen stylomastoideum sollten wegen der Gefahr der Fazialisschädigung unterbleiben. Intravasale Injektionen werden durch Aspiration vor Injektion vermieden. Die Infiltration des äußeren Gehörgangs kann an der Gefäßkonstriktion der Gehörganghaut und des Trommelfells mikrootoskopisch kontrolliert werden. Analgesie besteht innerhalb der Pauke bis auf die Schleimhaut über dem Promontorium, die vom Plexus tympanicus versorgt wird.

Tabelle 4.30 Differentialdiagnosen bei verschiedenen Schmerzlokalisationen im Bereich des Ohrs

Schmerzlokalisation	Differentialdiagnose
Tragusdruckschmerz	- Otitis externa
	- Furunkel des Gehörgangseingangs
	- Ohrmuschelerysipel
	- Ohrmuschelperichondritis
	- Herpes zoster oticus
	- Gehörgangsfremdkörper
	- Verletzung nach Ohrreinigung
	- Insektenstich äußerer Gehörgang
	- Serom, Hämatom, Abszeß nach Tragusknorpelentnahme oder Parotidektomie
	- Tumoren der Glandula parotidea
	- Basaliom/Karzinom des äußeren Gehörgangs
Retroaurikulärer Schmerz	- akute/chronische Mastoiditis
	- selten Cholesteatom
	- Sinusvenenthrombophlebitis
	- Fraktur (Felsenbein, Mandibula)
	- tiefes Hämatom der Parotisloge
	- Zustand nach Tympanoplastik, Mastoidektomie, Otobasiseingriffen
	- Hämatom, Serom nach Anthelixplastik
	- zervikale lymphogene Metastasierung
	- Basaliom/Karzinom des äußeren Ohrs oder der temporalen Kopfhaut
Präaurikulärer Schmerz	- Gesichtsprellung
	- Fraktur (Jochbein, Mandibula)
	- Lymphadenitis der Glandula parotidea
	- Parotisabszeß
	- Zustand nach Parotidektomie, nach infratemporalen und parapharyngealen Zugängen
	- Gesichtsphlegmone
	- Arteriitis temporalis
	- dentogener Abszeß
In der Tiefe des Ohrs lokalisierter Schmerz	- akute Otitis media
	- Cholesteatom
	- Petroapizitis
	- maligne Otitis externa
	- akute Tonsillitis/Peritonsillarabszeß
	- Pterygoidlogenabszeß
	- Thrombophlebitis des Sinus cavernosus
	- Lyme-Borreliose
	- otobasale Fraktur
	- Barotrauma, Barootitis
	- traumatische Trommelfellperforation
	- Schweißperlenverletzung des Trommelfells
	- Oro-/Nasopharynxkarzinom
	- otobasale Metastase
	- Fremdkörper oder Schleimhautverletzung im Oropharynx
	- Pfählungsverletzung

Tabelle 4.31 Zusammenhang zwischen Krankheitsbild und Schmerzlokalisation

Schmerzlokalisation	Krankheitsbild
Nasennebenhöhlen-Projektionsschmerzen	s. Abb. 3.3, S. 186, Kap. 3, Abschnitt „Schmerz als Leitsymptom in der HNO-Heilkunde"
Periorbital/seitlicher Nasenabhang	■ Tumoren von Nasopharynx und Fossa pterygopalatina ■ Sinusitis ethmoidalis, maxillaris und frontalis ■ orbitale tumoröse Raumforderung, orbitale Komplikation der Sinusitis ■ akute Dakryozystitis ■ endokrine Orbitopathie ■ Nasenbeinfraktur ■ Nasenfurunkel
Stirn	■ Sinusitis frontalis ■ Stirnhöhlenmukozele ■ Herpes zoster trigeminalis
Oberkiefer u. Zahn	■ Sinusitis maxillaris ■ Tumoren der Kieferhöhle ■ Zustand nach Caldwell-Luc-Kieferhöhlenradikaloperation ■ dentoalveoläre Fistel ■ radikuläre Zyste ■ dentogene Tumoren
Laterales Mittelgesicht	■ Jochbogenfraktur ■ mandibulofaziale Dysfunktion ■ Parotitis, Parotistumor

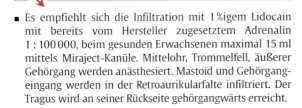

- Es empfiehlt sich die Infiltration mit 1%igem Lidocain mit bereits vom Hersteller zugesetztem Adrenalin 1 : 100 000, beim gesunden Erwachsenen maximal 15 ml mittels Miraject-Kanüle. Mittelohr, Trommelfell, äußerer Gehörgang werden anästhesiert. Mastoid und Gehörgangeingang werden in der Retroaurikularfalte infiltriert. Der Tragus wird an seiner Rückseite gehörgangwärts erreicht.

Intubationsnarkose

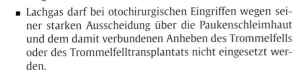

- Lachgas darf bei otochirurgischen Eingriffen wegen seiner starken Ausscheidung über die Paukenschleimhaut und dem damit verbundenen Anheben des Trommelfells oder des Trommelfelltransplantats nicht eingesetzt werden.

Während der mikrootochirurgischen Eingriffe an Trommelfell, Mittelohr und Otobasis ist zusätzlich die **kontrollierte Hypotension** essentiell für sichere und rasche Präparation.

Postoperative Analgesie

Indikationen:
- bei ausgedehnten Trommelperforationen und Sugillationen der Paukenschleimhaut
- bei Verletzungen der Ohrmuschel und des äußeren Gehörgangs nur selten erforderlich

Therapieempfehlung:
- Erwachsene: Paracetamol oral 3 × 1 g/die. Metamizol oral 500 – 1000 mg alle 8 h (Höchstdosis 3 g/24 h) ggf. zusätzlich nieder-/hochpotente Opioide nichtsteroidale Antiphlogistika meist nicht hinreichend effektiv bei Otalgie.

Operative Schmerztherapie

- Kurative, ggf. palliative Tumorresektion und Defektdeckung durch freie, ggf. mikrovaskuläre Hautlappen oder myokutane Lappen
- palliative Tumorverkleinerung durch interstitielle Laser-Thermokoagulation, ggf. unter MR-Monitoring bei Nähe der Otobasis oder der großen Kopf-Hals-Gefäße in Lokalanästhesie oder Intubationsnarkose.

Rhinobasis und Mittelgesicht

Klinische Symptomatik

Einen Überblick über den Zusammenhang zwischen Schmerzlokalisation und Krankheitsbild gibt Tab. 4.31.

Ausgewählte Krankheitsbilder

Akute Sinusitis

Definition: Es handelt sich um eine bakterielle Infektionskrankheit der Nasennebenhöhlen infolge exazerbierter chronisch vorbestehender oder akuter

Ventilationsstörung meist im Rahmen einer akuten Rhinosinusitis oder einer allergischen oder Intoleranz-Rhinopathie.

Symptome: Kopf- und/oder Zahnschmerz, oft beim Vornüberbeugen verstärkt entsprechend der Lokalisation der Sinusitis, Hypersekretion nasal und im Rachen.

Leitbefunde: oft vorbestehende Deviation des Nasenseptums, Schwellung und Rötung der Nasenschleimhaut und Muscheln, endoskopisch Schleim-Eiter-Straßen im mittleren und unteren Nasengang.

Komplikationen:
- *orbital*: Schwellung und Rötung des Oberlids, später auch des Unterlids, Exophthalmus, Cave: Gefahr der Amaurose!
- *intrakraniell*: Zunahme des Kopfschmerzes, Lichtscheu und Nackensteife.

- Bei akuter Sinusitis der hinteren Siebbeinzellen oder Sinusitis sphenoidalis Gefahr der Sinus-cavernosus-Thrombose!

Therapie:
- Lokal abschwellende Maßnahmen mit Sympathikomimetika, ggf. lokalen Kortikosteroiden
- orale Antibiose, z. B. Doxycyclin
- Schmerztherapie mit Paracetamol

- Cave: Keine Azetylsalizylsäure wegen der häufigen Intoleranzreaktion bei chronisch polypöser, akut exazerbierter Sinusitis!

- ggf. zusätzlich niederpotente Opioide
- bei Komplikationen sofortige Operation, meist endonasal mikroskopisch.

Chronisch polypöse Sinusitis

Definition: Es handelt sich um eine polypöse Metaplasie der Nasennebenhöhlenschleimhaut durch Intoleranzreaktion oder Allergie mit Druck auf das rhinobasale Periost.

Symptome: Kopfschmerzen, chronische Rachensekretion
Leitbefunde: Polyposis nasi, endoskopisch Sekretstraße im mittleren Nasengang

Therapie:
- Vermeide Azetylsalizylsäure (Intoleranzen häufig, s. o.)
- lokale Kortikosteroide, Sympathomimetika
- ggf. Antibiose
- Paracetamol, Metamizol.

Sinus-cavernosus-Thrombose

Definition: Es handelt sich um einen thrombotischen oder thrombophlebitischen Verschluß des Sinus cavernosus durch eine fortgeleitete Sinusitis ethmoidalis oder sphenoidalis, durch V.-angularis-Thrombose (z. B. nach Nasenfurunkel) oder durch mesobasale Raumforderung.

Symptome: Kopfschmerz, Doppelbilder
Leitbefunde: klinisch keine expliziten Hinweise, bei ausgedehnten Prozessen Ophthalmoplegie
Therapie:
- stationäre Aufnahme
- intravenöse Breitbandantibiose
- Vollheparinisierung
- weitere Therapie entsprechend dem zugrundeliegenden Krankheitsbild (vergl. oben)

Schmerztherapie: Paracetamol, nieder-/hochpotente Opioide

Schmerztherapie

Intraoperative Schmerztherapie

Indikationen: Manipulation am Naseneingang, knöcherner Nase, Nasengips

Therapieempfehlung:
Lokalanästhesie endonasal als Oberflächenanästhesie mit Lidocain, im Bereich der äußeren Nase Infiltrationsanästhesie mit Lidocain + Adrenalin 1 : 100 000.

Postoperativer Wundschmerz

Indikation: Nach Eingriffen an Septum nasi, Nasenmuscheln, Nasennebenhöhlen und Rhinobasis.

Therapieempfehlung:
Paracetamol oder Metamizol
Nieder-/hochpotente Opioide

Gesicht und Kopfspeicheldrüsen

Klinische Symptomatik

Zur Schmerzlokalisation wird auf den vorhergehenden Abschnitt verwiesen.

Krankheitsbilder

Angularisthrombose

Definition: Es handelt sich um einen thrombotischen oder thrombophlebitischen Verschluß der V. angularis infolge einer Entzündung der Gesichtshaut oder der Nasennebenhöhlen meist im Bereich des vorderen Siebbeins.

Symptome: Schmerz im medialen Lidwinkel, verstärkt beim Kauen und bei Lidschluß
Leitbefunde: derb palpabler, druckdolenter Strang mit geringer Schwellung im medialen Lidwinkel
Therapie: bei extremem Befund oder fehlendem Ansprechen auf konservative antibiotische Therapie operative Freilegung und Unterbindung der V. angularis
Schmerztherapie: Paracetamol oder Metamizol oral, nieder-/hochpotente Opioide.

Rhinogene Dakryozystitis

Definition: Es handelt sich um eine durch Schwellung im Bereich des Ductus nasolacrimalis verursachte bakterielle Entzündung des Saccus lacrimalis.

Symptome: Epiphora, pralle Schwellung im medialen Lidwinkel

Leitbefunde: bei Tränenwegspülung Rückfluß über das Tränenpünktchen, kein Abfluß nach pharyngeal, in Dakryozystographie postsakkale Stenose

Therapie: Spülbehandlung nach Abklingen der Akutsymptomatik für ca. 10 Tage, ggf. später endonasale mikroskopische Dakryozystorhinostomie

Schmerztherapie: in der Akutphase Paracetamol oder Metamizol meist ausreichend.

Nasenbeinfraktur

Definition: es handelt sich um die häufigste zentrale Mittelgesichtsfraktur als offene oder geschlossene Fraktur des Os nasale, meist ohne Mitbeteiligung der knorpligen Nase.

Symptome: Formdeviation der äußeren Nase, Monokel- oder Brillenhämatom, Schwellung des Nasenrückens, Nasenatmungsbehinderung, Anosmie

Leitbefunde: palpable Stufe des Nasengerüsts, eventuell mit Crepitatio, endonasale Schwellung, bisweilen Septumhämatom

Therapie:
– am 2.–5. Tag post festum Nasenbeinreposition in Lokalanästhesie oder ggf. in ITN indiziert
– zur Lokalanästhesie Infiltration mit Lidocain und Adrenalin 1 : 100 000, zusätzliche Sedation nur in Ausnahmefällen notwendig
– Nasengips für 14 Tage
– Schmerztherapie akut mit Metamizol oder Paracetamol meist hinreichend.

Nasenfurunkel

Definition: Es handelt sich um ein Furunkel im Vestibulum nasi oder in der äußeren Nasenhaut.

Symptome: akut auftretende lokale Rötung und Schwellung

Leitbefunde: umschriebene Schwellung und Rötung, ggf. mit Gesichtserysipel, Lid- und Wangenschwellung

- Bei Zunahme der Schmerzen oder starkem Kopfschmerz Angularis-Thrombophlebitis und intrakranielle Komplikationen z. B. Sinus-cavernosus-Thrombose, ausschließen!

Therapie:
– Intravenöse Antibiose
– lokal Gentamicin-Salbe
– zur Schmerztherapie Paracetamol, Azetylsalizylsäure, Metamizol meist ausreichend.

Lymphödem der Gesichtsweichteile

Definition: Es handelt sich um eine gestörte Lymphdrainage der Gesichtsweichteile ein- oder beidseitig bei Patienten mit malignen Kopf-Hals-Tumoren durch zervikale Raumforderung oder Vernarbung.

Symptome: teigige Schwellung des Gesichts und der Parotisregion mit schmerzhaftem Druckgefühl

Leitbefunde:
– ausgedehnte zervikale lymphogene Metastasierung bei Kopf-Hals-Tumoren oder unbekannten Primärtumoren
– starke Schwellung während Strahlentherapie mit zervikalen Feldern
– Akutphase nach radikaler oder modifiziert radikaler Neck Dissection

Therapie: nach Ausschluß lokaler und zervikaler Rezidivtumoren:
– systemische Kortikoidtherapie
– Venalot oral
– Stufenschema der Tumorschmerztherapie, s. Kap. 7

Akute und chronische Parotitis

Definition: Es handelt sich um eine entzündliche Schwellung der Glandula parotidea ein- oder beidseitig durch virale oder bakterielle Infektion oder durch Autoimmunvorgänge.

Symptome: schmerzhafte Wangenschwellung, verstärkt bei Nahrungsaufnahme, meist mit regionärer Lymphknotenreaktion

Leitbefunde: teigige oder derbe Schwellung der Glandula parotidea, trübes oder eitriges Sekret aus dem Ostium, sonographisch Vergrößerung und Auflockerung der Drüse, ggf. Einschmelzungen

Therapie:
– Sialagoga (z. B. saure Drops und Kaugummi)
– orale, ggf. intravenöse Antibiotika
– Metamizol und Tramadol oral (Tropfen)
– bei Einschmelzung Parotidektomie-Zugang mit Abszeßspaltung und Lascheneinlage.

Sialolithiasis/Sialadenitis der Glandula submandibularis

Definition: Es handelt sich um eine Drüsenschwellung durch Sekretstau oder aufsteigende bzw. hämatogene Infektion.

Symptome: derbe dolente Schwellung submandibulär/paramandibulär

Leitbefunde: homogene Drüsenschwellung mit derber, glatt begrenzter, dolenter Drüse

Therapie:
– ggf. Gangschlitzung in Infiltrations-Lokalanästhesie des Mundbodens
– Sialagoga
– orale, ggf. intravenöse Antibiotika
– Paracetamol, Metamizol oder Azetylsalizylsäure, ggf. zusätzlich niederpotente Opioide
– bei fehlenden Erfolg oder paramandibulärem Abszeß Inzision und Lascheneinlage als erster Schritt vor Exstirpation der Drüse.

Schmerztherapie bei Erkrankungen der Gesichtsweichteile und Kopfspeicheldrüsen

Intraoperative Schmerztherapie

Siehe hierzu den entsprechenden Teil im Abschnitt „Schmerztherapie bei Otalgie".

Lokalanästhesie

Die Lokalanästhesie des Mittelgesichts kann bei kleinen Exzisionen und regionären Hautlappenplastiken sowie bei der ästhetischen Lidchirurgie durch perifokale **Infiltrationsanästhesie** und unterstützend durch Leitungsanästhesie der Nn. supraorbitalis, infraorbitalis, auricularis major und nasopalatinus bewerkstelligt werden. Bei der ästhetisch eingreifenden HNO-Chirurgie an äußerer Nase und Lidern hat die unmittelbare Infiltration des Operationsgebiets zu unterbleiben, um die intraoperative Beurteilung nicht zu erschweren. Die **Leitungsanästhesie** der Nn. supraorbitalis, infraorbitalis und nasociliaris ist in diesen Fällen Methode der Wahl. Die zur Intubationsnarkose zusätzlich applizierte Lokalanästhesie mit dem Ziel der postoperativ anhaltenden, unterstützenden Analgesie ist nicht gerechtfertigt. Sie führt nicht zur Einsparung postoperativer Analgetika.

Postoperative Schmerztherapie

Indikation: nach lokalen Inzisionen vor allem in Nachbarschaft des Naseneingangs (dichter Besatz mit Schmerzrezeptoren) und der Oberlippe

Therapieempfehlung:
- Paracetamol
- Metamizol
- ggf. zusätzlich niederpotente Opioide
- nichtsteroidale Antiphlogistika.

Mundhöhle, Pharynx, Larynx

Klinische Symptomatik

Den Zusammenhang von Schmerzlokalisation und Krankheitsbild zeigt Tab. 4.32.

Krankheitsbilder

Glossodynie

Definition: Es handelt sich um einen idiopathischen Zungenschmerz ohne bevorzugte Lokalisation und ohne funktionelles oder morphologisches Korrelat.

Symptom: Zungenbrennen
  Leitbefunde: palpatorisch, sonographisch und endoskopisch unauffällige Verhältnisse
  Therapie: Versuch mit Analgetika, Therapieerfolg nicht immer erreichbar.

Parapharyngealer Abszeß

Definition: Es handelt sich um einen Senkungsabszeß entlang der tiefen Halsfaszie.

Symptome: Halsschwellung, Fieber, diffuser Halsschmerz, Dysphagie
  Leitbefunde: Resistenz der Halsweichteile, Leukozytose, nicht immer Zeichen des primären Entzündungsherds (z. B. Peritonsillarabszeß) erkennbar
  Therapie: sofortige Operationsindikation, zu Schmerztherapie s. u.

Karzinome des Pharynx und Larynx

Definition: Es handelt sich um maligne epitheliale Neubildungen des oberen Aerodigestivtrakts.

Symptome: Globusgefühl, Dysphagie, Schluckschmerz, Heiserkeit, ggf. Gewichtsabnahme
  Leitbefunde:
- Leukoplakie oder Tumor bei Hypopharyngoskopie/Laryngoskopie
- Stimmbandstillstand
- Halslymphknotenvergrößerung
  Therapie:

Tabelle 4.32 Beziehung zwischen Schmerzlokalisation und Krankheitsbild im Bereich von Mundhöhle, Pharynx und Larynx

Schmerzlokalisation	Differentialdiagnosen
Wange	- Gesichtserysipel - Nasenfurunkel - akute Sialadenitis - paradontaler Abszeß - Unterkieferosteomyelitis - Mundhöhlenkarzinom (Wange)
Zunge	- Glossodynie - Glossitis (z. B. Glossitis rhombica mediana) - Reizfibrom der Zunge - Mundhöhlenkarzinom (Mundboden)
Zungengrund	- akute Tonsillitis und Zungengrundtonsillitis - Aphtosis - chronische Nasenventilationsstörung mit chronischer Pharyngitis - infizierte Vallekulazyste - akute Epiglottitis - Neuralgie des N. laryngeus superior
Tonsillenregion	- akute Tonsillitis - Peritonsillarabszeß - infektiöse Mononukleose - lymphatische neoplastische Systemerkrankungen - Oropharynxkarzinom - Parotistumor des tiefen Blatts („Eisbergtumor")
Hyoidal	- infizierte laterale Halszyste - Laryngozele
Laryngeal	- Larynxtrauma (z. B. bei Würgemalen) - akute Laryngitis - Epiglottitis, Epiglottisabszeß, infizierte Vallekulazyste - infizierte laterale Halszyste, Laryngozele - Hypopharynx-, Larynxkarzinom

- Primär tumorspezifische operative Therapie, bei kleinen Tumoren ggf. endopharyngeal, endolaryngeal
- bei Rezidiven kurative oder palliative Tumorresektion, konventionell oder laserchirurgisch, ggf. mittels perkutaner interstitieller Laserkoagulation, ggf. Chemotherapie, bei starker und schmerzhafter Schluckbehinderung ggf. endoskopisch oder radiologisch kontrollierte Stent-Implantation pharyngeal oder ösophageal zur Erleichterung des Schluckakts und bei Trachealeinbruch des Tumors tracheal.

Schmerztherapie:
Kortikoide i. v.
Stufenschema der Tumorschmerztherapie

Schmerztherapie bei Erkrankungen in Mundhöhle, Pharynx, Larynx

Lokalanästhesie

Bei Eingriffen in der **Mundhöhle** ist durch Oberflächenanästhesie oder lokale Infiltrationsanästhesie Schmerzfreiheit zu erreichen. Bei Eingriffen im Bereich des Periosts oder Knochens der **Kiefer** sowie an den **Zähnen** ist die Leitungsanästhesie des N. alveolaris inferior vorzuziehen. Eingriffe im **Oropharynx** erfordern die Infiltrationsanästhesie im Bereich der vorderen und hinteren Gaumenbögen sowie des Zungengrunds. Der **Larynx** sowie die supraglottische Region werden durch Oberflächen-Sprüh- oder effektiver Pinselanästhesie des N. vagus mit Lidocain mittels abgebogenem Watteträger vorbereitet.

Trauma und postoperativer Wundschmerz

Indikation: Nach operativen Eingriffen an Pharynx und Larynx sind primär Kombinationen aus peripheren Analgetika und Opiat-Kurzinfusionen indiziert. In ausgewählten Fällen können Neuroleptika eine weitere Verbesserung ergeben.

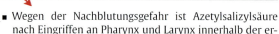

- Wegen der Nachblutungsgefahr ist Azetylsalizylsäure nach Eingriffen an Pharynx und Larynx innerhalb der ersten 10 Tage kontraindiziert.

Schmerztherapie bei inkurablen Tumoren des Pharynx und Larynx:
- Kortikoide i. v.
- Stufenschema der Tumorschmerztherapie

Halsweichteile

Klinische Symptomatik

Schmerzlokalisation

Den Zusammenhang von Schmerzlokalisation und Krankheitsbild zeigt Tab. 4.33.

Krankheitsbilder

Parapharyngeale Abszesse

Hierzu wird auf den Abschnitt „Pharynx" verwiesen.

Tabelle 4.33 Zusammenhang zwischen Schmerzlokalisation und Krankheitsbild bei Schmerzen im Bereich der Halsweichteile

Schmerzlokalisation	Krankheitsbild
Regio colli anterior	- infizierte mediane Halszyste - Thyreoiditis - Kehlkopfperichondritis - Halsphlegmone
Seitliches Karotisdreieck	- infizierte laterale Halszyste - Halslymphknotenvergrößerung - akute Sialadenitis der Glandula submandibularis - paramandibulärer Abszeß - Styalgie - Narbenneurom (nach Halseingriffen) - Karotidodynie
Mundboden	- infizierte Ranula - akute Sialadenitis der Glandula submandibularis - paramandibulärer Abszeß - Unterkieferosteomyelitis
Nuchal	- Karbunkel - Lymphadenitis - Okzipitalisneuralgie - Funktionsstörung der zervikalen Muskulatur und HWS
Supraklavikulär	- Lymphadenitis colli - lymphogene Metastase - tiefer parapharyngealer Abszeß

Infizierte Halszysten

> **Definition:** Es handelt sich um dysontogenetische Zysten des Ductus thyreoglossus (mediane Halszyste) oder des zweiten bis vierten Kiemenbogens (laterale Halszyste) mit akuter Infektion.

Symptome: schmerzhafte Schwellung und Rötung
  Leitbefunde: palpatorisch glatt begrenzte, pralle, sonographisch scharf begrenzte Raumforderung
  Therapie: antibiotische Vorbehandlung, Exstirpation.

Dolente Halslymphknotenvergrößerung

> **Definition:** Es handelt sich um palpable, druckdolente Lymphknotenvergrößerungen unterschiedlicher Genese, isoliert oder konglomeratartig.

Symptome: spontan oder bei Berührung schmerzhafte Halsweichteile, Knoten bisweilen spontan bemerkt
  Leitbefunde: Verschieblichkeit in kranio-kaudaler Richtung, bei Bildgebung Kapselintegrität, Leukozytose, Infektanfälligkeit

Therapie:
Paracetamol oder Metamizol, nieder-/hochpotente Opioide.
Bei stationärer Behandlung großer, stark schmerzhafter Befunde ggf. zusätzlich Pethidin-Kurzinfusion.
Bei palpabler Fluktuation oder sonographisch eindeutiger Abszedierung sofortige Abszeßinzision und Lascheneinlage.

Neuralgiforme Schmerzbilder

Definition: Es handelt sich um einzelnen sensiblen Nerven zugeordnete Schmerzbilder ohne weitere Funktionsausfälle oder morphologisch faßbare Veränderungen.

Symptome: dauerhaft oder attackenartig auftretende Schmerzen im Versorgungsgebiet des N. laryngeus superior oder N. occipitalis
Leitbefunde: Ausschlußdiagnose, Verschwinden der Schmerzen während Leitungsanästhesie
Therapie: nur mäßiges Ansprechen auf Analgetika, ggf. Therapieversuch mit Carbamazepin insb. bei Occipitalis-Neuralgie: Serie von Occipitalis-Blockaden.

Schmerztherapie bei Erkrankungen der Halsweichteile

Intraoperative Analgesie

Lokalanästhesie. Eingriffe im Bereich der Halsweichteile mit Operationsdauer < 1 h sind in Lokalanästhesie und ggf. Sedierung bei Zustimmung der Patienten möglich. Die lokale Infiltration in der Umgebung des Operationsgebiets ist hinreichend.
Postoperative Analgesie. In der Regel genügen periphere Analgetika. Bei Eingriffen in Nachbarschaft zum Unterkiefer ist die Gabe von Opiaten während der postoperativen Akutphase ratsam.

Kernaussagen

Schmerz im Kopf-Hals-Gebiet – eine interdisziplinäre Aufgabe
- Schmerzen in der Kopf-Hals-Region sind essentielle diagnostisch verwertbare Indikatoren, die zur Planung und zeitlichen Abkürzung der jeweils indizierten Diagnostikprozeduren herangezogen werden. Daher kann der unkontrollierte Einsatz von Analgetika in den näher dargestellten Konstellationen zur Verschleierung des Krankheitsbilds führen.

Topographische Differenzierung von Schmerzbildern
- Zur Orientierung bei Schmerzbildern im Kopf-Hals-Gebiet hat sich die topographische Klassifizierung bewährt. Sie hat die anatomisch definierten Regionen der beteiligten sensiblen und schmerzleitenden Nerven zu berücksichtigen.
- In Fällen mit unstrittiger Diagnose ist die Behandlung des Schmerzes zur Toleranz für operative Eingriffe, zur Unterdrückung postoperativen Wundschmerzes in Ergänzung zu konservativer Therapie und zur Behandlung präfinaler Tumorschmerzen indiziert.
- Hierzu kommen systemisch verabreichte Analgetika, in therapeutischen Systemen oder transkutan verabreichte Analgetika, infiltrierte Lokalanästhetika mit oder ohne Gefäßkonstringens oder Oberflächensprühanästhetika zum Einsatz.
- Bei ausgewählten Krankheitsbildern werden Schmerzen operativ durch Ausschalten der Ursache oder durch Deafferenzierung der neuralen Schmerzleitung adäquat behandelt. Der Zeitpunkt der operativen Intervention bestimmt in Absprache zwischen den operativen Fachdisziplinen und dem Anästhesisten Ausmaß und Zeitplan der analgetischen Therapie.

Literatur

1. Benolie R, Eliav E, Elishoov H, Sharav Y. Diagnosis and treatment of persistent pain after trauma to the head and neck. J-Oral-Maxillofac-Surg. 1994; 52(11):1138–1147, discussion 1147–1148
2. Bernal-Sprekelsen M, et al. Local anesthesia of the head and neck. Anesth Pain Control Dent. 1992; 1(2):81–84
3. BeSaw L. Pain relief. Texas State Board of Medical Examiners. Tex-Med. 1995; 91(7):33–34, discussion 35–36
4. Betts NJ, Makowski G, Shen YH, Hersh EV. Evaluation of topical viscous 2% lidocaine jelly as an adjunct during the management of alveolar osteitis. J-Oral-Maxillofac-Surg. 1995; 53(10):1140–1144
5. Biousse V, D'Anglejan-Chatillon J, Massiou H, Bousser MG. Head pain in non-traumatic carotid artery dissection: a series of 65 patients. Cephalalgia. 1994; 14(1):33–36
6. Bredenkamp JK, et al. Tonsillectomy under local anesthesia: a safe and effective alternative. Am J Otolaryngol. 1990; 11(1):18–22
7. Buchan ML, Tolle SW. Pain relief for dying persons: dealing with physicians' fears and concerns. J-Clin-Ethics. 1995; 6(1):53–61
8. Chow JM. Rhinologic headaches. Otolaryngol-Head-Neck-Surg. 1994; 111(3 Pt 1):211–218
9. Colton MC. Pain management now part of standards for care in cancer centres. Can-Med-Assoc-J. 1995; 153(6): 741–742
10. Dalton JA. A patients' guide to cancer pain. Treatments can minimize suffering. N-C-Med-J. 1995; 56(4):153–155
11. Daly-Schveitzer N, David JM, Bachaud JM. Palliative treatments of cancers of upper respiratory and digestive tracts. Rev-Prat. 1995; 45(7):865–868
12. Dionne RA, Gordon SM. Nonsteroidal anti-inflammatory drugs for acute pain control. Dent-Clin-North-Am. 1994; 38(4):645–667
13. Dionne RA, Gordon SM. Nonsteroidal antiinflammatory drugs for acute pain control. Drugs Prescribed to Dental Patients. 1994; 38:645–667
14. Donner B, et al. Transdermal fentanyl: a new step on the therapeutic ladder. Anticancer Drugs. 1995; 6 Suppl 3:39–43
15. Feinmann C, Harris M, Wise M, Teasure F. Orofacial pain management: clinical and medicolegal problems. N-Y-State-Dent-J. 1993; 59(10):38–41
16. Feinmann C, Peatfield R. Orofacial neuralgia. Diagnosis and treatment guidelines. Drugs. 1993; 46(2):263–268
17. Fiset P, Cohane C, Browne S, Brand SC, Shafer SL. Biopharmaceutics of a new transdermal fentanyl device. Anesthesiology. 1995; 83(3):459–469
18. Foley KM. Misconceptions and controversies regarding the use of opioids in cancer pain. Anticancer-Drugs. 1995; 6 Suppl 3:4–13
19. Foreman PA, Harold PL, Hay KD. An evaluation of the diagnosis, treatment and outcome of patients with chronic orofacial pain. N-Z-Dent-J. 1994, 90(400):44–48
20. Gallagher JE, Blauth J, Fornadley JA. Perioperative ketorolac tromethamine and postoperative hemorrhage in cases of tonsillectomy and adenoidectomy. Laryngoscope. 1995, 105(6):606–609

21. Gavrin J, Chapman CR. Clinical management of dying patients. West-J-Med. 1995; 163(3):268–277
22. Grevers G, Ledderose H. Lokalanästhesie bei Operationen im Kopf-Hals-Bereich. Laryngorhinootologie. 1996; 75(7): 433–436
23. Hanks-GW. Problem areas in pain and symptom management in advanced cancer patients. Eur-J-Cancer. 1995; 31A(6):369–370
24. Jellish WS, Leonetti JP, Murdoch JR, Fowles S. Propofol-based anesthesia as compared with standard anesthetic techniques for middle ear surgery. J-Clin-Anesth. 1995; 7(4):292–296
25. Katz J. Pre-emptive analgesia: evidence, current status and future directions. Eur-J-Anaesthesiol-Suppl. 1995; 10:8–13
26. Klausner JJ. Epidemiology of chronic facial pain: diagnostic usefulness in patient care. J-Am-Dent-Assoc. 1994; 125(12):1604–1611
27. Knudsen KE, Brofeldt S, Mikkelsen S, Bille M, Brennum J, Dahl JB. Peritonsillar infiltration with low-dose tenoxicam after tonsillectomy. Br-J-Anaesth. 1995; 75(3):286–288
28. Larsen B, Macher-Hanselmann F. Medical management of cancer pain. Anaesthesist. 1995; 44(6):451–466
29. Laskin DM. Changing concepts in the management of chronic pain. J-Oral-Maxillofac-Surg. 1995; 53(5):497
30. Librach SL. Special issues in pain control during terminal illness. Can-Fam-Physician. 1995; 41:415–419
31. Lloyd TA, Assessment and control of pain in children. Anaesthesia. 1995; 50(9):753–755
32. Luckhaupt H. Medikamentöse Schmerztherapie bei Patienten mit fortgeschrittenen Kopf-Hals-Tumoren. Laryngorhinootologie. 1990; 69 (12): 663
33. Lundeberg T. Pain physiology and principles of treatment. Scand-J-Rehabil-Med-Suppl. 1995; 32:13–41
34. Manion JC. Cancer pain management in the hospice setting. Minn-Med. 1995; 78(2):25–28
35. Mathisen LC, Skjelbred P, Skoglund LA, Oye I. Effect of ketamine, an NMDA receptor inhibitor, in acute and chronic orofacial pain. Pain. 1995; 61(2):215–220
36. Metzinger SE, et al. Local anesthesia in rhinoplasty: a new twist? Ear Nose Throat J. 1992; 71(9):405–406
37. Moote CA. Postopereative pain management-back to basics. Can-J-Anaesth. 1995; 42(6):453–457
38. Niemi L, Tuominen M, Pitkanen M, Rosenberg PH. Comparison of parenteral diclofenac and ketoprofen for postoperative pain relief after maxillofacial surgery. Acta-Anaesthesiol-Scand. 1995; 39(1):96–99
39. Nolan MF, Wilson MC. Patient-controlled analgesia: a method for the controlled self-administration of opioid pain medications. Phys-Ther. 1995; 75(5):374–379
40. Pendeville PE, Van-Boven MJ, Contreras V, et al. Ketorolac tromethamine for postoperative analgesia in oral surgery. Acta-Anaesthesiol-Belg. 1995; 46(1):25–30
41. Pichard-Leandri E. Strategy of treatment of cancer pain in children. Rev-Med-Interne. 1995; 16 Suppl 1:12 s–15 s
42. Portenoy RK. Pharmacologic management of cancer pain. Semin-Oncol. 1995; 22(2 Suppl 3):112–120
43. Randle HW, et al. Know your anatomy. Local anesthesia for cutaneous lesions of the head and neck-practical applications of peripheral nerve blocks. J Dermatol Surg Oncol. 1992; 18(3):231–235
44. Rayatt SS, Burnand KG, Tungekar MF. Carcinoma of the parotid gland presenting as facial pain. Br-Dent-J. 1994; 177(3):99–100
45. Splinter WM, O'Brien HV, Komocar L. Butorphanol: an opioid for day-care paediatric surgery. Can-J-Anaesth. 1995; 42(6):483–486
46. Stjernsward J, Joranson DE. Opioid availability and cancer pain-an unnecessary tragedy. Support-Care-Cancer. 1995; 3(3):157–158
47. Sutters KA, Levine JD, Dibble S, Savedra M, Miaskowski C. Analgesic efficacy and safety of singel-dose intramuscular ketorolac for postoperative pain management in children following tonsillectomy. Pain. 1995; 61(1):145–153
48. Taylor JR, Finch P. Acute inujury of the neck: anatomical and pathological basis of pain. Ann-Acad-Med-Singapore. 1993; 22(2):187–192
49. Thompson DF, Pierce DR. Local analgesia with opioid drugs. Ann-Pharmacother. 1995; 29(2):189–190
50. Truelove EL. The chemotherapeutic management of chronic and persistent orofacial pain. Dent-Clin-North-Am. 1994; 38(4):669–688
51. Twersky RS, Lebovits A, Williams C, Sexton TR. Ketorolac versus fentanyl for postoperative pain management in outpatients. Clin-J-Pain. 1995; 11(2):127–133
52. Waldron J, et al. Sensitivity of biopsy using local anesthesia in detecting nasopharyngeal carcinoma. Head Neck. 1992; 14(1):24–27
53. Wehner GA. Et al. The use of combination cervical plexus block and general anesthesia for radical neck dissection in a patient with severe chronic obstructive pulmonary disease. AANA J. 1990; 58(4):309–312
54. Willenbrink HJ, Kim DJ, Unger C. Schmerzbehandlung bei Tumorpatienten. Dtsch. Med. Wschr. 1995; 120:1363–1366
55. Zangl K. Fundamentals of oral drug therapy in chronic malignant pain. Pflege-Z. 1995, 48(4):suppl.1–16

Ophthalmologie

A. Bacskulin, R. Guthoff

Roter Faden

- Synopsis der ophthalmologischen Schmerzempfindung
- Pharmakologische Aspekte
- Klassische ophthalmologische Schmerz-Krankheitsbilder
  - Oberflächliche Schmerzsymptomatik
  - Tiefer lokalisierte Schmerzsymptomatik
  - Retrobulbär lokalisierte Schmerzsymptomatik
  - Traumatisch oder postoperativ bedingte Schmerzsymptomatik
  - Tumorschmerz
  - Neurogen bedingte Schmerzsymptomatik

Synopsis der ophthalmologischen Schmerzempfindung

Die sensible Versorgung des Bulbus sowie seiner innerhalb der Orbita gelegenen Adnexe wird durch die ersten beiden Hauptäste des N. trigeminus gewährleistet. Während die Innervation des Unterlides vom **N. maxillaris** übernommen wird, versorgen der **N. ophthalmicus** und seine Nebenäste alle übrigen ophthalmologisch relevanten Strukturen. Hervorzuheben sind die Nn. ciliaris longi, die die nozizeptive Reizwahrnehmung der Kornea sowie der verschiedenen Anteile der Uvea sicherstellen.

Durch die Fissura orbitalis superior sowie das Foramen rotundum verlassen die Schmerzfasern der trigeminalen Hauptäste die Augenhöhle und gelangen nach Passage der Dura mater zum Ganglion trigeminale (Gasseri). Nach Umschaltung und Eintritt in den spinothalamischen Trakt im Bereich des oberen Halsmarks zieht die Schmerzbahn anschließend zum Nucleus ventrocaudalis des Thalamus, der seinerseits mit dem Pallidum, dem limbischen System sowie dem Gyrus postcentralis in Verbindung steht. Während im Thalamus vermutlich eine Schmerzquantifizierung stattfindet, sind die nachgeschalteten Strukturen für die Schmerzlokalisation sowie die Modulation der Stimmungslage verantwortlich.

Pharmakologische Aspekte

In der Augenheilkunde ist eine ausreichende Analgesie zumeist durch die Applikation von systemisch oder topisch wirksamen nichtsteroidalen Antiphlogistika zu erreichen. Auf schwach wirksame Opioide wird vorwiegend in der unmittelbar postoperativen Phase oder beim akuten Glaukomanfall zurückgegriffen, während hochpotente Opiate gelegentlich als Begleitmedikation bei kleineren operativen Eingriffen zum Einsatz gelangen.

Im Rahmen der Lokalanästhesie wird zumeist ein Procain-Derivat zur topischen Applikation wie auch bei der Retrobulbäranästhesie verwandt, dem in Abhängigkeit von dem geplanten Eingriff vasokonstriktorische oder gewebespreizende Zusätze beigefügt werden.

- Bei der Verordnung von trizyklischen Antidepressiva ist die Gefahr eines akuten Winkelblockglaukoms bei prädisponierten Patienten zu beachten.

Klassische ophthalmologische Schmerz-Krankheitsbilder

Oberflächliche Schmerzsymptomatik

Entzündung der Lidregion und der Tränenorgane

Die bakterielle Infektion der **Lidranddrüsen** oder eine chronische Entzündung durch Sekretstau führt über eine entzündlich bedingte Flüssigkeitsretention im Bereich der Lidhaut zu einem Spannungs- und Druckschmerz. Neben einer antibiotischen Salbenbehandlung kann die Wärmeapplikation (Rotlichtbestrahlung) zur raschen Besserung beitragen.

Sowohl die Entzündung der **Tränendrüse** (Dakryoadenitis) als auch des **Tränensackes** (Dakryozystitis) kann in eine die Umgebung mit einbeziehende Phlegmone übergehen, so daß der oberflächlich lokalisierte Spannungsschmerz für den Patienten unerträglich wird. Die Stichinzision führt bei der Dakryozystitis aufgrund der akuten Druckentlastung zur raschen Schmerzfreiheit, entbindet jedoch nicht von der Erfordernis einer langfristigen Sanierung durch eine Dakryozystorhinostomie.

Hornhautaffektionen

Die Hornhaut verfügt über die dichteste sensible Versorgung aller okulären Strukturen. Daher lösen Entzündungen oder Verletzungen eine heftige Schmerzreaktion aus. Anfänglich dominieren das Fremdkörpergefühl sowie ein oberflächlicher stechend-brennender Schmerz, der mit zunehmender Tiefenausbreitung in der etwa 0,5 mm dicken Hornhaut eher dumpf-pochenden Charakter annimmt. Streulichtphänomene aufgrund der Medientrübung führen als Begleitphänomen fast immer zur Photophobie. Ein reflektorisch vermehrter Tränenfluß (Epiphora) ist stets nachweislich.

- Da Lokalanästhetika die Wundheilung beeinträchtigen, ist deren Applikationen nur während der Untersuchung indiziert, um einen Blepharospasmus zu überwinden.

Ansonsten steht die **kausale Therapie** in Form einer Salbenapplikation im Vordergrund. In Ausnahmefällen kann bis zur Reepithelialisierung der Hornhaut eine Verbandskontaktlinse angepaßt werden. Ein chirurgischer Ersatz der infizierten Hornhaut durch eine Keratoplastik à chaud wird bei einer penetrierenden Ulzeration unvermeidlich.

Tiefer lokalisierte Schmerzsymptomatik

Uveitis

Die klassische Regenbogenhautentzündung (Iritis), die bisweilen den benachbarten, Kammerwasser produzierenden Strahlenkörper mit einbezieht (Iridozyklitis), wird meist in Form einer tief im Auge lokalisierten dumpfen Schmerzsensation wahrgenommen, die jedoch auch neuralgiform bis in die Schädelbasis ausstrahlen kann. Lichteinfall führt ebenso wie die stets nachweisliche Reizmiosis zu einer schmerzhaften Zugwirkung auf die Iriswurzel, so daß eine medikamentöse Mydriasis obligat ist. Da Uveitiden nur selten einer kausalen Behandlung zugänglich sind, werden neben Kortikosteroiden bevorzugt lokal wirksame Antiphlogistika mit analgetischer Wirkung ordiniert.

Glaukomanfall

Während die chronische Augendruckerhöhung subjektiv über viele Jahre hinweg zu einer unbemerkt fortschreitenden Sehnervenschädigung führt, zeichnet sich der akute Glaukomanfall durch extreme, ziehend-bohrende Schmerzen aus, die die Stirn- und Hinterhauptregion mit einbeziehen und fast immer von heftiger Übelkeit und Erbrechen begleitet werden. Die Prodromalzeichen in Form einer passageren Sehverschlechterung oder einer Wahrnehmung von Spektralfarbringen um Lichtquellen aufgrund einer Flüssigkeitseinlagerung in die Kornea werden selten rechtzeitig erkannt. Die die Schmerzsensation induzierende Dehnung der Bulbusstrukturen läßt sich palpatorisch an dem im Seitenvergleich prallelastischen Auge nachweisen. Pharmakologisch führen Pilokarpin, systemisch applizierte Kaboanhydrasehemmer sowie hyperosmolare Lösungen binnen Stunden zur Normalisierung des intraokularen Drucks. Da die Schmerzintensität bei den Patienten bisweilen Vernichtungsängste auslöst, kann der Einsatz von Sedativa erforderlich werden.

Retrobulbär lokalisierte Schmerzsymptomatik

Orbitaphlegmone

Infektionen der Augenhöhle können primär von orbitalen Strukturen oder sekundär von den benachbarten Nasennebenhöhlen ihren Ursprung nehmen. Trotz umgehend eingeleiteter systemischer Antibiose kann die visusbedrohende Kompression des Sehnerven z. B. infolge eines subperiostalen Abzesses zur chirurgischen Intervention zwingen, nach der ein Druckschmerz rasch abklingt.

Pseudotumor orbitae

Der **immunologisch** determinierte Pseudotumor orbitae läßt sich entsprechend den vorwiegend betroffenen orbitalen Strukturen in verschiedene Subformen unterteilen. Charakteristisch für den Befall der extraokulären Muskeln im Rahmen einer **Myositis** ist der Bewegungsschmerz mit ausgeprägter Motilitätseinschränkung aufgrund der blickrichtungsabhängigen Traktion auf die bulbusumhüllenden Tenon-Kapselstrukturen. Durch eine digitale Bulbusreponierung in die Augenhöhle läßt sich die extreme Druckschmerzhaftigkeit provozieren.

Idiopathische, nicht erregerbedingte Entzündungen im Bereich der Orbitaspitze nahe der Fissura orbitalis superior oder des Sinus cavernosus zeichnen sich durch ihre extreme Schmerzhaftigkeit aus und werden in der Augenheilkunde zum Teil als eigenständige Krankheitsbilder (Tolosa-Hunt-Syndrom, schmerzhafte Ophthalmoplegie) behandelt. Unter systemischer Prednisolongabe in Kombination mit nichtsteroidalen Antiphlogistika mit analgetischer Wirkung ist zumeist rasch ein Rückgang der Schmerzsymptomatik zu beobachten.

Retrobulbärneuritis

Neben der drastischen **Visusreduktion** zeichnet sich die Sehnervenentzündung durch einen meist nur geringen Bewegungsschmerz des Augapfels aus. Da der N. opticus über keine Schmerzfasern verfügt, ist die Schmerzsymptomatik auf eine Reizung der mit den Tenon-Strukturen verbundenen Sehnervenscheide zurückzuführen, so daß Überschneidungen zum Krankheitsbild des Pseudotumor orbitae bestehen. Die Therapie der Retrobulbärneuritis, die häufig im Rahmen von demyelinisierenden Erkrankungen auftritt, besteht in einer initialen Gabe von 1000 mg Prednisolon.

Traumatische oder postoperativ bedingte Schmerzsymptomatik

Durch eine Lokal- oder Leitungsanästhesie ist zumeist die adäquate Diagnostik und chirurgische Versorgung von Verletzungen des **vorderen Augenabschnitts** gewährleistet, während bei einer traumatischen Läsion des **hinteren Augensegments** eine vitreoretinale Chirurgie bevorzugt in Allgemeinanästhesie vorgenommen wird. Bei ausgedehnten Verletzungen, z. B. nach Verätzungen oder massiver Weichteilverletzung, kann auch postoperativ eine der Schmerzintensität angepaßte Analgesie erforderlich werden.

Die heutzutage üblichen minimalinvasiven ophthalmochirurgischen Verfahren führen nur selten zu Schmerzzuständen, die das erträgliche Maß übersteigen. Bei Eingriffen am **vorderen Augensegment** (Lid- und Hornhautchirurgie) kann eine partielle Deepithelialisierung der Kornea zum Fremdkörpergefühl führen, das sich jedoch nach Salbenapplikation rasch mildert. Komplizierter stellt sich die Situation bei **netzhautchirurgischen Operationen** dar, bei denen durch eine externe Silikonplombenaufnähung oder interne Gas- oder Silikonöltamponade die Wiederanlage der Retina angestrebt wird. Passagere Augeninnendruckerhöhungen lassen sich mit den Therapieregeln des akuten Glaukomanfalls kupieren, während persistierende neuralgiforme Beschwerden nach bulbuseindellenden Eingriffen gelegentlich zur Entfernung der allogenen Materialien zwingen.

Bei jedem intraokularen Eingriff besteht auch bei sorgfältigster Beachtung der Sterilitätskautelen das Risiko einer Infektion (Endophthalmitis), die sich frühzeitig mit einer tiefen Schmerzempfindung ankündigt. Entsprechend werden in der postoperativen Phase Analgetika zurückhaltend ordiniert, um dieses Warnsymptom nicht zu übersehen.

Tumorschmerz

Während intraokulare Tumoren aufgrund der fehlenden sensiblen Innervation der Chorioidea und Retina keine Schmerzsymptomatik verursachen, führen raumfordernde Prozesse der **Orbita** gelegentlich zu einem tiefen Druckschmerz. Falls eine Ausbreitung entlang des Sehnerven befürchtet werden muß, sind auch heute noch die Entfernung des betroffenen Auges (Enukleation) bzw. bei einem Tumordurchbruch in die Augenhöhle die vollständige Entfernung aller orbitaler Strukturen (Exenteratio orbitae) unvermeidbar.

In älteren Lehrbüchern wird bei chronischen Schmerzzuständen, z. B. bei therapierefraktären Glaukomen oder bei Schrumpfung des Augapfels (Phthisis bulbi), eine retrobulbäre Alkoholinjektion im Bereich des Ganglion ciliare empfohlen.

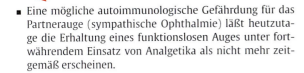

- Eine mögliche autoimmunologische Gefährdung für das Partnerauge (sympathische Ophthalmie) läßt heutzutage die Erhaltung eines funktionslosen Auges unter fortwährendem Einsatz von Analgetika als nicht mehr zeitgemäß erscheinen.

Neurogen bedingte Schmerzsymptomatik

Migraine ophthalmique

Attackenweise auftretender Halbseitenkopfschmerz sowie prodromale Flimmerskotome kennzeichnen dieses häufige Krankheitsbild, das deutliche psychosomatische Bezüge aufweist. Pathophysiologisch werden Gefäßspasmen im Bereich der Sehstrahlung vermutet, so daß vorrangig Sympatholytika sowie eine Abschirmung des Patienten in einem abgedunkeltem Raum empfohlen werden.

Trigeminusneuralgie

Neuralgische Schmerzen im Ausbreitungsgebiet des N. trigeminus treten als Photophobie, Epiphora und insbesondere als Ziliarneuralgie in Erscheinung, strahlen jedoch bisweilen entlang des Versorgungsgebietes des ersten Hauptastes bis in die Region des Nasenrückens aus. Während in der akuten Phase Phenytoin wirksam ist, eignet sich Carbamazepin zur Anfallprophylaxe.

Zoster ophthalmicus

Plötzlich auftretende halbseitige Kopfschmerzen im Bereich des ersten Trigeminushauptastes verbunden mit Hyp- und Parästhesien sowie vesikuläre Effloreszenzen im betroffenen Hautareal charakterisieren dieses Krankheitsbild. Die Schmerzen werden als brennend, anhaltend und gleichbleibend beschrieben. Eine rechtzeitig einsetzende virustatische Therapie mit Aciclovir beeinflußt sowohl die Schmerzsymptomatik als auch den Krankheitsverlauf und wirkt prophylaktisch auf eine intraokulare Beteiligung. Durch systemisch applizierte Kortikosteroide kann einer postherpetischen Neuralgie vorgebeugt werden, die bei den zumeist älteren Patienten eine reaktive Depression auslösen kann. Langjährig verbleibende neuralgiforme Beschwerden erfordern eine abgestimmte Analgesie.

Asthenopie

Wenn die motorische und sensorische Fusion nicht mehr zur Kompensation einer latenten Stellungsabweichung der Augen ausreicht, sind asthenopische Beschwerden zu erwarten, die sich klinisch als ziehende, drückende oder dumpfe Schmerzen im Bereich der Stirnregion, als Ermüdungsgefühl, Photophobie, Diplopiewahrnehmung oder Schwindel äußern. In der Regel sind die Symptome belastungsabhängig und unterliegen dem psychischen Allgemeinbefinden. Ausschließlich eine exakte ophthalmologische Statuserhebung, ein adäquater Refraktionsausgleich sowie in Einzelfällen eine Augenmuskelchirurgie gewährleisten eine Beschwerdefreiheit des Patienten.

Kernaussagen

Synopsis der ophthalmologischen Schmerzempfindung
- Die Schmerzwahrnehmung zählt neben der Beeinträchtigung des Sehvermögens sowie der Doppelbildwahrnehmung zu den Kardinalsymptomen einer ophthalmologischen Erkrankung. Schmerzqualität und die Schmerzintensität sind nur in seltenen Fällen richtungsweisend auf die zugrunde liegende Erkrankung.

Pharmakologische Aspekte
- Die Schmerzbehandlung in der Augenheilkunde ist fast immer eine kausale Therapie.

Klassische ophthalmologische Schmerz-Krankheitsbilder
- Zahlreiche ophthalmologische Erkrankungen verlaufen ohne Schmerzsymptomatik, da visusrelevante Strukturen wie die Netzhaut oder der Sehnerv keine sensible Innervation aufweisen.
- Eine dem Krankheitsbild angepaßte Schmerztherapie kann einer Chronifizierung der Leiden vorbeugen; sie darf jedoch die Diagnostik durch eine Maskierung von Leitsymptomen nicht verhindern.

Literatur

1. Burde RM, Savino PJ, Trobe J D (Hrsg.) Neuroophthalmologie. Dt. Fassung von B. und H. Wilhelm. Kohlhammer, Stuttgart 1989
2. Piepenbrock S, Schäffer J (Hrsg.) Anästhesie in der Augenheilkunde. Symposium in Hannover. Thieme, Stuttgart 1989
3. Sachsenweger M, Sachsenweger R (Hrsg.) Notfallsituationen am Auge. Thieme, Stuttgart 1997
4. Witschel H: Akuter Augenschmerz. In: Lund O-E, Waubke Th N (Hrsg.) Akute Augenerkrankungen Akute Symptome. Bücherei des Augenarztes, Band 109. Enke, Stuttgart, 1986
5. Wölfelschneider P, Wiedemann P: Schmerztherapie in der Augenheilkunde. Klin. Mbl. Augenheilkd. 1996; 209: 261–268

Pädiatrie

B. Zernikow

Roter Faden

- **Einleitung**
- **Frühkindliche Schmerzphysiologie**
- **Kommunikation von Schmerz**
- **Therapie akuter Schmerzen**
  - Allgemeine Pharmakotherapie von Schmerzen und das WHO-Stufenschema
  - Therapie starker Schmerzen bei Verbrennungen – Analgesiestrategien nach WHO-Stufe III
  - Analgesie bei schmerzhaften Eingriffen
  - Postoperative Schmerzen
  - Spezielle Pharmakotherapie der Schmerzen bei Neugeborenen
  - Morphin
  - Opioidnebenwirkungen
  - Nichtpharmakologische Schmerztherapie

Einleitung

Kinder – auch Früh- und Neugeborene – empfinden Schmerz! Sie besitzen die gleichen anatomisch-physiologischen Voraussetzungen für das Schmerzempfinden wie Erwachsene. Ihre Schmerzreaktionen sind wahrnehmbar, und alle Kinder erinnern sich an schmerzhafte Ereignisse (53, 91). Beispielsweise empfinden Kinder, die als Neugeborene eine Zirkumzision ohne Analgesie erlitten haben, deutlich mehr Schmerzen während routinemäßiger Impfungen als Kinder, bei denen der Eingriff unter ausreichender Analgesie durchgeführt wurde (94).

Dennoch werden Schmerzen bei Kindern weniger konsequent behandelt als bei Erwachsenen (16, 77, 85). Einerseits verfügen Kinder, insbesondere Neugeborene, nur über ein sehr eingeschränktes Verhaltensrepertoire, um ihre Schmerzen mitzuteilen, andererseits nehmen Erwachsene kindliche Schmerzen nicht ausreichend wahr. Zudem können Kinder ihre Zustimmung zu schmerzhaften Eingriffen kaum verweigern. Es fehlt ihnen die Macht, eine konsequente Analgesie durch Non-Compliance einzufordern. Dies hat zur Folge, daß wir als Behandelnde häufig den bequemeren Weg gehen, und den Kindern ihre Schmerzen belassen (5). Hinzu tritt bei vielen Ärzten die Unsicherheit darüber, wie Schmerzen bei Kindern adäquat und altersangepaßt zu behandeln sind.

Im folgenden soll, beginnend mit der kindlichen Schmerzphysiologie, eine an der Praxis orientierte kurze Einführung in die Therapie akuter kindlicher Schmerzen im Krankenhaus gegeben werden.

Frühkindliche Schmerzphysiologie

Feten der 24. Schwangerschaftswoche verfügen über alle neurophysiologischen Komponenten, um Schmerzen zu empfinden, auch wenn Teile des Nervensystems erst gegen Ende der Kindheit organisiert werden (3). Eine inkomplette Nervenmyelinisation verlangsamt zwar die Nervenleitgeschwindigkeit (teilweise durch den kürzeren Interneuronenabstand wieder ausgeglichen), verursacht aber keinen qualitativen Funktionsverlust in der Schmerzleitung. Gemäß einer These von Dickenson (19) empfinden Neu- und Frühgeborene sogar generell mehr Schmerzen als Erwachsene, da

- ihre absteigenden schmerzinhibitorischen Bahnen im Gegensatz zum übrigen nozizeptiven System sehr spät ausreifen
- sie eine höhere Empfindlichkeit und Dichte der „schmerzverstärkenden" NMDA-(N-Methyl-D-Aspartat) Rezeptoren in der Substantia gelatinosa des Rückenmarks aufweisen (63)
- Opioidanalgetika einen geringeren analgetischen Effekt zu haben scheinen als im späteren Lebensalter.

In Übereinstimmung mit eigenen Erfahrungen macht eine kürzlich veröffentliche Studie (46) wahrscheinlich, daß bereits **Frühgeborene** Schmerzen antizipieren können, z. B. nach häufigen Fersenblutentnahmen oder endotrachealem Absaugen. Ferner beobachtet man eine Ausweitung der Schmerzreaktion auf das ganze Individuum: das Frühgeborene reagiert eben nicht nur mit einer isolierten Flexion, sondern mit rudernden Bewegungen, Schreien u. a. Am Tiermodell sind diese Beobachtungen reproduzierbar (25, 26).

Demnach ist die unkoordinierte Reaktion des ZNS auf Schmerzreize kein Ausdruck eines verminderten Schmerzempfindens, sondern eine alters- und entwicklungsspezifisch adäquate Reaktion.

Diese wird bei Frühgeborenen mit einem Gestationsalter von weniger als 32–34 Schwangerschaftswochen begleitet von den Phänomenen der Sensibilisierung, d. h., daß nach wiederholten schmerzhaften Stimuli Frühgeborene auch auf primär nicht schmerzhafte Reize (Windelwechseln, Baby-Massage etc.) mit einer typischen Schmerzreaktion reagieren (69).

Neben den motorischen Reaktionen auf Schmerzreize kommt es bereits im Neugeborenenalter und sogar schon beim Feten zu schmerztypischen endokrinen und metabolischen Reizantworten (29, 92). Solche Reaktionen können sehr ausgeprägt sein, und man schreibt ihnen die erhöhte Mortalität von Neugeborenen nach Operationen unter unzureichender Analgesie zu (3).

Kommunikation von Schmerz

Schmerzmessung muß sich an Alter und Entwicklungsstand des Kindes wie an der jeweiligen Schmerzsituation orientieren. Mittlerweile stehen für **jedes** Alter einigermaßen valide Schmerzmeßinstrumente zur Verfügung (Tab. 4.**34**). Jegliche Schmerzmessung ist dabei besser als keine, da der Versuch, Schmerzen mittels Meßinstrument zu quantifizieren, eine aktive Auseinandersetzung mit der kindlichen Situation erfordert, was wiederum die Chance des Kindes auf eine adäquate Schmerztherapie erhöht.

Eine ausführliche Darstellung der einzelnen Schmerzmeßinstrumente sprengt den Rahmen dieses Kapitels. Der interessierte Leser sei auf Übersichtsartikel und Originalliteratur verwiesen (18, 65, 79).

■ Therapie akuter Schmerzen

Allgemeine Pharmakotherapie von Schmerzen und das WHO-Stufenschema

Prinzipiell gilt wie für Erwachsene das WHO-Stufenschema, wobei nicht jede Stufe vom Kind erklommen werden muß – starke Schmerzen bedürfen bereits initial einer angemessenen Schmerztherapie, z.B. mit Opioiden (Tab. 4.35, 4.37). Die orale Medikation ist gegenüber der paren-

Tabelle 4.**34** Ausgesuchte Schmerzmeßmethoden in der Pädiatrie

Alter	Besondere Indikation	Schmerzmeßmethode	Quelle
Frühgeborene		PIPP – Premature Infant Pain Profile	Stevens (90)
Frühgeborene		NFCS – Neonatal Facial Coding System	Grunau (34)
Neugeborene		NIPS – Neonatal Infant Pain Score	Lawrence (56)
Neugeborene	postoperativ	CRIES – Neonatal Post-Op Pain Measurement Score	Krechel (52)
0–7 Jahre	postoperativ	KUSS – Kindliche Unbehagen- und Schmerzskala	Büttner (9, 10)
Neugeborene/Säuglinge	Intensivmedizin	COMFORT-Scale	Ambuel (1)
Neugeborene/Säuglinge	medizinische Eingriffe	OSBD – Observational Scale of Behavioral Distress	Jay (44)
1–5 Jahre	postoperativ	TPPPS – Toddler-Preschooler Postoperative Pain Scale	Tarbell (95)
Skalen			
ab 2,5 Jahren		Smilies	Pothman (81)
ab 5,5 Jahren		visuelle Analogskalen	Mathews (65)

Tabelle 4.**35** Analgetika der WHO-Stufen I und II. Der Wirkeintritt bei nichtsteroidalen Antiphlogistika (NSAiD) ist wegen ihres Wirkmechanismus stark verzögert. Ihr *prophylaktischer* Einsatz ist daher zu bevorzugen. Eine Steigerung der Dosis über die empfohlene Höchstdosis hinaus erbringt keine Zunahme der analgetischen Wirkung. Für Kinder unter 6 Monaten ist der Einsatz von NSAiD wegen ihres negativen Einflusses auf die noch unreife – prostaglandinabhängige – Nierenfunktion nur in Ausnahmefällen gerechtfertigt. Eingeschränkte Nierenfunktion, Dehydratation, Hypovolämie und Herzinsuffizienz sind weitere Kontraindikationen auch bei älteren Kindern

Analgetikum (Handelsname)	Dosierung	Dosisintervall	Applikation	Bemerkung
WHO Stufe I				**Nicht-Opioid-Analgetika (+/- Adjuvans)**
	Empfohlene Höchstdosis			
Paracetamol (Ben-u-ron)	15 mg/kg	alle 6 h	oral/Suppositorien	toxische Tagesdosis 150 mg/kg ab 100 mg/kg Einzeldosis: primäre Giftentfernung
Ibuprofen (Nurofen Fiebersaft)	10 mg/kg	alle 6–8 h	oral/Suppositorien	hilfreich bei entzündlicher Komponente hemmt reversibel Plättchenaggregation
Naproxen (Proxen)	7 mg/kg	alle 12 h	oral/Suppositorien	hilfreich bei entzündlicher Komponente hemmt reversibel Plättchenaggregation
Metamizol (Novalgin)	10 mg/kg	alle 4–6 h	oral/intravenös/Suppositorien	Vorsicht bei instabilen Kreislaufverhältnissen oder Allergieanamnese hilfreich bei viszeralem oder kolikartigem Schmerz
WHO Stufe II				**schwaches Opioid (+/- Nicht-Opioid-Analgetikum, +/- Adjuvans)**
	Startdosen			
Tramadol (Tramundin)	0,5–2,0 mg/kg	alle 4–6 h	oral/intravenös	typische Opioidnebenwirkungen möglich
Tramadol (Tramundin retard)	0,5–2,0 mg/kg	alle 8–12 h	oral	Retardtabletten sind teilbar
Dihydrocodein (DHC-Mundipharma)	1–2 mg/kg	alle 8–12 h	oral	nicht über 4 mg/kg steigern Cimetidin kann Plasmaspiegel erhöhen

teralen Applikation zu bevorzugen: **oral wenn möglich, parenteral wenn nötig.**

- Insbesondere bei länger andauernden Schmerzzuständen (Tumorschmerzen, Schmerzen unter Chemotherapie, nach Verbrennungen oder Operationen) werden Analgetika immer nach festem Zeitplan und nicht „nach Bedarf" verabreicht.

Aber auch bei leichteren Schmerzformen empfiehlt es sich, ein festes Zeit- und Dosierungsschema für Analgetika vorzugeben. „Nach-Bedarf"-Verordnungen führen nachgewiesenermaßen regelmäßig zu einer Analgetika-Unterversorgung des Kindes (16); dies gilt insbesondere dann, wenn das Kind Schmerzen nicht primär verbal, sondern durch sozialen Rückzug äußert (35).

Bei komplizierten Schmerzzuständen empfiehlt sich eine **interdisziplinäre Therapieplanung** zusammen mit Pflegepersonal, anästhesiologischen Schmerztherapeuten, Psychologen, Chirurgen, Neurochirurgen, Orthopäden etc. Der primär versorgende Pädiater übernimmt Koordinationsfunktionen. Die Suche nach der Schmerzursache steht an Beginn der Schmerztherapie, wobei in jedem Einzelfall Schmerz-Erklärungsmodelle regelmäßig hinterfragt und aktualisiert werden sollten. Meist existieren klinikinterne Standards zur Dokumentation von Analgetikawirkungen und -nebenwirkungen.

Während des Krankenhausaufenthalts empfindet ein Viertel aller Kinder die schlimmsten Schmerzen bei kapillären oder venösen Blutabnahmen, dem Legen einer Verweilkanüle oder bei intramuskulären Injektionen (16). Diese Schmerzen können durch EMLA-Salbe (eutectic mixture of local anesthetics) wirksam reduziert werden (54). EMLA ist eine Salbenmixtur mit den Lokalanästhetika Lidocain und Prilocain.

- EMLA wird mindestens 1 h (!) vor einem Eingriff unter einem Okklusionspflaster über der avisierten Einstichstelle aufgebracht.

Dieses Vorgehen vermindert die Einstichschmerzen signifikant. An **Nebenwirkungen** findet man lokale Hautirritationen, und theoretisch besteht bei Neugeborenen die Gefahr der Methämoglobinämie durch den Prilocainmetaboliten o-Toluidin. In einer kontrollierten Studie an 500 Früh- und Neugeborenen gelang bei einer einmal täglichen Gabe von höchstens 0,5 ml EMLA allerdings kein Methämoglobinämie-Nachweis (31). Bei sehr unreifen Frühgeborenen vor der 30. Schwangerschaftswoche sowie bei septischen Neugeborenen mit eingeschränkter Kapazität der Methämoglobin-Reduktase und schlechter Mikrozirkulation sollte auf EMLA verzichtet werden.

Adjuvante Schmerztherapeutika – Antidepressiva, Sedativa, Neuroleptika, Antikonvulsiva, Glukokortikoide – haben auch in der Pädiatrie eine wichtige Funktion. Leider existieren nur wenige wissenschaftliche Publikationen über die Anwendung von Koanalgetika bei Kindern, so daß aus Erkenntnissen am Erwachsenen auf die Pädiatrie extrapoliert werden muß. Die wichtigsten Medikamente, Dosierungen, Indikationen und Nebenwirkungen sind in Tab. 4.36 zusammengestellt.

Die in Tab. 4.35 vorgestellten Analgetika der WHO-Stufen I und II werden nahezu ausschließlich bei mittelschweren Schmerzen jenseits der Neugeborenenperiode eingesetzt. Die Analgetikatherapie nach WHO-Stufe III wird im folgenden exemplarisch am Beispiel der Analgesie nach Verbrennungstraumen, bei medizinischen bzw. operativen Eingriffen und altersspezifisch für die Neugeborenenperiode dargestellt.

Therapie starker Schmerzen bei Verbrennungen – Analgesiestrategien nach WHO-Stufe III

Eine häufige Ursache für den starken, akuten Schmerz im Kindesalter sind Verbrennungen. Die endokrine Streßantwort auf Verbrennungen im Kindesalter betrifft insbesondere das Renin-Angiotension-Aldosteron-System, Vasopressin, atriales natriuretisches Peptid und die endogenen Katecholamine (68). Eine nicht ausreichende Analgesie nach schweren Verbrennungen verstärkt diese endokrine Imbalance weiter und führt zu einer gesteigerten Morbidität, u. U. sogar zu einer erhöhten Letalität (68). Eine ausreichende Analgesie hingegen verringert offenbar sowohl die Größe der schlußendlich resultierenden Nekrose als auch die verbrennungsassoziierten Symptome von Katabolismus und Immunsuppression (4).

Beim Verbrennungsschmerz ist eine **Schmerzmessung** unerläßlich (s. o.), da die Ausdehung der Verbrennung nicht mit dem Ausmaß der Schmerzen korreliert, die individuellen Schmerzen vom Behandelnden regelmäßig unterschätzt werden (42) und Verbrennungsschmerzen meist höherer Dosen hochpotenter Opioide bedürfen als initial vermutet (64).

Nach der Erstversorgung des Kindes, bei der die Eltern wenn irgend möglich anwesend sein sollten, um dem Kind emotionale Unterstützung zu geben und es abzulenken, sollte das Kind im weiteren Behandlungsverlauf eine möglichst **aktive Rolle** übernehmen und selbst Kontrolle über kleinere Behandlungseinheiten (Verband abwickeln etc.) ausüben dürfen (49). Im übrigen gelten die für die nichtmedikamentöse Schmerztherapie gegebenen Richtlinien (S. 330). Diese Strategien, konsequent verfolgt, führen bei Kindern mit Verbrennungen zu deutlich weniger Angst und Depression (49).

Analgesiestrategien

Leider liegen zur besonderen Eignung einzelner Analgetika bei Kindern mit Verbrennungen keine Studien vor, so daß die wissenschaftliche Basis der folgenden Empfehlungen schmal ist.

Nach dem **akuten Verbrennungsereignis** ist es oft schwer, während der Wundversorgung Schmerzfreiheit zu erreichen, wenn nicht eine Vollnarkose durchgeführt wird (12). Gute Erfahrungen bestehen mit dem Einsatz von Ketamin, einem N-Methyl-D-Aspartat-Rezeptor-Antagonisten (68), Einzelheiten werden im Abschnitt „Analgesie bei schmerzhaften Eingriffen" erläutert.

Nach dem akuten Ereignis sollten gegen **Dauerschmerzen** die patientenkontrollierte Analgesie oder Opioiddauertropfinfusion (s. Abschnitt „Postoperative Schmerzen") und anschließend orale Morphin-Retardpräparate (Tab. 4.37) eingesetzt werden. Für kleine Kinder besonders geeignet ist ein Morphin-Granulat (MST Retard-Granulat) wegen seiner guten Akzeptanz (Himbeergeschmack) und Dosierbarkeit.

Um eine **äquianalgetische** orale Morphindosis zu erreichen, muß die orale Dosis gegenüber der parenteral verab-

Tabelle 4.36 Adjuvante Medikamente des WHO-Stufenschemas. NW = Nebenwirkungen

Medikamentengruppe/ Beispiel	Dosierung	Indikation	Bemerkung/Nebenwirkungen (NW)
Trizyklische Antidepressiva (Imipramin/Tofranil)	Therapiebeginn mit 0,2 mg/kg/d über 2–3 Wochen steigern (alle 2–3 d um 50%) bis zu 1–2(–5) mg/kg/d langsam ausschleichen	neuropathische Schmerzen mit brennendem Charakter Phantomschmerzen schmerzbedingte Schlafstörungen	■ abendliche Gabe bei Schlafstörungen NW: ■ Beeinträchtigung der Herzfunktion ■ zerebrale Krämpfe bei Prädisposition ■ Verstärkung der atemdepressiven Wirkung von Opioiden ■ anticholinerge Effekte
Sedativa (Lorazepam/Tavor)	Startdosis 0,05–0,1 mg/kg alle 4–8 h i. v. (Höchstdosis 2 mg) Startdosis DTI: 0,025 mg/kg/h maximal 2 mg/h langsam ein- und ausschleichen	im Endstadium einer malignen Erkrankung kann neben einer maximalen Analgesie Sedierung notwendig werden	NW: ■ Atem- und Kreislaufdepression ■ Toleranz ■ Akkumulation ■ paradoxe Reaktionen u. a.
Neuroleptika (Haloperidol/Haldol)	0,01–0,1 mg/kg oral/i. v. alle 8 h langsam ein- und ausschleichen	ausgeprägte Übelkeit und Erbrechen akute Agitation	NW: ■ Sedierung ■ Dysphorie ■ Parkinsonismus ■ Dyskinesien ■ Mundtrockenheit ■ Sehstörungen ■ arterielle Hypotension ■ Obstipation ■ Akathisie u. a.
Antikonvulsiva (Carbamazepin/Timonil)	0,5–2 mg/kg oral alle 12 h einschleichende, titrierende Dosierung regelmäßige Plasmaspiegelbestimmung	einschießende Schmerzen mit dysästhetischem Charakter	regelmäßige Kontrollen von Blutbild und Leberwerten NW: ■ Leuko- und Thrombopenie (2% der Patienten) ■ allergische Hautreaktionen ■ Somnolenz ■ Sehstörungen ■ Schwindel ■ Cholestase ■ Herzrhythmusstörungen u. a.
Glukokortikosteroide (Dexamethason/ Fortecortin)	Startdosis 6–12 mg/m²/d oral/i. v. danach langsam reduzieren	infiltratives Tumorwachstum Nervenkompression Kapselschmerz Knochenmetastasierung ausgeprägte Übelkeit und Erbrechen	hauptsächliche NW: ■ Steroiddiabetes ■ Elektrolytstörungen ■ Stammfettsucht ■ Dysphorie ■ Muskelschwäche ■ Osteoporose ■ Magenulkus ■ Pankreatitis u. a.

Tabelle 4.37 Therapie starker Schmerzen gemäß WHO-Stufe III. PCA = patientenkontrollierte Analgesie; DTI = Dauertropfinfusion

Medikamente	Dosierung	Bemerkung
WHO Stufe III		Starkes Opioid +/- Nicht-Opioid-Analgetikum (s. Tab. 4.**35**), +/- Adjuvans (s. Tab. 4.**36**)
Oral		beim Umstellen von intravenöser auf orale Applikation dreifache Dosis wählen
Morphinlösung/ Morphinsuppositorien	0,2 – 0,4 mg/kg alle 4 h	
Morphin-Retardtabletten (MST Mundipharma)	0,5 – 1 mg/kg alle 8 h – 12 h	
Retard-Suspension (MST Retard-Granulat)	0,5 mg/kg alle 8 h – 12 h	
Retard-Kapseln (MST Continus)	1 – 2 mg/kg alle (12–)24 h	
intravenös		
Morphin Bolus	0,1 – 0,2 mg/kg i. v.	über 5 min injizieren oder über 15 min als Kurzinfusion geben keine höheren Konzentrationen als 5 mg/ml in der Infusionslösung bei Neugeborenen und Säuglingen mit ¼ der Dosis beginnen
Morphin DTI	0,01 – 0,03 mg/kg/h i. v./s. c.	stündliche Rescuedosis (50 – 100 % der stündlichen Dosis) muß möglich sein falls mehr als sechs Rescuedosen in 24 h notwendig: Steigern der Tagesdosis um 50 % in Einstellungsphase Pulsoximetrie notwendig Nebenwirkungen der Morphintherapie antizipieren (Tab. 4.**39**) wenn NW eines starken Opioids nicht toleriert werden, Wechsel auf ein anderes starkes Opioid empfehlenswert, da darunter beim selben Kind erfahrungsgemäß oft weniger Nebenwirkungen auftreten, z. B. Wechsel von Morphin auf Hydromorphon (Dilaudid-Injektionslösung)
Morphin PCA IV	Bolus 0,02 mg/kg Sperr-Intervall 10 min kontinuierliche Infusion 0,004 mg/kg/h i. v.	wird 1 mg/kg KG Morphin (Maximum 50 kg Körpergewicht = 50 mg Morphin) in 50 ml Glucose 5 % (Endmenge) aufgelöst, enthält 1 ml Lösung die empfohlene Bolusdosis von 0,02 mg/kg KG.

reichten Menge verdreifacht werden (17). Ergänzt wird die Opioidtherapie durch Ibuprofen, Paracetamol oder Metamizol (s. o.). So können nachweislich bis zu 50 % der Opioidmenge eingespart werden (93). Bei einer Opioidtherapie von über 1 Woche Dauer muß das Opioid **ausgeschlichen** werden: 50 % der Tagesdosis für 2 Tage, dann um 25 % reduzieren alle 2 Tage. Sind Dosen von < 0,3 mg/kg/d Morphin (bei Körpergewicht < 50 kg) bzw. 15 mg/d (bei Körpergewicht > 50 kg) erreicht, kann die Morphintherapie beendet werden.

Nebenwirkungen von Opioiden müssen antizipiert und prophylaktisch therapiert werden (s. u.).

Analgesie bei schmerzhaften Eingriffen

Schmerzhafte Eingriffe belasten hospitalisierte Kinder häufig mehr als die Erkrankung an sich. So berichten zwei Drittel aller krebskranken Kinder über starke Schmerzen durch medizinische Eingriffe, wohingegen nur ein Viertel der Kinder über Schmerzen klagte, die unmittelbar durch die Krebserkrankung selbst verursacht werden. Akute, starke Schmerzen treten auch während der wiederholten **Verbandswechsel** oder **Debridements** nach Verbrennungen auf. Hier kann in der Schmerztherapie neben Morphin auch Ketamin in niedriger Dosierung effektiv sein (40). Bei anderen schmerzhaften Eingriffen in der Pädiatrie sind sehr erfolgreich mit Fentanylzitrat versetzte Lutscher eingesetzt worden, die momentan in Deutschland noch nicht verfügbar sind, jedoch in Zukunft eine Alternative für die Analgesie bei schmerzhaften medizinischen Eingriffen darstellen könnten (86). Eine weitere Möglichkeit besteht in einer Kurznarkose unter anästhesiologischer Leitung.

In jedem Fall muß bei allen Eingriffen, die unter Sedierung und starker Analgesie durchgeführt werden, ein ausreichendes Monitoring (Blutdruck, O_2-Sättigung, EKG) durch nicht direkt am Eingriff beteiligte und intensivmedizinisch Versierte stattfinden. Die Notfallversorgung muß sichergestellt sein. Richtlinien für solche Eingriffe finden sich bei Holzmann (41) oder in den Guidelines der American Academy of Pediatrics (2).

Es ist unethisch, logistische Schwierigkeiten bei der Nutzung geeigneter Überwachungsressourcen als Grund für eine unzureichende Analgesie speziell bei schmerzhaften Eingriffen im Neugeborenen- und Säuglingsalter anzuführen.

Die **psychologische Begleitung** des Kindes in der Zeit vor bis nach dem Eingriff ist extrem wichtig für eine effektive Schmerztherapie, die Compliance und die Verarbeitung der Schmerz- und Gewalterfahrung. Psychologische Maßnahmen können so effektiv sein, daß Kinder sie einer medikamentösen Analgesie und Sedierung vorziehen (45) (Einzelheiten s. Abschnitt „Nichtpharmakologische Schmerztherapie").

Tab. 4.38 stellt zwei unterschiedliche Strategien zu Optimierung der Analgesie bei schmerzhaften Eingriffen vor. Die Dosisempfehlungen sind als Startdosen zu verstehen.

Regime I besteht aus der Kombination von Midazolam, Morphin und – falls sinnvoll, z. B. bei Knochenmarkpunktion – einem Lokalanästhetikum. Morphin und Midazolam haben synergistische Nebenwirkungen wie Kreislauf- und Atemdepression, die bei der Dosierung der Einzelmedikamente bedacht werden müssen. Wichtig sind die Überwachungskriterien bei und nach Durchführung einer Sedierung (2). Im Gegensatz zu Regime II können bei Regime I im Notfall beide intravenösen Medikamente **antagonisiert** werden. Dosisangaben zum Morphinantagonisten Naloxon finden sich in Tab. 4.**39**, Benzodiazepine (z. B. Midazolam) können durch Flumazenil (Anexate Injektionslösung 1 ml = 0,1 mg, zugelassen ab 15. Lebensjahr) antagonisiert werden: Dosis (3 – 12jährige) 0,01 mg/kg i. v., maximal 0,2 mg. Folgedosen 0,005 mg/kg i. v., Wirkeintritt nach 1 – 2 min, Wirkdauer 15 min bis 2,5 h (57).

Regime II beinhaltet u. a. Ketamin. **Ketamin** führt durch eine Dissoziation zwischen Kortex und limbischem System zu einem tranceähnlichen kataleptischen Zustand, wirkt analgetisch und verursacht eine retrograde Amnesie (12, 33, 40). Zudem wirkt Ketamin positiv inotrop und chronotrop, was die Kreislaufverhältnisse z. B. nach dem akuten Verbrennungsereignis verbessern hilft. Vorsicht ist insofern geboten, als Ketamin zu starker Verschleimung, Laryngospasmus, Atemdepression, Halluzinationen und Alpträumen führen kann. Obwohl in großen Patientenkollektiven keine unerwarteten Zwischenfälle beobachtet wurden (76), besteht beim Gebrauch von Ketamin anscheinend auch dosisunabhängig die Gefahr von Hypersalivation, Erbrechen und Laryngospasmus (14). In Abwandlung des von Parker verwendeten Regimes wird deshalb die Prämedikation mit Atropin empfohlen (68, 76).

Eine ausreichende Überwachung von Kreislauf und Atmung (z. B. mit Pulsoximeter) ist auch nach Ende des

Tabelle 4.**38** Medikamentöse Schmerztherapie bei der Erstversorgung nach Verbrennungen und bei anderen schmerzhaften medizinischen Eingriffen (nach 33, 68, 76)

Medikament	Bemerkung
Regime I	
Sedierung	
Midazolam: Startdosis 0,05 mg/kg i. v. über 5 min	höchste Einzeldosis 2 mg i. v. Startdosis kann mehrfach wiederholt werden höchste empfohlene Kumulativdosis 4 mg
Analgesie	
Morphin: Startdosis: 0,1 mg/kg i. v. über mindestens 5 min	höchste Einzeldosis 4 mg i. v. Dosiswiederholung nach Wirkung bei Neugeborenen und jungen Säuglingen mit 25 % der Dosis beginnen und nach Wirkung titrieren
Lokalanästhesie	bei Knochenmarkpunktionen
Regime II	
Sedierung	
Midazolam: Startdosis 0,05 – 0,1 mg/kg i. v. über 5 min	höchste Einzeldosis 2 mg i. v. höchste empfohlene Kumulativdosis 4 mg
Prämedikation	
Atropin 0,01 mg/kg i. v.	
Analgesie	
Ketamin: Startdosis 1 mg/kg sehr langsam i. v.	Dosis kann nach Wirkung (alle 15 min) mehrmals wiederholt werden höchste Einzeldosis 50 mg, höchste empfohlene Kumulativdosis 5 mg/kg Die hier angegebenen Dosen finden sich vornehmlich in pädiatrischer Fachliteratur (s. o.), von Anästhesisten werden zur Sedierung Einzeldosen von nicht mehr als 0,25 mg/kg i. v. empfohlen
Lokalanästhesie	bei schmerzhaften Punktionen

Postoperative Schmerzen

Über die Qualität der postoperativen Schmerztherapie wird prä- und intraoperativ entschieden.

Präoperative Vorbereitung

- Präoperativ sollte im Team, zusammen mit dem Patienten und seinen Eltern, die postoperative Schmerztherapie geplant werden.

Dabei sind Erfahrungen und Vorlieben des Patienten (Kuscheltier, „Bonbon gegen Schmerzen im Po hilft am besten" etc.) genauso zu beachten wie Alter des Patienten, Art der Operation, Stärke und Dauer der zu erwartenden postoperativen Schmerzen, antizipierte postoperative Rekonvaleszenz, Schmerztherapieerfahrungen des Teams und räumliche wie technische Voraussetzungen (13). Ist bei größeren elektiven Eingriffen postoperativ eine **patientenkontrollierte Analgesie** (PCA) geplant, sollten der Patient und seine Familie präoperativ eingewiesen werden.

Präoperativ kann durch gezielte Informationen und andere psychologische Interventionen wie Entspannungstechniken und Ablenkungsstrategien Angst minimiert werden (97). Bei ambulanten Operationen ist der Schmerztherapieplan für die Eltern, bei stationären Operationen für das Krankenpflegepersonal schriftlich festzuhalten. Orale Analgetika bei leichteren Schmerzen am ersten postoperativen Tag sollten ausschließlich mit fester Dosierung und festem Zeitplan verschrieben werden, da sowohl Eltern (24) als auch Krankenpflegepersonal kindliche Schmerzen häufig unterschätzen.

Neben dieser **Basisschmerztherapie** ist die frühzeitige Verordnung einer zusätzlichen **Bedarfsmedikation** für Durchbruchschmerzen sinnvoll – insbesondere der diensthabende Arzt weiß diese Weitsicht zu schätzen. Gemeinsam sollten alle Anstrengungen unternommen werden, eine regelmäßige Schmerzmessung in den Klinikalltag zu integrieren; dazu ist deren ärztliche Anordnung der erste Schritt.

Intraoperative Analgesie

Eine ungenügende intraoperative Analgesie führt zu einer Sensibilisierung gegenüber schmerzhaften Stimuli und zu einem höheren postoperativen Opioidverbrauch (102). Für diese Schmerzsensibilisierung wird unter anderem das Pro-Onkogen C-Fos verantwortlich gemacht (71). Intraoperative Opioidgaben vermindern im Tierversuch die C-Fos-Produktion und den postoperativen Analgetikaverbrauch (82). In klinischen Studien konnte gezeigt werden, daß intraoperative Opioidmedikation und/oder **Lokalanästhesie** die postoperativen Schmerzen günstig beeinflussen (11, 70, 96). Bei Kindern bietet sich kurz vor Operationsende die Gabe von Paracetamol, Metamizol oder – bei entzündlicher Komponente oder Knochenbeteiligung – nichtsteroidaler Antiphlogistika an (Tab. 4.35).

Lokalanästhetika

Intraoperative Nervenblockaden reduzieren den postoperativen Opioidverbrauch (11).

- Nervenblockaden müssen intraoperativ gesetzt werden, vor dem Einsetzen von Schmerzen, da mit einer postoperativen kindlichen Compliance nicht gerechnet werden darf.

Zudem verhindert diese **präemptive Analgesie** Schmerzreaktionen im Thalamus und in übergeordneten zerebralen Schmerzzentren. Im Kindesalter bleibt der Einsatz von Nervenblockaden erfahrenen Anästhesisten vorbehalten, da akzidentelle intravenöse Gabe oder **Überdosierung** des Lokalanästhetikums – die Maximaldosis ist substanzabhängig im Kindesalter schnell erreicht – eine erhebliche Toxizität nach sich ziehen können (60, 103). Insbesondere Kinder mit intrakardialem Rechts-Links-Shunt sind durch eine erhöhte Toxizität gefährdet, da der Filtereffekt der Lunge – von Lidocain z. B. werden 60–80% normalerweise von der Lunge adsorbiert und nur langsam wieder abgegeben – bei diesen Kindern umgangen wird (104).

Ungewollte Blockaden auch des motorischen Systems können bei Kindern extreme Angst und Schmerzverstärkung auslösen, da Kinder, anders als Erwachsene, sachlichen Erklärungsversuchen oft nicht zugänglich sind (13). Niedrigkonzentrierte Lokalanästhetikalösungen (z. B. Lidocain 0,5–1,0%) verringern das Risiko ungewollter motorischer Blockaden (104).

Postoperative Schmerzen können intraoperativ minimiert werden durch eine schonende Lagerung und eine möglichst atraumatische Operationstechnik.

Schmerztherapie im Aufwachraum und auf der Intensivstation

Parenteral verabreichte **Opioide** spielen in der postoperativen Schmerztherapie eine herausragende Rolle. Sie haben jedoch antizipierbare Nebenwirkungen wie Übelkeit und Erbrechen, weshalb ihre Dosis durch den Einsatz von Nicht-Opioid-Analgetika wie Metamizol (10 mg/kg alle 4 h oral/i. v.) oder Paracetamol (15 mg/kg alle 4 h oral/rektal) möglichst gering gehalten werden sollte. **Ondansetron**, entwickelt für die Prophylaxe von chemotherapieassoziiertem Erbrechen, wurde von Watcha in einer Dosis von 50 µg/kgKG i. v. sehr erfolgreich bei opioidassoziierter postoperativer Übelkeit im Kindesalter eingesetzt (99).

Werden Lokalanästhetika postoperativ subkutan verabreicht, sollten sie kurz vor Gebrauch gepuffert werden, um Applikationsschmerzen zu verringern (z. B. 9 ml Lidocain + 1 ml Bikarbonatlösung, die 1 mEq/ml enthält) (104).

Parenterale Opioide – intravenöse Gabe

Bei Kindern jenseits des 1. Lebensjahres hat **Morphin** eine Halbwertszeit von 3–4 h. Diese unterscheidet sich kaum noch von der Erwachsener (2–3 h) (17, 62). Ab dem 6. Lebensmonat ist das Ausmaß der Morphin-Plasmaeiweißbindung bei Erwachsenen und Kindern identisch (73), so daß postoperativ deutlich höhere Dosen Morphin verabreicht werden können als bei jüngeren Kindern. Da der postoperative Schmerz jedoch nicht konstant ist und es immer wieder durch Bewegung, Verbandskontrollen u. ä. zu

Schmerzspitzen kommt, führt eine gleichbleibend kontinuierliche Morphininfusion zwangsläufig zu Über- oder Untertherapie. Zusätzliche situationsbedingte Bolusinjektionen müssen also entweder durch das Kind selbst (PCA) oder durch das Pflegepersonal verabreicht werden können.

Die **Morphininfusion** sollte möglichst intraoperativ mit einer Kurzinfusion von 0,1 – 0,2 mg/kgKG beginnen und mit 0,01 – 0,03 mg/kgKG/h postoperativ weitergeführt werden (61). Die Rescuedosis von 100 % der Stundendosis sollte das Krankenpflegepersonal bis zu stündlich ohne erneute Rücksprache mit dem Arzt verabreichen können (Tab. 4.**37**). Reichen postoperative Rescuedosen zur Schmerzkontrolle nicht aus, muß die Infusionsgeschwindigkeit nach einem Bolus schrittweise um jeweils 50 % gesteigert werden.

Eine Alternative besonders bei mittelstarken Schmerzen ist die **Tramadoldauerinfusion**: nach einer Bolusgabe von 0,5 – 1,5 mg/kgKG über 20 min folgt die Dauertropfinfusion mit einer Startdosis von 0,25 mg/kgKG (100 mg Tramadol auf 40 ml Gesamtvolumen: 1 ml/10 kgKG/h entsprechen 0,25 mg/kg/h). Die Zugabe von Metamizol in die gleiche Spritze ist möglich. Dies hilft, Opioide einzusparen und dadurch Nebenwirkungen zu verringern (Tagesdosis Metamizol: 30 – 75 mg/kg/d). Die Dosisanpassung muß wie bei der Morphindauertropfinfusion alle zwei bis vier Stunden erfolgen (32).

Bestehen bei Kindern zwischen 5 und 7 Jahren manchmal noch gewisse Verständnisprobleme, begreifen nahezu alle Kinder ab einem Alter von 7 Jahren das Prinzip der **PCA** problemlos (60). Ob und in welcher Höhe bei Kindern mittels PCA-Pumpe eine kontinuierliche Morphinmenge infundiert werden soll, bleibt umstritten (20, 28). Eine niedrige Infusionsrate von 0,004 mg/kg/h scheint aber dem Regime ohne kontinuierliche Infusion überlegen und ist mit weniger unerwünschten Begleiterscheinungen behaftet als eine höhere stündliche Infusionsmenge (20). Ein bei Kindern etabliertes PCA Regime listet Tab. 4.**37** auf (61).

Die **Morphininfusionsleitung** sollte an einer eigenen Verweilkanüle angeschlossen ist, um akzidentelle Bolusinjektionen bei Manipulationen am Infusionsbesteck zu vermeiden. Ist dies nicht möglich, muß Morphin möglichst körpernah über einen Dreiwegehahn mit Rückschlagventil infundiert werden.

Auch die **subkutane** Morphingabe mittels PCA-Pumpe ist möglich (20, 59), sollte aber mit einer anderen Infusionslösung erfolgen als bei der intravenösen PCA (Tab. 4.**37**). Zur subkutanen Gabe wird 1 mg/kgKG Morphin in 20 ml NaCl 0,9 % aufgelöst (20 ml Endvolumen); 0,4 ml entsprechen dann der Bolusdosis von 0,02 mg/kg.

Neben einem pulsoximetrischen **Monitoring** in der Einstellungsphase wird der Patient, der kontinuierlich parenterale Opioide erhält, in regelmäßigem Turnus durch das Pflegepersonal überwacht (28): Atmung, Hautfarbe und Pumpensystem stündlich; Herzfrequenz, Blutdruck, Schmerzscore, Ausmaß von Sedierung und Übelkeit zweistündlich.

Parenterale Opioide – epidurale oder subarachnoidale Opioidgabe

Die **epidurale** Opioidanalgesie hat sich nach großen operativen Eingriffen als sehr wirksam erwiesen (51, 88). Eine Einzeldosis Morphin kann intraoperativ verabreicht werden (Wirkdauer bis 24 h) (13), oder aber es wird intraoperativ ein Katheter plaziert, über den sowohl eine intermittierende (fakultativ patientenkontrollierte) als auch eine kontinuierliche Opioidgabe erfolgen kann.

Die epidurale Analgesie stellt im Kindesalter eher die Ausnahme als die Regel dar und erfordert ein sehr erfahrenes Team, das auch auf (häufige) Komplikationen adäquat reagieren kann (Rund-um-die-Uhr-Service etc.) (22); ihr Vorteil gegenüber anderen parenteralen Opioidapplikationsmodi ist nicht sicher belegt. In einer kontrollierten Studie bei erwachsenen Tumorpatienten ergab sich kein Vorteil der epiduralen gegenüber der subkutanen Morphingabe, weder im Wirkungsgrad noch im Nebenwirkungsprofil (47). Jedoch erreicht man u. a. bei Kindern mit malignen Erkrankungen in der Lebensendphase ausschließlich über epidurale/subarachnoidale Opioid- und/oder Lokalanästhetikagaben eine befriedigende Schmerzlinderung, nämlich wenn

– dosislimitierende Nebenwirkungen der oralen/intravenösen Opioidtherapie auftreten
– die Schmerzen ungenügend auf die orale oder intravenöse Gabe starker Opioide ansprechen (vor allem bei Nerveninfiltration)
– wiederholt invasive Eingriffe wie Thorakozentesen durchgeführt werden müssen (15).

Da Morphin hydrophil ist, kann es sich nach rückenmarknaher Gabe auf die ganze Neuroaxe ausweiten und u. U. auch nach zeitlicher Verzögerung von bis zu 24 h nach Gabe atemdepressiv wirken (75).

Schmerztherapie auf der Normalstation

Zunächst kann die pflege- oder patientenkontrollierte Analgesie fortgeführt werden, wobei die kontinuierliche Infusionsgeschwindigkeit den aktuellen Schmerzmeßwerten zügig angepaßt (durchaus auch gesenkt) werden muß, um die Rekonvaleszenz nicht durch den sedierenden Effekt der Analgesie zu gefährden. Ist eine längere Schmerzdauer absehbar, ohne daß eine Infusionstherapie in jedem Fall notwendig erscheint, werden orale Morphinretardpräparate eingesetzt (Tab. 4.**37**).

Spezielle Pharmakotherapie der Schmerzen bei Neugeborenen

Da Schmerzen bei Neonaten bis in die jüngste Zeit als nicht behandlungsbedürftig angesehen wurden, gehören Analgetika zu der in der Neugeborenenperiode am schlechtesten untersuchten Medikamentengruppe. Neben **Paracetamol** (20 mg/kg alle 6 h rektal) (83) (s. Anmerkungen zu Tab. 4.**35**) bei nicht beatmeten Kindern werden bei beatmeten (und/oder pulsoximetrisch überwachten) Neugeborenen vor allem hochpotente **Opioide** eingesetzt. Ob Opioide bei Neugeborenen eher atemdepressiv wirken als bei Kindern oder Erwachsenen, ist nicht ausreichend untersucht (63). Fakt ist, daß Früh- und Neugeborene eine besondere Opioid-Pharmakokinetik (s. u.) aufweisen, die bei der Schmerztherapie selbstverständlich berücksichtigt werden muß. Zur Zeit können wegen fehlender Studien keine generellen Empfehlungen für den Gebrauch hochpotenter Opioide bei Früh- und Neugeborenen ohne pulsoximetrische Überwachung außerhalb der pädiatrischen Intensivstation gegeben werden. Bei beatmeten Früh- und Neugeborenen ist die opioidinduzierte Atemdepression ein oft erwünschter Nebeneffekt der Analgesie, wobei ein Teil der Patienten selbst unter hohen Dosen starker Opioide „gegen" das Beatmungsgerät anatmet und keineswegs „atemdeprimiert" ist.

Morphin

Morphin ist das in der Neugeborenenperiode bestuntersuchte Opioidanalgetikum. So beschränken sich die folgenden Ausführungen im wesentlichen auf diese Substanz. Allerdings liegen in der neonatologischen Intensivmedizin auch gute Erfahrungen mit Fentanyl (84) und Alfentanil (101) vor. Bei der Verwendung von Fentanyl und seiner Derivate scheint es jedoch häufiger zu Muskelrigidität zu kommen als beim Einsatz von Morphin (7, 74, 78, 89).

Pharmakokinetik. Wie beim Erwachsenen wird Morphin auch bei Früh- und Neugeborenen (selbst bei solchen mit 600 g Geburtsgewicht) in Leber und Niere zu den (ebenfalls) aktiven Metaboliten Morphin-3-Glucuronid (M-3-G) und Morphin-6-Glucuronid (M-6-G) verstoffwechselt. Diese werden letztlich renal eliminiert (8). M-6-G wirkt wohl wie Morphin analgetisch und atemdepressiv, wohingegen M-3-G analgetische Wirkungen von M-6-G und Morphin zu antagonisieren und die Atmung zu stimulieren scheint (30, 39, 89, 100). Die Glukuronidierungskapazität ist bei Frühgeborenen eingeschränkt, nimmt aber mit dem Gewicht bzw. dem postnatalen Alter zu (38, 39). Die Eliminationshalbwertszeit von Morphin beträgt bei Neu- und Frühgeborenen 4–16 h (39). Sie ist abhängig vom postkonzeptionellen Alter, dem Lebensalter in Tagen, dem Gewicht, der Grunderkrankung und dem Applikationsmodus. Die generell niedrige Plasmaeiweißbindung ist im Neugeborenenalter noch geringer und kann durch konkurrierende Stoffe (z. B. Bilirubin) weiter erniedrigt werden. Die klinische Übertragbarkeit pharmakokinetischer Studien wird erschwert durch die Verwendung unterschiedlichster Dosen und Applikationsregime (einmalige/intermittierende Bolusgabe, Dauertropfinfusionen mit/ohne Aufsättigungsdosis). Die Variabilität der Eliminationshalbwertszeit ist offenbar bei Bolusgaben am höchsten, weshalb die Anwendung von Dauertropfinfusionen ratsam ist. Bei beatmeten Früh- und Neugeborenen besteht ein empfohlenes Dosisregime in einer Aufsättigungsdosis von 0,03–0,1 mg/kgKG über 2 h i.v., gefolgt von 0,005–0,01 mg/kg/h als intravenöse Dauertropfinfusion (39, 61). Natürlich muß dieser „Standard" durch Rescuedosen und Veränderungen der Infusionsgeschwindigkeit an die individuelle Schmerzsymptomatik angepaßt werden, um Über- oder Unterdosierungen zu vermeiden.

Als **Nebenwirkung** der Morphintherapie im Neugeborenenalter ist insbesondere die arterielle Hypotonie und die Obstipation (bei Frühgeborenen besteht die Gefahr einer nekrotisierenden Enterocolitis) bedeutsam. Eine Opioidtherapie bei Neu- und Frühgeborenen mit deprimierten Kreislaufverhältnissen darf nur äußerst vorsichtig begonnen werden. Blutdruckabfälle unter Opioidtherapie sind allerdings zumeist nur ein Anpassungsvorgang von zu hohen, streßbedingten Blutdruckwerten an Normalwerte und waren in einer Studie von Hartley (37) zwar meßbar, aber klinisch unbedeutend. Pethidin (Dolantin) sollte entgegen üblicher Praxis bei Früh- und Neugeborenen nicht regelmäßig eingesetzt werden, da der Metabolit Norpethidin kumulieren kann mit u. U. krampfauslösender Wirkung (87).

Sedativa

Um beatmete Früh- und Neugeborene zu sedieren, werden insbesondere **Benzodiazepine** eingesetzt. Midazolam hat gegenüber Diazepam den Vorteil einer kürzeren Halbwertszeit (1,5 gegenüber bis zu 31 h) (27). Die intravenöse Gabe von Midazolam wird von normovolämischen Neugeborenen im allgemeinen gut toleriert und führt aufgrund der ausgezeichneten Liquorgängigkeit des Midazolams sehr rasch zum Wirkungseintritt (72). Mit Dosen von 0,1 mg/kg KG als Kurzinfusion über 10 min und einer anschließenden intravenösen Dauerinfusion von 0,05–0,4 mg/kgKG/h liegen bei beatmeten jungen Säuglingen, die gleichzeitig eine Opioidanalgesie erhielten, gute Erfahrungen vor (87).

Opioid-Nebenwirkungen

Nebenwirkungen der Opioidtherapie wie **Obstipation** und **Übelkeit** treten regelhaft auf und bedürfen teilweise bereits prophylaktisch einer Behandlung (Tab. 4.39). **Harnverhalt** und **Atemdepression** sind jenseits der Neugeborenenperiode seltene Opioidnebenwirkungen und erfordern nur im Ausnahmefall medikamentöse Interventionen, insbesondere wenn sich die Therapie regelmäßig am Wachheitsgrad des Kindes orientiert. Der **Juckreiz** unter Opioidtherapie ist ein ernstzunehmendes, klinisch signifikantes Problem und mit Clemastin nicht immer gut zu therapieren. In einem solchen Fall empfiehlt sich ein Wechsel auf ein anderes potentes Opioid. Überraschenderweise nimmt der Juckreiz danach häufig ab – bei vergleichbar guter Analgesie. Zu beachten sind dabei die äquianalgetischen Dosen verschiedener Opioide (Tab. 4.40). Bei kreislaufinstabilen Patienten und Neugeborenen ist der **Blutdruckabfall**, insbesondere bei zu schneller intravenöser Injektion von Opioiden, eine wichtige potentielle Opioidnebenwirkung (s. o.). Bei zu rascher Verabreichung hoher Dosen kann es prinzipiell bei jedem hochpotenten Opioid zu Thoraxrigidität kommen, auch wenn dieses Phänomen bei Fentanyl und seinen Derivaten am häufigsten beobachtet wurde (s. o.).

Toleranz, Abhängigkeit, Sucht

Das Suchtproblem stellt sich in der Schmerztherapie bei Kindern noch seltener als bei Erwachsenen.
Definitionen:

> **Definition: Toleranz** bedeutet ein Nachlassen aller rezeptorvermittelten Opioidwirkungen unter gleichbleibender Dosis. Nach einer gewissen Zeitdauer der Therapie muß beim plötzlichen Absetzen mit Entzugssymptomen gerechnet werden (physische Abhängigkeit).

> **Definition: Sucht** ist eine extreme Form physischer und psychischer Abhängigkeit. Das gesamte Lebensziel ist auf die Droge ausgerichtet, ohne daß ein entsprechendes Maß an Schmerzen vorliegt.

Unter langdauernder Opioidbehandlung finden wir häufig, wenn auch in unterschiedlichem Maß, die Entwicklung von **Toleranz**. Der Mechanismus der Toleranzentwicklung ist noch ungeklärt, eine Entkopplung des Zellstoffwechsels vom Rezeptor wird diskutiert. In der Konsequenz muß eine Dosisanpassung nach Wirkung erfolgen, auch wenn im Einzelfall dazu extreme Tagesdosen benötigt werden. Aus vorangegangenen Behandlungen resultierende Toleranz kann monatelang bestehen bleiben. Fehlt das Wissen um die Vorbehandlung oder die Toleranzentwicklung, kann der „unerklärlich" hohe Opioidbedarf zu Verunsicherung von Arzt, Eltern und Patient führen.

Tabelle 4.**39** Medikamentöse Therapie von Opioidnebenwirkungen (nach 50, 58)

Symptom	Medikament (Handelsname)	Dosis	Indikation
Obstipation	Lactulose (Bifiteral)	< 3 Jahre: 3 × 2–5 ml oral > 3 Jahre: 3 × 5–10 ml oral einschleichen, nach Wirkung dosieren	prophylaktisch
	Paraffin (Obstinol mild)	bei Bedarf für Kinder über 3 Jahre zusätzlich in gleicher Dosierung wie Lactulose	therapeutisch, nach Beseitigung einer manifesten Obstipation
Übelkeit	Metoclopramid (Paspertin)	0,1 mg/kg alle 4–6 h oral/i. v.	kann schon prophylaktisch eingesetzt werden nach 7 Tagen Auslaßversuch, da Patienten gewöhnlich gegen die emetische Wirkung von Morphin tolerant werden
	Dimenhydrinat (Vomex A)	5 mg/kg alle 6–8 h oral/Suppositorien **Maximaldosis:** 2–6 Jahre 75 mg/d 6–12 Jahre 150 mg/d	
	Ondansetron (Zofran)	0,05 mg/kg i. v.	kann schon prophylaktisch eingesetzt werden Steigerung auf 0,1 mg/kg ohne Wirkungsverstärkung
Juckreiz *(typisches Frühzeichen ist der Griff zur Nase)*	Clemastin (Tavegil)	**oral:** 1–3 Jahre: 0,25–0,5 mg alle 12 h 4–6 Jahre: 0,5 mg alle 12 h 7–12 Jahre: 0,5–1,0 mg alle 12 h > 12 Jahre: 1,0 mg alle 12 h **i. v.:** 0,025–0,05 mg/kg alle 12–24 h	therapeutisch bei starkem Juckreiz Opioidwechsel erwägen, z. B. von Morphin auf Hydromorphon
Harnverhalt	Carbachol (Doryl)	**oral:** 0,5–1 mg alle 8–24 h **s. c.:** 0,05–0,1 mg alle 12–24 h	therapeutisch zunächst nassen Waschlappen über die Blase legen und/oder Wasserhahn aufdrehen erst bei weiterbestehendem opioidinduziertem Harnverhalt medikamentöser Therapieversuch
Atemdepression	Naloxon (Narcanti, Narcanti neonatal)	**0,002–0,01 mg/kg i. v.** Narcanti 1 Amp. (1 ml) = 0,4 mg Narcanti Neonatal 1 Amp. (2 ml) = 0,04 mg	therapeutisch 1 Amp. auf 10 ml NaCl 0,9 % (Endvolumen) aufziehen und nach Wirkung titrieren Wirkdauer 15–45 min, ggf. Folgeapplikationen in jedem Fall pulsoximetrische Überwachung Morphindosis reduzieren **Cave! Ampullen sehen sich sehr ähnlich!**

Tabelle 4.**40** Äquianalgetische Dosen verschiedener Opioide bei intravenösem Applikationsmodus (nach 23, 43, 55, 58). Die Angaben dienen als Orientierung beim Wechsel von einem Opioid auf ein anderes. Da die individuelle Reaktion des Patienten auf das neu gewählte Opioid schlecht vorhersagbar ist, ist jeweils mit 50 % der berechneten äquianalgetischen Dosis zu beginnen. Die Dosisanpassung muß zwei- bis vierstündlich nach Wirkung erfolgen

Medikament (Beispiel)	Zu 10 mg Morphin äquianalgetische Dosis in mg	Bemerkung
Morphin	10	
Tramadol (Tramal)	100	Maximaldosis: 8 mg/kgKG/d
Piritramid (Dipidolor)	15	
Fentanyl (Fentanyl-Janssen)	0,1	
Hydromorphon (Dilaudid)	1,5–2,5 (–3,3)	bei Einmaldosierung zu Beginn äquianalgetische Dosis 1,5 mg bei PCA Patienten und längerer Anwendung eher 3,3 mg

- Eine Opioidtherapie über mehr als 8–10 Tage führt nahezu unausweichlich zu einer physischen Abhängigkeit. Zur Vermeidung von Entzugssymptomen muß deshalb eine Opioidtherapie nach längerer Behandlung ausgeschlichen werden.

Die **Sucht** als physische und psychische Abhängigkeit begegnet uns im Kindesalter nach der Gesundung nur selten. Unter längerer Opioidtherapie allerdings wird ein Teil der pädiatrischen Patienten **konditioniert** auf die mit der Anflutung des Opioids verbundene euphorisierende Wirkung. Häufige rasche Bolusgaben (PCA!) sind in dieser Hinsicht

Tabelle 4.41 Einfache Strategien der nichtmedikamentösen Schmerztherapie (nach 36, 66)

Allgemein	- Nehmen Sie die Schmerzäußerungen des Kindes immer ernst. - Verbringen Sie Zeit mit einem Kind, das Ihrer Meinung nach Schmerzen hat. Dies dient gleichermaßen der verbesserten Schmerzeinschätzung und der Schmerzlinderung. - Seien Sie phantasievoll beim Entwickeln von aktiven Copingstrategien (Computerspiele für die einen, Gitarrenmusik für die anderen). Für ältere Kinder sind aktive Copingstrategien zu bevorzugen.
Bei schmerzhaften medizinischen Eingriffen	- Eine maximale Prophylaxe von Schmerz und Angst beim initialen schmerzhaften Eingriff ist extrem wichtig, daher Allgemeinanästhesie erwägen. - Erklären Sie dem Kind und den Eltern, was passieren wird und warum. - Lassen Sie das Kind nie warten, sondern warten Sie im Behandlungsraum auf das Kind. - Antworten Sie ehrlich und einfühlsam auf Fragen des Kindes nach Schmerzen („Meistens drückt es stark, aber nicht bei allen Kindern gleich") - Geben Sie dem Kind verständliche Informationen über den spezifischen Schmerz, den das Kind fühlen wird! („Es piekst gleich." „Die Nadel piekst erst, dann drückt sie.") - Gestatten Sie dem Kind selbst die Kontrolle durch einfache Wahlmöglichkeiten, aus welchem Arm, welcher Vene Blut abgenommen wird, wie es bei der Lumbalpunktion sitzt oder wer es bei der Lumbalpunktion festhalten darf. - Welche spezielle Copingstrategie ist für das individuelle Kind die beste? - Entwickeln sie in Kooperation mit dem Kind und allen Beteiligten aktive Strategien, z. B.: die Hand der Mutter fest drücken; schreien; bis zehn zählen; Geschichten erzählen; beim Ausatmen Seifenblasen machen; Witze erzählen; auf Traumreise gehen; autogenes Training! - Bereiten Sie Kind und Eltern vor und gestalten Sie gemeinsam mit den Eltern eine Elternrolle (Ko-Therapeuten). - Gestalten Sie die Umgebung so angenehm, so kindgerecht wie möglich.

besonders gefährlich. Um eine Konditionierung zu vermeiden, sollte
- der Patient selbst seinen Schmerzverlauf genau dokumentieren
- ihm immer wieder im ärztlichen Gespräch das Konditionierungsphänomen in Erinnerung gerufen werden
- die Opioid-Injektionsgeschwindigkeit möglichst klein gewählt werden (PCA-Bolus über nicht weniger als 2 min!)
- der unkritische Einsatz einer PCA vermieden werden, insbesondere, sobald der Schmerz kaum noch Fluktuationen aufweist und auf eine Dauerinfusion oder ein Retardpräparat umgesetzt werden kann.

Nichtpharmakologische Schmerztherapie

Da das nichtärztliche Behandlungsteam oft mehr Zeit mit den Kindern verbringt als die Ärzte selbst, können nichtpharmakologische Schmerztherapien, und insbesondere Strategien zu deren Umsetzung im Alltag, am effektivsten im gesamten **Team** entwickelt werden. Im folgenden zeigen einige einfache Beispiele (36), wie die medikamentöse Schmerztherapie durch psychologische Maßnahmen effektiv unterstützt werden kann (Tab. 4.**41**).

Kinder im Krankenhaus, die unter leichten Schmerzen leiden, empfinden eine einfache zärtliche Berührung oder ein Gespräch häufig als ebenso wirksam wie eine pharmakologische Intervention (16). In einer Studie von Cumming ist mit 22 % der Anteil an Kindern erschreckend hoch, denen bei ihrem stärksten Schmerzerlebnis in den letzten 24 h ihres Krankenhausaufenthaltes weder psychologische noch pharmakologische Hilfe zuteil wurde (16).

Psychologische Interventionen sind insbesondere dann von großer Wichtigkeit, wenn akute Schmerzen durch medizinische Eingriffe hervorgerufen werden und man bei weiteren Eingriffen auf das Vertrauen und die Kooperation des Kindes angewiesen ist (z. B. bei Knochenmarkpunktion, Koloskopie, Blutentnahme). Eine Sensibilisierung des Kindes gegenüber dem schmerzhaften Eingriff muß unbedingt vermieden werden – ein Ziel, das im Alltag leider nur selten erreicht wird. Viele Kinder mit chronischen Krankheiten empfinden Schmerzen durch medizinische Eingriffe als belastender als solche durch ihre Grunderkrankung selbst (85). Dabei konnten neueste Untersuchungen zeigen, daß

Schmerzen z. B. bei Knochenmarkpunktionen durch eine ausgeklügelte kognitiv-verhaltenstherapeutische Maßnahme ebenso gut bekämpft werden können wie durch eine Halothannarkose (45).

Wiederholte schmerzhafte medizinische Eingriffe führen nicht etwa zu einer Gewöhnung (49), sondern vielmehr zu vermehrter Angst, Frustration, Wut, Traurigkeit, Depression, Appetitverlust und auch Schulproblemen (6, 67). Die Erfahrung zeigt, daß eine Sensibilisierung des Kindes gegenüber schmerzhaften medizinischen Prozeduren nur schwer zu verhindern ist, wenn die Kräfte des Kindes und damit seine Copingfähigkeiten verbraucht sind durch lange Therapie, Begleitsymptome (Schlaflosigkeit, Übelkeit, Erbrechen) oder eine schlechte Krankheitsprognose.

- Genau deshalb müssen psychologische Interventionen bereits dann eingeleitet werden, wenn sie eigentlich noch nicht notwendig erscheinen.

Kernaussagen

- **Einleitung**
  - Die Tatsache, daß Früh- und Neugeborenen die Fähigkeit zu differenzierter Schmerzäußerung noch fehlt, bedeutet nachgewiesenermaßen nicht Unempfindlichkeit gegenüber Schmerz. Bereits in so jungem Alter ist eine adäquate Schmerztherapie von Bedeutung.
- **Frühkindliche Schmerzphysiologie**
  - Die unkoordinierte kindliche Reaktion des ZNS ist auf Schmerzreize kein Ausdruck eines verminderten Schmerzempfindens, sondern eine alters- und entwicklungsspezifisch adäquate Reaktion.
- **Kommunikation von Schmerz**
  - Die im Kapitel benannten Schmerzskalen erleichtern die Optimierung der Analgesie. Auch die Schmerztherapie muß sich an ihrem Ergebnis messen lassen.
- **Therapie akuter Schmerzen**
  - In diesem Abschnitt werden, gestaffelt nach Indikation und Altersgruppe, praktische Hinweise zur Schmerztherapie gegeben. Die Empfehlungen orientieren sich an WHO-Empfehlungen, sind allerdings an das pädiatrische Krankengut angepaßt. Gerade die potenten Opioide werden aus Angst vor vermeintlichen Nebenwirkungen zu Unrecht zu wenig eingesetzt. Eine Schmerzmedikation „nach Bedarf" entspricht nicht dem Stand der Wissenschaft. Von herausragender Bedeutung ist die vorausschauende Schmerztherapie: Schmerzen werden antizipiert, eine adäquate Analgesie wird frühzeitig geplant, konsequent überwacht und an den aktuellen Bedarf angepaßt. Auf diese Weise wird eine Sensibilisierung des Kindes vermieden. Der psychologischen Komponente kommt im Kindesalter ein besonderer Stellenwert zu. Einfache Verhaltensstrategien zur wirkungsvollen nichtmedikamentösen Schmerztherapie werden vorgestellt.

Danksagung

Kritisch-konstruktive Kommentare sind durch Udo Bode, Hans Gehrig, Norbert Griessinger, Gabriele Lindena, Erik Michel, Jutta Ossenbrugger und Matthias Paul in das Manuskript eingeflossen und haben es entscheidend verbessert. Dafür herzlichen Dank.

Literatur

1. Ambuel B, Hamlett KW, Marx CM, Blumer JB. Assessing distress in pediatric intensive care environments: The COMFORT-scale. J Pediatr Psychol 1992; 17:95 – 109
2. American Academy of Pediatrics Commitee on Drugs: Guidelines for monitoring and management of pediatric patients during and after sedation for diagnostic and therapeutic procedures. Pediatrics 1992; 89:1110 – 1115
3. Anand KJS, Carr DB. The neuroanatomy, neurophysiology and neurochemistry of pain, stress and analgesia in newborns and children. Pediatr Clin North Am 1989; 36:795 – 822
4. Anand KJS, Sippell WG, Aynsley-Green A. Randomised trial of fentanyl anaesthesia in preterm babies undergoing surgery: effects on the stress response. Lancet 1987; I:62 – 66
5. Aynsley-Green A, Ward Platt MP. The biology of pain and stress: a conspectus. In: Aynsley Green A, Ward Platt MP, Lloyd-Thomas AR, eds. Baillierre`s Clinical Paediatrics. International practice and research. Stress and pain in infancy and childhood. London: Bailliere Tindal 1995; 3:449 – 466
6. Barr RG, Boyce WT, Zeltzer LK. The stress-illness association in children: a perspective from the biobehavioral interface. In: Haggerty RJ, Sherrod LR, Garmezy N, Rutter M, eds. Stress, risk, and resilience in children and adolescents: Process, mechanisms, interventions. New York: Cambridge University Press; 1994:182 – 224
7. Benthuysen JL, Smith NT, Sandford TJ, et al. Physiology of alfentanil-induced rigidity. Anesthesiology 1986; 64: 440 – 446
8. Boerner U, Abbott S, Roe RL. The metabolism of morphine and heroin in man. Drug Metab Rev 1975; 4:39 – 73
9. Büttner W, Breitkopf L, Finke W, Schwanitz M. Kritische Aspekte einer Fremdbeobachtung des postoperativen Schmerzes beim Kleinkind. Anaesthesist 1990; 39:151 – 157
10. Büttner W, Breitkopf L, Miele B, Finke W. Erste Ergebnisse der Zuverlässigkeit und Gültigkeit einer deutschsprachigen Skala zur quantitativen Erfassung des postoperativen Schmerzes beim Kleinkind. Anaesthesist 1990; 39:593 – 602
11. Casey WF. A comparison between bupivacaine instillation versus ilioinguinal/iliohypogastric nerve block for postoperative analgesia following inguinal herniorraphy in children. Anesthesiology 1990; 782:637 – 639
12. Cederholm I, Bengtsson M, Bjorkman S, Choonarn I, Rane A. Long term high dose morphine, ketamine and midazolam infusion in a child with burns. Br J Clin Pharmacol 1990; 30:901 – 905
13. Cohen DE. Management of postoperative pain in children. In: Schechter NL, Berde CB, Yaster M, eds. Pain in infants, children, and adolescents. Baltimore:Williams and Wilkins; 1993:357 – 384
14. Cohen DE. Child in the emergency room. Fourth international symposium on pediatric pain, June 29–July 4, Helsinki, Finland 1997
15. Collins JJ, Grier HE, Sethna NF, Wilder RT, Berde CB. Regional anesthesia for pain associated with terminal pediatric malignancy. Pain 1996; 65:63 – 69
16. Cumming EA, Reid GJ, Finley GA, McGrath PJ, Ritchie JA. Prevalence and source of pain in pediatric inpatients. Pain 1996; 68:25 – 31
17. Darsey EH, Outlaw AC. Age-related considerations for the use of opioids in pediatric pain management. Pain Digest 1994; 4:12 – 20
18. Denecke H, Glier B, Klinger R, Kröner-Herwig B, Nilges P,

Redegeld M, Weiß L. Qualitätssicherung in der Therapie chronischen Schmerzes. X. Instrumente zur Erfassung von Schmerz bei Kindern. Der Schmerz 1997; 11:120–125

19. Dickenson AH. Developmental pharmacology of pain and analgesia. Fourth international symposium on pediatric pain, June 29–July 4, Helsinki, Finland 1997
20. Doyle E, Harper I, Morton NS. Patient controlled analgesia with low dose background infusions after lower abdominal surgery in children. Br J Anaesth 1993; 71:818–822
21. Doyle E, Morton N, McNicol L. Comparison of patient controlled analgesia in children by the IV and subcutaneous routes of administration. Br J Anaesth 1994; 72:533–536
22. Driessen JJ, de Mulder PHM, Claesen JJL, van Diejen D, Wobbes T. Epidural administration of morphine for control of cancer pain: long term efficacy and complications. Clin J Pain 1989; 5:217–222
23. Dunbar PJ, Chapman CR, Buckley FP, Gavrin JR. Clinical analgesic equivalence for morphine and hydromorphone with prolonged PCA. Pain 1996; 265–270
24. Finley GA, McGrath PJ, Forward SP, McNeill G, Fitzgerald P. Parents'management of children's pain following ‚minor' surgery. Pain 1996; 64:83–87
25. Fitzgerald M, Gibson S. The physiological and neurochemical development of peripheral sensory C fibers. Neurosci 1984; 13:933–944
26. Fitzgerald M. Neurobiology of fetal and neonatal pain. In: Wall D, Melzack R, eds. Textbook of pain. London: Churchill Livingstone; 1994:153–163
27. Frank LS, Gregory GA. Clinical evaluation and treatment of infant pain in the neonatal intensive care unit. In: Schechter NL, Berde CB, Yaster M, eds. Pain in infants, children, and adolescents. Baltimore:Williams and Wilkins; 1993:519–536
28. Gaukroger PB. Patient-controlled analgesia in children. In: Schechter NL, Berde CB, Yaster M, eds. Pain in infants, children, and adolescents. Baltimore:Williams and Wilkins; 1993:203–212
29. Giannakoulpoulos X, Sepulveda W, Pourtis P, Glover V, Fisk NM. Fetal plasma cortisol and beta-endorphin response to intrauterine needling. Lancet 1994; 344:77–80
30. Gong QL, Hedner T, Hedner J, et al. Antinociceptive and ventilatory effects of the morphine metabolites: morphine-6-glucuronide and morphine-3-glucuronide. Eur J Pharmacol 1991; 193:47–56
31. Gourrier E, Karoubi P, El Hanache A, Merboche S, Muchino G, Leraillez J. Use of EMLA cream in a department of neonatology. Pain 1996; 68:431–434
32. Grießinger N, Boujong D, Huber H, Likar R, Sittl R. Postoperative pain management in infants using tramadol infusions. Fourth international symposium on pediatric pain, June 29–July 4, Helsinki, Finland 1997:P 21
33. Groeneveld A, Inkson T. Ketamine. A solution to procedural pain in burned children. Canadian Nurse 1992; 88:28–31
34. Grunau RVE, Craig KD. Facial activity as a measure of neonatal pain expression. In: Tyler DC, Krane EJ, eds. Advances in pain research and therapy. New York: Raven Press; 1990:147–155
35. Hamers JPH, Abu-Saad HH, van den Hout MA, Halfens RJD, Kester ADM. The influence of children's vocal expression, age, medical diagnosis and information obtained from parents on nurses' pain assessments and decisions regarding interventions. Pain 1996; 65:53–61
36. Hamilton A, Zeltzer L. Psychological approaches to procedural pain. In: Aynsley Green A, Ward Platt MP, Lloyd-Thomas AR, eds. Baillierre`s Clinical Paediatrics. International practice and research. Stress and pain in infancy and childhood. London: Baillierie Tindal 1995; 3:601–618
37. Hartley R, Green M, Quinn M, Levene MI. Pharmacokinetics of morphine infusion in premature neonates. Arch Dis Child 1993; 69:55–58
38. Hartley R, Green M, Quinn MW, et al. Development of morphine glucuronidation in premature neonates. Biol Neonate 1994; 66:1–9
39. Hartley R, Levene MI. Opioid pharmacology in the newborn. In: Aynsley Green A, Ward Platt MP, Lloyd-Thomas AR, eds. Baillierre`s Clinical Paediatrics. International practice and research. Stress and pain in infancy and childhood. London: Baillierie Tindal 1995; 3:467–494
40. Hendricks L, Kopcha R, Stegall B, et al. Subanesthetic ketamine for painful nonoperative procedures in paediatric burn patients. J Pain Symptom Manage 1991; 6:179–184
41. Holzmann RS, Cullen DJ, Eichhorn JH, Philips JH. Guidelines for sedation by nonanaesthesiologists during diagnostic and therapeutic procedures. J Clin Anesth 1994; 6:265–276
42. Iafrati NS. Pain on the burn unit. J Burn Care Rehabil 1986; 7:413–416
43. Jage J, Portenoy RK, Foley KM. Die Bestimmung des i.m. Morphin-Äquivalents zur Therapie des Krebsschmerzes mit verschiedenen Opioiden oder beim Wechsel des Verabreichungsweges. Der Schmerz 1990; 4:110–117
44. Jay S, Ozolins M, Elliot CH, Caldwell S. Assessment of childrens, distress during painful medical procedures. Health Psychol. 1983; 2:133–140
45. Jay S, Elliott CH, Fitzgibbons I, Woody P, Siegel S. A comparative study of cognitive behavior therapy versus general anesthesia for painful medical procedures in children. Pain 1995; 62:3–9
46. Johnston CC, Stevens B. Developmental changes in response to heelstick in preterm infants: a prospective cohort study. Dev Med Child Neurol 1996; 38:438–445
47. Kalso E, Heiskanen T, Rantio M, Rosenberg PH, Vainio A. Epidural and subcutaneous morphine in the management of cancer pain: a double-blind cross-over study. Pain 1996; 67:443–449
48. Katz ER, Kellerman J, Siegel SE. Distress behavior in children with cancer undergoing medical procedures: developmental considerations. J Consult Clin Psychol 1980; 48:356–365
49. Kavanagh C. A new approach to dressing change in the severely burned child and its effect on burn-related psychopatholoy. Heart Lung 1983; 12:612–619
50. Klaschik E. Medikamentöse Schmerztherapie bei Tumorpatienten. Ein Leitfaden. 3. Auflage 1996
51. Krane EJ, Tylor DC, Jacobson LE. The dose response of caudal morphine in children. Anesthesiology 1989; 71:48–52
52. Krechel SW, Bildner J. CRIES: a new neonatal postoperative pain measurement score. Initial testing of validity and reliability. Paed Anaesth 1995; 5:53–61
53. Lander J, Hodgins M, Fowler-Kerry S. Children`s pain prediction and memories. Behav Res Ther 1992; 30:117–124
54. Lander J, Hodgins M, Nazarali S, McTavish J, Ouelette J, Friesen E. Determinants of success and failure of EMLA. Pain 1996; 64:89–97
55. Lawlor P, Turner K, Hanson J, Bruera E. Dose ratio between morphine and hydromorphone in patients with cancer pain: a retrospective study. Pain 1997; 72:79–85
56. Lawrence J, Alcock D, McGrath P, Kay J, MacMurray SB,

Dulberg C. The development of a tool to assess neonatal pain. Neonatal Netw 1993; 12:59–66
57. Levin RH, Villarreal SF, Luong I, Allard T. Management of pain and sedation. In: Taeusch HW, Christiansen RO, Buescher ES. Pediatric and neonatal tests and procedures. Philadelphia:Saunders; 1996:179–197
58. Levy ME. Pharmacologic treatment of cancer pain. N Engl J Med 1996; 335:1124–1132
59. Lloyd-Thomas AR, Howard RF, Llewellyn N. The management of acute and postoperative pain in infancy and childhood. In: Aynsley Green A, Ward Platt MP, Lloyd-Thomas AR, eds. Baillierre`s Clinical Paediatrics. International practice and research. Stress and pain in infancy and childhood. London: Bailliere Tindal 1995; 3:579–600
60. Lloyd-Thomas AR. An acute pain service for children. Anaesthesia Loco Regionale 1993; 2:71–77
61. Lloyd-Thomas AR. Pain management in paediatric patients. Br J Anaesth 1990; 64:85–104
62. Lynn AM, Slattery JT. Morphine pharmacokinetics in early infancy. Anesthesiology 1987; 66:136–139
63. Marsh DF, Hatch DJ, Fitzgerald M. Opioid systems and the newborn. Br J Anaesth 1997; 79:787–795
64. Martyn JAJ. Clinical pharmacology and drug therapy in the burned patient. Anesthesiology 1986; 65:67–75
65. Mathews JR, McGrath PJ, Pigeon H. Assessment and measurement of pain in children. In: Schechter NL, Berde CB, Yaster M, eds. Pain in infants, children, and adolescents. Baltimore:Williams and Wilkins; 1993:97–112
66. Mc Grath PJ. Pain in children: Nature, assessment and treatment. New York: Guilford Press; 1990
67. McGrath PJ, Johnson G, Goodman JT, Schillinger J, Dunn J, Chapman JA. CHEOPS: a behavioral scale for rating postoperative pain in children. In: Fields HL, Dubner R, Cervero F, eds. Advances in Pain Research and Therapy. New York: Raven Press, 1985:395–400
68. McIntosh N, Smith A. Thermal injury in childhood: effects on the hormonal regulation of water balance and the management of pain. In: Aynsley Green A, Ward Platt MP, Lloyd-Thomas AR, eds. Baillierre`s Clinical Paediatrics. International practice and research. Stress and pain in infancy and childhood. London: Bailliere Tindal 1995; 3:547–560
69. McIntosh N. Pain in the newborn, a possible new starting point. Eur J Pediatr 1997; 156:173–177
70. McQuayi HJ, Carroll D, Moore RA. Postoperative orthopaedic pain – the effect of opiate premedication and local anaesthetic blocks. Pain 1988; 33:291–295
71. Mene'trey D, Gannon A, Levine JD, Basbaum AI. Expression of c-fosprotein in interneurons and projection neurons of the rat spinal cord in response to noxious somatic, articular, and visceral stimulation. J Comp Neurol. 1989; 285:177–195
72. Mohan OE, Hershenson MB, Schena JA, Crone RK. Metabolic and hemodynamic effects of midazolam in critically ill infants. Anesthesiology 1988; 69:A750
73. Morselli PL, Franco-Morselli R, Borsi L. Clinical pharmakokinetics in newborn and infants. Age related differences and therapeutic implications. Clin Pharmacokin 1980; 5:485–527
74. Murkin JM, Moldenhauer GG, Hug CC, Epstein CM. Absence of seizures during induction of anesthesia with high-dose fentanyl. Anesth Analg 1984; 63:489–494
75. Nichols DG, Yaster M, Lynn AM, et al. Disposition and respiratory effects of intrathecal morphine in children. Anesthesiology 1993; 79:733–738
76. Parker RI, Mahan RA, Giugliano D, Parker MM. Efficacy and safety of intravenous midazolam and ketamine as sedation for therapeutic and diagnostic procedures in children. Pediatrics 1997; 99:427–431
77. Petrack EM, Christopher NC, Kriwinsky J. Pain management in the emergency department: patterns of analgesic utilization. Pediatrics 1997; 99:711–714
78. Pokela ML, Ryhanen PT, Koivisto ME, et al. Alfentanil-induced rigidity in newborn infants. Anesth Analg 1992; 75:252–257
79. Porter F. Pain assessment in children: infants. In: Schechter NL, Berde CB, Yaster M, eds. Pain in infants, children, and adolescents. Baltimore:Williams and Wilkins; 1993:87–96
80. Pothmann R, Plump U, Maibach G, von Frankenberg S, Besken E, Kröner-Herwig B. Migränetagebuch für Kinder. München: Arcis; 1991
81. Pothmann R. Klinische Schmerzmessung. In: Pothmann R, ed. Chronische Schmerzen im Kindesalter. Diagnose und Therapie. Stuttgart:Hippokrates; 1988
82. Presley PW, Mentrey D, Levine JD, Basbaum AI. Systemic morphine suppresses noxious stimulus evoked fos protein-like immunoreactivity in the rat spinal cord. J Neuroscience 1990; 10:323–335
83. Quak JME, van Lingen EA, Deinum JT, Okken A, Tibboel D, Emmelot CH. Pharmacokinetics of rectally administered multiple dose acetaminophen in term infants. Fourth international symposium on pediatric pain, June 29–July 4, Helsinki, Finland 1997:P 30
84. Roth B, Schlunder C, Houben F. Analgesia and sedation in neonatal intensive care using fentanyl by continuous infusion. Dev Pharmacol Ther 1991; 17:121–127
85. Schechter NL, Weisman SJ, Rosenblum M, Bernstein B, Conard PL. The use of oral transmucosal fentanyl citrate for painful procedures in children. Pediatrics 1995; 95:335–339
86. Schechter NL. The undertreatment of pain in children: an overview. Paediatr Clin North Am 1989; 36:781–794
87. Schlünder C, Houben F, Hartwig S, Roth B, Schmidt B, Benz-Bohm G, Theisohn M. Erfahrungen zur Analgosedierung in der pädiatrisch-neonatologischen Intensivmedizin. In: Meier H, Kaiser R, Moir CR, eds. Schmerz beim Kind. Leitfaden für Klinik und Praxis. Berlin: Springer Verlag 1993:145–154
88. Shapiro LA, Jedeikin RJ, Shalev D, Hoffmann S. Epidural morphine analgesia in children. Anesthesiology 1984; 61:210–212
89. Smith MT, Watt JA, Cramond T. Morphine-3-glucuronide – a potent antagonist of morphine analgesia. Life Sci 1990; 47:579–585
90. Stevens B, Johnston C, Petryshen P, Taddio A. Premature infant pain profile: Development and initial validation. Clin J Pain 1996; 12:13–22
91. Stevenson J. Long-term sequelae of acute stress in early life. In: Aynsley Green A, Ward Platt MP, Lloyd-Thomas AR, eds. Baillierre`s Clinical Paediatrics. International practice and research. Stress and pain in infancy and childhood. London: Bailliere Tindal 1995; 3:619–632
92. Stuart AG, Ward Platt MP. The ontogeny of the metabolic and endocrine stress response to elective surgery. In: Aynsley Green A, Ward Platt MP, Lloyd-Thomas AR, eds. Baillierre`s Clinical Paediatrics. International practice and research. Stress and pain in infancy and childhood. London: Bailliere Tindal 1995; 3:529–546
93. Sutters K, Shaw B, Gerardi J, Herbert D. Comparison of morphine PCA versus morphin PCA plus ketorolac for post-operative analgesia in pediatric orthopedic surgery. Fourth international symposium on pediatric pain, June 29–July 4, Helsinki, Finland 1997:P 22
94. Taddio A, Katz J, Ilerisch AL, Koren G. Effect of neonatal circumcision on pain response during subsequent routine vaccination. Lancet 1997; 349:599–603
95. Tarbell SE, Cohen IT, Marsh JL. The Toddler-preschooler

postoperative pain scale: an observational scale for measuring postoperative pain in children aged 1–5. Preliminary report. Pain 1992; 50:273–280
96. Tverskoy M, Cozacov C, Ayache M, Bradley EL, Kissin I. Postoperative pain after inguinal herniorrhaphy with different types of anesthesia. Anesth Analg 1990; 70:29–35
97. VanDalfsen PJ, Syrjala KL. Psychological strategies in acute pain management. Anesth Clin North Am. 1989; 7:171–181
98. Varni JW, Thompson KL, Hanson V. The Varni/Thompson pediatric pain questionaire: I. Chronic musculoskeletal pain in juvenile rheumatoid arthritis. Pain 1987; 28:27–38
99. Watcha M, Bras P, Cieslak G, Pennent J. The dose response relationship of ondansetron in preventing postoperative emesis in paediatric patients undergoing ambulatory surgey. Anesthesiology 1995; 82:47–52
100. Watt JA, Cramond T, Smith MT. Morphine-6-glucuronide: analgesic effects antagonized by morphine-3-glucuronide. Clin Pharmacol Ther 1990; 6:454–461
101. Wiest DB, Ohning BL, Garner SS. The disposition of alfentanil in neonates with respiratory distress. Pharmacotherapy 1991; 11:308–311
102. Woolf CJ, Wall PD. Morphine-sensitive and morphine-insensitive actions of C-fibre input on the rat spinal cord. Neurosci Letters 1986; 64:221–225
103. Yaster M, Tobin JR, Fisher QA, Maxwell LG. Local anaesthetics in the management of acute pain in children. J Pediatr 1994; 124:165–176
104. Yaster M, Tobin JR, Maxwell LG. Local anesthetics. In: Schechter NL, Berde CB, Yaster M, eds. Pain in infants, children, and adolescents. Baltimore:Williams and Wilkins; 1993:179–194
105. Zeltzer LK, Altman A, Cohen D, LeBaron S, Maunuksela EL, Schechter NL. Report of the subcommittee on the management of pain associated with procedures in children with cancer. Pediatrics 1990; 86:826–831

Urologie

V. Janitzky

Roter Faden

- **Akute Schmerzereignisse**
  - Nierenkolik
  - Hodentorsion
  - Akute Epididymitis
  - Akute Pyelonephritis/paranephritischer Abszeß
  - Akute Prostatitis
  - Harnverhalt
- **Chronische Schmerzereignisse**
  - Fortgeschrittenes Nierenzellkarzinom
  - Fortgeschrittenes Blasenkarzinom
  - Fortgeschrittenes Prostatakarzinom
  - Fortgeschrittene maligne Keimzelltumoren

Akute Schmerzereignisse

Nach der Definition der IASP (International Association for the Study of Pain) ist Schmerz „....eine unangenehme sensorische und emotionale Erfahrung, die in Verbindung mit tatsächlichen oder drohenden Gewebsschädigungen auftritt...." Die moderne Medizin sieht ihr Ideal darin, Krankheitsursachen möglichst kausal zu bekämpfen. Die interindividuell hohe Variabilität der Schmerzschwelle beim akuten Schmerz zwingt neben der Durchführung der kausalen Therapie auch zu symptomatischen Therapieansätzen. Hierbei finden in der Urologie insbesondere die Gabe von Analgetika, Antiphlogistika und Spasmolytika ihre Anwendung.

Bei der **Pharmakotherapie** akuter Schmerzen besteht das Behandlungsziel darin, in möglichst kurzer Zeit Schmerzfreiheit zu erzielen. Bedingt dadurch ist die Applikationsart bevorzugt intravenös. Akute Schmerzereignisse in der Urologie werden neben einer Nierenkolik unter anderem auch durch eine akute Harnstauung, eine Hodentorsion, eine akute Epididymitis, Prostatitis, Pyelonephritis und einen Harnverhalt hervorgerufen.

In der Roten Liste von 1998 werden über 340 verschiedene Analgetika/Antirheumatika (ohne Externa), 32 verschiedene Antiphlogistika (ohne Externa), 93 Lokalanästhetika und 42 Spasmolytika angegeben. Dennoch haben sich in der Praxis einige wenige Arzneimittel durchgesetzt.

Zu diesem Thema s. auch Kap. 3, Abschnitt „Schmerzen in Becken und Urogenitalregion in der Urologie".

Nierenkolik

Klinik: Es handelt sich um einen plötzlich auftretenden, krampfartigen Flankenschmerz mit Übelkeit/Erbrechen am Höhepunkt des Schmerzereignisses.

Im deutschsprachigen Raum wird zur Therapie der akuten Nierenkolik die intermittierende oder konsequente **Spasmoanalgesie** bevorzugt. Als Präparate werden Butylscopolamin (z. B. Buscopan) 20–40 mg i. v. in Kombination mit Metamizol (z. B. Novalgin, Baralgin) mit einer Dosis von 1–2,5 g langsam i. v. eingesetzt.

Ebenfalls wird **Tramadol** oder **Pethidin** langsam i. v. verwendet. Der ohnehin vorhandene Brechreiz und die Übelkeit können jedoch durch diese Medikamente noch verstärkt werden.

Aufsteigende heiße Wannenbäder oder lokal feuchte Wärme werden ebenfalls als angenehm empfunden.

Im angloamerikanischen Bereich wird zur Kupierung einer Nierenkolik vorzugsweise **Morphin** eingesetzt (0,1 mg/kg alle 3–4 h). Als Grund wird die hervorragende analgetische Komponente angesehen. Zusätzlich wird durch Gabe von Indometacin und Azetylsalizylsäure die Ausschüttung von Prostaglandinen und die Urinproduktion gehemmt. Bei erfolgloser Therapie wird eine perkutane Sympathikusblockade empfohlen. In der Literatur finden sich auch Hinweise für eine effektive Koliktherapie durch Akupunktur und intranasales Desmopressin-Spray. Desmopressin soll dabei neben der Antidiurese eine schleimhautabschwellende Wirkung besitzen.

Hodentorsion

Klinik: Schlagartiges Einsetzen starker Schmerzen im Skrotalbereich; typischerweise achsengedrehter, hochstehender, harter und sehr berührungsempfindlicher Hoden.

Bei durch Hodentorsion hervorgerufenen akuten Schmerzen wird durch lokales Kühlen neben der Gewebeprotektion auch eine Linderung erzielt. Die zusätzliche Infiltration von Lokalanästhetika soll durch die Muskelkrampflinderung eine Retorquierung begünstigen. Die Therapie der Wahl stellt jedoch die **operative Freilegung** dar (s. Kap. 3, Abschnitt „Schmerzen in Becken und Urogenitalregion in der Urologie").

Akute Epididymitis

Klinik: Zunehmender Skrotalschmerz, Fieber, zum Teil Schüttelfrost, im ausgeprägten Stadium erheblich vergrößerte und gerötete Skrotalhälfte ohne Abgrenzbarkeit zwischen Hoden und Nebenhoden.

Bei der akuten Epididymitis ist ebenfalls die Infiltration des Samenstranges am äußeren Leistenring durch **Xylocain-Lösung** (1 %ig, 10 ml) effektiv wirksam. Zusätzlich können orale Analgetika (z. B. nieder-/hochpotente Opioide) und Antiphlogistika (z. B. Diclofenac) appliziert werden. Ergänzend soll der Hoden hochgelagert und gekühlt werden.

Akute Pyelonephritis/paranephritischer Abszeß

Klinik: Initialer Schüttelfrost, hohes Fieber, dumpfer Flankenschmerz, Durst; trockene bräunlich borkige Zunge, bei Abszedierung Schmerzen in der Lendengegend und typische Schonstellung des ipsilateralen Beines (Irritation des M. psoas).

Akute Prostatitis

Klinik: Spannungs- und Druckgefühl im Perineum, Schüttelfrost, septische Temperaturen, Schmerzen bei der Defäkation, Pollakisurie, Dysurie, eventuell Harnverhalt.

Aufgrund ihrer mitunter sehr ausgeprägten Schmerzproblematik erfordern die akute Pyelonephritis und die akute Prostatitis die Gabe von hochpotenten Analgetika und Antipyretika, mitunter auch von Sedativa. Bei zusätzlicher Harnstauung ist unter anderem auch zur Schmerztherapie die perkutane Nephrostomie bzw. suprapubische Einlage eines Blasenkatheters indiziert.

Harnverhalt

Klinik: Es handelt sich um die Unfähigkeit zum Wasserlassen bei stärkstem Harndrang.

Beim akuten Harnverhalt ist eine symptomatische Therapie nicht sinnvoll (allenfalls kurzfristig Chloräthylspray lokal bei besonders quälendem Schmerz im Unterbauch). Die Therapie der Wahl ist hier die suprapubische Entlastung durch einen **Blasenkatheter.**

Chronische Schmerzereignisse

Im Gegensatz zu akuten Schmerzereignissen hat hier der Schmerz seine Signalwirkung verloren. Selbst mäßig ausgeprägte Intensitäten werden durch ihren permanenten Charakter als quälend und die Lebensqualität insgesamt erheblich beeinträchtigend empfunden. Neben chronischen Entzündungen und Harnabflußbehinderungen aller Art bewirken insbesondere fortgeschrittene urologische Malignomerkrankungen eine allmählich zunehmende Schmerzsymptomatik und verdienen eine gesonderte Betrachtung.

Fortgeschrittenes Nierenzellkarzinom

Klinik: Über lange Zeit symptomlos, nur zu ca. 10% klassische Trias: Flankenschmerz, palpabler Tumor, Makrohämaturie.

Eine Heilung des metastasierten Nierenzellkarzinoms ist generell nicht möglich. Durch eine Immuntherapie scheint zwar bei einem Teil der Patienten eine Tumorremission erreicht zu werden, jedoch ist die Frage nach einer Lebensverlängerung durch dieses Behandlungskonzept nicht abschließend geklärt. Die Behandlung dieser Patienten erfolgt somit primär unter palliativem Aspekt.

Oberstes **Ziel** ist die Erhaltung der Lebensqualität. Tumorbedingte Nebenwirkungen und Komplikationen wie Schmerzen oder eine pathologische Fraktur müssen konsequent behandelt oder durch geeignete Maßnahmen (z. B. operative Stabilisierung) vermieden werden. Eine wichtige Rolle kommt allgemein roborierenden Maßnahmen und einer psychologischen Unterstützung zu. Von zentraler Bedeutung für die Lebensqualität von Patienten mit einem metastasierten bzw. lokal fortgeschrittenen Nierenzellkarzinom ist die Schmerzfreiheit. Es muß eine konsequente Analgesie nach den Vorgaben der WHO erfolgen.

Fortgeschrittenes Blasenkarzinom

Klinik: Leichte dysurische bis schwerste Beschwerden im Bereich der Blasenregion und beider Flanken (tumorbedingte Harnstauungsnieren), Anämie.

Auch Patienten mit fortgeschrittenem und metastasiertem Harnblasenkarzinom sind in der Regel nicht heilbar. Selbst bei Erreichen einer kompletten Remission nach einer Second-Line-Chemotherapie hält diese nicht dauerhaft an, so daß 90% der Patienten nach Ablauf von 2 Jahren einem erneuten Tumorprogreß unterliegen. Klinische Symptome einer erneuten Progression können sich in malignen Ergüssen, einer Lymphabflußstörung mit konsekutiven Stauungszeichen oder einer lokalen Tumorprogression mit Infiltration von Nachbarorganen und Ausbildung enterokutaner Fisteln oder Kloaken äußern.

Die klinischen Anstrengungen sind bei diesen Patienten ausschließlich **symptomorientiert** und müssen zur Rückbildung der Beschwerdesymptomatik führen. In diesem Krankheitsstadium sind die Beseitigung tumorbedingter Symptome und die Verbesserung der Lebensqualität vorrangige Therapieziele. Bei Vorliegen einer Kloakenbildung sind operative Maßnahmen indiziert, verbunden mit einer Harnableitung und ggf. plastischen Deckung.

Aber nicht nur bei fortgeschrittenen und inkurablen Malignomerkrankungen steht mitunter die Schmerzproblematik für den Patienten im Vordergrund. Die Akzeptanz nebenwirkungsbehafteter kurativer oder auch palliativer Maßnahmen (Chemotherapie, Radiatio) könnte durch die frühzeitige Anwendung retardierten Opioide erhöht werden. Nach korrekter Therapieeinstellung stellen diese bei Tumorpatienten eine effektive, sichere und einfache Methode zur Langzeitschmerzbehandlung dar.

Fortgeschrittenes Prostatakarzinom

Klinik: Metastasenbedingte Knochenschmerzen (Kreuzschmerz), bei lokaler Progredienz Harnstauung und Urämie.

Die Lebensqualität eines Patienten mit einem fortgeschrittenen Prostatakarzinom wird in erster Linie durch die Schmerzsymptomatik geprägt. Die **Inzidenz von Schmerzen** beim fortgeschrittenen unbehandelten Prostatakarzinom beträgt 72%, beim Vorhandensein von Knochenmetastasen 83%. Sekundär wird die Lebensqualität durch Miktionsbeschwerden, Angst, sexuelle Störungen sowie allgemeine Krankheitssymptome beeinflußt. Zu den lokalen **Komplikationen** des Prostatakarzinoms zählen die Blasenhalsobstruktion, Ureter- und Rektumkompression sowie die metastasenbedingte Nerven- oder Rückenmarkkompression. Im Rahmen der komplexen Schmerztherapie bieten sich folgende Ansatzpunkte:
- palliativ kausal: Hormontherapie
- lokal symptomatisch:
  - lokale Radiatio
  - chirurgische Intervention (transurethrale Resektion der Prostata, perkutane Punktionsnephrostomie, Stabilisierungsoperationen)
  - Analgetika
- systemisch symptomatisch:
  - Chemotherapie
  - Radiatio/Radionuklideinlage
  - Analgetika
- spezielle Maßnahmen:
  - Implantation rückenmarknaher Portsysteme (peridural, intrathekal, intraventrikulär)
  - Neurolysen
  - neurochirurgische Operationen.

Auf die Wirkungsweise, Möglichkeiten und Kontroversen der **hormonellen Therapie** (operativ – medikamentös, sofort – verzögert, Monotherapie – komplette Androgenblockade) soll nur am Rande eingegangen werden. Neben dieser initialen kausalen Therapie stehen dem Urologen eine Reihe weiterer Therapieformen zur Verfügung.

Zur Beseitigung einer **subvesikalen Obstruktion** nach nicht ausreichendem antiandrogenen Effekt, hat sich nach einem Intervall von ca. 3 Monaten die palliative transurethrale Prostataresektion bewährt. Die Anlage einer perkutanen Punktionsnephrostomie zur Beseitigung der durch die Ureterobstruktion bedingten Beschwerden bedarf stets einer individuellen Entscheidung, da es sich in der Regel um einen definitiven Zustand handelt.

Der Einsatz einer **Chemotherapie** ist beim Prostatakarzinom limitiert. Einerseits bieten Parameter der Tumorbiologie und -kinetik mit langer Tumorverdopplungszeit, geringer Proliferationsrate und Heterogenität keinen idealen Angriff für Zytostatika. Andererseits kommt es auf Seiten des Patienten durch sein Alter, die Polymorbidität, eingeschränkter Organreserven und die Beeinträchtigung durch vorherige Therapien zu Einschränkungen. Ziel einer solchen Chemotherapie ist in erster Linie die Verbesserung der Lebensqualität mit Rückbildung lokaler Komplikationen wie Schmerzen, Lymphödem oder Harnstauung, z. B. konnte durch die Anwendung durch Mitoxantron bei 60 % der Patienten eine subjektive Besserung erzielt werden. Der Vorteil einer Poly- gegenüber einer Monochemotherapie konnte bisher nicht eindeutig belegt werden. Beim hormonrefraktären Prostatakarzinom finden darüber hinaus Mitomycin, Epirubicin, Estracyt und Flutamid in randomisierten, zur Zeit noch laufenden Studien ihre Anwendung.

Die Möglichkeiten des Radioonkologen im Rahmen der individuellen Schmerztherapie bestehen in:
– perkutaner Strahlentherapie:
  ▪ lokale Therapie
  ▪ Großfeldbestrahlung
– Radionuklidtherapie:
  ▪ Strontium-89
  ▪ Rhenium-186.

Die Indikation zur lokalen perkutanen **Strahlentherapie** besteht bei lokalisierten Schmerzen sowie bei Osteolysen mit der Gefahr der pathologischen Fraktur, da es zu 60–70 % zu Kalkeinlagerung mit nachfolgender Stabilisierung kommt. Im Ergebnis einer solchen Therapie zeigt sich bei 80–90 % der Patienten eine Besserung und bei 50 % das Verschwinden der Schmerzen. Ähnlich gute Ergebnisse bei diffusen Knochenschmerzen zeigt die Großfeldbestrahlung der oberen oder unteren Körperhälfte, allerdings ist die Rate der Nebenwirkungen (Knochenmarkdepression, gastrointestinale Beschwerden, Strahlenpneumonie) deutlich höher als bei der lokalen Therapie.

Als Alternative bietet sich hier die **Radionuklidtherapie** an. Das Prinzip basiert auf einer Anreicherung des Radiopharmakons mit einer Betastrahlung im Millimeterbereich, so daß hohe Strahldosen im Tumor bei gleichzeitiger Schonung des kritischen Organs (Knochenmark) resultieren. Indikationen sind bei ausgeschöpfter Primärtherapie eine disseminierte Skelettmetastasierung sowie medikamentös nicht zu beherrschende Schmerzen. Kontraindikationen sind frakturgefährdete Skelettanteile, Schmerzen infolge pathologischer Faktoren sowie Kompression oder Infiltration von Nerven oder Rückenmark. Ein guter bis sehr guter Effekt läßt sich bei ca. 68 % der Patienten erzielen. Die Latenz bis zum Wirkbeginn beträgt ca. 1 Woche und die Wirkdauer durchschnittlich 15 Wochen.

Auf die medikamentöse Schmerztherapie wird an anderer Stelle eingegangen (s. Kap. 7).

Bei der Vielschichtigkeit der Schmerztherapie sollte es oberstes Handlungsprinzip jedoch bleiben, daß Patienten mit tumor- oder metastasenbedingten Schmerzen keinesfalls vom Urologen in sog. Schmerzambulanzen „abgeschoben" werden, sondern ihm sollte in Kenntnis der verschiedensten Therapiemöglichkeiten die Koordination und Kooperation der einzelnen Spezialisten obliegen.

Fortgeschrittene maligne Keimzelltumoren

Klinik: Ziehende Schmerzen im Skrotalbereich, Flankenschmerz und intraabdominelles Druckgefühl bei retroperitonealer Metastasierung, Dyspnoe (Lungenmetastasen).

Maligne Keimzelltumoren sind in den letzten Jahrzehnten geradezu zu einem Paradebeispiel für die erfolgreiche **kurativ intentionierte Tumortherapie** geworden. Durch die stadiengerechte Integration der therapeutischen Modalitäten Operation, Strahlentherapie und Chemotherapie ist es möglich, die Mehrzahl der Patienten selbst in fortgeschrittenen Tumorstadien zu heilen. Die aktuellen wissenschaftlichen und klinischen Entwicklungen konzentrieren sich zur Zeit auf eine Reduktion der therapieassoziierten Akut- und Langzeittoxizitäten bzw. auf eine weitere Steigerung der antitumoralen Effektivität bei Patienten mit fortgeschrittenen Tumoren.

Vor diesem Hintergrund stellen die Patienten, die auf eine standardisierte Therapie nicht ausreichend ansprechen oder deren Tumor nach initial erfolgreicher Therapie wiederholt rezidiviert, ein therapeutisches Problem dar. Die Therapieintention bei Patienten mit Hodentumoren ist grundsätzlich kurativ. Die Primärbehandlung besteht in einer auf Cisplatin/Etoposid basierenden Chemotherapie; bei einem Rezidiv oder primären Progreß sollte eine Hochdosischemotherapie angestrebt werden.

Bei persistierenden erhöhten Tumormarkern (Beta-HCG und Alpha-Fetoprotein) besteht nach Ausschöpfen der chemotherapeutischen Optionen die Indikation zur chirurgischen Entfernung der Tumormanifestation. Ca. 20–25 % der Patienten erreichen durch diese sogenannte **Salvage-Chirurgie** eine dauerhafte Remission. Die Möglichkeiten einer chemotherapeutischen Behandlung bei Rezidiven nach Hochdosischemotherapie sind begrenzt. Taxol/Cisplatin- oder Taxol/Ifosfamid-haltige Chemotherapieprotokolle besitzen noch die höchste Aktivität.

Reine **schmerztherapeutische Maßnahmen** kommen anders als z. B. beim Prostatakarzinom nur selten in Betracht oder besitzen allenfalls flankierenden Charakter.

Kernaussagen

▪ **Akute Schmerzereignisse**
  – Eine optimale Therapie akuter Schmerzereignisse in der Urologie setzt Grundkenntnisse der Schmerzentstehung und Schmerzleitung voraus. Durch wenige symptomatische Verfahren ist nach Diagnosesicherung fast immer eine effektive Analgesie erreichbar und die Zeit bis zur Durchführung bzw. bis zum Wirkungseintritt kausaler Therapieverfahren überbrückt.

▪ **Chronische Schmerzereignisse**
  – Bei 60–80 % aller Tumorpatienten treten im Verlauf ihrer Erkrankung mitunter unerträgliche Schmerzen auf. Zur erheblichen Besserung der Lebensqualität vieler urologisch-onkologischer Patienten ist daher eine optimale Schmerzbekämpfung eine notwendige Voraussetzung, die aber im Gegensatz zur Diagnostik, Prophylaxe und Therapie des Tumorleidens selbst oft vernachlässigt wird. Tumorbedingte Schmerzen wer-

den im wesentlichen durch ossäre Metastasierungen sowie durch Infiltrationen von Nervenplexus und/oder inneren Organen verursacht. Vor Beginn einer rein symptomatischen Schmerztherapie sollte deshalb geprüft werden, ob eventuell auch palliative Therapieansätze in Form von Chemotherapie, Bestrahlungstherapie oder anderen Maßnahmen (Hormongaben, palliative Operationen u. a.) einen positiven Einfluß auf die Schmerzen haben.

Literatur

1. Bex A, Rübben H. Fortgeschrittenes Prostatakarzinom (Leitthema). Urologe A 1998; 133 ff
2. Hofstetter AG. Unspezifische Entzündungen des Urogenitaltraktes. In: Hofstetter AG und Eisenberger F (Hrsg): Urologie für die Praxis 2. Auflage Springer Berlin 1996; S 105 ff
3. Krege S (Redaktion): Palliative Uro-Onkologie. Urologe B 1998; 38:223 ff
4. Rassweiler J, Eisenberger F: Tumoren der Urogenitalorgane. In: Hofstetter AG und Eisenberger F (Hrsg): Urologie für die Praxis 2. Auflage Springer Berlin 1996 S 125 ff

Dermatologie

R. Engst

Roter Faden

■ **Infektionen durch das Herpes-simplex-Virus**
 - Virologie
 - Epidemiologie
 - Pathogenese
 - Übertragungswege
 - Klinik
 - Differentialdiagnose
 - Komplikationen
 - Diagnostik
 - Therapeutische Möglichkeiten

■ **Infektionen durch das Varicella-Zoster-Virus: Herpes zoster**
 - Epidemiologie
 - Virologie
 - Klinik
 - Besonderheiten
 - Komplikationen
 - Diagnostik
 - Virustatische Therapie
 - Schmerztherapie
 - Resistenzentwicklung

■ Infektionen durch das Herpes-simplex-Virus

Virologie

- Das Herpes-simplex-Virus (HSV) gehört zur Familie der **Herpesviridae**.

Durch antigene und biologische Differenzierungen können **HSV Typ 1** und **HSV Typ 2** unterschieden werden. HSV 1 und 2 stellen intraserotypische Varianten dar, die im Rahmen ihrer Entwicklung eine unterschiedliche lokalisationspezifische Adaptation entfaltet haben.

Wenn auch HSV 1 vor allem als Gesichts- und Mundschleimhautstamm gilt und meist in diesen Regionen gefunden wird, konnte auch aus genitalen Läsionen in unterschiedlicher Inzidenz HSV 1 bzw. aus orofazialen Herden HSV 2 isoliert werden.

Epidemiologie

Herpes-simplex-Viren kommen ubiquitär in der Bevölkerung vor. **Die Seroprävalenz** von HSV 1 liegt bei ca. 95%.

Die **primäre HSV-1-Infektion** beginnt im Kindesalter, meist vor dem 5. Lebensjahr, und erfolgt über Speichelkontakt. Über 95% der HSV-1-Primärinfektionen verlaufen asymptomatisch, HSV-Rezidive mit klinischen Erscheinungen werden bei ca. einem 1/3 der Patienten beschrieben.

Epidemiologische Schätzungen gehen davon aus, daß die **HSV-2-Seroprävalenz** in den westlichen Industriestaaten bei ca. 40% liegt.

Genitale HSV-Infektionen werden gewöhnlich mit Aufnahme der Sexualbeziehungen erworben. Als Erreger dominiert HSV 2. Rezidivierende HSV-2-Infektionen werden bis zu 60%, genitale HSV-1-Rezidive mit bis zu 25% beschrieben.

Nach neuesten Untersuchungen hat die Prävalenz von HSV-2-Infektionen seit den 70er Jahren um 30% zugenommen.

Pathogenese

Nach Kontakt von HSV mit oberflächlich verletzter Haut bzw. Schleimhaut kommt es zur Virusreplikation mit Bläschenbildung, Ausbildung einer Virämie und Transport viraler Partikel über die peripheren sensorischen Nerven mit retrogradem Axonflow zu den korrespondierenden Ganglien. Die Inkubationszeit variiert zwischen wenigen Tagen und ca. 2 Wochen.

Initial ist die Virusvermehrung auf einige Tage in den assoziierten sensorischen Ganglien begrenzt. Stimulantien für eine Reaktivierung der episomal latenten HSV-DNA in den Ganglien stellen Streß, Traumata, Fieber, UV-Licht, Immunsuppression u. a. dar. Ist die virale Replikation in Gang gekommen, werden Viren über die korrespondierenden sensorischen Nerven zu den Gebieten der Hautinnervation transportiert. Es kommt im epithelialen Bereich zur Virusreplikation mit Bläschenbildung.

Die erstmalige Auseinandersetzung mit dem HSV wird als **Primärinfektion** bezeichnet. Kommt es nach einer stattgefundenen HSV-1-Infektion (= Primärinfektion) mit nachfolgender Antikörperbildung zu einer Auseinandersetzung mit HSV 2, liegt eine **initiale** HSV-2-Infektion vor. Eine primäre HSV-Infektion mit Typ 2, gefolgt von einer initialen Typ-1-Infektion, ist eher ein seltenes Ereignis.

Übertragungswege

Die Übertragung erfolgt im Sinne einer **Schmierinfektion**. Als Eintrittspforten fungieren minimale Haut- bzw. Schleimhautverletzungen. Die HSV-Übertragung durch kontaminierte Gegenstände (z. B. Schädelelektroden) ist in Einzelfällen nachgewiesen.

Da der Mensch das Reservoir für HSV darstellt, werden die Infektionen von Mensch zu Mensch übertragen, es existieren keine jahreszeitlichen Unterschiede. Etwa 1–5% der erwachsenen Bevölkerung scheiden periodisch infektiöses Virus im Speichel aus, ohne daß sich allerdings klinische Erscheinungen entwickeln. In diesen Fällen ist eine Virusreplikation in den Speicheldrüsen gefunden worden.

Klinik

■ HSV-1-Primärinfektion

Bei über 95% der Betroffenen verläuft die Erstauseinandersetzung mit HSV 1 **unbemerkt** bzw. mit relativ milden Erscheinungen. Bei wenigen Prozent kommt es nach einer Inkubationszeit von im Mittel 4 Tagen allerdings zu einem hochakuten Krankheitsbild mit Fieber, Abgeschlagenheit, Zeichen einer Gingivitis und Stomatitis mit sehr schmerzhafter Schwellung der Mundschleimhaut, Aphthenbildungen und regionaler Lymphadenopathie. Die Abheilung ist nach 2–3 Wochen abgeschlossen. Dieses Krankheitsbild wird als **Gingivostomatitis herpetica** bezeichnet. Komplikationen können im Rahmen von Autoinokulationen auftreten, z. B. am Auge, (Keratoconjunctivitis herpetica). Die primäre herpetische **Keratokonjunktivitis** geht meist mit einer beidseitigen schmerzhaften Konjunktivitis, Photophobie, Augentränen und Lidödem einher. Pathognomonisch sind dendritische Läsionen zum Teil auch Ulzerationen auf der Kornea.

Eine besonders schwere Verlaufsform der Gingivostomatitis kennen wir bei i**m**munsupprimierten Kindern sowie auch als Folgeerkrankung einer typischen Kinderkrankheit wie Scharlach, Masern, Röteln, Windpocken usw. Dieses Bild wird als **Aphthoid Pospischill-Feyrter** bezeichnet. Typisch bei diesem Krankheitsbild ist der Mitbefall von Haut, Mundschleimhaut und Genitalregion mit Lymphadenopathie und ausgeprägter Störung des Allgemeinbefindens.

Vital gefährdet durch eine HSV-Primärinfektion sind vor allem Neugeborene sowie generell Menschen mit Immundefekten.

Im Rahmen der Entzündungsreaktionen und Ausbildung von Ulzerationen entwickeln sich unterschiedlich stark ausgeprägte Schmerzen, die bei Mundschleimhautläsionen die Nahrungsaufnahme stark beeinträchtigen können. Besonders bei Kindern ist gelegentlich eine Hospitalisierung erforderlich.

■ HSV-1-Rezidive

Häufig angegebene **Provokationsfaktoren** sind vor allen Dingen Sonnenbestrahlung (sog. Gletscherbrand), Traumata, fieberhafte Infekte, psychische Probleme, hormonelle Besonderheiten (Menstruation). Meist wird der rezidivierende Herpes orofacialis durch Prodromi wie Schmerzhaftigkeit, Brennen, Juckreiz und Kribbeln geprägt.

Das **klinische Bild** ist meist recht typisch. Nach den oft nur wenige Stunden andauernden Prodromalerscheinungen kommt es zur Entwicklung eines münzgroßen, geröteten, etwas infiltrierten Herdes, auf dem sich rasch kleine pralle Bläschen entwickeln (herpetiforme Bläschenaussaat), gelegentlich begleitet von regionaler Lymphknotenschwellung. Platzen die Bläschen auf, kann es zu schmerzhaften Erosionen kommen. Meist ist die Bläschenbildung nach 2–3 Tagen unter Konfluenz abgeschlossen, und es kommt zum Einsinken der Bläschendecken (Dellformation), letztlich mit Austrocknung und Krustenbildung. An subjektiven Beschwerden werden dabei leichtes Prickeln bis Kitzeln, zum Teil auch deutliche Schmerzen angegeben. Die Schmerzhaftigkeit nimmt innerhalb der folgenden 4–6 Tage kontinuierlich ab. Nach Verkrustung erfolgt schließlich nach 8–10 Tagen die narbenlose Abheilung. In komplizierten Fällen kann durch eine zusätzliche **bakterielle Infektion** das Bild deutlich verändert werden, wobei hier nicht selten narbige Abheilungen resultieren.

Die **Rezidivhäufigkeit** ist sehr unterschiedlich. Es gibt Patienten, die ein- bis zweimal im Jahr ein Rezidiv erleiden, andere entwickeln alle 4–6 Wochen einen typischen Herd, meist an der gleichen Stelle. Rezidivierende HSV-Infektionen des Auges sind nicht ungewöhnlich, treten aber im Gegensatz zur Primärinfektion meist nur einseitig auf. Die mit Beteiligung des Bindegewebes einhergehenden kornealen Ulzerationen können akut zu Visusbeeinträchtigung führen mit Irreversibilität bei häufigen Krankheitsepisoden. Die Schmerzsymptomatik ist ausgeprägt.

■ HSV-2-Primärinfektion

Eine manifeste primäre HSV-2-Infektion geht im **Genitogluteabereich** mit Makeln, Papeln, Papulovesikeln, Pusteln und teilweise Ulzerationen einher. Die Krankheitsdauer kann bis zu 3 Wochen betragen. Begleitend sind sehr häufig Fieber, Dysurie, inguinale Lymphadenopathie sowie ein deutliches Krankheitsgefühl. Perianale und anale Erscheinungen sind häufig von einer Proktitis begleitet. Bei Frauen entstehen die Läsionen häufig an der Vulva beidseits, nicht selten ist die Zervix mitbetroffen. Die Läsionen werden als sehr schmerzhaft beschrieben und gehen meist mit inguinaler Lymphadenopathie und Dysurie einher. Harnverhaltung wird bei 10–15% der Patienten beschrieben.

Als **Komplikationen** sind sakrale Radikulomyelitis mit Harnverhaltungen, Neuralgien und Meningitiden bekannt. Es wird angenommen, daß eine große Zahl von primären HSV-2-Infektionen relativ subklinisch im Zervixbereich abläuft.

Initiale Infektionen mit HSV 2 verlaufen, im Gegensatz zu einer Primärinfektion – also Erstauseinandersetzung mit einem Herpes-Simplex-Virus – deutlich milder bis asymptomatisch. Die Krankheitsdauer beträgt selten mehr als 10 Tage, auch sind Schmerzverläufe und auch Komplikationen deutlich verringert. Das bestehende Antikörpermuster gegen HSV 1 scheint hier zusätzlich für einen günstigeren Krankheitsverlauf verantwortlich.

■ HSV-2-Rezidive

Etwa 60% der Patienten entwickeln Rezidive. Der rezidivierende Herpes genitoglutealis zeigt eine große Variationsbreite im Hinblick auf Häufigkeit und die klinischen Erscheinungsbilder. Die Rezidivfrequenz variiert zwischen 1,9–2,7 Episoden pro 100 Patiententage.

Die **Erscheinungen** wechseln individuell von linsengroßen roten Flecken über kleinste Erosionen, die nur mit einer Lupeneinstellung erkannt werden können, bis hin zu handtellergroßen Bläschenbeeten und Ulzerationen. Wir kennen Patienten, die nicht immer das Vollbild eines Rezidivs mit Bläschen und Erosionen ausbilden, sondern lediglich an typischer Stelle eine Rötung bemerken, die mit Juckreiz oder leichtem Brennen einhergeht. Auch wechselnde Lokalisationen kommen vor, z. B. Penisschaft oder Gesäß. Leicht übersehen bzw. verkannt werden Herpesrezidive im Vagina- bzw. Portiobereich aufgrund der nur kurzen Bestandsdauer und relativ geringen bis ausbleibenden Beschwerdesymptomatik. Rezidivierender Fluor vaginalis kann hier z. B. richtungsweisend sein. Die Diagnostik wird in behaarten Arealen noch zusätzlich behindert.

Tabelle 4.42 Differentialdiagnose der Herpes-simplex-Infektion

Primäre HSV-1-Infektion	habituelle Aphthen
	Morbus Behçet
	bakterielle Stomatitis
Primäre HSV-2-Infektion	Morbus Behçet
	Ulcus molle
	Primärkomplex bei Lues
	papulo-pustulöse Infektionen, z. B. durch Candida, Staphylokokken
HSV-1-Rezidiv	Impetigo
	Angulus infectiosus
	abortiver Herpes zoster
	(bei Kindern u. U. Dellwarzen)
HSV-2-Rezidiv	Ulcus molle
	Pyodermie
	Morbus Behçet
	abortiver Herpes zoster

Tabelle 4.43 Steckbrief Herpes-simplex-Virus

Seropositivität	
HSV 1	ca. 95 %
HSV 2	ca. 40 %
Rezidiventwicklung	
HSV 1	ca. 30 %
HSV 2	ca. 60 %
(Im Alter nachlassende Frequenz)	
Klinik HSV-1-Primärinfektion	
Gingivostomatitis	Fieber, Erbrechen, Stomatitis, deutlich schmerzhafte Aphthen, Lymphadenopathie Dauer 2–3 Wochen
Klinik HSV-2-Primärinfektion	
Herpes genitoglutealis Vulvovaginitis	Fieber, u. U. Erbrechen, Ödem, Bläschen, schmerzhafte Erosionen, Ulzerationen, Fluor, Lymphadenopathie Dauer 2–3 Wochen
HSV-1/2-Rezidiv	herpetiforme Bläschenbildung auf gerötetem Grund
	Juckreiz, Dysästhesien, mäßige Schmerzen
	Dauer 7–10 Tage

Das **subjektive** Beschwerdebild ist sehr unterschiedlich. Es gibt Patienten, die nur ein leichtes Ziehen, eventuell Jucken oder Kribbeln im Verlauf der Herpesrezidive angeben. Andere Patienten bemerken vor Ausbruch des Rezidivs neuralgiforme Beschwerden, die sich während der Akutphase z. B. bis zu einer Ischialgie steigern können. Daneben können die Effloreszenzen brennen oder auch deutlich schmerzen.

Differentialdiagnose

Die wesentlichen differentialdiagnostisch wichtigen Erkrankungen zeigt Tab. 4.**42**, einen kurzen „Steckbrief" des Herpes-simplex-Virus Tab. 4.**43**.

Komplikationen

Komplikationen können jederzeit bei immunsupprimierten Patienten auftreten, auch bei Krankheiten mit zugrundeliegenden immunologischen Besonderheiten.

Mit dem zunehmenden Einsatz immunsupprimierender Medikamente, insbesondere bei Transplantatempfängern, sind schwerverlaufende HSV-Infektionen bekannt geworden. Neben der kontinuierlichen Ausbildung von Ulzerationen bis hin zur Dissemination über das gesamte Integument können bei Patienten mit gestörter zellulärer Immunität viszerale Infektionen entstehen, insbesondere Ösophagitis, Pneumonie und Hepatitis. Sehr schmerzhafte primär exulzerierte Läsionen, mit Bevorzugung der analen und perianalen Region, können sich im Rahmen einer fortgeschrittenen HIV-Infektion entwickeln. Schwere disseminierte HSV-1-Infektionen (als Primär- oder Rezidivinfektion) kommen vor allen Dingen bei Patienten mit atopischem Ekzem im Sinne eines **Eczema herpeticatum** vor. Meist entwickeln diese Patienten hohes Fieber und flächig hämorrhagische Erosionen und Schleimhautläsionen, in Einzelfällen sind Bronchopneumonie und zerebrale Symptomatiken beschrieben.

Eine weitere Komplikation stellt das **Erythema exsudativum multiforme** dar. Anscheinend bei entsprechender Disposition (HLA-Konstellation DQw3) kommt es innerhalb von 1–2 Wochen nach einer Herpes-simplex-Infektion zum Auftreten typischer kokardenartiger Effloreszenzen an verschiedenen Hautpartien, besonders Handrücken, Knie, Fußrücken. Als Maximalvariante ist die Entwicklung eines Stevens-Johnson-Syndroms möglich (pluriorifizieller Schleimhautbefall mit hohem Fieber, u. U. Bronchopneumonie und Nephropathie). Nach unserer heutigen Vorstellung handelt es sich um eine mukokutane Hypersensitivitätsreaktion auf HSV-Antigene, für die Haut und Schleimhaut als besondere Zielorgane gelten.

Herpes neonatorum

Bei HSV-Primärinfektion der Mutter kurz vor der Entbindung besteht zu ca. 30 % das Risiko einer Infektion des Neugeborenen.

Die Sectio bis 4 h nach Blasensprung wird angeraten. Engmaschige Kontrollen des Kindes sind erforderlich, da Hauterscheinungen häufig erst verzögert auftreten. Gleichfalls besteht die Gefahr der Infektion des Kindes durch Klinikpersonal und Besucher. Insgesamt muß bei Herpessepsis mit einer hohen Letalität (ca. 70 %) bzw. Defektheilungen bei ausbleibender oder zu später Antiviraltherapie gerechnet werden.

■ Neurologische Komplikationen

Vor allen Dingen im Rahmen einer manifesten Primärinfektion mit Herpes anogenitalis kann es zur Entwicklung heftigster Schmerzen kommen, die miktionsabhängig Zunahmetendenz aufweisen. Die Vita sexualis wird gleichzeitig stark beeinträchtigt. Als neurologische Komplikationen kann sich eine **Verringerung der Blasenentleerung** einstellen. Da diese Patienten auch bei maximal gefüllter Blase kaum eine Schmerzhaftigkeit angeben, scheinen zusätzlich zu den motorischen Efferenzen die von den Spannungs- und Volumenrezeptoren der Blase abgehenden viszero-sensiblen Afferenzen geschädigt.

Je nach Etagenschädigung kann eine Kaudaradikulitis, Myelitis oder Meningitis unterschieden werden, wobei Kombinationen vorkommen. Bei der Kaudaradikulitis finden sich neben Harnretention, Obstipation auch Parästhesien im Damm- und inneren Oberschenkelbereich. Ein schwerwiegenderes Krankheitsbild stellt die **Myelitis** dar, die neben Harnverhalt, Obstipation und Inkontinenz auch spastische bis schlaffe Paresen der unteren Extremitäten nach sich ziehen kann. Sensibilitätsstörungen treten allgemein begleitend auf. Besonders bei abwehrgeschwächten Menschen wurden im Zuge einer HSV-2-Infektion nekrotisierende Myelitiden beschrieben.

Bei der **HSV-Meningitis** entwickelt sich ein deutliches Krankheitsgefühl mit Abgeschlagenheit, Fieber, Kopfschmerzen, Photophobie, Myalgie und meist auch Miktionsstörungen. Parästhesien und neuralgiforme Schmerzen im Damm-, Gesäß- und Oberschenkelbereich kommen gleichfalls vor.

Eine maximale Komplikation der HSV-Infektion stellt die **Herpes-Enzephalitis** dar, die mit einer Letalität von bis zu 70% einhergeht. Klinisch dominieren fokale Entzündungen, Fieber, Bewußtseinsveränderung, Desorientiertheit und lokale neurologische Besonderheiten.

Diagnostik

Der HSV-1/2-Nachweis läßt sich mit einer Reihe von Labormethoden erbringen (Tab. 4.44). Sie beinhalten Viruskultur, Antigennachweise, serologische Untersuchungen sowie Elektronenmikroskopie und Zytologie. An erster Stelle der diagnostischen Methodik steht die **Viruskultur**, z. B. auf Verozellen oder Vorhautfibroblasten.

Wesentliche **Nachteile** der Viruskultur sind ihre Dauer, die zwischen 1–10 Tagen betragen kann und vor allem falsch-negative Ergebnisse durch unsachgemäße Probenentnahme bzw. Aufbewahrung. Bei vital gefährdeten Patienten, z. B. Immunsupprimierten und auch Neugeborenen, limitiert der Zeitfaktor den alleinigen Einsatz der Viruskultur.

Weiterhin verfügen wir über **Direktnachweismethoden** wie den immunfluoreszenzoptischen Antigennachweis und den HSV-DNA-Nachweis mit der Polymerasekettenreaktion (PCR). Bei richtiger Abnahmetechnik und genügend Zellmaterial aus dem Läsionsgrund ist die direkte Immunfluoreszenz (DIF) eine sehr wertvolle Nachweismethode, die innerhalb von 30 min auswertbar ist. Der HSV-DNA-Nachweis mittels PCR eignet sich dazu, minimalste Virusmengen zu erfassen (Gewebe, Fruchtwasser, Liquor). Die Elektronenmikroskopie erfordert einen sehr hohen technischen Aufwand, ist nur in besonderen Einrichtungen verfügbar und erfordert vom Untersucher ein hohes Maß an Erfahrung.

In der Hand des Geübten können aus gefärbten **Zellausstrichen** (z. B. nach May-Grünwald) bei bestehendem Herpes simplex multinukleäre Riesenzellen nachgewiesen werden, die für eine virale Genese der Läsion sprechen.

Serologische Untersuchungen mit Nachweis HSV-typischer Antikörper sind unzuverlässig, vor allem im Hinblick auf Unterscheidung zwischen Primär- und Rezidivinfektion. Die bei Primärinfektion zunächst gebildete IgM-/IgA-Immunantwort verliert sich meist nach einem halben Jahr, wohingegen die IgG-Immunantwort in der Regel auf individuellem Titerniveau lebenslang bestehen bleibt. Bei Rezidiven kommt es nur selten zur erneuten IgM-/IgA-Bildung oder auch IgG-Titererhöhung. In neuerer Zeit sind typenspezifische serologische Methoden (z. B. ELISA, Western Blot) zur Glykoproteindetektion entwickelt worden, die je-

Tabelle 4.**44** Herpes-simplex-Virus-Nachweis

Methode	Material	Besonderheit
Viruskultur	Bläschenflüssigkeit, Wundsekret	zeitaufwendig (Kulturdauer 1–10 Tage) Transportwege
Antigen-Direktnachweis Direktimmunfluoreszenz, DIF (ELISA, RIA)	Zellmaterial aus frischen und alten Läsionen	rasches Ergebnis (DIF 30 min) Fluoreszenzmikroskop notwendig exakte Probenentnahme erforderlich
Nukleinsäuren-Nachweis HSV-PCR	Zellmaterial aus Läsionen, Körperflüssigkeiten, Gewebe	HSV-Nachweis hochsensitiv Dauer 4–48 h
Zytologie	Zellausstrich aus Läsionen, Urethra, Zervix	wenig sensitiv, nur grobe Orientierung
Transmissionselektronenmikroskopie	Zellmaterial aus Bläschenflüssigkeit	Sensitivität und Spezifität relativ gering hoher technischer Aufwand Ergebnis innerhalb von 30–60 min

Tabelle 4.45 Herpes-simplex-Serologie

Primärinfektion	IgA-/IgM-/IgG-Bildung
Rezidiv	selten IgA/IgM
	gelegentlich IgG-Titeranstieg
	typenspezifische Serologie (ELISA, Western Blot) differenziert in HSV 1/2

doch zum Teil noch Spezialeinrichtungen vorbehalten sind (Tab. 4.45).

Gerade diese Tests der neuen Generation verbessern die Möglichkeiten, subklinische HSV-Infektionen sowie Serokonversionen zu erkennen. Außerdem lassen sich z. B. HSV-2-Initialinfektionen bei HSV-1-seropositiven Patienten nachweisen.

Therapeutische Möglichkeiten

Die therapeutischen Ziele beim Herpes simplex sind Verkürzung der Krankheitsdauer, der Virusausscheidung sowie Verringerung der Schmerzhaftigkeit und vor allen Dingen Verhinderung von Komplikationen (Tab. 4.46).

Tabelle 4.46 HSV-wirksame Virustatika

Substanz	Spektrum
Aciclovir i. v., oral, topisch	HSV 1/2
Valaciclovir oral (Prodrug)	HSV 1/2
Penciclovir topisch	HSV 1
Famciclovir oral (Prodrug)	HSV 1/2
Brivudin oral	HSV 1
Sorivudin oral	HSV 1
Foscarnet-Natrium i. v., topisch	HSV 1/2

Vorläufer unserer heutigen Virustatika stellen Vidarabin, Idoxuridin, Trifluridin sowie Tromantadin dar. Diese Substanzen sind heute besonderen Konstellationen vorbehalten. Zu beachten sind mögliche lokale Unverträglichkeiten.

Als **selektives** Antiherpetikum wird seit 1982 das Guanosinanalogon **Aciclovir** (ACV) eingesetzt, das zunächst parenteral bei schweren HSV- und auch Zoster-Infektionen therapeutische Maßstäbe setzte. Die schlechte orale Resorption von Aciclovir (10–20 %) führte zur Weiterentwicklung und Einführung von sog. Prodrugs. Durch diese Neuentwicklungen konnten wesentlich höhere Resorptionsraten oral erzielt werden.

Zu nennen ist hier der L-Valyl-Ester des Aciclovirs (**Valaciclovir**), der eine bis zu fünffach höhere orale Bioverfügbarkeit gegenüber Aciclovir entwickelt bei Resorption von 55 %. Nach Abspalten des L-Valyl-Restes erfolgt die Verstoffwechselung wie bei Aciclovir, d. h. durch die Herpes-simplex-spezifische Thymidinkinase wird Aciclovir in Monophosphat überführt und in der Folge durch zelluläre Phosphattransferasen in Triphosphat umgesetzt, das kompetitiv das natürliche Substrat Guanosintriphosphat von der Herpes-simplex-DNA-Polymerase verdrängt. Außerdem wird unter Abspaltung von Diphosphat Aciclovirmonophosphat in die virale DNA eingebaut. Da dieses Molekül in 3'-Position über keine COH-Gruppe verfügt, ist eine weitere Kettenverlängerung nicht möglich, und es kommt zum Abbruch der Virusreduplikation.

Eine weitere Prodrug stellt **Famciclovir** dar, der Diazetylester des Penciclovirs. Famciclovir wird zu über 70 % resorbiert, der Acetylrest abgespalten, die weitere Verstoffwechselung von nunmehr Penciclovir erfolgt wie bei Aciclovir.

Die **Thymidinanaloga** Brivudin und Sorivudin hemmen ebenfalls Herpes-simplex-Viren, allerdings nur Typ 1, da HSV Typ 2 nicht über das für die Verstoffwechselung erforderliche Enzym Thymidilatkinase verfügt. Ein weiteres Virustatikum ist **Foscarnet-Natrium**, das im Gegensatz zu den Nukleosidanaloga direkt an der viralen DNA-Polymerase angreift. Obwohl als Firstline-Medikament zur Behandlung der CMV-Retinitis bei HIV-Infektion eingeführt, kann Foscarnet-Natrium auch die Vermehrung von Herpes-simplex-Viren hemmen. Das Präparat stellt vor allem eine Alternative bei Aciclovir-resistenten Herpes-simplex-Viren dar.

Die **Wirksamkeit** der Virustatika ist durch entsprechende Studien abgesichert. Eine frühzeitig einsetzende systemische Antiviraltherapie, möglichst innerhalb von 48 h nach Krankheitsbeginn, hat die besten Erfolgsaussichten, den Krankheitsverlauf abzukürzen und damit die Schmerzhaftigkeit zu verringern. Die Entwicklung von möglichen Komplikationen ebenso wie die Virusübertragung auf HSV-Naive kann damit entscheidend gemindert werden. Bei starken **Schmerzen** können parallel zur Antiviraltherapie Schmerzmittel eingesetzt werden. Bewährt haben sich Paracetamol und Codein, Metamizol sowie Tramadol. Eine ausgeprägte Ödembildung, z. B. bei Vulvovaginitis, kann rasch mit Diclofenac behoben werden.

Einen Überblick zur systemischen antiviralen Therapie gibt Tab. 4.47.

Der Effekt und damit der Einsatz **topischer Virustatika** ist limitiert. Lediglich für das Frühstadium rezidivierender Herpes-simplex-Infektionen werden günstige Effekte angegeben, die allerdings sehr individuell ausfallen. Zumeist fehlen plazebokontrollierte, doppelblind randomisierte Studien mit genügend großen Patientenkollektiven, um den Stellenwert des Gros der topischen Virustatika klar zu ermitteln. Für das neue Virustatikum **Penciclovir** konnte belegt werden, daß eine topische 1 %ige Zubereitung, frühzeitig eingesetzt, bei rezidivierendem Herpes labialis Krankheitsdauer, Schmerzhaftigkeit und Virusnachweis um ca. 30 % vermindern konnte. Maßnahmen wie z. B. Abdecken der Haut mit breitem Lichtschutz können beim lichtinduzierten Herpes labialis individuell präventiv wirken. Desinfizierende Zubereitungen können komplizierende Sekundärinfektionen verringern. Einen Überblick zur topischen antiviralen Therapie gibt Tab. 4.48.

Im folgenden sind spezielle Empfehlungen zur Therapie des Herpes simplex aufgeführt. Bei allen Virustatika ist eine Dosisanpassung bei Nierenfunktionsstörungen entsprechend der Kreatininclearance erforderlich.

■ Aciclovir i. v.

Indikationen:
- Primärer Herpes genitalis
- Infektionen durch Herpes-simplex-Viren bei Patienten mit primärer oder sekundärer Immunschwäche
- Prophylaxe von HSV-Infektionen bei immunsuppressiver Therapie.

Tabelle 4.47 Therapiediagramm zur systemischen Behandlung des Herpes simplex

Virustatikum	Dosierung	Krankheitsbild
Aciclovir i. v.	5 mg/kg KG 5–7 Tage	primärer Herpes simplex (schwere Verlaufsformen) Patienten mit defektem bzw. geschädigtem Immunsystem
Aciclovir Tabletten, Suspension	5 × 200 mg/die/5 × 1 Meßl./die für 5 Tage 4 × 200–400 mg/die/4 × 2 Meßl./die	Herpes simplex der Haut- und Schleimhäute Prävention schwerer HSV-Verläufe, häufiger Rezidive; Immunsuppression
Brivudin Tbl. 125 mg	1 × 125 mg/die für 5 Tage	Herpes-simplex-1-Infektion (Patienten mit Tumorleiden, primärem/sekundärem Immundefekt)
Famciclovir (Penciclovir) Tbl. 250 mg Tbl. 125 mg	3 × 250 mg/die für 5–10 Tage 2 × 125 mg/die für 5 Tage	primärer Herpes genitalis Herpes genitalis recidivans
Foscarnet-Natrium i. v.	3 × 40 mg/kg KG/die für 2–3 Wochen	mukokutane Infektion durch Aciclovir-resistente Herpes-simplex-Viren bei Immundefektsyndrom
Valaciclovir Tbl. 500 mg	2 × 500 mg/die für 10 Tage 2 × 500 mg/die für 5 Tage	Herpes genitalis Primärinfektion Herpes genitalis recidivans

Tabelle 4.48 Therapiediagramm zur topischen Behandlung des Herpes simplex

Virustatikum	Dosierung	Krankheitsbild
Aciclovir Lippenherpessalbe 5 %	5 ×/die für 5–10 Tage auftragen	Schmerzen und Juckreiz bei Herpes labialis, genitalis im Frühstadium
Aciclovir Augencreme	5 × 1 cm Salbe/die in den unteren Bindehautsack	Herpes-simplex-Virus-bedingte Hornhautentzündungen
Penciclovir-Creme 1 %	2stündlich über 4 Tage auftragen	Herpes labialis recidivans
Foscarnet-Natrium 2 % Creme	6 ×/die auftragen	Herpes simplex recidivans im Frühstadium
Idoxuridin-Salbe 0,1 %	initial 3 stündlich, später 3 ×/die	Herpes simplex im Frühstadium
Trifluridin-Augentropfen 1 % Augensalbe 2 %	2 stündlich 1 Trpf. in den Bindehautsack ca. 5 mm Salbe alle 4 h und vor dem Schlafen in den Bindehautsack	Herpes-simplex-Keratitis
Tromantadin-Salbe 1 %	3–5 ×/die auftragen	Anfangsstadium einer Herpes-simplex-Infektion
Vidarabin-Salbe 3 %	2–3 ×/die, bis 14 Tage nach Abklingen 5 mm Salbe alle 4 h und vor dem Schlafen in den Bindehautsack	Herpes simplex Herpes corneae

Dosierung:
- *Säuglinge bis zum 3. Monat, Kinder über 12 Jahre und Erwachsene:* 3 × 5 mg/kg KG/die über 5–7 Tage
- *Kinder ab 3. Monat bis 12. Lebensjahr:* 3 × 250 mg/m² Körperoberfläche/die über 5–7 Tage
- *Patienten mit Immundefekt:* 3 × 5(–10) mg/kg KG/die über 5–7 Tage.

■ **Aciclovir-Suspension**

- *Herpes-simplex-Infektionen der Haut und Schleimhäute:* 5 × 1 Meßbecher/die über 5 Tage.
- *Prävention schwerer Verläufe bzw. häufiger Rezidive bei genitalem Herpes:* 2–4 × 1 Meßbecher/die, Behandlungsdauer 6–12 Monate
- *Immunsupprimierte Patienten:* 4 × 1 Meßbecher/die bzw. 4 × 2 Meßbecher/die bei schwerer Immunsuppression

- Kinder über 2 Jahre erhalten die Erwachsenendosis, unter 2 Jahre die Hälfte der Erwachsenendosis.

■ **Aciclovir 200 mg**

- 5 × 1 Tablette/die über 5 Tage
- zur Vorbeugung schwerer Verlaufsformen bzw. häufiger Rezidive bei genitalem Herpes 4 × 1 oder 2 × 2 Tabletten/die
- Immunsupprimierte Patienten 4 × 1–2 Tabletten/die.

■ **Aciclovir 400 mg**

Zur Vorbeugung schwerer HSV-Infektionen bei Immunsupprimierten 4 × 1 Tablette/die.

- Beachte: die Aciclovirausscheidung wird durch Cimetidin und Probenicid verzögert.

Famciclovir 250 mg

Primärer Herpes genitalis: 3 × 250 mg über 5–10 Tage.

Famciclovir 125

Rezidivprophylaxe des Herpes genitalis: 2 × 125 mg/die über 5 Tage.

Valaciclovir 500 mg

- *Herpes-genitalis-Primärinfektion:* 2 × 500 mg/die Valaciclovir über 10 Tage
- *Herpes genitalis recidivans:* 2 × 500 mg/die Valaciclovir über 5 Tage

Brivudin

HSV-1-Infektionen bei Patienten mit Tumorgrundleiden, primärem und sekundärem Immundefekt: 1 × 125 mg/die für 5 Tage (Kinder 3 × 5 mg/kg KG/die). Cave Kombination mit Fluoruracil, Tegafur.

Foscarnet-Natrium

- *Mukokutane Infektionen* durch Aciclovir-resistente Herpes-simplex-Viren (bei Patienten mit erworbenem Immundefektsyndrom) 3 × 40 mg/ kg KG/die über 1 h für 2–3 Wochen
- aufgrund der potentiellen Nierentoxizität nach jeder Infusion zusätzlich 0,5–1 Liter. NaCl-0,9%-Lösung i. v.
- Cave Kombination mit anderen potentiell nierentoxischen Substanzen; eine zusätzliche Cotrimoxazol-Therapie kann zu Hämoglobin-/Thrombozytenabnahme führen. Keine Kinderzeugung bis ½ Jahr nach Therapie.

Infektionen durch das Varicella-Zoster-Virus: Herpes zoster

Epidemiologie

Epidemiologische Daten zur **Zosterinzidenz** in der Bevölkerung liegen vor allem aus den USA und Großbritannien vor. In Großbritannien wurde nach Hope-Simpson in den 60er Jahren die Inzidenz mit 3,39 Zosterfällen/1000 Personen und Jahr angegeben. Während Ragozzino und Mitarbeiter für die Bevölkerung der Provinz Rochester, USA, eine Inzidenz von 1,3 Zosterfällen/1000 Personen fanden, ergab sich 1995 im Rahmen einer Gesundheitsstudie aus den USA eine um 64 % höhere Zosterinzidenzrate.

Für den deutschsprachigen Raum wurde im Rahmen einer Regionaluntersuchung 1992–1993 in Ansbach (Bayern) eine Inzidenz von 2,3 Erkrankungen/1000 Einwohner und Jahr für den Herpes zoster gefunden. In der gleichnamigen Studie betrug die Varizelleninzidenz 4,2/1000 Einwohner und Jahr.

Generell **höher** anzusetzen ist die Zosterinzidenz bei immunsupprimierten Patienten, z. B. HIV-Infizierten, Lymphom- bzw. Krebspatienten. So weisen Kinder, die an Leukämie erkrankt sind, eine 50- bis 100fach höhere Zosterinzidenz auf als ein vergleichbares gesundes Kollektiv.

Die Zosterinzidenzrate nimmt in der Allgemeinbevölkerung mit zunehmendem **Alter** zu. So sind ca. 3 Fälle/1000 Personen/Jahr Ende der 4. Lebensdekade zu verzeichnen mit Anstieg auf 5/1000 Personen in der 5. Dekade und auf ca. 7 bei den 60- bis 70jährigen. Bei den über 80jährigen werden ca. 10 Zosterfälle/1000 Personen verzeichnet. Generell ist davon auszugehen, daß ca. 50 % aller ≥ 85jährigen einen Zoster entwickeln werden.

Virologie

Das Varizella-Zoster-Virus (VZV) gehört zur Familie der **Herpesviridae** und zählt zusammen mit den Herpes-simplex-Viren (HSV) zu den Alpha-Herpesviridae.

Das Virus existiert nur als ein serologischer Typ.

Klinik

Nach einer Inkubationszeit von ca. 1–3 Wochen kommt es unter **Prodromalerscheinungen** (ca. 80 % der Patienten) wie Abgeschlagenheit, leichtes Fieber, vor allem aber Parästhesien, neuralgiforme Schmerzen im Bereich umschriebener Hautnervensegmente zur Ausbildung eines unilateralen Dermatom assoziierten Exanthems. Es handelt sich um die endogene VZV-Reaktivierung nach stattgefundenen Varizellen in der Kindheit.

Verlauf. Auf dem zunächst berührungsempfindlichen bis schmerzenden Körperareal entwickeln sich anschließend in den Hautspaltlinien angeordnete, relativ scharf begrenzte Erytheme. Innerhalb dieser Erythemzonen kommt es zum Auftreten von ca. 2–3 mm großen, zunächst prall gespannter Bläschen, die zur Konfluenz neigen und im Rahmen ihres Alterungsvorgangs eine zentrale Delle entwickeln. Die Bläscheneruption dauert selten länger als 3–5 Tage. Nach etwa 7 Tagen beginnt die Eintrocknung der Bläschen mit Rückbildung des Erythems, es kommt zur bräunlich-gelblichen Krustenbildung. Nach 2 bis spätestens 3 Wochen fallen die krustösen Auflagerungen ab.

Normalerweise heilt ein unkomplizierter Zoster narbenlos ab. Bei **kompliziertem Verlauf** wie Hämorrhagie, Nekrotisierung und auch Sekundärinfektentwicklung, bleiben über längere Zeit Hypo- oder auch Hyperpigmentierungen bestehen, gelegentlich kommt es zur Narbenbildung.

Die **Schmerzentwicklung** stellt sich sehr variabel dar und reicht von nur minimalen Hautreizungen bis zur Entwicklung schwerster Neuralgien. Gelegentlich dominiert lediglich eine dermatomassoziierte Schmerzsymptomatik (milde Hyperästhesie bis hin zur manifesten Neuralgie) bei nur minimalem oder ausbleibendem Zoster-Exanthem. Bei letzterem spricht man von einem Zoster sine herpete.

Die **Zosterlokalisation** orientiert sich an der Verteilung der segmentalen Hautinnervation. Meist ist nur unilateral ein einzelnes Segment befallen (Zoster segmentalis). Im entsprechenden Lymphabflußgebiet liegende Lymphknoten können vergrößert sein. Sind mehrere unilaterale Segmente befallen, spricht man von einem Zoster multiplex unilateralis. Ist das kontralaterale Segment mit einbezo-

Tabelle 4.49 Zosterausbreitung

- Zoster segmentalis
- Zoster multiplex unilateralis
- Zoster duplex
- Zoster generalisatus

Tabelle 4.50 Steckbrief VZV-Infektion

VZV-Primärinfektion	Kindheit (Varizellen)
Symptome	Generalisiertes Exanthem, Fieber, Juckreiz
VZV-Rezidiv als endogene Reaktivierung (Herpes zoster)	einmal Inzidenz mit höherem Lebensalter (> 50 Jahre) in der Bevölkerung zunehmend
Symptome	Dermatom assoziiertes Exanthem minimaler bis deutlicher Prodromal-/Akutschmerz eventuell Post-Zoster-Neuralgie
Therapie	Virustatika systemisch
Asymptomatische Virusausscheidung	nicht bewiesen
Rezidiv bei Immunsuppression	möglich (nach ca. 2–6 Wochen)

Tabelle 4.51 Ramsay-Hunt-Syndrom

Grad I	Zoster auricularis
Grad II	+ Fazialisparese
Grad III	+ Hör-/Gleichgewichtsstörungen und Trigeminusausfälle, Geschmacksstörungen

gen, liegt ein Zoster duplex und bei Generalisation ein Zoster generalisatus vor (Tab. 4.49).

Die am häufigsten befallene **Dermatome** finden sich bei über 50% der Patienten thorakal, zu ca. 30% im Hirnnervenausbreitungsgebiet, zervikal/lumbal zu ca. 14%. Ein Zoster generalisatus wird nur bei etwa 1–2% immunkompetenter Patienten beobachtet. Bei generalisierten Zosterverläufen kann es zusätzlich zum Befall parenchymatöser Organe und des zentralen Nervensystems kommen (Tab. 4.50).

Besonderheiten

Vor allem im Ausbreitungsbereich der **Hirnnerven** sind vermehrt Komplikationen zu erwarten, in Besonderheit beim Zoster des N. trigeminus.

■ Zoster ophthalmicus

Beim Befall des **ersten Trigeminusastes** (Zoster ophthalmicus) sind Stirne, Augen und Lider in den Prozeß einbezogen und meist stark geschwollen, ebenso häufig auch die kontralaterale Gesichtspartie. Entwickeln sich Effloreszenzen (Bläschen) auf der Nasenspitze (Mitbefall des R. nasociliaris), ist meist eine Mitbeteiligung der Konjunktiven und Kornea die Folge. Eventuell entwickeln sich Augenmuskellähmungen, gelegentlich eine reflektorische Pupillenstarre (Argyll-Robertson-Pupille). Die Schmerzhaftigkeit ist extrem, der Prozeß wird nicht selten durch Hämorrhagien und Nekrosezeichen kompliziert.

Komplikationen:
- Keratokonjunktivitis
- Skleritis
- Iridozyklitis
- Argyll-Robertson-Pupille
- Glaukom
- Optikusneuritis.

■ Zoster maxillaris

Bei Befall des **zweiten Trigeminusastes** kommt es unter Einbezug von Wangen und Oberlippen meist auch zum Befall des Gaumendaches. Gleichfalls kann es zu aphthösen Erscheinungen an Uvula und Tonsillen kommen, unter Umständen mit Schluckstörungen vergesellschaftet.

■ Zoster mandibularis

Bei Befall des **dritten Trigeminusastes** ist die Unterkiefer-Kinn-Partie betroffen mit Einbezug der Zunge und des Mundbodens. Auch hier können sich aphthoide Erosionen bis Ulzerationen entwickeln.

■ Zoster oticus

Meist liegt ein Befall der Ohrmuschel vor, eventuell auch der ohrumgebenden Partien, einschließlich Innenohr. Es besteht die Gefahr der Entwicklung einer sog. Intermediusneuralgie, bei der neben den hauptsächlich befallenen **Hirnnerven VII/VIII** auch der IX./X., vor allem aber der V. Hirnnerv mit einbezogen sein können. Im Rahmen spezifischer Konstellationen kann sich das Ramsay-Hunt-Syndrom entwickeln (Tab. 4.51).

■ Zoster bei primärem und sekundärem Immundefekt

Hier treten vor allen Dingen bei Menschen in jüngeren Lebensjahren Zosterformen auf, die mit Hämorrhagien sowie Nekrosen einhergehen können, auch mehrere Segmente befallen, zur Bläschenaberration, Dissemination und gelegentlich auch Generalisation neigen.

Bei diesen Patienten sind rezidivierende Zosterentwicklungen bekannt. Der normalerweise 14 Tage dauernde Zosterverlauf bei Immunkompetenten ist bei Abwehrgeschwächten deutlich protrahiert und kann zum Teil monatelang chronisch verlaufen (persistierender Zoster). Hierbei kommt es oft zu einem Gestaltwandel mit Entwicklung papulöser verkrusteter Effloreszenzen, daneben zu wiederholten Bläschenschüben, zur Ausbildung von Hämorrhagien (Zoster haemorrhagicus) und eventuell auch einer Gangrän (Zoster gangraenosus).

Bei Generalisation ähneln die Bilder mehr den Windpocken. Im Rahmen einer Virämie kann es zur Dissemination in parenchymatöse Organe kommen. Gerade bei Patienten mit HIV-Infektion stellt der Zoster eine frühe **Markererkrankung** dar. Gleichfalls ist bei jüngeren Patienten auch nach einem Morbus Hodgkin zu fahnden.

Komplikationen

An der **Haut** kann es zur zusätzlichen Besiedelung der Erosionen mit Bakterien kommen mit Entwicklung einer tiefergreifenden Impetigo. Nicht selten resultieren nach Abheilung Narben, die eine vermehrte oder auch verminderte Pigmentierung aufweisen. Weitere Hautveränderungen stellen Pseudolymphome und auch Entwicklung psoriatischer Effloreszenzen im Rahmen eines Köbner-Phänomens dar.

Tabelle 4.52 Zoster-Schmerz

- Prä-Zoster-Schmerz (Prodromalschmerz)
- Zoster-Akutschmerz (Akutphase)
- Post-Zoster-Schmerz (Folgeschmerz)

Am **Auge** sind als Komplikationen Konjunktivitis, Uveitis und Keratitis bekannt sowie eine Iridozyklitis, die nicht selten zusätzlich zur Entwicklung eines Glaukoms führt. Weitere Komplikationen stellen Hepatitis, Pankreatitis, Pneumonie, Myokarditis, Ösophagitis dar.
Neurologische Komplikationen. Besonderer Erwähnung bedürfen neurologische Komplikationen, an deren erster Stelle die **Schmerzentwicklung** steht (Tab. 4.52). Die Schmerzsymptomatik beim Zoster läßt sich in einen Prä-Zoster-Schmerz im Rahmen der Prodromalphase und in einen Akutschmerz während der Effloreszenzentwicklung unterteilen.

- Eine Post-Zoster-Neuralgie liegt per definitionem dann vor, wenn die Schmerzen nach Abheilung des Zosters, d. h. Abfall der Krusten, länger als 4 Wochen kontinuierlich persistieren bzw. nach Abklingen wieder auftreten.

Im Rahmen der Entzündungsvorgänge kann es zum Mitbefall **viszeromotorischer** und auch **somatomotorischer Fasern** kommen, so daß sich Lähmungen entwickeln können, die zwischen 1 und 4 Wochen nach Beginn der eigentlichen Zostererkrankung auftreten. Bei den auftretenden Muskelparesen sind als besonders bemerkenswert paralytische Bauchwandhernien zu erwähnen.

Die segmentalen Zoster-Lähmungen sind funktionell meist vollständig rückbildungsfähig. Allerdings können proximale Paresen, besonders der Extremitäten, Rückbildungszeiten von Monaten benötigen. Eine schlechte Prognose weist die Zoster-Fazialisparese auf, die zu ca. 60 % im Rahmen eines Zoster oticus zu erwarten ist.

Beim Befall des N. trigeminus kann es zur Mitbeteiligung des N. oculomotorius und auch opticus kommen. Granulomatöse Vaskulitiden sind beim Zoster ophthalmicus beschrieben, die neben Hemiparesen zu hirnorganischen Psychosyndromen führen können.

Weitere neurologische Komplikationen stellen die Zoster-Meningoenzephalitis, Zoster-Myelitis sowie der Befall des Grenzstranges dar.

Etwa 15 % der Zosterpatienten entwickeln eine **Post-Zoster-Neuralgie**, wobei die Inzidenz mit dem Lebensalter zunimmt, d. h. im 7.–8. Dezennium kommt es bei bis zu 70 % der Patienten zur Ausbildung einer solchen Neuralgie. Die Schmerzqualität wechselt vom brennenden Charakter bis hin zum stechenden Dauerschmerz. Ein besonderes Merkmal ist zusätzlich eine hochgradige Berührungsempfindlichkeit, die als **Allodynie** bezeichnet wird. Neben den monatelang bestehenden Schmerzen wechselnder Intensität können auch plötzlich einschießende Schmerzen auftreten, wie insbesondere bei der Trigeminusneuralgie auftreten. Auch Schmerzausstrahlungen in benachbarte Dermatome sind bekannt. Gleichzeitig kann der Temperatursinn gestört sein; gelegentlich Hyp-/Anaesthesie.

Eine mögliche **Risikovorhersage** im Hinblick auf Entwicklung einer Post-Zoster-Neuralgie ergibt sich aus den von Wutzler und Doerr ausgewerteten Daten 635 virustatisch therapierter und nicht behandelter Zosterpatienten (52). Für die Vorhersage konnten Geschlecht, Alter, Anzahl der Läsionen, Lokalisation, hämorrhagische Läsionen und Schmerzen in der Prodromalphase als signifikante Risikofaktoren ermittelt werden. Dementsprechend wurde ein Scoresystem erarbeitet (Tab. 4.53).

Entsprechend der Auswertung konnte eine Risikobewertung bezüglich der Post-Zoster-Neuralgie (PCN) anhand der Kategorien des Scoresystems aufgestellt werden.

Mit diesem Scoresystem lassen sich zum einen leicht Risikopatienten erkennen, zum anderen weist es auf die Dringlichkeit einer antiviralen Therapie hin, zumal bei frühzeitiger Antiviraltherapie eine deutlich geringere Entwicklung einer Post-Zoster-Neuralgie zu erwarten ist.

Tabelle 4.53 Scoresystem zur Kalkulation des individuellen Risikos bezüglich der Entstehung einer Post-Zoster-Neuralgie (PZN) für einen Patienten mit akutem Zoster-Schmerz (nach Wutzler u. Doerr 1997)

Risikofaktor	Score
Alter über 50 Jahre	9
Dermatomaler Schmerz	9
Weibliches Geschlecht	9
Anzahl der Effloreszenzen > 50	8
Hämorrhagische Effloreszenzen	8
Kraniale oder sakrale Lokalisation des Exanthems	6

PZN-Risiko
Score < 26: mäßig
Score 26–34: deutlich
Score >34: hoch

Diagnostik

Aufgrund des meist typischen **klinischen Erscheinungsbildes** des Zosters ist die exakte Diagnose allgemein unproblematisch zu stellen. Bei atypischen Verläufen, insbesondere bei immunsupprimierten Patienten, isoliertem Befall des zentralen Nervensystems, kommt der Labordiagnostik eine tragende Rolle zu.

Eine Zusammenfassung zur Labordiagnostik bei Herpeszoster-Infektionen gibt Tab. 4.54.

Differentialdiagnose des Herpes zoster

Ausgeprägter Herpes simplex (sog. zosteriformer Herpes simplex), blasenbildende Dermatosen (u. a. bullöses Pemphigoid, Pemphigus vulgaris), Erysipel, blasige Impetigoherde.

Tabelle 4.54 Labordiagnostik bei Herpes-zoster-Infektionen

- Virusdirektnachweis in Zellkulturen
- Direkte Immunfluoreszenz
- Hybridisierung zum Nachweis viraler Nukleinsäuren
- PCR-Diagnostik
- Elektronenmikroskopie
- Tzanck-Test
- Serologie

Virustatische Therapie

Von einer suffizienten antiviralen Therapie wird eine Abkürzung des Krankheitsverlaufes, Verringerung der Schmerzsymptomatik (wenn nicht gar Ausschaltung), Verringerung des Infektionsrisikos sowie Verringerung bzw. Ausschaltung von Komplikationen bei vertretbarer Verträglichkeit erwartet.

Das erste selektiv HSV und VZV effizient erfassende Virustatikum stellt **Aciclovir** dar.

Aciclovir zur Therapie des Zosters ist als Infusion parenteral ($\geq$ 5 mg kg/KG 3 x/die) sowie oral als Tabletten und Saft applizierbar. Die Verträglichkeit ist insgesamt als sehr gut zu bezeichnen.

- Bei der in den letzten Jahren propagierten oralen Behandlung des Zosters mit Aciclovir 5 × 800 mg/die über 7 Tage hat sich allerdings herausgestellt, daß damit nicht immer die notwendigen Blutspiegel zur Erzielung einer optimalen Virustase erreicht wurden. Die mit nur ca. 10–20% erzielbare Aciclovirresorption ist als limitierender Faktor anzusehen.

Mittlerweile wurde mit **Valaciclovir** eine wesentlich bessere resorbierbare Formulierung (ca. 55% gegenüber 10–20% bei Aciclovir) entwickelt. Mit einer Dosierung von 3 × 1000 mg/die Valaciclovir werden Serumspiegel erreicht, die dem einer intravenösen Aciclovirapplikation von 3 × 5 mg/kg KG/die entsprechen. Die wesentlich verbesserte Pharmakokinetik führt letztlich zu einer deutlich schnelleren klinischen Wirkung und besseren Ansprechrate (auch im Hinblick auf Beeinflussung des Zosterschmerzes) bei sehr guter Verträglichkeit. Als Therapieempfehlung beim Zoster gelten 3 x 1000 mg/die Valaciclovir über 7 Tage.

Ein weiteres zur Behandlung des Zosters zugelassenes Virustatikum stellt die Substanz **Famciclovir** dar. Die orale Bioverfügbarkeit liegt bei ca. 77%. Die Verträglichkeit ist ebenfalls als sehr gut zu bezeichnen.

Sowohl Dauer der kutanen Symptomatik als auch Verlauf und Intensität von Zoster-Neuralgien werden günstig beeinflußt. Als Therapieempfehlung gelten 3 × 250 mg/die über 7 Tage.

Ein bereits länger bekanntes Virustatikum stellt das Thymidinanalogon **Brivudin** (Bromovinyldesoxyuridin) dar. Gegenüber Aciclovir ist die VZV-Inhibierung um den Faktor 1000 verstärkt. Die Dosierung beträgt 1 × 125 mg/die über 7 Tage. Zu beachten ist, daß möglichst keine Kombination mit 5-Fluorouracil erfolgt, da es aufgrund des konkurrierenden Abbauweges zu toxisch erhöhten 5-FU-Spiegeln kommen kann.

Der Vollständigkeit halber soll erwähnt werden, daß weitere Virustatika bekannt sind, deren Wirkung sich auch auf das Varicella-Zoster-Virus erstreckt. Hier sind zu nennen Ganciclovir und Foscarnet-Natrium.

Der Einsatz erfolgt bei HIV-Patienten mit einer Aciclovirresistenten VZV(HSV)-Infektion. Die Therapiemodalitäten müssen genau beachtet werden, um unerwünschte Wirkungen auszuschließen.

Zur allgemeinen **Lokaltherapie** (Verhinderung von Sekundärinfektionen) können Clioquinol oder Farbstoffe dienen. Eine 1–2%ige wäßrige Eosinlösung bewährt sich hierbei besonders, da aufgrund ihrer Transparenz der Vorteil besteht, den Verlauf des Zosters morphologisch beurteilen zu können.

Tabelle 4.55 Virustatika mit Wirkung auf das VZV

- Aciclovir
- Brivudin
- Famciclovir
- Valaciclovir
- Sorivudin *
- Ganciclovir **
- Foscarnet-Natrium **

* Dosisfindung nicht abgeschlossen
** Sonderfällen vorbehalten

- Eine günstige Wirkung lokal anwendbarer Virustatika auf den Zosterverlauf ist nicht gesichert und wird daher nicht empfohlen.

Grundsätzlich ist zu bemerken, daß die Wirksamkeit der zur Verfügung stehenden Virustatika vom **Zeitpunkt** des Therapiebeginnes abhängt, d. h., je früher eine Therapie einsetzt, optimalerweise bei eben erkennbarer Rötung und/oder Schmerzentwicklung mit Dermatombezug (jedenfalls innerhalb von 48–72 h nach Auftreten der ersten Hautveränderung), desto günstiger sind die Resultate. Nur durch ausreichend hohe Serum- und Gewebespiegel der Virustatika schon in der Frühphase können Schädigungen an den Nerven begrenzt werden, um somit die Wahrscheinlichkeit einer Post-Zoster-Neuralgie zu minimieren.

Aufgrund der Unkalkulierbarkeit des Zosterverlaufes, vor allem auch im Hinblick auf Schmerzentwicklung, halten wir eine generelle Therapie des Zosters mit Virustatika für indiziert. Eine absolute Therapieindikation stellt der Zoster im Ausbreitungsbereich des N. trigeminus dar, außerdem bei älteren Patienten ($\geq$ 60. Lebensjahr), Immunsupprimierten (insbesondere HIV-Positiven) (Tab. 4.55, 4.56).

Schmerztherapie

Bei nicht zufriedenstellender Rückbildung der Akutschmerzen unter angemessener virustatischer Therapie kann vielfach mit **Analgetika** wie Paracetamol und Codein, unter Umständen mit Tramadol, eine deutliche Linderung erzielt werden. Bei unzureichender Schmerzbeeinflussung läßt sich im Rahmen einer wenige Tage dauernden **Steroidmedikation** (Prednisolon, ca. 1 mg kg/KG) unter Begleitvirustase häufig eine günstige Beeinflussung der Schmerzsymptomatik erzielen. Die Verhinderung einer Post-Zoster-Neuralgie durch eine frühzeitige Steroidbegleitmedikation scheint nach vorliegenden Studienergebnissen aber nicht gegeben.

Bei manifester **Post-Zoster-Neuralgie** müssen häufig Antiepileptika, Neuroleptika oder Antidepressiva bzw. Kombinationen eingesetzt werden (Tab. 4.57). Die üblichen Analgetika zeigen nur marginale Effekte. Individuell verträgliche, vorsichtig steigernde Therapiemodalitäten sind zu beachten. Eine befriedigende Schmerzrückbildung wird der Opioidlangzeittherapie zugesprochen.

Regionalanästhesiologisch werden vor allem bei frühzeitiger Sympathikusblockade günstige Wirkungen erzielt. Entscheidend ist der frühzeitige Einsatz sympathikolyti-

Tabelle 4.56 Therapie der Herpes-zoster-Infektion (nach Fachinformation, modifiziert nach Wutzler u. Doerr 1998)

Virustatikum	Therapiemodalitäten
Aciclovir i. v.[1]	Kinder > 3 Monate–12 Jahre: 3 × 250 mg/m²/die für ≥ 5 Tage Säuglinge bis 3 Monate; Kinder > 12 Jahre, Erwachsene: 3 × 5 mg/kg KG/die für ≥ 5 Tage
Aciclovir oral	Erwachsene 5 × 800 mg/die für 5–7 Tage
Brivudin	1× 125 mg/d für 7 Tage
Famciclovir	Erwachsene: 3 × 250 mg/die für 7 Tage
Valaciclovir	Erwachsene: 3 × 1000 mg für 7 Tage

[1] Bei Patienten mit schwerem Krankheitsbild; empfohlen werden 3 × 5–10 mg/kg KG (Erwachsene) bzw. 3 × 250–500 mg/m² (Kinder) für 5–7 Tage. Immunsupprimierte: 10 mg/kg KG bzw. 500 mg/m² für 10 Tage.

scher Verfahren (Grenzstrangblockaden/GLOA), da mit zunehmender Dauer der postzosterischen Neuralgie die Therapieerfolge rasch nachlassen. Eventuell ist auch eine passagere Schmerzreduktion durch die transkutane Elektrostimulation (**TENS**) zu erzielen. An **operativen** Methoden werden die Thermokoagulation (DREZ-Thermokoagulation) sowie Rückenmarkstimulation als effektiv angesehen.

Die in ihrer Wirkung insgesamt unterschiedlich bewerteten lokalen Behandlungen mit Capsaicin oder Azetylsalizylsäure in Chloroform/Äther haben in Einzelfällen günstige Effekte erzielt, ohne daß daraus aber eine generelle Therapieempfehlung abgeleitet werden kann. Auf lokale Unverträglichkeiten ist zu achten. Lokal aufgetragene Virustatika sind ineffektiv.

Resistenzentwicklung

Eine Besonderheit der Herpes-Viren besteht darin, daß jedes menschliche Herpes-Virus-Isolat a priori Mutanten enthält, die gegenüber Virustatika resistent sind, ohne daß jemals eine Behandlung mit diesen Substanzen erfolgte. Glücklicherweise hat sich gezeigt, daß für Immunkompetente Resistenzentwicklungen keine klinische Relevanz zeigen. Anscheinend reicht die Virulenz dieser resistenten Stämme nicht aus, eine rezidivierende Infektion auszulösen.

- Allerdings besteht bei Immunsupprimierten ein hohes Risiko, durch resistente Virusstämme rezidivierende und mit Komplikationen behaftete Erkrankungen zu entwickeln.

Tabelle 4.57 Behandlung der Post-Zoster-Neuralgie

Analgetika	z. B. Paracetamol + Codein Metamizol Tramadol
Antiepileptika	z. B. Carbamazepin
Trizyklische Antidepressiva	z. B. Amitriptylin
Neuroleptika	z. B. Levomepromazin

Kernaussagen

Infektionen durch das Herpes-simplex-Virus

– Beim Herpes simplex handelt es sich um eine sehr häufig vorkommende Infektion der Haut- und Schleimhäute mit einer Durchseuchung bei älteren Erwachsenen von über 90%. Als Erreger kennen wir das Herpes-simplex-Virus, Subtyp 1 und 2. Der Mensch ist das einzige Virusreservoir. Herpes simplex Typ 1 favorisiert im wesentlichen den Orofazialbereich, der Typ 2 den Genitoanalbereich, wobei auch ein umgekehrtes Verteilungsmuster vorkommt.

– Die durch Herpes-simplex-Viren hervorgerufenen Erscheinungen zeigen eine große Variationsbreite von relativ wenig belästigenden bis zu stark schmerzhaften Erscheinungen, wobei die generelle Infektiosität für nichtinfizierte Menschen immer gegeben ist. Besondere Beachtung erfordern Erkrankungen bei immunsupprimierten Menschen.

– Das diagnostische Armentarium ist breit gefächert und allgemein effizient. Die antivirale Therapie beinhaltet neben unspezifischen Lokaltherapeutika echte Virustatika, im wesentlichen auf Nukleosidbasis, die eine sichere und effektive Behandlung über spezifische Hemmvorgänge der Herpes-simplex-Virus-Replikation ermöglichen. Neben dem anfänglichen Standardpräparat Aciclovir verfügen wir mittlerweile über Nukleosidanaloga (Brivudin, Famciclovir, Valaciclovir) mit einer deutlich höheren Bioverfügbarkeit nach oraler Einnahme.

Infektion durch Herpes zoster

– Das Varizella-Zoster-Virus (VZV) gehört zu den humanpathogenen Herpes-Viren. Die Primärinfektion erfolgt meist im Kindesalter. Mit Ende der Pubertät ist eine ca. 90%ige Durchseuchung erreicht.

– Im Rahmen der als Primärinfektion ablaufenden Varizellen etabliert das VZV eine genetische Persistenz in neuronalen Strukturen. Anscheinend durch (passagere) Störung der zellulären Immunität kann es zur endogenen Reaktivierung mit Entwicklung des dermatomassoziierten Herpes zoster kommen. Während es bei Immunkompetenten meist nur zum Befall eines sensibel innervierten Dermatoms kommt, sind Komplikationen bis hin zur lebensgefährlichen Generalisation bei Immunsupprimierten möglich.

– Als gravierende Begleitsymptomatik muß mit zum Teil starken Schmerzen gerechnet werden, die akut

> Zoster-assoziiert auftreten können und/oder als Post-Zoster-Schmerz die Lebensqualität hochgradig beeinträchtigen. Therapeutisch gilt es, eine Beschleunigung der Abheilung, Verringerung der Schmerzsymptomatik und Infektiosität zu erreichen sowie Komplikationen zu verhüten. Zur Therapie des Herpes zoster stehen an erster Stelle die Virustatika Aciclovir, Brivudin, Famciclovir, Valaciclovir zur Verfügung. Der Behandlungserfolg hängt vom frühzeitigen Einsatz der Virustatika ab.

Literatur

1. Beutner KR, Friedmann DJ, Forszpaniak C et al. Valaciclovir compared with acyclovir for improved therapy of herpes zoster in immunocompetent adults. Antimicrob Agents Chemother 1995; 37:1546–1553
2. Cao M, Xiao X, Egbert B et al. Rapid detection of cutaneous herpes simplex virus infection with the polymerase chain reaction. J Invest Dermatol 1989; 92:391–392
3. Cohen JI, Straus SE. Varicella-Zoster-Virus and its replication. In: Fields, Virology, 3rd Edition Lippincott-Raven Publishers, Philadelphia 1996; 25:2549–2585
4. Corey L, Ashley R, Benedetti J, Selke S. The effect of prior HSV-1 infection on the subsequent natural history of genital HSV-2. Presented at the 28th Interscience Conference on Antimicrobial Agents and Chemotherapy. Los Angeles, California, 1988
5. Corey LP, Spear G. Infections with herpes simplex viruses. N Engl. J Med, 1986; 314:749–757
6. Cory L, Mertz C, Benedetti JK et al. Treatment of primary first episode genital herpes simplex virus infection with acyclovir: result of topical, intravenous and oral therapy. J Antimicrob Chemother 1983; 12 B:79–88
7. Degreef H. Famciclovir Herpes Zoster Clinical Study Group: Famciclovir, a new oral antiherpes drug: results of the first controlled clinical study demonstrating its efficacy and safety in the treatment of uncomplicated herpes zoster in immunocompetent patients. Int J Antimocrob Agents 1994; 4:241–246
8. Doerr H W, Rentschler M, Scheifler G: Serologic detection of active infections with human herpes virus (CMV, EBV, HSV, VZV). Diagnostic potential of IgA class and IgG subclass-specific antibodies. Infection 1987; 15: 93–98
9. Doerr HW, Rabenau H. Dermatotrope Herpesviren. Infektionsbiologie, Epidemiologie und Diagnostik. Chemotherapie Journal 1996, 1:1–11
10. Donahue IG, Chao PW, Manson IE, Platt R: The incidence of herpes zoster. Arch intern. Med. 1995, 155:1605–1609
11. Drew WL, Mintz L: Rapid diagnosis of varicella-zoster virus infection by direct immunofluorescence. Am J Clin Pathol 1980; 73:699–701
12. Ehrlich KS, Mills J, Chatis P et al. Acyclovir-resistant herpes simplex virus infections in patients with the acquired immunodeficiency syndrome. N Engl. J Med, 1989, 320: 293–296
13. Engst R. Problems of anogenital herpes. A. dermatological point of view. acta dermatovenerologica A.P.A. Vol 2, 1993, No 2:40–48
14. Field HJ. Famciclovir/Penciclovir: Pharmacology and Pharmacokinetics Workshop. Antiviral Chemistry and Chemotherapie Vol 4, Supplement 1, 1993:3–68
15. Flemming DT, McQuillan GM, Johnson RE et al. Herpes simplex virus Typ 2 in the United States, 1976 to 1994. N Engl I Med 1997; 337:1105–1111
16. Hiraoka A, Masaoka T, Nagai K: Clinical effect of BV-ara U on varicella-zoster-virus infection in immunocompromised patients with haematological malignancies. J Antimic Chem 1991, 27:361–367
17. Hope-Simpson RE: The nature of herpes zoster. A long term study and new hypothesis. Proc. Roy. Soc. Med. 1965:58, 9–20
18. Hunt JR: On herpetic inflammations of the geniculate ganglion. A new syndrome and its complications. J Nerv Menz Dis 1907, 34:73–96
19. Koelle DM, Genedetti J, Langenberg A, Corey L. Asymptomatic reactivation of herpes simplex virus in women after the first episode of genital herpes. Ann Intern Med 1992, 116:433–437
20. Magder LS, Nahmias AJ, Johnson RE, Lee FK, Brooks C, Snowden C. The prevalence and distribution of herpes simplex virus type 1 and 2 antibodies in the United States population. N Engl J Med 1989, 321:7–12
21. Malin JP: Die postzosterische Neuralgie – weiterhin ein therapeutisches Problem. Dtsch Ärztebl 93, 1996, 19:977–999
22. Meier JL, Straus SE: Comparative biology of latent varicella-zoster virus and herpes simplex virus infections. J infect Dis 1992, 166 (Suppl):13–23
23. Müller R, Weigand KH. Die Behandlung der Gingivostomatitis herpetica mit Aciclovir-Suspension. Der Kinderarzt 1988, 9:1189–1192
24. O'Brien JJ, Campoli-Richards DM. Acyclovir: An updated review of its antiviral activity, pharmacokinetic properties and therapeutic efficacy. Drugs 1989, 37:233–309
25. Paul E, Thiel T: Zur Epidemiologie der Varizella-Zoster-Infektion. Hautarzt 1996, 47:604–609
26. Perry CM, Faulds D. Valaciclovir. Drugs 1996, 52 (5):754–772
27. Prange HW, Kitzelo. Neurologische Komplikationen anogenitaler Herpes-simplex-Infektionen. Deutsches Ärzteblatt 1994, 91:3273–3278 (Heft 47)
28. Puchhammer-Stöckl E, Popow-Kraupp T, Heinz FX et al.: Detection of varicella-zoster virus DNA by polymerase chain reaction in cerebrospinal fluid of patients suffering with chicken pox or herpes zoster. J clin Microboil 1991, 29:1613
29. Ragozzino MW, Melton LJ, Kurland LT et al. Population based study of herpes simplex and its sequelae. Medicine, Baltimore 1982, 61:310–318
30. Roizman B, Sears AE. Herpes simplex virus and their replication. In: Roizman B, Whitley RJ, Lopez C (eds). The human herpesvirus. New York, Raven, 1993:11–68
31. Safrin S, Berger TG, Gilson I et al.: Foscarnet therapy in five patients with AIDS and acyclo-virresistant varicella-zoster virus infection. Ann Intern Med 1991, 115:19–21
32. Schneweis KE, Krentler C, Wolff MH: Durchseuchung mit dem Varicella-Zoster-Virus und serologische Feststellung der Erstinfektionsimmunität. Dtsch med Wschr 1985, 110:453
33. Spector T, Harrington JA, Morrison RW Jr et al. 2-Acetylpyridine 5-[(dimethylamino)thiocarbo-nyl]-thiocarbonohydrazone (A1110U), a potent inactivator of ribonucleotide reductases of herpes simplex and varicella-zoster viruses and a potentiator of acyclovir. Proc Natl Acad Sci USA 1989, 86:1051–1055
34. Spruance ST, Overall JC Jr, Kern ER. The natural history of recurrent herpes simplex labialis – implications for antiviral therapy. N Engl J Med 1977, 297:69–75
35. Srugo J, Israele V, KAEWitte et al.: Clinical manifestations of varicella zoster virusinfektions in immunodeficiency virus infected children. Am. J. Dis. Child 1993, 147:742–765
36. Tricot, G.; de Clerque, E.; Boogaerts, A.; Vorwilgen, R. L.: Oral bromovinyldesoxyuridine therapy for herpes simplex and varicella zoster virus infections in severely immuno-

compromised patients: a preliminary clinicil trial. Journal of Medical Virology 18 (1986) 11–20
37. Vere Hodge RA, Chen YC. The mode of action of penciclovir. Antivir Chemistry and Chemother (Supp. 1) 1993, 4:13–24
38. Vere Hodge RA: Famciclovir and penciclovir. The mode of action of famciclovir, including its conversion to penciclovir. Antiviral Chemistry and Chemother 1993, 4:67–84
39. Wagstaff JA, Bryson HM: Foscarnet. Drugs 1994, 48:199–226
40. Wassilew S: Management of pain in herpes zoster. Semin in Dermatol 1984, 3:116–119
41. Whitley RJ, Gnann JW. The epidemiology and clinical manifestations of herpes simplex virus infections. In: Roizman B, Whitley RJ, Lopez C (eds). The human herpesvirus. New York: Raven, 1993:69–105
42. Whitley RJ, Weiss H, Gnann JW et al.: Acyclovir with and without prednisone for the treatment of herpes zoster. A randomised, placebo-controlled trial. Ann Intern Med 1996, 125:376–383
43. Whitley RJ. Herpes simplex viruses in: Fields Virology third Edition edited by BN Fields, Knipe DM, Howley PM et al. Lippincott-Raven Publishers, Philadelphia 1996, Chapter 73:2297–2342
44. Wood MJ, Johnson RW, McKendrick MW et al.: A randomized trial of acyclovir for 7 days with and without prednisolone for treatment of acute herpes zoster. N Engl J Med 1994, 330:896–900
45. Wutzler PE, Schiller F, Helbig B et al. Foscarnet natrium – Entwicklung. Testung und therapeutischer Einsatz gegen Herpes-simplex-Virusinfektionen des Menschen. Internist. Praxis 1994, 34: 775–782
46. Wutzler P, De Clercq E, Wutke K, Färber I: Oral brivudin vs. intravenous acyclovir in the treatment of herpes zoster in immunocompromised patients: a randomized double-blind trial. J Med Virol 1995, 46:252–257
47. Wutzler PE. Grundlagen der antiviralen Chemotherapie und Resistenzentwicklung. Chemotherapie Journal 1996, Suppl. 10:12–16
48. Wutzler P, Meister W: Herpes zoster-Symptomatologie, dermographische Daten und prognostische Faktoren. Deutsches Ärzteblatt 1997, 17:900–904
49. Wutzler P, Doerr HW: Antivirale Therapie des Zoster. Dtsch Ärzteblatt 1998, 3:A 95–97

Sportmedizin

S. Nolte, T. Steinacker, M. Bauer, unter Mitarbeit von R. Spintge

> **Roter Faden**
>
> ■ **Muskelverletzungen**
> ■ **Verletzungen/Überlastungsschäden im Bereich der oberen Extremität**
>   – Schulter/Oberarm
>   – Ellenbogen
>   – Handgelenk
> ■ **Verletzungen/Überlastungsschäden im Bereich der unteren Extremität**
>   – Becken/Hüfte
>   – Knie
>   – Unterschenkel/Fuß
> ■ **Verletzungen/Überlastungsschäden im Bereich der Wirbelsäule**
>   – Spondylolyse/Spondylolisthesis
>   – Radfahrer-/Fechterrücken
>   – Ermüdungsfrakturen der Processes spinosi
>   – Facettensyndrom der Wirbelsäule
> ■ **Weitere typische, jedoch eher seltene Verletzungen/Überlastungsschäden**

Die Autoren dieses Artikels sind sich im klaren darüber, daß eine erschöpfende Übersicht typischer Verletzungen bzw. Überlastungsschäden im Sport diesen Rahmen sprengen würde. Es kann hier also nur eine orientierende Übersicht gegeben werden unter Verweis auf weiterführende Literatur.

Dem Schmerztherapeuten werden einige typische sportmedizinische Krankheitsbilder vorgestellt, orientiert an anatomischen Strukturen.

■ Muskelverletzungen

Muskelverletzungen finden sich häufiger bei unzureichendem oder schlechtem Trainingszustand, nach fehlendem Aufwärmen oder aber bei Ermüdung und Unterkühlung, ebenso bei abruptem Belastungswechsel der Muskulatur, schlecht geeigneter Sportausrüstung und fehlendem Stretching.

Der **Muskelkater** hat seine Ursache in mikroskopischen Verletzungen auf Höhe der Z-Streifen in der Muskelzelle. Muskelkater setzt typischerweise nach mehreren Stunden oder auch erst am Tag nach der Belastung ein. Die Muskulatur ist verhärtet, schmerzhaft, die Muskelfunktion bleibt für mehrere Tage gestört. Vor allem bei exzentrischen Beanspruchungen drohen diese Muskelverletzungen, also Muskelkater. In der Behandlung haben sich muskelhyperämisierende Maßnahmen wie Sprudel- oder Wechselbäder und auch ein leichtes Bewegungstraining bewährt.

Bei der **Muskelzerrung** spürt der Sportler einen krampfartigen Schmerz, er kann seiner sportlichen Betätigung noch nachgehen, hat jedoch ein deutliches Mißempfinden in der Muskulatur und das Gefühl eines verkürzten Muskels. Bei Auftreten eines solchen Symptoms sollte die sportspezifische Belastung eingestellt werden, da sonst ein Muskelfaserriß droht.

Beim **Muskelfaserriß** verspürt der Sportler einen stichartigen Schmerz, wie mit dem Messer gestochen. Hier kommt es zur strukturellen Schädigung der Muskelzelle (Muskelfaser).

Die akute **Therapie** orientiert sich an dem PECH-Schema (**P**ause, **E**is, **C**ompression, **H**ochlagerung). Die Eisbehandlung sollte in Form einer ca. 15minütigen Kältepackung erfolgen, hierdurch kann eine intramuskuläre Temperaturabsenkung von mehreren Grad erreicht werden. Das Bandagieren wirkt der Ausbreitung eines intramuskulären Hämatoms entgegen. Relative Immobilisation für 3–4 Tage ist zu empfehlen, danach ggf. entlastende Tapeverbände. Die Gabe von nichtsteroidalen Antiphlogistika (NSAiD) wird kontrovers diskutiert, Gegner dieser Medikation sprechen von störenden Einflüssen auf die Muskelzellregeneration. In Abhängigkeit von der Schwere der Verletzungen sind zum frühstmöglichen Zeitpunkt Lymphdrainagen zu empfehlen. Ist Schmerzfreiheit vorhanden, kann die Physiotherapie intensiviert werden in Form eines isometrischen Trainings bis zur Schmerzgrenze und mit aktivem und passivem Stretching mit dem Ziel, das sich bildende Narbengewebe aufzudehnen. Intensives Training der kontralateralen Extremität wird aufgrund des Cross-over-Effektes als Atrophieschutz der verletzten Muskulatur empfohlen.

Muskelbündel-/Muskelriß. Bei ausgeprägter muskulärer Verletzung ist der funktionelle Verlust der Muskelkraft zu beachten. Bei funktionell wichtigen Muskeln kann als Faustregel gelten, daß die Operationsindikation ab Ruptur eines Drittels des Muskels überprüft werden sollte.

Auch die **Muskelprellung** sei erwähnt. Infolge lokaler Gewalteinwirkung kommt es zur Verletzung des Muskelgewebes. Auch hier erfolgt die erste Therapie nach dem PECH-Schema. Zu beachten ist bei stumpfen Muskelverletzungen, daß Massagen in der Frühphase nicht zu empfehlen sind, da es zu Kalzifizierungen des Hämatoms bzw. zu Myositis ossificans kommen kann.

Bei ausgeprägten Prellungen der Unterschenkelmuskulatur ist an die Komplikation des Kompartmentsyndroms zu denken.

■ Verletzungen/Überlastungsschäden im Bereich der oberen Extremität

Schulter/Oberarm

Schwimmerschulter. Sie kommt bei über 30% der Schwimmer vor (vor allem Kraul-, Rücken- und Delphinschwimmern). Pathogenetisch liegt hier eine gewisse (trainingsbedingte?) Hypermobilität bzw. Instabilität des Glenohumeralgelenkes vor. Des weiteren findet sich eine relative Dysbalance der schulterübergreifenden Muskulatur zugunsten der Adduktoren/Innenrotatoren. Hieraus re-

sultieren Symptome des Instabilitätsimpingements. Man unterscheidet:
- subakromiales Impingement
- korakoidales Impingement mit Schmerzen im Bereich der ventro-kranialen Rotatorenmanschette.

Diagnostisch sind in der Regel die typischen Impingementzeichen nachweisbar. Therapeutisch ist eine Rebalancierung der schulterübergreifenden Muskulatur indiziert, vor allem ein Außenrotatorentraining. Auch eine Modifikation der Schwimmtechnik ist in der Regel angezeigt, u. a. Vermeidung von Training mit sog. Paddles. Operative Maßnahmen, z. B. subakromiale Dekompression, sind in der Regel nicht indiziert.

Werferschulter. Ätiologisch liegt bei Wurfsportlern eine Überbeanspruchung bzw. Überdehnung der ventralen Gelenkanteile vor, die bis hin zu Subluxationen gehen können. Häufig sind auch Pathologien der langen Bizepssehne nachweisbar. Durch diese Instabilität/Laxität kommt es wiederum zur Symptomatik eines subakromialen Engpasses bzw. eines sog. posterior-superioren Impingements (PSI): Klassischerweise kommt es hierbei, z. B. beim Speerwurf oder Baseball, zur Kontaktbildung der Rotatorenmanschette bzw. des Tuberculum majus mit dem posterior-superioren Labrum glenoidale. Die Wurfsportler beschreiben ein plötzlich lähmungsartiges Gefühl in der gesamten Schulter nach dem Wurf. Bei der Untersuchung zeigen sich wiederum Zeichen eines Impingements bzw. Instabilitätsimpingements. Auch hier steht die konservative Therapie im Vordergrund mit Kräftigung der Schulterrotatoren. Als ultima ratio ist bei vermehrter Instabilität auch ein ventral kapselstabilisierender Eingriff denkbar.

Akute Verletzung im Bereich des Akromioklavikulargelenks. Bei vielen Kontaktsportarten kommt es gehäuft zu Schultereckgelenkverletzungen. Hier unterscheiden wir die Distorsion bis hin zur vollständigen Luxation (Tossy I–III, Rockwood I–VI). Der typische Mechanismus ist der direkte Sturz auf die Schulter. Bei vollständiger Verrenkung des AC-Gelenkes (Tossy-III-Verletzung) ist in der Regel die operative Therapie indiziert, Tossy-I- und -II-Verletzungen können konservativ angegangen werden.

Chronische Verletzung im Bereich des Akromioklavikulargelenks. Infolge rezidivierender Mikrotraumatisierung, vor allem wiederum bei Kontaktsportarten, ist im Laufe eines Sportlerlebens fast immer mit einer AC-Gelenk-Arthrose zu rechnen. Die Patienten berichten über einen relativ umschriebenen Schmerz im Bereich des Schultereckgelenkes bei Überkopfarbeiten. Die Therapie ist in der Regel konservativ. Bei Therapieresistenz kann jedoch auch eine laterale Klavikulateilresektion notwendig werden.

Turnerschulter. Bei Turnern finden sich vermehrt im Sinne eines Überlastungsschadens Schädigungen der Bizepssehne im Sulcus bzw. am Bizepssehnenanker (sog. SLAP-lesion). Chronische Entzündungen können hier die Sehne soweit schädigen, daß es zur Ruptur kommt. Therapeutisch wird die Ruptur in der Regel operativ versorgt (z. B. Operation nach Froimson), obwohl auch bei der konservativen Therapie funktionelle Einbußen eher die Ausnahme darstellen.

Schulter-/Armschmerz des Kraftsportlers. Im Bereich der verschiedenen Kraftsportdisziplinen wie Powerlifting etc. kann es aufgrund von muskulären Hypertrophien zu Engpaßsyndromen an den nervalen und vaskulären Strukturen der Schulter/des Armes kommen. Hier seien die verschiedenen Formen des Thoracic-Outlet-Syndroms genannt bzw. der peripheren Nervenengpaßsyndrome. Auch das Incisura-Scapulae-Syndrom mit Irritation des N. supraspinatus bzw. das Supinatorschlitzsyndrom ist in dieser Sportlergruppe eher anzutreffen als bei anderen Sportarten.

Ellenbogen

Tennisellenbogen. Dieses bezeichnenderweise in den Rakket-Sportarten vorkommende Krankheitsbild hat seine Ursache in insertionstendinotischen Veränderungen der Extensorenplatte an der Radialseite des Ellenbogens. Hier sind die Ursprünge der handgelenkstabilisierenden Extensoren durch immer wiederkehrende Beanspruchungen relativ überlastet im Sinne von „repetitive-strain-injuries". Klinisch findet sich eine Schmerzhaftigkeit an der Außenseite des Ellenbogens, oftmals können Alltagsgegenstände schmerzbedingt nicht gehalten werden. Die therapeutische Bandbreite reicht von Salbenverbänden über lokale Infiltrationen, Ruhigstellung bis hin zu operativen Desinsertion der Extensorenplatte bzw. Denervation des Epicondylus (Operation nach Hohmann-Wilhelm).

Infolge heutzutage veränderter Technik des Tennisspiels bzw. verbesserter leichterer Werkstoffe und somit reduzierten Schwingungsverhaltens des Schlägers ist dieses Überlastungssyndrom des Tennisspielers heutzutage deutlich seltener anzutreffen. Probleme beim Tennisspieler erwachsen zur Zeit eher aus Überlastungen des Handgelenkes.

Golferellenbogen. Dieser ist das Pendant zum Tennisellenbogen an der Innenseite (Epicondylopathia ulnaris humeri). Hier ist die muskulär-sehnige Überlastung auf der Flexorenseite der Unterarm-/Handmuskulatur zu finden. Bei der Untersuchung findet sich im Gegensatz zum Tennisellenbogen die Schmerzprovokation durch Beugung des Handgelenkes gegen Widerstand. Die therapeutischen Maßnahmen sind ähnlich denen des Tennisellenbogens, bei frustraner Ausschöpfung der konservativen Möglichkeiten kann eine Operation mit Desinsertion und Denervierung erforderlich sein.

Pitchers Elbow. Wie der Name schon sagt, ist dieses Krankheitsbild gehäuft bei Werfern im Baseball anzutreffen. Unter diesem Krankheitsbild subsumieren sich mehrere Formen der Ellengelenkschädigung. Zu nennen sind aufgrund der Hyperextensionen und des Valgusstresses beim Wurf sekundäre Arthrosen im Bereich der Fossa olecrani, mediale Kollateralbandinstabilitäten, Ermüdungsfrakturen des Processus olecrani. Die jeweilige Therapie richtet sich nach der zugrundeliegenden Erkrankung; zu nennen sind die konservative Arthrosetherapie, Orthetik, arthroskopisches Debridement u. a.

Ellenbogen des Kampfsportlers. Bei Kampfsportarten wie Judo, Taek-won-do, aber auch Ringen sind aufgrund der sportartspezifischen extremen Belastungen der Ellengelenke Mikrotraumatisierungen die Regel. Hieraus folgen oft eine Olekranonarthrose, wiederkehrende Blockaden durch freie Gelenkkörper sowie periartikuläre Verkalkungen und chronische Bursitiden.

Handgelenk

Turner-/Werferhandgelenk. Durch Mikroverletzungen und Überbelastungsschäden kommt es häufig zu Beschwerden im Bereich des Handgelenks, insbesondere durch extreme Bewegungsmuster beim Geräte- und Bodenturnen. Auch in den Wurfsportarten, hier insbesondere beim Kugelstoßen, tritt dieses Verletzungsbild häufiger auf. Bei anhaltenden Beschwerden ist auf eine Schädigung des Faserknorpeldiskus (TFCC) zwischen Ulna und Handwurzel zu achten. Wie oben erwähnt, treffen wir dieses Problem heutzutage auch häufiger bei Tennisspielern. Die Diagnosestellung gelingt oft erst mittels Kernspintomographie oder Arthroskopie des Handgelenkes.

Beim **Rudern** kommt es gehäuft zu Sehnenreizungen und Sehnenscheidenentzündungen. Chronische Überlastungen können zu knöchernen Streßreaktionen bis hin zu Ermüdungsbrüchen und Knochennekrosen führen. Bei der Behandlung steht die Ausschaltung der auslösenden Schädigungsursache im Vordergrund. Eine gewisse Stabilisierung des Handgelenkes gelingt durch Einsatz von Bandagen und Manschetten. Lokale Behandlung mit Injektionen, ggf. Ruhigstellung mittels Gipsschiene sind weitere Therapiemaßnahmen. Eine operative Behandlung ist indiziert bei Knochennekrosen und Ermüdungsbrüchen (s. weiterführende Literatur).

Skidaumen. Typischerweise beim Sturz mit dem Skistock (Handschlaufe) kann es zur Ruptur des ulnaren Seitenbandes des Daumengrundgelenkes kommen (gamekeepers. thumb). Die Diagnose ergibt sich aus der lokal vermehrten ulnarseitigen Aufklappbarkeit im Daumengrundgelenk im Seitenvergleich. Bei kompletter Ruptur ist die operative Bandrekonstruktion indiziert, bei Teilrupturen konservatives Vorgehen mit Gipsruhigstellung über mehrere Wochen.

Basketball-/Volleyballfinger. Durch Anprall des Balles auf den gestreckten und angespannten Finger kommt es zur Ruptur der Fingerstrecksehne im Ansatzbereich am Fingerendglied. Klinisch finden sich eine lokale Schmerzhaftigkeit und eine Schwellung sowie ein Funktionsausfall der aktiven Streckung des Fingerendgliedes (drop finger). Die Behandlung erfolgt mittels „Stack-Schiene" in Überstreckstellung für 6 Wochen. Bei größeren Knochenausrissen und Gelenkbeteiligung kann eine operative Refixation erforderlich werden.

Radfahrerlähmung. Infolge der chronischen Überstreckung des Handgelenkes beim Radfahren kommt es zum „Stretch"-Schaden des Ulnarisnerven im Handgelenkbereich. Klinisch imponieren Schmerzen und Sensibilitätsstörungen an der ulnaren Handkante sowie motorische Störungen der Hypothenarmuskulatur. Mittels neurologischer Untersuchungen läßt sich das Ausmaß der Nervenschädigung differenzieren. Konservatives Vorgehen mit entlastenden Schienen, lokalen Injektionen und Ausgleichssport ist die Therapie der Wahl. In seltenen Fällen kann eine Operation erforderlich werden.

Hand- und Fingerbeschwerden bei Kampfsportarten. Beim **Boxen** kommt es durch wiederholte Traumatisierung der Metakarpalköpfchen zu einer chronischen Reizung mit narbigen Verdickungen an den Streckseiten der Fingergrundgelenke (boxer's knuckle). Aufgrund von Mikrotraumatisierungen entstehen Gelenkknorpelschäden und daraus folgend schmerzhafte Arthrosen. Zur Prophylaxe haben sich Tapeverbände und ausreichende Polsterung der Boxhandschuhe im Training bewährt.

Auch bei anderen **Kampfsportarten** (Judo, Karate, Ringen) kommt es zu rezidivierenden Distorsionen, Kapselüberdehnungen und Mikroverletzungen des Knorpels, die letztendlich zur Arthrose der Fingergelenke führen. Klinisch fallen eine Bewegungseinschränkung und Verdickung der Fingergelenke auf. Lokale Behandlung mit antiphlogistischen Salben und Eis ist zu empfehlen, daneben Tapeverbände, wobei z. B. der Nachbarfinger als Schienung benutzt wird.

■ Verletzungen/Überlastungsschäden im Bereich der unteren Extremität

Becken/Hüfte

Fußballerleiste. Unter diesem Begriff wird eine Insertionstendinose der Adduktorengruppe verstanden. Zu nennen sind hier die sehnigen Ursprünge der Mm. adductor longus/brevis und gracilis, daneben sollte aber auch der Ansatzbereich des M. rectus abdominis beachtet werden. Pathogenetisch ist wie bei allen Insertionstendinosen eine relative Überlastung des Sehnenansatzes vorhanden. Speziell bei Fußballern erklärt sich das aus der hohen Beanspruchung bei Einbeinstandsituationen (Standbein/Spielbein). Weiterhin sollten differentialdiagnostisch Läsionen und Irritationen im Bereich des Leistenbandes bedacht werden (sog. weiche Leiste). Hoher intraabdominaler Druck durch kontinuierliche Anspannung der Abdominalmuskulatur zur Stabilisierung der Beckenkippung ist hier pathogenetisch wirksam. Die Diagnose ist in der Regel klinisch zu stellen. Natürlich bleiben die verschiedenen anderen Ursachen des Leistenschmerzes zu beachten wie z. B. pseudoradikuläre Schmerzen aus der unteren LWS bzw. dem ISG, Hüftaffektionen bis hin zu abdominell/urologischen Erkrankungen.

Immer sollte bei Leistenbeschwerden des Fußballers ein verkürzter Iliopsoasmuskel mitbeachtet bzw. -therapiert werden.

Ansonsten ist bei der Fußballerleiste die Therapie wie bei allen Insertionstendinosen: Vermeiden der Noxe, Aufdehnung verkürzter Strukturen, lokale antiphlogistische Therapie (physikalische Therapie, lokale Injektionen etc.). Ultima ratio ist die operative Desinsertion bzw. Denervation der Sehnenansätze.

Joggers hip. Hiermit werden andere Insertionstendinosen im Beckenbereich beschrieben, vor allem Affektionen der Sehnenursprünge der Ischiokruralmuskulatur am Sitzbein, aber auch am vorderen Beckenkamm (z. B. M. tensor fasciae latae). Ebenfalls unter dieser Überschrift subsumiert ist das proximale Traktusscheuersyndrom (ITBFS: **i**liotibial **b**and **f**riction **s**yndrome), also eine Irritation im Bereich des Trochanter major. Die letztgenannte Entität wird auch als Cycler's bzw. Dancer's hip bezeichnet. Bei hüftnahen Problemen des Läufers sollte auch immer eine Ermüdungsfraktur ausgeschlossen werden (am häufigsten am Schambein).

Fahrradneuritis. Unter diesem Begriff wird eine Irritation des N. pudendus verstanden, die vor allem, wie der Name schon sagt, bei Radfahrern durch Druck des Sattels hervorgerufen wird. Auch sind chronische Prostatitiden bei Berufsradfahrern häufiger beschrieben worden. Weitere, sog. Entrapment-Syndrome s. u.

Koxarthrose. Im klinischen Alltag ist auffällig, daß bei Kampfsportarten, wozu auch Fußball und Handball zu zählen sind, vermehrt Koxarthrosen auftreten. Es ist häufiger die Stand- als die Spielbeinseite betroffen. Rezidivierende Mikrotraumatisierungen scheinen hierbei eine Rolle zu spielen. Es ist also bei Leistenbeschwerden, vor allem des „Kampfsportlers" jenseits des 30. Lebensjahrs, differentialdiagnostisch an die Coxarthrose zu denken.

Apophysenverletzung. Am wachsenden Skelett sind vor allem bei Schnellkraftsportarten Verletzungen der verschiedenen Apophysen nicht ungewöhnlich. Genannt werden soll die Sprinterverletzung (sprinter's fracture) eines Heranwachsenden in Form eines knöchernen Ausrisses der Sehne des M. rectus femoris an der Spina iliaca anterior inferior. Eine andere Lokalisation von Apophysenabrissen ist die Spina iliaca anterior superior mit den hier inserierenden Mm. tensor fasciae latae und sartorius. Diese Verletzung finden wir häufiger in der Leichtathletik, in den Sportarten, wo eine Hyperextension des Rumpfes mit plötzlichem Anspannen der Rumpfmuskulatur gefordert ist, z. B. beim Werfen. Auch am Tuber ossis ischii mit den Ursprüngen der Ischiokruralmuskulatur können sich Apophysenabrißfrakturen ereignen. Auch diese Verletzungsform finden wir vor allem beim Fußballspieler oder beim Sprinter. Die Therapie ist in der Regel konservativ. Im Heilungsverlauf kommt es hier zu Nachverknöcherungen, die im Röntgenbild als knöcherne Tumoren imponieren können.

Entrapment-syndrome. Irritationen von N. genitofemoralis, N. ilioinguinalis oder N. obturatorius können zu Leistenbeschwerden führen. Klinisch am häufigsten von den drei genannten findet sich das Entrapment-Syndrom des N. obturatorius. Hier klagt der Sportler über tiefliegenden Schmerz in der Adduktorengruppe bis hin zum sensiblen Versorgungsgebiet der distalen Oberschenkelinnenseite. Die Diagnostik ist in fortgeschrittenen Fällen durch elektrophysiologische Untersuchung der Mm. adductor longus und brevis zu stellen. Therapeutisch sind konservative Maßnahmen selten erfolgreich, so daß eine operative Dekompression am Foramen obturatorium erforderlich wird.

Funktionelle Störungen des Beckenringes. Hierunter sind Dysfunktionen des Iliosakralgelenkes wie z. B. Hypo- oder Hypermobilität zu verstehen. Diese führen nicht selten zu Leistenbeschwerden, auch begleitet von gleichzeitigen muskulären Problemen. Therapeutisch ist dieses Störungsbild Domäne der manuellen Therapie und der krankengymnastischen Stabilisierung. Auch die Therapie mittels Beckengurt kann hier weiterhelfen.

Knie

Bezüglich der verschiedenen Verletzungen bzw. Pathologien des Knies sei auf die orthopädische bzw. sporttraumatologische Literatur verwiesen. Es seien hier nur einige Anmerkungen gestattet.

Runner's knee. Dieser Begriff wird nicht einheitlich benutzt. Hierunter subsumieren sich sowohl peripatelläre Schmerzen als auch das sog. distale Traktusscheuersyndrom mit Reizung der Bursa subtendinea am Epicondylus lateralis femoris (distales ITBFS). Oftmals verbirgt sich hinter der Verdachtsdiagnose Außenmeniskusverletzung des Läufers ein solches distales Traktusscheuersyndrom.

Der Läufer klagt über belastungsabhängige peripatelläre Schmerzen, verstärkt beim Bergablaufen. Begünstigt wird das runner's knee durch Achsveränderungen im Sinne eines O-Beines und damit Prädilektion zur Irritation des Tractus iliotibialis.

Die Therapie ist bei peripatellären Beschwerden vor allem in der Kräftigung der Quadrizepsmuskulatur, betont des Vastus-medialis-Anteiles zu sehen. Ist das ITBFS führend, kann ein Versuch über eine Schuhaußenranderhöhung im Laufschuh bis hin zu lokalen Injektionen und als ultima ratio die Tendotomie des Tractus iliotibialis mit Bursektomie am Epicondylus durchgeführt werden.

Immer wieder werden angebliche Dysplasien des Femoropatellargelenkes als Ursache für den vorderen Knieschmerz verantwortlich gemacht. Hierzu ist anzumerken, daß es eher so ist, daß sich Trochlea- und Patellaform gegenseitig bedingen und vielmehr ihre Ursache in Torsionsentwicklungen der unteren Extremität im Wachstum haben, Stichworte: Antetorsionssyndrom mit oder ohne Dysplasie der Hüften, kneeing in, Lateralisation der Patella.

Therapeutisch sind immer die Gesamtachs- und -torsionsverhältnisse der unteren Extremität zu beachten. Man hüte sich also davor, realignement-Operation der Patella bei sog. femoropatellaren Dysplasien allein aufgrund biometrischer Daten im Röntgenbild durchzuführen. Demgegenüber kommt einem pathologischen Höhenstand der Kniescheibe sehr wohl eine pathogenetische Bedeutung zu.

Jumper's Knee. Hierunter versteht man die Beschwerden des Strecksehnenapparates des Knies, z. B. ansatztendinotischer Art an der Basis der Kniescheibe (Quadrizepssehnenansatz), bzw. das sogenannte Patellaspitzensyndrom: Hierbei liegen sowohl insertionstendinotische Mechanismen vor, im Vordergrund scheint aber nach neueren Erkenntnissen ein Impingement der Apex patellae an der Rückseite der Patellasehne zu stehen. Dies finden wir gehäuft bei der Patella alta. Bei dieser kommt es in der belasteten Beugung, also z. B. beim Sprung, zu einem verfrühten Einkippen der Patella in das obere Gleitlager und ein Scheuern der Apex patellae an die Patellasehnenrückfläche. Therapeutisch hat dies durchaus Konsequenzen. Bei einem Patellaspitzensyndrom mit gleichzeitiger Patella alta kann also eine Teilresektion der Patellaspitze neben der Sehneneinkerbung sinnvoll sein.

Morbus Osgood-Schlatter. Hierunter versteht man eine Apophysitis an der Tuberositas tibiae während des Wachstums. Ursächlich sind hier rezidivierende Mikrotraumatisierungen des jungen Sportlers, sei es durch direkte Kontusion (z. B. Ringer) oder aber durch Überlastung des Patellasehnenansatzes bei Kampfsportarten. Die Erkrankung hat eine gute Prognose, die Therapie richtet sich rein nach den Beschwerden. In der Regel ist maximal eine passagere Ruhigstellung erforderlich.

Typische Verletzungen des Sportlerknies. Bei Distorsionsverletzungen des Knies, bei denen es relativ schnell zu Knieanschwellungen kommt (innerhalb von wenigen Stunden) sollte unbedingt an eine Verletzung des vorderen Kreuzbandes gedacht werden, in zweiter Linie an eine Patellaluxation bzw. (osteochondrale) Frakturen. Auch sei darauf hingewiesen, daß sich hinter akuter Ergußbildung nach Kniedistorsionen nicht so selten Tibiakopffrakturen verbergen. Demgegenüber sollte eine etwas verzögerte Anschwellung des Knies sowie auch der verzögerte Schmerz den Therapeuten an eine Kapselbandverletzung, typischerweise Innenbandverletzung, denken lassen. Hierbei finden wir häufig eine Druckempfindlichkeit am proximalen Ansatz des oberflächlichen Innenbandes. Dieser Punkt wird deshalb Skipunkt gekannt, weil wir diese Verletzung gehäuft im Wintersport vorfinden. Überhaupt ist der medialseitige Knieschmerz in Höhe des Innenmeniskus nach einer akuten Distorsion relativ häufig bedingt durch eine Verletzung der Meniskusaufhängung, weniger des Meniskus selbst (meniskofemorale/meniskotibiale Bänder).

Der parapatellare mediale Knieschmerz des Radfahrers ist ebenfalls seltener durch eine Meniskusschädigung bedingt, sondern sollten den Therapeuten an ein Medial-Shelf-Syndrom denken lassen (Plica mediopatellaris).

Brustschwimmerknie. Beim Brustschwimmen kommt es beim Beinschlag zur starken Valgusbelastung, was allmählich zu einer Überbelastung der medialen Bandkapselstrukturen und auch der Meniskusaufhängung führen kann. Die Schwimmer klagen über belastungsabhängige Schmerzen im Bereich des medialen Gelenkspaltes. Therapeutisch ist naturgemäß das Vermeiden der Überbelastung im Vordergrund zu sehen. Lokale antiphlogistische Therapie sei noch erwähnt.

Unterschenkel/Fuß

- Bei Beschwerden des Unterschenkels/Fußes des Läufers sollte immer differentialdiagnostisch an eine Ermüdungsfraktur gedacht werden. (s. u.).

Tibiakantensyndrom (shin-splint-syndrome). Hierunter verstehen wir periostale Reizungen der Ursprünge der Unterschenkelmuskulatur durch Überbelastung. Wir unterscheiden ein vorderes und ein hinteres Tibiakantensyndrom, je nach dem, ob mehr die Fußextensoren- oder die Fußflexorenmuskulatur in ihren Ursprüngen gereizt ist. Gehäuft finden wir dieses Krankheitsbild bei Fußfehlformen, z. B. Senkfüßen. Hier ist die Tibialismuskulatur im Stand schon stark gefordert. Betroffene Sportarten sind vor allem Laufsportarten, Eishockey und Skating. In der Therapie sollte man, wie aus den oberen Anführungen ersichtlich, unter anderem die Fußfehlformen beachten (Einlagen), weiterhin ist eine Trainingsmodifikation angezeigt (z. B. statt Sprinttraining: Radfahren und Aquajogging).

Funktionelles Kompartmentsyndrom. Im Gegensatz zum „echten" Kompartmentsyndrom, das wir beim Sportler selten einmal durch direkte Kontusionen ausgelöst finden, ist das funktionelle Kompartmentsyndrom gekennzeichnet durch belastungsabhängigen Schmerz ventral bzw. dorsal der Tibia (ganz ähnlich dem Tibiakantensyndrom). Pathogenetisch liegt hier aber nicht eine Periostitis zugrunde, sondern eine Druckerhöhung im ventralen bzw. tiefen dorsalen Kompartment. Als konservative Therapie stehen neben der Sportkarenz Einlagenversorgung, lokale antiphlogistische Maßnahmen und physikalische Therapie zur Verfügung, als ultima ratio kann auch – nach vorheriger Kompartmentdruckmessung – eine operative Kompartmentspaltung erwogen werden.

Tennisleg. Hierunter versteht man die akute Verletzung am Übergang des medialen Gastroknemiuskopfes zum Achillessehnenspiegel. Der Tennisspieler beschreibt einen typischen Wadenschmerz beim Antritt. Die Diagnose ist in der Regel klinisch zu stellen, therapeutisch hat sich neben der allgemeinen Therapie einer Muskelverletzung (s. o.) eine Absatzerhöhung von ca. 2 cm für einige Wochen bewährt.

Sprunggelenk des Fußballers. Beim Fußballer finden wir deutlich gehäuft osteophytäre Ausziehungen an der ventralen Tibiakante im oberen Sprunggelenk. Auch am korrespondierenden Anteil des Talus sind diese osteophytären Veränderungen häufig zu finden. Pathogenetisch spielt hier die rezidivierende Kapselreizung des ventralen oberen Sprunggelenks (OSG) durch Hyperextension und Schußbelastung eine Rolle. Klinisch klagt der Fußballer über einen ventralen OSG-Schmerz, die Dorsalextension ist nicht selten eingeschränkt, auch beobachten wir Reizergüsse. Therapeutisch ist in ausgeprägteren Fällen das arthroskopische Debridement, also das Abtragen der Osteophyten, Therapie der Wahl. An dieser Stelle soll auch erwähnt werden, daß bei Fußballern häufiger als in anderen Sportarten Sprunggelenkarthrosen zu finden sind. Sie erklären sich durch die teilweise extreme Belastung und Mikrotraumatisierung.

Hallux rigidus. Den Hallux rigidus als Folge rezidivierender Mikrotraumatisierungen, Rotationsbelastung etc. finden wir gehäuft bei Fußballspielern und typischerweise beim Ballettänzer. Infolge der Arthrose des Grundgelenks kommt es zur fibrosierenden Ankylose. Therapeutisch kommen bei Versagen der konservativen Therapie Cheilektomie, Resektionsarthroplastik bis hin zur Arthrodese zur Anwendung.

■ Achillessehnenschmerz (Achillodynie)

Der allgemeine Begriff Achillessehnenschmerz hat in der Regel drei zu unterscheidende Ursachen:
- **Tendinitis** Hierunter verstehen wir die spindelförmige Auftreibung der Achillessehne als Folge einer chronischen Überbelastung. Wir finden die Tendinitis sehr häufig bei Lauf- und Springsportarten, auch bei Ballsportarten, speziell beim Fußball. Histologisch findet man Gewebenekrosen in der Sehne und Narbenstrukturen als Zeichen wiederkehrender Mikroeinrisse. Die konservative Therapie sollte hier früh beginnen. Man achte auf eine exakte Fersenführung im Laufschuh, ggf. Korrektur von Fußfehlform mittels Einlagen, wichtig ist auch das Wechseln der Trainingsbeanspruchung, z. B. Ausgleichstraining über Radfahren, Aquajogging, Skaten etc. Nicht selten ist bei Versagen der konservativen Therapie die operative ovaläre Exzision der nekrotischen Sehnenanteile erforderlich.
- **Paratendinitis:** Hier finden wir entzündliche Veränderungen des Sehnengleitgewebes, wahrscheinlich als Vorstadium der Achillodynie. Hier steht therapeutisch ebenfalls das konservative Vorgehen im Vordergrund, Belastungsreduktion, lokal antiphlogistische Behandlung, Infiltrationstherapie. In selteneren Fällen ist die Exzision des paratendonitisch veränderten Gewebes notwendig.
- **Bursitis subachillea:** Diese Entzündung des Schleimbeutels finden wir gehäuft bei prominent ausgebildetem Kalkaneus mit sog. Haglund-Exostose. Im Bereich dieser „Exostose" kommt es zum Impingement der Achillessehne mit Reizung der darunterliegenden Bursa. Die Therapie ist hier in der Regel konservativ mit – auch früh schon – lokalen Injektionen und passagerer Fersenerhöhung. Nicht selten sind jedoch operative Maßnahmen erforderlich (Bursektomie und gleichzeitiges Entfernen der „Exostose").
- **Apophysitis calcanei:** Diese Diagnose beschreibt einen Fersenschmerz des Sportlers im Wachstumsalter. Hier kommt es durch Überbelastung und Mikrotraumatisierung zur Entzündung der Kalkaneusapophyse. Therapeutisch ist funktionelles Vorgehen angezeigt mit ausreichender Sportkarenz für mehrere Wochen.

■ Ermüdungsfrakturen an Unterschenkel/Fuß

Die drei im folgenden genannten Lokalisationen der Ermüdungsfrakturen sind beim **Laufsportler** des öfteren anzutreffen. In der Differentialdiagnostik hat die Kernspintomographie die Diagnostika Schichtröntgen und Szintigraphie weitgehend abgelöst. Differentialdiagnostisch ist auch immer an ein entzündliches oder tumoröses Geschehen zu denken (z. B. Osteoidosteom). Therapeutisch ist allen Ermüdungsfrakturen gemeinsam, daß ein Aussetzen der sportlichen Belastung gefordert werden muß, die unter Umständen mehrere Monate betragen kann. Bei der Therapie der Navikulare-Pseudarthrose ist oftmals die osteosynthetische Intervention nicht zu umgehen. Das Ausheilungsergebnis in den bildgebenden Verfahren hängt oft dem klinischen Heilungsergebnis deutlich nach.

Ermüdungsfraktur der Tibia. Diese ist differentialdiagnostisch immer zu bedenken bei Laufsportlern, die über

Schmerzen im Bereich des Überganges proximales/mittleres Drittel der Tibia klagen.

Os naviculare. Diese Art der Ermüdungsfraktur finden wir häufiger bei Vorfußläufern bzw. Sprintern und Sprungsportlern. Die Fraktur betrifft meist das mittlere Knochendrittel. Klinisch beschreibt der Sportler eine starke Belastungsabhängigkeit der Beschwerden, das Gehen zu ebener Erde ist mitunter nicht schmerzhaft.

Marschfraktur. Die Marschfrakturen fanden sich, wie der Name schon sagt, in der Vergangenheit des öfteren bei Rekruten, die ungewohnt lange Fußmärsche absolviert hatten. Hier kam es zu Ermüdungsbrüchen der subkapitalen Anteile der Metatarsalknochen II, III, seltener auch IV. Vorfußbeschwerden nach längerer ungewohnter Gehbelastung sollten an diese Erkrankung denken lassen. Zu beachten ist, daß die primäre Röntgendiagnostik häufig keine Pathologie zeigt und erst bei der Röntgenkontrolle die Ermüdungsfraktur im Heilungsstadium mit einer Kalluswolke erkennbar wird.

Seltenere Ermüdungsfrakturen, z. B. der Fibula oder auch des Innenknöchels, seien hier nur erwähnt.

Chronische OSG-/USG-Instabilität

Bei manchen Sportarten ist eine allgemeine **Hypermobilität der Gelenke** geradezu Grundbedingung (z. B. Turnen, rhythmische Sportgymnastik, Schwimmen). Hier führen rezidivierende Supinationsbelastungen oftmals nicht zur vorzeitigen Arthrose, die Therapie sind: prophylaktische Bandagierung bzw. Tape-Verbände, Orthesen etc., daneben auch propriozeptives Training.

Im Gegensatz dazu sind **posttraumatisch** rezidivierende Instabilitäten oftmals Ursache vorzeitiger OSG-Arthrosen. Hier kommt es nach der Primärverletzung nicht zur suffizienten Heilung des Bandkapselapparates, er heilt in Elongation aus. In der Folgezeit beschreibt der Sportler Unsicherheitsgefühl auf unebenem Boden und wiederkehrende, immer häufigere Umknickereignisse. Meist besteht die Therapie chronischer Instabilitäten in operativen bandplastischen Maßnahmen.

Nur am Rande erwähnt werden sollen Syndesmosenverletzungen.

Verletzungen/Überlastungsschäden im Bereich der Wirbelsäule

Betrachtet man alle Sportarten, so treten Wirbelsäulenprobleme hinter den anderen Problemen des Bewegungsapparates zahlenmäßig in den Hintergrund.

In bestimmten Disziplinen ist jedoch die Beanspruchung der Wirbelsäule sehr groß. Axiale Stauchungs- bzw. Biegekräfte können hier das Mehrfache des Körpergewichtes betragen. Speziell in Turn- bzw. gymnastischen Sportarten haben diejenigen jungen Sportler einen Vorteil, die – vor allem genetisch bedingt – eine allgemeine Hypermobilität vorweisen.

In der aktiven Zeit der Athleten sind Wirbelsäulensyndrome nicht so häufig, da durch ständiges Trainieren eine gute Rumpfmuskulatur gegeben ist. Hier finden wir meist nach der aktiven Zeit Probleme der Wirbelsäule im Sinne eines sog. statisch-myalgischen Syndroms, wo also die Muskulatur allmählich dekompensiert bei ihrer Aufgabe, hypermobile Gelenke zu stabilisieren. Myogelosen im Schulter-Nacken-Bereich, ligamentotische Probleme der Wirbelsäulen-Becken-Verbindungen, Triggerpunktprobleme etc. gehören in diesen Symptomkomplex. Therapeutisch ist in diesen Fällen ein dosiertes Fortführen des Trainierens der Haltemuskulatur ganz wesentlich.

Spondylolyse und Spondylolisthesis

Die **Spondylolyse**, also die Spaltbildung im Wirbelbogen, ist klinisch meistens nicht relevant. Kommt es in Folge der Spondylolyse zum **Wirbelgleiten**, finden wir, je nach Ausprägungsgrad, häufiger klinische Symptome. Genannt seien eine Instabilitätslumbalgie, pseudoradikuläre Lumboischialgie aufgrund von facetteren und ligamentären Überlastungen.

Im Sport spielt die Spondylolyse insofern eine Rolle, daß bestimmte Sportarten (Turnsport, Delphinschwimmen, Trampolinspringen, Gewichtheben etc.) ursächlich für die Spondylolyse sein können.

Aufgrund sportartspezifischer Bewegungen (v. a. Hyperextensionen der LWS) ist die Spondylolyse hier im Sinne einer Ermüdungsfraktur zu verstehen.

Ist die Spondylolyse bzw. die Spondylolisthesis klinisch symptomatisch, steht als erste Therapie das Aufschulen der Rumpfmuskulatur im Vordergrund. In hartnäckigeren Fällen kann auch eine Leibothesenversorgung im Sinne einer leicht fixierenden Leibbandage notwendig werden. In progredienten, therapieresistenten Fällen ist selten eine monosegmentale Spondylodese indiziert (s. weiterführende orthopädische Literatur).

Eine Spondylolyse bzw. -listhesis, die oftmals zufällig im Schulalter entdeckt wird, ist per se kein Argument zur Befreiung vom Schulsport. Im Gegenteil, es sollte eine sportliche Betätigung der Schüler unterstützt werden, wobei biomechanisch besonders ungünstige Sportarten, wie oben erwähnt, zu vermeiden sind. Einschränkungen beim Schulsport sind nur bei nachgewiesener Progredienz des Wirbelgleitens zu fordern.

Radfahrer-/Fechterrücken

Die sportbedingte **Hyperkyphosierung** der BWS beim Radfahrer bzw. die asymmetrische Wettkampfstellung der Fechterwirbelsäule führt nicht selten über Stadien der Muskelverspannung zu Myogelosen bis hin zu Tendinosen der oberen/mittleren BWS sowie des BWS-HWS-Überganges. Hier finden wir speziell beim Radfahrer gehäufte muskuläre Probleme aufgrund der mitunter extremen Hyperlordosierung der HWS. Ebenfalls sind nicht selten Bewegungsstörungen der Kostotransversalgelenke (Blokkierungen) zu finden.

Therapeutisch sind wie bei allen durch Zwangshaltung provozierten Muskelverkürzungen und -verhärtungen Stretchbehandlung, Hyperämisierung der Muskulatur zur Detonisierung sowie dosiertes Kräftigungstraining Methoden der Wahl. Unterstützend werden Analgetika/Antiphlogistika eingesetzt bzw. muskuläre Lokalanästhetikainfiltrationen (Triggerpunktinfiltrationen).

Bei Radfahrern finden wir auch gehäuft die **Adoleszentenkyphose** (Morbus Scheuermann). Die frühere Bezeichnung „Gesellenbuckel" sagt schon etwas zur Genese, hier muß also auch beim jugendlichen Radfahrer davon ausgegangen werden, daß die chronisch fixierte Hyperkyphose der BWS tatsächlich zu Veränderungen im Bewegungssegment und zur – für den Morbus Scheuermann typischen – intraspongiösen Bandscheibenherniation führt. Die aus der Adoleszentenkyphose wachsenden Probleme sind jedoch meist statisch-muskulärer Art und werden wie oben beschrieben therapiert.

Ermüdungsfrakturen der Processus spinosi

Diese Sportverletzungen finden wir selten in unserer Sprechstunde, sie soll aber der Vollständigkeit halber erwähnt sein. Bei **Kontaktsportarten** wie Judo und Ringen sowie bei Rugby- und Footballspielern kommt es gelegentlich zu Abrissen der Processus spinosi der unteren HWS bzw. der mittleren BWS. In den genannten Fällen ist die Genese eher traumatischer Art, im Gegensatz dazu sind die typischen Frakturen der Basis der Processus spinosi zwischen Th 2 und Th 8, wie wir sie bei Ruderern finden, als Ermüdungsbruch aufzufassen, bedingt durch extreme muskuläre Arbeit der segmentalen Muskulatur in kyphosierter BWS-Haltung. Die Therapie der Wahl ist konservativ symptomatisch. Eine Restitutio ad integrum ist bei entsprechender Schonung zu erwarten.

Facettensyndrom der Wirbelsäule

Eine **funktionelle Hyperlordosierung der LWS**, wie wir sie bei Langstreckenläufern, aber auch z. B. bei Volleyballern finden, führt nicht selten zu belastungsabhängigen Beschwerden. Diese haben ihre Ursache in den „Reizungen" der kleinen Wirbelgelenke mit hieraus resultierenden Ligamentosen und Hypertonus der tiefen Rückenstreckmuskulatur. Die Therapie ist zunächst konservativ mit hyperämisierenden, detonisierenden Anwendungen für die tiefe Rückenstreckmuskulatur, krankengymnastischem Aufrichten des Beckens und muskulärer Kräftigung der gesamten Rumpfmuskulatur, in zweiter Linie Facetteninfiltrationen im Sinne einer therapeutischen Lokalanästhesie. Ähnlich sind auch die perkutanen Denervierungsverfahren der Kryoläsion zu verstehen. Hierbei wird die Innervation der Facettengelenke mit ihren schmerzleitenden Afferenzen reversibel blockiert.

■ Weitere typische, jedoch eher seltene Verletzungen bzw. Überlastungsschäden im Sport

Golferrippenperiostitis/-fraktur. Als Rarität (aufgrund des Vormarsches des Golfsportes jedoch wahrscheinlich zunehmend) sei die Ermüdungsfraktur der Rippen des Golfsportlers genannt. Das Schwungtraining in geballter Form zum Erreichen der Platzreife kann gerade beim älteren „Golfsporteleven" zur Überlastung u. a. des M.-pectoralis-Ursprungs an den Rippen führen, selten sogar zu einer Ermüdungsfraktur.
Runner's colitis. Hierunter versteht man blutige Durchfälle nach Langstreckenlauf, meist als Folge einer Schädigung der Darmschleimhaut aufgrund vermutlich rein mechanischer Erschütterung während des Laufens.
Marathon-Hämaturie. Hier kommt es, ähnlich wie bei der runner's colitis, vermutlich aufgrund der mechanischen Irritation der Blasenwand zur Hämaturie.
Joggers' nipples. Das ständige Reiben des Trikots an den Brustwarzen führt zu deren Reizung. Langstreckenläufer kleben aus diesem Grund in der Regel die Brustwarzen mit einem Tape ab.
Ringer-Ohr. Aufgrund wiederkehrender Verletzungen und Einbluten an der Ohrmuschel kommt es im Laufe eines Ringerlebens nicht selten zur Deformierung der Ohrmuschel. Infolge der Verlegung des Gehörganges kann es in ausgeprägten Fällen zur Schwerhörigkeit kommen.
Goggles Migraine. Migräneartiger Kopfschmerz, verursacht durch das Tragen von Schwimmbrillen bzw. von Taucherbrillen.

Kernaussagen

■ **Muskelverletzungen**
– Muskelverletzungen finden sich häufiger bei unzureichendem oder schlechtem Trainingszustand, nach fehlendem Aufwärmen oder bei Ermüdung und Unterkühlung, ebenso bei abruptem Belastungswechsel der Muskulatur, schlecht geeigneter Sportausrüstung und fehlendem Stretching. Man unterscheidet Muskelkater, Muskelzerrung, Muskelfaserriß und Muskelriß. Die Therapie ist im allgemeinen konservativ.

■ **Verletzungen/Überlastungsschäden im Bereich der oberen Extremität**
– Hierzu zählen im Bereich von Schulter und Oberarm die Schwimmer- und die Werferschulter, die Turnerschulter und der Schulter-Arm-Schmerz des Kraftsportlers. Im Bereich des Ellenbogens kommen vor der Tennisellenbogen, Golferellenbogen, Pitcher's Elbow und Ellenbogenverletzungen bei Kraftsportlern. Am Handgelenk imponieren Beschwerden von Turnern und Werfern, der Skidaumen, Basketball- bzw. Volleyballfinger, Radfahrerlähmung und Hand- bzw. Fingerbeschwerden bei Kampfsportlern.

■ **Verletzungen/Überlastungsschäden im Bereich der unteren Extremität**
– Im Bereich von Becken und Hüfte sind zu erwähnen die Fußballerleiste, die Joggerhüfte, die Fahrradneuritis, die Coxarthrosen bei Kampfsportlern. Am Knie finden sich gehäuft vorderer Knieschmerz bei Laufsportlern, Beschwerden des Strecksehnenapparates bei Springsportlern und Knieschmerzen bei Brustschwimmern infolge Überlastung der medialen Bandkapselstrukturen.
– An Unterschenkel und Fuß finden sich Tibiakantensyndrom, funktionelles Kompartmentsyndrom, Schmerzen beim Tennisspieler am Übergang medialer Gastroknemiuskopf/Achillessehne. Schmerzen der Achillessehne haben im allgemeinen eine Tendinitis, Paratendinitis oder Bursitis subachillea zur Ursache. Ermüdungsfrakturen sind häufig bei Laufsportlern anzutreffen, v. a. im Bereich von Tibia, Os naviculare und der Metatarsalia.

■ **Verletzungen/Überlastungsschäden im Bereich der Wirbelsäule**
– Betrachtet man alle Sportarten, so treten Wirbelsäulenprobleme hinter den anderen Problemen des Bewegungsapparates zahlenmäßig in den Hintergrund. In der aktiven Zeit sind Wirbelsäulensyndrome nicht so häufig, da durch ständiges Trainieren eine gute Rumpfmuskulatur gegeben ist. Hier finden wir meist nach der aktiven Zeit Probleme der Wirbelsäule im Sinne eines statisch-myalgischen Syndroms. Therapeutisch ist ein dosiertes Fortführen des Trainierens der Haltemuskulatur ganz wesentlich.

■ **Weitere typische, jedoch eher seltene Verletzungen/ Überlastungsschäden**
– Als Seltenheiten werden Verletzungen bzw. Überlastungen bei Golfspielern in Form der Rippenperiostitis bzw. -fraktur, das blutige Durchfallsyndrom bzw. die Hämaturie bei Läufern u. a. erwähnt.

Weiterführende Literatur

Badtke G. Lehrbuch der Sportmedizin, 4. Auflage. Leipzig: Barth, 1998

Menke W. Spezielle Sportorthopädie und Sporttraumatologie. Stuttgart: UTB, 2000

Nicholas JA, Hershman EB. Lower Extremity & Sprine In Sports Medicine, 2nd Edition. St. Louis: Mosby, 1994

Peters KM, Kausch T. Die Schulter im Sport. Stuttgart: Thieme, 1999

Peterson L, Renström P. Verletzungen im Sport, 2. Auflage. Köln: Deutscher Ärzte Verlag, 1998

Rost R. Lehrbuch der Sportmedizin. Köln: Deutscher Ärzte Verlag, 2001

Voll J. Handbuch Sporttraumatologie, Sportorthopädie. Heidelberg: Hüthig, 1995

Mund-Kiefer-Gesichts-Chirurgie

J. E. Zöller

Roter Faden

- **Einleitung**
- **Synonyma und Pathophysiologie**
  - Okklusaler Primärfaktor
  - Myopathie
  - Chronischer Streß
  - Psychische Störungen
  - Artikulärer Faktor
  - Kraniozervikale und kraniovertebrale Dysfunktion
  - Neuropathien
- **Symptomatik**
  - Atypische Odontalgien
  - Myopathien
  - Dysfunktion durch Arthropathien
- **Diagnostik**
  - Anamnese
  - Selbst- und Fremdbeobachtung
  - Zahnärztliche Untersuchung und Okklusionsanalyse
  - Klinische Funktionsanalysen
  - Bildgebende Verfahren
  - Arthroskopie
- **Differentialdiagnose**
- **Therapie**
  - Therapie der ätiologischen Grunderkrankungen
  - Gewebespezifische Initialtherapie
  - Chirurgische Therapie

Einleitung

Schmerzhafte Funktionsstörungen des Kauorgans können im Mund-Kiefer-Gesichts-Bereich therapeutische Probleme bereiten. Wegen ihres häufigen Vorkommens soll im folgenden auf die Diagnostik und die Therapie besonders eingegangen werden.

Im Jahr 1934 beschrieb Costen das nach ihm benannten Syndrom: Als Symptome nannte er peri- und intraartikulären Schmerz, Tinnitus, Trephalalgie, Vertigo, Zungenbrennen und Mundtrockenheit. Ursächlich gab der Autor frühzeitigen Verlust der Backenzähne mit konsekutiver Bißsenkung an. Der größte Teil dieser klinisch otologischen Symptome kann durch eine zahnärztlich-okklusale Therapie (der Verzahnung) erfolgreich behandelt werden. Heute wird die als Costen-Syndrom bekannte Form der Myoarthropathie als funktionelle Gelenkkompression aufgefaßt (1).

Synonyma und Pathophysiologie

Als wichtigste Synonyma für den Begriff der Funktionsstörung des Kausystems haben sich seit den 60er Jahren etabliert:
- Myoarthropathie (oder Myoarthrooccluspsychoneuropathie) nach Schulte (9)
- Myofacial Pain Dysfunction Syndrome
- Temporo-Mandibular-Joint-(TMJ-)Dysfunction-Syndrome
- Craniomandibular Disorder.

In Anlehnung an Graber (4) werden als **ursächliche Faktoren** für die Funktionsstörung des Kausystems angesehen:
- okklusaler Primärfaktor
- Myopathie
- chronischer Streß
- psychische Störungen
- artikulärer Faktor
- kraniozervikale und kraniovertebrale Dysfunktion
- Neuropathien

Okklusaler Primärfaktor

Am häufigsten wird eine Myoarthropathie durch eine gestörte Kontaktbeziehung zwischen Ober- und Unterkieferzahnreihen hervorgerufen.

Diese verursacht eine Hyperaktivität in der Kaumuskulatur. Als Okklusionshindernisse kommen Kiefer- und Zahnfehlstellungen, Weisheitszähne und vor allem Folgen iatrogener Zahnbehandlungen (zu hoch/tief gestaltete Füllungen, Kronen, Brücken, Prothesen) in Betracht.

Zur Beseitigung der okklusalen Interferenzen werden kortikal gespeicherte Abrasionsprogramme über neuromuskuläre Regelkreise in Form von Knirschen und Pressen, also muskulärer Hypertonus, eingesetzt. Sobald die Okklusionshindernisse durch Abrasion entfernt sind, findet die Kaumuskulatur wieder ihren normalen Tonus. Bei bereits vorhandener Hyperaktivität der Kaumuskulatur werden parafunktionelle Aktivitäten des Bruxismus (nachts) und Bruxomanie (tagsüber) verstärkt etabliert.

Myopathie

Zu nennen sind hier der **myogene Hypertonus** bzw. die **Myositis**. In der Ätiologie der funktionellen Erkrankungen des Kausystems kommt der myogenen Hyperaktivität der Kaumuskulatur die herausragende Bedeutung zu (Abb. 4.6). Muskulärer Hypertonus wirkt über die Zahnreihen via Gelenk und initiiert dort die Destruktion. Einerseits können okklusale Interferenzen eine Hyperaktivität der Kaumuskulatur hervorrufen (s. o.), andererseits ist der muskuläre Hypertonus Symptom und Folge eines der unten den folgenden Punkten genannten Faktoren.

Chronischer Streß

Dauerstreß und psychische Spannungszustände bewirken einen muskulären Hypertonus. Der affektive Stau wird u. a. orofazial über die Zähne in Form von Knirsch- und Preßphänomen entladen, die dann schmerzhafte Funktionsstörungen auslösen.

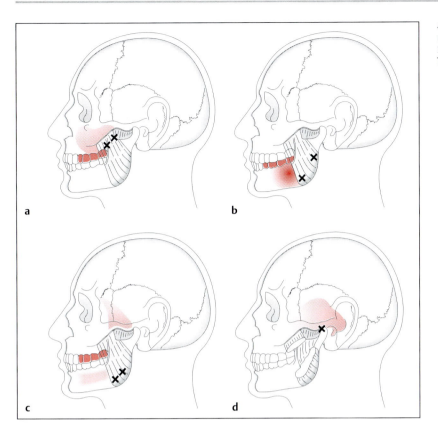

Abb. 4.6 Triggerpunkte des M. masseter und die zugeordneten Schmerzprojektionsgebiete (nach Travell und Simons 1984).

Psychische Störungen

Das orofaziale System wird in einem Konversionsmechanismus als Signalorgan der Angst- und Streßverarbeitung und der affektiven Frustrationen benutzt. Entladung findet statt als myogener Hypertonus.

Artikulärer Faktor

Zu den **primären Arthropathien** gehören alle infektiösen und endogen bedingten artikulären Gewebeveränderungen. Diese können an den Strukturen des Kiefergelenks als Teil eines Syndroms oder ausschließlich als lokale Erkrankung auftreten.

Bei einer **Arthritis** ist eine rein klinische Differenzierung zwischen einer primären und sekundären Entzündung des Kiefergelenkes nicht möglich. Nur serologisch gelingt die Unterscheidung der primär entzündlichen Form bei Lues, Tuberkulose und Rheuma von der sekundären Form. Die sekundäre Arthritis des Kiefergelenkes stellt eine bakteriell unspezifische oder bakterielle Entzündung dar, deren Ursache häufig in einem Gelenkspalttrauma liegt. Das Fortschreiten der entzündlichen Vorgänge – Erosionen und Nekrosen – im Knorpel- und Knochenbereich führt zu einem Aufheben der Kontinuität der Gelenkflächen. Über diesen degenerativen Prozeß entwickelt sich das Bild der Arthrose, das man besonders nach Gelenkfrakturen oder bei Polyarthrosen antrifft.

Ein weiterer artikulärer Faktor kann in gelenkinterner **Weichgewebeverlagerung** („internal derangement") bestehen. Hiermit werden sowohl die Strukturveränderungen als auch die Stellungsänderung des Discus articularis bezeichnet. Die anterior-mediale Diskusverlagerung (DV) stellt mit einem Anteil von 70–90 % die am häufigsten vorkommende Verlagerungsart dar. Sie kann verschiedene **Ursachen** haben:
- funktionell (z. B. über retrale Zwangsbißführung des Unterkiefers)
- muskulär (Hyperaktivität des M. pterygoideus lateralis und der Retraktoren)
- skelettal, in Abhängigkeit von der Wachstumsgeschwindigkeit.

Kraniozervikale und kraniovertebrale Dysfunktion

Kraniomandibuläre Schmerzphänomene können ätiologisch in Zusammenhang stehen mit der Veränderung anatomischer Strukturen oder der physiologischen Position im Bereich von Kopf, Hals oder übrigen Wirbelsäulenbereichen (Abb. 4.7), Becken oder mit verkürztem Bein. In Regio C0 bis C3 befinden sich Nervenaustrittspunkte sensibler Fasern des **N. trigeminus**. Mechanische Irritationen können dort kraniozervikale Schmerzphänomene im Sinne einer Kompressionsneuritis überziehen. Fehlstellung der erwähnten orthopädischen Strukturen führen zur Aktivitätsänderung der betreffenden Muskulatur und pflanzen sich segmentmäßig als muskuläre Blockaden bis in das Kiefergelenk fort.

Neuropathien

Störungen im neuromuskulären Leitungssystem wie die Innervationsstörung des N. pterygoideus lateralis werden selten beobachtet. Durch Kompression des Nerven oder eine durch Myositis bedingte Hypo- oder Afunktion eines Kaumuskels wird als „muscle splinting" bezeichnet. Ein einfaches Beispiel ist die reversible, reflektorische Kieferklemme nach Weisheitszahnentfernung.

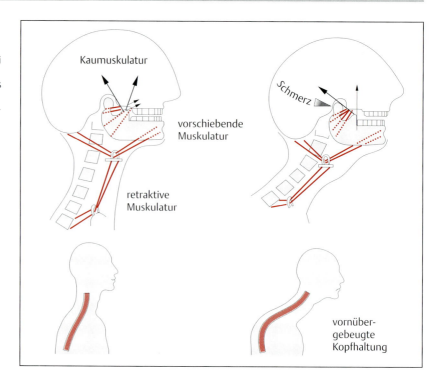

Abb. 4.7 Einfluß der Körperhaltung auf Biß und Stellung des Temporomandibulargelenkes (links: normale Stellung, rechts: bei vornübergebeugtem Kopf ist der Kiefer nach hinten verschoben, was zu einer Fehlstellung der Zähne und des Temporomandibulargelenkes führt [nach Cailliet 1992]).

Otologische Symptome wie die von Costen (3) beschriebenen müssen zahnärztlich auf einen möglichen Zusammenhang mit einer Dysfunktion überprüft werden, wenn HNO- und neurologische Befunde negativ sind oder die Therapie versagt.

Symptomatik

An folgenden Geweben treten Symptome von Dysfunktionen auf:
- am **Zahn**: Dentopathien (als atypische Odontalgie)
- am **Parodont**: Parodontopathien (als atypische Odontalgie)
- in der **Muskulatur**: Myopathien
- im **Kiefergelenk**: Arthropathien/Diskopathien/Ligamentopathien
- im **Nerven**: Neuropathien
- in **benachbarten** Gewebestrukturen: Kraniozerviko-/-vertebropathien.

Atypische Odontalgien

Dentopathien. Okklusionsstörungen im Sinne okklusaler Interferenzen manifestieren sich bei resistentem Parodont am Zahn als Substanzverlust: Diese Schmelz- oder Dentindefekte findet man okklusal als Abrasion oder zervikal als keilförmiger Defekt. Als häufigste **Schmerzsymptome** werden chemisch (süß/sauer), thermische (kalt/warm) und Aufbißschmerzsensationen angegeben.

Parodontopathien. Okklusale Traumatisierung des Parodonts verstärkt eine bereits existente Parodontitis marginalis. Eine Okklusionsstörung kann alleine keine Parodontitis marginalis im Sinne einer primär entzündlichen Veränderung auslösen. Sie wirkt nur als Kofaktor. Parodontal degenerative Symptome und Dysfunktionen sind u. a. Gingivaretraktion und -rezension, erhöhte Zahnbeweglichkeit und Aufbißbeschwerden. Knocheneinbrüche treten meist vertikal im Bereich der Backenzähne lokalisiert auf.

Myopathien

Eines der Kardinalsymptome der Entzündung, die Functio laesa, tritt als **Limitation der Unterkieferbewegung** in Erscheinung. Den Schmerz als Ausdruck einer gesteigerten Erregbarkeit des entzündlich veränderten Muskelgewebes wird auf eine durch relative Ischämie erhöhte Freisetzung algetischer Substanzen wie Serotonin, Bradykinin und Prostaglandine zurückgeführt.

Dysfunktion durch Arthropathien

Die Rötung von Hautarealen oder einer extraoral sichtbaren Gelenkkapselschwellung sowie ein Temperaturanstieg treten bei Arthropathien praktisch nicht in Erscheinung. Am ehesten imponieren Functio laesa und Schmerzsymptomatik.

Initialstadium:
- atypische Odontalgie: Dentopathien und Parodontopathien; Zahnhalssubstanzdefekte: kalt-warm-süß-sauer-Hypersensibilitäten; meist unilaterale gingivo-parodontale Retraktionen; Aufbißbeschwerden; Röntgen: isolierter, vertikaler Knochenabbau im Bereich der Backenzähne

Fortgeschrittenes Stadium (Myoarthropathie):
- Athralgie und/oder Myalgie mit artikulären und myogenen Druckdolenzen; Limitation der Unterkiefermobilität, Deviation oder Deflexion der Mandibula; Gelenkgeräusche (Krepitation/Knacken/Knistern).

Diagnostik

Anamnese

Besonderes Interesse gilt bei der Anamneseerhebung den **nichtzahnärztlichen ätiologischen Faktoren**, wie Entwicklungsstörung/Fehlbildung, Rheuma, Polyarthritis, Erkrankungen des Bewegungsapparates, Neuropathien, Infektionskrankheiten, Streß, Psychosen.

Selbst- und Fremdbeobachtung

Parafunktionen wie Knirschen und Pressen sind unbewußte Vorgänge. Die Selbstbeobachtung hat diagnostische Funktionen zum Erkennen einer Parafunktion und therapeutische zur Abschwächung derselben. Die Fremdbeobachtung kann durch den Lebensgefährten nachts- und/oder tagsüber erfolgen.

Zahnärztliche Untersuchung und Okklusionsanalyse

An den Weichgeweben Lippe, Zunge und Wange manifestiert sich eine myogene Hyperaktivität in Form vom Impressionen, an den Hartgeweben als Dentopathien und Parodontopathien (s. o.). Darunter haben die **Schliffacetten** oder Schliffflächen eine besondere Bedeutung. Sie weisen hin auf die Biomechanik der zugrundeliegenden Dysfunktion.

Klinische Funktionsanalysen

Manuelle Funktionsanalyse. Klinisch differenziert man mit der manuellen Funktionsanalyse-Basisuntersuchung zwischen myogenen und arthrogenem Befund. Auf diese komplexen Untersuchungstechniken des darin geübten Zahnarztes bzw. Mund-Kiefer-Gesichts-Chirurgen kann hier nicht näher eingegangen werden (8).

Instrumentelle Funktionsanalyse. Mit mechanischen oder elektronischen Hilfsmitteln wie der Axiographie wird die Bewegungsbahn der Kondylen aufgezeichnet. Aus der Kurvenform soll auf die Art der disko-chondro-ligamentären Strukturveränderung geschlossen werden können. Auch gibt ein Kurvenvergleich mit und ohne Zahnkontakt einen Hinweis auf die ätiologische Bedeutung der Okklusion bei einer Funktionsstörung.

Bildgebende Verfahren

Panoramaschichtaufnahmen und konventionelle Kiefergelenkaufnahmen sind in ihrer Aussagekraft in Bezug auf eine Kiefergelenkdiagnostik begrenzt und bestenfalls als Hinweis auf strukturelle Veränderungen der knöchernen Gewebe geeignet. Mittel der Wahl für die Darstellung von Hart- und Weichgeweben ist die **Magnetresonanztomographie**. Hier lassen sich strukturelle Veränderungen von Knorpel und Knochen („deviation in form") sowie der Kapseldiskus („internal dearangement") hervorragend wiedergeben. Zusätzlich erhält man durch Hintereinanderreihen dieser statischen Aufnahmen ein dynamisches „MR-Video" der Mundöffnung, das sog. sagittale Kino. Auch wenn damit der Augenblick des Clicks (Knackens) nicht dargestellt werden kann, kommt man mit diesem der Biomechanik der Diskusverlagerung ein bedeutendes Stück näher.

Arthroskopie

Als invasive Diagnostiktechnik kommt die Arthroskopie erst nach dem Einsatz der Kernspintomographie in Frage.

Differentialdiagnose

Neurogene, kraniozervikovertebrale und echte psychische Faktoren (s. o.) sowie otologische Symptomatiken müssen konsiliarisch von entsprechenden Fachkollegen untersucht werden. Idiopathische und symptomatische Neuralgien, Kopf-/Gesichtsschmerzen, die Arteriitis temporalis, die Styalgie, maligne Geschehen und andere können eine Myoarthropathie vortäuschen. Diese Fälle sollen zur weiteren diagnostischen Klärung zunächst an einen Mund-Kiefer-Gesichts-Chirurgen überwiesen werden.

Therapie

Die Therapie orientiert sich je nach Art und Schweregrad der Funktionsstörung an der
- ätiologischen Grunderkrankung der Funktionsstörung
- gewebespezifischen Diagnose
- Funktionsdiagnose.

Ätiologische **Grunderkrankungen**, z. B. Psychosen, müssen einer Vorbehandlung zugeführt werden, andere werden begleitend behandelt, z. B. die Arthritis rheumatica. Die eigentliche **zahnärztliche** Behandlung orientiert sich am Schweregrad der Funktionsstörung und der Funktionsdiagnose. Schwere schmerzhafte Myoarthropathien werden einer anderen Behandlung zugeführt als unterschwellige Funktionsstörungen; okklusale Interferenzen sind einfacher zu behandeln als totale Diskusverlagerungen mit psychische Ätiologie. Die Therapie liegt zunächst in den Händen des Zahnarztes als Behandler auf zahnärztlichem Gebiet und als Koordinator von adjuvanten Behandlungsmaßnahmen wie der Manualtherapie.

Gewebespezifische Initialtherapie. Zur akuten Schmerzausschaltung finden begleitende analgetische Verfahren Anwendung. Wir bevorzugen bei akuten und allen entzündlichen Formen der Myoarthropathien Ibuprofen, 3 × 200 bis 800 mg/die für maximal eine Woche. Die initiale zahnärztliche Dysfunktionstherapie erfolgt mit verschiedenen Typen von Aufbißschienen (1, 5) und begleitender Physio-/Manualtherapie.

Chirurgische Therapie. Bei totaler Diskusverlagerung ohne Reposition mit Schmerzsymptomatik kann die Indikation für eine Operation des Kiefergelenkes gestellt werden (7). Verfahren wie die Diskektomie, Kondylotomie und Kondylektomie finden erst bei Kiefergelenkdestruktionen ihre Anwendung.

Kernaussagen

Einleitung
- Schmerzhafte Funktionsstörungen des Kauorgans können im Mund-Kiefer-Gesichts-Bereich therapeutische Probleme bereiten.

Synonyma und Pathophysiologie
- Als ursächliche Faktoren für die Funktionsstörung des Kausystems werden angesehen: okklusaler Primärfaktor, Myopathie, chronischer Streß, psychische Störungen, artikulärer Faktor, kraniozervikale und kraniovertebrale Dysfunktion und Neuropathien. Ein okklusaler Primärfaktor ist in den meisten Fällen die *Ursache* für eine schmerzhafte Funktionsstörung des Kauorgans.

Symptomatik
- Die Symptomatik äußert sich als atypische Odontalgie, schmerzhaften Myopathien und Arthropathien sowie otologischen Beschwerden.

Diagnostik
- Die Diagnostik liegt zunächst in der Hand des Zahnarztes bzw. des Mund-Kiefer-Gesichtschirurgen.

Differentialdiagnose
- Der Zahnarzt sollte nach Ausschluß einer okklusalen Störung weitere mögliche ursächliche Faktoren durch Hinzuziehen anderer Fachkollegen ausschließen lassen.

Therapie
- Die Therapie ist vielschichtig. Neben der Ausschaltung einer möglichen okklusalen Störung (Einschleiftherapie, Aufbißbehelfe) kommt vor allem die Physio-/Manualtherapie zur Anwendung.

Literatur

Weiterführende Literatur

1. Mumford J.M. (Hrsg.). Kiefer-Gesichtsschmerz. Ätiologie, Diagnose, Therapie. Deutscher Ärzte-Verlag, Köln, 1989
2. Petersen J.K., Milgrom P. (Hrsg.). Schmerzprophylaxe und Schmerztherapie im Kiefer-Gesichtsbereich. Deutscher Ärzte-Verlag, Köln, 1991
3. Zöller B., Zöller J. (Hrsg.). Komplementäre Schmerztherapie in der Zahnheilkunde. Hippokrates, Stuttgart, 1995

Referenzen

1. Bumann A, Lotzmann U, Dannhauer KH, Eggers F. Vergleichende Untersuchungen zur Diagnostik einer „funktionellen Gelenkkompression". Dtsch zahnärztl Z. 1994; 49:544–551
2. Cailliet R. (Hrsg.) Head and face pain syndromes. Davis, Philadelphia, 1992
3. Costen JB. A syndrome of ear and sinus symptoms dependent upon disturbed function of the temporomandibular joint. Ann Otol Rhino 1934; 43:1–15
4. Graber G. Gibt es einen Screeningtest zur Erkennung primär psychogener Störungen bei Patienten mit dysfunktionellen Erkrankungen? In: Schriftenreihe der APW (Hrsg.): Funktionslehre. Aktueller Stand und praxisgerechte Umsetzung. Hanser, München, 1993
5. Lotzmann U. Grundzüge der okklusalen Prätherapie mit Okklusionsschienen und anderen Aufbißbehelfen. Kursskriptum. Akademisches Zentrum Zahnheilkunde, Merzig, 1993
6. Ramfjord SP, Ash MM. Individuell optimale Okklusion. Quintessenz, Berlin, 1992
7. Reich RH, Dolwick MF. Kiefergelenkbeschwerden mit Form- und Lageveränderungen des Dicus articularis. Dtsch Z Mund-Kiefer-Gesichtschirurgie 1984, 8:317–321
8. Richter U. Schmerzhafte Funktionsstörungen des Kauorgans. In: Zöller B, Zöller J. (Hrsg.): Komplementäre Schmerztherapie in der Zahnheilkunde. Hippokrates Stuttgart, 1995; S. 41 ff
9. Schulte W. Die exzentrische Okklusion. Quintessenz, Berlin, 1983
10. Travell JG, Simons DG. (eds.) Myofacial pain and dysfunction. The trigger point manual. Williams & Wilkins, Baltimore, 1984

Psychiatrie und Psychosomatik

Hierzu wird auf den Beitrag von U. Egle in Kap. 3 verwiesen: „Schmerz als Leitsymptom: Psychorelevante Aspekte zur topographischen Symptomatik".

# Interdisziplinäre Diskussion spezieller Schmerz-Krankheitsbilder

Kopfschmerz und Gesichtsschmerz ⋯ *367*
W. Jost, U. Theodoridis, J. Krämer, J. E. Zöller, H. A. Baar

Rückenschmerz ⋯ *377*
J. Krämer, H. Laubenthal, B. Schrank, W. H. Jost,
R. Nickel, U. T. Egle, J. Hildebrandt

Muskuloskelettaler Schmerz ⋯ *392*
J. Krämer, C. G. Nentwig, B. Schrank, W. H. Jost,
R. Klose, unter Mitarbeit von G. Rump, J. Rueger

Schmerz im Sport ⋯ *409*
R. Spintge, R. Haaker, J. Krämer, E. Freye, K. Grasedyck

Rheumatischer Schmerz ⋯ *434*
K. Grasedyck, E. Freye

Schmerz bei Osteoporose ⋯ *451*
H.-P. Kruse, H. U. Gerbershagen

Sympathikusmodulierte Schmerzsyndrome ⋯ *455*
A. Wiesner, W. H. Jost, H. Bürkle

Postamputationsschmerz ⋯ *464*
S. Töpfner, K. Unertl

Schmerz bei ischämischer Erkrankung ⋯ *469*
D. Pfeiffer, J. Allenberg, J. Gahlen, E. Freye

Spezielle berufsbedingte Schmerzzustände ⋯ *479*
U. Rehder, G. Schnack

Schmerzsyndrome bei HIV-Infektion ⋯ *490*
H. J. Stellbrink, H. Ohnesorge

Kopfschmerz und Gesichtsschmerz

Roter Faden

- **Kopfschmerz aus Sicht des Neurologen**
  - Häufigkeit
  - Diagnose von Kopfschmerzen
  - Klinik und Diagnose der Migräne
  - Differentialdiagnosen der Migräne
  - Therapie der Migräne
  - Therapie des medikamenteninduzierten Kopfschmerzes
- **Kopfschmerz und Halswirbelsäule aus Sicht des Orthopäden: das Zervikozephalsyndrom**
- **Kopfschmerz und Gesichtsschmerz aus Sicht des Mund-Kiefer-Gesichts-Chirurgen**
  - Einleitung
  - Besondere Schmerz-Krankheitsbilder
- **Kopfschmerz und Gesichtsschmerz aus anästhesiologischer Sicht**
  - Begriffsbestimmung
  - Anästhesiologische Verfahren

Kopfschmerz aus Sicht des Neurologen

W. Jost

In der Diagnostik und Therapie des Kopfschmerzes müssen eine klare Strukturierung und Einordnung erfolgen. Bedauerlicherweise erfolgt die Einordnung des Kopfschmerzes in den verschiedenen Fachdisziplinen sehr unterschiedlich, obwohl dies gerade beim Kopfschmerz sehr einfach möglich wäre. Akute und chronische Kopfschmerzen, die nicht direkt einer Erkrankung zugeordnet werden können, sollten neurologischerseits untersucht und ggf. therapiert werden. Es ist nicht vertretbar, daß Kopfschmerzen vielerorts noch als Bagatellerkrankung angesehen werden, bei der keine weiterführende Diagnostik erfolgt und lediglich die gängigen Schmerzmittel eingesetzt werden. Hieraus resultiert auch der bei Patienten und auch vielen Kollegen vorhandene Irrglaube, daß die meisten Kopfschmerzen von der Halswirbelsäule kämen und die Migräne eine psychische Erkrankung sei.

Häufigkeit

Kopfschmerz zählt zusammen mit fieberhaften Infekten, Rückenschmerzen und Schwindel zu den häufigsten in der ärztlichen Praxis vorgetragenen Beschwerden.

Etwa 30% der Patienten geht dabei regelmäßig wegen Kopfschmerz zum Arzt, ca. 20% waren noch nie zuvor deswegen beim Arzt. Bemerkenswerterweise sucht immerhin die Hälfte der Kopfschmerzpatienten keinen Arzt mehr auf, sondern versucht sich mit nicht verschreibungspflichtigen Medikamenten und „Hausmitteln" zu behelfen.

Die Lebenszeitprävalenz für alle Kopfschmerzarten beträgt ca. 70%, die Punktprävalenz 20–40% der Bevölkerung, bei Schulkindern 10–15% (6, 10).

Gemäß der „Klassifikation für Kopfschmerzerkrankungen, Gesichtsneuralgien und Gesichtsschmerzen" der International Headache Society (IHS) von 1989 werden primäre und sekundäre Kopfschmerzen unterschieden und in insgesamt 13 Kategorien mit ca. 130 Subtypen unterteilt (Tab. 5.1) (18).

Primäre (idiopathische) Kopfschmerzen zählen mit insgesamt ca. 90% zu den häufigsten Kopfschmerzsyndromen überhaupt. Hierzu gehören der episodische (60%) bzw. chronisch-andauernde (3%) Spannungskopfschmerz, die Migräne (16%) bzw. die Kombination beider (Kombinationskopfschmerz) sowie seltenere Formen wie der Cluster-Kopfschmerz (0,3–1%), zervikogene Kopfschmerz (0,1%) und die chronisch paroxysmale Hemikranie (0,1%).

Sekundäre Kopfschmerzformen sind sehr viel seltener. Sie bedürfen in der Regel unmittelbarer medizinischer Abklärung bzw. Behandlung. Hierzu zählen z.B.

- subarachnoidale oder zerebrale Blutungen z.B. nach Traumata (4%)

Tabelle 5.1 Kopfschmerz Klassifikation der International Headache Society (IHS, Kurzform)

	IHS-Kopfschmerz-Klassifikation
1	Migräne
2	Kopfschmerz vom Spannungstyp
3	Cluster-Kopfschmerz und chronisch paroxysmale Hemikranie
4	Verschiedenartige Kopfschmerzformen ohne begleitende strukturelle Läsion
5	Kopfschmerz nach Schädeltrauma
6	Kopfschmerz bei Gefäßstörungen
7	Kopfschmerz bei nichtvaskulären intrakraniellen Störungen
8	Kopfschmerz durch Einwirkung von Substanzen oder deren Entzug
9	Kopfschmerz bei primär nicht den Kopf betreffenden Infektionen
10	Kopfschmerz bei Stoffwechselstörungen
11	Kopf- oder Gesichtsschmerz bei Erkrankungen des Schädels sowie insbesondere von Hals, Augen, Ohren, Nase, Nasennebenhöhlen, Zähnen, Mund oder anderen Kopf- und Gesichtsstrukturen
12	Kopf- oder Gesichtsneuralgien Schmerz bei Affektion von Nervenstämmen und Deafferenzierungsschmerz
13	Nichtklassifizierbarer Kopfschmerz

- Gefäßerkrankungen (1%, Sinusvenenthrombose, Karotisdissektion, Arteriitis temporalis)
- Tumoren (0,1%)
- Infektionen und andere Erkrankungen verschiedener Kopf- und Gesichtsstrukturen (Sinusitiden, Otitiden, Glaukomanfall, Zahnerkrankungen etc.)
- Neuralgien
- Medikamentennebenwirkungen (3%)
- Stoffwechselstörungen (hypertensive Krise, Phäochromozytom, Hyperthyreose).

Von allen Kopfschmerzformen gilt die **Migräne** als die häufigste Form periodisch wiederkehrender Kopfschmerzattacken. Sie tritt am häufigsten erstmals im späten Kindes- und Jugend- bzw. frühen Erwachsenenalter auf (Inzidenz ca. 3–5% zwischen dem 10. und 20. Lebensjahr). Vor der Pubertät sind beide Geschlechter gleich häufig betroffen, danach Frauen ca. zwei- bis dreimal häufiger als Männer. Erstmanifestationen von Migräne nach dem 50. Lebensjahr sind außerordentlich selten.

Diagnose von Kopfschmerzen

Neben der körperlichen Untersuchung mit besonderer Berücksichtigung der Kopf- und Halsregion ist eine gründliche **Anamnese**, am besten unter Berücksichtigung eines Kopfschmerztagebuches, wichtigstes Instrument in der Diagnostik von Kopfschmerzsyndromen. Hierbei gelingt bereits in vielen Fällen eine sichere Diagnose.

Aufgrund der ätiologischen Vielfalt ist eine **Einordnung** und Abgrenzung der verschiedenen Kopfschmerzformen gemäß der phänomenologischen und symptomorientierten IHS-Kriterien allein anhand des klinischen Erscheinungsbildes nicht immer zuverlässig möglich, zumal primäre oft mit Symptomen sekundärer Kopfschmerzformen einhergehen können.

Neben der Anamnese sind daher mitunter **Zusatzuntersuchungen** zum Ausschluß organisch bedingter (sekundärer) Kopfschmerzformen notwendig. Dies gilt insbesondere dann, wenn neurologisch auffällige Befunde vorliegen oder es sich um therapieresistente, außergewöhnlich hartnäckige, rezidivierende oder sich plötzlich verschlechternde bzw. neu aufgetretene Kopfschmerzen handelt. In diesen Fällen sind **Laboruntersuchungen** sowie **bildgebende Verfahren** (CCT oder MRT) indiziert.

Die **CCT**, die außer der Strahlenbelastung und des Risikos einer Kontrastmittelallergie in der Regel ungefährlich, leicht verfügbar und relativ preiswert ist, ermöglicht den Ausschluß von apoplektischen bzw. hämorrhagischen Insulten, Subarachnoidalblutungen (SAB), Tumoren, Abszessen, Sinusitiden und eines Hydrozephalus. Die **MRT**, eventuell mit MRT-Angiographie (zum Ausschluß von Sinusvenenthrombosen und Gefäßdissekaten) ist teurer als die CCT und dieser vor allem bei Beurteilung von Prozessen im Bereich des Hirnstamms, der Hypophysenregion sowie der fazialen und retropharyngealen Region, des Weichteilgewebe des Halses sowie bei bestimmten demyelinisierenden, ischämischen oder entzündlichen ZNS-Veränderungen überlegen.

Je nach Fragestellung kommen **weitere Verfahren** zum Einsatz:
- Doppler-sonographische Untersuchungen der hirnversorgenden Gefäße (Arteriosklerose, AV-Malformationen, okzipitale Durafistel)
- Herzfunktionsprüfungen (kardiale Thromben)
- Arteriographie (bei Verdacht auf Aneurysma, Vaskulitiden, cave Vasospasmus!)
- EEG (Herdbefunde)
- Lumbalpunktion mit Liquoruntersuchungen (Subarachnoidalblutung, Meningitis, Meningoenzephalitis, Pseudotumor cerebri).

In speziellen Fällen können differentialdiagnostisch auch evozierte Potentiale, EMG-Untersuchungen, Zahn- bzw. Kieferstatusprüfung, otolaryngoskopische bzw. ophthalmologische Untersuchungen bzw. die Myelographie (bei ausgeprägten, rezidivierenden oder anhaltenden Schmerzen in der Okzipital- oder Nackenregion) sinnvoll sein.

Klinik und Diagnose der Migräne

> **Definition:** Gemäß den derzeit gültigen IHS-Kriterien ist die Migräne definiert als intermittierende Kopfschmerzattacken kombiniert mit vegetativen und/oder neurologischen Symptomen.

Dementsprechend unterscheidet man eine Migräne mit bzw. ohne Aura. Bei ca. 3–7% der weiblichen Patienten sind Migräneanfälle mit dem Beginn der Periode (menstruelle Migräne) assoziiert.

Migräne ohne Aura (früher: einfache Migräne) ist ein periodisch bzw. intermittierend wiederkehrender, meist einseitiger, pulsierender (60% der Fälle), allmählich zunehmender Schläfenkopfschmerz von mäßiger bis starker Intensität und variabler Dauer zwischen 4 und 72 h (per definitionem mindestens zwei Charakteristika zur Diagnose erforderlich). Als Begleiterscheinung können Appetitlosigkeit (100%), Übelkeit (90%) und Erbrechen (50%) sowie Licht- und Geräuschüberempfindlichkeit mit Photo- (50–95%) bzw. Phonophobie (91–98%) auftreten (per definitionem mindestens einmal in fünf vorausgegangenen Attacken). Die Beschwerden werden durch körperliche Anstrengung verstärkt, so daß die Migräne mit einer unerheblichen Behinderung der Tagesaktivität einhergeht. Viele Patienten ziehen sich in ein ruhiges und abgedunkeltes Zimmer zurück.

Als Vorbotensymptome einer Migräneattacke (**fakultative Prodromalphase**) können Stunden bis Tage zuvor Stimmungsveränderungen, Hypo-/Hyperaktivität, Konzentrationsstörungen, vermehrtes Gähnen, Heißhunger, Flüssigkeitsretention, Licht- und Geschmacksüberempfindlichkeit u. a. auftreten. In der Rückbildungsphase werden oft Erschöpfung, Reizbarkeit, Konzentrationsstörungen und Müdigkeit sowie Schwäche, Appetitlosigkeit und mitunter Muskelschmerzen angegeben.

Die **Migräne mit Aura** (früher: klassische Migräne) ist zusätzlich durch ein oder mehrere zentral bedingte fokalneurologische Defizite über mindestens 4, höchstens 60 min (per definitionem mindestens zweimal in zwei vorausgegangenen Attacken), meist vor Auftreten des eigentlichen Kopfschmerzes, charakterisiert. Typischerweise kommen Sehstörungen mit lateral im Gesichtsfeld auftretenden, wandernden Lichtblitzen, Flimmerskotomen bzw. sog. Fortifikations- oder Vauban-Linien bis hin zu kompletten Gesichtsfeldausfällen vor. Gelegentlich treten auch Sensibilitätsstörungen, Paresen sowie Sprech- (bis zur Aphasie) und Gangstörungen auf.

Neben dieser „klassischen" Migräneverlaufsform existieren auch noch speziellere, z.T. sehr seltene Sonderformen bzw. Subtypen.

Tabelle 5.2 Wichtige Differentialdiagnosen des Migräne-Kopfschmerzes

	Migräne-kopfschmerz	Spannungs-kopfschmerz	Cluster-Kopfschmerz	Medikamenten-induzierter Kopfschmerz
Dauer	4–72 h	episodisch: 0,5 h–7 Tage chronisch: > 7 Tage	15 min bis 3 h	andauernd
Intensität	mäßig bis sehr stark	leicht bis mäßig stark	sehr stark	mäßig bis sehr stark
Charakter	pulsierend pochend-klopfend	dumpf-drückend beengend	bohrend stechend	dumpf-drückend stechend
Lokalisation	meist einseitig temporal, frontal	diffus, haubenförmig frontal, parietal	streng einseitig (retro-)orbital	diffus
Begleitsymptome	Übelkeit Erbrechen Photophobie Phonophobie mit Aura: neurologische Ausfälle	keine oder gering	streng einseitig: Tränenfluß Nasenkongestion Augenrötung Miosis Ptosis	Anämie Ergotismus Nierenschäden
Häufigkeit	vereinzelt bis mehrmals/Woche	episodisch: < 15/Monat chronisch: > 15/Monat	in „Clustern": 1–8/24 h	täglich, v. a. in den Morgenstunden
Auslösefaktoren	Streß Nahrung Hormone	Streß Depression	Histamin Nitrate Alkohol	Analgetikaentzug (v. a. Ergotamin)

Differentialdiagnosen der Migräne

Die wesentlichen Erkrankungen zeigt Tab. 5.2. Epidemiologisch am bedeutsamsten ist der **Spannungskopfschmerz**, von dem eine episodische und eine chronische Form unterschieden werden (22). Er ist von dumpf-drückendem Charakter und tritt meist bilateral, nahezu täglich und länger anhaltend sowie in der Regel ohne Aura oder vegetative Begleitsymptome auf.

Es wurde lange Zeit vermutet, daß für diese Art des Kopfschmerzes insbesondere eine gesteigerte Kontraktion der Muskulatur des Perikraniums und Halses ursächlich sei. Tatsächlich konnte aber in Studien nachgewiesen werden, daß bei Migräne in der Regel sogar mehr Muskelkontraktionen auftraten als beim Spannungskopfschmerz. Von einigen Autoren wird dieser daher auch aus klinisch-diagnostischen, therapeutischen und epidemiologischen Gesichtspunkten als eine eigenständige Form der Migräne aufgefaßt. Beim Spannungskopfschmerz scheint eine Schwellenwertverstellung des zentralen antinozizeptiven Systems vorzuliegen. Hierfür spricht, daß starke Opioide nicht, trizyklische Antidepressiva, welche die zentrale Schmerzschwelle beeinflussen, hingegen wirksam sind. Zudem scheint der Spannungskopfschmerz eher mit einer Beeinträchtigung des psychischen Wohlbefindens und mit Depression assoziiert zu sein, während Migränepatienten in erster Linie eine Verminderung ihrer Leistungs- und Arbeitsfähigkeit beklagen.

Als weitere Differentialdiagnose der Migräne ist der seltene **Cluster-Kopfschmerz** zu nennen (29). Er tritt überwiegend im Gesicht mit häufigeren Attacken (englisch: cluster), höherer Schmerzintensität, vermehrtem Bewegungsdrang und lokalen autonomen Funktionsstörungen (Nasenkongestion, Augenrötung) auf.

Der **medikamenteninduzierte** Dauerkopfschmerz ist meist Folge einer zu häufigen oder täglichen Einnahme von Schmerzmitteln zur akuten Behandlung von Migräneattacken oder Spannungskopfschmerzen (4). Klinisch sind die Kopfschmerzen durch einen dumpf-drückenden Dauerkopfschmerz charakterisiert, der bereits beim Erwachen vorhanden ist und den ganzen Tag anhält. Potentiell können alle Analgetika, Ergotamin und sonstige in Migräne- und Kopfschmerzmitteln enthaltenen Substanzen einen medikamenteninduzierten Kopfschmerz hervorrufen.

- Mischpräparate mit psychotropen Substanzen wie Kodein oder Koffein führen jedoch häufiger zu Dauerkopfschmerzen als analgetische Monosubstanzen wie Azetylsalizylsäure, Paracetamol, Ibuprofen und Naproxen.

Pathophysiologisch beruht der medikamenteninduzierte Dauerkopfschmerz vermutlich auf der Induktion einer reaktiv erhöhten Erregbarkeit zentraler oder vaskulärer Rezeptoren durch die analgetischen Substanzen. Patienten mit idiopathischem (außer Cluster-Kopfschmerz) oder posttraumatischem Kopfschmerz entwickeln dabei interessanterweise häufiger einen Dauerkopfschmerz als solche, die Medikamente aus anderen Gründen (z. B. Dihydroergotamin bei Hypotonie, nichtsteroidale Antirheumatika bei rheumatischen Erkrankungen) eingenommen haben. Dies weist auch auf eine spezifische Disposition hin.

Die übrigen Differentialdiagnosen der Migräne stellen **sekundäre Kopfschmerzformen** dar, die meist einer sofortigen medizinischen Abklärung bzw. Behandlung bedürfen. Zu nennen sind hier:
- **Subarachnoidalblutung:** perakuter, heftigster Vernichtungsschmerz ohne Prodromi sowie Bewußtseinstrübung und Meningismus
- **intrazerebrale Blutung:** diffuser Kopfschmerz, fokale Ausfälle, Bewußtseinstrübung, eventuell Psychosyndrom

- **Sinusvenenthrombose:** dumpf-drückender Schmerz und allmählich bzw. progredient-fluktuierende neurologische Defizite und Bewußtseinslage, oft assoziiert mit vaskulären Risikofaktoren wie Pille, Rauchen, Wochenbett
- **transitorisch-ischämische Attacke** (TIA) bzw. **apoplektischer Insult:** kein „Wandern" der akut einsetzenden bzw. progredient-fluktuierenden neurologischen Defizite, Bewußtseinstrübung, höheres Lebensalter, vaskuläre Risikofaktoren bzw. Herzrhythmusstörungen
- seltener **Karotisdissektion:** Schmerz an der Halsseite und TIA-Symptomatik
- seltener **Syndrome** wie das Cadasil-Syndrom (eine familiäre vaskuläre Enzephalopathie ohne Hypertonus mit Leukenzephalopathie im MR).

Zu Symptomen, die an Migräne zweifeln lassen, zählen streng einseitige Kopfschmerzen von weniger als 2 h Dauer oder nur wenige Minuten andauernde Skotome, jahrelange Beschwerdefreiheit, Erstmanifestation nach dem 40. Lebensjahr, ungewöhnlich schwere Kopfschmerzattacken, anhaltende Müdigkeit und allgemeine Erschöpfbarkeit oder Fieber.

Therapie der Migräne

Aufgrund des beschränkten Umfangs dieses Kapitel kann nur kurz auf die Therapie der Migräne eingegangen werden. Die weiteren Kopfschmerzformen müssen ausgespart bleiben.

Bei der Therapie der Migräne wird grundsätzlich eine Anfallbehandlung von einer Migräneprophylaxe unterschieden (9, 14, 18, 20, 22, 23, 28).

- Die medikamentöse Akuttherapie bei Migräne ist indiziert, wenn nicht mehr als zwei akute Attacken pro Monat auftreten und eine prophylaktische Therapie zur Vorbeugung bzw. Kupierung der Attacken wirkungslos ist.

Sie orientiert sich neben allgemeinen Maßnahmen wie Reizabschirmung und körperlicher Entspannung (z. B. Bettruhe in einem licht- und geräuscharmen Raum) an folgenden **Grundprinzipien:**
1. Diagnosesicherung, Ausschluß sekundärer (symptomatischer) Kopfschmerzen
2. frühzeitige Medikamenteneinnahme in ausreichender Initialdosis (oral, bei Erbrechen rektal, nasal, sublingual oder i. v.)
3. Beratung, Anfallskalender
4. Prophylaxe (bei Anfallshäufung).

Als Medikamente zur Akuttherapie bei Migräne kommen folgende Medikamente in Frage:
Antiemetika:
- Metoclopramid (Paspertin bzw. Gastrosil 10–20 mg oral, 20 mg rektal, 10 mg i. v.)
- Domperidon (Motilium 10–20 mg oral)

Analgetika der ersten Wahl:
- Azetylsalizylsäure (Aspirin Brause 0,5–1 g oral bzw. Aspisol 0,5–1 g i. v.)
- Paracetamol (ben-u-ron 0,5–1 g oral oder rektal)

Analgetika der zweiten Wahl:
- Naproxen (Proxen 0,5–1 g oral)
- Metamizol (Novalgin 1 g oral)
- Ibuprofen (Aktren 0,4–0,6 g oral, 3. Wahl)

Spezifische Migränemittel (Serotoninergika):
Mutterkornalkaloide:
- Dihydroergotamin (Dihydergot 1 mg i. m. oder s. c.)
- Ergotamin (ergo sanol spezial N 2–4 mg bzw. 0,5–1,5 mg rektal)

Triptane:
- Sumatriptan (Imigran 50–100 mg oral, 25 mg rektal, Nasenspray, Fertigspritze, Pen 6 mg)
- Naratriptan (Naramig 2,5–5 mg oral)
- Zolmitriptan (Ascotop 2,5–5 mg oral)
- Rizatriptan (Maxalt 5–10 mg oral)
- Almotriptan (Almogran 12,5 mg oral)
- Eletriptan (Relpax 40–80 mg oral)

Antiemetika

Im Migräneanfall kommt es infolge der Hypomotilität von Magen und Darm häufig zu Übelkeit und Erbrechen. Bei der Therapie der akuten Migräneattacke sollte daher ein Antiemetikum mit einem Schmerzmittel kombiniert werden. Antiemetika steigern die gastrointestinale Motilität und können so die zum Teil heftigen vegetativen Begleitsymptome lindern. Bei Ankündigungssymptomen 15 min zuvor verabreicht, verbessern sie zudem auch die Resorption und Bioverfügbarkeit der oralen Schmerzmedikamente.

Metoclopramid ist zwar kostengünstiger, aber im Gegensatz zum weniger ZNS-gängigen **Domperidon** mit zentral bedingten unerwünschten extrapyramidalen und anticholinergen Nebenwirkungen, Sedierung und Verwirrtheit sowie Hypotonie behaftet.

Analgetika der ersten Wahl

Als Basistherapeutika bei der medikamentösen Behandlung leichter bis mittelschwerer Kopfschmerzattacken gelten nach wie vor **Azetylsalizylsäure** (ASS) (0,5–1 g) oder **Paracetamol** (0,5–1 g). Die Substanzen wirken nach oraler Resorption schnell (ca. 30–60 min) schmerzhemmend über eine Inhibition der Prostaglandinsynthese sowohl im Bereich der perivaskulären neurogenen Entzündung als auch wahrscheinlich zum Teil zentral. Die Einnahme sollte daher sofort bei Schmerzbeginn erfolgen. Ein häufigerer Gebrauch als maximal drei Anwendungen pro Woche ist wegen des Risikos der Induktion eines therapieresistenten Rebound- bzw. Analgetikakopfschmerzes und auch wegen der unerwünschten Arzneimittelnebenwirkungen nicht zu empfehlen (4, 5).

Analgetika der zweiten Wahl

Auch andere **nichtsteroidale Antiphlogistika** (NSAID) wie Naproxen, Metamizol oder Ibuprofen wirken über eine Hemmung der Prostaglandinsynthese und sind bei akuter Migräne wirksam.

Spezifische Migränemittel (Serotoninergika)

Mutterkornalkaloide

Mutterkornalkaloide wie **Dihydroergotamin** und **Ergotamin** kommen bei schwereren Verlaufsformen zum Einsatz oder wenn eine Attackenbehandlung mit Mitteln der ersten Wahl unwirksam ist (27). Die Bioverfügbarkeit von oralem Ergotamintartrat ist jedoch unsicher, so daß eher der rektalen Gabe der Vorzug gegeben werden sollte.

- Eine Maximaldosis von 4 mg Ergotamintartrat pro Attacke bzw. von 6 mg pro Woche (bei zweimaliger Anwendung und mindestens 48 h Pause zwischen den Attacken) sollte keinesfalls überschritten werden.

Mehr noch als im Fall der oben genannten symptomatischen Schmerzmittel kann eine anhaltende, zu häufige (mehr als zweimal pro Woche) oder zu hoch dosierte (maximal 20 mg pro Monat) Anwendung von Ergotaminen zu einer Häufung der Migräneattacken, therapieresistentem Dauerkopfschmerz mit morgendlicher Akzentuierung und schließlich in den Teufelskreis der Medikamentenabhängigkeit führen. Die Kopfschmerzen beginnen gelegentlich schon mitten in der Nacht und ähneln dann eher echten Migräneattacken. Die Patienten beschreiben diesen Kopfschmerz typischerweise als „tägliche Migräne". Patienten sollten diesbezüglich aufgeklärt werden, um einem Mißbrauch vorzubeugen.

Ergotaminpräparate werden mittlerweile nur noch selten eingesetzt.

Triptane

Gegenüber den zwar ebenfalls serotoninerg wirkenden Ergotalkaloiden weisen die Vertreter der Substanzgruppe der Triptane eine wesentlich **höhere Spezifität** für die migränerelevanten Serotoninrezeptoren (5-HT$_{1B/D}$) auf. Aufgrund ihrer spezifisch agonistischen Wirkung ermöglichen sie auch bei Langzeitanwendung eine sehr effektive und nebenwirkungsarme Therapie akuter Migräneattacken. Bereits in der oralen Applikationsform erzielen Triptane im Schnitt eine deutlich schnellere Linderung der Kopfschmerzen und Begleitsymptome (Übelkeit, Erbrechen, Photo- bzw. Phonophobie) als die Ergotalkaloiden und verfügen zudem über ein wesentlich günstigeres Nebenwirkungsprofil (keine Übelkeit, Erbrechen). Die Triptane lindern darüber hinaus sogar die vegetative Begleitsymptomatik. Obwohl sie zu jedem Zeitpunkt der Attacke wirken, sollten sie möglichst frühzeitig zu Beginn der Kopfschmerzphase verabreicht werden, da sich so oft die Gabe eines Antiemetikums erübrigt.

Mischpräparate

Präparate, die die oben aufgeführten Migränemedikamente (vor allem ASS, Paracetamol und Ergotamine) miteinander kombinieren und/oder zusätzlich Koffein oder Kodein enthalten, werden insbesondere in der BRD vertrieben. Tatsächlich kann die Wirkung von Migränemitteln durch den Genuß von Tee oder Kaffee mitunter verbessert werden. Die regelmäßige Einnahme von Koffein in Mischpräparaten ist aber trotzdem nicht sinnvoll, da der Schlaf beeinträchtigt ist und beim Absetzen ein Reboundkopfschmerz auftreten kann. Die Verwendung von Opioiden wie Kodein als Zusatz zu Migränemitteln ist aufgrund ihrer schlechten Wirksamkeit bei Migräne und ihres hohen psychischen Abhängigkeitspotentials generell nicht zu empfehlen.

Botulinumtoxin

In letzter Zeit werden gehäuft Arbeiten zum Einsatz von Botulinumtoxin bei der Migräne und beim Spannungskopfschmerz publiziert. Der Einsatz ist nur zur Prophylaxe ratsam.

Nichtmedikamentöse Therapie der akuten Migräne

Die nichtmedikamentöse Therapie des akuten Migränekopfschmerzes besteht in der Nutzung und Förderung allgemeiner und individueller Schmerzbewältigungstechniken. Hierzu gehören in erster Linie Reizabschirmung und körperliche Entspannung durch Hinlegen bzw. Schlaf in einem ruhigen abgedunkelten Raum oder physikalische Maßnahmen wie kühlende Umschläge.

Bei einigen Patienten haben sich **kognitiv-verhaltensorientierte Therapieverfahren** (Aufmerksamkeitslenkung weg vom Schmerz, positive Selbstinstruktionen), Streßbewältigungstraining, Entspannungsübungen und Akupunktur als wirksam erwiesen (8, 11). Auch **Biofeedback-Methoden**, z. B. das Erlernen der willkürlichen Beeinflussung der Gefäßweite der A. temporalis superficialis durch operantes Konditionieren mit sensorischer Rückmeldung durch eine plethysmographische Messung der Pulsamplitude („Gefäßtraining") weist Erfolgsquoten von bis zu 60% auf.

Therapie des medikamenteninduzierten Kopfschmerzes

Zur Behandlung des medikamenteninduzierten Dauerkopfschmerzes (4, 5) ist im allgemeinen zunächst ein **Medikamentenentzug** (ambulant oder stationär) unumgänglich, um die Therapieresistenz zu durchbrechen. Analgetika und Ergotamine werden dabei abrupt abgesetzt, regelmäßig eingenommene Barbiturate und Tranquilizer bzw. Anxiolytika müssen jedoch langsam über mindestens 2–4 Wochen ausgeschlichen werden.

Begleitend zum Entzug sollte bei Migräne als ursprünglichem Kopfschmerz eine Migräneprophylaxe mit einem **β-Rezeptoren-Blocker**, beim Spannungskopfschmerz als ursprünglichem Kopfschmerz eine Prophylaxe mit einem **trizyklischen Antidepressivum** begonnen und danach für mindestens 6 Monate fortgeführt und dann ausschleichend abgesetzt werden. Naproxen kann medikamenteninduzierten Dauerkopfschmerz mildern, wenn dieser nicht durch Mißbrauch von NSAID verursacht wurde. Ein stationärer Medikamentenentzug (5–14 Tage) ist bei langjährigem medikamenteninduziertem Dauerkopfschmerz, zusätzlicher Einnahme von psychotropen Substanzen wie Schlafmitteln, Tranquilizern und Anxiolytika, regelmäßiger Einnahme von codein- oder barbiturathaltigen Migränemitteln, mehreren erfolglosen Selbstentzügen, Angst vor dem ambulanten Entzug, Versagensangst, ungünstigen psychosozialen Begleitumständen und ausgeprägten Begleitdepressionen indiziert. Ein neuer Therapieansatz ist die Injektion von Botulinumtoxin.

Kopfschmerz und Halswirbelsäule aus Sicht des Orthopäden: das Zervikozephalsyndrom

U. Theodoridis, J. Krämer

> **Definition:** Von der Halswirbelsäule ausgehende Kopfschmerzen bezeichnet man als zervikozephales Syndrom.

Neben Kopfschmerzen können Schwindelerscheinungen, manchmal auch Hör-, Seh- und Schluckstörungen bestehen. Die Kopfschmerzen können durch eine Stimulation von Nozizeptoren im Bereich der Wirbelgelenke, Halsmuskeln und Muskelansätze ausgelöst werden. Als Störfaktoren kommen Fehlstellungen der Gelenke am Kopf-Hals-Übergang, Achsenabweichungen der Halswirbelsäule, Verschiebungen der Wirbel gegeneinander und Einengungen der A. vertebralis durch laterale knöcherne Ausziehungen an den Processus uncinati C4 bis C7 in Frage. Durch Konvergenz nozizeptiver Afferenzen im Hinterhorn des Rückenmarks bzw. im kaudalen Trigeminuskern kann der Schmerz in das Gesicht ausstrahlen, speziell in die Stirn-, Augen- und Schläfenregion.

Die **klinische Symptomatik** wird durch hartnäckige, chronisch rezidivierende Kopfschmerzen bestimmt. Die Kopfschmerzen sind neuralgiebestimmt und haben von Anfang an einen chronischen Charakter. Neben den Symptomen des lokalen Zervikalsyndroms mit Bewegungseinschränkung der Halswirbelsäule und Verspannung der Schulter-Nacken-Muskulatur bestehen in erster Linie positionsabhängige Kopfschmerzen und Schwindelerscheinungen, die sich bei der Kopfrückneigung und Rotation bemerkbar machen. Wegen der starken Kopfschmerzen wird das Krankheitsbild auch Migraine cervicale genannt.

Neben den migräneartigen halbseitigen Kopfschmerzen mit Ausstrahlung bis zur Stirn gibt es den beidseitigen allerdings seitenbetonten neuralgischen Nacken-Hinterkopf-Schmerz.

Nach der Ätiologie und Pathogenese zervikaler Kopfschmerzen richtet sich auch der **therapeutische Ansatz**. Anders als bei Kopfschmerzen, die direkt im Kopf entstehen und primär mit Analgetika behandelt werden, erreicht man bei zervikalen Kopfschmerzen schon eine Erleichterung durch Haltungsänderung in Form einer leichten Kopfvorneigung. Diese Position wird bei der Krankengymnastik und manuellen Therapie als Ausgangsstellung für weitere Maßnahmen genommen. Hinzu kommen Wärmeanwendungen zur Durchblutungsförderung der Schulter-Nacken-Region, Elektrotherapie und progressive Muskelentspannung.

Entsprechend dem Ausgangspunkt in der Unkovertebralregion der unteren zervikalen Bewegungssegmente sind zervikale Spinalnervenanalgesien bei C7 und C8 in einer Frequenz von acht bis zehn Injektionen empfehlenswert. Wenn eine Seite bei den Schmerzen betont ist, werden diese Injektionen auf der betroffenen Seite durchgeführt, sonst bei Symmetrie alternativ beidseitig. Wichtig ist die wohldosierte Bewegungstherapie im schmerzfreien Bewegungsspielraum der Halswirbelsäule mit entsprechendem Haltungs- und Verhaltenstraining im Rahmen der Rückenschule.

Kopfschmerz und Gesichtsschmerz aus Sicht des Mund-Kiefer-Gesichts-Chirurgen

J. E. Zöller

Einleitung

Die Therapie von schmerzhaften Erkrankungen in der Zahnheilkunde ist heute durch Fortschritte in der Regional- und Allgemeinanästhesie sichergestellt. Hingegen ist die Behandlung von chronischen Schmerzzuständen im Kiefer-Gesichts-Bereich weiterhin ein zentrales Problem. Dies beruht häufig auf den mangelhaften Erkenntnissen der Zusammenhänge und auf der oftmals zu fachspezifischen Sicht der Schmerzerkrankungen.

- Für eine erfolgreiche Therapie ist meist ein multimodales Behandlungskonzept nach exakter Diagnostik unumgänglich.

Die therapeutischen Ansätze unterscheiden sich bei akuten und chronischen Schmerzen erheblich.

Der **akute Schmerz** ist im allgemeinen eine Folge von Verletzungen und akuten Erkrankungen. Er dient als Warnsignal, um den Organismus vor weitergehenden Schäden zu schützen und kann eine Vielzahl weiterer Reaktionen auslösen, darunter Muskelkontraktionen sowie autonome vegetative, insbesondere sympathische Reflexe. Psychische Veränderungen werden hierbei häufig nur kurz in Form von Angstzuständen beobachtet. Die topographische Darstellung der verschiedenen Schmerzkrankheiten wurde in Kap. 3 gegeben. Bei akuten Schmerzzuständen zielt die Therapie auf die Unterbrechung der Weiterleitung nozizeptiver Reize ab. Geeignet sind hierfür regionale Nervenblockaden, therapeutische Lokalanästhesie, Akupunktur oder auch die orale oder parenterale Applikation analgetischer Substanzen. Allerdings sollte vor Beginn jeglicher Therapie immer eine Diagnose gestellt werden, damit eine notwendige kausale Therapie, z. B. ein operativer Eingriff, nicht außer acht gelassen oder verschleppt wird.

Bei der **Chronifizierung** von Schmerzen wirken Mechanismen mit, die weitgehend unabhängig von körperlichen Schmerzzuständen ablaufen. Der chronische Schmerz ist ein Langzeit- oder Dauerzustand, der über Monate bis Jahre anhält.

Da bei den erforderlichen interdisziplinären Bemühungen eine exakte Kenntnis der auslösenden Faktoren die Voraussetzung für eine gezielte Therapie ist, kommt in vielen Fällen dem Zahnarzt und dem Mund-Kiefer-Gesichts-Chirurgen eine Schlüsselrolle zu.

Besondere Schmerz-Krankheitsbilder

Unter den Schmerz-Krankheitsbildern im Mund-Kiefer-Gesichts-Bereich sind wegen der besonderen diagnostischen und schweren therapeutischen Probleme besonders drei zu nennen:
- Myoarthropathie
- neuralgiforme Gesichtsschmerzen
- Glossodynie.

Auf die Besonderheiten der Diagnostik und Therapie der **Myoarthropathie** wurde bereits ausführlich im Kap. 4, Abschnitt „Schmerz-Krankheitsbilder in der Mund-Kiefer-Gesichts-Chirurgie" eingegangen. Bei dieser schmerzhaften Funktionsstörung des Kauorgans werden wegen der teilweise neurogenen, kraniozervikovertebralen und otologischen Symptomatik häufig konsiliarisch entsprechende Fachkollegen hinzugezogen.

Wichtig ist, daß bei der überwiegenden Mehrzahl der Patienten ein okklusaler Primärfaktor (z. B. Zahnfehlstellungen oder Folgen iatrogener Zahnbehandlung) die Ursache für eine schmerzhafte Funktion des Kauorgans darstellt.

Deshalb sollte die Diagnostik zunächst in der Hand des Zahnarztes bzw. des Mund-Kiefer-Gesichts-Chirurgen liegen. Nach Ausschluß einer okklusalen Störung müssen jedoch weitere ursächliche Faktoren durch Hinzuziehen anderer Fachkollegen ausgeschlossen werden. Die Therapie richtet sich nach der Ursache. Nach Ausschaltung von okklusalen Störungen (durch Aufbißbehelfe oder durch Einschleifmaßnahmen etc.) kommt vor allem die Physio-/Manualtherapie zur Anwendung.

Therapieresistente **neuralgiforme Schmerzen** sind Ausdruck einer Nervenirritation durch ein pathologisches Geschehen.

- Im Mund-Kiefer-Gesichts-Bereich haben sie häufig eine entzündliche Ursache oder entstehen nach Operationen.

Im ersten Fall ist besonders die sogenannte Restostitis oder Radix relicta zu nennen. Auch nach Zahnextraktionen oder Osteotomien können belassene Wurzelreste sowie nicht revidierte apikale Granulome eine lokal begrenzte Entzündung unterhalten. Diese verhält sich klinisch meist inapparent und wird oftmals nur als röntgenologischer Zufallsbefund im Sinne einer zirkumskripten Osteolyse diagnostiziert. Symptome treten in der Regel erst durch eine Aktivierung des Herdes auf. Der Übergang in eine akute Entzündung kann sich hierbei unter Umständen nach einer jahrelangen Latenzzeit ereignen und steht möglicherweise sowohl mit einer lokalen als auch mit einer davon unabhängigen allgemeinen Schwächung des Immunsystems in Zusammenhang. Das Beschwerdespektrum umfaßt lokalisierte Druckschmerzen, Schleimhautrötung und Schwellung. Aufgrund der Chronifizierung des Prozesses bestehen häufig auch nach definitiver chirurgischer Herdsanierung die Beschwerden weiter, so daß neben einer symptomatischen medikamentösen Schmerztherapie auch komplementäre Verfahren wie Akupunktur zur Anwendung kommen.

Therapeutische Probleme bereiten auch neuralgiforme Beschwerden, die nach einer **Verletzung des N. infraorbitalis** bzw. **alveolaris** inferior auftreten. Hierbei kommt es nach der Nerventraumatisierung zu einer unvollständigen Regeneration mit Narben- oder Neurinombildung. Die Symptomatik ist vielfältig: Sie reicht von geringgradigen Hyp-/Parästhesien über ziehende bis stechende Dauerschmerzen bis hin zur Anaesthesia dolorosa. Als Ursache kommt vor allem eine operative Entfernung der unteren Weisheitszähne oder eine Kieferhöhlenradikaloperation in Frage. Bei dieser kann durch Ausräumen der entzündlich veränderten Kieferhöhlenschleimhaut im Bereich des Kieferhöhlendaches der N. infraorbitalis traumatisiert werden. Die postoperative narbige Ausheilung der freiliegenden Knochenwände ummauert auch den Nerven, was die äußerst therapieresistente Schmerzsymptomatik erklärt. Man spricht auch vom „Symptom der operierten Kieferhöhle". Eine therapeutische Lokalanästhesie ist nur selten erfolgreich. Eine operative Revision ist deshalb zu empfehlen, auch wenn die Erfolgsrate lediglich mit etwa 20% beziffert wird.

Auf das oftmals schwer therapierbare **Zungenbrennen** („Glossodynie") wurde bereits im Kap. 3 eingegangen. Zunächst sind lokale Ursachen (z. B. scharfe Zahnkanten, Allergien, galvanische Potentialdifferenzen, Lichen planus, Candidiasis etc.) auszuschließen. Hierbei kann eine enge Zusammenarbeit zwischen Zahnarzt und Dermatologen indiziert sein. Aber auch internistische Krankheiten wie Mangelsyndrome (Vitamine oder Eisen), ein Diabetes mellitus, Erkrankungen des Blutes oder des Gastrointestinaltrakts müssen abgeklärt werden. Oftmals bleibt die Ursache ungeklärt, so daß versucht wird, durch lokale Maßnahmen (schmerzstillende Salben oder Spüllösungen) die Symptomatik zu bessern.

Kopfschmerz und Gesichtsschmerz aus anästhesiologischer Sicht

H. A. Baar

Begriffsbestimmung

Kopfschmerzen

Der schmerztherapeutisch tätige Anästhesist ist gut beraten, wenn er sich bei der Begriffsbestimmung von Kopfschmerzsyndromen an die **Klassifikation der International Headache Society** (12) (s. Tab. 5.**1**) hält. Diese unterscheidet inzwischen mehr als 160 verschiedene Formen von Kopfschmerzen und ist damit im Gegensatz zur „Klassifikation chronischer Schmerzen" der International Association for the Study of Pain (16) und dem zur Zeit verwendeten International Code of Diseases (ICD) die differenzierteste Klassifikation. Zudem sind hier auch die diagnostischen Kriterien am ausführlichsten dargestellt.

Mit den Diagnosen „Migräne", „Kopfschmerzen vom Spannungstyp", „Kombinationskopfschmerz" und „medikamenteninduzierter Kopfschmerz" werden ca. 90% aller Kopfschmerzformen erfaßt. Somit ist die Kenntnis dieser Kopfschmerzformen für den schmerztherapeutisch tätigen Anästhesisten von Bedeutung.

In diesem Kontext nimmt die Okzipitalisneuralgie eine Sonderstellung ein. Da sich Ätiologie und Symptome streng an die Nn. occipitales majores bzw. minores halten und diese Nerven in ihrem gesamten Verlauf gut zugänglich sind, kann der Anästhesist methodisch zur Therapie beitragen.

Gesichtsschmerzen

Bei der Begriffsbestimmung von Gesichtsschmerzen erscheinen die Klassifikationen der beiden erstgenannten Gesellschaften in praxi etwa gleichwertig, während der aktuelle ICD bestenfalls die Erwartungen der Kostenträger im Gesundheitswesen zufrieden stellen kann. Für den schmerztherapeutisch tätigen Anästhesisten ist die Unterscheidung zwischen sog. „typischen" und „atypischen" Gesichtsschmerzen insofern von Bedeutung, als der therapeutische Ansatz einerseits im somatischen, andererseits im sympathischen Nervensystem liegt.

Als **„typische"** Gesichtsschmerzen gelten auch in der Anästhesiologie die Gesichtsneuralgien. Während die Bezeichnung „atypischer Gesichtsschmerz" ursprünglich von Frazier und Russel (7) eingeführt wurde, um die Trigeminusneuralgie von anderen Schmerzsyndromen im Gesicht abzugrenzen, definiert die IHS (12) den **atypischen** Gesichtsschmerz als einen persistierenden Schmerz ohne organische Ursache, der sich relativ diffus im Gesicht ausbreitet und der die für einen sog. sympathischen Schmerz typischen Qualitäten, wie brennend, stechend, drückend, pulsierend zeigt.

Im Gegensatz zur Trigeminusneuralgie handelt es sich bei der **Trigeminusneuropathie** (atypische Trigeminusneuralgie) um einen Dauerschmerz nach unfallbedingten oder iatrogenen Gesichtstraumen. Hier ist der schmerztherapeutisch tätige Anästhesist gefragt, der bei diesen nur schwer zugänglichen Schmerzen mit Sympathikusblockaden oft eine überzeugende Schmerzlinderung erreichen kann.

Ein ebenfalls therapeutisch nur schwer zugängliches Schmerzsyndrom ist die sog. **Post-Zoster-Neuralgie** (PZN). Hier kann der Anästhesist beitragen, Ausbildung oder Manifestation mit Hilfe frühzeitig im Akutstadium durchgeführter Nervenblockaden zu verhindern (32).

Kiefergelenkfehlfunktionen führen häufig zum sog. **Kiefergelenksyndrom**, bei dem sich in der Kaumuskulatur in der Regel multiple Triggerpunkte an typischer Stelle nachweisen lassen. Ebenso finden sich Triggerpunkte bei myofaszialen Schmerzsyndromen, so auch im Kopf-, Nacken- und Gesichtsbereich. Hier kann sich der Anästhesist schmerztherapeutisch mit Triggerpunktinfiltrationen einbringen.

Anästhesiologische Verfahren

■ Diagnostische Nervenblockaden

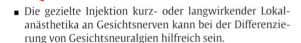

- Die gezielte Injektion kurz- oder langwirkender Lokalanästhetika an Gesichtsnerven kann bei der Differenzierung von Gesichtsneuralgien hilfreich sein.

Tritt z. B. Schmerzfreiheit nach einer Nervenblockade ein, so kann hieraus auf die Beteiligung des blockierten Nerven am Schmerzgeschehen geschlossen werden. Ebenso gibt die probatorische Blockade des Grenzstranges des Sympathikus oder seiner Ganglien im Halsbereich Hinweise auf eine Beteiligung des sympathischen Nervensystems an der Schmerzentstehung im Gesichtsbereich (2).

Besonders erwähnenswert ist in diesem Zusammenhang die diagnostische Blockade der Nn. occipitales.

Eine Wirbelgelenkblockierung in Höhe C0/C1 oder C1/C2 oder die Kompression des **N. occipitalis major** durch muskuläre Verspannungen im Nackenbereich kann diffus ins Gesicht ausstrahlende Schmerzen verursachen, deren differentialdiagnostische Abklärung durch die gezielte Blockade des N. occipitalis erleichtert wird.

■ Therapeutische Nervenblockaden

Somatische Nervenblockaden

Die z. Zt. gültigen Empfehlungen der Deutschen Migräne- und Kopfschmerzgesellschaft zur Therapie und Prophylaxe von Gesichtsneuralgien und chronischen Gesichtsschmerzen anderer Provenienz (24) erwähnen die therapeutische Lokal- und Leitungsanästhesie lediglich am Rande.

Nach eigener Erfahrung muß man die Indikation für eine anästhesiologische Intervention bei Gesichtsschmerzen generell weiter fassen. Bei der Akuttherapie von **typischen Gesichtsneuralgien** (Absatz 1.7.1 der o. g. Empfehlungen) räumen die Autoren zwar ein, daß die Attacken bisweilen salvenartig und rasch hintereinander auftreten, daß der Patient extrem beeinträchtigt und sogar suizidal gefährdet sein kann, zeigen aber keine effektive Akuttherapie auf.

Hier bieten sich gute bis sehr gute Möglichkeiten, die Akutschmerzphase bis zum Eintritt der Wirkung von parallel verabreichten Antikonvulsiva effektiv durch gezielte Nervenblockaden zu überbrücken und damit eine sofortige Schmerzfreiheit zu erzielen, zumindest in den Fällen, in denen periphere Triggermechanismen den Schmerz auslösen oder unterhalten.

Zur **Durchführung** solcher Nervenblockaden z. B. im Bereich der peripheren Trigeminusäste an ihrer Austrittstellen oder im Bereich des zweiten und dritten Astes in der Fossa pterygopalatina eignet sich wegen des sofortigen Wirkungseintrittes einerseits und des langanhaltenden Effektes andererseits die Verwendung eines kurz- und eines langwirkenden Lokalanästhetikums zu gleichen Teilen. Eventuell müssen diese Blockaden in zwölfstündigem Abstand wiederholt werden, bis die Antikonvulsiva ihre Wirkung entfalten, in der Regel nach ca. 48–72 h (1).

Sympathische Nervenblockaden

Die Hauptindikation und die besten Erfolgsaussichten für Sympathikusblockaden im Kopf-/Gesichts-Bereich bestehen bei **atypischen Gesichtsschmerzen** (25). Neben der klassischen Blockade des Ganglion stellatum mit Lokalanästhetika hat die ganglionäre lokale Opioidanalgesie (GLOA) am Ganglion cervicale superius inzwischen einen festen Platz im schmerztherapeutischen Repertoire der Anästhesisten.

■ Prophylaktische Nervenblockaden

- Um der Chronifizierung von Schmerzen vorzubeugen, werden sog. prophylaktische Nervenblockaden angewendet.

So wird der Anästhesist im Zusammenwirken mit dem Operateur zur **Vermeidung von Phantomschmerzen** intraoperativ oder zumindest unmittelbar postoperativ kontinuierliche Epidural- oder Plexusanästhesien durchführen.

Einen besonderen Stellenwert hat ebenfalls die wiederholte Blockade des Halssympathikus im akuten Stadium einer **Zostererkrankung** im Gesicht zur Verhinderung einer Post-Zoster-Neuralgie. Portenoy et. al. (19) haben therapeutische Vorgehensweise und klinische Ergebnisse in einer Übersicht zusammengestellt.

■ Prognostische Nervenblockaden

Prognostische Nervenblockaden können allenfalls in Form von sympathischen Nervenblockaden im Bereich des abdominalen bzw. lumbalen Grenzstranges u. a. diagnostischen Verfahren mit herangezogen werden, um eine prognostische Aussage über die Aussichten einer geplanten invasiven (chirurgisch, neurolytisch-destruktiv) Vorgehensweise zu untermauern. Auch hier muß man sich im klaren darüber sein, daß schon die Blockade als solche einen invasiven Eingriff darstellt und so mit einer nicht unerheblichen Plazeborate behaftet ist.

■ Triggerpunktinfiltrationen

Triggerpunktinfiltrationen haben in der Schmerztherapie allgemein einen festen Stellenwert und gehören somit natürlich auch zum festen schmerztherapeutischen Repertoire des Anästhesisten. Die Indikation zu Triggerpunktinfiltrationen im Kopf- und Gesichtsbereich ist immer dann gegeben, wenn myofasziale Strukturen am Schmerzgeschehen ursächlich oder chronifizierend beteiligt sind (17).

Durch die wiederholte und gezielte Injektion von kurzwirkenden Lokalanästhetika in zweitägigen Abständen über einen Zeitraum von ca. 3 Wochen lassen sich bei chronischen Schmerzsyndromen auch noch nach Jahren gute Schmerzremissionen erzielen.

Kernaussagen

- **Kopfschmerz aus Sicht des Neurologen**
  - Kopfschmerz zählt zusammen mit fieberhaften Infekten, Rückenschmerzen und Schwindel zu den häufigsten in der ärztlichen Praxis vorgetragenen Beschwerden. Akute und chronische Kopfschmerzen, die nicht direkt einer Erkrankung zugeordnet werden können, sollten neurologischerseits untersucht und ggf. therapiert werden. Es ist nicht vertretbar, daß Kopfschmerzen vielerorts noch als Bagatellerkrankung angesehen werden, bei der keine weiterführende Diagnostik erfolgt und lediglich die gängigen Schmerzmittel eingesetzt werden.
  - Primäre (idiopathische) Kopfschmerzen zählen mit insgesamt ca. 90% zu den häufigsten Kopfschmerzsyndromen überhaupt. Hierzu gehören der episodische bzw. chronisch-andauernden Spannungskopfschmerz, die Migräne bzw. die Kombination beider (Kombinationskopfschmerz) sowie seltenere Formen wie der Cluster-Kopfschmerz, zervikogene Kopfschmerz und die chronisch paroxysmale Hemikranie. Sekundäre Kopfschmerzformen haben eine organische Ursache und sind sehr viel seltener.

- **Kopfschmerz und Halswirbelsäule: das Zervikozephalsyndrom**
  - Von der Halswirbelsäule ausgehende Kopfschmerzen bezeichnet man als zervikozephales Syndrom. Neben Kopfschmerzen können Schwindelerscheinungen, manchmal auch Hör-, Seh- und Schluckstörungen bestehen.
  - Die klinische Symptomatik wird durch hartnäckige, chronisch rezidivierende Kopfschmerzen bestimmt. Die Kopfschmerzen sind neuralgiebestimmt und haben von Anfang an einen chronischen Charakter.
  - Nach Ätiologie und Pathogenese zervikaler Kopfschmerzen richtet sich der therapeutische Ansatz. Anders als bei Kopfschmerzen, die direkt im Kopf entstehen und primär mit Analgetika behandelt werden, erreicht man bei zervikalen Kopfschmerzen eine Erleichterung durch Haltungsänderung in Form einer leichten Kopfvorneigung. Hinzu kommen Wärmeanwendungen zur Durchblutungsförderung der Schulter-Nacken-Region, Elektrotherapie und progressive Muskelentspannung. Zervikale Spinalnervenanalgesien bei C7 und C8 in einer Frequenz von acht bis zehn Injektionen sind empfehlenswert. Wichtig ist die dosierte Bewegungstherapie im schmerzfreien Bewegungsspielraum der Halswirbelsäule mit entsprechendem Haltungs- und Verhaltenstraining im Rahmen der Rückenschule.

- **Kopfschmerz und Gesichtsschmerz aus Sicht des Mund-Kiefer-Gesichts-Chirurgen**
  - Unter den vielfältigen Schmerzursachen im Mund-Kiefer-Gesichts-Bereich sind besonders drei häufige Schmerzkrankheiten zu nennen: Myoarthropathie, neuralgiforme Gesichtsschmerzen und die Glossodynie.
  - Die Diagnostik erfordert eine interdisziplinäre Zusammenarbeit vor allem von Zahnarzt, Mund-Kiefer-Gesichts-Chirurgen, HNO-Arzt, Dermatologen, Internisten und Neurologen. Trotz möglicher Ursachenausschaltung ist die Therapie auf Grund der Chronifizierung der Schmerzkrankheit häufig nicht erfolgreich. Zur Schmerzlinderung sind in das multimodale Therapiekonzept auch komplementäre Verfahren einzubeziehen.

- **Kopfschmerz und Gesichtsschmerz aus Sicht des Anästhesisten**
  - Zur Begriffsbestimmung kommen sinnvollerweise die Kopfschmerzklassifikation der International Headache Society und die Klassifikation chronischer Schmerzen der International Association for the Study of Pain zur Anwendung.
  - Bei den einzelnen schmerztherapeutischen Verfahren unterscheidet man diagnostische, therapeutische und prophylaktische Nervenblockaden.
  - Bei der diagnostischen Blockade kann die gezielte Injektion von Lokalanästhetika an Gesichtsnerven bei der Differenzierung von Gesichtsneuralgien hilfreich sein.
  - Im Rahmen der therapeutischen Blockaden verdienen die Akuttherapie von typischen Gesichtsneuralgien (N. trigeminus) Erwähnung sowie die Sympathikusblockade bei atypischen Gesichtsschmerzen (Ganglion stellatum).
  - Um der Chronifizierung von Schmerzen vorzubeugen, werden prophylaktische Nervenblockaden angewendet, vor allem zur Verhinderung von Phantomschmerzen mittels intraoperativer oder zumindest unmittelbar postoperativer kontinuierlicher Epidural- oder Plexusanästhesien sowie zur Vermeidung einer Post-Zoster-Neuralgie.

Prognostische Nervenblockaden sind in Ihrem Stellenwert umstritten, Triggerpunktinfiltrationen haben in der Schmerztherapie einen festen Platz. Die Indikation zu Triggerpunktinfiltrationen im Kopf- und Gesichtsbereich ist gegeben, wenn myofasziale Strukturen am Schmerzgeschehen ursächlich oder chronifizierend beteiligt sind.

Literatur

1. Baar HA. Schmerzbehandlung in Praxis und Klinik. Berlin, Heidelberg, New York: Springer: 1987; 104–106
2. Bonica JJ. Clinical applications of diagnostic and therapeutic nerve blocks. Thomas, Springfield. 1959
3. Cohen H. Facial neuralgias. Brit dent J 1959, 9:107–112
4. Diener HC, Pfaffenrath V, Soyka D, Gerber WD. Therapie des Medikamenten-induzierten Dauerkopfschmerzes. Empfehlungen der Deutschen Migräne- und Kopfschmerzgesellschaft. Münch Med Wochenschr 1992; 134:159–162
5. Diener HC, Wilkinson M (eds). Drug induced headache. Springer, Berlin, Heidelberg, New York 1988
6. Ensink FBM, Soyka D (Hrsg.) Migräne. Springer, Berlin, 1994. [Buch]
7. Frazier CH, Russel EC. Neuralgia of the Face. An analysis of seven hunded and fiftyfour cases with relation to pain and other sensory phenomena before and after operation. Arch Neurol psychiatry. 1924; 11:557
8. Gerber WD Verhaltensmedizin der Migräne. Weinheim: Edition Medizin VCH, 1986.
9. Göbel H. Die Kopfschmerzen. Springer, Berlin, Heidelberg, New York, 1997
10. Goldstein ME, Chen TC. The epidemiology of disabling headache. Adv Neurol 1982; 33:377–390

11. Haag G, Weinzierl R, Thoden U, Niederberger U. Die „Freiburger Migränestudie". Ergebnisse der psychologischen Therapie. Schmerz 1993; 7:298–303
12. Headache Classification Committee of the International Headache Society. Classification and diagnostic criteria for headache disorders, cranial neuralgias and facial pain. Cephalalgia 1988; Suppl 7:1–93
13. Internet. http://www.dmkg.org./archb/geneu.htm. 2000
14. Lance JW. Mechanism and mangement of headache. 5th Edition. London, Butterworth, Heinemann, Oxford Scientific Press, 1993.
15. Laskin DM, Greence CS. Assesment of orofacial pain. In: Turk DC, Melzak R. (Hrsg.). Handbook of pain assessment. Guilford Press, New York, 1992, S 49 ff.
16. Merskey H, Bogduk N (Eds.). Classification of Chronic Pain: Descriptions of Chronic Pain Syndromes and Definition of Terms, 2nd ed. IASP Press, Seattle. 1994
17. Meyer J, Donner B. Nervenblockaden, Triggerpunktinfiltration, Neuraltherapie. In: Zenz M, Jurna I (eds.). Lehrbuch der Schmerztherapie. Stuttgart: Wissenschaftliche Verlagsgesellschaft mbH; 1993
18. Olesen J. Classification and diagnostic criteria for headache disorders, cranial neuralgias and facial pain. Headache Classification Committee of the International Headache Society. Cephalgia 1988; 8: 1–93
19. Portenoy RK, Duma C, Foley KM. Acute herpetic and postherpetic neuralgia: Clinical review and current management. Ann. Neurol. 1986; 20:651–664
20. Saper JR, Silberstein S, Gordon CD, Hamel PAC. Handbook of Headache Management. Baltimore: Williams & Wiliams, 1993. [Buch]
21. Schlegel D. (Hrsg.) Die Quintessenz der odontogenen Entzündung. Quintessenz, Berlin, 1981
22. Soyka D, Diener HC, Gerber WD, Pfaffenrath V, Ziegler A. Behandlung des Spannungskopfschmerzes – Empfehlungen der Deutschen Migräne- und Kopfschmerzgesellschaft. Münch Med Wochenschr 1990; 132:353–356
23. Soyka D, Diener HC, Pfaffenrath V, Gerber WD, Ziegler A. Therapie und Prophylaxe der Migräne. Empfehlungen der Deutschen Migräne- und Kopfschmerzgesellschaft. Münch Med Wochenschr 1992; 134: 149–153
24. Soyka D, Pfaffenrath V, Steude U, Zenz M. Therapie und Prophylaxe von Gesichtsneuralgien und chronischen Gesichtsschmerzen anderer Provenienz. Internet: http://www.dmkg.org./archt/geneu.htm.2000
25. Sprotte G. Gesichtsschmerz. In: Zenz M, Jurna I (eds.). Lehrbuch der Schmerztherapie. Stuttgart: Wissenschaftliche Verlagsgesellschaft mbH; 1993
26. Tetsch P, Wagner W. (Hrsg.) Die operative Weisheitszahnentfernung. Hanser, München, 1982
27. Tfelt-Hansen P, Johnson ES. Ergotamine. In Olesen J, Tfelt-Hansen P, Welch KMA, eds. The headaches. New York: Raven Press, 1993: 313–322 und 323–327
28. Welch KMA. Drug therapy of migraine. N Engl J Med 1993; 329: 1476–1483
29. Wilkinson M, Pfaffenrath V, Schoenen J, Diener HC, Steiner T. Migraine and cluster headache – their management with sumatriptan: a critical review of current clinical experience. Cephalgia 1995; 15:337–357
30. Winkelmüller W. Die Klassifikation der Trigeminusneuralgie und ihr Einfluß auf die Ergebnisse der operativen Behandlung. Neurochir 1990, 33:54–64
31. Wolff HG. Headache and other head pain. New York, Oxford University Press, 1963
32. Zenz T, Zenz M, Tryba M. Schmerztherapie bei Herpes zoster und postzosterischer Neuralgie. Der Schmerz. 1994; 8:26–36
33. Ziegler C.M., Neuner M.: Odontogene Schmerzen. In: Zöller B., Zöller J. (Hrsg.): Komplementäre Schmerztherapie in der Zahnheilkunde. Hippokrates, Stuttgart, 1995, S. 23 ff.

Weiterführende Literatur

1. Bell W.E., Orofacial pains –Classification, diagnosis, management, 4. Ed. Year Book Med. Publ., New York 1989
2. Burchiel K.J., Burgess J.A. Differential diagnosis of orofacial pain. In: Tollison C.D. (Hrsg.). Handbook of chronic pain management. Williams & Wilkins, Baltimore 1989
3. Cailliet R. (Hrsg.): Head and face pain syndromes. Davis, Philadelphia, 1992
4. Mumford J.M. (Hrsg.): Kiefer-Gesichtsschmerz. Ätiologie, Diagnose, Therapie. Deutscher Ärzte-Verlag, Köln, 1989
5. Zöller B., Zöller J. (Hrsg.): Komplementäre Schmerztherapie in der Zahnheilkunde. Hippokrates, Stuttgart, 1995

Rückenschmerz

Roter Faden

Rückenschmerz aus Sicht des Orthopäden
- Lumbalsyndrom
- Facettensyndrom
- Schmerztherapie beim lokalen Lumbalsyndrom
- Schmerztherapie bei lumbalen Wurzelsyndromen

Rückenschmerz aus Sicht des Neurologen
- Lokal generierter Schmerz
- Übertragener Schmerz
- Radikulärer Schmerz
- Lumboischialgie
- Spinalkanalstenose
- Chronisches Lumbalsyndrom
- Zervikalsyndrom/Zervikobrachialgie

Rückenschmerz aus Sicht des Psychosomatikers
- Problembeschreibung
- Prädiktoren des Postdiskotomiesyndroms
- Prädiktoren für die Chronifizierung unspezifischer Rückenschmerzen
- Psychosomatische Diagnostik
- Differentialdiagnose und Therapie

Rückenschmerz aus anästhesiologischer Sicht
- Einleitung
- Symptome
- Vorkommen, Häufigkeit und Auslöser
- Diagnostik
- Therapie

Rückenschmerz aus Sicht des Orthopäden

J. Krämer, H. Laubenthal

Lumbalsyndrom

Rückenschmerzen gehen in erster Linie von den beiden lumbalen Bewegungssegmenten L4/5 und L5/S1 aus. Hier finden sich einerseits die stärksten Form- und Funktionsstörungen aufgrund der besonderen Belastungssituation der unteren Lendenwirbelsäule, andererseits liegen Spinalnerven mit ihren abgehenden Ästen in unmittelbarerer Nähe. Mit einbezogen in das Schmerzgeschehen sind in der Regel die Kreuzdarmbeinfugen, die funktionell zu den unteren lumbalen Bewegungssegmenten gehören und über den R. dorsalis der Wurzel S1 auch in neurologischer Verbindung stehen. Dadurch, daß sich die Schmerzsymptomatik am Rücken vor allem auf die Lumbosakralregion konzentriert, wird der Rückenschmerz im angloamerikanischen Bereich auch Low Back Pain bezeichnet. Im deutschsprachigen Schrifttum ist der Begriff **Lumbalsyndrom** gebräuchlich.

Definition: Unter einem lokalen Lumbalsyndrom versteht man alle klinischen Erscheinungen, die auf degenerative und funktionelle Störungen lumbaler Bewegungssegmente zurückzuführen sind und in ihrer Symptomatik im wesentlichen auf die Lumbalregion beschränkt bleiben.

Vom akuten Hexenschuß, der plötzlich einsetzt und ebenso rasch wieder verschwindet, bis zu chronisch rezidivierenden Kreuzschmerzen gibt es beim lokalen Lumbalsyndrom alle Übergänge.

Ausgangspunkt der Beschwerden sind degenerative Veränderungen der unteren lumbalen Bewegungssegmente mit mechanischer Irritation des hinteren Längsbandes, der Wirbelgelenkkapseln und des Wirbelperiosts. Es sind vorwiegend sensible Fasern des R. meningeus und des R. dorsalis der Spinalnerven betroffen. Die reflektorische Anspannung der Rückenstreckmuskeln wird als unangenehm und schmerzhaft empfunden. Neben den rein muskulären Schmerzen gibt es auch Muskelansatzschmerzen als sog. Insertionstendopathien.

Facettensyndrom

Definition: Das Facettensyndrom stellt die chronisch rezidivierende Form des lokalen Lumbalsyndroms dar, das von den lumbalen Wirbelgelenkkapseln ausgeht.

Eine beschwerdeauslösende Hyperlordose der LWS stellt sich bei vielen Menschen durch Haltungsschwäche im Stehen ein. Zur Verstärkung der Beschwerden kommt es auch bei allen Tätigkeiten, die mit einer Rückneigung des Rumpfes verbunden sind. Mitunter gehen die Kreuzschmerzen mit einer Ausstrahlung in Gesäß, Leisten, Unterbauch, Oberschenkel und Trochanterregion ohne dermatombezogene Geometrie einher. Deswegen wird das Facettensyndrom auch als pseudoradikuläres Lumbalsyndrom bezeichnet. Die Schmerzen werden als diffus-flächig angegeben und mit der flach aufgelegten Hand demonstriert, im Gegensatz zu Patienten mit radikulären Syndromen, die das betroffene Dermatom umschrieben mit einem Finger zeigen können.

Schmerztherapie beim lokalen Lumbalsyndrom

Hauptaufgabe der Therapie beim akuten Lumbalsyndrom ist die sofortige Schmerzbeseitigung, um einen möglichen Chronifizierungsprozeß schon im Ansatz zu unterbrechen.

Peripher wirkende Analgetika sollen die Nozizeption und Schmerzweiterleitung schon am Entstehungsort, d. h. im lumbalen Bewegungssegment blockieren. Zum Einsatz kommen **nichtsteroidale Antiphlogistika** (NSAID) und

Analgetika wie Ibuprofen, Diclofenac und andere. Parallel dazu sind **lokale Infiltrationen** in die Schmerzausgangspunkte zu empfehlen. Diese sind durch manualmedizinische Untersuchung und probatorische Injektionen zu ermitteln. Beim arthroligamentären akuten Kreuzschmerz kommen hier die Ansätze des Lig. interspinosum, in der Regel bei L4/5 und L5/S1 sowie die Wirbelgelenkkapseln in Frage. Bei Seitenbetonung der Kreuzschmerzen ist durch die asymmetrische Spannung der Rückenstreckmuskeln oft auch eine Kreuzdarmbeinfuge in das primäre Schmerzgeschehen mit einbezogen. Die sofortige **Mobilisierung** (manuelle Therapie), unterstützt durch lokale Infiltrationen mit Lokalanästhetika und begleitender physikalischer Therapie, vermeidet eine dauernde Blockierung der betroffenen Wirbelgelenke und Kreuzdarmbeinfugen.

Mit den Haltungs- und Verhaltensrichtlinien der **Rückenschule** ist es möglich, auch bei akuten Lumbalsyndromen dem gewohnten Lebensrhythmus, wenn auch mit gewissen Einschränkungen, weiter nachzugehen. Sofern keine körperlichen Schwerarbeiten verlangt werden, kann der Betroffene auch weiter gehen, sitzen und stehen und leichte bis mittelschwere körperliche Arbeiten verrichten. Unter diesem Aspekt sind alle therapeutischen Ansätze mit zentraldämpfenden Medikamenten ungeeignet. Im Vordergrund stehen lokale Anwendungen im Nozizeptorbereich. Der behandelnde Arzt sollte aus dem Spektrum der Behandlungsmöglichkeiten die Methoden anwenden, die er am besten beherrscht und die in dieses Konzept passen.

Eine Chronifizierung des Lumbalsyndroms kündigt sich an, wenn die Schmerzen über Wochen und Monate anhalten.

Der Schmerz ändert seinen Charakter und ist ständig, unter Umständen auch nachts vorhanden. Aus den zunächst punktuellen Schmerzen über einem Wirbelgelenk oder im Bereich einer Kreuzdarmbeinfuge entwickelt sich ein diffuser Kreuzschmerz, der sich über die gesamte Lumbosakralregion erstreckt und eventuell pseudoradikulär in eine oder beide Extremitäten ausstrahlt. Die dauernde Anspannung der Rückenstreckmuskeln und der proximalen Extremitätenmuskeln führt zur **Insertionstendopathien** am Becken, an den Dornfortsätzen und schließlich auch an den oberen Rumpfabschnitten.

Im Vordergrund der **Therapie** bei chronischen Rückenschmerzen stehen Wärmeanwendungen, Bewegungsübungen und lokale Infiltrationen der ursprünglichen und hinzugekommenen Schmerzausgangspunkte.

- Beim chronischen Lumbalsyndrom gilt es in erster Linie, den Circulus vitiosus Schmerz-Muskelverkrampfung-Fehlhaltung-Schmerz von der muskulären Seite her zu durchbrechen.

Geeignet hierfür sind Massagen, Elektrotherapie, Infiltrationen des Muskels mit Lokalanästhetika sowie allgemeine muskelentspannende Maßnahmen. Bewährt hat sich die progressive Muskelentspannung nach Jacobson.

Schmerztherapie bei lumbalen Wurzelsyndromen

Definition: Ein lumbales Wurzelsyndrom unter Beteiligung der Nervenwurzeln L5 und S1, zum Teil L4 und S2 wird als Ischialgie bezeichnet. Ein Lumbalsyndrom mit Beteiligung der Spinalnervenwurzeln L2/3 und zum Teil L4 betrifft die Wurzeln des N. femoralis und wird als hohes lumbales Wurzelsyndrom bezeichnet.

Ursachen sind meistens Protrusionen oder Prolabierung von Bandscheibengewebe im Bereich der unteren beiden lumbalen Bewegungssegmente. Die Bedrängung der Nervenwurzeln durch das verlagerte Bandscheibengewebe erfolgt in der Regel direkt in Höhe der erkrankten Bandscheibe. Extradiskal gelegenes Prolapsgewebe kann die Nervenwurzeln aber auch hinter dem Wirbelkörper oder im Zwischenwirbelloch (intraforaminal) komprimieren.

Als zweite Ursache einer Ischialgie auf degenerativer Basis kommen **knöcherne** Bedrängungen durch appositionelles Wachstum an den Wirbelhinterkanten oder an den Gelenkfacetten im Rahmen der Spinalkanalstenose in Frage. Besonders für Therapie und Prognose ist es von Bedeutung, ob das lumbale Wurzelsyndrom von einer Protrusion, d. h. von einer Vorwölbung, oder von einem Prolaps, d. h. durchgebrochenem Bandscheibengewebe, verursacht wird.

Die **klinische Symptomatik** wird beherrscht durch die segmental ausstrahlenden Schmerzen, dermatomabhängigen Sensibilitätsstörungen, Reflexdifferenzen, Störungen der Motorik und dem positiven Lasègue-Zeichen. Führendes Symptom und namengebend für die Ischialgie ist der in das Versorgungsgebiet der betroffenen Wurzel ausstrahlende Schmerz.

Die **Schmerztherapie** beim lumbalen Wurzelsyndrom ist primär auf die Schmerzweiterleitung und die Schmerzverarbeitung gerichtet. Im Mittelpunkt stehen deswegen lokale Injektionen mit lumbalen Spinalnervenanalgesien und epiduralen Injektionen. Sowohl beim akuten als auch beim chronischen lumbalen Wurzelsyndrom ist es sinnvoll, den Schmerzausgangspunkt direkt an der Wurzelkompressionsstelle anzugehen. Um den Chronifizierungsprozeß an der Spinalnervenwurzel aufzuhalten bzw. zu durchbrechen, sind in den ersten 10 Tagen eines akuten Ischiassyndroms tägliche **Spinalnervenanalgesien** erforderlich. Im Anschluß an die Injektionen ist wenigstens für 1/2 bis 1 h eine entlastende Lagerung in der Stufenposition oder in Stufenseitenlage einzunehmen. Das weitere Programm wird ergänzt durch **Physiotherapie** mit Übungen aus der Stufenhaltung, Elektrotherapie, Wärmeanwendungen und Maßnahmen zur progressiven Muskelentspannung. Soweit verfügbar, sollte ein Bewegungsbad benutzt werden. Wegen der begleitenden physikalischen Therapie und der Krankengymnastik unter Einschluß der Balneotherapie erscheint es sinnvoll, Spinalnervenanalgesien und epidurale Injektionen mit Einzelinjektionen (single shot) durchzuführen. Die Injektionstherapie sollte nur die Algesie und nicht die Motorik betreffen. Sich aufbauende sekundäre Schmerzen, ausgehend von Muskelansätzen oder den Muskeln selbst bzw. den Kreuzdarmbeinfugen, sind durch Wärmeanwendungen, lokale Infiltrationen (Triggerpunktinfiltrationen, Kreuzdarmbeinfugeninfiltrationen) anzugehen.

Bei **gravierenden Krankheitsbildern** mit erheblichen Schmerzen, die bei entsprechendem Befund in den bildgebenden Verfahren eine Indikation zur Operation darstellen, kommt eine stationäre Behandlung von etwa 10–14 Tagen in Frage. Anfangs ist es durchaus angebracht, zwei Infiltrationsbehandlungen pro Tag durchzuführen, am Morgen eine lumbale Spinalnervenanalgesie bzw. epidurale Injektion, am Nachmittag eine Triggerpunktinfiltration, Facetteninfiltration, ISG-Infiltration oder eine Akupunktur. Begleitend in den Tagesablauf sind eingebaut: Physiotherapie, Wärme und Elektroanwendungen, Schmerzbewältigung, progressive Muskelentspannung nach Jacobsen und das Haltungs- und Verhaltenstraining mit der Rückenschule.

Rückenschmerz aus Sicht des Neurologen

B. Schrank, W. H. Jost

Das Auftreten von Rückenschmerzen ist bei der überwiegenden Mehrzahl der Patienten zwar mit einer Funktionsstörung des muskuloskelettalen Halteapparates, nicht aber mit einer ursächlich behandlungsbedürftigen Erkrankung assoziiert.

Für den Neurologen ist es daher wichtig, bei der Klage „Rückenschmerz" die bei der Minderzahl der Patienten zugrundeliegenden Erkrankungen zu diagnostizieren und einer entsprechenden Behandlung zuzuführen.

Dieses Kapitel soll dem behandelnden Arzt erleichtern, behandlungsbedürftige Erkrankungen frühzeitig zu erkennen.

Schmerzen der LWS-Region sind eine der häufigsten Beschwerden, die zum Besuch eines Arztes führen. Es wird geschätzt, daß 70% aller Menschen im Laufe ihres Lebens ein Rückenschmerzsyndrom erleiden, die Prävalenz chronischer Rückenschmerzen (> 3 Monate Dauer oder > 2 Episoden/Jahr) liegt bei 3–7%. Nach Frymoyer (17) läßt sich bei etwa 10–15% der Patienten mit Rückenschmerzen eine organische Ursache finden, z. B. ein Bandscheibenvorfall mit Wurzelkompression. Von den unterschiedlichen Wirbelsäulensegmenten sind zu 70% die LWS, zu 25% die HWS und zu 5% die BWS betroffen.

Schmerzempfindliche Strukturen sind nach experimenteller Manipulation während chirurgischer Eingriffe an der LWS unter einer besonderen Form der Regionalanästhesie (27) die Längsbandstrukturen, der äußere Anulus fibrosus der Bandscheibe, die Facettengelenke (stechende Schmerzen) und die Deckplatten der Wirbelkörper (dumpfe Schmerzen). Zug an einer gesunden, nicht komprimierten Wurzel verursacht Mißempfindungen, aber keine Schmerzen. Stark druck- oder zugschmerzhaft sind dagegen Wurzeln, die bereits unter Spannung stehen wie in Höhe eines Bandscheibenvorfalls. Irritation der Facettengelenke oder der Bandscheibe (31) durch Injektion hypertoner Salzlösung führt zu typischer Lumbago mit Ausstrahlung auch in die dorsale Oberschenkelregion, ohne daß eine radikuläre Irritation vorliegen muß. Pathogenetisch sind drei unterschiedliche Schmerzarten zu differenzieren:
– lokal generierter Schmerz
– von einer anderen Körperregion übertragener Schmerz
– radikulärer Schmerz.

Lokal generierter Schmerz

Lokal generierter Schmerz wird verursacht durch Druck auf schmerzempfindliche Strukturen, durch Druck auf sensible paravertebrale Äste der Spinalnerven oder durch lokale Freisetzung schmerzvermittelnder Substanzen z. B. bei entzündlichen Prozessen (Arthritis).

Bewegungs- oder **positionsverstärkter Schmerz** ist charakteristisch für eine Erkrankung des Bewegungssegments, also der Wirbelgelenke, des Wirbels oder des Bandapparates. Häufig werden akut auftretende Rückenschmerzen begleitet von einem paravertebralen Muskelhartspann, der selbst wieder zu Schmerzen führen kann.

Bei gut **lokalisiertem Rückenschmerz**, der nicht durch Positionsänderung beeinflußt wird, muß an einen Tumor oder eine Infektion (Osteomyelitis, epiduraler Abszeß) gedacht werden, bei schwerer Osteoporose können vor allem ab der mittleren BWS nach kaudal zu auch spontane Kompressionsfrakturen auftreten.

Lokal generierter Schmerz kann von der unteren LWS in die Oberschenkelrückseite, von der oberen LWS in die Leistengegend und Oberschenkelvorderseite **ausstrahlen** (s. o.). Diese Art der Schmerzausstrahlung wird von manchen Autoren als pseudoradikulär bezeichnet. Inwieweit bildgebend objektivierbare degenerative Veränderungen der Wirbelsäule auch an der Entstehung chronischer Schmerzzustände beteiligt sind, ist nicht klar, da keine oder nur eine sehr lose Korrelation zwischen diesen und dem Ausmaß der geklagten Beschwerden besteht.

Übertragener Schmerz

Erkrankungen viszeraler **Abdominal-** und **Beckenorgane** können zu Schmerzen der LWS führen, Erkrankungen der **Thoraxorgane** können Schmerzen in die Nackenregion projizieren. Meist, aber nicht immer besteht gleichzeitig ein für das betroffene Organ typischer Schmerz. Die Rückenschmerzen sind in aller Regel nicht positionsabhängig, sie haben häufig dumpfen oder bohrenden Charakter.

Isolierter Rückenschmerz tritt auf bei 15–20% der Patienten mit **Ruptur** eines abdominalen **Aneurysmas**, die klassische Trias von Abdominalschmerz, Schock und Rückenschmerz ist nur bei ca. einem Fünftel der Patienten zu beobachten. Die Untersuchung des Abdomens ist in solchen Fällen unerläßlich, um die bei der Mehrzahl der Patienten nachweisbare pulsatile Resistenz zu identifizieren.

Radikulärer Schmerz

Dieser Schmerz ist typischerweise stechend, schneidend und zum Teil auch elektrisierend. Er strahlt aus vom Rücken in die betroffene Extremität entlang dem sensiblen Territorium der komprimierten Wurzel(n). Typisch ist eine Schmerzverstärkung durch Husten, Niesen oder Pressen zum Stuhlgang, was jeweils den intrathekalen Druck erhöht und somit die Kompression der betroffenen Wurzel verstärkt. Der Schmerz wird außerdem in bestimmten Positionen verstärkt, die die betroffene Wurzel zusätzlich dehnen – so ist bei einer Kompression der L5- und S1-Wurzeln das Lasègue-Zeichen positiv, d. h. es kommt zur schmerzreflektorischen Sperre beim Versuch, das betroffene Bein bei gestrecktem Knie in der Hüfte über 80° zu beugen. Das umgekehrte Lasègue-Zeichen (Streckung der

Hüfte in Bauchlage) wird bei Wurzelkompressionen der oberen LWS (L2 bis L4) positiv. Ist der Schmerz begleitet von Parästhesien oder anderen Mißempfindungen, bestätigt deren Ausbreitungsgebiet meist die vermutete radikuläre Irritation.

- Sichere Zeichen einer Wurzelläsion sind die läsionsbedingten sensomotorischen Defizite und abgeschwächten Muskeleigenreflexe.

Diese bilden die Grundlage der Beurteilung, ob eine operative Intervention eines bildgebend identifizierten Befundes angezeigt ist. Bezüglich der Kraftprüfung ist darauf zu achten, schmerzreflektorische Innervationshemmung nicht mit tatsächlichen Paresen zu verwechseln. Eine schmerzbedingte Minderinnervation gilt im Gegensatz zur echten Parese nicht als Operationsindikation.

Lumboischialgie

Degenerative Veränderungen der Bandscheibe führen am häufigsten in den Segmenten L4/5 und L5/S1 zu Vorfällen mit Wurzelkompression – meist der eine Etage tiefer abgehenden Wurzel – L5 bzw. S1. Der Anlaß mag trivial sein wie eine ungeschickte Bewegung, Husten oder Niesen. Dies weist darauf hin, daß dem Vorfall degenerative Veränderungen der Bandscheibe vorausgegangen sind, die u. a. zu einer Schwächung des Anulus fibrosus geführt haben. Häufig finden sich Zeichen knöchern umgebauter chronischer degenerativer Veränderungen wie Sklerosierung der Deckplatten (Osteochondrose), osteophytäre Ausziehungen (Retrospondylose) und Hypertrophie der Facettengelenke.

Die Kombination von radikulärem Schmerz, Schonhaltung und schmerzhaft eingeschränkter Wirbelsäulenbeweglichkeit (v. a. Flexion) in Verbindung mit sensiblen Störungen entlang eines Dermatoms, Reflexabschwächung und schließlich auch entsprechender segmentaler Paresen ist charakteristisch und erlaubt klinisch meist eine eindeutige Zuordnung zu einer Wurzel. Zwar ist in der Mehrzahl der Fälle die Höhenlokalisation des Vorfalls kongruent mit dem radikulären Syndrom, es gibt aber immer wieder Ausnahmen von dieser Regel, da gerade die lumbosakralen Wurzeln einen langen Verlauf im Spinalkanal nehmen vom Austritt aus dem Konus in Höhe Th12 bis L1 bis zum entsprechenden Foramen intervertebrale. Daher erleichtert die **Kernspintomographie** mit den sagittalen Längsaufnahmen das Auffinden höher lokalisierter Läsionen auch dann, wenn klinisch nur kaudale Wurzeln betroffen sind.

Eine Übersicht über die Ausfallsymptome bei Läsionen einzelner Wurzeln gibt die Tab. 5.**3**.

- Im Gegensatz zu Paresen bei Läsionen peripherer Nerven ist die Kraftminderung wegen einer Radikulopathie immer partiell, da alle Extremitätenmuskeln von jeweils mehreren Segmenten innerviert werden.

Ist die Kraft aufgrund schmerzreflektorischer Hemmung klinisch nicht sicher einzuschätzen, so kann das **EMG** unter Umständen durch den Nachweis pathologischer Spontanaktivität eine neurogene Schädigung der Vorderwurzel nachweisen. Allerdings besteht eine Latenz zwischen Läsionszeitpunkt und dem Auftreten von Spontanaktivität von ca. 2 Wochen, so daß die Untersuchung im Akutfall wenig beitragen kann. Gelegentlich folgt eine schmerzlose Parese dem Abklingen des akuten Schmerzes – dies bedeutet in der Regel eine stärkere Kompression der Wurzel bis hin zum Wurzeltod und verlangt daher meist einen raschen operativen Eingriff.

Während die Mehrzahl der Bandscheibenvorfälle einseitige Beschwerden verursacht, kann ein großer medianer Prolaps zu einem **Kaudasyndrom** führen, das durch Kompression der median verlaufenden sakralen Wurzeln eine Sensibilitätsstörung im Reithosenbereich (S2 bis S4) und eine Blasen-Mastdarm-Entleerungsstörung mit Harnverhalt oder Überlaufblase verursacht.

- Das akute Auftreten eines Kaudasyndroms gilt immer als Notfall und erfordert umgehende bildgebende Diagnostik und bei entsprechendem Befund chirurgische Therapie.

Zur Indikation operativer Exploration verweisen wir auf Tab. 5.**4**. Je besser der klinische Befund und die bildgebenden Veränderungen zueinander passen, desto günstiger ist das zu erwartende Resultat eines operativen Eingriffs. Gewarnt werden muß vor chirurgischen Eingriffen, wenn ein eindeutiges radikuläres Syndrom nicht vorliegt. In solchen Fällen werden die Beschwerden postoperativ eher zunehmen und häufig die geringen Aussichten auf eine Rückkehr ins Erwerbsleben zunichte machen.

Wenn kein zwingender Grund für ein operatives Vorgehen besteht (Tab. 5.**4**), ist eine **konservative Therapie** vorzuziehen. Erfolgreich evaluiert sind die Anwendung nichtsteroidaler Antiphlogistika, physiotherapeutisch supervidierte Rückenschule und andere aktive physiotherapeutische Maßnahmen wie Hydrotherapie. Bei der akuten Lumboischialgie kann nach eigener Erfahrung auch eine kurzfristige Steroidpulstherapie zu einer klinischen Stabilisierung führen (z. B. 500 mg Methylprednisolon i. v. an 3 Tagen). Nach einer randomisierten Studie ist eine länger als 2 Tage dauernde Ruhigstellung des Patienten nicht sinnvoll (10).

Spinalkanalstenose

Meist als Folge eines konstitutionell engen Spinalkanals kommt es überwiegend in der zweiten Lebenshälfte durch die regelhaft auftretenden zusätzlichen degenerativen Veränderungen zu weiteren Einengungen des lumbalen Markraums. Diese führen charakteristischerweise zu belastungsabhängig auftretenden Rücken- und Beinschmerzen, häufig begleitet von überwiegend sensiblen, radikulär verteilten Ausfallsymptomen. Diese Beschwerden bilden sich beim Vornüberbeugen oder nach dem Hinsetzen komplett zurück (Claudicatio intermittens spinalis). Persistierende neurologische Ausfälle treten nur bei einer kleinen Minderzahl der Patienten auf.

Im Unterschied zur peripheren arteriellen Verschlußkrankheit (AVK) können die Beschwerden bereits durch Stehen ausgelöst werden. Auch sind sensible Ausfall- oder Reizsymptome bei der AVK nicht zu erwarten. Besonders schwere Formen der Spinalkanalstenose sind zu erwarten bei einigen primären Skeletterkrankungen wie der Achondroplasie, dort häufig auch im Thorakalbereich. Auch bei der Spondylolisthese und anderen Affektionen der Wirbel kann der Gesamtdurchmesser des Duralsackes soweit re-

Tabelle 5.3 Neurologische Defizite bei Wurzelläsionen

Segment	Sensibilität	Kennmuskel	Reflexab-schwächung	Schmerz	Differential-diagnose
C3/4	Hals/Schulter	Diaphragma	–	Schulter	
C5	Hautregion über M. deltoideus	M. supra-/infraspinatus M. deltoideus M. biceps brachii	BSR	Skapula seitlicher Oberarm	
C6	radialer Unterarm bis Daumen/Index	M. biceps brachii M. brachioradialis	BSR	seitlicher Unterarm Daumen, Index	Karpaltunnel-syndrom
C7	dorsaler Arm/Unterarm Finger II–IV	M. triceps, M. extensor carpi radialis/ulnaris M. extensor digiti communis	TSR	dorsaler Arm, Unterarm Handgelenk	
C8	ulnarer Unterarm inkl. Finger V	Thenar/Hypothenar	Trömner	Finger IV/V medialer Unterarm	Ulnarisläsion untere Arm-plexusparese
Th1	Axilla/medialer Oberarm	Thenar/Hypothenar Mm. interossei	Trömner	Axilla/medialer Oberarm	Ulnarisläsion, untere Arm-plexusparese
L1/2	Leistenregion proximale Oberschenkelvorderseite	M. iliopsoas	–	wie Spalte 2	
L3	distale 2/3 der Oberschenkelvorderseite vorderes Knie	M. quadriceps	PSR	wie Spalte 2	Femoralis-läsion
L4	Außenseite Oberschenkel Innenseite Unterschenkel bis Malleolus medialis	M. quadriceps M. tibialis anterior	PSR	wie Spalte 2	Femoralis-läsion
L5	Außenseite des Beines bis Fußrücken und Großzehe	M. extensor hallucis M. peroneus M. tibialis posterior M. glutaeus medius	(Tibialis-posterior-Reflex)	wie Spalte 2	Peroneus-läsion
S1	Beugeseite Oberschenkel/Wade Fußsohle/Fußaußenkante	M. triceps surae	ASR	wie Spalte 2	

PSR = Patellarsehnenreflex, BSR = Bizepssehnenreflex, ASR = Achillessehnenreflex

Tabelle 5.4 Indikationen zur operativen Therapie eines Nucleus-pulposus-Prolapses

- Progrediente motorische Paresen im Rahmen der Wurzelschädigung
- Progrediente Verschlechterung elektrophysiologischer Befunde (EMG, NCS, EPs)
- Blasen-Mastdarm-Entleerungsstörung oder andere Zeichen einer Myelonaffektion
- Schwere, funktionell behindernde radikuläre Schmerzen während mindestens 4 Wochen*
- Rezidivierender schwerer, funktionell behindernder Schmerz trotz konservativer Therapie*

* relative Indikation

duziert werden, daß ein vergleichbares klinisches Bild entsteht.

Die **Therapie** sollte solange wie möglich konservativ fortgeführt werden mit nichtsteroidalen Antiphlogistika und Bewegungsprogrammen. Von den operierten Patienten profitieren zwar 65–80%, aber bis zu ein Viertel der operierten Patienten entwickelt ein Rezidiv auf der gleicher Höhe oder in dem angrenzenden Segment.

Chronisches Lumbalsyndrom

Rückenschmerzen von mehr als 3 Monaten Dauer sind als chronisch anzusehen. Patienten mit chronischer Lumbago/Lumboischialgie machen zwar nur 5% aller Patienten mit diesen Beschwerden aus, verursachen jedoch nahezu 50% der entstehenden Kosten. Es handelt sich dabei um eine gemischte Patientengruppe, häufig mit multiplen **Voroperationen**. Mehrfache Operationen führen zu vermehrter Narbenbildung im Sinne einer adhäsiven Arachnoiditis und sind resistent gegen jede weiter Behandlung.

Leider werden dabei die Grenzen unserer therapeutischen Interventionsmöglichkeiten nur allzu schnell offenkundig.

In der Regel handelt es sich nicht um ein rein somatisches Problem, vielmehr spielen mit zunehmender Schmerzdauer psychosomatische Einflüsse und eine Krankheitsfehlverarbeitung eine zunehmende Rolle.

Sicherlich lohnt sich bei depressiven Verstimmungen oder bei Angststörungen ein pharmakotherapeutischer Versuch mit Thymoleptika bzw. spezifischen Serotonin-Reuptake-Inhibitoren. Andererseits ist es unrealistisch, Schmerzfreiheit erzielen zu wollen. Es erscheint eher sinnvoll, die Patienten im Rahmen eines multimodalen Schmerztherapieprogramms von einem aktiveren Lebensstil zu überzeugen und damit zu einer besseren Schmerztoleranz hinzuführen. In diesem Zusammenhang sollte auch an einen eventuellen sekundären Krankheitsgewinn gedacht werden.

Zervikalsyndrom/Zervikobrachialgie

Schmerzen der Halswirbelsäule haben viele Gemeinsamkeiten mit den Schmerzsyndromen der LWS bezüglich Schmerzcharakteristik und Relevanz radikulärer Störungen. Zusätzlich treten jedoch bei spinalen Engen – sei es durch einen akuten Nucleus-pulposus-Prolaps, sei es durch zervikale Spondylose oder Tumoren – Symptome einer Myelonschädigung zutage.

Eine **zervikale Myelopathie** führt zu einer Schädigung der Pyramidenbahn mit langsam progredienter spastischer Paraparese, Hyperreflexie der Beine, Blasenentleerungsstörung wegen einer Detrusor-Sphinkter-Dyssynergie und sensiblen Ausfällen mit einem sensiblen Niveau. Häufig ist das Lhermitte-Zeichen positiv: eine elektrisierende Mißempfindung die Wirbelsäule hinunter oder in die Arme ausstrahlend. Begleitende radikuläre Defizite zervikaler Wurzeln sind nicht obligat.

Entscheidend für das **Entstehen** der zervikalen Myelopathie ist das um mindestens 30% verringerte Querschnittareal an der engsten Stelle. Auch hier ist meist eine Kombination eines konstitutionell engen Spinalkanals mit einem Nucleus-pulposus-Prolaps und anderen Faktoren wie der Facettenhypertrophie Ursache der Symptome. Ob diese Formen der zervikalen Myelopathie direkt druckbedingt entstehen oder venöse Stase bzw. sekundäre arterielle Insuffizienz die Hauptschädigung verursachen, ist nicht abschließend geklärt.

An den oberen Extremitäten kommt es bei **Stenosen der unteren HWS** zu einer Amyotrophie der Hände ohne wesentliche sensible Defizite. Dieses Syndrom wird beim Fehlen eines sensiblen Niveaus oder einer typischen Blasenstörung nur schwer von einer amyotrophen Lateralsklerose abgegrenzt werden können – bei vielen ALS-Patienten werden aus diesem Grund unnötige operative Eingriffe der Halswirbelsäule durchgeführt.

Bei Läsionen des **oberen Halsmarkes** können Schmerz- und Lagesinn der Hände erheblich gestört sein mit resultierender spinaler Ataxie. Die Feinmotorik der Hände ist dann reduziert wie auch bei einer Läsion der Pyramidenbahn. Hier besteht die Schwierigkeit der Abgrenzung von einer oligosymptomatischen multiplen Sklerose.

Mit einer **zervikalen MRT** kann die Myelopathie meist problemlos dargestellt werden. Dabei weist ein diffus angehobenes T2-Signal auf Ödembildung mit eher besserer Prognose hin, eine umschriebene Signalanhebung im Myelon zeigt eher gliotische Veränderungen an. Die chirurgische **Therapie** der zervikalen Myelopathie besteht in eine Fusionsoperation mit anteriorem Zugang (6). Die Behandlung der zervikalen Radikulopathie ist sowohl konservativ als auch chirurgisch mit gutem Erfolg möglich, so daß hier die Entscheidung weitgehend von den Präferenzen des Patienten bestimmt werden kann (5).

Rückenschmerz aus Sicht des Psychosomatikers

R. Nickel, U. T. Egle

Problembeschreibung

Rückenschmerz ist keine Krankheitsentität, beschrieben wird damit vielmehr ein unspezifisches Symptom, dem verschiedene Krankheitsbilder zugrunde liegen können. **Ätiopathogenetisch** sind sowohl somatische (z. B. rheumatisch-entzündliche, degenerative) als auch psychische (z. B. somatoforme Störungen oder Angststörungen) Grunderkrankungen bzw. deren „Mischbilder" relevant. Vor allem bei subchronischen und chronischen Krankheitsverläufen ist dies zu berücksichtigen. Neben der Frage der Genese sind zudem aufrechterhaltende und verlaufsmodulierende intrapsychische (primärer Krankheitsgewinn, individuelle Bewältigungsstrategien) sowie psychosoziale Faktoren (sekundärer und tertiärer Krankheitsgewinn) zu klären. Bei letzteren spielen einerseits die private und berufliche Situation, andererseits die gesellschaftlichen Rahmenbedingungen wie Renten- und Versicherungssysteme, aber insbesondere auch die Struktur des medizinischen Versorgungssystems selbst eine entscheidende Rolle. Eine ausführlichere Darstellung dieser und weiterer relevanter psychosozialer Einflußfaktoren findet sich in Kapitel 1, Abschnitt „Schmerz und Psyche".

Keiner anderen Schmerzlokalisation kommt hinsichtlich ihrer epidemiologischen sowie unmittelbaren (medizinisches Versorgungssystem) und mittelbaren (Arbeitsfehlzeiten, Rente) ökonomischen Relevanz eine größere Bedeutung zu. Nach Waddell et al. (46) gehen in England 4% aller Konsultationen bei Ärzten der Primärversorgung auf Lendenwirbelsäulenbeschwerden zurück. Ca. 90% aller Rückenschmerzen verlaufen blande, 60% der Patienten mit Rückenschmerzen kehren binnen einer Woche zur Arbeitsstelle zurück, wobei allerdings bei 70% mit Rezidiven zu rechnen ist (45). Aus letzteren rekrutiert sich eine Untergruppe von Patienten mit subchronischen und chronischen Verläufen, die die Ressourcen des medizinischen Versorgungssystems erheblich belasten. So verursachen nach Ergebnissen der Quebec Task Force (36) weniger als 10% aller Rückenschmerzpatienten mehr als zwei Drittel der medizinischen Behandlungskosten.

Die Bedeutung psychischer und psychosozialer Faktoren bei der Entstehung und Aufrechterhaltung von Rückenschmerzen konnte gut belegt werden, wohingegen biologischen, klinisch und apparativ nachweisbaren Faktoren keine Relevanz zukam.

Prädiktoren des Postdiskektomiesyndroms

Hasenbring (19) fand bei den präoperativen Risikofaktoren für ein Postdiskektomiesyndrom als einzigen biologischen

Parameter eine nur geringgradige Verlagerung der Bandscheibe. Dem stehen zahlreiche **psychische** und soziale Prädiktoren, vor allem erhöhte Werte für Depressivität, eine spezifische Art der Schmerzverarbeitung mit Vermeidung von körperlichen und sozialen Aktivitäten oder aber extreme Durchhaltestrategien sowie ein ausgeprägtes nonverbales Schmerzausdrucksverhalten gegenüber. Als **soziale** Einflußfaktoren wurden zudem eine niedrige Schichtzugehörigkeit und eine primär sitzende Tätigkeit für einen ungünstigen Krankheitsverlauf gefunden. In anderen Studien hatten anamnestisch psychosomatische Störungen, vor allem funktionelle kardiale und gastrointestinale Störungen ebenfalls prädiktive Bedeutung, während die Ergebnisse der klinischen Untersuchung und apparativen Diagnostik wiederum ohne Bedeutung waren (29, 45).

Ein **entscheidender** Parameter für die Prognose ist offensichtlich auch die subjektiv erlebte, nicht etwa die objektiv eingeschränkte Arbeitsfähigkeit. Mit dieser subjektiv empfundenen Leistungseinschränkung geht dann auch insgesamt eine höhere psychische Beeinträchtigung einher (25, 40).

Prädiktoren für die Chronifizierung unspezifischer Rückenschmerzen

Gleiches gilt für sogenannte unspezifische Rückenschmerzen. Gatchel et al. (18) konnten mit Hilfe einer logistischen Regressionsanalyse, in die ausschließlich psychosoziale Faktoren eingingen, bei 91 % der Fälle Patienten mit akuten Lendenwirbelsäulenbeschwerden, die später chronifizierten, richtig vorhersagen. Relevant waren das Ausmaß der subjektiv empfundenen Schmerzen, die subjektiv erlebte Beeinträchtigung sowie das Vorhandensein eines Versicherungsanspruches.

Darüber hinaus sind psychosoziale Faktoren (Kindheitsbelastungsfaktoren) wie sexueller Mißbrauch, körperliche Mißhandlung oder emotionale Deprivation bei Patienten mit einer „therapieresistenten" Rückenschmerzsymptomatik bedeutsam (28, 37).

Gerade bei den unspezifischen Schmerzsyndromen (Lumbalgien, pseudoradikuläre Schmerzen u.a.) sind **Kindheitsbelastungsfaktoren** als ätiopathogenetisch relevant anzusehen, zumindest wenn diesen unspezifischen Syndromen diagnostisch eine somatoforme Störungen zugrunde liegt oder die Beschwerden Ausdruck einer primär psychoneurotischen Erkrankung (Angst, Depression, Persönlichkeitsstörung) sind (7, 13).

Psychosomatische Diagnostik

Kennzeichen akuter und unkomplizierter Rückenschmerzen ist ihr benigner Verlauf. Sie klingen unbehandelt oder bei unspezifischer Behandlung rasch ab. Hier ist primär darauf zu achten, Fehler wie etwa die Verordnung längerer Bettruhe und die Förderung einer passiven Schonhaltung zu vermeiden (3).

Das **entscheidende Behandlungselement** ist zweifellos die Aufklärung und Information des Patienten hinsichtlich der guten Verlaufsprognose. Während also bei akuter Schmerzsymptomatik eine spezifische psychosomatische (wie auch somatische) Diagnostik und Therapie nicht indiziert ist, ist sie bei den chronifizierten oder zur Chronifizierung tendierenden Beschwerdebildern aufgrund ihrer prognostischen und verlaufsbestimmenden Relevanz entscheidend und handlungsleitend.

Die Konsequenz hieraus ist eine parallele somatische und psychische Positivdiagnostik von Beginn an.

Die wesentlichen Elemente einer **adäquaten Diagnostik** sind:
1. **Interdisziplinarität** (Anästhesisten, Neurologen, Orthopäden, Psychosomatiker, ggf. weitere wie Gynäkologen, Internisten)
2. adäquate **somatische** klinische und apparative Diagnostik
3. ausführliche **psychosomatische** Diagnostik und Klärung einer Behandlungsindikation.

Zu 1: Durch eine **interdisziplinäre Zusammenarbeit** können einerseits das Wissen der Nachbardisziplinen genutzt und andererseits die eigene Sicht relativiert und das Verständnis für das jeweilige Krankheitsbild erweitert werden. Dies verringert die Gefahr, Zufallsbefunde und Normvarianten (etwa in der Röntgendiagnostik) fälschlich als pathologisch oder ätiologisch (allein) relevant zu erachten. Nur so läßt sich eine unnötige, wiederholte Diagnostik verhindern und eine abgestimmte, patientenzentrierte Therapiestrategie entwickeln und umsetzen.

Zu 2: Die **geringe Korrelation** klinischer und apparativer Untersuchungsbefunde mit dem tatsächlichen Ausmaß der Funktionsbeeinträchtigung und des Beschwerdeerlebens birgt eine Reihe zusätzlicher Gefahren. Fehlende pathologische klinische und apparative Untersuchungsbefunde können zu immer weiteren und kostenintensiveren Untersuchungen verleiten. Motive hierfür können der Wunsch sein, Befunde nicht zu übersehen, dem Patienten gerecht zu werden oder aber ihn endlich als Simulanten zu überführen. In verwickelten Arzt-Patient-Interaktionen können gegenseitige Beziehungsangebote, etwa der Wunsch des Patienten nach jemandem der „alles kann und für ihn richtet" oder der Wunsch des Arztes „jedem helfen zu können", handlungsleitend sein und mit den „realen" Erfordernissen einer diagnostischen Klärung immer weniger zu tun haben. Gegenseitige Enttäuschungen können dann wiederum zum Abstempeln des Patienten als Simulanten – trotz eines erheblichen realen Beschwerdedruckes und aus psychosomatischer Sicht nachweisbarer Beeinträchtigung – führen und das Insuffizienzerleben des Patienten und die dann iatrogen fixierte Chronifizierung weiter unterhalten.

Zu 3: Die Elemente einer **psychosomatischen Diagnostik** sind
– Erheben einer ausführlichen biographischen Anamnese
– Erfassen des individuellen Krankheitsmodells des Patienten und der Einstellung der wichtigsten Bezugspersonen
– Erfragen der aktuellen beruflichen und privaten Lebenssituation
– Evaluation bevorzugter Coping- und Abwehrstrategien, des Beziehungsverhaltens, der persönlichen Ressourcen und des Ausmaßes der vorhandenen sozialen Unterstützung
– Suche weiterer prädisponierender Faktoren für eine Chronifizierung (Funktionalität des Symptoms, verbale und nonverbale Kommunikationsmuster, Rentenbegehren etc.)
– psychometrische Untersuchung (Ängstlichkeit, Depressivität, Krankheitsverarbeitung, subjektive Beeinträchtigung)
– Abklärung von Komorbidität (Angsterkrankungen, Depression, Persönlichkeitsstörungen etc.).

Während einige Bereiche dieser psychosomatischen Diagnostik aufwendig sind und ein hohes Maß an diagnostischer Kompetenz erfordern, liefern auch weniger aufwendige Verfahren bereits wichtige Informationen. So sind z. B. Ängstlichkeit und Depressivität mit der Hospital Anxiety and Depression Scale (HADS), einem nur 14 Fragen umfassenden Screeninginstrument, valide zu erheben (22).

Differentialdiagnose und Therapie

Die Zahl psychischer und psychosomatischer Erkrankungen als potentielle Verursacher oder Mitverursacher von Rückenschmerzen ist relativ hoch. So liegt nach Untersuchungen von Schepank die Punktprävalenz psychischer Störungen allgemein bei 20–25 %. Dies hat einerseits deshalb Bedeutung, weil psychische Erkrankungen das Schmerzerleben erheblich beeinflussen können. Andererseits haben psychische Störungen mitunter Schmerz als Leitsymptom, z. B. Angsterkrankungen. Die somatoforme Schmerzstörung ICD-10 (F45.4) ist eine weitere psychische Erkrankung mit einer Schmerzsymptomatik. Sie manifestiert sich peripher häufig im Sinne einer multilokulären Schmerzsymptomatik, aber durchaus auch monolokulär, z. B. an der Wirbelsäule.

Unspezifischen Rückenbeschwerden liegen pathophysiologisch zumeist ein nozizeptiv vermittelter Schmerz bei nachweisbarem Muskelhartspann zugrunde. Von somatischer Seite aus werden Fehlbelastungen, stereotype Bewegungsabläufe, Zwangshaltungen etc. ätiologisch verantwortlich gemacht. Muskelverspannungen resultieren aber häufig auch aus affektiver Anspannung, insbesondere bei Menschen mit einer ängstlichen Grundpersönlichkeit. Je gravierender eine akute oder länger andauernde psychosoziale Belastungssituation (Tod eines Angehörigen, Ehescheidung, Wohnungswechsel, chronische Belastung am Arbeitsplatz u. a.) für den Betroffenen ist, desto eher werden seine bisherigen Abwehr- und Bewältigungsstrategien überfordert, und es können entsprechende Beschwerden auftreten. Je ausgeprägter solche Belastungsfaktoren sind, desto eher sind auch weniger prädisponierte Personen betroffen. Die psychosomatische Diagnose nach ICD-10 (F54) lautet dann z. B. „psychische Faktoren oder Verhaltensfaktoren" (z. B. Partnerschaftskonflikt bei ängstlich-abhängiger Persönlichkeitsstruktur) bei andernorts klassifizierten Erkrankungen (z. B. Lumboischialgie).

- Zur Sekundärprävention kann, auch bei somatischer Grunderkrankung als Ursache von Schmerzen muskulärer Genese, das Erlernen eines Entspannungsverfahrens wie der progressiven Muskelrelaxation oder des autogenen Trainings beitragen.

Ansätze für eine differentielle Indikationsstellung vor dem Hintergrund eines bio-psycho-sozialen Schmerzverständnisses werden in Tab. 5.5 zusammengefaßt.

■ Rückenschmerz aus anästhesiologischer Sicht

J. Hildebrandt

Einleitung

Rückenschmerzen sind ein Symptom, keine Krankheit. Das differentialdiagnostische Spektrum umfaßt eine große Zahl von Krankheitszuständen, die zunächst über eine ätiologisch orientierte Diagnosestellung auszuschließen sind.

Tabelle 5.5 Differentialdiagnostische Kategorien und Therapieindikation bei Rückenschmerz

Differentialdiagnostische Kategorie	Therapie
Primär organisch determinierter Schmerz adäquate Krankheitsbewältigung	psychosomatisch-psychotherapeutische Behandlung primär nicht indiziert, somatische Behandlung ausreichend Entspannungsverfahren zur Schmerzreduktion
Primär organisch determinierter Schmerz inadäquate Krankheitsbewältigung	somatische (Analgetika, Blockaden etc.) wird mit psychosomatisch-psychotherapeutischer Behandlung kombiniert Verbesserung der Krankheitsbewältigung durch kognitiv-behaviorale Behandlung
Neben körperlicher Ursache gleichzeitig psychische Störung	somatische (Analgetika, Blockaden etc.) wird mit psychosomatischer Behandlung kombiniert relevant vor allem: Angsterkrankungen, depressive Störungen, Persönlichkeitsstörungen, Suchterkrankungen spezielle Therapie abhängig von der Grunderkrankung
Psychosomatisches Schmerzsyndrom mit Hartspann der paravertebralen Muskulatur	Entspannungsverfahren sind Therapie der ersten Wahl, abhängig von der Ursache kommen weitere differente psychosomatische Behandlungsansätze hinzu
Primär liegt psychische Erkrankung zugrunde Schmerz als Leitsymptom	kausale Behandlung der psychischen Grunderkrankung indiziert, das Behandlungsverfahren mit der größten Wirksamkeit wird eingesetzt z. B. bei Angsterkrankungen Verhaltenstherapie, bei somatoformer Schmerzstörung psychodynamische Einzel- oder Gruppentherapie

Spezifische Krankheitsprozesse liegen aber selten zugrunde (in maximal 1%), so daß in überwiegendem Maße neben degenerativen Veränderungen insbesondere Funktionsstörungen die Ursache sind. Bei bis zu 7% der Patienten handelt es sich um radikulär bedingte Rücken-/Beinschmerzen. Bei 60–80% bleibt die genaue Ursache unklar, so daß häufig radiologisch sichtbare, aber schmerzirrelevante Veränderungen oder Krankheitssymptome als Diagnoseersatz herangezogen werden.

Symptome

Die vom Bewegungssegment ausgehenden **nichtradikulären** (mechanischen) Schmerzen sind dumpf, tiefsitzend, schlecht lokalisierbar und können nach proximal oder weit distal ausstrahlen. Die Beschwerden werden einseitig oder beidseitig im Bereich des Rückens, des Gesäßes und der Hinterseite der Oberschenkel empfunden, manchmal auch in der Leiste, seltener im Unterschenkel und Fuß. Es bestehen oft morgens nach dem Aufstehen zunächst Anlaufschwierigkeiten (steifes Kreuz). Die Schmerzen verstärken sich in der Regel bei Lagewechsel und bei längeren eintönigen Haltungen (Sitzen ohne Abstützung, Stehen, nach vorn Beugen), sie treten aber auch im Liegen oder beim nächtlichen Umdrehen auf. Bewegung bessert diese Beschwerden fast immer. Es gibt keine zuverlässigen und validen klinischen Zeichen, die auf Beschwerden aus vorderen Anteilen der Wirbelsäule (im wesentlichen Bandscheiben) und hinteren Anteilen (z. B. Zwischenwirbelgelenke, Muskulatur und Bänder) hinweisen.

Bandscheibenbedingte, **radikuläre** Schmerzen sind dagegen wesentlich einfacher zu diagnostizieren: Die Schmerzen strahlen distal aus (zumeist ist die Wurzel S1 oder L5 betroffen). Sie haben einen eher stechenden, ziehenden Charakter und sind oft mit Sensibilitätsstörungen verbunden, wobei die Beschwerden im Bein (einschließlich Gesäß) meist stärker sind als die Rückenschmerzen. Bewegung verschlechtert die Beschwerden eher, Sitzen ist ungünstig. Liegen, insbesondere im Stufenbett ist dagegen angenehm und entlastend.

Radikuläre Schmerzen infolge einer **knöchernen Stenose** sind deutlich schwieriger zu bewerten. Schmerzcharakter und Symptome sind sehr inkonstant, die körperlichen Befunde oft gering. Einen wichtigen Hinweis bietet die sog. neurogene Claudicatio, d. h. zunehmende Schmerzen (eventuell Taubheit und motorische Schwäche) nach einer kurzen Gehstrecke, während die Beschwerden z. B. beim Fahrradfahren nicht auftreten. Linderung tritt bei Vorbeugen des Oberkörpers ein (Entlordosierung der LWS).

Probleme bei der Diagnostik machen **Funktionsstörungen der Iliosakralgelenke** (ISG). Dysfunktionen des ISG sind häufig zu beobachten, meist im Zusammenhang mit Funktionsstörungen des Beckenringes. Durch programmierte manuelle Untersuchungstechniken sind diese Störungen jedoch relativ einfach zu diagnostizieren und voneinander abzugrenzen (12).

Vorkommen, Häufigkeit und Auslöser

Epidemiologischen Schätzungen zufolge leiden etwa 80–90% der Bevölkerung westlicher Industrienationen mindestens einmal in ihrem Leben an Rückenschmerzen. Die jährliche Inzidenzrate wird auf etwa 15–25% geschätzt, die Punktprävalenz beträgt bis zu 40% (35). Dabei sind Männer und Frauen gleichermaßen betroffen.

Der Beginn der Beschwerden liegt zumeist im jüngeren bis mittleren Lebensalter. In den meisten Fällen sind die Schmerzen eher von geringerer Intensität und kurzer **Dauer**, nur 10% der Patienten suchen bei Rückenbeschwerden einen Arzt auf. Nach einer akuten Episode stärkerer Rückenschmerzen (Hexenschuß) sind 60% der Betroffenen nach 1 Woche wieder arbeitsfähig. Patienten mit radikulären Beschwerden sind dabei generell länger behindert. Lediglich 10% der Patienten mit akuten starken Rückenschmerzen sind länger als 6 Wochen beeinträchtigt (44). Es kommt aber bei ca. 70% der Patienten zu Rezidiven mit einer Tendenz zur Verlängerung und Intensivierung der Schmerzepisoden. Nur 30–40% der Patienten, die wegen Rückenschmerzen länger als 6 Monate krankgeschrieben sind, kehren wieder in den Arbeitsprozeß zurück. Nach einjähriger Arbeitsunfähigkeit reduziert sich diese Zahl weiter auf 15% (32).

Es ist vor allem diese hohe Rezidivneigung, verbunden mit der Tendenz zur Chronifizierung der Beschwerden, die Rückenschmerzen zu einem gesundheits- und sozialpolitischen Problem ersten Ranges machen.

Bei unspezifischen Rückenschmerzen sind selten gesicherte **Auslöser** festzustellen. Dagegen findet man häufig psychosoziale Faktoren und falsche medizinische Konzepte als Bedingung für einen ungünstigen Verlauf bzw. eine erhöhte Prävalenz (19, 44). Als prognostisch ungünstige Bedingungen haben sich in verschiedenen Studien erwiesen:

Arbeitssituation:
- schwere körperliche Arbeit, insbesondere in rückenbelastenden Positionen und in einseitiger Haltung
- langes Sitzen, Vibrationsstreß
- monotone, langweilige Arbeit
- Unzufriedenheit mit der Arbeit, Ärger mit Kollegen oder Vorgesetzten
- wenig qualifizierte Arbeit

Bei monotoner Arbeit und Unzufriedenheit wird die körperliche Belastung durch den Betroffenen um den Faktor 7 überschätzt.

Lebenssituation:
- geringe Intelligenz und Schulbildung
- niedrige soziale Schicht

Persönliches Verhalten:
- schlechte Kondition, schwache Rumpfmuskulatur
- Mißverhältnis von körperlicher Leistungsfähigkeit und Arbeit
- starkes Rauchen
- passive Lebenseinstellung

Medizinisches System:
- mangelhafte Information des Patienten über die harmlose Natur des Leidens
- Empfehlung zur Schonung
- passive Therapien oder zu viel Diagnostik und Therapie
- längerdauernde Krankschreibung
- ungeeignete Rehabilitationskonzepte

Schmerzen nach Bandscheibenoperationen sind häufig ein großes Problem, insbesondere wenn es sich um radikulär bedingte Beschwerden handelt. Man kann davon ausgehen, daß das Problem des sog. FBSS (failed back surgery syndrome) oder Postdiskektomiesyndroms eine Vielzahl einzelner morphologischer Veränderungen im Bereich der Wirbelsäule und nervaler Strukturen beinhaltet, die in unterschiedlichem Ausmaß, entweder für sich allein oder in einer komplexen Verbindung, der Anlaß für weiterbestehende oder wiederauftretende Lumboischialgien sind. Dabei müssen Operationen spätestens ab dem zweiten Rezidiv mit äußerster Sorgfalt und nur durch erfahrene Wirbelsäulenchirurgen durchgeführt werden.

Im Prinzip bestimmen vier Faktoren den **Mißerfolg** lumbaler Wirbelsäulenoperationen:
- „falscher" Patient (insbesondere bei psychischen Risikofaktoren)
- falsche Lokalisation (Verwechseln von Höhe und Seite)
- falsche Operation (Übersehen von Veränderungen neben dem Hauptbefund)
- iatrogene Komplikationen (z. B. Wurzelschädigung, Instabilität)

Diagnostik

Die Bedeutung der klinischen Untersuchung in bezug auf Diagnose und Therapie von Rückenschmerzen wird unterschiedlich beurteilt. Es ist schwierig, die Validität und klinische Brauchbarkeit der zahlreich angebotenen Untersuchungsvorgänge und -verfahren zu beurteilen. Die diagnostischen Kriterien bei Kreuzschmerzen beinhalten folgende **Fragestellungen**:
- Ist der Schmerz durch somatische Ursachen erklärbar?
- Liegt die Schmerzursache im Bereich der Wirbelsäule oder außerhalb?
- Ist der Schmerz radikulären Ursprungs?
- Was ist die Ursache des radikulären Schmerzes?
- Welche Wurzel ist betroffen?
- Ist der Schmerz nichtradikulär?
- Welches Wirbelsäulensegment (bzw. ISG) ist betroffen?
- Welche muskuloskelettalen Strukturen sind beteiligt, worin besteht die Funktionsstörung?
- In welchem Maße beeinflussen psychosoziale Faktoren das Geschehen?
- Wie ist das Leistungsvermögen des Patienten?

Bei der Diagnose haben anamnestische Angaben den höchsten Unterscheidungswert, gefolgt vom klinischen Befund. Die wenigen Laborparameter haben einen ausschließenden Charakter. Nativröntgenaufnahmen haben nur einen zusätzlichen Entscheidungswert von 1,5 %! International wird nach klinischem Ausschluß von Risikofaktoren (sog. rote Flaggen) in den meisten Leitlinien abgeraten, in den ersten 4 Wochen der Behandlung Röntgen- und MRT-Untersuchungen durchzuführen (43).

Therapie

Ein eindeutiger Effekt **physikalischer Maßnahmen**, z. B. Wärme- oder Kälteapplikationen, Traktion, wurde wissenschaftlich bisher nicht nachgewiesen (32), während konventionelle Krankengymnastik bei subchronischen Schmerzen offensichtlich einen Effekt hat.

Chirotherapie ist bei akuten/subakuten nichtradikulären Schmerzen dann sinnvoll, wenn die Beweglichkeit deutlich beeinträchtigt ist und/oder eine Fehlhaltung besteht. Vermutlich wird durch die manuelle Therapie der ohnehin günstige Verlauf beschleunigt (41). Langfristig ist Chirotherapie nicht wirksamer als Physiotherapie.

Operative dekomprimierende Maßnahmen sind auch bei radikulär bedingten Beschwerden die Ausnahme (unter 10 %). Absolute Indikationen bestehen nur bei Cauda-equina-Syndrom und schwerer oder progressiver Parese, die funktionell beeinträchtigend ist. Relative Indikationen sind schwere Schmerzen und ein Versagen der konventionellen Therapie bei eindeutigen segmentalen Schmerzen. Bandscheibenoperationen (heute im wesentlichen mikrochirurgische Eingriffe) haben bei monosegmentalen Beschwerden einen sehr hohen Erfolgsgrad. Im Vergleich zu operativen Maßnahmen ist eine konservative Therapie bei radikulären Schmerzen und Bandscheibenvorfällen anscheinend von wenigen Ausnahmen abgesehen langfristig gleichwertig (39). Die Autoren fanden allerdings auch, daß operierte Patienten während eines Zeitraums von 5 Jahren nach der Behandlung weniger Arbeitsausfälle hatten als Nichtoperierte. Die Effektivität von Spondylodesen bei unspezifischen Rückenschmerzen ist unklar. Sichere Effekte wurden nur bei Skoliosen und Spondylolisthesen nachgewiesen (14, 32).

Nervenblockaden spielen in der Behandlung von Rückenbeschwerden in der täglichen Praxis eine große Rolle. Häufig sind es ungezielte Infiltrationen subkutan, intramuskulär oder im Bereich der Lamina und Wirbelbogengelenke. Ein Effektivitätsnachweis dieser Injektionen wurde bisher nicht erbracht (32).

Eine weitere wichtige Therapie ist die rückenmarknahe Applikation von Lokalanästhetika und/oder **Kortikosteroiden** (Überblick in [1, 4]). Die Basis der Behandlung von radikulären Schmerzen mit Kortikosteroiden ist die Vorstellung, daß nicht eine mechanische Kompression des Spinalnerven bzw. des Spinalganglions der wesentlichste pathophysiologische Befund ist, sondern eine entzündliche Veränderung des Ganglions (33).

Zahlreiche unkontrollierte Studien wurden bisher publiziert, fast alle berichten über positive Effekte. Es liegen aber nur sehr wenige, gut **kontrollierte Untersuchungen** vor. Die Ergebnisse dieser Untersuchungen widersprechen sich. Ein Teil der Autoren geht davon aus, daß eine Besserung der Symptome unabhängig von der Kortikoidapplikation eintritt. Möglicherweise sind die divergenten Ergebnisse dieser Studien auch auf deren unterschiedliche Vorgehensweise zurückzuführen: Es liegen Unterschiede hinsichtlich des Injektionsortes, des Injektionsvolumens, der Art des Kortikosteroids, der Injektionshäufigkeit, der weiteren Behandlung, der Erfolgskriterien, des Zeitpunkts der Nachuntersuchung und der Behandlung der Kontrollgruppe vor (zumeist mit epiduralen Lokalanästhetika, die ebenfalls Effekte haben könnten). Damit sind die Studien nicht miteinander vergleichbar. Die Quebec Task Force on Spinal Disorders beurteilt die Therapie von radikulären Schmerzen mit Kortikosteroiden als üblich, gibt aber ebenfalls an, daß die Wirkung noch nicht überprüft ist (36).

Nach unseren eigenen Erfahrungen sind epidural oder periradikulär applizierte Kortikosteroide nur bei akuten und subakuten radikulären Schmerzen infolge von Bandscheibenvorfällen und weniger gut bei spinalen Stenosen wirksam. Die Wirkung scheint um so besser zu sein, je genauer das Kortikosteroid an die betroffene Wurzel appliziert wird. Somit ist eine röntgenkontrollierte Applikation segmental mit sehr kleinen Volumina besser als eine ungezielte Injektion. Das Lösungsmittel sollte sicherheitshalber entfernt und durch Lokalanästhetika ersetzt werden. Weitgehend unwirksam sind Kortikoide dagegen bei unspezifischen Lumboischialgien oder postoperativ weiterbestehenden radikulären Schmerzen. Die Definition eines Standards und gut kontrollierte Studien mit definierten Bedingungen sind für die Überprüfung der Wirksamkeit unbedingt notwendig (4).

Wurzelblockaden mit oder ohne Kortikosteroide zur Therapie radikulär bedingter Schmerzen haben gegenüber ihrem wichtigen diagnostischen Wert therapeutisch eine geringere Bedeutung (8). Wie bei anderen Blockaden wird ihre therapeutische Wirkung auf Verbesserung der Durchblutungsverhältnisse der Wurzel, Einfluß auf Schmerztransmitter (neurogene Entzündung), Gate-Control-Mechanismus und Desensibilisierung abnormer Impulse des peripheren und zentralen Nervensystems zurückgeführt. Sie sind ohne Röntgenkontrolle nur ungezielt durchführbar und somit mit einer hohe Fehlerquote behaftet; unter Röntgenkontrolle sind sie technisch relativ schwierig, für den Patienten unangenehm und vermutlich nicht wesentlich wirksamer als eine röntgenkontrollierte epidurale Applikation von Kortikosteroiden segmental plaziert.

Die Therapie **mechanischer** Rückenschmerzen mittels Nervenblockaden ist im Gegensatz zu den radikulären Beschwerden ein großes Problem, für das auf der somatischen Ebene vermutlich die komplexe Innervation der lumbalen Wirbelsäule und komplizierte biomechanische pathophysiologische Vorgänge verantwortlich sind. Unabhängig davon beeinflussen oftmals psychosoziale Aspekte das Schmerzgeschehen in erheblichem Maß.

Schmerzen aus **vorderen Anteilen** des Bewegungssegmentes – insbesondere der Bandscheiben – sind vermutlich direkt oder indirekt häufig an Rückenschmerzen beteiligt (38). Einer direkten perkutanen Behandlung sind diese Schmerzen nicht zugänglich. Kontrollierte Studien über intradiskale oder peridurale Kortikoidinjektionen bei diskogenen Schmerzen ohne Wurzelkompression liegen nicht vor.

Die Bedeutung **lumbaler Zwischenwirbelgelenke** bei der Entstehung von Rückenschmerzen wird unterschiedlich beurteilt (Überblick in [8, 9]). Fraglich ist, ob das Ausmaß der Arthrosen mit den Rückenschmerzen korreliert.

Die Behandlung des sog. **Facettensyndroms** (vermutlich nur maximal 15% aller Rückenschmerzen) kann durch intraartikuläre Applikationen von Lokalanästhetika und/oder Kortikosteroiden, durch eine Anästhesie der Rr. dorsales oder Denervation dieser Gelenke mit Radiofrequenz- bzw. Kryoverfahren erfolgen. Die langfristige Wirksamkeit von Kortikosteroiden oder Lokalanästhetika konnte in kontrollierten Studien bisher nicht nachgewiesen werden. Dabei sind Blockaden der versorgenden Nerven (Rr. dorsales) und der Gelenke selbst einschließlich Kortikoidapplikation anscheinend gleichwertig.

Die Denervation der Wirbelgelenke durch **Radiofrequenzläsion** der Rr. dorsales wird unterschiedlich beurteilt. Während die meisten Autoren in nicht kontrollierten Studien gute Effekte bei 50–90% der Patienten angeben, war dieses Verfahren in einer eigenen, ebenfalls unkontrollierten Untersuchung langfristig nur in den höchstens 25% der Patienten effektiv, bei denen zuvor nach diagnostischer Anästhesie der Gelenke eine vollständige Schmerzfreiheit für die Wirkungszeit des Lokalanästhetikums erreicht wurde, während die kurzfristige Wirkung (bis 3 Monate) bei über 50% erfolgreich war (23). Vermutlich erhält man bessere Ergebnisse bei sorgfältigerer Selektion der Patienten und Verbesserung der Technik.

Einzelne Autoren versuchten, die schlechten Ergebnisse lumbaler Facettendenervation durch eine zusätzliche Denervation der Rr. communicantes zur möglichst vollständigen Denervation nozizeptiver Afferenzen des entsprechenden Bewegungssegmentes zu verbessern, zum Teil auch durch eine **Thermokoagulation** in der betroffenen Bandscheibe selbst nach vorausgegangener diagnostischer Diskographie. Intradiskale Radiofrequenzläsionen (analog intradiskaler Lasertherapie) werden klinisch zwar schon durchgeführt, es gibt aber bisher weder stichhaltige Erklärungsmodelle noch kontrollierte Outcome-Studien.

Nach unsere Erfahrungen sind Kortikoid-/Lokalanästhesieapplikationen unter Röntgenkontrolle in die **Iliosakralgelenke** bei strenger Indikation (eindeutige Arthropathien) sehr erfolgreich. Es gibt aber hierüber keine kontrollierten Untersuchungen.

Die Wirksamkeit von **Sympathikusblockaden** bei radikulären Schmerzen, insbesondere nach operativen Eingriffen, konnte in kontrollierten Studien bisher nicht belegt werden. Es gibt aber experimentelle Hinweise darauf, daß sowohl Wurzel- als auch Sympathikusblockaden die Durchblutung in komprimierten Spinalwurzeln verbessern und dadurch möglicherweise die Heilung beschleunigen können (20).

Transkutane Nervenstimulation (TNS) wird häufig zur Behandlung von chronischen Rückenschmerzen eingesetzt. Trotz einer guten theoretischen Basis der Wirkungsweise von TNS-Geräten gibt es sehr wenige brauchbare Untersuchungen über die Effektivität von TNS bei chronischen Rückenschmerzen. Randomisierte Untersuchungen in jüngerer Zeit zeigten, daß TNS bei rheumatischen und chronischen, unspezifischen Rückenschmerzen nicht wirksamer ist als Plazebo (11). In einer weiteren kontrollierten und methodisch gut durchgeführten Studie war TNS nur kurzfristig wirksam und nach 3 bzw. 6 Monaten nicht besser als Plazebo bzw. fehlende Behandlung.

Trotz vielfach berichteter klinischer Erfolge einer TNS-Behandlung bei Rückenschmerzen sind im Vergleich zu Plazebo oder im Gegensatz zu einer aktiven Physiotherapie bisher letztlich keine anhaltende therapeutischen Effekte nachgewiesen worden, insbesondere, wenn über die Messung der Schmerzstärke hinaus komplexere Maßstäbe einer Erfolgsbewertung wie funktionelle somatische Kriterien und psychosozialer Status, Beweglichkeit von Wirbelsäule und Becken, Inanspruchnahme medizinischer Behandlung, Aktivität der Patienten angelegt werden. Die Anwendung von TNS ist vermutlich nur innerhalb eines umfassenden Therapiekonzepts zur kurzfristigen Anwendung sinnvoll.

Antidepressiva (Desipramin, Clomipramin, Amitriptylin, Doxepin) werden seit längerer Zeit zur Behandlung von chronischen Schmerzen, insbesondere neuropathischer Genese, angewandt. Bei Patienten mit Rückenschmerzen liegen häufig depressive Veränderungen vor. Es liegt also nahe, in diesen Fälle Antidepressiva therapeutisch zu verwenden. Von fünf Studien weisen vier eine deutliche und signifikante Wirksamkeit der Antidepressiva im bezug auf die gemessenen Schmerzparameter auf. Die Untersuchungen von Antidepressiva bei Rückenschmerzen weisen aber ebenso wie die meisten anderen Studien schwerwiegende methodische Fehler auf. Trizyklische Antidepressiva sind als Begleittherapie bei vielen Patienten mit chronischen Rückenschmerzen sinnvoll. Als alleinige Therapie reichen die analgetischen Effekte jedoch in fast allen Fällen nicht aus.

Akupunktur wird ebenfalls bei Patienten mit Rückenschmerzen häufig angewandt. In einem aktuellen Überblick (42) der vorhandenen Arbeiten wird die schlechte Qualität dieser Untersuchungen beklagt. Bis heute ist der Wirkungsmechanismus der Akupunktur nicht bekannt. Es gibt jedoch aktuelle prospektive Studien, die ein signifikantes Wirksamkeitspotential der Akupunktur bei Schmerzen im Bereich der Lendenwirbelsäule aufzeigen (36a). Deshalb ist Akupunktur, als nichtinvasives und komplikationsarmes Verfahren, eine Möglichkeit der Behandlung von Schmerzen im Rahmen eines Lumbalsyndroms.

Multimodale Therapie chronifizierter Rückenschmerzen. Die Praxis passiver Behandlung und Krankschreibung sowie die Einleitung konventioneller Kuren und Rehabilitationsmaßnahmen bei Rückenbeschwerden wurde in den letzten Jahren zunehmend vor allem in den skandinavischen und angloamerikanischen Ländern sowie in der Schweiz kritisiert (21, 26, 30, 44). Ausgehend von der Beobachtung, daß Patienten mit Rückenschmerzen neben einem ausgeprägten Schon- und Vermeidungsverhalten oftmals eine deutliche körperliche Dekonditionierung in Form von Muskelschwächen, Koordinationsstörungen, Ausdauerdefiziten und Einschränkungen der Beweglichkeit zeigen, werden seit einigen Jahren in diesen Ländern erfolgreich multimodale Programme zur Behandlung von Rückenschmerzen durchgeführt. Ein derartiges Behandlungskonzept unterscheidet sich weitgehend von der bisherigen Vorgehensweise in der Behandlung chronischer Rückenschmerzen. Es sind dabei nicht so sehr die einzelnen Bausteine, sondern vielmehr das multiprofessionelle Vorgehen unter einem übergeordneten integrativen Konzept der funktionalen Wiederherstellung auf verschiedenen Ebenen, das diese Behandlungsform auszeichnet. Auch die vorwiegend körperlichen Behandlungsteile folgen dabei einer (kognitiv-)verhaltenstherapeutischen Ratio. Dieses Konzept stellt die Steigerung der Kontrollfähigkeit und des Kompetenzgefühls der Betroffenen in den Vordergrund der therapeutischen Bemühungen. Das **therapeutische Vorgehen** besteht aus:
- konsequentem körperlichem Training
- (kognitiv-)verhaltenstherapeutischen Behandlungsmaßnahmen zur Veränderung eines maladaptiven, auf Ruhe und Schonung ausgerichteten Krankheitsverhalten
- ergotherapeutischen Maßnahmen (Workhardening), die auf die individuellen Arbeitsplatzanforderungen ausgerichtet sind.

Auch bei den kognitiv-verhaltenstherapeutischen Methoden zur Behandlung des chronischen Rückenschmerzes besteht das erklärte Ziel nicht in einer „Schmerzfreiheit", sondern in einer **Verbesserung der Schmerzbewältigung**. Die Selbstkontrollkompetenz des Patienten soll gestärkt werden. Zu diesem Zweck werden Entspannungstechniken, mentale und imaginative Strategien zur Schmerzkontrolle, Methoden zur Veränderung dysfunktionaler Kognitionen etc. zu einem umfassenden Schmerzkontrolltraining integriert. Die Effektivität eines solchen Vorgehens bei Patienten mit chronischen Rückenschmerzen ist inzwischen durch eine Vielzahl von Evaluationsstudien belegt (Überblick in [15, 16, 34]). Derartige multimodale Behandlungsprogramme sollten nach Möglichkeit ambulant durchgeführt werden. Einmal abgesehen von ökonomischen Gründen ist eine ambulante wohnortnahe Behandlung der stationären auch deshalb vorzuziehen, weil der Einbezug des Partners bzw. des gesamten sozialen Umfeldes im ambulanten Setting zumindest mittelbar besser gelingt. Der Patient hat auf diese Weise jeden Tag die Möglichkeit, gelernte Verhaltensweisen im Alltag zu erproben. Dadurch sind ein schnellerer Transfer und eine leichtere Generalisierung der Therapieeffekte möglich. Die gleichzeitige interdisziplinäre Intervention ermöglicht es, dem Patienten die Interdependenz der beteiligten bio-psychosozialen Faktoren nahezubringen, ihre Wechselwirkung zu verstehen und die Notwendigkeit einzelner therapeutischer Maßnahmen für den Gesamteffekt zu erkennen.

Im „Göttinger Rücken Intensiv Programm" (GRIP) konnte die Effektivität eines solchen Vorgehens insbesondere in bezug auf die Wiederherstellung der Arbeitsfähigkeit, Reduktion von Schmerzen und Behandlungsfrequenz sowie hinsichtlich der Zufriedenheit der Patienten demonstriert werden (24, 34).

Kernaussagen

Rückenschmerz aus Sicht des Orthopäden

- Unter einem lokalen Lumbalsyndrom versteht man alle klinischen Erscheinungen, die auf degenerative und funktionelle Störungen lumbaler Bewegungssegmente zurückzuführen sind und in ihrer Symptomatik im wesentlichen auf die Lumbalregion beschränkt bleiben. Das Facettensyndrom stellt die chronisch rezidivierende Form des lokalen Lumbalsyndroms dar, ausgehend von den lumbalen Wirbelgelenkkapseln.
- Ausgangspunkt der Beschwerden sind degenerative Veränderungen der unteren lumbalen Bewegungssegmente mit mechanischer Irritation des hinteren Längsbandes, der Wirbelgelenkkapseln und des Wirbelperiosts. Neben den rein muskulären Schmerzen gibt es auch Muskelansatzschmerzen als sog. Insertionstendopathien.
- Hauptaufgabe der Therapie beim akuten lumbalen Lumbalsyndrom ist die sofortige Schmerzbeseitigung, um einen Chronifizierungsprozeß schon im Ansatz zu unterbrechen. Zum Einsatz kommen nichtsteroidale Antirheumatika und Analgetika wie Ibuprofen, Diclofenac, parallel dazu sind lokale Infiltrationen in die Schmerzausgangspunkte zu empfehlen. Die sofortige Mobilisierung vermeidet eine dauernde Blockierung der betroffenen Wirbelgelenke und Kreuzdarmbeinfugen.
- Eine Chronifizierung des Lumbalsyndroms kündigt sich an, wenn die Schmerzen über Wochen und Monate anhalten. Die dauernde Anspannung der Rückenstreckmuskeln und der proximalen Extremitätenmuskeln führt zu Insertionstendopathien am Becken, an den Dornfortsätzen und schließlich auch an den oberen Rumpfabschnitten. Beim chronischen Lumbalsyndrom gilt es in erster Linie, den Circulus vitiosus Schmerz-Muskelverkrampfung-Fehlhaltung-Schmerz von der muskulären Seite her zu durchbrechen. Geeignet hierfür sind Massagen, Elektrotherapie, Infiltrationen des Muskels mit Lokalanästhetika sowie allgemeine muskelentspannende Maßnahmen sowie die progressive Muskelentspannung nach Jacobson.
- Ein lumbales Wurzelsyndrom unter Beteiligung der Nervenwurzeln L5 und S1, zum Teil L4 und S2 wird als Ischialgie bezeichnet. Ein Lumbalsyndrom mit Beteiligung der Spinalnervenwurzeln L2/3 und zum Teil L4 betrifft die Wurzeln des N. femoralis und wird als hohes lumbales Wurzelsyndrom bezeichnet.
- Ursachen sind meistens Protrusionen oder Prolapse der unteren beiden lumbalen Bewegungssegmente oder knöcherne Bedrängungen im Rahmen der Spinalkanalstenose. Führendes Symptom ist der in das Versorgungsgebiet der betroffenen Wurzel ausstrahlende Schmerz.
- Bei der Schmerztherapie stehen im Mittelpunkt lokale Injektionen mit lumbalen Spinalnervenanalgesien und epiduralen Injektionen. Das Programm wird ergänzt durch Physiotherapie, Elektrotherapie, Wärmeanwendungen und Maßnahmen zur progressiven Muskelentspannung. Die Injektionstherapie sollte nur die Algesie und nicht die Motorik betreffen.

Rückenschmerz aus Sicht des Neurologen
- Man unterscheidet dabei lokal generierten Schmerz, von einer anderen Körperregion übertragenen Schmerz sowie radikulären Schmerz.
- Lokal generierter Schmerz wird verursacht durch Druck auf schmerzempfindliche Strukturen, auf sensible paravertebrale Äste der Spinalnerven oder durch lokale Freisetzung schmerzvermittelnder Substanzen z. B. bei entzündlichen Prozessen. Es muß hier wiederum unterschieden werden zwischen bewegungs- oder positionsverstärktem Schmerz (Erkrankung des Bewegungssegments), gut lokalisiertem Rückenschmerz, der nicht durch Positionsänderung beeinflußt wird (Tumor, Infektion) und ausstrahlendem Schmerz (von der unteren LWS in die Oberschenkelrückseite, von der oberen LWS in die Leistengegend und Oberschenkelvorderseite).
- Erkrankungen viszeraler Abdominal- und Beckenorgane können zu Schmerzen der LWS führen, Erkrankungen der Thoraxorgane können Schmerzen in die Nackenregion projizieren.
- Radikulärer Schmerz strahlt aus vom Rücken in die betroffene Extremität entlang dem sensiblen Territorium der komprimierten Wurzel(n). Typisch ist eine Schmerzverstärkung durch Husten, Niesen oder Pressen zum Stuhlgang mit Erhöhung des intrathekalen Drucks. Sichere Zeichen einer Wurzelläsion sind die läsionsbedingten sensomotorischen Defizite und abgeschwächten Muskeleigenreflexe.
- Degenerative Veränderungen der Bandscheibe führen am häufigsten in den Segmenten L4/5 und L5/S1 zu Vorfällen mit Wurzelkompression. Die Kombination von radikulärem Schmerz, Schonhaltung und schmerzhaft eingeschränkter Wirbelsäulenbeweglichkeit in Verbindung mit sensiblen Störungen entlang eines Dermatoms, Reflexabschwächung und schließlich auch entsprechender segmentaler Paresen erlaubt klinisch meist eine eindeutige Zuordnung zu einer Wurzel.
- Während die Mehrzahl der Bandscheibenvorfälle einseitige Beschwerden verursacht, kann ein großer medianer Prolaps zu einem Kaudasyndrom führen, das durch Kompression der median verlaufenden sakralen Wurzeln eine Sensibilitätsstörung im Reithosenbereich (S2 bis S4) und eine Blasen-Mastdarm-Entleerungsstörung mit Harnverhalt oder Überlaufblase verursacht. Das akute Auftreten eines Kaudasyndroms gilt immer als Notfall und erfordert umgehende bildgebende Diagnostik und bei entsprechendem Befund chirurgische Therapie, ansonsten ist eine konservative Therapie vorzuziehen (nichtsteroidale Antiphlogistika, Rückenschule, ggf. kurzfristig Steroide).
- Meist als Folge eines engen Spinalkanals kommt es durch zusätzliche degenerative Veränderungen zu weiteren Einengungen des lumbalen Markraums (Spinalkanalstenose). Diese führen charakteristischerweise zu belastungsabhängig auftretenden Rücken- und Beinschmerzen, häufig begleitet von überwiegend sensiblen, radikulär verteilten Ausfallsymptomen. Die Therapie sollte solange wie möglich konservativ sein.
- Rückenschmerzen von mehr als 3 Monaten Dauer sind als chronisch anzusehen. In der Regel handelt es sich nicht um ein rein somatisches Problem. Bei depressiven Verstimmungen oder bei Angststörungen lohnt sich ein pharmakotherapeutischer Versuch mit Thymoleptika bzw. spezifischen Serotonin-Reuptake-Inhibitoren, daneben erscheint es sinnvoll, die Patienten im Rahmen eines multimodalen Schmerztherapieprogramms von einem aktiveren Lebensstil zu überzeugen und damit zu einer besseren Schmerztoleranz hinzuführen.
- Schmerzen der Halswirbelsäule haben viele Gemeinsamkeiten mit den Schmerzsyndromen der LWS. Zusätzlich treten jedoch bei spinalen Engen Symptome einer Myelonschädigung zutage. Eine zervikale Myelopathie führt zu einer Schädigung der Pyramidenbahn mit langsam progredienter spastischer Paraparese, Hyperreflexie der Beine, Blasenentleerungsstörung und sensiblen Ausfällen. Auch hier ist meist eine Kombination eines konstitutionell engen Spinalkanals mit anderen Faktoren Ursache der Symptome.
- An den oberen Extremitäten kommt es bei Stenosen der unteren HWS zu einer Amyotrophie der Hände ohne wesentliche sensible Defizite. Bei Läsionen des oberen Halsmarkes können Schmerz- und Lagesinn der Hände erheblich gestört sein mit resultierender spinaler Ataxie. Mit einer zervikalen MRT kann die Myelopathie meist problemlos dargestellt werden. Die Therapie der zervikalen Myelopathie ist chirurgisch, die der zervikalen Radikulopathie konservativ oder chirurgisch.

Rückenschmerz aus Sicht des Psychosomatikers
- Bei akuten unspezifischen Rückenschmerzen, die in *großen* zeitlichen Abständen sporadisch auftreten, besteht keine Indikation für eine weitergehende somatische oder psychosomatische Diagnostik, entscheidend ist alleine die umfassende Aufklärung über ihren benignen Charakter.
- Bei bereits chronifizierten oder zur Chronifizierung tendierenden Rückenbeschwerden ist eine somatische und psychosomatische Simultandiagnostik zu fordern, da in den bisherigen wissenschaftlichen Untersuchungen ausschließlich psychischen und psychosozialen Faktoren eine prognostische Bedeutung zukommt.

Rückenschmerz aus Sicht des Anästhesisten
- Vor allem die hohe Rezidivneigung und die Tendenz zur Chronifizierung der Beschwerden machen Rückenschmerzen zu einem gesundheits- und sozialpolitischen Problem.
- Vom Bewegungssegment ausgehende nichtradikuläre Schmerzen sind dumpf, tiefsitzend, schlecht lokalisierbar, einseitig oder beidseitig und können nach proximal oder weit distal ausstrahlen. Bewegung bessert diese Beschwerden fast immer. Bandscheibenbedingte radikuläre Schmerzen strahlen distal aus, haben einen stechenden, ziehenden Charakter und sind oft mit Sensibilitätsstörungen verbunden. Bewegung verschlechtert die Beschwerden. Radikuläre Schmerzen infolge einer knöchernen Stenose sind inkonstant, die körperlichen Befunde oft gering. Einen wichtigen Hinweis bietet die neurogene Claudicatio.
- Bei unspezifischen Rückenschmerzen sind selten gesicherte Auslöser festzustellen. Dagegen findet man häufig psychosoziale Faktoren und falsche medizinische Konzepte als Bedingung für einen ungünstigen Verlauf bzw. eine erhöhte Prävalenz. Schmerzen nach Bandscheibenoperationen sind häufig ein großes Problem. Bei der Diagnose haben anamnestische Angaben den höchsten Unterscheidungswert, gefolgt vom klinischen Befund.

- Ein eindeutiger Effekt physikalischer Maßnahmen ist nicht nachgewiesen, während konventionelle Krankengymnastik bei subchronischen Schmerzen offensichtlich einen Effekt hat. Chirotherapie ist bei akuten/subakuten nichtradikulären Schmerzen dann sinnvoll, wenn die Beweglichkeit deutlich beeinträchtigt ist und/oder eine Fehlhaltung besteht. Operative dekomprimierende Maßnahmen sind die Ausnahme, absolute Indikationen bestehen nur bei Cauda-equina-Syndrom und schwerer oder progressiver Parese. Relative Indikationen sind schwere Schmerzen und ein Versagen der konventionellen Therapie bei eindeutig segmentalen Schmerzen.
- Nervenblockaden mit Lokalanästhetika und/oder Kortikoiden subkutan, intramuskulär oder im Bereich der Lamina und Wirbelbogengelenke spielen eine große Rolle in der Therapie, ein Effektivitätsnachweis dieser Injektionen wurde bisher nicht erbracht. Die Anwendung von transkutaner Nervenstimulation ist vermutlich nur innerhalb eines umfassenden Therapiekonzepts zur kurzfristigen Anwendung sinnvoll. Trizyklische Antidepressiva sind als Begleittherapie bei vielen Patienten mit chronischen Rückenschmerzen sinnvoll. Als alleinige Therapie reichen die analgetischen Effekte jedoch in fast allen Fällen nicht aus. Akupunktur ist nicht effektiver als keine Behandlung und kann dementsprechend auch nicht empfohlen werden.
- Seit einigen Jahren werden erfolgreich multimodale Programme zur Behandlung von Rückenschmerzen durchgeführt, am besten ambulant. Dieses Konzept stellt die Steigerung der Kontrollfähigkeit und des Kompetenzgefühls der Betroffenen in den Vordergrund der therapeutischen Bemühungen. Das therapeutische Vorgehen besteht aus: konsequentem körperlichem Training, verhaltenstherapeutischen und ergotherapeutischen Maßnahmen.

Literatur

1. Benzon HAT. Epidural steroids injections. Pain Digest. 1992; 1:271–280
2. Bigos SJ, Battie MC. Acute care to prevent back disabilities. Ten years of progress. Acta Ortop. Scand. 1987; 170 Suppl 1
3. Bigos SJ. and Davis GE. Scientific Application of Sports Medicine. Principles for Acute Low Back Problems. JOSPT 1996; 24(4):192–207
4. Bogduk N. Epidural steroids. Spine 1995; 20:845–849
5. Braakman R. Management of cervical spondylotic myelopathy and radiculopathy. J. Neurol. Neurosurg. Psychiatry, 1994; 57:257–263
6. Cloward RB. The anterior approach for removal of ruptured cervical disks. J. Neurosurg. 1958; 15:602–617
7. Craig TK, Boardman AP et al. The South London Somatisation Study. I. Longitudinal course and the Influence of early life experiences. Br J Psychiatry 1993; 163:579–588
8. Derby R, Bogduk N, Kine G. Precision blocking procedures for localizing spinal pain. Part 2: the lumbar neuroaxial compartment. Pain Digest 1993; 3:175–188
9. Derby R, Bogduk N, Schwarzer A. Precision percutaneous blocking procedure for localizing spinal pain. Part 1: the posterior lumbar compartment. Pain Digest 1993; 3:89–100
10. Deyo RA et al. How many days of bed rest for acute low back pain? N. Engl. J. Med. 1986; 315:1064–1070
11. Deyo RA, Walsh NE, Martin DC, Schoenfeld LS, Ramamorthy A. A controlled trial of transcutaneous electrical nerve stimulation and exercice for chronic low back pain. New Engl. J. Med. 1990; 322:1627–1634
12. Dvorak J, Dvorak V. Manuelle Medizin. Stuttgart: Thieme; 1991
13. Egle UT, Nickel R. Kindheitsbelastungsfaktoren bei Patienten mit somatoformen Schmerzstörungen. Z Psychosom Med Psychoanal 1998; 44(1):21–36
14. Esses SI, Huler RJ. Indication for lumbar spine fusion in the adult. Clin Orthop. 1992; 279:87ff
15. Flor H, Fydrich T, Turk DC. Efficiacy of multidisciplinary pain treatment centers. Pain 1992; 49:221–230
16. Frost H et al. Randomised controlled trial for evaluation of fitness programme for patients with chronic low back pain. BMJ 1995; 310:151–154
17. Frymoyer JW. Back pain and sciatica. N. Engl. J. Med. 1988; 318, 291–300
18. Gatchel RJ, Polatin PB et al. The dominant role of psychosocial risk factors in the development of chronic low back pain disability. Spine 1995; 20(24): 2702–2709
19. Hasenbring M. Chronifizierung bandscheibenbedingter Schmerzen. Risikofaktoren und gesundheitsförderndes Verhalten. Stuttgart: Schattauer; 1992
20. Hasue M. Pain and the nerve root Spine 1993; 18:2053–2058
21. Hazard RG, Fenwick JW, Kalish SM. Functional restoration with behavioral support: A one-year prospective study of patients with chronic low-back pain. Spine 1989; 14:157–161
22. Herrmann C, Buss U- (1995). HADS-D; ein Fragebogen zur Erfassung von Angst und Depressivität in der somatischen Medizin; Testdokumentation und Handanweisung. 1995; Bern, Huber
23. Hildebrandt J, Weyland A. Die perkutane lumbale Facettdenervation. Indikation und Bedeutung bei chronischen Rückenschmerzen. Z. Orthop. 1987; 125:154–159
24. Hildebrandt J. Kosten und Nutzen differentieller Therapieprogramme für chronische Rückenschmerzen. In: Pfingsten M, Hildebrandt J (Hrsg.). Chronischer Rückenschmerz – Wege aus dem Dilemma. Bern: Huber; 1998; 216–231
25. Junge A, Fröhlich M et al. Prospektive Studie zur Vorhersage des Behandlungserfolges zwei Jahre nach lumbaler Bandscheibenoperation. Der Schmerz 1995; 9:70
26. Keel PJ. Nationales Forschungsprogramm 26: Chronifizierung von Rückenschmerzen. Soz. Präventivmed. 1997; 35:46–58
27. Kuslich SD et al. The tissue origin of low back pain an sciatica: a report of pain response to tissue stimulation during operation on the lumbar spine using local anesthesia. Orthopedic Clinics of North America 22:181–187
28. Long DM, Filtzer DL et al. Clinical features of the failed-back syndrome. J Neurosurg 1988; 69:61–71
29. Longinus B, Bücher K et al. Einflußgrößen auf den Erfolg von lumbalen Bandscheiben-Operationen. Der Schmerz 1997; 11 (3):172–179
30. Mayer TG, Gatchel RJ, Mayer H, Kishino ND, Keeley J, Mooney V. A prospective two-year study of functional restoration in industrial Low back injury. JAMA 1987; 258:1763–1767
31. Mooney V, Robertson F. The facet syndrome. Clin Orthop 1976; 115: 149–156
32. Nachemson A. Newest knowlegde of low back pain. Clin Orthop 1992; 279:8–20
33. Olmaker K, Byröd G, Cornefjord M, Nordborg C, Rydevik B. Effects of methylprednisolone on nucleus pulposus-induced nerve root injury. Spine 1994; 19:1803–1808
34. Pfingsten M. Aktivierende Behandlung, Ergebnisse, Prognostik und Konsequenzen. In: Pfingsten M, Hildebrandt J

(Hrsg.). Chronischer Rückenschmerz. Bern: Huber. 1998; 185–202
35. Raspe H, Kohlmann T. Die aktuelle Rückenschmerzepidemie. In: Pfingsten M, Hildebrandt J (Hrsg) Chronischer Rückenschmerz. Bern: Huber. 1998; 20–33
36. Report of the Quebec Task Force on Spinal Disorders. Scientific approach to the assessment and management of activity-related spinal disorders. A monograph for clinicians. 1987; Spine 12
36a Schmitt H. et al. Akupunktur zur Behandlung von Schmerzen im Bereich der Lendenwirbelsäule. Schmerz 2001; 15: 33–37
37. Schofferman J, Anderson D et al. Childhood psychological trauma and chronic refractory low-back pain. Clin J Pain 1993; 9(4): 260–265
38. Schwarzer CA, Aprill CN, Derbby R, Fortin J, Kine G, Bogduk N. The relative contributions of the disc and zygapophyseal joint in chronic low back pain. Spine 1994; 19:801–806
39. Shvartzman L, Weingarten E, Sherry H, Levin S, Persaud A. Cost-effectiveness analysis of extended conservative therapy versus surgical intervention in the management of herniated lumbar intervertebral disc. Spine 1992; 17:176–182
40. Tait RC., Chibnall JT et al. Pain extent: relations with psychological state, pain severity, pain history, and disability. Pain 1990; 41:295–302
41. Twomey L, Taylor J. Exercise and spinal manipulation in the treatment of low back pain. Spine 1995; 20:615–619
42. Van Tulder WM, Cherkin DC, Berman B, Lixing L, Bart W, Koes. The effectiveness of acupuncture in the management of acute and chronic low back pain. Spine 1999; 24:1113–1123
43. Verbindung der Schweizer Ärzte. Back in time. Chronische Kreuzschmerzen: Hintergründe / Prävention / Behandlung. Druckerei Hertig AG, Biel; 1997
44. Waddell G. A new clinical model for the treatment of low-back pain. Spine 1987;12: 632–644
45. Waddell G, Main CJ. Chronic backache, distress, illness behaviour and surgery. Acta Orthop Belg 1987; 53(2): 265–268
46. Waddell G, Feder G et al. Systematic reviews of bed rest and advice to stay active for acute low back pain. British Journal of General Practice 1997; 47:647–652

Weiterführende Literatur

1. Bradley WG. Low Back and Lower-Limb Pain. In: Bradley WG et al.: Neurology in Clinical Practice, Vol.I, 1996, 2nd ed., Butterworth-Heinemann Boston, 433–443
2. Egle UT. Nickel R. Schmerzsyndrome. Psychoanalytische Therapie. In W. Senf und M. Broda (Hrsg.), Praxis der Psychotherapie. Ein integratives Lehrbuch für Psychoanalyse und Verhaltenstherapie. 1996; Stuttgart, New York, Thieme: 418–423
3. Engstrom JW, Bradford DS. Back and neck pain. In: Fauci AS et al. Harrison's Principles of Internal Medicine 1998, 14th ed., McGraw-Hill, New York, 73–84
4. Pfingsten M, Kaluza G, Hildebrand J. Rückenschmerzen. In H. D. Basler et al. (Hrsg.), Psychologische Schmerztherapie. 1996; Berlin, Springer: 375–399
5. Swift TR, Sethi KD. Arm and Neck Pain. In: Bradley WG et al.: Neurology in Clinical Practice, Vol.I, 1996, 2nd ed., Butterworth-Heinemann Boston, 421–432
6. Pfingsten M, Hildebrandt J. Chronischer Rückenschmerz. Bern: Huber, 1998

Muskuloskelettaler Schmerz

Roter Faden

- **Muskuloskelettaler Schmerz aus der Sicht des Orthopäden**
  - Allgemeines
  - Schmerztherapie beim posttraumatischen Zervikalsyndrom (Schleudertrauma)
- **Muskuloskelettaler Schmerz aus neurologischer Sicht**
  - Muskelschmerz und Muskelarbeit
  - Klinische Aspekte
  - Muskelkrämpfe
  - Schmerzhafte Muskelschwellung – Rhabdomyolyse
  - Belastungsinduzierte Muskelschmerzen
  - Entzündliche Myopathien
  - Polymyalgia rheumatica
  - Zusatzuntersuchungen
- **Muskuloskelettale Schmerzen aus anästhesiologischer Sicht**
  - Definition und Begriffsbestimmung
  - Epidemiologie und Auslösemechanismen
  - Pathophysiologie
  - Klinische Symptomatik
  - Diagnostik und Differentialdiagnostik
  - Spezielle muskuloskelettale Syndrome
  - Therapie
  - Prognose
- **Muskuloskelettaler Schmerz aus Sicht des Traumatologen**
  - Definition
  - Behandlungsziele
  - Pathomechanismen
  - Betroffene Strukturen, Verletzungsmuster

Muskuloskelettaler Schmerz aus der Sicht des Orthopäden

J. Krämer, C. G. Nentwig

Allgemeines

Obwohl Muskeln die Hauptmasse des Körpers ausmachen, zeigen sie die wenigsten eigenständigen Erkrankungen, sondern sind meist sekundär in das Krankheitsgeschehen einbezogen, z. B. bei Lähmungen, Kontrakturen und Stoffwechselerkrankungen.

Klinische Zeichen pathologischer Muskelfunktion sind z. B. Deformitäten, die durch langdauernden pathologischen Muskelzug entstehen. Der Zug kann infolge Spastik zu stark sein, es entwickeln sich Kontrakturen. Ist der Muskelzug zu schwach, so entwickeln sich entweder Wackelgelenke infolge verminderter muskulärer Stabilisierung oder auch Kontrakturen, falls die Antagonisten des zu schwachen Muskels ein Übergewicht bekommen und das Gelenk in eine Fehlstellung ziehen.

Muskeln können auch **sekundär** über eine reflektorische Anspannung an einem Krankheitsgeschehen beteiligt sein. So kommt es z. B. bei degenerativen Erkrankungen im Bewegungssegment der Wirbelsäule zu Verspannungen der Rückenstreckmuskeln (Reflexhypertonus der Rückenmuskulatur). Diese reflektorische Muskelanspannung dient dazu, die degenerativ gelockerten Zwischenwirbelabschnitte von außen her muskulär zu stabilisieren.

Die orthopädische **Schmerztherapie** besteht darin, muskuläre Verspannungen durch geeignete Lagerungen entsprechend auszugleichen. Bei muskulären Dysbalancen kann das Muskelgleichgewicht durch Dehnung von verkürzter Muskulatur und Kräftigung abgeschwächter Muskulatur wieder hergestellt werden.

Die Aufgabe des **Physiotherapeuten** (Krankengymnastik) besteht darin, zunächst einen genauen Muskelstatus zu erheben, d. h. der Muskel muß auf seine Länge getestet werden und entsprechend seiner Funktion auf Kraft bzw. Ausdauer. Hier ist es wichtig, daß der Muskel über seine gesamte Bewegungsbahn konzentrisch (auf Aktivität mit Verkürzung des Muskels) und exzentrisch (Aktivität mit freiwerdender Länge) untersucht wird. Je nach Störung erfolgt dann eine Schmerzlinderung von schmerzhaft verspannten Strukturen (Weichteiltechniken), eine Dehnung der verkürzten Muskeln (Längsdehnung und Querdehnung) und ein gezieltes Training nach den Prinzipien der medizinischen Trainingstherapie.

Ein besonderes Phänomen bei muskuloskelettären Schmerzen sind die sog. **Myogelosen**. Unter Myogelosen versteht man längliche, in Faserrichtung der Muskulatur gelegene erbsen- bis bohnengroße Verhärtungen der Muskulatur. Bei **Myotendinosen** handelt es sich um schmerzhafte Reizzustände am Übergang Muskel-Sehne oder Sehne-Knochen. Als Ursachen kommen Überlastungen und Fehlbeanspruchungen in Frage, z. B. der ruckartige Zug bei verschiedenen Sportarten. Prädilektionsstellen sind Epicondylus radialis humeri beim Tennisellenbogen, Hinteroberkante der Ferse bei der Achillodynie und Unterrand der Kniescheibe beim Patellaspitzensyndrom.

Die **Therapie** muskuloskelettärer Schmerzen besteht ursächlich in der Ausschaltung des pathologischen Bewegungsablaufs wie Verbesserung der Technik beim Tennisellenbogen, Absatzerhöhung bei Achillessehnenbeschwerden und Vermeidung einer starken Kniebeugung beim Patellaspitzensyndrom. Lokale Wärme, Elektrotherapie, lokale Infiltrationen und extrakorporale Stoßwellenbehandlung ergänzen das Programm. **Krankengymnastisch** erfolgt zunächst eine Schmerzlinderung durch Eispackungen, Entspannungstechniken, Querdehnung der Muskeln in tiefe Querfriktionen. Die kausale Therapie trifft ein selektives Training der betroffenen Muskeln. Falls keine Besserung eintritt, sind Desinsertionsoperationen der Sehnen bzw. Faszien als Entlastungsoperation angezeigt.

Schmerztherapie beim posttraumatischen Zervikalsyndrom (Schleudertrauma)

Das Thema posttraumatisches Zervikalsyndrom, Schleudertrauma ist exemplarisch für einen Schmerz nach muskuloskelettalem Trauma im orthopädischen Fachbereich.

> **Definition:** Das nach einer Beschleunigungsverletzung der Halswirbelsäule, zu der auch das Schleudertrauma gehört, auftretende Beschwerdebild wird als posttraumatisches Zervikalsyndrom bezeichnet.

Das Schleudertrauma stellt dabei nur eine der möglichen Entstehungsursachen dar. Zu den **Entstehungsmechanismen** beim posttraumatischen Zervikalsyndrom gehören alle Arten von Gewalteinwirkungen, die zu einer verhältnismäßig starken Verbiegung oder Stauchung der Halswirbelsäule führen. Die Halswirbelsäule stellt zwischen Kopf und Thorax ein relativ schwaches Bindeglied dar, das praktisch nach allen Seiten hin frei beweglich ist. Gewaltsame Stauchungen und Verbiegungen der Halswirbelsäule kommen vor bei Sportarten wie Handball oder Boxen, aber auch bei anderen Gelegenheiten, z. B. auf dem Rummelplatz. Wenn der Kopf bei feststehendem Rumpf eine starke Beschleunigung nach dorsal erfährt, kommt es zur Überstreckung der Halswirbelsäule. Die nozizeptiven Felder im Bereich der Wirbelgelenkkapseln, vor allem der unteren zervikalen Bewegungssegmente, erfahren dabei eine starke Irritation, unter Umständen kommt es auch zu einer Kompression der Nervenwurzeln in den Foramina intervertebralia. Es resultieren Schulter-Nacken-Schmerzen, zum Teil mit Ausstrahlungen in den Arm.

- Charakteristisch für das posttraumatische Zervikalsyndrom ist ein beschwerdefreies Intervall zwischen Verletzung und dem Auftreten der ersten Symptome. Ein posttraumatisches zervikozephales Syndrom tritt z. B. als hartnäckiger Hinterkopfschmerz mit Okzipitalisneuralgien in Erscheinung.

Im Mittelpunkt der **Schmerztherapie** beim akuten posttraumatischen Zervikalsyndrom stehen Kältepackungen, Ruhigstellung und Analgetika. Besonders wenn eine unfallbedingte Schädigung mit Regreßansprüchen ursächlich war, besteht eine starke Chronifizierungstendenz. Man sollte deswegen auf jeden Fall die Halskrawatte sobald wie möglich absetzen und Bewegungsübungen verordnen. Manipulationen mit stärkeren Bewegungsexkursionen sind nicht angebracht, da das Distorsionstrauma mit Lockerung des Bewegungssegmentes aufrecht erhalten wird.

Die **psychologischen Komponenten** beim posttraumatischen Zervikalsyndrom bestehen darin, daß hier anders als bei degenerativen Erkrankungen ein Unfall stattgefunden hat, den der Patient kausal mit dem Erleben seiner Beschwerden verbindet. Vielfach wurde der Unfall auch als psychisches Trauma erlebt. Auch daraus ergeben sich Veränderungen für die einsetzende Schmerzwahrnehmung mit einer erhöhten Gefahr der Chronifizierung. Psychische Prozesse können als Folge des erlebten Unfalltraumas zur Intensivierung der Schmerzwahrnehmung führen.

Bei Schmerzen nach einem traumatischen Ereignis spielt die **evaluative Dimension** der Schmerzwahrnehmung eine besondere Rolle. Sie bezieht sich auf die Interpretation und Einschätzung des Schmerzes: Je nach der Situation der Schmerzwahrnehmung und vorausgegangenen Erfahrungen mit Schmerzen können gleich intensive Schmerzwahrnehmungen unterschiedlich erlebt werden. Bei der Beschleunigungsverletzung der Halswirbelsäule spielen auch Prozesse des respondenten Lernens eine erhebliche Rolle. Alle Stimuli, die mit dem schmerzhaften Erlebnis räumlich und zeitlich verbunden sind, können die Funktion eines **konditionierten Reizes** für Schmerzen der HWS übernehmen. Dafür kommen insbesondere die Stimuli in Frage, die im Moment des Unfalles vorhanden waren, also meistens Autos, Straßen, Verkehrssituationen. Auch alle anderen Reize, die mit der weiteren Entwicklung des Schmerzes einhergegangen sind, können zu konditionierten Reizen werden.

Zusätzlich können wie bei allen Chronifizierungsvorgängen auch **operante Faktoren** zur Stabilisierung von Schmerzen bei einem posttraumatischen Zervikalsyndrom beitragen. Schon das Tragen einer Halskrawatte sichert dem Patienten eine hohe soziale Aufmerksamkeit, die durch Schilderungen des Unfallgeschehens und dessen subjektiver Folgen sicher noch erhöht werden kann. Für eine Person, der sonst eher wenig soziale Aufmerksamkeit zuteil wird, kann dies ein erheblicher Faktor für die Stabilisierung des Schmerzverhaltens bedeuten.

Spezifischer für das posttraumatische Zervikalsyndrom nach einem Schleudertrauma ist der klinisch-psychologische Begriff der **posttraumatischen Belastungsstörung**. Diese Kategorie wurde von der Amerikanischen Gesellschaft für Psychiatrie (APA) zur Bezeichnung von Auffälligkeiten des Erlebens und Verhaltens nach traumatischen Erfahrungen in das von ihr herausgegebene Manual zur Klassifikation von klinisch-psychologischen Erscheinungsbildern aufgenommen. Ein Patient erhält die Diagnose „posttraumatische Belastungsstörung", wenn seine Symptomatik den folgenden **Kriterien** entspricht:

1. Es hat ein Ereignis außerhalb der üblichen menschlichen Erfahrung stattgefunden, das für fast jeden stark belastend wäre.
2. Das traumatische Erlebnis begleitet den Patienten z. B. durch wiederholte sich aufdrängende Erinnerungen.
3. Der Patient vermeidet – oder versucht zu vermeiden – Stimuli, die mit dem Trauma in Verbindung stehen.
4. Der Patient zeigt anhaltende Symptome eines erhöhten Erregungsniveaus, z. B. Ein- und Durchschlafstörungen.
5. Die Symptome dauern mindestens 1 Monat an.

Das Erleben eines Auffahrunfalles mit Aufprall des anderen Fahrzeugs kann durchaus mit starkem Erschrecken und dem Eindruck akuter Lebensbedrohung verbunden sein. Das Ereignis trifft unerwartet und unvorbereitet ein, möglicherweise ist der Betroffene selbst deutlich sichtbar verletzt oder andere Verkehrsteilnehmer haben erkennbare Verletzungen. Diese Situation kann als Erleben eines psychischen Traumas gewertet werden. Dieser Sachverhalt kann auch erklären, warum bei vergleichbarer intensiver biomechanischer Belastung bei einem Autoscooteraufprall auf dem Jahrmarkt entsprechende Beschwerden oder Schmerzen nicht beschrieben werden.

- Die Konsequenzen für die Schmerztherapie aus psychologischer Sicht bestehen darin, daß man der Primärprävention der Chronifizierung größte Beachtung schenken sollte.

Es gilt, beruhigend und ermutigend auf den Patienten einzuwirken, wenn er nach dem Unfall die orthopädische Praxis aufsucht. Es sollte hervorgehoben werden, daß der weitaus größte Teil der Patienten (über 80%) nach 3 Monaten beschwerdefrei ist. Sollten sich innerhalb von 6 Wochen die Beschwerden nicht wesentlich gebessert haben, ist der Einbezug einer psychologischen Begleitbehandlung dringend angeraten, um zu verhindern, daß Schmerzerleben und Schmerzverhalten das Leben des Patienten unnötig dominieren.

Muskuloskelettaler Schmerz aus neurologischer Sicht

B. Schrank, W. H. Jost

> **Definition:** Schmerzen des Bewegungsapparates, die nicht durch Läsion oder Kompression von Nerven, Nervenwurzeln oder zentralnervösen Strukturen verursacht werden. Letztere werden als neuropathische Schmerzen bezeichnet.

Die Vielzahl degenerativer und entzündlicher Erkrankungen der Knochen und Gelenke ist nicht Gegenstand dieses Abschnitts, vielmehr geht es um Schmerzen, die entweder im Muskel oder im muskelnahen Bindegewebe lokalisiert und häufig durch Belastung verstärkt werden oder zur Belastungsintoleranz führen.

Von der großen Anzahl von Patienten mit Muskelschmerzen leidet nur eine Minderzahl tatsächlich an einer strukturellen oder metabolischen Erkrankung des Muskels. So waren in einer Untersuchung von 109 Patienten mit Muskelschmerzen selbst in einer neuromuskulären Spezialsprechstunde (18) bei nicht mehr als 33% der Patienten organische Ursachen und nur bei 22% eine Muskelerkrankung selbst als Ursache der Beschwerden zu identifizieren. Die folgenden Ausführungen sollen daher eine Hilfestellung geben, wie bei Patienten mit Muskelschmerzen zwischen neurologisch und nicht-neurologisch begründeten Affektionen unterschieden werden kann.

Muskelschmerz und Muskelarbeit

Bei gesunden Normalpersonen treten zwei charakteristische Typen belastungsabhängigen Muskelschmerzes auf: der „ischämische" Sofortschmerz und der verzögert nach einer Belastung auftretende Spätschmerz (klassischer „Muskelkater").

Der **Sofortschmerz** ist eine Folge anhaltender oder repetitiver Muskelkontraktion bei inadäquater Blut- oder Substratversorgung, bei der arteriellen Verschlußkrankheit durch unzureichende Perfusionszunahme bei Belastung, beim Gesunden durch anhaltende Muskelkontraktion und den dadurch bedingten Druckanstieg im Muskel. Der Schmerz tritt während der Belastungsphase auf und bildet sich innerhalb weniger Minuten nach Belastung komplett zurück. Die betroffenen Muskeln sind nicht druckdolent. Dieser Schmerz wird weder verursacht durch die Gewebehypoxie selbst noch durch die resultierende Laktatakkumulation, da auch Patienten mit fehlender anaerober Laktatbildung im Muskel (z. B. Myophosphorylasemangel) an schweren belastungsabhängigen Sofortschmerzen leiden (31). Andere nozizeptive Substanzen (Kalium, Adenosin, biogene Amine) spielen dabei die entscheidende Rolle.

Der **Spätschmerz** tritt nach schwerer oder ungewohnter Muskelbelastung typischerweise mit einer Latenz von etwa 8 h auf und hält tagelang an. Dieser Schmerz folgt vor allem ungewohnten exzentrischen Muskelkontraktionen, d. h. wenn der sich kontrahierende Muskel durch äußere Krafteinwirkung gedehnt wird (22). Als Ursachen werden in erster Linie mechanische Faktoren gesehen, der Schmerz ist begleitet von deutlichen strukturellen Veränderungen der betroffenen Muskeln im Sinne von Mikrotraumen. Die betroffenen Muskeln sind druckschmerzhaft.

Klinische Aspekte

Muskelschmerzen werden vom Patienten als dumpf, ziehend, zum Teil auch krampfartig oder reißend beschrieben, häufig gibt der Patient auch eine umschriebene Druckschmerzhaftigkeit der betroffenen Muskeln an. Bewegungsverstärkte Schmerzen können auch als Muskelsteife berichtet werden. Akute, scharfe oder schneidende Schmerzen sind eher selten, können aber nach Druck auf „Triggerpunkte" auftreten. In der Regel werden Muskelschmerzen bei Bewegung verstärkt. Patienten klagen häufig zusätzlich über Schwäche, Ermüdbarkeit oder Belastungsintoleranz.

Läßt sich die **Schwäche** bei der klinischen Untersuchung (Steh-, Geh-, Vorhalteversuche, Kniebeuge, isometrische Kraftprüfung) objektivieren, so ist diese ein guter Hinweis auf das Vorliegen einer neuromuskulären Erkrankung. Die organisch bedingte Schwäche führt bei der Kraftprüfung über den gesamten Bewegungsumfang des Testmanövers zu einem gleichmäßigen Nachgeben. Dies ist zu unterscheiden von einem schmerzbedingt plötzlichen Nachgeben, der schmerzreflektorischen Hemmung. Bei nicht organisch bedingter Schwäche kommt es u. U. sogar zu einem aktiven Nachgeben seitens des Patienten, als ob er damit die behauptete Schwäche dem Untersucher verdeutlichen wolle.

Das **Gangbild** bei chronisch Muskelkranken ist oft besser als vom erheblichen Paresegrad her zu erwarten. Kennzeichnend für proximale Schwäche des Beckengürtels sind ein wiegender Gang und das Benutzen von Ersatzmanövern beim Aufrichten. Dagegen finden sich bei nicht-organischen Störungen Diskrepanzen zwischen auffälligen Gehversuchen und erheblicher Minderinnervation in der Untersuchungssituation einerseits und einem normalen Gangbild außerhalb der Untersuchungssituation oder auch normal ausgeführten Alltagsfunktionen wie An- u. Auskleiden andererseits.

Schmerzen der Gelenke, Knochen und des Bandapparates sind in der Regel besser zu **lokalisieren** als Muskelschmerzen, es kommt jedoch häufig zu Schmerzausstrahlung in die Muskulatur, z. B. bei Hüftgelenkerkrankungen in die Leistenregion und die Oberschenkelvorderseite. Die schmerzbedingte Minderinnervation z. B. bei akuten Gelenkerkrankungen kann eine muskuläre Parese vortäuschen (s. o.). In einem solchen Fall lassen sich aber bei der passiven Bewegung bereits typische Rotations- oder Bewegungsschmerzen auslösen. Diffuse Knochen- und Muskelschmerzen treten bei der heute seltenen Osteomalazie (Vitamin-D-Mangel) auf, die außer durch die endokrinologischen Untersuchungen auch im Knochenszintigramm vermutet werden kann (32).

Muskelkrämpfe

> **Definition:** Muskelkrämpfe sind kurzdauernde unwillkürliche, akut auftretende starke Kontraktionen, gekennzeichnet durch heftige Schmerzen der betroffenen Muskeln.

Sie werden oft durch Verkürzungen der Muskulatur ausgelöst, z. B. in der Wade durch morgendliches „Ausstrecken". Elektromyographisch sind sie von normaler Willküraktivität nicht unterscheidbar. Das Auftreten von Krämpfen ist in den meisten Fällen kein Zeichen einer Muskelerkrankung, kann aber auf eine Schädigung spinaler Motoneurone bzw. der Spinalwurzeln oder der peripheren Nerven hinweisen (5). So gehören Faszikulationen und Muskelkrämpfe zu den Initialsymptomen der amyotrophen Lateralsklerose, häufig kurz bevor der Patient die ersten Paresen wahrnimmt. Störungen des Salz-Wasser-Haushalts wie Dehydratation, Urämie, Dialyse und Hypothyreose lösen Muskelkrämpfe aus.

Klinisch dem Krampf vergleichbar ist die sehr selten auftretende **Kontraktur**, die jedoch elektromyographisch stumm bleibt. Sie ist Folge einer ATP-Depletion des Muskels und immer Hinweis auf eine schwere metabolische Störung mit Versagen der Energieversorgung des Muskels, z. B. beim Myophosphorylasemangel oder anderen Glykogenosen. Diese Zustände können eine Rhabdomyolyse mit Myoglobinurie zur Folge haben und sind daher sehr ernst zu nehmen.

Beim seltenen **Stiff-Man-Syndrom** führt der erhöhte Tonus der paravertebralen Muskulatur zu einer fast brettartigen Steife. Zusätzlich treten stimulusinduzierte heftige krampfartige Muskelkontraktionen auf. Bei ca. 80 % der Patienten sind Glutamatdehydrogenase-Autoantikörper in Serum oder Liquor nachzuweisen.

Nicht oder nur wenig schmerzhafte Spasmen werden bei Patienten mit spastischen Lähmungen beobachtet, häufig beim Versuch aufzustehen. Sie lassen bei Beugung des Knies oder bei Plantarflexion prompt nach. Die Tetanie mit „Pfötchenstellung" der Hände bei Hypokalzämie oder Hypokapnie ist immer begleitet von gleichzeitig auftretenden Parästhesien.

Schmerzhafte Muskelschwellung – Rhabdomyolyse

Schmerzhafte Muskelschwellungen kommen im Rahmen eines akut auftretenden Muskelzelluntergangs vor:

Aufgrund wenig elastischer Faszienhüllen führt eine vermehrte Flüssigkeitseinlagerung in manchen Muskeln zu einem erheblichen intramuskulären Druckanstieg. Schmerzen und krampfähnliche Symptome während der Belastung bessern sich zwar in Ruhe, die tastbare Verhärtung und Druckschmerzhaftigkeit bleiben jedoch erhalten. Wird nach Druckmessung keine rasche Abhilfe durch Faszienspaltung geschaffen, so resultieren ein ischämischer Muskeluntergang und eine Schädigung begleitender Nerven mit Paralyse und sensibler Störung. Marschieren auf Asphalt kann z. B. ein solches **Kompartmentsyndrom** in der Tibialis-anterior-Loge auslösen.

Andere Ursachen schmerzhaft geschwollener Muskeln sind akute Verlaufsformen der Polymyositis, Dermatomyositis sowie die in unseren Breiten seltenen parasitären Myositiden wie die Trichinose oder Zystizerkose. Lokalisierte bakterielle Pyomyositiden können bei i. v.-Drogenabhängigen auftreten. Auch der Alkoholexzeß eines schlecht ernährten Alkoholikers kann zu einer schmerzhaften Rhabdomyolyse führen. Die Liste der Medikamente, die eine akute Rhabdomyolyse auslösen können, ist lang und wächst.

Bei den **hereditären metabolischen** Myopathien sind es außer den Glykogenosen (Mangel an Myophosphorylase, Phosphofruktokinase) Störungen des Lipidstoffwechsels, die zu akuten Rhabdomyolysen führen können (20). Der Carnitin-Palmityl-Transferase-Mangel ist die häufigste Ursache für rezidivierende Rhabdomyolysen bei Erwachsenen: Schwächezustände und schmerzhaft geschwollenen Muskeln treten auf nach Dauerbelastungen wie Bergsteigen oder Tagesmärsche beim Militär, vor allem wenn diese mit Fasten verbunden sind.

Im Akutzustand gibt die **CK-Erhöhung** einen guten Anhalt dafür, wie ausgeprägt der Muskelzelluntergang ist. Immer sollte nach vorausgegangenen myoglobinurischen Episoden mit bräunlich verfärbtem, teebraunem Urin gefragt und der Urin auf die Ausscheidung von **Myoglobin** untersucht werden.

- Wegen der Gefahr akuten Nierenversagens sind Myoglobinurien als Notfälle zu behandeln.

Belastungsinduzierte Muskelschmerzen

Nicht organisch begründet

Die Mehrzahl der Patienten mit belastungsinduzierten Muskelschmerzen leidet nicht an einer Muskelerkrankung im engeren Sinne. Hier handelt es sich vielmehr um ein komplexes, mit anderen Symptomen kombiniertes psychosomatisches Krankheitsbild, das je nach Störungsschwerpunkt als postvirale Erschöpfung, Fibromyalgie, Chronic-Fatigue-Syndrom und teilweise auch Multiple chemical Sensitivity (MCS) benannt wird (6).

Die Prävalenz liegt bei erwachsenen Frauen bei 4,9 bei Männern bei 1,6 % (34). Regelhaft werden die Myalgien dabei begleitet von anderen funktionellen Störungen wie Konzentrations- und Gedächtnisstörungen, Reizbarkeit, gestörtem Schlaf, Globusgefühl, subjektiven Herz- und Atembeschwerden, Dyspepsie oder Reizdarmsymptomen. Die Schmerzen werden als unerträglich beschrieben, bereits nach minimaler Anstrengung kommt es zu lang anhaltender Erschöpfung (> 24 h).

Klinisch lassen sich die Beschwerden der Muskelschwäche nicht objektivieren. Die Diagnose einer Fibromyalgie nur aufgrund sog. Tender Points – elf von 18 positiv bei einem Druck von 4 kg/cm^2 (35) – ist umstritten, da sie das klinische Bild nur unvollständig beschreibt. Eine solche rein somatische Sichtweise wird der ätiologisch und pathogenetisch bedeutsamen biographisch begründeten psychischen Suszeptibilität (16) und der Komorbidität psychischer Erkrankungen (Angststörungen, Depression) nicht gerecht (9). Eine nosologische Einordnung unter den **funktionellen somatischen Syndromen** erscheint sinnvoll (2). Eine gestörte zentrale Verarbeitung sensiblen Inputs wird vermutet (4), bleibt jedoch noch experimentell zu untermauern.

Organisch begründet

Bei den **angeborenen metabolischen Störungen** des Muskels besteht eine Belastungsintoleranz mit Myalgien, in der Regel isoliert ohne die oben angeführten akzessorischen Symptome. Bei den sehr seltenen **Glykogenosen** (Myophosphorylasemangel, Phosphofructokinasemangel u. a.) kommt es vor allem bei kurzzeitiger heftiger Anstrengung zu schmerzhaften Muskelkrämpfen, zum Teil begleitet von Myoglobinurie. Da der Muskel bei Ausdauerleistung auf Energiegewinnung durch Lipolyse umstellen kann, kann bei initial rasch einsetzenden Muskelschmerzen nach kurzer Pause die Tätigkeit häufig fortgesetzt werden („Second-wind"-Phänomen). Die Diagnose kann durch einen pathologischen Laktatischämietest vermutet und durch die Muskelbiopsie mit enzymhistochemischen Methoden bestätigt werden (fehlende Enzymaktivität).

Bei **mitochondrialen Myopathien** ist die Bandbreite klinischer Variabilität sehr hoch, beim klassischen Kearns-Sayre-Syndrom stehen neben der Muskelschwäche und -ermüdbarkeit im Vordergrund die externe Ophthalmoplegie, Ptose, Retinitis pigmentosa, kardiale Reizleitungsstörungen und Ataxie. Beschrieben werden jedoch auch Patienten mit isolierter Belastungsintoleranz und Myalgien. Hier wird die Diagnose vermutet bei einem erhöhten Ruhelaktatwert mit exzessivem Anstieg bei Belastung und bestätigt durch das Vorhandensein von Ragged-red-Fasern in der Muskelbiopsie (1).

Der häufigste metabolische Defekt des Muskels ist der **Mangel von Myoadenylatdeaminase**. Dieses Enzym entfernt freiwerdendes AMP in der Muskelzelle unter NH_3-Freisetzung. Ein Mangel besteht bei 1–2% aller Muskelbiopsien, bei Patienten mit belastungsinduzierten Myalgien zu 10–20%. Die CK kann leicht erhöht sein. Der Enzymmangel kann durch einen indadäquat niedrigen NH_3-Anstieg im Laktatischämietest und histochemisch in der Muskelbiopsie nachgewiesen werden.

Nicht-muskulär

Die häufigste Ursache für belastungsinduzierte lokale Schmerzen sind **Überlastungssyndrome** wie die Epicondylitis radialis oder Periarthropathia humeroscapularis. Die schmerzreflektorische Hemmung wird bei diesen sonst gutartigen Störungen oft fehlgedeutet als Muskelschwäche.

Klinisch läßt sich immer ein umschriebener, insertionsnaher Schmerzdruckpunkt finden. Während diese Überlastungssyndrome prompt auf Ruhigstellung ansprechen, kann es zu chronifizierten lokalen Schmerzzuständen kommen, die zum Teil prolongierte Arbeitsunfähigkeit zur Folge haben. Diese Zustände werden häufig unter dem nicht eindeutig definierten Begriff **myofaszialer Schmerzsyndrome** subsumiert. In Analogie zur Fibromyalgie sind dabei auch immer erhebliche psychosomatische Einflüsse als krankheitsbestimmende Faktoren anzusehen.

Schmerzen bei einem symptomatischen **Karpaltunnel-** oder **Sulcus-ulnaris-Syndrom** strahlen häufig in den volaren Unterarm aus und können haltungs- und belastungsverstärkt auftreten. So werden auch sie vom Patienten selbst nicht selten einem muskulären Problem zugeordnet. Die begleitenden Mißempfindungen erleichtern hier die klinische Diagnose, die in der Regel neurographisch leicht zu bestätigen ist.

Entzündliche Myopathien

Entgegen der klinischen Erwartung treten Myalgien bei den häufigsten entzündlichen Myopathien, der **Polymyositis** und der **Dermatomyositis**, nur bei einer Minderzahl von Patienten auf (20–50%). Klinisch im Vordergrund steht die proximale Muskelschwäche, meist mit CK-Erhöhungen von einigen hundert. Wenn Schmerzen auftreten, sind sie häufig vage lokalisiert und dumpf-ziehend. Das EMG ist mit pathologischer Spontanaktivität und myogenem Umbau motorischer Einheiten so typisch verändert, daß manche Autoren die Biopsie sogar für entbehrlich halten. Da die Therapie in vielen Fällen eine längerfristige Immunsuppression erfordert, ist eine Muskelbiopsie vor Therapiebeginn unseres Erachtens jedoch erforderlich.

Auch bei **Kollagenosen** kann es zu entzündlichen Veränderungen mit Schmerzen und Schwäche der Muskulatur kommen, die klinisch eingebettet sind in das jeweilige Syndrom: Arthralgien/Arthritiden beim Lupus erythematodes oder der rheumatoiden Arthritis, Hautveränderungen wie Raynaud und Sklerodaktylie bei der Sklerodermie, Allgemeinsymptome und renale Beteiligung bei der Polyarteriitis nodosa. Die Mehrzahl dieser Erkrankungen läßt sich durch spezifische serologische Untersuchungen sichern.

Polymyalgia rheumatica

Ausgeprägte Schmerzen der Schulter- und Nackenmuskulatur mit dem Gefühl von Muskelsteife und reißende Schmerzen nach einer Ruhezeit, die sich bei Bewegung bessern, sind charakteristisch für diese Erkrankung, die vor allem bei älteren Patienten auftritt und nicht selten (16–50%) mit einer Arteriitis temporalis assoziiert ist (8). Subfebrile Temperaturen, leichte Anämie und erhebliche Senkungsbeschleunigung sind nahezu obligat. Die CK ist nicht erhöht, in der Muskelbiopsie finden sich keine diagnostisch verwertbaren Veränderungen. Die Erkrankung spricht dramatisch auf Kortikoide in mittlerer Dosierung an (30–50 mg Prednison), das jedoch häufig über lange Zeit gegeben werden muß (> 1 Jahr).

Zusatzuntersuchungen

Die wichtigste Untersuchungen sind die Anamnese und der klinische Befund.

Bei der Mehrzahl der Patienten mit belastungsabhängigen Muskelschmerzen ist die Bestimmung der Muskelenzyme (CK, LDH) und der BSG sinnvoll und die Durchführung eines Elektromyogramms nach (!) der Blutabnahme. Bei der Mehrzahl der Patienten mit Muskelschmerzen werden diese Untersuchungen ebenso wie der klinisch-neurologische Untersuchungsbefund normal sein, so daß sich eine weitere diagnostische Abklärung erübrigt. Je nach klinischem Bild werden zusätzlich die Myoglobinbestimmung im Urin, ein Autoimmunscreen, der Laktatischämietest und bei klinischem Verdacht auf eine Myopathie auch eine Muskelbiopsie erforderlich. In den letzten Jahren kommen bei Verdacht auf entzündliche Muskelerkrankungen zusätzlich die Kernspintomographie des Muskels und beim Vorliegen einer hereditären Myopathie zunehmend molekularbiologische Methoden zum Einsatz.

Die möglichen Differentialdiagnosen bei Myalgien zeigt Tab. 5.**6**.

Tabelle 5.6 Differentialdiagnose von Muskelschmerzen

Myalgie	
Mit Paresen	Ohne Paresen
Polymyositis/Dermatomyositis	**Andere entzündliche Erkrankungen**
Toxische/metabolische Myopathien	■ Kollagenosen (Sklerodermie, SLE, Overlap, RA)
■ Alkohol	■ Polymyalgia rheumatica
■ Elektrolytstörung (K, Na, P)	■ Eosinophilie-Myalgie-Syndrom
■ Osteomalazie	**Hereditäre Enzymdefekte**
■ medikamentös (z. B. Statine, Clofibrat, Emetin, Vincristin)	■ Myoadenylatdeaminase-Mangel
■ Drogen (Heroin, Amphetamine)	■ Myophosphorylase-Mangel (McArdle) u. a. Glykogenosen
Infektiös	■ Carnitin-Palmityl-Transferase-Mangel
■ viral (Rhabdomyolyse), HIV	■ Fabry-Erkrankung
■ parasitisch (Trichinose, Zystizerkose, Toxoplasmose u. a.)	**Hypothyreose**
Hereditäre Myopathien	**Unklare Ätiologie**
■ Dystrophinopathie (Becker), fazioskapulohumerale Muskeldystrophie	■ Fibromyalgie
	■ Chronic-Fatigue-Syndrome
■ mitochondriale Zytopathien	■ postvirales Erschöpfungssyndrom

■ Muskuloskelettale Schmerzen aus anästhesiologischer Sicht

R. Klose, unter Mitarbeit von G. Rump

Definition und Begriffsbestimmung

Mit myofaszialem Schmerz bezeichnet man einen Komplex von Symptomen der aus Muskel und Faszie bestehenden Funktionseinheit. Die Ursachen dieses **myofaszialen Syndroms** sind bis heute nicht befriedigend geklärt. Es ist charakterisiert durch umschriebene regionale Schmerzpunkte im Bewegungsapparat (Muskeln, Bänder, Faszien oder Gelenkkapseln). Diese schmerzhaften Stellen können andere, auch räumlich weit entfernte, meist wiederum schmerzhafte Syndrome auslösen und unterhalten, sie werden daher als „**Triggerpunkte**" bezeichnet. Zu einem aktiven Triggerpunkt wird ein spontan schmerzhaftes Areal mit eingeschränkter Muskeldehnbarkeit und mit übertragenem Schmerz bei Stimulation (Fingerdruck, Injektionskanüle, Druckalgometer). Inaktive oder latente Triggerpunkte weisen in der Regel keine spontane Schmerzhaftigkeit auf, sie kann jedoch durch Stimulation provoziert werden. Dehnbarkeit und Kraft des Muskels können dennoch vermindert sein. An Prädilektionsstellen liegende Triggerpunkte sind im Bereich der Muskulatur kugel- oder strangförmige Verhärtungen (sog. Myogelosen, Muskelhärten), die für die meisten größeren und funktionell wichtigen kleineren Muskeln beschrieben sind.

Entscheidend und für den Patienten belastend sind die eingeschränkte Muskeldehnbarkeit und der in Referenzzonen übertragene Schmerz (referred pain) bei aktiven Triggerpunkten. Myofasziale Schmerzen sind dennoch nur **eine Komponente** der Störung des Bewegungssystems, Übergänge und Abgrenzungen zu anderen Krankheiten sind schwierig zu definieren. Die ursächliche Beziehung zwischen Triggerpunkt und Ausstrahlung kann zunächst nur vermutet werden, übergeordnete Auslöser müssen gesucht und Differentialdiagnosen berücksichtigt werden. Erschwerend ist dabei die verwirrende und unübersichtliche Nomenklatur sowohl in der Literatur als auch im klinischen Alltag, so daß von einem „semantischen Babylon" gesprochen wurde: Muskelrheumatismus, Weichteilrheumatismus, Muskelschwiele, Fibrositis, Myotendinose, Tendomyose, Fibromyositis, statisch-myalgisches Syndrom, Tendomyopathie, muskuloskelettales Schmerzsyndrom. Im folgenden soll die klinische Symptomatik, die sich hinter dieser Terminologie verbirgt als „myofasziales Schmerzsyndrom" bezeichnet werden.

Epidemiologie und Auslösemechanismen

Die Prävalenz von schmerzhaften Druckstellen in der Muskulatur ist hoch: sie liegt in der Allgemeinbevölkerung zwischen 34 und 62%. Diese sog. **Tender Points** sind umschriebene Schmerzpunkte, die allerdings nicht alle mit einer Referenzzone vergesellschaftet sind. Der exakte Anteil myofaszialer Syndrome nach der genannten Definition ist nicht genau feststellbar, da keine kontrollierten Studien dazu vorhanden sind. Eine Geschlechts- und Altersabhängigkeit liegt nicht vor. Mit zunehmendem Alter haben aber auch Patienten, die ohne Manipulationen nicht über Schmerzen klagen, unerwartete Triggerpunkte. Diese latenten oder ruhenden Triggerpunkte prädisponieren zu Attacken von muskuloskelettalen Schmerzen.

Primäre Ursachen liegen in zurückliegenden größeren Traumata oder in unbewußten Mikrotraumatisierungen des täglichen Lebens, z. B. in langdauernder sitzender Fehlhaltung bei Bildschirm- oder sonstiger Arbeit. Auch ossäre Fehlstellung und Extremitätenverkürzung oder -verlust können zu Fehlbelastungsstereotypien führen. Bei längerem Bestehen können auch nach Beseitigung der primären Ursache diese Triggerpunkte weiter schmerzauslösend wirken. Psychische Einflüsse wie emotionaler Streß oder Depressivität sind sehr wesentlich an der Entstehung von Triggerpunkten und Beschwerdesymptomatik beteiligt.

Weiterer Auslösemechanismen von muskuloskeletalen Schmerzen sind Hypothyreoidismus, Östrogenmangel, Hyperurikämie, Hypokaliämie, Hypokalzämie, Hypovitaminosen, Arthritiden, Entzündungen von Nervenwurzeln, langdauernde Immobilisierung u. a.

Pathophysiologie

Schmerzen des Bewegungssystems beruhen häufig auf entzündlichen oder degenerativen Erkrankungen der Gelenke oder Muskeln, dabei handelt es sich um typische Nozizeptorschmerzen. Es gibt jedoch auch Schmerzzustände des muskuloskelettalen Systems, bei denen solche primären Ursachen ausgeschlossen werden können. Sie gehen mit pathophysiologischen Störungen der Muskelfunktion einher, bei denen einerseits lokale metabolische Fehler, andererseits eine inadäquate neurale Steuerung der Motorik mitzuwirken scheinen. Beide **Fehlregulationen** können zu einer zeitweilig oder dauernd übermäßig angespannten Muskulatur oder zum Auftreten von Muskelschmerzen führen, oft mit den charakteristischen Triggerpunkten.

Der Triggerpunkt ist lokal gekennzeichnet durch Erniedrigung von pO_2 und ATP. Das **initiale Trauma** zerreißt das sarkoplasmatische Retikulum und setzt Kalzium frei. Zusammen mit dem verbleibenden ATP kommt es zu einer lokalen kontraktilen Aktivität. Diese unkontrollierte Muskelfaserkontraktion führt zu lokal gesteigerter metabolischer Aktivität mit konsekutiver Hypoxie und Freisetzung von vasoneuroaktiven Substanzen. Die primär physiologische Kontraktion wird durch Zusammenbruch der zellulären Energieversorgung und Durchblutung zu einer Energiedefizit-Kontraktur. Durch Ausfall der energieabhängigen Kalziumionenpumpe kommt es durch Kalziumüberladung der Zelle zur Perpetuierung der Kontraktur, wenn keine frühzeitige Restitutio ad integrum des sarkoplasmatischen Retikulums ermöglicht wird.

Elektromyographisch sind diese Veränderungen in der Regel stumm. Andere Muskelverspannungen sind dagegen mit einem erhöhten EMG-Signal assoziiert, insbesondere Situationen, die mit einer zentralnervösen Kontrolle einhergehen (erworbene Fehlhaltungen, emotionaler Streß, übersteigerte motorische Reflexe bei Spastik). **Lokal** führt die Neurosekretion (Substanz P, calcitonin-gene related peptide – CGRP) zu einer Nozizeptorensensibilisierung und Ausbildung einer neurogenen Entzündung. Auf das Vorliegen einer lokalen Entzündung weist auch der Umstand hin, daß Prostaglandinsynthesehemmer (Zyklooxygenasehemmer), lokal appliziert, teilweise wirksamer sind als Lokalanästhetika. Die rezeptiven Felder (RF) einzelner Hinterhornneurone breiten sich aus, was als Hinweis auf Schmerzausbreitung und Erfassung weiterer Muskelareale im Sinne zentraler Sensibilisierung verstanden werden kann.

Grundlage für die Erklärung von übertragenen Schmerzen ist immer noch die **Konvergenz-Projektions-Theorie** von Ruch. Es besteht kein Zweifel an einer extensiven Konvergenz von Afferenzen auf Rückenmarkebene, also an der Existenz multipler RF an einem gegebenen Hinterhornneuron. Für das Verständnis der Entstehung von muskuloskelettalen Schmerzen ist darüber hinaus die **Konvergenz-Fazilitierungs-Theorie** von Bedeutung. Danach kommt es bei ständigem Impulseinstrom in ein Hinterhornneuron zu einer Sensibilisierung für andere Afferenzen, und die Existenz sog. ruhender afferenter Fasern, die erst bei Schmerzreiz durchgeschaltet werden, ist anzunehmen. Zwischen Muskeltonus und Schmerz kann es zu einem positiven Rückkopplungsmechanismus kommen. Offenbar führt ein Schmerzreiz in der Peripherie oder eine Muskelkontraktion (Erregung von Motoneuronen) zu einer ausgedehnten Erregbarkeitsänderung im Hinterhorn (neuronale Plastizität, Ausbildung von multirezeptiven „Wide-dynamic-Range"[WDR]-Neuronen in der Substantia gelatinosa des zugeordneten Spinalsegmentes) und molekularbiologisch zur Transkription von Immediate early Genes (IEG) mit konsekutiver Expression von IEG-codierten nukleären Proteinen. Diese Vorgänge bewirken wahrscheinlich tiefgreifende und langfristige biochemische Funktionsverschiebungen im Nervensystem, z. B. durch Veränderung der Synthese von Neurotransmittern oder Bildung modifizierter Rezeptorproteine. Dabei kann es offensichtlich auch zu weiteren pathologischen Fehlentwicklungen der neuronalen Funktionen wie der schon erwähnten deszendierenden inhibitorischen Schmerzregulation und Fehllokalisationen der Schmerzquelle kommen.

Das **sympathischen** Nervensystems trägt auf vier Ebenen zur Entstehung der beschriebenen klinischen Phänomenologie bei:
- Ebene der Effektororgane
- Ebene der peripheren Neurone
- Ebene des Rückenmarks
- Ebene der supraspinalen Zentren

Die wichtigste Struktur scheint das Rückenmark zu sein.

Schließlich ist auf **psycho-sozio-biologische Wechselwirkungen** bei der Chronifizierung von muskuloskelettalen Schmerzsyndromen hinzuweisen.

Klinische Symptomatik

Vier Charakteristika sind hilfreich beim Erkennen von myofaszialen Schmerzen als Triggerpunktsyndrom.

Anamnese. Plötzlich auftretende Muskelschmerzen sind meistens Folge einer Minderdurchblutung der Muskulatur durch Kälteeinwirkung (Zugluft) oder unbewußter verkrampfter Fehlhaltung beim Autofahren, beim Fernsehen oder bei mehrstündiger Bildschirmarbeit. Auch eine ständige Überlastung einer Extremität durch Tragen von schweren Gegenständen (Fehlbewegungsstereotypie) läßt sich als Auslöser aufdecken. Ruheschmerzen charakterisieren eher ein fortgeschrittenes Stadium, typisch ist eine ausgeprägte Schon- und Körperfehlhaltung (Nacken, Rumpf).

Schmerzausstrahlung. Ausstrahlungsmuster und lokalisierbarer Muskelschmerz charakterisieren das Triggerpunktsyndrom. Dabei bestehen unterschiedliche klinische Bilder. Häufig gibt der Patient sowohl den umschriebenen Muskelschmerz als auch die Referenzzone an, teilweise besteht eine Schmerzempfindung nur im Triggerpunkt (latentes myofasziales Syndrom) oder nur in der Referenzzone. Durch Injektion von Lokalanästhetika verschwinden die Beschwerden entsprechend der pharmakokinetischen Wirkung. Die Referenzzonen liegen aus neuroanatomischen, somatotopischen Gründen meist distal. Da Muskelschmerzen häufig ein typisches und konstantes **Übertragungsmuster** zeigen, können diese Muster dazu verwendet werden, den schmerzauslösenden Muskel zu identifizieren. Eine bemerkenswerte Eigenschaft des Muskelschmerzes besteht darin, daß eine Übertragung auch außerhalb eines Myotoms stattfinden kann, es können sogar Segmente übersprungen werden. Unterschieden werden muß immer zwischen „Ausstrahlung" und „Übertragung" von Schmerzen. Es handelt sich dabei um Fehllokalisationen, die möglicherweise zwei Aspekte des gleichen Phänomens darstellen, der Neuroplastizität mit der Folge einer Störung im zentralen inhibitorischen Schmerzregulationssystems.

Charakteristik des Triggerpunktes. Die umschriebene und gesteigerte Empfindlichkeit des Triggerpunktes zeigt sich im Zusammenzucken („jump sign", „twitch response") und in spontaner Schmerzäußerung des Patienten. Mit Druckalgometern läßt sich die lokale Empfindlichkeit in klinischen Studien quantifizieren. Der Triggerpunkt stellt in der Regel die empfindlichste Stelle eines verhärteten Stranges im Verlauf des Muskels dar („taut band"). Diese Muskelhärte oder Myogelose läßt sich am besten von den umgebenden, normalerweise entspannten Fasern abgrenzen, wenn man den Muskel bei der Untersuchung passiv dehnt, da ein normaler Muskel keine Triggerpunkte enthält und auf Druck nicht zusammenzuckt.

Muskeldysfunktion. Eine passive Muskeldehnung über das eingeschränkte Bewegungsausmaß hinaus und eine aktive motorische Aktion gegen Widerstand führen zu Schmerzen. Eine maximale Willkürinnervation ist nicht möglich. Autonome Fehlregulationen können im Triggerpunkt oder in der Referenzzone auftreten und sind durch lokale vasomotorische und sudomotorische Störungen gekennzeichnet. Die Aktivierung der Schweißdrüsen kann über den elektrischen Hautwiderstand gemessen werden (sympatho- oder psychogalvanischer Reflex). Die Veränderung der Hautdurchblutung ist mit der Thermographie oder Temperaturmessung eindrucksvoll zu objektivieren. Diese autonome Fehlregulation entsteht erst im längeren Verlauf und kann sich zur sympathischen Reflexdystrophie entwickeln.

Die **wesentlichen Hinweise** ergeben sich aus der sorgfältigen Anamnese und einer problemorientierten umfassenden körperlichen, neurologischen und orthopädischen Befunderhebung. Auf laborchemische, radiologische und andere bildgebende Verfahren kann zunächst verzichtet werden.

Diagnostik und Differentialdiagnostik

Anamnese

Durch die **allgemeinmedizinische** Anamnese werden begleitende oder zugrundeliegende Erkrankungen erfaßt. Hinweise auf Ursachen oder Verstärkungsfaktoren der aktuellen Beschwerden sind genauso zu dokumentieren wie bereits erfolgte diagnostische und therapeutische Bemühungen. Die **Sozialanamnese** konzentriert sich auf den allgemeinen Werdegang mit Schul- und Berufsausbildung sowie gegenwärtiger Tätigkeit (Bildschirmarbeit, körperliche Belastung etc.). Die Abklärung der psychosozialen Begleitumstände unter Einschluß der Arbeitsmotivation und etwaiger Rentenanträge ist hinsichtlich der Therapieplanung und der Beurteilung der Prognose entscheidend. Aus der Art der Schilderung kann man die Bewertung des Krankheitsereignisses durch den Patienten erfahren.

Abgesehen von Patienten mit akuter Symptomatik haben die meisten Patienten, die eine Schmerzambulanz aufsuchen, eine jahrelange Vorgeschichte mit zahlreichen Untersuchungen, Behandlungsversuchen und Kuren. Es sollten möglichst viele Informationen wie Arztbriefe, Röntgenbilder, Labor- und sonstige Befunde beschafft werden.

Durch die spezielle **Schmerzanamnese** können örtliche (Kopf, Thorax, Schulter, Rücken), zeitliche (dauernd, einschießend), qualitative (brennend, drückend, dumpf, bohrend) und quantitative Aspekte (visuelle Analogskala) der Schmerzwahrnehmung erfaßt werden. Sehr hilfreich zur Analyse des Schmerzes und seiner zirkadianen Abhängigkeiten ist ein Schmerzfragebogen mit Schmerzzeichnung. Der Patient kann sich dann in Ruhe auf das Wesentliche konzentrieren, das Gespräch kann intensiviert und differentialdiagnostische Hinweise können gewertet werden. Bevor ein myofaszialer Schmerz, also eine gestörte Funktion des muskuloskelettalen Bewegungsapparates, als Beschwerdeursache angenommen und therapiert werden darf, sind neoplastische Prozesse, entzündlich-rheumatische Erkrankungen (Polymyalgia rheumatica, Dermatomyositis, Lyme-Borreliose, Amyloidose u.a.), internistische Syndrome mit Manifestation an den Haltungs- und Bewegungsorganen (endokrine Störungen, Hyperkalzämie, Hypokaliämie, Hypovitaminosen, Osteomalazie u.a.) und vorwiegend psychosomatische Syndrome (Fibromyalgie, chronic fatigue syndrome, Angstneurose) weitgehend auszuschließen.

Untersuchungstechniken

Es gilt der Grundsatz „nicht sofort anfassen", da mit schmerzauslösenden Druckversuchen auf vermutete Trigger- und Nervenaustrittspunkte eine Verstärkung der Verspannung ausgelöst wird. Vorzuziehen ist eine primäre Beurteilung der Körperhaltung und aktiven Beweglichkeit. Aus der Meidung der normalen Bewegungsgrenzen und aus der groben Kraft können Rückschlüsse auf schmerzhafte Einschränkungen der Muskel-Band- und Gelenkfunktion erfolgen.

Für die **Verlaufsbeurteilung** empfiehlt sich eine subtile Dokumentation der Winkelgrade (Flexion, Extension, Abduktion, Adduktion). Danach erfolgt das spezielle Drucktasten der Dornfortsätze, der Schädelkalotte mit Nervenaustrittspunkten und die Identifikation von vermuteten Triggerpunkten in Myogelosen und Muskelverspannungen und -verkürzungen (Kibler-Falte, „skin rolling test" oder diagnostischer Bindegewebestrich). Die Prüfung von Seitendifferenzen, der passiven Beweglichkeit (Dehnung), der Reflexaktivität und Sensibilität (Allodynie, Hyperalgesie, Ausfälle) runden die Untersuchung mit der Beurteilung der Oberflächenbeschaffenheit und Hautdurchblutung (Temperatur, Trophödem, sudomotorische Aktivität, pilomotorischer Reflex, vegetative Störungen) ab.

Spezielle muskuloskelettale Schmerzsyndrome

Spezielle muskuloskelettale Syndrome sind u.a. Kopfschmerzsyndrome, Schultersyndrome, Wirbelsäulensyndrome und Hüft-Becken-Syndrome. Eine umfassende Darstellung findet sich in den Kapiteln 3 und 4 (7). Exemplarisch seien genannt:
- Fehlfunktion der **Kaumuskulatur** (Costen-Syndrom) mit deutlicher Einschränkung der Mundöffnung, blitzartig einschießenden, muskelkaterähnlichen Schmerzen bei Belastung mit Ausstrahlung in Kopf und Nacken (M. masseter, M. temporalis, M. pterygoideus lateralis)
- **Migraine cervicale** bei zervikaler Osteoarthritis (M. sternocleidomastoideus, M. trapezius, M. semispinalis cervicis)
- **Spannungskopfschmerz** (subokzipitale Muskeln)

Im Bereich des **Schultergürtels** findet sich ein Hartspann des M. levator scapulae, des M. trapezius, der Mm. supra- und infraspinatus, des M. teres major, des M. pectoralis u.a. mit entsprechenden Triggerpunkten.

Im **Thoraxbereich** sind es der M. serratus anterior und auch der M. pectoralis, die insbesondere bei Fehlhaltungen oder BWS-Deformierungen durch eine sterno-symphysale Belastungshaltung betroffen sind. Die Beschwerden sind bei linksseitigem Auftreten differentialdiagnostisch immer gegen die Angina pectoris abzugrenzen.

Bei der **Stammuskulatur** sind der Erector trunci (Mm. multifidi, rotatores, M. thoracicus longus), der M. quadratus lumborum, aber auch der M. rectus abdominis häufig Ursache für anhaltende muskuloskelettale Beschwerden.

Im Bereich der **Hüfte** und der **unteren Extremitäten** (Lumboischialgie, Periarthropathia coxae) neigen die ischiokrurale Muskelgruppe (M. biceps femoris, M. semitendinosus), die Adduktorengruppe (Mm. adductores longus und brevis) und die Gesäßmuskulatur (Mm. glutaei, piriformis, iliopsoas) zu Verspannungen und Myogelosen.

Es sind insgesamt die **tonischen Haltemuskeln**, die weniger ermüdbar sind und zu Verkürzung neigen. Der Muskelhartspann und die Verkürzung entstehen reflektorisch durch noxische Reize unterschiedlicher Genese (s. o.), zusätzlich kommt es zu einer reziproken Hemmung der phasischen Antagonisten auf spinaler Ebene, wodurch Gelenkfehlstellungen und muskuläre Dysbalancen einschließlich der myofaszialen Schmerzsymptomatik entstehen. Es wird deutlich, daß eine subtile Kenntnis der funktionellen Anatomie einschließlich der Innervation der betroffenen Muskulatur nötig ist, um einzelne Muskeln als Auslöser oder Verstärker von myofaszialen Syndromen zu identifizieren und therapeutisch eingreifen zu können.

Bei Schmerzen mit **Ausstrahlungsmuster** müssen radikuläre und pseudoradikuläre Schmerzen (artikulär-kapsulär) differentialdiagnostisch ebenso berücksichtigt werden wie ligamentäre Störungen (Ligg. iliosacrale, sacrospinale, sacrotuberale etc.) und übertragene Schmerzen aus viszeralen Gebieten.

Essentieller Bestandteil des diagnostischen Prozesses ist die **Probebehandlung** (s. u.). Sie informiert den Therapeuten über mögliche psychische Überlagerungen, denn aus der Reaktion des Patienten auf definierte und abgegrenzte Maßnahmen lassen sich Rückschlüsse auf adäquates oder bizarres Verhalten ziehen. Ein Nichtansprechen führt obligatorisch zur Wiederaufnahme der diagnostischen Überlegungen.

Therapie

Obwohl der initiale Triggerpunkt meistens traumatischen Ursprungs ist, resultiert die andauernde muskuloskelettale Beschwerdesymptomatik aus einem myospinalen, sensomotorischen und nozizeptiven Reflexbogen (s. o.) mit Feed-back-Verstärkung im Sinne eines **Circulus vitiosus**, der die myofasziale Dysfunktion in einer Art „Selbstzündemechanismus" unterhält. Um wieder eine normale Muskelfunktion zu erzielen, müssen die Aktin- und Myosinfilamente weit genug auseinandergebracht werden. Auf diese Weise kann ATP in der Muskelzelle akkumulieren und die hypoxische Kontraktur mit Verminderung der Mikrozirkulation beseitigt werden. Toxische Metaboliten werden abtransportiert, und die Hyperirritabilität mit begleitenden pathologischen Reflexbögen kann beendet werden.

Die Therapie ist **multimodal** und mehrdimensional, sie besteht aus mehreren Phasen: der Patientenaufklärung, der Probebehandlung, der Interventions- und schließlich der Rehabilitationsphase.

▪ Patientenaufklärung

Entscheidend für den Patienten ist die Kenntnis der genannten Schmerzauslöse- und -verstärkungsmechanismen. Er muß verstehen, daß die lokale Störung nur über mittelfristige Beeinflussung ursächlicher Faktoren zu bessern ist und daß wesentliche Anteile der Therapie von ihm selbst zu leisten sind, nämlich die Behebung von Fehlhaltungen und muskulären Dysbalancen durch intensive Physiotherapie einerseits und kognitive Verhaltenstherapie andererseits. Die gesamte Persönlichkeit und ggf. auch das psychosoziale Umfeld müssen einbezogen werden. Es muß sichergestellt sein, daß wirksamere, eventuell auch operative Maßnahmen nicht verzögert oder verhindert werden (Umstellungsosteotomien, Arthrodesen, Verblockungen, Muskelverschiebungen).

▪ Probebehandlung

Die Probebehandlung erweist sich für den Patienten als motivierend, da eine kurzfristige Beschwerdebesserung eintritt und eine Beeinflußbarkeit der Schmerzen deutlich wird. Nicht unerheblich ist auch der Aspekt der Diagnosesicherung durch die Identifizierung der Triggerpunkte. Wenn die Triggerpunkte nicht auf die Behandlung ansprechen, ist an die Fibromyalgie oder andere Differentialdiagnosen zu denken. Als **nicht invasives Verfahren** besteht die Probebehandlung aus der Applikation von Kälte (Eis, Kältespray) auf den Triggerpunkt mit konsekutiver vorsichtiger gezielter Dehnung (spray and stretch). Die Kälte hat zwar eine analgetische Wirkung, der reaktiven Hyperämie ist aber der entscheidende therapeutische Effekt zuzuordnen.

Als **invasives Verfahren** erfolgt eine gezielte Infiltration des Triggerpunktes oder des beteiligten Nerven mit niedrig dosierten Lokalanästhetika (Bupivacain 0,25%, Ropivacain 0,2%, Mepivacain 1%) zur Unterbrechung des myosensorisch-motorischen Spinalreflexes.

▪ Interventionsphase

Die Interventionsphase, die etwa 2 Wochen dauert, dient zur endgültigen Diagnosesicherung und zur Auswahl der mehrdimensionalen Therapieverfahren für die Rehabilitationsphase. Gelingt keine befriedigende Klärung und Besserung der Beschwerdesymptomatik, ist der diagnostische Prozeß zu erweitern oder neu zu überdenken.

Unter der schmerzlindernden Wirkung von Triggerpunkt- oder Feldblockaden können vorsichtige Lockerungsübungen und -massagen durchgeführt werden. In hartnäckigen Fällen ist an die **Blockade** von versorgenden Nerven zu denken: N. suprascapularis für Mm. supra- et infraspinatus, Nn. intercostales VII–XII für M. rectus abdominis, N. mandibularis für M. masseter, M. temporalis, M. pterygoideus lat., N. supraorbitalis und supratrochlearis für Stirn und obere Augenlider, Nn. occipitales für das Hinterhaupt, Nn. spinales für die autochthone Rückenmuskulatur und die subokzipitalen Muskeln, N. tibialis für M. triceps surae u. a. m.

Die gleichzeitige Verabreichung einer **systemischen Medikation** erleichtert die Patientenführung und die physiotherapeutischen Maßnahmen erheblich. Es empfehlen sich Analgetika mit antipyretischer und antiphlogistischer Wirkung, also Azetylsalizylsäure, Paracetamol, Propyphenazon und nichtsteroidale Antiphlogistika wie Diclofenac, Ibuprofen, Indometacin u. a. In manchen Fällen sind auch zentrale Muskelrelaxanzien hilfreich: Benzodiazepine (Tetrazepam, Musaril), oder Baclofen (Lioresal). Bei den Benzodiazepinen muß an die Möglichkeit einer Abhängigkeit gedacht werden.

Charakteristisch für **zentrale Muskelrelaxanzien** ist eine Dämpfung von polysynaptischen Reflexen auf Rückenmarkebene durch Verminderung der Aktivität in den segmental-spinalen und in den deszendierenden Bahnen aus supraspinalen Zentren (z. B. Formatio reticularis). Diese Substanzen haben eine ausgeprägte sedierende Wirkung und sind bei Myasthenie, Psychosen, Alkohol- und Schlafmittelabusus kontraindiziert.

Zu vermeiden sind Psychopharmaka (major tranquilizer), da diese Substanzgruppe nur bei einem chronifizierten Schmerzgeschehen mit bereits erfolgter Zentralisation des Schmerzes indiziert ist. Hier wäre **Antidepressiva** wie Amitriptylin (Saroten), Clomipramin (Anafranil) und Desipramin (Pertofran) der Vorzug zu geben, da bei den Neuroleptika der analgetische nicht vom sedierenden Effekt zu unterscheiden ist. An der analgetischen Wirkung von Antidepressiva wie Amitriptylin besteht kein Zweifel, zumal der Wirkungsmechanismus weitgehend aufgeklärt ist: Freisetzung von Substanz P und exzitatorischen Aminosäuren wie Glutamat und Glyzin, Veränderung der Neuroplastizität durch Blockade von N-Methyl-D-Aspartat(NMDA)- und 5-Hydroxytryptamin(HT)-2c-Rezeptoren. Aufgrund vielfältiger Nebenwirkungen zentralnervöser, kardiozirkulatorischer, hämatopoetischer, endokriner, gastrointestinaler, dermatologischer und vegetativer Art sollten diese Medikamente jedoch nur dann eingesetzt werden, wenn keine gleichwertigen Alternativen zur Verfügung stehen.

Rehabilitationsphase

Die Rehabilitationsphase ist durch ein krankengymnastisches Programm gekennzeichnet, das u. a. **Fazilitations- und Inhibitionstechniken** wie propriozeptive neuromuskuläre Fazilitation (PNF), Spray-and-Stretch-Technik nach Travell und Simons und Muscle-Energy-Technique nach Mitchell umfaßt. Die Komplexität der erforderlichen Haltungs- und Verhaltensänderungen erfordert u. U. Behandlungszeiten von 6–12 Monaten. Es erfolgen statisches, isometrisches und isokinetisches Training, das mit Haltungs- und Bewegungstraining genauso wie mit kognitiver Verhaltenstherapie (Biofeedback, Muskelrelaxation nach Jacobson) in einem multimodalen Ansatz kombiniert wird.

Prognose

Die Prognose hängt bei Diagnosesicherheit einerseits von der Kooperation und Einsicht des Patienten ab, andererseits aber auch von Ausmaß und Schwere der Fehlhaltung sowie dem Stadium der Chronifizierung und somit der Zentralisation des Schmerzes. Der myofasziale Schmerz ist aber immer eine Ko-Diagnose und stellt keine eigenständige Krankheit dar. Es gibt nur klinische Diagnoseparameter, jedoch keine laborchemischen oder bildgebenden objektivierbaren Befunde. Kontrollierte Therapiestudien liegen nur vereinzelt vor. Die praktische Bedeutung des Problems ist groß. Mit dem beschriebenen multimodalen differenzierten Therapieansatz kann eine erhebliche Verbesserung der muskuloskelettalen Beschwerdesymptomatik und auch der Lebensqualität erreicht werden.

Muskuloskelettaler Schmerz aus Sicht des Traumatologen

J. Rueger

Definition

Muskuloskelettale Schmerzen sind die Folgen eines inadäquaten muskuloskelettalen Stresses (4), der nach chronischer Einwirkung zu einer Dekompensation jedes Abschnittes des Bewegungsapparates auch ohne akutes Trauma führen kann. Bei chronisch vorgeschädigtem Gewebe kann ein inadäquates Trauma ausreichend sein, wogegen bei nicht vorgeschädigtem Gewebe der muskuloskelettale Streß einem adäquaten Trauma entsprechen muß, um die Schmerzsymptomatik auszulösen.

Die betroffenen Strukturen des Bewegungsapparates können isoliert oder in jeder Kombination die Muskulatur, die Sehnen, die Gelenke mit ihrem Kapsel-Band-Meniskus-Apparat, die Knochen und das Rückenmark, d. h. die Nervenwurzeln bzw. die peripheren Nerven sein.

Behandlungsziele

Die Ziele bei der Behandlung muskuloskelettaler Schmerzen sind klar zu definieren (3, 27):
  Im Vorfeld:
- umfassende Anamneseerhebung
- akkurate Diagnose, d. h. Aufklärung der Schmerzursache
  Kausale Therapie der zugrundeliegenden Pathologie:
- *Reposition*: Knochen; Gelenke: Wiederherstellung der Gelenkanatomie
- *Retention*: Knochen; axiale Ausrichtung der Gelenke
- *Heilung*: Knochen, Weichgewebe, Knorpel, Kapsel-Band-Apparat, Menisken, Sehnen, Muskeln, Nerven
- *Rehabilitation*
  Adjuvante Schmerztherapie:
- so effizient als möglich
- so lang wie nötig

Pathomechanismen

Mikrotrauma

Mikrotraumatisierung bedeutet eine unterschwellige Schädigung eines Gewebes durch niederenergetische Kräfte, die zu einer histologisch nachweisbaren Veränderung führt (14). Die Entstehung des Gewebeschadens mit nachfolgender eingeschränkter Funktion und/oder Schmerzen wird nicht durch ein adäquates Trauma ausgelöst. Im mikroskopischen Bereich werden typische Pathologien erkennbar, z. B. bei Sehnen das Auseinanderweichen kollagener Fasern und die Aufhebung ihrer „Cross-Links". Basierend auf dieser sub-/mikroskopischen Veränderung entwickeln sich klinisch Krankheitsentitäten wie die Tendinitis, die Tendosynovialitis und andere.

Chronische Überlastung

Veränderungen, die durch eine Mikrotraumatisierung im Gewebe herbeigeführt werden können, sind durch repetitive Überlastungen an allen Strukturen des Bewegungsapparates auszulösen. Solche wiederholten Überbeanspruchungen entstehen besonders im **Arbeitsalltag** bei der Wiederholung ständig gleicher Bewegungsabläufe (17). In der Folge ist mit einer hohen Prävalenz an muskuloskelettalen Beschwerden vor allem an der oberen Extremität zu rechnen (15).

■ Adäquates Trauma

Das Einwirken eines adäquaten Traumas, d. h. einer Kraft, die die mechanische Belastbarkeit eines Extremitätenabschnittes überschreitet, führt zu einer Kontinuitätsunterbrechung des betroffenen Knochens und ist immer mit einem **Weichteilschaden** – Kapsel-Band-Apparat, Sehnen, Muskeln, Nerven – vergesellschaftet. Das Ausmaß des Weichteiltraumas kann minimal sein; dem stehen offene Frakturen, Luxationen, subtotale und vollständige Amputationen gegenüber.

Eine isolierte knöcherne Verletzung ist bei einem „adäquaten" Trauma nicht möglich.

Betroffene Strukturen, Verletzungsmuster

■ Muskulatur

In Abhängigkeit von der Größe der einwirkenden Kraft, ihrer Richtung, Zeitdauer der Einwirkung, Vorschädigung der Muskulatur, Trainingszustand, Alter, Geschlecht und anderen individuellen Faktoren des/der Betroffenen sind unterschiedliche **Ausmaße der Muskelverletzung** mit oder ohne begleitender Faszienruptur zu beobachten (29). Muskelzerrungen Grad I–IV:
– Muskeldehnung (Grad I)
– Muskelzerrung (Grad II)
– Muskelfaserriß (Grad III)
– Muskelriß (Grad IV)

Die Gradeinteilung bezieht sich auf die Anzahl rupturierter Muskelfasern bzw. darauf, ob die Muskel-Sehnen-Einheit erhalten und/oder ob der Faszienmantel un- oder mitverletzt ist. Gleichzeitig kann es zu intra- bzw. intermuskulären Hämatomen kommen, die das therapeutische Vorgehen mitbestimmen.

Repetitive Überbeanspruchung bzw. inadäquat therapierte Muskelzerrungen Grad I und II führen zu **Myogelosen** (Hartspann), die die Ursache für chronische Beschwerden sowohl in Ruhe als auch unter Belastung sein können.

■ Sehnen

Die durch pathologische Veränderungen an den Sehnen ausgelösten muskuloskelettalen Schmerzen sind sehr unterschiedlicher Natur.

Chronische Beanspruchungen im submaximalen Bereich oder kurzfristig wiederholte Maximalbelastungen können zu einer **Tendovaginitis** mit stärksten Beschwerden und histomorphologisch eindeutig nachweisbaren Veränderungen sowohl des Sehnengleitgewebes als auch – in fortgeschrittenem Stadium – der betroffenen Sehne führen.

In der Folge von Tendovaginitiden oder nach wiederholten direkten Traumata (z. B. Flexores digitorum communes; Achillessehne) kann es zu palpatorisch und histologisch nachweisbaren knotigen Veränderungen der Sehnen (Flexor digitorum communis: Entwicklung eines „schnellenden Fingers") oder des peritendinösen Gewebes (Achillessehne) kommen. Insbesondere die peritendinösen Verdickungen sind quälend für den Patienten und therapeutisch schlecht angehbar.

Unklar in ihrer Ätiopathogenese ist die Entstehung von vereinzelten oder auch kumulativ auftretenden **Degenerationen** innerhalb der **Achillessehne**. Diese letztlich auf eine mangelnde Perfusion des Gewebes mit oder ohne vorausgegangenes Trauma zurückzuführenden, histologisch sicher zu identifizierenden Veränderungen führen zu diffusen Beschwerden der Patienten (Anlaufbeschwerden, häufig Besserung nach mittelschwerer Belastung).

Die größte Gefahr besteht jedoch in dem Auftreten spontaner Achillessehnenrupturen.

Chronische Überbeanspruchung kann eine **Insertionstendopathie** auslösen. Diese spiegelt eine Überlastung der tendino-periostalen Befestigung (Ursprung und/oder Ansatz der Sehne) wider. Die Sehneninsertionsstellen sind biomechanisch betrachtet eher ein Schwachpunkt der motorischen Einheit Knochen-Sehne-Muskulatur. Aufgrund ihrer hohen metabolischen Aktivität – im Gegensatz zum Sehnengewebe selbst – und der großen Innervationsdichte sind sie bei chronischer, unphysiologischer Belastung häufig die Ursache für langanhaltende, schwer beherrschbare muskuloskelettale Schmerzen (25). Zu den **Prädilektionsstellen** gehört der Ansatz der Muskeln der Rotatorenmanschette am Tuberculum majus und minus des Humeruskopfes, insbesondere der Ansatz des M. supraspinatus, weiterhin der Ursprung der Unterarmextensoren am distalen Humerus (lateraler Tennisellenbogen), der Ansatz der Patellarsehne an der Tuberositas tibiae, der Achillessehne am Kalkaneus und viele andere mehr (23).

Sowohl strukturell intakte als auch chronisch vorgeschädigte, degenerativ veränderte Sehnen können partiell oder total rupturieren. Diese **Rupturen** treten intratendinös oder im Sinne von Abriß- oder knöchernen Ausrißverletzungen an den Sehnenursprüngen bzw. -insertionen auf. **Prädilektionsstellen** für diese Verletzungen sind die Ansätze der Muskeln der Rotatorenmanschette an den Tuberkula des Humeruskopfes, die lange Bizepssehne im Sulcus bicipitis, der Ansatz des M. biceps an der Tuberositas radii, der M. extensor pollicis longus über der Basis des Mittelhandknochen I und die Streck- bzw. Beugesehnen der Langfinger jeweils kurz vor bzw. an ihren Ansatzpunkten an den Phalangen. Weiterhin kommt es zu Abrißverletzungen der ischiokruralen Muskulatur und der Rectus-femoris-Sehne am Oberrand der Patella. Die Achillessehne rupturiert klassischerweise intratendinös, es treten aber auch Abriß- bzw. knöcherne Ausrißverletzungen auf. Schließlich kommt es an den Zehen zu ähnlichen Extensoren- und Flexorenverletzungen wie an den Phalangen der Hand.

Insbesondere bei Verletzungen im Bereich der Rotatorenmanschette und der langen Bizepssehne geht weder ein adäquates noch ein inadäquates akutes Trauma voraus, wogegen bei den anderen oben genannten Sehnenverletzungen häufig zumindest ein inadäquates akutes Trauma von den Patienten berichtet wird.

Klinisch führend ist neben dem sofortigen Funktionsverlust (Bizeps an der Tuberositas radii; Rectus-femoris-Sehne; Achillessehne) häufig eine Fehlstellung (Langfinger) bzw. eine kosmetische Auffälligkeit (Oberarm bei Bizepssehnenabriß, Ruptur der langen Bizepssehne). Die **Schmerzsymptomatik** der Patienten ist bereits kurze Zeit nach dem akuten Ereignis eher gering ausgeprägt, Rotatorenmanschettenrupturen bilden hierbei jedoch eine Ausnahme. Die bei dieser Verletzung zu beobachtenden muskuloskelettalen

Schmerzen sind häufig jedoch nicht Ausdruck der Kontinuitätsunterbrechung der Sehne, sondern werden durch die chronische Instabilität, mangelnde Führung der Gelenkpartner bzw. durch sekundärarthrotische Veränderungen ausgelöst.

Gelenke

Nur ein achsengerecht ausgerichtetes, kongruentes Gelenk mit intakter subchondraler Knochenstruktur, intaktem Gelenkknorpel, strukturell unversehrtem Kapsel-, Band- und meniskalem Apparat mit sicherer muskulärer Führung ist bei physiologischen Belastungen beschwerde- und schmerzfrei.

Jede Pathologie der erwähnten Strukturen bzw. der Gelenkmechanik führt bereits bei physiologischen und insbesondere bei unphysiologischen Belastungen früher oder später zu muskuloskelettalen Schmerzen. Häufigste **Ursachen** dieser Beschwerden sind:

Posttraumatisch nach:
- Knorpelverletzungen
- Bandverletzungen
- Meniskusverletzungen
- Frakturen mit inadäquater Reposition, d.h. veränderter Gelenkanatomie und Inkongruenz des Gelenkes
- Kombinationen

Degenerative Erkrankungen:
- Chondropathien
- Meniskopathien
- Synovialitiden mit nachfolgender Chondropathie, Knorpelverlust und Gelenkdestruktion
- Kombinationen

Sowohl die Knorpel- als auch die Meniskusveränderungen werden nach unterschiedlichen Autoren in Stufengrade 0–III bzw. I–IV eingeteilt. Die Bandverletzungen können nach Cass (7) in Grad I–III untergliedert werden. Diese **Einteilung** macht einerseits eine Aussage über das Ausmaß der ligamentären Verletzung (partielle/inkomplette/totale Ruptur), zum anderen auch über die parallel am Gelenk zu beobachtende Instabilität (keine; geringgradig; hochgradig).

Posttraumatische **Knorpelveränderungen** bzw. partielle Knorpelverluste, die Entstehung von Knorpelglatzen besonders in hochbelasteten Gelenken der unteren Extremität führen zu starken Schmerzen der Patienten schon unter geringen physiologischen Belastungen. Sind diese Knorpelschäden mit einer Gelenkinkongruenz und/oder einer Veränderung der Gelenkmechanik (Achsen, Gelenkführung ligamentär, über die Menisken, über die Muskulatur) vergesellschaftet, d.h. mit Instabilitäten/Subluxationen, dann bewirken diese innerhalb kurzer Zeit die Entwicklung einer posttraumatischen Arthrose mit chronischer Beschwerdesymptomatik, die nur bei rechtzeitiger Diagnose und eindeutigem Erkennen der zugrundeliegenden Pathologie noch einer operativen Therapie im Sinne einer Gelenkrekonstruktion zugeführt werden können. Ist die Arthrose zu sehr fortgeschritten, bestehen hochgradige Instabilitäten, ausgedehnte Knorpeldefekte oder exophytäre Anbauten, können die Beschwerden nur durch einen alloplastischen Gelenkersatz behandelt werden.

- Der Gelenkersatz sollte immer als letzte Zuflucht verstanden werden und darf keinesfalls, insbesondere bei biologisch jungen und jüngeren Patienten, unkritisch und wenig reflektiert durchgeführt werden.

Ziel muß es sein, die Patienten so lange als möglich ohne Gelenkersatzoperation zu führen. Gleichzeitig muß die Schmerztherapie für den Patienten suffizient und ohne belastende Nebenwirkung sein.

Knochen

„Bone Bruise" und Ermüdungsfraktur sind Ausdruck einer „inkompletten" Fraktur bzw. Entstehung einer Fraktur in einem gesunden Knochen ohne augenfälliges adäquates Trauma.

Bone Bruises sind eher ein diagnostisches Problem und als Entität erst durch die MRT-Diagnostik erkennbar geworden. Als Ausdruck eines anamnestisch erfragbaren Traumas, das zwar zu einem Knochenödem, nicht jedoch zu einer Fraktur geführt hat, können sie nach einer Standarddiagnostik bei Nichterkennen und insuffizienter Therapie chronische Schmerzen auslösen und zu unzutreffenden Diagnosen (Gelenkdistorsion; Kapsel-Band-Verletzung; Knorpelverletzung), Maßnahmen (Arthroskopien) und Therapien führen. Im Zweifelsfall, nach kritischer Abwägung und Abklärung mit den für den Knochen/die Region typischen Maßnahmen und negativem Ergebnis derselben sollte immer ein MRT erfolgen, wenn die Beschwerden des Patienten nicht erklärbar bzw. durch die symptomorientierte Therapie beherrschbar sind. Eine Schmerztherapie allein ist bei Vorliegen eines Bone Bruise insuffizient, da sie keine kausale Therapie darstellt.

Eine **Ermüdungsfraktur** ist die Folge eines repetitiven, unterschwelligen Traumas. Ermüdungsfrakturen treten insbesondere an der unteren Extremität auf und sind bei Sportlern sowohl am R. inferior ossis pubis, am Schenkelhals, am Femurschaft, am Tibiaschaft und als Marschfraktur (bei Soldaten) an den Metatarsalia beschrieben worden. Ermüdungsfrakturen sind ebenfalls, insbesondere kurz nach dem Ermüdungsbruch, ein diagnostisches Problem. Prinzipiell gelten dieselben Regeln wie für die Diagnostik der Bone Bruises. Im Unterschied zu diesen ist anamnestisch in der Regel kein Trauma erinnerlich, nach intensiver Befragung nur eine langanhaltende, wiederholte, noch physiologische Belastung. Diagnostisches Mittel der Wahl ist erneut die MRT. Unsicherer in der Aussage sind Knochenszintigramm und CT, wenn ein Frakturspalt vorliegt. Durch die konventionelle Röntgendiagnostik werden diese Frakturen erst etwa 3 Wochen nach dem Ereignis aufgrund der Kallusbildung darstellbar.

Ermüdungsfrakturen beeinträchtigen die Patienten deutlich im Sinne unspezifischer Schmerzen in der betroffenen belasteten Extremität.

- Wie bei den Bone Bruises gilt, daß eine rein schmerztherapeutische Behandlung unzureichend ist. Die betroffenen Gelenkabschnitte müssen ruhig gestellt, in seltenen Fällen (Schenkelhals) osteosynthetisch versorgt werden.

Nerven

Analog zu den Schmerzen, die im muskuloskelettalen System durch Sehnenveränderungen ausgelöst werden können, sind die durch pathologische Veränderungen am Zentralnervensystem bzw. an den peripheren Nerven bedingten Schmerzen unterschiedlichster Natur.

In Beschränkung auf die peripheren Nerven müssen voneinander abgegrenzt werden:

Nervenengpaßsyndrome
Posttraumatische Beschwerden:
- Überdehnung
- Kontusion/Einblutung mit resultierender Vernarbung
- Kontinuitätsunterbrechung

Nervenengpaßsyndrome

Klassische Syndrome an der **oberen Extremität** sind das N.-ulnaris-Rinnen-Syndrom, das M.-supinator-Syndrom (motorische Betonung), das Karpaltunnelsyndrom und die Einengung des N. ulnaris in der Guyon-Loge am Handgelenk, weiterhin das R.-superficialis-n.-radialis-Schlitz-Syndrom über der distalen Speiche. An der **unteren Extremität** ist besonders zu erwähnen das Tarsaltunnelsyndrom bzw. die Morton-Neuralgie.

Die Beschwerden der Patienten können zu Beginn der Erkrankung heftigst sein. Die Krankheitsbilder lassen sich bei adäquater klinischer Untersuchung und der Frage nach typischen Beschwerden (z. B. Karpaltunnelsyndrom: nachts, Kribbelparästhesien, Besserung nach Schütteln und Hochhalten des Armes) leicht diagnostizieren. Die Diagnose sollte jedoch durch eine **elektrophysiologische Untersuchung** (von großer Aussagekraft sind die Nervenleitgeschwindigkeit sensibel, motorisch und die distale Latenz) verifiziert werden.

Schmerztherapeutische Maßnahmen sind bei diesen Erkrankungen nur adjuvant, haben keinesfalls eine kausale Bedeutung. Führen konservative Maßnahmen wie Schienenruhigstellung, Hochlagerung und Antiphlogistika nicht zu einer eindeutigen Lösung der Symptomatik, müssen die betroffenen Nerven an ihren Engstellen operativ dekomprimiert werden.

Posttraumatische Beschwerden

Posttraumatische Beschwerden nach einer Überdehnung oder Kontusion/Einblutung sind im allgemeinen durch den motorischen Ausfall im Ausbreitungsgebiet des Nerven gekennzeichnet. Treten postoperativ, nach Osteosynthesen an den Extremitäten, ausstrahlende, einschießende Schmerzen auf, so muß immer abgeklärt werden, ob durch intraoperative Repositionsmanöver bzw. die Osteosynthese es nicht zu einer iatrogenen Nervenschädigung im Sinne einer Überdehnung, einer Einklemmung bzw. eines Impingements des Osteosynthesematerials auf den Nerven gekommen ist.

- Eine suffiziente Schmerztherapie ist in dieser Situation absolut unerläßlich, darf aber keine falsche Sicherheit beim Operateur aufkommen lassen, wenn der Patient langfristig ohne eine Analgetikagabe nicht schmerzfrei wird.

Komplexe Verletzungen wie **Wurzelausrisse** im Rückenmark bzw. Kontinuitätsunterbrechungen der Spinalnerven nach dem Austritt aus den Neuroforamina im Sinne von **Plexuszerreißungen** können – bei den führenden Symptomen der motorischen Parese und Hypo- bzw. Asensibilität im Versorgungsgebiet – mit heftigsten Schmerzen der Patienten einhergehen. Diese Situation stellt höchste Ansprüche an den Schmerztherapeuten, da eine traumatologisch-neurochirurgische operative Therapie in der Mehrzahl der Fälle leider nicht erfolgreich ist.

- Die Kontinuitätsunterbrechung peripherer Nerven wird heute in der Regel operativ behandelt, um insbesondere beim Vorliegen motorischer Defizite eine Reinnervation der Muskulatur zu ermöglichen.

Probleme der **Nervenheilung** sind das fehlende Einwachsen der Axone von proximal nach peripher über die Anastomose, in der Konsequenz das Ausbleiben der Reinnervation und, bei nicht anastomosierten Nerven, die Entstehung von Neuromen.

Gerade an der Hand können Neurombildungen nach Übersehen von Nervenverletzungen, insuffizienter Anastomosierung und Amputationsverletzungen zu äußerst lästigen Beeinträchtigungen der Patienten führen. Werden diese Patienten unter einer Schmerztherapie beschwerdefrei, treten nach deren Absetzen jedoch identische Beschwerden auf, dann ist die einzig sinnvolle Therapie die operative Revision des betroffenen Nerven bzw. Nervenstumpfes mit dem Versuch der Reanastomosierung oder dem sicheren Versenken des proximalen Nervenstumpfes in der Tiefe der Muskulatur, besser in einem knöchernen Bohrloch einer Phalange.

Kernaussagen

Muskuloskelettaler Schmerz aus der Sicht des Orthopäden
- Klinische Zeichen pathologischer Muskelfunktion sind Deformitäten durch langdauernden pathologischen Muskelzug. Muskeln können auch sekundär über eine reflektorische Anspannung an einem Krankheitsgeschehen beteiligt sein, z. B. bei degenerativen Erkrankungen der Wirbelsäule. Ein besonderes Phänomen beim muskuloskelettären Schmerzen sind die Myogelosen (längliche, in Faserrichtung der Muskulatur gelegene Verhärtungen der Muskulatur) und Myotendinosen (schmerzhafte Reizzustände am Übergang Muskel-Sehne oder Sehne-Knochen). Als Ursachen kommen Überlastungen und Fehlbeanspruchungen in Frage.
- Die Therapie muskuloskelettärer Schmerzen besteht ursächlich in der Ausschaltung des pathologischen Bewegungsablaufs. Lokale Wärme, Elektrotherapie, lokale Infiltrationen und extrakorporale Stoßwellenbehandlung ergänzen das Programm. Krankengymnastisch erfolgt zunächst eine Schmerzlinderung durch Eispackungen, Entspannungstechniken, Querdehnung der Muskeln in tiefe Querfriktionen. Die kausale Therapie trifft ein selektives Training. Falls keine Besserung eintritt, sind Desinsertionsoperationen der Sehnen bzw. Faszien als Entlastungsoperation angezeigt.
- Das posttraumatische Zervikalsyndrom ist exemplarisch für einen Schmerz nach muskuloskelettalem Trauma; es tritt z. B. als hartnäckiger Hinterkopfschmerz mit Okzipitalisneuralgien in Erscheinung. Charakteristisch ist ein beschwerdefreies Intervall zwischen Verletzung und dem Auftreten der ersten Symptome.
- Im Mittelpunkt der Schmerztherapie beim akuten posttraumatischen Zervikalsyndrom stehen initial Kältepackungen, Ruhigstellung und Analgetika. Man sollte die Halskrawatte sobald wie möglich absetzen

und Bewegungsübungen verordnen. Die psychologischen Komponenten beim posttraumatischen Zervikalsyndrom bestehen darin, daß ein Unfall stattgefunden hat, den der Patient kausal mit dem Erleben seiner Beschwerden verbindet. Daraus ergeben sich Veränderungen für die einsetzende Schmerzwahrnehmung mit einer erhöhten Gefahr der Chronifizierung. Psychische Prozesse können als Folge des erlebten Unfalltraumas zur Intensivierung der Schmerzwahrnehmung führen, es kann zur posttraumatischen Belastungsstörung kommen.
- Die Konsequenzen für die Schmerztherapie aus psychologischer Sicht bestehen darin, daß man der Primärprävention der Chronifizierung größte Beachtung schenken sollte.

Muskuloskelettaler Schmerz aus neurologischer Sicht

- Muskelschmerzen werden vom Patienten als dumpf, ziehend, zum Teil auch krampfartig oder reißend beschrieben, häufig auch mit umschriebener Druckschmerzhaftigkeit. Akute, scharfe oder schneidende Schmerzen sind eher selten, können aber nach Druck auf „Triggerpunkte" auftreten. In der Regel werden Muskelschmerzen bei Bewegung verstärkt. Läßt sich die Schwäche bei der klinischen Untersuchung objektivieren, so ist diese ein Hinweis auf das Vorliegen einer neuromuskulären Erkrankung.
- Das Gangbild bei chronisch Muskelkranken ist oft besser als vom Paresegrad her zu erwarten. Dagegen finden sich bei nicht-organischen Störungen Diskrepanzen zwischen auffälligen Gehversuchen und erheblicher Minderinnervation in der Untersuchungssituation einerseits und einem normalen Gangbild außerhalb der Untersuchungssituation andererseits.
- Muskelkrämpfe sind kurzdauernde unwillkürliche, akut auftretende starke Kontraktionen, gekennzeichnet durch heftige Schmerzen der betroffenen Muskeln. Das Auftreten von Krämpfen ist in den meisten Fällen kein Zeichen einer Muskelerkrankung, kann aber auf eine Schädigung spinaler Motoneurone bzw. der Spinalwurzeln oder der peripheren Nerven hinweisen. Klinisch dem Krampf vergleichbar ist die sehr selten auftretende Kontraktur als Folge einer ATP-Depletion des Muskels. Sie ist immer Hinweis auf eine schwere metabolische Störung und sehr ernst zu nehmen, da sie zu einer Rhabdomyolyse führen kann.
- Schmerzhafte Muskelschwellungen kommen im Rahmen eines akut auftretenden Muskelzelluntergangs vor. Wird durch Faszienspaltung keine rasche Abhilfe geschaffen, so resultieren ein ischämischer Muskeluntergang und eine Schädigung begleitender Nerven mit Paralyse und sensibler Störung. Im Akutzustand gibt die CK-Erhöhung einen guten Anhalt dafür, wie ausgeprägt der Muskelzelluntergang ist. Immer sollte nach vorausgegangenen myoglobinurischen Episoden mit bräunlich verfärbtem, teebraunem Urin gefragt und der Urin auf die Ausscheidung von Myoglobin untersucht werden. Wegen der Gefahr akuten Nierenversagens sind Myoglobinurien als Notfälle zu behandeln.
- Die Mehrzahl der Patienten mit belastungsinduzierten Muskelschmerzen leidet nicht an einer Muskelerkrankung im engeren Sinne. Hier handelt es sich vielmehr um ein komplexes, mit anderen Symptomen kombiniertes psychosomatisches Krankheitsbild, das je nach Störungsschwerpunkt als postvirale Erschöpfung, Fibromyalgie, Chronic-Fatigue-Syndrom und teilweise auch Multiple chemical Sensitivity (MCS) benannt wird.
- Bei den angeborenen metabolischen Störungen des Muskels besteht eine Belastungsintoleranz mit Myalgien, in der Regel isoliert ohne die oben angeführten akzessorischen Symptome (Glykogenosen, mitochondriale Myopathien). Der häufigste metabolische Defekt des Muskels ist der Mangel von Myoadenylatdeaminase. Die Diagnose wird gestellt durch Laboruntersuchungen und Muskelbiopsie.
- Die häufigste Ursache für belastungsinduzierte lokale Schmerzen sind Überlastungssyndrome, klinisch läßt sich dabei immer ein umschriebener, insertionsnaher Schmerzdruckpunkt finden. Schmerzen bei Engpaßsyndromen strahlen häufig in den volaren Unterarm aus und werden vom Patienten nicht selten einem muskulären Problem zugeordnet. Die begleitenden Mißempfindungen erleichtern hier die klinische Diagnose, die in der Regel neurographisch leicht zu bestätigen ist.
- Myalgien treten bei den häufigsten entzündlichen Myopathien, der Polymyositis und der Dermatomyositis, nur bei einer Minderzahl von Patienten auf, klinisch im Vordergrund steht die proximale Muskelschwäche. Auch bei Kollagenosen kann es zu entzündlichen Veränderungen mit Schmerzen und Schwäche der Muskulatur kommen, die klinisch eingebettet sind in das jeweilige Syndrom. Die Mehrzahl dieser Erkrankungen läßt sich durch spezifische serologische Untersuchungen sichern. Ausgeprägte Schmerzen der Schulter- und Nackenmuskulatur mit dem Gefühl von Muskelsteife und reißende Schmerzen nach einer Ruhezeit, die sich bei Bewegung bessern, sind charakteristisch für die Polymyalgia rheumatica.
- Die wichtigste Untersuchungen sind die Anamnese und der klinische Befund. Bei der Mehrzahl der Patienten mit belastungsabhängigen Muskelschmerzen ist die Bestimmung der Muskelenzyme und der BSG sinnvoll und die Durchführung eines Elektromyogramms nach der Blutabnahme. Je nach klinischem Bild werden zusätzlich die Myoglobinbestimmung im Urin, ein Autoimmunscreening, der Laktatischämietest und bei klinischem Verdacht auf eine Myopathie auch eine Muskelbiopsie erforderlich.

Muskuloskelettale Schmerzen aus anästhesiologischer Sicht

- Mit myofaszialem Schmerz bezeichnet man einen Komplex von Symptomen der aus Muskel und Faszie bestehenden Funktionseinheit. Die Schmerzsyndrome beschreiben ein empirisches System von Triggerpunkten mit einem zugehörigen Ausstrahlungsmuster des Schmerzes und stellen nur eine Ko-Diagnose dar.
- Die Ursachen liegen in größeren und vor allem kleineren unbewußten Mikrotraumata des täglichen Lebens (Fehlhaltungen und Fehlbelastungen). Psychische Einflüsse sind wesentlich an der Entstehung von Triggerpunkten und Beschwerden beteiligt.
- Fehlregulationen in der Funktion und im Zellmetabolismus führen über die übermäßig angespannte Muskulatur zum Auftreten der Muskelschmerzen mit den charakteristischen Triggerpunkten. Die Ausbreitung rezeptiver Felder einzelner Hinterhornneurone im Sinne einer zentralen Sensibilisierung (neuronale Pla-

stizität) liefert die Grundlage für die Ausdehnung des Schmerzes.
- Lokalisierbarer Muskelschmerz und Ausstrahlungsmuster charakterisieren das Triggerpunktsyndrom. Es bestehen unterschiedliche klinische Bilder. Der Schmerz kann sich nur auf Triggerpunkt- oder Referenzzone beschränken oder beide umfassen.
- Anamnese und Untersuchungstechnik sind die Grundpfeiler der Diagnostik. Die Therapie ist multimodal und mehrdimensional. Fehlhaltung wie Fehlverhalten müssen korrigiert werden. Als invasives Behandlungsverfahren ist eine gezielte Infiltration der Triggerpunkte mit niedrig dosierten Lokalanästhetika indiziert.

Muskuloskelettaler Schmerz aus Sicht des Traumatologen

- Muskuloskelettale Schmerzen sind die Folgen eines inadäquaten Stresses, der nach chronischer Einwirkung zu einer Dekompensation jedes Abschnittes des Bewegungsapparates auch ohne akutes Trauma führen kann, wogegen bei nicht vorgeschädigtem Gewebe der muskuloskelettale Streß einem adäquaten Trauma entsprechen muß, um die Schmerzsymptomatik auszulösen. Betroffene Strukturen können isoliert oder in jeder Kombination die Muskulatur, die Sehnen, die Gelenke mit ihrem Kapsel-Band-Meniskus-Apparat, die Knochen und das Rückenmark d. h. die Nervenwurzeln bzw. die peripheren Nerven sein.
- Im Bereich der Muskulatur sind unterschiedliche Ausmaße einer Muskelverletzung mit oder ohne begleitender Faszienruptur zu beobachten, von der Muskeldehnung bis zum Muskelriß. Die durch pathologische Veränderungen an den Sehnen ausgelösten muskuloskelettalen Schmerzen sind sehr unterschiedlicher Natur.
- Chronische Beanspruchungen von Sehnen im submaximalen Bereich oder kurzfristig wiederholte Maximalbelastungen können zu einer Tendovaginitis führen. In der Folge von Tendovaginitiden oder nach wiederholten direkten Traumata kann es zu knotigen Veränderungen der Sehnen oder des peritendinösen Gewebes kommen. Insbesondere die peritendinösen Verdickungen sind quälend für den Patienten und therapeutisch schlecht angehbar. Chronische Überbeanspruchung kann eine Insertionstendopathie auslösen. Sowohl strukturell intakte als auch chronisch vorgeschädigte, degenerativ veränderte Sehnen können partiell oder total rupturieren. Diese Rupturen treten intratendinös oder an den Sehnenursprüngen bzw. -insertionen auf. Klinisch führend ist neben dem sofortigen Funktionsverlust häufig eine Fehlstellung bzw. eine kosmetische Auffälligkeit. Die Schmerzsymptomatik der Patienten ist bereits kurze Zeit nach dem Ereignis weniger ausgeprägt, mit Ausnahme der Rotatorenmanschettenrupturen.
- Häufigste Ursachen von Gelenkbeschwerden sind posttraumatischer Art nach Verletzungen von Knorpel, Bändern oder Meniskus, Frakturen mit inadäquater Reposition oder degenerative Erkrankungen. Posttraumatische Knorpelveränderungen besonders in hochbelasteten Gelenken der unteren Extremität führen zu starken Schmerzen der Patienten. Sind die Knorpelschäden mit einer Gelenkinkongruenz vergesellschaftet, kommt es innerhalb kurzer Zeit zur Entwicklung einer posttraumatischen Arthrose mit chronischer Beschwerdesymptomatik, die nur bei rechtzeitiger Diagnose noch einer operativen Therapie im Sinne einer Gelenkrekonstruktion zugeführt werden können. Ist die Arthrose zu sehr fortgeschritten, können die Beschwerden nur durch einen alloplastischen Gelenkersatz behandelt werden, der immer als letzte Zuflucht verstanden werden muß. Ziel muß es sein, die Patienten so lange als möglich ohne Gelenkersatzoperation zu führen.
- „Bone Bruise" und Ermüdungsfraktur sind Ausdruck einer „inkompletten" Fraktur bzw. Entstehung einer Fraktur in einem gesunden Knochen ohne augenfälliges adäquates Trauma.
- Bone Bruises sind Ausdruck eines Traumas, das zwar zu einem Knochenödem, nicht jedoch zu einer Fraktur geführt hat. Sie können bei Nichterkennen chronische Schmerzen auslösen. Im Zweifelsfall sollte immer ein MRT erfolgen, wenn die Beschwerden des Patienten nicht erklärbar bzw. durch die symptomorientierte Therapie beherrschbar sind. Eine Ermüdungsfraktur ist die Folge eines repetitiven, unterschwelligen Traumas. Sie treten insbesondere an der unteren Extremität auf und sind ebenfalls ein diagnostisches Problem. Diagnostisches Mittel der Wahl ist die MRT, durch die konventionellen Röntgendiagnostik werden diese Frakturen erst etwa 3 Wochen nach dem Ereignis darstellbar. Wie bei den Bone Bruises gilt, daß eine rein schmerztherapeutische Behandlung unzureichend ist. Die betroffenen Gelenkabschnitte müssen ruhig gestellt, in seltenen Fällen (Schenkelhals) osteosynthetisch versorgt werden.
- Analog zu den Schmerzen, die durch Sehnenveränderungen ausgelöst werden können, sind die durch Veränderungen an den peripheren Nerven bedingten Schmerzen unterschiedlichster Natur. Es müssen voneinander abgegrenzt werden: Nervenengpaßsyndrome und posttraumatische Beschwerden. Die Engpaßsyndrome lassen sich bei adäquater klinischer Untersuchung und der Frage nach typischen Beschwerden leicht diagnostizieren. Die Diagnose sollte jedoch durch eine elektrophysiologische Untersuchung verifiziert werden. Schmerztherapeutische Maßnahmen sind bei diesen Erkrankungen nur adjuvant. Führen konservative Maßnahmen wie Schienenruhigstellung, Hochlagerung und Antiphlogistika nicht zu einer eindeutigen Lösung der Symptomatik, müssen die betroffenen Nerven an ihren Engstellen operativ dekomprimiert werden.
- Posttraumatische Beschwerden sind im allgemeinen durch den motorischen Ausfall im Ausbreitungsgebiet des Nerven gekennzeichnet. Treten postoperativ nach Osteosynthesen an den Extremitäten, ausstrahlende, einschießende Schmerzen auf, so muß immer abgeklärt werden, ob durch intraoperative Manöver bzw. die Osteosynthese es nicht zu einer Nervenschädigung gekommen ist. Eine suffiziente Schmerztherapie ist in dieser Situation absolut unerläßlich, darf aber keine falsche Sicherheit beim Operateur aufkommen lassen, wenn der Patient langfristig ohne eine Analgetikagabe nicht schmerzfrei wird.
- Komplexe Verletzungen (Wurzelausrisse im Rückenmark, Kontinuitätsunterbrechungen der Spinalnerven nach dem Austritt aus den Neuroforamina im Sinne von Plexuszerreißungen) können mit heftigsten Schmerzen einhergehen. Diese Situation stellt höchste Ansprüche an den Schmerztherapeuten, da eine

traumatologisch-neurochirurgische operative Therapie in der Mehrzahl der Fälle nicht erfolgreich ist.
- Die Kontinuitätsunterbrechung peripherer Nerven wird in der Regel operativ behandelt, um eine Reinnervation der Muskulatur zu ermöglichen. Problem bei der Nervenheilung ist die Entstehung von Neuromen. Gerade an der Hand können Neurome zu Beeinträchtigungen führen. Werden diese Patienten unter einer Schmerztherapie beschwerdefrei, treten nach deren Absetzen jedoch identische Beschwerden auf, dann ist die einzig sinnvolle Therapie die operative Revision des betroffenen Nerven bzw. Nervenstumpfes.

Referenzen

1. Andreu AL et al. Exercise intolerance due to a nonsense mutation in the mtDNA ND4 gene. Ann. Neurol. 1999; 45:820–823
2. Barsky AJ, Borus JF. Functional somatic syndromes. Ann. Intern. Med. 1999; 130:910–921
3. Barth WF. Office evaluation of the patient with musculoscletal complaints. Am J Med.1997;102(1A):3–10
4. Bennett RM. Emerging concepts in the neurobiology of chronic pain: evidence of abnormal sensory processing in fibromyalgia. Mayo Clin. Proc. 1999; 74:385–398
5. Brückle W, Suckfüll M, Fleckenstein W, Weiss C, Müller W. Gewebe pO2 -Messung in der verspannten Rückenmuskulatur (M. erector spinae). Z. Rheumatol. 1990; 49:208–216
6. Buchwald D, Garrity D. Comparison of patients with Chronic Fatigue Syndrome, Fibromyalgia and Multiple Chemical Sensitivities. Arch. Intern. Med. 1994; 154:2049–2053
7. Cass BR, Murrey BE. Ankle instability: Current concepts, diagnosis and treatment. Mayo Clin Proc. 1984; 59:165–170
8. Chuang TY et al. Polymyalgia rheumatica. A 10-year epidemiologic and clinical study. Ann. Intern. Med. 1982; 97:672
9. Epstein SA et al. Psychiatric disorders in patients with fibromyalgia. A multicenter investigation. Psychosomatics 1999; 40:57–63
10. Feuerstein TJ. Antidepressiva zur Therapie chronischer Schmerzen, Metaanalyse. Der Schmerz 1997; 11:213–226
11. Hasenbring M. Biopsychosoziale Grundlagen der Chronifizierung. In: Lehrbuch der Schmerztherapie, Zenz M., Jurna I. (Hrsg). Wissenschaftliche Verlagsgesellschaft mbH Stuttgart 1993
12. Hildebrandt J. Körperliche Untersuchung. In: Zenz M., Jurna I. (Hrsg) Lehrbuch der Schmerztherapie, Wissenschaftliche Verlagsgesellschaft mbH Stuttgart 1993
13. Jänig W. Sympathikus und Schmerz: Ideen, Hypothesen, Modelle. Der Schmerz 1993; 4:226–240
14. Kannus P. Etiology and pathophysiology of chronic tendon disorders in sports. Scand J Med Sci Sports. 1997; 7(2):78–85
15. Latko WA, Armstrong TJ, Franzblau A. Cross-sectional study of the relationship betwen repetitive work and the prevalence of upper limb musculoskeletal disorders. Am J Ind Med. 1999; 36(2):248–259
16. McBeth J et al. The association between tender points, psychological distress, and adverse childhood experiences: a community based study. Arthritis Rheum. 1999; 42:1397–1404.
17. Melhorn JM. Cumulative trauma disorders and repetitive strain injuries. The future. Clin Orthop. 1998; 351:107–126
18. Mills KR, Edwards RHT. Investigative strategies for muscle pain. Journal of the Neurological Sciences 1983; 58:73–88
19. Mitchell FL, Moran PS, Pruzzo NA. An evaluation treatment manual of osteopathic muscle energy procedures. Mitchell, Valley Park 1979
20. Morris AAM, Turnbull DM. Fatty oxidation defects in muscle. CurrOpin Neurol. 1998; 11:485–490
21. Müller-Busch HC. Klinik, Pathophysiologie und Therapie des Fibromyalgiesyndroms. Der Schmerz 1994; 8:133–145
22. Newham DJ. The consequences of eccentric contractions and their relation to delayed onset muscle pain. Eur. J. Appl. Physiol. 1988; 57:353–359
23. Nirschl RP. Elbow tendinosis/tennis elbow. Clin Sports Med. 1992; 11(4):851–870
24. Nix WA. Was ist gesichert in der Schmerztherapie? – Haben Neuroleptika eine analgetische Potenz? – Eine Metaanalyse. Der Schmerz 1998; 12:30–38
25. Palesy PD. Tendon and ligament insertions – a possible source for musculoskeletal pain. Cranio. 1997; 15(3):194–202
26. Reeves JL, Jaeger B, Graff-Radford SB. Reliability of the pressure algometers as a measure of myofascial trigger point sensitivity. Pain 1986; 24:313–321
27. Riley SA. Wrist pain in adult athletes. Postgrad Med. 1995; 98(1):151–154
28. Ruch TC. Visceral sensation and referred pain. In: Fulton JF (ed) Howell Textbook of Physiology, 16th edn. Saunders Philadelphia 1949; p 385
29. Ryan AJ. Quadriceps strain, rupture and charlie horse. Med Sci Sports. 1969; 1:106–111
30. Saur P, Hildebrandt J, Pfingsten M. Das Göttinger Rücken Intensiv Programm (GRIP) - ein Multimodales Behandlungsprogramm für Patienten mit chronischen Rückenschmerzen, Teil 2. Der Schmerz 1996; 10:237–253
31. Schmid R, Hammaker L. Hereditary absence of muscle phosphorylase (McArdle's syndrome). New Engl. J. Med. 1961; 264:223–225
32. Smith R, Stern G. Myopathy, osteomalacia and hyperparathyroidism. Brain 1967; 90:593–602
33. Sola AE. Treatment of myofscial pain syndromes. In: Benedetti C, Chapman CR, Moricca G (eds.): Pain Research and Therapy, Vol.7. Raven Press, NewYork, 1984
34. White KP et al. The London Fibromyalgia Epidemiology Study: the prevalence of fibromyalgia syndrome in London, Ontario. J. Rheumatol. 26:1570–1576
35. Wolfe F et al. The American College of Rheumatology: Criteria for the classification of fibromyalgia: Report of the multicenter criteria committee. Arthr. Rheum. 1990; 33:160–172

Weiterführende Literatur

1. Brooke MH. A clinician's view of neuromuscular diseases x. ed., Williams & Wilkins, London (2.ed. 1977)
2. Drechsel U. Myofaszialer Schmerz. In: Zenz rn, Jurna I: Lehrbuch der Schmerztherapie, Wissenschaftliche Verlagsgesellschaft mbH, Stuttgart 1993
3. Friction JR. Awad EA (eds). Myofascial Pain and Fibromyalgia. In: Advances in Pain Research and Therapy, Vol. 17 1990
4. Frisch H. Programmierte Untersuchung des Bewegungsapparates. 4. Auflage, Springer Verlag 1991 p 10
5. Layzer RB. Muscle pains and cramps. In Bradley WG et al. (eds.) Neurology in clinical practice. Butterworth-Heinemann Boston 1996; 375–379
6. Mense S: Neurobiologische Mechanismen der Übertragung von Muskelschmerz. Der Schmerz 1993; 4:241–249
7. Simons DG. Myofascial Pain Syndromes of head, neck and

low back. In: Dubner R, Gebhart GF, Bond MR (eds). Proceedings of the Vth World Congress of Pain, pp 186–200. Elsevier NewYork/Amsterdam 1988
8. Travell JG, Simons DG. Myofascial Pain and Dysfunction: The Trigger Point Manual, Vol. 1. Williams and Wilkins, Baltimore 1983
9. Travell JG: Myofascial Trigger Points: Clinical View. In: Bonica JJ, AlbeFessard D (eds): Advances in Pain Research and Therapy, VolI. Raven Press New York 1976
10. Zierz & Jerusalem: Muskelerkrankungen Thieme, Stuttgart, 2000
11. Zimmermann M. Physiologische Grundlagen des Schmerzes und der Schmerztherapie. In Niesel HC (Hrsg.): Regionalanästhesie Lokalanästhesie, Regionale Schmerztherapie. Georg Thieme Verlag 1994

Schmerz im Sport

Roter Faden

- Schmerz im Sport aus Sicht des Sportmediziners
  - Schmerz und Sport aus Sicht des Algesiologen
- Schmerz im Sport aus der Sicht des Orthopäden
- Schmerz im Sport aus anästhesiologischer Sicht

Schmerz im Sport aus Sicht des Sportmediziners

R. Spintge

Schmerz und Sport aus Sicht des Algesiologen

Zwischen Sport und Schmerz besteht eine facettenreiche Beziehung, teilweise förderlicher, teilweise fragwürdiger Natur.

Sport ist als vielseitiges Therapeutikum bei hartnäckigen Schmerzen in der Prävention von Zivilisationskrankheiten und in der Rehabilitation z. B. von Herzinfarktpatienten sehr hilfreich. Sport ist jedoch heute nicht nur bei Hochleistungssportlern Auslöser für chronische Schmerzen des Bewegungsapparates und Ursache für Schädigungen bis hin zur Invalidität.

Sport wird dann zum „**Problem**", wenn er als Kompensation oder Ausweichmöglichkeit gegenüber Versagensängsten und beruflichen Mißerfolgen oder zur Befriedigung persönlich übersteigerten Ehrgeizes dient. Sport um des Spaßes Willen schadet selten, Sport um der reinen Leistungserfüllung tut selten gut. Im Hochleistungssport werden Leistungsbereitschaft und Leistungsfähigkeit mit Schmerzen erkauft. Das **Warnsystem Schmerz** wird bewußt ignoriert, indem es „immer schneller, höher, weiter" gehen muß. Nach dieser Maxime verfährt jeder Hochleistungssportler. Schmerz entsteht hier nicht durch unvorhergesehene Verletzungen, sondern durch „normale" Arbeit. Viele Sportler jeder Sportart treiben ihren Körper an die Grenze und oft darüber hinaus. Dabei werden u. a. sämtliche Stoffwechselsysteme überlastet. Aber auch schwerste Verletzungen werden als berufsbegleitend akzeptiert. So sind in der Fußballbundesliga rund ein Viertel aller Spieler während der laufenden Saison arbeitsunfähig. So mancher Spieler wird dann vor einem entscheidenden Spiel „fit gespritzt", unter hohe Dosen von Analgetika gesetzt oder so getaped bzw. bandagiert, daß er trotz Verletzung einsatzfähig ist.

Viele Profisportler, aber auch erschreckend viele Freizeitsportler haben Verletzungen erlitten, die zu lebenslangen Schäden führen.

Sport wird auf diese Weise pervertiert, seines eigentlichen Sinnes beraubt. Denn Sport soll vor allem Spaß machen, die Entwicklung und Fitneß von Körper und Geist fördern. Der Beruf des Leistungssportlers muß unter diesem Aspekt kritisch hinterfragt werden, die Berufsausübung so manchen Sportarztes oder sportmedizinisch tätigen Schmerztherapeuten wohl ebenso.

Besondere Aspekte bietet die Sportausübung bei **Kindern** und **Jugendlichen**.

- Schmerzsignale stellen bei Kindern und Jugendlichen einen ernstzunehmenden Schutzmechanismus dar, der in jedem Fall beachtet werden muß. Ansonsten drohen langfristige Schäden und akute Verletzungen.

Ein besonders problematischer Bereich ist die **rhythmische Sportgymnastik**. Hier werden junge Mädchen seit frühster Jugend zu auf den ersten Blick ästhetisch sehr ansprechenden sportlichen Leistungen trainiert. Diese Leistungen sind jedoch nur auf dem Boden einer Hypermobilität des muskuloskelettalen Systems möglich. Hinzuzufügen ist, daß solch sportlicher Mißbrauch Früharthrosen erzeugt und u. U. zu Invalidität führt (15).

- Gleichgültig, von welchem Leistungsniveau aus ein Patient sportmedizinisch-schmerztherapeutische Hilfe sucht, es geht immer auch um die Identifizierung vermeidbarer Ursachen für Verletzungen, Schäden und Schmerzen.

Dem Sportler muß seine persönliche Schmerzgrenze bewußt gemacht werden. Diese muß er als Trainingsgrenze akzeptieren und gleichzeitig ein Kompensationstraining zur Wiederherstellung der Homöostase durchführen. Kompromisse darf es aus ärztlicher Sicht hier nicht geben. Ältere, vor allem Leistungsathleten haben gelernt, den Schmerz als **trainingssteuerndes Instrument** zu benutzen. Der erfahrene Athlet weiß, ob der auftretende Schmerz ein Signal für das Erreichen der physiologischen Belastungsgrenze ist oder ob es sich um ein Warnsignal für drohende Verletzungen oder Schädigungen handelt.

Es ist generell die Frage zu stellen, in wie weit es vertretbar ist, das physiologische Warnsignal Schmerz durch ärztliche und andere Maßnahmen gänzlich auszuschalten, insbesondere dann, wenn durch körperliche und mentale Höchstbelastungen gesundheitliche Schäden drohen oder eintreten.

Die Unterdrückung des biologisch sinnvollen Warnsignals Schmerz kann nicht Aufgabe einer sportmedizinischen Schmerztherapie sein.

Unter diesem Gesichtspunkt müssen wir daher unsere Arbeit im Bereich des Sports selbstkritisch überdenken und auch entsprechend aufklärend auf die von uns sportärztlich Betreuten einwirken. Sport muß Sport bleiben.

Der heutige Sportbetrieb ist von völlig neuen Prinzipien beherrscht. Sport-Spaß-Spiel: diese Trias verliert immer mehr an Bedeutung. Die völlige Kommerzialisierung sportlicher Großereignisse verstärkt diesen Negativtrend.

■ **Soziodemographische und epidemiologische Aspekte**

Eine Erhebung des Institutes für Demoskopie Allensbach im Auftrag des Deutschen Schmerztages 2000 zeigt aktuelle Daten zum Thema Schmerz und Sport auf.

Rund 40 Millionen Bundesbürger treiben in ihrer Freizeit Sport, 28% davon wollen auf diese Weise unter anderem Schmerzen vorbeugen oder diese bekämpfen. Dies gilt vor allem für Frauen. Jeder vierte sportlich Aktive gibt an, daß er schon einmal länger anhaltende schmerzhafte Beschwerden durch seinen Sport erlitten hat. Hiervon leidet wiederum ein Drittel (3,7 Millionen erwachsene Sportler) unter Langzeitfolgen. Einer von zehn Freizeitsportlern leidet unter permanenten Folgebeschwerden. Zwar treiben zwei Drittel aller erwachsenen Bundesbürger in der Freizeit regelmäßig oder gelegentlich Sport, jedoch meinen nur 17% der Frauen und gar nur 7% der Männer, daß diese Sportausübung zur Prophylaxe und Bekämpfung von Schmerzen eingesetzt werden kann.

- Erfahrene Schmerzärzte wissen hingegen, daß vor allem moderate Ausdauersportarten wie Laufen, Schwimmen und Radfahren sich günstig auf die Häufigkeit und die Intensität von Kopfschmerzen, Rücken- und Gelenkschmerzen auswirken.

Die Erkenntnis, daß moderate Sportausübung bzw. Anpassung und Reduktion des Trainings hilfreich seien können, ist nur einer Minderzahl der Betroffenen bekannt. Ein abwechslungsreiches und vielseitiges Training, eine exakte Trainingssteuerung und Überwachung, sportmedizinische Voruntersuchungen auf Sporttauglichkeit, diese Maßnahmen zusammen genommen stellen eine effektive **Prophylaxe** gegen entsprechende Überlastungsschäden und Verletzungen mit lang anhaltenden Folgen dar.

Ein weiterer Aspekt muß in diesem Zusammenhang angesprochen werden. Epidemiologische Erhebungen zum Gesundheitszustand der Bevölkerung belegen, daß 70% aller Erwachsenen im Laufe des letzten Jahres **Rückenbeschwerden** hatten, vier Fünftel aller Menschen leiden wenigstens einmal in ihrem Leben darunter (5). Es ist davon auszugehen, daß zwar der überwiegende Anteil unspezifischer Rückenschmerzen in der Arbeitswelt begründet ist, ein bemerkenswerter Anteil jedoch auch durch Freizeitaktivitäten einschließlich Sportausübung. Genaue Statistiken hierzu fehlen. Ein Mangel an sportlicher Aktivität ist andererseits als Hauptursache bereits im Kindesalter auftretender muskulärer Dysbalancen und hierdurch bedingter Fehlbelastungen identifiziert, Fehlentwicklungen, die im späteren Lebensalter zu manifesten Langzeitschäden des muskuloskelettalen Systems führen.

■ **Einordnung der spezifischen Schmerztherapie im Sport**

Das Arbeitsgebiet der interdisziplinären Schmerztherapie im Sport sind die chronischen, schmerzbedingten Leistungseinschränkungen bei Sportlern, denen mit herkömmlichen, fachgebundenen Methoden der Sportmedizin, Sporttraumatologie und Orthopädie nicht zufriedenstellend geholfen werden kann.

Chronische Schmerzbeschwerden entstehen in der Sportausübung vor allem aufgrund anhaltender Überbelastungen und dadurch entstehender Schäden sowie nach Verletzungen in der Rehabilitationsphase oder auch bei unzureichender Ausheilung.

Der Begriff chronischer Schmerz im Sport ist eng verknüpft mit dem Begriff Sportschaden, d. h. mit einer langfristigen Gewebeschädigung, die mit verminderter körperlicher Leistungsfähigkeit einhergeht.

Die Wiederherstellung der Trainingsfähigkeit und der sportlichen Leistungsfähigkeit sind für den Sporttreibenden naturgemäß von herausragender Bedeutung, oftmals entscheiden sie sogar über die weitere berufliche Zukunft. Von daher konzentriert sich der multimodale Behandlungsansatz einer sportmedizinisch ausgerichteten Schmerztherapie auf die Verwendung möglichst nichtinvasiver, möglichst ambulant-begleitender, die Rehabilitationsfähigkeit und Trainingsfähigkeit stützender Verfahren.

Der Erfolg eines derartigen Therapieangebotes hängt dabei nicht zuletzt von einer organisatorischen **Flexibilität** ab, die auf die besonderen Bedürfnisse des Sportlers Rücksicht nimmt. Insbesondere ein Leistungssportler möchte ohne Trainings- und Leistungsunterbrechung weitermachen, gleichgültig, ob er verletzt ist oder einen Überlastungsschaden erlitten hat. Sportpausen gibt es heute im Leistungssport nicht mehr. Darüber hinaus will kein Hochleistungsathlet, daß der Schmerztherapeut oder Sportarzt seine Schmerzen völlig ausschaltet.

- Der Hochleistungssportler braucht die Warnfunktion des Schmerzes als bewußt eingesetztes Steuerungsmittel im Training.

Ärzte, die Leistungssportler behandeln, müssen Trainer und Physiotherapeuten in die Therapie einbinden. Das Ergebnis ist dann ein individuell angepaßtes Training, kombiniert mit gezielten Rehabilitationsmaßnahmen. Bestimmte, z. B. isokinetische Testverfahren helfen beeinträchtigte Muskelgruppen zu identifizieren. Dehnübungen kommen hinzu und abhängig vom individuellen Fall Wärme- oder Kältebehandlungen.

Solcherart geht das Aufbautraining eines überlasteten oder verletzten Sportlers von den physiotherapeutisch ausgerichteten und schmerztherapeutisch begleiteten Maßnahmen langsam in das allgemeine, sportlich ausgerichtete Training über. In der medizinischen Betreuung sind Medikamente so weit wie möglich zu vermeiden. Ein Grund liegt in der Dopingproblematik. Ein anderer Grund ist in der Tatsache begründet, daß der Organismus durch das weiterlaufende Training stärker belastet wird, als dies bei einem normalen Schmerzpatienten der Fall ist. So starb z. B. die Fünfkämpferin Birgit Dressel im Jahr 1986, weil sie versuchte, ihre Beschwerden mit einem Cocktail der unterschiedlichsten Medikamente unter Kontrolle zu halten.

Doping

Definition: Unter Doping versteht man den Gebrauch von verbotenen körperfremden oder körpereigenen Substanzen, die aufgrund ihrer Dosis und Zusammensetzung zur unphysiologischen Steigerung der Leistungsfähigkeit eines Sportlers führen.

Doping verstößt nicht nur gegen das Gebot der Chancengleichheit im sportlichen Wettkampf, sondern schädigt auch Körper und Geist des Sportlers. Nach der Grundsatzerklärung des Deutschen Sportbundes von 1977 ist die Anwendung von Dopingmitteln in Training und Wettkampf verboten. Zu den **verbotenen Substanzgruppen** gehören u. a. auch Narkotika und Analgetika (Heroin, Morphin) sowie psychomotorische Stimulantien (Amphetamin, Kokain). Darüber hinaus sind Alkohol und Sedativa in einigen Sportarten ebenso verboten (Moderner Fünfkampf, Schießsportarten, Biathlon etc.). Koffein steht ebenfalls auf der Dopingliste.

Schmerz und Training

Die Behandlung schmerzhafter Beschwerden bei Leistungs- und Freizeitsportlern ist in vielen Fällen nicht angemessen. Allzu oft wird Schonung statt sportlicher Aktivität verordnet, wodurch das Risiko von Verletzungen und langfristigen Schäden eher erhöht wird.

Die häufigste Ursache schmerzhafter Leistungseinschränkungen bei der Sportausübung sind Trainingsfehler und Trainingsmangel.

In der Versorgung schmerzhafter Leistungseinschränkungen sind Schonphasen lediglich bei akuten Verletzungen für eine begrenzte Zeit sinnvoll. Die schnelle **Frühmobilisierung** ist aber nicht nur in der Heilungsphase nach Verletzungen geboten, sie ist auch bei schmerzhaften Überlastungsschäden an Muskeln und Gelenken unerläßlich. Da unter Schmerzen, wenn überhaupt, nur eingeschränkt trainiert oder sporttherapeutische Krankengymnastik betrieben werden kann, ist eine adäquate **Schmerztherapie** vorrangig. Dabei liegt der Schwerpunkt auf nicht-medikamentösen Methoden in Kombination mit antiphlogistischer, muskeldetonisierender und in gewissem Umfang auch analgetischer Medikation. Ziel ist die rasche Wiederaufnahme sportlicher Aktivität.

Neben elektromedizinischen Verfahren, manualtherapeutischer Behandlung und physikalischen Anwendungen steht vor allem die **aktive Krankengymnastik** zum Ausgleich muskulärer Dysbalancen im Vordergrund. Zunehmend häufig wird diese sporttherapeutisch ausgerichtete Physiotherapie aber nicht konsequent und nicht lange genug durchgeführt. Zum einen brechen Patienten die Behandlung ab, weil die Beschwerden schon abgeklungen sind, obwohl bestehende muskuläre Dysbalancen noch nicht beseitigt sind. Zum anderen begrenzen am grünen Tisch festgesetzten Therapiebudgets die sinnvolle Dauer, Intensität und Variantenreichheit notwendiger Behandlungen. Es bleibt der Rat an den Sportler, einseitige Belastungen zu vermeiden.

- Die Kombination aus Ausdauer- und Kraftsportarten bzw. Ausdauersportarten und der als Hochleistungssport ausgeübten Sportart ist optimal.

Nach wie vor besteht jedoch das Problem, daß sinnvolle und effektive Therapieregimes zunehmend nicht mehr ausreichend zum Einsatz kommen. Dies wird zu vermehrten Langzeitschäden führen müssen.

Verfahren der Schmerztherapie in der Sportmedizin

Stets gilt: der hinter einem Symptom stehende Pathomechanismus verweist auf die Therapie.

Im Bezug auf sportbedingte Schmerzen soll an dieser Stelle darauf hingewiesen sein, daß unabhängig von der auslösenden Irritation die über spinale Reflexbogen erregte Verbindung von Nozizeptoren zu α- und γ-Motoneuronen regelhaft den Muskeltonus erhöht, die Mikrozirkulation stört, alle Rezeptoren des betreffenden Gewebeareals sensibilisiert, über den Mechanismus der Neuroplastizität und des Winding-up eine erhöhte Schmerzsensibilität auf spinaler und zentralnervöser Ebene erzeugt und so den klassischen **Circulus vitiosus** des chronifizierten Schmerzes auslöst und unterhält. Dieser Mechanismus kann auch durch langanhaltende mentale Tonussteigerungen (Leistungsorientierung!) ausgelöst werden und z. B. zu Spannungskopfschmerzen und Rückenschmerzen führen. Solche Symptome haben mit der ausgeübten Sportart dann wenig zu tun. Die Behandlung derartiger „Verarbeitungsstörungen" schließt schmerzpsychologische und sportpsycholgische, manchmal auch pädagogische Ansätze ein.

Generell unterscheiden wir im Sport heute bevorzugt nach **Bewegungsart-spezifischen Schmerzbildern**. Beispiele sporttypischer, chronischer Schmerzbilder sind z. B. die Epikondylitis bzw. der Werferellenbogen bei Speerwerfern und Fechtern sowie bei allen Sportarten mit Gegnerverletzung (Ringen, Judo, Handball etc.). Die schmerzhafte Schultersteife bei Volleyball- und Handballspielern, in Wurfdisziplinen, im Kunstturnen, beim Gewichtheben, im Ringen und Judo sind ebenfalls recht häufig anzutreffen. Klassisch sind der leistungsverhindernde Schmerz der Chondropathia patellae im Fußball und der Sprunggelenkschäden bei Handball- und Basketballspielern sowie der generelle Überlastungsschmerz bei Leichtathleten und die Tendopathien (Achillessehne!) bei Läufern und Hochspringern. Wichtig, jedoch von der Absolutzahl her weniger häufig anzutreffen sind Lumboischialgien bei Reitern, HWS- und BWS-Syndrome bei Turnern und Tänzern, Kopfschmerzen bei Fußballspielern (Fußballermigräne) und Gewichthebern sowie Kompressionsneuropathien durch stereotype Belastungen und Übungen (z. B. N.-suprascapularis-Syndrom im Volleyball und Tennis, N.-ulnaris-Syndrom bei Radfahrern). Ständiger Begleiter der meisten Leistungssportler sind pseudoradikuläre Schmerzen im Rahmen von Facettenarthropathien. Eher selten sind Algoneurodystrophien und Impingementsyndrome der oberen und unteren Extremität, mit allerdings steigender Tendenz in den letzten Jahren.

Alle diese Bewegungsart-spezifischen Schmerzbilder unterstreichen die Wichtigkeit der Sporttauglichkeitsuntersuchung vor und der Trainingssteuerung während der

Sportausübung, um falsches Training oder Übertraining zu vermeiden und verletzungsträchtige Übungsteile auszusondern. Ein variantenreiches, physiologisch und biokinetisch angepaßtes Training ist auch im Hochleistungssport ohne gravierende gesundheitliche Schäden und ohne ständige Schmerzen durchzuhalten, wie das Beispiel des Zehnkampfes zeigt.

Sport gegen Schmerz

Unter der Überschrift Schmerz und Sport ist noch ein anderer Gedanke einzufügen: Sport gegen Schmerz, Sporttherapie gegen Schmerz.

Zahlreiche Erfahrungen belegen inzwischen die Wirksamkeit regelmäßiger sportlicher Aktivität gegen Distreß, gegen depressive Verstimmung, gegen chronischen Schmerz und hier vor allem gegen Spannungskopfschmerz, aber auch gegen myofasziale Schmerzsyndrome.

Körperliche Aktivität und insbesondere sportliche Betätigung heben per se die Schmerzschwelle signifikant an (1, 14). Aus biologischer und entwicklungsgeschichtlicher Sicht ist dieser Mechanismus sinnvoll, denn er ermöglicht eine Leistungssteigerung des menschlichen Organismus in Situationen aktiver Auseinandersetzung mit der Umwelt wie der Jagd oder der Verteidigung, Situationen also, die für das Fortbestehen und die Entwicklung des Einzelnen und der Art entscheidende Bedeutung besaßen und besitzen.

Aktionsprogramme wie z. B. die des Landessportbundes Nordrhein-Westfalen in Zusammenarbeit mit Krankenkassen zu Sport pro Gesundheit, Fit und Gesund, betriebliche Gesundheitsförderprogramme etc. nutzen die gesundheitsfördernden Aspekte des Sportes. Breite Schichten der Bevölkerung profitieren von derartigen Programmen, deren Schwerpunkt heute in der Prävention von Gesundheitsstörungen zu sehen ist.

Ein herausragendes Beispiel für den therapeutischen Einsatzes sportlicher Übungen gegen ein chronisches Schmerzproblem ist das multimodale Vorgehen bei **Rückenschmerzen**. Das Göttinger Rücken-Intensiv-Programm hat über viele Jahre nachgewiesen, daß sowohl die Funktionskapazität bei alltäglichen Aktivitäten wie auch die Intensität der Schmerzkontrolle im Langzeitverlauf über mehrere Jahre eindeutig gesichert werden können durch ein mehrwöchiges, ambulantes Kraft- und Ausdauertraining, verbunden mit spezifischen Stretchingübungen. Ein weiteres Feld sportlicher Betreuung ist die **arbeitsmedizinsche** Versorgung des Krankenpflegepersonals. Durch langjährige Tätigkeit in extremer Rumpfbeugehaltung sind Rückenschmerzen praktisch die Regel. Eine arbeitsplatzbezogene Schulung für rückenschonendes Arbeiten, ergänzt um sportlich ausgerichtete Rückenschule mit entsprechendem Krafttraining ermöglichen eine langfristige Kontrolle diese Problematik („Modell Hellersen"). Dabei ist auch chronischen Rückenschmerzpatienten eine Sporttherapie mit hohem Bewegungsanteil durchaus zuzumuten, insbesondere dann, wenn als Zielparameter die Verbesserung der Lebensqualität definiert ist.

In der Behandlung der **Kniegelenkarthrose** sind die reine Verordnung von Analgetika und Antiphlogistika sowie von Gehstützen und der Rat, starke Belastung zu vermeiden, unzureichend. Muskelatrophien und funktionelle Ausfälle werden durch chronische Inaktivität verstärkt. Dem progressiven Verlust an körperlicher Leistungsfähigkeit und der weiteren Gelenkdegeneration kann wirksam entgegengesteuert werden. Die sporttherapeutische Verbesserung von Kraft, Kraftausdauer, Kontraktionsgeschwindigkeit und Flexibilität erfolgt mittels eines isometrischen und konzentrisch-dynamischen Trainings sowie durch funktionelle Übungen. Ein derartiges Programm kann im Verlaufe von 2 Monaten bei neun von zehn Patienten Schmerzen signifikant zurückdrängen und die Gehfähigkeit eindeutig verbessern. Diese Effekte halten auch nach zwei Jahren Beobachtungsdauer an (6).

Die Empfehlung der deutschen Migräne- und Kopfschmerzgesellschaft (DMKG) zu Migräneprophylaxe und Therapie der Migräneattacke beinhalten die Empfehlung zur Ausübung aerober Ausdauersportarten zur Anfallsprophylaxe. Besonders genannt wird hier das Jogging. Die Liste der Beispiele ließe sich beliebig fortführen.

Schmerz im Sport aus der Sicht des Orthopäden

R. Haaker, J. Krämer

Bei Schmerzen durch oder infolge von Sportausübung muß zunächst die akute Sportverletzung von dem chronischen Sportschaden unterschieden werden. Während die **akute Sportverletzung** als Ergebnis der Einwirkung einer einmaligen, unerwartet plötzlichen Gewalt beim Sporttreiben definiert ist, ist der **Sportschaden** als Ergebnis der Einwirkung einer Kraft, die längere Zeit und wiederholt auf den Bewegungsapparat einwirkt, und damit als Folge eines Gewebeaufbrauchs unter mechanischer Überbeanspruchung zu sehen. Während erstere von der einfachen Prellung über einen Muskel- oder Sehnenriß oder eine Bandruptur bis hin zu einem Knochenbruch reichen kann, sind bei den Sportschäden chronische Überlastungszustände von Sehnen in ihrem Ansatzbereich, auch als Ansatztendinosen bezeichnet, Schleimbeutelentzündungen als Ausdruck chronischer Druckbelastung oder Knochenhautreizungen, aber auch Ermüdungsfrakturen anzusehen.

Für die Therapie der akuten Sportverletzung hat sich die Erstbehandlung nach dem sog. PECH- oder PICH-Schema bewährt. Darunter versteht man
- P für Sportpause
- E (oder I) für Eisbehandlung (ice) (Kryotherapie)
- C für Kompression
- H für Hochlagerung

Selbstverständlich handelt es sich hier nur um eine **Erstbehandlung**, die in Fällen von Muskelprellungen (z. B. dem sog. Pferdekuß des Fußballspielers), Knochen- oder Gelenkprellungen anzuwenden ist. Sind Schmerzen nicht allein durch die Akutbehandlung zu beherrschen, muß sich im Einzelfall eine weitere Diagnostik mit Röntgenuntersuchung, sonographischer Untersuchung (zum Auffinden eines möglicherweise punktionsbedürftigen Muskelhämatoms), eventuell auch Schichtbildverfahren anschließen. Die Akutbehandlung eignet sich insbesondere für die sog. **Muskeldehnungsverletzungen**, die sehr häufig sind und unter denen derzeit die Muskelzerrung und der sog. Muskelfaserriß subsumiert werden.

Bei der ebenfalls häufigen **Distorsion des Gelenkes** ist nach Bandrupturen, Syndesmosenrupturen und im Falle des Kniegelenkes nach Meniskusverletzungen zu forschen. Hier eignen sich gehaltene Röntgenaufnahmetechniken,

Arthrosonographie und Kernspintomographie zur Diagnostik. Im Einzelfall werden konservativ-stabilisierende und operativ-rekonstruierende Maßnahmen erforderlich.

Unter den chronischen Sportschäden sind die **Sehnenansatztendinosen** führend, bekannt sind sie im Ellenbogenbereich als Tennisellenbogen oder als Golferellenbogen an der Radial- bzw. Ulnarseite des Ellenbogengelenkes. Auch das sog. Patellaspitzensyndrom oder die Achillodynie sind als derartige Tendinosen aufzufassen.

Zur **Schmerztherapie** eignen sich hier in aller Regel zunächst physikalische Maßnahmen wie die Kryotherapie, Friktionsmassagen, entweder mit dem Massagestäbchen oder als Eisfriktionsmassage, und die Ultraschallbehandlung. Auch die Beeinflussung der Sehnenzugrichtung durch externe Maßnahmen wie speziell gepolsterte Bandagen oder Spangen (Epikondylitisbandage oder -spange) oder Tapeverbände kommen mit Erfolg zur Anwendung. Erst an dritter Stelle stehen lokale Injektionsbehandlung mit nichtkristallinen Kortikoidpräparaten und Lokalanästhetika, die jedoch nur bis zu dreimal in Abständen von 2–4 Wochen durchgeführt werden sollten. Auch die Sehnenscheidenentzündungen z. B. der Beugesehnen der Handmuskulatur oder der langen Bizepssehne erfordern in erster Linie Maßnahmen der Elektrotherapie, ggf. eine kurzfristige Ruhigstellung. Nur in seltenen Fällen sind hier Kortikoidinjektionen in das Sehnengleitgewebe indiziert.

Eine konsequente Ruhigstellung zur Schmerzbehandlung erfordern die **Ermüdungsfrakturen**, die teilweise hohe Anforderungen an die Primärdiagnostik stellen und nicht immer auf den ersten Röntgenbildern zur Darstellung kommen. Im Verdachtsfall ist das MRT Diagnoseverfahren der ersten Wahl (vgl. Muskuloskelettaler Schmerz aus der Sicht des Traumatologen). Sie können neben den bekannten Lokalisationen im Mittelfußknochenbereich auch den Schenkelhals und die Tibia, aber auch das Os naviculare am Fuß sowie an der Hand betreffen.

Großen Raum beim **Laufsportler** nehmen die chronischen Schmerzen im Fußbereich ein, hier sind häufig statische Probleme wie Senk-/Spreizfüße oder Knickfüße für die Beschwerden ursächlich verantwortlich und sind einer Einlagenbehandlung gut zugänglich. Häufig sind auch die Laufbandanalysen des Abrollverhaltens des Sportlerfußes beim Orthopädie-Schuhmacher hilfreich. Probleme bereiten die Rückfußbeschwerden, die häufig nicht sicher einem Fersensporn, einer Achillodynie oder einer Überlastung des Lig. plantare longus zugeordnet werden können. Hier sind neben weichbettenden Maßnahmen im Falle des Fersenspornes, Fersenkissen im Falle der Achillodynie oder wiederum Einlagenversorgung im Falle des Überlastungssyndroms des Lig. plantare longus, physikalische Maßnahmen und nur in seltenen Fällen lokale Injektionsmaßnahmen erforderlich.

Einen großen Raum an chronischen Schmerzsyndromen im Sport nehmen auch die **Nervenkompressionssyndrome** ein, insbesondere seit Ausbreitung der Fitneßstudios treten die Nervenkompressionssyndrome an der oberen Extremität in den Vordergrund. Diese können z. B. den N. suprascapularis an seiner Durchtrittsstelle durch die Incisura scapulae superior, verschlossen durch das Lig. transversum scapulae superior, betreffen. Die Folge ist eine Atrophie der Rotatorenmanschettenmuskulatur, was wiederum differentialdiagnostische Schwierigkeiten in der Abgrenzung zum Impingementsyndrom bzw. der Rotatorenmanschettenruptur beinhaltet. Sie können aber auch periphere Nerven wie den N. ulnaris im Sulcus n. ulnaris am Ellenbogengelenk oder den tiefen Ast des N. radialis in seinem Durchtrittsbereich durch den M. supinator, auch bekannt als Supinatorlogensyndrom, betreffen. Letzteres ist wiederum auch elektrophysiologisch nur schwer zu verifizieren. Hier sind im Einzelfall operative Dekompressionen der Nervenengpässe erforderlich.

Ähnliche Veränderungen finden sich auch in Form der Meralgia paraesthetica beim Durchtritt des N. cutaneus femoris lateralis durch die Lacuna musculorum unter dem Leistenband. Weitere Nervenengpaßsyndrome ergeben sich aus dem Verlauf von motorischen und sensiblen Nervenästen zusammen mit den Muskelgruppen der Unterarm- und Unterschenkelmuskulatur in den sog. Muskellogen, bekannt als **Kompartmentsyndrom** des Läufers durch Druckanstieg in der Muskelloge des M. tibialis anterior. Diese sind nur schwer von chronischen Periostreizungen nach Lauftraining auf Tartanbahnen zu unterscheiden. Der Ausschluß eines Kompartmentsyndroms gelingt nur durch Druckmessung in der Tibialis-anterior-Muskelloge auf dem Laufband.

Ein weiteres Feld chronischer Schmerzursachen sind die **Bursitiden**. Wir finden die Bursitis subacromialis des Wurfsportlers oder Schwimmers als Korrelat für das Impingementsyndrom. Hier kommen zunächst krankengymnastische Übungsbehandlungen der kopfdepressorisch wirkenden Rotatorenmuskulatur zur Anwendung, eventuell sind subakromiale Injektionen mit Kortikoiden und Lokalanästhetika erforderlich, die insbesondere bei sonographisch kontrollierter Applikation eine sehr gute Wirkung zeigen.

Eine weitere chronische Bursitis entwickelt sich im Bereich des Trochanter major des Laufsportlers als Bursitis trochanterica, verursacht durch den straffen Zug des Tractus iliotibialis über dem Trochanter major. Sie kann einhergehen mit dem Krankheitsbild der sog. Coxa saltans oder schnappenden Hüfte. Auch hier stehen am Anfang der **Therapie** die krankengymnastischen Dehnungsbehandlungen des sog. Traktusspanners (M. tensor fasciae latae) und physikalische Maßnahmen. In zweiter Linie kommen Injektionen mit Lokalanästhetikum und ggf. Kortikoidzusatz zur Anwendung. In Ausnahmefällen sind sowohl an der Schulter als auch am Trochanter major endoskopische Bursektomien angebracht.

Die Komplexität der Schmerztherapie in der orthopädischen Sportmedizin veranschaulicht eindrücklich die nun noch angeschlossene differentialdiagnostische Überlegung zum **unklaren Hüftschmerz** des Laufsportlers. Hier muß aus orthopädischer Sicht zunächst an eine statische Ursache wie ein Beckenschiefstand durch Beinlängenunterschied oder an eine Gelenkinkongruenz durch angeborene Hüftdysplasie gedacht werden. In jedem Fall gilt es, eine Koxitis unklarer Genese auszuschließen. Chronischen Schmerzsyndromen können das Traktussyndrom, die bereits genannte Coxa saltans zugrunde liegen. Der Ausschluß einer Bursitis trochanterica oder Bursitis iliopectinea ist ebenso erforderlich wie die manualtherapeutische Diagnostik in Form der sog. Bändertests zum Ausschluß von Überlastungssyndromen im Bereich der das Iliosakralgelenk umspannenden Bänder wie die Ligg. sacrotuberale, sacrospinale und iliosacrale interosseum. Darüber hinaus ist eine Muskelfunktionsprüfung zum Ausschluß eines Piriformissyndroms bzw. einer Verkürzung der Ischiokruralmuskulatur oder des M. iliopsoas erforderlich. Auch den Nachweis einer Iliosakralgelenkblockierung erbringt die manualtherapeutische Untersuchung.

An Raritäten sind dann noch eine transitorische Osteopenie des Femur (TOF), eine beginnende Hüftkopfnekrose (nach Alkoholabusus oder systemischer Kortikoidtherapie) und eine Koxitis durch arthropathogene Keime (Borrelien etc.) zu nennen und auch die mögliche Ermüdungsfraktur des Schenkelhalses muß in die differentialdiagnostischen Überlegungen mit einbezogen werden. Abhängig davon sind die verschiedenen Therapieansätze zur Beseitigung des Schmerzsyndroms zu wählen, wie im vorangegangenen Teil dieses Kapitels erwähnt.

Sehr verbreitet sind in der Sportmedizin auch **Globalbegriffe**, die inhaltlich nicht ohne weiteres einen Rückschluß auf die Schmerzursache zulassen. So steht z. B. der Begriff „Schwimmerschulter" lediglich für das Beschwerdebild, das häufig bei Freistil- und Delphinschwimmern zu beobachten ist und als Grundlage sowohl ein Impingementsyndrom mit Bursitis subacromialis, eine Akromioklavikulargelenkaffektion mit Ergußbildung wie auch eine Bizepstendinitis haben kann. Auch das Instabilitätsimpingement, hervorgerufen durch eine größere Laxizität der Schultergelenkkapsel bei Wurfsportarten und Schwimmern, kann Ursache der Schwimmerschulter sein.

Ähnliche Globalbegriffe finden sich unter dem „Jumpers Knee", einer Tendinose der Patellasehne, oder dem „Joggers-Knee", einer Affektion des Tractus iliotibialis am Epicondylus lateralis des Femur. Derartige globale Bezeichnungen erfordern jeweils die differentialdiagnostische Abklärung und die sich daraus ergebende Schmerztherapie.

Schmerz im Sport aus anästhesiologischer Sicht

E. Freye

Akute Schmerzen bei Sportverletzungen

Im Rahmen der akuten Schmerztherapie gilt es naturgemäß, als Erstversorger die richtige Weiche zu stellen, damit einer Chronifizierung nicht Vorschub geleistet wird. Gleichzeitig muß jedoch der Akutschmerz als „Warnsymptom" in seiner Bedeutung erfaßt und einer Überbelastung oder den aus einer Akutverletzung entstehenden Folgeschäden schon frühzeitig entgegengewirkt werden. Dies trifft insbesondere für Verletzungen zu, die sich der Freizeit- oder der Hochleistungssportler zuzieht.

Aufgrund der ungewöhnlichen Belastungen, besonders bei einigen Extremsportarten, stieg speziell in den letzten Jahren das Verletzungsrisiko für den Bewegungsapparat rapide an. Neben akuten schmerzhaften Sportverletzungen treten jedoch zunehmend **chronische Schmerzzustände** in den Vordergrund, deren Ursache falsche oder unphysiologische Belastungen des Stütz- und Bewegungsapparates sind. Zwar werden akute Schmerzzustände aufgrund der offensichtlich geringen Akutbedrohung für die Vitalfunktionen als weniger gravierend eingestuft, und es ist schon mit einfachen Maßnahmen eine Soforttherapie einzuleiten. Dennoch sind bei ungenügender und unzureichender Beachtung der Schmerzen Langzeitschäden zu erwarten, die in Chronifizierung und körperliche Behinderung münden. Denn chronische Schmerzen haben die Tendenz sich zu verselbständigen, es entwickelt sich ein Circulus vitiosus (Abb. 5.1), bei dem vor allem die Schonhaltung eine Entwicklung mit falschen Bewegungen und einem Verhalten auslöst, bei dem der Patient sich immer mehr mit dem Schmerz beschäftigt.

Bei einer sportbedingten Läsion ist im Rahmen der Schmerzbehandlung die schnellstmögliche Reaktivierung anzustreben.

Normalerweise steht die Muskulatur in einem Gleichgewichtszustand zwischen Spannung und Entspannung. Hauptursachen von **Verspannungen** bei sportlicher Tätigkeit sind deshalb auch Überbelastungen der Muskulatur. Und je besser eine Muskulatur ausgebildet ist, um so besser ist sie auch geschützt. So treten gerade bei untrainierter, schwach ausgebildeter Muskulatur schneller Verspannungen, Verkrampfungen und im Gefolge auch Zerrungen und Schmerzen auf. Dies betrifft insbesondere die Nacken-, Extremitäten- und Rumpfmuskulatur. Andererseits ist neben der untrainierten gerade die unzureichend erwärmte Muskulatur möglichen Gefährdungen durch Überlastung ausgesetzt. Der hinzukommende Schmerz ist dann als Warnsymptom zu verstehen, der den Sportler an der weiteren (Über-)Belastung hindert.

Wie in vielen Bereichen, so gilt speziell im Sport der Grundsatz „Vorbeugen ist besser als Heilen", denn intensives Stretching schont Sehnen und Muskeln.

Gegen Schmerzen und für mehr Beweglichkeit

Dauernde Fehlhaltung und einseitige Muskelbelastung sind häufigste Ursachen für sportbedingte Rücken- und Gelenkerkrankung. Durch sinnvolle Aufwärmübungen vor einem Training oder Wettkampf kann diese Gefahr verringert und manchmal sogar verhindert werden. Denn in vielen Fällen ist es die mangelnde Aufwärmung von Muskulatur, Gelenken und Kapseln, insbesondere der Extremitäten und des Rumpfes, die bei wiederholter Belastung zu Beschwerden Anlaß gibt und in Schmerzen mündet.

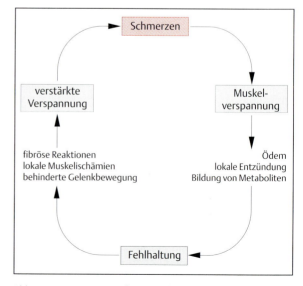

Abb. 5.1 Bei einer Initialläsion induzierte Schmerzsymptomatik, die in Chronifizierung münden kann.

- Vor jeder sportlichen Betätigung sollte zunächst aufgewärmt werden, denn es dient der Verletzungsprophylaxe durch:
  Steigerung der Durchblutung und des Stoffwechsels der Muskulatur
  Erhöhung der Beweglichkeit durch Muskelverlängerung
  Erhöhung der Gelenkmobilität
  Verringerung des mechanischen Widerstands der Muskulatur gegen die Bewegung

Mit Hilfe eines intensiven **Stretchings** kann gezielt und wiederholt eine Dehnung der Muskelpartien erfolgen, die besonders beansprucht werden. Muskeln und Sehnen reagieren bei gleichmäßig ablaufenden stereotypen Bewegungen mit einer Verdickung und Verkürzung. Nach einer einmaligen Kraftanstrengung verkürzt sich ein Muskel z. B. schon um 13%. Durch diese Verdickung verändert der Muskel nicht nur seinen Lage, vielmehr ist er dann nicht mehr in der Lage, bei Bedarf seine ursprüngliche Länge unter einem Bewegungsablauf einzunehmen; es resultiert eine Zerrung oder ein Muskelriß. Ähnlich reagieren Sehnen, die durch Sehnenscheiden, Bänder und Knochenrinnen räumlich begrenzt werden. Durch einen Volumenzunahme kommt es zum verminderten Gleiten bis hin zur totalen Bewegungsblockade. Auch hier kann es bei Überbeanspruchung zu einer Zerrung, einem Riß bzw. einer Sehnenscheidenentzündung kommen.

Gefährdet sind naturgemäß alle die Sportler, bei denen Kraft und Leistung von einer isolierten Muskel-Sehnen-Gruppe gefordert wird. Hierzu gehören alle Leistungssportler, bei denen der gleiche Bewegungsablauf über mehrere Tage ausgeführt wird, und die Sportler, die aufgrund ihrer sonstigen beruflichen Tätigkeit eine eher sitzende und körperlich inaktive Arbeit ausüben. Mit Hilfe des Intensivstrechings soll einer Muskel und/oder Sehnenverkürzung vorgebeugt werden.

Vorteil der Dehnübungen besteht darin, daß sie:
leicht zu erlernen
nicht schweißtreibend
an jedem Ort und in jeder Kleidung durchführbar sind.

Die Übungen sind dabei so auszuführen, daß
1. ein gleichmäßiges Dehnen bis zum Widerstand durchgeführt
2. ca. 15 s in dieser Position verharrt
3. kurz nachgedehnt
4. ein langsames Entspannen angeschlossen
5. eine Pause von 15 s eingelegt
6. jede Übung mindestens zweimal wiederholt wird.

- Bei den Dehnübungen darf nicht bis zum Schmerzpunkt gedehnt oder auf der Stelle nachgefedert werden!

Sofortbehandlung bei akuter Sportverletzung

Trotz bester Vorbereitung ist ein Verletzungsrestrisiko nicht auszuschließen. Wenn es doch einmal passiert so gilt die grundsätzliche Regel:

- Jede Sportverletzung bedarf der Sofortbehandlung, möglichst durch den Arzt. Dies gilt besonders bei Gelenkverletzungen.

Auf jeden Fall sollte, selbst bei geringfügigen Verletzungen, die sportliche Betätigung sofort abgebrochen werden, denn verschleppte Beschwerden können zu einer Dauerschädigung des Bewegungsapparates führen. Bei akuten Sportverletzungen kann, ehe der Arzt eingreift, auch vom Laien sofort geholfen werden, damit der Nachfolgeschaden so gering wie möglich gehalten wird. Im späteren Stadium steht, vom schmerztherapeutische Standpunkt her, eine Therapie der durch die Läsion bedingten Schmerzsymptomatik im Vordergrund, bevor sie chronischen Charakter angenommen und sich von der eigentlichen Ursache abgekoppelt hat.

Stadium der primären Hyperalgesie nach Trauma

Im Sport treten vorwiegend Muskelprellungen, Muskel- und Sehnenzerrungen und Distorsionen (Umknickverletzungen) auf.

Aufgrund des Traumas kommt es hierbei zur Ausbildung eines **lokalen Ödems** (Abb. 5.2), das nach anfänglicher Va-

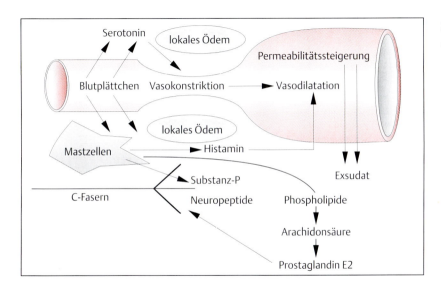

Abb. 5.2 Auswirkungen eines Traumas und daraus resultierende vasoaktive Reaktionen.

sokonstriktion von einer reflektorischen Vasodilatation gefolgt wird. Die dabei befallenen Gefäße (Arteriolen, Kapillaren, Venolen, Lymphgefäße) erweitern sich, und aus den ehemals dicht abschließenden Endothelzellen tritt Serum in das perivaskuläre Gewebe aus. Die ödematöse Flüssigkeit ist zuerst ein Transsudat, das primär aus Wasser und Elektrolyten besteht. Indem jedoch die Permeabilität zunimmt, entsteht aus dem Transsudat ein Exsudat mit Zellen und Proteinen. Das Exsudat hat einen höheren osmotischen Druck als die intravaskuläre Flüssigkeit, so daß das Ödem an Größe weiter zunimmt. Einhergehend mit dem Exsudat werden auch Blutplättchen in das perivaskuläre Gewebe abgeben, die Serotonin freisetzen. Serotonin induziert eine Vasokonstriktion sowie eine über die Mastzellen vermittelte Freisetzung von Histamin (Abb. 5.2). Die lokale Vasokonstriktion mit einer einhergehenden pH-Verschiebung, der Freisetzung von Elektrolyten, Serotonin und Histamin sowie der Bildung von Kininen und Neuropeptiden führen gemeinsam zu einer Empfindlichkeitsverringerung lokaler Nozizeptoren von Aδ- und C-Fasern. Das Gebiet zeigt eine primäre **Hyperalgesie**, auf die sich nach Freisetzung von Substanz P aus den Nervenendigungen der sowohl sensorisch wie neurosekretorisch wirkenden C-Fasern, (8) im umliegenden Gewebe eine sekundäre Hyperalgesie aufgepfropft (10).

Akuttherapie bei lokalen sportbedingten Traumen

- Die Akuttherapie lokaler sportbedingter Traumen besteht aus den „zwei Ks" = **K**ryotherapie und **K**ompression (Druckverband).

Die **Wirkung einer Kryotherapie** ist wie folgt zu erklären:
- Verminderung von Schmerzen bei Kontrakturen und muskuläre Verspannungen
- Linderung der reflektorischen Muskelspastik
- Temperatursenkung im Bereich des Traumas
- Behandlung frischer Blutungen durch schockartige Vasokonstriktion
- Hemmung lokaler Entzündungsvorgänge

Die Kryotherapie wird heutzutage vor allem im Sport angewandt. Die Kältebehandlung hat jedoch nur dann einen Effekt, wenn sie in geringem zeitlichem Abstand zum Unfallereignis eingesetzt wird. Eine nach dem Unfall sofort angelegte Kältepackung verhindert nicht nur die Ausbreitung des Hämatoms, sondern auch die folgende Gewebeschwellung.

So ist ihr Einsatz speziell bei Prellungen, Luxationen, und Frakturen angezeigt und allen anderen physikalisch-therapeutischen Maßnahmen überlegen. Der Patient sollte jedoch wegen eines sich entwickelnden Kältetiefenschmerzes bzw. eines Taubheitsgefühls der Haut unter ständiger Beobachtung bleiben.

Für die schmerzlindernde Wirkung der Kryotherapie werden drei **Effekte** diskutiert:
- Rezeptoradaptation (11)
- Gegenirritation (4)
- Verminderung der Nervenleitgeschwindigkeit (9)

So führt lokale Kälte aufgrund der Abkühlung von darunter liegenden Gewebeschichten zu einer Vasokonstriktion, es kommt in der Folge zu einer Verminderung der Blutung aus kleinsten zerrissenen Gefäßen.

Gleichzeitig führt Kryotherapie zu einem verminderten Gewebemetabolismus und einer damit einhergehenden verringerten Bildung algogener Stoffe (lokale H+- und K+- Ionen, Bradykinin, Histamin, Azetylcholin, Prostaglandin E). Ein sekundäre reflektorische Hyperalgesie wird vermieden. Denn wird die Gewebetemperatur nur um einen Grad gesenkt, so nimmt der Wirkgrad der Entzündungsenzyme schon um die Hälfte ab.

Und schließlich führt Kryotherapie zu einer Gefäßkonstriktion. Die durch das Trauma ausgelösten mikrovaskulären Blutungen kommen zum Stehen, und die lokale Freisetzung von Histamin wird verringert. Anderseits wird auch der mit dem Trauma einhergehenden Muskelspasmus herabgesetzt, indem die Sensitivität der Muskelspindeln abnimmt, und die Erregungsschwelle der die Nozizeption leitender Nervenfasern erhöht . Eine Kompression schließlich verhindert durch äußeren Druck eine Blutung in das Gewebe.

- Nach dem Unfallereignis ist PECH das Behandlungsschema:
  P = Pause; der Verletzte darf nicht noch minutenlang umherhumpeln
  E = Eis
  C = Kompression
  H = Hochlagern der befallenen Extremität

Nach 20–30 min wird die Kältekompression gelöst, die Zirkulation geprüft und eine erneute Kältekompresse bis zu einer Stunde angelegt. 3 h lang wird abwechselnd gekühlt und komprimiert, anschließend erfolgt die lokale medikamentöse Therapie mit **Dimethylsulfoxid** (DMSO-)Sportgel, das drei- bis viermal täglich dünn aufgetragen wird (Abb. 5.3). Durch die perkutane Applikationsform wird ein ausreichender Wirkstoffspiegel im geschädigten Gewebe erreicht. DMSO hat hierbei die Funktion eines Sauerstoffradikalfängers, ein Funktionsprinzip, das sich von dem der klassischen nichtsteroidalen Antirheumatika unterscheidet (Abb. 5.3).

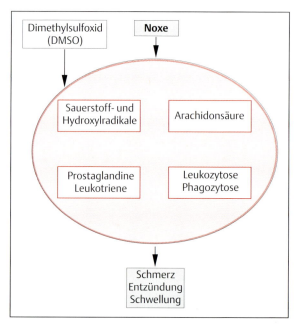

Abb. 5.3 Circulus vitiosus einer traumatisch bedingten Entzündungsreaktion und deren Behandlung mit Dimethylsulfoxid.

Auch eine Lokaltherapie mit Hepathrombin-Gel 50 000 zur transdermalen Anwendung, dreimal täglich aufgetragen, führt zu einer Beschleunigung der Heilung. Neben der lokalen Behandlung ist Azetylsalizylsäure oder ein Medikament auf Enzymbasis (z. B. Wobenzym) bzw. ein pflanzliches Enzymgemisch (Bromelain POS) auf der Basis unreifer Ananas aufgrund der darin enthaltenen proteolytischen Enzyme zur unterstützenden Therapie von Vorteil.

Als **Vorsichtsmaßnahmen** und Kontraindikationen für einen Kryotherapie gelten jedoch:

Während einer Kältebehandlung ist grundsätzlich die Reaktion des Patienten zu überwachen. Bei der großflächigen Kältebehandlung sollten die nicht mit Kälte behandelten Zonen mit Wärme (Warmluft, Heizstrahler etc.) versorgt werden, um eine normale Körperkerntemperatur aufrecht zu halten und um ein Kälteschlottern zu vermeiden.

- Als Kontraindikationen für eine Kryotherapie gelten folgende pathologische Zustände:
  Karzinomverdacht
  Sichelzellanämie
  Herzerkrankung (Applikation auf li. Arm und Thorax mit Gefahr eines reflektorischen Koronarspasmus)
  schwere Sensibilitätsstörungen
  lokale trophische Störungen
  schon bestehende Unterkühlung
  Kältehypersensibilität mit
    - Kryoglobulinämie
    - Kältehämagglutination
    - Kältehämolyse
    - Urtikaria

Im Rahmen der Kompression sind besonders die **funktionellen Verbände** (Taping) zu erwähnen, die nicht nur im Rahmen der Therapie, sondern im Rahmen der Rehabilitation eine möglichst schnelle Aufnahme des Trainings nach der Verletzung erlauben, damit der Konditionsaufbau optimiert und der Verlust technischen Könnens so gering wie möglich gehalten wird. Diese physiologische Verbandtechnik orientiert sich an der funktionellen Anatomie und wird in erster Linie mit klebenden Binden ausgeführt, so daß ein Gleichgewicht zwischen Stabilität und Mobilität geschaffen wird (13). Der funktionelle Verband unterscheidet sich von anderen Versorgungsmethoden, indem die gezielte Ruhigstellung sich nur auf die verletzte Struktur beschränkt, alle anderen Funktionen bleiben soweit wie möglich erhalten. Je schneller mit dieser Therapie begonnen wird desto kürzer ist die Zeit der Bewegungseinschränkung.

Schmerztherapie bei lokalen stumpfen Traumen

Nichtsteroidale Antiphlogistika

Da die Schmerzentstehung nach Sportverletzung primär peripheren Ursprungs ist, sind in solchen Fällen auch Analgetika indiziert, die ihren Wirkort vorwiegend in der Peripherie haben, dem Ort der Schmerzentstehung. Zentral angreifende Analgetika hingegen beeinflussen vor allem die Weiterleitung und Verarbeitung nozizeptiver Informationen im ZNS. Zwar ist diese Einteilung der „peripheren Analgetika" in der Praxis weit verbreitet. Sie entspricht aber nur bedingt den Fakten. Den tierexperimentelle Daten haben nachweisen können, daß „nur" peripher wirkende Analgetika (Paracetamol, Metamizol, Lysinazetalsalizylat) auch eine eindeutig zentrale analgetische Wirkung ausüben (2, 7), die sich nicht durch den Opioidantagonisten Naloxon umkehren ließ. Obgleich der genaue Wirkmechanismus in der Peripherie noch nicht eindeutig geklärt ist (so wird u. a. auch ein Eingriff in biochemische Prozesse am Ort der Entzündung diskutiert, Tab. 5.7), hemmt diese Gruppe der Analgetika das zur Synthese von Entzündungsmediatoren, den Prostaglandinen, notwendige Enzym Zyklooxygenase (Abb. 5.4).

Tabelle 5.7 Wirkungsmechanismen der nichtsteroidalen Antiphlogistika (nach Miehle 1985)

- Hemmung der Prostaglandinsynthese
- Stabilisierung der lysosomalen Membran
- Hemmung der
  - Zellproliferation
  - Zellmigration an den Entzündungsort
  - Lymphozytentransformation
  - Kollagenase, Hyaluronidase
  - Aktivität lysosomaler Enzyme
- Neutralisation von Sauerstoffradikalen
- Beeinflussung der DNA-Synthese und -Reparatur

Die durch eine Prostaglandinsynthesehemmung ausgelöste analgetische, antiphlogistische und antipyretische Wirkung der nichtsteroidalen Antiphlogistika (NSAID) macht aber auch verständlich, warum einer Langzeitgabe nur mit Vorbehalt zugestimmt werden sollte.

- Die Langzeit-Prostaglandinsynthesehemmung führt vor allem gastrointestinal nicht nur zu Ulzerationen mit Blutungen, sondern auch renal zu einer Mangeldurchblutung des Nephrons.

Manual- und Thermotherapie bei sportbedingten Traumen

Indikation für eine Manualtherapie ist die akute Blockierungen von Segmenten der Wirbelsäule. Hierbei erfolgt unter Beachtung der Kontraindikationen eine gezielte und schonende Behandlung. Neben der Manualtherapie ist auch der Einsatz von transkutaner elektrischer Nervenstimulation (TENS), Hoch- und/oder Mittelfrequenzströmen angezeigt. Des weiteren kann diese Sonderform der sportbedingten Verletzung zusätzlich mit der Thermotherapie als warmem Wickel, besser als trockene Wärme, angegangen werden.

Eine weitere Indikation ist der **Muskelkater**, der Folge speziell von Abbremsbewegungen untrainierter Muskelpartien ist und oft mit Wasser- und Mineralmangel einhergeht (Verlust von Flüssigkeit durch Schwitzen). Charakteristisch sind die erst nach 24 h auftretende Schmerzen. Mikroskopisch liegen kleinsten Fasereinrisse vor, wobei sich innerhalb von 24 h die geschädigten Gewebezellen auflösen und ihre Abfallprodukte die außerhalb der Muskelfaser liegenden Nozizeptoren erregen. Im Gegensatz zu allen anderen Verletzungen soll und kann hier mit Warmwasserbehandlung (Vollbad, Dusche) eine Besserung erreicht werden.

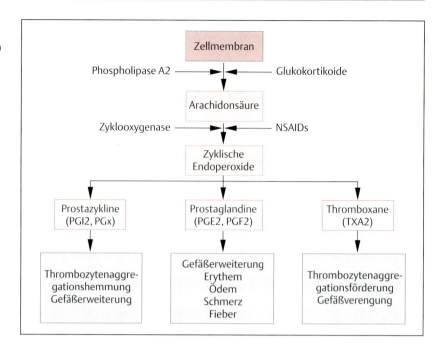

Abb. 5.4 Einfluß von nichtsteroidalen Antiphlogistika (NSAID) und Glukokortikoiden auf die bei einem Trauma aktivierte Prostaglandinsynthese.

- Massagen sind bei Muskelkater kontraindiziert, da sie die Symptomatik nur verschlimmern.

Ähnliches gilt für die **Muskelsehnenzerrung**, wo ursächlich durch plötzliche Überlastung oder direkte Gewalteinwirkung, mikroskopisch feine Verletzungen der Muskelfasern entstehen. Als Folge kommt es zu einem Bluterguß mit Schwellung und stechendem Schmerz im befallenen Bereich.

Eine Ausnahme der Akuttherapie, bei der gegen den Schmerz angegangen werden sollte, also anfangs nicht ruhig gestellt wird, ist das **Muskelhämatom**, nach Muskelprellung, wo durch eine direkte Gewalteinwirkung auf große Muskelpartien sofort scharf-schneidende Schmerzen einsetzen, die mit der Bildung eines Blutergusses und Schwellung verbunden sind. Der Bluterguß muß nicht immer sichtbar sein.

- Bei der **Muskelprellung** mit scharf-schneidenden Schmerzen wird nach dem Schlagwort EKG (= **E**is, **K**ompression, **G**ymnastik) therapiert, damit sich die unter der Muskelfaszie entwickelten Blutungen schneller verteilen und abbauen.

Nach Abschluß der Akuttherapie steht die Kryotherapie mit abschließender Ruhigstellung der verletzten Stelle und funktionellen Verbänden im Vordergrund. Anschließend folgen funktionelle Übungsbehandlungen mit langsamer Steigerung der Kraftanwendung. Massagen sind im späten Stadium zu empfehlen, um die Muskulatur wieder geschmeidig und dehnbar zu machen.

Analgetische Nervenblockaden

Inwieweit sportliche Betätigung in allgemeinen und einige Sportarten im besonderen durch Überbelastung der Gelenke und durch Traumen als Wegbereiter für einen frühzeitigen Gelenkverschleiß anzusehen sind, hängt zum einen von der Sportart und zum anderen von dem persönlichen Einsatz ab. So gehen z. B. 70 % aller Sportverletzungen auf das Konto von Fußball und Skifahren. Die Beispiele belegen, daß ein Mißverhältnis zwischen Beanspruchung und Beschaffenheit eines Gelenkes, einer Sehne oder eines Muskels zu einer entzündlichen Reizung und daraus resultierender Schädigung, vor allem beim Leistungs- und Wettkampfsportler führt.

Obgleich die nach einer Sportverletzung auftretenden Schmerzen Warncharakter haben, das Gelenk oder das Stützgewebe nicht weiter zu belasten, so kann doch eine analgetische Nervenblockade schon im Frühzustand therapeutischen Charakter haben, indem eine Unterbrechung nozizeptiver Afferenzen nicht nur eine Chronifizierung verhindert, sondern der schon einsetzende Heilprozeß nicht durch reflektorische Muskelverspannungen oder eine Schonhaltung behindert wird und die Therapie in Form von leichten Massagen unterstützt werden kann. Letztlich ist es im Rahmen der Rehabilitation für den Sportler auch angenehmer, Muskeln und Gelenke schmerzfrei zu bewegen.

Grundsätzlich hängt die Entscheidung, ob die **Therapie** einer Sportverletzung **konservativ** oder **operativ** erfolgen soll, vom Verletzungsgrad, eventuellen Vorschäden, dem Allgemeinzustand, dem Alter und den individuellen Gegebenheiten (Leitungssportler, Breitensportler) ab. Bagatelltraumen wie Prellungen oder Distorsionen machen in aller Regel keine Probleme. So ist auch die Rationale für den Einsatz einer analgetischen Nervenblockade bei akuten Schmerzen im Rahmen einer Sportverletzung, die lokale Schmerzunterbrechung und die Unterbrechung einer damit einhergehenden reflektorische Muskelverspannung. In Kombination mit dem Lokalanästhetikum sollte zur Unterbrechung der lokalen Entzündungsreaktionen (s. o.) immer ein antiphlogistisch wirkendes Phytopharmakon verabreicht werden.

Schultergelenk und **periartikuläre Strukturen** sind durch Sportarten wie Handball, Volleyball, Tennis, Golfen,

Schwimmen, Gewichtheben und Turnen besonders gefährdet. Insbesondere Fußball hinterläßt, neben Läsionen an den unteren Extremitäten, hier dauerhafte Spuren. Ellbogenverletzungen dagegen treten hauptsächlich bei Kindern und Jugendlichen beim Skateboard und Rollschuhfahren auf. Der häufigste sportbedingte Schaden bei Kindern, der dann auch einer operativen Korrektur bedarf, ist jedoch die suprakondyläre Humerusfraktur.

Bei jugendlichen Sportlern um das 30. Lebensjahr werden häufig sportbedingte Schmerzen in der **Schulter** durch Instabilität mit Überbelastungsschäden an den Muskelsehnen und ihren Ansätzen (**Insertionstendopathien**) angegeben, wobei dann nicht selten die Entzündung auch noch auf einen angrenzenden Schleimbeutel übergreift. So führt ständige Irritation zu degenerativen Schäden und Mikrorupturen, aus denen sich chronische Entzündungen sowie sekundäre Kalkablagerungen aufgrund größerer Sehnennekrosen aufpfropfen.

Akut helfen in solchen Fällen von **Überlastungssyndromen** und den daraus entstehenden entzündlichen Affektionen an Ellenbogen und Oberarm und den unteren Extremitäten analgetische Nervenblockaden mit oder ohne Kombination von Antiphlogistika. Vereinzelt kann im akuten Zustand auch die Zugabe von einem Kortikoid hilfreich sein. Eine langfristige Applikation ist jedoch wegen der damit verbundenen Sehnendegeneration abzulehnen.

Bei den im folgenden erwähnten charakteristischen sportbedingten Verletzungen kann eine therapeutische Lokalanästhesie indiziert sein.

Obere Extremität

Tennisellenbogen (Epicondylitis humeri radialis sive forme epicondylienne)

Pathologie und Klinik. Ursächlich liegt diesen Schmerzen eine Überbeanspruchung der Sehnen und Muskelvorsprünge am radialen Epicondylus humeri zugrunde (Abb. 5.**5**). Die klinischen Symptome sind charakterisiert durch Schmerzen im Bereich des Epicondylus radialis nach sportlicher Betätigung, oft mit Schwellung und Überwärmung, ohne oder mit nur wenig Ruheschmerz, ohne Sensibilitätsstörung, ohne Muskelatrophie, aber oft mit Muskelhärten.

Histologisch ist eine degenerative Veränderung der Muskel- und Sehnenursprünge mit Verfettung und Aufsplitterung der Sehnenfasern nachweisbar.

Differentialdiagnostisch ist die Abgrenzung zur artikulären Form des Supinatorlogensyndroms (Radialistunnelsyndrom), zum Thoracic-Outlet-Syndrom, zum radikulären und pseudoradikulären Syndrom bei zervikalen Wirbelsäulenstörungen vorzunehmen, die jedoch oft mit sensiblen Störungen vergesellschaftet sind.

Bei der **Untersuchung** ist ein verstärkter Schmerz über dem Epicondylus lateralis bei Extension des Handgelenkes gegen Widerstand mit Kraftminderung im Seitenvergleich nachweisbar. Es besteht ein Druckschmerz am lateralen Epikondylus sowie am Ursprung der Sehnenplatte des M. extensor carpi radialis. Des weiteren weist der laterale Epikondylus eine schmerzhafte passive Dehnung der Handgelenkstrecker (Palmarflexion der Hand) auf.

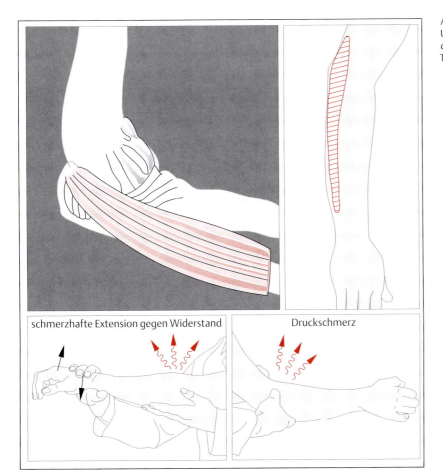

Abb. 5.**5** Pathologie, Klinik und Untersuchungsbefund bei der Epicondylitis humeri radialis, dem Tennisellenbogen.

Abb. 5.6 Therapeutische Nervenblockaden beim Tennisellenbogen (Epicondylitis humeri radialis).

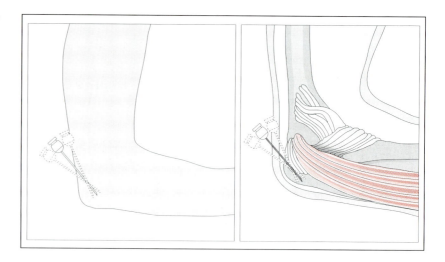

Die **Schmerzbehandlung** besteht in lokalen Infiltrationen mit einem Lokalanästhetikum, kombiniert mit einem Antiphlogistikum. Die Infiltration mit einer dünnen Kanüle erfolgt fächerförmig im Bereich des Sehnenursprungs des M. extensor carpi radialis brevis, ggf. auch longus (Abb. 5.6). Die Infiltration sollte, falls erforderlich, zweimal wöchentlich wiederholt werden. Dem schließen sich lokale Eisanwendungen und Ultraschall, Querfriktionsmassagen und krankengymnastische Übungsbehandlungen, insbesondere eine Aufdehnung der Extensorengruppen, an.

Golferellenbogen (Epicondylitis humeri ulnaris)

Pathologie und Klinik. Ursprünglich liegt dem Golferellenbogen eine Überbeanspruchung der Sehnen- und Muskelursprünge am ulnaren Epicondylus humeri zugrunde (Abb. 5.7). Die klinischen Symptome weisen auf Schmerzen im Bereich des Epicondylus ulnaris nach beruflicher oder sportlicher Betätigung hin, die oft durch Schwellung und Überwärmung bei geringem bis fehlendem Ruheschmerz, keinen Sensibilitätsausfällen, keiner Muskelatrophie, je-

Abb. 5.7 Pathologie, Klinik und Untersuchung beim Golferellenbogen, der Epicondylitis humeri ulnaris.

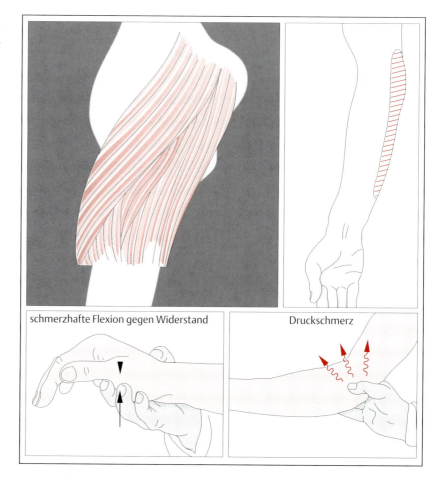

doch mit ausgesprochener Muskelhärte charakterisiert sind.

Histologisch findet sich eine degenerative Veränderung der Muskel und Sehnenursprünge mit Verfettung und Aufsplitterung der Sehnenfasern.

Differentialdiagnostisch sind das Thoracic-Outlet-Syndrom, ein Sulcus-ulnaris-Syndrom, ein radikuläres oder pseudoradikuläres Syndrom bei Halswirbelsäulenveränderungen in Betracht zu ziehen, wobei jedoch oft sensible Störungen in den Vordergrund stehen.

Bei der **Untersuchung** (Abb. 5.7) ist die schmerzhafte Volarflexion der Hand gegen Widerstand am Epicondylus humeri ulnaris, ein lokaler Druckschmerz am medialen Epicondylus humeri und am Ursprung des M. pronator teres, der Hand- sowie der Fingerbeuger nachweisbar. Es besteht außerdem eine schmerzhafte passive Dorsalflexion der Hand am ulnaren Epicondylus (passive Dehnung der Handgelenkbeuger).

Schmerztherapeutisch erfolgt eine Infiltration eines Lokalanästhetikums mit oder ohne Zusatz eines Antiphlogistikums im Bereich des Sehnenursprungs des M. pronator teres sowie der Hand- und der Fingerbeuger (Abb. 5.8). Auch hier ist die Infiltration zweimal wöchentlich zu wiederholen.

Tendopathie der langen Bizepssehne (Tennisarm)

Pathologie und Klinik. Hierbei liegt die Läsion im Bereich des Sulcus bicipitalis und tritt nach Mikrotraumen und Überanstrengung auf, insbesondere beim Tragen von Gewichten und Bewegungen des Unterarms gegen einen Widerstand mit Flexion des Ellenbogens (Abb. 5.9). Die Schmerzen sind besonders an der Vorderseite der Schulter bzw. des Oberarms lokalisiert, der röntgenologische Befund ist negativ, und es besteht eine normale passive Beweglichkeit.

Bei der **Untersuchung** ist ein Druckschmerz im Bereich des Sulcus bicipitalis auslösbar (Di-Palma-Zeichen), es bestehen eine schmerzhafte Flexion des Ellenbogens gegen Widerstand und eine schmerzhafte Supination des Unterarms gegen Widerstand bei gleichzeitiger 90°-Beugestellung des Unterarms (Yegarson-Zeichen).

Schmerztherapeutisch erfolgt hier die fächerförmige Applikation von Lokalanästhetika mit einer dünnen, langen Nadel entlang des Sulcus intertubercularis mit oder ohne Zusatz eines Antiphlogistikums (Abb. 5.10).

Insertionstendopathie des M. infraspinatus

Pathologie und Klinik. Verursacht durch Mikrotraumen und kleineren Rupturen, tritt der Schmerz bei Außenrotation und Abduktion des Armes mit Ausstrahlung in das Dermatom C5 auf (Abb. 5.11). Es besteht gewöhnlich kein Ruheschmerz, und röntgenologisch können mitunter Kalkablagerungen nachgewiesen werden.

Bei der **Untersuchung** ist der Schmerz besonders bei Außenrotation des Armes gegen Widerstand vorhanden, es besteht ein Schmerzbogen bei passiver Abduktion des Armes bis ca. 120° (Einengung der Sehne zwischen dem Akromion und dem Humerus), der Schmerz ist bei Abduktion des Armes gegen Widerstand auslösbar, und die Schmerzlokalisation liegt in Höhe des Muskelansatzes am Tuberculum majus humeri.

Auch hier erfolgt die **Schmerztherapie** mit einem Lokalanästhetikum, eventuell unter Beigabe eines Antiphlogistikums, das fächerförmig auf den tendoperiostalen Ansatz injiziert wird (Abb. 5.12). Gelegentlich gestaltet sich das Auffinden des Ansatzes des M. infraspinatus, der hinter dem M. supraspinatus liegt, schwierig. Eine Wiederholung der Applikation zweimal pro Woche ist empfehlenswert.

Insertionstendopathie des M. supraspinatus

Pathologie und Klinik. Verursacht durch Mikrotraumen oder kleinen Rupturen, imponiert diese Tendopathie durch Schmerzen bei Abduktion des Armes, die bis in das Dermatom C5 ausstrahlen (Abb. 5.13). Es besteht gewöhnlich kein Ruheschmerz, und röntgenologisch sind mitunter Kalkablagerungen nachweisbar.

Bei der **Untersuchung** imponiert der Schmerzbogen bei passiver Abduktion des Armes bis zu ca. 120° (durch Einengung der Sehne zwischen Akromion und Humerus), der Schmerz ist bei Abduktion gegen einen Widerstand auslösbar, und der Hauptpunkt des Schmerzes liegt auf der Höhe des Muskelansatzes am Tuberculum majus humeri.

Die **Schmerztherapie** mit Lokalanästhetika, eventuell unter Beigabe eines Antiphlogistikums, erfolgt nach Auffinden am Rand des Akromions fächerförmig auf den tendoperiostalen Ansatz (Abb. 5.14). Auch hier ist die Wiederholung der Applikation zweimal pro Woche empfehlenswert.

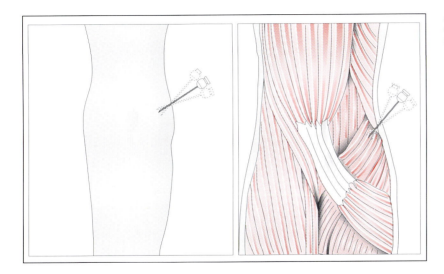

Abb. 5.8 Behandlung des Golferellenbogens (Epicondylitis humeri ulnaris) durch therapeutische Applikation von Lokalanästhetika.

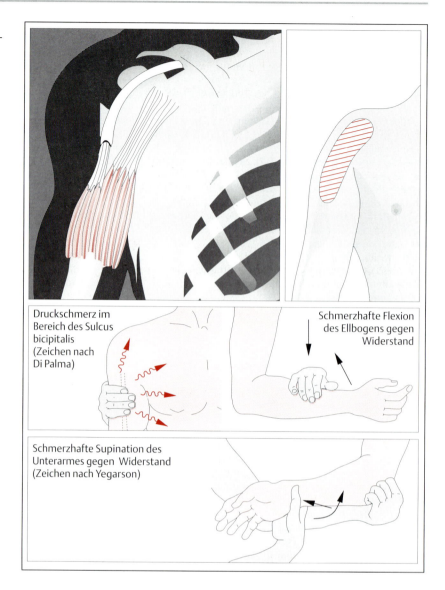

Abb. 5.**9** Pathologie, Klinik und Untersuchungsbefund bei der Tendopathie der langen Bizepssehne (Tennisarm).

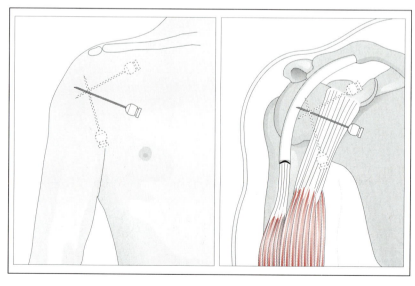

Abb. 5.**10** Vorgehen bei der therapeutischen Applikation von Lokalanästhetika beim sog. Tennisarm.

Schmerz im Sport **423**

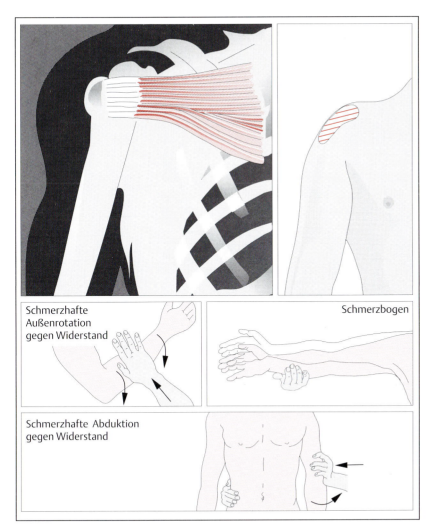

Abb. 5.**11** Pathologie, Klinik und Untersuchungsbefund bei der Insertionstendopathie des M. infraspinatus.

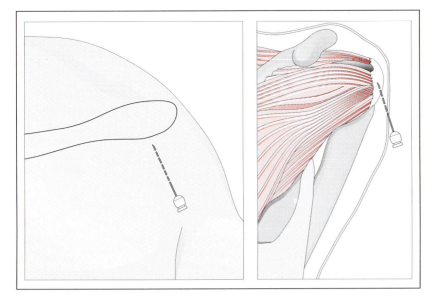

Abb. 5.**12** Therapeutische Applikation von Lokalanästhetika bei der Insertionstendopathie des M. infraspinatus.

Abb. 5.**13** Pathologie, Klinik und Untersuchungsbefund bei der Insertionstendopathie des M. supraspinatus (Supraspinatus-Syndrom).

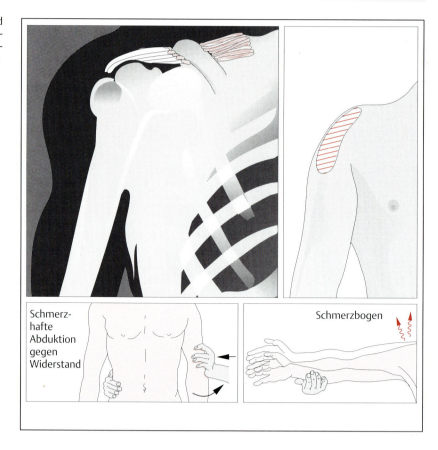

Syndrom der Frozen Shoulder (Capsulitis adhaesiva)

Pathologie und Klinik. Verursacht durch längere Immobilisation oder Mikrotraumen, ist der chronische Verlauf charakteristisch. Es imponiert der ausstrahlende Schulterschmerz, der bis in den Arm, in die Achselhöhle oder auch in den M. trapezius ausstrahlen kann (Abb. 5.**15**). Alle Bewegungen sind schmerzhaft eingeschränkt, in schweren Fällen ist der Schmerz auch bei Ruhigstellung vorhanden. Die **Untersuchung** ist durch eine schmerzhafte aktive Bewegung charakterisiert, wobei die passiven Bewegungen in folgender Reihenfolge eingeschränkt sind: Außenrotation, Abduktion, Innenrotation (sog. Kapselmuster). Es besteht weiterhin ein typisches Anschlagphänomen, indem der Arm bei passiver Bewegung gegen einen „Widerstand" anschlägt. Röntgenologisch ist der Befund negativ.

Die **Schmerztherapie** mit einem Lokalanästhetikum ist schon im Frühstadium indiziert, eventuell unter Beigabe eines Antiphlogistikums. Nach Auffinden des hinteren Randes des Akromions wird das Lokalanästhetikum in Rich-

Abb. 5.**14** Therapeutische Applikation von Lokalanästhetika bei der Insertionstendopathie des M. supraspinatus.

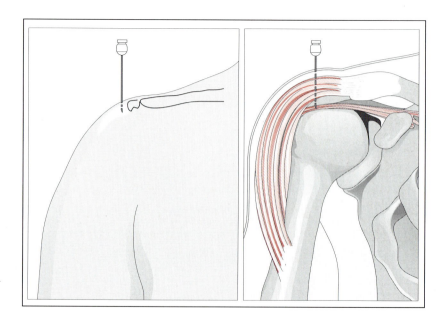

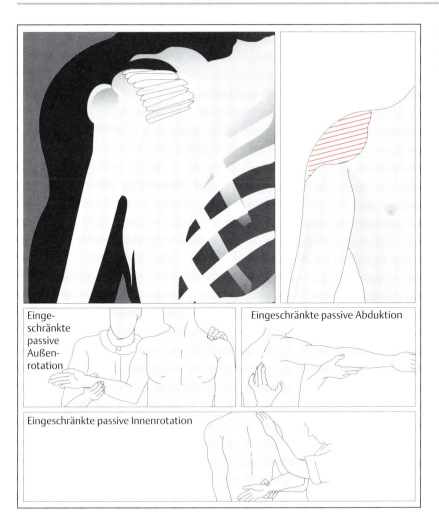

Abb. 5.**15** Pathologie, Klinik und Untersuchungsbefund beim Frozen-Shoulder-Syndrom (Capsulitis adhaesiva).

tung Processus coracoideus in die Kapsel injiziert (Abb. 5.**16**). Auch hier ist die Wiederholung der Applikation zweimal pro Woche empfehlenswert. Falls nicht erfolgreich, ist die Mobilisierung der Schulter in Narkose erforderlich.

Tendovaginitis stenosans (de Quervain)

Pathologie und Klinik. Bei dieser Insertionstendopathie ist die Sehne des M. extensor pollicis brevis auf der Höhe des Processus styloideus radii im ersten dorsalen Kompartiment betroffen (Abb. 5.**17**). Ursächlich wird eine Verschleißerscheinung nach Überbeanspruchung diskutiert, und klinisch tritt ein Überbeanspruchungsschmerz der

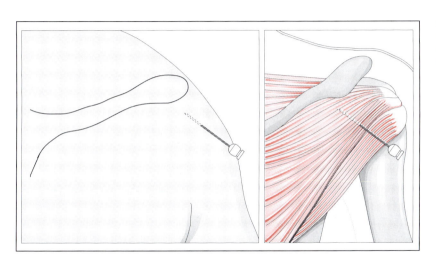

Abb. 5.**16** Therapeutische Applikation von Lokalanästhetika beim Frozen-Shoulder-Syndrom (Capsulitis adhaesiva).

Abb. 5.17 Pathologie, Klinik und Untersuchungsbefund bei der Tendovaginitis stenosans (de Quervain).

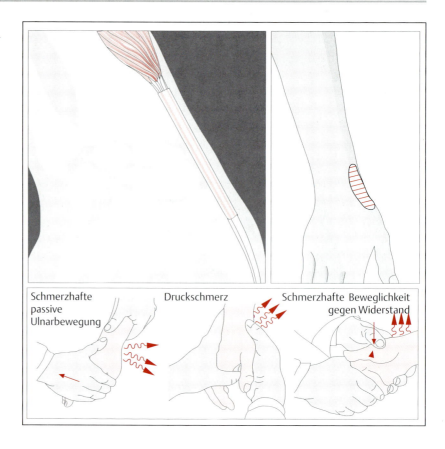

Sehnen in den Vordergrund, ggf. mit lokaler Schwellung, Rötung und Überwärmung.

Differentialdiagnostisch ist die Tendovaginitis stenosans im engeren Sinne von der Peritendonitis crepitans der Sehne des M. abductor pollicis longus, die die Sehnen des M. extensor pollicis brevis und des M. extensor carpi radialis kreuzt, zu trennen. Hier ist charakteristischerweise ein palpables Knarren oder eine Krepitation nachweisbar.

Die **Untersuchung** zeigt eine Druckempfindlichkeit der Sehnenscheide mit Schwellung, Überwärmung und Schmerz bei Beanspruchung der Sehne. Der Test nach Pinkelstein ist hierbei hinweisend: Schmerz im Sehnenfach bei passiver Ulnaradduktion bei adduziertem Daumen. Die Peritendonitis crepitans der Sehne des M. abductor pollicis longus weist dagegen Schmerzen bei aktiver Abduktion des Daumens gegen einen Widerstand, eine schmerzhafte passive Abduktion und lokal tastbares Schneeballknirschen bzw. Krepitation auf.

Schmerztherapeutisch erfolgt die peritendinöse Infiltration eines Lokalanästhetikums, unter Zumischung eines Antiphlogistikums, in den Bereich des maximalen Schmerzpunktes (Abb. 5.18). Die Infiltration ist mehrmals im Abstand von einer halben Woche angezeigt.

Abb. 5.18 Therapeutische Applikation von Lokalanästhetika bei der Tendovaginitis stenosans (de Quervain) und der Peritendonitis crepitans.

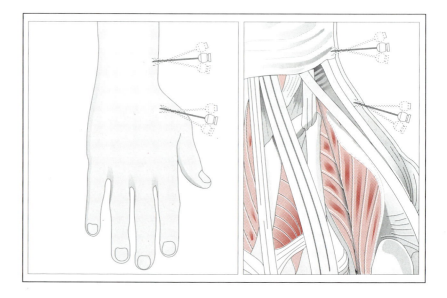

Untere Extremität

Im Bereich der unteren Extremität wird der Gelenkknorpel des Knies beim Sportler auch dann nicht zusätzlichen Belastungen ausgesetzt, wenn z. B. ein Jogger 10 Jahre täglich über 10 km läuft. Die typischen Arthrosen im Knie- und Fußgelenk beim Fußballer sind die Folgen von Mikrotraumen. So weisen randständige Osteophyten dann auch auf mehrfach erlittenen Kapsel-Band-Verletzungen hin, ähnlich wie sie bei Judo- oder Speerwerferellenbogen auftreten können. Während bei den **Knieverletzungen** die Bandrupturen im Vordergrund stehen, die dann auch zunehmend operativ durch Naht der gerissenen Bänder oder durch Bandplastik versorgt werden, wird die Therapie der Außenbandverletzung am **oberen Sprunggelenk** nicht einheitlich beurteilt. Nur bei Riß von zwei oder drei Bändern ist der operative Eingriff unumgänglich. Die **Achillessehnenruptur** dagegen wird nur operativ angegangen.

Eingeklemmter Meniskus

Eine Sonderform des Traumas der unteren Extremität stellt der eingeklemmte Meniskus dar, der sich **klinisch** durch eine akut einsetzende Bewegungssperre des Kniegelenkes meist beim Hochgehen aus der Hocke, mit Schmerzen an der Innenseite des Kniegelenks, vorne (Korbhenkelabriß) oder über dem ganzen Gelenk auszeichnet.

Bei der **Untersuchung** ist ein Druckschmerz meistens über dem medialen, selten über dem lateralen Gelenkspalt auszulösen. Röntgenbild und Laborparameter geben keine weiteren Hinweise.

Als **schmerztherapeutische** Sofortmaßnahme bei meist erheblich degenerativ verändertem Meniskus wird die Kapsel über der medialen Meniskusbasis mit einem Lokalanästhetikum (0,25 oder 0,5 %) infiltriert, zusätzlich werden 10–15 ml intraartikulär verabreicht. Anschließend sollte versucht werden, durch Abduktion, Rotation sowie Extension den abgerissenen Meniskusteil wieder zu reponieren. Bei starkem Erguß ist jedoch das Repositionsmanöver zu unterlassen. Es folgen eine Kryotherapie, ein Kompressionsverband und eventuell eine Gipsschiene mit anschließender Überweisung.

Differentialdiagnostisch kann der freie Gelenkkörper (Gelenkmaus) ebenfalls eine Einklemmung verursachen. Diese ist jedoch immer flüchtiger Natur. Des weiteren ist nach Distorsionen oder Innenbandzerrung nach einigen Tagen eine Strecksperre möglich, die dem eingeklemmten Meniskus ähnelt. Hier ist jedoch bei der Untersuchung ein Schmerzpunkt zwei Querfinger oberhalb des medialen Gelenkspaltes auslösbar. Die Infiltration von einigen Millimetern eines Lokalanästhetikums am Schmerzpunkt behebt diese Schmerzsperre. Im Zweifelsfall ist die Überweisung zur Arthroskopie angezeigt.

Die einfache Läsion des obere Sprunggelenks, bei der das Gelenk nur gering aufklappbar ist, ist ebenfalls eine Domäne der schmerztherapeutischen Applikation von Lokalanästhetika, um die Immobilisation so kurz wie möglich und so lange wie nötig zu halten und um Folgeschäden zu vermeiden.

Verletzungen des medialen Bandapparates am Fuß

Pathologie und Klinik. Es besteht ein plötzlich einschießender Schmerz mit Schwellung, Ekchymose und je nach Verletzungsmechanismus mit Beteiligung unterschiedlicher Bänder (Abb. 5.19):

- Pars tibiocalcanearis des Lig. deltoideum (abrupte Pronation des Fußes)
- Pars profunda (tibiotalaris) des Lig. deltoideum (gewalt-

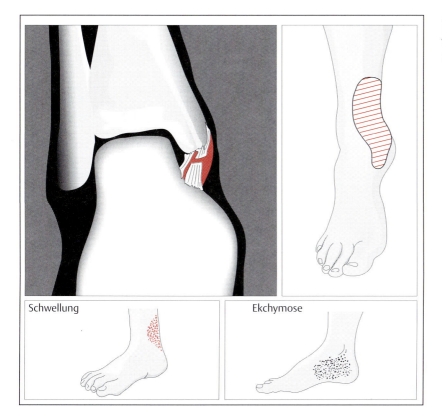

Abb. 5.**19** Pathologie, Klinik und Untersuchungsbefund bei einer Verletzung des medialen Bandapparates am Fuß.

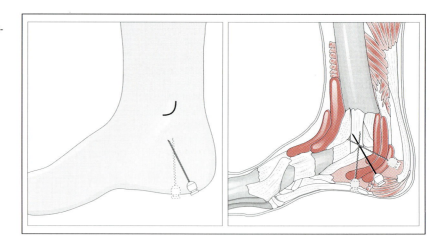

Abb. 5.**20** Therapeutische Applikation von 1–2 ml eines Lokalanästhetikums bei Verletzung des medialen Bandapparates.

same Plantar- bzw. Dorsalflexion des Fußes mit Pronation).

Bei praktisch allen Patienten ist bei der **Untersuchung** eine Schwellung mit lokalem Druckschmerz und eine Ekchymose im prä- und submalleolären Bereich sichtbar, wobei die Intensität auf das Ausmaß der Läsion hinweist.

Die röntgenologische **Funktionsuntersuchung** weist hin auf einen
- normalen Befund bei einer tibiofibularen Syndesmose von < 5 mm
- pathologischen Befund bei einer tibiofibularen Syndesmose von >5 mm.

Schmerztherapeutisch erfolgt nach Identifikation der verletzten Bandstruktur die fächerförmige Infiltration des betroffenen Bereichs mit einem Lokalanästhetikum (Abb. 5.**20**) zweimal wöchentlich über einen Zeitraum von 3 Wochen. Diese Therapie wird durch elastische Binden oder Kompressionsverbänden unterstützt. Nach anfänglicher absoluter Ruhigstellung für 1 Woche erfolgt anschließend langsame Mobilisierung.

Verletzung des lateralen Bandapparates am Fuß

Pathologie und Klinik. Es besteht ein plötzlich einschießender Schmerz mit Schwellung, Ekchymose (gelegentlich) und, je nach Verletzungsmechanismus, Beteiligung unterschiedlicher Bänder (Abb. 5.**21**):
- Lig. talofibulare anterius (gewaltsame Plantarflexion und Supination/Adduktion des Fußes)
- Lig. calcaneofibulare (gewaltsame Supination des Fersenbeins)

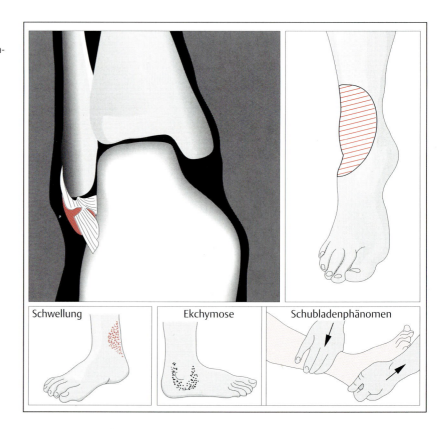

Abb. 5.**21** Pathologie, Klinik und Untersuchungsbefund bei einer Verletzung des lateralen Bandapparates am Fuß.

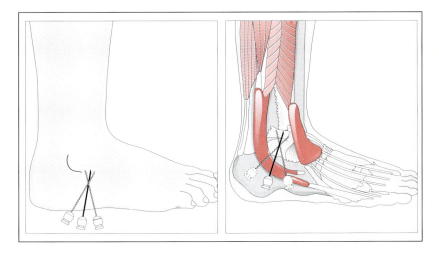

Abb. 5.22 Therapeutische Applikation von 1–2 ml eines Lokalanästhetikums bei Verletzung des lateralen Bandapparates.

– Lig. talofibulare posterius (gewaltsame Dorsalflexion und Supination des Fußes)

Die **Untersuchung** weist bei 100 % der Patienten eine Schwellung mit lokalem Druckschmerz im prämalleolären Bereich auf, eine Ekchymose ist bei 50 % im prä- und submalleolären Bereich sichtbar, wobei die Intensität nicht mit dem Ausmaß der Läsion korrelieren muß. Wichtigstes Zeichen für eine Distorsion schweren Grades mit Verletzung des Lig. talofibulare ist das Schubladenphänomen, wobei das Bein fixiert und die Ferse nach ventral bewegt wird. Die röntgenologische Funktionsuntersuchung weist auf eine laterale Aufklappbarkeit hin, ggf. ist eine Zusatzuntersuchung mit Kontrastmittel (Arthrographie) indiziert. Eine größere klinisch und röntgenologisch nachweisbare Instabilität weist auf ausgeprägte Verletzung des Bandapparates hin. Ergänzend wird röntgenologisch eine gehaltene Schubladenaufnahme mit Seitenvergleich vorgenommen.

Schmerztherapeutisch erfolgt nach Identifikation der verletzten Bandstruktur die fächerförmige Infiltration des betroffenen Bereichs mit einem Lokalanästhetikum zweimal wöchentlich über einen Zeitraum von 3 Wochen (Abb. 5.22). Diese Therapie wird mit elastische Binden oder Kompressionsverbänden kombiniert. Nach anfänglicher absoluter Ruhigstellung für eine Woche erfolgt anschließend langsame Mobilisierung.

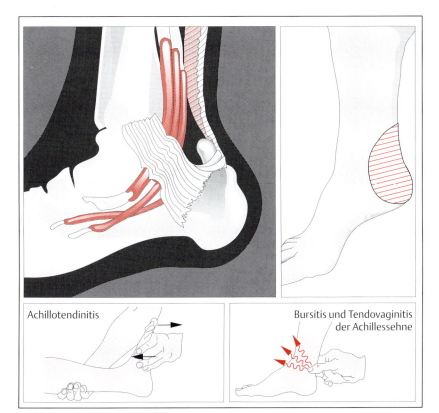

Abb. 5.23 Pathologie, Klinik und Untersuchungsbefund bei einer Achillotendinitis und Achillobursitis.

Abb. 5.**24** Therapeutische Applikation eines Lokalanästhetikums bei Achillotendinitis mit Achillobursitis.

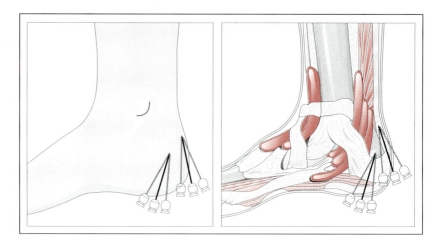

Achillotendinitis mit Achillobursitis

Pathologie und Klinik. Im Zusammenhang mit sportlicher Überlastung kommt es zu einem mechanischen Schmerz über der Achillessehne (Zehenspitzenstand) mit lokaler Druckschmerzhaftigkeit (Abb. 5.**23**). Bei der Bursitis subachillea ist dagegen eine schmerzhafte Verdickung zwischen der Sehne und dem Fersenbein tastbar Bei einem normalen röntgenologischen Befund ist differentialdiagnostisch auch an eine entzündlich rheumatische Erkrankung (Tendovaginitis, seronegativer Spondylarthritis, rheumatoide Arthritis) zu denken.

Im Rahmen der **Untersuchung** ist bei der Achillotendinitis bei Plantarflexion des Fußes gegen Widerstand ein Schmerz im Verlauf der Sehne oder an ihren Ansatz auslösbar. Bei der Bursitis und Tendovaginitis ist Schmerz bei der Palpation ein Beleg für die Beteiligung des Schleimbeutels (Bursa subachillea) oder des Peritendineums.

Schmerztherapeutisch erfolgt nach Palpation der erkrankten Struktur und nach Hautanästhesie die fächerförmige Infiltration mit einem Lokalanästhetikum um die Sehnenscheide herum (Abb. 5.**24**). Die Injektion ist zweimal wöchentlich über einen Zeitraum von 3 Wochen vorzunehmen. Anfänglich ist absolute Ruhigstellung für mindestens 48 h angezeigt.

Abb. 5.**25** Pathologie, Klinik und Untersuchungsbefund bei einer Plantarfasziitis und beim Fersensporn.

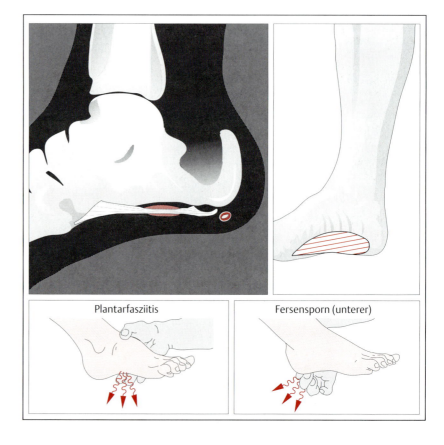

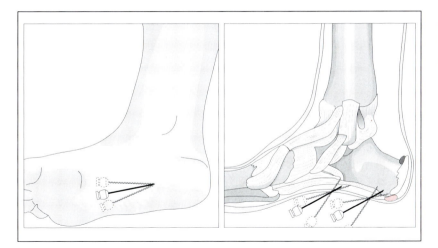

Abb. 5.**26** Therapeutische Applikation eines Lokalanästhetikums (mit Beimischung eines Antiphlogistikums) bei der Plantarfasziitis bzw. dem Fersensporn.

Erkrankungen der Ferse (joggers' injury)

Pathologie und Klinik. Diese bei Joggern häufig anzutreffende Erkrankung der Ferse aufgrund einer Überbelastung imponiert entweder als Plantarfasziitis mit chronischer Entzündung der Plantaraponeurose mit sehr starken mechanischen Schmerzen an der Ferse und der Fußsohle beim Aufstehen und Losgehen oder als Fersensporn. Darunter versteht man eine knöcherne, dornige Ausziehung am Ansatz der Plantaraponeurose, die häufig mit einer Plantarfasziitis assoziiert ist (Abb. 5.**25**).

Bei der **Untersuchung** besteht Druckschmerz vor allem im Bereich des Ursprungs der Plantaraponeurose am medialen Vorderrand des Fersenbeins, während röntgenologisch nur der Fersensporn nachweisbar ist.

Differentialdiagnostisch ist an Rheumaknoten zu denken. Neben der charakteristisch schmerzhaften Verdickung der Ferse sind hierbei jedoch gleichzeitig auch andere, allgemeine Hinweise auf eine rheumatoide Arthritis vorhanden.

Schmerztherapeutisch erfolgt nach Lokalisation der erkrankten Struktur und nach örtlicher Anästhesie im Bereich der Läsion von plantar und von medial mit einer langen, dünnen Kanüle die fächerförmige Infiltration eines Lokalanästhetikums (Abb. 5.**26**). Die Injektion ist zweimal wöchentlich zu wiederholen, wobei jeweils ein Antiphlogistikum beigemischt werden sollte. Bei diesem therapeutischen Vorgehen ist insbesondere auf strenge Asepsis zu achten.

Kernaussagen

Schmerz im Sport aus Sicht des Sportmediziners

– Das Arbeitsgebiet der interdisziplinären Schmerztherapie im Sport sind die chronischen, schmerzbedingten Leistungseinschränkungen bei Sportlern, denen mit herkömmlichen, fachgebundenen Methoden der Sportmedizin, Sporttraumatologie und Orthopädie nicht zufriedenstellend geholfen werden kann. Chronische Schmerzbeschwerden entstehen in der Sportausübung vor allem aufgrund anhaltender Überbelastungen und dadurch entstehender Schäden sowie nach Verletzungen in der Rehabilitationsphase oder auch bei unzureichender Ausheilung. Die häufigste Ursache schmerzhafter Leistungseinschränkungen bei der Sportausübung sind Trainingsfehler und Trainingsmangel.

– Gleichgültig, von welchem Leistungsniveau aus ein Patient sportmedizinisch-schmerztherapeutische Hilfe sucht, es geht immer auch um die Identifizierung vermeidbarer Ursachen für Verletzungen, Schäden und Schmerzen. Dem Sportler muß klar gemacht werden, daß er an der persönlichen Schmerzgrenze aufzuhören und gleichzeitig ein Kompensationstraining zur Wiederherstellung der Homöostase durchzuführen hat. Kompromisse darf es aus ärztlicher Sicht hier nicht geben, insbesondere, wenn es sich um Sportler in der Wachstumsphase handelt. Die Unterdrückung des biologischen sinnvollen Warnsignals Schmerz um jeden Preis kann nicht Aufgabe einer sportmedizinischen Schmerztherapie sein. Kein Hochleistungsathlet will, daß der Schmerztherapeut oder Sportarzt seine Schmerzen völlig ausschaltet. Er braucht die Warnfunktion des Schmerzes als bewußt eingesetztes Steuerungsmittel im Training.

– Generell wird im Sport nach Bewegungsart-spezifischen Schmerzbildern unterschieden. In der Versorgung schmerzhafter Leistungseinschränkungen sind Schonphasen lediglich bei akuten Verletzungen für eine begrenzte Zeit sinnvoll. Die schnelle Frühmobilisierung ist aber nicht nur in der Heilungsphase nach Verletzungen geboten, sie ist auch bei schmerzhaften Überlastungsschäden an Muskeln und Gelenken unerläßlich. Da unter Schmerzen, wenn überhaupt, nur eingeschränkt trainiert oder sporttherapeutische Krankengymnastik betrieben werden kann, ist eine adäquate Schmerztherapie vorrangig. Dabei liegt der Schwerpunkt auf nicht-medikamentösen Methoden in Kombination mit antiphlogistischer, muskeldetonisierender und in gewissem Umfang auch analgetischer Medikation. Ziel ist die rasche Wiederaufnahme sportlicher Aktivität. Neben elektromedizinischen Verfahren, manualtherapeutischer Behandlung und physikalischen Anwendungen steht vor allem die aktive Krankengymnastik zum Ausgleich muskulärer Dysbalancen im Vordergrund.

– Sport ist als Therapeutikum bei hartnäckigen Schmerzen hilfreich. Zahlreiche Erfahrungen belegen inzwischen die Wirksamkeit regelmäßiger sportlicher Aktivität gegen Distreß, gegen depressive Verstimmung, gegen chronischen Schmerz und hier vor allem gegen Spannungskopfschmerz, aber auch gegen myofasziale Schmerzsyndrome. Körperliche Aktivität und insbesondere sportliche Betätigung heben per se die Schmerzschwelle signifikant an. Sport ist die Methode der Wahl zur Prävention der wichtigsten Zivilisationskrankheiten und dient der betrieblichen Gesundheitsförderung wie auch der Rehabilitation von Herzinfarktpatienten. Sporttherapieformen werden in Rückenschulen und im Alterssport erfolgreich eingesetzt. Schwimmen, Radfahren, Laufen und Aquajogging als Sport für Krebspatienten stellt eine sinnvolle Ergänzung moderner medikamentöser Schmerztherapie dar.

- Sport wird jedoch zum Problem, wenn er als Kompensation oder Ausweichmöglichkeit gegenüber Versagensängsten und beruflichen Mißerfolgen oder zur Befriedigung persönlich übersteigerten Ehrgeizes dient. Leistungsbereitschaft und Leistungsfähigkeit werden mit Schmerzen erkauft. Das Warnsystem Schmerz wird bewußt ignoriert, indem es „immer schneller, höher, weiter" gehen muß. Nach dieser Maxime verfährt jeder Hochleistungssportler. Schmerz entsteht hier also nicht durch unvorhergesehene Verletzungen, sondern durch „normale" Arbeit. Erschreckend viele Sportler jeder Sportart treiben ihren Körper an die Grenze und oft darüber hinaus. Dabei werden sämtliche Stoffwechselsysteme überlastet und auch schwerste Verletzungen werden als berufsbegleitend akzeptiert.

- Besondere Aspekte bietet die Sportausübung bei. Kindern und Jugendlichen. Die Adaptationsfähigkeit des wachsenden Organismus ist hoch, ein großer Teil dieser Adaptationsfähigkeit wird jedoch bereits durch die physiologischen Wachstumsprozesse in Anspruch genommen. Schmerzsignale stellen in diesem Zusammenhang einen ernstzunehmenden Schutzmechanismus dar, der in jedem Fall beachtet werden muß. Ansonsten drohen langfristige Schäden und akute Verletzungen.

Schmerz im Sport aus der Sicht des Orthopäden

- Bei Schmerzen durch Sport muß die akute Sportverletzung vom chronischen Sportschaden unterschieden werden. Während die akute Sportverletzung das Ergebnis der Einwirkung einer einmaligen, unerwartet plötzlichen Gewalt beim Sport ist, versteht man unter Sportschaden das Ergebnis einer Krafteinwirkung, die längere Zeit und wiederholt auf den Bewegungsapparat wirkt, und damit die Folge eines Gewebeaufbrauchs unter mechanischer Überbeanspruchung. Während erstere von der einfachen Prellung über einen Muskel- oder Sehnenriß oder eine Bandruptur bis hin zu einem Knochenbruch reichen kann, sind bei den Sportschäden chronische Überlastungszustände von Sehnen in ihrem Ansatzbereich, auch als Ansatztendinosen bezeichnet, Schleimbeutelentzündungen als Ausdruck chronischer Druckbelastung oder Knochenhautreizungen, aber auch Ermüdungsfrakturen anzusehen.

- Für die Therapie der akuten Sportverletzung hat sich die Erstbehandlung nach dem PECH-Schema bewährt. Unter den chronischen Sportschäden sind die Sehnenansatztendinosen führend. Zur Schmerztherapie eignen sich hier in aller Regel zunächst physikalische Maßnahmen wie die Kryotherapie, Friktionsmassagen und Ultraschallbehandlung. Auch die Beeinflussung der Sehnenzugrichtung durch externe Maßnahmen wie speziell gepolsterte Bandagen, Spangen oder Tapeverbände kommen mit Erfolg zur Anwendung. Erst an dritter Stelle stehen lokale Injektionsbehandlung mit Kortikoidpräparaten und Lokalanästhetika, die jedoch nur bis zu dreimal in Abständen von 2–4 Wochen durchgeführt werden sollten.

- Eine konsequente Ruhigstellung zur Schmerzbehandlung erfordern die Ermüdungsfrakturen, die teilweise hohe Anforderungen an die Primärdiagnostik stellen und nicht immer auf den ersten Röntgenbildern zur Darstellung kommen. Sie können neben den bekannten Lokalisationen im Mittelfußknochenbereich auch den Schenkelhals und die Tibia, aber auch das Os naviculare am Fuß sowie an der Hand betreffen.

- Einen großen Raum an chronischen Schmerzsyndromen im Sport nehmen die Nervenkompressionssyndrome ein, vor allem an der oberen Extremität. Hier sind im Einzelfall operative Dekompressionen der Nervenengpässe erforderlich.

- Ein weiteres Feld chronischer Schmerzursachen sind die Bursitiden. Hier kommen zunächst krankengymnastische Übungsbehandlungen zur Anwendung, eventuell sind Injektionen mit Kortikoiden und Lokalanästhetika erforderlich. In Ausnahmefällen sind endoskopische Bursektomien angebracht.

Schmerz im Sport aus der Sicht des Anästhesisten

- Aufgrund der ungewöhnlichen Belastungen besonders in Extremsportarten ist speziell in den letzten Jahren das Verletzungsrisiko für den Bewegungsapparat rapide angestiegen.

- Im Rahmen der Schmerztherapie bei Sportverletzungen gilt es, als Erstversorger die richtige Weiche zu stellen, damit einer Chronifizierung nicht Vorschub geleistet, gleichzeitig jedoch der Akutschmerz als „Warnsymptom" in seiner Bedeutung erfaßt und einer Überbelastung und den aus einer Akutverletzung entstehenden Folgeschäden schon frühzeitig entgegengewirkt wird.

- In vielen Fällen ist es die mangelnde Aufwärmung von Muskulatur, Gelenken und Kapseln insbesondere der Extremitäten und des Rumpfes, die bei wiederholter Belastung zu Beschwerden Anlaß gibt und in Schmerzen mündet. Ziel der Therapie einer Sportverletzung sind und bleiben die vorbeugenden Maßnahmen, wobei die Aufwärm- und Auslaufphase vor und nach dem Training bzw. einem Wettkampf von Bedeutung sind.

- Akut kommt es nach einem Trauma zum Stadium der primären Hyperalgesie mit Exsudat, Transsudat und der Freisetzung algogener Substanzen. Die Akuttherapie lokaler, sportbedingter Traumen besteht aus den 2 Ks = Kryotherapie und Kompression mit einem funktionellen Druckverband (Taping). Jede Stunde, die in der Sofortbehandlung mit Kryotherapie und Taping verloren geht, kostet einen Tag in der Nachbehandlung. Unterstützend kommen kurzfristig nichtsteroidale Antirheumatika und für die perkutane Therapie Dimethylsulfoxid als Sauerstoffradikalfänger in Frage.

- Manualtherapie ist bei akuten Blockierungen der Wirbelsäule, feuchte Wärme bei Muskelkater angesagt. Speziell bei Muskelkater sind Massagen kontraindiziert. Bei der Muskelprellung wird nach dem Schlagwort EKG (= Eis/Kompression/Gymnastik) therapiert, damit sich die unter der Faszie entwickelten Blutungen schneller verteilen und abbauen.

- Analgetische Nervenblockade sind schon im Frühzustand eines Traumas indiziert, da sie therapeutischen Charakter haben. Indem eine Unterbrechung nozizeptiver Afferenzen eine sofortige Schmerzbefreiung erreicht, wird einer Chronifizierung im Sinne der präemptiven Analgesie begegnet. Andererseits wird der schon einsetzende Heilprozeß nicht durch reflektorische Muskelverspannungen oder eine Schonhaltung behindert, und die Therapie kann durch leichte Massagen unterstützt werden.
- In Kombination mit dem Lokalanästhetikum sollte zur Unterbrechung der lokalen Entzündungsreaktion immer ein antiphlogistisch wirkendes Kombinationspharmakon mit niedriger Nebenwirkungsrate verabreicht werden.

Literatur

1. Arentz T, deMeierleir K, Hollman W. Über den Einfluß der endogenen Opioide auf die Schmerzwahrnehmung während körperlicher Arbeit. In: Spintge R, Droh R, Hrsg. Schmerz und Sport – Interdisziplinäre Schmerztherapie in der Sportmedizin. Heidelberg: Springer 1988; 230–236
2. Carlsson K, Monzel W, Jurna I. Depression by morphine and the non-opioid analgesic agents metamizol (dipyrone), lysine acetylsalicylate, and paracetamol of activity in rat thalamus neurones evoked by electrical stimulation of nociceptive afferents. Pain, 1988; 32:313–326
3. Damste PH. Audience Reaction to Expressions of Pain. In Spintge R, Droh R (Hrsg). Schmerz und Sport. Heidelberg: Springer, 1988; 190–195
4. Garnmon GD, Starr I. Studies on the relief of pain by counter irritation. J Physiol, 1931; 72:392
5. GEK-Gesundheitsreport 2000. St. Augustin: Asgard-Verlag
6. Heitkamp HC. Deutsche Zeitschrift für Sportmedizin 1997; 48/8:349–359
7. Jurna I, Brune K. Central effect of the non-steroid anti-inflammatory agents, indometacin, ibuprofen, and diclofenac, determined in C fibre-evoked activity in single neurons of the rat thalamus. Pain, 1990; 41:71–80
8. Lembeck F, Gamse R. Substance P in peripheral sensory processes. In: Substance P in Nervous System. Porter R, O'Connor M (eds). Pitman: London. 1982; pp. 35–49
9. Li CL. The effect of cooling on neuromuscular transmission in the rat. Am J Physiol, 1958; 194:200
10. Lynn B. The detection of injury and tissue damage. In: Textbook of Pain. Wall PD, Melzack R (eds). Churchill-Livingstone: New York. 1984; pp. 19–33
11. Michlovitz SL. Cryotherapy: The use of cold as a therapeutic agent. In: Thermal Agents in Rehabilitatio. Michlovitz SL (eds). Davis: Philadelphia. 1990; pp. 63–87
12. Miehle W. Therapie mit nicht-steroidalen Antirheumatika. MMW, 1985; 130:177–178
13. Montag HJ, Asmussen PD. Taping-Seminar. 3. Auflage. 1995, Balingen: Spitta.
14. Pöllmann L, Oesterheld R, Höllmann B. Körperliche Aktivierung und Schmerzschwelle – experimentelle Untersuchungern. Schmerz Pain Douleur 1987; 1:39–42
15. Schilling F. Olympisches Gold für pathologische Eleganz. Deutsches Ärzteblatt 2000; 97/43: 2398

Rheumatischer Schmerz

Roter Faden

■ **Rheumatischer Schmerz aus Sicht des Rheumatologen**
- Lokalisierte Schmerzen
- Arthralgien
- Monarthritis
- Oligoarthritis
- Polyarthritis
- Myalgien
- Enthesiopathien
- Generalisiertes Schmerzsyndrom

■ **Rheumatischer Schmerz aus Sicht des Anästhesisten**
- Wesen der rheumatoiden Arthritis
- Symptomatik der Rheumatoiden Arthritis
- Basistherapie der Rheumatoiden Arthritis
- Therapie rheumatisch bedingter Schmerzen
- Adjuvante entzündungshemmende Maßnahmen
- Homöopathische Therapie mit Phytopharmaka
- Ausblick: periphere Opioidrezeptoren beim Entzündungsschmerz

Tabelle 5.8 Lokalisierte rheumatische Schmerzen im Bereich des Kopfes

A. temporalis	Polymyalgia rheumatica mit Riesenzellarteriitis: Schläfenkopfschmerz mit verdickter, druckempfindlicher A. temporalis (s. Kap. 4)
Kiefergelenke	Rheumatoide Arthritis Arthritis psoriatica andere seronegative Spondylarthritiden Arthrose
Parotis und andere Speicheldrüsen	Sjögren-Syndrom
Nasen-Rachen-Raum, Nebenhöhlen	entzündliche Prozesse bei Vaskulitis, z. B. Wegener-Granulomatose

■ Rheumatischer Schmerz aus Sicht des Rheumatologen

K. Grasedyck

Als Ergänzung zur abschnittsweisen Darstellung verschiedener rheumatischer Beschwerden in Kap. 3 und 4 soll an dieser Stelle auf lokalisierte Schmerzsyndrome und generalisierte Manifestationen eingegangen werden, jeweils mit Hinweis auf die differentialdiagnostisch erforderlichen Schritte und die ersten therapeutischen Ansätze.

Lokalisierte Schmerzen

Kopf

Lokalisierte Schmerzen im Bereich des Kopfes sind in Tab. 5.8 zusammengestellt.

Sternoklavikulargelenke
- Arthritis bei Rheumatoider Arthritis, häufiger noch bei Arthritis psoriatica oder anderen seronegativen Spondylarthritiden
- typische Lokalisation beim SAPHO-Syndrom (Synovitis, Akne, Pustulose, Hyperostose, Osteitis)
- septische Arthritis

Halswirbelsäule
- Lokalisation C1/2: entzündliche Prozesse, z. B. im Rahmen einer Rheumatoiden Arthritis mit Arrosion des Dens axis, Auflockerung des Bandapparates und atlantodentaler Dislokation,
- Spondylarthritis oder Spondylitis anterior (entzündliche Veränderungen an den Vorderkanten der Wirbelkörper) bei seronegativen Spondylarthritiden

Brustwirbelsäule
- Beteiligung der kleinen Wirbelgelenke im Rahmen einer Rheumatoiden Arthritis (wie an der Halswirbelsäule),
- Neigung zur Versteifung bei Arthritis psoriatica oder anderen seronegativen Spondylarthritiden, speziell bei der Spondylitis ankylosans (eingeschränkte Beweglichkeit beim Ott-Zeichen: Aufdehnung von 30 cm über der BWS ab C7 abwärts beim Bücken, normal + 3 – 5 cm)

Lendenwirbelsäule und Iliosakralgelenke
- Beteiligung der kleinen Wirbelgelenke bei Rheumatoider Arthritis
- Versteifungstendenz bei Arthritis psoriatica oder anderen seronegativen Spondylarthritiden, Spondylitis ankylosans (Schober-Zeichen: eingeschränkte Aufdehnung von 10 cm über der LWS beim Bücken, normal + 3 cm)
- positiver Mennell-Handgriff (Schmerzauslösung in den IS-Gelenken bei Überdehnung in Bauch- oder Seitenlage)
- einseitige Sakroiliitis als Monarthritis (Kap. 4) oder als Initialstadium einer der folgenden Erkrankungen:
- symmetrische Sakroiliitis bei Spondylitis ankylosans
- Arthritis psoriatica,
- chronischem Reiter-Syndrom,
- im Rahmen einer chronisch entzündlichen Darmerkrankung (Morbus Crohn, Colitis ulcerosa), s. Tab. 4.22.

Arthralgien

> **Definition:** Mit Arthralgien sind Gelenkbeschwerden ohne eindeutige entzündliche Symptomatik mit Gelenkschwellung oder Ergußbildung gemeint.

Zur Differentialdiagnose s. Tab. 4.24. Therapeutisch steht die Behandlung des Grundleidens im Vordergrund, gelegentlich ist eine zusätzliche symptomatische Therapie mit nichtsteroidalen Antirheumatika erforderlich, seltener mit Glukokortikoiden.

Monarthritis

- Der wichtigste Punkt bei einer Monarthritis ist der Ausschluß einer septischen Arthritis, d. h. im Zweifelsfall die bakteriologische Untersuchung des Punktates, um ggf. sofort mit einer gezielten antibiotischen Therapie zu beginnen.

Im übrigen kommt die gesamte Differentialdiagnose in Betracht (Tab. 4.24), so auch das Initialstadium einer chronischen rheumatischen Erkrankung.

Die akute Arthritis im Großzehengrundgelenk (erstes Metatarsophalangealgelenk, MTP I) läßt an eine Arthritis urica denken, die Wahrscheinlichkeit korreliert mit der Höhe des Harnsäurespiegels, die Diagnosesicherung erfolgt durch den Nachweis von Harnsäurekristallen im Punktat. Differentialdiagnose: Chondrokalzinose oder aktivierte Arthrose.

Oligoarthritis

Zur Differentialdiagnose der Oligoarthritis kann ebenfalls die gesamte Tab. 4.24 herangezogen werden.

Bei Befall der großen Gelenke der unteren Extremitäten ist am ehesten an eine **reaktive Arthritis** zu denken. Hier können Anamnese und gezielte serologische Untersuchungen weitere Aufschlüsse bringen. In bestimmten Fällen ist eine antibiotische Therapie erforderlich (z. B. beim rheumatischen Fieber, bei Chlamydien- und Borrelieninfektionen u. a.). Zum anderen ist die Differenzierung für prognostische Aussagen entscheidend.

Die Oligoarthritis kann aber ebenso der **Beginn einer chronisch rheumatischen Erkrankung** sein. Auch eine Rheumatoide Arthritis kann in einzelnen großen oder kleinen Gelenken beginnen, der Rheumafaktor ist initial oft noch nicht nachweisbar. Typisch für eine Arthritis psoriatica ist das unregelmäßige Verteilungsmuster, häufig mit strahlenartigem Befall aller Gelenke einzelner Finger oder Zehen. Im Zweifelsfall spricht man von undifferenzierter Arthritis, über deren Einordnung erst der weitere Verlauf Aufschluß gibt.

Die Beschwerdesymptomatik erfordert eine symptomatische **Therapie** mit nichtsteroidalen Antirheumatika (Tab. 4.25), eventuell zusätzlich mit Glukokortikoiden in relativ niedriger Dosis, sofern keine septische Arthritis vorliegt. Bei protrahiertem Verlauf ist eine sog. Basistherapie (s. Kap. 4) z. B. mit Sulfasalazin indiziert, um den Krankheitsverlauf abzukürzen.

Polyarthritis

Zur Differentialdiagnose der Polyarthritis s. Kap. 3. Die Einordnung ist in Hinblick auf therapeutische Entscheidungen und die Prognose wichtig. Eine Therapie mit nichtsteroidalen Antirheumatika (Tab. 4.25) ist schon wegen der analgetischen und antiphlogistischen Wirkung indiziert, eine sog. Basistherapie nach Sicherung der Diagnose und bei fortbestehenden Entzündungszeichen. Die Frage, wie aggressiv z. B. eine Rheumatoide Arthritis zu therapieren ist, kann noch nicht definitiv beantwortet werden. Hinweise für einen progredienten Verlauf sind ausgeprägte Entzündungszeichen, hohe Rheumafaktor-Titer und frühe radiologisch nachweisbare arthritische Direktzeichen (Erosionen, Destruktionen).

Myalgien

Die Ursachen für Myalgien sind vielfältig. Sie können durch unterschiedliche Erkrankungen bedingt sein wie Polymyositis/Dermatomyositis, im Rahmen einer Vaskulitis auftreten (z. B. Polymyalgia rheumatica), bei Infektionen (mit Erregerbefall oder parainfektiös), radikulär, durch Myopathien oder paraneoplastisch verursacht werden (Tab. 5.9). In generaliserter Form werden sie auch beim Fibromyalgie-Syndrom beobachtet (Kap. 4).

Die **Therapie** richtet sich nach dem Grundleiden, d. h. bei Autoimmunerkrankungen Glukokortikoide und Immunsuppressiva, bei Infektionen ggf. Antibiotika, bei orthopädischen Erkrankungen eine Behandlung der auslösenden Ursache und sonst eine symptomatische analgetische Therapie.

Eine Besonderheit stellt die **Polymyalgia rheumatica** dar, die sozusagen als Bestätigung der Diagnose sehr schnell auf schon relativ niedrige Glukokortikoiddosen anspricht, auf der anderen Seite frühzeitig behandelt werden muß, da sonst unter Umständen ein irreversibler Visusverlust auftreten kann.

Enthesiopathien

Definition: Als Enthesiopathien bezeichnet man Schmerzen im Bereich von Sehnenansätzen.

Typische Beispiele sind Epicondylitis lateralis („Tennisellenbogen"), Ansatztendinose der Adduktoren, Patellarsehne, Achillessehne, Fersensporn u. a., die isoliert auftreten können (Abschnitt Orthopädie), andererseits aber auch im Rahmen von seronegativen Spondylarthritiden (z. B. Spondylitis ankylosans oder Arthritis psoriatica).

Generalisiertes Schmerzsyndrom

Generalisierte Tendomyopathien, also Schmerzen im Bereich von Sehnenansätzen und Muskeln mit charakteristischer Lokalisation findet man beim Fibromyalgie-Syndrom (Kap. 4). Kriterien zur Diagnosesicherung und therapeutischen Optionen s. dort.

Tabelle 5.9 Myalgien in der Rheumatologie

- Polymyositis, Dermatomyositis
- Polymyalgia rheumatica
- Herdmyositis bei rheumatologisch-immunologischen Systemerkrankungen
- Erregerbedingte Myositis
    – Bakterien (Borrelien, Clostridien, Yersinien u. a.)
    – Viren (Coxsackie-, Influenza-, Adenoviren u. a.)
    – Protozoen (Toxoplasmose u. a.)
    – Parasiten (Trichinose, Zystizerkose, Bilharziose u. a.)
- Myopathien (hereditär, metabolisch, vaskulär, toxisch, allergisch, medikamentös induziert, paraneoplastisch u. a.)
- Radikuläre Syndrome
- Fibromyalgie-Syndrom

Rheumatischer Schmerz aus Sicht des Anästhesisten

E. Freye

Wesen der rheumatoiden Arthritis

Trotz intensiver Forschungsanstrengungen auf dem Sektor der rheumatoiden Arthritis (sive chronische Polyarthritis, cP) verursacht diese Krankheit bei Patienten weiterhin Schmerzen, behindert den Betroffenen bis hin zur frühzeitigen Invalidität und führt zu beträchtlichen ökonomischen Verlusten. Zu den nach Beginn der Krankheit eingesetzten Medikamenten zählen neben den klassischen Kortikoiden Antimalariamittel (z. B. Resochin), Sulfasalazin, orale oder parenterale Goldpräparate, Immunsuppressiva und/oder das aus der Krebstherapie bekannte Zytostatikum Methotrexat. Für ein früh einsetzende aggressives Behandlungsregime im akuten Stadium der Erkrankung spricht die Erfahrung. Jedoch ist im weiteren Krankheitsverlauf nach anfänglichen Erfolgen dieses Behandlungsregime leider oft ausgereizt und muß wegen der Nebenwirkungen, insbesondere von seiten der blutbildenden Organe, der Niere, des Magen-Darm-Traktes und der Leber, verlassen werden (29, 37, 57).

Deshalb und aufgrund der immer stärker in den Vordergrund rückenden Schmerzsymptomatik und einer damit einhergehenden Einschränkung der Lebensqualität werden oft nichtsteroidale Antirheumatika (NSAID) mit oder ohne Kombination von Kortikoiden eingesetzt. Dies führt bei vielen Patienten zwar zu keiner ausreichenden Schmerzbefreiung (24, 36), jedoch ist hiermit eine Erleichterung der Beschwerdesymptomatik zu erreichen. Auch Paracetamol, alleine oder in Kombination mit einem NSAR, erweist sich als wenig wirksam (9, 35, 50), so daß schließlich vom Patienten der Wunsch nach einer alternativen Therapie geäußert wird.

Speziell Kortikoide sind, wenn sie langfristig im Rahmen der Therapie einer rheumatoiden Arthritis eingenommen werden, so sehr mit starken Nebenwirkungen belastet, daß sich mit ihnen eine ausreichende Schmerzbefreiung nicht erreichen läßt.

Es ist deswegen nur zu verständlich, daß sich Patienten wegen unzureichender Schmerzbefreiung, an einen Schmerztherapeuten wenden in der Hoffnung, nicht nur auf die Kortikoidtherapie verzichten zu können, sondern endlich auch eine erfolgreiche Schmerzlinderung zu erfahren.

Symptomatik der rheumatoiden Arthritis

Charakteristische Symptome der rheumatoiden Arthritis sind (Abb. 5.27):
- *Symmetrisch geschwollene Gelenke*, meistens Hand-, Fingergelenke (Metakarpophalangealgelenke, proximale Interphalangealgelenke), Zehengrundgelenke, mit Verstreichen der Gelenkkonturen
- permanente *Schmerzen* in den Gelenken
- *Morgensteifigkeit* in drei oder mehr Gelenken, verbunden mit Abgeschlagenheit.
- *Rheumaknoten* über Knochenvorsprüngen, Streckseiten der Extremitäten oder gelenknahen Regionen (20–30%)
- erhöhte Blutkörperchensenkungsreaktion

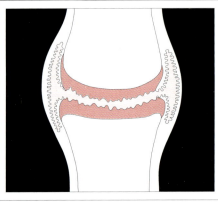

Abb. 5.27 Ursachen, Symptome und Verlauf der rheumatoiden Arthritis.

Ursachen

Entzündung, die von der Gelenkinnenhaut ausgeht (Ursache Autoimmunkörper)

Symptome

Steifheit der befallenen Gelenke besonders morgens, weiche, polstrige Verdickung der Gelenkkapseln, Schwellungen und Schmerzen meist an kleinen Gelenken der Hand, aber auch an großen Gelenken (Knie-, Sprunggelenk, etc.)

Verlauf

 1 Entzündung, der Gelenkinnenhaut, Ausbreitung auf Gelenkkapseln, Bänder, Sehnen

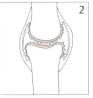 2 Langsame Zerstörung des Gelenkknorpels, Verengung des Gelenkspalts, Erschlaffung der Gelenkkapsel und der Bänder

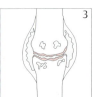 3 Knochen werden von den Entzündungsstoffen angegriffen und teilweise abgebaut

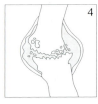 4 Funktionsunfähigkeit des Gelenks

- erhöhte serologische *Antikörper-Titer* (IgG, IgA, IgM), erhöhter ASL (Antistreptolysin)-Titer und C-reaktives Protein
- *indirekte Röntgenzeichen*: Kollateralphänomen mit gelenknaher Knochenentkalkung (tritt nach Wochen und Monaten auf)
- *direkte Röntgenzeichen*: Verschmälerung des Gelenkspaltes, Usuren, Zysten, Destruktionen, Fehlstellungen, Ankylosen, Mutilationen (treten nach Monaten und Jahren auf).

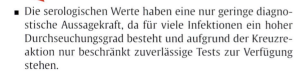

- Die serologischen Werte haben eine nur geringe diagnostische Aussagekraft, da für viele Infektionen ein hoher Durchseuchungsgrad besteht und aufgrund der Kreuzreaktion nur beschränkt zuverlässige Tests zur Verfügung stehen.

Desgleichen gilt ein erhöhter **Antistreptolysintiter** nur dann als Beweis für eine rheumatoide Arthritis, wenn er im Verlauf der Erkrankung eine Veränderung erfährt. Nach wie vor gibt es keinen diagnostischen Test, der für die rheumatoide Arthritis beweisend ist.

Dies weist darauf hin, daß die **Ätiologie** dieser Erkrankung immer noch im Dunklen liegt. Trotz der Hypothese, daß die Krankheit durch ein infektiöses Agens bzw. durch frustrane Abwehrversuche des Immunsystems (autoaggressive Immunreaktion) ausgelöst wird, ist dieses Agens trotz intensiver Suche bisher nicht gefunden worden. Immunologische Forschungen zur Pathogenese der rheumatoiden Arthritis haben bisher ergeben, daß die Makrophagen eine zentrale Rolle einnehmen. Die momentane Lehrmeinung tendiert deswegen zu der Annahme, daß ein für die Makrophagenaktivierung verantwortlicher Regelkreis gestört ist.

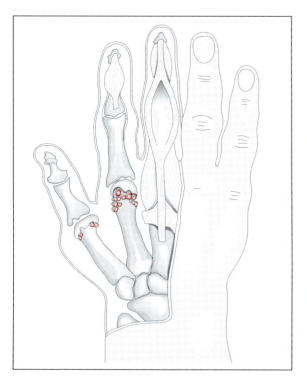

Abb. 5.**28** Die verschiedenen Verlaufsformen der rheumatoiden Arthritis, dargestellt an Fingergelenken.

Der **Verlauf** der rheumatoiden Arthritis ist in jedem Fall ähnlich (Abb. 5.**27**):
- 1. Entzündung der Gelenkinnenhaut (autoimmune Synoviitis) mit anschließender Ausbreitung auf Gelenkkapseln, Bänder und Sehnen (Abb. 5.**27**)
- 2. langsame Zerstörung des Gelenkknorpels mit Verengung des Gelenkspalts (Röntgenbild!) sowie Erschlaffung der Gelenkkapsel und der Bänder (Abb. 5.**27**)
- 3. Angriff der Makrophagen auf den Knochen mit partiellem Abbau (Abb. 5.**27** u. 5.**28**)
- 4. Funktionsunfähigkeit des Gelenks mit Versteifung (Abb. 5.**27** u. 5.**28**).

Basistherapie der rheumatoiden Arthritis

Eine sofortige Therapie ist vor allem bei rheumatischen Schüben notwendig. Zur **Symptombekämpfung** kommen hierbei folgende Präparate zur Anwendung (first-line drugs):
- Azetylsalizylsäure 2–4 g/d
- nichtsteroidale Antiphlogistika (NSAID, Tab. 5.**10**)
- Glukokortikoide zur Schmerztherapie bei akuten Schüben und zur Kontrolle von Gelenkergüssen und um Fieber unter Kontrolle zu bringen, initial 0,2–0,5 mg/kg KG Prednisolonäquivalent, mit frühzeitigster schrittweiser Reduktion (1–2,5 mg alle 7 Tage) zur Vermeidung von Nebenwirkungen
- Kryotherapie mit Kältepackungen, wobei jeder Patient unterschiedlich auf einen solche Therapie reagiert

Schmerzquelle bei der rheumatoiden Arthritis ist nicht der Gelenkknorpel, da er nicht innerviert wird. Schmerzquellen sind die entzündete Synovia, der subchondrale Knochen, das Knochenmark (Druck), das Periost, die Kapseldehnung bei Instabilität sowie begleitende Bursitiden, Tendopathien und Muskelspasmen.

Wie bei jeder entzündlichen Reaktion führt auch die rheumatische Arthritis zur Aktivierung von Nozizeptoren, die schließlich auf spinaler Ebene eine zentrale Übererregung und Ausdehnung der schmerzhaften Areale zur Folge hat. An die Akuttherapie schließt sich die **Langzeittherapie** an.

Vordringlichste Aufgabe in der Langzeittherapie der rheumatoiden Arthritis sind Schmerzbekämpfung und die Beherrschung von Entzündungsreaktionen.

Zu der klassischen **Basismedikation** in der Langzeittherapie der rheumatoiden Arthritis zählen zur Zeit folgende Medikamente (Tab. 5.**11**):

Tabelle 5.**10** Die für eine symptomatische Schmerztherapie in Frage kommenden nichtsteroidalen Antirheumatika (NSAID)

Freiname	Handelsname	Mittlere Tagesdosis
Ibuprofen	Aktren, Anco	600–1200 mg
Naproxen	Proxen	2 × 250 mg
Diclofenac	Voltaren	50–150 mg
Indometacin	Amuno	50–75 mg
Piroxicam	Felden	20 mg

Tabelle 5.11 Zusammenfassung der „Second-Line-Drug"-Basismedikation bei der rheumatoiden Arthritis. p. o. = per os, i. m. = intramuskulär, kg KG = Kilogramm Körpergewicht

Basis-therapeutikum	Handelsname	Dosierung
Goldverbindungen	Tauredon Aurotan	10 mg i. m., Steigerung auf 20 mg, bis auf 50 mg alle 7d
	Ridaura	6–9 mg/d p. o.
Antimalariamittel	Resochin	250 mg/d p. o.
	Quensyl	400–600 mg/d p. o., nach 6 Wochen 200–400 mg/d p. o.
D-Penicillamin	Metalcaptase Trolovol	150 mg/d, bis auf 600 mg/d p. o. steigern
Immunsuppressiva	Sandimmun Imurek	2,5–5 mg/kg KG/d 100–150 mg/d bis maximal 2,5 mg/kg KG/d
	Araxa	100 mg/d
Zytostatika	Lantarel Endoxan	7,5–15 mg/Woche p. o.

- Antimalariamittel (Resochin, Quensyl)
- Goldverbindungen (Tauredon, Aurotan, Ridaura)
- Sulfasalazin (Azulfidine RA)
- Immunsuppressiva (Sandimmun, Imurek)
- Zytostatika (Endoxan, Lantarel)
- D-Penicillamin (Metalcaptase, Trolovol)

Diese als „Second-Line-Drugs" (Medikamente der zweiten Stufe) eingesetzten Medikamente sind in ihrer Wirksamkeit recht unterschiedlich. Die Wirkung setzt langsam ein (2–6 Monate), kann bei einigen Patienten ausbleiben, was einen Wechsel notwendig macht, und die Einnahme ist über Jahre hinweg notwendig. Oft wird einen **Kombinationstherapie** eingesetzt, wovon man sich eine synergistische Wirkung bei niedrigerer Toxizität erhofft.

Eine Remission unter dieser Therapie ist selten, Therapieversager sind häufig, und nach Absetzten der Basismedikation flammt die Krankheit erneut auf. Die Medikamente haben keinen direkten Einfluß auf die Schmerzen und die Entzündungsreaktion, so daß für die Langzeittherapie meist zusätzlich noch NSAID eingesetzt werden müssen (Tab. 5.10). In aller Regel sollten Kortikoide nicht Bestandteil der Langzeittherapie sein. Ein Einfluß auf die Progression der Erkrankung ist jedoch für die Niedrigdosis von 7,5 mg/d Prednisolon belegt (32).

- Die hohe Rate an Nebenwirkungen, insbesondere von seiten der Niere, der Leber, der Haut und der blutbildenden Organe sowie das von einigen Präparaten ausgehende hohe teratogene Risiko ist meistens der Grund für ein Absetzten von Medikamenten der zweiten Stufe.

Therapie rheumatisch bedingter Schmerzen

Neurophysiologische Grundlagen rheumatischer Schmerzen

Wird der rheumatische Schub durch eine plötzliche Aktivitätssteigerung der „körpereigenen Polizei", den Makrophagen und den Monozyten, gegenüber der Synovia der Gelenkinnenhaut ausgelöst, resultiert diese autoaggressive Reaktion in Zerstörung, Entzündung und Schädigung von Zellen. Es kommt wie bei jeder Entzündung zur Freisetzung sog. **algetischer Stoffe**, bestehend aus Bradykinin, Prostaglandin E, Kininen, Histamin, Bradykinin sowie H^+- und K^+-Ionen. Weitere Neurotransmitter neben Histamin, die am Nozizeptor eine Schmerzsensation auslösen könnten, sind Azetylcholin und Serotonin.

Histamin löst hierbei erst in relativ hohen Konzentrationen eine Schmerzempfindung aus, während **Azetylcholin** bereits in niedrigen Konzentrationen die Schmerzrezeptoren für andere Substanzen sensibilisiert. In Verbindung mit weiteren Mediatoren, die allein unwirksam sind, werden dann Schmerzen initiiert. **Serotonin** ist in der Gruppe der schmerzerzeugenden Mediatoren ein weiterer Stoff mit zentraler Bedeutung.

Prostaglandine werden vermehrt sowohl bei der direkten Gewebeschädigung (Stoß, Schlag) als auch bei der rheumatoiden Entzündung gebildet, wobei eine besondere Rolle dem Prostaglandin E2 zuteil wird. Sie sind maßgeblich am Dauerschmerz beteiligt, erregen jedoch die Nozizeptoren nicht direkt, sondern sensibilisieren sie, wodurch andere Mediatoren verstärkt einwirken. Eine Hemmung der Prostaglandinsynthese mit **NSAID** ist ein wichtiges analgetisches Wirkprinzip. Die NSAID wirken nicht nur antiinflammatorisch, sondern auch antipyretisch und analgetisch. Ihre Wirkung ist dosisabhängig, wobei die einzelnen Substanzen auch eine unterschiedliche Potenz aufweisen.

Die Wirkung aller NSAID beruht jedoch auf dem gleichen Prinzip, der Inhibition des Enzyms Zyklooxygenase und damit auf einer Hemmung der Prostaglandinsynthese.

Azetylsalizylsäure *soll* hierbei eine irreversible Veränderung des Enzyms bewirken, während andere NSAID die Arachidonsäure kompetitiv von der aktiven Bindungsstelle des Enzyms verdrängen.

Nach neusten wissenschaftlichen Untersuchungen werden viele der unerwünschten Nebenwirkungen der NSAID ebenfalls durch die Hemmung der Zyklooxygenase verursacht, denn dieses Enzym liegt in zwei Isoformen vor, die von verschiedenen Genen kodiert werden (51).

So katalysiert die **Zyklooxygenase-1** (COX-1) die Synthese der Prostaglandine in Magen und Nieren, daher verschlechtern NSAR die renale Perfusion, indem sie durch Hemmung der COX-1 die Bildung von vasodilatatorischen Prostaglandinen behindern. Bei Patienten mit bereits eingeschränkter Nierendurchblutung (Herzinsuffizienz, Hypovolämie etc.) kann es deswegen zur Flüssigkeitsretention bis hin zu Nierenversagen kommen. Bei der **Zyklooxygenase-2** (COX-2) dagegen handelt es sich um ein induziertes Enzym, dessen Bildung von Entzündungsprozessen stimuliert wird (Abb. 5.29). So ist auch die rheumatoide Arthritis durch die aus Immunzellen in der Synovialflüssigkeit entstehenden pro-entzündlichen Zytokinen wie Interleukin-1 und -2 (IL-1, IL-2), Tumornekrosefaktor α (TNF α) und durch eine massive Prostaglandinproduktion charakterisiert. Im Experiment stimuliert vor allem Interleukin-1 die Expression von COX-2-mRNS in den synovialen Fibroblasten. Somit geht die therapeutische Wirkung der NSAID auf die Hemmung von COX-2 zurück, die unerwünschten Nebenwirkungen dagegen auf die Hemmung von COX-1. Aus dem Verhältnis der

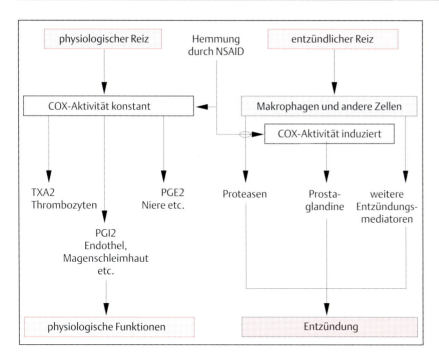

Abb. 5.29 Die Bedeutung von COX-1 und COX-2 bei der Vermittlung von Entzündungsprozessen (modifiziert nach Vane 1996). TX = Thromboxan, PG = Prostaglandin, COX = Zyklooxygenase, NSAR = nichtsteroidale Antirheumatika.

COX-2- zur COX-1-Hemmung läßt sich deshalb das Nutzen-Risiko-Profil eines NSAID ablesen (28).

Nebenwirkungen der NSAID und der Kortikoide

- Traditionell sind die NSAID bei allen chronischen benignen Schmerzen sehr beliebt, jedoch in der Langzeittherapie äußerst problematisch. So führen die nichtsteroidalen Antiphlogistika (NSAID), die weltweit zu den am häufigsten verschriebenen Medikamenten zählen, leider auch die Liste der Medikamente mit den meisten Nebenwirkungen an.

In Abhängigkeit von der gewählten Einzelsubstanz bestehen für die einzelnen NSAID verschiedene Risikoprofile. Nebenwirkungen von seiten des Magen-Darm-Traktes, der Niere mit akuten Funktionsstörungen (interstitielle Nephritis, nephrotisches Syndrom) oder der Haut mit Ekzemen oder Erythemen stehen im Vordergrund.

Bei 90% der Patienten ist der **Magen-Darm-Trakt** betroffen (Tab. 5.12), so sind gravierende gastrointestinale Komplikationen wie Magenulzera, -blutungen oder sogar -perforationen keineswegs eine Rarität. Aus diesem Grunde sollten heutzutage die selektiven COX-2 Hemmer Celecoxib (Celebrex) oder Refecoxib (Vioxx) eingesetzt werden.

Die Häufigkeit von Mukosaläsionen beträgt bis zu 65%, wobei Erosionen 54% ausmachen, Blutungen 45%, Ulzera 15–44% und Dyspepsien 30–50%. Tückischerweise verspüren rund 40% der Betroffenen keine Schmerzen als Hinweis auf eine beginnende Ulzeration im Magen-Darm-Trakt.

In den USA müssen jedes Jahr 80 000 Patienten wegen unerwünschter NSAID-Wirkungen stationär behandelt werden, und es sterben rund 10 000–20 000 Patienten an der Therapie. Risikofaktoren für gastrointestinale Komplikation sind ein Alter über 40 Jahre, eine schwere rheumatische Erkrankung, hohe Dosierungen von NSAID, Ulkusa-

Tabelle 5.12 Zusammenfassung der durch NSAID möglichen Nebenwirkungen

Magen-Darm-Trakt	– Dyspepsie – Erosionen – Ulzera – Hämorrhagie – Perforation
Niere	– akut verminderte glomeruläre Filtrationsrate – interstitielle Nephritis – nephrotisches Syndrom
Haut	– Ekzeme – Erytheme
Leber	– Enzymanstieg – Bilirubinanstieg – Hepatitis
Blutbildende Organe	– Anämie – Leukopenie – Thrombozytopenie – Agranulozytose
ZNS	– affektive, kognitive, mnestische Störungen – Doppeltsehen – Tinnitus, Hörstörungen
Typ-B-Nebenwirkungen	– Lyell-Syndrom – Stevens-Johnson-Syndrom – Optikusneuritis – Pankreatitis – Sialadenitis

namnese, Rauchen und eine begleitende Kortikoidtherapie (21, 44, 46).

Häufigste **renale** Nebenwirkung der NSAID ist die interstitielle Nephritis, da NSAID die Prostaglandinsynthese hemmen und die Niere dadurch ihrer natürlichen Fähigkeit beraubt wird, mittels Vasodilatation durch renal gebildete Prostaglandine, gegenzusteuern (14). Die NSAID führen auch zu einer Freisetzung von renalen Leukotrienen, die eine weitere Gefäßkonstriktion auslösen. Die zweite häufige renale Nebenwirkung der NSAID ist das nephrotische Syndrom, dessen Ursache auf einer Funktionsstörung der T-Lymphozyten mit vermehrter Zellinfiltration im Interstitium und einer dadurch verminderten glomerulären Filtration beruht.

Hat das Geschlecht, entgegen früherer Annahme, keinen Einfluß auf die Entstehung von Magenläsionen, so ist jedoch die Tatsache von Bedeutung, daß nicht alle NSAID gleich toxisch sind. Ein **Toxizitätsindex**, der anhand der ARAMIS-Studie (Arthritis Rheumatism and Ageing Medical Information System, eine seit 20 Jahren bestehende Datenbank zur Erfassung von Langzeitergebnissen bei der Behandlung rheumatischer Erkrankungen) erstellt wurde, gibt Auskunft über die Verträglichkeit der einzelnen Substanzen (Tab. 5.**13**). Sie verdeutlicht, daß die nichtsteroidalen Antiphlogistika (NSAID) erheblich unerwünschte Nebenwirkungen aufweisen.

Tabelle 5.**13** Übersicht zur Toxizität häufig verwendeter nichtsteroidaler Antiphlogistika (NSAID) (nach ARAMIS). Die gute Verträglichkeit von Azetylsalizylsäure ist auf die im ambulanten Bereich verwendeten niedrigeren Dosierungen zurückzuführen.

NSAID-Generika	Anzahl der Behandlungen (n)	Risikoexposition (Jahren)	GI-Toxizitätsindex (MW+/-SD)
Azetylsalizylsäure	1516	3056	1,06 +/- 0,16
Salsalat	187	241	0,87 +/- 0,24
Ibuprofen	577	826	1,16 +/- 0,17
Naproxen	1062	1801	1,78 +/- 0,25
Piroxicam	814	1167	2,07 +/- 0,24
Tolmetin	243	306	2,16 +/- 0,50
Fenoprofen	158	221	2,48 +/- 0,63
Diclofenac	415	337	2,17 +/- 0,38
Ketoprofen	259	253	3,09 +/- 0,54
Indometacin	418	613	2,40 +/- 0,42
Meclofenamat	165	1798	4,03 +/- 0,78

- NSAID sollten bei Schmerzen aus dem rheumatischen Formenkreis grundsätzlich nur bei akut entzündlichen rheumatischen Erkrankungen verordnet werden, wobei Wirkstoffe mit niedrigem Ulkusrisiko wie Ibuprofen und Diclofenac zu bevorzugen sind.

Es dürfen in diesen Fällen jedoch nicht gleichzeitig hochdosiert Steroide gegeben werden, zumal Kortikoide in hohen Dosen so stark antiinflammatorisch wirken, daß sich eine zusätzliche NSAID -Gabe erübrigt und bei einer Monotherapie Steroide das Ulkusrisiko nicht erhöhen. Erst wenn die Steroiddosis weniger als 10 mg Prednisolonäquivalent beträgt, kann zusätzlich ein NSAID verordnet werden.

Für **Paracetamol**, einen Anilinabkömmling, wird eine lebertoxische Wirkung diskutiert. Diese ist durch die beim Abbau entstehende Metaboliten, nach Konjugation mit Schwefel bzw. Glukuronsäure, zu erklären. Obgleich die hochreaktiven Metaboliten normalerweise durch Konjugation mit Glutathion verstoffwechselt werden, führen sie bei hohen Dosen, wenn die Glutathionkonjugation erschöpft ist, zu einer hepatischen Zellschädigung (55).

Bei Kindern besteht wegen der Bildung hochreaktiver Metabolite schon bei Tagesdosen ab 100 mg/kg Körpergewicht die Gefahr einer akuten Lebernekrose.

Nur bei hochakuten Schüben entzündlich rheumatischer Erkrankungen sollten zusätzlich **Kortikoide** eingesetzt werden. Andererseits ist auch bei entzündlichen Schüben degenerativ rheumatischer Erkrankungen der Extremitätengelenke der intraartikuläre Einsatz einzuplanen (10–40 mg Volon A oder ein Äquivalent). Hierbei ist die gleichzeitige intraartikuläre Gabe von einem Lokalanästhetikum mit zu erwägen, da dies zu einer sofortigen Schmerzbefreiung, wenn auch nur für Stunden, mit einer Verbesserung der Beweglichkeit führt.

- Durch intraartikuläre Gabe von Lokalanästhetika bei Gelenkschmerzen werden die aktivierte neuronale Übererregung und die damit verbundene Ausdehnung schmerzhafter Areale (zentrale Sensitivierung) verhindert.

Für die im Rahmen der intraartikulären Schmerztherapie verwendeten Lokalanästhetika ist eine Substanz der neuen Generation wie Ropivacain (Naropin) besonders geeignet, denn es weist gegenüber den sonstigen Lokalanästhetika, insbesondere Bupivacain, eine sowohl geringere ZNS- (18) als auch Kardiotoxizität (3) auf.

Wegen der katabolen Wirkung der Kortikoide sind bei intraartikulärer Gabe morphologische Veränderungen am **Gelenkknorpel** zu erwarten.

- Bei intraartikulärer Kortikoidgabe ist neben einer strengen Indikationsstellung besonders auf Dosierung und Applikationsintervall zu achten (maximal drei bis fünf Injektionen im Abstand von 4 Wochen).

Nach Linderung der akuten Symptomatik wird die Kortikoiddosis stufenweise schnellstmöglich reduziert. Bereits bei einer Dauermedikation von nur 5 mg Prednisolon das Risiko für Schenkelhalsfrakturen um 50%, und Wirbelkörperbrüche sind sogar fünfmal so häufig, wenn der Patient dauerhaft Kortikoide einnimmt.

Schmerztherapie der rheumatoiden Arthritis mit Opioiden

Eine langfristige Therapie rheumatisch bedingter Schmerzen mit NSAID, Goldpräparaten oder Methotrexat ist in vielen Fällen entweder durch starke Nebenwirkungen charakterisiert, oder es ist keine ausreichende Schmerzbefreiung zu erreichen.

Rheumatischer Schmerz

Deshalb erfordern chronische benigne Schmerzen des Bewegungsapparates, die die Rehabilitation des Kranken behindern, ein Umdenken im sonst üblichen therapeutischen Ansatz. Der Schmerztherapeut ist gefordert, mit einer alternativen Schmerztherapie aufwarten.

- Im Sinne des WHO-Stufenschema sollten bei rheumatisch bedingten Schmerzen nieder- bis hochpotente Opioide als sehr brauchbare Analgetika angesehen werden.

Hierbei sollten zuerst schwach wirkende **Opioide** zum Einsatz kommen (Dihydrocodein, Tramadol, Dextropropoxyphen, Tilidin/Naloxon), die bei unzureichendem Erfolg durch stärker wirkenden Opioide (retardiertes Morphin, Oxycodon, Hydromorphon) abgelöst werden. Die Opioide werden entweder allein oder in Kombination mit einem niedrig dosierten NSAID eingenommen. So konnte gezeigt werden, daß bei der rheumatoiden Arthritis Azetylsalizylsäure (ASS) in Kombination mit Dextropropoxyphen (500 mg/50 mg) zu einer vergleichsweise besseren Schmerzbefreiung führt als alleinige ASS-Gabe (6).

Obgleich die Opioidtherapie bei Schmerzen nichtmaligner Ursache kontrovers diskutiert wird (15, 38, 60, 62, 63), können Opiate/Opioide auch allein zur Schmerztherapie bei rheumatoider Arthritis gegeben werden. Eine entsprechende Vorgehensweise in der Therapie nichtmaligner Schmerzen ist besonders dann indiziert, wenn alle anderen etablierten schmerztherapeutischen Maßnahmen versagt haben.

- Wie bei der Tumorschmerztherapie, so gilt für die Opioidtherapie nichtmaligner Schmerzen:
Therapie nach einem festen Zeitschema;
fortlaufende Überwachung mit jederzeitiger Dosisanpassung (Erhöhung oder Erniedrigung);
Indikationsstellung durch Schmerzstärke, nicht durch Diagnose;
Therapiebeginn mit niedrig potenten Opioiden;
Einbettung der Opiattherapie in eine Begleitmedikation;
gleichzeitige Obstipationsprophylaxe.

Näheres hierzu findet sich im Kapitel 7, „Tumorschmerztherapie". Allgemein kann festgehalten werden:

Therapieresistente, starke Schmerzen aufgrund einer benignen Grunderkrankung müssen als maligne aufgefaßt werden und bedürfen der Therapie mit Opioiden.

Die Gefahr der **Abhängigkeitsentwicklung** unter chronischer Opioidgabe bei nichtmalignen Schmerzen ist, ähnlich wie bei der Therapie von Tumorschmerzen, nicht gegeben. Erste klinische Ergebnisse haben auf eine fehlende Abhängigkeitsentwicklung hingewiesen, wobei sich die Opioidtherapie bei den durch schwerste degenerative Gelenkerkrankungen und den durch Deafferenzierungsschmerz ausgelösten Beschwerden als besonders effektiv erwiesen hat (52, 63).

Adjuvante entzündungshemmende Maßnahmen

Einsatz von Lokalanästhetika

Zur Unterbrechung des Circulus vitiosus aus Entzündung und Schmerz können bei entzündlichen Arthritiden auch Lokalanästhetika eingesetzt werden.

- Lokalanästhetika bei rheumatisch-entzündlichen Arthritiden bieten den Vorteil, daß eine sofortige Schmerzunterbrechung erfolgt und eine Sensitivierung und die Entwicklung eines Schmerzgedächtnisses unterbrochen werden. Außerdem kann gleichzeitig die Applikation eines Antiphlogistikums direkt an den Ort der Entzündung erfolgen.

Im folgenden sollen exemplarisch einige charakteristische Entzündungsherde bei der rheumatoiden Arthritis und ihre schmerztherapeutische Beeinflussung mit Lokalanästhetika dargestellt werden.

Diese Methode kann als therapeutische Lokalanästhesie die Weiterleitung der Nozizeption und damit die Ausbildung eines Schmerzgedächtnisses verhindern.

Hierbei hat sich der Zusatz von Homöopathika (Trameel S, Zeel; Tab. 5.) als erfolgsversprechend herausgestellt (20)! Konsequente Infektionstherapie über 2—3 Wochen kann die Chronifizierung eines akuten Schmerzgeschehens unterbinden und auch ein chronischer Schmerz ist rückbildbar.

Rheumatisch bedingte Rhizarthrose

Pathologie und Klinik. Es liegt ein belastungsabhängiger Schmerz im Bereich des Daumensattels vor, ggf. mit Ausstrahlung nach distal in den gesamten Daumenballen. Wegen der Schmerzen hat der Patient ein Funktionsdefizit, eventuell sind hörbare Friktionen und Krepitationen vorhanden, und in der Anamnese werden immer kürzer werdende unregelmäßige Remissionsphasen angegeben.

Bei der **Untersuchung** sind eine schmerzhafte Extension und Abduktion, eine lokale Druckempfindlichkeit der Kapsel des Daumensattelgelenks, lokal tastbare Friktionen und ggf. osteophytäre Randausziehungen sowie ein deutliches Funktionsdefizit mit Bewegungsschmerz nachweisbar (Abb. 5.**30**).

Schmerztherapeutisch günstig ist die intraartikuläre Injektion eines Lokalanästhetikums, eventuell unter Beigabe eines Antiphlogistikums, von dorsal in maximaler Extensionsstellung (entspannte dorsale Kapselschale, Abb. 5.**31**). Die Injektion ist mehrmals im Abstand von einer halben Woche angezeigt.

Bursitis olecrani

Pathologie und Klinik. Schmerzhafter Schwellung über dem Olekranon, wobei die Genese ätiologisch infektiöser, entzündlich rheumatischer Natur ist, eventuell auch eine Chondrokalzinose (Pseudogicht) vorliegt.

Bei der **Untersuchung** sind eine sichtbare Schwellung über dem Olekranon, eine Druckschmerzhaftigkeit über der Bursa und Anzeichen für eine örtliche Entzündung nachweisbar (Abb. 5.**32**).

Erst nach Ausschluß einer infektiösen Bursitis kann **schmerztherapeutisch** mit einer dünnen Nadel ein Lokalanästhetikums, eventuell unter Beigabe eines Antiphlogistikums, injiziert werden (Abb. 5.**33**). Die Injektion

Abb. 5.**30** Pathologie, Klinik und Untersuchungsbefund bei der Rhizarthrose.

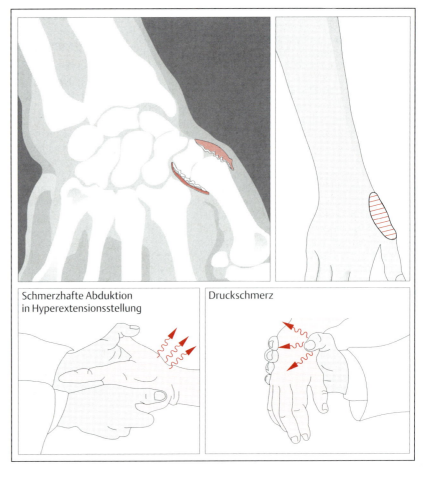

ist mehrmals im Abstand von einer halben Woche zu wiederholen.

Rheumatoide Arthritis am Fußgelenk

Pathologie und Klinik. Im Bereich des oberen Sprunggelenks besteht schon in Ruhe ein Entzündungsschmerz mit lokaler Überwärmung, eventuell Rötung, Druckschmerz und Bewegungseinschränkung. Neben einer rheumatoiden Arthritis kann differentialdiagnostisch auch eine mikrokristalline Arthritis, eine seronegative Arthritis oder eine infektiöse Arthritis vorliegen. Hinweisend für eine rheumatoide Arthritis sind die sonstigen Zeichen für ein rheumatisches Geschehen.

Bei der **Untersuchung** ist eine deutliche Einschränkung der passiven Extension und Flexion vorhanden, es besteht ein lokaler Druckschmerz mit Schwellung und Überwärmung, und die Synovialflüssigkeit zeigt Zeichen entzündli-

Abb. 5.**31** Therapeutische Applikation von Lokalanästhetika bei der rheumatisch bedingten Rhizarthrose.

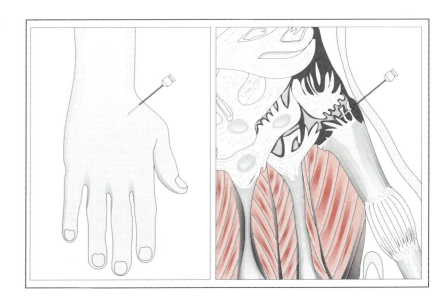

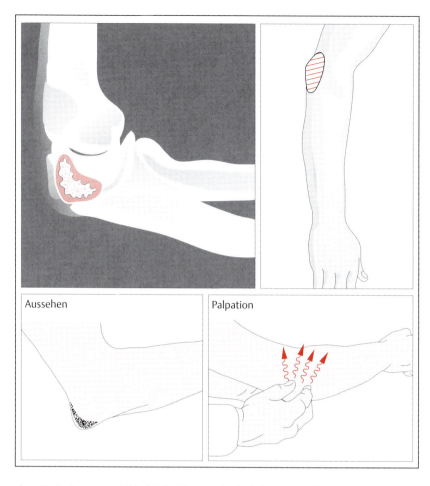

Abb. 5.**32** Pathologie, Klinik und Untersuchungsbefund bei der Bursitis olecrani.

cher Veränderungen (Abb. 5.**34**). Röntgenologisch ist anfänglich kein Befund vorhanden, erst in späteren Stadien sind ggf. Zeichen einer juxtaartikulären Auflockerung oder einer Osteoporose nachweisbar.

Für einen **schmerztherapeutische** Therapie mit Lokalanästhetika ist zuerst die Sehne des M. tibialis anterior zu identifizieren, medial von ihr liegt der talotibiale Gelenkspalt. Der betroffene Bereich wird anästhesiert und eine Kanüle in den Gelenkraum eingeführt. Die intraartikuläre Injektion des Lokalanästhetikums erfolgt unter Beigabe eines Antiphlogistikums (Abb. 5.**35**). Nach der Injektion ist einen Ruhepause von 15 min in Rückenlage angezeigt. Die Injektion ist im Abstand von einer halben Woche vier- bis sechsmal zu wiederholen.

Bursitis subacromialis

Pathologie und Klinik. Bei akutem oder chronischem Verlauf steht oft eine Bursitis im Zusammenhang mit einer rheumatoiden Arthritis. Differentialdiagnostisch ist eine Gicht oder ein Diabetes mellitus in Erwägung zu ziehen. Der Schmerz strahlt in den M. deltoideus, mitunter auch

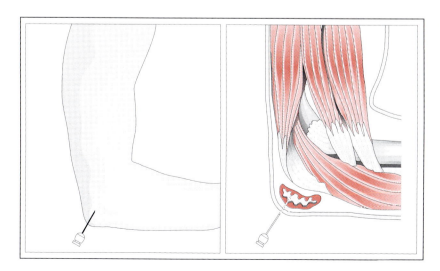

Abb. 5.**33** Therapeutische Applikation eines Lokalanästhetikums bei der rheumatisch bedingten Bursitis olecrani.

444 Spezielle Schmerztherapie

Abb. 5.**34** Pathologie, Klinik und Untersuchungsbefund bei der rheumatoiden Arthritis am Fußgelenk.

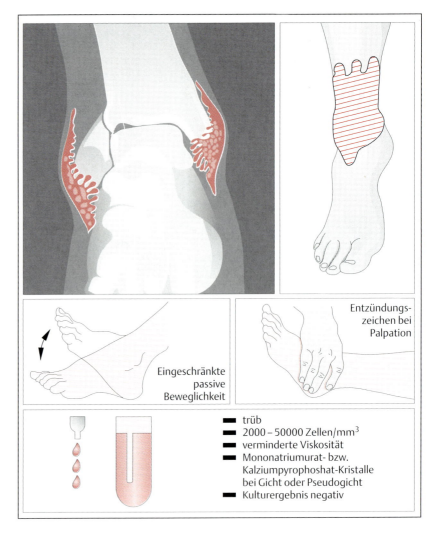

bis in den Arm oder bis in die Hand aus. Bei chronischem Verlauf sind Bewegungen eher schmerzlos, im akuten Stadium sind die Bewegungen schmerzhaft. Im Schleimbeutel finden sich gelegentlich Kalkablagerungen oder eine Hämorrhagie.

Bei der **Untersuchung** liegt ein Schmerzbogen bei passiver Abduktion des Armes vor, es besteht eine eingeschränkte und schmerzhafte passive Abduktion mit typischem Anschlagphänomen (Impingement, Abb. 5.**36**). Bei Abduktion gegen einen Widerstand sind die Schmerzen gering oder fehlen völlig.

Bei akutem Verlauf ist eine **schmerztherapeutische** Therapie mit Lokalanästhetika indiziert. Hierzu wird folgendermaßen vorgegangen: Nach Auffinden des Akromionran-

Abb. 5.**35** Therapeutische Applikation eines Lokalanästhetikums bei der rheumatoiden Arthritis am Fußgelenk.

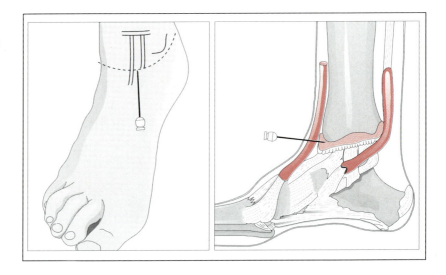

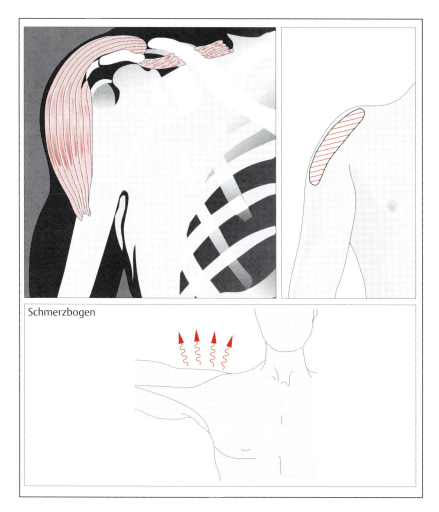

Abb. 5.36 Pathologie, Klinik und Untersuchungsbefund bei der Bursitis subacromialis.

des wird eine lange dünne Nadel horizontal vorgeschoben und anschließend fächerförmig die gesamte Fläche des vermuteten Beutels infiltriert. Auch hier ist dem Lokalanästhetikums ein Antiphlogistikum beizumischen (Abb. 5.**37**). Die Injektion ist mehrmals im Abstand von einer halben Woche zu wiederholen.

Phytopharmaka/Homöopathische Therapie

Viele Rheumapatienten wünschen, daß man ihre Krankheit mit pflanzlichen Mitteln „sanfter" behandelt, da die üblichen schulmedizinischen Verfahren nur zeitweise eine Besserung bringen und insbesondere die Nebenwirkungen

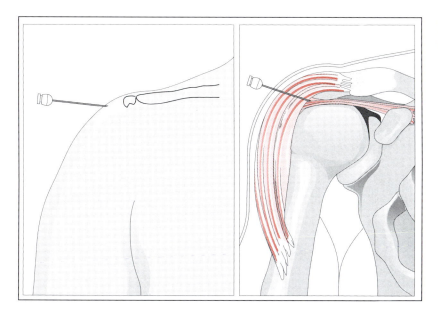

Abb. 5.**37** Therapeutische Applikation eines Lokalanästhetikums bei der Bursitis subacromialis.

Tabelle 5.14 Phytopharmaka sowie Kombinationen mit Homöopathika, die zur Hemmung der Entzündung im Rahmen der rheumatoiden Arthritis als Alternative und als Ergänzung zur klassischen Rheumatherapie eingesetzt werden können. Tab. = Tabletten, Drg. = Dragees, i. v. = intravenös, i. a. = intraartikulär, Amp. = Ampulle

Freiname	Handelsname	mittlere Dosis
Boswellia serrata	H 15, Olibanum RA	2–3 × 3 Tab./d
Teufelskrallenwurzel	Doloteffin	2–3 × 3 Tab./d
Brennesselblätterextrakt	Rheuma-Hek hemmt mit seinem Urticaria Extrakt IDS23 selektiv die beiden Zytokine TNFα und IL-1β	2 × 2 Tab./d
Weidenrindenextrakt	Asalix	2–3 × 1 Drg./d
Guajakholzextrakt	Cefadolor hemmt die bei der rheumatischen Entzündung freigesetzten Leukotriene über die Lipoxygenase im Arachidonsäurezyklus	2–3 × 3 Tab./d
Arnica, Millefolium, Belladonna, Aconitum, Mercuris solubilis Hahnemanni, Chamomilla, Bellis perennis	Traumeel S	1 Amp. pro Behandlung i. v., i. a.
Toxicodendron quercifolium, Arnica montana, Solanum dulcamara, Sanguinaria canadensis, Sulfur	Zeel comp.	1 Amp. pro Behandlung i. v., i. a.

dieser Präparate so im Vordergrund stehen, daß eine weitere Therapie nicht in Frage kommt.

Es gibt eine Anzahl von Phytopharmaka, die sich bei der Behandlung chronischer Schmerzzustände des Stütz- und Bewegungsapparates einsetzen lassen (Tab. 5.14). Speziell für den rheumatischen Formenkreis stellen Auszüge aus Weihrauch, dem Harz von Boswellia serrata, eine alternative Therapieform dar. Im Rahmen wissenschaftlicher Studien konnte jedenfalls eine Hemmung der Zyklooxygenase und der 5-Lipooxygenase durch Weihrauch mit einer analgetischen und antiphlogistischen Wirkung nachgewiesen werden (1).

- Ein in der Langzeitbehandlung der rheumatoiden Arthritis traditionelles Arzneimittel aus der ayurvedischen Medizin, dem Gummiharz der Boswellia serrata, hat den großen Vorteil fehlender Nebenwirkungen.

Die entzündungshemmende Eigenschaft der im Weihrauch (H 15, Olibanum RA) enthaltenen Boswelliasäuren konnte nicht nur im Tiermodell nachgewiesen werden. Vielmehr haben auch erste klinische Ergebnisse mit Boswellia serrata bei Patienten mit Colitis ulcerosa einen gleichwertigen Rückgang der Beschwerden wie nach Sulfasalazin nachweisen können (23) und konnte in Fällen von chronischer Polyarthritis bei etwa 60–70% der Patienten ein Rückgang von Schmerzen, Schwellung und Gelenksteifigkeit erreicht werden (2). Als Wirkmechanismus wird momentan eine nichtkompetitive Hemmung der bei chronischen Entzündungen aktiven Leukotriensynthese diskutiert.

Eine weitere Therapiemöglichkeit der rheumatoiden Arthritis ohne zu erwartende Nebenwirkungen ist der Einsatz einer Kombination von **Phytopharmaka-Homöopathika** (Tab. 5.14), wobei die Präparate direkt in das befallene Gelenk injiziert oder als Infusion gegeben werden. Da im Rahmen einer intraartikulären Applikation bei Arthrosen über Erfolge berichtet wurde (31) und die Kombinationspräparate sich auch in der Rheumatologie bewährt haben (49), erscheint ihr Einsatz gerechtfertigt, zumal beide Präparationen eine sehr gute Verträglichkeit aufweisen (61).

Hierbei sollten intraartikuläre und intravenöse Gabe wechselweise mindestens zweimal pro Woche erfolgen. Die Anwendung dieser Phytopharmaka hat den Vorteil, daß aufgrund der Kompatibilität der Präparate mit Lokalanästhetika wechselweise kombiniert, mit in das betroffene Gelenk appliziert werden können. Als Wirkmechanismus der Wirkstoffe wird eine Modulation der bei allen Entzündungsprozessen stattfindenden Freisetzung von Sauerstoffradikalen, eine Aktivierung neutrophiler Granulozyten sowie ein Unterdrückung der am Entzündungsprozeß beteiligten Mediatoren (insbesondere den Prostaglandinen) diskutiert (13).

Weitere Therapie

Im Rahmen des Entzündungsgeschehens spielt die Phagozytose eine wichtige Rolle, wobei in den Phagozyten in mehreren enzymatischen Schritten aus Sauerstoff hochaggressive **Sauerstoffradikale** gebildet werden (36).

Sauerstoffradikale sind in der Lage, jede organische Struktur anzugreifen und zu zerstören und sind in entzündetem Gewebe Wegbereiter für eine zunehmende Destruktion von Synovia und Knorpel.

Vitamin E stellt ein Schutzsystem dar, indem es sich in die Zellmembran einlagert und Sauerstoffradikale abfängt, bevor diese mit ihrer zerstörenden Wirkung beginnen können (Abb. 5.**38**). In entzündeten Gelenken ist der Gehalt an Vitamin E in der Synovialflüssigkeit um den Faktor 5 erniedrigt (8). Somit stellt die Begleittherapie mit Vitamin E eine Ergänzung in der Therapie rheumatischer Arthriden dar.

Vitamin E hemmt als membranstabilisierendes Antioxidans die Freisetzung von Histamin und hydrolytischen Enzymen aus Mastzellen und Lysosomen. Es kann durch seine antioxidative Wirkung des Prostaglandin E2, von Sauerstoffradikalen und Folgeprodukten hemmen (39, 41) (Abb. 5.**39**).

Da bei der rheumatoiden Arthritis eine Überproduktion freier Sauerstoffradikale stattfindet und ein niedriger Antioxidansspiegel das Risiko einer rheumatoiden Arthritis signifikant erhöht (26), sollte neben Vitamin E zusätzlich C verabreicht werden.

Ausblick: periphere Opioidrezeptoren beim Entzündungsschmerz

Die für Prostaglandine und andere Mediatoren empfindlichen Endorgane peripherer sensorischer Nerven, die Nozizeptoren, sind keine besonders ausgebildeten Rezeptororgane, sondern einfache Nervenendigungen, in denen auch durch Druck eine Erregung ausgelöst wird. Bei chronischer Irritation nehmen die Nervenendigungen jedoch die Eigenschaft von Opioidrezeptoren an.

Die Beteiligung peripherer Opioidrezeptoren in der Schmerzvermittlung konnte am chronischen Entzündungsmodell der Rattenpfote nachgewiesen werden.

So war eine durch Opioide unterdrückbare Schmerzäußerung nachweisbar sowie eine durch Naloxon antagonisierbare Opioidwirkung (19, 30). Diese über periphere Opioidrezeptoren vermittelte und auch immunhistochemisch am

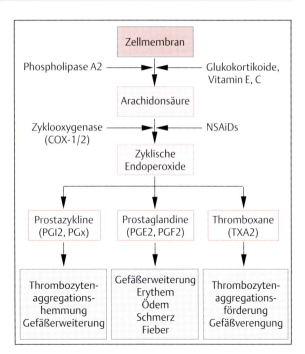

Abb. 5.**39** Einfluß von nichtsteroidalen Antirheumatika (NSAiD), Glukokortikoiden und den Vitaminen E und C auf die bei einer Entzündung aktivierte Prostaglandinsynthese.

Entzündungsmodell nachgewiesene Neubildung spezifischer Bindestellen für Opioide und die hierfür spezifisch bindenden Liganden vom Typ des Dynorphins (53, 54) erscheint für einen zukünftigen therapeutischen Ansatz von Bedeutung. So werden bei Entzündungen aus Immunzellen Peptide mit Opioidcharakter freigesetzt werden, die dann an peripheren Rezeptoren sensorischer Nerven der Synovia binden und eine Hemmung entzündungsbedingter Schmerzen auslösen (Abb. 5.**40**). Es liegt nahe, diese Ergebnisse auf den Menschen mit rheumatoider Arthritis zu übertragen. Denn Opioidrezeptoren sind auf entzündetem Gewebe und auf Immunzellen (Lymphozyten, Mastzellen, Monozyten) und auf peripheren sensorischen Nerven nachgewiesen worden, wobei von den zellulären Elementen die Bildung endogener Opioidpeptide ausgeht.

Entzündungszellen setzen somit immer Peptide mit einer opioidähnlichen Wirkung (z. B. Interleukin 1–8) frei, so daß hierdurch eine analgetische Wirkung zu erklären ist. Voraussetzung für eine periphere Opioidwirkung ist jedoch immer die vorangegangene Entzündung, die maßgeblich an der Ausbildung peripherer Opioidbindestellen beteiligt ist. Erst dann kann über diese neuen Bindestellen eine Analgesie ausgelöst werden. Ob die analgetische Wirkung zusätzlich noch über eine lokale Hemmung der Prostaglandinsynthese ausgelöst wird, ist zur Zeit noch offen.

Opioidrezeptoren bilden sich bei chronischen Entzündungen an peripheren Nerven. Quelle für die an diesen Rezeptoren bindenden endogenen Liganden sind die T- und B-Lymphozyten und Monozyten.
Aus Proenkephalin bildet sich der endogene Ligand Enkephalin und aus Prodynorphin bildet sich der endogene Ligand Dynorphin. Von allen endogenen Liganden ist besonders Dynorphin im entzündeten Gewebe angereichert.

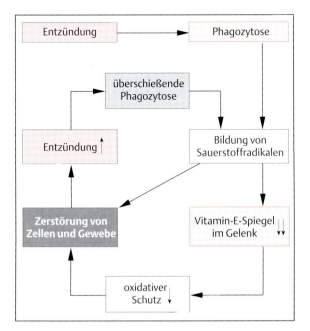

Abb. 5.**38** Circulus vitiosus bei der entzündlichen rheumatischen Erkrankung.

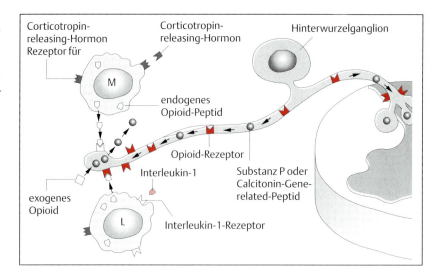

Abb. 5.**40** Die bei einer chronischen Entzündung im Spinalganglion sich bildenden Opioidrezeptoren, die im Nerven zu den peripheren Nozizeptoren wandern. Sie sind die Bindestellen für die aus den Entzündungszellen, den Monozyten (= M) und den Leukozyten (= L), freigesetzten endogenen Opioiden.

Die besondere Bedeutung κ-spezifischer Liganden bei der Gelenkentzündung konnte experimentell insofern untermauert werden, als κ-spezifische Substanzen wie Asimadolen (EMD 61753) und U50, 488H einen antiinflammatorischen Effekt aufwiesen (4, 5, 59). Gleichzeitig konnte die Schmerzschwelle nach U50, 488H, nicht jedoch nach Asimadolen angehoben werden. Trotz Rückgang der Entzündungszeichen und Analgesie blieb jedoch der Gehalt an Substanz P, einem pronozizeptiven Mediator, im Gelenk weiterhin erhöht (11). Daß der κ-Rezeptor besonders beim Entzündungsschmerz eine entscheidende Rolle spielt, hierauf verweisen nicht nur die erhöhte Dynorphinkonzentration, dem endogenen κ-Liganden, in den unterhalb der Entzündung liegenden Zellschichten der Haut. Vielmehr erfolgt bei der Entzündung auch eine gesteigerte Expression von Tachykininrezeptoren (NK_1, NK_2, NK_3) und besonders von Prodynorphin, der Vorstufe von Dynorphin, durch die Zellkörper primär afferenter Neurone im Rückenmark. Die gleichzeitig geringere Koexpression von Enkephalinbindungsstellen ist Hinweis dafür, daß weniger μ-Rezeptoren gebildet werden, was durch die Expression von κ-Liganden an den primär afferenten peripheren Neuronenendigungen nur unterstrichen wurde.

Da κ-Bindestellen und deren endogene Liganden bei der rheumatischen Form einer Entzündung gebildet werden, kann mit Hilfe selektiv peripher angreifender Pharmaka eine Schmerztherapie bei der rheumatoiden Arthritis in der Zukunft sinnvoller werden.

Da klinisch jedoch keine reinen κ-Liganden zur Verfügung stehen, kann vorerst nur alternativ mit gemischt wirkenden Agonisten/Antagonisten eine Therapie versucht werden. Hierbei ist weniger der systemische Weg als die lokale Applikation in das Gelenk vorzuziehen, da z.B. der Agonist/Antagonist Pentazocin bei Patienten mit rheumatoider Synoviitis deutliche Nebeneffekte bewirkt (25).

Ein weiterer momentan zur Verfügung stehender Agonist/Antagonist ist Nalbuphin (Nubain), das ein günstiges Verhältnis von Nutzen und Nebenwirkung aufweist und nach intraartikulärer Injektion (5–10 mg), wie erste Ergebnisse zeigen, eine Schmerzlinderung zur Folge hat.

Kernaussagen

- **Rheumatischer Schmerz aus Sicht des Rheumatologen**
  - Unter Arthralgien versteht man Gelenkbeschwerden ohne eindeutige Entzündungszeichen, als Enthesiopathien bezeichnet man Schmerzen im Bereich von Sehnenansätzen.
  - Lokalisierte rheumatische Schmerzen treten bevorzugt am Kopf, in den Sternoklavikulargelenken und über der gesamten Wirbelsäule einschließlich der Iliosakralgelenke auf.
  - Bei Vorliegen einer Monarthritis muß immer eine septische Arthritis ausgeschlossen werden. Bei Oligoarthritiden der unteren Extremität ist am ehesten an eine reaktive Arthritis zu denken, Oligoarthritiden können aber auch der Beginn einer chronischen rheumatischen Erkrankung sein.
  - Myalgien haben multiple Ursachen, die Therapie richtet sich nach der Grunderkrankung. Generalisierte Tendomyopathien findet man beim Fibromyalgie-Syndrom.

- **Rheumatischer Schmerz aus Sicht des Anästhesisten**
  - Die momentane Therapie der rheumatoiden Arthritis mit Immunsuppressiva, Zytostatika und nichtsteroidalen Antirheumatika ist nur symptomatisch. Nach anfänglicher Schmerzlinderung greifen die klassischen Präparate nicht mehr, und dem Patienten müssen Alternativen angeboten werden.
  - Die oft akut einsetzende Symptomatik mit symmetrisch geschwollenen Gelenken, permanenten Schmerzen, Morgensteifigkeit mit Abgeschlagenheit, Rheumaknoten und einer erhöhten BSG ermöglichen die differentialdiagnostische Abgrenzung zur Gicht, infektiösen Arthritis und den infektreaktiven Arthritiden. Röntgenzeichen sind Spätzeichen, und die Serologie hat wegen ihrer Unspezifität nur eine bedingte Aussagekraft.
  - Die Therapie im Schub besteht aus nichtsteroidalen Antirheumatika, insbesondere Azetylsalizylsäure, und Glukokortikoiden, eventuell in Kombination mit Kryotherapie. Hieran schließt sich die Langzeittherapie mit sog. Second-Line-Drugs an (Immunsuppressiva, Zytostatika, Antimalariamittel, Goldverbindungen, Sulfasalazin und D-Penicillamin).

- Neurophysiologisch kommt es aufgrund einer Aktivitätssteigerung der Makrophagen zu entzündlichen Reaktionen an der Synovia, wobei die Zyklooxygenase-2(COX-2)-Aktivität gesteigert wird, die wiederum die Prostaglandinsynthese aktiviert. Schließlich greift der entzündliche Prozeß auf benachbarte Sehnen, Bänder und Knorpel über. Der Knochen wird schließlich von algogenen Stoffen angegriffen und abgebaut, bis das Gelenk nicht mehr funktionsfähig ist.
- Die klassischerweise eingesetzten Analgetika vom Typ der NSAID zeigen Nebenwirkungen von seiten des Magen-Darm-Traktes von bis zu 70%, renale Komplikationen (nephrotisches Syndrom) sowie eine Beeinträchtigung des hämatopoetischen Systems. Kortikoide induzieren, insbesondere bei Langzeiteinnahme, einen Diabetes mellitus und eine Osteoporose. In Verbindung mit NSAID kommt es zur Addition gastrointestinaler Komplikationen.
- Im Sinne des WHO-Stufenschema sollten bei Versagen der anderen Therapiemaßnahmen nieder- bis hochpotente Opioide zum Einsatz kommen, wobei auch hier gilt: Einnahme nach der Uhr, Einnahme oral, jederzeitige Dosisanpassung und Einbettung in eine Begleitmedikation.
- Langfristig ist neben einer suffizienten Schmerztherapie die Hemmung der Entzündung maßgebliches Therapieziel. Hierfür kommen auch adjuvante Kombinationen von Phytopharmaka/Homöopathika in Betracht, da diese den Vorteil fehlender Nebenwirkungen haben und sich hiermit die Dosis klassischer Antirheumatika deutlich reduzieren läßt. Intermittierende parenterale Gaben hoher Dosen von Vitamin C und E führen zu einer weiteren Entzündungshemmung und einer damit einhergehenden verminderten Bildung algogener Substanzen.
- Tierexperimentelle Daten weisen auf eine im Rahmen der Entzündung ablaufende Bildung peripherer Opioidbindestellen und deren natürlicher Liganden bei der rheumatoiden Arthritis hin. Hierbei kommt es insbesondere zur Exprimierung von κ-Rezeptoren und dem natürlichen Liganden Dynorphin. Selektiv peripher wirkende κ-Agonisten waren beim Tier in der Lage, Schmerzreaktion und Entzündungszeichen nach lokaler Applikation zu vermindern. Hierauf ist das zukünftige Augenmerk bei der Schmerztherapie einer rheumatoiden Arthritis zu richten.

Auch wird sich zeigen, ob Etanereept, ein rekombinantes Präparat, das selektiv die Bindung des TNFa an seinen Oberflächenrezeptor verhindert, den schädigenden Prozeß der cP aufhalten kann.

Literatur

1. Altus RE. Naturheilverfahren in der Rheumatologie. Bay Int 1997; 217:225–232
2. Ammon HPT. Salai-Guggal-(Indischer Weihrauch) Gummiharz aus Boswellia serrata. Dt Ärztebl, 1998; 95: A30–31
3. Arlock P. Actions of three local anaesthetics-lidocaine, bupivacaine, and ropivacaine on guinea-pig papillary muscle sodium channels (Vmax). Pharmacol Toxicol 1988; 63:96–104
4. Barber A et al. A pharmacological profile of the novel, peripherally-selective K-opioid receptor agonist, EMD 61753. Br J Pharmacol 1994; 113:1317–1327
5. Barber A, Gottschlich R. Novel development with selective, nonpeptidic kappa-opioid receptor agonists. Exp Opin Invest Drugs 1997; 6:1351–1368
6. Bedi SS. Comparison of dextropoxyphene-with-aspirin as analgesics in rheumatoid arthritis. Brit J Clin Prac 1969; 23:413–417
7. Bendrich A, Gabriel E, Machlin LJ. Dietary vitamin E requirement for optimum immune responses in the rat. J Nutr 1986; 116:675–681
8. Blake DR, et al. Hypoxic reperfusion injury in the inflamed human joint. Lancet, 1989; I:289–293
9. Boardmann PL, Hart FD. Clinical measurement of the antiinflammatory effects of salicylates in rheumatoid arthritis. Br Med J 1967; 4:264–268
10. Burton GW, Traber M. Vitamin E: antioxidant activity, biokinetics abd bioavailability. Annu Rev Nutr 1990;10:357–382
11. Carmody JJ, Binder W, Walker JS. Kappa-opioids, gender, arthritis and substance P. In: International Narcotics Research Conference (INRC) Garmisch-Partenkirchen. Höll t V, Cox B, Schulz, R, Zieglgänsberger W (eds) 1998; pp 31
12. Chi DS, et al. Effects of MPTP and vitamin E treatments on immune function in mice. Int J Immunopharmacol 1992; 14:739–746
13. Conforti A, et al. Experimental studies on the antiinflammatory activity ofa homeopathic preparation. Biomed Ther 1997; 15:7–12
14. De Broe ME, Elseviers MM. Analgesic nephropathy – still a problem? Nephron 1993; 64:505–513
15. Dertwinkel R, et al. Orale Opioide zur Therapie chronischer Nicht-Tumorschmerzen. Anaesthesist 1996; 45:495–505
16. Douglas CE, Chan AC, Choy PC. Vitamin E inhibits platelet phospholipase A2. Biochem Biophys Acta 1986; 876:639–645
17. Douglas CH, et al. Vitamin E inhibits platelet phospholipase A2. Acta Biochem Biophys 1986; 876:639–645
18. Feldman HS, Arthur RG, Covino BG. Comparative systemic toxicity of convulsant and supraconculsant doses of intravenous ropivacaine, bupivacaine and lidocaine in the conscious dog. Anesth Analg 1989; 69:794–801
19. Ferreira SH, Akamura M. Prostaglandin hyperalgesia: the peripheral analgesic activity of morphine, enkephalin and opioid antagonists. Prostaglandins 1979; 18:191–200
20. Freye E, Latasch L. Die rheumatoide Arthritis aus schmerztherapeutischer Sicht. Teil II : Alternativer Therapieansatz – kombinierte allopathisch-homöopathische Therapie. Biol Med 1999 ; 28 : 184–187
21. Fries JF, et al. Nonsteroidal anti-inflammatory drug associated gastropathy: incidence and risk factor models. Am J Med 1991; 91:213–222
22. Greenspan HC. The role of reactive oxygen species, antioxidants and phytopharmaceuticals in human immune deficiency virus activity. Med Hypotheses, 1993; 40:85–92
23. Gupta I, et al. Effects of boswellia serrata gum resin in patients with colitis ulcerosa. Eur J Med Res 1997; 2:1–7
24. Hackentahl E. Paracetamol und Metamizol in der Therapie chronischer Schmerzen. Schmerz 1997; 11:269–275
25. Harden JG, Kirk KA. Comparative effectiveness of five analgesics for pain of rheumatoid synovitis. J Rheumatol 1979; 6:405–412
26. Heliovaara M, et al. Serum antioxidants and risk of rheumatoid arthritis. Ann Rheum Dis 1994; 53:51–53
27. Hinz B, Brune K. Spezifische Zyclooxygenase-2-Inhibitoren. Anaesthesist 2000; 49: 964–971
28. Jäger M, Wirth CJ. Praxis der Orthopädie. Stuttgart-New York: Thieme 1992

29. Jollow D, et al. Acetaminophen-induced hepatic necrosis. Metabolic disposition of toxic and nontoxic doses of acetaminophen. Pharmacol 1974; l2:251–271
30. Joris JL, Dubner R, Hargreaves KM. Opioid analgesia at peripheral sites: a target for opioid released during stress and inflammation. Anesth Analg 1987; 66:1277–1281
31. Kasanmascheff L. Intraartikuläre Injektionstherapie mit Traumeel bei Arthrosen. Fortschr Med, 1969; 87:1177
32. Kirwan JR, A.a.R.C.L.-D.G.S. Group. The effects of glucocorticoids on joint destruction in rheumatoid arthritis. New Engl J Med, 1995; 333:142–146
33. Kolatz G, et al. Hochdosiertes Vitamin E bei chronischer Polyarthritis. Eine multizentrische Doppelblindstudie gegenüber Diclofenac-Natrium. Akt Rheumatol 1990; 15:233–237
34. Kunze K. Lehrbuch der Neurologie. Stuttgart-New York: Thieme 1992
35. Lee P, et al. Therapeutic effectiveness of paracetamol in rheumatoid arthritis. Int J Clin Pharmacol 1975; 11:68–75
36. Lehrer RI, et al. Neutrophils and host defense. Ann Intern Med 1988; 109:127–142
37. Ludwig J, Axelsen R. Drug effects on the liver. An updated tabular compilation of drugs and drug-related hepatic diseases. Digest Dis Sci, 1983; 28:651–666
38. Maier C, Hildebrandt J. Leserbrief zu dem Editorial von M. Zimmermann: Opioide für nicht tumorbedingte chronische Schmerzen. Der Schmerz 1991; 5:90–91
39. Meydani SN, et al. Vitamin E suplementation suppresses prostaglandin E2-synthesis and enhances the immune response of aged mice. Mech Ageing Dev 1986; 34:191–201
40. Meydani SN, et al. Effect of vitamin E supplementation on immune responsiveness of the aged. Ann NY Acad Sci 1989; S70:283–290
41. Meydani SN, et al. Lung eicosanoid synthesis is affected by age, dietary fat and vitamin E. J Toxicol Environ Health 1992; 36:1627–1633
42. Meydani SN, et al. Vitamin E supplementation enhances cell mediated immunity in healthy elderly subjects. Am J Clin Nutr 1989; S2:557–563
43. Meydani SN, Tengerdy RP. Vitamin E and immune response. In: Vitamin E Health Disease. Packer L, Fuchs J (eds) 1993, Dekker: New York, pp. 549–561
44. Mitchell DM, et al. Survival, prognosis and causes of death in rheumatoid arthritis. Arthritis Rheum 1986; 29:706–714
45. Odeleye OE, Watson RR. The potential role of vitamin E in the treatment of immunological abnormalities during immune deficiency syndrome. Prog Food Nutr 1991; S:15–19
46. Pincus T, et al Taking mortality in rheumatoid arthritis seriously predictive markers, socioeconomic status and co-morbidity. J Rheumatol 1986; 14:841–845
47. Poggioli R, Bertolini A. Vitamin E enhances the indomethacin induced inhibition of prostaglandin synthetase. Riv Pharmacol Ther 1981; 12:183–187
48. Reddana P, Rao MK, Reddy CC. Inhibition of 5-lipooxygenase by vitamin E. FEBS 1985; 193:39–43
49. Schmitt D. Zeel und Traumeel in der Rheumatologie. Biol Med 1987; 15:248
50. Seideman P. Paracetamol in rheumatoid arthritis. Agents Actions. Suppl 1993; 44:7–12
51. Siebert K et al: Pharmacological and biochemical demonstration of the role of cyclooxygenase 2 in inflammation and pain. Proc Natl Acad Sci 1994; 91:12013–12017
52. Sorge J, et al. Opioidanalgetika bei „nichtmalignen" Schmerzen – Langzeitbehandlungsergebnisse bei Patienten mit rheumatischen Beschwerden. Der Schmerz 1991; 5:60–66
53. Stein C, et al. Antinociceptive effects of µ- and k-agonists in inflammation are enhanced by a peripheral opioid receptor-specific mechanism. Eur J Pharmacol 1988; 155:255–264
54. Stein C, et al: Opioids from immunocytes interact with receptors on sensory nerves to inhibit nociception in inflammation. Physiol Pharmacol 1990; 87:5934–5939
55. Vale JA, Proudfoot AT. Paracetamol (acetaminophen) poisening. Lancet 1995; 346:547–552
56. Vane JR. Introduction: mechanism of action of NSAIDS. Br J Rheumatol 1996; 35:1–3
57. Volans GN. Self-poisoning and suicide due to paracetamol. J Int Med Res 1976; 4:7–13
58. Weimann BJ, Weiser H. Effects of antioxidant vitamins C, E, and beta-carotene on immune functions in MRL/1 PR mice and rats. Ann NY Acad Sci 1992; 669:390–392
59. Wilson JL, Binder W, Walker JS. k-opioids affect cell trafficking in arthritis. In: International Narcotics Research Conference (INRC) Garmisch-Partenkirchen. Höllt V, Cox B, Schulz, R, Zieglgänsberger W (eds) 1998; pp 44
60. Zech D. Leserbrief zu dem Editorial von M. Zimmermann: Opioide für nicht tumorbedingte chronische Schmerzen? Der Schmerz 1991; 5:89–90
61. Zenner S, Metelmannn H. Einsatzmöglichkeiten von Traumeel Injektionslösung – Ergebnisse einer multizentrischen Anwendungsbeobachtung bei 3241 Patienten. Biol Med 1992; 21:207–216
62. Zenz M, Strumpf M, Wil1weber-Strumpf A. Erwiderungen zu den vorstehenden Leserbriefen von D. Zech, Ch. Maier und J. Hildebrandt. Der Schmerz 1991; 5:91–94
63. Zenz M, Strumpf M, Willweber-Strumpf A. Orale Opiattherapie bei Patienten mit „nicht-malignen" Schmerzen. Der Schmerz 1990; 4:14–21

Schmerz bei Osteoporose

Roter Faden

- Schmerz bei Osteoporose aus Sicht des Osteologen
- Schmerz bei Osteoporose aus Sicht des Anästhesisten

Schmerz bei Osteoporose aus Sicht des Osteologen

H.-P. Kruse

Bis heute gibt es keinen Beleg dafür, daß allein eine Osteopenie oder präklinische Osteoporose geeignet ist, Schmerzbeschwerden eines Patienten zu erklären. Zu erwarten sind zumindest beginnende Wirbeldeformierungen oder durch Mikrofrakturen bedingte Sinterungen. Diese können sich dem konventionellen Röntgenbild jedoch entziehen, so daß im Einzelfall eine zusätzliche Tomographie oder Skelettszintigraphie indiziert sein kann. Fehleinschätzungen des Beschwerdebildes führen gelegentlich zu der Annahme einer „therapieresistenten Osteoporose", wenn trotz medikamentöser Osteoporosetherapie keine adäquate Schmerzlinderung eintritt.

In der klinischen **Symptomatik** der Osteoporose stehen das Frakturereignis sowie der akute oder chronische Rückenschmerz an erster Stelle. Ursache des **akuten** Rückenschmerzes ist eine Wirbelkörperspontanfraktur bzw. eine Fraktur nach einem inadäquaten Minimaltrauma. Auch eine umschriebene Infraktion oder Sinterung kommt in Frage. Ein derartiges Ereignis kann auch mit einer subperiostalen Hämorrhagie, einer umschriebenen Ligamentläsion oder einer vorübergehenden Subluxation des Wirbels einhergehen. Zu bedenken ist, daß nicht jede osteoporosebedingte Formveränderung des Wirbelkörpers symptomatisch ist, so daß auch bei leerer Anamnese auf eine Röntgenuntersuchung der Wirbelsäule nicht verzichtet werden kann.

Der **chronische** Osteoporoseschmerz beruht demgegenüber hauptsächlich auf einer Fehlstatik bei bereits vorbestehenden Wirbelkörperdeformierungen durch die Über- und Fehlbelastung von Muskeln, Sehnen, Bändern und Gelenken. Während der Schweregrad der Osteoporose insgesamt durchaus mit dem Ausmaß der Behinderung des Patienten korreliert, ist die Relation allein zur Schmerzintensität gering.

- Von besonderer Bedeutung ist die Tatsache, daß Wirbelfrakturen im Rahmen einer Osteoporose praktisch nie zu neurologischen Komplikationen mit inkompletten oder kompletten Transversalsyndromen führen.

Diese Feststellung ist wichtig in bezug auf die Frage, wie schnell ein Patient nach einem frischen Wirbeleinbruch wieder mobilisiert werden kann. Eine neurologische Symptomatik sollte immer an eine andersartige Grunderkrankung denken lassen, insbesondere Knochenmetastasen oder ein Plasmozytom.

Diffuse Skelettbeschwerden, Gelenkschmerzen oder Schmerzen im Bereich der Extremitäten gehören primär nicht zur Osteoporose und sollten Anlaß zu **differentialdiagnostischen** Überlegungen sein. Von den metabolischen Osteopathien ist insbesondere an die Osteomalazie zu denken.

Die Grundregeln der Schmerztherapie gelten selbstverständlich auch bei der Therapie der Osteoporose. Das **Behandlungsziel** ist die Schmerzfreiheit, wobei parallel eine optimale Behandlung des Grundleidens durchgeführt werden muß. Wichtig ist die Beachtung der Tatsache, daß eine längerdauernde Immobilität zu einer verstärkten Knochenresorption und damit zu einem Fortschreiten der Osteoporose führt.

- Daher kommt dem Erhalt beziehungsweise der Wiederherstellung der Mobilität des Patienten mit Osteoporose eine besondere Bedeutung zu.

Für die Erstellung des **Behandlungskonzeptes** ist zu unterscheiden, ob ein akuter oder ein chronischer Schmerz vorliegt, wobei chronische osteoporosebedingte Schmerzen typischerweise chronische Rückenschmerzen sind. Auf die Tatsache, daß eine niedrige Knochenmasse allein keine ausreichende Erklärung für Rückenschmerzen ist, wurde bereits hingewiesen.

Bei **akuten Schmerzen** durch frische Wirbelkörpereinbrüche kommen folgende Maßnahmen in Frage:
- vorübergehende Ruhigstellung des Patienten mit entsprechender Lagerung, eventuell Anlage eines Stützmieders
- Analgetika in Abhängigkeit von der Schmerzintensität. In diesem Rahmen kommen unabhängig von ihrer eigentlichen Wirkung auf den Knochenstoffwechsel auch Calcitonine in Frage, die initial als intravenöse Infusion verabreicht werden können
- Lokaltherapie mit Kälteanwendungen, Infiltrationen mit Lokalanästhetika, Elektrotherapie
- Muskelrelaxanzien
- Psychopharmaka bei Bedarf
- Krankengymnastik, z. B. Beginn mit isometrischen Übungen im Liegen und passiver Gymnastik

Bei **chronischen Schmerzen** steht die physikalische und krankengymnastische Behandlung im Vordergrund, während eine medikamentöse analgetische Therapie nicht in allen Fällen erforderlich ist. Eine Physiotherapie ist in der Lage, den Analgetikabedarf zu reduzieren. Die Maßnahmen im einzelnen sind die folgenden:
- aktive Krankengymnastik, z. B. auch im Rahmen einer Osteoporose-Selbsthilfegruppe
- Bewegungstherapie, z. B. Übungen im Bewegungsbek-

ken, Schwimmen, Wandern, medizinische Trainingstherapie ohne axiale Belastungen
- Physio- und Balneotherapie
- Elektrotherapie
- Akupunktur
- Analgetika
- Psychopharmaka, Muskelrelaxanzien bei Bedarf
- psychosoziale Betreuung des Patienten, z. B. Ärzte, Psychologen, Selbsthilfeorganisationen, Sozialeinrichtungen

Die komplexen Behandlungsmaßnahmen bei der Osteoporose lassen sich besonders zu Beginn oft nicht ambulant durchführen. Neben Akutkliniken stehen eine ganze Anzahl von Rehabilitationskliniken zur Verfügung, die über die genannten Möglichkeiten der Krankengymnastik und Physiotherapie verfügen. Nicht zu unterschätzen ist die Tatsache, daß Schmerzbewältigung und Bewegungstherapie auch dazu beitragen, das Sturz- und damit das Frakturrisiko zu senken und somit helfen, einen Circulus vitiosus zu durchbrechen.

Der Erfolg der Behandlung chronischer Schmerzen bei Osteoporose hängt wesentlich von der Kontinuität der angewandten Maßnahmen ab. Dies erfordert vom Patienten Krankheitseinsicht und Akzeptanz der Maßnahmen, die nur erreicht werden können, wenn eine entsprechende Information über das Wesen der Erkrankung stattfindet.

■ Osteoporoseschmerz aus der Sicht des Anästhesisten

H. U. Gerbershagen

Epidemiologische Untersuchung zum Vorkommen osteoporotisch bedingter Schmerzen in Schmerzpraxen und anderen schmerztherapeutischen Versorgungseinrichtungen liegen nicht vor. Weniger als 10% der in unser Zentrum überwiesenen Patienten mit therapieresistenten Osteoporoseschmerzen haben keine Anhalte für einen Osteoporoseschmerz. Die Schmerzanamnese ergibt in vielen Fällen, daß die großflächigen Rücken-/Kreuzschmerzen schon seit vielen Jahren bestehen und dann plötzlich aufgrund einer einzigen Röntgennativaufnahme ohne Fraktur- und Sinterungsnachweis eine Osteoporose diagnostiziert wird. Ein nicht erheblicher Anteil dieser chronisch schmerzkranken Patienten leidet, auch außerhalb des Klimakteriums, unter ausgeprägten depressiven Störungen. Die Lebensqualität ist erheblich reduziert. Gerade bei dieser Patientengruppe ist daher die Durchführung einer standardisierten **Schmerzanamnese** zusätzlich zur ärztlichen Anamnese zu fordern. Der validierte Deutsche Schmerzfragebogen der Deutschen Gesellschaft zum Studium des Schmerzes (www.dgss.org) erfaßt neben den umfangreichen Schmerzvariablen auch die schmerzbedingten Fähigkeitseinschränkungen, die Depression und die gesundheitsbezogene Lebensqualität und ist somit für die Datenerhebung bei Osteoporoseschmerzpatienten gut geeignet.

Das neue Krankheitenfolgemodell der WHO (ICIDH-2) kann als Basis für die **Behandlungsziele** bei osteoporosebedingten Wirbelsäulenschmerzen benutzt werden. Das ICIDH-2-Modell gewichtet erstmals die körperlichen Funktionsstörungen als gleich wichtig wie die körperlichen Schädigungen (impairments). Die Fähigkeiten des Patienten (abilities) werden den früheren Behinderungen des Patienten (disabilities) positiv gegenüber gestellt. Die Partizipation, die Teilnahme an den sozialen Bedingungen, ersetzt den Begriff des Handicap. Dieses neue, an den Ressourcen und nicht an den Defiziten des Kranken ausgerichtete Krankheitsmodell, ist besonders für Osteoporosekranke einsetzbar. Die Behandlungsziele für den Osteoporoseschmerzpatienten sind:
- Reduktion der Schmerzen auf ein erträgliches Maß, zumeist Stufe 2–3 auf einer numerischen Schmerzskala von 0–10 (0 = kein Schmerz, 10 = stärkster vorstellbarer Schmerz)
- Verminderung der Angst vor einer Querschnittslähmung oder von Nervenläsionen durch Frakturen im Wirbelsäulenbereich
- Verminderung der Schlafstörung
- rasche Aktivierung und Mobilisierung nach den ursprünglichen verhaltenstherapeutischen Grundsätzen (2)
- Reduktion der Fehlstatik, soweit dies die anatomischen Gegebenheiten erlauben
- Behandlung der „Begleitdepression" bzw. der oft bereits zuvor bestehenden „depressiven Episode" (früher Involutionsdepression, endogene Depression im Klimakterium) und Minderung des erhöhten psychophysischen Distreßniveaus
- Besprechung und Behandlung der medizinischen Begleiterkrankungen

Diese nicht vollständige Auflistung beinhaltet, daß eine Monotherapie nur in wenigen Fällen, in denen die geistigen Einschränkungen des Patienten ausgeprägt sind, berechtigt ist. Anderenfalls steht an erster Stelle die **Schmerzmodellerklärung**, die dem Patienten vermittelt, welche Strukturen und Funktionsstörungen für welche Art der Schmerzen verantwortlich sind. Gleichzeitig muß dem Patienten vermittelt werden, daß Rückenmarksläsionen bei Osteoporosefrakturen Seltenheitswert besitzen und daß auch Nervenkompressionen und -verletzungen selten auftreten (Ängste vor Querschnittslähmungen und dem Leben im Rollstuhl geben fast alle Patienten mit Wirbelsäulenfrakturen an). Die ausführliche Erklärung des geplanten Aktivierungsprogramms „beweist" dem Patienten, daß der Therapeut selbst davon überzeugt ist, daß Lähmungen seltene Ereignisse sind. Der Partner des Patienten, ein Familienangehöriger o. ä. sollte möglichst bei der Untersuchung und bei der Therapieplanerklärung anwesend sein, da so spätere Behandlungshindernisse aus dem Weg geräumt werden können.

Wenn der Patient die Behandlungsziele und damit unbewußt das Schmerzmodell des Therapeuten akzeptiert, wird ein **Behandlungsplan** aufgestellt, der die muskuloskelettalen, vegetativen, psychischen und psychosozialen Faktoren berücksichtigt.

Die Mobilisierung des Patienten und eine aktive Physiotherapie sind ohne ausreichende **Schmerzlinderung** selten realisierbar. Patienten mit chronischen Osteoporoseschmerzen haben in aller Regel eine ausreichende Eigenmedikation mit Azetylsalizylsäure, Ibuprofen und Paracetamol durchgeführt. Bei den ärztlich verordneten Pharmaka wie nichtsteroidalen Antiphlogistika muß geprüft werden, ob sie in ausreichender Dosierung eingesetzt wurden. Der erfolglose Einsatz von COX-2-Hemmern ist oft auf zu geringe Einzeldosen und/oder zu lange Dosierungsintervalle zurückzuführen. Die zur Osteoporose spezifisch einzusetzenden Pharmaka wurden bereits in Kap. 4 abgehandelt und werden nach den dort aufgeführten Kriterien eingesetzt.

Patienten mit akuten oder auch chronischen osteoporosebedingten Schmerzen müssen von der **Wirksamkeit der Schmerztherapie** (Ziel: Schmerzreduktion) überzeugt werden. Dies um so mehr, als Ärzte und Angehörige allzu oft kategorisch feststellen, daß diese Schmerzen therapieresistent sind. Viele Patienten haben keine ausreichende Medikation im Sinne des WHO-Stufenschemas erhalten. Die Pharmaka müssen in wirksamer Dosierung und effektivem Dosierungsintervall eingesetzt werden. Ein Substanzwechsel wird bei Ineffektivität nach 3–4 Tagen durchgeführt. Das Führen von **Schmerztagebüchern** zur Verlaufsbeobachtung ist hierbei ebenso selbstverständlich wie die Medikation nach einem Zeitschema (und nicht nach Bedarf). Selbstverständlich muß für diese Patienten werden, ihre wesentlichen Aktivierungs- und Übungsprogramme auf jeden Fall zur Zeit des maximalen Medikamenteneffekts durchzuführen. Diese Zeiten müssen für den Patienten auf dem Aktivitätsplan skizziert werden.

Da die reflektorische Muskelkomponente immer ein wesentlicher Schmerzfaktor darstellt, ist als Begleitmedikation ein **Myotonolytikum** für eine limitierte Zeit von 2–3 Wochen sinnvoll (z. B. Tetrazepam, Tizanidin, Tolperison). Da oft Schlafstörungen vorliegen, kann die abendliche Dosierung dieser Myotonolytika (Tranquilizer) erhöht werden. Die zusätzliche Gabe eines Schlafmittels erübrigt sich hierdurch oft. Die abendliche Durchführung der progressiven Muskelrelaxation nach Jacobson ist wegen der entspannenden und schlafanstoßenden Wirkung zusätzlich anzuraten.

Antidepressiva werden bei dem Vorliegen von Depressionsdiagnosen verordnet. Der Einsatz als Analgetika im Sinne einer Modulation der Schmerzschwelle sollte erst erfolgen, wenn die anderen Verfahren keine befriedigenden Resultate erzielen. Konzentrationsverluste und Müdigkeit durch Antidepressiva schränken die Aktivierung des Patienten unter Umständen zu stark ein. Eine supportive Psychotherapie ist bei Patienten mit Osteoporose oft wirksam.

Die **Stützmieder- und Korsettversorgung** ist bei Nachweis lokaler Druckdolenzen und/oder Berührungsempfindlichkeiten im Auflage- und Abstützareal dieser Hilfsmittel sinnlos, da der Patient die Hilfsmittel schmerzbedingt nicht anlegen wird. Nach Wirksamwerden der krankengymnastischen und physikalischen Maßnahmen und der Lokalanästhesieverfahren (zumeist innerhalb von 8–14 Tagen) verschwinden oft die Druckdolenzen und kutanen Hyperästhesien und Hyperalgesien. Dann erst ist der Einsatz von **Stützmiedern und Korsetts** indiziert.

Bei entsprechenden Lokalbefunden werden **Lokalanästhesieverfahren** eingesetzt. Die Injektion von Bupivacain (großes Volumen, ca. 10 ml) auf die Lamina vertebrae schaltet die Innervation der Wirbelgelenke, der Bänder und der tiefen Rückenmuskeln aus und unterbricht so die arthro-myo-ligamentären Reflexvorgänge. Die Infiltrationen der Ligg. supra- und interspinalia, die Injektion muskulärer Triggerpunkte, die breitflächige Infiltration am Beckenkamm reduzieren ebenfalls die durch die Fehlstatik entstanden Reflexmechanismen. Oft sind Aktivierungs- und Übungsprogramme erst unter dem Schutz der lokalanästhetischen Schmerzlinderung und Muskelentspannung möglich.

Die Lokalanästhesie an Muskeln, Gelenken, Gelenkkapseln und Bändern kann den Patienten u. U. auch davon überzeugen, daß der „ausstrahlende Nervenschmerz", besonders der „Ischiasschmerz" nicht radikulär ist. Bei radikulären Schmerzen sollte die komplikationsarme Paravertebralblockade nach Ferver (1) eingesetzt werden.

In einigen Fällen wird bei eng begrenztem maximalem Muskelhypertonus die Injektion von **Botulinumtoxin** erforderlich. Diese Therapieform ist bis zu 4 Monaten wirksam. Dieser Zeitraum muß intensiv für eigene physiotherapeutische Maßnahmen und die Aktivierung des Patienten ausgenutzt werden.

Physiotherapeuten behandeln Osteoporoseschmerzpatienten nach wie vor, als ob sie bei jedem Handgriff, bei jeder Übung eine Rückenmarklähmung oder eine Verletzung der Nervenwurzeln oder Paravertebralnerven erwarten. Bei **physiotherapeutischen Maßnahmen** wird der aktuellen körperliche und psychische Befund berücksichtigt. Grundsätzlich gilt auch bei der heterogenen Gruppe der Osteoporoseschmerzpatienten, daß die verkürzte Muskulatur gedehnt und die durch Schonung geschwächte Muskulatur gekräftigt werden muß. Das Haltungskorrekturtraining muß im dynamischen Sinn verstanden werden und Teil des Trainingsprogramms sein. Der Patient muß mit Geduld angeleitet werden zur bewußten Durchführung der Alltagsbewegungen durch bewußte Muskelaktivität. Er muß lernen, sein Angst-Vermeidens-Verhalten (fear-avoidance-behaviour) zu reduzieren und schließlich abzulegen. Der Arzt wird daher das Trainingsprogramm im Detail schriftlich vorgeben und unter Umständen sogar schriftlich die Verantwortung für die Fremdtherapie übernehmen müssen. Hier wird deutlich, daß die multidisziplinäre Zusammenarbeit die Physiotherapeuten einschließen muß. Exakte Anweisungen sind für die Angehörigen und/oder den Pflegedienst unerläßlich. Ohne diese Anweisungen wird die vielleicht wichtigste Säule der Schmerztherapie ineffektiv bleiben.

Sensomotorische Übungen für den Schultergürtel können nach kurzer Anleitung schmerzfrei vom Patienten durchgeführt werden. Der Patient lernt bald, seine verspannten Muskeln zu empfinden. Die ausgeprägten Muskelverspannungen im Nacken, Rücken und Kreuz werden bei regelmäßiger Anwendung der sensomotorischen Übungen innerhalb von ca. 2 Wochen deutlich nachlassen. Diese Patientengruppe profitiert sehr deutlich von der regelmäßigen Durchführung der progressiven Muskelentspannung nach Jacobson (= post-isometrische Relaxationsübungen. Vor der Anwendung des Jacobson Trainings sollte der Patienten wissen, daß eine mehrwöchige Übungsphase erforderlich ist, bevor anhaltende Effekte zu erwarten sind. Mit diesem Übungsprogramm, das die Schmerzen bei korrekter Durchführung nicht verstärkt, bekommt der Patient wieder Vertrauen in seine Alltagsfähigkeiten.

Physikalische Therapie in Form von Kryotherapie (Eisabreibungen) und/oder Anwendungen von feuchter Wärme reduziert die reflektorischen Vorgänge erheblich, so daß sie zur Standardbehandlung gehören. Klassische Eisabreibungen („Eis am Stiel") ohne Druckausübung im gesamten Rückenbereich werden bei kurzer Anwendungszeit (3 min) als angenehm und schmerzlindernd empfunden. Oft muß mit kleinen Abreibungsgebieten begonnen werden. Die transkutane elektrische Nervenstimulation (TENS) kann zur Muskelentspannung beitragen, solange die Elektroden nicht auf überempfindliche Hautareale aufgelegt werden. Liegen bei chronischen osteoporosebedingten Schmerzen deutliche Muskeldefizite vor, so erzielt die elektrische Muskelstimulation in kurzer Zeit erhebliche Verbesserungen des Muskelstatus und damit eine Verringerung der Fehlstatik.

Die Behandlungsergebnisse bei osteoporosebedingten Schmerzen hängen von der Zusammenarbeit des therapeutischen Teams und nicht zuletzt von dem Motivationsgrad des informierten Patienten ab.

Kernaussagen

■ **Schmerz bei Osteoporose aus Sicht des Osteologen**
- In der klinischen Symptomatik der Osteoporose stehen das Frakturereignis sowie der akute oder chronische Rückenschmerz an erster Stelle. Ursache des akuten Rückenschmerzes ist eine Wirbelkörperspontanfraktur bzw. eine Fraktur nach einem inadäquaten Minimaltrauma. Der chronische Osteoporoseschmerz beruht hauptsächlich auf einer Fehlstatik bei bereits vorbestehenden Wirbelkörperdeformierungen durch die Über- und Fehlbelastung von Muskeln, Sehnen, Bändern und Gelenken.
- Bei akuten Schmerzen kommen folgende Maßnahmen in Frage: vorübergehende Ruhigstellung, Analgetika, auch Calcitonine, Lokaltherapie mit Kälteanwendungen, Infiltrationen mit Lokalanästhetika, Elektrotherapie, Muskelrelaxanzien, Psychopharmaka bei Bedarf, Krankengymnastik.
- Bei chronischen Schmerzen steht die physikalische und krankengymnastische Behandlung im Vordergrund, während eine medikamentöse analgetische Therapie nicht in allen Fällen erforderlich ist. Eine Physiotherapie ist in der Lage, den Analgetikabedarf zu reduzieren.

■ **Schmerz bei Osteoporose aus Sicht des Anästhesisten**
- Behandlungsziele für den Osteoporoseschmerzpatienten sind Schmerzreduktion, Verminderung der Angst vor einer Querschnittslähmung durch Frakturen im Wirbelsäulenbereich, Verminderung der Schlafstörungen, rasche Mobilisierung, Reduktion der Fehlstatik, Behandlung der „Begleitdepression", Behandlung der medizinischen Begleiterkrankungen.
- An erster Stelle steht die **Schmerzmodellerklärung**, die dem Patienten vermittelt, welche Strukturen und Funktionsstörungen für welche Art der Schmerzen verantwortlich sind. Gleichzeitig muß dem Patienten vermittelt werden, daß Rückenmarkläsionen bei Osteoporosefrakturen Seltenheitswert besitzen und daß auch Nervenkompressionen und -verletzungen selten auftreten.
- Anschließend wird ein **Behandlungsplan** aufgestellt, der die muskuloskelettalen, vegetativen, psychischen und psychosozialen Faktoren berücksichtigt.
- Die Mobilisierung des Patienten und eine aktive Physiotherapie sind ohne ausreichende Schmerzlinderung selten realisierbar. Das Führen von Schmerztagebüchern zur Verlaufsbeobachtung ist ebenso selbstverständlich wie die Medikation nach einem Zeitschema.
- Als Begleitmedikation ist ein Myotonolytikum für eine limitierte Zeit von 2–3 Wochen sinnvoll Antidepressiva werden bei Vorliegen von Depressionsdiagnosen verordnet.
- Bei entsprechenden Lokalbefunden schaltet die Injektion von Lokalanästhetika die Innervation der Wirbelgelenke, der Bänder und der tiefen Rückenmuskeln aus und unterbricht so die arthro-myo-ligamentären Reflexvorgänge. Die Infiltrationen der Ligg. supra- und interspinalia, die Injektion muskulärer Triggerpunkte, die breitflächige Infiltration am Beckenkamm reduzieren ebenfalls die durch die Fehlstatik entstanden Reflexmechanismen.
- Sensomotorische Übungen für den Schultergürtel können nach kurzer Anleitung schmerzfrei vom Patienten durchgeführt werden. Die ausgeprägten Muskelverspannungen im Nacken, Rücken und Kreuz werden bei regelmäßiger Anwendung der sensomotorischen Übungen innerhalb von ca. 2 Wochen deutlich nachlassen. Diese Patientengruppe profitiert sehr deutlich von der regelmäßigen Durchführung der progressiven Muskelentspannung nach Jacobson.
- Physikalische Therapie in Form von Kryotherapie und/oder Anwendungen von feuchter Wärme reduziert die reflektorischen Vorgänge erheblich, so daß sie zur Standardbehandlung gehören. Die transkutane elektrische Nervenstimulation kann zur Muskelentspannung beitragen, solange die Elektroden nicht auf überempfindliche Hautareale aufgelegt werden.

Literatur

1. Ferver C. Eine vereinfachte Technik der paravertebralen Anaesthesie und ihre Anwendung. Zbl Chir 1929; 56:2318–2326
2. Fordyce WE. Behavioral concepts in chronic pain and illness, C V Mosby, St. Louis 1976
3. Franke J. Bewegung. In: Möglichkeiten, Grenzen und Alternativen der Östrogen-/Gestagen-Substitution nach der Menopause, Hrsg Interdisziplinäres Forum Osteoporose, Urban u. Vogel, München 1998; 48–55
4. Keck E, Kruse HP. Osteoporose. Klinik – Diagnostik – Therapie. Fischer, Jena – Stuttgart 1994
5. Lucius H. Chronische Rückenschmerzen – existieren Leitlinien/Standards? Versicherungsmedizin 1998; 50:145–148
6. Malmros B, Mortensen L, Jensen MB, Charles P. Positive effects of physiotherapy on chronic pain and performance in osteoporosis. Osteoporosis Int 1998; 8:215–221

Sympathikusmodulierte Schmerzsyndrome

Roter Faden

Sympathikusmodulierte Schmerzsyndrome aus Sicht des Neurologen
- Einleitung
- Anatomie
- Prinzip der segmentalen Innervation
- Gibt es eine sympathische Reflexdystrophie? Versuch einer Definition
- Ätiologie
- Diagnostik
- Therapie

Sympathikusmodulierte Schmerzsyndrome aus anästhesiologischer Sicht
- Einleitung und Klassifikation
- Entstehungsmechanismen
- Symptomatik und Diagnose
- Therapie des CRPS

Sympathikusmodulierte Schmerzsyndrome aus Sicht des Neurologen

A. Wiesner, W. H. Jost

Einleitung

Definition: Klassischerweise wird unter sympathisch vermitteltem Schmerz (SMP) ein Syndrom verstanden, bei dem es infolge einer leichten oder inkompletten Läsion eines Nerven zu einem quälenden brennenden Schmerz kommt, der das ursprüngliche Innervationsgebiet überschreitet.

Neben einem anhaltendem **Dauerschmerz** tritt ein berührungsinduzierter Schmerz (**Allodynie**) bereits bei minimalen taktilen Reizen oder gar einem Luftzug auf. Es findet sich eine deutliche Diskrepanz zwischen dem Ausmaß der Nervenläsion, die möglicherweise nur ein geringes sensibles oder motorisches Defizit zur Folge hat, und der Intensität des Schmerzes. Aufgrund einer sympathischen Innervationsstörung kommt es zu einer trockenen, glattglänzenden atrophischen Haut, die initial durch Vasodilatation heiß und rot und bei länger zurückliegender Schädigung durch die Vasoparalyse kalt und zyanotisch ist. Am Rand des sensibilitätsgestörten Bezirks kann es zu einer Reizhyperhidrose mit vermehrtem Schwitzen kommen. Unter Umständen treten Gelenkkontrakturen und nach mehreren Wochen röntgenologisch nachweisbare Aufhellungen des Knochens auf, die einer Osteodystrophie entsprechen. Als sympathische Fernwirkung zeigen sich gelegentlich eine ipsilaterale Reizmydriasis, flushartige Hautrötungen im entsprechenden Körperquadranten, wechselnde Hyperhidrosen und eine Neigung zur Piloarrektion (sog. „Gänsehaut"). Die hier skizzierten Symptome wurden klassischerweise als Sudeck-Syndrom bzw. Kausalgie und im englischen Sprachraum als „reflex sympathetic dystrophy" bezeichnet. In den letzten Jahren hat sich der Begriff des sympathisch vermittelten Schmerzes (sympathetic maintained pain, SMP) und des komplexen regionalen Schmerzsyndroms (CRPS) eingebürgert. Es werden das CRPS I: ohne nachweisbare Nervenläsion, entsprechend der sympathischen Reflexdystrophie und das CRPS II: mit Nervenläsion, entsprechend der Kausalgie unterschieden. Die wechselhafte Nomenklatur lässt erahnen, dass das Konzept des sympathisch vermittelten Schmerzes nicht unumstritten ist und in den letzten Jahren erheblichen Änderungen unterworfen war.

Anatomie

Die Sympathikusbahn zieht von ihrem Ursprung im Hypothalamus ungekreuzt durch die Kapsel des Nucleus ruber, die Mittelhirnhaube, den Hirnstamm, wo einige Kollateralen zur Formatio reticularis abgehen, bis zum Rückenmark (29). Dort bildet sie ab Höhe C8 die sympathische Seitensäule, die sich bis zur Höhe L2 erstreckt. Im Bereich C8/Th1 befindet sich das Centrum ciliospinale, das das Ursprungsgebiet der sympathischen Innervation der Augen darstellt. Von der sympathischen Seitensäule aus treten vom jeweiligen Nucleus intermediolateralis präganglionäre Fasern über die ventralen Spinalnervenwurzeln aus dem Rückenmark heraus und ziehen als Rr. communicantes albi zum sympathischen Grenzstrang. Diese präganglionären Fasern werden auch als Zwischenneurone bezeichnet, weil man sie noch dem zentral-vegetativen System zuordnet. In den Grenzstrangganglien spalten sich die Fasern in zahlreiche Kollateralen und enden auf- oder absteigend in anderen Grenzstrangganglien oder den prävertebralen oder intramuralen Ganglien. Von den Grenzstrangganglien aus laufen die postganglionären Fasern als Rr. communicantes grisei zurück zum Rückenmark, um schließlich von dort mit dem Spinalnerven zur Versorgung des jeweiligen Dermatoms zusammen in die Peripherie zu ziehen.

Prinzip der segmentalen Innervation

Auf **Rückenmarkebene** spielen sich die elementaren **Reflexschaltungen** ab, die erklären, wieso Affektionen innerer Organe motorische Reaktionen (z. B. die Abwehrspannung der Bauchdecken bei Appendizitis), schmerzhafte Mißempfindungen in den korrespondierenden Head-Zonen oder sympathische Reaktionen wie eine vasomotorische Störung oder Schweißreaktion auslösen können.

Das Rückenmark ist segmental gegliedert, wobei jedes Körpersegment aus Dermatom, Enterotom, Myotom usw. besteht mit entsprechender sensibler, somatomotorischer und vegetativer Innervation.

Die inneren Organe sind über C-Fasern afferent mit dem Rückenmark verbunden. Diese ziehen dann via Hinterstränge und Vorderseitenstrang weiter nach zentral. Außerdem besteht synaptischer Anschluß an die Zellen der sympathischen Seitensäule. Afferenzen aus der Haut und motorische Efferenzen zur quergestreiften Muskulatur sind über Kollateralen und Schaltneurone ebenso in diesen Reflexbogen integriert. Die **Head-Zonen** („übertragener Schmerz") sind über diesen Reflexbogen zu erklären (30): Es wird einerseits ein direkter Organschmerz empfunden, der über C-Fasern vermittelt wird, andererseits kommt es zu einem unangenehm prickelndem Spontanschmerz und einer Allodynie in der Hautzone, die dem zum jeweiligen Segment gehörendem Dermatom entspricht.

Diese segmentale Zuordnung der Dermatome ist konstant und reproduzierbar; bei paarigen Organen wird der Schmerz nach beiden Seiten projiziert, bei unpaaren nur einseitig. Einen entsprechenden segmental übertragenen Schmerz findet man auch für die Muskulatur des jeweiligen Segmentes, so führen Erkrankungen innerer Organe zu segmententsprechenden Muskelschmerzen und Verspannungen. Bekanntestes Beispiel ist der McBurney-Druckpunkt bei Appendizitis.

Da die C-Fasern aus den inneren Organen im Bereich des Rückenmarks über den oben skizzierten Reflexbogen auch mit sympathischen Fasern verschaltet sind, kommt es bei schmerzhaften Erkrankungen dieser Organe häufig zu sehr ausgeprägten vegetativen Reaktionen wie Schweißausbrüchen, Tachykardie und Blässe. Diese können beispielsweise bei Ischämieschmerzen (Herzinfarkt, Mesenterialarterienverschluß) bis hin zum Schock führen. Oft findet sich als Hinweis auf eine Irritation des gleichseitigen Sympathikus eine ipsilaterale Reizmydriasis. Aufgrund der Verteilerfunktion des Grenzstranges mit auf- und absteigenden Kollateralen, in dem sich ein R. communicans albus in bis zu zehn Faserbündel spaltet, die wiederum auf mehrere Spinalnerven verteilt werden, sind viszerale Schmerzreize, die meist über mehrere Hinterwurzeln das Rückenmark erreichen, oft diffus und schwer zu lokalisieren.

Diese Phänomene stellen den eigentlich sympathisch vermittelten oder vielleicht besser sympathisch modulierten Schmerz dar. Sie können aber als mögliches Modell für das komplexe regionale Schmerzsyndrom dienen.

Gibt es eine sympathische Reflexdystrophie? Versuch einer Definition

Die International Association for the Study of Pain (15) definiert die **sympathische Reflexdystrophie** als einen kontinuierlichen Schmerz eines Teiles einer Extremität, der infolge eines Traumas aufgetreten ist. Dieses Trauma kann eine Fraktur beinhalten, nicht aber einen großen Nerv. Gleichzeitig kommt es zu einer sympathischen Überaktivität. Üblicherweise ist der distale Teil einer Extremität betroffen, der an die traumatisierte Region angrenzt. Betroffen sei auch das periphere, eventuell auch das zentrale Nervensystem. Wesentliche Charakteristika sind, daß der Schmerz einige Wochen nach einem normalerweise geringen Trauma auftritt, nicht mit einer signifikanten Nervenläsion assoziiert ist und als brennend und kontinuierlich beschrieben wird. Bewegung, Berührung und Streß verstärken den Schmerz.

Die **Kausalgie** wird von der I.A.S.P. als ein brennender Schmerz mit Allodynie und Hyperpathie beschrieben, der meist die Hand oder den Fuß betrifft, nach inkompletter Läsion eines Nerven auftritt und dessen Innervationsgebiet betrifft. Die wesentlichen Charakteristika sind, daß der Schmerz unmittelbar oder auch Monate nach der Nervenverletzung auftritt, meist der N. medianus, ischiadicus und ulnaris, fast nie jedoch der N. radialis betroffen sind.

Leichte Berührung, Streß, Temperaturänderungen, Bewegungen der betroffenen Gliedmaßen, visuelle, akustische Stimuli und emotionale Faktoren verstärken den Schmerz. Die neuen Diagnosekriterien der I.A.S.P. benutzen den Begriff des **komplexen regionalen Schmerzsyndroms** (complex regional pain syndrome, CPRS) und beziehen autonome Störungen in Form von Veränderungen der Schweißsekretion und eine Ödembildung mit ein.

Willner (35) betont, daß die Definition eines sympathisch vermittelten Schmerzes einen identifizierbaren behandelbaren Prozeß, der autonome Veränderungen im Gewebe verursachen könnte, wie Gefäßverschlüsse, unverheilte Frakturen oder Infektionen, ausschließt.

Die Gruppe um Harden (13) kam nach der Analyse von 123 Patientendaten, die die I.A.S.P.-Kriterien für das komplexe regionale Schmerzsyndrom erfüllten, zu der Ansicht, daß vasomotorische Symptome wie Veränderungen der Hauttemperatur und -farbe von Störungen der Schweißsekretion und Ödemneigung abgegrenzt werden sollten, auch sollten trophische Veränderungen und Auffälligkeiten der Motorik zu den I.A.S.P.-Kriterien hinzugefügt werden. Insbesondere würden Veränderungen von Motorik und Trophik ein gutes Ansprechen auf eine Sympathikusblockade erwarten lassen und könnten daher die Therapieplanung mit beeinflussen.

Gerade der positive Effekt einer solchen Blockade auf die motorischen Auffälligkeiten wird von anderen als Hinweis auf einen großen Anteil psychischer Faktoren bei der Genese des CRPS gesehen. So vertritt Ochoa (23) die Ansicht, daß bei der Diagnose einer sympathischen Reflexdystrophie unkritisch verschiedene pathogenetische Mechanismen, die peripherer, zentraler oder psychischer Natur sein könnten, vermischt werden und daß statt eines einleuchtenden pathophysiologischen Konzeptes das Ansprechen auf eine therapeutische Maßnahme, nämlich die Sympathikusblockade, zur Diagnosesicherung genutzt wird – eine Meinung, die von vielen geteilt wird, da in der Regel keine doppelblinden Therapiestudien durchgeführt wurden und der Plazeboeffekt der Blockade sicherlich als erheblich anzusehen ist.

In einer soeben erschienenen Arbeit analysierten Verdugo und Ochoa (33) eine Gruppe von CRPS-Patienten mit Bewegungsauffälligkeiten wie Dystonien, Tremor etc., wobei sich zeigte, daß ausschließlich CRPS-Patienten ohne sicher nachweisbare Nervenläsion diese Symptome aufwiesen. Da bei einigen Patienten durch heimliche Beobachtung eine Simulation der Bewegungsstörung nachgewiesen werden konnte, folgern die Autoren, daß abnorme Bewegungen das **CRPS I** (ohne Nervenläsion) vom **CRPS II** (mit Nervenläsion) differenzieren und der erste Ausdruck einer somatoformen Störung oder gar einer Simulation sei.

Ob Erkenntnisse, die durch heimliches Beobachten von Probanden oder Patienten gewonnen werden, als Basis für wissenschaftliche Studien dienen sollten, ist sicherlich diskussionswürdig, es zeigt aber exemplarisch, daß der Begriff der sympathischen Reflexdystrophie Gegenstand einer intensiven, nicht emotionslosen Debatte ist.

Andere Autoren hingegen halten die Organogenese des CRPS für wahrscheinlich, fordern aber fundiertere wissenschaftliche Daten und kontrollierte Studien. So führen Baron et al. (2) in einer ausführlichen Übersicht Untersuchungen an Tieren und Menschen an, die zeigen, daß sympathische Aktivität und Katecholamine primär afferente Schmerzrezeptoren aktivieren können. Ein theoretisches Konzept der sympathischen Reflexdystrophie sei daher vorhanden, aber der wissenschaftliche Nachweis hierfür bisher nicht erbracht. Die kürzlich gefundene Assoziation von HLA-DQ1 mit dem Auftreten einer sympathischen Reflexdystrophie (17) spricht ebenfalls für eine organische Grundlage des Krankheitsbildes. Die häufig zu beobachtenden psychischen Auffälligkeiten von CRPS-Patienten werden von Zyluk (37) auf sekundäre Veränderungen durch die Erkrankung zurückgeführt, wie sie bei anderen Schmerzpatienten ebenfalls zu beobachten sind.

Ätiologie

Da die Existenz einer sympathischen Reflexdystrophie umstritten ist, müssen Konzepte zur Ätiologie als **Hypothesen** betrachtet werden. Einige aktuelle sollen im folgenden vorgestellt werden.

Perl (26) nimmt an, daß eine erhöhte Expression α-adrenerger Rezeptoren an primär afferenten Neuronen mindestens teilweise für die schmerzhafte Kausalgie verantwortlich ist. Bei der Diskonnektion peripherer Nervenfasern von ihren Zellkörpern würden Zytokine und Wachstumsfaktoren freigesetzt, die zu einer veränderten Genexpression führen. Diese sei für eine erhöhte Präsenz α-adrenerger Rezeptoren verantwortlich, die zu einer vermehrten Ansprechbarkeit der Nozizeptoren und anderer primär afferenter Rezeptoren auf lokale und zirkulatorische Katecholamine führe.

Die Untersuchung von Choi und Rowbotham (7) unterstützt diese Vermutung: Patienten mit postherpetischer Neuralgie, bei der es sich selbstverständlich nicht um eine primär sympathische Störung handelt, die aber ein gutes Modell für die Folgen von Nervenläsionen darstellt, wurden adrenerge Agonisten in die schmerzhaften Hautareale gespritzt. Im Vergleich zur Injektion von Kochsalzlösung fand sich eine signifikante Verstärkung der Neuralgieschmerzen und der Ausprägung der Allodynie, während die Injektionen der spiegelbildlichen Hautareale keinen Schmerz auslöste.

Ergebnisse von Basbaum und Levine (5) weisen auf eine mögliche Rolle des sympathischen Nervensystems bei der Entstehung oder Aufrechterhaltung von Entzündungen hin: Sie konnten zeigen, daß postganglionäre sympathische Nervenendigungen Prostaglandine freisetzen können, die eine Entzündung im umgebenden Gewebe verstärken. Durch eine medikamentöse oder chirurgische Sympathektomie konnte eine experimentelle Arthritis bei Ratten gebessert werden.

Schott (31) hingegen führt den scheinbar sympathisch vermittelten Schmerz auf die Ausschüttung von Neuropeptiden aus afferenten C-Fasern der viszeralen Organe zurück und erklärt den Effekt von Sympathikusblockaden durch die enge Nachbarschaft afferenter und autonomer Fasern, die ebenfalls blockiert werden. Diese These wird durch ein Tiermodell von Daemen et al. (9) gestützt, in dem die lose Ligatur eines Ischiadikusnerven einer Ratte eine Entzündung mit Erhöhung der Hautdurchblutung, der Gefäßpermeabilität und eine Leukozytenimmigration hervorrief. Die Autoren führen diese Phänomene auf die Ausschüttung von Neuropeptiden aus terminalen Enden antidrom agierender nozizeptiver Fasern zurück und verweisen auf die klinische Ähnlichkeit der Symptome mit denen der sympathischen Reflexdystrophie. Allerdings würde die von Basbaum und Levine postulierte Prostaglandinausschüttung aus sympathischen Fasern, die den N. ischiadicus begleiten, die Symptomatik ebenfalls erklären.

Janig et al. (16) dagegen vermuten eine chemische Kopplung zwischen sympathischen und afferenten Neuronen aufgrund von Reorganisationsvorgängen nach Nervenverletzungen. Bei Gewebetraumata ohne Nervenläsion dagegen könnten sympathische Endigungen als Mediator für Hyperalgesie und Entzündung wirken, wobei ein Prostaglandin entweder von den sympathischen Fasern synthetisiert oder durch ihre Vermittlung ausgeschüttet wird.

Diagnostik

Klinisch werden diffuse, häufig spontan auftretende Schmerzen beschrieben, die oft als brennend, klopfend und sehr intensiv angegeben werden.

- Typischerweise handelt es sich um einen Schmerz, der sich von dem der ursprünglichen Verletzung unterscheidet.

Bewegung verstärkt häufig den Schmerz, so daß sich eine Minderbeweglichkeit und Vernachlässigung der betroffenen Extremität findet. Andere Bewegungsstörungen wie Dyskinesien und Tremor sind stark umstritten und werden von vielen Autoren als psychogen angesehen. Es werden eine Hyperpathie, Allodynie und Empfindungsstörungen für Berührung, Schmerz und Temperatur angegeben. Häufig findet sich ein Ödem.

Zeichen der autonomen Beteiligung sind deutliche Temperaturunterschiede zur Gegenseite, Hautverfärbungen und reduziertes oder vermehrtes Schwitzen als Ausdruck der gestörten vasomotorischen und sudomotorischen Kontrolle.

Objektive **Meßverfahren** sind die Messung der Hauttemperatur, die der Schweißproduktion, einer Umfangsdifferenz und die Drei-Phasen-Knochenszintigraphie.

Bei der **Messung der Hauttemperatur** ist zu beachten, daß der Patient die zu untersuchenden Hautregionen mindestens 30 min lang im Untersuchungsraum akklimatisiert. Vasoaktive Substanzen wie Koffein, Nikotin und entsprechende Medikamente müssen vermieden werden. Die Messung ist z. B. thermographisch mit einer Infrarotkamera möglich. Bei der Interpretation ist zu bedenken, daß eine willentliche Beeinflussung mittels Biofeedback möglich ist (32).

Die **Schweißproduktion** kann über die Messung der Schweißsekretion in Ruhe und mittels des Axonreflexschwitzens geprüft werden. Bei der Messung der Schweißsekretion in Ruhe wird das thermoregulatorische Schwitzen geprüft, indem Schwitzen unter standardisierten Bedingungen provoziert wird. Hierbei werden prä- und postganglionäre sympathische Neurone getestet. Das Axonreflexschwitzen, das ausschließlich postganglionäre Sudomotoren und Schweißdrüsen stimuliert, wird durch Applikation von Carbachol mittels Iontophorese provoziert. Wahrscheinlich ist die Hyperhidrose beim komplexen Schmerzsyndrom zentral bedingt und wird während der akuten Stadien durch sekundäre periphere Mechanismen noch gesteigert (6).

Nativröntgenaufnahmen können fleckige periartikuläre Entkalkungen oder eine diffuse Osteoporose zeigen, die natürlich auch durch Inaktivität oder eine andere Knochenerkrankung bedingt sein können. Die **Drei-Phasen-Kno-**

chenszintigraphie, die Durchblutung, Nuklidanreicherung und verzögerte Nuklidaufnahme zeigt, wird von vielen Autoren als diagnostisch sehr aussagekräftig betrachtet. Typischerweise zeigt die betroffene Extremität zunächst eine Reduktion der Durchblutung in der ersten Phase mit einer asymmetrischen Anreicherung im zweiten Bild und/oder eine Anreicherung periartikulär in der letzten Phase. Driessens et al. (11) schließen eine sympathische Reflexdystrophie aus, wenn die Knochenszintigraphie nicht typisch verändert ist.

Therapie

Da die Pathophysiologie des sympathikusvermittelten Schmerzes weiterhin unklar ist, sind Therapieempfehlungen schwierig. Es fehlt nach wie vor an plazebokontrollierten Therapiestudien, insbesondere sind die invasiven Therapieverfahren wie Sympathikus- und Nervenblockaden fast nie plazebokontrolliert, so daß über den tatsächlichen Effekt nur wenig bekannt ist.

Allgemein wird empfohlen (8, 36), bei einem somatisch anmutendem Schmerz Verfahren wie **Nervenblockaden** anzuwenden und bei objektivierbaren Zeichen einer autonomen Beteiligung **Sympathikusblockaden** zu nutzen. Eine sorgfältige Dokumentation vor und nach der Behandlung (Änderung von Hauttemperatur und -farbe, Abnahme von Ödemen, Quantifizierung der Schweißsekretion usw.) ist auf jeden Fall erforderlich. Einzelfallberichte und kleinere Studien gibt es über die Anwendung von an den **Adrenorezeptoren** ansetzenden Substanzen – die lokale Applikation von Clonidin (10) zeigte z. B. eine Besserung der Hyperalgesie –, außerdem von **vasoaktiven Substanzen** wie Kalziumantagonisten, nichtsteroidalen Antiphlogistika, Steroiden (18) und **zentral wirksamen Substanzen** wie Antidepressiva und Antiepileptika. Von Opiaten wird wegen des hohen Suchtpotentials allgemein eher abgeraten.

- Stets muß die Phase der Schmerzreduktion unter Medikation für eine intensive physikalische Therapie genutzt werden, in der der Patient lernt, seine Gliedmaße wieder zu nutzen.

Möglicherweise ist dies sogar die wesentliche Indikation für die medikamentösen Verfahren. Statt „No gain without pain" gilt hier der Grundsatz: „No gain with pain". Psychische Faktoren, die eine große Rolle bei der Erhaltung der Krankheit spielen können, müssen auf jeden Fall berücksichtigt und ggf. einer entsprechenden Therapie zugeführt werden.

Sympathische Schmerzsyndrome aus anästhesiologischer Sicht

H. Bürkle

Einleitung und Klassifikation

Das sympathische Nervensystem wird bei akuten oder chronischen Schmerzen aktiviert und führt bei Patienten mit entsprechendem kardiovaskulärem Risikoprofil zu einer Erhöhung der kardiovaskulären Morbidität und Letalität, wenn keine adäquate analgetische Therapie durchgeführt wird. Neben einer Mitbeteiligung bei schmerzhaften Zuständen können jedoch Aktivierungen des sympathischen Nervensystems selbst ursächlich an der Entstehung und Unterhaltung von Schmerzen beteiligt sein (3, 4). Dabei werden unterschiedliche Schmerzsyndrome initiiert, die in der Folge bezüglich ihres Pathomechanismus und der daraus folgenden Interventionsmöglichkeiten durch den Anästhesisten näher erörtert werden sollen. Aufgrund der Komplexität der Schmerzbilder, die mit einer Sympathikusbeteiligung einhergehen, kann jedoch häufig nur durch eine optimierte, multidisziplinäre Therapieplanung (z. B. Anästhesist, Operator, Physiotherapeut, Psychologe, Neurologe) eine Linderung bzw. ein Therapieerfolg bei den betroffenen Patienten erzielt werden.

Ein klinisches Schmerzsyndrom, das eine Verletzung peripherer Nerven begleiten kann, wurde erstmalig in der Literatur von Silas Weir Mitchell et al. 1864 während des amerikanischen Bürgerkrieges beschrieben.

Dabei stellten sie nach Schußverletzungen und anderen Nervenverletzungen bei ihren Patienten einen sehr intensiven Brennschmerz in der betroffenen Extremität fest. Sie bezeichneten diesen Schmerz als Kausalgie (griechisch: Brenn-Schmerz) (22).

Im Laufe der Jahre kamen mit der Weiterentwicklung der Erkenntnisse zur Pathophysiologie des schmerzverarbeitenden Systems für dieses Syndrom unzählige weitere Begriffe hinzu: Sudeck-Dystrophie, posttraumatische Osteoporose, traumatischer Angiospasmus, Schulter-Hand-Syndrom, Osteodystrophie, Reflexdystrophie der Extremitäten, Reflexalgodystrophie u. a. Der französische Chirurg René Leriche war wahrscheinlich 1916 der erste, der einen möglichen Zusammenhang zwischen den beschriebenen Schmerzen und dem sympathischen Nervensystem herstellte (21). Er schlug die Sympathektomie zur Behandlung des Krankheitsbildes vor, da er einen ursächlichen Zusammenhang zwischen Sympathikusaktivität und Schmerzbild vermutete.

Die Mitbeteiligung des sympathischen Nervensystems bleibt das Bindeglied für die meisten der obengenannten unterschiedlichen Krankheitsbilder. Dies wurde 1947 durch Evans mit der Bezeichnung „sympathische Reflexdystrophie" weiter unterstrichen (12). Es folgte eine pragmatische Diskriminierung zwischen Schmerzzuständen, die durch eine Sympathikusblockade erfolgreich behandelt werden konnten (sog. sympathisch unterhaltener Schmerz, *sympathetic maintained pain*, SMP) und Schmerzbildern, die nicht von einer Sympathikusblockade profitierten (sog. sympathisch unabhängiger Schmerz, *sympathetically independent pain*, SIP).

Da jedoch eine kausale Beziehung zwischen Sympathikusaktivität und den verschiedenen Krankheitsbildern nach weiteren Forschungsbemühungen der jüngeren Zeit nicht unbedingt dargestellt werden konnte, wurde von der International Association for the Study of Pain (IASP) in einer 1993 durchgeführten Konsensuskonferenz der Begriff „complex regional pain syndrome" (**CRPS**) eingeführt. Dabei wird eine Abstufung in zwei Gruppen des CRPS durchgeführt: CRPS vom Typ I steht für Krankheitsbilder die bislang unter dem Begriff sympathische Reflexdystrophie zusammengefaßt wurden, und CRPS vom Typ II für Krankheitsbilder, die bisher unter dem Begriff Kausalgie eingeordnet wurden.

Somit kennzeichnet **CRPS I** kontinuierliche Schmerzen in einer Extremität mit sympathischer Hyperaktivität nach einem tatsächlichen oder vermuteten Trauma ohne nachweisbare initiale Beteiligung großer Nerven. Die Schmerzen werden in der Regel als brennend, kontinuierlich, spontan auftretend oder durch Bewegung, Berührung oder Streß getriggert beschrieben. Oft herrscht eine diffuse Schmerzlokalisation in der betroffenen Extremität vor, diese kann jedoch auch auf die kontralaterale Extremität übergehen. Gleichzeitig finden sich in den betroffenen Arealen häufig eine veränderte Hauttemperatur, Hautfarbe, abnorme sudomotorische Aktivität und ein Ödem. Eine Veränderung der motorischen Funktion gehört nicht zum Typ I der CRPS, elektrophysiologische Untersuchungen zeigen in der Regel keine krankhaften Befunde (EMG, Nervenableitungen).

Unter **CRPS vom Typ II** werden Krankheitsbilder mit brennenden Schmerzen, begleitender Allodynie (häufig Kälteallodynie) und Hyperpathie, üblicherweise im Bereich der Hände oder der Füße, zusammengefaßt. Hier wird meistens eine Nervenverletzung vorgefunden. Unter dem früher verwendeten Begriff Kausalgie werden hauptsächlich Verletzungen des N. medianus und des N. ischiadicus und ihrer Äste zusammengefaßt. Insgesamt weist das CRPS II eine Inzidenz von ca. 2–3 % auf.

Entstehungsmechanismen

Unzählige Pathomechanismen wurden bislang zur Entstehung der CRPS-Krankheitsbilder diskutiert. Bei einer peripheren Nervenverletzung kann es zu schmerzhaften Syndromen kommen, die durch kutane Injektion von Noradrenalin verstärkt werden oder eine gesteigerte Aktivität postganglionärer Neurone aufweisen (19). Neben einer möglichen Assoziation mit Nervenläsionen kommt es im Rahmen der initialen Krankheitsentwicklung zur Affektion des primären Nozizeptors und zu einer gestörten Transduktion mit Beteiligung des spinalen Hinterhornbereichs und höherer zentralnervöser Strukturen des Sympathikus.

Im Bereich des peripheren Nervensystems kommt es infolge einer zunächst unspezifischen Entzündungsreaktion zur Ausschüttung von Neuropeptiden wie Substanz P, CGRP, Neurokinin A und anderen Mediatoren. Dabei scheint vor allem Substanz P eine wichtige Rolle zu spielen. Als potenter Vasodilatator verursacht es Plasmaextravasation und nachfolgend Ödembildung (20).

Die Aktivierung primärer afferenter Neurone durch unterschiedliche Mediatoren wird als periphere Sensibilisierung bezeichnet, ihr klinisches Korrelat stellt die primäre Hyperalgesie dar.

Dabei wird am Ort des Traumas durch eine erniedrigte Schmerzschwelle auf noxische Reize nun mit einer verstärkten Schmerzempfindung reagiert.

Neben einer Veränderung der Transduktion im terminalen Bereich der afferenten Nerven kommt es auch zur Beeinträchtigung höherer zentralnervöser Strukturen. Hier findet sich ebenfalls durch eine vermehrte Neurotransmitterfreisetzung (Glutamat, Substanz P, Neurokinine, Prostaglandine etc.) eine Aktivierung von spinalen Hinterhornneuronen. Dies führt klinisch zur Ausbildung einer **sekundären Hyperalgesie** und **Allodynie**, d. h. einer gesteigerten Empfindlichkeit auf noxische und nicht-noxische Reize in dem dem Trauma benachbarten Gewebe. Hier werden ebenfalls präganglionäre sympathische Neurone mitbeeinflußt.

Dennoch bleibt nach neueren Untersuchungsbefunden zu vermuten, daß es nicht, wie ursprünglich angenommen, zu einer Erhöhung des sympathischen Outflows kommt, sondern vielmehr zu einer Verminderung des Sympathikusaktivität. Wahrscheinlich spielt eine Hochregulierung von α-adrenergen Rezeptoren eine viel entscheidendere Rolle (19). Nach Baron und Jänig steht eine funktionelle Koppelung zwischen sympathischen postganglionären Neuronen und somatischen afferenten Neuronen ursächlich im Mittelpunkt von sympathisch unterhaltenen Schmerzsyndromen (3). Dies wurde in neueren Untersuchungen an genetisch veränderten Mäusen bestätigt (19). Hier zeigte sich eine Aktivierung der sympathischen postganglionären Neurone bei einer peripheren Neuropathie, die mittels α_2-adrenerger Agonisten und Antagonisten gehemmt werden konnte (19). Es bleibt jedoch festzuhalten, daß eine Dichotomie peripher versus zentral im Rahmen von sympathischen Schmerzsyndromen und ihrer Aufrechterhaltung nicht gerechtfertigt erscheint (3).

Symptomatik und Diagnose

Die Manifestation von Symptomen erstreckt sich von einem sehr rasch, innerhalb weniger Stunden nach initialer Traumatisierung einsetzenden Beschwerdebild bis zu einer sich über Wochen entwickelnden Symptomatik. Im Vordergrund stehen je nach Ausprägung Spontanschmerz, Überwärmung und generalisierte Schwellung der Extremität. Hier sind sowohl Spontanremissionen als auch – bei bis zu einem Drittel der Patienten – Chronifizierungen beschrieben. Eine Stadieneinteilung in akutes, dystrophisches und atrophisches Stadium, wie sie häufig in der Literatur beschrieben wird, scheint nicht gerechtfertigt, da die Symptome häufig in Mischformen auftreten.

Die Diagnose des CRPS wird aus Anamnese und körperlicher Untersuchung gestellt. Laboruntersuchungen – mit Ausnahme der Bestimmung der Hauttemperatur – zeigen in der Regel keine pathologischen Veränderungen (24), während radiologische Untersuchungen der Knochenstrukturen über Entkalkungen Hinweise geben können, aber nicht beweisend sind (1).

Therapie des CRPS

Neben **physikalischen Maßnahmen** wie der Hochlagerung der betroffenen Extremität kommt der **krankengymnastischen** Übungsbehandlung eine besondere Rolle bei den allgemeinen Therapiemaßnahmen zu. Wichtig ist hierbei jedoch eine ausreichende Schmerzbekämpfung, alle Übungsbehandlungen sollten nur unter Schmerzfreiheit durchgeführt werden. Die medikamentöse **Analgetikatherapie** erfolgt dabei wie bei allen Schmerzkrankheitsbildern nach einem Stufenschema, das mit der Applikation von nichtsteroidalen Analgetika (NSAR) beginnt (z. B. Paracetamol bis zu 4 g/die), gefolgt von mittelstarken Opioiden (z. B. Tramadol). Beide Medikamentengruppen (NSAR und Opioide) zeigen jedoch oft bei CRPS keine ausgeprägte Wirksamkeit. Der systemische Einsatz von trizyklischen **Antidepressiva** (z. B. Amitriptylin 25–75 mg/die) oder von **Antikonvulsiva** wie Lamotrigin oder Gabapentin führt oft zu einem therapeutischen Erfolg.

Der Anästhesist stellt in der Behandlung von CRPS die Durchführung von diagnostischen und therapeutischen **Blockaden** in den Vordergrund. Neben intravenösen Regionalanästhesien werden vornehmlich Blockaden im Bereich des **sympathischen Grenzstrangs** durchgeführt (Ganglion cervicale superius, Ganglion stellatum, Plexus coeliacus, lumbaler oder thorakaler Grenzstrang). Dabei werden nach initial erfolgreicher Blockade mittels Lokalanästhetika nachfolgend zur dauerhaften Linderung häufig neurodestruktive Verfahren wie Kryoläsionen oder Verwendung von Alkohollösungen in Betracht gezogen.

Für alle Sympathikusblockaden gilt eine vorab durchgeführte schriftliche Aufklärung und Einwilligung des Patienten. Zur Blockade selbst müssen ein intravenöser Zugang (periphere venöse Verweilkanüle) sowie das notwendige Instrumentarium für eine Notfallversorgung des Patienten (Intubationsinstrumentarium, Sauerstoffversorgung, Beatmungszubehör, Medikamente zur kardiopulmonalen Reanimation) zur Verfügung stehen. Eine Überwachung der Vitalfunktionen (EKG, Blutdruck, wünschenswert Pulsoxymetrie) sollte ebenfalls gegeben sein. Ebenso gilt für alle Blockadetechniken eine strikte aseptische Technik, bei Verwendung von Kathetertechniken sollte zusätzlich sterile Kleidung (OP-Kittel) zur Anwendung kommen. Zur Erhöhung der Patientensicherheit wird eine ca. sechsstündige Nüchternheit vor der Blockade empfohlen.

Intravenöse Regionalanästhesie

Die intravenöse Regionalanästhesie bei CRPS wird in der Regel mit einem Lokalanästhetikum (z. B. Prilocain) oder mit Guanethidin durchgeführt. Guanethidin führt zu einer Noradrenalindepletion im Gewebe und einer Hemmung der Allodynie.

Technische Voraussetzungen:
- streng aseptische Technik
- periphere Venenverweilkanüle (20 G)
- Tourniquet (150 mmHg über systolischem Blutdruck) mindestens 20 min nach Injektion belassen
- Sympatholytikum, z. B. Guanethidin 0,04–0,3 mg/kg
- in 30 ml NaCl 0,9 % oder Prilocain 0,5 % 30 ml

Nebenwirkungen:
- Injektionsschmerz
- Tourniquetschmerz
- arterielle Hypotension
- bei Verwendung von Lokalanästhetika die bekannten kardialen und ZNS-Intoxikationserscheinungen

Blockade des Ganglion cervicale superius

Eine Blockade des Ganglion cervicale superius kann in technisch einfacher Weise durch eine intraorale Punktion im Bereich der hinteren Gaumenwand neben der Rachenmandel erfolgen. Der Therapeut sitzt hierzu am besten dem Patienten seitlich versetzt gegenüber. Nach Oberflächenanästhesie der Rachenhinterwand wird ca. 1 cm neben der Uvula im Bereich des höchsten Eckpunktes des Gaumensegels das Ganglion in der Rachenhinterwand infiltriert. Spezielle Abstandhalter erleichtern dabei die Führung der verwendeten atraumatischen 24-G-Spinalnadel. Als **Medikament** wird wegen der Nähe anderer Hirnnerven (Nn. vagus, hypoglossus, glossopharyngeus) hauptsächlich Buprenorphin (0,03 mg in 2 ml NaCl 0,9 %) injiziert. Zum Therapieerfolg ist häufig eine Serie von acht bis zwölf Blockaden notwendig mit einer Blockade pro Tag.

Indikationen:
- Post-Zoster-Neuralgien im Gesichtsbereich
- Trigeminusneuralgien (erster und zweiter Ast)

Technische Voraussetzungen:
- periphere Venenverweilkanüle (20 G)
- Oberflächenanästhetikum, z. B. Xylocain-Spray
- atraumatische 24-G-Spinalnadel
- 2-ml-Spritze, Aufziehkanüle
- Buprenorphin 0,03 mg
- Injektion in NaCl 0,9 % 2 ml

Nebenwirkungen:
- Injektionsschmerz
- Hämatom
- Schluckbeschwerden

Ganglion-stellatum-Blockade

Eine Blockade des Ganglion stellatum wird meist im Rahmen von sympathisch unterhaltenen Schmerzsyndromen (CRPS Typ I) im Bereich der oberen Extremität durchgeführt (14). Seltene **Indikationen** können die therapierefraktäre Angina pectoris oder Durchblutungsstörungen im Bereich der oberen Extremität darstellen. Wesentlich zum Erfolg der Stellatum-Blockade trägt hier eine exakte Kenntnis der Anatomie bei. Im Unterschied zur Blockade des Ganglion cervicale superius bestehen bei der Ganglion-stellatum-Blockade mehrere schwerwiegende **Komplikationsmöglichkeiten**: hohe Spinal- oder Epiduralanästhesie, direkte Injektion in A. vertebralis, Pneumothorax, Trachea- oder Ösophaguspunktion.

Zur Injektion wird der Patient in Rückenlage bequem gelagert, wobei der Kopf leicht überstreckt positioniert wird, am besten in einem Kopfgummiring. Unter streng aseptischen Kautelen wird das Ganglion stellatum nur auf einer Seite (!) in Höhe des Ringknorpels unter seitlichem Verschieben der A. carotis in ca. 4–5 cm Tiefe kurz vor dem Querfortsatz des sechsten Halswirbelkörpers aufgefunden. Nach Knochenkontakt wird unter sorgfältiger Aspiration (Liquor?, Blut?) die 22-G-Nadel um ca. 2 mm zurückgezogen und dann 10 ml Lokalanästhetikum injiziert (Ropivacain 0,2 %, Bupivacain 0,25 %).

Indikationen:
- Durchblutungsstörungen im Bereich der oberen Extremität
- sympathische Reflexdystrophie, Morbus Sudeck
- therapierefraktäre Angina pectoris

Technische Voraussetzungen:
- periphere Venenverweilkanüle (20 G)
- Infiltrationsanästhetikum, z. B. Mepivacain 1 %
- 2-ml-Spritze, Aufziehkanüle, Infiltrationskanüle
- 22-G-Nadel
- 10-ml-Spritze
- Bupivacain 0,25 % 10 ml, Ropivacain 0,2 % 10 ml

Nebenwirkungen:
- Injektionsschmerz
- Hämatom
- Horner-Syndrom (Miosis, Ptosis, Enophthalmus)
- N.-phrenicus-Blockade
- Heiserkeit, Schluckbeschwerden

Blockade des lumbalen Sympathikusgrenzstrangs

Die Blockade des sympathischen Grenzstrangs im Bereich seiner lumbalen Anteile wird vornehmlich bei sympathisch unterhaltenen Schmerzsyndromen im Bereich der unteren Extremität durchgeführt. Hier wird ebenfalls häufig nach diagnostischen Blockaden mit Lokalanästhetika eine neurodestruktive Blockade mit Alkohol oder als Kryoläsion durchgeführt.

Zur optimalen Punktion wird der Patient in Seitenlage gebracht und nach Desinfektion und Infiltrationsanästhesie unter Durchleuchtungskontrolle eine ca. 15 cm lange

Nadel, besser eine lange Tuohy-Nadel, auf den lumbalen Querfortsätzen reitend auf den Wirbelkörper hin vorgeschoben. Dieser **paravertebrale Zugang** sollte im Bereich von L2, L3 oder L4 nicht 6, 7 bzw. 10 cm von der Mittellinie überschreiten (34). Der Zugang in Höhe von L3 verspricht die größte Erfolgsrate (28). Dabei können die Vorderkante des Wirbelkörpers und damit die Lokalisation des sympathischen Ganglions mit Hilfe von wasserlöslichem Kontrastmittel (2–5 ml) unter der Durchleuchtung identifiziert werden, zur Reduktion von Komplikationen sollte die Nadelspitze nicht weiter als 0,8 cm von der Vorderkante lokalisierbar sein (34). Die Darstellung eines gerichteten Kontrastmittelabflusses hilft hierbei, eine Fiederung im Bereich des M. psoas zeigt eine intramuskuläre Nadelspitzenlage an. Über die eingeführte Tuohy-Nadel kann nach Injektion von 8–10 ml Bupivacain 0,25% oder Ropivacain 0,2% ein Periduralkatheter zur kontinuierlichen lumbalen Grenzstrangblockade plaziert werden.

Indikationen:
- sympathische Reflexdystrophie der unteren Extremität
- Durchblutungsstörungen
- Ulcera cruris

Technische Voraussetzungen:
- periphere Venenverweilkanüle (20 G)
- 500 ml Volumensubstitution, z. B. mit NaCl 0,9%
- Infiltrationsanästhetikum, z. B. Mepivacain 1%
- 2-ml-Spritze, Aufziehkanüle, Infiltrationskanüle
- Epiduralset mit 18-G-Tuohy-Nadel
- Bupivacain 0,25% 10 ml, Ropivacain 0,2% 10 ml

Nebenwirkungen:
- Injektionsschmerz
- Nervenschäden
- Hämatom, Gefäßpunktionen
- Nierenpunktion
- Spinal- oder Epiduralanästhesie

Plexus-coeliacus-Blockade

Die Blockade des Plexus coeliacus wird hauptsächlich bei **Tumorschmerzen** im Bereich der Bauchspeicheldrüse durchgeführt. Hier zeigt sich eine gute Erfolgsrate. Neuerdings wird wegen geringerer Nebenwirkungen bzw. Komplikationen der vordere Zugang zum Plexus coeliacus unter Durchleuchtungskontrolle, Sonographie oder CT-gesteuert empfohlen (25, 27).

Zunächst wird der Processus xiphoideus aufgesucht und dann ca. 3–4 cm tiefer unter Ultraschallkontrolle die Nadelspitze vor die Aorta in Höhe des Truncus coeliacus manövriert.

Indikationen:
- Pankreastumorschmerzen

Technische Voraussetzungen:
- periphere Venenverweilkanüle (20 G)
- 500 ml Volumensubstitution, z. B. mit NaCl 0,9%
- Infiltrationsanästhetikum, z. B. Mepivacain 1%
- 2-ml-Spritze, Aufziehkanüle, Infiltrationskanüle
- 22-G-Nadel, 15 cm
- Bupivacain 0,25% 10 ml, Ropivacain 0,2% 10 ml

Nebenwirkungen:
- Injektionsschmerz
- Nervenschäden
- Diarrhöe
- Hämatom, Gefäßpunktionen
- Pankreaspunktion

Kernaussagen

Sympathikusmodulierte Schmerzsyndrome aus Sicht des Neurologen

- Klassischerweise wird unter sympathisch vermitteltem Schmerz (SMP) ein Syndrom verstanden, bei dem es infolge einer leichten oder inkompletten Läsion eines Nerven zu einem quälenden brennenden Schmerz kommt, der das ursprüngliche Innervationsgebiet überschreitet. Neben einem anhaltendem Dauerschmerz tritt ein berührungsinduzierter Schmerz (Allodynie) bereits bei minimalen taktilen Reizen auf. Es findet sich eine deutliche Diskrepanz zwischen dem Ausmaß der Nervenläsion, die möglicherweise nur ein geringes sensibles oder motorisches Defizit zur Folge hat, und der Intensität des Schmerzes. Aufgrund einer sympathischen Innervationsstörung kommt es zu einer trockenen, glatt-glänzenden atrophischen Haut, die initial durch Vasodilation heiß und rot und bei länger zurückliegender Schädigung durch die Vasoparalyse kalt und zyanotisch ist. Am Rand des sensibilitätsgestörten Bezirks kann es zu einer Reizhyperhidrose mit vermehrtem Schwitzen kommen. Unter Umständen treten Gelenkkontrakturen und nach mehreren Wochen röntgenologisch nachweisbare Aufhellungen des Knochens auf, die einer Osteodystrophie entsprechen. Als sympathische Fernwirkung zeigen sich gelegentlich eine ipsilaterale Reizmydriasis, flushartige Hautrötungen im entsprechenden Körperquadranten, wechselnde Hyperhidrosen und eine Neigung zur Piloarrektion.

- Da die schmerzleitenden C-Fasern aus den inneren Organen im Bereich des Rückenmarks über einen Reflexbogen auch mit sympathischen Fasern verschaltet sind, kommt es bei schmerzhaften Erkrankungen dieser Organe häufig zu sehr ausgeprägten vegetativen Reaktionen wie Schweißausbrüchen, Tachykardie und Blässe. Oft findet sich als Hinweis auf eine Irritation des gleichseitigen Sympathikus eine ipsilaterale Reizmydriasis. Aufgrund der Verteilerfunktion des Grenzstranges mit auf- und absteigenden Kollateralen sind viszerale Schmerzreize, die meist über mehrere Hinterwurzeln das Rückenmark erreichen, oft diffus und schwer zu lokalisieren. Diese Phänomene stellen den eigentlich sympathisch vermittelten oder vielleicht besser sympathisch modulierten Schmerz dar. Sie können auch als mögliches Modell für das komplexe regionale Schmerzsyndrom dienen, wobei der Begriff der sympathischen Reflexdystrophie Gegenstand einer intensiven und nicht emotionslosen Debatte ist. Von vielen möglichen Theorien über Existenz und ggf. Ätiologie ist bisher keine eindeutig nachgewiesen.

- Klinisch werden diffuse, häufig spontan auftretende Schmerzen beschrieben, die oft als brennend, klopfend und sehr intensiv angegeben werden, typischerweise unterschiedlich zu denen der ursprünglichen Verletzung. Bewegung verstärkt häufig den Schmerz, so daß sich eine Minderbeweglichkeit und Vernachlässigung der betroffenen Extremität findet. Es werden eine Hyperpathie, Allodynie und Empfindungsstörungen für Berührung, Schmerz und Temperatur angegeben. Häufig findet sich ein Ödem. Zeichen der autonomen Beteiligung sind deutliche Temperaturunterschiede zur Gegenseite, Hautverfärbungen und reduziertes oder vermehrtes Schwitzen als Ausdruck

- der gestörten vasomotorischen und sudomotorischen Kontrolle.
- Objektive Meßverfahren sind die Messung der Hauttemperatur mittels Thermographie, die der Schweißproduktion mittels Messung der Schweißsekretion in Ruhe oder des Axonreflexschwitzens und die Drei-Phasen-Knochenszintigraphie, die ein typisches Anreicherungsverhalten zeigt.
- Da die Pathophysiologie des sympathikusvermittelten Schmerzes weiterhin unklar ist, sind Therapieempfehlungen schwierig. Allgemein wird empfohlen, bei einem somatisch anmutendem Schmerz Verfahren wie Nervenblockaden anzuwenden und bei objektivierbaren Zeichen einer autonomen Beteiligung Sympathikusblockaden zu nutzen. Eine sorgfältige Dokumentation vor und nach der Behandlung ist auf jeden Fall erforderlich. Stets muß die Phase der Schmerzreduktion unter Medikation für eine intensive physikalische Therapie genutzt werden, in welcher der Patient lernt, seine Gliedmaße wieder zu nutzen.

Sympathikusmodulierte Schmerzsyndrome aus Sicht des Anästhesisten

- Neben einer Mitbeteiligung bei schmerzhaften Zuständen können Aktivierungen des sympathischen Nervensystems selbst ursächlich an der Entstehung und Unterhaltung von Schmerzen beteiligt sein. Dabei werden unterschiedliche Schmerzsyndrome initiiert. Aufgrund der Komplexität der Schmerzbilder, die mit einer Sympathikusbeteiligung einhergehen, kann häufig nur durch eine optimierte, multidisziplinäre Therapieplanung ein Therapieerfolg erzielt werden.
- Da eine kausale Beziehung zwischen Sympathikusaktivität und den verschiedenen Krankheitsbildern nach Forschungen der jüngeren Zeit nicht unbedingt dargestellt werden konnte, wurde von der International Association for the Study of Pain der Begriff „complex regional pain syndrome" (CRPS) eingeführt. Dabei wird eine Abstufung in zwei Gruppen des CRPS durchgeführt. **CRPS I** kennzeichnet kontinuierliche Schmerzen in einer Extremität mit sympathischer Hyperaktivität nach einem tatsächlichen oder vermuteten Trauma ohne initiale Nervenbeteiligung. Die Schmerzen werden in der Regel als brennend, kontinuierlich, spontan auftretend oder durch Bewegung, Berührung oder Streß getriggert beschrieben. Oft herrscht eine diffuse Schmerzlokalisation in der betroffenen Extremität vor, diese kann jedoch auch auf die kontralaterale Extremität übergehen. Gleichzeitig finden sich in den betroffenen Arealen häufig eine veränderte Hauttemperatur, Hautfarbe, abnorme sudomotorische Aktivität und ein Ödem. Eine Veränderung der motorischen Funktion gehört nicht zum Typ I der CRPS. Unter **CRPS vom Typ II** werden Krankheitsbilder mit brennenden Schmerzen, begleitender Allodynie und Hyperpathie, üblicherweise im Bereich der Hände oder der Füße, zusammengefaßt. Hier wird meistens eine Nervenverletzung vorgefunden.
- Im Vordergrund der Symptome stehen je nach Ausprägung Spontanschmerz, Überwärmung und generalisierte Schwellung der Extremität. Die Diagnose wird aus Anamnese und körperlicher Untersuchung gestellt.
- Bei der allgemeinen Therapie sind zunächst **physikalischen Maßnahmen** und **krankengymnastischen** Übungsbehandlungen zu erwähnen. Wichtig ist eine ausreichende Schmerzbekämpfung, alle Übungsbehandlungen sollten nur unter Schmerzfreiheit durchgeführt werden. Die medikamentöse **Analgetikatherapie** erfolgt dabei wie bei allen Schmerzkrankheitsbildern nach einem Stufenschema, das mit der Applikation von nichtsteroidalen Analgetika beginnt, gefolgt von mittelstarken Opioiden. Beide Medikamentengruppen zeigen jedoch oft bei CRPS keine ausgeprägte Wirksamkeit. Der systemische Einsatz von trizyklischen **Antidepressiva** oder von **Antikonvulsiva** wie Lamotrigin oder Gabapentin führt oft zu einem therapeutischen Erfolg.
- Der Anästhesist stellt in der Behandlung von CRPS die Durchführung von diagnostischen und therapeutischen **Blockaden** in den Vordergrund. Neben intravenösen Regionalanästhesien werden vornehmlich Blockaden im Bereich des **sympathischen Grenzstrangs** durchgeführt (Ganglion cervicale superius, Ganglion stellatum, Plexus coeliacus, lumbaler oder thorakaler Grenzstrang). Dabei werden nach initial erfolgreicher Blockade mittels Lokalanästhetika nachfolgend zur dauerhaften Linderung häufig neurodestruktive Verfahren wie Kryoläsionen oder Verwendung von Alkohollösungen in Betracht gezogen.
- Zur Blockade selbst müssen ein intravenöser Zugang sowie das notwendige Instrumentarium für eine Notfallversorgung des Patienten zur Verfügung stehen. Eine Überwachung der Vitalfunktionen sollte ebenfalls gegeben sein. Ebenso gilt für alle Blockadetechniken eine strikte aseptische Technik, bei Verwendung von Kathetertechniken sollte zusätzlich sterile Kleidung (OP-Kittel) zur Anwendung kommen. Zur Erhöhung der Patientensicherheit wird eine ca. sechsstündige Nüchternheit vor der Blockade empfohlen.

Literatur

1. Allen G, Galer BS et al. „Epidemiology of complex regional pain syndrome: a retrospective chart review of 134 patients." Pain 1999; 80(3):539–544
2. Baron R, Levine JD, Fields HL. Causalgia and reflex sympathetic dystrophy: does the sympathetic nervous system contribute to the generation of pain? Muscle Nerve 1999; 22(6):678–695
3. Baron R, Janig W. „Pain syndromes with causal participation of the sympathetic nervous system." Anaesthesist 1998; 47(1):4–23
4. Baron R, Levine JD et al. „Causalgia and reflex sympathetic dystrophy: does the sympathetic nervous system contribute to the generation of pain?" Muscle Nerve 1999; 22(6):678–695
5. Basbaum AI, Levine JD. The contribution of the nervous system to inflammation and inflammatory disease. Can J Physiol Phamacol 1991; 69(5):647–651
6. Birklein F, Riedl B, Griessinger N, Neundörfer B: Komplexes regionales Schmerzsyndrom. Klinik und autonome Störung während akuter und chronischer Krankheitsstadien. Nervenarzt 1999; 70:335–341
7. Choi B, Rowbotham MC. Effect of adrenergic receptor activation on post-herpetic neuralgia pain and sensory disturbances. Pain 1997; 69(1–2):55–63
8. Cooney WP. Somatic versus sympathetic mediated chronic limb pain. Experience and treatment options. Hand Clin 1997; 13(3):355–361
9. Daemen MA, Kurvers HA, Kitslaar PJ, Slaaf DW, Bullens PH, Van den Wildenberg FA. Neurogenic inflammation in

an animal modell of neuropathic pain. Neurol Res 1998; 20(1):41–45
10. Davis KD, Treede RC, Raja SN, Meyer RA, Campbell JN. Topical application of clonidine relieves hyperalgesia in patients with sympathetically maintained pain. Pain 1991; 47(3):309–317
11. Driessens M, Dijs H, Verheyen G, Blockx P What is reflex sympathetic dystrophy? Acta Orthop Belg 1999; 65(2):202–217
12. Evans J. „Reflex sympathetic dystrophy." Surg Gynecol Obstet 1947; 82:36
13. Harden RN, Bruehl S, Galer BS; Saltz S, Bertram M, Baconja M, Gayles R, Rudin N, Bhugra MK, Stanton-Hicks M. Complex regional pain syndrome: are the IASP diagnostic criteria valid and sufficiently comprehensive? Pain 1999; 83(2):211–219
14. Hempel V. „The stellate ganglion blockade." Anaesthesist 1993; 42(2):119–128
15. I.A.S.P. Classification of chronic pain, prepared by the Subcommittee on Taxonomy. Descriptions of chronic pain syndromes and definitions of pain terms. Pain (suppl 3) 1986
16. Janig W, Levine JD, Michaelis M. Interactions of sympathetic and primary afferent neurons following nerve injury and tissue trauma. Prog Brain Res 1996; 113:161–184
17. Kemler MA, van de Vusse AC, van den Berg-Loonen EM, Barendse GA, van Kleef M, Weber WE. HLA-DQ1 associated with reflex sympathetic dystrophy. Neurology 1999; 53(6):1350–1351
18. Kingery WS, Castellote JM, Maze M. Methylprednisolone prevents the development of autotomy and neuropathic edema in rats, but has no effect on nociceptive thresholds. Pain 1999; 80(3):555–566
19. Kingery WS, Guo TZ et al. (2000). „The alpha(2A) adrenoceptor and the sympathetic postganglionic neuron contribute to the development of neuropathic heat hyperalgesia in mice." Pain 2000; 85(3):345–358
20. Lembeck F, Holzer P. „Substance P as neurogenic mediator of antidromic vasodilation and neurogenic plasma extravasation." Naunyn Schmiedebergs Arch Pharmacol 1979; 310:175–183
21. Leriche R. „De la causalgie envisagee come une nevrite du sympathique et son traitement par la denudation et l'excision des plexus nerveux periarteriels." Presse Med 1916; 24:153
22. Mitchell S, Moorehouse G, et al. Gunshot wounds and other injuries of nerves. Philadelphia, JB Lippincott. 1864
23. Ochoa JL. Truths, errors, and lies around „reflex sympathetic dystrophy" and „complex regional pain Syndrome". J Neurol 1999; 246(10):875–879
24. Oerlemans HM, Oostendorp RA, et al. „Signs and symptoms in complex regional pain syndrome type I/reflex sympathetic dystrophy: judgment of the physician versus objective measurement." Clin J Pain 1999; 15(3):224–232
25. Perello A, Ashford NS, et al. „Coeliac plexus block using computed tomography guidance." Palliat Med 1999; 13(5):419–425
26. Perl ER. Causalgia, pathological pain, and adrenergic receptors. Proc Natl Acad Sci USA 1999; 96(14):7664–7667
27. Polati E, Finco G, et al. (1998). „Prospective randomized double-blind trial of neurolytic coeliac plexus block in patients with pancreatic cancer." Br J Surg 1998; 85(2):199–201
28. Rocco AG, Palombi D et al. „Anatomy of the lumbar sympathetic chain." Reg Anesth 1995; 20(1):13–19
29. Schiffter R. Neurologie des vegetativen Systems. Springer Verlag Berlin Heidelberg New York Tokyo 1985: 19ff
30. Schiffter R. Neurologie des vegetativen Systems. Springer Verlag Berlin Heidelberg New York Tokyo 1985: 172ff
31. Schott GD Visceral afferents: their contribution to sympathetic dependent`pain. Brain 1994; 117(Pt 2):397–413
32. Sherman RA, Barja RH, Bruno GM. Thermographic correlates of chronic pain: analysis of 125 patients incorporatin evaluations by a blind panel. Arch Phys Med Rehabil 1987; 68:273–279
33. Verdugo RJ, Ochoa JL. Abnormal movements in complex regional pain syndrome: assessment of their nature. Muscle Nerve 2000; 23(2):198–205
34. Weyland A, Weyland W et al. „Optimization of the image intensifier-assisted technique of lumbar sympathetic block. Computed tomographic simulation of a paravertebral puncture access." Anaesthesist 1993; 42(10):710–718
35. Willner CL. Pain and the Sympathetic Nervous System: Clinical Considerations. In: PH A Low (ed): Clinical Autonomic Disorders. Evaluation and Management. Little, Brown and Company Boston Toronto London 1. edition 1993: 494
36. Willner CL. Pain and the Sympathetic Nervous System: Clinical Considerations. In: PH A Low (ed): Clinical Autonomic Disorders. Evaluation and Management. Little, Brown and Company Boston Toronto London 1. edition 1993: 498ff
37. Zyluk A. Are mental disorders the cause of reflex sympathetic dystrophy: a review. Wiad Lek 1999; 52(9–10):500–507

Postamputationsschmerz

> **Roter Faden**
>
> ■ Postamputationsschmerz aus der Sicht des Anästhesisten
> - Begriffsbestimmung und Bedeutung des Postamputationsschmerzes
> - Pathophysiologie von Stumpfschmerzen
> - Diagnostik und Therapie von Stumpfschmerzen
> - Pathophysiologie von Phantomschmerzen
> - Diagnostik und Therapie von Phantomschmerzen
> - Prävention von Phantomschmerzen

■ Postamputationsschmerz aus der Sicht des Anästhesisten

S. Töpfner, K. Unertl

Begriffsbestimmung und Bedeutung des Postamputationsschmerzes

Postamputationsschmerz manifestiert sich in Form von Stumpfschmerzen oder von Phantomschmerzen.

Stumpfschmerzen sind meist gut lokalisierbare, schmerzhafte Empfindungen im Bereich des Amputationsstumpfes. Sie entwickeln sich nach bis zu 60 % aller Amputationen und manifestieren sich als Akutschmerz unmittelbar postoperativ oder als chronischer Schmerz. Chronische Stumpfschmerzen können entweder als Nozizeptorschmerzen oder neuropathische Schmerzen auftreten. Patienten mit Phantomschmerzen leiden häufig auch an Stumpfschmerzen.

Phantomempfindungen sind nichtschmerzhafte, häufig sehr wirklichkeitsnah erlebte Sensationen im Bereich des amputierten Körperteils. Sie können das Gefühl von Bewegung und alle Formen sensibler Wahrnehmungen im fehlenden Glied vermitteln. Ein weiteres charakteristisches Merkmal ist das sog. Teleskoping. Darunter versteht man die Empfindung der Verkürzung des Phantomgliedes und des Einwanderns der amputierten Hand oder des Fußes in Richtung Stumpf. Die Phantomhand bzw. der Phantomfuß werden dann unmittelbar am Stumpf wahrgenommen.

Der **Phantomschmerz** ist ein chronischer neuropathischer Schmerz und kann als eine Sonderform der Phantomempfindungen betrachtet werden. Der Schmerz wird in dem nicht mehr vorhandenen Körperteil wahrgenommen und meist distal lokalisiert. Phantomschmerzen treten bei bis zu 70 % aller Amputierten nach totalem oder partiellem Verlust einer Extremität auf, seltener nach Brustamputationen oder Zahnextraktionen. Bei 50–75 % aller Betroffenen beginnt der Phantomschmerz bereits innerhalb der ersten Woche, oft bereits unmittelbar nach der Amputation. Der Schmerzcharakter ist ähnlich den Phantomsensationen vielfältig. Neben Dauerschmerzen, die oft als brennend oder stechend geschildert werden, kommt es häufig auch zu krampfartig einschießendem, attackenartigen Schmerz. Dauerschmerzen und Schmerzattacken können auch kombiniert auftreten. Häufigkeit und Dauer der Attacken variieren erheblich.

Pathophysiologie von Stumpfschmerzen

Die Ursache **akuten** Stumpfschmerzes ist meist Wundschmerz. Fortbestehende Entzündungen, Druck oder Ischämie können jedoch zu anhaltender Erregung von Nozizeptoren führen. Dauerhafte Aktivierung kann Sensibilisierung, Erniedrigung der Erregbarkeitsschwelle und Entwicklung von Spontanaktivität zur Folge haben. Auf diesem Weg können chronische Nozizeptorschmerzen entstehen.

Neuropathische Stumpfschmerzen werden durch Neurome ausgelöst. Sie bilden sich durch den Versuch des peripheren Nerven, sich nach Durchtrennung zu regenerieren. In Neuromen finden sich ziellos aussprossende Axone, die Quellen ektoper Erregungen sein können. Innerhalb weniger Tage nach Durchtrennung peripherer Nerven ist bereits eine massive Spontanaktivität nachweisbar, die manchmal dauerhaft bestehen bleibt.

An der Entwicklung chronisch neuropathischer Stumpfschmerzen ist in seltenen Fällen das **sympathische Nervensystems** beteiligt. Man vermutet dabei ursächlich eine verstärkte sympathisch-afferente Koppelung über eine gegenüber unverletzten Nervenfasern erhöhte Expression von α_1-adrenerger Rezeptoren an geschädigten nozizeptiven Afferenzen. Diese Koppelung kann sowohl am Ort der Nervenläsion als auch im Spinalganglion erfolgen. Die Diagnose erfolgt durch eine Sympathikusblockade.

Diagnostik und Therapie von Stumpfschmerzen

Eingehende Schmerzanamnese und körperliche Untersuchung mit dem Ziel, die Ursachen abzuklären, sind für eine sachgerechte und differenzierte Therapie essentiell (Tab. 5.**15**).

Der **postoperative Akutschmerz** wird oft durch Wundschmerzen, Abszesse, Phlegmonen oder Hämatome hervorgerufen. Bei Patienten mit anhaltenden Stumpfschmerzen müssen zunächst der Prothesensitz und die Weichteildeckung des Stumpfes überprüft werden. Daneben sollten proliferative (Narben, Tumore, Kallus), entzündliche (Osteitis) und vaskuläre (AVK) Faktoren als meist kausal behandelbare Schmerzursachen abgeklärt werden. Bei entsprechenden klinischen Hinweisen ist eine **weiterführende Diagnostik** sowohl bei Stumpf- als auch bei Phantomschmerzen indiziert (Tab. 5.**16**).

Die Therapie nozizeptiver Stumpfschmerzen richtet sich nach der Ursache, wobei immer die Möglichkeit des Einsatzes kausaler Therapieverfahren überprüft werden sollte (Tab. 5.**17**). Das Verfahren der 1. Wahl steht dabei an erster Stelle.

Tabelle 5.15 Ursachen von Stumpfschmerzen und klinische Befunde

Nozizeptorschmerz	– Hämatom
	– lokale Entzündungszeichen
	– schlechte Prothesenanpassung
	– Druckstellen im Stumpfbereich
	– Schlechte Weichteildeckung
Neuropathischer Schmerz	– Sensibilitätsstörungen
	– tastbare Neurome
	– positives Tinnel-Zeichen
Sympathisch unterhaltener Schmerz	– Brennschmerz, Allodynie
	– autonome Störungen: – Temperaturdifferenz zur gesunden Umgebung oder im Seitenvergleich – verändertes Hautkolorit – veränderte Schweißsekretion

Tabelle 5.16 Indikationen für weitere diagnostische Maßnahmen bei Stumpf- und Phantomschmerzen

Diagnostische Maßnahme	Indiziert bei Stumpfschmerz	Phantomschmerz
Röntgenuntersuchung des Stumpfes	Immer	Triggerpunkten im Bereich des Stumpfes
Computertomographie des Stumpfes	Triggerpunkten im Stumpf und unauffälligem Röntgenbefund	
Diagnostische Sympathikusblockade	Zeichen für sympathisch unterhaltenen Schmerz	
Diagnostische Lokalanästhesie	Triggerpunkten, Neuromen	

- Die Therapie neuropathischer Stumpfschmerzen entspricht der Therapie neuropathischer Phantomschmerzen.

Pathophysiologie von Phantomschmerzen

Phantomempfindungen und Phantomschmerzen stellen wahrscheinlich das Resultat eines komplexen Zusammenwirkens schmerzauslösender Mechanismen in der Körperperipherie und schmerzverstärkender oder schmerzunterhaltender Mechanismen im Zentralnervensystem dar.

Durch langanhaltende abnorme afferente Impulsaktivität aus verletzten peripheren Nerven ist die Informationsverarbeitung in Rückenmark, Hirnstamm, Thalamus und Kortex verändert. Maßgeblich daran beteiligt ist wahrscheinlich eine Aktivierung von N-Methyl-D-Aspartat-Rezeptoren, die erst durch starke oder anhaltende nozizeptive Reize erregbar sind. Wichtigster Neurotransmitter ist dabei die erregende Aminosäure Glutamat. Für die Bildung eines zentralen Schmerzgedächtnisses scheinen kreisende Erregungen in neuronalen Zellensembles verantwortlich zu sein.

Die Repräsentation der deafferentierten Gliedmaße am somatosensorischen Kortex kann sich in charakteristischer Weise verändern, wie zunächst an deafferentierten Tieren gezeigt wurde. Bereits Stunden nach der Amputation war eine Verschiebung des Nachbarareals in das deafferentierte Areal festzustellen, ein Phänomen, das als **kortikale Reorganisation** bezeichnet wird. Sie ließ sich auch am somatosensorischen Kortex des Menschen bei Armamputierten mit Phantomschmerzen nachweisen. Bei diesen Patienten fand sich eine „Verschiebung" des Lippenareals in das benachbarte Handareal, wobei das Ausmaß der Verschiebung mit der Intensität des Phantomschmerzes korrelierte. Armamputierte ohne Phantomschmerzen zeigten keine Reorganisation.

Bei einem Teil der Phantomschmerzpatienten war die kortikale Reorganisation durch eine axilläre Plexusanästhesie für die Dauer ihrer Wirkung aufzuheben. Anhaltender afferenter Input aus der Körperperipherie scheint daher zumindest in einem Teil der Fälle für die Aufrechterhaltung der kortikalen Reorganisation und des Phantomschmerzes wesentlich zu sein.

Diagnostik und Therapie von Phantomschmerzen

Am Anfang steht auch hier die sorgfältige Anamnese- und Befunderhebung. Zu prüfen ist, ob es sich um Dauerschmerzen handelt oder ob die Schmerzen in Form von Attacken oder kombiniert auftreten. Es sollte auch nach Phantomempfindungen wie Bewegungsgefühl gefragt werden. Zusätzlich angezeigte diagnostische Verfahren sind in Tab. 5.**16** aufgeführt.

- Die Therapie der Phantomschmerzen richtet sich grundsätzlich nach den Richtlinien zur Therapie chronisch neuropathischer Schmerzen. Eine gesicherte Therapieform existiert bislang nicht.

Tabelle 5.17 Therapie nozizeptiver Stumpfschmerzen

Akutschmerz	
Kausale Therapie	*Symptomatische Therapie*
Chirurgische Maßnahmen: Hämatomausräumung, Stumpfkorrektur	– Katheteranalgesie über Plexus- oder Epiduralkatheter
	– nichtsteroidale Antirheumatika, z. B. Ibuprofen ret. 1–2 mal 800 mg/d
	– Opioide, z. B. Piritramid über i. v.-PCA-Pumpe
Chronischer Schmerz	
Kausale Therapie	*Symptomatische Therapie*
Stumpfkorrektur Prothesenkorrektur	– nichtsteroidale Antirheumatika, z. B., Ibuprofen ret. 1–2 mal 800 mg/Tag
	– bei unzureichendem Effekt Kombination mit oder Ersatz durch Opioide nach dem Stufenschema

In einer Übersichtsarbeit von Sherman werden 68 verschiedene Therapieverfahren aufgezählt, die in Zusammenhang mit Phantomschmerzen angewandt wurden. Eine Befragung über die Effektivität dieser Verfahren ergab, daß nur 8,4% der Antwortenden eine befriedigende Hilfe durch die Therapie erfuhren (4).

Akutschmerztherapie

Die gängigen Verfahren sind in Tab. 5.18 dargestellt.

- Trotz widersprüchlicher Aussagen im Hinblick auf die Verhütung von Phantomschmerzen ist perioperativ eine möglichst vollständige Schmerzfreiheit anzustreben. Die kontinuierliche Katheteranalgesie ist hierfür die Methode der ersten Wahl.

Tabelle 5.18 Therapie von akuten Phantomschmerzen

Verfahren der 1. Wahl	Alternativen
– Kontinuierliche Katheteranalgesie über Plexus- oder Epiduralkatheter für 7–10 Tage Oder – Calcitonin 100–200 IU als Kurzinfusion über 60 min über 2–5 Tage **Positive Wirkung**: intravenöse Intervalltherapie, Intervalldauer nach Effekt **Keine Wirkung**: Therapieabbruch nach 3 Tagen und Wechsel des Verfahrens	Opioide intravenös über PCA-Pumpe, z. B. Piritramid oder Morphin

Nichtsteroidale Antirheumatika beeinflussen Phantomschmerzen dagegen nicht signifikant. **Calcitonin** hat sich in einer kontrollierten Studie vor allem in der frühen postoperativen Phase als wirksam erwiesen. Im positiven Fall tritt die Schmerzlinderung bereits während der Infusion ein. Nach drei erfolglosen Infusionen sollte die Behandlung

Tabelle 5.19 Maßnahmen bei chronischen Phantomschmerzen. Ein Überblick über gängige Verfahren. NSAIDs = nichtsteroidale Antiphlogistika (non-steroidal anti-inflammatory drugs)

Art des Verfahrens		Kommentar
Medikamentös	Analgetika	
	NSAIDs	Häufig eingesetzt, spezifische Wirkung nicht zu erwarten
	Opioide	Opioidsensitivität bei einem Teil der Patienten vorhanden, i. v.-Morphintest, bei positivem Ansprechen Einstellung nach dem WHO-Stufenschema
	Trizyklische Antidepressiva	bei brennendem Dauerschmerz
	Amitriptylin	1. Wahl falls eher Antriebssteigerung erwünscht z. B. Imipramin
	Antikonvulsiva	bei einschießenden, attackenartigen Schmerzen
	Carbamazepin	1. Wahl bei Unverträglichkeit Phenytoin oder Gabapentin
Nervenblockaden (diagnostisch/therapeutisch)	Neurominfiltrationen	bei wiederholter Schmerzfreiheit nach zwei bis drei diagnostischen Infiltrationen Kryoanalgesie, die eventuell wiederholt werden kann, Langzeiteffekt fraglich.
	Sympathikusblockaden	bei Verdacht auf sympathisch unterhaltenen Schmerz primär diagnostisch Blockaden.
	untere Extremität, lumbaler Grenzstrang	bei positivem Effekt lumbal: Grenzstrangneurolyse
	obere Extremität, Ganglion stellatum	bei positivem Effekt thorakal/zervikal: GLOA-Serie am Ganglion stellatum Stellatumblockaden
Verfahren der Gegenirritation	TENS	bei seltenen Schmerzattacken, Wirkungsverlust nach einigen Wochen häufig, auch kontralaterale Stimulation durchführen
	Akupunktur	positive Einzelfallberichte über Soforteffekt, Langzeiteffekt unklar
Psychologische Verfahren	Aufklärung	Aufklärung über Möglichkeiten der Rehabilitation, Schmerzursache und Therapiemöglichkeiten hilft bei der Schmerzbewältigung
	Psychotherapie	Phantomschmerzen sind keine primär psychische Erkrankung, jedoch können Patienten mit chronischen Schmerzen von verhaltenstherapeutisch orientierten Verfahren sehr profitieren
	Entspannungstraining	besonders bei krampfartigen Schmerzen, eventuell in Kombination mit Biofeedback
	Biofeedback	positive Erfahrungen mit EMG-Biofeedback bei Nachweis erhöhter Muskelspannung im Stumpf und eher krampfartigen Schmerzen

jedoch abgebrochen werden. Bei langsamer Infusionsgeschwindigkeit wird Calcitonin im allgemeinen gut vertragen. An mögliche Nebenwirkungen können Übelkeit, Erbrechen, Sedierung, Hypotonie und ein eventuell auch länger anhaltender Flush auftreten. Die intravenöse Opiatgabe mittels PCA-Pumpe stellt ebenfalls ein wirksames Behandlungsverfahren dar.

■ Therapie chronischer Phantomschmerzen

Über die häufig angewandten Therapieverfahren bei chronischen Phantomschmerzen gibt Tab. 5.**19** einen Überblick. Aus der Vielzahl der Verfahren wurden diejenigen ausgewählt, von denen mit einer gewissen Wahrscheinlichkeit ein positiver Effekt erwartet werden kann. Die Wertigkeit der Verfahren und ihre spezielle Indikation sind kommentiert. Der Wirksamkeitsnachweis durch kontrollierte Studien ist in der Regel nicht erbracht. Neurodestruktive Maßnahmen mit Ausnahme der DREZ-Läsion (dorsal root entry zone lesion) nach Plexusausrissen gelten als kontraindiziert. Nach Ausschöpfung der konservativen Verfahren kann bei Therapieresistenz die intrathekale Opiatapplikation indiziert sein.

Ein neuer pharmakologischer Therapieansatz könnte in Zukunft durch **NMDA-Antagonisten** gegeben sein. Der klinisch zur Verfügung stehende nicht-kompetitive NMDA-Antagonist Ketamin ist wegen der häufigen psychomimetischen Nebenwirkungen hierfür nicht geeignet. Ob andere NMDA-Antagonisten wie Dextromethorphan, Memantine und Amantadin, die bisher entweder als Antitussivum oder als Antikonvulsiva zur Verfügung stehen, von schmerztherapeutischer Bedeutung sind, ist Gegenstand laufender Untersuchungen.

Psychologische Verfahren stellen eine wichtige Ergänzung dieser Therapiemöglichkeiten dar. Amputationspatienten profitieren sehr von einer frühzeitigen Aufklärung über Rehabilitationsmöglichkeiten und einer psychologischen Unterstützung zur Bearbeitung von Ängsten und Streß. Positive Erfahrungen mit EMG-Biofeedback liegen bei Patienten mit erhöhter Muskelspannung im Stumpf vor.

Prävention von Phantomschmerzen

Die pathophysiologischen Konzepte der peripheren und zentralen Sensibilisierung und Erkenntnisse, daß bereits vor der Amputation bestehende Schmerzen Lokalisation und Qualität von Phantomschmerzen beeinflussen können, führten zu dem Konzept der **präemptiven Analgesie**. Man versteht darunter eine zeitlich optimierte Gabe von Analgetika vor dem nozizeptiven Reiz mit dem Ziel der Verminderung oder Verhütung der Phantomschmerzen. Eine Senkung der Häufigkeit von Phantomschmerzen wurde von Bach et al mittels präemptiver rückenmarknaher Analgesie und Anästhesie im Vergleich zu einer Kontrollgruppe gezeigt (1). Diese positiven Ergebnisse und ähnliche Befunde aus anderen, unkontrollierten Studien haben das anästhesiologische Vorgehen im Zusammenhang mit Amputationen nachhaltig beeinflußt. Der klinische Nutzen dieser Maßnahme kann jedoch bislang nicht als gesichert gelten.

So konnte zuletzt in einer groß angelegten prospektiven, randomisierten Studie weder durch präemptive Analgesie vor der Amputation, noch durch präventive peri- und postoperative Blockade nozizeptiver Afferenzen die Häufigkeit von Phantomschmerzen signifikant gesenkt werden. Für eine definitive Bewertung dieses Verfahrens sind daher weitere Untersuchungen erforderlich (s. auch Kap. 2: Verfahren der Schmerztherapie: präemptive Analgesie, Kap. 4: Anästhesiologie).

Kernaussagen

- Postamputationsschmerz kann sich in Form akuter oder chronischer Stumpf- und Phantomschmerzen manifestieren. Stumpfschmerzen sind lokalisierte Schmerzen im Bereich des Stumpfes, Phantomschmerzen sind Schmerzen, die in fehlenden Körperteilen, meist distal nach Extremitätenamputationen wahrgenommen werden. Sie können als Sonderform nichtschmerzhafter Phantomempfindungen gesehen werden. Stumpf- und Phantomschmerzen treten häufig kombiniert auf. Während Stumpfschmerzen entweder Nozizeptorschmerzen oder neuropathische Schmerzen sein können, ist der Phantomschmerz ein neuropathischer Schmerz.
- Akuter Stumpfschmerz ist in der Regel Wundschmerz. Wundheilungsstörungen unterschiedlicher Genese, können jedoch zu einer Sensibilisierung der Nozizeptoren führen. Sensibilisierte Nozizeptoren können wiederum die Ursache chronischer Stumpfschmerzen sein. Die Ursache neuropathischer Stumpfschmerzen sind meist Neurome, die sich bereits innerhalb kürzester Zeit nach Durchtrennung peripherer Nerven ausbilden können. In selteneren Fällen kann Stumpfscherz auch als sympathisch unterhaltener Schmerz auftreten.
- Schmerzanamnese und körperliche Untersuchung gehen der Einleitung einer Schmerztherapie voraus, wobei auch die Indikation für weitere diagnostische Maßnahmen wie Röntgenuntersuchungen oder diagnostische Blockaden gestellt wird. Wichtig ist, die kausalen Therapiemöglichkeiten auszuschöpfen, z. B. bei schlechtem Prothesensitz oder schlechter Weichteildeckung des Stumpfes. Katheteranalgesie und medikamentöse Einstellung mit nichtsteroidalen Antirheumatika und Opioiden sind symptomatische Therapieverfahren bei nozizeptiven Stumpfschmerzen. Neuropathische Stumpfschmerzen werden wie Phantomschmerzen therapiert.
- Für die Entstehung von Phantomschmerzen wird ein Zusammenwirken peripherer und zentraler Mechanismen angenommen. Anhaltender nozizeptiver Reizeinstrom aus der Peripherie, bedingt durch abnorme Impulsaktivität aus verletzten Neuronen, führt zu einer Veränderung der Reizverarbeitung in den Hinterhornneuronen und in höher gelegenen Zentren der Schmerzverarbeitung wie Thalamus und Kortex. Auch Phantomschmerz kann in selteneren Fällen sympathisch unterhalten sein. Eine wesentliche Rolle bei Entstehung und Aufrechterhaltung dieser Schmerzen könnte die Entwicklung eines Schmerzgedächtnisses spielen durch Bildung neuronaler Zellensembles. Die nach Amputationen auftretende kortikale Reorganisation könnte Ausdruck des Schmerzgedächtnisses sein. Auf molekularer Ebene ist vermutlich die Aktivierung von NMDA-Rezeptoren ein maßgeblicher Mechanismus.
- Trotz widersprüchlicher Aussagen zur Frage der Prophylaxe von Phantomschmerzen ist eine gute postoperative Schmerztherapie von größter Bedeutung. Die pathophysiologischen Erklärungsmodelle für

chronisch neuropathische Schmerzen, für die Phantomschmerzen beispielhaft sind, unterstützen diese Forderung. Während die kontinuierliche Katheteranalgesie oder, bei Kontraindikationen gegen Regionalanästhesie, Calcitonininfusionen effektive Therapieverfahren bei Akutschmerzen darstellen, existiert für chronische Phantomschmerzen keine gesicherte Therapieform. Ausführliche Anamneseerhebung zur Erfassung der individuellen Schmerzcharakteristika kann richtungweisend sein für die Auswahl eines Verfahrens. Probatorisch können diagnostische Nerven- und Sympathikusblockaden durchgeführt werden, bei positivem Ausfall kann versucht werden, durch Kryoanalgesie bzw. Sympathektomie länger anhaltende Wirkungen zu erzielen. Neurodestruktive Verfahren sind kontraindiziert. Als Ultima ratio gilt die intrathekale Opioidgabe. Begleitende Verfahren, wie schmerzdistanzierende Verhaltenstherapie und das Erlernen von Entspannungstechniken können sehr hilfreich sein.

- Es ist nach wie vor umstritten, ob die Entstehung von Phantomschmerzen durch gute Blockade der nozizeptiven Afferenzen vor, während und nach Amputationen verhindert werden kann. Trotzdem ist eine gute peri- und postoperative Analgesie essentiell.

Literatur

Referenzen

1. Bach S, Noreng MF, Tjellden MU. Phantom limb pain in amputees during the first 12 months following limb amputation after preoperative lumbar epidural blockade. Pain, 1988; 33:297–301
2. Birbaumer N, Lutzenberger W, Montoya P, Larbig W, Unertl K, Töpfner S, Grodd W, Taub E, Flor H. Effects of regional anesthesia on phantom limb pain are mirrored in changes in cortical reorganization. Journal of Neuroscience, 1997; 17:5503–5508
3. Chaplan SR, Malmberg AB, Yaksh TL. Efficacy of spinal NMDA receptor antagonism in formalin hyperalgesia and nerve injury evoked allodynia in the rat. J. Pharmacol. Exp. Ther. 1997; 280(2):829–838
4. Coderre TJ, Katz J, Vaccarino AL, Melzack R. Contribution of central neuroplasticity to pathological pain: review of clinical and experimental evidence. Pain, 1993; 52:259–285
5. Devor M, Jänig W, Michaelis M. Modulation of activity in dorsal root ganglion neurons by sympathetic activation in nerve-injured rats. Neuroscience Letters, 1994; 24:43–47
6. Devor M. Phantom pain as an expression of referred and neuropathic pain. In: Phantom pain. 1997; Plenum Press, New York.
7. Döbler K, Zenz M. Stumpf-und Phantomschmerz. In: M.Zenz & I.Jurna (Hrsg.). Lehrbuch der Schmerztherapie. 1993; Wissenschaftliche Verlagsgesellschaft, Stuttgart.
8. Flor H, Elbert T, Wienbruch C, Pantev C, Knecht S, Birbaumer N, Larbig W, Taub E. Phantom limb pain as a perceptual correlate of cortical reorganization following arm amputation. Nature, 1995; 375:482–484
9. Jaeger HJ, Maier C. Calcitonin in phantom limb pain: a double-blind study. Pain, 1992; 48:21–27
10. Jensen TS, Krebs B, Nielsen J, Rasmussen P. Immediate and long-term phantom limb pain in amputees: Incidence, clinical characteristics and relationship to pre-amputation limb pain. Pain, 1985; 21:267–278
11. Katz J, Melzack R. Pain memories in phantom limbs: review and clinical observations. Pain, 1990; 43:319–336
12. Kissin I. Preemptive analgesia. Why its effect is not always obvious (editorial). Anaesthesiology, 1996; 84(5):1015–1019
13. Merzenich MM, Nelson RJ, Stryker MP, Cynader MS, Shoppmann A, Zook JM. (1984). Somatosensory cortical map changes following digit amputation in adult monkeys. J.Comp. Neurol. 1984; 224:591–605
14. Nikolajsen N, Ilkajaer S, Christensen JH, Kroner K, Jensen TS. Randomised trial of epidural bupivacaine and morphine in prevention of stump and phantom pain in lower-limb amputation. Lancet 1997; 350:1353–1357
15. Pons TP, Garraghty PE, Ommaya AK, Kaas JH, Taub E, Mishkin MM. Massive cortical reorganization after sensory deafferentation in adult macaques. Science 1991; 252:1857–1860
16. Woolf CJ, Thompson WN. The induction and maintenance of central sensitization is dependent on N-methyl-D-aspartatic acid receptor activation;implications for the treatment of post-injury pain hypersensitivity states. Pain, 1991; 44, 293–299

Weiterführende Literatur

1. Birbaumer N. Plastizität, Lernen, Gedächtnis. In: Birbaumer N., Schmidt R.F.: Biologische Psychologie. 1996; Springer, Berlin, Heidelberg; S. 566 ff
2. Jensen TS, Rasmussen P. Phantom pain and related phenomena after amputation. In: Wall, P.D., Melzack, R. (Eds.). Textbook of pain. (3rd ed.). 1994; Churchill, Livingstone, New York; S. 651 ff
3. Sherman RA. Phantom Pain. 1997; Plenum Press New York.

Schmerz bei ischämischer Erkrankung

Roter Faden

- **Schmerz bei ischämischer Erkrankung aus Sicht des Angiologen**
  - Akuter Arterienverschluß
  - Chronischer Arterienverschluß
  - Differentialdiagnose ischämischer Syndrome
- **Schmerz bei ischämischer Erkrankung aus Sicht des Gefäßchirurgen**
  - Epidemiologie
  - Diagnostik und Differentialdiagnostik
  - Allgemeine Therapieprinzipien
- **Ischämieschmerz aus Sicht des Anästhesisten**
  - Ursachen ischämiebedingter Schmerzen bei Gefäßverschluß
  - Periphere arterielle Verschlußkrankheit
  - Therapie des akuten arteriellen Gefäßverschlusses
  - Sonderformen arterieller Mangeldurchblutungen, die mit Schmerzen einhergehen
  - Differentialdiagnose bei arteriellen Gefäßverschlüssen
  - Verfahren zur Schmerztherapie und zur Verbesserung der Durchblutung

Schmerz bei ischämischer Erkrankung aus Sicht des Angiologen

D. Pfeiffer

Schmerzen sind bei Gefäßverschlüssen peripherer Organe ein häufiges, jedoch unzuverlässiges Symptom. Sie können sowohl infolge einer kompletten oder partiellen Ischämie einer Extremität oder eines inneren Organs auftreten als auch Folge einer Abflußstörung oder einer entzündlichen Reaktion auf die Abflußstörung in Venen sein. Während akute Durchblutungsstörungen im Bereich des Magen-Darm-Kanals und einiger Anhangdrüsen erhebliche Schmerzen verursachen, verläuft das identische Problem an Leber, Milz oder Nieren nicht selten weitgehend schmerzfrei. Durchblutungsstörungen im Zentralnervensystem sind oft vollständig schmerzlos oder bereiten erst sekundär beim Auftreten von Kontrakturen oder Lähmungen Beschwerden. Chronische Verschlüsse bereiten weniger Schmerzen als akute Ereignisse. Die klinische Symptomatik wird von zahlreichen Faktoren bestimmt, neben der betroffenen Gefäßprovinz vor allem von einer suffizienten Kollateralversorgung und der Stoffwechselsituation.

Akuter Arterienverschluß

■ Klinische Anamnese

Der akute arterielle Verschluß einer **Extremitätenarterie** macht sich durch das peitschenschlagartige abrupte Auftreten von Dauerschmerz (pain) und Pulsverlust (pulselessness), gefolgt von Blässe (paleness), Sensibilitätsstörung (paresthesia), motorischer Lähmung (paralysis) und Kreislaufschock (prostration) bemerkbar (6-P-Regel) (Tab. 5.20). Keines der aufgeführten Symptome ist obligat oder pathognomonisch für eine Embolie. Im Falle bereits früher beobachteter ähnlicher Ereignisse in anderen Gefäßprovinzen ist eher an rezidivierende **Embolien**, bei bekannten Zeichen einer chronischen Perfusionsstörung an einen **thrombotischen Verschluß** auf dem Boden einer vorbestehenden peripheren arteriellen Verschlußkrankheit zu denken.

Im Bereich **innerer Organe** zeigt sich die Ischämie klinisch weniger eindeutig. Ein akuter Verschluß einer Nierenarterie kann sich als dumpfer Flankenschmerz bemerkbar machen. Ein Verschluß der A. mesenterica äußert sich als diffuser intraabdominaler Schmerz, oftmals zunächst ohne ausgesprochene Abwehrspannung oder intestinale Symptomatik und erst viel später mit den typischen Zeichen der Peritonitis. Kleinere Nieren- und Milzinfarkte bei embolischem Syndrom können völlig asymptomatisch ablaufen. Ein Nachweis der Ursache mit bildgebenden Verfahren gelingt in der Initialphase der Erkrankung häufig nicht, so daß erst Komplikationen zur Untersuchung und Behandlung gelangen.

■ Ursächliche Zuordnung des Schmerzes

Die **Lokalisation** des Gefäßverschlusses läßt sich bereits klinisch mit Wahrscheinlichkeit ermitteln (Tab. 5.21). Der

Tabelle 5.20 Symptomatik des akuten arteriellen Gefäßverschlusses (6-P-Regel), bestehend aus drei subjektiven und drei objektiven Zeichen

Schmerz (pain)	plötzlich auftretender starker Schmerz ausgeprägter Berührungsschmerz
Sensibilitätsstörungen (paresthesia)	Kribbeln „Ameisenlaufen" Dyssensibilität
Motorische Lähmung (paralysis)	weitgehende Bewegungsunfähigkeit
Blässe (paleness)	zunächst unscharfe, später scharf abgegrenzte seitendifferente Blässe
Pulslosigkeit (pulselessness)	bei Vergleich mit klinischer Voruntersuchung
Schockzeichen (prostration)	Blutdruckabfall Tachykardie Schweißausbruch Unruhe Zentralisierung des Kreislaufs

Tabelle 5.21 Verschlußtyp, Gefäßverschluß und Beschwerden der peripheren arteriellen Verschlußkrankheit

Verschlußtyp	Verschluß/kritische Stenose	Schmerz/Nekroselokalisation
Beckentyp	Aorta A. iliaca	Gesäß, Kreuzbein, Beckenklammer, Oberschenkel
Oberschenkeltyp	A. femoralis communis A. femoralis superficialis A. poplitea	Wade
Unterschenkeltyp	distal der Trifurkation: A. tibialis posterior A. tibialis anterior A. fibularis	Ferse, Fußsohle, lateraler Fußrand, Zehen
Peripherer Typ	Fußarterien	Zehen, Zehenspitzen, Nagelbett, interdigital

Gefäßbefund liegt in der Regel weiter zentral als die Symptomatik an der Extremität. Beim häufigen Mehretagenbefall der arteriellen Durchblutungsstörung ist der dargestellte Zusammenhang jedoch nicht immer schlüssig aus der Symptomatik abzuleiten. Eine lagebedingte Änderung der Beschwerden ist bereits bei der unteren Extremität auffällig, gewinnt bei Befall der oberen Extremität jedoch besondere Bedeutung. Die Schmerzen treten eher bei Arbeit mit erhobenen Armen (Arbeit über Kopf bei Malern, Autoschlossern, Rohrlegern) auf und werden leichter an der mehr belasteten Hand (Rechtshänder) bemerkt.

- Die Kombination einer peripheren Ischämie mit intrathorakalem oder -abdominalem Schmerz läßt an ein dissezierendes Aortenaneurysma denken, das dringlich zu untersuchen und zu behandeln ist.

■ Therapie des akuten Gefäßverschlusses

Ziel der Behandlung eines akuten Gefäßverschlusses müssen die rasche **Reperfusion** des betroffenen Gefäßabschnitts und die **Prophylaxe** eines erneuten Verschlusses sein. Daher ist jeder akute arterielle Gefäßverschluß als Notfall zu betrachten, der einer dringlichen Behandlung bedarf. Möglichkeiten der Rekanalisation sind in der Tab. 5.22 aufgeführt. Die symptomatische analgetische Behandlung darf weitere Maßnahmen nicht verzögern.

Chronischer Arterienverschluß

Schmerzen infolge einer chronischen Verschlußkrankheit von Extremitätenarterien werden nach dem Zeitpunkt des Auftretens einer Symptomatik während einer Belastung in vier **Schweregrade** eingeteilt (Tab. 5.23). Neben der „Claudicatio-Distanz", die für die Differenzierung der Stadien II a und II b von Bedeutung ist, müssen die Dauer der Belastbarkeit, das Schrittempo und die Zeitdauer der Schmerzrückbildung berücksichtigt werden. Voraussetzung für diese klinische Einteilung ist, daß die periphere Durchblutungsstörung leistungsbegrenzend wirkt. Im Fall einer schweren Koronarerkrankung oder einer fortgeschrittenen Herzinsuffizienz wird die Gesamtleistung des Patienten zusätzlich oder dominierend von anderer Seite limitiert.

Als Sonderform der belastungsbedingten Durchblutungsstörungen ist die **Claudicatio intestinalis** bei Verschluß der A. iliaca communis bekannt. Bei Belastung der unteren Extremität kommt es zur zunehmenden Kollateralperfusion der Beine über die A. mesenterica inferior und ihre Verbindungen zur A. iliaca interna, so daß im Bereich des Intestinums ein Steal-Phänomen (mesenteric steal) beobachtet wird. Die **Claudicatio visualis** tritt bei kritischen Durchblutungsstörungen der A. centralis retinae oder der A. cerebralis anterior nach langem Lesen auf. Die **Claudicatio masticatoria** betrifft die Kaumuskulatur nach längerem Kauen und weist auf Durchblutungsstörungen im Bereich der A. carotis externa hin. Die **Angina abdominalis** bei Durchblutungsstörungen der A. mesenterica superior äußert sich in postprandialen Beschwerden, die als dumpfer Druck, gelegentlich auch als ausgesprochener Schmerz bereits einige Minuten nach Nahrungsaufnahme geäußert werden und über Stunden anhalten.

■ Grundsätze der Therapie

Invasive Diagnostik beginnt im Stadium II b, bei ausgeprägten subjektiven Beschwerden und bei Hinweisen auf eine intermittierend komplette Ischämie auch früher. Zusätzlich sollte bei rascher Progredienz der klinischen Beschwerden und vor größeren planbaren Belastungen (Operationen, auch in anderen Gefäßprovinzen) im Rahmen ohnehin anstehender invasiver Diagnostik nicht gezögert werden, aktuell subklinische Beschwerden angiographisch abzuklären.

Das **Behandlungsspektrum** umfaßt allgemeine Maßnahmen, physikalische und medikamentöse Behandlung, interventionelle Eingriffe und chirurgische Optionen (Tab. 5.22) sowie im Stadium IV auch lokale Maßnahmen. Zusätzlich sind ursächlich relevante Erkrankungen (Diabetes mellitus, Fettstoffwechselstörungen, Übergewicht, Hypertonie) und Lebensgewohnheiten (Bewegungsmangel, Rauchen, Ernährung, Alkohol) zu beeinflussen.

Die symptomatische Behandlung in Form einer analgetischen Therapie ist allenfalls im Akutstadium zur Überbrückung bis zum Einsatz der kausalen durchblutungsfördernden Therapie sinnvoll. Eine chronische Analgetikatherapie nach Ausschöpfen aller Behandlungsmöglichkeiten ist wenig erfolgversprechend, so daß eine **Amputation** allein wegen des refraktären Ruheschmerzes unvermeidbar sein kann.

Tabelle 5.22 Therapie der peripheren arteriellen Verschlußkrankheit

Allgemeine Maßnahmen	Schutz vor Vasospasmen	Kälte, Aussetzen von Betarezeptorenblockern und Ergotamin
	Schutz vor Traumen	Vermeiden von Verletzungen, sorgfältige Nagelpflege
	Schutz vor Thrombosen	Ovulationshemmer vermeiden
Physiotherapie	Lagerung der Extremität	Tieflagerung bei arteriellem Verschluß
		Hochlagerung bei venöser Thrombose
	Bewegungstherapie und Krankengymnastik	Belastung bis zur Schmerzgrenze, Training der Kollateralzirkulation
	Elektrotherapie	diadynamischer Strom zur Vermeidung von Muskelinvolutionen, Induktion einer Hyperämie
	Hydrotherapie	Gefäßtraining
Medikamentös	Schmerzbekämpfung	Opioide
	Sedierung	Tranquilizer, Hypnotika
	Schockbekämpfung	Volumenzufuhr, positiv inotrope Substanzen
	Hämodilution	Mannitol, Dextran, Hydroxyäthylstärke, Plamapherese, Pentoxifyllin, Ginkgo-biloba-Extrakte, Kalziumdobesilat
	Defibrinierung	Schlangengifte
	Vasodilatation	Nitroglyzerin, Kalziumantagonisten, Prazosin, Dipyridamol, ACE-Hemmer, PG E1
	antiphlogistische Therapie	Aspirin, Kortikoide bei Vaskulitis
	Ödemausschwemmung	Diuretika
	Thromboseprophylaxe	Heparin, Aspirin, Ticlopidin, Clopidogrel
	Thrombolyse	systemisch oder regional
		akut oder chronisch-intermittierend
	Antibiotika	im Stadium IV
Interventionell	Rekanalisation	mechanisch oder lokale Thrombolyse
	Rotationsangioplastie	„Low-Speed"-Rotationsangioplastie
	Dilatation	perkutane transluminale Angioplastie
	dynamische Angioplastie	Kensey-Katheter
	Atherektomie	direktionale Atherektomie (Simpson)
	Prothesenimplantation	ballon- oder selbstexpandierende Stents
Chirurgisch	Embolektomie	Fogarty-Katheter, Ringstripper
	Thrombarteriektomie	z. B. A. carotis interna
	Bypassoperation	anatomisch (z. B. aorto-iliakal, aorto-femoral u. ä.) oder extraanatomisch (z. B. axillo-femoral)
	Protheseninterposition	Aortenaneurysmen, Aortendissektion
	Grenzstrangresektion	selten, nur bei refraktärem Raynaud-Phänomen
	lokale Maßnahmen	Nekrosen abtragen, Hauttransplantat
	Amputation	

Stadienabhängige Behandlung chronischer arterieller Durchblutungsstörungen

Die Therapie der peripheren Ischämie beginnt im **Stadium I** mit physikalischer Behandlung und der Beeinflussung von Lebensweise und Grunderkrankung, was durch alle weiteren Stadien fortgesetzt wird.

Im **Stadium II a** kommen bei zentralen Befunden (Bekkentyp, Oberschenkeltyp) und günstig gelegenen Befunden bereits Angioplastie und die lokale Thrombolyse sowie die Thromboseprophylaxe hinzu. Im **Stadium II b** sollten die Maßnahmen der interventionellen Behandlung gemeinsam mit Hämodilution und Thrombolyse zum Einsatz gelangen. Bei höhergradigem Mehretagenbefall ist bereits das gesamte Spektrum der Behandlung einzusetzen. Chirurgische Eingriffe sind bei interventionell nicht angehbaren Befunden im Becken und langstreckigem Oberschenkelverschluß mit Bypassversorgung langfristig sehr erfolgreich.

Das **Stadium III** bedarf zur Verhinderung von Nekrosen

Tabelle 5.23 Stadieneinteilung der chronischen peripheren arteriellen Durchblutungsstörung

Stadium I	Schmerzfreiheit in Ruhe und unter Belastung
Stadium II	Belastungsschmerz
II a	mit Gehstrecke über 200 m
II b	mit Gehstrecke unter 200 m
Stadium III	Ruheschmerz ohne Nekrosen
Stadium IV	Nachweis von Nekrosen unabhängig von der Schmerzsymptomatik
IV a	nach Trauma (oft nur Bagatelltrauma)
IV b	Nekrosen als Folge der Gewebeischämie (ohne Trauma)

Tabelle 5.24 Klinische Thrombosediagnostik am Bein durch Schmerzprovokationstests

Zeichen	Provokation
Bisgaard	Druckschmerz retromalleolär
Druckschmerz	im Bereich thrombosierter Venen
Ducuing	Schmerz bei Ballottement der Wadenmuskulatur
Homans	Wadenschmerz bei Plantarflexion
Louvel	Schmerzen bei Husten und Pressen
Lowenberg	seitendifferenter Wadenschmerz bei Manschettendruck >100 mm Hg
Meyer	Druckpunkt medial der Tibia unterhalb des Kniegelenks
Payr	Druckschmerz der Fußsohle
Pratt	Druckschmerz in der Kniekehle
Rielander	Druckschmerz in der Leistenregion
Sigg	Schmerz in der Kniekehle bei Überstreckung des Beins
Tschmarke	Druckschmerz der Wade

des Einsatzes aller Maßnahmen der angiologischen Behandlung.

Im **Stadium IV** kommen zu den genannten Maßnahmen die lokale medikamentöse und chirurgische Behandlung hinzu (Tab. 5.**22**). Die symptomatische analgetische Therapie hat nur akut, intermittierend und terminal einen Platz.

Differentialdiagnose des ischämischen Syndroms

Beinschmerzen werden mit unterschiedlichem Charakter und variabler Intensität geklagt. Nicht in jedem Fall ist die ischämische Genese sogleich offensichtlich. Entzündliche und degenerative Erkrankungen des rheumatische Formenkreises sowie Systemerkrankungen im Sinne von Kollagenosen können das Bild des akuten peripheren Gefäßverschlusses imitieren. Bei der Häufigkeit degenerativer Veränderungen am Stützapparat bedarf jeder Zweifel an einer solchen Ursache des sicheren Ausschlusses von ursächlich verantwortlichen Gefäßerkrankungen. Im Bereich des Thorax ist an kardiale, pulmonale und gastrointestinale Ursachen (Kap. 3 u. 4) zu denken. Bei abdominalen Beschwerden kommen Steinleiden und Entzündungen von Gallenblase und Gallenwegen sowie der Pankreasgänge, gastrointestinale Infektionen, Ulzerationen und eine Pankreatitis, die Ursachen des akuten Abdomens, Raumforderungen, hämatologische Erkrankungen und gynäkologische Ursachen in Frage.

Ziehende Schmerzen, leichte Ermüdbarkeit bei Belastung, Schweregefühl, Unruhe in den Beinen, Wadenkrämpfe nachts oder nach Belastung, Spannungsgefühl, Ödemneigung sprechen für **venöse Durchblutungsstörungen**. Die Symptomatik der Thrombophlebitis ist sehr variabel. Klinische Zeichen einer Schwellung, Überwärmung, Rötung und starker Druckschmerz im Bereich betroffener Venenstränge lassen sich nicht immer nachweisen. Hinweise auf eine Thrombose ergeben sich aus den klinischen Thrombosezeichen (Tab. 5.**24**).

Funktionelle Ursachen arterieller Durchblutungsstörungen infolge eines Vasospasmus, bei Kompression durch extravasale Raumforderungen mit einer Halsrippe oder durch Tumorerkrankungen sind auszuschließen. Eine paraneoplastische Aktivierung des Gerinnungssystems kann zu einem akuten Arterienverschluß bei bislang asymptomatischer Gefäßerkrankung führen. Embolisch bedingte Verschlüsse bei Vorhofflimmern, postinfarziellem Aneurysma, bakterieller Endokarditis oder ausgehend von flottierenden intraaortalen Thromben bedürfen sorgfältiger kardiologischer Abklärung. Systemerkrankungen des rheumatischen Formenkreises können mit einer Vaskulitis einhergehen, die das Bild der peripheren Ischämie simuliert.

■ Schmerz bei ischämischer Erkrankung aus der Sicht des Gefäßchirurgen

J. Allenberg, J. Gahlen

Epidemiologie

Neben der koronaren Herzkrankheit (KHK) ist die periphere arterielle Verschlußkrankheit (AVK) die häufigste Manifestation der Arteriosklerose. Die Prävalenz für Männer ist ca. 11%, wobei Männer etwa fünfmal häufiger betroffen sind als Frauen und die untere Extremität mit 90% dominiert. Es ist damit zu rechnen das ca. 2/3 der AVK Patienten sich in einem asymptomatischen Stadium befinden (Stadium I).

Das mit Abstand häufigste **Symptom** der AVK ist der Belastungsschmerz in Form einer Gehstreckenminderung (Claudicatio). Ca. 80–90% der Verschlußkranken suchen den Arzt wegen einer Claudicatio intermittens auf (Stadium II nach Fontaine, s. Tab. 5.**23**). Die Schmerzlokalisation hängt dabei u. a. vom Verschlußtyp ab. Zu 30% ist von einem Beckentyp, zu 50% von einem Oberschenkeltyp und zu 20% von einem peripheren Verschlußtyp auszugehen, wobei bei der generalisierten Arteriosklerose in einem hohen Maß mit Mehretagenproblemen zu rechnen ist.

Diagnostik und Differentialdiagnostik

Bei der gezielten gefäßspezifischen **Anamnese** sind Schmerzart, -stärke und -lokalisation von großer diagnostischer und differentialdiagnostischer Relevanz. Das akute Ereignis muß von einem chronischen Leiden unterschieden werden.

Der **Belastungsschmerz** ist das typische und häufigste Symptom der Claudicatio intermittens (AVK IIa/b). Der Schmerzcharakter wird meist als krampfartig, stechend oder brennend angegeben. Je nach Verschlußtyp und Lokalisation betrifft es die Gluteal-, Oberschenkel- oder Unterschenkelmuskulatur. Der **Ruheschmerz** ist das typische Symptom der pAVK im Stadium III. Häufig besteht eine nächtliche Schmerzverstärkung, welche die Patienten zwingt, die betroffene Extremität tiefer zu lagern, z. B. durch Heraushängenlassen aus dem Bett. Anamnestisch ist bei diesen Patienten häufig ein chronischer Analgetikaabusus zu eruieren. Die Extremität ist in diesem Stadium der pAVK stark gefährdet, die Indikation zur Diagnostik und Therapie mit dem Ziel des Organerhaltes ist dringlich. Der **Akutschmerz** deutet auf einen plötzlichen Gefäßverschluß durch Embolie oder ortsständige Thrombose hin. Dauerhafte Minderperfusionen aufgrund einer progredienten AVK führen zu **chronischen Schmerzen**.

Die anschließende **körperliche Untersuchung** beinhaltet die genaue Dokumentation von Durchblutung, Motorik und Sensibilität aller Extremitäten, dem Pulsstatus kommt dabei eine besondere Bedeutung zu. Klinische **Funktionsteste** wie der Allen Test oder die Lagerungsprobe nach Ratschow grenzen die Diagnose ein. Nach Ausschluß einer Notfallsituation kann die weitere **apparative** Diagnostik (DSA, Angiographie) die Diagnose sichern. Moderne Methoden wie Angio-CT und Angio-MR sind in Weiterentwicklung befindliche Techniken und werden in Zukunft an Bedeutung gewinnen (1). Zur Klassifikation einer pAVK sollte eine Objektivierung der schmerzfreien Gehstrecke auf dem Laufband und die Ermittlung der Doppler-sonographischen Verschlußdrucke ohne und nach Belastung erfolgen. Bei der kontrollierten Gehstreckenmessung auf dem Laufband wird die Strecke bis zu Beginn der Schmerzen in Metern registriert (S1), nach der maximalen tolerablen Gehstrecke (S2) wird der Test abgebrochen. Die Einhaltung von standardisierten Testbedingungen (3,5 km/h, 10° Steigung) ist dabei Grundvoraussetzung für Vergleichsmessungen.

Allgemeine Therapieprinzipien

Eine kurative Therapie der Arteriosklerose ist nicht möglich. Die diagnoseabhängige, kausale Therapie steht im Zentrum der Behandlung der AVK und der damit verbundenen Schmerzen. Schmerzart und -lokalisation sind zur Diagnosestellung und auch zur Beurteilung des Therapieerfolges ein äußerst wichtiges Kriterium. Neben den Indikationen zu einem operativen Revakularisationsverfahren kommen sowohl endovaskuläre Methoden (Angioplastie, Stent, Lyse) als auch konservative Maßnahmen zum Einsatz (medikamentös, kontrolliertes Gehtraining). Risikofaktoren und Noxen müssen ausgeschaltet werden. Die Schmerztherapie wird in den meisten Fällen begleitend eingesetzt. Dabei muß die **Akutschmerztherapie** beim Akutschmerzereignis (Embolie, Thrombose, Dissektion) von der **Langzeitschmerztherapie** bei chronischen und komplizierten Verläufen (schlecht therapierbare AVK) unterschieden werden.

Die **Akutschmerztherapie** muß die rasche Minderung der Schmerzen mit Unterbindung der vegetativen Begleitsymptomatik zum Ziel haben. Die Unterbrechung des pathologisch erhöhten Sympathikustonus wirkt dabei dem ischämiebegleitenden peripheren Vasospasmus entgegen (12). Im Zentrum der Schmerztherapie steht die Dämpfung der Nozizeption mit der intravenösen Gabe von Analgetika (Opiate) (3). Nervenblockaden (sensorische und sympathische Blockade, Plexusanästhesie) und rückenmarknahe Anästhesieverfahren können direkt operationsvorbereitend eingesetzt werden.

Die Langzeitschmerztherapie hat die dauerhafte Schmerzlinderung zum Ziel, die periphere Perfusion wird dabei nicht gebessert (**palliative Schmerztherapie**). Die schmerztherapeutischen Richtlinien sind ähnlicher denen der Behandlung chronischer Tumorschmerzen.

Bei zusätzlicher peripherer Arteriosklerose, eingeschränkter Ausstrombahn, mangelnder Kollateralisation sowie allgemeiner Inoperabilität kann eine adjuvante, interventionelle (CT-gesteuerte) **Sympathikolyse** die periphere Zirkulation verbessern. Im Vergleich zu gesunden Gefäßen ist die dadurch erzielte periphere Vasodilatation nur eingeschränkt, führt aber bei ca. 45 % der Patienten zur Beschwerdelinderung und Verbesserung des Stadiums (2, 5, 6). Die Indikation zur operativen **lumbalen Sympathektomie** besteht nur bei gleichzeitiger Freilegung im Becken/Lumbalbereich.

Ischämieschmerz aus anästhesiologischer Sicht

E. Freye

Ursachen ischämiebedingter Schmerzen bei Gefäßverschluß

Theoretisch kann der ischämiebedingte Schmerz in fast allen Organen auftreten. Praktisch stehen jedoch die periphere arterielle Verschlußkrankheit (pAVK) und die Angina pectoris im Rahmen einer koronaren Herzerkrankung (KHK) im Vordergrund. Seltener sind die aufgrund von Durchblutungsstörungen im Mesenterialbereich auftretende Schmerzen im Abdominalbereich und die durch eine arterielle Insuffizienz im vertebrobasilären System im Kopfbereich auftretenden Schmerzen. Alle aufgrund einer arteriellen Durchblutungsstörung auftretenden Schmerzen beruhen jedoch auf einer durch die anaeroben Stoffwechsellage bedingten Anreicherung saurer Stoffwechselprodukte (H^+-Ionen, Milchsäure, Laktat), die die peripheren Nozizeptoren reizen.

Periphere arterielle Verschlußkrankheit

Von besonderer, richtungsweisender Bedeutung ist der akute arterielle Gefäßverschluß (meistens der unteren Extremität), der mit starken bis stärksten Schmerzen einhergeht und ein sofortiges operatives Eingreifen in einer gefäßchirurgischen Abteilung rechtfertigt. Denn mit der Behebung der Durchblutungsstörung resultiert auch die Rückkehr zur aeroben Glykogenolyse, und der Schmerz sistiert.

- Das Therapieziel ischämiebedingter Schmerzen beinhaltet immer primär die Revaskularisierung in einem entsprechenden Zentrum

Ursachen

Eine **autochthone arterielle Thrombose** (sive arteriosclerosis obliterans) liegt bei 80 % aller Patienten vor. Es handelt sich um einen akuten Gefäßverschluß bei einer vorbe-

Tabelle 5.25 Differentialdiagnostische Hinweise für die arterielle Embolie und die arterielle Thrombose (modifiziert nach Vollmar 1982)

	Akute arterielle Embolie	Thrombose bei bestehender Arteriosklerose
Anamnese	Herzerkrankung	Claudicatio intermittens
Beginn	akut, „Peitschenschlag"	subakut bis akut
Schmerzen	sehr stark	mäßig bis stark
Ischämiesyndrom	komplett (keine Kollateralisierung)	inkomplett (Kollateralisierung)
Sonstiger Gefäßstatus	normal	pathologisch
Angiographie	lokaler Stop mit glatt begrenzten Gefäßen	lokaler Stop mit generalisierten Wandveränderungen

stehenden lokalen Arteriosklerose mit herdförmigen Veränderungen der Intima, begleitet von Veränderungen der Media. Differentialdiagnostisch ist sie von der akuten Embolie abzugrenzen (Tab. 5.25).

Die Arteriosclerosis obliterans ist die häufigste Ursache aller peripheren Durchblutungsstörungen, wobei die degenerativen Wandveränderungen neben den großen Gliedmaßenarterien auch alle anderen Arterien, insbesondere von Herz, Niere und Herz, befallen können. Bei 70% aller Patienten mit einer peripheren arteriellen Verschlußkrankheit (pAVK) findet sich der Verschluß in der unteren Körperhälfte, wobei meistens prädisponierende Faktoren wie Diabetes mellitus, Hypertonus, Fettstoffwechselstörungen und ein Nikotinabusus vorliegen. In den meisten Fällen handelt es sich nicht um eine akute, sondern um eine chronische Verlaufsform.

Die **arterielle Embolie** aus der linken Herzkammer ist bei 15% aller Patienten ursächlich (KHK, absolute Arrhythmie, Zustand nach Herzinfarkt, arteriosklerotische Klappe), wobei es zur Thrombusablösung mit anschließender Verschleppung in die periphere Strombahn kommt. Es handelt sich um eine Erkrankung des alten Menschen (Median 70 Jahre), von der Frauen häufiger betroffen sind. Der embolische Gefäßverschluß liegt zu 75% distal der Aortenbifurkation, zu 20% ist eine Armarterie betroffen, und zu 5% liegt ein Infarkt der A. mesenterica superior vor. Seltenere Ursachen (10%) sind rheumatische Klappenfehler, Aortenaneurysma und das poststenotische Aneurysma beim Thoracic-Outlet-Syndrom.

Eine **traumatische Einwirkung** auf das Gefäßwandinnere ist nur bei 5% aller Patienten für einen arteriellen Gefäßverschluß verantwortlich.

Noch seltener ist die **Phlegmasia coerulea dolens**, die primäre tiefe Thrombose aller Becken-Bein-Venen, die mit einer tiefblauen bis schwarzen Verfärbung des Beines einhergehen kann. Im Verlauf wiederholter Thrombosen im venösen Strombereich kommt es zur ödematösen Durchtränkung mit sekundärer Arterienkompression (sog. Kompartmentsyndrom). Ätiologisch liegen meistens folgende Ursachen vor:
- postpartal
- Kontrazeptivaeinnahme
- paraneoplastisches Syndrom bei maligner Grunderkrankung
- lokale Kompression und/oder Wandinfiltration durch Lymphknotenmetastasen
- AT-III-Mangel
- perioperativ durch Druck auf dem Operationstisch, Stase, Gerinnungsveränderungen
- lokal durch Kompression der V. femoralis bei Femoralhernie

■ Symptomatik der akuten arteriellen Verschlußkrankheit

Je nach Ausmaß läßt sich die Durchblutungsstörung in unterschiedliche Stadien einteilen (Tab. 5.26).

In allen Fällen sind bei Verdacht eines Gefäßverschlusses folgende Belastungs- und Provokationstests heranzuziehen, die für die Diagnose richtungsweisend sind:
- Sämtliche Arterienpulse werden **palpiert**.
- Sämtliche Stammarterien werden **auskultiert** (ab 50%iger Stenose Einengungs- und pulssynchrone Stenosegeräusche).
- Der **Blutdruck** wird an beiden Armen gemessen (systolische Druckdifferenz > 30 mmHg ist pathognomonisch).
- Die **Rekapillarisierungszeit** wird bestimmt: nach Druck auf das Nagelbett wird die Zeitspanne bis zur Rekapillarisierung gemessen, Zeiten > 1 s sprechen für eine pathologische Veränderung der Endstrombahn.
- Eine eventuelle **Temperaturdifferenz** der Extremitäten wird gemessen.
- Bei der Lagerungsprobe nach **Ratschow** hebt der Patient im Liegen beide Beine und rotiert die Füße. Der Zeitpunkt wird festgehalten, zu dem Schmerzen auftreten und wann es zur Weißfärbung kommt. Anschließend wird nach Herabhängen der Beine die Zeit bis zur reaktiven Hyperämie gemessen. Zeiten > 15 s sind pathologisch.
- Der **Allen-Test** dient zur Überprüfung der Kollateralisierung der Hand, indem die A. radialis bei rhythmischer Kontraktion der Hand komprimiert wird und dabei die Entfärbung der Hand beobachtet wird. Eine Entfärbung tritt bei unzureichender Kollateralisierung und Verschluß einer Arterie auf.
- Der **Adson-Test** dient dazu, um bei abduziertem Arm und gleichzeitiger Dorsalflexion sowie Drehung des Kopfes, ein Thoracic-Outlet-Syndrom (TOS) nachzuweisen. Durch anatomische Enge im Kostoklavikularspalt und/

Tabelle 5.26 Die unterschiedlichen Stadien von Durchblutungsstörungen nach Fontaine

Stadium	Symptomatik
I	keine Symptomatik
II	Schmerzen bei körperlicher Belastung (Claudicatio intermittens)
III	Ruheschmerz
IV	Ruheschmerz mit Nekrose, Gangrän, trophischen Störungen

oder in der Skalenuslücke, wird eine neurovaskuläre Kompression des oberen Gefäß-Nerven-Bündels mit Schmerzen, Pulsverlust und venöser Stauung ausgelöst.
– Beim **Gehtest** werden die relative Gehstrecke bis zum Auftreten der ersten Schmerzen und die absolute Gehstrecke bis zur Unmöglichkeit weiterzugehen ausgemessen (Claudicatio intermittens).
– Bei der **Faustschlußprobe** hebt der Patient die Arme in die Höhe und schließt und öffnet die Hände. Bei einer Stenose der A subclavia distal vom Abgang der A. vertebralis kommt es zu einer Claudicatio. Liegt die Stenose proximal; kommt es zur Insuffizienzsymptomatik der A. basilaris mit Schwindel, Übelkeit, Erbrechen (Subclavian-Steal-Syndrom).
– Beim **Kältetest** wird durch Kälteexposition der Hände ein Raynaud-Phänomen ausgelöst.

Eine gute klinisch-angiologische Untersuchung ersetzt oft die apparative Untersuchung und ergibt die Indikation zur Operation.

Bei der **Phlegmasia coerulea dolens** finden sich neben dem Primärsymptom Schmerz zusätzliche Symptome, die auf das Krankheitsbild hinweisend sind:
– weiße Schwellung des Beines (phlegmasia alba)
– harte Konsistenz der Wadenmuskulatur
– Druckschmerz der tiefen Venenstämme (phlegmasia alba dolens)
– Zyanose bei stärkerer venöser Stase
– im fortgeschrittenem Zustand Zeichen der venösen Gangrän mit tiefroter bis violetter Verfärbung, fehlenden Arterienpulsen und Schocksymptomatik (phlegmasia coerulea dolens).

Anamnese und klinischer Befund sind meistens so charakteristisch, daß eine Diagnose sofort gestellt werden kann. Symptomatisch sind bei allen Gefäßverschlüssen nach Pratt folgende sechs Ps nachzuweisen:
– Schmerz (pain)
– Blässe (paleness)
– Gefühlsstörung (paraesthesia)
– Pulsverlust (pulslessness)
– Bewegungsunfähigkeit (paralysis)
– Schocksymptomatik, Erschöpfung (prostration).

Therapie des akuten arteriellen Gefäßverschlusses

■ Wichtigste und sofortige Therapie ist neben der Schmerzbefreiung mit Opioiden (Morphin oder Analoga, s. u.) und der Behandlung einer eventuellen Schocksymptomatik die Lysetherapie mit rt-PA oder die Embolektomie.

Nacheinander werden folgende Punkte berücksichtigt:
1. 5000–10000 IE Heparin i. v.
2. Opioide i. v. zur Schmerztherapie, Dosierung bis zur ausreichenden Schmerzbefreiung
3. Infusionstherapie zur Erhöhung des Herzzeitvolumens und zur Schocktherapie mit kristalloiden Lösungen und/oder Volumenexpandern
4. Tieflagerung und Abpolstern der befallenen Extremität
5. Im Rahmen einer Phlegmasia coerulea dolens Hochlagerung der befallenen Extremität
6. Schnellstmöglicher Transport in eine gefäßchirurgische Klinik/Abteilung zur Embolektomie oder Lysetherapie.

Bei der akuten arteriellen Embolie wird entweder die operative Embolektomie oder die Katheterlysetherapie mit z. B. gentechnisch hergestelltem rt-PA (recombinant tissue plasminogen activator) durchgeführt. Hierbei ist die Regel der sechs Stunden einzuhalten. Nach dieser Zeit kommt es zu einem irreversiblen Zelluntergang, und es bleibt nur noch die Amputation.

Bei einer kompletten Ischämie muß innerhalb von 6 h invasiv behandelt werden, da die Zeit der entscheidener Faktor ist, die sonst drohende Amputation zu vermeiden.

Operative Thrombektomie und Lysetherapie können als gleichwertig angesehen werden, da bis heute keine kontrollierten Vergleichsuntersuchungen vorliegen (8). Als klinisch-apparative Zusatzuntersuchungen werden zur Verlaufskontrolle und zur Indikationsstellung der operativen Revaskularisierung empfohlen:
1. Ultraschall-Doppler-Untersuchung (USD)
2. Ultraschallsonographie
3. Oszillographie
4. Venenverschlußplethysmographie und/oder
5. Angiographie.

Sonderformen arterieller Mangeldurchblutungen die mit Schmerzen einhergehen

Thrombangitis obliterans (Morbus Winiwarter-Buerger). Hierbei handelt es sich um eine segmentale und multilokuläre, thrombosierende sowie chronisch rezidivierende Entzündung der kleinen und mittelgroßen Beinarterien unter Beteiligung der begleitenden Venenabschnitte. Die Erkrankung tritt gehäuft bei Männern unter dem 40. Lebensjahr auf, wobei anamnestisch ein Nikotinabusus nachweisbar ist. Andererseits wird auch eine allergische (Rheuma) oder thermische Noxe (Kälte) diskutiert. Da morphologisch eine Entzündung subintimaler Zellen mit Lumeneinengung vorliegt, steht bei einem isolierten Verschluß die operative Revaskularisierung im Vordergrund. Ansonsten sind die Elimination der Noxe, Kortikoidtherapie und Gefäßtraining angezeigt. Bei einigen Patienten ist eine Sympathektomie indiziert, die operativ oder minimal invasiv durch CT-gestützte Punktionssympathikolyse die drei Ganglien (Ganglion mesentericum superius, inferius und coeliacum) mit 10%igem Phenol oder 96%igem Äthanol ausschaltet. Durch die Sympathektomie können gute Therapieerfolge erreicht werden, langfristig jedoch nur dann, wenn die Noxe eliminiert wird.

Morbus Raynaud. Bei dieser Angioneuropathie sind meist die oberen Extremitäten betroffen. Hier ist das primäre Raynaud-Syndrom mit anfallsartiger, durch Kälte und Streß ausgelöster Vasospastik von einem sekundären Raynaud-Syndrom abzugrenzen, bei dem ursächlich eine Grunderkrankung herangezogen werden kann (Sklerodermie, Lupus erythematodes, Ergotaminabusus, Intoxikationen, paraneoplastisches Syndrom). Während im akuten Anfall die topische Anwendung von Nitroglyzerinsalbe versucht werden kann, ist eine Blockade des Ganglion stellatum besonders beim sekundären Raynaud-Syndrom häufig erfolgreich. Im Rahmen der Langzeittherapie ist die Grunderkrankung zu behandeln, außerdem sind Kalziumantago-

Tabelle 5.27 Differentialdiagnose bei ischämisch bedingten Schmerzzuständen

Pathologie	Schmerzsymptomatik	Ausschlußuntersuchung
Chronisch venöse Insuffizienz	Besserung durch Bewegung	Lokalbefund mit Varikose, Ulcus cruris, Hyperpigmentierung
Arthroseschmerz	Verstärkung bei Bewegung	Röntgen, orthopädische Untersuchung
Neuropathische Schmerzen	strumpfförmig, brennend bis stechend	neurologische Untersuchung
Claudicatio spinalis	radikuläre Ausbreitung	CT, MRT der Wirbelsäule
Wundschmerz	lokalisiert, mit Entzündung, pochend	Inspektion, Palpation

nisten, α-Rezeptoren-Blocker, Nitrate und/oder Prostaglandine zur Gefäßdilatation angezeigt.

Differentialdiagnose bei arteriellen Gefäßverschlüssen

Differentialdiagnostisch ist bei allen Gefäßprozessen, die mit Durchblutungsstörungen und Schmerzen einhergehen, auch an folgende Pathologien zu denken (Tab. 5.27):

Verfahren zur Schmerztherapie und zur Verbesserung der Durchblutung

Jede Schmerztherapie im Rahmen einer Ischämie hat sich einer Kausaltherapie zu unterwerfen. Zielsetzung sind die **Verbesserung der Perfusion** und **Schmerzbefreiung**. Somit stehen neben Gefäßtraining, Pharmakotherapie und gefäßchirurgischen Maßnahmen die pharmakologische Sympathikolyse und Schmerztherapie mit Lokalanästhetika im Vordergrund.

Während im Fontaine-Stadium I von einer medikamentösen Therapie abgesehen werden kann, sind im Stadium II Substanzen zur Verbesserung der Mikrozirkulation wie Naftidrofuryl, Buflomedil und Pentoxifyllin in Form einer intermittierenden Behandlung empfehlenswert, wodurch die Fließeigenschaften des Blutes verbessert werden. Dies geht Hand in Hand mit einem Bewegungstraining und ggf. Azetylsalizylsäure zur Hemmung der Thrombozytenaggregation. Zielsetzung ist es, die schmerzfreie und die absolute Gehstrecke zu verlängern und, aus rheologischer Sicht, die Mikrozirkulation zu verbessern. Kommt es jedoch zu Dauerschmerzen, ist die Revaskularisierung nicht möglich oder der Erfolg hinfällig geworden, greifen pharmakologische Sympathikolyse und Schmerztherapie mit Lokalanästhetika.

■ Untere Extremität

Es werden eine Sympathikolyse und Schmerztherapie mit Lokalanästhetika durchgeführt.
- **Grenzstrangblockade**: 10 ml Bupivacain 0,5 %
- oder alternativ Anlage eines **Epiduraldauerkatheters** mit wiederholter Gabe von 0,5 %igem Bupivacain 10 ml
- oder lumbale **Grenzstrangneurolyse**, wobei pro Segment 2–3 ml 10 %iges Phenol oder 96 %iges Äthanol appliziert werden, wenn nach der diagnostischen Sympathikusblockade ein therapeutischer Effekt nachweisbar war (7).

■ Obere Extremität

Es werden ebenfalls eine Sympathikolyse und Schmerztherapie mit Lokalanästhetika durchgeführt.
- Stellatum-Blockade mit 5–10 ml Bupivacain 0,5 %, bei Erfolg
- Serie von Stellatum Blockaden jeden 2. Tag oder alternativ Plexus-brachialis-Katheter (maximal 2 Wochen) oder
- Serie intravenöser regionaler Sympathikusblockaden (IVRSB) mit 1,25–2,5 mg Guanethidin in 30–40 ml 0,9 %igem NaCl
- Gabe vasoaktiver Substanzen: nur systemische Gabe von Prostaglandin E1 (Prostavasin) von Bedeutung, ursächlich werden neben der Hemmung der Thrombozytenaggregation eine Vasodilatation der prä- und postkapillären Sphinkteren mit Verbesserung der Kollateralenbildung diskutiert (1)
- Ultima ratio: eventuell Spinal Cord Stimulation (SCS; s. Kap. 2) oder endoskopische Sympathektomie

Vorgehen bei regionalen Sympathikusblockaden:
- venösen Zugang an der Extremität legen
- Extremität auswickeln
- suprasystolische Kompression anlegen
- Injektion von Guanethidin
- nach 20 min schrittweise Beendigung der Kompression.

Ein Erfolg ist gegeben, wenn nach anfänglicher Schmerzverstärkung unter der Guanethidininjektion eine langsam einsetzende Schmerzminderung zu verzeichnen ist. Im Rahmen der Serie sollten sich zunehmend sowohl die klinischen Symptomatik der arteriellen Durchblutungsstörung als auch die Schmerzintensität zurückbilden.

■ Schmerztherapie mit Opioiden bei peripherer arterieller Verschlußkrankheit

Bei unzureichenden Langzeitergebnissen anderer Therapiearten ist von schmerztherapeutischer Seite auch die Gabe von Opioiden indiziert, zumal neben dem reinen Ischämieschmerz sich im Bereich der Ulzeration häufig Wundschmerzen und/oder eine neuropathische Schmerzkomponente aufpfropfen. Vorzugsweise sind solche Präparate angezeigt, die aufgrund ihrer galenischen Zubereitung eine retardierte Freisetzung garantieren. Auswahl und Dosierung des Präparates erfolgen, entsprechend dem WHO-Schema der Tumorschmerztherapie, nach der Schmerzintensität. Die Applikation erfolgt primär oral, wobei die Gabe rund um die Uhr und nach der Uhr, am besten in zwei Tagesdosen, erfolgen sollte.

Zur Auswahl einer im Rahmen der **WHO-Stufe II** durchgeführten Opioidgabe stehen folgende Präparate zur Verfügung:

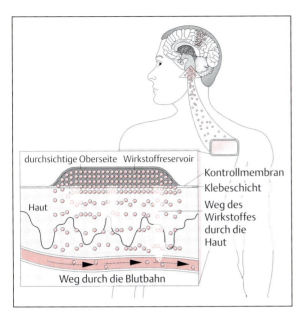

Abb. 5.**41** Das transdermale, therapeutische Prinzip einer langfristigen Opioidaufnahme.

- Dihydrocodein (z. B. DHC Mundipharma)
- Tilidin/Naloxon (z. B. Valoron N retard)
- Tramadol (Tramundin retard, Tramadolor long, Tramal long).

Im Rahmen der **WHO-Stufe III** werden folgende Präparate angeboten:
- Morphin (z. B. MST Continus, Sevredol, Kapanol, M-long)
- Oxycodon (z. B. Oxygesic)
- Hydromorphon (z. B. Palladon)
- transdermales Fentanyl-Pflaster (z. B. Durogesic)
- Buprenorphin (z. B. Temgesic sublingual) oder als Pflaster (Transtec; Abb. 5.**41**)

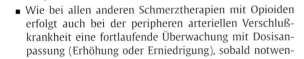

- Wie bei allen anderen Schmerztherapien mit Opioiden erfolgt auch bei der peripheren arteriellen Verschlußkrankheit eine fortlaufende Überwachung mit Dosisanpassung (Erhöhung oder Erniedrigung), sobald notwendig.
- Die Indikationsstellung zur Opioidtherapie erfolgt durch die Schmerzstärke und nicht durch die Diagnose!

Praktisches Vorgehen:
- Beginn mit niedrig potenten Opioiden
- Einbettung der Opioidtherapie in eine Begleitmedikation
- gleichzeitige Obstipationsprophylaxe.

Die Einstellung auf eine Opioidtherapie sollte rechtzeitig erfolgen, d. h. bevor es zu Ausbildung von Chronifizierungsmechanismen auf zellulärer Ebene mit Aktivierung des Genoms der schmerzverarbeitenden Zellen v. a. im Hinterhorn des Rückenmarks gekommen ist (4). Denn ist einmal der Lernvorgang durch die wiederholt auftretenden gleichbleibenden Schmerzsignale eingeleitet, ist der präemptive Effekt einer solchen Opioidtherapie nicht mehr gegeben und gestaltet sich die Schmerztherapie um ein vielfaches schwieriger.

Nichtsteroidale Antirheumatika sind bei Schmerzen auf der Basis einer arteriellen Durchblutungsstörung obsolet.

Kernaussagen

Schmerz bei ischämischer Erkrankung aus Sicht des Angiologen
- Angiologisch bedingte Schmerzursachen betreffen akute und chronische arterielle und venöse Durchblutungsstörungen. Therapeutisches Ziel bei akuter Ischämie muß die möglichst rasche Reperfusion der ischämischen Gefäßprovinz sein. Diese Aufgabe kann mittels einer Thrombolyse, durch interventionelle Behandlung oder mit gefäßchirurgischen Maßnahmen erreicht werden. Bei der häufig vorbestehenden chronischen arteriellen Durchblutungsstörung sind physikalische Therapie, Thromboseprophylaxe und medikamentöse Behandlung erforderlich. Die symptomatische analgetische Therapie hat nur als akute Behandlung oder terminal ihren Platz.

Schmerz bei ischämischer Erkrankung aus Sicht des Gefäßchirurgen
- Neben der koronaren Herzkrankheit (KHK) ist die periphere arterielle Verschlußkrankheit (pAVK) die häufigste Manifestation der Arteriosklerose. Das mit Abstand häufigste Symptom der AVK ist der Belastungsschmerz in Form einer Gehstreckenminderung (Claudicatio intermittens). Etwa 80–90% der Verschlußkranken suchen den Arzt wegen den typischen belastungsabhängigen muskulären Schmerzen auf. Die Schmerzlokalisation hängt dabei u. a. vom Verschlußtyp ab.
- Belastungs- und Ruheschmerz sind die typischen Symptome der AVK und dienen der genauen Differenzierung und symptombezogenen Stadieneinteilung der Grunderkrankung. Der Schmerzcharakter wird meist als krampfartig, stechend oder brennend angegeben. Je nach Verschlußtyp und Lokalisation betrifft er die Gluteal-, Oberschenkel- oder Unterschenkelmuskulatur.
- Von wichtiger therapeutischer Bedeutung ist die Unterscheidung eines akuten Ereignisses von einem chronischen Leiden. Neben der kausalen Therapie (konservativ, endovaskulär, operativ) wird die Schmerztherapie begleitend eingesetzt. Die Akutschmerztherapie unterscheidet sich durch die rasche potente Linderung der Schmerzen von der Langzeitschmerztherapie der chronischen AVK mit dauerhafter Schmerzlinderung. Die Schmerztherapie wird dabei hauptsächlich palliativ eingesetzt. Einen kurativen Ansatz bei schwer therapierbarer peripherer AVK hat die interventionelle lumbale Sympathikolyse.

Ischämieschmerz aus Sicht des Anästhesisten
- Praktisch stehen die periphere arterielle Verschlußkrankheit (pAVK), insbesondere der unteren Extremität, und die Angina pectoris im Rahmen einer koronaren Herzerkrankung (KHK) im Vordergrund von Ischämieschmerzen. Arterielle Embolie und die arterielle Thrombose auf dem Boden einer Arteriosklerose sind die häufigsten Ursachen des arteriellen Gefäßverschlusses.
- Symptomatisch sind bei allen Gefäßverschlüssen nach Pratt folgende sechs Ps nachzuweisen: Schmerz (pain), Blässe (paleness), Gefühlsstörung (paraesthesia), Pulsverlust (pulslessness), Bewegungsunfähigkeit (paralysis), Schocksymptomatik, Erschöpfung (prostration).
- Wichtigste und sofortige Therapiemaßnahmen sind neben der Schmerzbefreiung mit Opioiden (Morphin

oder Analoga) die Therapie einer eventuellen Schocksymptomatik, die Katheterlysetherapie mit rt-PA und/oder die Embolektomie.
- Thrombangitis obliterans und Morbus Raynaud sind Sonderformen von Gefäßverengungen, die ebenfalls Schmerzen auslösen. Neben einer chronisch venösen Insuffizienz, dem Arthroseschmerz, neuropathischen Schmerzen und einer Claudicatio spinalis ist differentialdiagnostisch auch an einen chronifizierten lokalen Wundschmerz im Sinne eines komplexen regionalen Schmerzsyndroms (CRPS) zu denken.
- Grenzstrangblockade, Epiduraldauerkatheter und lumbale Grenzstrangneurolyse sind anerkannte Verfahren bei Gefäßprozessen der unteren Extremität, während Stellatum-Blockade, Plexus-brachialis-Katheter sowie die intravenöse regionale Sympathikusblockade (IVRSB) Verfahren zur Schmerztherapie bei Gefäßprozessen der oberen Extremität darstellen.
- Die Langzeittherapie chronifizierter Schmerzen bei der arteriellen Verschlußkrankheit erfolgt mit retardiert wirkenden Opioiden entsprechend dem WHO-Stufenschema.

Literatur

Referenzen

1. Bergstrom S, Carlson IA, Weeks JR. The prostalandins: A family of biological active lipids. Pharmacol Rev, 1968; 20:1–48
2. Cronenwett JL, Lindenauer SM. Direct measurement of arteriovenous anastomotic blood flow after lumbar sympathectomy. Surg. 1997; 82:82–89
3. Droste C. Influence of opiate systems in pain transmission during angina pectoris. Kardiol (Suppl 3) 1990; 79:31–43
4. Ebersberger A, et al. Morphine, 5-HT2 and 5-HT3 receptor antagonists reduce c-fos expression in the trigeminal nuclear complex following noxious chemical stmulation of the rat nasal mucosa. Brain Res, 1995; 676:336–342
5. Fyfe T, Quin O. Phenol sympathectomie in the treatment of intermittent claudication. A controlled clinical trial. Br. J. Surg. 1975; 62:68–71
6. Gasser P. Die Bedeutung funktioneller Vasospasmen. Dtsch. Med. Wschr. 1989; 114:107–115
7. Gleim M, Maier C, Melchert U. Lumbar neurolytic sympathetic blockades provide immediate long-lasting improvment of painless walking distance and muscle metabolism in patients with severe peripheral vascular disease. J Pain Symptom Manage, 1995; 10:98
8. Himer A, Häring R. XXIII: Gefäßchirurgie. In: Lehrbuch Chirurgie mit Repititorium. Häring R, Zilch H (Hrsg) 1988; Walter de Gruyter: Berlin, New York. pp 385–413
9. Maier C, Wawersik J. Schmerztherapie bei ischämischen Krankheiten. 1991; Fischer, Stuttgart
10. Mense S, Stahnke M. Responses in muscle efferent fibers of slow conduction velocity to cotractions and ischemia in the cat. Physiol. 1983; 342:383–397
11. Riegr H, Gaehtgens P. Pathophysiologie der Gewebsdurchblutung und ihrer Regulation: Durchblutungsstörungen. In: Pathophysiologie des Menschen. Hierholzer K., Schmidt R.F. VCH, Weinheim 1991
12. Rooke TH, Hollier LH, Osmundson PJ. The influence of sympathetic nerves on transcutaneus oxygen tension in normal and ischemic lower extremities. Angiology 1987; 38:400–410
13. Steinau G, Demirel T, Fischer H, Therman H. Spinal cord stimulation (SCS) bei Patienten mit peripheren arteriellen Durchblutungstörungen . Indikation, Anwendung und Ergebnis. Angio 1986; 5:263–268
14. Vollmar J. Rekonstruktive Therapie der Arterien. 3. Aufl. 1982; Stuttgart, New York: Thieme

Weiterführende Literatur

1. Leitlinien – Diagnostik und Therapie in der Gefäßchirurgie, Nov. 1997, Hrsg.: Deutsche Gesellschaft für Gefäßchirurgie

Spezielle berufsbedingte Schmerzzustände

Roter Faden

- **Berufsbedingte Erkrankungen des Bewegungsapparates**
  - Gesetzliche Regelungen zu den Berufskrankheiten
  - Durch physikalische Einwirkungen verursachte Krankheiten
  - Berufsbedingte Erkrankungen des Bewegungsapparates im einzelnen
- **Repetitive Strain Injury, RSI**
  - Begriffsbestimmung
  - Folgen von RSI
  - Relative Hypoxie des bradytrophen Gewebes
  - RSI an den Beispielen Klavier, Computer und an der Geige
  - Prävention durch gezieltes Elastizitätstraining nach der Intensivstretchingmethode

Berufsbedingte Erkrankungen des Bewegungsapparates

U. Rehder

Gesetzliche Regelungen zu den Berufskrankheiten

Die gesetzlichen Regelungen zu den Berufskrankheiten sind im Siebten Buch des **Sozialgesetzbuches** (SGB) festgelegt. Paragraph, 9 Absatz 1 definiert die Berufskrankheiten: „Berufskrankheiten sind Krankheiten, die die Bundesregierung durch Rechtsverordnung mit Zustimmung des Bundesrates als Berufskrankheiten bezeichnet und die Versicherte infolge einer den Versicherungsschutz ... begründenden Tätigkeit erleiden."

Demnach sind Berufskrankheiten per definitionem solche Krankheiten, die im Anhang 1 zur Berufskrankheitenverordnung einzeln aufgeführt sind. Die Bundesregierung entscheidet über die Aufnahme von Erkrankungen in die Berufskrankheitenliste auf Empfehlung des wissenschaftlichen Sachverständigenbeirates. Dieser sichtet die medizinische Literatur auf Hinweise, ob Krankheiten in bestimmten Personengruppen mit besonderen beruflichen Tätigkeiten in erheblich höherem Grad auftreten als bei der übrigen Bevölkerung. Als Faustregel ohne Rechtsbindung kann gelten, daß die Wahrscheinlichkeit, eine bestimmte Krankheit zu erleiden, für die exponierte Berufsgruppe doppelt so hoch sein soll wie bei der übrigen Bevölkerung, wenn eine Krankheit als Berufskrankheit in die Liste aufgenommen werden soll.

Eine „**Öffnungsklausel**" nach Paragraph 9, Absatz 2 des SGB VII legt fest, daß über die in der Liste der Berufskrankheiten aufgeführten Erkrankungen hinaus auch andere Erkrankungen als Berufskrankheiten anerkannt werden können, wenn nach neuen Erkenntnissen der medizinischen Wissenschaft die epidemiologischen Voraussetzungen erfüllt sind.

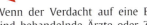

- Wenn der Verdacht auf eine Berufskrankheit vorliegt, sind behandelnde Ärzte oder Zahnärzte zu einer Meldung an die zuständige Berufsgenossenschaft verpflichtet.

Hierzu ist ein Formblatt zu verwenden, und die Versicherten sind über die Meldung zu unterrichten. Gewerbeärzte, Betriebsärzte, Arbeitgeber, aber auch die versicherten Personen selbst können ebenfalls den Verdacht einer Berufskrankheit an die Berufsgenossenschaft melden. Die Berufsgenossenschaft prüft, ob die beruflichen Voraussetzungen für eine Anerkennung einer Berufskrankheit vorliegen und ob eine Erkrankung besteht, die in der Liste der Berufskrankheiten aufgeführt ist. Bei Anerkennung einer Berufskrankheit wird eine Entschädigung gezahlt, wenn die Minderung der Erwerbsfähigkeit 20% und mehr beträgt.

Nach Paragraph 3 der Berufskrankheitenverordnung sind die Berufsgenossenschaften zur individuellen Prävention verpflichtet. „Besteht für Versicherte die Gefahr, daß eine Berufskrankheit entsteht, wieder auflebt oder sich verschlimmert, haben die Unfallversicherungsträger dieser Gefahr mit allen geeigneten Mitteln entgegenzuwirken. Ist die Gefahr gleichwohl nicht zu beseitigen, haben die Unfallversicherungsträger darauf hinzuwirken, daß die Versicherten die gefährdende Tätigkeit unterlassen."

Durch physikalische Einwirkungen verursachte Krankheiten

Die in der Schmerztherapie relevanten Berufskrankheiten sind in erster Linie Erkrankungen, die durch mechanische Einwirkungen auf den Bewegungsapparat verursacht werden. In Tab. 5.**28** ist die Liste der zehn Berufskrankheiten dieser Gruppe aufgeführt. (Die Berufskrankheit 2111 „Erhöhte Zahnabrasionen durch mehrjährige quarzstaubbelastende Tätigkeit" wurde weggelassen.)

Berufsbedingte Erkrankungen des Bewegungsapparates im einzelnen

Erkrankungen der Sehnenscheiden und des Sehnengleitgewebes sowie der Sehnen- oder Muskelansätze (2101)

Diese Erkrankungen können durch einseitige langdauernde mechanische Beanspruchung und ungewohnte Arbeiten entstehen. Insbesondere bei starker Beanspruchung in ungünstigen klimatischen Bedingungen wie bei Arbeiten in Schlachthöfen ist das gehäufte Vorkommen epidemiologisch gesichert.

Tabelle 5.28 Berufskrankheiten durch mechanische Einwirkungen auf den Bewegungsapparat

Kennzahl	Diagnose
2	Durch physikalische Einwirkungen verursachte Krankheiten
21	Mechanische Einwirkungen
2101	Erkrankungen der Sehnenscheiden oder des Sehnengleitgewebes sowie der Sehnen- oder Muskelansätze, die zur Unterlassung aller Tätigkeiten gezwungen haben, die für die Entstehung, die Verschlimmerung oder das Wiederaufleben der Krankheit ursächlich waren oder sein können
2102	Meniskusschäden nach mehrjährigen andauernden oder häufig wiederkehrenden, die Kniegelenke überdurchschnittlich belastenden Tätigkeiten
2103	Erkrankungen durch Erschütterung bei Arbeit mit Druckluftwerkzeugen oder gleichartig wirkenden Werkzeugen oder Maschinen
2104	Vibrationsbedingte Durchblutungsstörungen an den Händen, die zur Unterlassung aller Tätigkeiten gezwungen haben, die für die Entstehung, die Verschlimmerung oder das Wiederaufleben der Krankheit ursächlich waren oder sein können
2105	Chronische Erkrankungen der Schleimbeutel durch ständigen Druck
2106	Drucklähmungen der Nerven
2107	Abrißbrüche der Wirbelfortsätze
2108	Bandscheibenbedingte Erkrankungen der Lendenwirbelsäule durch langjähriges Heben oder Tragen schwerer Lasten oder durch langjährige Tätigkeiten in extremer Rumpfbeugehaltung, die zur Unterlassung aller Tätigkeiten gezwungen haben, die für die Entstehung, die Verschlimmerung oder das Wiederaufleben der Krankheit ursächlich waren oder sein können
2109	Bandscheibenbedingte Erkrankungen der Halswirbelsäule durch langjähriges Tragen schwerer Lasten auf der Schulter, die zur Unterlassung aller Tätigkeiten gezwungen haben, die für die Entstehung, die Verschlimmerung oder das Wiederaufleben der Krankheit ursächlich waren oder sein können
2110	Bandscheibenbedingte Erkrankungen der Lendenwirbelsäule durch langjährige, vorwiegend vertikale Einwirkung von Ganzkörperschwingungen im Sitzen, die zur Unterlassung aller Tätigkeiten gezwungen haben, die für die Entstehung, die Verschlimmerung oder das Wiederaufleben der Krankheit ursächlich waren oder sein können

Hingegen fehlt bisher der wissenschaftliche Nachweis einer berufsbedingten Erkrankung an den oberen Extremitäten bei Beschäftigten, die Computertastaturen bedienen.

Die in den 80er und 90er Jahren epidemieartig in Japan, Australien und den USA aufgetretenen Fälle von RSI (repetition strain injury) ließen sich wissenschaftlich nicht einer erhöhten mechanischen Beanspruchung zuordnen. Der von interessierten Kreisen Anfang der 90er Jahre angekündigte „größte Schadenersatzprozeß der Menschheitsgeschichte" kam wegen fehlender wissenschaftlicher Belege nicht zustande.

Zu den **Erkrankungen** gehören die Tendovaginitis, die Epikondylitis und die Styloiditis sowie die Tendovaginitis crepitans. Die Dupuytren-Kontraktur und die chronischen Erkrankungen des paraartikulären Gleitgewebes an der Schulter sind im allgemeinen nicht beruflich bedingt.

Differentialdiagnostisch abzugrenzen sind rheumatische und infektiöse Erkrankungen des Sehnengleitgewebes sowie degenerative Gelenkerkrankungen und degenerative Erkrankungen der Halswirbelsäule mit Ausstrahlung in den Arm (Zervikobrachialsyndrom).

Therapeutisch steht die Behandlung mit nichtsteroidalen Antirheumatika im Vordergrund. Eine vorübergehende Ruhigstellung kann ebenso hilfreich sein wie physikalische Therapie. Krankengymnastische Dehnungsübungen können eine muskuläre Dysbalance zwischen Agonisten und Antagonisten beheben. Lokale Infiltrationen von Lokalanästhetika unter Kortikoidzusatz werden durchgeführt, wenn die anderen Maßnahmen nicht zum Erfolg führen. Das Risiko einer Sehnenschädigung ist dabei zu beachten.

■ **Meniskusschäden (2102)**

Eine überdurchschnittliche berufliche Meniskusbelastung kommt bei Beschäftigten vor, die unter beengten Verhältnissen kniend arbeiten müssen (Bergbau unter Tage, Ofenbauerei, Fliesen- oder Parkettleger, im Schiffs- und Flugzeugbau), aber auch bei professionellen Sportlern wie Fußballern oder Skifahrern, die ebenfalls berufsgenossenschaftlich versichert sein können. Die berufliche Belastung muß von eventuell konkurrierenden Freizeitbelastungen durch verschiedene Sportarten (Fußball, Tennis, Skilaufen) getrennt werden.

Die **Diagnose** wird anhand der klinischen Untersuchung sowie bildgebender Verfahren gestellt. Die wichtigsten klinischen Zeichen sind der bei der Kniebeugung nach dorsal wandernde druckschmerzhafte Punkt sowie der provozierbare Schmerz am Gelenkspalt durch axiale Kompression der Gelenkflächen und forcierte Außenrotation (Schmerz bei Innenmeniskusschädigung) bzw. forcierte Innenrotation (Schmerz bei Läsion des Außenmeniskus).

- Negative klinische Tests schließen eine Meniskusschädigung nicht aus!

Die **Kernspintomographie** weist eine hinreichende Sensibilität und Spezifität auf, um als bildgebendes Verfahren der Wahl gelten zu können. Demgegenüber ist die früher häufig angewendete Doppelkontrastarthrographie als diagnostisches Verfahren stark in den Hintergrund getreten. Die Sonographie hat keinen Stellenwert in der Diagnostik des Meniskusrisses. Die Arthroskopie dient sowohl der Diagnostik als auch der Therapie durch Resektion abgerissener kniezentrumnaher Meniskusanteile. Frische basisnahe Meniskusrisse können arthroskopisch genäht werden. Eine konservative Therapie hat bei nachgewiesenem Meniskusriß wenig Aussicht auf nachhaltigen Erfolg.

Differentialdiagnostisch abzugrenzen sind Meniskusganglien (vorwiegend am lateralen Meniskus), Plica synovialis parapatellaris, das peripatelläre Schmerzsyndrom, Osteochondrosis dissecans sowie andere Arthropathien.

Erkrankungen durch Erschütterungen bei Arbeiten mit Druckluftwerkzeugen (2103)

Rhythmische Rückstoßerschütterungen oder schnelle Vibrationen bei Arbeiten mit Preßluftwerkzeugen (Hämmer, Meißel, Bohrer, Stampfer) können Erkrankungen vorwiegend an den oberen Extremitäten hervorrufen. Gefährdende **Arbeitsbereiche** gibt es im Bergbau, in Steinbrüchen, in Gußputzereien, in Kesselschmieden, beim Schiff- und Straßenbau.

Besonders betroffen sind das Ellenbogengelenk, das Akromioklavikulargelenk sowie das Handgelenk. Das Glenohumeralgelenk ist dagegen selten betroffen. Das klinische Bild ist gekennzeichnet durch Kraftlosigkeit in den Armen, Schmerzen bei Arbeitsbeginn und in Ruhe, insbesondere in der Nacht, durch Druckempfindlichkeit und Bewegungsbehinderung. Eine Durchblutungsstörung an den Händen kann auftreten. Durch direkte Druckeinwirkungen können Thenar und Hypothenar sowie der N. ulnaris geschädigt werden.

Röntgenologisch gibt es keine spezifischen Befunde. Man findet an den Gelenken der oberen Extremität Zeichen der Arthrosis deformans bzw. der Osteochondrosis dissecans. Osteonekrosen des Os lunatum („Mondbeintod") und Pseudarthrosen des Os scaphoideum infolge einer Ermüdungsfraktur werden beobachtet.

Differentialdiagnostisch abzugrenzen sind vor allem generalisierte Gelenkerkrankungen wie Polyarthrose oder Polyarthritis. Auch Engpaßsyndrome der Nn. medianus, radialis und ulnaris müssen ausgeschlossen werden. Die Anerkennung einer Lunatumnekrose als Berufskrankheit ist an eine mindestens zweijährige regelmäßig durchgeführte Arbeit mit den genannten Werkzeugen oder Maschinen gebunden. Für die Ermüdungsfraktur des Scaphoids wird keine Mindestarbeitsdauer vorausgesetzt.

Die **Therapie** richtet sich nach den aufgetretenen Erkrankungen. Die Arthrose wird an den oberen Extremitäten in der Regel konservativ behandelt. Endoprothetische Versorgungen einer Ellenbogengelenkarthrose sind äußerst selten indiziert. Eine konservative Therapie der Lunatummalazie (Morbus Kienböck) ist wenig erfolgversprechend.

Je nach Stadium der Erkrankung wird eine Radiusverkürzungsosteotomie, eine Arthrodese zwischen Scaphoid, Trapezium und Trapezoideum oder eine Resektion des Mondbeins mit Sehneninterposition durchgeführt. Bei fortgeschrittener Arthrose kommt auch eine Arthrodese des Handgelenkes in Frage.

Vibrationsbedingte Durchblutungsstörungen an den Händen (2104)

Die vorgenannte Berufskrankheit 2103 wird durch Erschütterungen ausgelöst.

> **Definition:** Erschütterungen sind gekennzeichnet durch niedrige Frequenzen mit hoher Amplitude, während Vibrationen mechanische Störungen sind, die sich durch hohe Frequenzen mit niedriger Amplitude auszeichnen.

Dies sind vor allem Frequenzen im Bereich von 20–1000 Hz. Sie treten auf bei der Bedienung von hochtourigen Bohrern, Meißeln, Fräsen, Sägen, Schneide-, Schleif- und Poliermaschinen sowie Niethämmern und Anklopfmaschinen. Gefährdete **Arbeitsbereiche** sind die Forstwirtschaft, Hoch- oder Tiefbau, die metallverarbeitende Industrie sowie der Schiffbau.

Die Krankheitsbezeichnung „vibrationsbedingtes vasospastisches Syndrom" drückt aus, daß es an der betroffenen Hand zu Schäden an den Gefäßen und/oder peripheren Nerven kommt. Das **klinische Bild** ist gekennzeichnet durch anfallsartig und örtlich begrenzt auftretende Störungen der Durchblutung und der Sensibilität an den Händen.

Differentialdiagnostisch abzugrenzen sind der klassische Morbus Raynaud, die Akrozyanose, Livedo reticularis, die Thrombangitis obliterans sowie die familiär gehäuft auftretenden sog. kalten Hände. Kollagenosen und hämatologische Erkrankungen können mit einer ähnlichen Symptomatik verbunden sein. **Therapeutisch** ist vor allem die Ausschaltung der Noxe bedeutsam.

Chronische Erkrankung des Schleimbeutels durch ständigen Druck (2105)

Hierunter sind **Bursitiden** im Bereich der Knie-, Ellenbogen- und Schultergelenke zu verstehen, die insbesondere bei Bergleuten, Bodenlegern, Fliesenlegern, Straßenbauarbeitern, Steinsetzern, Reinigungspersonal, Glas- und Steinschleifern sowie bei Lastenträgern auftreten. In der Schmerztherapie spielen diese Erkrankungen eine untergeordnete. Rolle. Die Therapie ist zunächst konservativ mit Schonung, lokalen Salbenverbänden, diagnostischer und entlastender Punktion. Bei akut eitriger Bursitis ist eine Bursektomie mit Ruhigstellung und Antibiotikabehandlung indiziert.

Drucklähmungen der Nerven (2106)

- Bei regionalen Nervenschmerzen ist eine berufsbedingte Verursachung immer mit zu erwägen. Durch chronischen Druck auf oberflächlich verlaufende Nerven können Schmerzen und Sensibilitätsstörungen oder motorische Lähmungen auftreten.

Besonders betroffen sind exponiert verlaufende Nerven wie der N. suprascapularis, der N. dorsalis scapulae, der N.

thoracicus longus oder der N. axillaris durch regelmäßiges Tragen von schweren Gegenständen auf den Schultern (Steinträger-, Tornisterlähmung). Der N. ulnaris und der N. medianus sind bei Arbeiten mit Aufstützen der Ellenbogen bzw. Druck von Werkzeugen in die Hohlhand gefährdet; der N. peronaeus bei Arbeiten mit extrem gebeugtem Kniegelenk, wobei der Nerv zwischen der Sehne des M. biceps femoris und dem Fibulaköpfchen eingeklemmt wird; bei Fliesenlegern, Asphaltierern, in der Landwirtschaft und im Gartenbau der N. tibialis durch Arbeiten im Knien mit zurückgelagerter Körperhaltung. Hierbei kommt es zu einem Druck auf den Nerven im Bereich der Wadenmuskulatur.

Die **Klinik** ist gekennzeichnet durch ein Ermüdungsgefühl der vom jeweiligen Nerven versorgten Muskulatur und Parästhesien. Das Hoffmann-Tinnel-Zeichen ist häufig positiv. Die Muskeleigenreflexe können abgeschwächt oder aufgehoben sein.

Differentialdiagnostisch abzugrenzen sind Nervenerkrankungen nach Infektionskrankheiten (Typhus, Fleckfieber, Ruhr, Malaria, Lues, Virusinfektionen, Parsonage-Turner-Syndrom) sowie bei neurologischen Erkrankungen die Neuritiden, Syringomyelie, multiple Sklerose, primäre Muskelerkrankungen. **Therapeutisch** kommt neben dem Ausschalten der Noxe unter Umständen eine operative Dekompression in Frage.

Abrißbrüche der Wirbelfortsätze (2107)

Die sog. **Schipper-Krankheit** tritt bei Schaufelarbeiten mit Wurfbewegungen auf. Hierbei kann es zu Ermüdungsfrakturen kommen. Besonders betroffen sind hauptsächlich die Dornfortsätze der unteren Hals- und der oberen Brustwirbelsäule, an denen die Schultergürtelmuskulatur ansetzt. **Klinisch** imponiert der Schmerz zwischen den Schulterblättern, der bei der Untersuchung auf den Dornfortsatz lokalisierbar ist. Röntgenologisch ist der meist senkrecht verlaufende Frakturspalt nachweisbar. Vorwiegend betroffen ist der Dornfortsatz des ersten Brust- und des siebten Halswirbels, seltener des zweiten Brustwirbels und des sechsten Halswirbels, die Erkrankung ist heute allerdings selten geworden. **Differentialdiagnostisch** ist die Ermüdungsfraktur vor allem von der traumatischen Fraktur abzugrenzen. Therapeutisch ist eine abwartende Haltung unter Ausschaltung der Noxe angezeigt.

Bandscheibenbedingte Erkrankungen der Lendenwirbelsäule durch langjähriges Heben oder Tragen schwerer Lasten (2108)

Nach den Hautkrankheiten sind dies die am zweithäufigsten bei den Berufsgenossenschaften angezeigten Berufskrankheiten.

Das kann nicht verwundern, da es sich bei der degenerativen Erkrankung der Lendenwirbelsäule um eine Volkskrankheit handelt, die 80% der erwachsenen Bevölkerung mindestens einmal betrifft.

Spezifische **Unterscheidungsmöglichkeiten** zwischen berufs- oder altersbedingter Bandscheibenerkrankung gibt es nicht. Es wird daher im Berufskrankheitverfahren ein Wahrscheinlichkeitsnachweis geführt, der sich vor allem auf die individuellen Arbeitsbedingungen in der Vergangenheit stützt. In der Regel bedeutet in diesem Zusammenhang Langjährigkeit eine Expositionszeit von 10 Jahren oder mehr, in der mit Regelmäßigkeit in der Hälfte der Arbeitsschichten „schwere Lasten" manuell bewegt wurden. Die Lastgewichte, die als gefährdend angesehen werden, sind geschlechts- und altersabhängig im Merkblatt des Bundesministeriums für Arbeit aufgeführt. Im mittleren Alter zwischen 18 und 39 Jahren wird die Gefährdungsgrenze für Frauen mit 15 kp, für Männer mit 25 kp angenommen. Hierbei sind allerdings noch andere Faktoren wie Arbeitsumgebung, Entfernung der Last zum Körper, Häufigkeit des Hebens und Tragens von Bedeutung.

In vielen epidemiologischen Studien wurden als **Risikobereiche** die Bauwirtschaft, der Bergbau, Land- und Forstwirtschaft, Fischerei, Stauerei und Spedition sowie der Bereich der Kranken- und Altenpflege identifiziert. Arbeiten mit extremer Rumpfbeugehaltung mit einer lichten Arbeitshöhe unter 100 cm kommen im Bergbau und eventuell im Schiffbau vor. Auch dies gilt als eine Gefährdung der lumbalen Bandscheiben.

Die typischen **Erkrankungen** sind das lokale rezidivierende Lumbalsyndrom und das mono- oder polyradikuläre lumbale Wurzelsyndrom. Das klinische Bild entspricht dem lumbalen Rückenschmerzsyndrom mit und ohne Ausstrahlung in die unteren Extremitäten. Hinzu kommen die Funktionsstörung der Lendenwirbelsäule und eventuell sensible und motorische Ausfälle im Versorgungsgebiet der lumbalen Nervenwurzeln.

Zwei **Differentialdiagnosen** sollten sofort ausgeschlossen werden: das Kaudasyndrom und die zunehmende Parese bei Wurzelkompression. Das Kaudasyndrom stellt eine Indikation zur Notfalloperation dar. Auch bei Zunahme einer Lähmung von Muskeln der unteren Extremität ist die Operationsindikation schnell zu stellen, um einen irreversiblen Nervenschaden zu verhindern. Bei einem Rückenschmerz, der länger als 3 Wochen andauert, sollten immer drei weitere Differentialdiagnosen ausgeschlossen werden: Fraktur, Spondylodiszitis, Tumor. Die fünf genannten Differentialdiagnosen sind als „five red flags" bekannt, die bei dem ansonsten häufigen lumbalen Schmerzsyndrom nie vergessen werden dürfen.

Weiterhin sind differentialdiagnostisch vertebrale und extravertebrale Erkrankungen abzugrenzen. Wirbelfehlbildungen, Skoliose, Spondylolisthesis, Spondylitis, Osteoporose, lumbale Spinalstenose sind Erkrankungen, die nicht beruflich erworben wurden. Allerdings können vorbestehende Fehlbildungen und Fehlstellungen der Lendenwirbelsäule durch Heben und Tragen schwerer Lasten in ihrem Verlauf verschlimmert werden. Dabei gilt der Grundsatz, daß der Arbeitnehmer so versichert ist, „wie er ist". Das bedeutet, daß auch eine angeborenen Fehlbildung wie eine Skoliose nicht grundsätzlich die Anerkennung einer Berufskrankheit ausschließt.

Facettensyndrome sind in der Regel Folge einer Bandscheibendegeneration und der damit zusammenhängenden Minderung des Intervertebralabstands. Als eigenständige Erkrankung sind sie selten.

Extralumbovertebrale Differentialdiagnosen beziehen sich auf die Erkrankungen der Brustwirbelsäule, der Iliosakralgelenke und der Hüftgelenke sowie auf gynäkologische und urologische Erkrankungen und Krankheiten des Verdauungssystems. Extravertebrale Tumoren kommen differentialdiagnostisch ebenfalls in Frage. Außerdem muß berücksichtigt werden, daß die Chronifizierung des Rückenschmerzes häufig durch psychosomatische Aspekte gefördert wird. Auch besondere psychosoziale Situationen können eine Chronifizierung begünstigen.

Therapeutisch werden vielfältige **konservative** Verfahren eingesetzt. Neben der medikamentösen Therapie durch nichtsteroidale Antiphlogistika (NSAID) kommen vor allem die physikalische Therapie und die Physiotherapie zur Anwendung. Mieder können vorübergehend lindern. Wurzelnahe Infiltrationen, auch unter Bildwandler und CT-Kontrolle, können mit oder ohne Kortikoidzusatz zum Lokalanästhetikum ausgeführt werden. Facettengelenkblockaden oder -denervierungen können als symptomatische Therapie längerfristige Erfolge liefern. Intraspinale Applikation von Morphinen über extrakorporale Pumpen sind bei Ausschöpfung der übrigen therapeutischen Verfahren zu erwägen.

Bei nachgewiesenen Bandscheibenvorfällen mit Wurzelkompression und Paresen wird die **Operationsindikation** gestellt. Leichte Paresen sind allein kein Grund für eine Bandscheibenoperation.

Wegen der zahlenmäßig großen Bedeutung dieser Berufskrankheit lenken die Berufsgenossenschaften ihre Aufmerksamkeit verstärkt auf die **Prävention**. Spezielle, auf den jeweiligen Arbeitsplatz abgestimmte Schulungen im manuellen Handhaben von Lasten werden ebenso angeboten wie betriebliche Rückenschulen. Es gibt auch einige Hinweise darauf, daß lumbale Stützmieder eine präventive Wirksamkeit haben können. Die Prävention wird auch betont durch die Formulierung einer „EU-Richtlinie zum manuellen Handhaben schwerer Lasten" und durch die „Lastenhandhabungsverordnung" der Bundesregierung.

■ Bandscheibenbedingte Erkrankungen der Halswirbelsäule durch langjähriges Tragen schwerer Lasten auf der Schulter (2109)

Diese Berufskrankheit findet sich vor allem bei Fleischträgern in Kühlhäusern, die Tierhälften oder -viertel mit einem Gewicht von über 50 kp auf der Schulter tragen und dabei die Halswirbelsäule in eine Zwangshaltung bringen. Zahlenmäßig spielt diese Erkrankung im Berufskrankheitengeschehen nur eine untergeordnete Rolle.

Klinisch lassen sich ein lokales Zervikalsyndrom, ein Zervikobrachialsyndrom und ein Zervikozephalsyndrom unterscheiden. Vorwiegend handelt es sich dabei um Schmerzsyndrome mit Funktionseinschränkungen der Halswirbelsäule. Nackenschmerzen, die in den Hinterkopf bis in die Stirn ausstrahlen, oder Nacken-Schulter-Arm-Schmerzen sind typische Beschwerden, die von den Patienten angegeben werden. Bei Einengung der Intervertebralforamina kann es zu Wurzelreizsyndromen der Wurzeln C5 bis C8 kommen. Ursache dieser Foraminalstenosen sind meistens Osteophyten bei Unkovertebralarthrosen.

Differentialdiagnostisch zu unterscheiden sind rheumatische Erkrankungen wie der Morbus Bechterew oder die rheumatoide Polyarthritis sowie extravertebrale Erkrankungen, die auf den Plexus brachialis wirken können, wie das Skalenussyndrom und das Kostoklavikularsyndrom oder Tumoren der Lungenspitze.

Bedingungen für die **Anerkennung als Berufskrankheit** ist das Vorliegen der oben genannten bandscheibenbedingten Erkrankungen mit chronisch-rezidivierenden Beschwerden, Funktionsstörungen, mindestens zehnjährige Tätigkeit mit Tragen schwerer Lasten auf der Schulter, wobei die Lastgewichte 50 kp und mehr betragen haben und die Lasten in der überwiegenden Zahl der Arbeitsschichten getragen worden sind.

Therapeutisch kommen neben der medikamentösen Therapie mit NSAID die physikalische Therapie und die vorsichtige Physiotherapie in Betracht. Manualtherapeutische Verfahren sollten sich an der Halswirbelsäule auf sog. sanfte Methoden beschränken. Beim „Einrenken" wurden mehrfach Intimaeinrisse der A. vertebralis beobachtet, in Einzelfällen sogar mit Todesfolge. Therapieresistente Schmerzen mit neurologischen Ausfällen stellen eine Indikation zur operativen Ausräumung der Bandscheibe mit ventraler Spondylodese dar.

■ Bandscheibenbedingte Erkrankungen der Lendenwirbelsäule durch langjährige vorwiegend vertikale Einwirkung von Ganzkörperschwingungen im Sitzen (2110)

Bei dieser Erkrankung sind vor allem Schwingungen mit einer Frequenz von 3–5 Hz ursächlich, wie sie beim Fahren mit schweren Arbeitsmaschinen im Gelände auftreten. Hier sind vor allem Baustellen-LKW, land- und forstwirtschaftliche Schlepper, Militärfahrzeuge und Gabelstapler auf unebenen Fahrbahnen zu nennen. Für das Führen von Fahrzeugen auf ebenen Straßen liegen keine gesicherten Erkenntnisse zum erhöhten Risiko einer Bandscheibenerkrankung der Lendenwirbelsäule vor.

Die klinische Symptomatik ist die gleiche wie für die Berufskrankheit 2108. Das gleiche gilt für die Differentialdiagnostik und die Therapie.

◾ Repetitive Strain Injury, RSI

G. Schnack

Begriffsbestimmung

Repetition steht für eine stereotype Bedienungsbelastung bei unterschiedlichen Arbeits- und Sportvorgängen, in deren Folge es zu regionalen Spannungsfeldern im Verlauf steuernder Muskel-Sehnen-Gruppen kommt. Dabei verhält sich die neuro-arthro-muskuläre Funktionseinheit (NAM) wie ein geschlossener Regelkreis, in dem zwar Informationen untereinander ausgetauscht werden, ohne Einflußnahme von außen aber die Entwicklung zum Negativen vorgezeichnet ist. Die negative Entwicklung wird signalisiert durch eine permanente Spannungsverkürzung einseitig überforderter Muskel-Sehnen-Gruppen, aus der sich das Bewegungssystem nicht eigenständig befreien kann. Diese berufsbedingten schmerzhaften Muskel- und Gelenkerkrankungen führen nicht selten über degenerative Veränderungen in die Verletzung.

Stereotype Bewegungsmuster an Maschine, Computer und an unterschiedlichen Instrumenten bewirken typische **Anpassungsmechanismen** regionaler Muskel-Sehnen-Gruppen mit Ausbildung komplexer Dysbalancen, ausgedrückt durch Spannungsverkürzung der Synergisten bei gleichzeitiger Abschwächung der Antagonisten. Typischer Ausdruck dieser negativen Arbeitsanpassung ist die **Brustbeinbelastungshaltung**.

Arme und Hände des Menschen werden bei permanenter Bedienungstätigkeit unterschiedlicher Instrumente zum verlängerten Hebel mißbraucht. Die Folge ist eine ständige Spannungsverkürzung beugeseitiger Muskelschlingen der Schultern und Arme mit Ventralisation der Schultergelenke. Diese beugeseitige Verlagerung der Schultergelenke wird ermöglicht durch die muskuläre Anbindung beider Schulterblätter an die Wirbelsäule, so daß die verkürzte beugeseitige Muskelschlinge als Folge der abge-

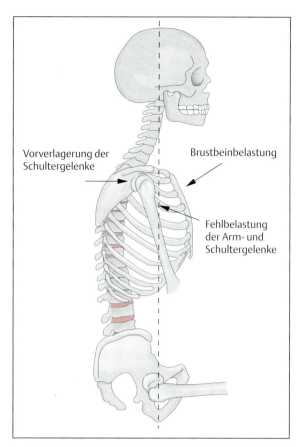

Abb. 5.**42** Die Brustbeinbelastungshaltung ist eine chronische Arbeitsanpassungssituation. Zur Entlastung der Brustbeingelenke erfolgt reflektorisch eine zusätzliche Anspannung seitlicher Nackenmuskeln, ergänzt durch schmerzhafte Kontrakturen im Verlauf der Brustmuskeln und der beugeseitigen muskulären Armschlinge.

schwächten Antagonisten die gesamte Gelenkeinheit nach vorne verlagern kann.

Als Folge der **Ventralisation** gerät der Gelenkspalt zwischen Oberarmkopf und Gelenkpfanne in eine Engpaßsituation (Impingementsyndrom). Daraus resultiert eine mechanische Schädigung speziell der Rotatorenmanschette bei seitlichen Überkopfbewegungen mit umschriebener Schädigung der Supraspinatussehne und einer reduzierten Bewegungsamplitude der Schultergelenke für alle Streckbewegungen als Folge der Spannungsverkürzung beugeseitiger Muskel-Sehnen-Gruppen.

Als Folge der Schultergelenkventralisation resultiert eine **randständige Gelenkbelastung** mit der Gefahr degenerativer Veränderungen. Randständige Gelenkanteile verfügen nur über einen dünnen Knorpelüberzug und sind somit weniger geeignet, höhere Druckstufen zu kompensieren.

Jede Brustbeinbelastungshaltung beinhaltet eine permanente Überbelastung und Reizung der Gelenkkapseln in den Brustbeingelenken, und über eine ausgleichende Reflexschaltung werden Muskelschlingen der **Halsregion** zur Entlastung aktiviert, die aber für diese Zusatzbelastung nicht ausgerüstet sind und somit einer ständigen Überforderungssituation ausgesetzt sind: Mm. sternocleidomastoidei (seitliche Kopfnicker), Mm. scaleni (obere Rippenheber) (Abb. 5.**42**).

Im Gegensatz zu den Schultergelenken verläuft die Dysbalance der **Hüftgelenke** nach anderen biomechanischen Grundsätzen. Während die muskuläre Dysbalance der oberen Extremitäten eine Ventralisation der Schultergelenke ermöglicht, verhindert die knöcherne Ringbildung des gesamten Beckens eine ähnliche Vorverlagerung beider Hüftgelenke. In diesem knöchernen Verband ist die Lendenwirbelsäule das Punctum mobile, und jede beugeseitige Verkürzung komplexer Muskel-Sehnen-Gruppen bewirkt neben der Vorrotation des oberen Beckenrandes eine Hohlkreuzbildung der LWS. Der typische Kennmuskel für diese Dysbalance ist der doppelseitig angelegte Hüftlendenmuskel (**M. iliopsoas**), der einmal von der Vorderfläche der Lendenwirbelkörper 1–4 und zum anderen von der Innenfläche der rechten und linken Beckenschaufel entspringt. Die permanente Verkürzung und sekundäre Dysbalance des Beckens ist vorprogrammiert.

Beim langen Sitzen wird das Hüftgelenk in 90°-Beugeposition gehalten, und Folge ist eine Verkürzung des rechten und linken Hüftlendenmuskels. Sekundär bewirkt der verkürzte M. iliopsoas im Stehen eine Vorverlagerung der Lendenwirbelsäule (Lordose) und eine sekundäre Vorrotation des oberen Beckenrandes.

Die Verkürzung des M. iliopsoas wird durch jeden Geh- und Laufvorgang weiter vorangetrieben, da das Anheben beider Oberschenkel in den Hüftgelenken entscheidend von den Hüftlendenmuskeln gesteuert wird. Ohne Ausgleichsdehnung des M. iliopsoas ist besonders bei langer Sitztätigkeit die verstärkte Lordose vorprogrammiert, die wiederum zu einem vermehrten Überbeanspruchung der unteren Bandscheibenräume führt. Die **Antagonisten** des M. iliopsoas, Bauch- und Gesäßmuskeln, sind als Folge langer Sitzarbeit atrophiert, so daß die verstärkte Zugkraft des M. iliopsoas durch die Gegenspieler nicht ausgeglichen werden kann.

Grundlage jeder ursächlichen **Therapie** ist eine umfassende Prävention mit der Beseitigung der Brustbeinbelastungshaltung und ihrer schädlichen Ventralisation der Schultergelenke bei gleichzeitiger Aufhebung der Hohlkreuzposition. Schmerzhafte Funktionsstörungen der Arme und Hände können somit niemals losgelöst von dieser komplexen Dysbalance gesehen werden.

Folgen von RSI

Stereotype Belastungsvorgänge bewirken formende Veränderungen im Verlauf bestimmter Muskel-Sehnen-Gruppen, die sekundär über Volumenzunahme und Spannungsverkürzung reagieren und als Folge der Überbelastung nicht in ihre alte Ruhelage zurückkehren. Neben dem typischen Anpassungsmechanismus der Muskulatur reagiert auch die kraftübertragende **Sehne** auf Belastung, d. h. auch das bradytrophe Gewebe ist trainierbar, wenn auch in geringerer Quantität und Qualität. Während Bürger, Leipzig, noch postulierte, daß das bradytrophe Gewebe zur Anpassung an Belastung nicht fähig sei, so konnten Tittel und Otto (10) später nachweisen, daß auch Sehnen zur Trainingsanpassung in der Lage sind. Die kraftübertragenden Sehnen reagieren mit typischen Veränderungen ihrer Proteinketten, ausgedrückt durch eine Zunahme kristallgitterähnlicher Strukturen (Mizellen).

Dieser raumfordernde Trainingsprozeß der kraftübertragenden Sehnen muß im Gegensatz zu den Muskeln immer dann zu Engpaßsituationen führen, wenn Sehnen auf ihrem Weg zum Gelenkansatz enge Knochen- und Bandkanäle passieren müssen.

Hinzu kommen hohe Reibungsvorgänge durch die belastungsinduzierte Spannungsverkürzung im engen Bandkanal, wenn der Sehne auf ihrem Weg zum Knochenansatz gleichzeitig Winkeländerungen aufgezwungen werden. Bei stereotyper Bewegungsbelastung sind somit speziell die kraftübertragenden Sehnen typischen Engpaßsyndromen und hohen Reibungsvorgängen ausgesetzt, die nach den folgenden Kriterien verlaufen:
- Hypertrophie der kraftübertragenden Sehne durch Mizellenvermehrung mit Vergrößerung des Sehnenquerschnittes und Ausbildung eines Engpaßsyndroms mit Kompression im Bandkanal und sekundärer Schädigung begleitender Nerven (z. B. Karpaltunnelsyndrom)
- Blockierung des Gleitvorganges der Sehne im engen Bandkanal als Folge des raumfordernden Prozesses (z. B. schnellender Finger)
- Reibungserhöhung der Sehne im Bandkanal als Folge der muskulären Verkürzung und deutliche Verstärkung des Reibungswiderstandes bei gleichzeitiger Richtungsänderung der Sehne (z. B. Ruptur der körpernahen langen Bizepssehne oder Ruptur der langen Daumenstrecksehne, „Trommlerlähmung")
- Ausbildung einer schmerzhaften Krampfsituation der Hand bei anhaltender Bedienungstätigkeit am Computer oder am Klavier (sog. Fingertastenphänomen)

Die stereotype Bedienungstätigkeit der Finger am Computer oder Klavier erfordert eine intensive Einwärtsdrehung des Unterarmes (Pronationsstellung), und sekundäre Folge ist eine Spannungsverkürzung sämtlicher Pronatoren mit umschriebener Kompression des N. medianus im Muskelschlitz des M. pronator teres zwischen seinem humoralen und ulnaren Kopf. Eine zweite Druckstufe ist möglich im Superfizialisschlitz bei intensiver Beugestellung der Langfinger in den Mittelgelenken. Dem linken Geigenarm des Streichers wird eine intensive Auswärtsdrehung (Supinationsposition) des Unterarmes abverlangt bei hoher Beugeleistung des linken Daumens und aller Langfinger. Die isolierte Verkürzung des M. supinator unterhält vielfach eine Kompression des tiefen Radialisastes, der den Supinatorschlitz passieren muß. Die anhaltende Beugebelastung aller Finger am linken Geigenarm führt nicht selten zu einem raumfordernden Prozeß im beugeseitigen Bandkanal mit sekundärer Ausbildung des Karpaltunnelsyndroms.

RSI bewirkt:
- Nervenkompressionssyndrome typischer Kennmuskeln
- Kompressionssyndrome kraftübertragenden Sehnen in engen Band- und Knochenkanälen
- Reibungserhöhung kraftübertragender Sehnen in engen Knochen und Bandkanälen bei gleichzeitiger Richtungsänderung

Relative Hypoxie des bradytrophen Gewebes

Die belastungsinduzierte Streßspannung im Verlauf typischer Muskel-Sehnen-Gruppen beschwört eine Gefahr für die Bindegewebezellen herauf. Das schwächste Glied in der neuro-arthro-muskulären Funktionseinheit (NAM) stellt die Sehne dar, denn das bradytrophe Gewebe liegt am Ende der arteriellen Sauerstoffversorgung, vergleichbar mit einer „extremen Berghüttensituation". Eine belastungsinduzierte Spannungsverkürzung im Verlauf steuernder Sehnengruppen erfordert einen erhöhten Sauerstoffbedarf, der von der arteriellen Grundversorgung nicht zur Verfügung gestellt werden kann. Man bezeichnet diesen Zustand als relative Hypoxie mit besonderer Gefahr für das bradytrophe Gewebe, das schon von seiner Grundversorgung her nur unzureichend mit Sauerstoff versorgt wird. Hier liegt auch der Grund für die verminderte Anpassungsfähigkeit des bradytrophen Gewebes an Belastung, und als Folge der optimalen Sauerstoffversorgung antwortet besonders das Muskelgewebe mit Hypertrophie.

- Wird die spannungsbedingte Hypoxie des bradytrophen Gewebes nicht gezielt und wiederholt über Elastizitätstraining ausgeglichen, so ist der Weg in die Degeneration vorgezeichnet.

Es kommt zu:
- Schädigung der äußeren Zellmembran der Fibrozyten mit Behinderung ihrer Syntheseleistung, was sich in einer verminderten Produktion elastischer Fasern ausdrückt
- Defektbildung des interstitiellen Gewebes und Ausfüllung der Lücken mit insuffizientem Material: Wasser (Ödemdegeneration), Schleim (schleimige Degeneration) und Fett (fettige Degeneration)
- Hinzuziehen jugendliche Bindegewebezellen (Fibroblasten) bereits vor ihrer Ausreifung als Folge der insuffizienten Syntheseleistung der Fibrozyten
- Einlagerung von Kalk in die Sehnendefekte, der als stoffwechselinaktives Material keinen Sauerstoff benötigt (häufig röntgenologisch nachweisbar)
- schließlich endgültige Ruptur der einseitig überforderten Sehne mit Funktionsblockade des regionalen Gelenkes

Die Degeneration des bradytrophen Gewebes ist **umkehrbar**, wenn es über den gezielten und wiederholten Spannungsabbau gelingt, die relative Hypoxie zu beseitigen, damit die Syntheseleistung der Fibrozyten wieder auf optimalem Niveau verlaufen kann. Diese schmerzhaften Funktionsstörungen als Folge eines chronischen Sauerstoffmangels können ursächlich nach folgendem Schema beseitigt werden:
- gezielter und wiederholter Spannungsabbau einseitig überlasteter Muskel-Sehnen-Gruppen durch Elastizitätstraining
- muskuläre Verstärkung der Antagonisten zur vollkommenen Kompensation komplexer Dysbalancen

Die relative Hypoxie ist Folge belastungsinduzierter Bewegungsvorgänge mit gezielter Schädigung der Fibrozyten im Verlauf kraftübertragender Sehnen. Die Beseitigung des regionalen Sauerstoffmangels gelingt über ein optimal getimtes Elastizitätstraining, wobei Lokalisation und Erfolg der Ausgleichsdehnungen über Flexibilitätstests gesteuert werden.

RSI an den Beispielen Klavier, Computer und Geige

Schmerzhafte Belastungskrämpfe der Hand an Klavier und Computer sind vorprogrammiert einmal durch die einseitige Überbelastung der muskulären Streckerschlinge an Unterarm und Hand, zum anderen durch die permanente Pronationsposition des einwärts gedrehten Unterarmes kombiniert mit der Verkürzung des oberflächlichen Fingerbeuger an den Mittelgelenken.

Abb. 5.43 Typische Arbeitsposition der Hand am Klavier und am Computer. Das Geldstück auf dem Handrücken (russische Klavierschule) erzwingt die Neutral-Null-Position im Handgelenk zur Reduzierung des Gleitwiderstandes der Strecksehnen im Bandkanal. Beugeseitig wird eine Dauerkontraktion der Pronatoren und der oberflächlichen Beugesehnen erzwungen.

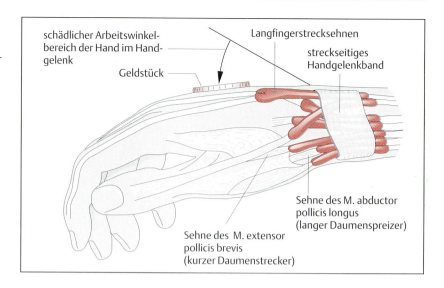

Zur Reduzierung der Reibungsvorgänge der kraftübertragenden Sehnen unter dem streckseitig verlaufenden Handgelenkband ist darauf zu achten, daß während des Arbeitsvorganges das Handgelenk in **Neutral-Null-Stellung** gehalten wird. Jede Streckstellung der Hand im Handgelenk muß zwangsläufig zu einer vermehrten Reibung der Streckersehnen im Bandkanal führen (Abb. 5.43).

Stereotype Bedienungsmuster an Computer und am Klavier führen sekundär zu Spannungsverkürzungen der streckseitigen Muskelschlingen, und die Funktionsstörungen werden umschrieben als Sehnenscheidenentzündung und Tennisellbogen. Die Funktionsstörungen in diesem Gelenkabschnitt werden noch dadurch verstärkt, daß das muskuläre Kraftpotential an der Streckseite des Unterarmes im Vergleich zur Beugeseite nur ein Drittel beträgt. Neben einem permanenten Verstärkungstraining der Unterarmstreckmuskulatur ist bei hoher Arbeitsbelastung die wiederholte und gezielte **Spannungsentlastung** nach der Intensivstretchingmethode erfolgreich (Abb. 5.44).

Der häufig beobachtete Schreibkrampf der rechten Hand bei stereotyper Bedienungstätigkeit muß in Zusammenhang gesehen werden mit der permanenten Pronationsstellung des Unterarmes, und als isolierte Verkürzung des M. pronator teres wird eine Kompression des N. medianus am Muskelschlitz unterhalten, wobei sich die bindegewebige Struktur des ulnaren Kopfes als besonders nachteilig erweist. Die gezielte **Ausgleichsdehnung** gegen den schmerzhaften Schreibkrampf sieht die wiederholte Dehnung der Unterarmbeuger unter besonderer Berücksichtigung des M. pronator teres über mindestens 7 s vor. Gleichzeitig erfolgt eine Entlastung des Superfizialisschlitzes mit Dehnung der oberflächlichen Fingerbeuger (Abb. 5.45).

Im Gegensatz zur einseitigen Belastung der rechten Hand am Computer und Klavier verläuft die Belastung des **linken Geigenarmes** beim Streicher unter anderen biomechanischen Voraussetzungen. Neben der hohen Beugetätigkeit von Daumen und Langfingern wird eine intensive Supination des Unterarmes gefordert, und die Folge ist eine isolierte Verkürzung des M. supinator mit möglicher Kompression des tiefen Astes des N. radialis im Supinatorschlitz. Neben der Ausgleichsdehnung aller Fingerbeugesehnen wird nach der Intensivstretchingmethode die wiederholte Ausgleichsdehnung des M. supinator angestrebt (Abb. 5.46).

Der Abbau der schmerzhaften Spannung im Verlauf der Fingerbeugesehnen wird erreicht durch eine Dehnungsposition, die dem Ausgleich der Pronatoren am Computer und am Klavier ähnlich ist, nur ist hier auch eine ca. 30°-Beugeposition im Ellbogengelenk erforderlich, weil dadurch der maximale Dehnungspunkt nach körperfern in Richtung Handgelenk und Finger verlagert wird. Der Spannungsausgleich der beugeseitigen Daumensehne bei anhaltender isometrischer Beugebelastung am Geigenhals erfolgt isoliert über die maximale Streckung des Daumens bei gleichzeitiger Streckung der Hand im Handgelenk über einen zusätzlichen Druck von der Handfläche der Gegenseite (Abb. 5.47).

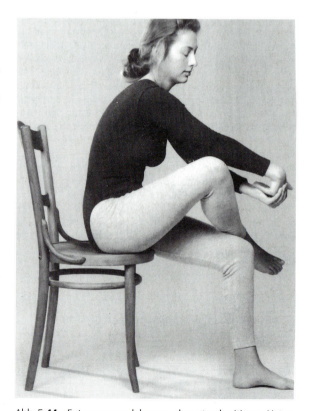

Abb. 5.44 Entspannungsdehnung der streckseitigen Unterarmbeugemuskeln als Prävention gegen Sehnenscheidenentzündung und Tennisellenbogen.

Spezielle berufsbedingte Schmerzzustände **487**

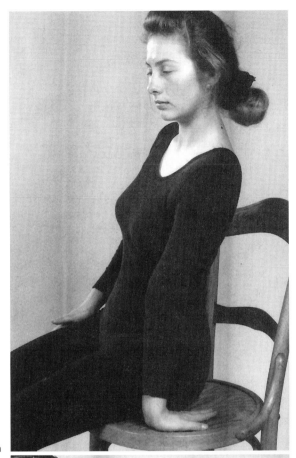

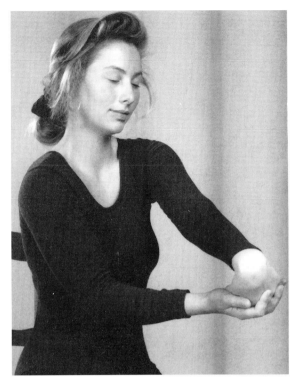

Abb. 5.**46** Entlastungsdehnung der Unterarmstreckmuskulatur unter spezieller Berücksichtigung des M. supinator in maximaler Pronationsstellung von Unterarm und Hand (speziell bei linksseitiger Geigenarmproblematik).

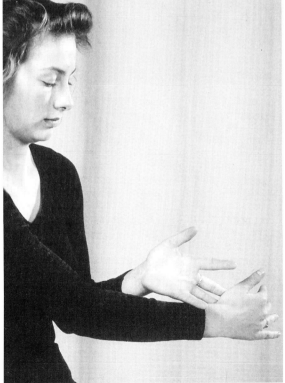

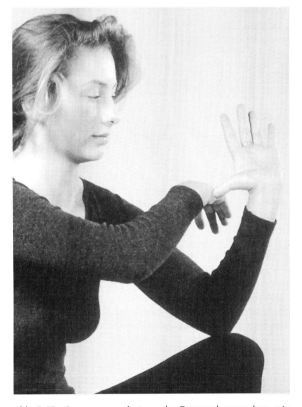

Abb. 5.**45a,b** Entlastungsdehnung der Fingerbeuger, Präventivleistung gegen Karpaltunnelsyndrom und schnellenden Finger. Bei akuter Symptomatik paarweise Dehnung der Finger in Neutral-Null-Stellung des Handgelenkes.

Abb. 5.**47** Spannungsentlastung der Daumenbeugesehne, wie sie speziell gegen die permanente isometrische Anspannung des linken Daumens am Geigenhals erforderlich ist.

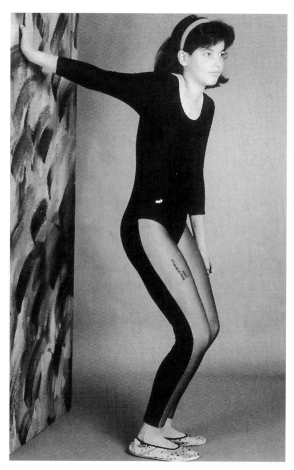 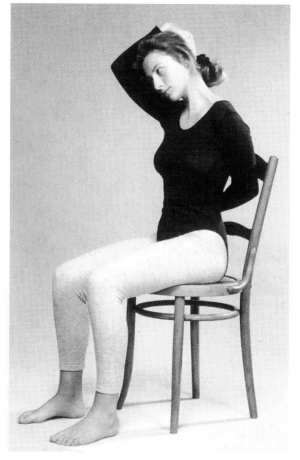

Abb. 5.**48** Entlastungsdehnung der beugeseitigen Schultermuskulatur mit spezieller Wirkung gegen die chronische Verkürzung der körpernahen Bizepssehne im Knochenkanal und zur Vermeidung degenerativer Umbauvorgänge.

Abb. 5.**49** Entlastungsdehnung der linksseitigen Nackenmuskulatur speziell bei Streichern, da das Halten des asymmetrisch geführten Instruments eine isolierte Spannungsverkürzung auslöst.

Als Ausdruck der Brustbeinbelastungshaltung ist praktisch allen Arbeitsvorgängen eine isolierte Verkürzung der beugeseitigen Schultermuskulatur eigen, speziell am linken Geigenarm wird durch die anhaltende Supinationsposition und durch das Verlagern der Hand in unterschiedliche Lagepositionen der linke Bizepsmuskel gefordert, denn er ist nicht nur unser wichtigster Armbeuger, sondern auch der stärkste Supinator. Degenerative schmerzhafte Sehnenveränderungen treffen daher bevorzugt die körpernahe lange Bizepssehne, die einmal in einem engen Knochenkanal gebündelt und gleichzeitig in ihrer Verlaufsrichtung wesentlich abgeändert wird. Bei allen Bedienungsvorgängen ist daher auch die gezielte wiederholte Dehnung der **langen Bizepssehne** zu beachten (Abb. 5.**48**).

Besonders an der Geige wird eine isolierte Verkürzung der linksseitigen **Nackenmuskulatur** durch das einseitige und asymmetrische Halten des Geigenkörpers provoziert, wodurch Streßspannungen weiter verstärkt werden, die bereits durch die Brustbeinbelastungshaltung ausgelöst wurden. Bei der Dehnung der seitlichen Nackenmuskulatur sind besonders der M. sternocleidomastoideus und die Skalenusmuskeln zu beachten, da die Skalenuslücke eine wichtige Durchgangspforte für Blutgefäße und Nerven darstellt (Abb. 5.**49**).

Prävention durch gezieltes Elastizitätstraining nach der Intensivstretchingmethode

Die belastungsinduzierte Spannungsverkürzung mit sekundärer Ausbildung einer relativen Hypoxie, speziell im Verlauf kraftübertragender Sehnen, kann durch optimal getimtes Elastizitätstraining kompensiert werden. Bei der Intensivstretchingmethode richtet sich die **Lokalisation** der Dehnungsanwendungen nach der typischen Arbeitsbelastung, und die Häufigkeit der praktischen Umsetzung steht in Zusammenhang mit der zeitlichen Beanspruchung.

Flexibilitätstests bestimmen primär den Ort der muskulären Verkürzung, so daß gezielt der Spannungsabbau in der überlasteten Muskel-Sehnen-Gruppe vorangetrieben werden kann. Die Elastizitätswirkung hält in der Regel 90 min an, wird also nach dem Training die Arbeit fortgesetzt, ist nach diesem Zeitraum wiederum mit der Ausbildung der relativen Hypoxie zu rechnen. Bei der zeitlichen Gestaltung des ausgleichenden Elastizitätstrainings wird bei hoher Arbeitsbelastung nach der Intensivstretchingmethode die ausgleichende Dehnung im Zweistundenrhythmus angestrebt. Unter Ausschaltung des Dehnungsreflexes erfolgt die Einnahme der Dehnungsposition in einer äußerst behutsamen Bewegungsfolge, und über eine Drucksteigerung von außen wird die Dehnungsverstärkung über einen Zeitraum von ca. 7 s vorgenommen. Über zwei

Verfahren kann die sauerstoffblockierende Streßspannung abgebaut werden:
- Ausschaltung der Kontraktionswirkung der Muskelspindel durch langsame und behutsame Einnahme der Dehnungsposition, wobei dieser Zustand 7 s eingehalten wird
- Verstärkung der nach der passiven Dehnung erfolgten Entspannung über die ergänzende Reizung der Sehnenspindel mittels isometrischer Anspannung der entsprechenden Muskel-Sehnen-Gruppe in der Dehnungsposition wiederum über 7 s
- Ausnutzung der zusätzlichen Entspannungswirkung der Sehnenspindel auf den Muskel durch nochmalige verstärkte passive Dehnung der entsprechenden Gelenkeinheit über weitere 7 s

Zur optimalen Dehnung einer Gelenkeinheit werden somit 21 s benötigt, und bei hohen Belastungen sind Wiederholungen im Zweistundenrhythmus ratsam. Besondere Aufmerksamkeit gilt dabei der **tonischen Muskulatur**, die im Gegensatz zur phasischen (z. B. Bauchmuskulatur) auf Überbelastungen mit typischen Verkürzungsmustern reagiert.

Musiker sind somit bereits in ihren Orchesterpausen gut beraten, nicht nur ihre Instrumente neu zu stimmen, neu einzustellen ist auch die Körperspannung nach der Intensivstretchingmethode, dabei sind besonders die instrumentenspezifischen Belastungszonen zu berücksichtigen. Entsprechend postulierte der führende amerikanische Geigenlehrer I. Galamian: „Die Tonbildung am Instrument ist direkt abhängig von der Flexibilität des Künstlers".

Resümee: Beim hohen Instrumenteneinsatz wird Elastizität verbraucht, die nur über ein optimal getimtes Elastizitätstraining zurückgewonnen werden kann.

Kernaussagen

Berufsbedingte Erkrankungen des Bewegungsapparates
- In die Berufskrankheitenliste werden von der Bundesregierung durch Verordnung Krankheiten aufgenommen, die nach den Erkenntnissen der medizinischen Wissenschaft durch besondere Einwirkungen verursacht sind, denen bestimmte Personengruppen durch ihre versicherte Tätigkeit in erheblich höherem Grade als die übrige Bevölkerung ausgesetzt sind.
- Liegt der Verdacht auf eine Berufskrankheit vor, sind behandelnde Ärzte oder Zahnärzte zu einer Meldung an die zuständige Berufsgenossenschaft verpflichtet. Hierzu ist ein Formblatt zu verwenden und die Versicherten sind über die Meldung zu unterrichten.
- Wenn die beruflichen und medizinische Voraussetzungen erfüllt sind, kann nach Prüfung durch die zuständige Berufsgenossenschaft eine Erkrankung als Berufskrankheit anerkannt werden. Eine Rentenzahlung erfolgt bei einer Minderung der Erwerbsfähigkeit von 20 % und mehr.
- Berufsbedingte Erkrankungen, die als wesentliches Symptom den Schmerz aufweisen, sind in erster Linie die zehn durch physikalische Einwirkungen verursachten Krankheiten des Bewegungsapparates. Diese Erkrankungen unterscheiden sich in ihrer Symptomatik nicht von außerberuflich erworbenen Erkrankungen.
- Die zahlenmäßig größte Bedeutung haben die Meniskusschäden durch überdurchschnittliche kniebelastende Tätigkeiten und die bandscheibenbedingten Erkrankungen der Lendenwirbelsäule durch Heben oder Tragen schwerer Lasten.
- Neben der Therapie kommt der allgemeinen und individuellen Prävention von Berufskrankheiten eine große Bedeutung zu. Die Berufsgenossenschaften sind zur Prävention verpflichtet.
- Die neuro-arthro-muskuläre Funktionseinheit (NAM) reagiert auf stereotype Belastungen mit der Ausbildung sauerstoffblockierender Verspannungen, und als Ausdruck eines geschlossenen Regelkreises ist die Entwicklung zum Negativen vorgezeichnet, wenn nicht von außen korrigierend auf diese Entwicklungsstörung Einfluß genommen wird. Bis zur endgültigen Bewegungsblockade (Stenose oder Ruptur) sendet das einseitig überforderte Bewegungssystem unterschiedliche Warnsignale aus. Werden diese schmerzhaften Funktionsstörungen rechtzeitig durch die Umsetzung ursächlicher Therapiemaßnahmen genutzt, so kann über die Beseitigung der relativen Hypoxie das Auftreten degenerativer Erkrankungen im Stütz- und Bewegungssystem verhindert werden.
- RSI bewirkt: Nervenkompressionssyndrome typischer Kennmuskeln, Kompressionssyndrome kraftübertragender Sehnen in engen Band- und Knochenkanälen, Reibungserhöhung kraftübertragender Sehnen in engen Knochen- und Bandkanälen bei gleichzeitiger Richtungsänderung, wobei diese Funktionsstörungen auch mit tokaler Dystonie oder dem Fibromyalgie-Syndrom umschrieben werden.
- Grundlage jeder ursächlichen Therapie ist eine umfassende Prävention mit der Beseitigung der Brustbeinbelastungshaltung und ihrer schädlichen Ventralisation der Schultergelenke bei gleichzeitiger Aufhebung der Hohlkreuzposition. Schmerzhafte Funktionsstörungen der Arme und Hände können somit niemals losgelöst von dieser komplexen Dysbalance gesehen werden.

Literatur

1. Brügger A. Das sternale Syndrom. 1971; Verlag H.Huber, Bern, Stuttgart, Wien
2. Galamian, I. Grundlagen und Methoden des Violinspiels, 1988; Berlin, Edition Sven Erik Bergh
3. Hollmann W, Hettinger,T. Sportmedizin/Arbeits- und Trainingsgrundlagen. 1980; Schattauer, Stuttgart
4. Neer CS. II: Impingement lesions. Clinic.orthop.1983; 173:70–77
5. Nigst H, Buck-Gramcko D, Millesi H. Handchirurgie, Bd. 1. 1981; Georg Thieme Verlag, Stuttgart, New York
6. Schnack G. Fit in 7 × 7 Sekunden. 2000; Kösel-Verlag München
7. Schnack G. Gesundheitsstrategien beim Musizieren. 2000; II. Aufl. Urban u. Fischer München
8. Schnack G. Intensivstretching und Ausgleichsgymnastik, 1992; Dtsch. Ärzteverlag Köln
9. Schnack G. Osteoporose Präventionstraining, 1996; Dtsch. Ärzteverlag Köln
10. Tittel K. Beschreibende und funktionelle Anatomie des Menschen. 1990; Fischer Verlag Stuttgart
11. Schnack G, Rauhe H. Topfit durch nichtstun; Kösel 2001

Schmerzsyndrome bei HIV-Infektion

Roter Faden

- Schmerzsyndrome bei HIV-Infektion aus Sicht des Internisten
  - Einleitung
  - Prinzipien der Diagnostik
  - Prinzipien der Therapie
- Schmerz bei HIV-Infektion aus der Sicht des Anästhesisten
  - Einleitung
  - Spezielle Risiken regionalanästhesiologischer Verfahren bei HIV-infizierten Patienten
  - Indikationen

Schmerzsyndrome bei HIV-Infektion aus Sicht des Internisten

H. J. Stellbrink

Einleitung

Die Ursachen von Schmerzsyndromen bei HIV-Infektion sind mannigfaltig. Sie können Ausdruck der Grunderkrankung, von infektiösen bzw. tumorösen Komplikationen oder von Therapiefolgen sein. Es ist daher großer Wert auf eine eingehende Diagnostik im Hinblick auf das eventuelle Vorliegen kausal behandelbarer Folgeerkrankungen der HIV-Infektion zu legen.

Angesichts der erheblichen Verbesserung der Lebenserwartung in den letzten Jahren durch eine antiretrovirale Kombinationstherapie ist seitens der behandelnden Ärzte häufig eine Fokussierung der Behandlung ausschließlich auf diesen Aspekt zu beobachten. Tatsächlich stellen jedoch Schmerzen auch HIV-unabhängiger Genese häufige Gründe für eine Arztvorstellung dar. Diese können im Verlauf der Behandlung in den Hintergrund treten. Der Patient empfindet dann die Qualität der Behandlung insgesamt als ungenügend und überträgt seine Wahrnehmung des „Therapieversagens" auch auf die antiretrovirale Therapie. Da angesichts der enorm raschen Dynamik der Generierung von Resistenzmutanten des HIV bereits kurzfristige Einnahmeschwankungen die langfristige Entwicklung hochgradiger Resistenzen und Kreuzresistenzen begünstigen, wird dadurch letztlich auch der Erfolg der Kausaltherapie gefährdet.

Prinzipien der Diagnostik

Etliche der Komplikationen einer HIV-Infektion können in allen Stadien der Immunsuppression auftreten. So kann es bereits früh im Verlauf der Infektion zu Polyneuropathien kommen.

Opportunistische **Infektionen** und **Tumoren** finden sich meistens als Folge einer fortgeschrittenen HIV-Infektion unterhalb einer $CD4^+$-T-Lymphozytenzahl von 200/µl. Bei Patienten mit höheren $CD4^+$-T-Zell-Zahlen können jedoch Erkrankungen mit höhergradig pathogenen Erregern wie Mycobacterium tuberculosis oder hochmaligne Non-Hodgkin-Lymphome auftreten. Die Erkrankungsverteilung in den Stadien der Immunsuppression ist bei der Differentialdiagnostik zu berücksichtigen.

Als klinisch wichtigste **Ursachen** von Schmerzen bei HIV-Infizierten finden sich
  im **Gastrointestinaltrakt:**
- *Oropharynx:* Ulzerationen durch Herpes-simplex-Virus (Typ 1 und 2), Zytomegalievirus, chronische unspezifische aphthöse Läsionen, habituelle Aphthen
- *Ösophagus:* Ulzerationen durch Herpes-simplex-Virus (Typ 1 und 2), Zytomegalievirus, chronische unspezifische aphthöse Läsionen
- *Dünndarm/Dickdarm:* CMV-Enteritis und -Kolitis, abdominelle Lymphknotenabszesse (atypische Mykobakterien, insbesondere Mycobacterium genavense), intestinaler Kaposi-Sarkom-Befall
- *Anus:* perianaler Herpes simplex, Analkarzinom
- *Pankreas:* CMV-assoziierte Pankreatitis (üblicherweise wenig Klinik), medikamentös-toxische Pankreatitis
- *Gallenwege:* CMV-Cholangitis/-Cholezystitis, Kryptosporidien-Cholangitis
  im **Thorakalbereich:**
- Post-Zoster-Neuralgien
- Pleuritis bei bakteriellen und nicht-bakteriellen Pneumonien (auch Tuberkulose)
- Aspergillose (seltene Komplikation bei fortgeschrittenem AIDS)
- pulmonale Tumorinfiltration bzw. Infiltration lokoregionärer Lymphknoten bei hochmalignen Non-Hodgkin-Lymphomen
  am **Skelettsystem:**
- *rheumatische Syndrome:* Reiter-Syndrom, reaktive Arthritiden, Myopathien (auch AZT-Myopathie, s. u.)
- *infektiöse Prozesse:* septische Arthritiden, tuberkulöse Spondylitis und Senkungsabszeß
- *tumoröse* Knocheninfiltration oder Nervenkompression (vor allem bei hochmalignen Non-Hodgkin-Lymphomen)
  am **Nervensystem:**
- *peripheres Nervensystem:* HIV-assoziierte Polyneuropathie, medikamentös-toxische Polyneuropathie
- *Zentralnervensystem:* Enzephalitis (Toxoplasmose, progressive multifokale Leukenzephalopathie, CMV-Enzephalitis, HIV-Enzephalitis), Myelitis (Toxoplasmose, HIV-Myelitis, andere virale Myelitiden), Tumoren (primäres zerebrales Non-Hodgkin-Lymphom, Meningeosis lymphomatosa bei generalisiertem hochmalignem Non-Hodgkin-Lymphom)

Differentialdiagnostische Erwägungen müssen in den Zeiten einer hochaktiven antiretroviralen Therapie unter anderen Prämissen erfolgen, da unter einer derartigen Therapie kaum noch infektiöse Komplikationen auftreten und ihre klinische Manifestation im Sinne einer Veränderung von Symptomatik und Verlauf verändert sein kann. Neben der häufigen Mitigierung der Symptomatik durch die Verbesserung der zellulären Immunitätslage kann es durch Verstärkung lokaler Infektionsvorgänge auch zur Aggravierung der Symptomatik kommen („Immunrekonstitutions-Syndrom").

Der Lehrsatz, jede organbezogene Beschwerdesymptomatik bei einem HIV-infizierten Patienten sei bis zum Beweis des Gegenteils als Ausdruck einer opportunistischen Infektion oder eines HIV-assoziierten Tumors anzusehen, hat also bei einem Patienten mit einem guten Effekt einer hochaktiven antiretroviralen Therapie keine Gültigkeit mehr. Für diese Patienten gelten in sehr viel stärkerem Maße die bei HIV-negativen Patienten in Frage kommenden Differentialdiagnosen.

Prinzipien der Therapie

Die Behandlung der infektiösen und tumorösen Komplikationen der HIV-Infektion richtet sich nach der Grunderkrankung, darauf kann an dieser Stelle nicht im einzelnen eingegangen werden. Ist der Schmerz ein Bestandteil des Beschwerdebildes, so ist eine multidisziplinäre Versorgung anzustreben.

Die parallel eingeleitete Schmerztherapie kann häufig im weiteren Verlauf reduziert oder abgesetzt werden. Für eine maximale Compliance bezüglich der Einnahme der gesamten, häufig sehr komplexen Medikation ist eine Reduktion der Medikamentenmenge bzw. der Einnahmefrequenz und eine zeitliche Abstimmung mit der begleitenden HIV-Medikation erforderlich. Auch Inkompatibilitäten bei der gleichzeitigen Einnahme (z. B. durch Erhöhung des Magen-pH durch Didanosin) sind zu berücksichtigen.

Erkrankungen, als deren pathogenetischer Auslöser HIV selbst angesehen werden muß (z. B. HIV-Myelopathie, HIV-Enzephalopathie), erfordern eine maximal effektive antiretrovirale Therapie. Bei HIV-assoziierten Polyneuropathien sollten jedoch Substanzen mit neurotoxischem Potential (Tab. 5.**29**) gemieden werden.

Die grundlegende Problematik der modernen antiretroviralen Therapie besteht in der Möglichkeit der Entwicklung von **Resistenzen** auf der Basis einer inkompletten Virussuppression. Da von mehr oder weniger ausgeprägten Kreuzresistenzen innerhalb einer Wirkstoffgruppe auszugehen ist, beeinträchtigt die Resistenzentwicklung unter einer Kombination die Wirksamkeit konsekutiver Kombinationen mit den gleichen Wirkstoffgruppen. Nur die Maximierung des Therapieeffekts reduziert die Virusreplikation in einem Maße, das die Resistenzentwicklung verhindert oder zumindest sehr langfristig hinauszögert. Die Schmerztherapie muß sich als Palliation dem Primat dieser lebenserhaltenden Therapie unterordnen, obwohl Schmerzen im Beschwerdebild führend sein können.

So ergibt sich z. B. bei der häufigen **Polyneuropathie** unter antiretroviraler Therapie die Problematik einer verminderten Wirksamkeit von Proteaseinhibitoren bzw. nicht-nukleosidalen Inhibitoren der reversen Transkriptase (NNRTI) durch Antikonvulsiva. Die verminderten Substanzspiegel führen zu einer inkompletten Virussuppression und damit zur beschleunigten Resistenzentwicklung.

Grundlage dieser Wechselwirkung ist eine Interaktion bei der **Metabolisierung** über hepatische und intestinale Zytochrom-P450-Oxidase-Isoenzyme. Insbesondere das

Tabelle 5.**29** Charakteristika antiretroviraler Substanzen

Substanz	Substanzgruppe	Dosis	Wesentliche Nebenwirkungen	Wesentliche Inkompatibilitäten/ Interaktionen
Zidovudin	Nukleosidanalogon	5 × 100 bzw. 2 × 250 – 300 mg	Myelotoxizität Kopfschmerzen gastrointestinal Myopathie	Verminderung der Glukuronidierung durch nichtsteroidale Antirheumatika und Paracetamol *(klinisch geringe Bedeutung)*
Stavudin	Nukleosidanalogon	2 × 30 – 40 mg	Polyneuropathie	–
Didanosin	Nukleosidanalogon	2 × 150 – 200 mg	Polyneuropathie Pankreatitis	Erhöhung des Magen-pH Störung der pH-abhängigen Absorption von Pharmaka
Zalcitabin	Nukleosidanalogon	3 × 0,75 mg	Polyneuropathie	–
Lamivudin	Nukleosidanalogon	2 × 150 mg	gastrointestinal Myelopoese	–
Saquinavir	Proteaseinhibitor	3 × 1200 mg	gastrointestinal	Interaktion mit CYP3A4
Indinavir	Proteaseinhibitor	3 × 800 mg	Urolithiasis	Interaktion mit CYP3A4 (Blockade) Resorption pH-abhängig
Ritonavir	Proteaseinhibitor	2 × 600 mg	gastrointestinal	Interaktion mit CYP3A4 + anderen Isoenzymen (Blockade)
Nelfinavir	Proteaseinhibitor	3 × 750 mg bzw. 2 × 1250 mg	gastrointestinal	Interaktion mit CYP3A4
Nevirapin	NNRTI	2 × 200 mg	Exantheme Leberenzymanstiege	Interaktion mit CYP3A4 (Induktion)
Delavirdin	NNRTI	3 × 400 mg	Exantheme Leberenzymanstiege	Interaktion mit CYP3A4 (Blockade)
Efavirenz	NNRTI	1 × 600 mg	Exantheme Leberenzymanstiege	Interaktion mit CYP3A4 (Induktion)

NNRTI: Nicht-nukleosidale Inhibitoren der reversen Transkriptase

Isoenzym CYP3A4 stellt ein Kernenzym bei der Verstoffwechselung einer großen Reihe von Pharmaka dar. Dieses Enzymsystem unterliegt einem erheblichen genetischen Polymorphismus, so daß die Richtung der Interaktion nicht immer vorhersagbar ist. Der Proteaseinhibitor Ritonavir ist der stärkste bekannte Inhibitor dieses Enzymsystems.

Von der Gabe von **Carbamazepin** und **Phenytoin** im Rahmen einer Proteaseinhibitortherapie ist daher abzuraten. Zwar ist der Stellenwert von Antikonvulsiva mit geringerem Interaktionspotential (z. B. Lamotrigin) noch nicht eindeutig geklärt, ein Therapieversuch ist jedoch sinnvoll. Aus dem gleichen Grund ist wegen des Kumulationsrisikos bei der Gabe **trizyklischer Antidepressiva** bei begleitender Ritonavir-Therapie Vorsicht geboten.

Die Metabolisierung von **Opiaten** und **Benzodiazepinen** kann ebenfalls beschleunigt oder verzögert sein. Hier können Anpassungen der Dosisintervalle notwendig werden. Eine transdermale Applikation von Opiaten kann eine Alternative darstellen.

Stellte in der Vergangenheit die sehr begrenzte Lebenserwartung von AIDS-kranken Patienten das Problem der Induktion einer **Schmerzmittelabhängigkeit** als irrelevant dar, so ist es heute angesichts der erheblich verbesserten Lebenserwartung wieder in der Konzeption und Überwachung der Therapie zu berücksichtigen. Bei opiatabhängigen HIV-Infizierten unter Methadon-Substitution kann es klinisch zu einer Mitigierung der Schmerzsymptomatik von HIV-Folgeerkrankungen kommen. Die typischen Probleme der Entzugssymptomatik bei Dosisreduktion oder Veränderungen der Opiatpharmakokinetik sowie ein Schmerzmittelbegehren erschweren häufig eine Einschätzung der Schwere der Symptomatik und der Wirkung einer Therapie.

Bei **invasiven Maßnahmen** zur Schmerztherapie sind die in Zusammenhang mit einer HIV-Infektion häufig bestehenden hämorrhagischen Diathesen zu berücksichtigen. Diese können korpuskulär durch eine Thrombozytopenie infolge Hypersplenismus oder Autoantikörpern oder plasmatisch durch eine Leberzirrhose auf dem Boden einer chronischen Hepatitis B oder C oder eine Hämophilie bedingt sein. Die Risikoabwägung muß individuell erfolgen.

Spezielle Probleme können bei Patienten mit **HIV-Enzephalopathie** entstehen, bei denen ein Verzicht auf Substanzen mit einer unerwünschten sedierenden Wirkung erforderlich sein kann.

Die auch bei HIV-infizierten Patienten nicht selten zu findende Angst vor der Einnahme von Schmerzmedikamenten bzw. vor einem Zuviel an Medikamenten im allgemeinen kann eine konsequente Schmerztherapie sehr erschweren. Die weiterhin zunehmende Komplexität der Therapie dem Patienten wiederholt zu erklären und diesen Ängsten entgegenzuwirken, bedarf einer zeitaufwendigen, geduldigen Patientenführung. Diese läßt sich in der notwendigen Qualität und Intensität am besten in einer multidisziplinären Zusammenarbeit erreichen.

Schmerz bei HIV-Infektion aus der Sicht des Anästhesisten

H. Ohnesorge

Einleitung

Die Schmerztherapie ist bei der Behandlung von HIV-infizierten Patienten ein häufig vernachlässigtes Gebiet, wie auch aktuell immer wieder betont wird (20). Bisher veröffentlichte **Richtlinien** zur Schmerztherapie bei HIV und AIDS-Patienten basieren im allgemeinen auf den Empfehlungen der Weltgesundheitsorganisation (WHO) zur Schmerztherapie bei Tumorpatienten (4, 7, 15). In diesen Therapieempfehlungen werden spezifisch anästhesiologische Verfahren entweder nicht berücksichtigt oder nur in wenigen Zeilen erwähnt. Inwieweit die Arbeitsgruppe der **International Association for the Study of Pain** (IASP), die eine aktuelle Richtlinie zur Therapie von HIV-assoziierten Schmerzen erarbeitet, diese speziellen Verfahren berücksichtigen wird, bleibt abzuwarten. Ein Nachweis für die **Effektivität** des medikamentösen Stufenkonzeptes der WHO, dessen Wirksamkeit in der Behandlung von tumorassoziierten Schmerzen klinisch bestätigt werden konnte, steht für die Behandlung von Schmerzen bei HIV- und AIDS-Patienten bisher aus. Ebenso basieren die Erfahrungen zu invasiven schmerztherapeutischen Verfahren bei AIDS-/HIV Patienten entweder auf Einzelfallberichten oder auf etablierten Methoden bei vergleichbaren Schmerzzuständen, die auf andere Grunderkrankungen zurückzuführen sind.

- Regionalanästhesiologische Verfahren bieten jedoch gerade in der Schmerztherapie bei AIDS- und HIV-Patienten den Vorteil, daß Medikamenteninteraktionen zwischen Lokalanästhetika und der antiviralen Therapie nicht bekannt sind.

Da gerade die Proteaseinhibitoren, die heute ein wesentlicher Bestandteil der Therapie sind, besonders anfällig für Medikamenteninteraktionen sind, ist dies ein deutlicher Vorteil gegenüber systemischen medikamentösen Konzepten. Weiterhin bieten sich anästhesiologische Verfahren gerade bei Patienten, die einen Opiatmißbrauch betreiben oder betrieben haben, als Alternative zu medikamentösen Konzepten, die das Suchtverhalten unterstützen könnten, an.

Betont werden muß allerdings, daß anästhesiologische Verfahren in der Behandlung chronischer Schmerzen bei HIV- und AIDS-Patienten immer nur Bestandteil eines interdisziplinäres Behandlungskonzeptes sein können.

Spezielle Risiken regionalanästhesiologischer Verfahren bei HIV-infizierten Patienten

Bei HIV- und AIDS-Patienten müssen einige besondere Aspekte in die Nutzen-Risiko-Abwägung beim Einsatz regionalanästhesiologischer Verfahren beachtet werden. Allgemein anerkannte **Kontraindikationen** für invasive Verfahren sind (14, 21):
- Koagulopathien, Thrombozytopenien
- Infektionen mit Bakteriämie, systemische Pilzinfektion oder andere opportunistische Infektionen, die in der Blutkultur nachzuweisen sind
- Leukopenie

– Infektion im Bereich des Gebietes, in dem die Injektion oder Katheteranlage geplant ist

Dabei muß beachtet werden, daß auch bei sonst asymptomatischen HIV-Infizierten **Thrombozytopenien** auftreten können. Die Häufigkeit von Thrombozytopenien wird bei HIV-Infizierten mit 2% angegeben, wobei mit fortschreitendem Krankheitsverlauf die Inzidenz auf 15% ansteigt (11). Weiterhin bestehen Hinweise auf Störungen der plasmatischen Gerinnung bei AIDS-Patienten (9).

Insbesondere bei Patienten mit Funktionsstörungen des Immunsystems muß das mit invasiven Verfahren regelhaft verbundene **Infektionsrisiko** besondere Beachtung finden. Das Spektrum opportunistischer Infektionen bei an AIDS erkrankten Patienten umfaßt typischerweise jedoch nicht die bakteriellen Keime, die im allgemeinen an Wundinfektionen oder Katheterbesiedlungen beteiligt sind. Systematische Untersuchungen zum Risiko von Infektionen nach Punktionen und Katheteranlagen sind bisher noch nicht veröffentlicht worden. Als Hinweis kann das Infektionsverhalten nach operativen Eingriffen zur Hilfe gezogen werden. Dabei ist das Risiko einer Wundinfektion bei HIV-infizierten Patienten, die noch nicht das Vollbild AIDS entwickelt haben, nicht gesteigert (6). Stark supprimierte CD4-Zellzahlen bei AIDS-Patienten können jedoch möglicherweise das Risiko atypischer Wundinfektionen erhöhen (12). Somit sollte die Indikation für invasive schmerztherapeutische Maßnahmen bei Patienten mit deutlich erniedrigten CD4-Zellzahlen sicherlich eng gestellt werden.

Indikationen

Das Bild der Schmerzsymptomatik bei AIDS-Patienten hat sich in den letzten Jahren durch die Verbesserung der antiviralen Therapie stark gewandelt. Die häufigsten **Schmerzdiagnosen** umfassen heute Kopfschmerzen, rheumatologische Erkrankungen, Polyneuropathien, muskuläre Schmerzsyndrome und Hautschmerzen (13). Bei nur 25% der Patienten treten diese Schmerzsymptome einzeln auf, nahezu 50% der Schmerzpatienten mit AIDS leiden an mehr als drei unterschiedlichen Schmerzlokalisationen (13). Somit bestehen für invasive schmerztherapeutische Maßnahmen nur ein beschränktes Indikationsgebiet. Bei Schmerzbildern, die einer medikamentösen Therapie nicht ausreichend oder nur unter Inkaufnahme von intolerablen Nebenwirkungen zugänglich sind, haben jedoch die spezifisch anästhesiologischen Maßnahmen ihren Platz (15).

Bisher liegen keine systematischen Untersuchungen zur **Wirksamkeit** invasiver schmerztherapeutischer Konzepte bei AIDS Patienten vor. Auf der Basis von Fallberichten erscheinen invasive Maßnahmen vor allem bei neuropathischen Schmerzen, die durch eine Herpes-zoster-Infektion oder durch eine regional begrenzte sensorische Polyneuropathie bedingt sind, empfehlenswert. Auch bei Schmerzen im Rahmen eines Guillain-Barré-Syndroms können in Ausnahmefällen rückenmarknahe Analgesieverfahren indiziert sein. Weiterhin können therapieresistente Oberbauchschmerzen, z. B. bedingt durch eine sklerosierende Cholangitis, mittels Blockaden des Plexus coeliacus erfolgreich behandelt werden. Für diese Indikationen, die im weiteren kurz vorgestellt werden sollen, liegen veröffentlichte Fallberichte im Zusammenhang mit AIDS vor. Weitere Indikationsbereiche sind denkbar. Hierzu zählen z. B. Schmerzen, die durch ein Karposi-Sarkom ausgelöst werden und durch Nervenblockaden oder Neurolyse therapierbar sein können. Da jedoch keine weiteren Erfahrungen mit invasiven schmerztherapeutischen Eingriffen bei HIV- und AIDS-Patienten vorliegen, muß hier auf Verfahren verwiesen werden, die sich in der Tumorschmerztherapie bewährt haben.

Herpes zoster

Die Zoster-Infektion ist eine neurodermale Viruserkrankung mit Entzündung einzelner oder benachbarter Spinalganglien, die durch eine Reaktivierung des Varizella-Zoster-Virus entsteht. Die Inzidenz von Herpes-zoster-Infektionen ist bei AIDS-Patienten im Vergleich zu gleichaltrigen gesunden Individuen erhöht (18). Schmerzen können bereits im Prodromalstadium auftreten, und gehören im erythematösen Stadium, das durch gruppierte Bläschen im betroffenen Segment gekennzeichnet ist, fest zum klinischen Bild einer Zoster-Erkrankung. In einem Teil der Fälle persistieren die Schmerzen auch nach Abheilung der kutanen Effloreszenzen. Die **Post-Zoster-Neuralgie** ist durch einen Dauerschmerz mit brennendem Charakter sowie eine ausgeprägte Allodynie gekennzeichnet. Faktoren, die zur Entwicklung einer Post-Zoster-Neuralgie führen, sind bisher nicht eindeutig identifiziert. Es scheint jedoch eine Beziehung zwischen der Schwere der Zoster-Erkrankung und der Häufigkeit von Post-Zoster-Neuralgien zu bestehen. Da die Zoster-Erkrankung bei immunsupprimierten Patienten im allgemeinen einen schweren Verlauf nimmt, ist davon auszugehen, daß HIV- und AIDS-Patienten zur Ausbildung einer Zoster-Neuralgie neigen (18). Die Inzidenz von Schmerzen, die durch eine Zoster-Infektionen bedingt sind, wird bei AIDS-Patienten mit 7% angegeben (19).

In der Therapie einer akuten Zoster-Infektion bei immunsupprimierten Patienten steht die **antivirale Behandlung** mit Aciclovir im Vordergrund. Diese Therapie hat auch eine günstigen Effekt auf die in der Akutphase auftretenden Schmerzen. Ob sie jedoch auch einen Einfluß auf die Häufigkeit Post-Zoster-Neuralgien hat, ist unklar (5). Neben einer medikamentösen Therapie mit Analgetika haben sich hier perkutane Sympathikusblockaden, lokale Infiltrationen mit Lokalanästhetika und Glukokortikoiden sowie epidurale Blockaden bewährt (14, 18, 22). In Kombination mit diesen Techniken können auch Blockaden somatischer Nerven, z. B. Interkostalnervenblockaden, angewendet werden. Mit diesen Verfahren sollen die Schmerzen deutlich reduziert und die Dauer der akuten Phase verkürzt werden können (14). Rauck empfiehlt, daß mit Ausnahme von jungen Patienten, die ausschließlich an einer Zoster-Infektion erkrankt sind, regionale Blockaden durchgeführt werden sollten (18). Bei AIDS-Patienten sollte die Schmerztherapie frühzeitig und aggressiv durchgeführt werden, um so möglicherweise auch die Inzidenz und Stärke von Post-Zoster-Neuralgien beeinflussen zu können (18).

Auch im Stadium der Post-Zoster-Neuralgie sollte die Therapie so rasch wie möglich eingeleitet werden, da die Erfolgsraten einer Schmerztherapie mit zunehmender Dauer der Schmerzen stark abnehmen (22). Die **Blockaden des sympathischen Nervensystems** stehen im Vordergrund der Schmerztherapie (22). Selektive Blockaden des sympathischen Nervensystems sind im Bereich des gesamten Grenzstranges sowohl als Single-Shot-Technik als auch als kontinuierliche Verfahren mit Kathetertechniken möglich. Während Blockaden des Ganglion stellatum und des Ganglion cervicale superius im allgemeinen blind durchgeführt werden, empfiehlt sich bei Blockaden im Bereich des thorakalen Grenzstranges oder zur Anlage eines Grenzstrangkatheters eine CT-gesteuerte Vorgehensweise. Lumbale Grenzstrangblockaden können als Single-Shot-Technik auch unter C-Bogen-Kontrolle sicher durchgeführt werden.

Alternativ zu diesen selektiven Verfahren ist die Anlage eines **epiduralen Katheters**, der zur Sympathikolyse mit einem niedrig konzentrierten Lokalanästhetikum bestückt wird, möglich. Insbesondere bei Patienten mit Post-Zoster-Neuralgien, die erst eine kurze Schmerzanamnese haben, ist mit diesen Verfahren häufig ein guter Therapieerfolg zu erzielen. Besteht die Neuralgie weniger als 1 Monat, sind die Erfolge meist gut bis sehr gut. Bei einer Anamnese von mehr als 6 Monaten fällt der Therapieerfolg meist unbefriedigend aus (22).

Begleitend zu den sympathikolytischen Verfahren ist bei einschießenden Schmerzkomponenten eine Medikation mit Antikonvulsiva sinnvoll. Als Alternative zu den Blockaden des sympathischen Nervensystems können transkutane Nervenstimulationsverfahren (TENS) angewendet werden. Diese noninvasive Technik zeichnet sich durch das Fehlen von relevanten Nebenwirkungen aus. Somit bietet sich TENS vor allem auch bei HIV- und AIDS-Patienten an, bei denen Kontraindikationen für invasive Methoden bestehen. Weiterhin hat sich die Einstellung auf ein Antidepressivum bewährt. Sowohl bei der Verwendung von Antikonvulsiva als auch der Therapie mit Antidepressiva müssen Medikamenteninteraktionen bedacht werden (vgl. Schmerzsyndrome bei HIV aus der Sicht des Internisten).

■ Polyneuropathien

Die sensorisch betonte Neuropathie ist eine symmetrische distale sensomotorische Polyneuropathie, die bei bis zu 30% der AIDS-Patienten auftritt (17). Im Gegensatz zum Guillain-Barré-Syndrom dominieren sensorische Symptome. Motorische Schwächen treten im allgemeinen nur schwach ausgeprägt aus. Es fehlt allerdings die typische Remission, die ein Guillain-Barré-Syndrom kennzeichnet (14). Als **Ursache** wird eine direkte Infektion der Nerven oder der dorsalen Ganglien durch das HIV-1-Virus vermutet (3), die eine axonale Degeneration verursacht.

Als **Hauptsymptom** werden schmerzhafte, meist brennende Fußsohlen beschrieben. Als medikamentöses **Therapiekonzept** hat sich die Kombination eines Analgetikums mit Antidepressiva (Amitriptylin) und/oder Antiepileptika (Carbamazepin, Phenytoin) etabliert (cave Medikamenteninteraktionen). Janisse empfiehlt allerdings auch bei diesem Krankheitsbild sympathikolytische Verfahren (ein- oder beidseitige Blockaden des lumbalen Grenzstrangs oder lumbale epidurale Blockaden) (14). Diese sollten nach Diagnose der sensorischen Neuropathie rasch eingesetzt werden. Vasospastische Komponenten einer dorsalen Ganglionitis und immunmodulierte Demyelinisierungsvorgänge können auf die Blockaden ansprechen und so die Neuropathie beeinflussen (14). Weiterhin erwähnt Janisse einen Fall eines Guillain-Barré-Syndroms, das von starken Dysästhesien und Parästhesien begleitet wurde, die über die epidurale Infusion von 0,0625%igem Bupivacain therapiert werden konnten.

Weitere Erfahrungen liegen bisher vorwiegend mit epiduraler Infusion von Opioiden oder Lokalanästhetika-Opiod-Gemischen vor, mit denen bei sonst therapieresistenten Schmerzen im Rahmen eines Guillain-Barré-Syndroms gute Therapieerfolge erzielt werden konnten (1). Diese Fallbeschreibungen, auch wenn bisher keine AIDS-Patienten behandelt worden sind, gewinnen dadurch an Bedeutung, daß HIV-Infektionen stark mit Guillain Barré-Syndromen assoziiert sind (2). Auch wenn bisher keine weiteren Erfahrungsberichte über diese unübliche Therapie vorliegen, kann sie eine Alternative bei Patienten, die auf die konventionelle Therapie nur unbefriedigend reagieren, darstellen.

■ Oberbauchschmerzen

Die **sklerosierende Cholangitis** ist die häufigste Ursache für Schmerzen im rechten Oberbauch bei AIDS-Patienten (16). Die Pathophysiologie dieser AIDS-assoziierten Erkrankung ist unklar, es gibt jedoch Hinweise, daß sie Folge einer opportunistischen Infektion mit Kryptosporidien oder Zytomegalieviren ist (8). Die **Therapie** besteht üblicherweise in Sphinkterotomien, Stenteinlagen und Analgetika. Collazos und Mitarbeiter berichten über drei Patienten mit sklerosierender Cholangitis, die trotz dieser Maßnahmen und dem Einsatz von Opiaten unter therapieresistenten Oberbauchschmerzen litten (10). Nach **Lyse des Plexus coeliacus** mit insgesamt 50 ml eines Gemisches aus absolutem Alkohol und Bupivacain konnte in allen drei Fällen eine Schmerzfreiheit erzielt werden. Die Eingriffe wurde CT-gesteuert über einen dorsalen Zugang durchgeführt, Komplikationen traten nicht auf. Der dorsale Zugangsweg zum Plexus coeliacus ist bei AIDS-Patienten aus Infektionsschutzgründen dem anterioren Zugang vorzuziehen, auch wenn bisher keine Berichte über Keimverschleppungen aus dem Gastrointestinaltrakt vorliegen. Grundsätzlich bietet sich eine Blockade oder Lyse des Plexus coeliacus auch bei Oberbauchschmerzen anderer Genese, z. B. bedingt durch gastrointestinale Non-Hodgkin-Lymphome, als Therapieform an.

Kernaussagen

Schmerzsyndrome bei HIV-Infektion aus Sicht des Internisten

- Schmerzsyndrome bei HIV-Infektion können Ausdruck der Grunderkrankung, von infektiösen bzw. tumorösen Komplikationen oder von Therapiefolgen sein.
- Etliche Komplikationen einer HIV-Infektion können in allen Stadien der Immunsuppression auftreten. So kann es bereits früh im Verlauf der Infektion zu Polyneuropathien kommen. Opportunistische Infektionen und Tumoren finden sich meistens als Folge einer fortgeschrittenen HIV-Infektion.
- Der Lehrsatz, jede organbezogene Beschwerdesymptomatik bei einem HIV-infizierten Patienten sei bis zum Beweis des Gegenteils als Ausdruck einer opportunistischen Infektion oder eines HIV-assoziierten Tumors anzusehen, hat bei einem Patienten mit einem guten Effekt einer hochaktiven antiretroviralen Therapie keine Gültigkeit mehr. Für diese Patienten gelten in sehr viel stärkerem Maße die bei HIV-negativen Patienten in Frage kommenden Differentialdiagnosen.
- Die Behandlung der infektiösen und tumorösen Komplikationen der HIV-Infektion richtet sich nach der Grunderkrankung. Ist der Schmerz ein Bestandteil des Beschwerdebildes, so ist eine multidisziplinäre Versorgung anzustreben. Für eine maximalen Compliance bezüglich der Einnahme der gesamten Medikation ist eine Reduktion der Medikamentenmenge bzw. der Einnahmefrequenz und eine zeitliche Ab-

stimmung mit der begleitenden HIV-Medikation erforderlich. Auch Inkompatibilitäten bei der gleichzeitigen Einnahme sind zu berücksichtigen.
- Erkrankungen, als deren pathogenetischer Auslöser HIV selbst angesehen werden muß, erfordern eine maximal effektive antiretrovirale Therapie. Bei HIV-assoziierten Polyneuropathien sollten jedoch Substanzen mit neurotoxischem Potential gemieden werden. Die grundlegende Problematik der modernen antiretroviralen Therapie besteht in der Möglichkeit der Entwicklung von Resistenzen auf der Basis einer inkompletten Virussuppression. Nur die Maximierung des Therapieeffekts reduziert die Virusreplikation in einem Maße, das die Resistenzentwicklung verhindert oder zumindest sehr langfristig hinauszögert. Die Schmerztherapie muß sich als Palliation dem Primat dieser lebenserhaltenden Therapie unterordnen, obwohl Schmerzen im Beschwerdebild führend sein können.

Schmerz bei HIV-Infektion aus der Sicht des Anästhesisten

- Über spezifisch anästhesiologische Maßnahmen in der Schmerztherapie bei AIDS-Patienten liegen bisher nur wenige Erfahrungsberichte vor. Diese Verfahren bieten den Vorteil, daß bisher keine Medikamenteninteraktionen zwischen Lokalanästhetika und der antiviralen Therapie bei AIDS-Patienten bekannt sind. AIDS ist keine Kontraindikation für invasive schmerztherapeutische Eingriffe, bei Patienten mit stark erniedrigten CD4-Zellzahlen sollte die Indikation jedoch eng gestellt werden.
- Das Indikationsgebiet für invasive Maßnahmen bei AIDS Patienten ist begrenzt. In der Therapie von Zoster-Neuralgien und von Schmerzen im Rahmen der AIDS-assoziierten sensorisch betonte Neuropathie haben sympathikolytische Verfahren ihren Platz. Chronische Oberbauchschmerzen, die durch eine sklerosierende Cholangitis bedingt sind, können mit einer Lyse des Plexus coeliacus behandelt werden.

Literatur

1. Ali MJ, Hutfluss R. Epidural fentanyl-bupivacaine infusion for management of pain in the Guillain-Barre syndrome. Reg Anesth 1992; 17(3):171–174
2. Berger JR. The neurological complications of HIV infection. Acta Neur. Scand. 1988; 116:40–76
3. Bouhassira D, Lefkowitz M, Meynadier J, Serrie A. Origins of pain in HIV/AIDS. In: Carr, D.B. (Ed.): Pain in HIV/AIDS. France-USA Pain Association, Washington DC, 1994, http://pain.roxane.com/library/AIDSPain/PainBook
4. Breitbart W. Mangement of pain in aids. In: Jensen TS, Turner JAM, Wieswenfeld-Hallin Z. (Ed.): Proceedings of the 8th World Congress on Pain, IASP Press, Seattle, 1997; 76–100
5. Broeck PJ, Meer JWM, Mulder JD, Versteeg J, Mattie H. Limeted value of aciclorvir in the treatment of uncomplicated herpes zoster: a placebo-controlled study Infection 1984; 12:338–341
6. Buehrer JL, Weber DJ, Meyer AA, Becherer PR, Rutala WA, Wilson B, Smiley ML, White GC. 2d: Wound infection rates after invasive procedures in HIV-1 seropositive versus HIV-1 seronegative hemophiliacs. Ann. Surg. 1990; 211(4): 492–498
7. Carr DB (Ed.). Pain in HIV/AIDS. France-USA Pain Association, Washington DC, 1994, http://pain.roxane.com/library/AIDSPain/PainBook
8. Cello JP. Acquired immunodeficiency syndrome cholangiopathy: spectrum of disease. Am J Med 1989; 86(5):539–546
9. Cohen AJ, Phillips TM, Kessler CM. Circulating coagulation inhibitor in the acquired immunodeficiency syndrome. Ann. Intern. Med. 1986; 104:175
10. Collazos J, Mayo J, Martinez E, Callejo A, Blanco I. Celiac plexus block as treatment for refractory pain related to sclerosing cholangitis in AIDS patients. J. Clin. Gastroenterol. 1996; 23(1):47–49
11. Costello C. Haematological abnormalities in human immunodefiency virus (HIV) disease. J. Clin. Path. 1988; 41:711–714
12. Emparan C, Iturburu IM, Portugal V, Apecechea A, Bilbao JE, Mendez JJ. Infective complications after minor operations in patients infected with HIV: role of CD4 lymphocytes in prognosis. Eur. J. Surg. 1995 Oct; 161(10):721–723
13. Hewitt DJ, McDonald M, Portenoy RK, Rosenfeld B, Passik S, Breitbart W.:Pain syndromes and etiologies in ambulatory AIDS patients. Pain 1997;70(2–3):117–123
14. Jannisse T. Pain mangement of AIDS patients. In: Raj PP (Ed.). Practical Mangement of Pain. Mosby, St. Louis, 1982; 546–578
15. O'Neill WM, Sherrard JS. Pain in human immunodeficiency virus disease: a review. Pain 1993; 54(1):3–14
16. Parente F, Cernuschi M, Antinori S, Lazzarin A, Moroni M, Fasan M, Rizzardini G, Rovati V, Morandi E, Molteni P, Bianchi Porro G. Severe abdominal pain in patients with AIDS: frequency, clinical aspects, causes, and outcome. Scand J Gastroenterol 1994; 29(6):511–515
17. Parry GJ. Pehriperal neuropathies associated with human immunodeficiency virus infections. Ann. Neurol. 1988; 23:49–53
18. Rauck LR. Chronic pain syndromes in AIDS patients. In: Janisse T. (Ed.): Pain mangement of AIDS patients. Kluwer Academic Publishers, Boston, 1993; 91–113
19. Singer EJ, Zorilla C, Fahy-Chandon B, Chi S, Syndulko K, Tourtellotte WW.: Painful symptoms reported by ambulatory HIV-infected men in a longitudinal study. Pain 1993; 54(1):15–19
20. Stephenson J. Experts say AIDS pain „dramatically undertreated" [news] JAMA. 1996; 276(17):1369–1370
21. Wesselmann U.:Schmerzsyndrome bei AIDS. Anästhesist 1996; 45:1004–1014
22. Wulf H, Maier C, Schele HA. Die Behandlung von Zoster-Neuralgien Anaesthesist 1991; 40(10):523–529

Perioperative Schmerztherapie

H. Wulf

Grundlagen, Physiologie und Pathophysiologie des postoperativen Schmerzes ··· *497*

Therapiekonzepte ··· *499*

Organisation der perioperativen Schmerztherapie ··· *510*

Grundlagen, Physiologie und Pathophysiologie des postoperativen Schmerzes

H. Wulf

Roter Faden

- Definition und Ziele
- Nozizeption bei Operation und Trauma, neuroplastische Veränderungen, präemptive Analgesie
- Variabilität postoperativer Schmerzen
- Einfluß auf Morbidität und Rekonvaleszenz

Definition und Ziele

Definition: Die perioperative Schmerztherapie umfaßt Prävention und Behandlung von Schmerzen vor und nach einer Operation (analog: nach einem Trauma), in der Regel beim wachen Patienten.

Ihre **Ziele** sind neben der Therapie und Vermeidung unnötiger, insbesondere sehr starker Schmerzen die positive Beeinflussung der Rekonvaleszenz und verschiedener Organfunktionen sowie die Prävention chronischer Schmerzen als Folge des operativen Eingriffs.

Für diese Ziele stehen heute eine Vielzahl hochwirksamer und zugleich relativ nebenwirkungsarmer Medikamente und Verfahren zur Verfügung. Der Anästhesist hat durch seine Ausbildung und seine Tätigkeit im Operationssaal eine besondere Kompetenz für die perioperative Akutschmerztherapie, weil er sowohl durch die Kenntnis der verschiedenen Medikamente als auch die praktische Beherrschung aller für die Schmerztherapie sinnvollen Verfahren, einschließlich die der Regionalanalgesie, eine differenzierte Therapie auch für besondere Konstellationen anbieten kann. Hieraus resultiert seine besondere Verpflichtung, diese Kenntnisse über den Operationssaal und die Intensiveinheiten hinaus den Patienten anzubieten. Zudem beherrscht er auch die Prävention und gegebenenfalls die Therapie der möglichen Komplikationen, die bei jeder Form der Schmerztherapie auftreten können.

Allerdings unterscheidet sich diese Tätigkeit, die in der Regel auch auf allgemeinen Pflegestationen stattfinden wird, in einem Aspekt von seinen sonstigen, durch klare Kompetenzaufteilung gekennzeichneten Aufgaben: Schmerztherapie ist immer eine interdisziplinäre Aufgabe. Dieser Satz gilt auch und besonders für den perioperativen Bereich, da hier den operativen Fachgebieten die primäre Verantwortung zufällt. Schmerztherapie ist nur ein, wenn auch wichtiger, Teil der postoperativen Betreuung. Ihre Durchführung darf die übrigen Aspekte der Behandlung nicht gefährden und muß auch stets Rücksicht auf die organisatorischen Rahmenbedingungen nehmen.

Nicht immer ist die theoretisch wirksamste Methode die beste, sondern diejenige, die auch auf allgemeinen Stationen eine ausreichende Wirksamkeit mit der größtmöglichen Sicherheit für den Patienten verspricht.

Nozizeption bei Operation und Trauma, neuroplastischer Umbau, präemptive Analgesie

Operation und Trauma stimulieren direkt die Nozizeptoren und setzen lokal Gewebemediatoren frei. Primäres Ziel ist daher zunächst das Trauma möglichst gering zu halten (z. B. minimal invasive Chirurgie). Nach einem Gewebetrauma werden aber nicht nur in der Peripherie, sondern auch im zentralen Nervensystem Sensibilisierungsprozesse in Gang gesetzt, die dazu führen, daß sich die Reizschwellen der Nozizeptoren im traumatisierten Gebiet (*primäre Hyperalgesie*) und in der Umgebung des Traumas (*sekundäre Hyperalgesie*) verändern. Ausgangspunkt für die Hypothese, daß durch präventive Maßnahmen Schmerzen im postoperativen Verlauf günstig beeinflußt werden könnten, waren die neurophysiologischen Arbeiten von Woolf und Wall. Im Experiment gelingt es, das Ausmaß der zentralen Sensibilisierung deutlich zu reduzieren, wenn „präemptiv" der nozizeptive Einstrom verhindert wird, z. B. durch Lokalanästhesie. In der klinischen Anwendung läßt sich ein echter präemptiver Effekt hingegen meist nicht demonstrieren. Dennoch ist es naturgemäß häufig sinnvoll, eine prophylaktische Schmerztherapie durchzuführen, z. B. durch die intraoperative Infiltration mit einem Lokalanästhetikum die ersten postoperativen Stunden schmerzfrei zu gestalten, wenngleich daraus nicht immer ein langfristiger präemptiver Effekt resultiert. Für einige Indikationen, z. B. bei Amputationen, erhofft man sich einen positiven Effekt hinsichtlich der Prophylaxe von Phantomschmerzen.

Variabilität postoperativer Schmerzen

Postoperative Schmerzen variieren naturgemäß stark von Eingriff zu Eingriff: Endoskopische Operationen verursachen in der Regel geringere und kürzer anhaltende Beschwerden als offene Eingriffe; Kniegelenkoperationen stärkere als Hüftgelenkeingriffe; Oberbauchchirurgie ist schmerzhafter als Unterbauchchirurgie etc. Vor allem ist aber der akute postoperative Schmerz ein subjektives Erlebnis: Einzelne Patienten benötigen nach Gastrektomien keine Analgetika(!), andere nach Operation einer Leistenhernie für Tage Opioide. Selbst für standardisierte Operationen ist die interindividuelle Streubreite im Analgetikaverbrauch deutlich größer als eine Zehnerpotenz. Dieser Variation wird am ehesten das Prinzip der patientenkontrollierten Analgesie (PCA, S. 504) gerecht. Wichtige *Prädiktoren für einen erhöhten postoperativen Analgetikabedarf* sind präoperative situative Angst, sogenannte „negative Bewältigungsstrategien" („Zähne zusammenbeißen", Bagatellisieren), starke Schmerzen bzw. hoher Analgetikabedarf nach vorausgegangenen Eingriffen oder chronische Schmerzsyndrome mit analgetischer Dauertherapie (z. B.

Abb. 6.1 „Circulus vitiosus" starker postoperativer oder posttraumatischer Schmerzen. Wie die Analgesiemaßnahmen hat auch unzureichend behandelter Schmerz selbst seine „aufklärungspflichtigen Nebenwirkungen und Komplikationen" mit Einfluß auf Morbidität und Rekonvaleszenz des Patienten.

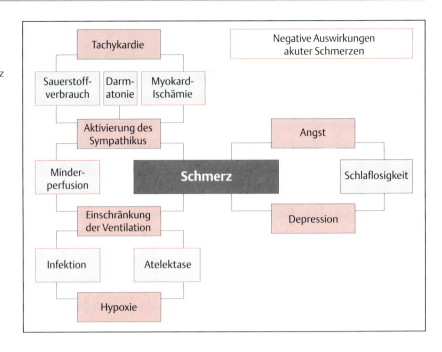

Malignome, Rückenschmerzen). Darüber hinaus haben alte Menschen im Durchschnitt weniger postoperative Schmerzen als jüngere. Einen echten Geschlechtsunterschied gibt es wohl nicht: Frauen geben nach identischen Eingriffen im Durchschnitt ähnliche Schmerzintensitäten an wie Männer und benötigen, bezogen auf das Körpergewicht, etwa gleiche Analgetikamengen.

Einfluß von Schmerz auf Morbidität und Rekonvaleszenz

Starke postoperative Schmerzen sind nicht nur subjektiv – für den Patienten – eine Belastung, sondern haben auch „objektive" ungünstige Auswirkungen auf Respiration, kardiovaskuläres System, Kreislauf, Endokrinium usw. (Abb. 6.1). Starke Schmerzen hindern den Patienten am tiefen Durchatmen und am Husten, erschweren eine suffiziente Atemgymnastik und begünstigen somit Sekretverhalt, Atelektase und Pneumonie. Starke Schmerzen hemmen auch die Darmmotilität. Eine gute Analgesie, selbst wenn sie mit Opioiden durchgeführt wird, bessert die Darmatonie! Andererseits wird an diesem Beispiel auch offenkundig, daß verschiedene Analgesieverfahren unterschiedliche Auswirkungen auf die Pathophysiologie haben. Eine Epiduralanalgesie mit Lokalanästhetika wird bezüglich der Darmmotilität signifikant mehr Vorteile bringen als die systemische Opioidanalgesie.

Gute Schmerzlinderung beschleunigt auch die Rekonvaleszenz, indem eine gut geplante postoperative Analgesie z. B. ambulante Operationen ermöglicht bzw. Patienten schneller aus Intensivüberwachungsbereichen und aus dem Krankenhaus entlassen werden können. Auch der Operationserfolg selbst kann durch ein gutes Schmerztherapiekonzept gesichert werden: Eine gute Analgesie, d. h. ein schmerzarmer, unbeeinträchtigter, kooperationsfähiger Patient, ist Voraussetzung für eine suffiziente Physiotherapie z. B. nach Kniegelenkeingriffen. Erfolgreiche Analgesiekonzepte finden so ihren Niederschlag in meßbar besserer Gelenkfunktion, vorausgesetzt, die Möglichkeiten werden effektiv genutzt und umgesetzt („multimodales Konzept").

Kernaussagen

- **Definition und Ziele**
  - Die perioperative Schmerztherapie umfaßt Prävention und Behandlung von Schmerzen vor und nach einer Operation. Dazu stehen verschiedene Verfahren zur Verfügung, die nach Wirksamkeit und Praktikabilität ausgewählt werden sollten.
- **Nozizeption bei Operation und Trauma, neuroplastische Veränderungen, präemptive Analgesie**
  - Schmerzen führen zu physiologischen Veränderungen, die möglicherweise durch eine präventive Analgesie verhindert oder gemindert werden können, mit entsprechenden Auswirkungen auf die Schmerzentstehung.
- **Variabilität postoperativer Schmerzen**
  - Subjektive und objektive Faktoren modulieren den postoperativen Analgetikabedarf. Hierzu gehören die Art eines operativen Eingriffs und Strategien zum Umgang mit Schmerzen.
- **Einfluß von Schmerz auf Morbidität und Rekonvaleszenz**
  - Eine suffiziente Analgesie beschleunigt die Rekonvaleszenz und sichert den Operationserfolg.

Therapiekonzepte

H. Wulf

Roter Faden

- **Allgemeine Richtlinien**
  - Präoperative/prophylaktische Schmerztherapie
  - Methoden zur Erfassung von Schmerzen
  - Kriterien für die Auswahl der Verfahren
  - Multimodale Konzepte
- **Systemische medikamentöse Therapie**
  - Medikamente, Effekte, Risiken
  - Standardtherapie (i. v., subkutan, oral u. a.)
  - Patientenkontrollierte Analgesie
- **Regionalanalgesie**
  - Rückenmarknahe Techniken (Epiduralanalgesie)
  - Sonstige Verfahren der Regionalanalgesie
- **Schmerztherapie in besonderen Situationen**

Allgemeine Richtlinien

Präoperative/prophylaktische/präemptive Analgesie

Bei präoperativem Schmerz (z. B. Ischämieschmerz vor Amputation) ist ein früher Beginn der Schmerztherapie, evtl. schon Tage vor der Operation, sehr sinnvoll. Dies geschieht auch unter dem Aspekt, einer Chronifizierung von Schmerzen, z. B. dem Phantomschmerz, vorzubeugen („präemptive Analgesie", Kap. 2. Für größere Extremitätenamputationen sollten daher perioperative Schmerzbehandlungskonzepte erstellt werden, die nicht nur eine Analgesie vor, während und nach der Operation gewährleisten, sondern die außerdem geeignet sind, Chronifizierung zu vermeiden.

Es gibt darüber hinaus eine Reihe von Operationen, bei denen, obwohl präoperativ kaum Schmerzen bestehen, postoperativ gehäuft chronische Schmerzprobleme resultieren. Dies trifft insbesondere für Eingriffe zu, bei denen Nervenverletzungen häufig sind, z. B. Mastektomie mit Axillaausräumung („Mastektomiesyndrom"), laparoskopische Leistenherniotomie, aber auch für Thorakotomien („Postthorakotomiesyndrom") oder Neck Dissection (Fehlhaltung infolge Muskelresektion, Nervenläsion).

Methoden zur Erfassung von Schmerzen

Auch der postoperative Schmerz ist ein subjektives Phänomen. Letztlich kann nur der Patient selbst eine valide Einschätzung geben. Obwohl für den Patienten der postoperative Schmerz stark im Vordergrund steht, ist es derzeit in über 90 % der chirurgischen Abteilungen nicht etabliert, eine regelmäßige Messung und Dokumentation der Schmerzstärke in der Patientenkurve durchzuführen, wie dies für Körpertemperatur und Herzfrequenz üblich ist. Eine fundierte Schmerztherapie wird damit erschwert, eine Qualitätsüberprüfung unmöglich.

Dabei sind für die perioperative Situation einige, im Vergleich zu den recht umfassenden Fragebögen der chronischen Schmerzbehandlung einfach und schnell anwendbare Skalen, etabliert (Abb. 6.2).

Wichtiges Kriterium ist dabei, daß Schmerzen sowohl in Ruhe als auch bei Belastung (Mobilisation, Atemgymnastik, Husten etc.) erfaßt werden.

Während die *verbalen Ratingskalen* für die frühe postoperative Phase (z. B. im Aufwachraum) geeignet sind, da auch der in seiner Vigilanz beeinträchtigte Patient diese Einschätzung in aller Regel wird äußern können, werden in der weiteren postoperativen Phase die *visuellen Analogskalen* (in Ruhe und bei Mobilisation) oder die *kombinierten Ratingskalen* eingesetzt. Diese Angaben können dann ohne großen Mehraufwand für das Pflegepersonal in der Patientenkurve dokumentiert werden. Messung der Schmerzen ist darüber hinaus die wichtigste Grundlage für Therapiealgorithmen und Stufenpläne der postoperativen Analgesie, da erst dadurch Interventionsgrenzen sinnvoll und allgemein nachvollziehbar festgelegt werden können.

Kriterien für die Auswahl der Analgesieverfahren

Bei der Auswahl des individuellen Analgesieverfahrens ist die geistige und psychische Situation des Patienten zu beachten: Ist ein Patient von Intellekt oder Vigilanz her in der Lage, eine PCA zu bedienen? Lehnt ein Patient, aus welchen Gründen auch immer, ein bestimmtes Verfahren, sei es offen oder verdeckt, ab? Ängste gegenüber bestimmten Medikamenten („Morphium") ebenso wie vor Lähmungen („Querschnitt") können hier eine Rolle spielen. Diese Ängste müssen, so sie nicht ausgeräumt werden können, respektiert werden. Zudem gibt es einzelne Patienten, die eher Schmerzen als Nebenwirkungen von Medikamenten wie Müdigkeit oder Übelkeit tolerieren.

- Bei der Wahl des Verfahrens sind der klinische Zustand, die aktuellen Beschwerden des Patienten sowie der geplante Eingriff relevant.

So sind Verfahren der Regional (Epidural-)analgesie bei Subileuszuständen eher indiziert als eine systemische Opioidtherapie. Auch eine chronische Obstipation oder bestehende Übelkeit erschweren die Anwendung von Opioiden.

Die Planung spezieller Therapieverfahren wie Regionalanalgesie oder PCA sollte schon präoperativ bei denjenigen Patienten erfolgen, bei denen starke und länger anhaltende Schmerzen zu erwarten sind. Hierzu zählen in der Regel Patienten nach:
- Amputation,
- Gastrektomie, Leberteilresektion und sonstigen größeren Oberbaucheingriffen,

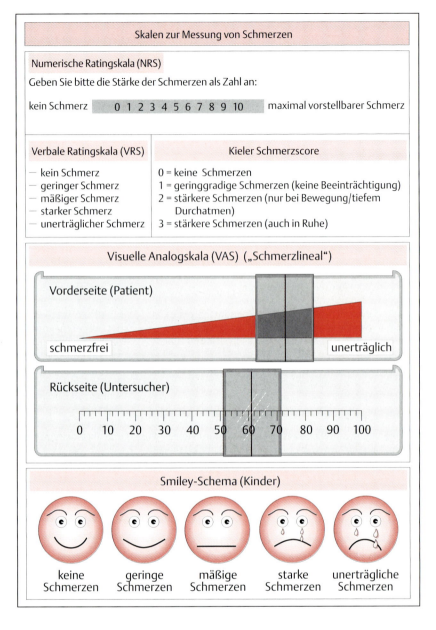

Abb. 6.2 Beispiele für Skalen zur Messung akuter Schmerzen. Numerische bzw. verbale Ratingskala (NRS bzw. VRS) und integrierte verbale Ratingskala für Schmerzen in Ruhe und bei Belastung (Kieler Schmerzscore) oben, Visuelle Analogskala (VAS) in der Mitte sowie eine Skala für Kinder (Smiley-Schema) unten.

- (lateralen) Thorakotomien,
- großen urologischen und gynäkologischen Tumoreingriffen,
- Gelenkeingriffen (Schultermobilisation, Synovektomie, Hüft-, Knie- und Schulterprothesen),
- Eingriffen mit größerer Periostverletzung (auch Metallentfernungen!)
- Operationen an den distalen Extremitäten (z. B. Vorfuß).
Vorschläge für den differenzierten Einsatz der Methoden geben Tab. 6.1 und Abb. 6.3.

Multimodale Konzepte

Gute postoperative Analgesie allein garantiert noch keineswegs, daß die ungünstige postoperative Pathophysiologie über eine Schmerzlinderung hinaus „korrigiert" wird. Analgesie kann zwar einen gewissen Einfluß auf Mortalität, Morbidität, das Operationsergebnis und die Rekonvaleszenz haben. Allein für sich genommen bleiben die potentiellen Vorteile moderner Analgesiemaßnahmen jedoch oft ungenutzt. Vielmehr müssen sie in einem multimodalen und interdisziplinären bzw. sogar multiprofessionellen Konzept für den Patienten umgesetzt werden. Dieses Konzept setzt die Kooperation des Patienten voraus, der schon vor der Operation auf die Notwendigkeit seiner Mitarbeit, insbesondere bei der Frühmobilisation, vorbereitet werden muß. Atraumatische Operationstechniken wie auch die Art des Anästhesieverfahrens können die humorale und vegetative Streßreaktion des Körpers auf das operative Trauma und damit die Morbidität vermindern. Eine suffiziente Schmerztherapie kann durchaus die Mobilisation und damit die Rekonvaleszenz des Patienten beschleunigen, auch indem sie eine effektive Physiotherapie ermöglicht. In dieses Konzept gehört auch der möglichst frühe Beginn der enteralen Ernährung, um insgesamt möglichst schnell die Homöostase wiederherzustellen (Abb. 6.4).

Tabelle 6.1 Beispiel für den differenzierten Einsatz der verschiedenen Analgesieverfahren in den operativen Fachdisziplinen. Diese Indikationsliste ist interdisziplinär abzustimmen, um den jeweiligen Besonderheiten der postoperativen Phase (Thromboembolieprophylaxe, besonders schmerzhafte Übungsbehandlung etc.) gerecht zu werden

OP/Trauma	Verfahren			
	PCA	Epiduralanalgesie	konventionelle Analgesie[1]	sonstige
Allgemeinchirurgie				
Strumektomie			+	
Thorakotomie	+	(+)		ICB, IPA
Thorakoskopie	(+)		+	ICB, IPA
Rippenserienfraktur	+	(+)		ICB, IPA
Ösophagusresektion	+	(+)[2]		
Gastrektomie, Pankreas-OP	+	+		
Offene Cholezystektomie	+			ICB
Laparoskopische Cholezystektomie			+	
Hemikolektomie	+	+		
Leberteilresektion	+	(+)		
Rektumamputation	+	(+)		
Leistenhernie			+	IIB
Gefäßchirurgie[3]				
Y-Prothese	+	(+)		
Femoraler Bypass		(+)	+	
Varizenexhairese			+	
Trauma/Orthopädie				
Hüftendoprothese	+	(+)		3-in-1-Block
Hüftfraktur	+			3-in-1-Block
Knieendoprothese	+	+		3-in-1-Block, Ischiadikusblock
Schultermobilisation			+	Plexuskatheter
Urologie				
Radikale Prostatektomie	+	(+)		
Retroperitoneale Lymphadenektomie	+			
Ileumneoblase	+	+		
Nephrektomie	+	+		
Gynäkologie				
OP nach Wertheim	(+)	+		
Pelviskopie			+	
Mammachirurgie			+	
Unterbauchlaparotomie	+	(+)		
Vaginale Hysterektomie			+	
Radikale Vulvektomie	(+)	+		
Sectio caesarea		+[4]	+	
Kinderchirurgie				
Phimose		kaudal		PWB
Leistenhernie, Orchidopexie		kaudal		IIB
Hypospadie		kaudal		

[1] Konventionell bedeutet hier: Opioide und Nichtopioide (Piritramid, Tramadol, Metamizol) i. v., oral, rektal
[2] Nicht bei geplanter postoperativer Respiratortherapie von über 8 h
[3] Epiduralanalgesie nur nach individueller Absprache bezüglich Gerinnungstherapie
[4] Primäre Indikation ist hier nicht die postoperative Analgesie
ICB = Interkostalblockade, IPA = Interpleuralanalgesie, IIB = Ilioinguinalblock, PWB = Peniswurzelblock, PCA = patientenkontrollierte Analgesie, kaudal = Kaudalblock
+ = gut geeignet, (+) = eingeschränkt geeignet

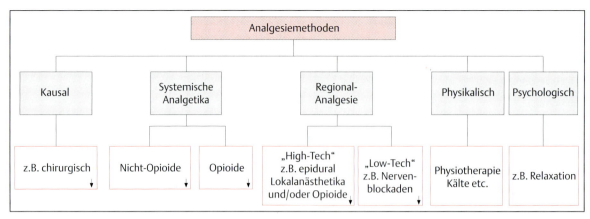

Abb. 6.3 Spektrum der Methoden zur postoperativen Analgesie.

■ Systemische medikamentöse Therapie

Medikamente, Effekte, Risiken

Hinsichtlich der Wirkungen, Nebenwirkungen, Dosierungen und Besonderheiten der verschiedenen Analgetika sei auf Kap. 2 verwiesen. Im folgenden sollen lediglich solche Aspekte der jeweiligen Analgetika betont werden, die in der postoperativen Phase besonders zu beachten sind.

■ Opioide

Für die Behandlung postoperativer Schmerzen kommen in erster Linie die potenten Substanzen zum Einsatz, wie Piritramid und Morphin, Buprenorphin sowie das schwächer wirksame Tramadol (Tab. 6.2). Zwar sind gemeinhin die Opioide auch in der postoperativen Phase die am stärksten wirksamen Analgetika. Jedoch hat auch der postoperative Schmerz unterschiedliche Ursachen, so daß in vielen Fällen erst die Kombination mit einem Nichtopioid oder einem Spasmolytikum dazu führt, daß stärkere Schmerzen mit moderaten, gut verträglichen Dosierungen von Opioiden beherrscht werden können. Die Einschätzung der *Nebenwirkungen* der Opioide in der postoperativen Phase muß gegenüber den Problemen bei der Therapie chronischer Schmerzen, z. B. Tumorschmerztherapie, anders gewichtet werden: Im Vordergrund stehen als häufige Nebenwirkungen *Übelkeit und Erbrechen*, als seltene gefährliche Nebenwirkung die *Atemdepression*. Übelkeit und Erbrechen können mit Antiemetika behandelt werden, gelegentlich führt erst der Wechsel auf ein anderes Opioid zum Erfolg. Insbesondere in der Abdominalchirurgie ist darüber hinaus der Einfluß auf die Magen-Darm-Motilität (Obstipation, Ileusgefahr) eine bedeutsame Nebenwirkung der Opioide. Toleranzentwicklung und Abhängigkeit stellen hingegen in der postoperativen Phase in aller Regel kein therapierelevantes Problem dar.

■ Nichtopioidanalgetika

Eine Übersicht gängiger Dosierungen der sog. Nichtopioidanalgetika in der postoperativen Schmerztherapie gibt Tab. 6.3. Nichtopioide werden seltener „bei Bedarf" oder „patientenkontrolliert" eingesetzt, sondern auch postoperativ nach einem festen Dosierungsschema.

Gastrointestinale Nebenwirkungen, die in der Behandlung chronischer Schmerzen mit **nichtsteroidalen Antiphlogistika (NSAID)** eine wichtige Rolle spielen, sind bei der kurzfristigen postoperativen Therapie ohne größerer Bedeutung. Dennoch sollten natürlich die Kontraindikationen (Ulkusleiden, Asthma bronchiale etc.) beachtet werden.

Eher im Vordergrund stehen die Nebenwirkungen bezüglich der *Thrombozytenfunktion* (Nachblutungen) und, vielleicht noch problematischer in der postoperativen Phase, die Gefahr der *Nierenfunktionsstörung*, insbesondere bei Risikofaktoren wie vorbestehender Nierenfunktionseinschränkung, Hypovolämie, Diuretikatherapie und hohes Lebensalter. Da diese Risikofaktoren in der perioperativen Phase bei der heutigen operativen Patientenpopulation sehr häufig anzutreffen sind, ist der generelle unreflektierte oder prophylaktische Einsatz von NSAID nicht indiziert.

Metamizol hat in der postoperativen Schmerztherapie wegen seiner guten analgetischen Wirkung und der zu-

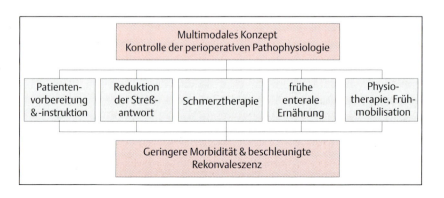

Abb. 6.4 Multimodales Konzept zur Kontrolle der perioperativen Pathophysiologie (modifiziert nach 10). Einer suffizienten Analgesie kommt dabei zwar zentrale Bedeutung zu; ohne ein Gesamtkonzept zur postoperativen Frühmobilisation und Frührestitution sind allerdings keine nennenswerten Vorteile bezüglich Morbidität und Rekonvaleszenz zu erwarten.

Tabelle 6.2 Opioidanalgetika zur akuten Schmerztherapie und mittlerer Tagesbedarf (aus [9])

Präparat	Relative Potenz (Morphin = 1,0)	maximale intravenöse Einzeldosis (mg)	übliche i. v. PCA-Einzeldosis (mg)	Mittlere Wirkungsdauer (h)	Mittlere Tagesdosis bei PCA (mg/70 kg/d)
Piritramid	0,7	7,5–15	1,5–2,5	3–6	55
Morphin	1	5–10	1–2	4	50
Tramadol	0,1	50–100	10–25	1–3	300–450
Buprenorphin	40–50	0,15–0,3	0,03	6–8	1,1
Pethidin	0,1	50–100	10	1–2	294
Fentanyl	70–100	0,05–0,1	0,03–0,04	0,3–0,5	0,8
Alfentanil	10–50	0,5–1	0,2	0,1–0,2	8,3
Sufentanil	ca. 500	0,025	0,006	0,2–0,4	0,2

Remifentanil: extrem kurz wirksam, hat sich bislang als ungeeignet zur postoperativen Analgesie erwiesen

Tabelle 6.3 Nichtopioidanalgetika zur postoperativen Schmerztherapie mit Hinweisen zur Dosierung und Applikationsform (aus [9])

Präparat	Äquipotenzdosis zu 650 mg ASS (mg)	Übliche orale (rektale) Einzeldosis	Dosierung (i. v.)	Intervall (h) bei Einzelgabe	Applikationsformen
Metamizol	500	500 mg–1 g	1,0–1,5 g (6 g/24 h)	4–6	i. v., rektal, oral
Acetylsalicyl-säure(ASS)	650	500 mg–1 g	1 g (7,2 g/24 h)	4	i. v., oral
Diclofenac	25	25–50 mg	75 mg	8	i. v., rektal, oral
Paracetamol	650	500 mg–1 g		4–6	rektal, oral
Ibuprofen	200	200–400 mg		4–6	rektal, oral
Indometacin	25	25–50(–100) mg		8–12	rektal, oral

sätzlichen spasmolytischen Komponente einen hohen Stellenwert. Bei der intravenösen Gabe sind allergische Reaktionen und Hypotension, vor allem bei schneller i. v.-Applikation, als Nebenwirkungen zu beachten. Die Agranulozytose als gefürchtete Komplikation dieses Medikaments ist im Vergleich zu den weit häufigeren Nebenwirkungen der anderen nichtsteroidalen Antiphlogistika extrem selten. Dennoch ist bei mehrtägiger Therapie auch in der postoperativen Phase eine Kontrolle der Leukozytenzahl angezeigt. Insgesamt ist Metamizol gerade in Anbetracht der Risikofaktoren der postoperativen Phase jedoch ein überdurchschnittlich gut verträgliches Analgetikum.

Paracetamol hat im Vergleich zu den bislang aufgeführten Substanzen eine vergleichsweise geringe analgetische Potenz. Trotzdem ist es eines der meistgebrauchten Medikamente zur postoperativen Analgesie, insbesondere für Kinder. Zu beachten bleibt jedoch, daß die therapeutische Breite dieser Substanz hinsichtlich der Leberschädigung nicht besonders groß ist und daher die Maximaldosierung sehr sorgfältig an Alter, Körpergewicht und Leberfunktionszustand angepaßt werden muß.

Standardtherapie

Die *i. v.-Injektion* oder *-Infusion* ist wegen des schnellen und zuverlässigen Wirkungseintritts der bevorzugte Applikationsweg in der frühen postoperativen Phase. Eine Alternative ist die subkutane, nicht jedoch die intramuskuläre Injektion, die durch langsame und unzuverlässige Resorption sowie durch potentielle Injektionsschäden belastet ist.

Nach Normalisierung der gastrointestinalen Motilität ist die orale Analgetikagabe Standard. Unter Inkaufnahme des relativ langsamen Wirkungseintritts kann auch zuvor schon die rektale Applikation als Alternative genutzt werden (Abb. 6.5).

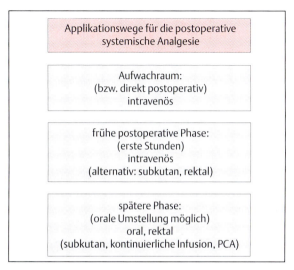

Abb. 6.5 Bevorzugte Applikationswege für die postoperative Analgesie.

Tabelle 6.4 Voraussetzungen für PCA auf Allgemeinstation

- Diskontinuierliches Monitoring von Vigilanz und Atmung
- Obligatorisch Dosislimitierungen
- Schriftliche Therapieanweisungen für den Einzelfall (Dosis, Limits)
- Schriftliche Algorithmen für Therapie und Nebenwirkungen
- In der Initialphase und bei besonderem Risiko besondere Überwachungsbedingungen (z. B. Aufwachraum, Frischoperiertenzimmer, Pulsoxymetrie)
- Initial häufige, später mindestens einmal tägliche Visite durch den zuständigen Arzt
- Umprogrammierung nur durch PCA-erfahrene Ärzte
- Okklusionsschutz, Rückschlagventil
- Eindeutige Verantwortung für die PCA und die gesamte Schmerztherapie in einer Hand (cave: Interferenz mit anderen Maßnahmen!)

Patientenkontrollierte Analgesie (PCA)

Die PCA ist derzeit der „Goldstandard" der postoperativen Schmerztherapie.

Die Technik erlaubt eine individuelle Titration des Analgetikabedarfs. Nebenwirkungen sind seltener als bei konventionellen Verfahren, insbesondere dann, wenn auf kontinuierliche (Basal-, Hintergrund-)Infusion verzichtet wird.

Dennoch bedarf es eines gewissen technischen und organisatorischen Aufwands, um die PCA sicher und effizient auch auf Normalstationen durchzuführen (Tab. 6.4).

■ Definition

Definition: Der Begriff der patientenkontrollierten Analgesie (PCA) beschreibt zunächst ein Prinzip. Es wird hierbei dem Patienten überlassen, die Dosierungsintervalle für die Einnahme oder Injektion eines vom Arzt festgelegten Medikaments innerhalb bestimmter Grenzen selbst zu bestimmen.

Die PCA ist demnach weder an Geräte noch an bestimmte Applikationsformen gebunden. So kann man beispielsweise eine orale PCA durchführen, indem man dem kooperativen Patienten eine bestimmte Menge vorbereiteter Tabletten an das Krankenbett stellt und ihm freistellt, wann er eine vorbestimmte Menge einnimmt. In den meisten Fällen wird man wegen der raschen Anschlagzeit auf die intravenöse Zufuhr zurückgreifen. Hierfür stehen Spritzenpumpen zur Verfügung, die eine an den Einzelfall adaptierte Programmierung erlauben. Diese Geräte sollten bei Anwendung auf Allgemeinstationen hinsichtlich Hard- und Software bestimmten Mindestanforderungen genügen (9).

■ Indikation

Der Hauptvorteil des PCA-Prinzips ist die Möglichkeit, die Dosis auf den tatsächlichen Bedarf des einzelnen Patienten abzustellen (Abb. 6.6).

Daher empfiehlt sich ihr Einsatz als Alternative zur Regionalanalgesie nach Eingriffen oder Traumata, bei denen erfahrungsgemäß ein hoher, jedoch interindividuell schwankender Analgetikabedarf besteht (Tab. 6.1):

- größere abdominelle und thorakale Eingriffe speziell in der Onkologie, Gelenk- und andere Operationen mit Verletzung des Periosts, Verbrennungen,
- Konstellationen, bei denen wiederholt mit schmerzhaften Interventionen zu rechnen ist (Mobilisation, Verbandswechsel u. a.),
- intermittierend schmerzhafte Erkrankungen mit wechselnd hohem Analgetikabedarf (z. B. Angina pectoris, Pankreatitis, passagere Schmerzsyndrome wie Mukositis nach Bestrahlung),
- postoperativ auch bei vergleichsweise kleineren oder mittleren Eingriffen bei Patienten, bei denen anamnestisch Hinweise auf einen erhöhten Schmerzmittelbedarf bestehen (z. B. chronische Schmerzsyndrome wie Migräne, Analgetikakonsum).

Eine *Altersgrenze* besteht nicht, entscheidend ist die Kooperationsfähigkeit. Bei Kindern sind im Einzelfall erfolgreiche Anwendungen ab einem Alter von 4 Jahren beschrieben. Auch der Einsatz der *eltern*kontrollierten Analgesie, d. h. Injektionen werden auf Knopfdruck durch die Eltern oder autorisierte Begleitpersonen ausgelöst, kann in bestimmten Situationen sehr günstig sein, sofern zu Beginn eine ausreichende Einweisung erfolgt. Andererseits ist dieses Verfahren der „PCA" (= *parent*-controlled analgesia) oder „NCA" (*nurse*-controlled analgesia) nicht ganz ungefährlich, da die eigentliche Sicherheitsphilosophie – der Patient kann nur so lange das Medikament applizieren, wie seine Vigilanz dafür ausreicht – außer Kraft gesetzt ist. Nicht immer können Eltern im situativen Streß der postoperativen Phase adäquat die PCA bedienen.

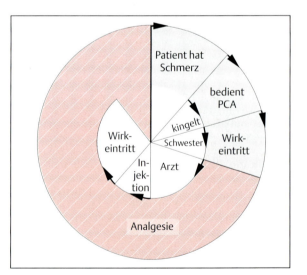

Abb. 6.6 Unterschiede zwischen herkömmlicher (innen) und patientenkontrollierter Analgesie (PCA) (außen). Das Zeitintervall von der Schmerzwahrnehmung des Patienten bis zum Wirkeintritt beträgt bei intravenöser PCA wenige Minuten; bei konventioneller Therapie vergeht oft eine Stunde, bis die Pflegekraft vom Patienten informiert und schließlich das vom Arzt – oft erst nach Rückfrage – verordnete Medikament intramuskulär appliziert und schließlich resorbiert ist.

Tabelle 6.5 Begriffe zur Programmierung von PCA-Pumpen

Begriff	Definition
Loadingdosis	Initiale Dosis. Sie soll durch intravenöse Titration „per Hand" erfolgen.
Bolusgröße	Menge, die bei einer Einzelapplikation verabfolgt wird. Bei „opioidnaiven" Patienten Beginn mit einem niedrigen Bolus (z. B. 2 mg Piritramid). Je höher die Bolusdosis, desto höher ist auch das Risiko von Atemdepressionen.
Sperrintervall („lock-out time")	Frist bis zur Freigabe des nächsten Bolus. Prinzip der i. v. PCA sind kurze Sperrintervalle (5 – 10 min). Nicht durch zu lange Sperrintervalle die Gesamtdosis begrenzen! Die individuelle Dosierung erfolgt in der Akutschmerztherapie über häufige Gaben, nicht über hohe Einzeldosen.
Basalrate	Gleichzeitige Dauerinfusion neben den angeforderten Boli. Auf allgemeinen Pflegestationen als Routine bei der i.-v.-PCA obsolet (Atemdepression!)
Dosislimit	Alarm, wenn innerhalb einer Zeitfrist eine Dosisgrenze erreicht wird. Durch die Dosislimitierung soll nicht in erster Linie eine generelle Beschränkung der Dosis festgelegt werden, sondern die Aufmerksamkeit automatisch auf einen unerwartet hohen Bedarf gelenkt werden.
Bolusgeschwindigkeit	Injektionsgeschwindigkeit des Einzelbolus. Langsamere Bolusgeschwindigkeiten zögern zwar den Wirkeintritt ein wenig hinaus, reduzieren aber Nebenwirkungen wie Übelkeit.

Risiken und Nebenwirkungen der PCA mit Opioiden

Alle bekannten Komplikationen, Risiken und Kontraindikationen der Opioidtherapie gelten auch für die PCA!

Häufigste Nebenwirkungen der Opioid-PCA sind *Übelkeit und Erbrechen*. Die *Atemdepression* ist die gefährlichste Komplikation jeder Opioidtherapie, auch bei der PCA. Behandlungsbedürftige Atemdepressionen und hypoxämische Episoden sind unter der PCA allerdings seltener als unter konventioneller Opioidtherapie. Störungen der Vigilanz sind die wichtigsten Frühsymptome, die Überwachung der Vigilanz ist daher wichtigstes Monitoring des Patienten unter PCA. Die Inzidenz von bedrohlichen Atemdepressionen beträgt bei der PCA mit hochwirksamen Opioiden 0,4 %, so daß alle Beteiligten in der Prävention, der Diagnostik und Therapie der Überdosierung geschult sein müssen. Medikamente und Hilfsmittel zur Reanimation und Beatmung müssen erreichbar, Alarmierungsketten müssen allen bekannt sei. Patienten mit bekannter respiratorischer Insuffizienz, Schlafapnoe und unklaren neurologischen Erkrankungen mit möglichen Auswirkungen auf die Bewußtseinslage sollten eine PCA nur bei kontinuierlicher Überwachung erhalten.

Voraussetzungen einer PCA mit Opioiden, Begriffe zur Programmierung sowie Beispiele für häufig genutzte Substanzen sind in Tab. 6.2 (S. 503) und 6.5 zusammengefaßt.

Wahl des Medikamentes

Positive Erfahrungen mit einer PCA liegen für nahezu alle bekannten Opioide vor (Tab. 6.2). In der Praxis ist es wichtig, sich auf ein oder maximal zwei Medikamente zu beschränken, mit denen alle beteiligten Ärzte und das Pflegepersonal ausreichende Erfahrungen haben. Auf allgemeinen Pflegestationen hat sich die PCA mit relativ kurz wirksamen Opioiden wie Fentanyl, Sufentanil, Alfentanil oder gar Remifentanil nicht durchgesetzt. Am weitesten verbreitet sind im deutschsprachigen Raum Piritramid, Morphin und Tramadol.

- Cave relative Überdosierung des Opioides.

Die begleitende Gabe von oralen oder intravenösen Zusatzmedikamenten (z. B. Metamizol, nichtsteroidalen Antiphlogistika, Clonidin) entweder in der PCA-Infusionspumpe oder als zweite (Schwerkraft-)Infusion ist oft anzuraten, um die Opioiddosis zu reduzieren (Tab. 6.6). Auch die simultane Gabe von Antiemetika ist sinnvoll, wobei allerdings die Auswirkungen auf die Vigilanz zu bedenken sind.

Andere Anwendungsformen der PCA

Neben der intravenösen sind auch die *subkutane* und die *epidurale PCA* (PCEA) beschrieben (Abb. 6.7). Probleme bestehen allerdings z. B. durch die sehr viel langsameren An-

Tabelle 6.6 Opioideinsparungen durch Nichtopioide (gemessen am i. v. PCA-Verbrauch postoperativ[1])

Medikament(e)	orthopädische Eingriffe	endoskopische Abdominal-OP
Diflunisal	−60 %	
Naproxen	−46 %	
Diclofenac	−44 %	
Azapropazon	−42 %	
Kombination Diclofenac/Azapropazon	−60 %	
Metamizol	−20 %	−67 %
Kombination Metamizol/Diclofenac	−73 %	−33 %

[1] Persönliche Mitteilung P. Steffen, Ulm

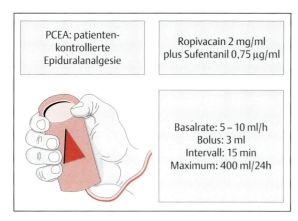

Abb. 6.7 Beispiel für die Dosierung (Programmierung) bei patientenkontrollierter Analgesie über einen Epiduralkatheter (PCEA) mit einer Kombination von Lokalanästhetikum (Ropivacain) und Opioid (Sufentanil).

Tabelle 6.7 Dosierungen bei postoperativer Epiduralanalgesie

Medikament	Bolusdosis	Kontinuierliche Gabe
Opioide		
Morphin	2–4 mg	0,2–0,4 mg/h[1]
Fentanyl	25–100 µg	25–50 µg/h
Sufentanil	25–50 µg	10–20 µg/h
Lokalanästhetika		
Bupivacain	12,5–25 mg	5–25 mg/h
Ropivacain	10–20 mg	8–30 mg/h

[1] Cave Atemdepression bei kontinuierlicher Applikation

schlagzeiten (längere Sperrfristen!). Nebenwirkungen wie die Hypotension durch epidural applizierte Lokalanästhetika sind für den Patienten nicht in gleicher Weise spürbar wie die Vigilanzminderung durch Opioide und führen nicht automatisch zur Therapiebegrenzung.

Regionalanalgesie

Rückenmarknahe Verfahren

Argumente für den Einsatz von Spinal- oder Epiduralanästhesie zur *Operation* (Regional*anästhesie*) sind im Vergleich zur Allgemeinanästhesie die geringere Einschränkung der Vigilanz, die Vermeidung typischer Nebenwirkungen der Allgemeinanästhesie (Übelkeit u. a.), der nur langsam abklingende Effekt (erwünscht für die initiale postoperative Analgesie), die Minderung von Streßantwort, Immunsuppression und myokardialem O_2-Verbrauch, der geringere Blutverlust, die geringere Thromboembolierate, die geringeren Kosten und die bessere Verträglichkeit insbesondere für kardiopulmonale Risikopatienten.

Für die *postoperative Phase* (Regional*analgesie*) werden folgende *Vorteile* gegenüber einer systemischen Opioidtherapie angeführt: frühzeitigere Erholung der Darmfunktion (Ileusprophylaxe), Reduktion postoperativer pulmonaler Komplikationen, geringere Inzidenz von Myokardischämien, effizientere postoperative Übungsbehandlung (z. B. Gelenkfunktion), Vermeidung von Phantomschmerzen (s. o.), geringere Reverschluß- und Amputationsrate nach gefäßchirurgischen Operationen sowie allgemein ein niedrigeres Thromboembolierisiko.

Argumente gegen den Einsatz dieser Verfahren sind der vergleichsweise hohe technische und personelle Aufwand, die erforderliche intensivere Ausbildung des Personals, Kontraindikationen seitens des Patienten (Gerinnungsstörungen, schwere lokale oder systemische Infektionen, ausgeprägte Immunsuppression, aber auch Ablehnung des Verfahrens durch den Patienten).

Zusammengefaßt leiten sich daraus die typischen *Indikationen* für rückenmarknahe Katheterverfahren ab:
– schmerzhafte postoperative Übungsbehandlung (Mobilisation auf der Motorschiene),
– Einschränkung der postoperativen Atemfunktion nach Thorakotomie oder große Oberbauchchirurgie (vor allem bei Patienten mit besonderen Risikofaktoren wie chronisch-obstruktiven Lungenerkrankungen),
– periphere Vasodilatation und Perfusionsverbesserung bei arterieller Verschlußkrankheit,
– Prophylaxe chronischer Schmerzsyndrome (z. B. bei Amputation von größeren Gliedmaßen),
– Verkürzung der Dauer einer Magen-Darm-Atonie (also potentiell bei allen Operationen mit Anastomosen im Gastrointestinaltrakt).

Die postoperative Epiduralanalgesie kann kontinuierlich (Ausnahme: Applikation von Morphin sollte nur bolusweise intermittierend erfolgen!) und/oder mittels Bolusapplikation durchgeführt werden (Tab. 6.7). Auch bei epiduraler Technik kann die Applikation patientenkontrolliert (PCEA) erfolgen (s. o.).

Nebenwirkungen bei Einsatz epiduraler *Lokalanästhetika* sind Hypotension, motorische Beeinträchtigungen und sehr selten systemische Nebenwirkungen. Beim Einsatz von *Opioiden* sind die häufigsten Nebenwirkungen Übelkeit und Harnverhalt, gefolgt von Sedierung und Juckreiz. Sehr selten, aber gefürchtet, ist die Atemdepression. Diese kann vor allem bei Verwendung eines hydrophilen Opiates (z. B. Morphin) mit einer zeitlichen Latenz von über 8 h auftreten. Eine Zulassung für den Einsatz in der postoperativen Schmerztherapie im Rahmen eines rückenmarknahen Verfahrens besteht z. Zt. einzig für Sufentanil. Spinale Hämatome oder Abszesse sind extrem selten.

Zur *Vermeidung störender motorischer Beeinträchtigungen* unter der epiduralen Analgesie werden im wesentlichen folgende Konzepte eingesetzt:
– kontinuierliche Infusion des Lokalanästhetikums mit bedarfsadaptierter individueller Anpassung der Infusionsgeschwindigkeit bzw. -menge (ggf. supplementiert durch zusätzliche Boli bzw. PCEA) statt repetitiver Injektionen,
– Einsatz von Lokalanästhetika mit differentialblockierenden Eigenschaften, d. h. möglichst ausgeprägte Blockade der schmerzleitenden Aδ- und C-Fasern bei geringer Beeinträchtigung der für die motorische Funktion bedeutsamen Aα- bzw. Aγ-Fasern (z. B. Bupivacain, Ropivacain),
– Verwendung möglichst niedriger Konzentrationen des Lokalanästhetikums (z. B. Bupivacain 0,125 %ig; Ropivacain 0,2 %ig oder geringer),
– Kombination von Lokalanästhetika mit Opioiden (z. B.

Sufentanil 0,75 µg/ml) und/oder Koanalgetika (z. B. Clonidin als Alpha-2-Agonist).

- Wichtigste Grundregel der Regionalanalgesie ist es, den Epiduralkatheter bevorzugt im korrekten Segment (Dermatom) zu plazieren, d. h. ggf. auch thorakal. So können Störungen der Sensibilität und motorische Schwäche am wirksamsten verhindert werden.

Die **kontinuierliche Spinalanästhesie/-analgesie (CSA)** ist gegenwärtig noch kein allgemein etabliertes Verfahren. Bei Einsatz von „Mikrokathetern" und schwach neurotoxischen Lokalanästhetikapräparaten wie 5% Lidocain hyperbar sind, vermutlich durch zu geringe Durchmischung und wiederholte Injektion an identischer Stelle, Caudaequina-Syndrome beschrieben worden. Weitere Komplikationen sind postspinaler Kopfschmerz und Liquorfisteln inklusive der damit verbundenen Infektionsgefahr, sowie substanzspezifische Nebenwirkungen bei Anwendung von Lokalanästhetika (motorische und vegetative Nervenblockade) bzw. Opioiden (Miktionsstörungen, Übelkeit, Pruritus, Vigilanz- und Atemdepression). Die CSA hat gegenüber der Epiduralanalgesie theoretisch den Vorteil der geringeren Lokalanästhetikumdosis, der größeren Zuverlässigkeit und des schnelleren Wirkungseintritts. In der klinischen Praxis sind im Vergleich aber keine eindeutigen Vorteile erkennbar geworden. Bei der **CSE (kombinierte Spinal-Epidural-Anästhesie/Analgesie)** werden intraoperativ die Vorteile der Spinalanästhesie (s. o.) genutzt. Postoperativ wird dann eine Katheter-Epiduralanalgesie durchgeführt. Vorbehalte gegenüber dieser kombinierten Technik resultieren aus der Furcht vor postspinalem Kopfschmerz als zusätzliche Nebenwirkung. Ein Übertritt von epidural appliziertem Opioid bzw. Lokalanästhetikum über die für die Spinalanästhesie gesetzte Perforation der Dura ist möglich, die klinische Relevanz ungeklärt.

Sonstige Verfahren der Regionalanalgesie

- Periphere Nervenblockaden sind zumeist einfach durchzuführen, sehr effizient und nebenwirkungsarm.

Wirkungsvoll ist schon die schlichte *Wundinfiltration* (vor Schnitt oder am Operationsende vom Chirurgen ausgeführt), vor allem, wenn sie mit einem langwirkenden Lokalanästhetikum (Bupivacain, Ropivacain) durchgeführt wird. Diese Infiltrationsanästhesie überbrückt oft die entscheidenden ersten postoperativen Stunden und sollte sinnvollerweise prophylaktisch eingesetzt werden.

Andere gebräuchliche Regionalanästhesietechniken für die postoperative Analgesie sind die *Blockaden des interskalenären Plexus, des Plexus brachialis, 3-in-1-Block, Interkostalblockaden, Ilioinguinalblock und Hand- oder Fußblock und Peniswurzelblock*. Auch bei den peripheren „Blockaden" soll in der postoperativen Analgesie naturgemäß keine eigentliche (motorische) Blockade resultieren, sondern eine Ausschaltung schmerzleitender Bahnen möglichst ohne motorische Beeinträchtigung. Daher werden hierfür üblicherweise Lokalanästhetika in niedriger Konzentration bzw. Dosierung gebraucht (Tab. 6.**8**).

Es kommen sowohl Single-Shot-Verfahren (z. B. Peniswurzelblock, Interkostalblock, Ilioinguinalblock) als auch Kathetertechniken, die eine kontinuierliche Analgesie ermöglichen, zur Anwendung.

Blockade des Plexus brachialis

Indikationen

- Analgesie im Bereich der Schulter, des Armes und der Hand, insbesondere bei schmerzhafter Mobilisation von Gelenken, auch bei Amputationen (Phantomschmerzprophylaxe!),
- Perfusionsverbesserung nach Replantation,
- sonstige nicht-operative Schmerzen, z. B. Erfrierungen, sympathischer Reflexdystrophie, nach akzidenteller intraarterieller Injektion.

Tabelle 6.**8** Dosierungs- und Indikationsvorschläge für periphere Nervenblockade zur postoperativen/posttraumatischen Analgesie

Blockade	Initialer Bolus	Kontinuierliche[1] Applikation	Intermittierende[2] Applikation	Indikation
Plexus brachialis/ lumbalis	Bupivacain 0,25%[3] oder Ropivacain 0,2%, 20–30 ml	Bupivacain 0,125–0,25%, 6–10 ml/h	Bupivacain 0,25%, 30 ml alle 4–6 h	Extremitätenoperationen einschließlich Schulter, Amputationen, Replantationen
Interpleurale Analgesie	Bupivacain 0,25(–0,5)%, 20–30 ml		Bupivacain 0,25%, 30 ml alle 4–6 h	Rippen(serien)fraktur, Oberbaucheingriff (?), Thorax(wand)-OP
Interkostalblockade	Bupivacain 0,5% 3–5 ml/Nerv, maximal 2 mg/kgKG		Wiederholung alle 6–10 h	siehe Interpleuralanalgesie
Hand-/Fußblock, Peniswurzelblock, Ilioinguinalblock	Bupivacain 0,25–0,5%, bis maximal 2 mg/kg		Wiederholung nach 4–8 h	Hand-/Fußchirurgie (z. B. Hallux-OP), Phimose, Leistenhernie, Hydrozele

[1] Bei kontinuierlicher Technik Lokalanästhetika ohne Vasokonstriktor benutzen
[2] Als Höchstdosierung bezüglich systemischer Nebenwirkungen gilt für Bupivacain eine Dosis von bis zu 30 mg/h für normalgewichtige organgesunde Erwachsene (entspricht ca. 600 mg/die)
[3] Statt Bupivacain kann auch Ropivacain (Naropin®), 2 mg/ml (= 0,2%) eingesetzt werden.

Blockade des Plexus lumbalis, inguinaler Zugang (3-in-1-Block)

Indikationen

- Analgesie nach Hüft- und Knieoperationen (insbesondere bei Frühmobilisation),
- Oberschenkel- und hüftnahe Beckenfrakturen (im Idealfall schon bei Aufnahme, noch vor der Lagerung auf OP- oder Röntgentisch).

Interpleuralanalgesie

Die Interpleuralanalgesie, ob als Single Shot oder als Kathetertechnik, wird hinsichtlich der Indikation oft kontrovers beurteilt.

Indikationen

- Analgesie nach Thoraxeingriffen (kontroverse Beurteilung der Effektivität, häufig zusätzlich systemische Analgetika notwendig, aber: "opioidsparend", "risikoarm" [s.o.]),
- unilaterale Rippenfrakturen (gut wirksam, aber bei Hämatopneumothorax kein sicherer Analgesieeffekt).

Interkostalblockade

Indikationen

- Thorakotomie,
- Oberbaucheingriffe,
- Rippenfrakturen,
- Sternumfrakturen,
- Mastektomie.

Besonders günstige Effekte haben Interkostalblockaden bei isolierten segmentalen Schmerzen (vor allem durch Thoraxdrainagen).

Schmerztherapie in besonderen Situationen

Schwangerschaft und Stillperiode

Während der **Frühschwangerschaft** gelten viele der Nichtopioidanalgetika wegen ihres teratogenen Potentials als problematisch (Prinzip: möglichst selten, möglichst wenig, möglichst kurz). Hingegen sind für *Opioide* und *Lokalanästhetika* bei kurzfristiger Anwendung keine ungünstigen Effekte beschrieben.

- ASS, Indometacin etc. sollten wegen des Blutungsrisikos und der Gefahr eines vorzeitigen Verschlusses des Ductus Botalli auch in der Phase unmittelbar vor der Entbindung nicht eingesetzt werden.

Für die meisten Analgetika ist nicht ausreichend untersucht, in welchem Ausmaß und mit welchem Zeitverlauf sie in die **Muttermilch** übertreten. Die klinische Erfahrung zeigt jedoch, daß die Menge an Opioiden, Nichtopioiden und Lokalanästhetika, die über die Muttermilch aufgenommen werden, offenkundig vom reifen, gesunden Säugling in aller Regel gut vertragen wird. Lediglich Pethidin gilt als ungünstig, ASS auch in der Stillperiode als kontraindiziert.

Kinder

Bei Kleinkindern ist die Erfassung von Schmerzen mit Scores und Skalen der Erwachsenenmedizin (Abb. 6.**2**, S. 500) oft nicht möglich. Hier kommt der Fremdbeobachtung durch Eltern, Pflegepersonal und Ärzte daher größere Bedeutung zu. Dennoch sind Probleme durch Angst oder Durst oft schwer von Schmerzäußerungen abzugrenzen.

Bei vielen kinderchirurgischen Eingriffen besteht lediglich in den ersten Stunden nach der OP ein nennenswerter Schmerz, der durch eine *Regionalanästhesie nach Narkoseeinleitung* oft ausgezeichnet überbrückt werden kann. Beispiele sind der Ilioinguinalisblock oder die Kaudalanalgesie vor „Badehosenchirurgie" (Leistenhernien, Orchidopexie) oder der Peniswurzelblock bei Phimosen-Operationen.

Standard für die *systemische Behandlung* ist oft Paracetamol in Einzeldosen von ca. 10–15 mg/kgKG bzw. Suppositorien à 125 mg (Säuglinge), 250 mg (3.–5. Lebensjahr), 500 mg (6.–10. Lebensjahr) maximal drei- bis viermal am Tag.

- Cave: Bei Paracetamol-Überdosierung besteht die Gefahr des akuten schweren Leberversagens.

Paracetamol-Zäpfchen können auch prophylaktisch nach der Narkoseein- oder vor Ausleitung appliziert werden. In der nächsten Stufe erfolgt auch bei Kindern die orale Therapie mit einem Opioid, z. B. Tramadol in einer Dosierung von 0,7 mg/kgKG. Ist dies nicht ausreichend, wird i. v. mit Piritramid bzw. Morphin titriert, ggf. per PCA (s. o.).

Drogenabhängige

Ein Drogenentzug sollte in der Regel nicht direkt postoperativ versucht werden. Generell gilt, daß Süchtige ihre Opioide als Substitution (z. B. Methadon) weiter erhalten und, falls erforderlich, zusätzliche Analgetika zur Schmerztherapie. Muß postoperativ auf eine parenterale Therapie umgestellt werden, so gilt als Orientierung, daß 1 mg L-Methadon oral etwa 1–1,5 mg Piritramid parenteral entspricht. Partielle Antagonisten wie Buprenorphin können einen Entzug hervorrufen und gelten daher als ungeeignet.

- Wenn möglich, sollten bei diesen Patienten Verfahren der Regionalanästhesie vorgezogen werden. Das gilt auch bei ehemaligen Drogenkonsumenten.

Ob der Einsatz der PCA generell empfehlenswert ist, wird kontrovers beurteilt. Zu bedenken ist auch stets das hohe Risiko einer unbekannten Polytoxikomanie (Amphetamine, Benzodiazepine etc.).

Zur *systemischen Schmerztherapie* kann Metamizol oder Paracetamol zu einem tolerablen Ergebnis führen. Sollten bei starken Schmerzen Opioide notwendig werden, so sind sie möglichst kontinuierlich zu geben, um Wirkspitzen zu umgehen. Auch der postoperative Analgetikabedarf von Ex-Süchtigen kann nach größeren Eingriffen in den ersten Stunden außerordentlich hoch sein.

Patienten unter präoperativer Opioidtherapie

Analoges gilt für Patienten mit vorhergehender regelmäßiger Opioidtherapie (z. B. MST bei Tumorschmerzpatienten).

- Auch hier soll die präoperative Dosis beibehalten werden und zusätzlich der postoperative Schmerz nach Bedarf therapiert werden.

Falls postoperativ keine enterale Applikation möglich ist, muß für den Basisbedarf umgerechnet werden. Beispiel: Tagesdosis retardiertes Morphin (z. B. MST 180 mg): dividiert durch drei ergibt in etwa die i.v.-Menge Morphin (= 60 mg) für 24 h. In dieser Situation ist also eine PCA mit Hintergrundinfusion (= „Basalrate") sinnvoll.

Kernaussagen

Allgemeine Richtlinien
– Die postoperative Schmerzeinschätzung erfolgt, wenn möglich, durch den Patienten selbst. Dabei sollte die Schmerzstärke genau wie z. B. Puls und Körpertemperatur regelmäßig dokumentiert werden. Zunehmende Schmerzen gelten als Warnsymptom für Komplikationen.
– Operative und anästhesiologische Strategien können erheblich zur Verminderung postoperativer Schmerzen beitragen.

Systemische medikamentöse Therapie
– Basis der systemischen Schmerztherapie sind Opioide und nichtsteroidale Antipyretika, die intravenöse Applikation ist in der frühen postoperativen Phase Standard. Das effektivste Prinzip ist dabei die patientenkontrollierte Analgesie.

Regionalanalgesie
– Die Wundinfiltration mit Lokalanästhetikum kann als adjuvante prä- und intraoperative Analgesiemaßnahme genutzt werden. Die postoperative Katheter-Epiduralanalgesie ist besonders effektiv und sollte bei Eingriffen mit zu erwartenden starken postoperativen Schmerzen bereits präoperativ erwogen werden.

Schmerztherapie in besonderen Situationen
– In der Schwangerschaft und Stillperiode, bei Säuglingen und Kleinkindern, Drogenabhängigen und Patienten unter Dauerschmerztherapie sind besondere Aspekte zu beachten.

Organisation der perioperativen Schmerztherapie

H. Wulf

Roter Faden

▸ **Rechtliche Aspekte, Aufgabenteilung, interdisziplinäre Zusammenarbeit**
▸ **Akutschmerzdienst**
 – Praktische Durchführung
 – Organisationsformen
▸ **Maßnahmen zur Qualitätssicherung**

Organisationsbeispiele zeigt die Tab. 6.**9**.

▸ Rechtliche Aspekte, Aufgabenteilung, interdisziplinäre Zusammenarbeit

Unstrittig ist der Rechtsanspruch des Patienten auf eine adäquate postoperative Schmerzbehandlung. Der Patient ist über zu erwartende Schmerzen (und deren Gefahren!) und über die Möglichkeiten der Schmerztherapie (und über deren Gefahren und Alternativen) aufzuklären.

Nach den *Vereinbarungen der Berufsverbände* ist – soweit nicht anders vereinbart – auf den chirurgischen Bettenstationen der Chirurg und auf anästhesiologisch geleiteten Intensivstationen und in Aufwachräumen der Anästhesist für die postoperative Schmerztherapie zuständig. Das wachsende Problembewußtsein für den akuten postoperativen Schmerz erfordert jedoch neue Organisationsformen, die eine Herausforderung für die Zusammenarbeit von Anästhesisten, Operateuren und Pflegepersonal darstellen. Fehlende Organisationsstrukturen und die Angst vor gravierenden Nebenwirkungen und ihren juristischen Konsequenzen verhindern derzeit eine optimale Nutzung der potentiell verfügbaren Analgesieverfahren. Organisatorische Verbesserungen auf diesem Sektor dürften daher besonders erfolgversprechend sein.

Zunächst einmal gilt, daß die überwiegende Mehrzahl der Patienten durch optimierten Einsatz konventioneller Analgesiemethoden zufriedenstellend behandelt werden können. Interdisziplinär vereinbarte, schriftlich niedergelegte Standards für häufige Operationen und Traumata sind daher ein erster essentieller Schritt (Abb. 6.8). Ein Stufenplan der Analgesie für Leistenhernien, Struma, Hüftendoprothesen etc. sollte stationsübergreifend gelten. Hierbei gilt es, sich im gesamten Haus auf möglichst wenige Medikamente (z. B. zwei Opioide) zu beschränken. Auch sollten die Standards der Überwachung und Algorithmen für Nebenwirkungen (z. B. Übelkeit oder Atemdepression) festgehalten sein. So kann für ca. 90% der Patienten eine effiziente und sichere Schmerztherapie ohne zusätzliche personelle Ressourcen gewährleistet werden.

Während für die Mehrzahl der Patienten also konventionelle Analgesiemethoden (Standards) ausreichend sind, ist bei einigen Patienten (ca. 10% eines operativen Krankengutes) ein spezielleres Analgesiekonzept notwendig, dessen effiziente und sichere Anwendung auf allgemeinen Pflegestationen gewährleistet werden muß. Wie für jede Form der interdisziplinären Kooperation müssen allerdings Absprachen zwischen den beteiligten Fachdisziplinen erfolgen, um die Zuständigkeiten und Verantwortlichkeiten klar zu regeln. Modelle zur prinzipiellen Organisation der postoperativen Schmerztherapie wurden in der Vereinbarung der Berufsverbände Deutscher Anästhesisten und Chirurgen formal vorgegeben:
– konsiliarische Tätigkeit des Anästhesisten im Einzelfall,
– Übernahme spezifischer schmerztherapeutischer Leistungen durch den Anästhesisten,
– Übernahme der gesamten Schmerztherapie durch den Anästhesisten,
– Einrichtung eines fachübergreifenden Schmerzdienstes.

Tabelle 6.**9** Organisationsbeispiele für die schmerztherapeutische Versorgung in der Klinik

Ohne Akutschmerzdienst:

Allgemeine Behandlungsstandards und Algorithmen

Konsil bei Überschreiten festgelegter Interventionsgrenzen

Mit Akutschmerzdienst:

Therapieführung auf Allgemeinstation durch „Schmerzschwester" („nurse-based")

Ärztlich besetzter Akutschmerzdienst
- gekoppelt an den Aufwachraum
- gekoppelt an die Schmerzambulanz
- gekoppelt an Intensivstation, Kreißsaal, Notarzt o. a.

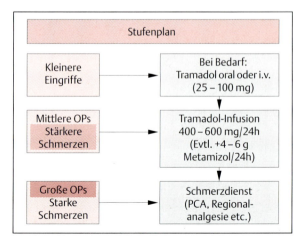

Abb. 6.**8** Beispiel für ein interdisziplinär abgestimmtes Stufenkonzept der postoperativen Schmerztherapie in der Abdominalchirurgie.

Akutschmerzdienst

- Bereits präoperativ sollte der Anästhesist, in Absprache mit den primär behandelnden Fachdisziplinen, die spätere Schmerztherapie vorbereiten und gegebenenfalls bereits intraoperativ nutzen (z. B. Epiduralanästhesie/-analgesie).

Der Patient wird präoperativ über das geplante Analgesieverfahren hinsichtlich Nutzen, Risiko und Alternativen (z. B. PCA) aufgeklärt.

Praktische Durchführung

Zum Aufgabengebiet des Arztes im *Aufwachraum* gehört der Beginn der analgetischen Therapie für alle Patienten, wobei diese in kurzen Zeitabständen individuell angepaßt (titriert) werden muß. Sowohl Effizienz als auch Verträglichkeit des primär gewählten Analgesieverfahrens können im Aufwachraum zunächst unter günstigen Überwachungsbedingungen überprüft werden. So ist gewährleistet, daß die Patienten mit einem suffizienten Analgesiekonzept auf die Allgemeinstation verlegt werden. Genaue (schriftliche!) Anweisungen für die weitere Behandlung auf Allgemeinstation sind Voraussetzung für die Weiterführung eines Analgesiekonzeptes durch das Pflegepersonal. Im Aufwachraum können darüber hinaus weitere Patienten identifiziert werden, die, obwohl präoperativ vielleicht nicht erwartet, nunmehr doch von speziellen Verfahren profitieren würden (z. B. PCA). Die organisatorische Verknüpfung von Aufwacheinheiten und Akutschmerzdienst hat sich daher sehr bewährt.

Während bei *unproblematischen Fällen* die weitere analgetische Therapie auf der Allgemeinstation den Stationsärzten obliegt, betreut der Akutschmerzdienst auch weiterhin alle Patienten mit *speziellen Therapieverfahren* (PCA, Regionalanalgesie etc.). Initial erfolgt mindestens zweimal täglich, später mindestens einmal täglich eine Visite mit Untersuchung des Patienten, Überprüfung der Effizienz, der Nebenwirkungen und der weiteren Notwendigkeit(!) der analgetischen Therapie.

Tritt bei Patienten auf Allgemeinstationen unter Standardtherapie keine hinreichende Schmerzlinderung ein, so sollte der Patient dem Akutschmerzdienst vorgestellt werden (Konsiliartätigkeit). Desgleichen hat es sich bewährt, ggf. in Kooperation mit einer Schmerzambulanz, die Prophylaxe chronischer Schmerzsyndrome nach Operation oder Trauma in den Aufgabenbereich einzubeziehen. Darüber hinaus sind Fortbildung für das Pflegepersonal und die ärztlichen Mitarbeiter der Allgemeinstationen bezüglich postoperativer Schmerztherapie weitere Aufgabe, ebenso wie Dokumentation und Qualitätssicherung.

Die notwendigen Schritte für die Einführung eines Akutschmerzdienstes zeigt die Tab. 6.**10**.

Organisationsformen

Dem Akutschmerzdienst soll ein bereits erfahrener Weiterbildungsassistent sowie möglichst auch eine speziell geschulte Pflegekraft angehören. Die Aufsichtsfunktion muß darüber hinaus kontinuierlich durch einen in der Schmerztherapie erfahrenen Facharzt gewährleistet sein.

In den meisten Fällen wurde ein solcher Akutschmerzdienst bislang anästhesiologisch besetzt. Wünschenswert ist aber zweifellos ein interdisziplinärer Ansatz, zumindest aber eine Leitung oder Aufsicht durch ein multidisziplinäres Team.

Gerade in mittleren und kleineren Kliniken wird es nur selten möglich sein, Mitarbeiter ausschließlich mit dieser Aufgabe zu betrauen. Neben der oben skizzierten Verknüpfung mit dem Aufwachraum sind andere Kompromisse denkbar, z. B. die Verknüpfung mit der Intensivtherapie, einer Kreißsaal- oder Notarztbereitschaft, der Schmerzambulanz etc. Während bei der Anbindung an den Aufwachraum insbesondere der Übergang von der unmittelbar postoperativen Phase zur Weiterbetreuung auf Station gut gelöst werden kann, bietet die Anbindung an die Schmerzambulanz Optionen für den reibungslosen Übergang der stationären in eine ambulante Weiterbetreuung zum Beispiel von Patienten nach größeren onkologischen Eingriffen.

Unstrittig ist, daß ein Akutschmerzdienst 24 Stunden rund um die Uhr, auch am Wochenende, funktionsfähig sein muß, wenn wirklich klinisch sichtbare Verbesserungen erreicht werden sollen. Hierfür eigens eine Rufbereitschaft zu etablieren, dürfte in Anbetracht der finanziellen Ressourcen für die meisten Kliniken nicht realisierbar sein. Üblicherweise wird der Akutschmerzdienst also am Wochenende vom Bereitschaftsdienst der beteiligten Fachdisziplinen wahrzunehmen sein. Dies setzt voraus, daß in ausreichender Zahl geschultes ärztliches und pflegerisches Personal ausgebildet worden ist und entsprechende strukturierte Übergaben der betreuten Patienten an den Bereitschaftsdienst erfolgen.

Andere Systeme beschränken sich vornehmlich auf „Krisenintervention", d. h. der Akutschmerzdienst wird überhaupt nur dann tätig, wenn die konventionelle analgetische Therapie nicht greift (Abb. 6.**9**). Dies setzt allerdings voraus, daß Schmerz und Effekt der Schmerztherapie als Routinemaßnahme in der Krankenkurve gemessen und dokumentiert werden und entsprechende Interventionsgrenzen festgelegt sind, bei deren Überschreiten der Akutschmerzdienst hinzugerufen wird.

Tabelle 6.**10** Schritte beim Einführen eines Akutschmerzdienstes (Acute Pain Service, APS)

1. Dokumentation des Status quo, Schmerzmessung (im Krankenblatt)
2. Absprache bezüglich Verantwortlichkeiten
3. Weiterbildung von Pflegepersonal und Ärzten
4. Festlegen von Therapie- und Überwachungsstandards
5. Rekrutierung von Personal und Material
6. Beginn auf **einer** Pflegestation mit **einem** Verfahren (z. B. PCA)
7. Ausweitung auf alle Bettenstationen einer operative Fachabteilung
8. Ausweitung auf das gesamte Krankenhaus
9. Wiederholung und ggf. Modifikation der Schritte drei und vier
10. Qualitätsmanagement

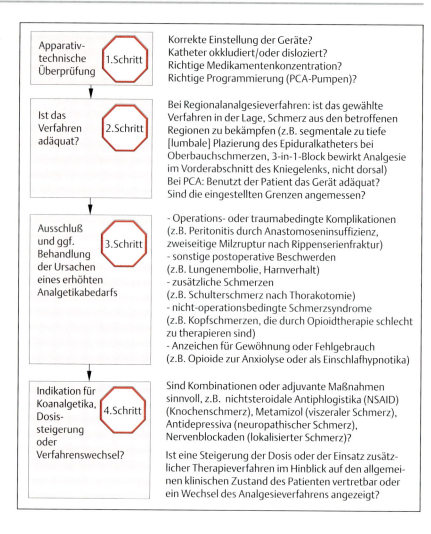

Abb. 6.9 Schrittweises Vorgehen bei Problemfällen mit unzureichender postoperativer/posttraumatischer Analgesie.

■ Maßnahmen zur Qualitätssicherung

Voraussetzung für eine Qualitätskontrolle ist die Messung und Dokumentation postoperativer Schmerzen einerseits und der Effektivität und Verträglichkeit der Analgesiemaßnahmen andererseits in der Patientenkurve.

Ein weiteres nützliches Instrument sind standardisierte, generell oder stichprobenartig (z. B. einmal pro Jahr) durchgeführte Patientenbefragungen. Bewährt aus dem Qualitätsmanagement ist auch die Erfassung sogenannter „Tracer-Operationen" (z. B. Leistenhernien, Knieendoprothesen) und die Einrichtung interdisziplinärer, multiprofessioneller Qualitätszirkel (Abb. 6.10).

Kernausagen

■ Rechtliche Aspekte, Aufgabenteilung, interdisziplinäre Zusammenarbeit
– Die postoperative Schmerzbehandlung weist derzeit noch Defizite auf, vor allem aufgrund ungenügenden Problembewußtseins, unzureichender Ausbildung und organisatorischer Defizite.

■ Akutschmerzdienst
– Die Schmerzbehandlung muß standardisiert, strukturiert und in geeigneten Organisationsformen erfolgen. Ein Akutschmerzdienst kann hier die Patientenversorgung signifikant verbessern.

■ Maßnahmen zur Qualitätssicherung
– Qualitätssicherung hilft, Defizite der perioperativen Analgesie aufzudecken. Voraussetzung für eine Qualitätskontrolle ist die Messung und Dokumentation postoperativer Schmerzen einerseits und der Effektivität und Verträglichkeit der Analgesiemaßnahmen andererseits in der Patientenkurve.

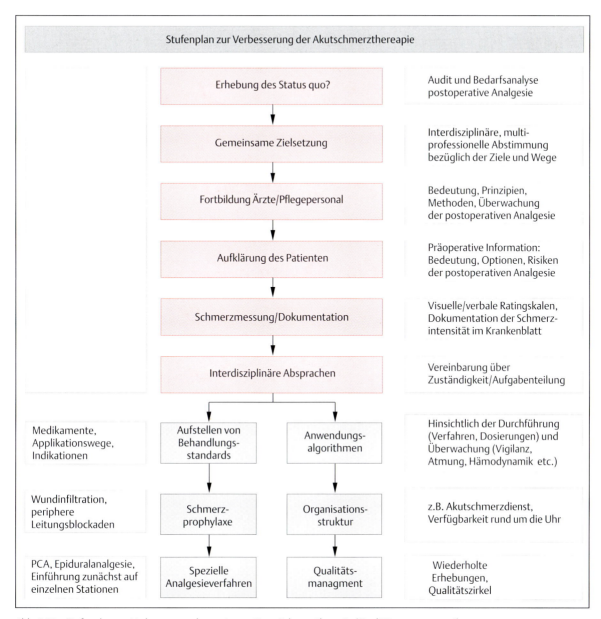

Abb. 6.**10** Stufenplan zur Verbesserung der postoperativen Schmerztherapie (Qualitätsmanagement).

Literatur

1. American Society of Anesthesiologists Task Force on Pain Management, Acute Pain Section. Practice Guidelines for Acute Pain Management in the Perioperative Setting. Anesthesiology 1995, 82: 1071–1081
2. BDA & BDC. Vereinbarung zur Organisation der postoperativen Schmerztherapie des Berufsverbandes Deutscher Anästhesisten und des Berufsverbandes der Deutschen Chirurgen. Chirurg 1992, 31: 222–236 bzw. Anästhesiol Intensivmed 1993, 34:28–30
3. Diener H Ch, Maier Ch (Hrsg.). Das Schmerztherapiebuch. U&S München 1997
4. Jage J. Schmerz nach Operationen. wvg Stuttgart 1997
5. Lehmann K (Hrsg.): Der postoperative Schmerz. Springer Berlin 1994
6. McQuay H, Moore A. An evidence-based resource for pain relief. Oxford University Press 1998
7. The Royal College of Surgeons of England and The College of Anaesthetists. Report of the Working Party on Pain After Surgery. London, HMSO 1990
8. US Department of Health and Human Services. Clinical Practice Guideline. Acute Pain Management: Operative or Medical Procedures and Trauma. AHCPR 1992
9. Wulf H, Neugebauer E, Maier C. (eds) Die Behandlung akuter perioperativer und posttraumatischer Schmerzen. Empfehlungen einer Expertenkommission im Auftrag von BDA, BDC, DGAI, DGCh und DIVS. Stuttgart: Thieme, 1997
10. Kehlet H. Multimodal approach to control postoperative pathophysiology and rehabilitation. Br. J. Anasth. 1997, 78: 606–617

Tumorassoziierter Schmerz

Malignome und Prävalenz von Schmerz ··· *515*
E. Heidemann

Systemische Therapie (Stufenplan der WHO) ··· *518*
A. Linez, J. Motsch

Regionalanästhesiologische Verfahren ··· *528*
T. Standl, H. Ohnesorge

Neuroablative Methoden ··· *535*
H. Beck

Nichtanästhesiologische Therapien ··· *538*
T. Lehnert, E. Heidemann, M. Treiber, U. Tiefenbacher, M. Wannenmacher, M. Eisenhut

Malignome und Prävalenz von Schmerz

E. Heidemann

Roter Faden

- Ergebnisse und Probleme der epidemiologischen Datenerfassung
- Mortalität, mediane Überlebenszeiten und Tumor-Schmerz-Patienten-Tage pro Jahr

Ergebnisse und Probleme der epidemiologischen Datenerfassung

Einige wesentliche Begriffe sollen hier kurz erläutert werden:
Prävalenz = Bestand an Erkrankten in der Bevölkerung an einem bestimmten Stichtag
Inzidenz = Anzahl der Neuerkrankungen/Jahr in einer definierten Population (in der Regel bezogen auf 100 000 Einwohner)
Mortalität = Zahl der jährlichen Todesfälle (durch eine Krebserkrankung)/100 000 Einwohner.

Die wesentlichen **Ziele der Krebsepidemiologie** sind:
– Häufigkeit und Sterblichkeit der verschiedenen Krebsformen zu ermitteln und mit ihrer Frequenz an anderen Orten und zu anderen Zeiten zu vergleichen
– Ursachen der Krebskrankheiten und die Mechanismen der Karzinogenese zu erforschen
– Erkrankungsrisiken bei Exposition gegenüber Umweltnoxen zu ermitteln und möglichst zu quantifizieren
– Strategien zur primären Prävention des Krebses und zur Früherkennung und Frühbehandlung bereits erkrankter Personen (sekundäre Prävention) zu entwickeln und deren Wirksamkeit zu prüfen
– Krebskranke bzw. bezüglich einer Krebserkrankung gefährdete Personen zu erfassen und in ihrem Verlauf zu verfolgen (13).

Problematisch ist die Basis der hierbei zu erstellenden Statistiken.
Prävalenzdaten werden in Deutschland (im Gegensatz zu Dänemark) überhaupt nicht erhoben, **Inzidenzdaten** können derzeit nur vom saarländischen Krebsregister für Deutschland hochgerechnet werden. Der Erfassungsgrad des Hamburger Registers ist aufgrund restriktiver Datenschutzbestimmungen in den letzten Jahren stark zurückgegangen. Das baden-württembergische Krebsregister befindet sich in verschiedenen Modellregionen im Aufbau. Das gemeinsame Krebsregister der neuen Bundesländer und Berlins, das seine Wurzeln in dem seit 1953 als nationales Krebsregister der DDR geführten Register hat, wurde durch Verwaltungsabkommen vom 31.12.1991 und ein Krebsregistersicherungsgesetz vom 21.12.1992 auf eine neue Rechtsgrundlage gestellt. Die Daten können jedoch erst nach Anonymisierung wissenschaftlich aufbereitet werden.

Inzidenzzahlen gibt es bis 1989 für den Osten, diese sind jedoch wahrscheinlich nicht repräsentativ. Nach der deutschen Wiedervereinigung im Jahre 1990 stieg die Zahl der Todesfälle mit der Angabe einer bösartigen Erkrankung als Todesursache um 13,3 % an. Dabei ist ein Defizit von Krebssterbefällen im Jahr 1990 und in den vorausgegangenen Jahren in erster Linie im älteren Altersbereich zu sehen. Dieses Phänomen ist bisher nicht vollständig aufgeklärt. Eine Deutungsmöglichkeit besteht darin, daß bei älteren Personen in der ehemaligen DDR weniger diagnostische und therapeutische Möglichkeiten zur Verfügung standen als in den jüngeren Altersgruppen bzw. im westlichen Teil Deutschlands (16).

Das **Gesetz für Krebsregister** vom 04.11.1994 (BGBl I, Seite 3351) verpflichtete alle Bundesländer, bis 1999 bevölkerungsbezogene Krebsregister einzurichten. Dennoch stehen in den meisten Ländern für die Zwecke der Krebsepidemiologie zur Zeit lediglich die Daten der amtlichen **Mortalitätsstatistik** zur Verfügung. Die Quelle hierfür sind die von den statistischen Ämtern gesammelten Zahlen der Gestorbenen nach Todesursache. Diese lieferten auch das Urmaterial für den „Krebsatlas" der Bundesrepublik Deutschland (3).

Die Krebssterblichkeit kann aber auch nur ein unvollständiges Bild der Gesamtsituation liefern.
– Durch Rückgang anderer Todesursachen (z. B. Infektionskrankheiten) steigen die übrigen Todesursachen prozentual an, was nicht gleichbedeutend mit einer absoluten Zunahme der Krebsmortalität sein muß.
– Bei verbesserten Heilungsmöglichkeiten kann sogar bei steigender Inzidenz eine rückläufige Mortalität zu beobachten sein.
– Die Angaben der Todesursachen auf den bis vor kurzem gültigen Leichenschauscheinen, die auch dem Krebsatlas zugrunde gelegt wurden, sind auch nach deren Verbesserung noch immer von eingeschränkter Aussagekraft. Wenn sich ein Arzt strikt nach dem auf dem Leichenschauschein angegebenen Beispiel richtete, konnte ein Zusammenhang zwischen der Todesursache Lungenembolie/Pneumonie und der eigentlichen Grunderkrankung Mammakarzinom verborgen bleiben.

Bei alledem ist die Mortalitätsstatistik noch immer das verläßlichste Instrument, auf das wir uns stützen können. Daher wurde sie auch den folgenden Berechnungen zugrunde gelegt.

Mortalität, mediane Überlebenszeiten und Tumor-Schmerz-Patienten-Tage pro Jahr

Ebensowenig wie Inzidenz- und Prävalenzstatistiken für Tumorerkrankungen zur Verfügung stehen, gibt es genaue Prävalenzdaten für den Tumorschmerz. Im folgenden wird daher aufgrund verschiedener – kompromißhafter – Prämissen und aufgrund der Mortalitätsdaten aus dem Krebsatlas der Bundesrepublik Deutschland (3) eine Schätzung durchgeführt.

1. Frage: Wie viele Patienten haben an einem Tag in Deutschland tumorbedingte Schmerzen (Tumorschmerzprävalenz)?

2. Frage: Wie viele Tumor-Schmerz-Patienten-Tage gibt es in Deutschland pro Jahr?

1. Prämisse: Chronischer Tumorschmerz wird vor allem bei Metastasen oder inkurablem lokoregionärem Rezidiv beobachtet.

2. Prämisse: Es ist – als Kompromiß bei nicht vorhandener Datenerfassung – realistisch anzunehmen, daß im Mittel die Hälfte der Patienten mit Metastasen oder inkurablem lokoregionärem Rezidiv täglich Schmerzen hat. Die mediane Überlebenszeit kann daher als Zeitmaß dienen. Diese Einschätzung deckt sich auch ungefähr mit einer Angabe der Eastern Cooperative Oncology Group der USA (ECOG), nach der 56% der Patienten mit fortgeschrittenen Krebserkrankungen mäßige bis starke Schmerzen in 50% der Zeit haben (5).

3. Prämisse: Nach Foley (7), Bonica (4) sowie Twycross und Fairfield (12) haben 60–90% der Krebskranken in fortgeschrittenen Stadien Schmerzen. Es kann also gefolgert werden, daß am Tag vor dem Tod (Stichtag für Prävalenz) 60–90% der verstorbenen Krebskranken Schmerzen hatten.

Tab. 7.1 gibt eine Übersicht über Lokalisationen, mediane Überlebenszeiten nach Metastasendiagnose oder Diagnose eines inkurablen lokoregionären Rezidivs, Todesfälle 1995 laut Krebsatlas, Tumor-Schmerz-Patienten-Monate pro Jahr und Tumor-Schmerz-Patienten-Tage pro Jahr. Die **Kalkulation** der letztgenannten Zahlen ergibt sich wie folgt:

– Gesamtmortalität für die einzelnen Entitäten multipliziert mit den Monaten mediane Überlebenszeit nach Metastasendiagnose bzw. inkurablem lokoregionärem Rezidiv ist etwa gleich der Zahl der Tumor-Schmerz-Patienten-Monate/Jahr.
– Gesamtmortalität für die einzelnen Entitäten multipliziert mit den Tagen mediane Überlebenszeit nach Metastasendiagnose bzw. inkurablem lokoregionärem Rezidiv ist etwa gleich der Zahl der Tumor-Schmerz-Patienten-Tage/Jahr.

Begründung:
– Chronischer Tumorschmerz wird vor allem bei Metastasen oder inkurablem lokoregionärem Rezidiv beobachtet (1. Prämisse).

Tabelle 7.1 Mortalität, mediane Überlebenszeiten und Tumor-Schmerz-Patienten-Tage/Jahr

	Mediane Überlebenszeit nach Metastasendiagnose bzw. inkurablem Rezidiv (Monate)	Todesfälle 1995 nach (3)	Tumor-Schmerz-Patienten-Monate/Jahr	Tumor-Schmerz-Patienten-Tage/Jahr
Mundhöhle und Rachen	6 (De Vita et al. 1997)	4684	28104	843120
Speiseröhre	6 (De Vita et al. 1997)	4073	24438	733140
Magen	7 (De Vita et al. 1997)	15389	107723	3231690
Darm	15 (De Vita et al. 1997)	30561	458415	13752450
Leber*	6 (De Vita et al. 1997)	3893	23358	700740
Gallenblase	6 (De Vita et al. 1997)	4947	29682	890460
Bauchspeicheldrüse	5 (De Vita et al. 1997)	11149	55745	1672350
Kehlkopf	6 (De Vita et al. 1997)	1788	10728	321840
Lunge	6 (De Vita et al. 1997)	37147	222882	6686460
Melanom	4 (De Vita et al. 1997)	2029	8116	243480
Brust	36 (De Vita et al. 1997)	18674	672264	20167920
Prostata	7 (Altwein et al. 1996)	11868	83034	2491020
Cervix uteri	48 (De Vita et al. 1997)	2207	105936	3178080
Hoden	8 (Motzer et al. 1996)	245	1960	58800
Corpus uteri	6 (Bastert et al. 1993)	2738	16428	492840
Harnblase	8 (Neuwirth et al. 1990)	6444	51552	1546560
Ovar	6 (De Vita et al. 1997)	6258	37548	1126440
Niere	18 (De Vita et al. 1997)	6612	119016	3570480
Gehirn	24 (De Vita et al. 1997)	5091	122184	3665520
Schilddrüse	9 (Williams et al. 1986, Hoie et al. 1988, Shimaoka et al. 1985)	984	8856	265680
Non-Hodgkin-Lymphom, hoch und niedrig maligne	48 (De Vita et al. 1997)	5083	243984	7319520
Morbus Hodgkin	48 (De Vita et al. 1997)	590	28320	849600
Multiples Myelom	50 (De Vita et al. 1997)	2947	147350	4420500
Leukämie	3 (De Vita et al. 1997)	6548	19644	589320
Sonstige/nicht näher bezeichnete Lokalisationen	6 (De Vita et al. 1997)	10813	129756	3892680
Insgesamt:			2757023	82710690

* Zahlen für Ostdeutschland liegen nicht vor

Tabelle 7.2 Häufigkeit von Krebserkrankungen

Gebiet	Inzidenz (gesamt)	Mortalität (gesamt)	Prävalenz (geschätzt)	Quelle
USA 1986	956 000	478 000	1 991 000	1
Weltweit 1980	7 200 000	4 900 000	15 000 000	4
Deutschland 1989/90	336 100	212 913	672 000	3

– Es ist realistisch anzunehmen, daß im Durchschnitt die Hälfte dieser Patienten täglich Schmerzen hat (2. Prämisse). Daher wird die mediane Überlebenszeit zugrunde gelegt.

Wie der Tab. 7.1 zu entnehmen ist, ergeben sich also schätzungsweise 82 710 690 Tumor-Schmerz-Patienten-Tage pro Jahr. Nach Division durch 365 Tage ergibt sich dann die Zahl der Patienten, die an einem Tag im Jahr 1995 in Deutschland einen Schmerzbehandlungsbedarf hatten: 226 605.

Tabelle 7.2 zeigt die für Deutschland 1989/90 publizierten Zahlen für Tumorinzidenz und -mortalität (3) und die daraus geschätzte Tumorprävalenz von 672 200.

Ausgehend von dieser Tumorprävalenz müßten für unsere Fragestellung zunächst alle kurativ behandelbaren Patienten abgezogen werden: etwa 45 % von den verbleibenden 55 % sind nicht alle in fortgeschrittenen Stadien, für die die Prämisse 3 gelten soll. Es ist daher gerechtfertigt, die untere Grenze, also 60 %, für die Berechnung zugrunde zu legen.

Damit ergibt sich eine Tumor-Schmerz-Prävalenz von 221 826.

Somit sind die mit 2 unterschiedlichen Methoden ermittelten Tumor-Schmerz-Prävalenzen ungefähr vergleichbar.

Kernaussagen

■ **Ergebnisse und Probleme der epidemiologischen Datenerfassung**
- Prävalenzdaten gibt es nicht, Inzidenzdaten sind bisher für Deutschland nicht erfaßt und werden hochgerechnet vom Krebsregister des Saarlandes, dem Krebsregister Hamburg und dem gemeinsamen Krebsregister der neuen Bundesländer und Berlin. Abhilfe könnte hier das Krebsregistergesetz vom 04.11.1994 schaffen mit Melderecht und Informationsverpflichtung (nur in Sachsen Meldepflicht).
- Mortalitätsdaten geben nur ein unvollständiges Bild der Gesamtsituation (bei verbesserten Heilungsmöglichkeiten kann trotz steigender Inzidenz die Mortalität rückläufig sein). Die amtliche Mortalitätsstatistik basiert auf Leichenschauscheinen, die für diese Fragestellung nicht ausreichen; sie ist auch Grundlage für den Krebsatlas von Becker und Wahrendorf.

■ **Mortalität, mediane Überlebenszeiten und Tumor-Schmerz-Patienten-Tage pro Jahr**
- Tumor-Schmerz-Prävalenz: Unter Berücksichtigung der Angabe, daß 60–90 % der Krebskranken in fortgeschrittenen Stadien Schmerzen haben, kann von den Sterbestatistiken auf eine Prävalenz von 221 826 an einem Tag in Deutschland geschlossen werden.
- Tumor-Schmerz-Patienten-Tage: Aufgrund der Annahme, daß im Durchschnitt die Hälfte aller Patienten mit Metastasen oder inkurablem lokoregionärem Rezidiv täglich Schmerzen hat, kann aus medianer Überlebenszeit und Mortalität auf die Zahl der Tumor-Schmerz-Patienten-Tage geschlossen werden.

Literatur

1. Altwein JE, Silchinger J. An assessment of maximal androgen blockade in the treatment of advanced prostatic carcinoma. Onkologie 1996; 19:302–307
2. Bastert G. Costa SD. Endometriumkarzinom. In: Seeber, S., Schütte J. (Hrsg.) Therapiekonzepte Onkologie, Springer, Heidelberg 1993; 463–481
3. Becker N, Wahrendorf J. Krebsatlas der Bundesrepublik Deutschland 1981–1990,3. Auflage Springer Verlag, Heidelberg 1998
4. Bonica JJ. Cancer Pain; In: The Management of Pain, S. 400–460, Bonica JJ. (ed.) Lea & Fiebiger, Philadelphia/London 1990
5. Cleeland CS, Gonin R, Hatfield AK. Pain and its treatment in outpatients with metastatic cancer. N Engl. J. Med. 1994; 330:592
6. De Vita VT jr, Hellman S, Rosenberg SA (Hrsg.). Cancer: Principles & Practice of Oncology. 5. Aufl. Lippincott, Philadelphia 1997
7. Foley KN. Pain syndromes in patients with cancer. In: Bonica JJ. Ventafridda V. (eds) Advances in pain research and therapy. New York: Raven Press, 1979:59
8. Hoie J, Stenwig E., Kullmann G, Lindegard M. Distant metastases in papillary thyroid cancer. Cancer 1988; 61:1–6
9. Motzer RJ. Mazwndar M, Bosl G, Bajorin DF. Amsterdam A, Vlamis V.: High-dose cisplatin, etoposide and cyclophosphamide for patients with refractory germ cell tumors: treatment results and prognostic factors for survival and toxicity. J. Clin. Oncol. 1996; 14:1098–1105
10. Neuwirth H, Haskell CM, de Kernion JB. Bladder Cancer. In: Haskell CM. Cancer Treatment. Saunders Philadelphia, 1990; S. 749–761
11. Shimaoka K. Schoenfeld DA, Dewys WD, Creech RH, De Conti R. A randomized trial of doxorubicin versus doxorubicin plus cisplatin in patients with advanced thyroid carcinoma. Cancer 1985; 56:2155–2160
12. Twycross RG, Fairfield S. Pain in far advanced cancer. Pain 1982; 14:303
13. Wagner G. Deskriptive Epidemiologie. In: Schmoll HJ, Höffken K, Possinger K (Hrsg). Kompendium Internistische Onkologie, Teil 1, Berlin, Springer Verlag 1996
14. Williams SD, Birch R., Einhorn CH. Phase II evaluation of doxorubicin plus cisplatin in advanced thyroid cancer: a South-eastern Cancer Study Group trial. Cancer Treat. Rep. 1986; 70:405–407
15. Zech DFJ, Grond S, Lynch J, Hertel D, Lehmann K. Validation of World Health Organization Guidelines for cancer pain relief: a 10-year prospective study. Pain, 1995; 63:65–76
16. Ziegler H, Stegmaier C. Bevölkerungsbezogene Krebsregistrierung in Deutschland, Entwicklungstrends der häufigsten Krebslokalisationen. Onkologie 1996; 19:268–277

Systemische Therapie (Stufenplan der WHO)

A. Linez, J. Motsch

Roter Faden

- Ziele der systemischen Schmerztherapie
- Grundlagen der systemischen Schmerztherapie
- Stufenplan der WHO zur systemischen Schmerztherapie
  - Stufe I
  - Stufe II
  - Stufe III
- Vorgehen bei der ambulanten Tumorschmerztherapie
- Adjuvante Therapie
- Koanalgetika
  - Kortikosteroide
  - Antidepressiva
  - Antikonvulsiva
  - Calcitonin und Bisphosphonate
- Indikationen zur parenteralen Schmerztherapie
- Betäubungsmittelverschreibungsverordnung (BtMVV)

Ziele der systemischen Schmerztherapie

Weltweit sterben ca. 5 Millionen Menschen pro Jahr an Krebs. Im Spätstadium einer Tumorerkrankung klagen 70–80% aller Patienten über Schmerzen als Hauptsymptom (13, 18). Bei 20–50% der Patienten ist Schmerz ein Frühsymptom der Krebserkrankung und bereits bei Diagnosestellung vorhanden (3).

- Für den Beginn einer Schmerztherapie ist es unbedeutend, in welchem Tumorstadium sich ein Patient befindet. Die kausale Therapie (Operation, Bestrahlung, Chemo- oder Hormontherapie) hat immer Vorrang vor der symptomatischen Schmerzbehandlung, jedoch sollte gleichzeitig eine adäquate Analgesie angestrebt werden.

Schmerztherapeuten und Palliativmediziner haben in gut dokumentierten Studien nachweisen können, daß bei allen Patienten eine deutliche Schmerzreduktion und bei ca. 90% vollständige Schmerzfreiheit erreicht werden kann (7).

Das Ziel einer systemischen Tumorschmerztherapie ist es, Schmerzfreiheit für den Patienten zu erreichen, ohne seine Vigilanz oder Kommunikationsfähigkeit zu beeinträchtigen, so daß die Eigenständigkeit des Patienten erhalten bleibt und er lange Zeit ambulant betreut werden kann.

Durch eine adäquate Schmerztherapie sollte eine Verbesserung der Lebensqualität für den Patienten erreicht werden.

Grundlagen der systemischen Schmerztherapie

Die tragende Säule bei der Therapie malignombedingter Schmerzen ist die medikamentöse Therapie. Dabei sollten folgende **Therapieprinzipien** beachtet werden, als Orientierungsrahmen gilt dabei das Stufenschema der WHO.

- Orale Applikation der Analgetika anstreben, sofern möglich.
- Regelmäßige Gabe der Analgetika nach festem Zeitschema oder kontinuierliche Applikation.
- Kontrollierte, individuelle Anpassung der Dosis an die Schmerzintensität.
- Verordnung einer Zusatzmedikation für den Bedarfsfall („Schmerzspitzen").
- Aufklärung des Patienten über Ziele, Nebenwirkungen und Therapiealternativen. Exakte Einnahmeanleitung mitgeben.
- Regelmäßiger Kontakt zum Patienten zur Kontrolle von Wirkung und Nebenwirkungen.
- Einsatz von Koanalgetika.

Stufenplan der WHO zur systemischen Schmerztherapie

Für die medikamentöse Therapie chronischer malignombedingter Schmerzen wird von der Weltgesundheitsorganisation ein Dreistufenplan vorgeschlagen (Abb. 7.1).

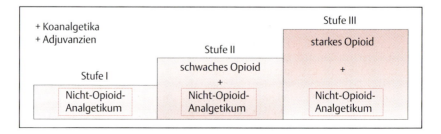

Abb. 7.1 Stufenplan der WHO zur Tumorschmerztherapie.

Stufe I

- Bei leichten bis mäßigen Schmerzen wird die orale Gabe von Nicht-Opioid-Analgetika empfohlen.

Metamizol und Paracetamol produzieren durch Hemmung der Prostaglandinsynthese im peripheren sowie zentralen Nervensystem analgetische und antipyretische Effekte. Azetylsalizylsäure und Antiphlogistika hemmen zusätzlich die Prostaglandinsynthese im entzündeten Gewebe und anderen Organsystemen, wodurch deren analgetische und antiphlogistische Wirkungen erklärt werden können (Tab. 7.**3**, 7.**4**).

Azetylsalizylsäure gilt als Referenzsubstanz bei den Nichtopioiden. Das liegt unter anderem daran, daß sie weltweit im Handel verfügbar ist. Während bei kurzfristiger Gabe selten Nebenwirkungen auftreten, ist bei längerfristiger Einnahme mit zahlreichen, hauptsächlich gastrointestinalen Nebenwirkungen zu rechnen. Diese treten nach einigen Wochen trotz Magenschutzprophylaxe so häufig auf, daß die Azetylsalizylsäure in der Tumorschmerztherapie eher selten eingesetzt wird.

Metamizol ist das in der Tumorschmerztherapie am häufigsten eingesetzte Medikament dieser Gruppe. Es zeichnet sich durch eine sehr gute analgetische und ausgeprägte spasmolytische Wirkung aus und bietet Vorteile aufgrund der geringen Nebenwirkungsrate (besonders im Gastrointestinaltrakt) und der verschiedenen Darreichungsformen sowohl als Tropfen als auch als Injektionslösung. Allerdings wird immer wieder vor der sehr selten auftretenden Agranulozytose gewarnt. Diese tritt meist nach intravenöser Applikation auf und imponiert zunächst als Tonsillitis oder Pneumonie, die in eine Sepsis übergehen kann. Rechtzeitiges Absetzen von Metamizol und eine Antibiotikatherapie verhindern diesen Verlauf, da sich die Granulozyten rasch regenerieren. Weiterhin sollte wegen

Tabelle 7.**3** Wirkungsspektrum von Nicht-Opioid-Analgetika

Klassifikation	Präparategruppe	Analgesie	Antiphlogistische Wirkung	Antipyrese	Spasmolytische Wirkung
Nichtsaure antipyretische Analgetika	Anilinderivate (z. B. Paracetamol)	+	–	++	–
	Pyrazolonderivate (z. B. Metamizol)	+++	(+)	+++	+
Saure antipyretische Analgetika	Salizylate (z. B. Aspirin)	++	+	++	–
	NSAID (z. B. Ibuprofen)	++	+++	+	–

Tabelle 7.**4** Nicht-Opioid-Analgetika

Präparat	Darreichungsform	Dosierung	Dosierungsintervall	Maximale Tagesdosis
Paracetamol (z. B. ben-u-ron)	Tabletten à 500 mg Kapseln à 500 mg Saft 5 ml à 200 mg Sirup 5 ml à 120 mg	500 – 1000 mg bei Kindern: 10 – 15 mg/kg KG pro Dosis	4 h	6 g bei Kindern: 60 – 90 mg/kg KG
Metamizol (z. B. Novalgin, Novaminsulfon, Baralgin)	Filmtabletten à 500 mg Tropfen: 1 ml = 500 mg Suppositorien à 300, 1000 mg Injektionslösung 1 ml à 500 mg	500 – 1000 mg	4 h	6 g
Azetylsalizylsäure (z. B. Aspirin, ASS-ratiopharm, Aspisol)	Tabletten à 100, 300, 500 mg Brausetabletten à 500 mg Injektionslösung à 500 mg	500 – 1000 mg	4 h	6 g
Naproxen (z. B. Proxen)	Filmtabletten à 500, 1000 mg magensaftresistente Tabletten à 250, 500 mg Kapseln à 250 mg Suppositorien à 250, 500 mg	250 – 500 mg	8 – 12 h	2 g
Ibuprofen (z. B. Tabalon, Imbun, Dolgit)	Filmtabletten à 200, 400, 600 mg Retardtabletten à 800 mg Suppositorien à 500 mg	200 – 600 mg	6 – 8 h Retardtabletten 12 h	2400 mg
Diclofenac (z. B. Voltaren)	Filmtabletten à 25, 50 mg magensaftresistente Dragees à 25, 50 mg Suppositorien à 25, 50, 100 mg Retardkapseln/-dragees à 100 mg	50 mg	8 h Retardkapseln 24 h	150 mg

möglicher anaphylaktoider Reaktionen eine intravenöse Injektion sehr langsam erfolgen.

Paracetamol ist zwar das am besten verträgliche Nicht-Opioid-Analgetikum, kann jedoch aufgrund der geringen analgetischen Potenz und der nahezu völlig fehlenden antiphlogistischen Wirksamkeit für die Behandlung von Tumorschmerzen nur als Ausweichpräparat empfohlen werden. Bei vorbestehenden Leberschäden sollte Paracetamol nicht eingesetzt werden. Die Tagesdosis darf 6 g nicht überschreiten (Aufklärung des Patienten!).

Nichtsteroidale Antiphlogistika (NSAID) sind angezeigt, wenn der Einfluß von Entzündungsmediatoren auf die Erregbarkeit von Nozizeptoren unterbunden werden soll, z. B. bei Knochenschmerzen infolge ossärer Metastasierung, bei Weichteilschmerzen und viszeralen Schmerzen. Als Kontraindikationen gelten Steroidmedikation, Ulkusleiden sowie Asthma bronchiale. Wegen der Hemmung der Prostaglandinsynthese auch im Bereich der Magenschleimhaut sollte beim Einsatz dieser Präparate an eine Ulkusprophylaxe gedacht werden.

- Innerhalb der Stufe I sollten Medikamente der gleichen Stufe nicht miteinander kombiniert werden.

Stufe II

- Falls trotz maximaler Dosierung und entsprechender Dosierungsintervalle mit einem Nicht-Opioid-Analgetikum allein keine ausreichende Schmerzreduktion zu erreichen ist, wird das Medikament der Stufe I in Kombination mit einem niedrig potenten Opioidanalgetikum verabreicht.

Auf die Verordnung eines Opioidanalgetikums kann nur in seltenen Fällen verzichtet werden. Aufgrund der unterschiedlichen Wirkungsmechanismen kommt es bei der Kombination von Nicht-Opioid-Analgetikum und Opioid zu einer additiven Wirkung bei unterschiedlichen Nebenwirkungen (Tab. 7.**5**).

Das synthetische Opioid **Tramadol**, das in sämtlichen Applikationsformen, auch als Retardtablette, zur Verfügung steht, hat sich als gut einsetzbares Analgetikum für die Tumorschmerztherapie erwiesen. Tramadol ist ein reiner Opioidagonist. Die analgetischen Effekte werden jedoch nicht nur über Opioidrezeptoren, sondern auch über Noradrenalin- und Serotoninrezeptoren vermittelt. Die orale Bioverfügbarkeit beträgt ca. 70%, die analgetische Potenz im Vergleich zu Morphin 10–20%. Besonders vorteilhaft ist die relativ geringe Nebenwirkungsrate. Initial können Müdigkeit und Übelkeit auftreten.

Dihydrocodein ist nur als Retardtablette erhältlich. Sie ermöglicht Applikationsintervalle von 8–12 h. Die orale Bioverfügbarkeit beträgt ca. 20%, die analgetische Potenz im Vergleich mit Morphin etwa 1/6. Als Nebenwirkung tritt überwiegend spastische Obstipation auf.

Tilidin, in Kombination mit dem reinen Opioidantagonisten Naloxon, als Tropfen, Kapseln und Retardtabletten im Handel, ist ein Opioidagonist, der etwa 20% der analgetischen Potenz des Morphins besitzt. Es wird zu 90% enteral resorbiert, wobei der Metabolit Nortilidin die eigentlich analgetisch wirksame Substanz ist. Bei oraler Applikation unterliegt der zugesetzte Antagonist Naloxon einem starken First-Pass-Effekt, so daß es nur bei Überdosierung, mißbräuchlicher intravenöser Anwendung oder vorheriger Opioidtherapie zu Entzugserscheinungen kommen kann. Patienten, die vor einer Umstellung auf Morphin Tilidin eingenommen haben, sollten retardiertes Tilidin nicht als Bedarfsmedikament einnehmen. Unerwünschte Wirkungen sind bei korrektem Gebrauch selten und entsprechen etwa denen des Morphins.

Dextropropoxyphen hat strukturelle Ähnlichkeit mit Methadon und ist in Deutschland nur als Retardtablette erhältlich. Oral appliziert beträgt die analgetische Potenz im Vergleich zu Kodein etwa 1/2 bis 1/3. Da die Substanz durch ihre geringe analgetische Potenz und wegen ihrer nachteiligen Effekte (Kumulation des ersten Metaboliten bei langer Plasmahalbwertszeit, Kardiotoxizität, Leberfunktionsstörungen bei Kombination mit Paracetamol) keinerlei Vorteile bietet, kann auf sie verzichtet werden.

- Alle genannten Substanzen unterliegen nicht der Betäubungsmittel-Verschreibungsverordnung (BtMVV). Ein Medikamentenwechsel innerhalb dieser Gruppe ist nur bei auftretenden Nebenwirkungen, nicht jedoch bei unzureichender analgetischer Potenz sinnvoll.

Tabelle 7.**5** Schwache Opioidanalgetika

Präparat	Darreichungsform	Dosierung	Dosierungsintervall	Maximale Tagesdosis
Tramadol (z. B. Tramal, Tramundin retard, Tramal long)	Kapseln à 50 mg Suppositorien à 100 mg Tropfen: 20 Tr. à 50 mg Injektionslösung à 50 mg/ml Retardtabletten à 100, 150, 200 mg	50–200 mg	4 h Retardtabletten 8 h	600 mg
Dihydrocodein (z. B. DHC)	Retardtabletten à 60, 90, 120 mg	60–240 mg	8–12 h	240 mg
Tilidin/Naloxon (z. B. Valoron N)	Kapseln à 50 mg Tropfen: 20 Tr. à 50 mg Retardtabletten à 50, 100, 150 mg (4 mg Naloxon pro 50 mg Tilidin)	50–100 mg	3–4 h Retardtabletten 8–12 h	600 mg
Dextropropoxyphen (z. B. Develin retard)	Retardkapseln à 150 mg	150–300 mg	8–12 h	600 mg

Flupirtin weist keine strukturelle Ähnlichkeit mit anderen Nicht-Opioid-Analgetika und Opioiden auf. Es hemmt nicht die Prostaglandinsynthese und hat daher auch keine antiphlogistischen Eigenschaften. Von seiner analgetischen Potenz her ist Flupirtin (Katadolon) mit den schwachen Opioiden vergleichbar und zeigt ebenfalls einen zentralen Angriffspunkt, hat dabei aber keine Affinität zu den Opioidrezeptoren (13). Weiterhin wurde eine muskelrelaxierende Wirkung beobachtet (12, 19). Flupirtin hat eine Wirkungsdauer von 6–8 h. Die Tageshöchstdosis beträgt 600 mg oral und 900 mg rektal.

Nefopam besitzt einen bisher ungeklärten Wirkungsmechanismus, vermutlich wirkt es über absteigende adrenerge, serotoninerge und GABA-erge antinozizeptive Mechanismen. Nefopam führt auch beim Gesunden häufig zu Herzfrequenz- und Blutdruckanstiegen und regelmäßig zu Schweißausbrüchen. Über Flupirtin und Nefopam liegen noch wenig Anwendungsbeobachtungen vor.

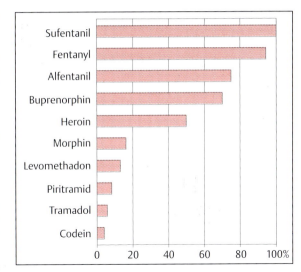

Abb. 7.2 Die durch Opioide ausgelöste unterschiedliche Ausprägung einer Atemdepression nach Verabreichung äquianalgetischer Dosen (nach Freye 1995).

Bei starken bis stärksten Schmerzen sind Opioide die einzigen Pharmaka, die eine ausreichende Analgesie vermitteln.

Stufe III

- Bei sehr starken Schmerzen, die nicht mehr auf schwache Opioide ansprechen, wird ein Nicht-Opioid-Analgetikum mit einem potenten Opioid kombiniert, Morphin ist das Mittel der ersten Wahl.

- Bei der medikamentösen Therapie mit Opioiden dürfen Substanzen dieser beiden Gruppen nicht abwechselnd verabreicht oder sogar gemischt werden!

Zur oralen Therapie chronischer malignombedingter Schmerzen werden vor allem Morphinpräparate und Buprenorphin, alternativ auch Levomethadon, eingesetzt (Tab. 7.6). Außerdem besteht die Möglichkeit, Fentanyl transdermal mittels Pflaster zu verabreichen. Dabei sollte unbedingt berücksichtigt werden: Die Gruppe der reinen Opioidagonisten (z. B. Morphin, Levomethadon, Fentanyl) ist streng von der Gruppe der Agonisten/Antagonisten (z. B. Buprenorphin, Pentazocin) zu trennen! Der analgetische Effekt wird über verschiedene Opioidrezeptor-Subtypen vermittelt. Deshalb können gemischt wirkende Agonisten/Antagonisten die analgetische Wirkung der reinen Agonisten aufheben und Entzugserscheinungen auslösen (20).

Morphin ist ein wasserlöslicher Opioidagonist. Andere Opioide werden in ihrer analgetischen Potenz in der Regel mit Morphin verglichen. Die Gefahr einer Atemdepression ist bei korrekter Dosierung von Morphin eher gering. Opioide mit höherer analgetischer Potenz als Morphin haben auch ein höheres Risiko des Auftretens einer Atemdepression (Abb. 7.2).

Morphin ist als Injektionslösung, als Tabletten (Sevredol), in Tropfenform (Morphin-Merck 2%) und als Suppositorien verfügbar. Die Wirkdauer für diese Darreichungsformen beträgt 4 h. Außerdem stehen verschiedene Retardpräparate mit einer verlängerten Wirkdauer von 8–12/24 h zur Verfügung. Sie sollten nicht häufiger als achtstündlich verabreicht werden.

Tabelle 7.6 Potente Opioidanalgetika (Stufe III nach WHO)

Präparat	Darreichungsform	Dosierung	Dosierungsintervall
Morphin (MSI-Amp., Sevredol-Tabl., MSR-Supp., Morphin-Lsg. 2%)	Injektionslösung à 10 mg/ml, 20 mg/ml Tabletten à 10, 20 mg Suppositorien à 10, 20, 30 mg Tropfen: 16 Tr = 20 mg	initial 5–10 mg	4 h
Morphin retard (MST, Capros, M-long, Kapanol, MST Retard-Granulat)	Retardtabletten à 10, 30, 60, 100, 200 mg Retardkapseln à 10, 30, 60, 100 mg Granulat à 20, 30, 60, 100, 200 mg	initial 10–30 mg	8–12 h
Buprenorphin (Temgesic)	Injektionslösung à 0,3 mg/Ampulle Temgesic sublingual: Tabletten à 0,216 mg, 0,432 mg (Temgesic forte sublingual)	initial 0,15–0,3 mg Sublingualtabletten initial 0,2–0,4 mg	6–8 h
Levomethadon (L-Polamidon)	Tabletten à 2,5 mg Tropfen: 1 ml à 5 mg Injektionslösung à 2,5 mg/ml	initial 2,5–5 mg Erhaltungsdosis = ½ der Initialdosis	8 h

- Eine Verkürzung des schmerzfreien Intervalls sollte nicht mit einer Verkürzung des Applikationsintervalls, sondern mit einer Dosissteigerung beantwortet werden.

Retardpräparate sind aufgrund ihrer Resorptionskinetik nicht dazu geeignet, Schmerzspitzen abzufangen, die unter einer Dauermedikation auftreten können. Hierzu werden die kurzwirkenden Morphinpräparate eingesetzt. Neben den MST-Retardtabletten, die nicht zerkleinert werden dürfen, stehen noch weitere Retardpräparate zur Verfügung. Capros und M-long-Retardkapseln enthalten retardiertes Morphinsulfat in Granulatform (sog. Mikropellets). Bei Schluckstörungen kann der Kapselinhalt unter Erhaltung der Retardwirkung mit breiigen Nahrungsmitteln oder mit Sondenkost via Magensonde verabreicht werden. Weiterhin steht das MST Retard-Granulat zur Verfügung, das bei erhaltener Retardwirkung in wäßriger Trinklösung eingenommen werden kann.

Die **orale Bioverfügbarkeit** von Morphin beträgt ca. 30% (17). Das bedeutet, daß im Vergleich zu parenteralen Applikationsformen (s. c., i. m., i. v.) die dreifache Dosis für die orale Gabe erforderlich ist. Morphin zeigt keinen Ceiling-Effekt, d. h. die Dosis kann bei starken Schmerzen ohne obere Grenze bis zum Eintritt der Analgesie gesteigert werden.

Oxycodon ist ein semisynthetisches, agonistisches Opioid mit ähnlichem pharmakokinetischem und pharmakodynamischem Wirkprofil wie Morphin. Die Bioverfügbarkeit bei oraler Gabe beträgt ca. 65%. Bei parenteraler Gabe ist es schwächer wirksam (75%) als Morphin, die Wirkdauer beträgt 4–5 h (9).

Oxycodon wird in zunehmendem Maße als sinnvolle Alternative unter den starken Opioiden angesehen.

Buprenorphin gehört zu den Partialagonisten mit einer Wirkdauer von 6–8 h. Die lange Wirkdauer beruht auf der intensiven Rezeptorbindung und der langsamen Dissoziation von den Opioidrezeptoren (1).

Die feste Rezeptorbindung erklärt auch, warum Buprenorphin (im Gegensatz zu allen anderen Opioiden) von dem Opioidantagonisten Naloxon nicht vom Rezeptor verdrängt werden kann.

- Als Antidot kann das Atemanaleptikum Doxapram (1 mg/kg KG) verabreicht werden.

Buprenorphin weist einen starken Ceiling-Effekt auf, der bei einer Tagesdosis von ca. 4–5 mg/Tag erreicht wird, d. h. weitere Dosissteigerungen ziehen keine Verbesserung der analgetischen Wirkung nach sich.

Muß bei stärksten Schmerzen wegen unzureichender Wirkung auf einen reinen Agonisten (z. B. Morphin) umgestellt werden, so ist dies unter Berücksichtigung der äquianalgetischen Dosis (Tab. 7.7) möglich (4).

Buprenorphin ist als Injektionslösung und als Sublingualtablette erhältlich und eignet sich daher vor allem bei Patienten mit Schluckstörungen oder rezidivierendem Erbrechen. Buprenorphin scheint keine so ausgeprägte Obstipation zu verursachen wie andere starke Opioide.

Levomethadon gehört wie Morphin zu den reinen Opioidagonisten und wird von der WHO als Ausweichsubstanz empfohlen. Nach oraler Gabe werden maximale Blutspiegel nach ca. 4 h erreicht, die Wirkdauer beträgt 5–8 h. Da die Eliminationshalbwertszeit sehr viel länger ist (15–72 h) und zudem sehr starken interindividuellen Schwankungen unterliegt, kann es bei regelmäßiger Applikation im Laufe einiger Tage aufgrund einer Kumulation zu toxischen Plasmaspiegeln mit entsprechenden Nebenwirkungen (Müdigkeit, Halluzinationen) kommen.

Fentanyl, ein synthetischer μ-Rezeptor-Agonist, ist 80- bis 100mal potenter als Morphin und wird vor allem in der Anästhesie und Intensivmedizin eingesetzt, wobei die Wirkung einer Einzeldosis nur 30–60 min anhält. Für die Tumorschmerztherapie ist Fentanyl aufgrund seiner starken Wirkung und hohen Fettlöslichkeit als transdermales therapeutisches System einsetzbar. Nach der Applikation eines Fentanyl-TTS-Pflasters bildet sich in der Haut unter dem aufgeklebten Pflaster langsam ein Fentanyldepot aus. Erst wenn dieses Hautdepot genügend mit Fentanyl aufgesättigt ist, diffundiert eine ausreichende Menge der Substanz ins Blut.

In der Regel kommt Fentanyl-TTS erst nach vorheriger Einstellung auf Morphin zum Einsatz. Die Dosis (Pflastergröße und Anzahl der Pflaster) wird äquivalent zum Morphin nach einer Umrechnungstabelle bestimmt (Tab. 7.8). Eine konstante Plasmakonzentration wird erst ca. 12–14 h nach Applikation des ersten Pflasters erreicht. Frühestens nach 24 h kann beurteilt werden, ob die Dosierung ausreichend ist. Nach dem Aufkleben des Pflasters wird die letzte Dosis des vorherigen Morphin-Retardpräparates verabreicht. Bis zur Einstellung wirksamer Fentanylplasmaspiegel erhält der Patient zusätzlich ein kurzwirksames Morphinpräparat als Bedarfsmedikation. Der Pflasterwechsel erfolgt nach 72 h. Die Applikation muß auf einer neuen Hautstelle erfolgen. In einigen Fällen ist ein Pflasterwechsel aufgrund nachlassender Wirkung schon nach 60 oder 48 h indiziert (21). Die terminale Halbwertszeit von transdermal verabreichtem Fentanyl beträgt 16–22 h (14).

◼ Vorgehen bei der ambulanten Tumorschmerztherapie

Vor einer medikamentösen Schmerztherapie ist ein ausführliches Gespräch mit dem Patienten erforderlich. Dabei müssen die Ziele der Therapie, die Behandlungsdauer und eventuelle Therapiealternativen, Therapieprinzipien und mögliche Nebenwirkungen besprochen werden.

Zu Beginn einer Therapie steht die **Dosisfindung** im Mittelpunkt. Insbesondere bei den potenten Opioiden sollte anfangs eine Dosistitration mit kleinen Mengen erfolgen, um einer Atemdepression infolge Überdosierung vorzu-

Tabelle 7.7 Äquivalenzdosierungen von Opioiden

Opioid	Orale Bioverfügbarkeit	Äquivalenzdosis (mg) oral	intramuskulär	Dosierungsintervalle
Morphin	30%	30	10	4 h
Buprenorphin	60%	0,4	0,3	6–8 h
Levomethadon	80%	10	5	8(–24) h

Tabelle 7.8 Äquivalenzdosierungen von Morphin/Fentanyl TTS (Durogesic-Pflaster)

Parenterale Morphindosis (mg/Tag)	Orale Morphindosis (mg/Tag)	Durogesic-Pflaster-Größe (cm²)	Fentanylfreisetzung (µg/h)	Fentanylgehalt (mg)
0–22	0–90	10	25	2,5
23–37	91–150	20	50	5,0
38–52	151–210	30	75	7,5
53–67	211–270	40	100	10,0
Je weitere 15 mg/Tag	je weitere 60 mg/Tag	jeweils weitere 10 cm²	jeweils weitere 25 g/h	jeweils weitere 2,5 mg

Tabelle 7.9 Laxantien

Laxantien nach Wirkprinzip	Präparat	Dosis	Latenzzeit
Quellstoffe (mit genügend Flüssigkeit nach der Mahlzeit einnehmen)	Weizenkleie (Normacol) Indischer Flohsamen (Agiolax) Leinsamen	10 g 5–10 g	10–24 h
Osmotisch wirkende Laxantien (durch Wasserretention Stimulation der Peristaltik)	Lactulose (Bifiteral) Mannitol Sorbit (Microklist)	10–20 g 1 Klysma	8–10 h 0,5–2 h
Antiresorptiv und hydragog wirkende Laxantien	Sennoside (Liquidepur) Natriumpicosulfat (Laxoberal) Bisacodyl (Dulcolax) Rizinusöl (Rizinuskaps)	10–20 ml 5–10 mg 10 mg 4–6 g	12 h 2–4 h oral 6–10 h Suppositorien 15–60 min 2–6 h
Gleitmittel	Paraffin (Agarol)	1–2 Eßlöffel	12–48 h

beugen. Vor allem bei älteren Patienten oder bei Patienten im reduzierten Allgemeinzustand sind oft geringere Dosierungen ausreichend. Die Dosistitration kann durch Applikation kurzwirkender Morphinpräparate bis zum Eintritt einer deutlichen Schmerzreduktion erfolgen. Die parenterale Applikation erlaubt eine schnellere Dosisfindung. Die Dosisfindung ist aber auch mit oraler Opioideinnahme möglich. Aus der zur Schmerzreduktion erforderlichen oralen oder parenteralen Dosis kann die notwendige Tagesdosis errechnet werden und unter Berücksichtigung der Bioverfügbarkeit die Umstellung auf ein orales Retardpräparat erfolgen. Die errechnete orale Tagesdosis wird auf zwei bis drei Einnahmen am Tag aufgeteilt. Bei Patienten mit eingeschränkter Nierenfunktion ist an längere Applikationsintervalle zu denken.

Bei weiteren regelmäßigen Kontakten mit dem Patienten erfolgt die Kontrolle der analgetischen Wirkung und eine individuelle **Dosisanpassung** unter Berücksichtigung der Bedarfsmedikation. Die **Umstellung** auf andere Opioidanalgetika muß unter Berücksichtigung äquivalenter Dosierungen, die sich auf das parenterale Morphinäquivalent beziehen, und der oralen Bioverfügbarkeit erfolgen (8).

Adjuvante Therapie

Begleitmedikamente dienen der Prophylaxe oder Behandlung von Nebenwirkungen. Die häufigsten Nebenwirkungen einer Opioidtherapie sind initiale Übelkeit und Erbrechen sowie dauerhafte Obstipation. Aus diesem Grund muß mit Beginn einer Opioidtherapie immer ein Laxans und bei einigen Patienten ein Antiemetikum verordnet werden.

Als **Laxantien** (Tab. 7.9) werden häufig Laktulose (Bifiteral) oder Natriumpicosulfat (Laxoberal) verwendet. Auch ihre Kombination kann sinnvoll sein. Eine individuelle Einstellung der Dosis ist notwendig.

Als **Antiemetika** (Tab. 7.10) werden Metoclopramid (Paspertin), das normalisierend auf die Motorik des Magen-Darm-Traktes wirkt, sowie wenig sedierende, jedoch stark antiemetisch wirksame Neuroleptika wie Haloperidol (Haldol-Tropfen) bevorzugt. Oft können sie nach wenigen Tagen wieder abgesetzt werden, da die emetische Wirkung der Opioide einer Toleranzentwicklung unterliegt. Andererseits sind Übelkeit und Erbrechen auch häufig krankheitsbedingt, so daß in dieser Situation die Antiemetika beibehalten werden müssen.

Beim Einsatz von NSAID oder Glukokortikoiden sollte ein H2-Rezeptoren-Blocker wie Ranitidin (Zantic, Sostril) verordnet werden. Die einmalige Gabe am Abend ist meist ausreichend.

Koanalgetika

Unter der Bezeichnung Koanalgetika werden Medikamente zusammengefaßt, die nicht zur Gruppe der Analgetika gehören, aber in speziellen Situationen eine Schmerzreduktion bewirken können (2).

Kortikosteroide

Kortikosteroide spielen hierbei eine wichtige Rolle, da sie aufgrund ihrer antiödematösen und antiphlogistischen Wirkung bei Schmerzen durch Schwellungen jeder Art ef-

Tabelle 7.10 Antiemetika

Substanzgruppe	Präparat	Dosis	Dosierungsintervall
Antihistaminika	Dimenhydrinat (Vomex A)	100–200 mg	8 h
Prokinetische Substanzen	Metoclopramid (Paspertin) Cisaprid (Propulsin)	10 mg 5–10 mg	4–5 h 8–12 h
5-Hydroxy-Tryptamin$_3$-Antagonist (bisher nur bei Chemotherapie zugelassen)	Ondansetron (Zofran)	4–8 mg	8–12 h
Neuroleptika	Triflupromazin (Psyquil) Haloperidol (Haldol)	10–20 mg 0,3–0,5 mg	8 h 8–12 h
Anticholinergika	Scopolamin (Scopoderm TTS)	1,5 mg (= 1 Pflaster)	3 Tage
Glukokortikoide	Dexamethason (Fortecortin)	4–8 mg	6–24 h

Tabelle 7.11 Antidepressiva

Präparat, Wirkungsprinzip	Darreichungsform	Dosierung	Maximale Tagesdosis
Amitriptylin (Saroten, Amineurin) psychomotorische Dämpfung	Dragees à 10, 25 mg Ampullen à 50 mg Filmtabletten à 10, 25, 50 mg Retardkapseln à 25, 50, 75 mg Tropfen: 1 Tr. = 2 mg	10–25 mg initial zur Nacht	150 mg
Doxepin (Aponal) psychomotorische Dämpfung, Anxiolyse	Dragees à 5, 10, 25 mg Ampullen à 25 mg Tabletten à 50, 75, 100 mg Tropfen: 20 Tr. = 10 mg	10–25 mg initial zur Nacht	150 mg
Clomipramin (Anafranil) Stimmungsaufhellung, psychomotorische Stabilisierung	Dragees à 10, 25 mg Ampullen à 25 mg Retardkapseln à 75 mg	initial morgens und mittags 25 mg	100 mg
Imipramin (Tofranil) Stimmungsaufhellung	Dragees à 10, 25 mg Ampullen à 25 mg	initial morgens und mittags 25 mg	100 mg
Trimipramin (Stangyl) psychomotorische Dämpfung, Anxiolyse	Tabletten à 25, 100 mg Tropfen: 1 Tr. = 1 mg Ampullen à 25 mg	3 × 10–20 mg	150 mg

fektiv eingesetzt werden können, z. B. beim Leberkapselschmerz, bei erhöhtem intrakraniellem Druck, bei Nervenkompressionen, Lymphödem und Weichteilinfiltrationen. Von Vorteil sind auch die euphorisierenden sowie allgemein roborierenden Wirkungen. **Dexamethason** wird aufgrund seiner reinen glukokortikoiden Wirkung und der relativ langen Wirkdauer bevorzugt eingesetzt. Die morgendliche Applikation entspricht dabei am ehesten dem natürlichen zirkadianen Rhythmus. Die Initialdosis muß ausreichend hoch sein. Nach ca. 4 Tagen wird die Dosis schrittweise auf eine Erhaltungsdosis reduziert. Relevante Kontraindikationen für eine kurzdauernde Steroidbehandlung bei dringlicher Indikation gibt es nicht. Eine Ausnahme stellt die Herpes-simplex-Infektion am Auge dar. Relative Kontraindikationen für eine langfristige Steroidtherapie sind Ulkusanamnese, ausgeprägte Osteoporose und chronische bakterielle Infekte (insbesondere Tuberkulose).

Antidepressiva

Antidepressiva werden in der Tumorschmerztherapie fast ausschließlich zur Behandlung **neuropathischer Schmerzen** mit Brennschmerzkomponente oder Dysästhesien und Parästhesien eingesetzt. Sie wirken über die Aktivierung noradrenalin- und serotoninerger deszendierender antinozizeptiver Hemmsysteme und verstärken hierdurch die Opioidwirkung. Dieser Effekt tritt unabhängig von der antidepressiven Wirkung bereits nach wenigen Tagen Therapiedauer und in niedrigeren Dosierungen auf, als für einen antidepressiven Effekt erforderlich. Bei Patienten mit Karzinomschmerzen eignen sich insbesondere Amitriptylin, Doxepin, Clomipramin und Imipramin (Tab. 7.11). Bei der Auswahl des Antidepressivums ist zu berücksichtigen, ob für den Patienten eher ein Präparat mit vorwiegend sedierender oder eher antriebssteigernder Wirkung vorteilhaft wäre.

Antikonvulsiva

Antikonvulsiva sind bei **neuropathischen Schmerzen** mit einschießendem, elektrisierendem Charakter indiziert. Sie bewirken eine Stabilisierung der Nervenmembranen. Eingesetzt werden vor allem Carbamazepin und Clonazepam, seltener auch Phenytoin. Die Therapie erfolgt einschleichend mit stufenweiser Dosissteigerung, da besonders in-

Systemische Therapie (Stufenplan der WHO)

Tabelle 7.12 Antikonvulsiva

Präparat	Darreichungsform	Dosierung	Maximale Tagesdosis
Carbamazepin (Tegretal)	Tabletten à 200, 400 mg Retardtabletten à 400 mg Saft: 5 ml à 100 mg	initial 100 mg Steigerung alle 3 Tage um 100 mg	1200 mg
Clonazepam (Rivotril)	Tabletten à 0,5, 2 mg Tropfen: 1 ml = 25 Tr. = 2,5 mg Ampullen à 1 mg	initial 0,3 – 0,3 – 0,5 mg 0,5 – 0,5 – 1 mg	4 mg (1 – 1 – 2 mg)
Phenytoin (Zentropil)	Tabletten/Kapseln à 100 mg Suspension: 5 ml à 30 mg Ampullen à 250 mg	100 mg	300 mg

itial mit Nebenwirkungen (Benommenheit, Schwindel) gerechnet werden muß (Tab. 7.12).

Calcitonin und Bisphosphonate

Das Hormon **Calcitonin** (z. B. Karil), das in der Lage ist, die Osteoklastenaktivität zu hemmen, wird bei Knochenschmerzen eingesetzt (11), wenn andere Behandlungsmethoden nicht ausreichend sind. Die beschriebene direkte antinozizeptive Wirkung läßt auch an einen zentralen Wirkungsmechanismus denken (10, 22). Um eine analgetische Wirkung zu erzielen, ist die intravenöse Applikation von 200 IE pro Tag, die in einem Zeitraum von 2 h infundiert werden, über 10 – 14 Tage erforderlich. Wegen häufig auftretenden Erbrechens sollte prophylaktisch das Antiemetikum Ondansetron (Zofran) verabreicht werden.

Alternativ werden **Bisphosphonate** eingesetzt, die ähnliche Wirkungen auf den Knochenstoffwechsel haben wie Calcitonin. Bei Patienten mit multiplen osteolytischen Knochenmetastasen wurde auch eine hemmende Wirkung auf die Ausbreitung von Knochenmetastasen und die Bildung neuer osteolytischer Herde beschrieben. Nicht nur bei osteolytischen, sondern auch bei osteoplastischen Knochenmetastasen wurde über eine schmerzreduzierende Wirkung berichtet.

Pamidronsäure (Aredia) eignet sich zur Therapie einer Hyperkalzämie sowie von Knochenschmerzen. 90 mg werden in 500 ml NaCl 0,9 % langsam (15 ml/h) intravenös infundiert. Diese Infusion sollte alle 4 Wochen wiederholt werden.

Clodronsäure (Ostac, Bonefos) wird initial in einer Dosis von 300 mg/Tag über 2 h ca. 5 – 10 Tage intravenös infundiert, um einen raschen Wirkungseintritt zu erzielen. Die anschließende orale Therapie wird über 6 Monate weitergeführt. Die gesamte orale Tagesdosis, vier Kapseln à 400 mg, wird am Abend verabreicht. 1 h vor und nach der Einnahme sollte nichts gegessen werden.

Indikationen zur parenteralen Schmerztherapie

Die parenterale Analgetikaapplikation wird erforderlich bei unstillbarem Erbrechen, bei Ileussymptomatik, Schluckbeschwerden und in der Finalphase. In niedriger Dosierung (bis 5 ml/h) ist eine kontinuierliche subkutane Applikation möglich. Höhere Dosen erfordern eine kontinuierliche intravenöse Applikation, wobei ein venöses Portsystem sehr vorteilhaft sein kann. Für die kontinuierliche Gabe werden Perfusoren oder programmierbare PCA-Pumpen eingesetzt (5, 6).

Handelt es sich um systemisch nicht beherrschbare Schmerzen und ist eine segmentale Schmerzausbreitung gegeben, sollte eine **rückenmarknahe Opioidapplikation** (peridural über langstreckig subkutan untertunnelte Katheter oder ein implantiertes Portsystem bzw. intrathekal über eine implantierte Medikamentenpumpe) in Erwägung gezogen werden (16).

In der Finalphase besteht das Ziel der Schmerztherapie darin, dem Patienten ein schmerz- und angstfreies würdevolles Sterben zu ermöglichen. Nur in dieser Phase sollten zusätzlich Benzodiazepine zur Sedierung und Anxiolyse verabreicht werden, z. B. Flunitrazepam (Rohypnol) i. v. Beim präfinalen Lungenödem ist Scopolamin 0,25 – 0,5 mg s.c. ein unverzichtbares Medikament.

Betäubungsmittelverschreibungsverordnung (BtMVV)

Am 01.02.1997 ist die Zehnte Novelle der Betäubungsmittelverschreibungsverordnung (BtMVV) in Kraft getreten.

- Für die Verordnung von potenten Opioiden sind spezielle BtM-Rezepte erforderlich, die jeder Arzt unter folgender Adresse bestellen kann:
  Bundesinstitut für Arzneimittel und Medizinprodukte
  – Bundesopiumstelle –
  Friedrich-Ebert-Allee 38
  53113 Bonn

BtM-Rezepte brauchen nicht mehr handschriftlich ausgefüllt zu werden. Die Rezepte sind über einen Drucker komplett ausdruckbar, handschriftlich muß lediglich durch den Arzt unterschrieben werden. Die Teile I und II des Rezeptes sind zur Vorlage in der Apotheke bestimmt, der Teil III muß vom Arzt 3 Jahre aufbewahrt werden. Das Rezept ist ab dem Ausstellungsdatum nur 7 Tage gültig.

Folgende **Hinweise** sind zu beachten:
- 1. Es gibt festgesetzte Höchstmengen für den Bedarf von bis zu 30 Tagen (Tab. 7.13). Die Tageshöchstmenge ist nicht mehr festgelegt.
- 2. Sofern die Verschreibungshöchstmenge nicht überschritten wird, kann die Reichdauer der Medikamente auch 30 Tage überschreiten.
- 3. Ist im Einzelfall eine Überschreitung der Höchstmenge erforderlich, reicht in solchen Fällen die Kennzeichnung des Rezeptes mit dem Buchstaben „A" für Ausnahme.
- 4. Es dürfen innerhalb von 30 Tagen zwei Betäubungsmittel verschrieben werden, und es ist außerdem die

kombinierte Verordnung von zwei Mitteln auf einem Rezept möglich.
- 5. Das Rezept muß eine genaue Einnahmeanweisung enthalten. Für Bedarfsmedikamente muß die maximale Tagesdosis festgeschrieben werden. Alternativ kann der Vermerk „gemäß schriftlicher Anweisung" erfolgen, wenn diese dem Patienten übergeben wurde.
- 6. Apotheker dürfen BtM-Rezepte, die einen erkennbaren Irrtum enthalten, nach telefonischer Rücksprache mit dem verschreibenden Arzt ändern. Wenn ein dringender Fall vorliegt, dürfen fehlerhafte BtM-Rezepte ganz oder teilweise vom Apotheker beliefert werden.
- 7. Im Notfall, z. B. beim Hausbesuch, ist auch die Verschreibung von Betäubungsmitteln auf einem Normalrezept oder einfach einem Blatt Papier möglich. Die Verordnung muß mit dem Zusatz „Notfallverschreibung" gekennzeichnet sein. Ein BtM-Rezept kann, markiert mit einem „N", nachgereicht werden.
- 8. Ein Arzt kann für den Praxisbedarf Betäubungsmittel bis zu der Menge eines durchschnittlichen 2-Wochen-Bedarfs verschreiben. Bei der Nachweisführung besteht Wahlfreiheit zwischen Karteikarten, BtM-Büchern oder Computererfassung mit Ausdruckmöglichkeit.
- 9. Erst der Nachweis eines besonders starken Grades von Fahrlässigkeit im Rahmen der BtMVV führt zu einer strafrechtlichen Verfolgung des Arztes (15).

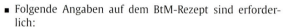

- Folgende Angaben auf dem BtM-Rezept sind erforderlich:
Arzneimittelbezeichnung
Darreichungsform
Gewichtsmenge je Einheit (Angaben bezüglich der Darreichungsform, die bereits in der Arzneimittelbezeichnung enthalten sind, müssen nicht mehr zusätzlich aufgeführt werden.)
Stückzahl
Einnahmeanweisung
Unterschrift des Arztes

Tabelle 7.**13** Höchstverschreibungsmengen für Opioide

Präparat	Höchstmengen für den Bedarf von 30 Tagen
Buprenorphin (Temgesic)	150 mg
Fentanyl (Durogesic-Pflaster)	120 mg
Hydrocodon (Dicodid)	1200 mg
Hydromorphon (Dilaudid)	600 mg
Levomethadon (L-Polamidon)	1500 mg
Morphin (MSI-Amp., Sevredol-Tabl., MSR-Supp., Morphin-Lsg., MST, Capros, M-long, Kapanol)	20 000 mg
Pentazocin (Fortral)	15 000 mg
Pethidin (Dolantin)	10 000 mg
Piritramid (Dipidolor)	6000 mg

Kernaussagen

Ziele der systemischen Schmerztherapie
- Die Schmerzlinderung soll dem Patienten eine bessere Lebensqualität bieten, ohne seine Vigilanz und Eigenständigkeit zu beeinträchtigen.

Grundlagen der systemischen Schmerztherapie
- Die systemische Schmerztherapie beruht auf dem Stufenschema der WHO. Es ist eine individuelle Dosisfindung erforderlich.
- Die Analgetika sollten nach Möglichkeit oral sowie regelmäßig nach Zeitschema eingenommen werden. Zusätzlich wird ein Bedarfsmedikament verordnet. Nebenwirkungen sollten prophylaktisch behandelt werden. Koanalgetika können durch spezifische Wirkungen zur Schmerzlinderung beitragen.

Stufenplan der WHO zur systemischen Schmerztherapie
- Ein Nicht-Opioid-Analgetikum wird allein (Stufe I) oder in Kombination mit einem schwachen Opioid (Stufe II) bzw. mit einem potenten Opioid (Stufe III) eingesetzt. Bei starken bis stärksten Schmerzen sind Opioide die einzigen Pharmaka, die eine ausreichende Analgesie vermitteln.

Vorgehen bei der ambulanten Tumorschmerztherapie
- Am Anfang einer Schmerztherapie steht die Dosistitration. Es werden konstante Plasmaspiegel der Medikamente angestrebt. Zu den Kontrollterminen erfolgen, wenn erforderlich, regelmäßige Dosisanpassungen, wobei die Dosis der eingenommenen Bedarfsmedikamente berücksichtigt werden muß. Der Wechsel auf ein anderes Opioid erfolgt nach Berechnung der äquianalgetischen Dosis und unter Berücksichtigung der Bioverfügbarkeit des Präparates.

Adjuvante Therapie
- Opioidanalgetika ziehen häufig eine dauerhafte Obstipation nach sich, die prophylaktisch durch Laxantien behandelt werden muß. Antiemetika sowie H2-Blocker werden zur Prophylaxe gastrointestinaler Nebenwirkungen eingesetzt.

Koanalgetika
- Die spezifische Wirkung von Kortikosteroiden, Antidepressiva, Antikonvulsiva und anderen Nichtanalgetika kann zur Verbesserung der Analgesie beitragen.

Indikationen zur parenteralen Schmerztherapie
- Die parenterale Schmerztherapie ist erforderlich, wenn die orale Gabe aufgrund des Bewußtseinszustandes des Patienten, wegen einer Ileussymptomatik oder bei anhaltendem Erbrechen unmöglich ist. Durch kontinuierliche parenterale oder rückenmarknahe Opioidapplikation wird die Analgesiequalität bei geringerer Nebenwirkungsrate verbessert.

Betäubungsmittelverschreibungsverordnung (BtMVV)
- Beim Bundesinstitut für Arzneimittel und Medizinprodukte kann jeder, der zur ärztlichen Berufsausübung befugt ist, BtM-Rezepte kostenlos anfordern.
- Die aktuelle Fassung der BtMVV erlaubt eine Schmerztherapie mit Opioiden, ohne daß der Arzt in seiner Therapiefreiheit durch die gesetzlichen Bestimmungen zu sehr eingeengt wird. Es ist möglich, für alle Patienten ausreichend große Opioidmengen zu verschreiben.

Literatur

Referenzen

1. Boas RA et al. Clinical actions of fentanyl and buprenorphine. The significance of receptor binding. Br J Anaesth 1985; 57:192–196
2. Cherny NI, Portenoy RK et al. Medikamentöse Therapie von Tumorschmerzen. Teil III. Adjuvanzien. Der Schmerz 1995; 9:55–69
3. Daut RL et al. The prevalence and severity of pain in cancer. Cancer 1982; 50:1913–1918
4. Freye E. Opioide in der Medizin. Wirkung und Einsatzgebiete zentraler Analgetika. Springer-Verlag 1990; S.65
5. Goeke H, Herbst M. Ambulante kontinuierliche subkutane Opioidanalgesie als PCAO (Patient controlled analgesia in outpatients) bei schweren Tumorschmerzen. Der Schmerz 1993; 7:31–39
6. Gralow I et al. Kontinuierliche subcutane Buprenorphinapplikation in der Therapie karzinombedingter Schmerzen. Der Schmerz 1995; 9:117–123
7. Grond S, Zech D et al. Schmerztherapie in der Finalphase maligner Erkrankungen. Der Schmerz 1990; 4:22–28
8. Jage J, Portenoy RK, Foley KM: Die Bestimmung des i. m. Morphin-Äquivalents zur Therapie des Krebsschmerzes mit verschiedenen Opioiden oder beim Wechsel des Verabreichungsweges. Der Schmerz 1990; 4:110–117
9. Kalso E, Vainio A. Morphine and oxycodone in the Management of cancer pain. Clin Pharmocol Ther 1990; 47:639–646
10. Keck E. Calcitonin und Calcitonintherapie, 2. Aufl., Wissenschaftliche Verlagsgesellschaft, Stuttgart 1990
11. Kleibel F, Schmidt G. Salm-Calcitonin bei metastatischen Knochenschmerzen. Dtsch med Wochenschr 1984; 109:944–947
12. Nickel B, Jakovlev V, Szelenyi I. Einfluß von Flupirtin, verschiedener Analgetika und Muskelrelaxantien auf den Skelettmuskeltonus wacher Ratten. Arzneim-Forsch/ Drug Res 1990; 8:909–911
13. Oster MW et al. Pain of terminal cancer patients. Arch Intern Med 1978; 138:611–614
14. Portenoy RK, Southam MA, Gupta SK et al. Transdermal Fentanyl for cancer pain. Repeated dose pharmacocinetics. Anesthesiology 1993; 78:36–43
15. Sorge J. Die wichtigsten Änderungen der Betäubungsmittel- Verschreibungsverordnung (BtMVV) im Überblick. Der Schmerz 1993; 7:46–50
16. Stamer U, Maier C. Ambulante Epiduralanästhesie bei Tumorpatienten. Ein überholtes Verfahren? Anaesthesist 1992; 41:288
17. Twycross RG et al. Die Abwendung von oralem Morphin bei inkurablen Schmerzen. Anaesthesist 1983; 32:279–283
18. Wagner G. Frequency of pain in patients with cancer. Recent Results Cancer Res 1984; 89:64–71
19. Wörz R. Flupirtin bei chronischen myofasziellen Schmerzzuständen. Fortschr Med 1991; 109:158–160
20. Wood PL. Agonist analgesics: Evidence for µ2 and delta opioid receptor antagonism. Drug Rev Res 1984; 4:429–435
21. Zech FJ, Lehmann K. Transdermales Fentanyl in der Tumorschmerztherapie. Anti-Cancer Drugs 1995; 6, Suppl 3:pp. 44–49
22. Ziegler R. Calcitonin: Analgesic effects. Rec.Res. Cancer 1984; 89:178–184

Weiterführende Literatur:

1. Freye E, ed. Opioide in der Medizin. Wirkung und Einsatzgebiete zentraler Analgetika. Springer; 1995
2. Haindl H, Müller H, Schmoll E, eds. Portkathetersysteme. Praxisnahe Information zu Indikationen, Implantationstechnik, Handhabung. Springer, 1993
3. Hankemeier U, Bowdler I, Zech D, eds. Tumorschmerztherapie, Springer; 1989
4. Husebø S, Klaschik E, eds.: Palliativmedizin. Praktische Einführung in Schmerztherapie, Ethik und Kommunikation. Springer; 1998
5. Lynch J, Zech D, Grond S. Rückenmarksnahe Opiatanalgesie mit Pumpensystemen in der Tumorschmerztherapie. Teil 1: Grundlagen Medizintechnik 1991; 111:206–209
6. Lynch J, Zech D, Grond S. Rückenmarksnahe Opiatanalgesie mit Pumpensystemen in der Tumorschmerztherapie. Teil 2: Technische Voraussetzungen. Medizintechnik 1992; 112:22–27
7. Klaschik E, Nauck F, eds. Palliativ-Medizin-Heute, Springer Verlag 1994
8. Klaschik E, ed. Medikamentöse Schmerztherapie bei Tumopatienten. Ein Leitfaden. Bonn; 1995
9. Sittl R, Richter R. Tumorschmerztherapie bei Kindern und Jugendlichen mit Morphin. Anaesthesist 1991; 40:96–99
10. Striebel HW, ed. Therapie chronischer Schmerzen: ein praktischer Leitfaden, Stuttgart; New York: Schattauer; 1997
11. Zech D, Schug StA, Grond St, ed.: Therapiekompendium Tumorschmerz und Symptomkontrolle. Balingen: Spitta; 1997
12. Zenz H, Jurna J, ed. Lehrbuch der Schmerztherapie, Wissenschaftliche Verlagsgesellschaft Stuttgart 1993

Regionalanästhesiologische Verfahren

T. Standl, H. Ohnesorge

Roter Faden

■ **Einleitung**
  – Definition von Tumorschmerzen
  – Stellenwert regionalanästhesiologischer Techniken
■ **Medikamente und Applikationsformen**
■ **Verfahren und Techniken**
  – Subarachnoidale Verfahren
  – Epidurale Verfahren
  – Blockaden des Sympathikus
  – Blockaden des vegetativen Nervengeflechts
  – Periphere Nervenblockaden

■ Einleitung

Definition von Tumorschmerzen

Unter **tumorassoziiertem** Schmerz versteht man Schmerzen, die nicht durch den Tumor selbst bedingt sind, sondern als Folge des Tumorleidens auftreten können.

Es sind dies z. B. Dekubitusschmerzen, die aufgrund einer tumorbedingten Immobilisation bei suboptimaler Pflege entstanden sind. Zu diesem Formenkreis, der etwa 5–10% der Schmerzen bei Tumorpatienten ausmacht, gehören weiterhin Schmerzen durch Fehlhaltung oder Fehlbelastung aufgrund tumorbedingter Schmerzen (Muskelhartspann, pathologische Frakturen). Eine tumor- oder chemotherapiebedingte Immunsuppression kann zu Superinfektionen (Pilze) oder einer Zoster-Neuralgie mit entsprechend schwerer Schmerzsymptomatik führen. Der Vollständigkeit halber seien noch psychisch (reaktiv) bedingte Schmerzen und seltenere Ursachen für tumorassoziierte Schmerzen wie paraneoplastische Syndrome (Morbus Raynaud) erwähnt.

Annähernd 70% der Schmerzen bei Tumorerkrankungen sind in engerem Sinne **tumorbedingte** Schmerzen. Tumoren verursachen sowohl nozizeptive als auch neuropathische Schmerzen. Tumornekrosen oder -ulzerationen, Infiltration von Knochen, Weichteilen, Organen oder Nerven sowie direkte Kompression von Nerven, Hohlorganen oder Blutgefäßen (Ischämie, Ödem) können eine Vielzahl unterschiedlicher und zum Teil überlappender Schmerzbilder generieren.

Am Beginn einer wie auch immer gestalteten Schmerztherapie bei Tumorpatienten muß daher eine Differentialdiagnose des Schmerzgeschehens stehen. Hierbei ist in erster Linie eine kausale einer symptomatischen Therapie vorzuziehen und eine Klassifizierung des Schmerzes in nozizeptive (somatisch/viszeral-vegetativ) und/oder neuropathische Formen im Hinblick auf eine mögliche Differentialtherapie anzustreben.

Schmerzen, die im Rahmen der **Tumortherapie** (Operation, Radiatio oder Chemotherapie) entstehen können, kommen bei 5% der Patienten vor. Anzuführen sind hier chirurgisch verursachte Narben, Nervenläsionen, Ödeme, Stumpf- oder Phantomschmerzen nach Amputationen, durch Strahlentherapie verursachte Reaktionen wie Fibrose, Mukositis oder Ostitis sowie chemotherapiebedingte Neuropathien und aseptische Knochennekrosen.

Zusätzlich bestehen bei einem Anteil von bis zu 20% der Patienten Schmerzen, die weder tumorbedingt oder -assoziiert sind, sondern deren Genese **unabhängig** vom Tumorleiden zu sehen ist (z. B. Migräne, Osteoporose, Arthrose).

Die häufigsten **Ursachen** für langfristig therapiebedürftige Schmerzen bei Tumorpatienten sind Nervenkompression, Obstruktion von Hohlorganen, viszerale Tumorinfiltration und Knochenschmerzen. Wichtig für die erfolgreiche Therapie von Schmerzen bei Tumorpatienten ist jedoch weniger die Unterscheidung in tumorbedingt, tumorassoziiert oder therapiebedingt, sondern die Klassifikation des Schmerzes hinsichtlich der patho-neurophysiologischen Genese und der Abklärung einer möglichen kausalen Therapie.

Stellenwert regionalanästhesiologischer Techniken

Seit der Etablierung des WHO-Stufenschemas hat sich der Stellenwert invasiver regionalanästhesiologischer Techniken in der Therapie des Tumorschmerzes verändert. Heute stellt die eskalierende orale Therapie beginnend mit Nicht-Opioid-Analgetika bis hin zur Verabreichung von potenten Opioiden, meist als Retardpräparat, den weltweit anerkannten Standard in der Tumorschmerztherapie dar. Bei gravierenden Nebenwirkungen, Therapieversagern oder Progression des Tumorleidens wird auf die parenterale Zufuhr von Opioiden umgestellt. Bewährt haben sich hier die subkutane oder transdermale Applikation (Fentanyl-TTS-Pflaster).

Bei unzureichender Schmerzreduktion durch diese Maßnahmen oder bei **lokalisierten Schmerzprozessen** kommen regionalanästhesiologische Verfahren zum Einsatz.

Ziel dieser invasiven Techniken ist die suffiziente Schmerzbekämpfung bei geringer (systemischer) Nebenwirkungsrate, die eine ambulante Behandlung erlaubt und die Lebensqualität des Tumorpatienten deutlich erhöht.

Eine Wiedereingliederung des Tumorpatienten in die Familie, in Einzelfällen sogar in das Berufsleben, sollte grundsätzlich angestrebt werden.

Die schmerztherapeutischen **Verfahren** der Regionalanästhesie können in einzeitige oder kontinuierliche (Katheter-)Techniken sowie analgetisch oder neurolytisch wirkende Techniken unterteilt werden. Die regionalanästhesiologischen Techniken stellen invasive Verfahren dar, die ihrerseits Nebenwirkungen und Komplikationen beinhalten, was eine detaillierte Kenntnis von Indikationen und Kontraindikationen (Kapitel 2, Teil „Verfahren der Schmerztherapie: Anästhesiologie") sowie das Beherr-

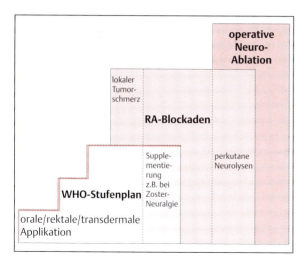

Abb. 7.**3** Stellenwert regionalanästhesiologischer (RA) Verfahren zwischen WHO-Stufenschema und operativer Neuroablation bei Tumorpatienten.

schen der jeweiligen Blockadetechniken und ihrer Nebenwirkungen voraussetzt. Der **Stellenwert** dieser Verfahren ist mit fließenden Übergängen zwischen WHO-Stufenplan einerseits und operativen neuroablativen Techniken andererseits anzusiedeln (Abb. 7.3).

Ein außerordentlich hoher Stellenwert kommt den regionalanästhesiologischen Verfahren als **supportives Verfahren** (z. B. bei Zoster-Neuralgie) und im Falle von isolierten oder gezielt angehbaren Tumorschmerzen (Plexus-coeliacus-Blockade bei Pankreastumor) zu. Bei letzterer Indikation kann die Inzidenz von Nebenwirkungen einer hochdosierten systemischen Opioidtherapie vermieden oder erheblich reduziert werden.

Medikamente und Applikationsformen

Medikamente für regionalanästhesiologische Blockaden bei Tumorpatienten rekrutieren sich in erster Linie aus Lokalanästhetika, Opioiden und α_2-Adrenozeptor-Agonisten.

- Langwirkende Präparate sind bei therapeutischen Blockaden mittellang oder kurzwirksamen Medikamenten vorzuziehen.

Lokalanästhetika der Wahl für **kontinuierliche Blockaden** sind Bupivacain und Ropivacain in bedarfsadaptierten Konzentrationen. Für die **Neurolyse** kommen 96 %iger Alkohol oder ein Phenol-Glyzerol-Gemisch zur Anwendung, je nachdem ob ein hypobares oder ein hyperbares Neurolytikum eingesetzt werden soll.

Unter den **Opioiden** stellt Morphin das Medikament mit der größten Anwendererfahrung und dem breitesten Einsatz in der rückenmarknahen Applikation bei Tumorpatienten dar. **Lipophile** Opioide wie Fentanyl und Sufentanil werden subarachnoidal sehr schnell an neuronale Strukturen wie Rückenmark und Spinalnerven gebunden und unterliegen nur einer sehr geringen Liquorzirkulation. Dies läßt die Gefahr einer späten, d. h. jenseits von 30–60 min nach Erstapplikation des Opioids einsetzenden, Atemdepression sehr gering erscheinen. Im Gegensatz dazu zirkuliert das **hydrophile** Morphin über viele Stunden im Liquor und kann noch 12–24 h nach Applikation eine Atemdepression verursachen. Lipophile Opioide werden dagegen rasch aus dem Epiduralraum über epidurale Venen resorbiert und können systemische Wirkungen und Nebenwirkungen haben. **Hauptnebenwirkung** rückenmarknah applizierter Opioide ist der Pruritus, gefolgt von Übelkeit, Erbrechen, Harnverhalt und Obstipationsneigung.

Es muß an dieser Stelle darauf hingewiesen werden, daß im Rahmen der rückenmarknahen Applikation von Opioiden derzeit nur eine **Zulassung** für Sufentanil zur Epiduralanalgesie existiert. Selbst für das seit Jahrzehnten angewandte Morphin gibt es nur eine Anwendungsbeschreibung. Durch die langjährige positive Erfahrung mit unterschiedlichen rückenmarknah verabreichten Opioiden bewegt man sich allerdings im Bereich der sog. Good Clinical Practice auf rechtssicherem Boden, zumal auf dem Gebiet der Tumorschmerztherapie Alternativen zu Opioiden fehlen.

Selten als Monotherapie, aber in Kombination mit Opioiden, werden α_2-**Adrenozeptor-Agonisten** wie Clonidin mit Erfolg auch bei sog. opioidrefraktären Tumorschmerzen eingesetzt. Clonidin wirkt auf Rückenmarkebene modulierend auf die Schmerzverarbeitung und -leitung und hat einen analgetischen und sedierenden Effekt. Nebenwirkung können arterielle Hyotension und Bradykardie sein. In Zukunft werden stärker α_2-Adrenozeptor-spezifische Substanzen wie Dexmedetomidin oder Mivazerol erhältlich sein, die eine geringere Inzidenz blutdrucksenkender Nebenwirkungen verursachen sollen. Nachteil in der Schmerztherapie bei Tumorpatienten könnte die im Vergleich zu Clonidin (9 h) verkürzte Halbwertszeit von 2–4 h sein.

Interessante Ansätze in der Tumorschmerztherapie bieten die **NMDA(N-Methyl-D-Aspartat)-Antagonisten** wie Ketamin oder Amantadin. Diese Substanzen wirken als Antagonist der agonistisch wirkenden Aminosäure Glutamat am NMDA-Rezeptor. Hierdurch kann bereits auf Rückenmarkebene eine Schmerzmodulation im Bereich des Hinterhorns im Sinne einer gedämpften Schmerztransduktion nach zentral erzielt werden. Derzeit liegen erfolgversprechende Erfahrungen mit den Substanzen Dextromethorphan, γ-Glutamyl-Glycin und Amantadin bei postoperativen und neuropathischen Schmerzen, allerdings noch keine ausreichenden klinischen Erfahrungen mit der rückenmarknahen Anwendung dieser Substanzen bei Tumorpatienten vor.

Die Applikation von Schmerzmedikamenten im Rahmen regionalanästhesiologischer Blockaden erfolgt in der Regel kontinuierlich über **Katheter** und **Pumpensysteme**. Die Katheter werden entweder tunneliert aus der Haut ausgeführt (Abb. 2.**10**, Kap. 2, „Verfahren der Schmerztherapie: Anästhesiologie") und an die Schmerzpumpe angeschlossen oder an eine subkutan implantierte Schmerzpumpe mit Port adaptiert. Da man bei der **Subarachnoidalanalgesie** mit geringen Medikamentendosen auskommt, bietet sich hier die (wesentlich kostenintensivere) implantierbare Pumpe an. Als kostengünstigeres Alternativverfahren bietet sich auch die Implantation eines subkutanen Ports an, über den mit Hilfe einer externen Pumpe kontinuierlich kleinere Medikamentenvolumina infundiert werden können. Bei **epiduraler Analgesie** hat sich eine externe Schmerzpumpe mit entsprechend der höheren Medikamentendosis erforderlichem größerem Reservoir bewährt. Pumpe und Medikamentenreservoir werden vom Patienten in entsprechenden Taschen mitgeführt, die sich umhängen oder am Gürtel befestigen lassen (Abb. 7.**4**).

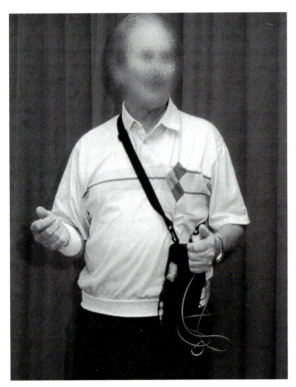

Abb. 7.4 Patient mit externer Pumpe zur kontinuierlichen epiduralen Infusion bei liegendem thorakalem Epiduralkatheter. Die Pumpe bietet zusätzlich die Möglichkeit einer Bolusapplikation durch den Patienten (patient-controlled epidural analgesia, „PCEA"-Modus), um akute Schmerzattacken im Sinne eines „Break-through"- oder „Incident"-Schmerzes kupieren zu können.

- Es ist sinnvoll, Pumpen mit der Möglichkeit einer Bolusapplikation durch den Patienten zu verwenden (patient-controlled epidural analgesia, PCEA-Modus), um akute Schmerzattacken im Sinne eines „Break-through"- oder „Incident"-Schmerzes durch den Patienten kupieren zu können.

Verfahren und Techniken

Subarachnoidale Verfahren

Subarachnoidale Katheterverfahren können bei ansonsten therapierefraktären Tumorschmerzen im Bereich des Unterbauchs, kleinen Beckens und der unteren Extremität indiziert sein. Dies sind in der Regel weit fortgeschrittene, lokal infiltrierende Tumoren wie Rektum-, Blasen- oder Zervixkarzinom, Weichteiltumoren oder ossäre Metastasen in dieser Körperregion. Die Technik der kontinuierlichen Spinalanalgesie ist in Kapitel 2 „Verfahren der Schmerztherapie: Anästhesiologie" beschrieben.

Als **Medikament** kommt in erster Linie Morphin zum Einsatz. Die initiale Dosierung muß aufgrund der möglichen rostralen Liquorzirkulation und Gefahr der (späten) Atemdepression vorsichtig gewählt (0,5–1, maximal 2 mg) und darf nur unter kontinuierlicher Überwachung des Patienten appliziert werden. Dies gilt auch bei Tumorpatienten, die an eine meist orale oder transdermale Opioidapplikation adaptiert sind.

Insbesondere im Rahmen einer **Umstellung** von oraler oder subkutaner bzw. transdermaler Opioidapplikation auf die kontinuierliche subarachnoidale Infusion kann es durch Unterdosierung des spinalen Opioids zu Entzugserscheinungen, durch Überdosierung zur Atemdepression kommen. Auch die anderen **Nebenwirkungen** der Opioidtherapie wie Pruritus, Harnverhalt und Obstipation können unter subarachnoidaler Applikation zunächst stärker ausgeprägt sein als zuvor. Aus diesen Gründen sollten die Patienten zur subarachnoidalen Katheteranlage und Therapieeinstellung einige Tage stationär aufgenommen werden.

Im Laufe der weiteren Behandlung muß die Dosierung des Opioids in vielen Fällen kontinuierlich und deutlich gesteigert werden.

- In Fällen eines trotz Dosissteigerung unzureichenden Therapieerfolgs mit Morphin kann auf lipophile Opioide wie Fentanyl oder Sufentanil umgestellt werden. Alternativ oder additiv können α_2-Adrenozeptor-Agonisten wie Clonidin eingesetzt werden.

Auch hier sind zum Teil hohe Dosen bis zu 50 µg/h Clonidin beschrieben. Auf die möglichen hämodynamischen Nebenwirkungen (Hypotension) muß geachtet werden, insbesondere wenn es sich um mobile Patienten handelt.

Bei Schmerzen durch **ossäre Metastasen** im Bereich der unteren Extremität reicht die alleinige Opioidmedikation in der Regel nicht aus. Hier hat sich die Kombinationstherapie mit niedrig konzentrierten langwirksamen Lokalanästhetika bewährt (Bupivacain; Ropivacain ist derzeit nicht für die subarachnoidale Anwendung zugelassen). Aufgrund der Lokalanästhetika-assoziierten Begleiteffekte wie verstärkte Blasen- und Darmentleerungsstörungen sowie motorische Defizite der unteren Extremität muß für die Bupivacainkonzentration ein Kompromiß aus Wirksamkeit und Nebenwirkungsrate individuell gefunden werden. Auf keinen Fall sollte eine systemische Schmerztherapie (z. B. mit NSAID's und Calcitonin) abgesetzt werden.

Für die kontinuierliche subarachnoidale Applikation der genannten Medikamente kann eine extrakorporal getragene oder implantierte **Schmerzpumpe** mit Port verwendet werden (Kap. 2 „Verfahren der Schmerztherapie: Anästhesiologie"). Wird ein Gemisch aus Lokalanästhetika und Opioiden eingesetzt, ist aufgrund des größeren Medikamentenvolumens eine externe Schmerzpumpe mit entsprechendem Reservoir indiziert. Bei Verwendung von Opioiden und/oder Clonidin kann eine Pumpe implantiert werden. Moderne implantierbare Schmerzpumpen enthalten ein Reservoir von etwa 30 ml, die bei einer durchschnittlichen Tagesdosis von 1–2 ml und der Verwendung unverdünnter Medikamente (z. B. Morphin 20 mg/ml) alle 3–4 Wochen über einen Port aufgefüllt werden. Zusätzlich kann bei einigen implantierbaren Pumpen über eine spezielle Verbindung zum Subarachnoidalkatheter im Bedarfsfall ein Bolus appliziert werden. Für die Befüllung der Pumpe über den Port und die Bolusinjektion sind speziell konfigurierte Injektionsnadeln zu verwenden. Implantierbare Pumpen sind mit erheblich höheren Kosten verbunden als wiederverwendbare externe Schmerzpumpen, bieten dem Patienten aber einen höheren Komfort.

Spezielle tumorbedingte Schmerzbilder können eine Indikation zur irreversiblen Blockade von Spinalnerven mittels **Neurolytika** darstellen. Dies sind isolierte ossäre Infiltrationen im Bereich benachbarter Rippen (thorakale

Neurolyse) oder Tumorinfiltration im Bereich der sakralen Nerven (Analkarzinom). Die Technik ist in Kapitel 2 „Verfahren der Schmerztherapie: Anästhesiologie" dargestellt. Es kommen 96%iges Äthanol (hypobar im Vergleich zu Liquor) oder ein Phenol-Glyzerol-Gemisch (hyperbar im Vergleich zu Liquor) zur Anwendung.

Epidurale Verfahren

Die kontinuierliche Epiduralanästhesie mit Katheter (EDA) ist eines der am häufigsten angewandten regionalanästhesiologische Verfahren bei tumorbedingten Schmerzen. **Vorteile** gegenüber der kontinuierlichen Spinalanästhesie (CSA) sind in der geringeren Gefahr von Meningitiden im Falle einer Infektion und der Anwendbarkeit im Bereich der gesamten Wirbelsäule zu sehen. In den meisten Fällen wird die EDA jedoch in den lumbalen oder thorakalen Segmenten durchgeführt.

Indikationen sind Schmerzen im Bereich von Wirbelsäule, Rippen, Oberbauch, Unterbauch, Becken und unterer Extremität durch Tumorinfiltration in Knochen, Bindegewebe oder Hohlorgane, die mit alternativen Verfahren nicht befriedigend behandelt werden können. Wie bei den meisten regionalanästhesiologischen und damit invasiven Verfahren geht auch der EDA der Versuch einer kausalen kurativen Behandlung oder einer enteralen Medikamententherapie bei Tumorpatienten voraus. Bleiben diese Therapiemaßnahmen unzureichend, ist die EDA eine hervorragende Technik, gezielt schmerzverursachende Areale bei gleichzeitig geringer Nebenwirkungsrate auszuschalten.

Technik: Der epidurale Katheter sollte immer im Zentrum des Schmerzempfindens der entsprechenden Rückenmarksegmente plaziert werden. Die Diskongruenz zwischen knöcherner Wirbelsäule und dahinterliegenden Rückenmarksegmenten muß daher beachtet werden. Alle epiduralen Katheter werden tunneliert aus der Haut ausgeführt (Abb. 2.**10**, Kap. 2 „Verfahren der Schmerztherapie: Anästhesiologie"), womit eine bessere Fixierung und ein geringeres Infektionsrisiko erreicht werden können. Es werden entweder die aus der Anästhesie bekannten Einlochkatheter (18–22 G) mit endständiger Öffnung oder spezielle Epiduralkatheter mit eingeschweißter Metallspirale (nach Raj) verwendet, die eine höhere Knicksicherheit bieten.

Nebenwirkungen und **Risiken** der kontinuierlichen Epiduralanästhesie sind in Tab. 2.**11** im Kapitel 2 „Verfahren der Schmerztherapie: Anästhesiologie" zusammengefaßt.

Die häufigste Komplikation der chronischen EDA ist die Katheterdislokation, wobei eine Fehllage der Katheter im Subarachnoidal- oder Intravasalraum die schwerwiegendsten Konsequenzen hat, glücklicherweise aber extrem selten vorkommt. Ein Herausgleiten des Katheters aus dem Epiduralraum in den Interspinal- oder Subkutanraum ist die am häufigsten beobachtete Fehllage, die sich durch eine fehlende analgetische Wirkung manifestiert.

Im Vergleich zur postoperativen EDA besteht bei Schmerzpatienten mit Tumorerkrankungen ein erhöhtes **Infektionsrisiko** (subkutane Abszesse, Epiduralabszeß). Eine regelmäßige Kontrolle der Kathetereintrittsstelle und im Rahmen der Wiedervorstellungstermine erhobene Blutuntersuchungen (Blutsenkungsgeschwindigkeit, Leukozytenzahl) sind daher empfehlenswert.

Unklare Temperaturerhöhungen, allgemeines Krankheitsgefühl und gürtelförmig ausstrahlende Rückenschmerzen müssen den Verdacht auf einen **Epiduralabszeß** richten. Zusätzlich auftretende sensorische oder motorische Defizite erfordern eine sofortige weitergehende Diagnostik (neurologisches Konsil) und Ausschluß einer rückenmarknahen Raumforderung durch bildgebende Verfahren. Untersuchung der Wahl ist die Kernspintomographie der Wirbelsäule (MRT), steht diese nicht zur Verfügung, muß ein Computertomogramm (CT) durchgeführt werden.

Epidurale Abszesse oder Blutungen bedürfen der unverzüglichen operative Therapie innerhalb der ersten Stunden nach Auftreten der neurologischen Symptomatik, um persistierende Schäden zu vermeiden oder wenigstens zu begrenzen. Eine breite antibiotische Abdeckung des Patienten mit möglichst liquorgängigen Präparaten ist obligat. Problematisch kann im Falle einer Entfernung des Epiduralkatheters infolge Infektion die weitere Schmerztherapie sein, da wieder auf eine systemische Analgesie umgestellt werden muß. Eine erneute Anlage eines epiduralen Katheters kann erst nach Abklingen der lokalen und generalisierten Infektionszeichen (mehrere Tage fieberfrei, keine Leukozytose) durchgeführt werden und sollte in ausreichendem Abstand zum ehemaligen Infektionsherd (2–3 Segmente) erfolgen.

Medikamente zur epiduralen Schmerztherapie bei Tumorpatienten sind niedrig konzentrierte, langwirksame Lokalanästhetika (Bupivacain 0,125% und Ropivacain 0,2%), Opioide (Morphin, Sufentanil) und α_2-Adrenozeptor-Agonisten wie Clonidin. Um die Wirkung der Medikamente zu erhöhen und die Inzidenz von Nebenwirkungen zu reduzieren, werden meist Kombinationen aus LA und Opioiden bzw. α_2-Adrenozeptor-Agonisten, eingesetzt. Bei knöcherner Tumorinfiltration sollte trotz EDA nicht auf die systemische Applikation von nichtsteroidale Antiphlogistika verzichtet werden.

Die wichtigsten **Medikamentennebenwirkungen** sind in Abschnitt „Subarachnoidale Verfahren" beschrieben. Lipophile Opioide wie Sufentanil oder Fentanyl werden zu einem hohen Anteil im Fettgewebe des Epiduralraumes gespeichert, diffundieren aber auch in die epiduralen Blutgefäße und üben somit einen systemischen Analgesieeffekt aus. Das hydrophile Morphin diffundiert entsprechend schlechter durch die lipidhaltigen Membranen von Blutgefäßen und Dura, so daß systemische Effekte geringer sind. Nach erfolgter transduraler Diffusion hält sich Morphin dagegen über viele Stunden in der Liquorzirkulation auf, mit dem Risiko einer rostralen Ausbreitung und konsekutiven Atemdepression.

Die epidurale **Medikamentenapplikation** erfolgt in der Regel über externe Schmerzpumpen mit entsprechend großem Reservoir, so daß eine Befüllung nur im Abstand von 2–3 Tagen durchgeführt werden muß. Einige Geräte bieten die Möglichkeit einer patientengesteuerten Bolusapplikation (PCEA), was sinnvoll erscheint um sog. Break-through- oder „Incident"-Schmerzen zu kupieren (Abb. 7.**4**). Seltener wird eine Pumpe zur epiduralen Schmerztherapie implantiert. Ziel der kontinuierlichen EDA bei Tumorpatienten ist die wirksame Schmerzreduktion ohne motorische Beeinträchtigung, so daß eine Mobilisierung und Reintegration der Patienten in den familiären Alltag ermöglicht werden kann.

Blockaden des Sympathikus

Schwerpunkt der Anwendung sympathikolytischer Verfahren (mit Ausnahme der Blockade des Plexus coeliacus, s. u.) im Rahmen der Tumorschmerztherapie ist die Behandlung **tumorassoziierter** Schmerzen. Hier stehen vor allem die Behandlung von Stumpf- und Phantomschmerzen nach Amputationen (Kap. 5), die Behandlung von tumorassoziierten Durchblutungsstörungen an den Extremitäten sowie die Behandlung tumorassoziierter komplexer regionaler Schmerzsyndrome (CRPS) im Vordergrund.

CRPS Typ I (vormals sympathische Reflexdystrophie) treten selten im Zusammenhang mit verschiedensten Tumoren auf, zum Teil im Sinne eines paraneoplastischen Geschehens. **CRPS Typ II** (vormals Kausalgie) können im Rahmen eines Tumorleidens nach Nerveninfiltrationen oder therapiebedingt, z. B. nach Radiatio, auftreten. Analog zur Therapie von tumorunabhängigen CRPS ist eine frühzeitige Diagnosestellung und Therapiebeginn essentiell, da die Lebensqualität durch die Ausprägung eines CRPS gerade bei Tumorpatienten stark eingeschränkt werden kann.

- In der Therapie eines CRPS stellen Blockaden des sympathischen Grenzstranges eine adjuvante Therapieoption im Rahmen eines therapeutischen Algorithmus dar, der frühzeitig angewendet werden sollte.

Eine weitere Indikation für Blockaden des sympathischen Grenzstranges stellt die Therapie von **Neuralgien** bei im Rahmen von Tumorerkrankungen gehäuft auftretendem Herpes zoster dar. Auch im Rahmen des Therapiekonzeptes von Post-Zoster-Neuralgien sind Blockaden des Sympathikus eine Grundlage des Therapiekonzeptes. Der Therapiebeginn sollte frühzeitig erfolgen, da mit zunehmender Dauer einer Post-Zoster-Neuralgie die Therapieergebnisse unbefriedigend werden.

Blockaden des vegetativen Nervengeflechts

Unter den Blockaden vegetativer Nervengeflechte im Rahmen der Therapie tumorbedingter und -assoziierter Schmerzen nimmt die **Neurolyse des Plexus coeliacus** eine hervorragende Rolle ein. Blockaden anderer vegetativer Zentren sind zwar technisch möglich, ihr Indikationsbereich ist jedoch sehr eng und ihre Anwendung umstritten. Die Blockade des Plexus coeliacus wurde erstmals 1919 von Kappis beschrieben und galt lange als das Therapieverfahren der Wahl zur Behandlung von tumorbedingten Schmerzen im Oberbauch (15). Seit der Einführung retardierter Applikationsformen von Opiaten und der Etablierung des Stufenkonzeptes der Weltgesundheitsorganisation hat die Häufigkeit der Anwendung dieses Verfahrens deutlich nachgelassen. Insbesondere in der aktuellen Literatur finden sich jedoch Befunde, die Vorteile der Neurolyse des Plexus coeliacus im Vergleich zu einer nicht invasiven Schmerztherapie zeigen.

Der **Indikationsbereich** umfaßt alle Schmerzen durch Oberbauchtumoren, insbesondere Pankreaskopftumoren und den Leberkapselschmerz bei einer ausgedehnten hepatischen Metastasierung. Bei 74–89% der Patienten ist durch die Neurolyse des Plexus coeliacus eine gute bis exzellente Schmerzreduktion bei deutlich reduziertem Analgetikabedarf zu erzielen. Die Häufigkeit von therapiebedingten Nebenwirkungen läßt sich so häufig vermindern.

Die Analgesie setzt im allgemeinen unmittelbar nach der Neurolyse ein, somit tritt der Therapieerfolg schneller ein als bei Einstellung auf das WHO Stufenschema. Die Lebensqualität kann zwar im allgemeinen durch eine Neurolyse des Plexus coeliacus nicht entscheidend verbessert werden. Eine weitere Verschlechterung der Lebensqualität, wie sie unter einer ausschließlichen Schmerztherapie mit nichtsteroidalen Antiphlogistika und Morphin auftreten kann, läßt sich jedoch verhindern oder zumindest verzögern. Eine Schmerzfreiheit oder deutliche Schmerzlinderung durch die Neurolyse des Plexus coeliacus hält bei ca. 90% der Patienten etwa 3 Monate an. Bis zu 70% der Patienten profitieren von der Neurolyse des Plexus coeliacus bis zu ihrem Tod, auch wenn dieser mehr als 3 Monate nach dem Eingriff liegt. Somit sollte die Indikation zur Neurolyse des Plexus coeliacus nicht erst im Finalstadium der Tumorerkrankung gestellt werden, zumal die Erfolgsrate mit zunehmendem Tumorwachstum sinkt. Die Erfolgsrate der Plexus coeliacus-Neurolyse scheint unabhängig vom gewählten Verfahren (Kap. 2) zu sein.

Die **Indikationsstellung** zur Neurolyse des Plexus coeliacus erfolgt wie auch bei jedem anderen neurolytischen Verfahren nach erfolgreicher diagnostischer Blockade.

Sowohl im Rahmen der diagnostischen Blockade als auch nach Neurolyse muß eine engmaschige Überwachung der Vitalfunktionen gewährleistet sein, um vorübergehenden **Nebeneffekte der Sympathikolyse**, insbesondere Blutdruckabfälle, frühzeitig erkennen und behandeln zu können. Bei Patienten, die auf eine Therapie mit retardierten Opiaten eingestellt sind, muß die Gefahr einer relativen Opiatüberdosierung nach erfolgreicher Blockade bedacht werden. Die Gefahr schwerwiegender Komplikationen durch die Coeliacus-Blockade ist gering. Hierbei sei jedoch ausdrücklich auf das Risiko einer Querschnittslähmung hingewiesen, insgesamt sind bisher allerdings erst zehn Fälle von vorübergehenden oder bleibenden Paraplegien veröffentlicht.

Unter der Berücksichtigung der Effektivitäts-Risiko-Relation kann die Neurolyse des Plexus coeliacus als insgesamt nebenwirkungsarmes Verfahren bezeichnet werden, durch deren Anwendung tumorbedingte Schmerzen im Oberbauch rasch, suffizient (unter reduzierter Dosierung der systemisch wirksamen Analgetika) und langfristig behandelt werden können.

Periphere Nervenblockaden

Während Blockaden und Neurolysen peripherer Nerven in der Therapie chronischer „benigner" Schmerzen nur einen sehr eingeschränkten Indikationsbereich haben, können diese Methoden in der Tumorschmerztherapie ein sehr hilfreiches Verfahren darstellen, um **lokale Tumorschmerzen** zu behandeln und so den Bedarf an systemischen Analgetika zu reduzieren. Insbesondere bei eingeschränkter Lebenserwartung ist die Gefahr der Entwicklung von Deafferenzierungsschmerzen eher als gering einzuschätzen, so daß auch Neurolysen von peripheren Nerven sinnvoll sind. Um diese Gefahr weiter zu reduzieren, empfiehlt sich der Einsatz von Kryoläsionen, deren begrenzte Wirkdauer bei diesen Patienten eine eher untergeordnete Rolle spielt.

Der **Indikationsbereich** für periphere Neurolysen bei Tumorpatienten ist breit und umfaßt alle lokalen Schmerzen, z. B. durch ossäre Metastasierung oder Infiltration von peripheren Nerven, die auf das Innervationsgebiet eines oder weniger peripherer Nerven beschränkt sind. Als typisches Beispiel kann die Interkostalnervenblockade bzw. -neurolyse bei ossärer Metastasierung in die Rippen gelten.

- Vor jeder geplanten Neurolyse eines peripheren Nerven muß eine diagnostische/prognostische Blockade durchgeführt werden. Hierzu sollte ein geringes Volumen eines ausreichend hoch konzentrierten Lokalanästhetikums verwendet werden, um eine Ausschaltung aller Faserqualitäten sicherzustellen. Durch die Blockade soll der Patient in die Lage versetzt werden, persönlich den Nutzen der Blockade gegen die zu erwartenden Funktionseinschränkungen abwägen zu können.

Der Einsatz von peripheren Nervenblockaden bietet sich auch als Verfahren an, insbesondere bei neuropathischen Schmerzen z. B. durch Infiltration des Plexus brachialis oder lumbosacralis rasch eine Schmerzlinderung oder -freiheit zu erzeugen und damit den Zeitraum bis zum Wirkeintritt einer analgetischen Medikation (z. B. Carbamazepin/Amitriptylin) zu überbrücken.

Insbesondere bei Blockaden des Plexus brachialis muß bei der Wahl des **Punktionsortes** die möglicherweise veränderte Anatomie berücksichtigt werden. Zur Blockade des Plexus lumbalis bietet sich im Allgemeinen der Psoas-Kompartment-Block an. Unabhängig vom Punktionsort sollte der Einsatz von Katheterverfahren grundsätzlich favorisiert werden. Die Katheter werden analog zu rückenmarknahen Verfahren kontinuierlich über ein Pumpensystem bestückt. Neurolytische Verfahren von Nervenplexus sind nur sehr selten indiziert und werden häufig vom Patienten aufgrund der erheblichen Nebenwirkungen nicht akzeptiert.

Kernaussagen

Einleitung
- Grundsätzlich werden tumorbedingte von tumorassoziierten und tumortherapiebedingten Schmerzen unterschieden. Der Stellenwert regionalanästhesiologischer Verfahren beim Tumorpatienten liegt in der Supplementierung des WHO-Stufenschemas im Bereich zwischen nicht-invasiver systemischer und chirurgisch-neuroablativer Therapie.

Medikamente und Applikationsformen
- Medikamente für regionalanästhesiologische Blockaden bei Tumorpatienten sind niedrig konzentrierte Lokalanästhetika, Opioide und α_2-Adrenozeptor-Agonisten.

Verfahren und Techniken
- Als häufigste Verfahren kommen die Subarachnoidal- und Epiduralanästhesie mit Katheter sowie Neurolysen des Plexus coeliacus und einzelner peripherer Nerven, seltener Plexus, zur Anwendung.
- Der Indikationsbereich für Neurolysen des Plexus coeliacus umfaßt alle Schmerzen durch Oberbauchtumoren. Durch die Neurolyse lassen sich therapiebedingte Nebenwirkungen der systemischen Analgetika häufig vermindern und eine suffiziente rasch wirksame Reduktion der Schmerzen erzielen.
- Die Applikation der Schmerzmedikamente erfolgt über spezielle Schmerzpumpen, die neben einer kontinuierlichen Verabreichung meist eine bedarfsadaptierte Bolusinjektion erlauben, um sog. Durchbruch- und Belastungsschmerzen kupieren zu können.

Literatur

1. Abdalla EK, Schell SR. Paraplegia following intraoperative celiac plexus injection. J Gastrointest Surg 1999;3: 668–671
2. Boersma FP, Heykants J, Ten Kate A, Meert TF, Pieters W, Woestenborghs R. Sufentanil concentrations in the human spinal cord after long-term epidural infusion. The Pain Clinic 1991; 4:199–203
3. Bonhaus DW, Mc Namara J. N-methyl-D-aspartate receptor regulation of uncompetitive antagonist binding in rat membranes: kinetic analyses. Mol Pharmacol 1988; 34:250–255
4. Carlton SM, Rees H, Gondesen K, Willis WD. Dextrorphan attenuates responses of spinothalamic tract cells in normal and nerve-injured monkeys. Neurosci-Lett 1997; 229: 169–172
5. Chia YY, Liu K, Chow LH, Lee TY. The perioperative administration of dextromethorphan reduces postoperative morphin consumption. Anesth Analg 1999; 89:748–752
6. Coomby DW, Saunders RL, Lachance D, Savage S, Ragnarsson TS, Jensen LE. Intrathecal morphine tolerance: use of intrathecal clonidine, DADLE, and intraventricular morphine. Anesthesiology 1985; 62:358–363
7. Cousins MJ, Mather LE. Intrathecal end epidural administration of opioids. Anesthesiology 1984; 61:276–310
8. Dickenson AH, Sullivan AF. Evidence for a role of the NMDA receptor in the frequency dependent potention of deep rat dorsal horn nociceptiv neurones following C fibre stimulation. Neuropharmacology 1987; 26:1235–1238
9. Eisenach J, Detweiler D, Hood D. Hemodynamic and analgesic actions of epidurally administered clonidine. Anesthesiology 1993;78:277–287
10. Eisenach JC, Rauck RL, Buzzanell C, Lysak SZ. Epidural clonidine analgesia for intractable cancer pain: phase I. Anesthesiology 1989; 71:647–652
11. Eisenberg E, Carr DB, Chalmers TC. Neurolytic celiac plexus block for treatment of cancer pain: a meta-analysis. Anesth Analg 1995; 80:290–295
12. Eisenberg E, Pud D. Can patients with chronic neuropathic pain be cured by acute administration of the NMDA receptor antagonist amantadine? Pain 1998; 74:337–339
13. Haley JE, Sullivan AF, Dickenson AH. Evidence for spinal N-methyl-D-aspartate receptor involvement in prolonged chemical nociception in the rat. Brain Res 1990; 518:218–226
14. Henderson DJ, Withington BS, Wilson JA, Morrison LM. Perioperative dextromethorphan reduces postoperative pain after hysterectomy. Anesth Analg 1999; 89:399–402
15. Kappis M. Sensibilität und lokale Anaesthesia im chirurgischen Gebiet der Bauchhöhle mit besonderer Berücksichtigung der Splanchicus-Anästhesie. Beitr. Z. Klin. Chir. 1919; 115:161
16. Kawamata M, Ishitani K, Ishikawa K, et al. Comparison between celiac plexus block and morphine treatment on quality of life in patients with pancreatic cancer pain. Pain 1996; 64:597–602
17. Mekhail N, Kapural L. Complex Regional Pain Syndrome Type I in Cancer Patients. Curr Rev Pain 2000; 4:227–233
18. Murkin JM. Central analgesic mechanisms: a review of opioid receptor physiopharmacology and related antinoceptive systems. J Cardiothor Anesth 1991; 5:268–277
19. Nordberg G, Hedner T, Mellstrand T, Dahlström B. Pharmacokinetic aspects of intrathecal morphine analgesia. Anesthesiology 1984;60: 44–454

20. Polati E, Finco G, Gottin L, Bassi C, et al. Prospective randomized double-blind trial of neurolytic coeliac plexus block in patients with pancreatic cancer. Br J Surg 1998; 85:199–201
21. Pud D, Eisenberger E, Spitzer A et al. The NMDA receptor antagonist amantadine reduces surgical neuropathic pain in cancer patients: a double blind, randomized placebo controlled trial. Pain 1998; 75:349–354
22. Raj P, Wilder R. Complex Regional Pain Syndromes: guidelines for therapy. Clin J Pain 1998;14: 155–166
23. Rykowski JJ, Hilgier M. Efficacy of neurolytic celiac plexus block in varying locations of pancreatic cancer: influence on pain relief. Anesthesiology 2000; 92:347–354
24. Sabbe MB, Grafe MR, Mjanger E, Tiseo PJ, Hill HF, Yaksh TL. Spinal delivery of sufentanil, alfentanil, and morphine in dogs. Anesthesiology 1994; 81:899–920
25. Sosnowski M, Yaksh TL. Differentail cross-tolerance between intrathecal morphine and sufentanil in the rat. Anesthesiology 1990; 73:1141–1147
26. Spaulding TC, Fieldiing S, Venfaro JJ, Harbans L. Antinociceptive activity of clonidine and ist potentiation of morphine analgesia. European J Pharmacol 1979; 58:19–25
27. Wiesenfeld-Hallin Z. Combined opioid-NMDA antagonist therapies: What advantages do they offer for the control of pain syndroms. Drugs 1998; 55:1–4
28. Woolf CJ, Thompson SW. The induction and maintenance of central sensitization is dependent on N-methyl-D-aspartate acid receptor activation; implications for the treatment of post-injury pain hypersensivity states. Pain 1991; 44:293–299
29. Yaksh TL, Chaplan SR, Malmberg A. Future directions in the pharmacological management of hyperalgesic and allodynic pain states: the NMDA receptor. NIDA Res Monogr 1995; 147:84–103
30. Yaksh TL. The analgesic pharmacology of spinally administered mu opioid agonists. Eur J Pain 1990;11: 66–71

Neuroablative Methoden

H. Beck

Roter Faden

- Allgemeine Indikationen
- Allgemeine Ziele
- Personelle und apparative Voraussetzungen
- Verfahren und Agentien
- Strukturen für Neuroablation
- Kritische Diskussion zur klinisch relevanten Bedeutung
  - Thermische Verfahren
  - Chemische Verfahren

Allgemeine Indikationen

Grundlage der Therapie von Schmerzen bei Tumorerkrankung ist die medikamentöse Schmerzbehandlung („WHO-Stufenplan"), deren Optionen und Leistungsspektren in Kapitel ... beschrieben sind. Bei konsequentem Einsatz der WHO-Empfehlung können regelhaft die meisten Schmerzproblematiken zur Zufriedenheit des Patienten angegangen werden.

Nicht immer vermag eine orale bzw. transdermale Behandlung mit Opioidanalgetika nach Stufe 3 des WHO-Stufenplanes tumorassoziierten Schmerz hinreichend zu reduzieren, oder Nebenwirkungen dieser Therapie sind für den Patienten nicht akzeptabel. Dann sollte eine neurodestruktive Behandlung diskutiert werden, deren perkutan anwendbare Verfahren hier vorgestellt werden.

Allgemeine Ziele

Die therapeutische Strategie neuroablativer Behandlung ist auf Zugewinn von **Lebensqualität** („Quality of Life") ausgerichtet: Schmerzreduktion ohne begleitende Minderung anderer, z. B. motorischer, Körperfunktionen. Besonders bedeutend ist dieser Gesichtspunkt für den Erhalt der Extremitätenmotorik (z. B. Schreiben können, eine Tasse sicher anfassen und zum Mund führen können, selbständig Körperpflege betreiben können, Gehen können). Aber auch biologisch erforderliche Funktionen der Abdominal- und Intercostalmuskulatur müssen beachtet werden: Erhalt der Bauchpresse ist fürs Husten und den Stuhlgang erforderlich, eine Parese der Bauchwandmuskulatur kann kosmetisch belastend empfunden werden; die Atmung darf nicht behindert sein. Einschränkungen **vegetativer Funktionen** sind klinisch regelhaft von nachgeordneter Bedeutung, Vorteile von Schmerzreduktion gegenüber möglichen vegetativen Störungen sollte der Patient selbst bewerten. Sie begrenzen sich im wesentlichen auf die Darmperistaltik (regelhaft passagere Diarrhoe nach Destruktion des Plexus coeliacus). Jedoch kann die Ablation sakraler Segmente zu Inkontinenz führen; Frauen könnten über Veränderungen von Empfindungen und Abläufen bei sexueller Aktivität klagen, und Eintritt von Impotenz wird auch von älteren Männern im intermediären Stadium ihrer curativ nicht mehr angehbaren Tumorerkrankung im Sinne von Minderung des Selbstwertgefühles und Lebenswillen gesehen.

Diese allgemein gehaltene Betrachtung zu Zielen neuroablativer Behandlung soll deutlich machen, daß die Begrifflichkeiten „Neuroablation", „Neurodestruktion", „Denervierung", „Erfrierung", „Verödung", „Verkochung" und „Zerstörung" als schwerwiegender Eingriff in die körperliche Integrität eines jeden Patienten verstanden werden müssen. Ärztliches Handeln bemüht sich um Heilung und Beseitigung des eigentlichen Übels; hier jedoch wird dessen Konsequenz angegangen mit der Option weiterer Beschädigung der Körperlichkeit.

Dem geplanten neuroablativen Verfahren wird eine diagnostische und prognostisch-demonstrative Prozedur mit sicher auch motorisch blockierendem hochprozentigem Lokalanästhetikum (z. B. Bupivacain 0,75 % oder Ropivacain 1,0 %) vorgeschaltet, die die beabsichtigte Neuroablation über Stunden anhaltend simuliert. Der Arzt gewinnt daraus Sicherheit für seine Diagnose zur klinisch relevanten Neurologie/Neuroanatomie; dem Patienten wir Gelegenheit gegeben, die vorgeschlagene Therapie in ihrem angestrebten Ergebnis (Schmerzreduktion) und ihren möglichen Nebenwirkungen zu bewerten.

Personelle und apparative Voraussetzungen

Klinische Erfahrungen beim Einsatz neurodestruktiver Verfahren lehren Sorgfalt bei Vorbereitung, Durchführung und postinterventioneller Beobachtung des Patienten. Assistenz durch Pflegepersonen ist erwünscht, wie Einsatz von Überwachungs-Monitoring, z. B. Pulsoximetrie und nicht-invasive Blutdruckmessung, risikomindernd eingesetzt werden sollten. Sauerstoff-Insufflation ist zusätzlich bei interventionsbegleitender kurzer Narkose (z. B. Propofol i. v.), indiziert, deren Einrichtung für den Patienten erheblichen Komfortgewinn bedeutet; gerade Patienten mit tumorassoziierten Schmerzen überblicken häufig einen langen Leidensweg. Zusage einer perkutanen neuroablativen Behandlung in kurzer Narkose trägt beim Patienten wesentlich zur Akzeptanz der vorgeschlagenen Behandlung bei.

Bildgebung (C-Bogen, CT) reduziert Risiken bei der Destruktion schmerzrelevanter Strukturen, weil Präzision der Kanülenführung bzw. Sondenplazierung und gezielte Applikation und Dosierung des schädigenden Mediums sichergestellt werden. „Blind" durchgeführte Neuroablation kann nicht vertreten werden.

Verfahren und Agentien

Es werden nur Verfahren angesprochen, die perkutan in Verbindung mit thermischer Energie oder neurotoxisch wirksamen Substanzen ausgeführt werden.

1.) Thermisch neuroablativ wirksame Methoden werden im Kapitel „thermische Destruktionsverfahren" beschrieben. Sie sind auch bei tumorassoziiertem Schmerz anwendbar. Die nur geringe räumliche Ausbreitung einer thermisch gesetzten Läsion kann gegenüber einer chemisch ausgeführten als nachrangig erkannt werden.

2.) Grundsätzlich gesehen sind mehrere neurotoxisch wirksame Agentien bekannt, deren klinische Wirksamkeiten belegt sind, z. B. Äthanol, Phenol, Ammoniumsulfat, Chlorkresol, Glyzerin (1, 2, 4, 5). Jedoch sind bedeutsame Unterschiede dieser Neurotoxika hinsichtlich Indikation, Wirkstärke, Wirkdauer, einzusetzender Konzentration und Dosierung nicht deutlich validiert. Tierexperimentell gewonnene Erkenntnisse sind wissenschaftlich belegt erkennbar, sie können aber dem Patienten nicht immer im Rahmen von Empfehlung und Aufklärung zu ihm weiterhelfender Behandlung präsentiert werden. Lediglich dem Glyzerin kann seine Anwendung bei der Trigeminus-Neuralgie zugeordnet werden (3).

In der klinischen Arbeit hat sich bei Auswahl und Einsatz neurotoxisch wirksamer Substanzen die Begrenzung auf nur wenige bewährt. Damit gewinnt der Therapeut Erkenntnisse und Erfahrungen zu Leistungsspektrum, Dosierung und Nebenwirkungspotential von ihm angewendeter Neurotoxika. Sinnhaftigkeit breitgefächerten Chemie-Spektrums ist nicht erkennbar.

Deshalb soll hier nur auf Äthanol und Phenol-Lösung eingegangen werden, deren Indikationen und Profil differenziert beschreibbar sind.

- Äthanol ist als industriell gefertigte 95%ige Präparation zum Einsatz beim Menschen jederzeit verfügbar. Die Injektion von Äthanol führt zu Gewebereizung, die vom Patienten intra- und postinterventionell mit erheblichen Schmerzen empfunden wird. Deshalb muß vor der Injektion von Äthanol eine Lokalanästhesie gesetzt werden. Dem Äthanol kann auch Lokalanästhetikum zugefügt werden. Beide Methoden tragen jedoch dazu bei, daß die Wirkkonzentration des Äthanols vor Ort reduziert wird. Die quantitative neurotoxische Aktivität von Äthanol in Abhängigkeit von seiner Konzentration ist nicht geklärt. Empfohlen wird, vor der Äthanol-Injektion ein geringes Volumen hochprozentigen Lokalanästhetikums (z. B. 2–5 ml Bupivacain 0,75% oder Ropivacain 1,0%) zu injizieren, etwa 5 min abzuwarten und dann den Alkohol zu applizieren. CT-gesteuertes Vorgehen ermöglicht Beobachtung und Dokumentation der Ausbreitung von Äthanol, wenn diesem Kontrastmittel zugesetzt wird: 8,5 ml Äthanol 95% + 1,5 ml Iopamidol 612,4 mg/ml pro 10 ml Äthanol-Iopamidol-Lösung.

- Phenol ist nur bis zu einer Konzentration von 6,7% in Wasser löslich; höherkonzentrierte Phenol-Lösungen können durch Lösung von Phenol in Glycerin hergestellt werden. Phenol-Lösung ist per se lokalanästhetisch wirksam (1), so daß sich regelhaft eine vorgeschaltete Lokalanästhesie bei langsamer Injektion von Phenol erübrigt; mechanisch druckinduziert ausgelöster Schmerz läßt sich so umgehen. In Deutschland ist die Anwendung von Phenol am Menschen u. a. wegen Kanzerogenität und hohen allgemeintoxischen Potentials nicht mehr zulässig. Seinen Einsatz bei Patienten mit Tumorerkrankung im späten Stadium ihres Leidens befürworten wir klar. Gegenüber anderen Neurotoxika zeichnet sich eine Phenol-Lösung durch unkomplizierte Applikationsmöglichkeit bei lokal begrenzbarem Schmerz aus: Metastasen an Rippen und Sternum mit schmerzbedingter Behinderung der Atmung sind typische Indikationen.

Strukturen für Neuroablation

Die folgenden Nerven und deren Geflechtbildungen sind zur perkutanen thermischen oder chemischen Destruktion angehbar, nachdem eine diagnostische und prognostisch-demonstrative Blockade mit langwirkendem hochprozentigem Lokalanästhetikum (z. B. Bupivacain 0,75% oder Ropivacain 1,0%) deren Relevanz für geklagten Schmerz belegt hat. Der Patient selbst entscheidet über die Ausführung der ihm vorgeschlagenen Behandlung, wenn er deren Simulation mit Lokalanästhetikum zu Effekt und Profit festgestellt und möglicherweise zusätzlich eintretende Funktionseinschränkungen und Funktionsausfälle erfahren hat.

- Trunci Nn. Spinales
- Plexus brachialis
- Plexus coeliacus/Nn. splanchnici
- Thorakaler und lumbaler Grenzstrang
- Ganglion impar
- Hirnnerven an Foramina an der Schädelbasis
- Knochenmetastasen mit geringer räumlicher Ausbreitung (z. B. an Rippen, Sternum, Schädel)
- Tumorinfiltration von Weichteilen (z. B. perianal, perineal, paravertebral)
- Subarachnoidal und epidural

Kritische Diskussion zur klinisch relevanten Bedeutung

Validierte Studien zu Differentialindikationen des Einsatzes neurodestruktiver Verfahren und neurotoxisch wirksamer Substanzen bei Patienten mit tumorassoziiertem Schmerz liegen nicht vor. Dieser Umstand verwundert, zumal Schmerz bei einem Patienten-Klientel mit zeitlich begrenzter Lebenserwartung Erhalt oder Wiederherstellung von Lebensqualität durch Minderung des Leidens unmittelbares ärztliches Handeln fordert. Insofern bewegen wir uns hier auf einem Gebiet ärztlichen Könnens, das wesentlich von Erfahrungen und Empfehlungen geprägt ist. Themabezogene Beiträge in Lehrbüchern zur Schmerztherapie belegen diese Unsicherheit (1, 2, 4, 5, 6, 7).

Thermische Verfahren

RF-Thermoläsion und Kryoläsion sind apparativ aufwendig und können nur bei Vorhaltung entsprechender Geräte eingesetzt werden. Schmerzreduzierende Ergebnisse bei Patienten mit tumorassoziiertem Schmerz sind einrichtbar, sie sind qualitativ und quantitativ gegenüber den chemisch induzierten nicht belegt.

Chemische Verfahren

Diese sind insgesamt gesehen als kostengünstig bewertbar und darüber hinaus in ihrer Langzeitwirksamkeit gegenüber den thermischen möglicherweise adäquater. Vorteile der einzelnen Neurotoxika untereinander sind hinsichtlich ihres verfolgten klinischen Zieles Schmerzreduktion nicht bekannt. Kriterien zu Verfügbarkeit und Praktikabilität begründen die Empfehlung zur Begrenzung des Einsatzes auf nur wenige Agentien.

Äthanol kann in großen Volumina, z. B. bis zu 50 ml Äthanol-Lösung (8,5 ml Äthanol 95% + 1,5 ml Iopamidol 612,4 mg/ml pro 10 ml Äthanol-Iopamidol-Lösung) zur Destruktion des Plexus Coeliacus CT-gesteuert eingesetzt werden. Jedoch geht der Injektion von Äthanol eine sorgfältig ausgeführte Blockade mit Lokalanästhetikum voraus, da Äthanol primär nicht lokalanästhetisch wirksam ist und seine Induktion von neuritischem Schmerz bekannt ist.

Phenol ist per se lokalanästhetisch wirksam und macht eine vorausgehende Lokalanästhesie nicht immer erforderlich. Unter der Injektion von Phenol-Lösung beobachteter Injektionsschmerz dürfte regelhaft druckinduziert auftreten.

Nach chemischer Ablation peripherer Nerven sich möglicherweise entwickelnder Deafferenzierungsschmerz ist beim Patienten mit tumorassoziierten Schmerzzuständen im späten Stadium der Grunderkrankung klinisch wenig relevant: der Patient erlebt dieses Phänomen nicht mehr.

Literatur

1. Butler SH, Charlton JE: Neurolytic Blockade and Hypophysectomy. In: Loeser J (Editor): Bonica's Management of Pain. Lippincott Williams & Wilkins 2001; S. 1967–2006
2. Gerbershagen U. Neurotoxische Substanzen in der Behandlung der Schmerzen und Spastizität. In: Hankemeier U, Hildebrandt J (Hrsg.): Neurodestruktive Verfahren in der Schmerztherapie. Springer 1998; S. 33–42
3. Håkanson S. Trigeminal Neuralgia Treated by the Injection of Glycerol into the Trigeminal Cistern. Neurosurgery 1981; 9: 638–646
4. Bonica JJ. Neurolytic Blockade and Hypophysectomy. In: Bonica JJ. The Management of Pain. Lea & Febiger 1990; S. 1980–2039
5. Cerny NI, Portenoy RK. Practical Issues in the Management of Cancer Pain. In: Wall PD, Melzack R (Editors): Textbook of Pain. Churchill Livingstone 1999; S. 1479–1522
6. Schele HA. Tumorschmerz. In: Diener HCh, Maier Ch (Hrsg.): Das Schmerz-Therapie-Buch. Urban & Schwarzenberg 1997; S. 229–263
7. Hankemeier U. Chemische Neurolyse, Kryotherapie. In: Zenz M, Jurna I (Hrsg.): Lehrbuch der Schmerztherapie. Wissenschaftliche Verlagsgesellschaft Stuttgart 1993; S. 247–256

Nichtanästhesiologische Therapien

Roter Faden

Chirurgische Strategien
- Häufigkeit tumorassoziierter Schmerzen
- Ursachen tumorassoziierter Schmerzen
- Behandlung von tumorassoziierten Schmerzen

Chemotherapie
- Prüfung der Modalität
- Indikationen für Hormontherapie
- Indikationen für Chemotherapie
- Begleitende analgetische Therapie

Radioonkologische Methoden
- Behandlungsziele
- Indikationen

Nuklearmedizinische Verfahren
- Begriffsbestimmung
- Palliative Schmerztherapie mit Radiopharmaka
- Radiopharmaka für die Schmerztherapie

Chirurgische Strategien

T. Lehnert

Häufigkeit tumorassoziierter Schmerzen

Im Verlauf der Erkrankung auftretende Schmerzen, die Angst vor künftig auftretenden Schmerzen und die mit der Diagnose assoziierte Lebensbedrohung bestimmen wesentlich das subjektive Erleben einer Tumorerkrankung durch den Patienten. Maligne Tumoren gehören, besonders im höheren Lebensalter, in den industrialisierten Ländern zu den häufigeren Erkrankungen. Nach den Herz-Kreislauf-Erkrankungen mit 40–50 % rangieren maligne Erkrankungen mit 25–33 % an zweiter Stelle unter den Todesursachen. Für die nahe Zukunft wird erwartet, daß maligne Erkrankungen zur häufigsten Todesursache werden.

Häufigste solide Tumoren bei Männern sind Bronchial-, Prostata- und Magenkarzinom, während bei Frauen Tumoren der weiblichen Brust, kolorektale Karzinome, Magenkarzinom und Karzinome von Ovar und Uterus die größte Häufigkeit aufweisen.

Obwohl maligne Erkrankungen sich dadurch auszeichnen, daß die initiale Wachstumsphase des Tumors lange unbemerkt bleibt, sind tumorbedingte Schmerzen bei vielen Patienten das erste klinische Anzeichen für eine maligne Erkrankung. Schmerzen treten bei ca. 60 % der Patienten mit fortgeschrittenen Tumoren auf. Neben dem Stadium der Erkrankung spielen auch die Tumorlokalisation und die Art des Tumors eine Rolle. Stärkste Schmerzen werden am häufigsten bei Tumoren im Kiefer- und Gesichtsbereich und bei primären und sekundären Knochentumoren (> 80 %) angegeben. Es folgen eine Reihe weiterer solider Tumoren, während nur 15 % der Patienten mit malignen Lymphomen und 5 % der Patienten mit Leukämien Schmerzen angaben (12).

Ursachen tumorassoziierter Schmerzen

Allgemeine Ursachen tumorassoziierter Schmerzen

Bei Schmerzen im Verlauf einer Tumorerkrankung können Schmerzen, die direkt durch den Tumor hervorgerufen werden, von Schmerzen infolge der Behandlung unterschieden werden (Tab. 7.14). Eine weitere **Differenzierung** kann in somatische, viszerale und neurogene Schmerzen erfolgen.

Die **Schmerzanamnese** gibt Auskunft über Lokalisation, Art, Intensität, Häufigkeit und mögliche Ursache der Schmerzen und erlaubt eine Einordnung in eine der genannten Kategorien von tumorassoziierten Schmerzen.

Tabelle 7.14 Tumorassoziierte Schmerztypen und Häufigkeit von Schmerzen bei Tumorpatienten

Schmerztyp	Häufigkeit	Beispiel
Tumorbedingt	> 80 %	Knochenmetastasen
Therapiebedingt	15–20 %	chemische Pleurodese
Tumorbegleitend	< 10 %	paraneoplastische Thrombose
Tumorunabhängig	< 10 %	Knochenschmerzen bei Osteoporose

Spezielle Ursachen tumorassoziierter Schmerzen

Tumorbedingte Schmerzen können durch **direkten Druck** auf das umgebende Gewebe entstehen (Tab. 7.15). Dies kommt besonders zur Geltung bei Tumoren, die in kapselbegrenzten parenchymatösen Organen wie Leber, Milz oder Niere entstehen. In diesen Fällen kommt es frühzeitig zur Aktivierung von Dehnungsrezeptoren. Entsprechend können Tumoren in nicht oder wenig begrenzten Körperregionen wie z. B. dem Retroperitoneum groteske Größe annehmen, bevor dann eher unspezifische Beschwerden zur Einleitung der Diagnostik führen.

Sehr häufig führen insbesondere intestinale Tumoren zur Schmerzsymptomatik, weil sie die freie Durchgängigkeit von **Hohlorganen** behindern. Geläufige Beispiele sind die Tumoren des Kolons und Rektums. Wird die intestinale Passage durch einen Tumor behindert, dann kommt es in den vorgeschalteten Darm- oder Gangabschnitten zum Stau mit der Folge der Wandüberdehnung und einem entsprechenden Dehnungsschmerz. Ist in der Wand des Organs, z. B. in der Darmwand, die glatte Muskulatur kräftig ausgeprägt, kann es zu krampfartigen Schmerzattacken kommen, wenn die vorgeschalteten Darmabschnitte versuchen, einen Nahrungsbolus über die Stenose vorwärtszutreiben.

Ein anderer Pathomechanismus liegt der Tumorschmerzentstehung bei Beteiligung des Skelettsystems zugrunde.

Tabelle 7.15 Ursachen tumorassoziierter Schmerzen

Schmerzursache	Schmerztyp
Druck von außen auf benachbarte Strukturen (Organe, Nerven)	viszeraler und neurogener Schmerz
Infiltration benachbarter Strukturen (Organe, Nerven)	viszeraler und neurogener Schmerz
Druck in parenchymatösen Organen (Kapselschmerz)	viszeraler Schmerz
Verschluß eines Hohlorganes (Dehnungsschmerz)	viszeraler Schmerz
Destabilisierung knöcherner Strukturen	somatischer Schmerz
Ulzerationen der Körperoberfläche (Mammakarzinom, Basaliom, malignes Melanom)	somatischer Schmerz
Venöse Thrombose (auch als paraneoplastisches Syndrom)	somatischer Schmerz
Verschluß von Blutgefäßen durch Tumorembolie (sehr selten)	somatischer Schmerz

Skelettmetastasen werden mit abnehmender Häufigkeit beobachtet bei Patienten mit Mammakarzinom (50–85%), Prostatakarzinom (40–85%), Bronchialkarzinom (30%, Schilddrüsenkarzinom (30–50%) und Hypernephrom (30%) (16). Schmerzen entstehen durch direkte Reizung nozizeptiver Rezeptoren im Periost und durch Senkung des pH-Werts im interstitiellen Milieu (1). Schmerzen werden besonders bemerkbar, wenn tragende Skelettanteile betroffen sind (lange Röhrenknochen, Wirbelsäule).

Eine besondere Form tumorbedingter Schmerzen kann entstehen, wenn ein kleines **Pankreasgangkarzinom** zur Obstruktion des Ductus pancreaticus führt und sich in dem distal der Tumorstenose gelegenen Organabschnitt eine stauungsbedingte Pankreatitis entwickelt. Die Schmerzen sind dann nicht Ausdruck der Tumorstenose, sondern der sekundären entzündlichen Veränderungen. Solche Schmerzen können den **tumorbegleitenden Schmerzen** zugerechnet werden. Weitere Beispiele dafür wären die durch eine tumorbedingte Bronchusstenose bedingte Segmentpneumonie der minderbelüfteten Lungenabschnitte oder eine Thrombose im Sinne eines paraneoplastischen Syndroms.

Letztlich können Tumorschmerzen auch durch **direkte Reizung von Nerven** etwa mittels Nervenkompression oder durch lokale Nerveninfiltration entstehen. Beispielhaft wären hier typische gürtelförmige, dumpfe in den Rücken ausstrahlende Schmerzen beim fortgeschrittenen Pankreaskarzinom zu nennen. Sie treten auf, wenn der Tumor nach dorsal in den retropankreatischen Nervenplexus infiltriert. Tumoren bzw. Metastasen der Wirbelsäule können ebenfalls durch Kompression oder Infiltration der Nervenwurzeln zu schwersten Schmerzzuständen führen.

Behandlung von tumorassoziierten Schmerzen

Ziele der chirurgischen Schmerztherapie

In der Behandlung von soliden Tumoren ist die Heilung des Patienten durch vollständige **Tumorentfernung** das vorrangige Ziel der chirurgischen Therapie. Durch die Tumorentfernung mit kurativer Zielsetzung wird in aller Regel gleichzeitig eine effektive und definitive Schmerztherapie durchgeführt, ohne daß diese als vorrangiges Therapieziel definiert wäre.

Wenn eine potentiell kurative Therapie nicht mehr realistisch ist, dann ist die Behandlung des Patienten hauptsächlich auf die Beherrschung von Schmerzen, die Wiederherstellung oder Sicherung verlorener oder bedrohter Körperfunktionen und anderer Komplikationen der Tumorerkrankung gerichtet. Die Verlängerung der Überlebenszeit ist in der palliativen Situation ein nachgeordnetes Therapieziel.

Als primärer Erfolgsparameter für eine palliative Behandlung wird heute nicht mehr die reine Überlebenszeit, sondern die Zeit ohne tumorbedingte Beschwerden und ohne therapiebedingte Toxizität angesehen (TWIST: time without symptoms and toxicity) angesehen.

Auch für die palliative Therapie stehen die klassischen **Therapiemodalitäten** zur Behandlung maligner Erkrankungen zur Verfügung (Tab. 7.**16**). Häufig wird die Beseitigung von Schmerzen mit oder ohne weitere Maßnahmen mit einer Funktionsverbesserung oder -wiederherstellung einhergehen. Im Unterschied zur medikamentösen Schmerztherapie, die vor dem Eintreten von Schmerzen einsetzen soll, die also schon prophylaktisch indiziert ist, ist die Indikation zu prophylaktischen chirurgischen Maßnahmen streng zu stellen.

Prinzipien der chirurgischen Schmerztherapie

Als oberstes Prinzip gilt, daß die Behandlung mit dem geringsten Risiko und minimaler Belastung für den Patienten durchgeführt werden soll. Andererseits soll bei der Wahl des Eingriffes auch an die resultierende Lebensqualität gedacht werden. Eine – auch palliative – chirurgische Tumorentfernung hat gegenüber anderen Therapiemodalitäten den Vorteil, die Schmerzursache direkt zu beseitigen. Trotzdem müssen bei der Indikationsstellung Nutzen und Risiken der chirurgischen Behandlung auch gegen alternative Therapieverfahren abgewogen werden. In aller Regel

Tabelle 7.16 Therapieziele und Optionen bei inkurablem Leiden

	Operation	Radiotherapie	Chemotherapie
Schmerzbehandlung	ja	ja	ja
Funktionsverbesserung	ja	(ja)	–
Lebensverlängerung	(ja)	(ja)	(ja)

sind hier ganz individuelle Entscheidungen gefordert, deren Grundlagen nicht durch klinische Studien abgesichert werden können. Wegen der oft nur kurzen Lebenserwartung müssen therapeutische Entscheidungen schnell getroffen und umgesetzt werden.

Aus diesen Gründen sollen gerade in der palliativen Situation an das Verantwortungsbewußtsein und an das Vermögen der Operateure besonders hohe Anforderungen gestellt werden. Bei der Behandlung mit kurativer Zielsetzung kann das Behandlungsziel auch bei Auftreten von Komplikationen noch erreicht werden. In der palliativen Situation bedeutet das Auftreten postoperativer Komplikationen dagegen fast immer, daß das Behandlungsziel zumindest teilweise verfehlt wurde. Jeder wegen einer behandlungsbedingten Komplikation im Krankenhaus verbrachte Tag ist ein Verlust für den Patienten.

Die **präzise Indikationsstellung** ist bei allen chirurgischen Eingriffen Grundlage für einen zielgerechten und erfolgreichen Eingriff.

Diese Maxime muß auch Leitlinie bei der chirurgischen Indikationsstellung und Durchführung operativer Maßnahmen zur Schmerzlinderung sein. Um den für die chirurgische Therapie von Tumorschmerzen optimal geeigneten operativen Eingriff zu wählen, ist es erforderlich, eine umfassende Schmerzanalyse durchzuführen und die Möglichkeiten der operativen Behandlung gegen alternative Behandlungsmaßnahmen abzuwägen (physikalische Maßnahmen, medikamentös-analgetische Therapie, Radiotherapie, Chemotherapie).

■ **Spezielle Behandlung von tumorassoziierten Schmerzen**

Behandlung von Knochenschmerzen

Verhinderung der Knochenresorption
Calcitonin. Ein Überwiegen der Osteoklastenaktivität scheint letztlich für den Abbau von Knochensubstanz verantwortlich zu sein. Als natürlicher Antagonist dieser Aktivität ist Calcitonin anzusehen. Es senkt die Kalziumkonzentration im Serum und verhindert die Knochenresorption. Es kann kurzfristig zusätzlich eingesetzt werden, wenn Knochenschmerzen trotz Gabe von nichtsteroidalen Antiphlogistika oder Opioiden persistieren. Nebenwirkungen schließen Übelkeit, Erbrechen und Flush-Symptomatik ein.

Bisphosphonate. Eine Hemmung der Osteoklastenaktivität kann auch durch Bisphosphonate erreicht werden (Pamidronat, Clodronat). In einer Phase-III-Studie konnte festgestellt werden, daß die Gabe von Pamidronat Knochenschmerzen verminderte, den Leistungsstatus der Patienten verbesserte und die Zeit bis zum Auftreten von Skelettkomplikationen signifikant verlängerte. Nebenwirkungen der Bisphosphonattherapie sind gastrointestinale Unverträglichkeit, Fieber, Leukopenie und Thrombopenie sowie Oligurie. Bisphosphonate der neuen Generation sind wesentlich wirksamer als Pamidronat und können im Gegensatz zu den Bisphosphonaten der ersten Generation auch oral verabreicht werden (s. Kap. 7, Abschnitt „Systemische Therapie").

Externe Radiotherapie
Die Strahlentherapie zur Behandlung von Tumorschmerzen kommt hauptsächlich bei Vorliegen von **Knochenmetastasen** zum Einsatz. Für direkt schmerzmindernde Effekte sind nur relativ geringe Strahlendosen erforderlich. Das Tumorwachstum selbst wird erst durch höhere Strahlendosen beeinflußt. Dadurch kann es zum Wachstumsstillstand oder zur Rückbildung des Tumors kommen mit nachfolgender Remineralisierung der osteolytischen Knochenareale. Hierdurch wird auch die Stabilität des Knochens wieder verbessert.

● Die Indikation zur Strahlentherapie besteht bei Vorliegen von Schmerzen oder Frakturgefährdung tragender Skelettanteile.

Eine **Verbesserung der Schmerzsituation** ist bereits nach 1–2 Wochen zu erwarten. Eine Rekalzifizierung mit Stabilisierung frakturgefährdeter Abschnitte wird bei etwa der Hälfte der Patienten festgestellt. Bis sie röntgenologisch nachweisbar wird, dauert es 4 Wochen oder länger.

Das beste Ansprechen ist bei Mammakarzinomen, Prostatakarzinomen und Rektumkarzinomen zu erwarten, während die Erfolgsraten bei Nierenzellkarzinomen und Bronchialkarzinomen geringer sind (1), siehe auch Kap. 7 – Radiologische Methoden.

Nuklearmedizinische Behandlung
Ist bei generalisierter Knochenmetastasierung mit Schmerzsymptomatik eine lokale Strahlentherapie nicht sinnvoll, kann versucht werden, eine Radioisotopenbehandlung zur systemischen Therapie durchzuführen. Der Einsatz von Radionukliden bei Wirbelsäulenmetastasen kann allerdings keine verläßliche Stabilisierung erreichen, so daß bei Frakturgefahr mit dem Risiko der Rückenmarkschädigung zusätzliche Maßnahmen ergriffen werden müssen (siehe Kap. 7 – Nuklearmedizinische Verfahren).

Operative Therapie
Naturgemäß steht die operative Therapie von Knochenschmerzen am Ende dieser Auflistung von schmerztherapeutischen Maßnahmen in der palliativen Situation, weil sie durch die notwendige Hospitalisierung die Qualität der verbleibenden Lebenszeit vermindert. Da Patienten mit Knochenmetastasen aber nur eine kurze Überlebenszeit von etwa 6 Monaten (12) haben, darf es bei Indikation und Durchführung operativer Maßnahmen nicht zu Verzögerungen kommen.

● Die operative Therapie von Knochenmetastasen ist indiziert, wenn bei tragenden Skelettanteilen (z. B. Wirbelsäule, lange Röhrenknochen) ein Funktionsverlust durch Fraktur droht oder bereits eingetreten ist und/oder wenn Schmerzen keiner anderen Behandlung zugänglich sind.

Beide Indikationen bestehen oft gleichzeitig. Die besten Ergebnisse werden erzielt, wenn eine Stabilisierung bereits vor Eintreten der Fraktur vorgenommen wird. Der wichtigste **Hinweis** auf eine **drohende Fraktur** ist der belastungsabhängige Schmerz im Bereich der Knochenmetastase. Eine Frakturgefährdung bei tragenden Skelettanteilen muß jedoch bereits dann angenommen werden, wenn die Knochenkortikalis durch Metastasenwachstum auf die Hälfte oder weniger vermindert ist (Abb. 7.**5**).

Die früher häufig durchgeführte Stabilisierung durch intramedulläre Marknagelung mit postoperativer Strahlen-

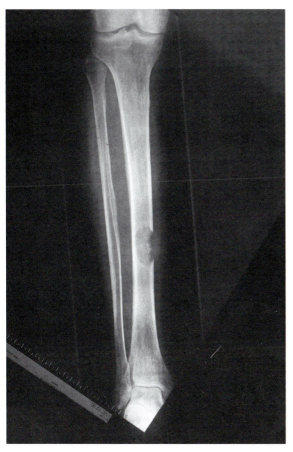

Abb. 7.**5** Knochenmetastase der distalen Tibia

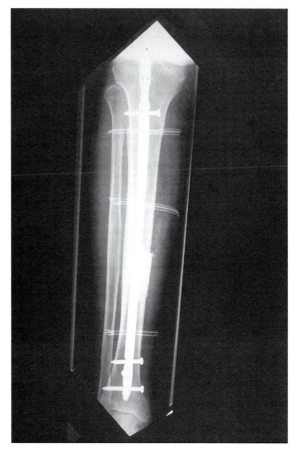

Abb. 7.**6** Osteosynthetische Versorgung mit Verriegelungsnagel

therapie spielt heute eine untergeordnete Rolle. Sie ist nur noch indiziert bei schlechtem Allgemeinzustand, wenn zur Verbesserung der Pflege eine Frakturstabilisierung erreicht werden muß.

Verfahren der Wahl ist heute die vollständige Metastasenresektion und eine Rekonstruktion durch (Doppel-)Plattenverbundosteosynthese (Abb. 7.**6**). Bei gelenknahen Metastasen oder Frakturen kann auch die Implantation einer Tumorgelenkprothese indiziert sein. Diese Versorgung erlaubt eine schnelle Belastbarkeit der Extremität und eine entsprechend zügige Mobilisierung des Patienten. Die Behandlungsdauer ist kürzer, da anders als bei der Marknagelung auf eine zusätzliche Strahlentherapie verzichtet werden kann.

Ikterus

Bei Tumoren der Gallenwege und des Pankreas, aber auch bei Lymphknotenmetastasierung ins Lig. hepatoduodenale kann es zum Verschluß der abführenden Gallenwege kommen. Dieser zunächst typische schmerzlose Ikterus führt bei anhaltender Cholestase zu ausgeprägtem Juckreiz durch die **zurückgestauten Gallensäuren**. Dieser Juckreiz kann quälender sein als jeder Schmerz („Blick in die Hölle"). Substanzen, welche die Resorption von Gallensäuren im terminalen Ileum hemmen, z. B. Cholestyramin (Quantalan), sind in der Regel wenig hilfreich.

Der regelrechte Abfluß von Galle kann entweder chirurgisch durch Anlage einer biliodigestiven Anastomose (Hepatikojejunostomie, Choledochojejunostomie, Cholezystojejunostomie, selten Choledochoduodenostomie) oder durch die perkutane oder besser endoskopische Einlage eines Gallengangstents (39) erreicht werden. Wird eine längere Überlebenszeit erwartet, empfiehlt sich die biliodigestive Anastomose, da sie länger offen bleibt, während Gallengangstents zur Inkrustation neigen und nach etwa 3 Monaten gewechselt werden müssen (2).

Pankreaskarzinom

Tumorbegleitende Schmerzen können beim Pankreaskarzinom durch eine begleitende Pankreatitis entstehen. Ihre Therapie erfolgt nach den Regeln der Behandlung einer akuten Pankreatitis.

Tumorbedingte Schmerzen können einerseits durch den Sekretstau im Pankreasgang bei proximalen Tumoren entstehen. Drainageoperation mit dem Ziel der Entlastung haben sich nicht bewährt. Häufiger führt die Tumorinfiltration des retropankreatischen Nervenplexus (Plexus coeliacus) zu starken Schmerzen. Hier kann die Injektion von Alkohol oder Phenolderivaten im Sinne einer chemischen Neurolyse (Kap. 7, Abschnitt „Regionalanästhesiologische Verfahren") durchgeführt werden. Sie erfolgt entweder intraoperativ, wenn im Rahmen einer explorativen Laparotomie Inoperabilität festgestellt wird, oder CT-gesteuert. Nebenwirkung können Blutdruckabfall und über Tage anhaltende Diarrhoen sein. In einer randomisierten Studie konnte eine eindeutige Reduktion der Schmerzen und sogar eine signifikante Verlängerung der Überlebenszeit beobachtet werden (20).

Nervenbeteiligung

Druck auf oder Infiltration von Nerven durch Tumoren können stärkste Schmerzen verursachen. Die Indikation zur chirurgischen Therapie richtet sich nach dem Risiko des Eingriffes und den zu erwartenden funktionellen Defiziten. Beispielhaft seien hier die Infiltration des Plexus sacralis bei Rektumkarzinomen oder des Plexus brachialis bei Pancoast-Tumoren der Lungenoberlappen genannt. Hier kommt eine operative Tumorentfernung wegen der notwendigen Ausdehnung der Eingriffe und des resultierenden Funktionsverlustes oft nicht mehr in Frage. Wenn auch keine radiotherapeutische Behandlung mehr möglich ist, z. B. weil bereits maximale Strahlendosen erreicht wurden, kann eine **lokale Neurolyse** mit Alkohol oder Phenol durchgeführt werden.

Andererseits können periphere Nerven, wenn sie von einer Tumorinfiltration betroffen sind, auch im Rahmen einer Tumorresektion mitreseziert werden, insbesondere da ein funktionelles Defizit oft schon besteht. So kann z. B. der N. ischiadicus proximal **reseziert** werden. In der Regel kann der Verlust der Beugerinnervation gut kompensiert werden. Insbesondere jüngere Patienten lernen es, ohne Gehhilfe zu laufen und können auch wieder Treppen steigen, wenn die Streckmuskulatur innerviert bleibt (N. femoralis). Der Ausfall der Fußheber muß durch eine Peronaeusschiene korrigiert werden. Alternativ kommen auch eine Strahlentherapie, neurolytische Verfahren (s. o.) oder lokalanästhetische Maßnahmen in Betracht.

Kapselschmerz/Lebermetastasen

Die Leber stellt das erste kapilläre Filtersystem für das aus dem Gastrointestinaltrakt zurückfließende Blut dar. Entsprechend entstehen Metastasen gastrointestinaler Malignome besonders oft in der Leber. Bei 80% der Patienten ist eine kurative Resektion der Lebermetastasen nicht möglich. Nur bei besonderen Tumorformen (insbesondere hormonaktiven neuroendokrinen Karzinomen) ist eine palliative Metastasenresektion indiziert. In der Regel wird versucht werden, durch eine systemische Chemotherapie eine Größenreduktion der Lebermetastasen zu erreichen (Ansprechraten ca. 20–30%). Die intraarterielle Chemotherapie hat höhere Ansprechraten, setzt aber einen aufwendigen chirurgischen Eingriff voraus und verlängert die Überlebenszeit nicht wesentlich. Kryotherapeutische Metastasenablation oder Thermokoagulation von Tumorgewebe und besonders die perkutane Applikationsform dieser Therapien sind noch in der klinischen Erprobung.

Obstruktive Darmtumoren

Obstruierende Prozesse (Primärtumoren, lokale Rezidive und Fernmetastasen) an intestinalen Hohlorganen führen häufig zu viszeralen Schmerzen. Besonders häufig sind Dünn- und Dickdarm betroffen. Therapie der Wahl ist die chirurgische Entfernung des stenosierenden Tumors auch bei inkurabler Gesamtsituation.

Dies gilt besonders für das **Rektumkarzinom**, da lokale viszerale Schmerzen nur der Anfang einer Reihe von sehr belastenden Komplikationen sind (Fistelbildung zu Harnblase und Scheide, Infiltration des Plexus sacralis mit resultierenden neurogenen Schmerzen). Gerade bei großen, die Blase oder das innere Genitale bereits infiltrierenden Rektumkarzinomen hat die alternative Radiotherapie ein hohes Risiko der Fistelbildung durch Tumornekrose.

Ist eine Entfernung des obstruierenden Prozesses wegen ausgedehnten Tumorwachstums nicht zu erreichen, muß die Durchgängigkeit des Intestinaltraktes durch Anlage von **Umgehungsanastomosen** wiederhergestellt werden. Dabei ist zu beachten, daß nicht mehr Darm aus der Nahrungspassage ausgeschlossen wird als unbedingt notwendig.

Ist auch keine Enteroanastomose möglich, muß als ultima ratio ein **Anus praeter** angelegt werden. Auch hier ist wieder zu beachten, daß nach distal möglichst wenig Darm aus der Nahrungspassage ausgeschlossen wird. Im ungünstigen Fall kann bei hoch angelegtem Dünndarmstoma ein Kurzdarmsyndrom resultieren.

Bei sehr hochliegenden Stenosen im Bereich des Duodenums oder proximalen Dünndarms kann zur Ableitung von Sekreten eine **perkutane endoskopische Gastrotomie** (PEG) angelegt werden, um rezidivierendes Erbrechen zu verhindern.

Bei ganz distal gelegenen Rektumtumoren, die nicht mehr operativ entfernt werden können, ist die Rekanalisierung des durch Tumor verschlossenen Darmlumens durch **lokale, transluminale Abtragung des Tumors** möglich (Elektrokauter, Laser, Kryotherapie). Bei proximal (intraperitoneal) gelegenen Tumoren besteht die Gefahr der Darmperforation. Als alternatives Verfahren käme hier die endoskopische Plazierung eines intraluminalen Stents in Betracht. Dieses Verfahren ist noch in der klinischen Erprobung und hat sehr hohe Materialkosten.

Ulzerationen der Haut

Bei primären Tumoren der Haut wie dem malignen Melanom kommt es nicht selten zu einer ausgedehnten subkutanen Metastasierung mit Gefahr der sekundären Ulzeration. Solche subkutanen Tumorknoten sind schmerzhaft und können auf begleitende Nerven drücken (z. B. Axilla, Leiste). Darüber hinaus stören sie die Eigenwahrnehmung des Patienten. Wenn es schon zur Ulzeration gekommen ist, kommt die Gefahr der Superinfektion im Sinne tumorbegleitender Schmerzen dazu. Bei solchen Befunden ist eine chirurgische Entfernung mit plastischer Deckung der Defekte möglich (Abb. 7.7).

Neurochirurgische Verfahren

Sind Schmerzen, insbesondere neurogene Schmerzen, durch keine andere Maßnahme zu beherrschen, kommen nach sorgfältiger Indikationsstellung eine Reihe von Verfahren in Betracht (38, 44).

Neurolyse. Soll die selektive Schmerzausschaltung umschriebener Körperregionen erreicht werden, kann eine chemische Neurolyse mit 50–96%igem Alkohol oder Phenolderivaten (3–20%) durchgeführt werden. Indikationsgebiete sind lokal infiltrierende Pankreastumoren, Tumoren im Kopf-Hals-Bereich (Nervenwurzeln C2–C4 und N. mandibularis), Beckentumoren mit Plexus-sacralis-Infiltration oder Thoraxwandprozesse. Der Eingriff kann ambulant in Lokalanästhesie durchgeführt werden. Die Wirkungsdauer beträgt bis zu 3 Monate, eine Wiederholung des Verfahrens ist möglich. Als Nachteile der Methode sind Deafferenzierungsschmerzen und Alkoholneuritiden anzusehen.

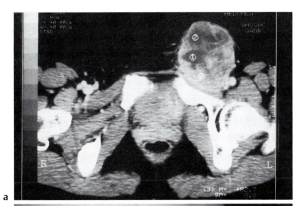
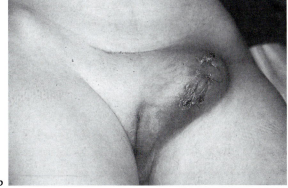
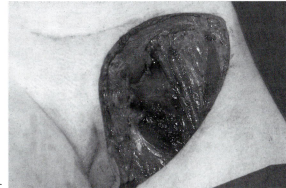
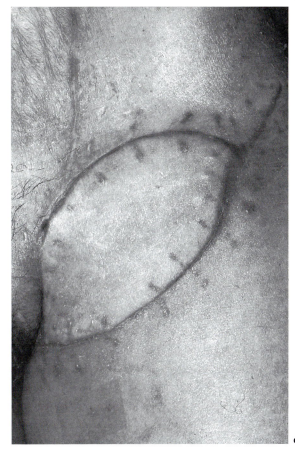

Abb. 7.7 Exulzeriertes Weichteilsarkom li. Leiste

a CT Darstellung
b klinischer Befund
c intraoperativer Defekt nach Tumorresektion
d postoperativ: Defektdeckung mit myokutanem Rektusschwenklappen

Intrathekale Opiatapplikation über Pumpensysteme. Dieses Verfahren wird in Kapitel 7, Abschnitt „Regionalanästhesiologische Verfahren" beschrieben.

Chordotomie. Eine Unterbrechung der afferenten Schmerzleitung im Tractus spinothalamicus (Chordotomie) ist möglich bei **unilateralem Extremitätenschmerz**. In Lokalanästhesie wird der kontralaterale Vorderseitenstrang in Höhe C1–C2 nach Teststimulation koaguliert. Das Verfahren kann eine Analgesie ohne Verlust des Tastsinnes in 75–90% erreichen. Mittellinienschmerz (z. B. Perineum) wird nicht gut beeinflußt. Der bilateralen Anwendung sind Grenzen gesetzt, da häufig eine Sphinkterschwäche und Gangstörungen resultieren. Permanente Paresen und schmerzhafte Dysästhesien treten zu jeweils 5% auf. Nach 1 Jahr sind noch 60%, nach 3 Jahren 25% der Patienten schmerzfrei.

Obstruktion des Urogenitalsystems

Tumoren des Beckens oder des Retroperitoneums können zur Obstruktion der ableitenden Harnwege führen. Treten dabei stauungsbedingte Schmerzen auf, kann bei erhaltener Funktion der betroffenen Niere eine Entlastung durch transvesikale Einlage von **Ureterenstents** (Double-J) erreicht werden. Falls dies nicht möglich ist, kann eine perkutane Nephrostomie durchgeführt werden. Bei der Indikationsstellung muß bedacht werden, daß bei verschiedenen Chemotherapieregimen eine ausreichende Nierenfunktion wichtig ist.

Chemotherapie

E. Heidemann

Prüfung der Modalität

In jeder Situation – auch in fortgeschrittenen Tumorstadien – ist zu prüfen, ob mittels operativer oder strahlentherapeutischer Maßnahmen eine Schmerzlinderung durch Tumorreduktion zu erreichen ist. Ist dieses nicht möglich, sind die systemischen Therapiemodalitäten abzuwägen.

Indikationen für Hormontherapie

Bei **Prostatakarzinomen** ist in der Regel einer Hormontherapie der Vorzug vor einer Chemotherapie zu geben. Dabei wird in folgender Reihenfolge vorgegangen: Zunächst testikuläre antiandrogene Maßnahmen (Orchiektomie, LH-RH-Agonisten), dann adrenale antiandrogene Maßnahmen (z. B. Flutamid), danach hochdosierte Östrogentherapie (z. B. Honvan). Wenn alle diese Maßnahmen ausgeschöpft sind, kann in Einzelfällen eine Monochemotherapie versucht werden (z. B. Doxorubicin, Mitoxantron).

Auch bei metastasierten **Mammakarzinomen** ist zunächst immer eine Hormontherapie zu erwägen. In der Tab. 7.17 sind Bedingungen aufgelistet, die für eine Hormontherapie sprechen. Wenn keine dieser Bedingungen erfüllt ist oder nach Versagen einer Hormontherapie, ist eine Chemotherapie indiziert.

Indikationen für Chemotherapie

Das Ansprechen auf eine Chemotherapie ist abhängig vom Tumortyp. In Tab. 7.18 ist die Wahrscheinlichkeit des Ansprechens auf eine Chemotherapie der Lokalisation eines Primärtumors gegenübergestellt. Als Remission ist hier das Gesamtansprechen (Voll- und Teilremission = CR + PR nach den WHO-Kriterien) angegeben.

Bei Tumoren, für die die Wahrscheinlichkeit des Ansprechens weniger als 20 % beträgt, ist in den meisten Fällen eine Chemotherapie nicht indiziert.

Wenn sich bei der Chemotherapie der ersten Wahl ein gutes Ansprechen zeigt oder über mehrere Monate ein „No-Change-Status" mit eindeutiger Schmerzlinderung erreicht wird, ist auch eine Chemotherapie der zweiten Wahl indiziert. Bei metastasiertem Mammakarzinom gibt es Patientinnen, die auf diese Weise immer wieder ansprechen, weshalb immer wieder (bei Progression) eine Chemotherapie der nächsten Wahl sinnvoll ist.

Spricht aber ein Patient auf eine Chemotherapie nicht an, ist in der Regel von weiteren Chemotherapieregimen kein Erfolg zu erwarten. Ausnahmen: Mammakarzinome und Ovarialkarzinome, eventuell kleinzellige Bronchialkarzinome und Hodenkarzinome: hier gibt es Situationen, in denen auch bei primärer Refraktärität mit einem nichtkreuzresistenten Regime (z. B. Docetaxel) noch ein Ansprechen erreicht werden kann.

Ein früher häufig therapielimitierender Faktor – die Chemotherapie-assoziierte Übelkeit und Erbrechen – ist seit der Einführung der Antiemetika aus der Gruppe der Serotoninantagonisten selten geworden.

Begleitende analgetische Therapie

Parallel zur tumorreduzierenden Behandlung ist immer eine analgetische Therapie entsprechend dem WHO-Stufenplan einzuleiten. Diese wird bei einsetzender Wirkung der Chemotherapie (4–8 Wochen) langsam schrittweise reduziert.

Radioonkologische Methoden

M. Treiber, U. Tiefenbacher, M. Wannenmacher

Behandlungsziele

Neben der Verbesserung multimodaler Therapiekonzepte bei der Behandlung von Tumorpatienten führte vor allem die Optimierung supportiver Maßnahmen in den letzten Jahren zu einem deutlichen Anstieg der Überlebenszeiten. Verbunden mit der längeren Krankheitsdauer kann jedoch das Erleben einer Tumorprogression und Metastasierung, die zu direkten und indirekten tumorbedingten Schmerzen führen kann, für den Patienten in den Vordergrund treten.

Schmerz ist bei fortgeschrittenen Tumorerkrankungen ein vorherrschendes Krankheitssymptom. Er kann tumorbedingt (ca. 70 %), tumorassoziiert (ca. 5 %), therapieassoziiert (ca. 15 %) oder nicht tumorassoziiert (ca. 10 %) auftreten (45).

Die Strahlentherapie spielt bei der palliativen Behandlung von Tumorpatienten eine große Rolle. Weltweit wird der **Anteil** palliativ radiotherapierter Patienten auf 30–50 % aller Patienten in der Strahlentherapie geschätzt (22).

Die Strahlentherapie hat, insbesondere wenn als palliatives Verfahren eingesetzt, die Aufgabe, Schmerzen für die verbleibende Lebenszeit zu reduzieren und die Lebensqualität der Patienten zu verbessern bzw. zu erhalten. Neben einer anhaltenden Schmerzkontrolle kann die Strahlentherapie eine Reihe weiterer tumorbedingter Symptome beeinflussen:
- **Schmerzen** durch tumoröse Infiltration, Kompression von Gefäßen und Nerven, Obstruktion von Organen und Hohlorganen
- **spezifische Beschwerden** wie Dyspnoe, Husten, Hämoptoe, Dysphagie
- **Komplikationen** wie pathologische Frakturen, Querschnittslähmungen, Visusverlust, Hirnnervenausfälle, erhöhten Hirndruck, Blutungen.

Insgesamt ist das Krankheitsspektrum bei der Indika-

Tabelle 7.17 Indikation für Hormontherapie bei Mammakarzinom

- Östrogen- oder Progesteronrezeptor-positiv
- langes krankheitsfreies Intervall
- langsames Tumorwachstum
- ausschließlich Knochenmetastasen
- ausschließlich Lungenmetastasen
- ausschließlich Pleurametastasen
- ausschließlich Weichteilmetastasen
- früheres Ansprechen auf Hormontherapie

Tabelle 7.18 Ansprechwahrscheinlichkeit auf Chemotherapie (*Rezidivsituation* bzw. *palliative* Chemotherapie, nach De Vita et al 1997). CR = komplette Remission, PR = partielle Remission

Tumorart	% CR + PR	Bemerkung
Kopf-Hals-Tumoren	50–90, wenn keine Vorbehandlung	kurze Remissionsdauer
Schilddrüsenkarzinom	20–30	
Kleinzelliges Bronchialkarzinom	40–90 (je nach Dosis und je nach Stadium)	
Nicht-kleinzelliges Bronchialkarzinom	15–30	
Mammakarzinom	20–80 (je nach Risikokriterien)	
Melanom	20–35	
Gliome	20–40	
Sarkome	0–40 (je nach Histologie)	
Thymuskarzinom	50	
Ösophaguskarzinom (Plattenepithelkarzinom)	20–30	kurze Remissionsdauer
Magenkarzinom	20–40	kurze Remissionsdauer
Hepatozelluläres Karzinom	0–20	
Gallenblasenkarzinom und Cholangiokarzinom	0–10	
Pankreaskarzinom (Adenokarzinom)	0–17	
Endokrin aktive Pankreastumoren	20–60	
Karzinoid	0–20	
Nebennierenrindenkarzinom	22–33	
Kolonkarzinom	30	
Rektumkarzinom	10–35	
Analkarzinom	29	
Nierenzellkarzinom	7	
Urothelkarzinom	50–70	
Prostatakarzinom	50 (nur PSA-Reduktion)	
Keimzelltumoren	35–50 („Salvage")	
Endometriumkarzinom	20–35	kurze Remissionsdauer
Zervixkarzinom	15–20	
Ovarialkarzinom	25–70 (je nach Vorbehandlung)	
Non-Hodgkin-Lymphome (hoch maligne)	27–38	
Morbus Hodgkin	50	
Leukämien	80 (wenn keine Vorbehandlung, je nach Zelltyp unterschiedlich)	

tionsstellung für eine palliative Radiotherapie sehr weit. Zu den häufigsten Indikationen zählen jedoch:
- Knochenmetastasen
- Hirnmetastasen und schmerzhafte Meningeosis carcinomatosa
- präsakrale Rektumkarzinomrezidive
- inoperable Pankreaskarzinome
- Weichteilmetastasen und Lymphknotenkonglomerattumoren
- Lebermetastasen
- Splenomegalie
- Kaposi-Sarkome bei AIDS.

Außerdem findet die Strahlentherapie auch bei der Schmerzbehandlung von **gutartigen Erkrankungen** Anwendung. z. B. entzündliche oder degenerative Gelenkerkrankungen (Periarthropathia humeroscapularis, Epicondylopathia humeri, Gonarthrose) und Insertionstendopathien (painful arc Syndrom, Fersenbeinsporn).

Indikationen

■ Knochenmetastasen

Bei palliativer Strahlentherapie von Tumorpatienten nimmt die Behandlung von Knochenmetastasen einen wichtigen Platz ein (6). 10–20 % aller Patienten, die an eine Strahlentherapieabteilung überwiesen werden, werden wegen osteolytischer oder osteoplastischer Knochenmetastasen radiotherapeutisch behandelt (7). Autoptische Untersuchungen haben gezeigt, daß bis zu 85 % der an Tumorleiden verstorbenen Patienten Knochenmetastasen entwickeln. Am **häufigsten** finden sich Skelettmetastasen (17) bei:
- Mammakarzinom (60 %)
- Prostatakarzinom (85 %)
- Bronchialkarzinom (46 %).

Wenngleich die Strahlenbehandlung im Vergleich zu den systemischen Therapien den Nachteil der lokalen, d. h.

auf das Bestrahlungsfeld begrenzten Wirkung hat, führt sie nach Literaturübersichten zu den höchsten Remissionsraten (50–90%) (33).

Knochenmetastasen können durch Knochenschmerzen, pathologische Frakturen und Hyperkalzämie den klinischen Verlauf einer Tumorkrankheit erheblich bestimmen. Die hämatogen in das Knochenmark eingeschwemmten und dort wachsenden Tumorzellen können durch humorale und parakrine Stimulation den Knochenstoffwechsel beeinflussen und ausgeprägte osteolytische und osteoblastäre Knochenreaktionen hervorrufen, die als **Tumorosteopathie** bezeichnet werden. Die klinischen Komplikationen der Knochenmetastasen sind die Folgen dieses tumorinduzierten Knochenumbaus.

Der Effekt von Röntgenstrahlen auf Knochenmetastasen wurde schon früh erkannt, und die Anwendung von ionisierenden Strahlen reicht bis in die Anfänge der Röntgentherapie zurück. Ionisierende, energiereiche Strahlen (6- bzw. 23-MeV-Photonen) führen in erster Linie durch DNA-Strang-Brüche zu Zelluntergängen. Nach der Zerstörung der Tumorzellen durch eine Bestrahlung wird im metastatisch befallenen Areal Knochengewebe wieder aufgebaut, durch das eine Restabilisierung der Osteolyse erzielt wird. Die **Remineralisation** nach Bestrahlung ist als radiologisches Phänomen gut bekannt (33).

Die Strahlentherapie wird bei Knochenmetastasen mit unterschiedlicher **Zielsetzung** eingesetzt:
– Schmerzlinderung, eventuell Schmerzbeseitigung
– Stabilisierung frakturgefährdeter oder frakturierter Knochenareale (Rekalzifizierung) bei osteolytischen Metastasen
– Abtötung von Tumorzellen mit dem Ziel der Verkleinerung der Tumormasse (z. B. Verhinderung oder Rückbildung einer Rückenmarkkompression).

Schmerzentstehung und -beseitigung bei Knochenmetastasen

Bei der **Pathogenese** des Schmerzes durch ossäre Metastasen werden verschiedene Komponenten diskutiert (26):
– Dehnungsreize an den Nozizeptoren des in Nachbarschaft von Knochenmetastasen liegenden **Periosts**
– direkte Invasion von **Nervenfasern** durch Tumorgewebe
– Produktion von **Schmerzmediatoren** durch Tumorzellen, z. B. Prostaglandine (E2, I2), Bradykinine, Leukotriene, 5-Hydroxytryptamin und Histamine, die Nervenenden stimulieren.

Durch die Bestrahlung ossärer Infiltrate sind mehrere **schmerzlindernde Mechanismen** denkbar (19):
– **Tumorverkleinerung**: Durch das Abtöten von Tumorzellen wird der Tumor verkleinert. Dies führt zu einer mechanischen Druckentlastung am Periost. So ist auch eine Nervenwurzeldekompression erklärbar.
– **Reduktion der Mediatorausschüttung**: Durch den zytotoxischen Effekt auf Zellen, die Schmerzmediatoren produzieren, wird die Ausschüttung der Mediatoren reduziert und der Schmerzreiz verringert.
– **Elektrolytverschiebungen**: Das Milieu um die Nozizeptoren verändert sich durch die Bestrahlung. Es kommt zu Elektrolytverschiebungen, die schmerzauslösende Gewebeazidose bildet sich zurück.

Die Strahlentherapie kann eine Reduktion der Analgetikamedikation ermöglichen und wirkt sich für die Patienten aufgrund reduzierter Nebenwirkungen der Schmerzmedikation (z. B. Müdigkeit, Übelkeit) subjektiv vorteilhaft aus. Die Strahlentherapie führt auch zu einer Beseitigung der schmerzbedingten Bewegungseinschränkung. Die verbesserte Mobilität trägt im erheblichen Ausmaß zu einer verbesserten Lebensqualität der Patienten bei.

In der Literatur führt die Strahlenbehandlung von Knochenmetastasen ab einer Herddosis von 20 Gy bei 75–90% der Patienten zu einem Schmerzrückgang, bei ca. 50% zu einer Remineralisation und bei ca. 80% zu einer Stabilisierung vorher progredienter Läsionen. Die subjektive Befundbesserung hält durchschnittlich 13 Monate bzw. bis zum Ableben des Patienten an.

Die Radiotherapie ist als die effektivste Methode in der Behandlung von Knochenmetastasen anzusehen.

Zusätzlich zu einer bei 75–90% der Patienten erreichbaren Schmerzbeeinflussung tritt bei 55% eine röntgenologisch objektivierbare, lang anhaltende Remineralisation ein, wodurch eine frakturbedingte Immobilisierung der Patienten verhindert oder beseitigt werden kann (33).

Bestrahlungskonzepte von Knochenmetastasen

Zu den aktuell üblichen Konzepten zählen die im folgenden erwähnten Dosierungs- und Fraktionierungsschemata.

Konventionell fraktionierte Radiotherapie. Durch eine Bestrahlung mit Einzeldosen von 2 Gy bis zu einer Gesamtdosis von 40 Gy wird bei 73–96% der Patienten nach 2–3 Wochen eine Schmerzlinderung erreicht. Nachteilig in der Palliativsituation ist die relativ lange Behandlungsdauer von 4 Wochen. Die Remineralisierung der befallenen Knochenareale scheint jedoch ausgeprägter zu sein als bei akzelerierten Fraktionierungskonzepten. Etwa 40–50% aller Patienten überlebten nach Metastasenbestrahlung 1 Jahr schmerzfrei.

Akzelerierte Radiotherapie. Alternativ wurden vor allem zur Verkürzung der Behandlungsdauer von der RTOG (Radiation Therapy Oncology Group) akzelerierte Fraktionierungskonzepte (43) untersucht, wobei die Einzeldosis zwischen 2,7 und 5 Gy und die Gesamtdosis zwischen 15 und 40,5 Gy schwankte. Das bedeutet, daß die Behandlungsdauer auf 2 Wochen verkürzt werden konnte. Die Raten an Schmerzlinderung (57–87%) und Schmerzfreiheit (49–61%) unterschieden sich nicht signifikant. Die Ansprechzeit nach Applikation von 5 x 4 Gy war jedoch kürzer (2–4 Wochen vs. 4–8 Wochen). Die mediane Remissionsdauer von 12–16 Wochen zeigte keine Beziehung zum Fraktionierungskonzept.

Einzeitbestrahlung. Bei Patienten in sehr reduziertem Allgemeinzustand kann eine Bestrahlung mit wenigen hohen Einzeldosen die Behandlungsbelastung minimieren und gleichzeitig die Schmerzen effektiv reduzieren. Hoskin et al. (15) fanden bei einer einmaligen Bestrahlung mit 1 x 8 Gy im Rahmen einer prospektiv randomisierten Studie hinsichtlich der Schmerzlinderung einen Vorteil gegenüber einer einmaligen Bestrahlung von 4 Gy bei gleicher Dauer des erzielten Effekts. Price et al. (32) konnten den suffizienten schmerzlindernden Effekt einer einmaligen Bestrahlung mit 8 Gy im Vergleich zu einer fraktionierten Bestrahlung mit 30 Gy in zehn Fraktionen feststellen.

Halbkörperbestrahlung. Bei disseminierten Knochenmetastasen, die sich nicht für eine lokal begrenzte Radiotherapie eignen, kann die einzeitig applizierte hochdosierte Halbkörperbestrahlung der oberen oder unteren Körperhälfte bzw. des mittleren Körperanteiles indiziert sein. Bei ausgeprägter Skelettmetastasierung führt eine Bestrahlung mit Dosen von 7–10 Gy zu einer deutlichen Schmerzreduktion (36). Infolge ihrer Nebenwirkungen im Sinne eines akuten Strahlensyndroms ist diese Methode jedoch nicht ohne Risiken.

Bestrahlungstechnik von Knochenmetastasen

Die Strahlentherapie von Knochenmetastasen erfordert die Anwendung energiereicher Strahlenqualitäten. Bei der Strahlentherapie von Knochenmetastasen im Bereich der Wirbelsäule werden ein bis zwei nichtbefallene Wirbelkörper kranial und kaudal der Läsion in das Bestrahlungsfeld miteinbezogen. Bei eingeschränkter Knochenmarkreserve, z. B. vor oder nach Chemotherapie, kann eine kleinvolumigere Bestrahlung indiziert sein.

Im Bereich der **distalen Extremitäten** und der **Wirbelsäule** verwendet man Stehfelder, bei größeren Herdtiefen oder im Bereich des Beckens werden Gegenfelder verwendet. Um Risikoorgane wie Larynx, Trachea und Ösophagus bei der Bestrahlung der HWS zu schonen, können seitlich eingestrahlte opponierende isozentrische Gegenfelder eingesetzt werden. Hierbei wird zur genaueren Lagerung der Kopf des Patienten durch eine flexible, individuell angefertigte Maske fixiert. Die Bestrahlungsdauer beträgt pro Bestrahlungsfeld nur zwischen 1–2 min.

Oberflächlich gelegene Knochen wie Rippen, Skapula und Schädelkalotte können mit Photonen über Tangentialfelder oder mit Elektronen bestrahlt werden.

Metastasen des Zentralnervensystems

Multiple Hirnmetastasen

Bei 20–30% aller Patienten mit soliden Tumoren treten Hirnmetastasen auf. Symptomatisch werden die Patienten häufig durch neurologische Komplikationen wie Kopfschmerzen, Schwindel, Übelkeit, Apathie, motorische und/oder sensible Ausfälle, Seh- und Sprachstörungen, Ataxie und Gleichgewichtsstörungen. Mit der Strahlentherapie kann man unabhängig von der Histologie bei 75–80% (11) eine deutlich Besserung der Beschwerden bewirken.

Als **Bestrahlungstechnik** wählt man üblicherweise unter Ausblockung der Augen zwei isozentrische Gegenfelder, die das Zielvolumen (Großhirn, Kleinhirn und Hirnstamm) ausreichend umfassen müssen. Bei der klinischen Einstellung dient die Verbindungslinie oberer Orbitarand bis Obergrenze des äußeren Gehörganges als untere Feldgrenze. Üblicherweise liegt der Kopf des Patienten für die Bestrahlung in einer Kopfschale ohne zusätzliche Maskenfixierung. Die Bestrahlungsdauer pro Feld beträgt ca. 1 min.

Die geeignete **Fraktionierung** wird häufig kontrovers diskutiert. Nach mehreren randomisierten Studien der RTOG wird eine Ganzhirnbestrahlung mit 10 x 3 Gy in 2 Wochen als Standardschema empfohlen (3).

Schmerzhafte Meningeosis carcinomatosa

Die leptomeningeale Aussaat tritt vorwiegend bei fortgeschrittenem Tumorleiden auf. Die klinische Symptomatik ist vielseitig, oft steht der analgetisch nicht beherrschbare Kopfschmerz oder auch ein diffuses Schmerzempfinden neben Hirnnervenausfällen, Gleichgewichtsstörungen und Übelkeit im Vordergrund.

- Die palliative Strahlentherapie hat neben der intrathekalen Methotrexatgabe eine vorrangige Bedeutung, da zusätzlich zur diffusen Metastasierung im Subarachnoidalraum mit kleinen soliden Metastasen in den Hirnhäuten und dem angrenzenden Hirngewebe zu rechnen ist.

Somit ist bei noch ausreichendem Allgemeinzustand die aufwendige Bestrahlungstechnik gerechtfertigt.

Die Bestrahlung erfolgt in Bauchlage in einem individuell angefertigten Gipsbett mittels Photonen. Sie umfaßt die gesamte Neuroachse einschließlich des Zerebrums. Es werden tägliche Einzeldosen von 1,6–1,8 Gy bis zu einer Gesamtdosis von 30–36 Gy appliziert. Das Zerebrum wird über zwei opponierende, isozentrisch einstrahlende Gegenfelder, die Neuroachse über zwei bis drei von dorsal eingestrahlte Stehfelder behandelt.

Rektumkarzinomrezidive

Lokalrezidive bei Rektumkarzinompatienten sind meistens durch die Infiltration in das Os sacrum mit starken Schmerzen verbunden und stellen bei oft mehrfach vorbehandelten Patienten ein therapeutisches Problem dar. Die lokale Strahlentherapie (perkutan und/oder intraoperativ appliziert) hat deshalb eine wichtige Stellung. Vorrangiges Ziel der Palliativbestrahlung ist die Reduktion starker Schmerzen durch Infiltration des Plexus sacralis und/oder Destruktion des Os sacrum, die mit Analgetika nur schwer beeinflußbar sind. Eine subjektive Schmerzbesserung bzw. vorübergehende Schmerzfreiheit wurde bei 60–80% der Patienten über einen Zeitraum von bis zu 6 Monaten beobachtet. Bei 25% der Patienten kann die Schmerzreduktion bis zu einem Jahr, vereinzelt (11–16%) auch länger anhalten (13).

Die Bestrahlung erfolgt perkutan in Bauchlage. Der Patient liegt hierfür auf einem Lochbrett, dadurch kann eine weitestgehende Schonung des Dünndarmes erreicht werden. Bestrahlt wird in üblicher Technik über Gegenfelder oder in einer Dreifeldertechnik, wobei Einzeldosen von 1,8 Gy appliziert werden. Die Gesamtdosis richtet sich nach der meist bestehenden Vorbelastung und muß individuell festgelegt werden. Zur Technik der intraoperativen Radiotherapie (IORT) siehe Kapitel 8, Abschnitt „Radiotherapie".

Pankreaskarzinome

Ober 80% der Patienten mit Pankreaskarzinomen erleiden ausgeprägte Schmerzsymptome durch lokales Tumorwachstum. Die 5-Jahres-Überlebenswahrscheinlichkeit liegt unter 5%, daher die große Bedeutung der lokalen palliativen, symptomatischen Therapie.

Die perkutane Strahlentherapie mit hochenergetischen Photonen mit computergestützten dreidimensionalen Bestrahlungsplanungen zur Schonung der umgebenden Organe wird in täglichen Einzeldosen von 1,8–2 Gy bis zu einer Gesamtdosis von 45–50 Gy durchgeführt, üblicherweise in einer Dreifeldertechnik. Über eine deutliche bzw. vollständige Schmerzreduktion berichten 70–80% der Patienten (9).

Bereits während der meist am Anfang stehenden Laparotomie kann eine intraoperative Bestrahlung (IORT) mit einer Dosis von 15–20 Gy durchgeführt werden (Kap. 8, Abschnitt „Radiotherapie"). Eine erste Schmerzreduktion zeigt sich bei 85 % der Patienten bereits in den ersten beiden Wochen nach dem Eingriff.

■ Weichteilmetastasen und Lymphknotenkonglomerattumoren

Bei Tumorerkrankungen in fortgeschrittenen Metastasierungsstadien sind häufig schmerzhafte, zum Teil auch exulzerierte Weichteilmetastasen oder große Lymphknotenkonglomerattumoren nachweisbar. Zur Schmerzreduktion ist eine Bestrahlung je nach Lage des Tumors mit Photonen (Steh-/Gegenfeldtechnik) oder mit Elektronenstehfeldern möglich. Die jeweilige Feldanpassung bzw. Bestrahlungstechnik richtet sich individuell nach der Befundlage. Die Behandlungskonzepte erstrecken sich von 4 Gy Einzeldosis über 5 Tage bis zu 2 Gy Einzeldosis über 25 Tage. Die erreichte Gesamtdosis liegt zwischen 20 und 50 Gy. Die Spannbreite der Fraktionierung entsteht durch Anpassung an die jeweilige Metastasenlokalisation und den Allgemeinzustand des Patienten.

■ Lebermetastasen

Aufgrund der niedrigen Strahlentoleranzdosis der Leber mit der Gefahr des Auftretens einer radiogenen Hepatitis sind die strahlentherapeutischen Möglichkeiten bei multiplen Lebermetastasen begrenzt. Die **Indikation** für eine Bestrahlung der Leber wird vor allem bei Patienten mit diffuser hepatischer Metastasierung mit Kapselspannungsschmerz und Cholestase gestellt, die mediane Überlebenszeit dieser Patienten liegt bei 4,3 Monaten.

Nach sonographischer Einzeichnung der vergrößerten Leber wird die Bestrahlung mit einem ventralen Photonenstehfeld durchgeführt. Täglich werden Einzeldosen von 1,5 Gy bis zum Nachlassen der Schmerzsymptomatik mit einer maximalen Gesamtdosis von 25 Gy appliziert. An Nebenwirkungen werden Übelkeit und Brechreiz bis zu 25 % der behandelten Patienten beobachtet.

Bei 55–80 % der Patienten wird eine subjektive Verbesserung der Beschwerdesymptomatik und damit Anhebung der Lebensqualität erreicht. Ein Rückgang der Cholestase ist an einer Verminderung der Bilirubinwerte im Serum bei ca. 35 % der betroffenen Patienten zu beobachten (8). Objektivierbar (Sonographie oder CT) ist eine Befundbesserung jedoch nur bei maximal einem Drittel der behandelten Patienten (35).

■ Splenomegalie

Im Rahmen von Systemerkrankungen wie chronisch lymphatischer oder chronisch myeloischer Leukämie, Osteomyelosklerose und AIDS kann es zu einer ausgeprägten Splenomegalie mit **Kapselspannungsschmerz** kommen. Durch eine palliative Strahlentherapie kann bei bis zu 90 % der Patienten eine Symptomreduktion erreicht werden. Entsprechend der Leberbestrahlung wird nach sonographischer Einzeichnung der vergrößerten Milz die Bestrahlung mit einem ventralen Photonenstehfeld durchgeführt. Die Einzeldosen liegen bei 0,5–1 Gy bei einer maximalen Dosis von 6–10 Gy (19).

■ Kaposi-Sarkome

Die Therapie der AIDS-assoziierten Kaposi-Sarkome ist abhängig von der Lokalisation und der Symptomatik der Läsionen sowie vom Allgemeinzustand des Patienten. Häufig besteht von seiten des Patienten ein ausdrücklicher Therapiewunsch. Die Therapie der Wahl ist meistens die lokale Radiotherapie. Ansprechraten werden mit 80–100 % angegeben.

Die lokale Herdbestrahlung erfolgt unter Einhaltung eines 1–2 cm messenden Sicherheitssaumes mit niederenergetischen Elektronen (6–9 MeV) oder bei tiefergelegenen Prozessen mit Photonen über Steh- oder Gegenfelder. Bei Bestrahlung der Extremitäten sollte darauf geachtet werden, nicht die gesamte Zirkumferenz in das Bestrahlungsvolumen miteinzufassen, sondern einen gewissen Hautsaum auszusparen, um einen ausreichenden Lymphabfluß zu gewährleisten.

Dosisfraktionierungsschemata werden sehr unterschiedlich gehandhabt (40). Sie reichen von 1 x 8 Gy bis zu Fraktionierungen von 1–5 Gy Einzeldosen und Gesamtdosen von 20–40 Gy. Ein verzögertes Ansprechen der Hautherde (Wochen bis Monate nach Bestrahlungsende) ist typisch. Läsionen mit zunächst guter Remission können nach 6–12 Monaten wieder progredient werden, wobei eine Re-Bestrahlung möglich ist. Die Nebenwirkungen an der Haut sind als insgesamt mild zu werten, passagere Ödeme, Erytheme und Hyperpigmentierungen werden beobachtet.

■ Entzündungsbestrahlungen

Die Schmerzbestrahlung bei **degenerativen Erkrankungen des Skelettsystems** ist eine rein symptomatische Therapie mit dem Ziel, krankhaft veränderte Stoffwechselprozesse zu normalisieren und die Funktion der Gelenke wiederherzustellen. Die Behandlungserfolge sind um so besser, je frühzeitiger die Behandlung einsetzt und je weniger irreversible Veränderungen eingetreten sind. Einzeldosen von 0,5–1 Gy in fünf bis zehn Fraktionen mit zeitlichen Unterbrechungen von 24–48 h haben sich bewährt. Die Bestrahlung kann über Steh- oder Gegenfelder erfolgen und wird individuell dem zu bestrahlendem Bereich angepaßt. Bei Patienten über 50 Jahren ist eine Entzündungsbestrahlung unbedenklich möglich, da die Risiken für eine Malignomentstehung insbesondere bei Verwendung der modernen Techniken rechnerisch sehr gering sind.

Trotzdem sollten ionisierende Strahlen bei gutartigen Erkrankungen nur angewendet werden, wenn mit anderen Behandlungsmethoden keine gleich guten Behandlungserfolge erzielt werden können.

■ Nuklearmedizinische Verfahren

M. Eisenhut

Begriffsbestimmung

Die nuklearmedizinische Schmerztherapie wird mit β^--strahlenden Radiopharmaka durchgeführt und ist nahezu ausschließlich auf Knochenmetastasen beschränkt.

Palliative Schmerztherapie mit Radiopharmaka

Die Absiedlung von Metastasen in **Knochengewebe** ist die häufigste Ursache für das Entstehen von Schmerzen bei Krebserkrankungen. Deshalb wird diese Übersicht auf die Behandlung von schmerzhaften Knochenmetastasen mit nuklearmedizinischen Methoden beschränkt. Andere, außerhalb des Skeletts auftretende tumorassoziierte Schmerzsymptome werden hier wegen der für dieses Fach geringen Bedeutung nicht berücksichtigt.

Das **Auftreten** von Knochenmetastasen ist abhängig vom Typ des Primärtumors. Post-Mortem-Untersuchungen ergaben, daß bis zu 85% der Patienten mit Mamma- oder Prostatakarzinomen Knochenmetastasen entwickeln gegenüber 60% bei Patienten mit Lungen- oder Schilddrüsentumoren (41). Die Wirbel, Rippen und großen Gelenke stellen dabei die Bereiche dar, in denen oft Schmerzen lokalisiert sind. Skelettmetastasen sind Ausgangspunkt für Immobilität und Frakturen, aber auch Funktionsverlust des Knochenmarks und Hyperkalzämie.

Der durch Skelettmetastasen verursachte Schmerz wird durch die Erregung freier Nervenendigungen (Nozizeptoren) im peripheren Nervensystem verursacht. Neben der durch Dehnung des Periosts bedingten Depolarisierung dieser Nervenendigungen wird auch der Einfluß biochemischer Mediatoren vermutet, die durch Fremdgewebeinvasion in den Extrazellulärraum freigesetzt werden. Letztlich werden peri- und endostale Nozizeptoren durch invasives Metastasenwachstum und durch mechanische Destruktion zerstört (17). Als Sekundäreffekt der Knochenschädigung nach spontanen Frakturen oder Wirbelkompressionen wird die Sensibilisierung der Schmerzrezeptoren von benachbartem Muskelgewebe, Sehnen, Gelenken und Nervenbahnen angesehen (14).

Die **Behandlung** von Skelettmetastasen ist generell auf die Reduzierung der Symptome gerichtet und erfordert wegen der vielfältigen Problematik interdisziplinäre Maßnahmen. Neben den verschiedenen onkologischen Fachrichtungen, der Chirurgie und der Anästhesie sind auch die radiologischen Disziplinen Strahlentherapie und Nuklearmedizin mit eingebunden. Die (externe) Strahlentherapie und die nuklearmedizinische Therapie mit systemisch verabreichten Radiopharmaka verwenden ionisierende Strahlen, um einen therapeutischen, palliativen Effekt zu erzielen. Der molekulare Mechanismus, der zu der Schmerzreduktion führt ist nicht bekannt.

Die radiologische Therapie von Knochenmetastasen mit einer **externen Strahlenquelle** hat ihre größte Bedeutung in der Behandlung umschriebener, vereinzelt auftretender Befunde erlangt, um eine Schmerzsymptomatik zu lindern, zu beseitigen und/oder die Gefahr einer Fraktur zu reduzieren. Bei ausgedehnter Knochenmetastasierung und einem damit verbundenen Schmerzsyndrom wird die Großfeld- bis Halbkörperbestrahlung eingesetzt.

- Die nuklearmedizinische Schmerztherapie wird hauptsächlich bei stark ausgedehnter Knochenmetastasierung angewandt. Dazu werden knochenaffine, β^--strahlende Verbindungen intravenös injiziert. Der strahlentherapeutische Effekt wird durch die Anreicherung des Radiopharmakons in überwiegend osteoblastischen Metastasen erreicht.

Die nuklearmedizinische Therapie beschränkt die therapeutisch wirksame β^--Strahlung nahezu ausschließlich auf den Knochen (targeted radionuclide therapy). Die **Fokussierung** des erwünschten strahlenbiologischen Effekts auf diesen Bereich wird durch die hohe Affinität der unten genannten Radiopharmaka zu Knochenmetastasen und ihre ausgesprochen lange biologische Halbwertszeit im Speichergewebe möglich. Es kommt daher bei Anwendung hinreichend kurzlebiger β-Strahler zu einer fast vollständigen Strahlungsverwertung in dem befallenen Gebiet. Zum anderen wird eine vermehrte Speicherung in Bereichen mit erhöhtem Knochenumbau beobachtet, die mit der Neubildung mikrokristallinen Hydroxylapatits einhergehen. Die durch osteoblastische Metastasen verursachte Hydroxylapatitneubildung führt zu Mehranreicherungen des β^--Strahlers, die bis zum zehnfachen der knöchernen Vergleichsgewebewerte betragen können. Dieser Effekt wird allerdings durch osteolytische Prozesse nachteilig beeinflußt (s. u.).

Der **Erfolg** der Behandlung von Knochenschmerz, der durch Knochenmetastasen ausgelöst wird, ist bei weitem schwieriger zu messen als die besser objektivierbaren Therapieergebnisse anderer Erkrankungen. Die Schmerzreduktion wird außerdem häufig durch Fremdfaktoren verdeckt. Die Vereinheitlichung der Wertung von Therapieergebnissen dieser Art steht noch aus.

Der Einsatz von Radionukliden für die palliative Therapie von Knochenmetastasen steht traditionell am Ende der in diesem Kapitel vorgestellten Methoden. Die Radionuklidtherapie bei schmerzhaften Knochenmetastasen sollte folgende **Kriterien** erfüllen:
- starke Skelettschmerzen mit schmerzbedingter Immobilisierung
- disseminierte Skelettmetastasierung
- Speicherung der Metastasen im Skelettszintigramm (z. B. ^{99m}Tc-MDP)
- gemeinsame Zuordnung von Speicherherden und Schmerz.

Radiopharmaka für die Schmerztherapie

Strontium-89 (^{89}Sr)

Zu Beginn der 40er Jahre wurde zum ersten Mal ^{89}Sr für die Behandlung von Knochenmetastasen bei Prostatakarzinompatienten verwendet (28). Der reine β^--Strahler (physikalische Halbwertszeit 50,5 Tage) liegt als Dikation vor und verhält sich chemisch ähnlich wie Ca^{2+}. Im mikrokristallinen Hydroxylapatit des Knochengewebes wird Ca^{2+} gegen $^{89}Sr^{2+}$ ausgetauscht.

Das seit längerem als Radiopharmakon zugelassene ^{89}Sr wird nach intravenöser Applikation innerhalb von 10 Tagen zu ca. 50% über den Urin und ca. 20% mit dem Stuhl ausgeschieden, während sich die restlichen 30% im Knochen ablagern. Diese bei skelettgesunden Probanden mit einer Tracerdosis ^{85}Sr ermittelten Werte sind bei Patienten mit generalisierten Metastasen stark verändert. Die Knochenretention kann sich auf 51% der applizierten Indikatordosis erhöhen. Die effektive Halbwertszeit der Indikatordosis über Wirbelkörpern von skelettgesunden Probanden ist dabei im Vergleich zu metastatisch befallenem Knochengewebe verkürzt (10).

Klinische Studien belegen Schmerzreduktion bei 64–75% der Patienten mit disseminiertem Prostatakarzinom. Knochenmetastasen von Brustkrebspatientinnen ließen sich mit vergleichbarem Erfolg behandeln. Der Zeitpunkt der Schmerzreduktion nach Injektion wird mit 10–16 Tagen angegeben, und die Dauer der Schmerzreduktion beträgt im Mittel 6 Monate (Bereich 3–12 Monate) (30). Das Ergebnis war vom Ausdehnungsgrad der Metastasen abhängig. So wurden bessere Ergebnisse mit kleineren Metastasenzahlen beobachtet als bei hochgradigem Befall. Eine Dosis-Wirkungs-Beziehung ist nicht genau bekannt.

Schmerzreduktion wurde oberhalb 1 MBq/kg beobachtet, und 150 MBq/Patient werden als palliativ therapeutische Standarddosis empfohlen.

Toxische **Nebenwirkungen** sind auf das Blutbild beschränkt. Durch die Nähe des gespeicherten β⁻-Strahlers zum Knochenmark wird eine Myelosuppression beobachtet mit Reduktion von Thrombozyten und Leukozyten. Typischerweise fällt 4–6 Wochen nach der ^{89}Sr-Therapie die Thrombozytenzahl auf 50–75 % des Ausgangswertes ab. Die teilweise Erholung des Blutbildes erfolgt innerhalb von weiteren 3–6 Wochen, wenn es sich um Patienten mit normaler Knochenmarkreserve handelt. Die toxischen Effekte sind kumulativ und bedürfen einer regelmäßigen hämatologischen Kontrolle. ^{89}Sr wurde auch sicher bei Patienten angewendet, die durch externe Großfeldbestrahlung vorbehandelt waren.

- Für die ^{89}Sr-Therapie werden 150 MBq als Standarddosis empfohlen. Therapiewiederholungen sollten nach hämatologisch kontrollierten Zeiträumen stattfinden (mindestens 3 Monate).

In einer randomisierten Phase-III-Studie an 126 gegenüber einer endokrinen Therapie refraktären Patienten mit Prostatakarzinom wurde durch Kombination fokaler Strahlentherapie mit ^{89}Sr eine signifikant verbesserte analgetische Wirkung erzielt gegenüber einer Strahlentherapie/Placebo-Kontrollgruppe (31). Untersuchungen über die Kosteneffektivität von ^{89}Sr-Therapien ergaben: zusätzliche Kosten der Schmerztherapie mit ^{89}Sr werden durch reduzierte Krankenhaus-, Behandlungs- und Analgetikakosten aufgewogen (25).

■ Rhenium-186 HEDP (^{186}Re-HEDP)

Rhenium hat ähnliche chemische Eigenschaften wie **Technetium**, das wichtigste Radioisotop der diagnostischen Nuklearmedizin. Für schmerztherapeutische Anwendungen lag daher nahe, die Eigenschaften der aus der Skelettszintigraphie bekannten ^{99m}Tc-Diphosponatkomplexe (z. B. ^{99m}Tc-HEDP) auf ^{186}Re zu übertragen.

Im Vergleich zu ^{89}Sr ist ^{186}Re ein etwas schwächerer β⁻-Strahler und hat eine deutlich kürzere physikalische Halbwertszeit von 3,7 Tagen. Wie ^{89}Sr bindet ^{186}Re-Hydroxyethylidendiphosphonat (^{186}Re-HEDP) im Knochengewebe an mikrokristallinem Hydroxylapatit. Die biologische Halbwertszeit liegt deutlich über der physikalischen Halbwertszeit, so daß es auch mit diesem antionischen Komplex zu einer nahezu quantitativen Dosisverwertung kommt.

Nach einmaliger Injektion von 1,2 GBq ^{186}Re-HEDP konnte bei Mamma- und Prostatakarzinompatienten mit osteoblastischen Knochenmetastasen eine ca. 80 %ige Schmerzreduktion erzielt werden. Die Tumor-/Knochenmarkdosis-Werte waren im Vergleich zu ^{89}Sr verbessert, 22:1 gegenüber 10:1. Knochenmarkdepression wird als vorübergehend mit kompletter Remission nach ca. 2 Monaten beschrieben (23, 24). Wegen des 10 %igen γ-Strahlenanteils von ^{186}Re kann die Therapie szintigraphisch verfolgt werden. Aus den Aufnahmen lassen sich dosimetrische Berechnungen anstellen.

- Der γ-Strahlenanteil erfordert im Gegensatz zu ^{89}Sr aber auch die vorübergehende stationäre Aufnahme der Patienten.

Der **Therapieeffekt** nach ^{186}Re-HEDP-Applikation setzt deutlich rascher ein als bei ^{89}Sr. Der Unterschied ist in der höheren Dosisleistung von ^{186}Re-HEDP zu suchen. Die im Mittelwert vierwöchige Schmerzreduktion (1–10 Wochen) erwies sich allerdings als kürzer gegenüber ^{89}Sr (28). Wie mit ^{89}Sr ergaben Dosis-Eskalationsstudien mit ^{186}Re-HEDP hauptsächlich Thrombozytopenie als toxische Nebeneffekte. Die maximal tolerierte ^{186}Re-HEDP-Dosis wurde mit 2,4 GBq (Mammakarzinom) (4) bis 2,9 GBq (Prostatakarzinom) (5) angegeben.

- Für die ^{186}Re-HEDP-Therapie werden 1,3 GBq/Patient als Standarddosis empfohlen. Therapiewiederholungen sollten innerhalb hämatologisch kontrollierter Zeiträume stattfinden.

■ Neuere Entwicklungen

Mit verschiedenen anderen osteotropen Verbindungen, die zum Teil kovalent und zum anderen Teil komplex gebundene Radioisotope enthalten, wurden ähnliche Therapieergebnisse wie mit ^{89}Sr und ^{186}Re-HEDP erzielt. Die dazu verwendeten Radioisotope waren ^{32}P, ^{131}I, ^{90}Y, ^{153}Sm, ^{117m}Sn und ^{188}Re. Die von diesen Radioisotopen ausgehende β⁻-Strahlung ist verantwortlich für den therapeutischen Effekt. Ihre Eigenschaften werden durch das Trägermolekül beeinflußt (Pharmakokinetik) sowie durch β⁻-Energie und physikalische Halbwertszeit bestimmt. Systematische Untersuchungen, die diese Parameter mit dem palliativen Effekt und der Myelotoxizität beleuchten, fehlen bis heute. Für ausführlichere Beschreibungen dieser Neuentwicklungen sei auf die weiterführende Literatur verwiesen (1–3).

Kernaussagen

▶ Chirurgische Strategien

- Obwohl maligne Erkrankungen lange unbemerkt bleiben können, sind tumorbedingte Schmerzen bei vielen Patienten das erste klinische Anzeichen für eine maligne Erkrankung und treten bei ca. 60 % der Patienten mit fortgeschrittenen Tumoren auf. Bei Schmerzen im Verlauf einer Tumorerkrankung können Schmerzen, die direkt durch den Tumor hervorgerufen werden, von Schmerzen infolge der Behandlung unterschieden werden. Eine weitere Differenzierung kann in somatische, viszerale und neurogene Schmerzen erfolgen. Letztere sind medikamentös schlecht zu beeinflussen.
- Tumorbedingte Schmerzen können durch direkten Druck auf das umgebende Gewebe entstehen. Sehr häufig führen insbesondere intestinale Tumoren zur Schmerzsymptomatik, weil sie die freie Durchgängigkeit von Hohlorganen behindern. Ein anderer Pathomechanismus liegt der Tumorschmerzentstehung bei Beteiligung des Skelettsystems zugrunde. Schmerzen entstehen durch direkte Reizung nozizeptiver Rezeptoren im Periost und durch Senkung des pH-Werts im

- interstitiellen Milieu. Schließlich können Tumorschmerzen auch durch direkte Reizung von Nerven etwa mittels Nervenkompression oder durch lokale Nerveninfiltration entstehen.
- In der Behandlung von soliden Tumoren ist die Heilung des Patienten durch vollständige Tumorentfernung das vorrangige Ziel der chirurgischen Therapie. Durch die Tumorentfernung mit kurativer Zielsetzung wird in aller Regel gleichzeitig eine effektive und definitive Schmerztherapie durchgeführt. Ist eine Heilung nicht mehr möglich, stehen der palliativen Therapie die klassischen Therapiemodalitäten (operativ, radiologisch, medikamentös) zur Behandlung maligner Erkrankungen zur Verfügung. Im Unterschied zur medikamentösen Schmerztherapie, die vor dem Eintreten von Schmerzen einsetzen soll, die also schon prophylaktisch indiziert ist, ist die Indikation zu prophylaktischen chirurgischen Maßnahmen streng zu stellen.
- Die operative Therapie von Knochenmetastasen ist indiziert, wenn bei tragenden Skelettanteilen (z.B. Wirbelsäule, lange Röhrenknochen) ein Funktionsverlust durch Fraktur droht oder bereits eingetreten ist und/oder wenn Schmerzen keiner anderen Behandlung zugänglich sind. Verfahren der Wahl ist die vollständige Metastasenresektion und eine Rekonstruktion durch Plattenverbundosteosynthese.
- Bei verschiedenen Tumoren kann es zum Verschluß der abführenden Gallenwege kommen. Der zunächst schmerzlose Ikterus führt bei anhaltender Cholestase zu ausgeprägtem Juckreiz durch die zurückgestauten Gallensäuren. Der regelrechte Abfluß von Galle kann entweder chirurgisch durch Anlage einer biliodigestiven Anastomose oder durch die perkutane oder besser endoskopische Einlage eines Gallengangstents erreicht werden. Wird eine längere Überlebenszeit erwartet, empfiehlt sich die biliodigestive Anastomose, da sie länger offen bleibt, während Gallengangstents zur Inkrustation neigen und nach etwa 3 Monaten gewechselt werden müssen.
- Druck auf oder Infiltration von Nerven durch Tumoren kann stärkste Schmerzen verursachen. Periphere Nerven können, wenn sie von einer Tumorinfiltration betroffen sind, im Rahmen einer Tumorresektion mitreseziert werden, insbesondere da ein funktionelles Defizit oft schon besteht. Alternativ kommen Strahlentherapie, neurolytische Verfahren oder lokalanästhetische Maßnahmen in Betracht.
- Metastasen gastrointestinaler Malignome entstehen besonders oft in der Leber. Nur bei besonderen Tumorformen ist eine palliative Metastasenresektion indiziert.
- Tumoren mit Obstruktion von intestinalen Hohlorganen führen häufig zu viszeralen Schmerzen. Therapie der Wahl ist die chirurgische Entfernung des stenosierenden Tumors auch bei inkurabler Gesamtsituation. Ist eine Entfernung des obstruierenden Prozesses wegen ausgedehnten Tumorwachstums nicht zu erreichen, muß die Durchgängigkeit des Intestinaltraktes durch Anlage von Umgehungsanastomosen wiederhergestellt werden. Ist auch keine Enteroanastomose möglich, muß ein Anus praeter angelegt werden.
- Bei sehr hoch liegenden Stenosen im Bereich des Duodenums oder proximalen Dünndarms kann zur Ableitung von Sekreten eine perkutane endoskopische Gastrotomie (PEG) angelegt werden, um rezidivierendes Erbrechen zu verhindern.
- Bei ganz distal gelegenen Rektumtumoren, die nicht mehr operativ entfernt werden können, ist die Rekanalisierung des durch Tumor verschlossenen Darmlumens durch lokale, transluminale Abtragung des Tumors möglich (Elektrokauter, Laser, Kryotherapie).
- Bei primären Tumoren der Haut kommt es nicht selten zu einer ausgedehnten subkutanen Metastasierung mit Gefahr der sekundären Ulzeration. Wenn es schon zur Ulzeration gekommen ist, kommt die Gefahr der Superinfektion mit Lymphangiosis im Sinne tumorbegleitender Schmerzen dazu. Bei solchen Befunden ist eine chirurgische Entfernung mit plastischer Deckung der Defekte möglich.
- Soll die selektive Schmerzausschaltung umschriebener Körperregionen erreicht werden, kann eine chemische Neurolyse mit 50–96%igem Alkohol oder Phenolderivaten (3–20%) durchgeführt werden. Indikationsgebiete sind lokal infiltrierende Pankreastumoren, Tumoren im Kopf-Hals-Bereich, Beckentumoren mit Plexus-coeliacus-Infiltration oder Thoraxwandprozesse. Eine Unterbrechung der afferenten Schmerzleitung im Tractus spinothalamicus (Chordotomie) ist möglich bei unilateralem Extremitätenschmerz.
- Bei stauungsbedingten Schmerzen durch Tumoren des Beckens oder des Retroperitoneums kann bei erhaltener Funktion der betroffenen Niere eine Entlastung durch transvesikale Einlage von Ureterenstents erreicht werden. Falls dies nicht möglich ist, kann eine perkutane Nephrostomie durchgeführt werden.

Chemotherapie

- In jeder Phase eines Tumorleidens muß zunächst geprüft werden, ob operative oder strahlentherapeutische Maßnahmen möglich sind. Wenn dieses nicht möglich ist, ist die Indikation für eine systemische Therapie zu erwägen. Diese richtet sich nach der Wahrscheinlichkeit des Ansprechens. Sie ist nur so lange fortzusetzen, wie sie wirksam ist. Bei Wirkungslosigkeit (primäre Progression) ist eine Chemotherapie nach 2 Zyklen zu beenden.
- Parallel zur tumorreduzierenden Therapie ist eine analgetische Therapie entsprechend WHO-Stufenplan einzuleiten.

Radioonkologische Methoden

- Insgesamt ist das Krankheitsspektrum bei der Indikationsstellung für eine palliative Radiotherapie sehr weit. Zu den häufigsten Indikationen zählen jedoch: Knochenmetastasen, Hirnmetastasen und schmerzhafte Meningeosis carcinomatosa, präsakrale Rektumkarzinomrezidive, inoperable Pankreaskarzinome, Weichteilmetastasen und Lymphknotenkonglomerattumoren, Lebermetastasen, Splenomegalie und Kaposi-Sarkome bei AIDS.

Nuklearmedizinische Verfahren

- Schmerzen bei fortgeschrittener Knochenmetastasierung werden in der Nuklearmedizin mit knochenaffinen, radiomarkierten Verbindungen behandelt. Die Wirkung der im Knochen speichernden Radiopharmaka wird durch die deutliche Mehranreicherung in osteoblastischen Metastasen verstärkt.
- Indikationen sind disseminierte Skelettmetastasierung, starke Skelettschmerzen mit schmerzbedingter Immobilisierung, Speicherung der Metastasen im Skelettszintigramm nachweisbar (z.B. mit ^{99m}Tc-

MDP), gemeinsame Zuordnung von Speicherherden und Schmerz.
- ^{89}Sr und ^{186}Re-HEDP sind zugelassene Radiopharmaka für die palliative Schmerztherapie von Knochenmetastasen. Die Wirksamkeit von beiden ist vergleichbar gut. Die Wirkung setzt mit ^{186}Re-HEDP zu einem früheren Zeitpunkt ein, die Wirkdauer ist für ^{89}Sr länger.

Literatur

1. Ahmedzai S. Pain Control in Patients with Cancer. Eur J Cancer 1997; 33 Suppl 4:S55–S62
2. Bornman PC, Harries-Jones EP, Tobias R, van Stiegman G, Terblanche J. Prospective, randomised and controlled trial of transhepatic biliary endoprothesis versus bypass surgery for incurable carcinoma of the head of the pancreas. Lancet 1986; I 69–71
3. Coia LR. The role of radiation therapy in the treatment of brain metastases. Int J Radiat Oncol Biol Phys.1992; 23:229–238.
4. de Klerk JM, van het Schip AD, Zonnenberg BA, et al. Phase 1 study of rhenium-186-HEDP in patients with bone metastases originating from breast cancer. J Nucl Med 1996; 37:244–249
5. de Klerk JM, Zonnenberg BA, van het Schip AD, et al. Dose escalation study of rhenium-186 hydroxyethylidene diphosphonate in patients with metastatic prostate cancer. Eur J Nucl Med 1994; 21:1114–1120
6. De Vita VT, Helman S, Rosenberg SA. Cancer: Principles & Practice of Oncology. 5. Aufl. Lippincott, Philadelphia 1997
7. Eble MJ, Eckert W, Wannenmacher M. Stellenwert der lokalen Strahlentherapie in der Behandlung ossärer Metastasen, pathologischer Frakturen und Myelonkompression. Radiologe. 1995; 35:47–54
8. Eble MJ, Gademann G, Wannenmacher M. Zur Wertigkeit der Radiotherapie bei Lebermetastasen. Strahlenther Onkol. 1993; 169:459–468
9. Eble MJ, Maurer U. Intraoperative und perkutane Radiotherapie des Pankreas-Karzinoms. Radiologe 1996; 36: 441–445
10. Firusian N. Kinetik des Radiostrontiums. Nuklearmedizin. 1974; 13:127–138
11. Flentje M, Frey M, Kuttig H, Kimmig B. Strahlentherapie bei Lokalrezidiven kolorektaler Tumoren: Prognostische Faktoren, Verlaufsdiagnostik und Ergebnisse. Strahlenther Onkol. 1988; 164:402–407
12. Friedl W. Indication, management and results of surgical therapy for pathological fractures in patients with bone metastases. Eur J Surg Oncol 1990; 16:380–396
13. Glanzmann C. Palliative Radiotherapie von Hirnmetastasen solider Tumoren: Erfahrungen mit hohen Dosen. Strahlenther Onkol. 1990; 166:119–124
14. Hartenstein R, Wilmanns W. Clinical Pain Syndromes in Cancer Patients and their Causes. In: Zimmermann M, Drings P, Wagner G (eds): Pain in the Cancer Patient: Recent Results in Cancer Research. Berlin: Springer Verlag;1984; 72–78
15. Hoskin PJ, Price P, Easton D, et al. Prospective randomised trial of 4 Gy or 8 Gy single doses in the treatment of metastatic bone pain. Radiother. Oncol. 1992; 23:74–78
16. Kimmig B. Radiotherapeutische Verfahren in der Therapie des Tumorschmerzes. In: Diagnostik und Therapie des Tumorschmerzes. Empfehlungen für eine standardisierte Diagnostik, Therapie und Nachsorge. (Drings P, Isele H, Zimmermann, Hersg.) Onkologischer Arbeitskreis, Tumorzentrum Heidelberg Mannheim 1993
17. Kottke FJ. Bone pain from metastases. JAMA 1980; 243:2397
18. Krempien B. Die Entstehung von Knochenschmerzen bei Knochenmetastasen und ihre Behandlung durch Bisphosphonate. In: Bartsch HH, Hornstein Frhr. W.(Hrsg.) Interdiziplinäre Schmerztherapie bei Tumorpatienten. Freiburg: S. Karger GmbH; 1998:21–35
19. Kuttig H. Die Strahlentherapie von Knochenmetastasen. Röntgenblätter. 1983; 36:209–215
20. Lillemoe KD, Cameron JL, Kaufman HS, Yeo CJ, Pitt HA, Sauter PK. Chemical splanchnicectomy in patients with unresectable pancreatic cancer. A prospective, randomized trial. Ann Surg 1993; 217:447–455
21. Lindner H, Kneschaurek P. Hrsg. Radioonkologie. Schattauer, Stuttgart – New York 1983
22. Mahler EJ. The use of palliative radiotherapy in the management of breast cancer. Eur J Cailcer. 1992; 28:706–710
23. Maxon HR, Schroder LE, Hertzberg VS et al. Rhenium-186(Sn)HEDP for treatment of painful osseous metastases: results of a double-blind crossover comparison with placebo. J Nucl Med 1991; 32:1877–1881
24. Maxon HR, Schroder LE, Thomas SR, et al. Re-186(Sn)HEDP for treatment of painful osseous metastases: initial clinical experience in 20 patients with hormone-resistant prostate cancer. Radiology 1990; 176:155–159
25. McEwan AJ, Amyotte GA, McGowan DG, MacGillivray JA, Porter AT. A retrospective analysis of the cost effectiveness of treatment with Metastron (89Sr-chloride) in patients with prostate cancer metastatic to bone. Nucl Med Commun 1994; 15:499–504
26. Niersen OS, Alistair JM, Tannock IF. Bone metastases: Pathophysiology and management policy. J Clin Oncol. 1989; 9:509–524
27. Page GG, Ben-Eliyahu S, Yiormiya R, Liebeskind JC. Morphine attenuates surgery-induced enhancement of metastatic colonization in rats. Pain 1996; 54:21–28
28. Palmedo H, Bender H, Schomburg A, et al. Pain therapy with rhenium-186 HEDP in multiple bone metastases. Nuklearmedizin 1996; 35:63–67
29. Pecher C. Biological investigations with radioactive calcium and strontium. Proc Soc Exp Biol Med. 1941; 46:86–91
30. Pons F, Herranz R, Garcia A, et al. Strontium-89 for palliation of pain from bone metastases in patients with prostate and breast cancer. Eur J Nucl Med 1997; 24:1210–1214
31. Porter AT, McEwan AJ, Powe JE, et al. Results of a randomized phase-III trial to evaluate the efficacy of strontium-89 adjuvant to local field external beam irradiation in the management of endocrine resistant metastatic prostate cancer. Int J Radiat Oncol Biol Phys 1993; 25:805–813
32. Price P, Hoskin PJ, Easton D, Austin D, Palmer SG, Yarnoid JR. Prospective randomized trial of single and multifraction radiotherapy schedules in the treatment of painful bony metastases. Radiother Oncol. 1986; 6:247–255
33. Rieden K. Knochenmetastasen. Radiologische Diagnostik, Therapie und Nachsorge. Springer, Berlin – Heidelberg – New York – London – Paris – Tokyo 1988
34. Robinson RG, Preston DF, Schiefelbein M, Baxter KG. Strontium-89 therapy for the palliation of pain due to osseous metastases. JAMA 1995; 274:420–424
35. Rotman M, Kuruvill A, Choi K. Response of colorectal metastases to concomitant radiotherapy and intravenous infusion of 5 -fluorouracil. Int J Oncol Biol Phys. 1986; 12:2179–2187
36. Salazar OM, Rubin P, Hendrickson FR et al. Single-dose half-body irradiation for palliation of multiple bone metastases from solid tumors. Strahlenther Onkol. 1986; 58:29–36

37. Scherer E, Sack H (Hrsg.) Strahlentherapie. Radiologische Onkologie. 4. Auflage. Springer, Berlin – Heidelberg – New York – London – Paris – Tokyo 1996
38. Schmerztherapie bei Tumorpatienten. Ein Leitfaden. (Min. Arbeit, Gesundheit und Sozialordnung, Baden-Württemberg) 3. Aufl., Stuttgart, 1994
39. Speer AG, Cotton PB, Russel CG, Mason RR, Hatfield AR, Leung JW, MacRae KD, Houghton J, Lennon CA. Randomised trial of endoscopic versus percutaneous stent insertion for malignant obstructive jaundice. Lancet 1987; II: 57–62
40. Sterzer KJ, Griffin TW. A randomized prospective trial of radiation therapy for AIDS-associated Kaposi.s sarcoma. Int J Radiat Oncol Biol Phys. 1986; 27:1057–1061
41. Stoll BA. Natural History, Prognosis and Staging of Bone Metastases. In: Stoll BA, Parbhoo S, eds. Bone Metastases: Monitoring and Treatment, New York: Raven;1983:1–4
42. Terstappen LW, de Groth BG, van Berkel W, Ten Napel CH, van Reljn M, Grewe J. The effect of splenic irradiation on lymphocytic subpopulations in chronic B-lymphocytic leukemia. Eur J Haematol. 1988; 41:496–505
43. Tong D, Gillick L, Hendrickson FR. The palliation of symptomatic osseous metastases. Final results of the study by the Radiation Therapy Oncology Group. Cancer. 1982; 50:893–899
44. Tronnier V, Schackert G. Neurochirurgische Verfahren. In: Diagnostik und Therapie des Tumorschmerzes. Empfehlungen für eine standardisierte Diagnostik, Therapie und Nachsorge. (Drings P, Isele H, Zimmermann, Hrsg.) Onkologischer Arbeitskreis, Tumorzentrum Heidelberg Mannheim 1993
45. Zech D, Buzello W. Schmerzbehandlung. In: Pichlmaier H, Müller JM, Jonen-Thielemann (Hrsg.) Palliative Krebstherapie. Springer, Berlin – Heidelberg – New York – Tokyo, 1991:223–269

Weiterführende Literatur

1. Atkins HL. Therapy of Bone Pain. In: Harbert JC, Eckelman WC Neuman RD, eds. Nuclear Medicine: Diagnosis and Therapy. New York: Thieme Medical Publishers; 1996:1111–1121
2. Harbert JC. Nuclear Medicine Therapy. New York: Thieme Medical Publishers; 1987:207–219
3. McEwan AJ. Palliation of Bone Pain. In: Murray IPC, Ell PJ, eds. Nuclear Medicine in Clinical Diagnosis and Treatment. Edinburgh: Churchill Livingstone; 1994:877–892

Apparate in der Schmerztherapie

Apparate und Computertomographie im Rahmen der Schmerztherapie ··· *555*
R. Maas

Radiotherapie ··· *562*
M. Treiber, U. Tiefenbacher, M. Wannenmacher

Anästhesiologie ··· *564*
H. Ohnesorge, H. A. Baar

Apparate und Computertomographie im Rahmen der Schmerztherapie

R. Maas

Roter Faden

- Apparate in der Schmerztherapie
- Computertomographie in der Schmerztherapie

Apparate in der Schmerztherapie

Fahrbares Röntgen-Durchleuchtungs- und Aufnahmegerät (sogenannter C-Bogen)

Hierunter versteht man ein mobiles Röntgengerät, das z. B. zu einem Patienten oder in den Operationssaal gefahren werden kann und dort je nach Arbeitsbedingung speziell positioniert werden kann. Da das Gerät relativ schwer ist, sollte es nicht unnötig über weite Entfernungen, in verschiedene Stockwerke oder über Unebenheiten (z. B. Fahrstuhlritzen etc.) transportiert werden.

Die einzelnen Komponenten des Gerätes sind im wesentlichen:
- ein auf Rollen beweglicher Röntgengenerator
- ein höhen- und distanzverstellbares Schwenkarm-System
- ein offener C-Bogen, an dessen Enden
- ein kompakter Röntgenstrahler und ihm gegenüber
- ein BV (Bildverstärker) angebaut sind.
- ein Monitorwagen mit möglichst zwei Bildschirmen
- ein Computer zur Bildnachverarbeitung
- eine Dokumentationsvorrichtung (Kassette/Rö-Film, Papier-Print, optische Disk/PC etc.)

Die Leistung des Generators liegt in der Regel zwischen 80 und 105 KV, bei neueren starken Geräten bis max. 115 KV, was wichtig im Falle korpulenter Patienten (z. B. Wirbelsäule seitlich) sein kann. Darüber hinaus sollte auf eine möglichst kurze Belichtungszeit (mAs-Produkt) geachtet werden, da dies ein limitierender Faktor bei schnelleren Bewegungen (Atmung, Tachykardie etc.) sein kann. Das Gerät besitzt einen senkrecht aus dem Generatorblock heraustretenden Tragarm, der motorgetrieben höhenverstellbar ist und einen horizontalen Schwenkarm trägt, an dem der C-Bogen befestigt ist (siehe Abb. 8.1). Dieser kann seinerseits wieder um ein Isozentrum herum vertikal geschwenkt werden. Die Öffnung des C-Bogens bzw. sein Durchmesser und damit der Abstand zwischen Röntgenröhre und BV (max. 1 Meter) bestimmen die Geräumigkeit des Aktionsfeldes bei interventionellen schmerztherapeutischen Eingriffen. Die Röntgenröhre läßt in der Regel die Anwahl eines kleinen und eines größeren Brennflecks zu (0,6 bis 1,5 mm). Die Wahl der Brennfleckgröße sollte in Abhängigkeit von der Objektgröße und der erforderlichen Konturschärfe getroffen werden. Moderne Geräte verfügen über eine Vergrößerungsmöglichkeit in zwei oder drei Stufen. Die Röhre sollte dabei so konstruiert sein, dass sie eine längere Zeit im Durchleuchtungsmodus arbeiten kann (10 bis 30 Min.). Der Bildverstärker (BV), der der Röhre gegenüberliegt, hat als Aufnahmeeinheit einen Durchmesser von

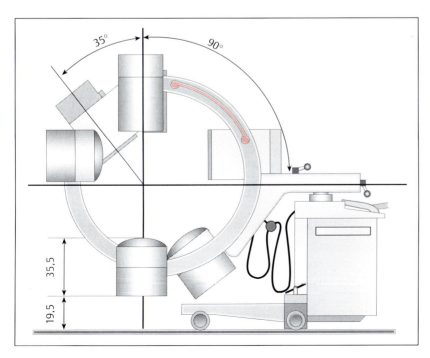

Abb. 8.1 Längsschnitt durch ein typisches fahrbares Röntgengerät (C-Bogen).

15 bis maximal 25–30 cm (Kostenfrage!). Ein großer Durchmesser gestattet dabei ein übersichtlicheres Arbeiten, bedeutet aber gleichzeitig eine höhere Strahlenbelastung. Die Geräte verfügen in der Regel über Einblendvorrichtungen an der Röhre (mechanisch oder motorgesteuert), wobei es sich im einfachen Fall um geradlinige Blenden jeweils von der Seite oder von oben und unten handelt. Neuere Geräte sollten eine Irisblende zum konzentrischen Einblenden besitzen. Merke: Je mehr eingeblendet, desto weniger Strahlenbelastung für den Patienten und auch desto weniger Streustrahlung für das Personal. Gleichzeitig ergeben sich bessere Kontraste und in der Regel schärfere Konturen.

Als weitere Komponente verfügen die modernen Geräte über einen extra Monitorwagen, der im optimalen Fall einen Doppelmonitor in Blickhöhe besitzt. Häufig beherbergt dieser Wagen auch den Steuerungsrechner für die Generator- und Röhrenleistung bzw. den Computer für die Bildnachverarbeitung. Eine gepulste Röntgenstrahlen-Technik in den modernen Geräten spart Dosis und ist somit ein effektiver Beitrag zum Strahlenschutz. Für das Arbeiten unter sterilen Bedingungen (spezielle schmerztherapeutische Eingriffe oder im OP) ist es möglich, den C-Bogen sowie die Röhre und den BV mit sterilen Tüchern abzudecken.

Die Verwendung des Gerätes geschieht vornehmlich auf verschiedenen Krankenstationen, in der Schmerzambulanz oder in dem Operationssaal. Ist der Zielort für das Gerät erreicht, wird es am Boden durch Arretierung der Räder fixiert; sodann Anschließen des Generators an die elektrische Versorgung (220 V). Jetzt wird der C-Bogen motorangetrieben höhenverstellt und so ausgefahren und positioniert, daß er den Patienten umgreift. Dies kann sowohl nur eine Extremität in liegender oder sitzender Position des Patienten sein, es kann aber auch ein durchstrahlungsfähiges Bett, eine Liege oder der Operationstisch sein.

■ Arbeitsweise

Ältere analoge Geräte

Sie eignen sich für die Durchleuchtung und gestatten damit eine Beobachtung von Bewegung und eventuellen schmerztherapeutischen Maßnahmen. Soll eine bestimmte Situation dokumentiert werden, so muß in einen Halterungsrahmen, der auf dem BV montiert wird, eine Kassette mit Röntgenfilmen eingelegt werden. Diese kann dann bei korrekter Positionierung mit einer Einzelaufnahme belichtet werden. Es erfolgt dann eine Entfernung des Kassette und die erforderliche Entwicklung in der Dunkelkammer. Erst nach ca. 10–20 Minuten kann sich der Schmerztherapeut die entwickelte Aufnahme ansehen.

Moderne digitale Geräte

Sie arbeiten auf digitaler Basis, d. h. der Bildverstärker gibt seine Information in digitaler Form an eine Rechnereinheit/Computer weiter, die online den Durchleuchtungsvorgang auf dem Monitorwagen präsentiert. In der Regel wird eine sogenannte LIH-Technik angewandt (= last-image-hold), was bedeutet, daß aus einer Durchleuchtungs-Sequenz automatisch das letzte Bild gespeichert und auf einem Monitor (z. B. links) aufgezeigt wird. Dort steht es auch zum Abfotografieren (z. B. Polaroid-Dokumentation etc.) zur Verfügung. Die weitere Durchleuchtung wird dann auf dem zweiten Monitor (z. B. rechts) weiter dokumentiert, wodurch man unter Umständen einen schmerztherapeutischen Eingriff zeitgleich in zwei Ebenen darzustellen vermag.

C-Bogen-Durchleuchtungsgeräte sind aus der täglichen Arbeit im Rahmen schmerztherapeutischer Maßnahmen heutzutage nicht mehr wegzudenken. Sie stellen gerätetechnisch eine Art Grundversorgung bei interventionellen Maßnahmen dar. Aus forensischen Gründen sollte auf eine sorgfältige Dokumentation der wichtigsten Schritte einer schmerztherapeutischen Intervention großer Wert gelegt werden. In Sondersituationen kann der C-Bogen auch unmittelbar an einem Computertomographie-Gerät eingesetzt werden, wenn dort z. B. ein in der transversalen CT-Ebene ausgemessener Zielort im Patienten erreicht werden soll, wobei der Patient etwas aus dem CT-Gerät herausgefahren wird und der interventionelle Eingriff hierzu unter Durchleuchtung mittels C-Bogen unmittelbar vor der Gantry-Öffnung durchgeführt wird und durch Hineinfahren des Patienten in das CT-Gerät die Lagekontrolle der durchgeführten Intervention erneut in der transversalen Ebene vorgenommen werden kann.

Die heutzutage gebräuchlichen CT-Geräte sind sog. **Fächerstrahlgeräte**, bei denen um einen horizontal liegenden Patienten die Röntgenröhre auf einer senkrecht zu ihm stehenden Kreisbahn rotiert, wobei die Strahlendetektoren auf der gegenüberliegenden Seite die jeweilige Schwächung des Röntgenstrahles auf seinem Weg durch den Körper des Patienten messen (2, 4). Entscheidend für das Verständnis des Bildaufbaus ist es dabei, daß die Strahlung aus der Röntgenröhre durch Kollimatoren auf ein ganz schmales Strahlenbündel von gewöhnlich 1–10 mm Breite eingeengt wird. Dieser Strahlenfächer „schneidet" während eines Umlaufes um 360° eine entsprechend dünne Scheibe aus dem Patienten heraus. Die herkömmlichen Überlagerungsphänomene des konventionellen Röntgens entfallen. Man bezeichnet die senkrecht zur Körperlängsachse des Patienten stehende Schichtebene als **axial** oder **transversal**.

Bei **interventionellen schmerztherapeutischen Maßnahmen** hat sich eine Schichtdicke von 5 mm als gut praktikabel erwiesen (3). In dieser Schicht kann die Einstichstelle eingezeichnet und die erforderliche Tiefe zur Zielstruktur ausgemessen werden. Der Weg der Nadel bzw. des Katheters kann in Einzelschichten Schritt für Schritt nachvollzogen und ggf. korrigiert werden.

In Sonderfällen kann durch die Summation der Einzelschichten bei kontinuierlicher Schichtfolge entweder vor dem geistigen Auge des Arztes ein **dreidimensionales Bild** erzeugt werden, oder es kommt tatsächlich im Rahmen eines computerisierten Rechenverfahrens zur Wiedergabe eines echten 3D-Volumenmodells auf dem Monitor der Auswerteeinheit. Dieses 3D-Modell kann in den moderneren Rechnern beliebig im Raume gedreht werden. Das Oberflächenmodell kann unter verschiedenen Beleuchtungswinkeln oder Schattenrissen betrachtet werden, und durch „virtuelle Schnittverfahren" können auch Bereiche dieses Objektes sozusagen in der Tiefe in Augenschein genommen werden.

◾ Computertomographie in der Schmerztherapie

Grundlagen

Die Computertomographie wurde im Jahre 1972 von Sir G. N. Hounsfield entwickelt und hat seitdem die medizinische Diagnostik so entscheidend revolutioniert, daß ihm hierfür der Nobelpreis für Medizin im Jahre 1979 verliehen wurde (5, 6). Wenn Erkrankungen mit Schmerzen einhergehen, so ist immer schon versucht worden, diese bzw. ihre möglichen Ursachen bildlich zu dokumentieren. Voraussetzung hierfür ist zum einen, daß diesen Schmerzen eine morphologisch faßbare Veränderung zugrunde liegt, und zum anderen, daß eine adäquate bildgebende Untersuchungsmodalität vorhanden ist.

Genau hier liegt der entscheidende **Vorteil** der Computertomographie (CT) beim Sichtbarmachen verschiedener Pathologien gegenüber dem allgemeinen konventionellen Röntgen, indem die CT über eine sehr viel **höhere Kontrastauflösung** sowohl im Weichteilbereich als auch im Skelettsystem verfügt. Darüber hinaus vermag die CT die verschiedenen Bereiche des menschlichen Körpers in einer **neuen Bildebene** darzustellen, indem die Röntgenröhre auf ihrer Kreisbahn um den Patienten herum sozusagen eine Scheibe aus seinem Körper herausschneidet, auf die man verabredungsgemäß von unten schaut. Die Blickrichtung ist stets quer zur Körperlängsachse, und die abgebildeten Strukturen in den einzelnen Scheiben des Körpers kommen überlagerungsfrei zur Darstellung. Somit kann die CT im Rahmen der Schmerzdiagnostik zur Erfassung des Ausmaßes, der Größe und der Form einer Veränderung wie auch zu ihrer Nachbarschaftsbeziehung eingesetzt werden. Je vertrauter der Kliniker – im speziellen Fall der Schmerztherapeut – mit den Möglichkeiten und Grenzen der Computertomographie ist, um so gezielter, effektiver und kostensparender kann er diese Technik zum Wohle seines Patienten einsetzen.

Seit einigen Jahren bedienen sich schmerztherapeutisch ausgerichtete Kliniker in Kooperation mit den Radiologen der Computertomographie, um im Rahmen verschiedener schmerztherapeutischer Maßnahmen eine exzellente Lokalisationshilfe zu bekommen (Abb. 8.**2**). Dabei kann es sich sowohl um zweidimensionale als auch um dreidimensionale volumenbezogene Lokalisationshilfen handeln. Häufig erweist sich die CT auch unter forensischen Gesichtspunkten im Rahmen der Dokumentation einer therapeutischen Maßnahme als wertvoll bei der immer stärker im Gesundheitssystem geforderten Qualitätskontrolle.

Untersuchungsgeschwindigkeit

CT-Geräte herkömmlicher Bauart nehmen in der Regel zur Erstellung der Einzelschichten bei der Rotation der Röntgenröhre um den Patienten ihren sog. Kabelbaum mit, in dem sich die zu- und abführenden Stromkabel ebenso wie die Leitungen für die Datenübertragung der Meßwerte befinden. Diese **Serienschichttechnik** (serial mode) erfordert nach Aufnahme durch das System eine rückläufige 360°-Bewegung zum Abrollen des Kabels. Damit verbunden sind eine Beschleunigungsarbeit, eine Rotation und das anschließende Abbremsen von Röhre und Detektorkranz, was eine Umlaufzeit von einer bis mehreren Sekunden bedeutet (2, 4, 6). Da zwischen den Einzelschichten der Patiententisch um eine entsprechende Schichtbreite vorgeschoben und wieder angehalten werden muß, bevor eine neue Schichtaufnahme (Scan) starten kann, ist der Zeitaufwand für die Untersuchung eines ca. 30–40 cm langen Feldes (Thorax oder Abdomen) mit 20–30 min anzusetzen. Um die Patientenuntersuchungszeit weiter zu verkürzen und gleichzeitig einen lückenlosen Volumendatensatz aufnehmen zu können, wurde die Spiral-CT entwickelt.

Spiral-CT

Das Spiral-CT-Verfahren wurde 1989 entwickelt und erreichte in den frühen 90er Jahren Marktreife. Es ist aus den modernen CT-Scannern nicht mehr wegzudenken und dürfte zum jetzigen Zeitpunkt als CT-Technik der Zukunft gelten. Vom Prinzip her unterscheidet es sich grundlegend von der Einzelschichtserientechnik, da bereits primär der Datensatz eines vollständigen Volumens aufgenommen wird. Dabei wird der Patient auf dem Lagerungstisch kontinuierlich durch das CT-Gerät gefahren, während die Aufnahmeröhre permanent um den Patienten kreist. Die technische Voraussetzung dafür ist, daß der „Kabelbaum" der Einzelschichtgeräte wegfällt bzw. ersetzt wird, da er sich bei permanenter Röhrendrehung unweigerlich ähnlich wie ein Telefonkabel bis zum Abriß aufrollen würde.

Erst durch die Konstruktion eines Schleifringsystems, bei dem sowohl die Energie- als auch die Datenübertragung durch laseroptische Blitze erfolgt, ermöglicht eine permanente Rotation und damit eine **Reduktion der Meßzeit** für eine Schicht auf ca. 500 ms (4). Die Spiral-CT ist somit eine „Hochgeschwindigkeits-CT", was für die Länge der Untersuchungszeit eines schmerzgeplagten Patienten (oder eines polytraumatisierten Unfallopfers oder eines Kleinkindes etc.) von Bedeutung sein kann.

Als weiterer positiver Aspekt muß die Tatsache angesehen werden, daß z. B. ein „Regelpatient" normalerweise für die Dauer einer modernen Thorax-Spiral-CT (15–20 s) die Atemluft anzuhalten vermag. Dadurch wird in der CT ein

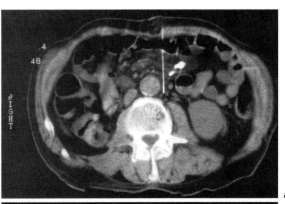

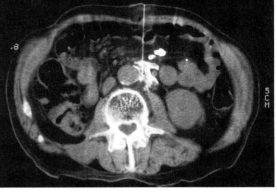

Abb. 8.2 Linksseitige Grenzstrangblockade von ventral.
a Das axiale CT-Schnittbild zeigt einen nativen Querschnitt durch den Körperstamm in Höhe der linken Niere/LWK 3. Gut ist die 15 cm lange 18-G-Nadel mit Mandrin in ihrem Verlauf bis unmittelbar vor die Wirbelsäule zwischen Aorta abdominalis und der ventralen Begrenzung des linken M. psoas zu erkennen. Links neben der Nadel auf „halbem Weg" verkalkte mesenteriale Lymphknoten.
b Nach der Entfernung des Mandrins Applikation von 15 ml eines Gemisches aus 1 ml Solutrast, Carbostesin und 90%igem Äthylalkohol. Es kann der paraaortale Verteilungsbereich in Kontroll-CT-Schichten verfolgt und dokumentiert werden.

vollständiges Volumen erfaßt, und auch kleinere Pathologien gehen nicht verloren (z. B. Rundherde in Abhängigkeit von der Inspirationstiefe zwischen den Einzelschichten). Deshalb empfiehlt es sich, die diagnostische CT unmittelbar vor der interventionellen Maßnahme als Spiral-CT anzusetzen, während die einzelnen CT-Schichten zur Lokalisation von Nadel und/oder Katheter etc. sowie die späteren Kontrollschichten als Einzelschichten durchgeführt werden können.

Untersuchungseinheit

Die einzelnen Komponenten einer CT-Anlage, die im Rahmen der Schmerztherapie von praktischer Bedeutung sein können, sind im folgenden aufgeführt.

■ Patientenlagerungstisch

Er ist in der Regel fest im Boden verankert und kann motorisch höhen- und längenverstellt werden. Wenn Patienten auf den CT-Untersuchungstisch umgelagert werden müssen, ist gelegentlich eine gute Adaptation des Patientenlagerungstisches an das mitgebrachte Bett zeitsparend und wertvoll. Bei Schmerzpatienten, bei denen CT-gesteuert therapeutische Maßnahmen durchgeführt werden sollen, ist es empfehlenswert, vor dem Umlagern bereits eine Strategie bezüglich der **Positionierung des Patienten** in der späteren Gantry (Abtasteinheit) zu entwickeln (Abb. 8.3, 8.4). Sollen dabei therapeutische Maßnahmen von ventral durchgeführt werden, so kann sich der Patient in bequemer Rückenlage auf den Lagerungstisch in eine meist muldenförmige Matte legen (Abb. 8.4a). Hierdurch wird zusätzlich weitere Distanz für ein mögliches Punktionsbesteck gewonnen, damit dieses später nicht mit seinen (sterilen!) Enden an die obere Gantryöffnung stößt. Kommt der zu vermutende Punktionsweg dagegen eher von horizontal-seitlich, so sollte eine Spezialmatte Anwendung finden, die die Muldenform des Tisches aufnimmt, aber diesen nach oben hin horizontal abschließt.

Nur eine flache, horizontale Matte oder Tischoberfläche ermöglicht eine exzentrische Lagerung des Patienten innerhalb der Gantry (Abb. 8.4b), was Voraussetzung für ein geräumiges Arbeitsfeld für den Schmerztherapeuten oder Radiologen ist. Es werden so eventuell wertvolle Zentimeter an Distanz für das einzubringende Punktionsbesteck zwischen Patientenoberfläche und Abtasteinheit gewonnen.

■ Gantry

Hierunter versteht man die Abtasteinheit, in der die Röntgenröhre und die Detektorleiste mit Hilfe einer komplizierten Mechanik um den Patienten als Mittelpunkt herumkreisen. Von praktischer Bedeutung ist dabei im wesentlichen die **Gantryöffnung**, d. h. der Durchmesser in Zentimetern, der dem Patienten und dem Untersucher mit seinem Instrumentarium an der engsten Stelle der Gantry zur Verfügung steht. Die Werte schwanken je nach Gerät zwischen 50 und 70 cm.

■ CT-Übersichtsaufnahme (Scanogramm)

Um eine **Orientierung** über den zu untersuchenden Bereich am Patienten zu erhalten, eignet sich das sog. Scano-

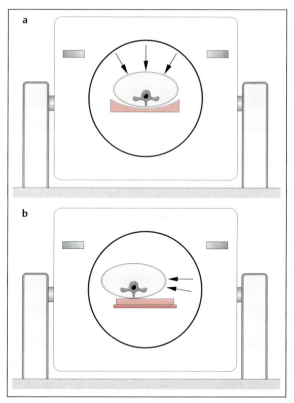

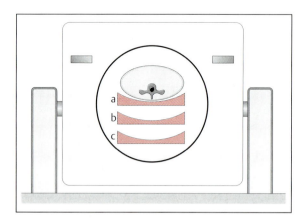

Abb. 8.3 Verschiedene Höhenpositionen des Patientenuntersuchungstisches in der Gantry des CT. Tisch annähernd im Isozentrum; der Patient berührt fast die obere Begrenzung der Gantry von innen: enge Verhältnisse für den Schmerztherapeuten, den Radiologen oder die Schwester (**a**), abgesenkte Position (**b**), tiefste Position, ohne daß der Tisch an seiner unteren Kante die Gantry berührt: größtmögliche Distanz für interventionelle Maßnahmen von ventral (**c**).

Abb. 8.4 Isozentrische und exzentrische Lagerung des Patienten.
a Bei Punktionen von ventral: muldenförmiges Tischmodell in tiefer Position in Rückenlage des Patienten ermöglicht einen großzügigen Arbeitsbereich.
b Bei Punktionen von seitlich: möglichst flaches/horizontales Tischmodell, da nur so eine exzentrische (!) Lagerung des Patienten möglich ist, was ebenfalls zu einer Raumgewinnung bei interventionellen Maßnahmen führt. Selbstverständlich sind beide Positionen (**a** und **b**) auch in Bauchlage des Patienten möglich.

gramm oder Topogramm. Hierbei bleibt die Röntgenröhre oben (bei einem a.p.-Scan) oder seitlich (bei einem lateralen Scan) stehen und der Patient wird kontinuierlich durch einen sehr schwachen Röntgenimpuls hindurchgefahren. Die Strahlenbelastung beträgt dabei aufgrund der hohen Empfindlichkeit der Detektoren nur ca. ein Hundertstel einer konventionellen Röntgenaufnahme. An dem resultierenden Übersichtsbild (digitale Projektionsradiographie) ist der Untersucher nun in der Lage, mittels eines „Mausclicks" die genaue Position einer Untersuchungsschicht festzulegen. Nach erfolgten CT-Scans mit und ohne interventionelle schmerztherapeutische Maßnahme können die einzelnen Scans nachträglich in dieses Topogramm hineinprojiziert werden, was als Dokumentationshilfe für spätere Diskussionen bezüglich der Lokalisation der einzelnen Untersuchungsschichten von Bedeutung sein kann.

Schmerzlindernde interventionelle Maßnahmen

Vor jeder CT-gesteuerten schmerztherapeutischen Maßnahme sollte je nach klinischer Situation zur besseren Detektion interessierender Strukturen orales, rektales oder intravenöses Kontrastmittel gegeben werden. Im Rahmen der Intervention ist dann auf ein möglichst zur CT-Scan-Ebene planparalleles Einführen des jeweiligen Instrumentariums zu achten. Nur so kann der topographisch regelrechte Verlauf und damit der jeweilige Abstand bzw. die Tiefe zu den Zielorganen ausgemessen und anschließend dokumentiert werden (Abb. 8.1). Wenn bei großer Gantryöffnung und schlankem Patienten sowie kurzem Instrumentarium genügend Platz innerhalb der Gantry zur Verfügung steht, kann ohne Positionswechsel des Patienten das jeweilige Zielgebiet in Einzelschritten erreicht werden. Handelt es sich hingegen um einen relativ dicken Patienten bei womöglich kleiner Gantryöffnung, so muß der Patient in der Regel zwischen den jeweiligen Kontrollschichten wiederholt aus dem Gerät heraus- und wieder hineingefahren werden.

Problempunktionen

Ist es aufgrund anatomischer Gegebenheiten schwierig, ein bestimmtes Zielgebiet durch eine Punktion im rechten Winkel zur Körperlängsachse zu erreichen, so sollte an eine weitere **Umlagerung** des Patienten gedacht werden. Dies kann zum Beispiel erforderlich sein, wenn Rippen oder Schulterblatt der Punktion nach intrathorakal oder mediastinal im Wege liegen. Häufig reicht die Umlagerung der Arme innerhalb der Gantry oder das Unterpolstern des Beckens, um bessere Zugangsmöglichkeiten zu erhalten. Desgleichen kann der Patient in der Gantry etwas schräg zur Längsachse gelagert oder einfach aus der Rücken- in die Bauchlage (und umgekehrt) umgelagert werden, um ein Zielgebiet frei erreichen zu können. In besonders schwierigen Fällen kann zusätzlich die Gantry insgesamt um ca. 25–30° nach kaudal oder kranial gekippt werden, so daß in dieser schrägen Ebene des Scans der Nadelverlauf ebenfalls wieder bis zum Zielgebiet verfolgt werden kann (Abb. 8.**5a**). Falls z. B. Rippenbogen, Milz oder Gallenblase störend im Zugangsweg der Punktionsnadel liegen, kann der Patient auch schräg aus seiner Längsachse auf dem Untersuchungstisch herausgekippt werden (Abb. 8.**5b**).

Strahlenbelastung und Strahlenschutz

Die Strahlenbelastung des Patienten während einer CT-Untersuchung hängt von einer Reihe von Faktoren ab. Im Gegensatz zum konventionellen Röntgen, wo die höchste Dosis an der Oberfläche – und damit meistens an der Haut – gemessen wird und wo ein exponentieller Dosisabfall in die Tiefe über die durchstrahlten Organe festgestellt werden kann, bis der abgeschwächte Röntgenstrahl auf den hinter dem Patienten befindlichen Röntgenfilm fällt, muß man in der CT aufgrund der kreisförmigen Bahn der Röntgenröhre um den Patienten herum näherungsweise von einer **gleichmäßigen Verteilung der Dosis** in allen Bereichen der Schnittbildebene ausgehen. Zwar sind die Detektoren der CT im technischen Sinne viel empfindlicher als ein konventioneller Röntgenfilm (und damit die erforderliche Dosis viel geringer als vergleichsweise bei einer Abdomen-Röntgenaufnahme), aber die CT erfordert in der Regel mehrere/viele Schichten in kontinuierlicher Folge, um einen Körperbereich diagnostisch abbilden zu können. Dabei ergibt sich die Gesamtstrahlenbelastung aus der Summe der Strahlendosen der Einzelschichten.

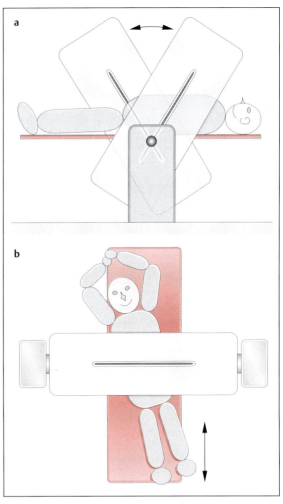

Abb. 8.**5** Problempunktionen.
a Eine Gantrykippung nach kaudal oder kranial kann hilfreich sein, wobei gemäß der seitlichen Ansicht die Führung der Punktionsnadel planparallel zu der „neuen" Gantryebene zu erfolgen hat. Dies ermöglicht unter Umständen ein Erreichen des Zielgebietes unter Schonung wichtiger Nachbarstrukturen.
b Bei Blick von oben ist auch eine abgewinkelte Lagerung des Patienten aus der Längsachse des Untersuchungstisches heraus darstellbar, wobei ebenfalls eine Umgehung wichtiger Organe erreicht werden kann.

Die Strahlenbelastung in der CT hängt darüber hinaus von der Röhrenspannung ab, wobei im Rahmen der Schmerztherapie, wo es „nur" um die Lokalisation einer Nadel geht, im allgemeinen eine geringe Röhrenspannung ausreicht. Auch in der CT gilt, daß adipöse Patienten im Gegensatz zu normalgewichtigen eine bis zum Faktor zehn höhere Gesamtstrahlendosis absorbieren.

Ferner sollte immer darauf geachtet werden, daß **kritische Organe** wie Augenlinse, Schilddrüse, Mamma oder Gonaden möglichst nicht im Hauptuntersuchungsbereich liegen. Einschränkend kann bedacht werden, daß es sich bei Schmerzpatienten in der Regel um ältere Patienten handelt, bei denen der Strahlenschutz unter den Gesichtspunkten der Fortpflanzung nicht mehr die entscheidende Rolle spielt.

Aus umfangreichen Meßprotokollen und einschlägigen Tabellen (1) kann entnommen werden, daß die effektive Dosis in mSv bei einer CT des Abdomens (ca. 25 Schichten) bei ungefähr 7 liegt. Dies würde ca. 0,2 mSv pro Schicht bedeuten. Bei einer abdominellen Grenzstrangblockade kommt ein erfahrenes Team, bestehend aus Schmerztherapeut und Radiologe mit ca. 15 Schichten aus. Das ergäbe eine Gesamtdosis von 3,0 mSv und würde damit in der Größenordnung einer Kolondurchleuchtung oder drei bis fünf Röntgenthoraxaufnahmen in zwei Ebenen liegen. Ein Wert von 3 mSv läge übrigens als Teilkörperdosis noch unter der Ganzkörperdosis aus der Summe von natürlicher und künstlicher Strahlenbelastung der Umwelt während eines Lebensjahres. Insofern kann ein somatischer oder genetischer Schaden durch eine CT-gesteuerte Schmerztherapie als ausgesprochen unwahrscheinlich angesehen werden.

Kernaussagen

Computertomographie in der Schmerztherapie

– Die heutzutage gebräuchlichen CT-Geräte sind sog. Fächerstrahlgeräte, bei denen um einen horizontal liegenden Patienten die Röntgenröhre auf einer senkrecht zu ihm stehenden Kreisbahn rotiert, wobei die Strahlendetektoren auf der gegenüberliegenden Seite die jeweilige Schwächung des Röntgenstrahles auf seinem Weg durch den Körper des Patienten messen. Entscheidend ist es dabei, daß die Strahlung aus der Röntgenröhre durch Kollimatoren auf ein schmales Strahlenbündel von 1–10 mm Breite eingeengt wird. Dieser Strahlenfächer „schneidet" während eines Umlaufes um 360° eine entsprechend dünne Scheibe aus dem Patienten heraus. Die herkömmlichen Überlagerungsphänomene des konventionellen Röntgens entfallen. Man bezeichnet die senkrecht zur Körperlängsachse des Patienten stehende Schichtebene als axial oder transversal. Bei interventionellen schmerztherapeutischen Maßnahmen hat sich eine Schichtdicke von 5 mm als gut praktikabel erwiesen.

– Der Vorteil der Computertomographie beim Sichtbarmachen verschiedener Pathologien gegenüber dem allgemeinen konventionellen Röntgen liegt in der höheren Kontrastauflösung sowohl im Weichteilbereich als auch im Skelettsystem. Darüber hinaus kann sie die verschiedenen Bereiche des menschlichen Körpers in einer neuen Bildebene darstellen.

– CT-Geräte herkömmlicher Bauart arbeiten mittels Serienschichttechnik, was eine Umlaufzeit von einer bis mehreren Sekunden bedeutet.

– Um die Patientenuntersuchungszeit zu verkürzen und gleichzeitig einen lückenlosen Volumendatensatz aufnehmen zu können, wurde die Spiral-CT entwickelt. Vom Prinzip her unterscheidet sie sich grundlegend von der Einzelschichtserientechnik, da bereits primär der Datensatz eines vollständigen Volumens aufgenommen wird. Dabei wird der Patient auf dem Lagerungstisch kontinuierlich durch das CT-Gerät gefahren, während die Aufnahmeröhre permanent um den Patienten kreist.

– Bei der Umlagerung von Patienten auf den CT-Untersuchungstisch ist eine gute Adaptation des Patientenlagerungstisches an das mitgebrachte Bett zeitsparend und wertvoll. Bei Schmerzpatienten, bei denen CT-gesteuert therapeutische Maßnahmen durchgeführt werden sollen, ist es empfehlenswert, vor dem Umlagern bereits eine Strategie bezüglich der Positionierung des Patienten in der späteren Gantry (Abtasteinheit) zu entwickeln.

– Unter der Gantry versteht man die Abtasteinheit der CT. Von praktischer Bedeutung ist dabei im wesentlichen die Gantryöffnung, d.h. der Durchmesser in Zentimetern, der dem Patienten und dem Untersucher mit seinem Instrumentarium an der engsten Stelle der Gantry zur Verfügung steht. Die Werte schwanken je nach Gerät zwischen 50 und 70 cm.

– Um eine Orientierung über den zu untersuchenden Bereich am Patienten zu erhalten, eignet sich das sog. Scanogramm oder Topogramm. Hierbei bleibt die Röntgenröhre stehen und der Patient wird kontinuierlich durch einen sehr schwachen Röntgenimpuls hindurchgefahren. An dem resultierenden Übersichtsbild (digitale Projektionsradiographie) kann der Untersucher die genaue Position einer Untersuchungsschicht festlegen. Nach erfolgten CT-Scans mit und ohne interventionelle schmerztherapeutische Maßnahme können die einzelnen durchgeführten Scans nachträglich in dieses Topogramm hineinprojiziert werden, was als Dokumentationshilfe für spätere Diskussionen bezüglich der Lokalisation der einzelnen Untersuchungsschichten von Bedeutung sein kann.

– Vor jeder CT-gesteuerten schmerztherapeutischen Maßnahme sollte Kontrastmittel gegeben werden. Im Rahmen der Intervention ist dann auf ein möglichst zur CT-Scan-Ebene planparalleles Einführen des jeweiligen Instrumentariums zu achten. Nur so kann der topographisch regelrechte Verlauf und damit der jeweilige Abstand bzw. die Tiefe zu den Zielorganen ausgemessen und anschließend dokumentiert werden.

– Ist es aufgrund anatomischer Gegebenheiten schwierig, ein bestimmtes Zielgebiet durch eine Punktion im rechten Winkel zur Körperlängsachse zu erreichen, so sollte an eine Umlagerung des Patienten gedacht werden.

– Im Gegensatz zum konventionellen Röntgen muß man in der CT aufgrund der kreisförmigen Bahn der Röntgenröhre um den Patienten herum näherungsweise von einer gleichmäßigen Verteilung der Dosis in allen Bereichen der Schnittbildebene ausgehen. Dabei ergibt sich die Gesamtstrahlenbelastung aus der Summe der Strahlendosen der Einzelschichten. Die Strahlenbelastung in der CT hängt darüber hinaus von der Röhrenspannung ab, wobei im Rahmen der Schmerztherapie, wo es „nur" um die Lokalisation einer Nadel geht, im allgemeinen eine geringe Röhrenspannung ausreicht.

Literatur

1. Jung H. Grundkurs im Strahlenschutz für Ärzte nach der Röntgenverordnung, Ärztekammer Hamburg 1998
2. Laubenberger Th, Laubenberger J. Technik der medizinischen Radiologie, 6. Aufl. Deutscher Ärzte-Verlag 1994
3. Lee J, Sagel S, Stanley R. Computed Body Tomography With MRI Correlation, 2. edit. Raven Press 1989
4. Morneburg/Siemens: Bildgebende Systeme für die medizinische Diagnostik, 3. Aufl. Publicis MCD Verlag 1995
5. Thurn P, Bücheler E, Lackner KJ, Thelen M. Einführung in die radiologische Diagnostik, 10. Aufl. Thieme, Stuttgart 1998
6. Wegener OH. Ganzkörpercomputertomographie, 2. Aufl. Blackwell Wissenschaft, Berlin 1992

Radiotherapie

M. Treiber, U. Tiefenbacher, M. Wannenmacher

Roter Faden

- Kobalt-60-Gammastrahlen
- Beschleunigeranlagen
  - Kreisbeschleuniger
  - Linearbeschleuniger
- Intraoperative Radiotherapie

Kobalt-60-Gammastrahlen

Ein **radioaktiver Stoff** (Kobalt 60) dient bei diesem Anlagentyp als Strahlenquelle. Die beim radioaktiven Zerfall freiwerdende Gammastrahlung wird therapeutisch eingesetzt. Beim Zerfall von Kobalt 60 werden zwei Gammaquanten freigesetzt, die Energie beträgt 1,17 bzw. 1,33 MeV. Die Halbwertszeit liegt bei 5,3 Jahren. Bei Gammabestrahlungen ist die radioaktive Quelle (Durchmesser 1,5–2 cm) innerhalb des Strahlerkopfes so angeordnet, daß sie in Ruhestellung von einer massiven Blei- bzw. Uranabschirmung umgeben ist. Erst bei Auslösung des Startsignals wird sie in die Bestrahlungsposition gebracht. Nach Ablauf der Bestrahlungszeit wird die Quelle wieder in ihre abgeschirmte Ruheposition zurückgefahren.

Beschleunigeranlagen

Um noch höhere Photonenenergien und Eindringtiefen zu erzeugen, werden Elektronenbeschleunigeranlagen eingesetzt. Nach Erreichen der zu verabreichenden Dosis wird die Strahlung abgeschaltet.

Kreisbeschleuniger

Beim Kreisbeschleuniger oder Betatron werden die **Elektronen** auf Kreisbahnen beschleunigt. Das durch das größer werdende Magnetfeld induzierte elektrische Feld ist kreisförmig und beschleunigt die Elektronen. Am Ende der Beschleunigungsphase wird das Magnetfeld gestört, so daß die Elektronen die Kreisbahn verlassen. Bringt man nun ein Wolfram-Target in den Elektronenstrahl, werden die Elektronen abgebremst und erzeugen Bremsstrahlung, die für die Therapie genutzt werden kann. Betatrons werden im Energiebereich zwischen 20 und 50 MeV gebaut.

Linearbeschleuniger

In den letzten Jahren werden zunehmend Linearbeschleuniger benutzt. Ihre Beschleunigungsenergien betragen zwischen 4 und 25 MeV. Bei den Linearbeschleunigern werden die Elektronen mittels elektromagnetischer Wellen, die in das Beschleunigerrohr eingekoppelt werden, auf geradem Weg beschleunigt. Die Beschleunigung wird durch ein elektrisches Hochfrequenzfeld bewirkt, das innerhalb von Hohlraumresonatoren mit einer Frequenz von ca. 3 GHz schwingt. Auf seinem Weg durch das Beschleunigerrohr passiert das Elektron 10 bis 20 solcher Hohlraumresonatoren, die mit Bohrungen entlang der Strahlachse versehen sind, damit die Elektronen auf geradem Weg beschleunigt werden können. Am Ende der Beschleunigerröhre treten die Elektronen durch ein dünnes Fenster aus. Sie treffen dann entweder direkt auf den Patienten oder auf ein Wolfram-Target.

Die Vorteile der Linearbeschleunigeranlagen im Vergleich zu den Kobalttherapieanlagen bestehen darin, daß höhere Energien und damit verbunden ein größeres Eindringvermögen erreicht werden kann, eine höhere Dosisleistung und damit kürzere Bestrahlungszeiten sowie die Möglichkeit der Verwendung von Elektronen bestehen. Außerdem entfällt die Entsorgung der radioaktiven Quelle. Da die Strahlung abgeschaltet werden kann, ist eine größere Gerätesicherheit gegeben.

Intraoperative Radiotherapie

Die Methode der intraoperativen Radiotherapie (IORT) beinhaltet die einmalige Bestrahlung eines Tumors oder Tumorareales mit einer relativ hohen Einzeldosis während einer operativen Maßnahme.

- Bei schmerzhaften Pankreaskarzinomen und infiltrierend wachsenden Beckenwandtumoren sowie Rektumkarzinomrezidiven sollte insbesondere bei R_2-Resektionen während des chirurgischen Eingriffes eine IORT durchgeführt werden.

Die IORT wird nur an wenigen spezialisierten Zentren durchgeführt und erfordert eine enge Zusammenarbeit zwischen den Strahlentherapeuten und den Chirurgen. Trotz hohem personellem und technischem Aufwand ist die IORT eine lohnenswerte praktikable Methode. Die Bestrahlung erfolgt mit Elektronen der Energie 6–18 MeV. Die Strahlendosis liegt im Bereich von 10–20 Gy. Durch die vor Ort individuell gewählten Tubusgrößen und Bleiabschirmungen kann das Bestrahlungsfeld dem Zielvolumen angepaßt werden. Zusätzlich erfolgt eine Anpassung der Elektronenenergie an die gewünschte Eindringtiefe. Somit ist einerseits eine vollständige Erfassung des Zielvolumens möglich, andererseits können sowohl die in unmittelbarer Nähe gelegenen, strahlenempfindlichen Organe (z. B. Dünndarm, Niere) als auch das hinter dem Tumor gelegene gesunde Gewebe geschont werden.

Kernaussagen

Kobalt-60-Gammastrahlen

- Die beim radioaktiven Zerfall von Kobalt 60 freiwerdende Gammastrahlung wird therapeutisch eingesetzt. Bei Gammabestrahlungen ist die radioaktive

Quelle innerhalb des Strahlerkopfes so angeordnet, daß sie in Ruhestellung von einer massiven Blei- bzw. Uranabschirmung umgeben ist. Erst bei Auslösung des Startsignals wird sie in die Bestrahlungsposition gebracht. Nach Ablauf der Bestrahlungszeit wird die Quelle wieder in ihre abgeschirmte Ruheposition zurückgefahren.

Beschleunigeranlagen

- Um noch höhere Photonenenergien und Eindringtiefen zu erzeugen, werden Elektronenbeschleunigeranlagen eingesetzt. Nach Erreichen der zu verabreichenden Dosis wird die Strahlung abgeschaltet.
- Beim Kreisbeschleuniger werden die Elektronen auf Kreisbahnen beschleunigt. Bringt man ein Wolfram-Target in den Elektronenstrahl, werden die Elektronen abgebremst und erzeugen Bremsstrahlung, die für die Therapie genutzt werden kann. Bei Linearbeschleunigern werden die Elektronen mittels elektromagnetischer Wellen, die in das Beschleunigerrohr eingekoppelt werden, auf geradem Weg beschleunigt. Am Ende der Beschleunigerröhre treten die Elektronen durch ein dünnes Fenster aus, sie treffen dann entweder direkt auf den Patienten oder auf ein Wolfram-Target.
- Die Vorteile der Beschleunigeranlagen im Vergleich zu den Kobalttherapieanlagen bestehen darin, daß höhere Energien und damit verbunden ein größeres Eindringvermögen erreicht werden kann, eine höhere Dosisleistung und damit kürzere Bestrahlungszeiten sowie die Möglichkeit der Verwendung von Elektronen bestehen. Außerdem entfällt die Entsorgung der radioaktiven Quelle. Da die Strahlung abgeschaltet werden kann, ist eine größere Gerätesicherheit gegeben.

Intraoperative Radiotherapie

- Die Methode der intraoperativen Radiotherapie beinhaltet die einmalige Bestrahlung eines Tumors oder Tumorareales mit einer relativ hohen Einzeldosis während einer operativen Maßnahme.

Anästhesiologie

Roter Faden

- **Thermographie**
  - Einleitung
  - Physikalische Grundlagen der Thermographie
  - Technische Voraussetzungen
  - Klinische Anwendungen der Thermographie
  - Kritische Beurteilung
- **Thermische Destruktionsverfahren**
  - Radiofrequenzläsion
  - Kryoläsion
  - Indikationen
- **Transkutane elektrische Nervenstimulation**
  - Begriffsbestimmung
  - Geschichtliches
  - Rezeptorversorgung der Haut
  - Wirkweise
  - Praktische Anwendung

Thermographie

H. Ohnesorge

Einleitung

Die Hauttemperatur wurde schon in den Anfängen der Medizin als diagnostisches Hilfsmittel genutzt, lange bevor Temperaturmessung im heutigen Sinne möglich war, einfach durch das Temperaturempfinden des Untersuchenden. Dies schlägt sich nicht nur in einer Aussage wie dem Hippokrates zugeschriebenem Satz nieder „Und in dem Körperteil, in dem Hitze oder Kälte ist, ist der Ort der Krankheit", die heute sicherlich nicht mehr in dieser Allgemeingültigkeit nachvollzogen werden kann. Auch der moderne Arzt nutzt Temperaturdifferenzen der Haut zur Diagnosefindung, ohne daß hierfür technische Hilfsmittel nötig wären. Als Beispiel sei hier nur die immer noch gültige Klinik „Calor, Rubor, Dolor, Tumor, Functio laesa" bei Entzündungen genannt.

Subtilere Temperaturunterschiede entziehen sich jedoch der Methode, die Hauttemperatur einfach durch „Handauflegen" zu bestimmen. Seit der Einführung des modernen Thermometers durch Fahrenheit zu Beginn des 18. Jahrhunderts besteht zwar die Möglichkeit, die Körpertemperatur genauer zu bestimmen, Oberflächentemperaturmessungen waren jedoch nur eingeschränkt möglich. Erst durch die Entdeckung der elektromagnetischen Strahlung und ihrer Gesetze wurde die Grundlage für die moderne Thermographie gelegt, durch die eine kontaktlose exakte Messung von Oberflächentemperaturen möglich wurde. Lawson verwendete die Thermographie erstmals 1956 in Untersuchungen zur Oberflächentemperatur im Rahmen der Mammakarzinomdiagnostik (32). Seitdem wurde sie in verschiedensten Fachrichtungen in der Medizin eingesetzt.

Physikalische Grundlagen der Thermographie

Jeder Körper, der wärmer ist als 0 Kelvin, strahlt Energie in Form von elektromagnetischer Strahlung ab. Das **Planck-Strahlungsgesetz** beschreibt den Zusammenhang zwischen der spezifischen Ausstrahlung eines idealen schwarzen Strahlers, der Wellenlänge und der Temperatur. Speziell im Infrarotbereich kann die Intensität der Strahlung als verbindliches Maß für die absolute Temperatur des Objektes genutzt werden. Weiterhin ist das Spektrum der emittierten elektromagnetischen Strahlung abhängig von der Temperatur. Im Bereich der Körpertemperatur hat das Maximum der spezifischen Strahlung eine Wellenlänge von 9,3 µm.

Da das Planck-Strahlungsgesetz jedoch nur für einen idealen schwarzen Körper gilt, d. h. für ein Objekt, das die gesamte auftreffende Strahlung zu 100 % absorbiert, benötigt man einen Korrekturfaktor zur Definition des realen Strahler von diesem Idealbild. Dieser Emissionskoeffizient ist abhängig von den Oberflächeneigenschaften und der Temperatur des Objektes und beträgt für die menschliche Haut im physiologischen Temperaturbereich 0,97 (60).

Technische Voraussetzungen

Meßbedingungen

Thermogramme der Körperoberfläche sollten unter standardisierten Bedingungen erstellt werden. Es sind bisher verschiedene Empfehlungen veröffentlicht worden, welche die Vorbereitung des Patienten und die Untersuchungsbedingungen betreffen (43, 52, 58). Ein Standard, der allgemein anerkannt ist und auch in wissenschaftlichen Publikation regelhaft beachtet wird, hat sich bisher noch nicht etabliert.

Die **Mindestanforderungen** für die Untersuchungsbedingungen sowie für die Vorbereitung des Patienten sind in Tab. 8.1 zusammengefaßt. Weiterhin ist die Standardi-

Tabelle 8.1 Mindestanforderungen an die Untersuchungsbedingungen und die Vorbereitung eines Patienten zur Thermographie (modifiziert nach [43], [52], [58])

konstante Raumtemperatur
turbulente Luftströmung
Luftfeuchtigkeit von 45–60 %
keine Heizstrahler in der Umgebung des Patienten
20(–30) min Akklimatisierungszeit
Restriktion von Nikotin, Kaffee, Tee und Alkohol
keine Physio-/Hydrotherapie
keine topischen Anwendungen auf der Haut
Standardisierung der Einstellungen

sierung der Einstellungen von entscheidender Bedeutung. Dabei sollte darauf geachtet werden, daß die Aufnahme möglichst genau im rechten Winkel zum relevanten Hautareal angefertigt wird, da Abweichungen von dieser Aufnahmeebene zur relevanten Verfälschungen der Thermogramme führen können (67).

Methoden

Es muß zwischen Meßmethoden der Oberflächentemperatur, die einen Kontakt zum Meßareal benötigen, und kontaktlosen Meßverfahren unterschieden werden. Bei allen Verfahren, bei denen keine kontaktlose Messung möglich ist, muß berücksichtigt werden, daß eine Veränderung der Oberflächentemperatur allein durch das Aufbringen des Sensors zu erwarten ist.

Zwei Methoden zur graphischen Darstellung von Oberflächentemperaturen haben sich etabliert. Die **Flüssigkeitskristall-Thermographie** basiert auf der optischen Aktivität von Cholesterinestern, die innerhalb eines engen Temperaturbereiches unterschiedliche Farben annehmen. Die Flüssigkeitskristalle werden zur Thermographie auf einer Folie aufgebracht, die in einem Rahmen aufgespannt ist. Thermogramme können nur durch Auflegen des zu untersuchenden Körperteils auf die Folie gewonnen werden. Eine kontaktfreie Temperaturmessung ist mit der Flüssigkeitskristall-Thermographie nicht möglich. Weiterhin decken die Sensoren nur feste Temperaturbereiche ab, so daß zur Erfassung des gesamten Temperaturspektrums unter Umständen verschiedene Sensoren verwendet werden müssen. Vorteile dieser Methode sind der geringe apparative Aufwand und die damit verbundenen geringeren Kosten. Nachteilig macht sich bemerkbar, daß mit dieser Methode von unebenen Oberflächen keine genauen Thermogramme gewonnen und daß bei Verwendung verschiedener Sensoren keine reproduzierbaren Meßergebnisse erzielt werden können (46).

In der **Infrarot-Thermographie** wird durch ein optisches System die elektromagnetische Strahlung auf einen infrarotsensiblen Sensor fokussiert und elektronisch weiterverarbeitet. Zur Abschirmung des Sensors von der Umgebungstemperatur muß dieser gekühlt werden. Dies geschah bis vor einigen Jahren durch flüssigen Stickstoff oder andere Kühlmittel, so daß die Infrarotkameras groß und schwer zu handhaben waren. In modernen Systemen wird die Kühlung durch Mikroaggregate erzielt. Die Kameras sind dadurch ebenso leicht zu verwenden wie übliche Videokameras. Ein weiterer Fortschritt ist die computergestützte Auswertung der Thermogramme. Interpretationsfehler können somit zumindest auf ein Mindestmaß reduziert werden. Mit Hilfe dieser Technik lassen sich sehr gute Ergebnisse einfach erzielen (46), so daß die computergestützt ausgewertete Infrarot-Thermographie zur Zeit als die Methode der Wahl gelten muß.

Klinische Anwendungen der Thermographie

Grundlage für alle Anwendungen ist die Annahme einer symmetrischen Temperaturverteilung der Haut beim gesunden Probanden. In einer umfangreichen Untersuchung an 90 Personen wurden von Uematsu und Mitarbeitern die Temperaturdifferenzen zwischen linker und rechter Körperhälfte für insgesamt 40 Körperregionen bestimmt (63). Eine Zusammenfassung dieser Ergebnisse ist in Tab. 8.2 dargestellt. Temperaturdifferenzen über 1 °C zwischen korrespondierenden Körperregionen liegen somit (mit Ausnahme der Zehen) außerhalb der zweifachen Standardabweichung vom Normalwert und können als sicher pathologisch eingestuft werden.

Komplexes regionales Schmerzsyndrom

Unter dem Krankheitsbild Complex regional Pain Syndrome (CRPS) werden die vormals unter den Begriffen sympathische Reflexdystrophie (CRPS Typ I) und Kausalgie (CRPS Typ II) benannten Schmerzsyndrome zusammengefaßt (53). Die Diagnose eines CRPS basiert auf posttraumatischen regionalen Schmerzen und sensorischen Veränderungen. Weiterhin ist das Schmerzsyndrom assoziiert mit anormaler Hautfarbe, anormalen sudomotorischen Reaktionen, Ödemen oder Temperaturveränderungen.

Die **Literaturangaben** zu den Veränderungen der Hauttemperatur beim CRPS I sind uneinheitlich. Auf der einen Seite stehen Hinweise, daß die betroffene Extremität kühler imponiert als die nicht betroffene Seite (9, 13, 14, 46). Bruehl und Mitarbeiter konnten für einen Grenzwert von 0,6 °C eine Sensitivität von 68% und eine Spezifität von 67% bestimmen, für einen Grenzwert von 1,0 °C eine Sensitivität von 50% und eine Spezifität von 79% (9). Im Gegensatz dazu wurde in einigen Studien eine Überwärmung der betroffenen Seite gemessen (7, 39). Eine Überwärmung der betroffenen Hautareale läßt sich möglicherweise durch sensibilisierte C-Nozizeptoren erklären, die an der Hyperalgesie im CRPS I beteiligt sind und mit einer Hauterwärmung im betroffenen Areal assoziiert sein können (11). Eigenen Erfahrungen zufolge ist auch ein gleichzeitiges Miteinander von wärmeren und kühleren Arealen möglich (Abb. 8.6). Inwieweit im Verlauf eines CRPS Veränderungen in der Temperaturverteilung auftreten, ist noch nicht eingehend untersucht worden.

Möglicherweise ist die **kälteinduzierte Streß-Thermographie** jedoch der Thermographie unter gleichbleibenden Temperaturbedingungen überlegen (14, 21, 24). Gulevich und Mitarbeiter konnten für die kälteinduzierte Streß-Thermographie eine hohe Sensitivität (93%) und Spezifität (89%) nachweisen (21). Demgegenüber stehen jedoch Befunde, in denen für die kälteinduzierte Streß-Thermo-

Tabelle 8.2 Temperaturdifferenzen zwischen linker und rechter Körperhälfte für verschiedene Regionen (modifiziert nach [63])

Region	$\Delta T \pm SD$ (°C)
Kopf (Stirn/Wangen)	0,30 ± 0,17
Körperstamm (ventral)	0,21 ± 0,19
Körperstamm (dorsal)	0,34 ± 0,26
Arme	
Unterarme volar	0,25 ± 0,21
Unterarme dorsal	0,31 ± 0,22
Hand volar	0,24 ± 0,23
Handrücken	0,31 ± 0,25
Finger	0,43 ± 0,26
Beine	
Unterschenkel	0,27 ± 0,20
Fußrücken	0,38 ± 0,31
Zehen	0,59 ± 0,27

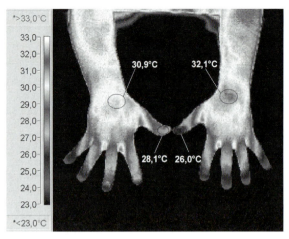

Abb. 8.6 Thermographie beider Hände bei CPRS Typ I.
Patient männlich, 38 Jahre, Zustand nach Ganglionresektion im Bereich der radialen Handwurzel links 6 Monate vor der Thermographie. Ausgeprägte Spongiosararefizierung der linken Handwurzel, Ödem des linken Handrückens, vermehrtes Haarwachstum. Im Bereich der Operationsnarbe ist eine Überwärmung von 1,2 °C im Vergleich zur gesunden Hand erkennbar, alle weiteren Hautareale mit Betonung der Digiti I bis III sind bis zu 2,1 °C kühler als die rechte Seite.

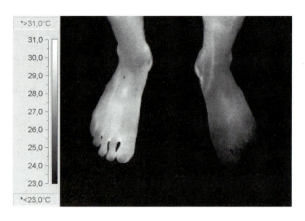

Abb. 8.7 Thermographie der Unterschenkel vor Sympathektomie.
Patient männlich, generalisierte AVK, Zustand nach infrarenalem Bauchaortenaneurysma, AVK Fontaine-Stadium III links.

graphie und die Wiedererwärmungszeiten keine besseren Ergebnisse als für die Thermographie unter Ausgangsbedingungen nachgewiesen werden konnten (14).

Chronischer Rückenschmerz (low back pain)

Chronische Rückenschmerzen gehörten zu den ersten Anwendungsgebieten der Thermographie in der Schmerztherapie (1). Seitdem ist eine Reihe von Studien veröffentlicht worden, die sich mit der diagnostischen Aussagekraft der Thermographie beim chronischen Rückenschmerz und bei Radikulopathien beschäftigen. Einige Befunde weisen darauf hin, daß bei einseitigen Beschwerden die betroffene Extremität kühler ist als die Gegenseite (10, 57, 59, 61). Thomas und Mitarbeiter konnten eine gute Korrelation zwischen einem Temperaturdefizit und etablierten Verfahren wie der Computertomographie und der Magnetresonanztomographie aufzeigen (59). In einer kleinen Patientengruppe wurde bei computertomographisch nachgewiesener Pathologie für die thermographischen Befunde eine 100 %ige Spezifität bei geringer Sensitivität (60 %) errechnet (10).

In anderen Studien konnten diese Befunde jedoch nicht nachvollzogen werden. So gelang zwar an Patienten mit einer eindeutigen Radikulopathie der Nachweis einer vergleichbaren Sensitivität elektrophysiologischer Untersuchungen und der thermographischen Asymmetrie, eine Lokalisationsdiagnostik war jedoch durch die Thermographie nicht möglich, z. T. konnte die Seite nicht sicher identifiziert werden (51). In einer anderen Studie (23) konnte eine befriedigende Sensitivität der Thermographie in der Diagnostik lumbosakraler Radikulopathien aufgezeigt werden. Bei einer Spezifität von 20–44 % wurde jedoch kein diagnostischer Nutzen der Thermographie festgestellt. Auch in einer Metaanalyse (26), in die 28 Veröffentlichungen eingingen, konnte die Bedeutung der Thermographie in der Diagnose der lumbalen Radikulopathie nicht abschließend geklärt werden.

Thermographie in der Therapiekontrolle

Veränderungen der Hauttemperatur nach sympathikolytischen Verfahren in der Schmerztherapie sind ein wesentlicher Hinweis auf die Effektivität der durchgeführten Blockade.

- Thermographisch läßt sich noninvasiv eine korrekt durchgeführte Blockade sicher dokumentieren.

Dies ist vor allem dann entscheidend, wenn die Blockade einen diagnostischen Charakter aufweist. Bei Blockaden des Ganglion stellatum ist eine Kontrolle der Ausbreitung der Sympathikolyse bei diagnostischen Eingriffen unerläßlich, da nur ein Teil der Blockaden eine Sympathikolyse im gesamten oberen Quadranten erzielt (38). Auch während kontinuierlicher Verfahren wie Grenzstrangkathetern läßt sich der Effekt der Sympathikolyse jederzeit noninvasiv und ohne Strahlenbelastung des Patienten nachweisen. Ebenso läßt sich die Effektivität chemischer Sympathektomien bereits wenige Minuten nach dem Eingriff überprüfen (20). Somit besteht ein objektives Kriterium für eine erfolgreiche Blockade (Abb. 8.7, 8.8).

Kritische Beurteilung

Die klinische Anwendung der Thermographie in der Diagnostik und zur Verlaufskontrolle in der Schmerztherapie wird kontrovers beurteilt. Die Beurteilungen reichen von vollkommener Ablehnung der Thermographie als diagnostisches Hilfsmittel (3, 4) bis hin zur Aussage, daß die Thermographie für ein breites Indikationsgebiet ein sinnvolles und zum Teil das aussagekräftigste Diagnostikum in der Schmerztherapie sei (33, 44). Nach einem kritischen Literaturüberblick kann exemplarisch für zwei Krankheits-

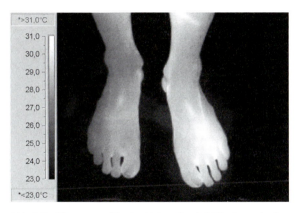

Abb. 8.**8** Thermographie der Unterschenkel 60 min nach chemischer Sympathektomie links. Lyse des Grenzstranges in Höhe L3 und L4 mit je 3 ml Äthanol 96%, danach Verbesserung der Gehstrecke auf 500 m (Fontaine-Stadium IIa).

bilder, das CRPS Typ I und den chronischen Rückenschmerz, zusammengefaßt werden:

Dokumentierbare Temperaturdifferenzen können als ein Kriterium neben der Knochendichtemessung und der Skelettszintigraphie zur Diagnose eines **CRPS Typ I** beitragen. Zur Zeit ist eine Diagnosestellung allein durch einen thermographischen Befund jedoch nicht möglich.

Die Thermographie bleibt im Indikationsgebiet **chronischer Rückenschmerz** umstritten, so daß ihr Einsatz in der Routinediagnostik nicht uneingeschränkt empfohlen werden kann.

Während der Nutzen der Thermographie in der Diagnostik von Schmerzsyndromen umstritten bleibt und ihr Einsatz in der Routine daher nicht uneingeschränkt befürwortet werden kann, eignet sich die Thermographie zur Kontrolle und Dokumentation im Rahmen sympathikolytischer Verfahren hervorragend.

Thermische Destruktionsverfahren

H. Ohnesorge

Radiofrequenzläsion

Technik

Die Technik der Radiofrequenzläsion basiert auf der Erhitzung von biologischen Gewebe, das von einem Hochfrequenz(HF)-Strom (300 kHz–2 MHz) durchflossen wird. Hierbei kann man zwei Methoden der Applikation des HF-Stromes unterscheiden. Im **monopolaren** Verfahren entsteht der Stromfluß zwischen einer HF-Sonde und einer auf der Körperoberfläche positionierten Flächenelektrode, während im **bipolaren** Verfahren beide Pole in einer Sonde integriert oder in Form einer Pinzette umgesetzt sind. Für beide Verfahren gilt im Gegensatz zu anderen thermoablativen Methoden, daß nicht primär die Sonde erwärmt wird, sondern sich diese erst sekundär durch die Erwärmung des umgebenden Gewebes erwärmt.

HF-Strom findet in der Medizin seit vielen Jahren in der Chirurgie zum Abtragen und Schneiden von Gewebe sowie zur Blutstillung Anwendung. Bei diesen Anwendungen kann die Koagulation unter Sichtkontrolle durchgeführt werden. Die Steuerung des Koagulationseffektes kann daher über die Dauer der Stromanwendung vom Operateur individuell gesteuert werden. Je nach gewünschtem Effekt kann eine partielle Koagulation (ca. 45–60°C), eine irreversible Koagulation (ca. 70–80°C) oder eine Verkochung des Gewebes (> 90°C) mit anschließender Verkohlung oder Verschorfung erzielt werden.

Die perkutane **neuroablative Anwendung** erfordert jedoch eine genaue Kontrolle des Koagulationseffekts, um eine irreversible Koagulation ohne Verkochungen und Verschorfungen auch ohne optische Kontrolle durch den Anwender zu ermöglichen. Zu diesem Zweck werden HF-Geräte angeboten, die eine Überwachung aller Parameter ermöglichen, die den Koagulationserfolg beeinflussen. Hierzu gehören neben der Temperatur der Sondenspitze vor allem die Gewebeimpedanz, die HF-Spannung und der HF-Strom. Durch eine automatische Temperaturbegrenzung wird eine Verkochung des Gewebes mit dem sog. Popping-Effekt, der sich durch eine plötzlich ansteigende Gewebeimpedanz bemerkbar macht, vermieden (Abb. 8.**9**).

Durch die temperaturgeregelte Steuerung des HF-Stromes können konstante Temperaturen an der Sondenspitze über einen langen Zeitraum erzeugt werden. Nach ca. 40–60 s stellt sich ein Gleichgewicht zwischen Wärmezufuhr und -ableitung ein. Somit hängt die Ausdehnung der thermischen Läsion nach diesem Zeitraum nur noch von der

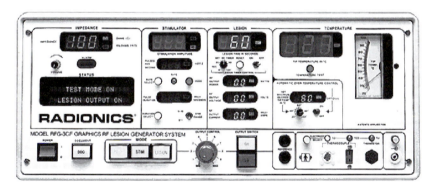

Abb. 8.**9** Bedienelemente eines Radiofrequenzgerätes mit integriertem Nervenstimulator (Radionics RFG-3C).

Tabelle 8.3 Übersicht über die Läsionsausdehnung in Abhängigkeit von der Elektrodengröße, der angestrebten Sondentemperatur und des experimentell verwendeten Mediums.

	Elektrodendimension		Sondentemperatur	Läsionsgröße	
Bogduk et al. 1987	18 G	5 mm	80°C	2,2 ± 0,4 mm	Hühnereiweiß
	22 G	4 mm	80°C	1,1 ± 0,2 mm	
	22 G	4 mm	90°C	1,6 ± 0,2 mm	
Moringlane et al. 1989	21 G	2 mm	60°C	3,7 mm	Kaninchenkortex
			70°C	5,2 mm	
			80°C	7,2 mm	
Vinas et al. 1992	20 G	4 mm	80°C	4,9 mm	Kaninchenkortex

verwendeten Sondengröße, der angestrebten Temperatur und der Gewebeart ab (Tab. 8.3). Hierbei ist jedoch zu berücksichtigen, daß die höchste Temperatur nicht an der Sondenspitze sondern im direkt umgebenden Gewebe auftritt.

Weiterhin beeinflußt bei der monopolaren Anwendung von HF-Strom die Lage der Flächenelektrode die Geometrie der Läsion. Sie sollte so plaziert sein, daß das Läsionsziel sich zwischen der HF-Sonde und der Flächenelektrode befindet.

■ **Effekte des HF-Stroms an Nervengewebe**

Zum Ausmaß der Effekte von Radiofrequenzläsionen an Nervengewebe liegen unterschiedliche experimentelle Befunde vor.

Lechter und Goldring (34) untersuchten den Effekt von HF-Strom am N. ischiadicus der Katze. Sie kamen zu dem Ergebnis, daß die Hitzekoagulation durch HF-Strom bevorzugt die Aδ und C-Fasern betrifft. Die dicker myelinisierten Aα und Aβ Fasern reagierten in dieser physiologischen Untersuchung unempfindlicher auf den schädigenden Hitzereiz. In einer klinischen Studie (64) konnten diese tierexperimentellen Befunde zumindest z.T. nachvollzogen werden.

Somit wäre eine gezielte Ausschaltung von nozizeptiven Nervenfasern ohne Einschränkung der Sensibilität oder Motorik durch eine Radiofrequenzläsion denkbar.

Diesen Befunden widersprechen morphologische Untersuchungen, in denen nach Radiofrequenzläsion sowohl dünne als auch dicke Nervenfasern in gleichem Ausmaß geschädigt werden (50, 62). Smith et al. (50) untersuchten auch den Effekt von niedrigeren Temperaturen (45–85°C) auf Spinalnerven von Hunden. Im gesamten untersuchten Temperaturspektrum wurden alle Typen von Nervenfasern in gleichem Umfang geschädigt.

Für den Einsatz niedriger Temperaturen spricht auch eine Untersuchung, in der kein klinischer Unterschied zwischen Radiofrequenzläsionen mit Temperaturen von 40 und 67°C bestand (49). Inwiefern dies für weiterreichende Einflüsse des HF-Stroms unabhängig vom thermischen Effekt spricht, muß weiter untersucht werden. Da jedoch die höchste Temperatur im Rahmen der Radiofrequenzläsion nicht an der Sondenspitze, an der die Temperatur gemessen wird, sondern im umgebenden Gewebe auftritt, sollten solche Hypothesen zumindest mit Skepsis beurteilt werden.

Kryoläsion

■ **Technik**

Ein weiteres Verfahren zur Schädigung von Nervengewebe ist die lokale Applikation von Kälte. Der analgetische Effekt von Kälte ist bereits seit dem Altertum bekannt. Nach der Einführung der ersten Kryosonden 1961 (18) wurde die Möglichkeit, lokale Vereisungen an Nerven durchzuführen, von Lloyd eingeführt (35).

Das **Prinzip** der Kryosonden basiert auf dem Joule-Thompson-Effekt, wonach sich ausdehnende Gase abkühlen. Im Bereich der medizinischen Anwendung wird hierzu entweder N_2O, mit dem Temperaturen um -70°C erzeugt werden können, oder CO_2, das die Sondenspitze auf -50°C abkühlen läßt, verwendet (17). Die Technik ist im Gegensatz zur Radiofrequenzläsion unabhängig von der Impedanz des stromdurchflossenen Körpers. Die Läsionsgröße wird nur von der spezifischen Wärmeleitfähigkeit des Gewebes, dem Durchmesser der Kryosonde und der Sondentemperatur bestimmt. Durch Veränderung der Wärmeleitfähigkeit des Gewebes während der Vereisung soll durch wiederholte Vereisungs-/Tauzyklen ein größerer Durchmesser des Eisballes erzielt werden können (17). Genaue Untersuchungen zum Durchmesser von Kryoläsionen, wie sie für Radiofrequenzläsionen (Tab. 8.3) vorgelegt werden konnten, sind bisher nicht erfolgt. Die Angaben schwanken zwischen 5,5 mm (Herstellerangaben) bis 10–20 mm (17).

Ein **Vorteil** des stromunabhängigen Verfahrens ist, daß während der Vereisung bei Bedarf die Elektrostimulation fortgeführt und somit der Effekt der Kryoläsion quasi „online" überwacht werden kann. Konstruktionsbedingter **Nachteil** der Kryosonden ist der im Gegensatz zu den HF-Sonden relativ große Durchmesser der Sonden (ca. 1,3–2 mm), der aufgrund der notwendigen Doppelrohrkonstruktion und der Mindestdurchflußmenge des Kühlmediums auch künftig wohl nicht wesentlich unterschritten werden kann (Abb. 8.10).

■ **Effekte der Vereisung von Nervengewebe**

Bei Temperaturen unter -20°C kommt es zunächst zu einer ausgedehnten Perfusionsstörung der Vasa nervorum mit konsekutivem Ödem, während nach ca. 6 Tagen die folgende Waller-Degeneration der distalen Nervenfasern ein Maximum erreicht (42). Der nahezu sofort einsetzende Funktionsverlust des Nerven durch die Vereisung, der ein schmerzarmes Vorgehen ohne zusätzliche Lokalanästhesie ermöglicht, entspricht den Befunden, in denen ein nahezu

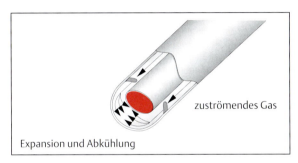

Abb. 8.10 Funktionsprinzip einer Kryosonde nach dem Joule-Thompson-Effekt.

sofortiger steiler Anstieg des endoneuralen Flüssigkeitsdruckes gemessen wurde. Der rasch einsetzende Effekt der Kryoläsion hat auch zum Begriff Kryoanalgesie geführt (35). Für eine sichere Läsion des Nerven sollte im Gewebe eine Temperatur von mindestens -20°C erreicht werden. Oberhalb dieses Temperaturbereichs sind die Ergebnisse nicht vorhersehbar. Eine stärkere Kühlung als -20°C beeinflußt das Ausmaß der Nervenschädigung jedoch nicht (17). Es gibt allerdings Hinweise, daß myelinisierte Nervenfasern empfindlicher auf den Kältereiz reagieren als dünne nicht myelinisierte Fasern (6). Dies könnte auch die Ursache für allerdings selten auftretende Neuralgien nach Kryoanalgesie sein (12).

Nach der Kältebehandlung des Nerven tritt eine Regeneration der Axone auf, so dass entsprechend der axonalen Wachstumsgeschwindigkeit eine Wiederkehr der nervalen Funktion eintritt (17). Die Ausbildung von Neurinomen ist nicht beschrieben (2).

Indikationen

- Der Einsatz von perkutanen Thermokoagulationsverfahren bietet sich immer an, wenn nervale Strukturen zur Schmerzausschaltung gezielt in ihrer Funktion beeinträchtigt werden sollen.

Aufgrund des relativ kleinen Bereichs, in dem die Thermokoagulationssonden eine sichere Neurolyse erzeugen, müssen die nervalen Strukturen entweder durch ihre anatomische Lage oder durch den Einsatz eines Nervenstimulators eindeutig identifizierbar sein. Der Einsatz eines **Nervenstimulators** im Rahmen von Thermokoagulationsverfahren dient dabei auch der Identifikation von umgebenden nervalen Strukturen, die nicht in die Neurolyse einbezogen werden sollen.

Eine weitere Voraussetzung, die für den Einsatz aller neurodestruktiven Verfahren gilt, ist die erfolgreiche Durchführung **diagnostischer/prognostischer Blockaden**. Diese ermöglichen einerseits dem Therapeuten eine Abschätzung des zu erwartenden Therapieerfolges, andererseits wird dem Patienten die Möglichkeit gegeben, die zu erwartenden neurologischen Defizite gegen den therapeutischen Erfolg abwägen zu können. Generell gilt für die Durchführung diagnostisch/prognostischer Blockaden, daß sie mit einem möglichst kleinen Volumen eines konzentrierten Lokalanästhetikums durchgeführt werden sollten. Dies verhindert eine zu ausgedehnte Diffusion des Lokalanästhetikums über den Bereich hinaus, der anschließend durch die Thermokoagulation erfaßt werden kann. Eine hohe Konzentration des Lokalanästhetikums sollte gewählt werden, da die Hinweise auf eine differenzierte Ausschaltung von afferenten Schmerzbahnen durch Thermokoagulationsverfahren nicht ausreichend validiert sind und somit das neurologische Defizit nach der Neurolyse unter Umständen ausgeprägter ausfällt, als dies die prognostische Blockade erwarten ließ.

Die **Differentialindikation** zwischen den beiden Thermokoagulationsverfahren ist nicht klar zu stellen. Im Bereich der Therapie chronischer Schmerzen hat sich die Radiofrequenzläsion im europäischen Raum jedoch als das bevorzugte Verfahren etabliert. Dies ist in erster Linie auf den möglicherweise längeren Effekt der Radiofrequenzläsion im Vergleich zur Kryoanalgesie sowie durch die geringere Gewebetraumatisierung durch die konstruktionsbedingt dünneren Sonden zu erklären. Vergleichende Untersuchungen zwischen beiden Verfahren fehlen bisher jedoch.

Trigeminusneuralgie

Die Trigeminusneuralgie gehört zu den ältesten Indikationen der Thermokoagulationsverfahren. Bereits 1931 führte Kirschner die Elektrokoagulation des Ganglion Gasseri in die Therapie ein (31). Nach der Modifikation als kontrollierte Radiofrequenzläsion durch Sweet (55) ist dieses Verfahren heute eine weitverbreitete Therapieoption der Trigeminusneuralgie. Die Häufigkeit des Eingriffes hat jedoch nach der Einführung der mikrochirurgischen Technik in die neurovaskulären Dekompression des N. trigeminus nach Janetta deutlich nachgelassen.

Die **Indikation** zu einer Radiofrequenzläsion des Ganglion Gasseri sollte erst nach erfolglosen medikamentösen Therapieversuchen und nicht-destruierenden Maßnahmen wie Stellatumblockaden gestellt werden (68). Sie erfordert eine eingehende bildgebende Diagnostik zum Ausschluß einer symptomatischen Trigeminusneuralgie (Geschwülste und Gefäßmalformationen im Kleinhirnbrückenwinkel). Die Entscheidung zwischen dem operativen, nicht destruierenden Vorgehen nach Janetta oder dem perkutanen destruierenden Vorgehen mittels Radiofrequenzläsion hängt im Einzelfall insbesondere beim älteren Patienten von einer eingehenden Nutzen-Risiko-Abwägung ab.

Die **Ergebnisse** der Radiofrequenzläsion des Ganglion Gasseri wurden von den Patienten einer prospektiven Studie zu 95% als zumindest gut bewertet (56). In der gleichen Studie wurde eine Rezidivquote von ca. 25% nach 14 Jahren angegeben. Die Wiederholung des Eingriffs im Falle eines Rezidivs kann sinnvoll sein. Schwere **Komplikationen** nach Radiofrequenzläsion des Ganglion Gasseri umfassen v. a. den Verlust des Kornealreflexes (1 – 35%) mit der Gefahr der Ausbildung von Kornealulzera und eine motorische Schwäche der Massetermuskulatur (0 – 25%) (68).

Chronische Rückenschmerzen

Die **Indikationsstellung** für neurodestruktive Verfahren im Rahmen von chronischen Rückenschmerzen ist umstritten. Aufgrund der Komplexität dieses Schmerzbildes fehlen kontrollierte klinische Studien zum Nachweis der Wirksamkeit neurodestruktiver Verfahren. Somit hängt die Indikationsstellung weitgehend von der subjektiven Einschätzung des Therapeuten ab. Selbst im deutschen Sprachraum schwanken die Empfehlungen für die Anwendung neurodestruktiver Verfahren zwischen Ausnahmefällen (25) und in Abhängigkeit von der Chronifizierung des Patienten bis zu 40–50 % (54).

Die Radiofrequenzläsion oder Kryoanalgesie bietet sich in diesem Indikationsbereich vor allem zur Denervierung der Facettengelenke und zur partiellen Koagulation des dorsalen Spinalganglions an. Das letztere Verfahren bietet sich vor allem im Rahmen monoradikulärer Schmerzsyndrome im Rahmen von (pathologischen) Wirbelkörperfrakturen an.

Perkutane lumbale **Sympathikolysen** sind zwar technisch auch mit Thermokoagulationsverfahren möglich, aufgrund mangelnden Identifizierbarkeit durch Nervenstimulation bieten sich hier nach eigenen Erfahrungen aber eher chemische Neurolysen mit einer größeren Ausdehnung des neurolytischen Bezirkes an.

■ Läsion peripherer Nerven

Prinzipiell sind alle peripheren Nerven, sofern sie eindeutig identifizierbar sind, z. B. durch Nervenstimulation, einer Thermokoagulation zugänglich. Verbreitet hat sich vor allem die Kryoläsion von **Interkostalnerven** im Rahmen einer Thorakotomie (19) und bei Postthorakotomieschmerzen (29). Hier bietet die Kryoläsion den Vorteil der begrenzten Wirkdauer, so daß nach Abheilung der Wundschmerzen auch die Sensibilität und das Schmerzempfinden zurückkehren.

- Im Bereich aller peripheren Nerven muß die Gefahr eines Deafferenzierungsschmerzes bei der Indikationsstellung mit erwogen werden, der den Therapieerfolg trotz erfolgreicher diagnostischer Blockade stark beeinträchtigen kann.

■ Transkutane elektrische Nervenstimulation

H. A. Baar

Begriffsbestimmung

Bei der transkutanen elektrischen Nervenstimulation (TENS) handelt es sich um eine apparative Methode der Schmerztherapie, bei der durch Impulsgeneratoren erzeugte, definierte elektrische Impulse mit Hilfe von geeigneten Elektroden mit dem Ziel einer Schmerzreduktion auf die Haut geleitet werden (5).

Geschichtliches

Den Ursprung der Elektrotherapie zur Schmerzbehandlung datieren Medizinhistoriker auf ca. 2500 v. Chr. Aus der Darstellung des im Nil vorkommenden elektrischen Zitterwelses, Malapterurus electricus, auf Wandmalereien in Gräbern der Fünften Dynastie leitet man die Verwendung dieses Fisches bzw. seiner elektrischen Eigenschaften zur Therapie von Schmerzzuständen ab (30, 45). Vorübergehende Bedeutung erlangte die Elektrotherapie Ende des 19. Jahrhunderts, als es gelang, durch „elektrische Schmerzapparate" Taubheit und Schmerzlosigkeit an Extremitäten hervorzurufen (28). Erst mit der „Gate-Control"-Theorie von Melzack und Wall (9) und dem Bericht von Wall und Sweet (66) über erfolgreiche Schmerztherapie mit Hilfe hochfrequenter elektrischer Nervenstimulation kam der Durchbruch für die transkutane elektrische Nervenstimulation in der heutigen Form.

Rezeptorversorgung der Haut

In der menschlichen Haut finden sich drei Kategorien von Rezeptoren: Mechanorezeptoren, Thermorezeptoren und Nozizeptoren.

Mechanorezeptoren reagieren schon auf geringe mechanische Reize. Sie werden von schnelleitenden, dicken, myelinisierten afferenten Nervenfasern mit einer niedrigen Reizschwelle für elektrische Stimulierung versorgt.

Thermorezeptoren hingegen werden durch thermische Reize wie Erwärmung und Abkühlung erregt, jedoch nicht durch mechanische Reize. Ihre Versorgung geschieht durch dünne, gering oder nicht myelinisierte afferente Nervenfasern, die deutlich weniger durch elektrische Reize erregbar sind als die dicken, myelinisierten Afferenzen der Mechanorezeptoren.

Nozizeptoren ihrerseits sind nur durch starke mechanische, thermische oder chemische Reize erregbar. Sie bilden zwei Untergruppen: Mechano-Nozizeptoren und Thermo-Nozizeptoren. Mechano-Nozizeptoren werden durch Quetschen, Stechen und Kratzen, jedoch nicht durch Erwärmung oder Abkühlung erregt. Thermo-Nozizeptoren werden sowohl durch hohe Temperaturen (> 43 °C) als auch durch starke mechanische Reize erregt.

Alle Nozizeptoren sind durch dünne, nicht oder nur gering myelinisierte Afferenzen versorgt. Aus diesem Grunde können die dicken, myelinisierten Axone der Mechanorezeptoren selektiv durch elektrische Reize erregt werden (27).

Wirkweise

Die transkutane elektrische Nervenstimulation wurde auf der Basis der **„Gate-Control"-Theorie** von Melzack und Wall (40) entwickelt. Handwerker, Iggo und Zimmermann (22) konnten zeigen, daß die Aktivierung von Neuronen im Hinterhorn des Rückenmarks durch nozizeptive, nicht myelinisierte Afferenzen durch die Stimulierung von dicken, myelinisierten Nervenfasern inhibiert werden konnte. Klinische Beobachtungen von Loeser, Black und Christman (36), Long (37), Wall und Sweet (66) und anderen berichten über die erfolgreiche Anwendung von hochfrequenter, transkutaner elektrischer Stimulation peripherer Nerven zur Schmerzbehandlung. Dennoch stellten die Autoren übereinstimmend fest, daß nur ein Teil (12–40%) der allein mit hochfrequenter TENS (80–100 Hz) behandelten Patienten eine zufriedenstellende Schmerzreduktion erfuhr.

Durch die Stimulation von peripheren Nerven mit niederfrequenten Strömen (2 Hz), wie sie der Schmerzbehandlung mit Hilfe der klassischen Akupunktur entspricht („**Akupunktur-ähnliche TENS**"), konnten Sjölund und Eriksson (48) zeigen, daß die Ergebnisse auf eine durchschnittliche Erfolgsrate von 40% verbessert werden konnten. Durch die Gabe des Opiatantagonisten Naloxon konnten die Autoren zudem zeigen, daß sich die Schmerzreduktion durch niederfrequente TENS antagonisieren läßt, während die Schmerzreduktion durch hochfrequente TENS durch Naloxongabe nicht beeinflußt wird. Endorphinmessungen im Liquor cerebrospinalis vor und nach Akupunktur-ähnlicher TENS durch Sjölund, Terenius und Eriksson (48) zeigten einen Anstieg der Konzentration der Endorphinfraktion I bei Patienten mit Stimulation lumbaler Afferenzen. Im Gegensatz hierzu fand sich bei konventioneller TENS kein Anstieg der Endorphine.

Aufgrund dieser Beobachtungen muß man davon ausgehen, daß das Zentralnervensystem über mindestens zwei Systeme zur Schmerzreduktion verfügt, die unabhängig voneinander über periphere Stimulation beeinflußt werden können.

Praktische Anwendung

Mit Hilfe geeigneter Geräte, sog. **Impulsgeneratoren**, erzeugt man elektrische Impulse unterschiedlicher Form, Stärke und Frequenz. Man verwendet zu therapeutischen Zwecken:
- monophasische Rechteckimpulse
- biphasische Rechteckimpulse
- monophasische Rechteckimpulse mit Nachschwingung
- Nadelimpulse, die einer einfachen Kondensatorentladung entsprechen.

Für den **stationären** Betrieb in Praxis und Klinik stehen Apparate mit mehreren Kanälen und Netzstromversorgung zur Verfügung. Für die **ambulante** Anwendung durch den Patienten selbst bietet die Industrie kleine, tragbare Taschengeräte an, die entweder durch Batterien oder durch wiederaufladbare Akkumulatoren betrieben werden. An diesen Geräten sind Einstellknöpfe angebracht, mit denen Frequenz, Impulsbreite und Stromstärke individuell geregelt werden können. Über flexible Kabel werden die Reizimpulse auf Reizelektroden geleitet. Dies sind entweder leitfähige Gummielektroden, die unter Verwendung eines Kontaktgels auf der Haut befestigt werden, oder elektrisch leitende Pflaster (selbstklebende Elektroden), in deren Klebeschicht das Kontaktgel bereits eingearbeitet ist. Die Stimulation erfolgt mehrmals täglich in mehrstündigen Abständen für jeweils 30–60 min.

Um die für die TENS notwendige Stromdichte im Gewebe zu erreichen, ohne die Haut zu irritieren, wird von Eriksson und Sjölund (15) für die Elektroden eine Mindestgröße von 10 cm² gefordert. Der Elektroden-Haut-Widerstand wird durch geeignete Kontaktcremes bzw. -gele herabgesetzt. Zur Schmerzbehandlung können die Elektroden einseitig (**Einkanalsystem**) innerhalb oder in der Nähe des Schmerzgebietes, auf dem entsprechenden Dermatom oder über den das Schmerzgebiet versorgenden peripheren Nerven oder Nervenstämmen angelegt werden. Bei uns hat sich die symmetrische Stimulation mit **Zweikanalsystemen**, simultan auf der schmerzhaften und der kontralateralen, nicht schmerzenden Köperregion bewährt.

■ Konventionelle TENS

Zu Beginn der Behandlung wählt man bei der TENS eine **Frequenz** von 80–100 Hz, die später nach den Empfindungen des Patienten nachreguliert werden kann (individuelle Einstellung bei starken Stimulationsmißempfindungen). Die **Impulsdauer** liegt zu Beginn der Behandlung bei 150 ms (75–200 ms). Später kann der Patient selbständig die Impulsdauer variieren, um ein möglichst starkes, aber dennoch angenehmes „Stimulationsgefühl" zu erreichen. Zur Ermittlung des individuellen **Stimulationsstromes** wird mit Hilfe des entsprechenden Reglers zunächst die sensorische Schwelle des Patienten ermittelt, d. h. die Stromstärke, die zum Verspüren erster Parästhesien erforderlich ist. Diese liegt bei ca. 3–7 mA (bei einer Impulsdauer von ca. 200 ms). Die optimale, individuelle Stimulationsstromstärke liegt ca. zwei- bis dreimal höher als

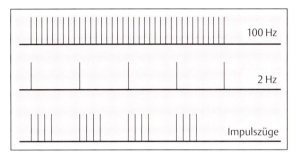

Abb. 8.**11** Unterschiedliche Impulsformen für die elektrische Stimulationsbehandlung.
Konventionelle TENS mit 100 Hz und niedriger Stimulationsintensität (oben). 2-Hz-Elektroakupunktur mit hoher Intensität (Mitte). 2-Hz-Impulszüge bei Akupunktur-ähnlicher TENS (unten) (modifiziert nach Eriksson und Sjölund 1989).

dieser Schwellenwert. Sie muß jedoch unbedingt nach den individuellen Empfindungen des Patienten eingestellt werden. Die Stimulation muß als angenehm empfunden werden; sie darf keinesfalls schmerzhaft sein. Nach Adaptation des Nervensystems, ca. 6–8 min nach Beginn der Stimulation, empfindet der Patient keine Reize mehr, dennoch darf die Stromstärke nicht nachreguliert (erhöht) werden (1).

■ Akupunktur-ähnliche TENS

Die Impulsfrequenz liegt bei der Akupunktur-ähnlichen TENS im Bereich von 2–4 Hz. Bei der Stimulierung in diesem Niederfrequenzbereich kommt es jedoch häufig zu schmerzhaften Muskelkontraktionen, die vom Patienten nicht toleriert werden. Somit ist man gezwungen eine besondere Impulsform zu verwenden: Man bedient sich sog. **Impulszüge** mit niedriger Stimulationsfrequenz (2–4 Hz), aber hoher innerer Impulsfrequenz (100 Hz) (Abb. 8.11). Hierzu stehen Geräte besonderer Bauart zu Verfügung.

Kernaussagen

Thermographie
- Die Thermographie ist ein noninvasives Verfahren zur graphischen Darstellung der Oberflächentemperaturverteilung an Patienten. Um exakte Ergebnisse zu erzielen, sollte die computergestützt ausgewertete Infrarot-Thermographie verwendet werden. Bei Berücksichtigung standardisierter Untersuchungsbedingungen ist die Temperaturverteilung an gesunden Probanden symmetrisch. Der Nutzen der Thermographie in der Diagnostik von Schmerzsyndromen ist umstritten. In der Diagnostik des CRPS Typ I kann die Thermographie als ein Kriterium neben weiteren klinischen Untersuchungen dienen. Dagegen kann der Einsatz der Thermographie in der Diagnostik von chronischen Rückenschmerzen zur Zeit nicht befürwortet werden. Ihren Platz hat die Thermographie in der Therapiekontrolle sympathikolytischer Verfahren, da es ein unkompliziertes, noninvasives Verfahren ohne Gefährdung des Patienten ist.

Thermische Destruktionsverfahren
- Hierzu zählen Radiofrequenzläsion und Kryoläsion. Die Radiofrequenzläsion basiert auf der Erhitzung von biologischem Gewebe, das von einem Hochfrequenzstrom durchflossen wird. Die perkutane neuro-

ablative Anwendung erfordert eine genaue Kontrolle des Koagulationseffekts, um eine irreversible Koagulation ohne Verkochungen und Verschorfungen auch ohne optische Kontrolle durch den Anwender zu ermöglichen. Das Prinzip der Kryosonden basiert auf dem Joule-Thompson-Effekt, wonach sich ausdehnende Gase abkühlen.

- Der Einsatz von perkutanen Thermokoagulationsverfahren bietet sich immer an, wenn nervale Strukturen zur Schmerzausschaltung gezielt in ihrer Funktion beeinträchtigt werden sollen. Aufgrund des relativ kleinen Bereichs, in dem die Thermokoagulationssonden eine sichere Neurolyse erzeugen, müssen die nervalen Strukturen eindeutig identifizierbar sein. Der Einsatz eines Nervenstimulators im Rahmen von Thermokoagulationsverfahren dient dabei auch der Identifikation von umgebenden nervalen Strukturen, die nicht in die Neurolyse einbezogen werden sollen.
- Eine weitere Voraussetzung, die für den Einsatz aller neurodestruktiven Verfahren gilt, ist die erfolgreiche Durchführung diagnostischer/prognostischer Blockaden. Generell gilt für die Durchführung diagnostisch/prognostischer Blockaden, daß sie mit einem möglichst kleinen Volumen eines konzentrierten Lokalanästhetikums durchgeführt werden sollten. Die Differentialindikation zwischen den beiden Thermokoagulationsverfahren ist nicht klar zu stellen.
- Die Indikation zu einer Radiofrequenzläsion des Ganglion Gasseri sollte erst nach erfolglosen medikamentösen Therapieversuchen und nicht-destruierenden Maßnahmen wie Stellatumblockaden gestellt werden. Sie erfordert eine eingehende bildgebende Diagnostik zum Ausschluß einer symptomatischen Trigeminusneuralgie. Die Entscheidung zwischen dem operativen, nicht destruierenden Vorgehen nach Janetta oder dem perkutanen destruierenden Vorgehen mittels Radiofrequenzläsion hängt im Einzelfall insbesondere beim älteren Patienten von einer eingehenden Nutzen-Risiko-Abwägung ab.
- Die Indikationsstellung für neurodestruktive Verfahren im Rahmen von chronischen Rückenschmerzen ist umstritten und hängt weitgehend von der subjektiven Einschätzung des Therapeuten ab. Die Radiofrequenzläsion oder Kryoanalgesie bietet sich in diesem Indikationsbereich vor allem zur Denervierung der Facettengelenke und zur partielle Koagulation des dorsalen Spinalganglions an. Das letztere Verfahren bietet sich vor allem im Rahmen monoradikulärer Schmerzsyndrome im Rahmen von (pathologischen) Wirbelkörperfrakturen an.
- Prinzipiell sind alle peripheren Nerven, sofern sie eindeutig identifizierbar sind, einer Thermokoagulation zugänglich. Verbreitet hat sich vor allem die Kryoläsion von Interkostalnerven im Rahmen einer Thorakotomie und bei Postthorakotomieschmerzen. Im Bereich aller peripheren Nerven muß die Gefahr eines Deafferenzierungsschmerzes bei der Indikationsstellung mit erwogen werden.

Transkutane elektrische Nervenstimulation

- Bei der transkutanen elektrischen Nervenstimulation (TENS) handelt es sich um eine apparative Methode der Schmerztherapie, bei der durch Impulsgeneratoren erzeugte, definierte elektrische Impulse mit Hilfe von geeigneten Elektroden mit dem Ziel einer Schmerzreduktion auf die Haut geleitet werden.
- In der menschlichen Haut finden sich drei Kategorien von Rezeptoren: Mechanorezeptoren, Thermorezeptoren und Nozizeptoren. Alle Nozizeptoren sind durch dünne, nicht oder nur gering myelinisierte Afferenzen versorgt. Aus diesem Grunde können die dicken, myelinisierten Axone der Mechanorezeptoren selektiv durch elektrische Reize erregt werden.
- Die transkutane elektrische Nervenstimulation wurde auf der Basis der „Gate-Control"-Theorie entwickelt. Die Aktivierung von Neuronen im Hinterhorn des Rückenmarks durch nozizeptive, nicht myelinisierte Afferenzen ihrerseits durch die Stimulierung von dicken, myelinisierten Nervenfasern inhibiert wird. Klinische Beobachtungen berichten über die erfolgreiche Anwendung von hochfrequenter, transkutaner elektrischer Stimulation peripherer Nerven zur Schmerzbehandlung. Aufgrund verschiedener Beobachtungen muß man davon ausgehen, daß das Zentralnervensystem über mindestens zwei Systeme zur Schmerzreduktion verfügt, die unabhängig voneinander über periphere Stimulation beeinflußt werden können.
- Mit Hilfe von Impulsgeneratoren erzeugt man elektrische Impulse unterschiedlicher Form, Stärke und Frequenz. Für den stationären Betrieb in Praxis und Klinik stehen Apparate mit mehreren Kanälen und Netzstromversorgung zur Verfügung. Für die ambulante Anwendung durch den Patienten selbst bietet die Industrie kleine, tragbare Taschengeräte an, die entweder durch Batterien oder durch wiederaufladbare Akkumulatoren betrieben werden. An diesen Geräten sind Einstellknöpfe angebracht, mit denen Frequenz, Impulsbreite und Stromstärke individuell geregelt werden können. Über flexible Kabel werden die Reizimpulse auf Reizelektroden geleitet. Dies sind entweder leitfähige Gummielektroden, die unter Verwendung eines Kontaktgels auf der Haut befestigt werden, oder elektrisch leitende Pflaster (selbstklebende Elektroden), in deren Klebeschicht das Kontaktgel bereits eingearbeitet ist. Die Stimulation erfolgt mehrmals täglich in mehrstündigen Abständen für jeweils 30–60 min.

Literatur

1. Albert SM, Glickman M, Kallish M. Thermography in orthopedics. Ann NY Acad Sci 1964; 121:157–170
2. Anonymous Cryoanalgesia [editorial]. Lancet 1982; 1:779–780
3. Awerbuch MS. Thermography – its current diagnostik status in musculoskeletal medicine. Med. J. Aust., 1991; 154:441–444
4. Awerbuch, M.S.: Thermography – wither the niche? Med. J. Aust., 1991; 154:444–447
5. Baar HA. Schmerzbehandlung in Praxis und Klinik. Berlin, Heidelberg, New York: Springer;1987;151–155
6. Barnard D. The effects of extreme cold on sensory nerves. Ann.R.Coll.Surg.Engl. 1980; 62:180–187
7. Birklein F, Sittl R, Spitzer A, Claus D, Neundorfer B, Handwerker HO. Sudomotor function in sympathetic reflex dystrophy. Pain 1997; 69(1–2):49–54
8. Bogduk N, Macintosh J, Marsland A. Technical limitations to the efficacy of radiofrequency neurotomy for spinal pain. Neurosurgery 1987; 20:529–535
9. Bruehl S, Lubenow TR, Nath H, Ivankovich O. Validation of thermography in the diagnosis of reflex sympathetic dystrophy. Clin J Pain 1996; 12(4):316–325

10. Chafetz N, Wexler CE, Kaiser JA. Neuromuscular thermography of the lumbar spine with CT correlation. Spine 1988; 13(8):922–925
11. Cline MA, Ochoa J, Torebjork HE. Chronic hyperalgesia and skin warming caused by sensitized C nociceptors. Brain 1989; 112(Pt 3):621–647
12. Conacher ID, Locke T, Hilton C. Neuralgia after cryoanalgesia for thoracotomy [letter]. Lancet 1986; 1:277
13. Cooke ED, Glick EN, Bowcock SA, Smith RE, Ward C, Almond NE, Beacham JA. Reflex sympathetic dystrophy (algoneurodystrophy): temperature studies in the upper limb. Br J Rheumatol 1989; 28(5):399–403
14. Cooke ED, Steinberg MD, Pearson RM, Fleming CE, Toms SL, Elusade JA. Reflex sympathetic dystrophy and repetitive strain injury: temperature and microcirculatory changes following mild cold stress. J R Soc Med 1993; 86(12):690–693
15. Eriksson MBE, Sjölund BH. Transkutane Nervenstimulation zur Schmerzlinderung. Heidelberg: Verlag für Medizin Dr. Ewald Fischer; 1989:67–71
16. Evans PJ, Lloyd JW, Green CJ: Cryoanalgesia technique [letter]. Lancet 1980; 1:1188–1189
17. Evans PJ. Cryoanalgesia. The application of low temperatures to nerves to produce anaesthesia or analgesia. Anaesthesia 1981; 36:1003–1013
18. Garamy, G. Engineering aspects of cryosurgery. In: Rand, RW et al (eds.): Cryosurgery. Springfield, Illinois, 1968
19. Glynn CJ, Lloyd JW, Barnard JD. Cryoanalgesia in the management of pain after thoracotomy. Thorax 1980; 35:325–327
20. Greenstein D, Brown T.F, Kester RC. Assessment of chemical lumbar sympathectomy in critical limb ischaemia using thermal imaging. Int J Clin Monit Comput 1994; 11(1):31–34
21. Gulevich SJ, Conwell TD, Lane J, Lockwood B, Schwettmann RS, Rosenberg N, Goldman LB. Stress infrared telethermography is useful in the diagnosis of complex regional pain syndrome, type I (formerly reflex sympathetic dystrophy). Clin. J. Pain 1997; 13(1):50–59
22. Handwerker HD, Iggo A, Zimmermann M. Segmental and supraspinal actions on dorsal horn neurons responding to noxious and non-noxious skin stimuli. Pain. 1975; 1:147–165
23. Harper CM Jr, Low PA, Fealey RD, Chelimsky TC, Proper CJ, Gillen DA. Utility of thermography in the diagnosis of lumbosacral radiculopathy. Neurology 1991; 41(7):1010–1014
24. Herrick A, el-Hadidy K, Marsh D, Jayson M. Abnormal thermoregulatory responses in patients with reflex sympathetic dystrophy syndrome. J Rheumatol 1994; 21(7):1319–1324
25. Hildebrand J. Rücken- und Halswirbelsäulenschmerzen. In Diener HC, Meier C (Hrsg.): Das Schmerztherapie Buch. Urban und Schwarzenberg, 1997: 65–92
26. Hoffman RM, Kent DL, Deyo RA. Diagnostic accuracy and clinical utility of thermography for lumbar radiculopathy. A meta-analysis. Spine 1991; 16(6):623–628
27. Iggo A. Peripheral and Spinal „Pain" Mechanisms and Their Modulation: In: Bonica JJ, Albe-Fessard D, eds. Advances in Pain Research and Therapie, Vol. 1, New York: Raven Press; 1976:381–394
28. Kane K, Taub A. A history of local electrical analgesia. Pain. 1975; 1:125–138
29. Katz J, Nelson W, Forest R, Bruce DL. Cryoanalgesia for post-thoracotomy pain. Lancet 1980; 1:512–513
30. Kellaway P. The part played by electric fish in the early history of bioelectricity and electrotherapy. Bull. Hist. Med. 1946; 20:112–137
31. Kirschner M. Zur Elektrochirurgie. Arch.Klein.Chir. 1931; 161:761
32. Lawson RN. Implications of suface temperature in diagnosis of breast cancer. Can. Med. Assoc. J., 1956; 75:309–310
33. LeRoy P, Filasky R. Thermography In: The Mangement of Pain. Ed.: Bonica JJ. 2nd. Edition, Lea&Febinger Philadelphia, 1990
34. Letcher FS, Goldring S. The effect of radiofrequency current and heat on peripheral nerve action potential in the cat. J.Neurosurg. 1968; 29:42–47
35. Lloyd JW, Barnard JD, Glynn CJ. Cryoanalgesia. A new approach to pain relief. Lancet 1976; 2:932–934
36. Loeser JD, Black RC, Christman A. Relief of pain by transcutaneous stimulation. J. Neurosurg. 1975; 42:308–314
37. Long DM. Cutaneous afferent stimulation for the relief of pain. Prog. Neurol. Surg. 1976; 7:35–51
38. Malmqvist EL, Bengtsson M, Sorensen J. Efficacy of stellate ganglion block: a clinical study with bupivacaine. Reg Anesth 1992; 17(6):340–347
39. Matsumura H, Jimbo Y, Watanabe K. Haemodynamic changes in early phase reflex sympathetic dystrophy. Scand J Plast Reconstr Surg Hand Surg 1996; 30(2):133–138
40. Melzack R, Wall PD. Pain mecanisms; A new theory. Science 1965; 150:971–979
41. Moringlane JR, Koch R, Schafer H, Ostertag CB. Experimental radiofrequency (RF) coagulation with computer-based on line monitoring of temperature and power. Acta Neurochir.Wien 1989; 96:126–131
42. Myers RR, Powell HC, Heckman HM, Costello ML, Katz J. Biophysical and pathological effects of cryogenic nerve lesion. Ann.Neurol. 1981; 10:478–485
43. Ring EF, Engel JM, Page-Thomas DP. Thermologic methods in clinical pharmacology-skin temperature measurement in drug trials. Int. J. Clin. Pharmacol. Ther. Toxicol., 1984; 22(1):20–24
44. Ruiz-Lôpes R. Thermography in the assesment of chronic pain Syndromes. (Abstract) 7th International Symposium The Pain Clinic, 1996: 118
45. Schlechter, DC. Origins of electrotherapy. N.Y.St.J.Med. 1971; 71:997–1008
46. Sherman RA, Woerman AL, Karstetter KW. Comparative effectiveness of videothermography, contact thermography, and infrared beam thermography for scanning relative skin temperature. J. Rehabil. Res. Dev., 1996; 33(4):377–386
47. Sherman RA, Karstetter KW, Damiano M, Evans CB. Stability of temperature asymmetries in reflex sympathetic dystrophy over time and changes in pain. Clin J Pain 1994; 10(1):71–77
48. Sjölund B, Terenius L, Eriksson M. Increased cerebrospinal fluid levels of endorphins after electro-acupuncture. Acta Physiol. Scand. 1977; 100:382–384
49. Slappendel R, Crul BJ, Braak GJ, Geurts JW, Booij LH, Voerman VF, de BT. The efficacy of radiofrequency lesioning of the cervical spinal dorsal root ganglion in a double blinded randomized study: no difference between 40 degrees C and 67 degrees C treatments. Pain 1997; 73:159–163
50. Smith HP, McWhorter JM, Challa VR. Radiofrequency neurolysis in a clinical model. Neuropathological correlation. J. Neurosurg. 1981; 55:246–253
51. So YT, Aminoff MJ, Olney RK. The role of thermography in the evaluation of lumbosacral radiculopathy. Neurology 1989; 39(9):1154–1158
52. Standards of neuro-muscular thermorgraphy of the Academy of Neuro-Muscular Thermography. Clin. Thermo. J. Acad. Neuro-Musc. Thermog. August 1989

53. Stanton-Hicks M, Janig W, Hassenbusch S, Haddox JD, Boas R, Wilson P. Reflex sympathetic dystrophy: changing concepts and taxonomy. Pain 1995; 63(1):127–133
54. Stolker RJ, Groen GJ, Vervest ACM. Radiofrquenzläsionen im Bereich der Brust- und Lendenwirbelsäule und des Ileosacralgelenks. In: Hankemeier U, Hildebrand J (Hrsg.): Neurodestruktive Verfahren in der Schmerztherapie. Springer, Berlin 1998, 125–148
55. Sweet WH. Controlled thermocoagulation of trigeminal ganglion and rootlets for differential destruction of pain fibers: facial pain other than trigeminal neuralgia. Clin.-Neurosurg. 1976; 23:96–102
56. Taha JM, Tew JMJ, Buncher CR. A prospective 15-year follow up of 154 consecutive patients with trigeminal neuralgia treated by percutaneous stereotactic radiofrequency thermal rhizotomy. J.Neurosurg. 1995; 83:989–993
57. Takahashi Y, Takahashi K, Moriya H. Thermal deficit in lumbar radiculopathy. Correlations with pain and neurologic signs and its value for assessing symptomatic severity. Spine 1994; 19(21):2443–2449
58. Therapeutic and Technology Assesment Subcommitee. American Acadamy of Neurology. Assemennt: thermography in clinical practice. Neurology 1990; 40:523–525
59. Thomas D, Cullum D, Siahamis G, Langlois S. Infrared thermographic imaging, magnetic resonance imaging, CT scan and myelography in low back pain. Br J Rheumatol 1990; 29(4):268–273
60. Togawa T. Non-contact skin emissivity: measurement from refectance using step change in ambient radiation temperature. Clin. Phys. Physiol. Meas., 1989; 10(1):39–48
61. Uematsu S, Jankel WR, Edwin DH, Kim W, Kozikowski J, Rosenbaum A, Long DM. Quantification of thermal asymmetry. Part 2: Application in low-back pain and sciatica. J Neurosurg 1988; 69(4):556–561
62. Uematsu S. percutaneous electrothermocoagulation of spinal nerve trunk, ganglion and rootlets. In Schmidek HH, Sweet WS (eds.): Current Techniques in Operative Neurosurgery. Grune and Stratton 1977, 469–490
63. Uematsu S, Edwin DH, Jankel WR, Kozikowski J, Trattner M. Quantifikation of thermal assymetry: Part 1: Normal values and reproducibility. J. Neurosurg., 1988; 69(4):552—555
64. van Kleef M, Spaans F, Dingemans W, Barendse GA, Floor E, Sluijter ME. Effects and side effects of a percutaneous thermal lesion of the dorsal root ganglion in patients with cervical pain syndrome. Pain 1993; 52 (1): 49–53
65. Vinas FC, Zamorano L, Dujovny M, Zhao JZ, Hodgkinson D, Ho KL, Ausman JI. In vivo and in vitro study of the lesions produced with a computerized radiofrequency system. Stereotact.Funct.Neurosurg. 1992; 58:121–133
66. Wall PD, Sweet WH. Temporary abolition of pain in man. Science 1967; 155:108–109
67. Watmough DJ, Fowler PW, Oliver R. The thermal scanning of curved isothermal surface: Implications for clinical thermography. Phys. Med. Biol., 1970; 15 (1):1–8
68. Winkelmüller W. Destruierende Verfahren am N. trigeminus. In Hankemeier U, Hildebrand J (Hrsg.): Neurodestruktive Verfahren in der Schmerztherapie. Springer, Berlin 1998, 79–88

Organisationsstrukturen der Schmerzmedizin

In Deutschland ··· *576*

H. U. Gerbershagen, P. Knuth, D. Soyka, B. Werner

International Association for the Study of Pain und Deutsche Gesellschaft zum Studium des Schmerzes ··· *594*

L. Radbruch, S. Grond

In Deutschland

Roter Faden

- **Schmerztherapeutische Versorgungseinrichtungen**
  - Einführung
  - Organisierte Schmerzbehandlung in Deutschland 1990–2000
  - Qualitätssicherungskonzept in der Schmerztherapie
- **Ärztliche Weiter- und Fortbildung**
  - Beruflicher Werdegang des Arztes
  - Ärztliche Weiterbildung und Fortbildung
  - Verschiedene Kategorien der Weiterbildung
  - Berufspolitische Bedeutung der Schmerztherapie durch Ärzte
  - Weiterbildung zur Erlangung der Zusatzbezeichnung Spezielle Schmerztherapie
  - Erläuterungen zum Ablauf der Weiterbildung
- **Deutsche Interdisziplinäre Vereinigung für Schmerztherapie**
  - Vorgeschichte
  - Gründung, Organisation und Zielsetzung
  - Entwicklung und Status praesens
  - Perspektive
- **Öffentliches Gesundheitswesen**
  - Medizinischer Dienst der Krankenversicherung
  - Ärztlicher Dienst der Rentenversicherung
  - Öffentlicher Gesundheitsdienst

Schmerztherapeutische Versorgungseinrichtungen

H. U. Gerbershagen

Einführung

Die Ergebnisse des letzten deutschen Gesundheitssurveys zur Epidemiologie des Schmerzes zeigen deutlich, daß chronischer Schmerz mehr ist als ein Leitsymptom von Krankheiten, anderen Störungen der Gesundheit oder der Befindlichkeit (2). Zur gleichen Auffassung kommen auch die Autoren einer umfassenden internationalen WHO-Studie in 15 Praxiszentren (22). Chronischer Schmerz ist einer chronischen Krankheit gleichzusetzen mit allen ihren Einschränkungen und Behandlungsschwierigkeiten (49, 2, 12).

Akute Schmerzbehandlung war und ist die originäre Aufgabe des Arztes. Empfehlungen für das **Akutschmerzmanagement** liegen in Form von Leitlinienempfehlungen der Bundesärztekammer für Rücken-, Kopf- und Tumorschmerzpatienten vor. Die Behandlung des **chronischen Schmerzes** ist weitgehend insuffizient geblieben.

Der **Hauptgrund** für das insuffiziente Schmerzmanagement liegt darin, daß die Mehrzahl der deutschen Ärzte Schmerz immer noch als ein rein biologisches Reiz-Reizantwort-Phänomen verstehen. Sie haben das kybernetische Schmerzkonzept (10) nicht studiert und den vor 45 Jahren eingeleiteten Paradigmenwechsel von einem rein biologischen zu einem bio-psycho-sozialen Krankheits- und Schmerzmodell nicht nachvollzogen. Sie haben nicht wahrnehmen wollen, daß bei chronischen Schmerzen gleichzeitig und gleichwertig die somatischen, psychischen und sozialen Bedingungsfaktoren in der Diagnostik und Therapie berücksichtigt werden müssen.

Die **Entwicklung** der „Schmerzmedizin" (pain medicine), sichtbar an der Entstehung von schmerztherapeutischen Einrichtungen, spiegelt den langsamen Prozeß des o. g. Paradigmenwechsels wider (5, 6, 13, 17, 18, 19, 23, 26, 48, 1, 4, 8). Bonica forderte in den 50er Jahren die Einrichtung von multidisziplinären Schmerzambulanzen (clinics) und Schmerzabteilungen (centers) zur Versorgung chronisch Schmerzkranker. In den 70er Jahren wurden weltweit mehr als 1500 solcher Einheiten gegründet. Bonica überzeugte Ende der 70er Jahre die American Society of Anesthesiologists (ASA), eine Klassifizierung der bestehenden Einrichtungen vorzunehmen (Überblicke bei [7, 8]) (major comprehensive, comprehensive, syndrome-oriented und modality-oriented facilities) (6). Die ASA klassifizierte 1979 die weltweit bestehenden Versorgungseinheiten für Schmerzpatienten (8). Im Abstand von ca. 10 Jahren folgten dann jeweils die Definitionen der schmerztherapeutischen Versorgungseinrichtungen durch die International Association for the Study of Pain (IASP), die Deutsche Gesellschaft zum Studium des Schmerzes (DGSS) und das Schmerztherapeutische Kolloquium (StK) (Tab. 9.1).

Tabelle 9.1 Unterschiedliche Klassifikationen schmerztherapeutischer Versorgungseinrichtungen der einzelnen Fachgesellschaften

ASA	IASP	DGSS – StK
Überregionales Schmerzzentrum	Multidisziplinäres Schmerzzentrum	Schmerzkrankenhaus
Regionales Schmerzzentrum	Multidisziplinäre Schmerzambulanz	Schmerzabteilung
Syndrom-bezogenes Schmerzzentrum	Schmerzambulanz, nicht multidisziplinär	Schmerzambulanz
Verfahren-orientiertes Schmerzzentrum	Verfahren-orientierte Schmerzambulanz	Schmerzpraxis

Alle Klassifikationen verlangen, daß in einem multidisziplinären Behandlungsteam obligatorisch Spezialisten aus mindestens zwei medizinischen Fachrichtungen sowie aus Psychologie oder Psychiatrie ganztägig zusammenarbeiten müssen. Die Begriffe multi- und interdisziplinär werden in der Literatur zumeist als Synonyme behandelt. Tatsächlich bedeutet interdisziplinär mehr als die unverbindliche Konsultation zwischen einzelnen Fachgebieten.

Interdisziplinäre Zusammenarbeit, selten realisiert, beinhaltet unter anderem:

– Die Teammitglieder einigen sich auf ein Schmerz- bzw. **Krankheitsmodell** und richten Diagnostik, Therapie und Ergebnisevaluation entsprechend aus. Das Modell wird in aller Regel die bio-psycho-sozialen Bedingungsfaktoren des Schmerzes beinhalten.
– Die **Leitungsstruktur** des inter- und multidisziplinären Teams wird gemeinsam vereinbart (35). Sie bestimmt den Erfolg der Einrichtung wesentlich mit.
– Die Mitarbeiter arbeiten auf der Basis einer **gemeinsamen Philosophie** zusammen. Das Team des DRK-Schmerz-Zentrums Mainz hat sich mit folgendem Mission Statement verpflichtet: „Interdisziplinäre Patientenversorgung, Teamarbeit aller Mitarbeiter und Konsiliarii, Betreuung der Patienten durch einen persönlichen Arzt, regelmäßige Überprüfung der Behandlungsergebnisse, ständiger wissenschaftlicher Austausch mit den Schmerzzentren weltweit".
– Die einzelnen Mitglieder fordern ein **Kooperationswissen**, d. h. der Schmerztherapeut muß über die eigene Disziplin hinausgehende schmerztherapierelevante Grundkenntnisse in den kooperierenden Fachrichtungen erwerben. Cohen beschreibt diese Situation: „In the ideal interdisciplinary, multidisciplinary pain center, clinicians learn from each other and cross classical specialty boundaries with reasonable comfort and without „turf" sensitivities. The pain clinician becomes an „ecumenical" practitioner, grounded in a basic discipline but also incorporating relevant aspects of others".
– Im Laufe der Zeit muß jedes Teammitglied nicht nur die Terminologie der einzelnen Fachgebiete und der Grundlagenwissenschaften gleichartig benutzen, sondern die Inhalte des gemeinsamen Konzeptes (wie Ziele der Schmerzbehandlung, Behandlungsprioritäten, Ablauf des Chronifizierungsprozesses) überzeugend vertreten. Es muß eine „gemeinsame Sprache" gesprochen werden, um interne Harmonie zu ermöglichen und um eine einheitliche Außenvertretung in der Öffentlichkeit zu gewährleisten.
– Es findet eine enge, tägliche **Kommunikation** statt über die diagnostischen und therapeutischen Maßnahmen für den Einzelpatienten, die gesamte Patientenversorgung, die Organisationsabläufe etc.. Es geht nicht nur um eine gleichzeitige, sondern um eine koordinierte Zusammenarbeit für und am einzelnen Patienten.

Die **Schwächen** der Programme, die ein bio-psycho-soziales Schmerzmodell vertreten, sind bekannt: Bei der Anwendung eines bio-psycho-sozialen Krankheitsmodells wird oft fälschlicherweise unterstellt, daß die einzelnen Elemente und die Beziehungen zwischen diesen Elementen umfassend bei Schmerzpatienten untersucht und eindeutig analysiert wurden. Gerade wegen der umfassenden Fokussierung auf den Schmerz können medizinischen Diagnosen durch Überbetonung der psychischen und psychosozialen Faktoren übersehen oder falsch gestellt werden. Gelegentlich wird deutlich, daß das Behandlungsmodell die Botschaft ist, d. h. daß alles vom Behandlungsprotokoll (protocol-driven treatment) oder der Leitlinie her bestimmt wird. Fehlbehandlungen sind zu erwarten, wenn eine „Grundschablone" für alle Schmerzsyndrome angewandt wird, da dann eine Unterversorgung denkbar wird. Die Diagnostik und Therapie muß individuell bleiben trotz der erforderlichen Gruppen-Behandlungsprotokolle.

„**Syndrom-bezogene Schmerzeinrichtungen**" behandeln als mono- oder multidisziplinäre Einheiten bestimmte Schmerzsyndrome, z. B. Kopfschmerzen, Krebsschmerzen, Kreuzschmerzen. Es sind Initiativen vorhanden, auf interdisziplinärer Basis eine syndrom-gerichtete Therapie einzuführen, z. B. in Kopfschmerzabteilungen für Kinder.

Das Konzept der **teilstationären Schmerzpatientenversorgung** (Tagesklinik für Schmerztherapie) mit seinen umfassenden Behandlungsprogrammen sieht die Behandlung bestimmter Schmerzsyndrome vor, wie Kopfschmerzen und Rückenschmerzen. Syndrom-spezifische Versorgungseinheiten sind auch die „Akutschmerz-Abteilungen" (acute pain services) zur Behandlung des perioperativen und posttraumatischen Schmerzes (46).

Die auf bestimmte **Therapieverfahren** spezialisierten (modality-oriented) schmerztherapeutischen Einrichtungen betreiben zumeist eine monodisziplinäre Diagnostik und wenden bestimmte Behandlungsmethoden an wie Akupunktur, Regionalanästhesie, elektrische Stimulationsverfahren, Physiotherapie, Verhaltenstherapie. Die Mehrzahl der Sprechstunden und Ambulanzen der einzelnen medizinischen und psychologischen Fachgebiete sind zu diesen Versorgungseinheiten zu rechnen. „Functional-Restoration"-Programme für Rückenschmerzpatienten ohne psychotherapeutische Begleitung sind monodisziplinäre Einrichtungen mit einem medizinischen Schmerzmodell.

Organisierte Schmerzbehandlung in Deutschland 1990–2000

Für die einzelnen Versorgungsstufen der Schmerztherapie liegen in Deutschland keine gemeinsamen Organisationskonzepte oder gar Zielvorstellungen vor. Die Anzahl der Einrichtungen ist unbekannt. Wie viele Schmerzpatienten in speziellen Einrichtungen betreut werden und mit welchem Erfolg, ist nicht veröffentlicht. Schätzungen der Versorgungslage in den schmerztherapeutischen Einrichtungen in Deutschland und ihrer wahrscheinlichen Behandlungsergebnisse zeigt Tab. 9.**2**.

Neben den groben Klassifikationsmerkmalen haben die Schmerzgesellschaften Weiter- und Fortbildungscurricula für Ärzte und Psychologen entwickelt. Der Deutsche Ärztetag schreibt seit 1996 eine schmerzbezogene Weiterbildung in allen Fachgebieten vor und führte die Zusatzbezeichnung „Spezielle Schmerztherapie" ein, die nach entsprechender Qualifikation von Ärzten aller Fachgebiete erworben werden kann. Inzwischen erfüllen die Leiter der Schmerzeinrichtungen mehrheitlich diese Anforderungen.

Die äußeren Bedingungen haben sich im letzten Jahrzehnt für die Schmerztherapeuten positiv verändert. Für den ambulanten Bereich („Schmerzpraxis") schlossen die Kassenärztliche Bundesvereinigung und die Ersatzkassen einen Vertrag ab („**Schmerztherapievereinbarung**"), der bewirkte, daß qualifizierte Ärzte mit nachgewiesener befriedigender Praxisqualität eine wirtschaftliche und zufriedenstellende Schmerzdiagnostik und Schmerztherapie anbieten können. Die Anzahl der Schmerzbehandlungseinheiten ist gestiegen. Durch die Einrichtung von Schmerzpraxen und Schmerzambulanzen an kleineren Krankenhäusern hat sich die Zusammensetzung der Schmerzpatienten in Schmerz-

Tabelle 9.2 Geschätzte Anzahl der verschiedenen deutschen Schmerzversorgungseinrichtungen und ihre geschätzten Behandlungsergebnisse in Abhängigkeit von den drei Mainzer Schmerzchronifizierungsstadien (nach Gerbershagen 1986, 1986, 1996, Hardt 1994, Nagel et al. 1999, Sasse 2000, Schmitt et al. 1996). Die aufgezeigten zufriedenstellenden Endresultate sind die maximal erreichbaren bei Einsatz einer multimodalen Therapie.

Einrichtungsart	Anzahl	Resultate im Chronifizierungsstadium I	Resultate im Chronifizierungsstadium II	Resultate im Chronifizierungsstadium III
Schmerzpraxen	250	55	30	5
Schmerzambulanzen, monodisziplinäre	200	55	25	10
Schmerzambulanzen, multidisziplinäre	10	55	35	20
Schmerztageskliniken	15	70	50	10
Schmerzabteilungen, monodisziplinäre	20	50	35	10
Schmerzabteilungen, multidisziplinäre	10	60	55	15
Palliativstationen	57	90	80	70
Schmerzkrankenhäuser	1	70	55	35

zentren und Schmerzabteilungen deutlich geändert. Hier werden jetzt stärker chronifizierte Schmerzpatienten mit noch ausgeprägteren psychosozialen Belastungsfaktoren als früher betreut.

Ambulante Schmerztherapie

Das **Hauptproblem im Niedergelassenenbereich** liegt im Nichtüberweisen der Schmerzpatienten an andere Fachgebiete oder Schmerzspezialisten nach Ablauf der akutensubakuten Schmerzphase. Selbst wenn gelegentlich Patienten überwiesen werden, gehen wichtige Informationen verloren, insbesondere aus dem psychologischen und psychosozialen Bereich, da diese in aller Regel dem Fachkollegen nicht übermittelt werden. Der Konsiliararzt wiederum wird den Patienten nur aus der Sicht seines Fachgebietes untersuchen und seine Therapieempfehlungen entsprechend schriftlich geben. Eine Gesamtschau der Schmerzproblematik findet nicht statt.

Seit 1999 betreuen psychologische Psychotherapeuten selbständig Schmerzpatienten. Auch bei diesen Therapien handelt es sich um eine Monotherapie mit ihren limitierten Resultaten. Da oft keine differentialdiagnostischen medizinischen Kenntnisse vorliegen, werden allzu häufig auf der Basis nicht korrekter medizinischer Schmerzdiagnosen die psychosomatischen Aspekte überbewertet und der Schmerzchronifizierungsprozeß verstärkt.

In speziellen Schmerzpraxen wird die Interdisziplinarität als Lösungsansatz erkannt, die Durchführung allerdings nur in wenigen Ausnahmefällen realisiert. In der Mehrzahl der Fälle findet eine monodisziplinäre Diagnostik und Therapie statt. In nur wenigen Schmerzpraxen arbeiten Ärzte und Verhaltenspsychologen zusammen. Gemeinschaftspraxen mit dem Schwerpunkt Schmerztherapie gibt es vereinzelt.

Die ambulante Schmerztherapie an **Krankenhäusern** wurde auf Teilzeit- und Vollzeitbasis ausgebaut und wird fast ausschließlich von Anästhesisten durchgeführt. Einige wenige syndromspezifische Ambulanzen wie Kopfschmerzambulanzen wurden eingerichtet. Die monodisziplinäre Diagnostik und Therapie bedient sich wie in der Praxis gelegentlich der Konsultation der anderen Fachgebiete. Das Ausmaß der interdisziplinären Zusammenarbeit hängt fast ausschließlich vom persönlichen Engagement des koordinierenden Arztes ab. Realisiert dieser Arzt die begrenzten Möglichkeiten seines eigenen Fachgebietes, so wird er sich persönlich um die enge Zusammenarbeit mit Ärzten verschiedener Disziplinen bemühen.

Teilstationäre interdisziplinäre Schmerzbehandlung

Obgleich ein enger Kontakt zwischen den Leitern der Tageskliniken für Schmerztherapie in Deutschland schon in den Planungsphasen der Einrichtungen bestand und gemeinsam Konzepte erarbeitet wurden, bestehen kaum Vergleichsmöglichkeiten für diese Einrichtungen. Die Struktur- und Leistungsqualitäten sind abhängig von den Möglichkeiten des Trägers und seinem Verhandlungsgeschick mit den Kostenträgern. Es ist unmöglich, den „Process of Care" und die Resultate zu vergleichen, wenn bei einem vergleichbaren, ausgewählten Patientengut die Anzahl der Behandlungsplätze zwischen 3 und 20 variiert und die Behandlungsdauern zwischen 7 und 30 Tagen oder gar 14 Halbtagen schwanken.

Schmerztageskliniken betreuen als einzige Organisationsform per definitionem ein hochselektiertes Patientengut mit dem höchsten Ressourceneinsatz pro Patient aller schmerztherapeutischen Versorgungseinrichtungen, so daß gute Resultate erwartet werden dürfen.

Stationäre Schmerztherapie

In vielen Krankenhäusern wurden in den vergangenen Jahren **Schmerzabteilungen** eingerichtet, wobei nur wenige über mehr als zehn Betten verfügen. Bei der Klinküberweisung mit der Möglichkeit multidisziplinärer Zusammenarbeit werden im Regelfall erneut die bereits früher durchgeführte Diagnostik, körperlichen Untersuchungen und Labor- und Röntgenuntersuchungen (und andere bildgebende Verfahren) angesetzt. Frühere Untersuchungsbefunde liegen trotz inständiger Bitten an den Patienten und den überweisenden Arzt nicht vor, die sinnvolle Befundsammlung vor der Hospitalisierung erfolgte nicht. Die Beschaffung der Befunde während des Krankenaufenthaltes ist unvertretbar zeit- und kostenaufwendig. Die hinzugezogenen Konsiliarii setzen selten die erforderliche Zeit ein, die für Schmerzpatienten eingeplant werden müßte.

Die **organisatorischen Probleme** der kleinen Schmerzeinheiten sind offensichtlich und verhindern oft ein interdisziplinäres Schmerzmanagement. Die Zusammensetzung des Teams und die Verantwortlichkeiten sind oft nicht geklärt (35). Einige Abteilungen haben klare Behandlungskonzepte. Die Interdisziplinarität wird nur in der Zusammenarbeit zwischen Fachgebietsarzt, psychologischem Psychotherapeuten und Physiotherapeuten sichtbar. Wenn bei dieser Personalstruktur eine strikte Patientenselektion in bezug auf die Diagnose und die Schmerzchronifizierung getroffen wird, so sollten die Therapieergebnisse zufriedenstellend sein. Die Schaffung eines interdisziplinären Forums wie einer Schmerzkonferenz (s. u.) ist für diese Einheiten erforderlich, wenn sie nicht in den Alltagskämpfen der Disziplinen langfristig untergehen wollen.

Die zahlreichen neu erstandenen **Palliativstationen** (durchschnittliche Größe acht Betten) haben durch ihre engere Aufgabenstellung und die Patientenselektion gegenüber anderen Schmerzeinheiten Vorteile.

Qualitätssicherungskonzept in der Schmerztherapie

■ Strukturqualität

Das **Qualitätssicherungskonzept von Donabedian** (10, 11) wurde 1993 vom Deutschen Ärztetag als verbindlich für die deutsche Medizin eingeführt. Gerbershagen beschrieb 1986 die Bedeutung des Konzeptes von Donabedian für die Schmerztherapie und erstellte Ist- und Soll-Analysen der ambulanten und stationären Schmerzversorgungssituation in Deutschland (18).

Die **Strukturqualität** der Schmerzversorgungseinheiten wird wesentlich charakterisiert durch die Personalqualität (primäre Ausbildung, fachbezogene Weiterbildung und spezielle schmerzbezogene Weiter- und Fortbildung der Ärzte, Psychologen, Sozialarbeiter, Schwestern usw.), die Leitungsqualität, die Anzahl der Patienten versorgenden Mitarbeiter, die intensive tägliche Kooperation und Interaktion der Mitarbeiter und anderer beteiligter Personengruppen (z. B. in Schmerzkonferenzen). Die Leiter von schmerztherapeutischen Einrichtungen sollten die Fortbildung zum Schmerztherapeuten der Schmerzgesellschaften und die Zusatzbezeichnung „Spezielle Schmerztherapie" der Ärztekammer besitzen.

Die Personalqualität kann nicht unabhängig von der Zeit gesehen werden, die der einzelne Mitarbeiter pro Patient einbringen kann (**Zeitqualität**). Von der Zeitqualität wiederum hängt ab, ob die gesetzlich vorgeschriebene Berücksichtigung der früheren Anamnese- und Untersuchungsbefunde, die Erhebung der vollständigen medizinischen, psychologischen, sozialen Anamnesen und nicht zuletzt der speziellen Schmerzanamnese, das Gespräch mit den Konsiliarii und die sorgfältige Erstellung von schriftlichen Diagnostik- und Therapieplänen überhaupt realisiert werden können. Die von den Kostenträgern bei stationärer und teilstationärer Therapie vorgegebenen Verweildauern oder die durch die Überweisungsbereitschaft der Ärzte im ambulanten Bereich bestimmten Therapiedauern (Anzahl der Überweisungsquartale) gehören ebenfalls zur Strukturqualität. Diese kann der Therapeut nur selten beeinflussen.

Die **Praxisqualität** mit ihren räumlichen und apparativen Ressourcen, ihrem internen und externen Kommunikationssystem und dem EDV-Dokumentationssystem bestimmt die Strukturqualität intensiver mit als viele Schmerztherapeuten annehmen. Die vorgegebene Dokumentationspflicht kann in der organisierten Schmerztherapie heute kaum noch ohne den Routineeinsatz der EDV-Programme erfolgen (20). Eine interne oder gar externe Qualitätssicherung ist ohne sie nicht möglich.

■ Indikationsstellungen und Interdisziplinarität als Faktoren der Strukturqualität

Die Indikation für eine nur fachbezogene Schmerztherapie ist leicht zu stellen und bedarf lediglich der o. g. Konsiliarqualität, d. h. der engen Zusammenarbeit mit medizinischen oder psychotherapeutischen Kooperationspartnern, deren diagnostisches und therapeutisches Verhalten bekannt ist.

Die **Indikationsstellung** zu einer **komplexen Schmerzbehandlung** ergibt sich aus dem Ausmaß der bio-psycho-sozialen Beeinträchtigung des Patienten. Charakteristisch für diese Patienten sind unklare Diagnosen, erfolglose Behandlungen, Multichirurgie, reduzierte körperliche Belastbarkeit, Medikamentenmißbrauch und -abhängigkeit sowie eine erhöhte Wahrscheinlichkeit psychischer und sozialer Belastungen. Diese Aspekte charakterisieren unter anderem das Ausmaß der Schmerzchronifizierung.

Multidisziplinäre Behandlungsansätze finden sich heute in einigen Schmerzabteilungen und Schmerzambulanzen und gelegentlich auch in Schmerzpraxen. Zumeist wird unter dieser Multidisziplinarität die regelmäßige Zusammenarbeit mit einem psychologischen Psychotherapeuten verstanden. Auch der lockere Überweisungsverbund zwischen Anästhesisten, Orthopäden, Neurologen und Radiologen ohne persönliche Rückkopplung kann hierunter subsumiert werden. Charakteristisch für solche Art multidisziplinärer Zusammenarbeit ist, daß die einzelnen Kooperationspartner die Gesamtkrankengeschichte des Schmerzpatienten nicht wirklich kennen. Interdisziplinäre Kooperation ist zeitaufwendig und kostenträchtig, erfordert ein extremes persönliches Engagement der Beteiligten und ist für die Praxis- und Klinikorganisatoren bei dem derzeitigen Honorierungssystem unwirtschaftlich. Schmerztageskliniken und multidisziplinäre Schmerzzentren dürften derzeit die einzigen Organisationsformen sein, die Strukturen für eine interdisziplinäre Zusammenarbeit in der Alltagsarbeit vorhalten können.

Eine Art der interdisziplinären Kooperation sollten alle schmerztherapeutischen Versorgungseinheiten als Merkmal der Strukturqualität vorhalten: die **Schmerzkonferenz**. Die Schmerzkonferenz bestimmt als wesentlicher Bestandteil der Struktur- und auch Prozeßqualität die Ergebnisqualität mit und soll daher ausführlicher beschrieben werden.

Im Laufe der letzten 40 Jahre hat sich das folgende Vorgehen für den Schmerzkonferenzablauf bewährt (18):

Der persönliche Arzt des Patienten und die Mitarbeiter, die diesen Patienten bisher betreut haben, überprüfen die bisherige Diagnostik und Therapie, ihre Untersuchungsergebnisse und den bisherigen Behandlungsverlauf in der Schmerzeinrichtung. Der persönliche Arzt und die in den Versorgungsprozeß involvierten Personen stellen den Patienten mittels audiovisuellem Material aus der jeweiligen gebietsspezifischen Sichtweise nach strengen Zeitvorgaben vor. Die externen Experten können eine eigene Schmerzanamnese erheben und/oder den Patienten untersuchen. In Anwesenheit oder Abwesenheit des Patienten werden dann, falls erforderlich, neue Diagnostikstrategien und/oder Therapievorschläge von der Gesamtgruppe erarbeitet. Eine Zusammenfassung des neu beschlossenen Procedere wird dann als Resümee von dem Schmerzkonferenzmoderator vorgestellt. Wenn immer möglich, werden in den nächsten Konferenzen die Ergebnisse dieser diagnostischen und therapeutischen Maßnahmen rückgemeldet.

Es ist nachvollziehbar, daß die Betreuung eines Patienten während der Schmerzkonferenz zumindest 1 h Zeit beansprucht und die Vorbereitung zumindest 1,5 h Mitarbeiterzeit. In diesen Konferenzen lernen die Mitarbeiter in einmaliger Weise die diagnostischen und therapeutischen Möglichkeiten und die Annäherungsweisen an die Problematik der einzelnen medizinischen, psychologischen und sozialen Disziplinen kennen. Sie lernen in einem Jahr zu verstehen, was Interdisziplinarität bedeutet und welcher Zeitaufwand für die problemorientierte Medizin erforderlich ist. Alle Konferenzteilnehmer verstehen bald, daß die Prävention von Schmerzen menschlich und volkswirtschaftlich der wichtigste Faktor in der Schmerztherapie ist.

Schmerzkonferenzen sollten in größeren Behandlungseinheiten einmal wöchentlich mit interner Mitarbeiterbeteiligung und einmal monatlich mit externen Ärzten, Psychologen und anderen Mitgliedern der Heilberufe stattfinden. Die relativ kleine Anzahl von Patienten, die pro Jahr vorgestellt werden kann, zeigt, daß Schmerzkonferenzen nur limitierte Bedeutung für die Gesamtpatientenversorgung besitzen, daß aber der Weiterbildungswert dieser Veranstaltungen für alle beteiligten Gruppen groß ist (Tab. 9.3).

■ Leistungsqualität in der Diagnostik und Therapie

Der **direkte Versorgungsprozeß** des Schmerzpatienten (process of care, Leistungsqualität) muß in einen diagnostischen und einen therapeutischen Prozeß unterteilt werden, wenn man die Versorgungssituation analysieren und optimieren will. Die Qualität des diagnostischen Prozesses wird nicht nur durch die Zwischenergebnisse der korrekten Haupt- und Nebendiagnosen, der Zuordnung zu einem Schmerzchronifizierungsstadium (15) oder der Schmerzgraduierung nach v. Korff, der Analyse der Lebensqualität des Betroffenen etc. mit bestimmt, sondern auch durch die kostenbewußte, logische Abfolge der Einzelschritte. Eine reduzierte Qualität entsteht selbst bei korrekter Diagnose z. B. bei kostentreibenden und ggf. patientengefährdenden Schrittabfolgeänderungen (z. B. Durchführung komplexer bildgebender Verfahren vor der Untersuchung des Patienten, Durchführung von Regionalanästhesien vor einer gründlichen körperlichen Untersuchung oder fehlende Nachuntersuchung nach einer Lokalanästhesie, Nichtbeachtung psychiatrischer Diagnosen vor invasiven schmerzbezogenen Eingriffen).

Das **Hauptproblem** des Versorgungsprozesses liegt aber nach wie vor in der Stellung der korrekten Schmerzdiagnosen und der medizinischen und psychologisch-psychiatrischen Begleitdiagnosen (16). Diagnosestellung und Therapie werden selten ausreichend getrennt. Die Verlaufsbeobachtung in der Allgemeinmedizin mit dem daraus resultierenden „Überwiegen der Verlaufsbefragung mit diagnostischer Absicht" wurde aus Mangel an Arztweiterbildung und Arztzeit als Ersatzstrategie für adäquate Schmerzdiagnostik entwickelt, trägt aber in vielen Fällen nur zur Chronifizierung des Schmerzes bei. Das bio-psycho-soziale Schmerzmodell verlangt die diagnostische Berücksichtigung der einzelnen in ihm enthaltenen Komponenten. Diese Komponenten sollten so weit wie irgend möglich strukturiert erhoben werden. Validierte Instrumente stehen für diese Aufgaben zu Verfügung.

Unter dem therapeutischen Aspekt des „Process of Care" sollen nur erwähnt werden: die Erstellung eines schriftlichen Behandlungsplans, der die Vielschichtigkeit der gestellten Diagnosen berücksichtigt (heute oft phrasenhaft als multifaktorielle oder multimodale Therapie bezeichnet), die Besprechung dieses Plans mit dem Patienten, die kontinuierliche Überprüfung des Therapieerfolgs mittels Schmerztagebüchern und die Langzeitverlaufskontrolle.

■ Ergebnisqualität

Die **Ergebnisparameter** müssen sorgfältig ausgewählt werden (31, 39, 43, 44, 7). Verlaufsfragebögen, angepaßt an die ursprüngliche Basisdokumentation, müssen für die klinische Routineuntersuchung eingesetzt werden. Nicht nur die Schmerzlinderung, der reduzierte Pharmakaverbrauch, die erfolgreich behandelte Depression etc. müssen berücksichtigt werden, sondern zumindest auch die Aspekte der gesundheitsbezogenen Lebensqualität wie körperliche Funktionsfähigkeit, Erfüllung der körperlichen, emotiona-

Tabelle 9.3 Struktur- und Leistungsqualitätscharakteristika in ambulanten, teilstationären und stationären Schmerzversorgungseinrichtungen: Prozentuale Häufigkeit der interdisziplinären Diagnostik und Therapie, Durchführung einer standardisierten Schmerzdokumentation, das Abhalten eigener Schmerzkonferenzen und/oder Teilnahme an externen Schmerzkonferenzen, die Evaluation der Behandlungsergebnisse (TZ = Teilzeittätigkeit, VZ = Vollzeittätigkeit)

Einrichtung	Interdisziplinäre Diagnostik (%)	Interdisziplinäre Therapie (%)	Schmerz-Dokumentation (%)	Evaluation (%)	Eigene Konferenz (%)	Teilnahme Konferenz (%)
Gebietspraxis	< 5	10	< 1	< 1	< 1	< 1
Schmerzpraxis	20	20	80	50	50	80
Ambulanz, TZ	25	25	35	5	20	50
Ambulanz, VZ	40	25	50	10	60	70
Zentrum, ambulant	65	50	100	40	100	100
Tagesklinik	40	60	90	90	80	90
Fach-REHA-Klinik	20	15	70	70	< 5	< 5
Psychosomatische Klinik	10	10	35	45	< 5	10
Schmerzabteilung	30	20	85	30	65	80
Zentrum	85	85	95	70	100	100

len und sozialen Rollenfunktionen und das psychische Wohlbefinden. In Tab. 9.3 wird die Evaluation der Behandlungsergebnisse als Strukturmerkmal dargestellt.

Zum therapeutischen Outcome in schmerztherapeutischen Einrichtungen liegen für Deutschland nur wenige randomisierte, kontrollierte Studien vor (21, 24). Resultate zur Schmerzlinderung (wesentlichster Untersuchungsparameter) wurden in Medikamentenstudien an ausgewählten Patienten erfaßt. Diese Studienergebnisse können nicht zuletzt wegen der vorgegebenen strengen Patientenselektion (Risikopatienten werden ausgeschlossen) nicht für die Routinepatientenversorgung in den einzelnen Einrichtungen verallgemeinert werden. Die Studien berücksichtigen unter anderem nicht die Faktoren der Schmerzchronifizierung, der medizinischen und psychischen Komorbidität, der Lebensqualität, die wesentlich das Behandlungsergebnis beeinflussen.

Prioritäten in der Schmerztherapie

Die Anzahl der einzelnen Einrichtungsformen für die schmerztherapeutische Versorgung muß festgestellt werden. Eine objektive Analyse der Struktur-, Leistungs- und Ergebnisqualitäten der Schmerztherapie in Allgemeinpraxen, in Gebietspraxen und allen Schmerztherapieeinheiten muß erfolgen, um Ressourcen einzusparen, die Therapieresultate zu verbessern, Schmerzprävention zu betreiben und um den Schmerzchronifizierungsprozeß aufzuhalten. Der Einsatz der Ressourcen muß im Licht der Ergebnisse und der interdisziplinären Zusammenarbeit überdacht und insbesondere müssen die diagnostischen und therapeutischen Möglichkeiten im Sinne der vorliegenden Leitlinien eingesetzt und diese Resultate evaluiert werden. Der finanzielle Ausgleich für diese hochspezifischen Leistungen muß von den Selbstverwaltungspartnern neu kalkuliert werden.

Ärztliche Weiter- und Fortbildung

P. Knuth

Beruflicher Werdegang des Arztes

Der berufliche Werdegang des Arztes gliedert sich in die drei Abschnitte Ausbildung, Weiterbildung und Fortbildung.

Die **Ausbildung** zum Arzt erfolgt während des Medizinstudiums und schließt mit dem Erhalt der Approbation ab. Bis zum Abschluß des Medizinstudiums wird der Wissenserwerb während des Studiums und der Erwerb praktischer Fähigkeiten während der Tätigkeit als „Arzt im Praktikum" durch die Bundesärzteordnung und die Approbationsordnung für Ärzte als bundesgesetzliche Regelungen bestimmt. Nach Beendigung der Tätigkeit als Arzt im Praktikum ist die Ausbildung zum Arzt in vollem Umfang beendet.

Für die Tätigkeit als Arzt im Praktikum wird eine staatliche Erlaubnis zur vorübergehenden Ausübung des ärztlichen Berufes unter Aufsicht von Ärzten vergeben. Nach Abschluß des Arztes im Praktikum wird die uneingeschränkte Approbation zur eigenverantwortlichen selbständigen Ausübung des ärztlichen Berufes erteilt. Mit der Erteilung der Approbation endet die bundesrechtliche Kompetenz. Der Bundesgesetzgeber fühlt sich im Sinne einer „Gesundheitsschutzvorschrift" dafür verantwortlich, daß den Beruf als Arzt nur solche Personen ausüben, die einheitlich so ausgebildet wurden, daß sie mit ihrer Tätigkeit der Bevölkerung nicht schaden können. Diese kompliziert erscheinende Aufteilung der rechtlichen Zuständigkeit für die Ausbildung zum Arzt und die ärztliche Weiterbildung resultiert aus der konkurrierenden Gesetzgebung zwischen Bund und Ländern nach Art. 74 (19) Grundgesetz.

Die sich an die Ausbildung anschließende **Weiterbildung** kann erst nach der Approbation als Arzt oder bei ausländischen Ärzten mit abgeschlossener Berufsausbildung nach der Erteilung der Erlaubnis zur Ausübung des ärztlichen Berufes begonnen werden.

Ärztliche Weiterbildung und Fortbildung

Mit der ärztlichen Weiterbildung kann erst nach Erhalt der Approbation begonnen werden. Die ärztliche Weiterbildung ist derzeit pro forma noch ein „Nebenprodukt ärztlicher Berufstätigkeit". Die Heilberufsgesetze/Kammergesetze der Bundesländer weisen den Ärztekammern, als Körperschaften des öffentlichen Rechts, als Aufgabe unter anderem den Erlaß von **Weiterbildungsordnungen** zu. Um eine weitestgehende Einheitlichkeit unter den einzelnen Landesärztekammern herbeizuführen, beschließt der Deutsche Ärztetag, das oberste Beschlußgremium der Deutschen Ärzteschaft, eine (Muster-)Weiterbildungsordnung, die den Landesärztekammern zur Übernahme empfohlen wird. Ungeachtet dieser (Muster-)Weiterbildungsordnung haben die Landesärztekammern die Autonomie, in ihrem Satzungsrecht von ihr abweichende Regelungen zu treffen. Von diesem Recht wird jedoch mit Rücksicht auf ein möglichst einheitliches ärztliches Weiterbildungsrecht, das wesentlich die Bedingungen der ärztlichen Berufsausübung prägt, sparsam Gebrauch gemacht.

Der Zwang zu einem bundeseinheitlichen gleichen Weiterbildungsrecht ist durch die Gesetzgebung verstärkt worden. Seit dem 2. Gesetzlichen Krankenversicherungs-Neuordnungsgesetz (2. NOG) ist ab 01.07.1997 eine gesetzliche Bestimmung rechtsgültig, nach der, knapp zusammengefaßt, auf Regelungen im vertragsärztlichen Bereich (Tätigkeit als Kassenarzt) verzichtet werden kann, wenn das Weiterbildungsrecht bundeseinheitlich und inhaltsgleich ärztliche Qualifizierungen regelt.

Somit hat das Weiterbildungsrecht erhebliche Auswirkungen auf die Berufsausübung eines Facharztes, d. h. eines Arztes, der unter einer Facharztbezeichnung des Weiterbildungsrechtes tätig wird.

Die Weiterbildung dient ärztlicher Spezialisierung und Vertiefung ärztlichen Wissens auf einem begrenzten Fachgebiet. Deshalb stellt der **Facharzt** kein eigenes Berufsbild im rechtlichen Sinne dar, sondern ist eine Spezialisierung innerhalb des einheitlichen Arztberufes. Dennoch ist in der praktischen Berufsausübung der Facharzt von erheblicher Bedeutung. Seit dem 01.01.1995 ist für die Aufnahme einer kassenärztlichen Tätigkeit per Gesetz eine Weiterbildung in einem Gebiet der Weiterbildungsordnung zwingend vorgeschrieben. Auch im Krankenhaus hat nach dem „Facharzt-Urteil" des Bundesgerichtshofes der Patient durchgängig Anspruch darauf, nach dem formellen Standard eines Facharztes behandelt zu werden, d. h., es genügt nicht mehr alleine das de facto vorhandene Wissen eines Facharztes, sondern es muß auch die formale Facharztqualifikation bei dem Arzt vorhanden sein, der den Behandlungsstandard eines Patienten festlegt. Somit ist, bis auf die Nischenposition eines niedergelassenen Arztes, der nur eine Privatpraxis ausübt, für die direkte Krankenversorgung eine Anerkennung als Facharzt unverzichtbar.

Diese starke Stellung des Weiterbildungsrechtes hat sich seit 1992 sukzessive zum heutigen Stand fortentwickelt. Bis 1972 war die Regelung des Weiterbildungsrechtes in der Autonomie der Landesärztekammern lediglich als Satzungsrecht angelegt, ohne daß hierfür ausreichende Rechtsgrundlagen bestanden. Diesem Rechtszustand hat das Bundesverfassungsgericht mit seiner Entscheidung vom 09.05.1972, dem „Facharztbeschluß", ein Ende bereitet. Das Bundesverfassungsgericht hat für Recht erkannt, daß „Gesetzgebungskompetenzen" an juristische Personen des öffentlichen Rechts mit Wirkung für die ihr angehörenden und unterworfenen Personen zulässig und wegen der Sachkunde dieses Personenkreises die Delegation eigentlich dem Staat obliegender Rechte im Rahmen autonomer Rechtsetzung sinnvoll ist. Das Bundesverfassungsgericht hat aber ausgeführt, daß die Judikative in ihrer Rechtsetzungsbefugnis nicht völlig ihre Kompetenz preisgeben darf und daher selbst Einfluß auf den Inhalt autonomer Satzungen nehmen muß und sich die Regelung der Rahmenbedingungen, in denen sich Satzungsrecht abspielt, vorbehalten muß.

Das Ausmaß der Zulässigkeit autonomer Satzungen von Selbstverwaltungskörperschaften, worunter auch das Recht der Landesärztekammern zum Erlaß einer Weiterbildungsordnung zählt, ist davon abhängig, wie tief diese Regelungen in die grundgesetzlich garantierte Berufsfreiheit eingreifen. Je reglementierender ein Eingriff, um so mehr muß der Gesetzgeber Regelungen selbst erlassen und um so weniger darf er die autonome Gestaltung durch Satzungen den Landesärztekammern übertragen.

Unter Anwendung dieser Grundsätze hat das Bundesverfassungsgericht in seinem bereits angeführten Facharztbeschluß entschieden, daß im Facharztwesen zumindest die satzungsbildenden Normen durch den Gesetzgeber selbst festgelegt werden müssen. Hierzu gehören:
– Vorschriften über die Voraussetzungen der Anerkennung als Facharzt,
– die erwerbbaren Facharztgruppen,
– die Mindestdauer der Weiterbildung,
– das Anerkennungsverfahren,
– die Gründe für eine Zurücknahme einer erteilten Anerkennung als Facharzt,
– die Vorschriften über das Verhältnis der Fachärzte untereinander im Rahmen ihrer Berufsausübung.

Seit 1975 werden daher durch Gesetze der einzelnen Bundesländer über die Ärztekammern Kammergesetze oder Heilberufsgesetze erlassen. Sie sind in der Zwischenzeit wiederholt novelliert worden, da der Staat erkannt hat, daß er durch Eingriffe in die Heilberufsgesetze/Kammergesetze der Länder durchaus Einfluß auf einen freiheitlichen und selbstverwalteten Berufsstand nehmen kann.

Die unter diesen Gesichtspunkten in die Weiterbildungsordnung aufgenommenen Arztbezeichnungen sind Ausdruck der Arbeitsteilung unter den praktizierenden Ärzten. Diese hat sich längst dahingehend entwickelt, daß es nicht nur um die Ankündigung der Facharztkenntnisse gegenüber der um ärztliche Hilfe nachsuchenden Bevölkerung geht. Facharztbezeichnungen haben auch hohe Bedeutung bei der Auseinandersetzung um die Zuordnung ärztlicher Leistungen zu fachärztlichen Gebieten, weil sich dahinter die Konsequenz der Zulässigkeit, diese Leistungen abzurechnen, verbirgt.

Verschiedene Kategorien der Weiterbildung

■ Fachgebiet

Dies ist die umfassendste Weiterbildungskategorie, sie berechtigt nach Prüfung zum Führen einer Gebietsbezeichnung. Die in der Definition und unter den Beschreibungen bei eingehenden Kenntnissen, Erfahrungen und Fertigkeiten genannten Weiterbildungsgegenstände beschreiben in Verbindung mit den Richtlinien über den Inhalt der Weiterbildung den Umfang, in dem das Gebiet durch den Arzt, der diese Facharztbezeichnung führt, ausgeführt werden darf.

■ Schwerpunkte

Der Schwerpunkt stellt eine Vertiefung des schon im Gebiet erworbenen Wissens dar. Im Schwerpunkt können besondere Kenntnisse und Erfahrungen Weiterbildungsgegenstand sein, die dem Inhaber der Schwerpunktbezeichnung exklusiv vorbehalten sind, wenn diese extrudierten Teile nicht schon Weiterbildungsinhalt im Gebiet sind. Mit dieser Systematik folgt das Weiterbildungsrecht der Logik, daß der Arzt, der eine umfangreichere Weiterbildung absolviert hat, in dem er neben seinem Gebiet auch noch eine Schwerpunktbezeichnung erworben hat, zumindest Teile dieser Schwerpunktsbezeichnung auch arztrechtlich exklusiv ausüben können muß.

■ Fakultative Weiterbildung

Die Fakultative Weiterbildung hat inhaltlich die Qualität einer Weiterbildung im Schwerpunkt, ist jedoch im Gegensatz zu dieser nicht auf einem Arztschild ankündigungsfähig, sondern dient nur im innerärztlichen Ankündigungsverhältnis zur Information darüber, daß eine besondere Spezialisierung vorliegt. Beispiele für die Fakultative Weiterbildung sind die Klinische Geriatrie sowie die Spezielle Intensivmedizin.

■ Bereich und Zusatzbezeichnung

Diese Begriffe werden synonym verwandt, beschreiben Weiterbildungsinhalte, deren Erwerb zu einer führbaren Zusatzbezeichnung führt. Sehr wesentlich für das Verständnis, auch der Zusatzbezeichnung Spezielle Schmerztherapie, ist, daß eine Bereichs- oder Zusatzbezeichnung den Umfang eines Gebietes nicht erweitern kann. Konkret bedeutet dies, daß z. B. ein Chirurg mit der Zusatzbezeichnung Spezielle Schmerztherapie mit den im Rahmen der Zusatzbezeichnung erworbenen besonderen Kenntnissen und Erfahrungen nur Krankheitsbilder, die dem Gebiet Chirurgie zugeordnet sind, behandeln darf.

■ Fachkunde

Die Fachkunde regelt bestimmte Untersuchungs- und Behandlungsmethoden, die hinsichtlich ihres Inhaltes einen engen Tätigkeitssektor betreffen, z. B. endoskopische Einzelverfahren oder spezialisierte Laboruntersuchungen. Fachkunden können begleitend zur Gebietsweiterbildung oder auch nach einer abgeschlossenen Gebietsweiterbildung erworben werden. Werden sie während der Gebietsweiterbildung erworben, wird die Facharztprüfung dann gleichzeitig zur Prüfung der Inhalte der Fachkunde genutzt.

Über die Eignung zur Fachkunde wird eine gesonderte Bescheinigung ausgestellt, die nach dem Grundsatz des Vorranges im ärztlichen Weiterbildungsrecht erworbener Qualifikationen vor Kassenärztlichen Regelungen geeignet sein kann, Qualifikationen nach § 135 SGB V und damit inhaltlich Kassenärztliche Richtlinien zu erfüllen.

Berufspolitische Bedeutung der Schmerztherapie durch Ärzte

Der 99. Deutsche Ärztetag 1996 in Köln hat nach langwierigen und sehr kontroversen Diskussionen eine Entscheidung getroffen und eine Zusatzbezeichnung Spezielle Schmerztherapie verabschiedet und den Landesärztekammern empfohlen, diese Weiterbildung umzusetzen. Der Vorstand der Bundesärztekammer hat bereits am 31.01.1997 die (Muster-)Richtlinien zum Inhalt der Weiterbildung, mit denen die präzisen Weiterbildungsanforderungen „nach Maß und Zahl" festgelegt sind, verabschiedet.

Den in der Zusatzbezeichnung Spezielle Schmerztherapie vorgesehenen anerkannten interdisziplinären Kurs über Schmerztherapie von 80 Stunden Dauer hat der Vorstand der Bundesärztekammer in seiner Sitzung vom 22.08.1997 verabschiedet. Somit ist nunmehr das Gesamtpaket der formalen Weiterbildungsanforderungen vorgelegt, und die Weiterbildung kann vollzogen werden. Ärzte, die bereits schmerztherapeutisch tätig sind, können im Rahmen der Übergangsbestimmungen bei ihrer Landesärztekammer den Antrag zur Anerkennung der Zusatzbezeichnung stellen. Der Deutsche Ärztetag hat darauf verzichtet, spezielle Übergangsbestimmungen für die Zusatzbezeichnung Spezielle Schmerztherapie zu verabschieden.

Damit gilt die allgemeine Regelung der (Muster-)Weiterbildungsordnung, wonach der Arzt, der innerhalb von 8 Jahren vor der Einführung der Zusatzbezeichnung für eine Zeit, die der Mindestdauer der Weiterbildung entspricht, an einer Weiterbildungsstätte oder an einer vergleichbaren Einrichtung tätig war und inhaltlich die in der Weiterbildung zur Erlangung der Zusatzbezeichnung genannten Tätigkeiten durchgeführt hat, auf Antrag die Bezeichnung Spezielle Schmerztherapie erhalten kann.

Mit der Beschlußfassung zur Speziellen Schmerztherapie wurde ein Streit entschieden, der über den richtigen Weg zwischen zwei konträren Positionen geführt wurde. Zum einen gab es die Position, daß die Behandlung des Schmerzpatienten durch ein interdisziplinäres Ärzteteam, in dem jeder mit den Methoden seines Fachgebietes mitwirkt, der richtige Weg sei. Die andere Position vertrat die Auffassung, daß die unterschiedlichsten Methoden zur Schmerztherapie in der Hand eines Arztes zusammengeführt werden müßten, der als Monospezialist nur Schmerztherapie durchführt und bestenfalls Ärzte anderer Fachgebiete konsiliarisch hinzuzieht.

In diesem Richtungsstreit hat sich der interdisziplinäre Gedanke des Zusammenwirkens vieler Ärzte zur Sicherstellung des Behandlungserfolges durchgesetzt. Da ein Facharzt für Schmerztherapie nie ernsthaft zur Diskussion gestanden hat, war von den Gestaltungsmöglichkeiten, welche die Struktur der (Muster-)Weiterbildungsordnung einräumt, nur der Weg einer Zusatzbezeichnung gangbar und realistisch. Hiermit verbanden sich aber einige Konstruktionsprobleme.

Da eine Zusatzbezeichnung ein Fachgebiet nicht erweitern kann, mußten die Weiterbildungsinhalte der Zusatzbezeichnung Spezielle Schmerztherapie so angelegt werden, daß sie einen Gebietsbezug zu einem der existierenden Fachgebiete mit Patientenbezug erhielten. Folgerichtig ist in der Weiterbildungsordnung stets auf die gebietsbezogene differentialdiagnostische Abklärung der Schmerzkrankheit und den gebietsbezogenen Einsatz schmerztherapeutischer Verfahren abgestellt. Logisch war es, die Bildungsinhalte so anzulegen, daß differenziert weitergebildet wird nach solchen Inhalten, die Gebieten mit konservativen Weiterbildungsinhalten zugeordnet sind, solchen Verfahren, die Gebieten mit operativen Weiterbildungsinhalten zugehören und solchen, die konservativ-interventionellen Gebieten wie der Anästhesiologie oder der diagnostischen Radiologie, zugewiesen sind.

Durch die Betonung von Weiterbildungsinhalten, die der Fähigkeit des Arztes zur interdisziplinären Zusammenarbeit mit anderen Fachgebieten zum Erreichen eines gemeinsam definierten Behandlungszieles dienen, wird der gewählte interdisziplinäre Ansatz auch während der Weiterbildung eingeübt.

Weiterbildung zur Erlangung der Zusatzbezeichnung Spezielle Schmerztherapie

Die nachstehend aufgelisteten Weiterbildungsanforderungen sind zur Erlangung der Zusatzbezeichnung zu erfüllen.

(Muster-)Weiterbildungsordnung Spezielle Schmerztherapie:

Definition: Die Spezielle Schmerztherapie umfaßt die gebietsbezogene Diagnostik und Therapie chronisch schmerzkranker Patienten, bei denen der Schmerz seine Leit- und Warnfunktion verloren und einen selbständigen Krankheitswert erlangt hat.

Weiterbildungszeit:

1. Anerkennung zum Führen einer Gebietsbezeichnung mit Patientenbezug.
2. Zwölfmonatige ganztägige Weiterbildung an einer Weiterbildungsstätte gem. § 8 Abs. 1 (Muster-)Weiterbildungsordnung.
3. Teilnahme an einem von der Ärztekammer anerkannten interdisziplinären Kurs über Schmerztherapie von 80 Stunden Dauer.
4. Die Weiterbildung wird mit einer Prüfung abgeschlossen.

Weiterbildungsinhalt:

Vermittlung, Erwerb und Nachweis besonderer Kenntnisse und Erfahrungen in
- Erhebung einer standardisierten Schmerzanamnese einschließlich der Auswertung von Fremdbefunden,
- Durchführung einer Schmerzanalyse,
- gebietsbezogener differentialdiagnostischer Abklärung der Schmerzkrankheit,
- eingehender Beratung des Patienten und gemeinsamer Festlegung der Therapieziele,
- Aufstellung eines inhaltlich und zeitlich gestuften Therapieplanes einschließlich der zur Umsetzung des Therapieplanes erforderlichen interdisziplinären Koordination der Ärzte und sonstigen am Therapieplan zu beteiligenden Personen und Einrichtungen,
- gebietsbezogenem Einsatz schmerztherapeutischer Verfahren,
- standardisierter Dokumentation des schmerztherapeutischen Behandlungsverlaufes.

(Muster-)Richtlinien über den Inhalt der Weiterbildung Spezielle Schmerztherapie

1. Erwerb der in der Weiterbildungsordnung aufgeführten Weiterbildungsinhalte.

Hierzu sind nachfolgende Richtzahlen oder Weiterbildungsinhalte nachzuweisen:
- Erhebung einer standardisierten Schmerzanamnese einschließlich der Auswertung von Fremdbefunden bei 100 Patienten,
- Durchführung der Schmerzanalyse einschließlich der gebietsbezogenen differentialdiagnostischen Abklärung der Schmerzkrankheiten bei 100 Patienten,
- eingehende Beratung und gemeinsame Festlegung der Therapieziele bei 100 Patienten,
- Aufstellung eines inhaltlich und zeitlich gestuften Therapieplanes einschließlich der zur Umsetzung des Therapieplanes erforderlichen interdisziplinären Koordination der Ärzte und sonstigen am Therapieplan zu beteiligenden Personen und Einrichtungen bei 50 Patienten,
- standardisierte Dokumentation des schmerztherapeutischen Behandlungsverlaufes bei 50 Patienten,
- medikamentöse Therapie als Kurzzeit-, Langzeit- und als Dauertherapie sowie in der terminalen Behandlungsphase bei jeweils 25 Patienten.

Selbständig durchgeführter gebietsbezogener Einsatz schmerztherapeutischer Verfahren für Gebiete mit konservativen Weiterbildungsinhalten:
- Entzugsbehandlung bei Medikamentenabhängigkeit bei 20 Patienten,
- spezifische Pharmakotherapie bei 50 Patienten
- spezifische psychosomatische und übende Verfahren bei 25 Patienten,
- diagnostische und therapeutische Lokal- und Leitungsanästhesie bei 200 Patienten,
- Stimulationstechniken, z. B. TENS, bei 50 Patienten,
- spezifische Verfahren der manuellen Diagnostik und physikalischen Therapie bei 50 Patienten.

Selbständig durchgeführter gebietsbezogener Einsatz schmerztherapeutischer Verfahren für Gebiete mit operativen Weiterbildungsinhalten:
- spezifische Pharmakotherapie bei 50 Patienten,
- diagnostische und therapeutische Lokal- und Leitungsanästhesie bei 200 Patienten,
- Stimulationstechniken, z. B. TENS, bei 50 Patienten,
- Denervationsverfahren und/oder augmentative Verfahren (z. B. Neurolyse, zentrale Stimulation) bei 20 Patienten,
- spezifische Verfahren der manuellen Diagnostik und physikalischen Therapie bei 50 Patienten.

Selbständig durchgeführter gebietsbezogener Einsatz schmerztherapeutischer Verfahren für Gebiete mit konservativ-interventionellen Weiterbildungsinhalten:
- spezifische Pharmakotherapie bei 50 Patienten,
- diagnostische und therapeutische Lokal- und Leitungsanästhesie bei 200 Patienten,
- Stimulationstechniken, z. B. TENS, bei 50 Patienten,
- Plexus- und rückenmarknahe Analgesien bei 50 Patienten,
- Sympathikusblockaden bei 50 Patienten,
- spezifische Verfahren der manuellen Diagnostik und physikalischen Therapie bei 50 Patienten.

Kursbuch Spezielle Schmerztherapie (80 Stunden)

Die Einteilung in Themenblöcke und Zeitstunden zeigt Tab. 9.4.

Tabelle 9.4 Kursbuch zur Speziellen Schmerztherapie

Themenblock	Zeitstunden
Block 1	
Grundlagen I	3
1.1 Anatomische Grundlagen	
1.2 Physiologische Grundlagen	
1.3 Schmerzgedächtnis, Neuroplastizität	
1.4 Mechanismen der Chronifizierung	
Block 2	
Grundlagen II	6
2.1 Vorbefunde und Anamnese	
2.2 Untersuchung	
2.3 Neurologische Diagnostik	
2.4 Psychologische Aspekte in der ärztlichen Anamnese und Diagnostik	
2.5 Bildgebende Verfahren	
Block 3	
Grundlagen III	4
3.1 Forensische Aspekte	
3.2 Schmerzmessung	
3.3 Abrechnung schmerztherapeutischer Leistungen	
3.4 Gutachten	

Tabelle 9.4 Fortsetzung

Themenblock	Zeitstunden
Block 4	
Organisation und Dokumentation	3
4.1 Dokumentation	
4.2 Interdisziplinäre Kooperation	
4.3 Kontrollen, Standards, Sicherheit/Qualitätssicherung	
Block 5	
Medikamentöse Schmerztherapie	6
5.1 Pharmakologische Grundlagen der Analgetika	
5.2 Antipyretische Analgetika und deren Kombinationen	
5.3 Opioide	
5.4 Ko-Analgetika	
5.5 Nebenwirkungen und Komplikationen der medikamentösen Schmerztherapie	
5.6 Medikamentenabhängigkeit, Entzugsbehandlung	
Block 6	
Blockadetherapie	9
6.1 Sympathikusblockaden: Hypothesen zur Wirkungsweise	
6.1.1 Ganglion stellatum und Ganglion cervicale: Wirkungsweise	
6.1.2 Plexus coeliacus, lumbaler Grenzstrang	
6.1.3 Intravenöse regionale Sympathikusblockade (IVRSB)	
6.2 Blockaden an Facetten, Bändern, Muskeln und Nerven	
6.3 Kontinuierliche Verfahren, postganglionäre Blockaden	
6.3.1 Kathetertechniken	
6.3.2 Pumpen, Ports	
6.3.3 Kryoanalgesie, Radiofrequenzläsion	
6.3.4 Neurolysen	
Block 7	
Weitere Behandlungsmethoden	6
7.1 TENS	
7.2 Neuraltherapie	
7.3 Akupunktur I	
7.4 Akupunktur II	
7.5 Naturheilverfahren	
7.6 Plazebo	
Block 8	
Physiotherapie	2
8.1 Physikalische Therapie	
8.2 Physiotherapeutische Methoden	
Block 9	
Psychologische, psychiatrische, psychosomatische Aspekte der Schmerztherapie	6
9.1 Verhaltensmedizinische Grundlagen	
9.2 Psychische Erkrankungen mit Leitsymptom Schmerz	
9.3 Psychotherapeutische Methoden in der Schmerztherapie	
9.4 Compliance und Non-Compliance in der Schmerztherapie	

Tabelle 9.**4** Fortsetzung

Themenblock	Zeitstunden
Block 10	
Rückenschmerz und Schmerzen am Bewegungsapparat	9
10.1 Diagnostik und Therapie akuter Rückenschmerzen	
10.2 Diagnostik und Therapie chronischer Rückenschmerzen	
10.3 Manuelle Medizin	
10.4 Schulter-Arm-Syndrom: Diagnostik und Therapie	
Block 11	
Kopf und Gesichtsschmerz	8
11.1 Systematik der Kopfschmerzen	
11.2 Diagnostik und Therapie der primären Kopfschmerzsyndrome; Migräne, Spannungskopfschmerz, Cluster Kopfschmerz, chronische paroxysmale Hemikranie	
11.3 Medikamenteninduzierter Kopfschmerz: Diagnostik und Therapie	
11.4 Systematik des Gesichtsschmerzes	
11.5 Medikamentöse Therapie bei Gesichtsschmerzen	
11.6 Neurochirurgische Methoden (Kopf und Gesichtsschmerzen)	
11.7 Zahnärztliche, chirurgische und kieferchirurgische Aspekte bei Gesichtsschmerzen	
11.8 Blockaden bei Kopf- und Gesichtsschmerzen	
Block 12	
Neuropathischer Schmerz	7
12.1 Pathophysiologie neuropathischer Schmerzsyndrome	
12.2 Anästhesiologische Therapie neuropathischer Schmerzsyndrome	
12.3 Medikamentöse Therapie neuropathischer Schmerzsyndrome	
12.4 Neurochirurgische Therapie I	
12.5 Neurochirurgische Therapie II	
12.6 Stumpf- und Phantomschmerz	
12.7 Polyneuropathie, Mononeuropathie	
12.8 Sympathische Reflexdystrophie	
12.9 Zosterische und postzosterische Neuralgie	
12.10 Zentraler Schmerz	
Block 13	
Tumorschmerz	5
13.1 Schmerzformen und Diagnostik	
13.2 Stufenschema	
13.3 Subkutane und spinale Opioide, Pumpen	
13.4 Adjuvante Therapie	
13.5 Grenzen der Therapie, Hospiz, Palliativmedizin	
Block 14	
Weitere Krankheitsbilder	6
14.1 Ischämieschmerz, periphere arterielle Verschlußkrankheit, Schmerzen bei venösen Erkrankungen	
14.2 Viszeraler Schmerz	
14.3 Rheumatische Erkrankungen	
14.4 Myofaszialer Schmerz, Fibromyalgie	
14.5 Schmerztherapie bei Kindern	

Erläuterungen zum Ablauf der Weiterbildung

Mit der Weiterbildung zur Erlangung der Zusatzbezeichnung Spezielle Schmerztherapie kann erst begonnen werden, wenn eine Anerkennung zum Führen einer Gebietsbezeichnung mit Patientenbezug vorhanden ist. Als nächster Schritt ist eine zwölfmonatige ganztägige Weiterbildung an einer Weiterbildungsstätte zu absolvieren, die anerkannt sein muß. Gleichfalls ist es erforderlich, daß in der Weiterbildungsstätte ein Arzt, in aller Regel der Leiter der Weiterbildungsstätte, von der für ihn zuständigen Landesärztekammer die Befugnis zur Weiterbildung in der Zusatzbezeichnung Spezielle Schmerztherapie erhalten hat.

Als dritter großer Block muß ein interdisziplinärer Kurs in der Schmerztherapie über 80 Stunden absolviert werden. Der Kurs und der Kursleiter sind gleichfalls von der zuständigen Ärztekammer zur Durchführung des Kurses zu befugen. Sodann muß die Weiterbildung nach Erfüllen dieser Weiterbildungsabschnitte mit einer Prüfung abgeschlossen werden.

Die Zusatzbezeichnung ist so konstruiert, daß Weiterbildungsinhalte nachzuweisen sind, die für jeden gebietsbezogenen Einsatz diagnostischer und therapeutischer schmerztherapeutischer Methoden inhaltlich gleich sind. Dies bezieht sich im wesentlichen auf Anamnese und Analyse des Schmerzes und die interdisziplinäre Koordination und Festlegung von Therapiezielen und Erstellen eines Therapieplanes. Auch Dokumentation und medikamentöse Therapie sind inhaltsgleich für alle Aspiranten der Zusatzbezeichnung Spezielle Schmerztherapie.

Sodann werden die Weiterbildungsanforderungen gesplittet für Kandidaten aus Fachgebieten mit konservativen Weiterbildungsinhalten, z. B. Innere Medizin oder Neurologie, in solche für Kandidaten aus operativen Gebieten, wie Chirurgie oder Orthopädie, und solche aus konservativ-interventionellen Gebieten, wie Anästhesiologie, Nuklearmedizin oder Radiologische Diagnostik. Der Kurs in der Speziellen Schmerztherapie vermittelt Wissen, das Grundlage für alle Gebiete mit Patientenbezug ist. Darüber hinaus vermittelt der Kurs Wissen über die spezifischen, gebietsgebundenen Methoden der Schmerztherapie, die für die unterschiedlichen Arztgruppen zwar von hohem Interesse sind, aber in der praktischen Berufsausübung unterschiedlich nutzbar sein werden.

Mit dem Weiterbildungsgang Spezielle Schmerztherapie hat die Ärzteschaft die Voraussetzungen geschaffen, daß qualifizierte Weiterbildung in diesem ärztlichen Tätigkeitsfeld stattfinden kann. Es liegt jetzt in der Verantwortlichkeit der Landesärztekammern und beim Bildungswillen der diese Zusatzbezeichnung anstrebenden Kolleginnen und Kollegen, mit welchem qualifizierten Leben die Weiterbildung erfüllt wird.

Deutsche Interdisziplinäre Vereinigung für Schmerztherapie

D. Soyka

Vorgeschichte

Generationen von Ärzten betrachteten den Schmerz als Symptom einer somatisch definierten Krankheit und waren der Überzeugung, daß mit der Bekämpfung der ursächlichen Krankheit einerseits und der Behandlung des begleitenden Symptoms Schmerz durch eine der etablierten und somatisch ansetzenden schmerztherapeutischen Methoden andererseits das Problem prinzipiell gelöst sei. In der ärztlichen Aus-, Fort- und Weiterbildung spielte das Schmerzthema eine eher marginale Rolle. Der Schmerz wurde im wesentlichen unter fachspezifischen Aspekten gesehen. Beiträge der Psychologie und Psychosomatik (1) fanden häufig nicht die gebührende Würdigung.

Die Wirklichkeit war und ist demgegenüber eher bedrückend. Weltweit gibt es viele Millionen chronischer Schmerzpatienten, allein in Deutschland ca. 5–6 Millionen, darunter mehr als 600 000 mit problematischen, therapieresistenten chronischen Schmerzen. Viele dieser Menschen sind über Jahre hinweg von Arzt zu Arzt gewandert und haben umfangreiche und kostspielige Methoden der Diagnostik und Therapie hinter sich, ohne die erhoffte Hilfe gefunden zu haben. Der Konsum an Analgetika, oft in Selbstmedikation, ist immens. Chronischer Analgetikaabusus hat sich zu einem bedeutenden aktuellen Problem entwickelt (36). Bedenkt man die vielen Millionen wegen starker Schmerzzustände ausfallenden Arbeitstage, so wird aus all diesem die brisante medizinische und sozioökonomische Bedeutung des Themas klar.

Erste und wegweisende Impulse zu einem Umdenken in der Schmerztherapie kamen nach 1950 aus den USA und sind vor allem mit dem Namen von J. **Bonica** verbunden. Didaktisch und auch in der Praxis außerordentlich befruchtend war die Gegenüberstellung von akutem und chronischem Schmerz mit jeweils unterschiedlichen Entstehungsbedingungen (3). 1953 stellte Bonica (4) ein Konzept der multidisziplinären Kooperation bei der Behandlung chronischer Schmerzen vor, auch unter Berücksichtigung psychosomatischer und psychologischer Ansätze. Auf internationaler Ebene entstand eine **wissenschaftliche Gesellschaft** speziell zum Studium des Schmerzes, die International Association for the Study of Pain (IASP), bald gefolgt von einer entsprechenden Gesellschaft für den deutschsprachigen Raum, aus der die heutige Deutsche Gesellschaft zum Studium des Schmerzes (DGSS) hervorging. In der Definition des Schmerzes durch die IASP wurden seine durchaus unterschiedlichen Entstehungsbedingungen verdeutlicht: „Der Schmerz ist ein unangenehmes Sinnes- und Gefühlserlebnis, das mit aktueller oder potentieller Gewebeschädigung verknüpft ist *oder mit Begriffen einer solchen Schädigung beschrieben wird*" (27). Mit dieser Formulierung sollte zum Ausdruck gebracht werden, daß der Schmerz nicht immer mit Nozizeption gleichzusetzen ist, sondern daß unter diesem Begriff auch Leidenszustände subsumiert werden, bei denen keine Gewebeläsion vorliegt, z. B. psychogene Schmerzsyndrome bei somatoformen Störungen oder im Rahmen endogener Psychosen (45).

Weitere schmerztherapeutisch engagierte Vereinigungen und Gesellschaften wie die Deutsche Migräne- und Kopfschmerzgesellschaft (DMKG), das Schmerztherapeutische Kolloquium (StK), die Deutsche Schmerzhilfe und die Deutsche Schmerzliga folgten. Die Aktivitäten aller dieser Gesellschaften führten dazu, daß den Problemen des chronischen Schmerzes verstärkt Aufmerksamkeit geschenkt wurde. Beispielhaft genannt sei die Denkschrift von M. Zimmermann und H. Seemann „Der Schmerz – Ein vernachlässigtes Gebiet der Medizin" aus dem Jahre 1986 (50). Erste fachspezifische oder auch interdisziplinär organisierte schmerztherapeutische Einrichtungen nach amerikanischem Vorbild wurden gegründet. Forschungsprogramme wurden staatlicherseits gefördert. Im Medizinstudium fand der Schmerz verstärkt Berücksichtigung. 1993 wurde die Therapie chronischer Schmerzen zu einem Prüfungsfach im 2. Abschnitt der Ärztlichen Prüfung. Die einschlägige Fortbildung wurde auf den verschiedensten Ebenen intensiviert. In einigen klinischen Fachgesellschaften kam es zur Gründung von Arbeitsgruppen oder Sektionen für die Schmerzforschung und -therapie. Leit- und Richtlinien zum Umgang mit fachspezifischen Schmerzerkrankungen wurden erarbeitet.

DGSS und StK favorisierten das Berufsbild eines hochspezialisierten **Algesiologen** und stellten einen Katalog an Ausbildungsinhalten und Praxisbedingungen auf, der mehr oder weniger nur von Anästhesiologen erfüllt werden konnte. Für derart qualifizierte Personen wurden Zertifikate ausgestellt. Viele klinischen Fachgesellschaften fühlten sich bei dieser Entwicklung übergangen und in ihren Interessen nicht angemessen repräsentiert.

Gründung, Organisation und Zielsetzung

Im Sommer 1995 fanden sich Vertreter aus 16 Fachgesellschaften zusammen und gründeten die **Deutsche Interdisziplinäre Vereinigung für Schmerztherapie** (DIVS), gedacht als ein Dachverband und gemeinsames Forum. In der Satzung wurde festgelegt, daß sich die DIVS nicht, wie sonst in Fachgesellschaften üblich, auf Einzelpersonen als Mitglieder stützt sondern auf medizinisch-wissenschaftliche Gesellschaften, die der DIVS als Mitglied beitreten können, sofern sie mit Fragen der Schmerztherapie befaßt sind. Diese benennen dann bis zu vier Delegierte zur Wahrnehmung der Interessen ihrer Fachgesellschaft.

Vorrangige Ziele der DIVS sind
- Vertiefung der **Zusammenarbeit** zwischen den wissenschaftlichen Gesellschaften und ihren Mitgliedern.
- Förderung *der* fachübergreifenden **Schmerzforschung** sowie der Aus-, Weiter- und Fortbildung in der Schmerztherapie.
- Entwicklung gemeinsamer **Leitlinien** zur Diagnostik und Therapie akuter und chronischer Schmerzen.
- Information der **Öffentlichkeit** über die Bedeutung der Schmerztherapie.
- **Vertretung** der Belange der interdisziplinären Schmerztherapie gegenüber Behörden, Körperschaften, wissenschaftlichen Gesellschaften und anderen Vereinigungen.
- Unterstützung fachübergreifender **Publikationen** und wissenschaftlicher Veranstaltungen sowie die eigene Durchführung solcher Veranstaltungen.
- Intensivierung einer **Verbindung** mit Vereinigungen im Ausland, die sich ihrerseits mit der Schmerztherapie in Wissenschaft und Praxis befassen.
- Beteiligung an internationalen **Kongressen** auf dem Gebiet der Schmerztherapie.

Aus dem dargestellten Satzungsinhalt geht hervor, daß es im Verhältnis der DIVS zu den anderen Schmerzgesellschaften nicht um Konkurrenz oder gar Rivalität, sondern vorrangig um komplementäre Aufgaben geht. Soweit es sich um übereinstimmende Ziele handelt, ist eine Kooperation sinnvoll und erstrebenswert.

Entwicklung und Status praesens

Seit der Gründung traten der DIVS insgesamt 24 Gesellschaften und Vereinigungen bei, hauptsächlich klinisch-medizinische Gesellschaften, aber auch Gesellschaften aus der medizinischen Psychologie, Psychosomatik und Psychotherapie und aus dem Kreis der speziellen Schmerz-Gesellschaften DGSS und DMKG. Im Rahmen der ersten DIVS-Kongresse mit Hauptthemen wie akuter Schmerz, Prophylaxe chronischer Schmerzen und Tumorschmerz hatten die Mitgliedsgesellschaften Gelegenheit, Schmerzthemen in besonderen Workshops fachspezifisch oder interdisziplinär orientiert vorzustellen. Im Frühjahr 1996 einigten sich DIVS, DGSS und StK auf einen gemeinsamen Antrag mit dem Ziel der Einführung einer Zusatzbezeichnung. Der Deutsche Ärztetag 1996 folgte diesem Antrag inhaltlich weitgehend und beschloß die neue Zusatzbezeichnung mit dem Namen Spezielle Schmerztherapie, sicher ein Meilenstein in dem vieljährigen Bemühen um eine Optimierung der Therapie chronischer Schmerzleiden (29). Die vorangestellte Definition drückt aus, welche Patientengruppe gemeint ist:

„Die Spezielle Schmerztherapie umfaßt die gebietsbezogene Diagnostik und Therapie chronisch schmerzkranker Patienten, *bei denen der Schmerz seine Leit- und Warnfunktion verloren und einen selbständigen Krankheitswert erlangt hat.*"

Zu den **Voraussetzungen** für den Erwerb der Zusatzbezeichnung gehören unter anderem die Anerkennung zum Führen einer Gebietsbezeichnung mit Patientenbezug, eine zwölfmonatige ganztägige Weiterbildung an einer Weiterbildungsstätte gemäß § 8 Abs. 1 WBO, die Teilnahme an einem von der Ärztekammer anerkannten interdisziplinären Kurs über Schmerztherapie von 80 Stunden Dauer und eine abschließende Prüfung. Übergangsbestimmungen werden erforderlich sein für die Schmerztherapeuten „der ersten Stunde", die sich in den vergangenen 20 Jahren zunächst weitgehend autodidaktisch in die spezielle Materie eingearbeitet, ihr erworbenes Wissen dann wissenschaftlich vertieft, in oft zahlreichen Fortbildungsveranstaltungen weitergereicht und in der Praxis angewendet haben. Zu den Weiterbildungsinhalten hat die Bundesärztekammer unter Mitwirkung der *DIVS* ein Kursbuch herausgegeben (siehe Tabelle 9.**4**). Der Beschluß des Deutschen Ärztetages wurde inzwischen von den meisten Landesärztekammern übernommen, zahlreiche Zusatzbezeichnungen wurden ausgesprochen. 1997 wurden von DIVS interdisziplinäre Arbeitsgruppen eingesetzt, die Leitlinien zur Diagnostik und Therapie verschiedener relevanter Schmerzsyndrome entwickeln sollen.

Perspektive

Das übergeordnete Ziel ist die nachhaltige Verbesserung der therapeutischen Versorgung chronisch schmerzkranker Patienten, wobei es in der Natur der Sache liegt, daß nicht immer Schmerzfreiheit auf Dauer erreichbar sein wird. Eine wichtige Voraussetzung hierfür ist die Schaffung eines relativ eng gespannten Netzes qualifizierter schmerztherapeutischer Einrichtungen als langfristige, in vertretbarer Entfernung erreichbare Ansprechpartner der Betroffenen (36, 37). Benötigt werden also viele qualifizierte Schmerztherapeuten mit Zusatzbezeichnung und der Möglichkeit zu interdisziplinärer Kooperation, wo nötig. Dies zu erreichen, wird noch viele Jahre dauern, denn der Erwerb der Zusatzbezeichnung wird nicht leicht sein, zumal anfangs nur wenige qualifizierte Weiterbildungsstätten und damit auch nur relativ wenige Ausbildungsstellen zur Verfügung stehen werden. Von der Grundlagenforschung lassen sich wesentliche neue Erkenntnisse erwarten, die eines Tages auch klinische Relevanz erhalten werden. Die klinisch-medizinischen Fächer sind aufgerufen, an der *interdisziplinären* Versorgung der chronisch Schmerzkranken in Kliniken, Ambulanzen und Praxen mitzuwirken und ihren jungen Ärzten nach abgeschlossener Fachausbildung bei gegebenem Interesse die Weiterbildung zum speziellen Schmerztherapeuten zu ermöglichen.

Auf allen diesen Ebenen zu stimulieren, zu koordinieren, wenn nötig zu vermitteln, Weiterbildung zu organisieren, Politik, Behörden, Versicherungsträger, Standesorganisationen zu sensibilisieren, wird der DIVS intensive und langfristige Aktivitäten abverlangen.

Öffentliches Gesundheitswesen

B. Werner

Das Verhindern, Lindern oder Beseitigen von Schmerzen ist von jeher ureigenster Teil des ärztlichen Heilauftrages oder, allgemeiner formuliert, der medizinischen Versorgung. In den letzten 100 Jahren hat sich in Deutschland zur medizinischen Versorgung eine Struktur entwickelt, die auf drei, mit Einführung der Pflegeversicherung 1994 auf vier Säulen beruht (Abb. 9.1). Dazu zählen die ambulante und die stationäre Versorgung sowie das öffentliche Gesundheitswesen als sektorspezifische Bereiche. Die Versorgung schmerzkranker Patienten ist in dieses „Haus der gesundheitlichen Versorgung" sektorübergreifend integriert.

Unter dem Begriff „öffentliches Gesundheitswesen" verstehen wir heute die Gesamtheit öffentlich rechtlicher Aufgaben auf dem Gebiet der gesundheitlichen Versorgung der Bevölkerung. Das ist in erster Linie der Öffentliche Gesundheitsdienst (ÖGD), nämlich die Gesundheitsfachverwaltung des Bundes und der Länder (z. B. Ministerien, Untersuchungsämter) oder der Kommunen (z. B. Gesundheitsämter). Auch die in Körperschaften (Anstalten) des öffentlichen Rechts tätigen ärztlichen Dienste der Kranken- und Rentenversicherungen zählen zum öffentlichen Gesundheitswesen. Sie werden als sozialärztliche Dienste bezeichnet.

Medizinischer Dienst der Krankenversicherung

Die Prinzipien der Krankenversicherung werden im Sozialgesetzbuch V (SGB V) beschrieben. Danach hat die Solidargemeinschaft die Aufgabe, die Gesundheit der Versicherten zu erhalten, wiederherzustellen bzw. den Gesundheitszustand zu verbessern. Die Pflegeversicherung als eigenständiger Zweig der Sozialversicherung dient der Absicherung des Risikos der Pflegebedürftigkeit. Ihre Prinzipien sind im Sozialgesetzbuch XI (SGB XI) niedergelegt.

Bei der Erfüllung des gesetzlichen Auftrages benötigen die gesetzlichen Kranken- und Pflegeversicherungen medizinisches Wissen und fachliches Können bei allen medizinischen Aspekten der gesundheitlichen und pflegerischen Versorgung und Beratung:
– zur Sicherung der Qualität und Wirksamkeit der Leistungen
– zur Sicherung der Notwendigkeit und Wirtschaftlichkeit der Leistungen.

Dieses medizinische Wissen und fachliche Können stellt der Medizinischer Dienst der Krankenversicherung (MDK) zur Verfügung. Er ist somit der **sozialmedizinische Beratungs- und Begutachtungsdienst** der gesetzlichen Kranken- und Pflegeversicherungen. Er ist auf Landesebene organisiert und eine Körperschaft des öffentlichen Rechts. Seine Aufgaben und Befugnisse sind für den Bereich der Krankenversicherung im SGB V beschrieben, für den Bereich der Pflegeversicherung werden sie durch das SGB XI geregelt. Die Begutachtungs- und Beratungstätigkeit des MDK betrifft alle Sektoren („Säulen") der gesundheitlichen Versorgung.

Begutachtung und Beratung in der Schmerzmedizin

Die symptomatische Behandlung **akuter** Schmerzen ist Teil der vertragsärztlichen (ambulanten) Versorgung und wird nach dem Regelwerk des einheitlichen Bewertungsmaßstabes für ärztliche Leistungen, EBM, abgerechnet.

Ambulante Schmerztherapie **chronisch** schmerzkranker Patienten meint die Behandlung von Patienten, bei denen sich das physiologische Krankheitssymptom Schmerz verselbständigt hat. Diese Patienten haben von der Natur ihrer Erkrankung her ein besonderes Versorgungsbedürfnis und

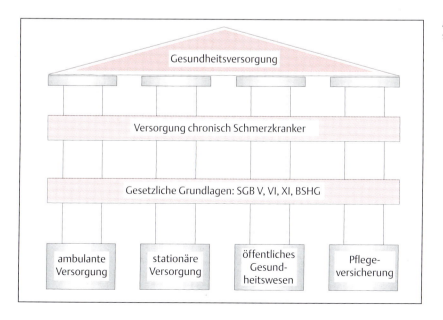

Abb. 9.1 Säulen der medizinischen Versorgung in Deutschland.

brauchen in der Regel mehr als nur einen einzigen Therapieansatz. Daher erfordert die Versorgung chronisch schmerzkranker Patienten eine besondere Qualifikation der behandelnden Ärzte und einen finanziellen Ausgleich (Kostenerstattung) für den zusätzlichen Versorgungsaufwand. Eine entsprechende Bewertung dieser algesiologischen Tätigkeiten fehlt bisher.

Erstmals ist es auf regionaler Ebene 1991 in Hamburg zum Abschluß einer „Vereinbarung über die ambulante Behandlung chronisch schmerzkranker Patienten" zwischen den gesetzlichen Krankenkassen (mit Ausnahme der Ersatzkassenverbände) und der Kassenärztlichen Vereinigung Hamburg gekommen. An den Vorbereitungen und Beratungen des Vertrages war der MDK Hamburg als sachverständiger Berater beteiligt. 1994 folgte eine **bundesweite** „Vereinbarung über die ambulante Behandlung chronisch schmerzkranker Patienten" zwischen den Verbänden der Arbeiter- und Angestellten-Ersatzkassen und der Kassenärztlichen Bundesvereinigung.

Beide Vereinbarungen regeln unter anderem Qualifikation und Fortbildung der Ärzte, Organisation und Ausstattung der Praxen sowie Dokumentation und Honorierung der Leistungen. Für die Versorgung der Schmerzkranken werden in den Vereinbarungen ärztliche und nichtärztliche Behandlungsverfahren benannt. Letztere sollen ärztlich koordiniert und delegiert werden. Auch einzelne, unkonventionelle Maßnahmen können (nach regionaler Vereinbarung) unter bestimmten Voraussetzungen zur Anwendung kommen.

Die Verordnungen der verschiedenen Maßnahmen bei der Versorgung schmerzkranker Patienten können dem MDK durch die Krankenkassen zur Begutachtung vorgelegt werden (§ 275 SGB V). Dazu gehören:
- Einzelfallbegutachtungen und Grundsatzstellungnahmen zum Heil- und Hilfsmitteleinsatz (z. B. TENS-Geräte).
- Stellungnahmen zu Analgetika- und Opiateinsatz.
- Einzelfallbegutachtungen und Grundsatzstellungnahmen zur psychologischen Schmerztherapie nach den Psychotherapie-Richtlinien und zugeordneter Verfahren (symptomzentrierte Verhaltenstherapie, tiefenpsychologische Verfahren, körperorientierte Psychotherapieverfahren, Gesprächstherapie, neurolinguistisches Programmieren, Gestalttherapie, Psychoanalyse, Biofeedback, Hypnose, Akupunktur).
- Einzelfallbegutachtungen und Grundsatzstellungnahmen zur Verordnung von Ports und Pumpen.

Begutachtung und Beratung in der Schmerztherapie stationärer Versorgung

Zu den Aufgaben des MDK zählt unter anderem die Begutachtung von Notwendigkeit und Dauer stationärer Maßnahmen (§ 275 SGB V), also auch die Einzelfallprüfung chronisch Schmerzkranker nach Aktenlage bis hin, falls nötig, zur bettseitigen Untersuchung des Patienten (§ 276 SGB V). Daneben kann der MDK die Krankenkassen bei der Krankenhausbedarfsplanung beraten (§ 275 SGB V).

Die bedarfsgerechte Versorgung der Bevölkerung mit leistungsfähigen, eigenverantwortlich, wirtschaftlich arbeitenden Krankenhäusern ist Ländersache. Hierzu haben die Bundesländer Krankenhauspläne und Investitionsprogramme aufzustellen und fortzuschreiben. In Hamburg hat die Behörde ihre Planungshoheit explizit auf die stationäre und teilstationäre Versorgung von (chronisch kranken) Schmerzpatienten ausgedehnt. Im „Krankenhausplan 2000" werden 45 von 13 231 Betten (0,34%) für die Behandlung von Schmerzpatienten ausgewiesen. Zusätzlich sind 18 tagesklinische Behandlungsplätze für Schmerzpatienten vorgesehen.

Die Ausdifferenzierung der Krankenhauspläne nach disziplinbezogenen Bettenschlüsseln und therapieorientierten Behandlungsplätzen schwankt von Bundesland zu Bundesland. Durch Aufnahme in den Krankenhausplan können die betreffenden Krankenhäuser die finanziellen Auswirkungen der neuen Bettenstruktur auf ihre Jahresbudgets mit den Krankenkassen verhandeln. Bei den Krankenhauspflegesatzverhandlungen kann der MDK auf Wunsch die Krankenkassen beraten (§ 275 SGB V). Die Beratung bezieht sich in erster Linie auf die sachgerechte Beurteilung einer entsprechenden Personalstruktur der Schmerzkliniken, die ca. zwei Drittel aller Kosten solcher Einrichtungen ausmachen, und den Kostenblock des medizinischen Bedarfs, der ca. die Hälfte aller Sachkosten beansprucht.

Ärztlicher Dienst der Rentenversicherung

Dieser **ärztliche Gutachterdienst (äGD)** wird von den Landesversicherungsanstalten als Träger der Arbeiter-Rentenversicherung unterhalten und zählt zum öffentlichen Gesundheitswesen. Die Bundesversicherungsanstalt für Angestellte mit Sitz in Berlin unterhält keinen eigenen ärztlichen Gutachterdienst, sondern hat niedergelassene oder angestellte Ärzte unter Vertrag, die Begutachtungen nebenamtlich ausführen.

Gutachten werden hauptsächlich erstellt zur Feststellung
- der Rente wegen Berufsunfähigkeit (§ 43 SGB VI),
- der Rente wegen Erwerbsunfähigkeit (§ 44 SGB VI),
- der Notwendigkeit von medizinischen und beruflichen Rehabilitationsmaßnahmen (§§ 15 und 16 SGB VI).

Die Begutachtung von Patienten mit chronischen Schmerzen ist immer problematisch. Da beim Fehlen von somatisch erhebbaren Befunden der Schmerz als Symptom weder objektivierbar noch quantifizierbar ist, kann es sein, daß auch nach gezielten schmerztherapeutischen Maßnahmen am Ergebnis einer auszusprechenden Erwerbsunfähigkeit nichts zu ändern ist. Andererseits kann bei Abklärung einer ursächlichen organischen Störung die Einweisung in eine Schmerzklinik oder ein Schmerztherapiezentrum zur spezialisierten, stationären, medizinischen Rehabilitationsmaßnahme erfolgen, mit dem Ziel, die Erwerbsunfähigkeit zu verhindern. Meist handelt es sich um Patienten mit organisch bedingten Schmerzsyndromen wie Migräne, Trigeminusneuralgie oder Postdiskotomie-Syndromen, bei zum Teil mehrfach operierter Wirbelsäule.

Öffentlicher Gesundheitsdienst

Die Gesundheitsfachverwaltung der Kommunen als öffentlicher Gesundheitsdienst ist in den **Gesundheitsämtern** institutionalisiert. Zu deren Aufgaben zählt die ganze Palette der staatlichen Gesundheitsfürsorge wie auch die Medizinalaufsicht. Die große Masse der Untersuchungen und Begutachtungen in einem Gesundheitsamt wird im Rahmen des Bundessozialhilfegesetzes (BSHG) erforderlich. Hier erfüllt das Gesundheitsamt die Aufgaben des Medizinischen Dienstes der Krankenversicherung bei den Sozialhilfeempfängern, die nicht in einer gesetzlichen Krankenkasse versichert sind.

Der öGD prüft im Auftrag der örtlichen Sozialämter, ob Leistungen in der Krankenhilfe erforderlich werden (§ 37 BSHG), ob Präventionsmaßnahmen eingeleitet werden müssen (§ 36 BSHG) oder ob die Voraussetzungen einer bleibenden oder drohenden Behinderung vorliegen und damit verbundene Rehabilitationsmaßnahmen erforderlich sind (§§ 39 und 40 BSHG). Bezogen auf die Versorgung chronisch schmerzkranker Sozialhilfeempfänger ergibt sich damit für den öGD die gleiche Behandlungs- und Begutachtungsproblematik wie für den MDK oder den Ärztlichen Dienst der Rentenversicherung.

Kernaussagen

- **Schmerztherapeutische Versorgungseinrichtungen**
  - Die Ergebnisse des letzten deutschen Gesundheitssurveys zur Epidemiologie des Schmerzes zeigen deutlich, daß chronischer Schmerz mehr ist als ein Leitsymptom von Krankheiten, anderen Störungen der Gesundheit oder der Befindlichkeit. Akute Schmerzbehandlung war und ist die originäre Aufgabe des Arztes. Empfehlungen für das Akutschmerzmanagement liegen in Form von Leitlinienempfehlungen der Bundesärztekammer für Rücken-, Kopf- und Tumorschmerzpatienten vor. Die Behandlung des chronischen Schmerzes ist weitgehend insuffizient geblieben. Der Hauptgrund für das insuffiziente Schmerzmanagement liegt darin, daß die Mehrzahl der deutschen Ärzte Schmerz immer noch als ein rein biologisches Reiz-Reizantwort-Phänomen verstehen. Für die einzelnen Versorgungsstufen der Schmerztherapie liegen in Deutschland keine gemeinsamen Organisationskonzepte oder gar Zielvorstellungen vor. Das Qualitätssicherungskonzept von Donabedian wurde 1993 vom Deutschen Ärztetag als verbindlich für die deutsche Medizin eingeführt.
- **Ärztliche Weiter- und Fortbildung**
  - Der berufliche Werdegang des Arztes gliedert sich in die drei Abschnitte Ausbildung, Weiterbildung und Fortbildung. Mit der ärztlichen Weiterbildung kann erst nach Erhalt der Approbation begonnen werden. Die Heilberufsgesetze/Kammergesetze der Bundesländer weisen den Ärztekammern, als Körperschaften des öffentlichen Rechts, als Aufgabe unter anderem den Erlaß von Weiterbildungsordnungen zu. Um eine weitestgehende Einheitlichkeit unter den einzelnen Landesärztekammern herbeizuführen, beschließt der Deutsche Ärztetag, das oberste Beschlußgremium, der Deutschen Ärzteschaft, eine (Muster-)Weiterbildungsordnung, die den Landesärztekammern zur Übernahme empfohlen wird.
  - Der 99. Deutsche Ärztetag 1996 in Köln hat eine Zusatzbezeichnung Spezielle Schmerztherapie verabschiedet und den Landesärztekammern empfohlen, diese Weiterbildung umzusetzen. Der Vorstand der Bundesärztekammer hat bereits am 31. 01. 1997 die (Muster-)Richtlinien zum Inhalt der Weiterbildung, mit denen die präzisen Weiterbildungsanforderungen „nach Maß und Zahl" festgelegt sind, verabschiedet.
- **Deutsche Interdisziplinäre Vereinigung für Schmerztherapie**
  - Erste und wegweisende Impulse zu einem Umdenken in der Schmerztherapie kamen nach 1950 aus den USA und sind vor allem mit dem Namen von J. Bonica verbunden. 1953 stellte Bonica (4) ein Konzept der multidisziplinären Kooperation bei der Behandlung chronischer Schmerzen vor, auch unter Berücksichtigung psychosomatischer und psychologischer Ansätze. Auf internationaler Ebene entstand eine wissenschaftliche Gesellschaft speziell zum Studium des Schmerzes, die International Association for the Study of Pain (IASP), bald gefolgt von einer entsprechenden Gesellschaft für den deutschsprachigen Raum.
  - Im Sommer 1995 fanden sich Vertreter aus 16 Fachgesellschaften zusammen und gründeten die Deutsche Interdisziplinäre Vereinigung für Schmerztherapie (DIVS), gedacht als ein Dachverband und gemeinsames Forum. Vorrangige Ziele der DIVS sind Vertiefung der Zusammenarbeit zwischen den wissenschaftlichen Gesellschaften und ihren Mitgliedern, Förderung der fachübergreifenden Schmerzforschung sowie der Aus-, Weiter- und Fortbildung in der Schmerztherapie, Entwicklung gemeinsamer Leitlinien zur Diagnostik und Therapie akuter und chronischer Schmerzen, Information der Öffentlichkeit über die Bedeutung der Schmerztherapie, Vertretung der Belange der interdisziplinären Schmerztherapie gegenüber Behörden, Körperschaften, wissenschaftlichen Gesellschaften und anderen Vereinigungen, Unterstützung fachübergreifender Publikationen und wissenschaftlicher Veranstaltungen sowie die eigene Durchführung solcher Veranstaltungen, Intensivierung einer Verbindung mit Vereinigungen im Ausland, die sich ihrerseits mit der Schmerztherapie in Wissenschaft und Praxis befassen, und die sinnvolle und erstrebenswerte Beteiligung an internationalen Kongressen auf dem Gebiet der Schmerztherapie.
- **Öffentliches Gesundheitswesen**
  - Unter dem Begriff „öffentliches Gesundheitswesen" verstehen wir heute die Gesamtheit öffentlich rechtlicher Aufgaben auf dem Gebiet der gesundheitlichen Versorgung der Bevölkerung. Das ist in erster Linie der Öffentliche Gesundheitsdienst (ÖGD), nämlich die Gesundheitsfachverwaltung des Bundes und der Länder (z. B. Ministerien, Untersuchungsämter) oder der Kommunen (z. B. Gesundheitsämter). Auch die in Körperschaften (Anstalten) des öffentlichen Rechts tätigen ärztlichen Dienste der Kranken- und Rentenversicherungen zählen zum öffentlichen Gesundheitswesen. Sie werden als sozialärztliche Dienste bezeichnet.

Literatur

1. Basler HD, Franz C, Kröner-Herwig B, Rehfisch HP, Seemann H, Hrsg. Psychologische Schmerztherapie. Springer, Berlin; 1990
2. Bellach BM, Ellert U, Radoschewski M. Epidemiologie des Schmerzes – Ergebnisse des Bundes-Gesundheitssurvey 1998. Bundesgesundheitsbl-Gesundheitsforschung-Gesundheitsschutz 2000; 41:424–431
3. Bonica JJ. Important clinical aspects of acute and chronic pain. In: Beers RF jr, Bassett EG, eds. Mechanisms of Pain and Analgesic Compounds. Raven Press, New York 1979; 15–29
4. Bonica JJ. The Management of Pain: Lea & Febiger, Philadelphia; 1953

5. Bonica JJ. Current status of pain clinics. In: Frey R, Bonica JJ, Gerbershagen HU, Gross D (Hrsg.): Interdisziplinäre Schmerzbehandlung. Springer, Berlin 1974
6. Bonica JJ. Evolution of multidisciplinary/interdisciplinary pain programs. In: Aronoff GM (Ed): Pain centers. A revolution in health care. Raven Press, New York 1988
7. Brena SF. Pain control facilities: Patterns of operation and problems of organization in the U.S.A. Clin Anesthesiol 1985; 3:197–195
8. Carron H. International Directory of Pain Centers/Clinics. The American Society of Anesthesiologists. 515 Busse Highway, Park Ridge Ill. USA
9. Deutsche Gesellschaft zum Studium des Schmerzes (DGSS), http://www.dgss.org
10. Donabedian A. An exploration of structure, process and outcome as approaches to quality assessment. In: Selbmann HK, Überla KK (Hrsg.) Quality assessment of medical care. Bleicher, Gerlingen, 1982
11. Donabedian A. Evaluating the quality of medical care. Milbank Mem Fund Q 1966; 44:166–201
12. DRK-Schmerz-Zentrum Mainz: http://www.schmerz-zentrum.de, http://www.schmerz-zentrum.de/Schmerztagesklinik.html
13. Gerbershagen HU, Magin F, Scholl W. Die Schmerzklinik als neuer Aufgabenbereich für den Anästhesisten. Anästh Inform 1975; 16:41–44
14. Gerbershagen HU, Waisbrod H. Chronic pain management: Part I: Factors involved in comprehensive pain patient care evaluation. Schmerz-Pain-Douleur 1986; 2:55–59
15. Gerbershagen HU. Das Mainzer Stadienkonzept des Schmerzes: Eine Standortbestimmung. In: Klingler D, Morawetz R, Thoden U, Zimmermann M. Antidepressiva als Analgetika. Aarachne Verlag, Wien 1996; S. 71–95
16. Gerbershagen HU. Den chronischen Schmerz strategisch einkreisen. Diagnostik 1986; 18:18–23
17. Gerbershagen HU. Konzept einer multidisziplinären Schmerzklinik. Anästhesiol Intensivmed Notfallmed Schmerzther 1992; 27:377–380
18. Gerbershagen HU. Organisierte Schmerzbehandlung. Eine Standortbestimmung. Internist 1986; 27:459–469
19. Gerbershagen HU. Pain Clinics. In: Kosterlitz HW, Terenius LY (Hrsg.) Pain and Society. Verlag Chemie, Weinheim 1980, S. 403 ff
20. Gockel HH, Maier C. QUAST-Auswertungsorientiertes EDV-System zur Dokumentation und Qualitätssicherung in der Schmerztherapie. Schmerz 2000, 14:401–414
21. Gralow I, Schwerdt C, Hannich HJ, Meyer B, Hürter A, Witte C. Das klinische Bild des chronifizierten Schmerzpatienten. Analyse einer Schmerzambulanz am Beispiel des Kopfschmerzes. Schmerz 1995; 9:198–205
22. Gureje O, Korff M v, Simon G, Gater R: Persistent pain and well-being. A World Health Organization study in primary care. JAMA 1998; 280: 147–151
23. Hildebrandt J, Pfingsten M: Organisation und Leistungsvermögen von Schmerzambulanzen. Onkologe 1995; 1:343–351
24. Hildebrandt J, Pfingsten: Das Göttinger Rücken Intensiv Programm (GRIP) Teil 1: Ergebnisse im Überblick. Schmerz 1996; 10:190–201
25. Hildebrandt J. Behandlung und Rehabilitation chronischer Schmerzpatienten. Anästhesist 1997, 46: 516–525
26. Hildebrandt J: Probleme und Stand der Versorgung von Schmerzpatienten durch Anästhesisten. Anästhesie, Wiederbelebung, Intensivbehandlung 1990; 1:174–191
27. International Association for the Study of Pain: Subcommittee on taxonomy of pain terms: a list with definitions and notes on usage. Pain 1979; 6: 249–252
28. International Association for the Study of Pain: Task Force on the Guidelines on Desirable Characteristics for Pain Treatment Facilities. http://www.halcyon.com/iasp/desirabl.html
29. Knuth P. Ein Sieg für den Schmerzpatienten. Zusatzbezeichnung „Spezielle Schmerztherapie" verabschiedet. Editorial. Der Schmerz 1997; 11:147
30. Nagel B, Klimpe S, Gerbershagen HU. Influence of pain chronicity and diagnosis on the therapeutic outcome of a multimodal inpatient headache Program. 9th World Congress on Pain, IASP-Press, Seattle 1999; p. 422
31. Nilges P. Outcome measures in pain therapy. Balliére's Clinical Anaesthesiology 1998; 12:1–18
32. Sasse R. Untersuchung zur Lebensqualität bei Kopf- und Kreuzschmerzpatienten vor und nach Therapie. Dissertation 2000, Mainz
33. Schmerztherapeutisches Kolloquium (StK): http://www.stk-ev.de/2001/pages/richtlinien/richtlinien.html
34. Schmitt N, Schmitt T, Gerbershagen HU. The application of the Mainz Pain Staging System (MPSS) in a multicenter study of chronic pain patients in Germany. 8th World Congress on Pain, IASP-Press, Seattle 1996; p. 194
35. Segraves CB. Bringing it all together. Developing the clinical team. In: Camic PM, Brown FD (Eds): Assessing chronic pain. A multidisciplinary clinic handbook. Springer, New York 1989, pp. 229–248
36. Soyka D. Einführung in das Thema. In: Soyka D, Hrsg. Schmerz: – Pathophysiologie und Therapie. Schattauer Stuttgart, 1995: 1–8
37. Soyka D. Zur Organisation der schmerztherapeutischen Versorgung. Editorial. Der Schmerz. 1988; 2:1–2
38. Turk DC, Rudy TE. Methods for evaluating treatment outcomes. Ways to overcome potential obstacles. Spine 1994; 19:1759–1763
39. Turk DC, Rudy TE, Sorkin BA Neglected topics in chronic pain treatment outcome studies: determination of success. Pain 1993; 53:3–16
40. Wenk M. Untersuchung zur Veränderung von Schmerz, Beeinträchtigung und Lebensqualität nach stationärer schmerztherapeutischer Behandlung in einer multidisziplinären Einrichtung: Bestimmung von Einflussfaktoren des Behandlungserfolges. Dissertation 2001, Mainz
41. Werner B, Voltz G (Hrsg.). Unser Gesundheitssystem. Asgard, Sankt Augustin, 1994
42. Werner B. Services requiring approval by Inspecting Physicians in Consideration of medical and economical aspects. Meeting for inspecting physicians, Prague, 23.09.1996
43. Williams AC. Pain measurement in chronic pain management. Pain Reviews 1995; 2:39–63
44. Williams RC. Towards a set of reliable and valid measures for chronic pain assessment and outcome research. Pain 1988; 66:13–22
45. Wörz R. Schmerzmittelmißbrauch als Quelle chronischen Schmerzes. medwelt 1988; 39:532–535
46. Wulf H, Neugebauer E, Maier C (Hrsg.). Die Behandlung akuter perioperativer und posttraumatischer Schmerzen. Thieme, Stuttgart 1997
47. Wurmthaler C. Gerbershagen HU, Dietz G, Korb J, Nilges P, Schilling S. Chronifizierung und psychologische Merkmale. Die Beziehungen zwischen Chronifizierungsstadien bei Schmerzen und psychophysischem Befinden, Beeinträchtigung und familiären Merkmalen. Z Gesundheitspsychologie 1996; 4:1–24
48. Zenz M, Willweber-Strumpf A, Strumpf M, Mathei I. Zukunftsperspektiven der Schmerztherapie. Anästhesiol Intensivmed 1991; 12:348–353
49. Zimmermann M, Seemann H. Der Schmerz – Ein vernachlässigtes Gebiet der Medizin? Defizite und Zukunftsper-

spektiven in der Bundesrepublik Deutschland. Springer, Heidelberg 1989

50. Zimmermann M, Seemann H. Der Schmerz – Ein vernachlässigtes Gebiet der Medizin? Springer, Berlin – Heidelberg – New York: 1986.

■ Weiterführende Literatur

1. Aronoff GM. Pain Centers – A revolution in health care. Raven Press, New York 1988
2. Baar HA, Gerbershagen HU. Schmerz, Schmerzkrankheit, Schmerzklinik. Springer, Berlin 1974
3. Bonica JJ. The management of pain. Lea and Febiger, Philadelphia 1990, Volumes I and II
4. Camic PM, Brown FD (Eds). Assessing chronic pain. A multidisciplinary clinic handbook. Springer, New York 1989
5. Cohen JM, Campbell JN (Eds). Pain treatment centers at a cross roads: A practical and conceptual reappraisal. IASP Press, Seattle 1995
6. Hardt J. Chronifizierung und Bewältigung von Schmerzen. Papst, Berlin 1994
7. Kane RL. Understanding health care outcomes research. Aspen Publishers 1997
8. Loeser JD, Egan KJ (Eds). Managing the chronic pain patient. Theory and practice of the University of Washington Multidisciplinary Pain Center. Raven Press, New York 1989
9. Lose G. The strategy of preventive medicine. Oxford Medical Publications, Oxford 1998
10. Seemann H, Zimmermann M. Kybernetische Schmerzkonzepte – Eine Standortbestimmung. In: Basler HD, Franz C, Kröner-Herwig B, Rehfisch HP, Seemann H (Hrsg.): Psychologische Schmerztherapie: Grundlagen, Diagnostik, Krankheitsbilder, Behandlung. Springer, Berlin 1990; S. 15–45
11. Swerdlow M (Ed). Relief of intractable pain. Excerpta Medica, Amsterdam 1974
12. Taylor H. The Nuprin Report. Lou Harris and Associates, New York 1985

International Association for the Study of Pain und Deutsche Gesellschaft zum Studium des Schmerzes

L. Radbruch, S. Grond

Roter Faden

- International Association for the Study of Pain
- Deutsche Gesellschaft zum Studium des Schmerzes

International Association for the Study of Pain

Die Entstehung der International Association for the Study of Pain (IASP) ist verknüpft mit dem Leben von **John J. Bonica**. Bonica wurde 1917 auf einer kleinen sizilianischen Insel geboren und wanderte im Alter von 11 Jahren mit seiner Familie nach Amerika aus. Neben einer Karriere als Ringkämpfer, mit der er sein Studium finanzierte, vollendete er die Ausbildung in Anästhesiologie. Als Militärarzt behandelte er 1944 erstmals chronische Schmerzsyndrome bei Soldaten mit Kriegsverletzungen. 1953 erschien sein Buch „The Management of Pain", das erste umfassende Lehrbuch zur Schmerztherapie. Sieben Jahre später setzte er als erster das Konzept einer multidisziplinären Schmerzambulanz um (4).

Auf seine Initiative wurde 1973 in Seattle das „International Symposium on Pain" durchgeführt. Auf diesem Symposium wurde die International Association for the Study of Pain (IASP) gegründet. Der „First World Congress on Pain" der IASP fand 1975 in Florenz statt. Seitdem wurden die dreijährlichen Tagungen der IASP in Montreal (1978), Edinburgh (1981), Seattle (1984), Hamburg (1987), Adelaide (1990), Paris (1993), Vancouver (1996) und Wien (1999), der nächste Kongreß ist für 2002 in San Diego geplant.

Die IASP ist angewachsen auf 5600 Mitglieder in 83 Ländern. Mittlerweile bestehen eigene Gesellschaften als nationale Abteilungen der IASP in 59 Ländern. Die europäischen Abteilungen haben sich 1993 zur **European Federation of IASP Chapters** (EFIC) zusammengeschlossen.

Ziel der IASP ist die Förderung der Erforschung von Schmerzmechanismen und Schmerzsyndromen und die Verbesserung der Behandlung von Patienten mit akuten und chronischen Schmerzen. Dies soll erreicht werden durch die Kommunikation zwischen Grundlagenforschern, Ärzten und Angehörigen von anderen Berufen im Gesundheitswesen. Neben der Organisation der Kongresse in dreijährigem Abstand wird von der IASP die **Zeitschrift „Pain"** herausgegeben. Weitere Publikationen zur thematischen Schwerpunkten wie zur Schmerztherapie bei geriatrischen Patienten oder zur Therapie akuter Schmerzen werden von der IASP verlegt und an die Mitglieder verteilt. In **Special Interest Groups** finden interessierte Mitglieder ein Forum, um spezielle Bereiche der Schmerztherapie zu diskutieren. Solche Gruppen wurden von der IASP eingerichtet für die Bereiche Schmerztherapie bei Kindern, zentrale Schmerzen, klinisch-rechtliche Aspekte, Schmerz und sympathisches Nervensystem, rheumatische Schmerzen und systematische Übersichten.

Von der IASP wurde ein System zur **Schmerzklassifikation** erarbeitet (5) und Richtlinien für die Durchführung von Studien bei Menschen und Tieren vorgestellt (1, 6). In den letzten Jahren hat die IASP **Curricula** für die schmerztherapeutische Ausbildung veröffentlicht für Zahnärzte, Ärzte, Psychologen, Krankenpflegepersonal, Krankengymnasten und Pharmakologen.

Deutsche Gesellschaft zum Studium des Schmerzes

Während des ersten Kongresses der IASP in Florenz wurde 1975 als Chapter der deutschsprachigen Länder die Gesellschaft zum Studium des Schmerzes in **Deutschland, Österreich** und der **Schweiz** (GSS) gegründet. Die erste Jahrestagung dieser Gesellschaft fand im darauf folgenden Jahr mit dem Schwerpunktthema Kreuzschmerz statt (7).

1986 bildeten sich in der GSS drei nationale Sektionen mit eigenen Präsidenten. Nach Austritt der Schweizer Mitglieder erfolgte 1990 die Umbenennung in Deutsche Gesellschaft zum Studium des Schmerzes (DGSS), während in der Schweiz und in Österreich eigenständige Schmerzgesellschaften gegründet wurden. Die Mitgliederzahlen der DGSS stiegen kontinuierlich an auf mittlerweile über 2500 Mitglieder. Die DGSS ist Mitglied der European Federation of IASP Chapters (EFIC), der Deutschen Interdisziplinären Vereinigung der Schmerztherapeuten (DIVS) und der Arbeitsgemeinschaft der wissenschaftlichen medizinischen Forschungsgesellschaften (AWMF).

Ziel der DGSS ist die Verbesserung der schmerztherapeutischen Versorgung und die Förderung der Schmerzforschung in Deutschland (Tab. 9.**5**). Zur Förderung dieser Ziele werden jährliche Tagungen abgehalten. 1987 wurde zusammen mit der **Jahrestagung** der GSS der 5. World Congress on Pain der IASP in Hamburg veranstaltet. 2000 fand die 25. Jahrestagung in Hamburg statt. In den letzten vier Jahren wurde begleitend zum Kongreß eine **Ringvorlesung** angeboten, die Ärzten und Medizinstudenten in der Umgebung des Kongreßortes die Möglichkeit geben soll, einen umfassenden und systematischen Überblick über Schmerz und Schmerztherapie zu erhalten. Zusätzlich zu den Jahrestagungen wurden zahlreiche regionale Symposien veranstaltet.

Zur Veröffentlichung von Forschungsergebnissen wurde 1987 die **Zeitschrift „Der Schmerz"** gegründet, die seit 1993 Organ der DGSS ist. Ein weiteres Ziel der DGSS ist die Erarbeitung von Richtlinien, Standards und praktischen Anleitungen zur Schmerzdokumentation und Schmerztherapie in verschiedenen Bereichen. Als Informationsmaterial für Ärzte wurden unter anderem vom Arbeitskreis Tumorschmerz der DGSS kurze Anleitungen zur Tumorschmerztherapie bei Erwachsenen und bei Kindern herausgegeben (2, 3).

Die DGSS fördert die Etablierung der Schmerztherapie als interdisziplinäres und fächerverbindendes Gebiet der Medizin. Grundkenntnisse der Schmerztherapie sollen in

Tabelle 9.5 Ziele der Deutschen Gesellschaft zum Studium des Schmerzes (DGSS)

- Etablierung der Algesiologie als interdisziplinäres und fächerverbindendes Gebiet der Medizin
- Verwirklichung der Satzungsziele der IASP, in Kooperation mit den Schmerzgesellschaften anderer Länder
- Beratung von und Zusammenarbeit mit Institutionen des Gesundheitssystems und der Gesundheitspolitik in Hinblick auf Fragen zum Schmerz
- Mitwirkung an Änderungen des Betäubungsmittelgesetzes zur Erleichterung der Verordnung von starken Schmerzmitteln
- Förderung der Schmerzforschung, von der Grundlagenforschung bis zur klinischen und anwendungsorientierten Forschung
- Erarbeitung von Richtlinien, Standards und praktischen Anleitungen zur Schmerzdokumentation und Schmerztherapie
- Veranstaltung von wissenschaftlichen Jahrestagungen und Symposien
- Öffentlichkeitsarbeit und Verbreitung von Informationen über Schmerzbehandlung und Schmerzprävention für Betroffene und Laien
- Aufstellung eines Basis-Curriculums „Schmerztherapie" für alle Ärzte
- Mitwirkung am Aufbau einer flächendeckenden und wohnortnahen abgestuften Versorgung von Schmerzpatienten
- Veröffentlichung von Forschungsergebnissen in der Zeitschrift Der Schmerz, dem Organ der Gesellschaft
- Beratung der Kassenärztlichen Vereinigungen bei der Umsetzung der Schmerztherapie-Vereinbarung
- Beratung von Selbsthilfegruppen für Schmerzpatienten

der ärztlichen Ausbildung verankert werden. Bereits 1981 wurde durch eine Kommission der GSS eine Lehreinheit über Schmerz und Schmerztherapie im Medizinstudium entworfen. Zehn Jahre später wurde eine solche Lehreinheit in den Gegenstandskatalog für das **Medizinstudium** aufgenommen. Seit 1993 ist die Therapie chronischer Schmerzen mit 10 Fragen in die **2. ärztliche Prüfung** aufgenommen.

Für chronifizierte Schmerzsyndrome sind spezielle Kenntnisse und Fähigkeiten notwendig. **Standards** und **Ausbildungsrichtlinien** für Algesiologie wurden 1995 durch eine gemeinsame Kommission der DGSS und des Schmerztherapeutischen Kolloquiums (STK) definiert. Basierend auf diesen Richtlinien beantragten DGSS und STK die Einführung der **Zusatzbezeichnung** „Spezielle Schmerztherapie" bei den Ärztekammern. Diese Zusatzbezeichnung wurde 1996 von der Bundesärztekammer eingeführt. Mittlerweile wurde diese Zusatzbezeichnung in 13 Landesärztekammern verabschiedet.

Zur algesiologischen Ausbildung wird seit 1992 an der Universitätsklinik Bergmannsheil in Bochum ein **Repetitorium und Intensivkurs Schmerztherapie** in Zusammenarbeit mit der Deutschen Gesellschaft für Anästhesie und Intensivmedizin und der DGSS angeboten. Ähnliche Repetitorien werden mittlerweile auch an zahlreichen anderen Stellen abgehalten.

Der erste von der GSS herausgegebene **Schmerztherapieführer** listet im Jahr 1985 insgesamt 95 ärztliche schmerztherapeutische Einrichtungen in der Bundesrepublik Deutschland auf. Bis zur 5. Auflage 1994 ist diese Zahl immerhin auf 220 ärztliche und 47 psychologische Einrichtungen angewachsen.

Kernaussagen

International Association for the Study of Pain
- Seit ihrer Gründung im Jahr 1975 ist die International Association for the Study of Pain (IASP) zu einer weltweiten wissenschaftlichen Vereinigung herangewachsen. Sie bietet ein offenes Forum für Angehörige aller Berufsgruppen im Gesundheitswesen mit Interesse an Schmerz und Schmerztherapie. Definitionen, Leitlinien und Empfehlungen der IASP sind die Grundlage für die schmerztherapeutische Aus- und Weiterbildung.

Deutsche Gesellschaft zum Studium des Schmerzes
- Die Deutsche Gesellschaft zum Studium des Schmerzes ist das deutsche Chapter der IASP und mittlerweile auf über 2500 Mitglieder angewachsen. Nicht zuletzt dieser Gesellschaft ist es zu verdanken, daß Schmerztherapie im Medizinstudium Eingang gefunden hat und die spezielle Schmerztherapie als Zusatzbezeichnung 1996 von der Bundesärztekammer anerkannt wurde.

Literatur

1. Charlton E: Ethical guidelines for pain research in humans. Pain. 1995; 63: 277–278
2. Hanekop GG, Sorge J, Aulbert E et al.: Anleitung zur Tumorschmerztherapie. 2. Aufl. Limburg: Mundipharma 1996
3. Hanekop GG, Sorge J, Aulbert E et al.: Anleitung zur Tumorschmerztherapie für Kinder. Stolberg: Grünenthal 1997
4. Liebekind JC, Meldrum ML: John J. Bonica, world champion of pain. In: Jensen TS, Turner JA, Wiesenfeld-Hallin Z. Prog. Pain Res. Manage. Vol. 8. Seattle: IASP Press, 1997, 19–32
5. Merskey H, Bogduk N: Classification of chronic pain. 2. Auflage. Seattle: IASP Press, 1994
6. Zimmermann M., Drüll-Zimmermann D: Deutsche Gesellschaft zum Studium des Schmerzes 1975–1995: eine Chronik. Deutsche Gesellschaft zum Studium des Schmerzes, Heidelberg 1995
7. Zimmermann M: Ethical guidelines for investigations of experimental pain in conscious animals. Pain 1983; 16: 109–110

Sachverzeichnis

Halbfett gedruckte Seitenzahlen verweisen auf Hauptfundstelle

A

ABC-Syndrom 269
Abdomen
– akutes 221, **266**
– geblähtes 237
Abdomenübersichtsaufnahme 218, 222, 284
Abdominalschmerz **213 ff**
– akuter 219, **221 ff**
– Anamnese 217, 219
– Aneurysmaruptur 379
– chronischer **218 ff**
– gürtelförmiger 216
– in der Gynäkologie **232 ff**
– krampfartiger 218
– Nahrungsanamnese 218 f
– pochender 219
– reißender 289
– rezidivierender **225 ff**
– – Erklärungsmodell 228 ff
– – Therapie 230
– Untersuchungsbefund 217 f
Abdominaltuberkulose 222
Ablenkung 68
Abspanntraining, emotionales 170
Abszeß
– analer 243
– odontogener 190
– paranaler 244
– paranephritischer 335
– parapharyngealer 188, 313
– paratyphlitischer 221
– periproktitischer 243
– perityphlitischer 224
– subphrenischer 210
Abwehrspannung 217, 240
Achalasie **205 f**
– Diagnostik 207
Achillessehne
– Degeneration 402
– Paratenonitis 247
Achillessehnenreflex 381
Achillessehnenruptur 402
– degenerative 247
– spontane 402
Achilloburisitis 429 f
Achillodynie 356
– Therapie 170, 392, **413**
Achillotendinitis 429 f
Aciclovir **343 ff**, 348 f, 493
Adamkiewicz-Arterie 135
Addison-Krise 225
Adduktorengruppe
– Insertionstendinose 354
– Verspannung 400
Adenosin 37
Adenosinmonophosphat, zyklisches 37, 43
Adenosintriphosphat 37, 43 f
Adenylatzyklase 103 f
Adhäsiolyse 284
Adhäsion, intraabdominelle 283 f
Adhäsionssitus 233

Adnexitis 221, 223 f, **240**, 305
Adnextumor, Stieldrehung 233
Adoleszentenkyphose 357
α_2-Adrenozeptor-Agonist 88, 529
Adson-Test 196, **474**
A-Faser **13 f**, 16 f, 30 f
– Ausfall 270
– Endigung, neu eingesprossene 48
– Erregung 45, 127
– Reizung, niederfrequente 47 f
– Unterdrückung 127
Afferenz, nozizeptive 14, **32 f**
– – Mikroneurographie 53 f
Agranulozytose 113, 503, 519
AIDS 492 ff
Akromioklavikulargelenk
– Arthrose 198
– Schädigung, berufsbedingte 481
– Verletzung 353
Aktionspotential 91 f
Akupressur 177
Akupunktur 170, **176 f**
– bei Rückenschmerz 387
Akutes Abdomen 221, **266**
Akutschmerzdienst 510 ff
Alfentanil 106, 503
Algesimetrie 51, 78
Algesiologe 588
Algesiologie 595
Algurie 238
Alkohol 4, **536 f**
– Neurolyse, intrathekale 129, 145
Alkoholinjektion
– Reaktion, schmerzhafte 135, 536
– retrobulbäre 319
Allen-Test 474
Allergie 99
Allodynie 17, 32
– Definition 75
– Pathophysiologie 38, 270
– Schmerzsyndrom, sympathikus-moduliertes 455
– Therapie 272
– Ursache 48
Alraune 4
Amid-Lokalanästhetika 87, **92 ff**
– Metabolismus 97
– Sportmedizin 171 f
γ-Amino-Buttersäure 17, 36, 127
4-Aminophenazon 113
Amitriptylin 24 f, 118
– Schmerz, neuropathischer 272
– Tumorschmerztherapie 524
AMPA-Rezeptor 16
Amputation
– Analgesie, präemptive 257
– Regionalanästhesie, rückenmarknahe 87
– Reorganisation, kortikale 465
Amyloidose 268
Amyotrophie 195
– diabetische 155
Anaesthesia dolorosa 149, 279
Analabszeß 243

Analfissur 243
Analfistel 243
Analgesie 75
– intraoperative 326
– patientenkontrollierte **504 ff**
– – epidurale 505 f
– – Kindesalter 327
– – Konditionierung 329 f
– – Nebenwirkung 505
– – subkutane 505
– – präemptive **86 ff**, 98, 256
– – beim Kind 326
– – Phantomschmerz-Prävention 467
– präventive 46
– spinale 110
Analgesieverfahren, rückenmarknahes **123 ff**
Analgetika **107 ff**
– antiinflammatorische, nichtsteroidale
s. Antiphlogistika, nichtsteroidale
– antipyretische 108
– Pharmakologie 103 ff
– Wirkungsnachweis 55
– zentral angreifende 46
Analgetikaabusus 165, 587
Analogskala, visuelle (VAS) 79, 500
Analregion 242 ff
Anamnese 73 f
Anästhesie 4 ff
Anästhesiologie 256 ff
Anästhesist 6
Anastomose, biliodigestive 541
Aneurysma
– dissecans 211
– spurium 211
– verum 211
Aneurysmaruptur 379
Angina
– abdominalis 216, 470
– mesenterialis 222
– pectoris 203 f
– – instabile 265, 292
– – postinfarzielle 292
– – Spinal Cord Stimulation 127 f
– – stabile 205
– – vasospastische 265
– – Verstärkung 205
Angiologie 290 ff
Angioneuropathie 475
Angioplastie 471
Angry backfiring C-fibers 269 f
Angst 118, 120
– Schmerzmodulation 68
Angsterkrankung 162
Angstreaktion 23
Anhidrose 183
Anilin-Derivat 111
Anoderm 242 f
Anschütz-Pumpe 127
Anthranilsäurederivat 111
Antiarrhythmikum 100
Antidepressiva **118 f**
– Nebenwirkung 119, 154, 317, 323
– bei Rückenschmerzen 387

Antidepressiva, trizyklische 317, 323
– – beim Kind 323
– – Post-Zoster-Neuralgie 155
– – Schmerz, neuropathischer 272
– – Tumorschmerztherapie 524
– – Wirkung 154, 401
Antiemetika 370, **523 f**
Anti-Hyperalgesie 47
Antikonvulsiva 154
– beim Kind 323
– Nebenwirkung 323
– Schmerz, neuropathischer 272
– Tumorschmerztherapie 524 f
Antimalariamittel 438
Antinozeptives System 24
Antioxidans 447
Antiphlogistika, nichtsteroidale 31, **108 ff**
– – Analgesie, präemptive 88
– – Äquipotenzdosis 503
– – Arthritis 300
– – Dauerkopfschmerz 369
– – Kindesalter 321
– – Nebenwirkung 215, **439 f**
– – Schmerztherapie, postoperative 502 f
– – Sportmedizin 171
– – Toxizitätsindex 440
– – Tumorschmerztherapie 519 f
– – Wirkung 417 f, **438 f**
Antistreptolysintiter 437
Antriebsstörung 251
Anus
– Innervation 242
– praeter 542
Aorta abdominalis 135 f
Aortenaneurysma **211**, 222
– abdominelles 217, 289
– dissezierendes 470
– Ruptur 289
– thorakales 206
Aortendissektion **289**, 305 f
– Diagnostik 207
– Symptomatik 217, 224
– Thoraxschmerz 203, 292
Aortenklappenstenose 204
Aphthoid Pospischill-Feyrter 340
Apophysenverletzung 354 f
Apophysitis 355
– calcanei 356
Appendektomie 285
Appendizitis 216, 224
– chronische 221, 285
– Differentialdiagnose 233
– perforierte 224
Appetitlosigkeit 59
Approbation 581
Arachnoidea spinalis 124
Arachnoiditis, adhäsive 381
Arachnopathie 195
Arbeitsanpassung, negative 483
Arbeitsfähigkeit 74
Argyll-Robertson-Pupille 346
Arm, Läsion
– – periphere 195 ff
– – radikuläre 194 f
Armamputation 465
Armschmerz 270, 353
Arousalniveau 35
Arteria
– basilaris, Verschluß 183
– carotis interna 130 f
– centralis retinae, Verschluß 132
– cerebelli
– – inferior posterior, Infarkt 271
– – superior, Trigeminuskompression 278 f

– cerebri
– – media 183
– – posterior, Perfusionsstörung 183
– femoralis 133
– hepatica, Aneurysmaruptur 222
– lienalis
– – Aneurysma 219 f, 223
– mesenterica 134 f
– – Stenose 222
– – Verschluß 285, 469
– radicularis, Minderdurchblutung 195
– spinalis anterior, Infarkt 271
– subclavia
– – Kompression 196
– – Stenose 475
– supraorbitalis 137
– vertebralis 131, 139
– – Verschluß 183
Arterienverschluß
– akuter **469 f**
– – Therapie 293, 475
– chronischer **470 ff**
– Differentialdiagnose 476
Arteriitis 184
– temporalis 191, 302
Arteriole, Autoregulation 287
Arteriosclerosis obliterans 474
Arteriosklerose 206
Arthralgie 200, 300, 434
– Autoimmunerkrankung 301
– Lokalanästhetika-Gabe, intraartikuläre 440
Arthritis
– parainfektiöse 246
– psoriatica 247, 435
– – Handbefall 200
– – Therapie 301
– – Wirbelsäulenversteifung 434
– reaktive 247, 435
– – Diagnostik 300
– rheumatoide 200, **434 ff**
– – Handbefall 200
– – Opioidrezeptor-Bildung 447 f
– – Therapie 300 f, **437 ff**
– – – homöopathische 445 f
– – – Wirbelsäulenveränderung 199, 299
– – – Zyklooxygenase-2-Inhibitor 114
– septische 300
– urica 247, 435
Arthrose 170
Articulatio zygapophysialis 139
2-Aryl-Proprionsäure 112
Arzt, Weiterbildung **581 ff**
Arzt-Patient-Beziehung 250
Aspirin-Asthma 110
Asthenopie 319
Atemanaleptikum 522
Atemdepression 104, 106
– Ausprägungsgrad 521
– Therapie 329
Atemstillstand 99 f
Atemzentrum
– Blockade 100
– Stimulation 106
Äthanol s. Alkohol
Äthernarkose 8
Äthoxysklerol 173
Atlanto-Axial-Arthritis 199
Atlas-Dislokation 299
Atmung 21
ATP-Rezeptor 43 f
Attacke, transitorisch-ischämische (TIA) 370
Audioanxioalgolyse 170 f

Aufklärungsgespräch 6
Aufmerksamkeit 21 f, 68
Aufwachraum 510 f
Augapfel, Schrumpfung 319
Auge
– Lokalanästhesie 317
– Motilitätseinschränkung 318
– prallelastisches 318
– Tumorschmerz 319
Augenschluß 181
Ausbildungsrichtlinie 595
Ausdauersport 411
Autogenes Training 163
Autoimmunerkrankung 301
Axon 13 f, 92
Axonreflexschwitzen 457
Axotomie 45, 268 f
Azetanilid 108
Azetylcholin 438
Azetylsalizylsäure 107, **110**, 112
– Arthritis, rheumatoide 437 f
– Intoleranzreaktion 311
– Kontraindikation 110
– Migräneanfall 370
– Toxizitätsindex 440

B

Baclofen 155 f, 271
Bahn
– schmerzinhibitorische, absteigende 24 f, 320
– spinohypothalamische 23
Ballondilatator 52
Balneotherapie 378
Bandscheibenerkrankung, berufsbedingte 482 f
Bandscheibenherniation, intraspongiöse 357
Bandscheibenoperation 276
– Indikation 386
– Mißerfolg 386
Bandscheibenprotrusion 378
Bandscheibenvorfall 157, 194
– Ischialgie 378, 380
– Kaudasyndrom 380
– Myelopathie 382
– Opioidapplikation 154
– Therapie, operative 381
Barrett-Ösophagus 209
Barr-Modell 228
Basalrate 505
Basiläre Impression 299
Basketballfinger 354
Becken 237 ff
– kleines
– – Erkrankung, entzündliche 240
– – Thrombose 239 f
– – Überlastungsschaden 354
Beckenarterienaneurysma 223 f
Beckenbodenfunktionsstörung 242
Beckenbodeninsuffizienz 240, 242 f
Beckenvenenthrombose 304
Beeinträchtigung, schmerzbedingte 72, 81 f
Begutachtung 589 f
Behandlungsmethode
– alternative 176 f
– meditativ-körperliche 177
Beinschmerz 472
– belastungsabhängiger 380
– Rückenmarkstimulation 148
Beinvenenthrombose 304, 472
Belastungsfaktor, psychosozialer 249

Belastungsstörung, posttraumatische 163, **251**, 393
Benzodiazepin-Abhängigkeit 262
Benzodiazepine
– Antagonisierung 325
– Tumorschmerztherapie 525
Beratung 589 f
Berufskrankheit **479 ff**
Berufsunfähigkeit 590
Berührungsüberempfindlichkeit 155
Bestrahlungsschaden 196
Betäubungsmittelverschreibungsverordnung 525 f
Bewältigungsmechanismus 68
Bewegung 17
Bewußtlosigkeit 265
Bewußtsein 33
Beziehungsstörung 165, 250
B-Faser 14
Bierscher-Block 134
Biofeedback 163 f, 371
Bisphosphonate 296
– Tumorschmerztherapie 525, 540
Bizepssehne
– Dehnung 488
– lange
– – Degeneration 488
– – Tendopathie 421 f
– Ruptur 402
– Überlastungsschaden 353
Bizepssehnenreflex 381
Blässe 469
Bleivergiftung 225
Blinkreflex 182
Blockade **122 f**, 585
– diagnostische 97, 122
– im Kopfbereich 136 ff
– prognostische 97 f, 122
– prophylaktische 98
– rückenmarknahe 87 f
– des sympathischen Nervensystems **130 ff**
– therapeutische 98, 122
– unzureichende 89
Blockierungskonzentration, minimale 92
Blockwirbelbildung 299
Blutabnahme 322
Blutdruckänderung 29
Blutung, intrazerebrale 369
Boerhaave-Syndrom 206, 209
Bolusgröße 505
Bone Bruise 403
Boswellia serrata 446
Botenstoff 31
Botulinumtoxin 371, 453
Bouchard-Polyarthrose 200
Boxen 354
Brachialgia paraesthetica nocturna 197
Brachialgie 196
Bradykardie 99 f
Bradykinin 15, 31, **43**
– Freisetzung, ischämiebedingte 287
Bradykininrezeptor 37
Brain map 56
Break-through-Schmerz 530 f
Brennen, anales 243 f
B$_2$-Rezeptor 43
Briden 284
Brief Pain Inventory (BPI) 81 f
Brillenhämatom 312
Brivudin 343 f, **345**, 348 f
Brodmann-areae 21
Bronchialkarzinom 196, 206, 209
– Knochenmetastase 545

Bronchospasmus 110
Brustbeinbelastungshaltung 483
Brustkyphose 297
Brustschwimmerknie 355 f
Brustwirbelsäule
– Facettenblockade 139
– Hyperkyphosierung 357
– Veränderung, degenerative 208
Bruxismus 163, 360
Bruxomanie 360
BtM-Rezept 525 f
Budd-Chiari-Syndrom 222
Bundessozialhilfegesetz 590
Bupivacain 93 f, **96**
– Kardiotoxizität 100
Buprenorphin **106 f**, 503
– Ceiling-Effekt 522
– Ganglion-cervicale-Blockade 130
– Höchstverschreibungsmenge 526
– Tumorschmerztherapie 521 f
Bursitis
– berufsbedingte 481
– olecrani **441 ff**
– sportbedingte 413
– subachillea 356, **430**
– subacromialis 198, **443 ff**
– – Therapie 413, 444 f
– trochanterica 246, **413**

C

Cadasil-Syndrom 370
C-Afferenz, Hemmung 270
Calcitonin 451
– Knochenschmerz 540
– Phantomschmerz 466 f
– Tumorschmerztherapie 525
Calcitonin-gene-related-peptide 15
cAMP-response element-binding protein (CREB) 46
Canalis supraorbitalis 137
Capsaicin 31, **36**
– Schmerz, neuropathischer 272
– Post-Zoster-Neuralgie 155 f
Capsulitis adhaesiva 424 f
Carbamazepin 154
– Schmerz, neuropathischer 155
– Trigeminusneuralgie 156
– Tumorschmerztherapie 525
Carnitin-Palmityl-Transferase-Mangel 395
Cauda equina 123 f
Cava-inferior-Thrombose 290
C-Bogen 555 f
Ceiling-Effekt 106
Celecoxib 110, 113, **114 f**
Centrum ciliospinale 455
C-Faser 13 f, **30 f**
– Degeneration 48
– Erregung, ektope 269
– Identifikation 53 f
– Unterdrückung 127, 270
Chemo-Nozizeptor 31
Chemotherapie 544 f
Chilaiditi-Syndrom 219 f
Children's Hospital of Eastern Ontario Pain Scale (CHEOPS) 80
Chiragra 199
Chirotherapie 386
2-Chlor-Procain 93, 97
Choanalatresie 186
Cholangitis 222
– sklerosierende 493 f
Choledocholithiasis 220

Cholesteatom 188, 308
Cholezystektomie 501
Cholezystitis 222
Cholezystolithiasis 220
Chondromalazie 246
Chordotomie 9, **145 f**, 543
Citalopram 118
Claudicatio
– intermittens **288**, 472 f
– intestinalis 470
– masticatoria 470
– neurogene 385
– spinalis 380, 476
– visualis 470
Clodronsäure 525
Clomipramin 118, 524
Clonazepam 120, 525
Clonidin 88, 529
Cluster-Kopfschmerz 183
– Differentialdiagnose 369
– Ganglion-pterygopalatinum-Blockade 138
– Lithium 120
Codein **105**, 107
– Dauerkopfschmerz 369
Colitis ulcerosa 220
Computerprogramm 76
Computertomographie **555 ff**
– Patientenlagerung 558
– Patientenumlagerung 559
– Problempunktion 559
– Strahlenbelastung 559 f
– Strahlenschutz 560
– Übersichtsaufnahme 558 f
– Untersuchungseinheit 558 f
– Untersuchungsgeschwindigkeit 557
Conus medullaris 123
Copingstrategie, maladaptive 162
CO_2-Reizung 52
Corpus
– amygdaloideum 16, 22 ff
– callosum 22
– mamillare 22
Costen-Syndrom **360**, 399
Couvade-Phänomen 69
COX s. Zyklooxygenase
Coxa saltans 413
Coxitis
– aseptische 246
– fugax 245
– septische 245
Crescendo-Angina 205
Crohn-Krankheit 216, 220, 224
– Sakroiliitis 247
CRPS s. Schmerzsyndrom, regionales, komplexes
Cushing-Schwelle 172
C5-Wurzeldurchtrennung 194
C6-Wurzelläsion 198

D

Dakryoadenitis 317
Dakryozystitis 317
– rhinogene 311 f
Darm
– Durchblutungsstörung 284
– Hyperperistaltik 217
– Passagestörung 284
– Torsion 284
Darmgeräusch, spritzendes 284
Darminvagination 224
Darmmotilität 498

Darmtumor, obstruktiver 542
Dauerschmerz, brennender 268
Daumenballen, Störung, motorische 199
Daumengrundgelenk, Aufklappbarkeit 354
DCS (Dorsal column stimulation) 148
D-Dimer 207
Deafferenzierung 61
Deafferenzierungsschmerz 39, 61
– Thalamusstimulation 149
Debridement 324
Deep Brain Stimulation (DBS) 149, 281
Defäkationsschmerz 243 f
Defizit, neurologisches 381
Dehnungsschmerz 538
Dekubitusschmerz 528
Demyelinisierung 269
Denervierung
– intraartikuläre 172
– parapatellare 172 f
Dentinhypersensibilität 191
Dentitio difficilis 190
Dentopathie 362
Depolarisation 91
Depression 30, **250 f**, 452
– Antidepressiva 118
– Leitsymptom Schmerz 162
– Schmerzmodulation 68
– somatisierte 251
– wahnhafte 120
Depressionsskala 72
Deprivation 30
Dermatologie 339 ff
Dermatom 15
Dermatomyositis 395, **396**
Descensus genitalis 240
Desipramin 118
Deutsche Gesellschaft zum Studium des Schmerzes (DGSS) 10, 587, 594 f
– Interdisziplinäre Vereinigung für Schmerztherapie (DIVS) 587 ff
– Migräne- und Kopfschmerzgesellschaft (DMKG) 587 f
Dexamethason 524
Dexmedetomidin 529
Dextromethorphan **88**, 272
Dextropropoxyphen **106 f**, 520
Diabetes mellitus 217
Diagnostik
– apparative 75 f
– Leistungsqualität 580
Diarrhoe 134, 216
Diazylglyzerin 37
Diclofenac **111 f**, 503
– Sportmedizin 171
– Toxizitätsindex 440
– Tumorschmerztherapie 519
Diflunisal 111 f
Dihydrocodein 105, 107
– beim Kind 321
– Tumorschmerztherapie 520
Dihydroergotamin 370
Dihydromorphon 105
Dimethylsulfoxid (DMSO) 171, **416**
Di-Palma-Zeichen 421 f
Diphtherie 188
Dipol-Quellenanalyse 56
Divertikulitis 216
DMSO-Sportgel 416
DNIC (descending noxious inhibitory control) 33
Dokumentation 76, 580
Dokumentationspflicht 579
Dolor post extractionem 190
Dolorimetrie 51

Domperidon 370
Dopamin-Freisetzung 25
Doping 411
Dopingliste 174
Dorsal root entry zone lesion (DREZ-Läsion) 146 f
Double-Crush-Läsion 198
Doxapram 522
Doxepin 524
D-Penicillamin 438
Drangurie 238
Drehmann-Zeichen 245
DREZ-Läsion 146 f
Drogenabhängige 508
Druckalgometer 399
Druckgefühl, thorakales 205
Drucklähmung 481 f
Druckluftwerkzeug 481
Druckreiz 55
Druckverband 416 f
DSM-IV 62
Ductus
– arteriosus Botalli, Verschluß 110, 304
– choledochus, Obstruktion 215
– nasolacrimalis, Schwellung 311
Dünndarm
– Beweglichkeit, eingeschränkte 284
– Durchblutungsstörung 216
– Entzündung 216
– Obstruktion 216
– Passagestörung 219
Dünndarmischämie 224
Dünndarmkarzinoid 221
Dünndarmperforation 224
Dünndarmstenose 221, 284
Dünndarmtorsion 284
Duodenaldivertikel 220
Duodenalulkus 215
Duodenitis 215
Duodenum
– Kompression, mesenteriale 285
– Perforation 215
Dura mater spinalis 124
Duracuff 138 f
Duraperforation, akzidentelle 125 f
Durchblutungsstörung 76
– arterielle 290, 470
– – Ganglion-cervicothoracicum-Blockade 132
– venöse **290**, 472
– mesenteriale 216
– vibrationsbedingte 481
Dynorphin 103, 447
Dysästhesie 61, **75**
Dysbalance, muskuläre 169
Dysfunktion
– mandibulofaziale 188
– oromandibuläre 184
Dyskinesie 457
Dysmenorrhoe 305
Dysphagie 188 f
Dysphorie 104
Dyspnoe 205 f
Dysthymie 251
Dysurie 238

E

Eczema herpeticatum 341
Efferenz, sympathische, noradrenerge 15
Effort-Angina 291
Eingeweideschmerz 19, 30
Eingeweidesensibilität 17

Einstichschmerz 322
Eisbehandlung 352
Elastizitätstraining 488 f
Elektroenzephalographie 34
– Alphadesynchronisation 54
– Schmerzmessung 54 f
– Thetarhythmisierung 54
Elektrokardiogramm 206
Elektromyographie 54
Elektrotherapie 160, 173
Ellenbogengelenk
– Schädigung, berufsbedingte 481
– Überlastungsschaden 353
Ellenbogenschmerz, Differenzialdiagnose 198 f
Embolektomie 288
Embolie 469, 474
EMLA-Salbe 322
Emotion 23, 170
Empfindungsstörung, dissoziierte 55 f
Endometriose 221, **239**
– Ureterstau 233
Endomyometritis 239 f, 305
Endophthalmitis 318
Endorphin 33, 103
Engpaßsyndrom s. Kompressionssyndrom
Enkephalin 17, 25, **33**, 103
Enophthalmus 183
Enteritis 216
Enthesiopathie 435
Entkalkung, periartikuläre 457
Entrapment-Syndrom 355
Entspannungsübung 153, **162 ff**
Entzugsbehandlung 260
Entzugssymptom 105
Entzündung 16, 31, 438 f
– Aufrechterhaltung 457
– neurogene 44, 269
– Opioidrezeptor, peripherer 447 f
Entzündungsbestrahlung 548
Entzündungshemmung 169
Entzündungsmediator **38**, 108
Entzündungsschmerz 38 f, 43
Enzephalitis 342
Enzym, proteolytisches 417
Ephapse 269
Epicondylitis humeri
– – radialis s. Tennisellenbogen
– – ulnaris 353, **419 ff**
Epididymitis 239, **335**
Epiduralabszeß 531
Epiduralanalgesie (EDA) **123 ff**
– Beeinträchtigung, motorische 506
– Durchführung 124 f
– einseitige 124
– Indikation 126
– Infektionsrisiko 531
– Komplikation 125 f
– Kontraindikation 126
– lumbale 124
– patientengesteuerte (PCEA) 125, 530
– postoperative 506
– Schmerzpumpe, externe 529 f
– Sufentanil 529
– thorakale 124
– Tumorschmerztherapie 531
– zervikale 124
Epiduralkatheter 125, 531
– Lagekontrolle 125
– Untertunnelung 125 f
Epiduralraum 124
– sakraler 124
– Zugang 124
Epidurogramm 125

Epiglottitis 188
Epikondylitis, berufsbedingte 480
Epikondylitisbandage 413
Epineurium 92
Epiphora 317, 319
Epiphyseolysis capitis femoris lenta 245
Erbrechen 216 f
– chemotherapieassoziiertes 326
– Migräne 368
– Unterdrückung 119
Ergebnisqualität 580 f
Ergotamin 370 f
Erleben, bewußtes 17
Ermüdungsfraktur **356 ff**
– Diagnostik 403, 413
– Therapie 403, 413
Eröffnungswehe 304
Erregung, ektope 269
– – Hemmung 272
Erregungsleitung, saltatorische 92
Erschütterung 481
Erstgespräch 72
Erwerbsunfähigkeit 590
Erythema exsudativum multiforme 341
Erythromelalgie 269, 272
Ester-Lokalanästhetika **92 ff**
– allergische Reaktion 99
– Elimination 97
Etidocain 97, 100
Euphorie 25, 104
European Federation of IASP Chapters 594
Evozierte Potentiale 55 f
Ewing-Sarkom 246
Exanthem 99
Exenteratio orbitae 319
Exophthalmus 311
Extrapyramidal-motorisches Syndrom 120
Extrauteringravidität, rupturierte 223 f
Extremität, obere
– – Nervenblockade, analgetische 419 ff
– – Schmerz 194 ff
– – Sportschaden 419 ff
– – Überlastungsschaden 352 ff
– untere 245 f
– – Nervenblockade, analgetische 427 ff
– – Sportschaden 427 ff
– – Sympathikolyse 134
– – Überlastungsschaden 354 ff
Extremitätenschmerz 61
– Bewegungsabhängigkeit 292
– Chordotomie 146
– unilateraler 543
Exzitationsstadium 100

F

Facettenarthropathie 411
Facettenblockade 139 f
Facettendenervierung **144 f**, 387
Facettengelenk
– Kryoläsion 172
– Versorgung, sensible 138
Facettensyndrom 377
– lumbales 140
– sportbedingtes 358
– Therapie 387
Facharzt 581 f
Fachgebiet 582
Fachgesellschaft 10
Fachkunde 582 f
Fachzeitschrift 10 f, 594
Fahrradneuritis 354

Failed back surgery syndrome (FBSS) s. Postdiskektomiesyndrom
Famciclovir 343 ff, 348 f
Familienintervention, kognitiv-verhaltenstherapeutische 230
Fanconi-Syndrom 297
Fasciculus
– cuneatus 14, 17
– gracilis 14, 17
Faustschlußprobe 475
Fazialisparese 346
Fazilitation, neuromuskuläre, propriozeptive 401
Fechterrücken 357
Feedback-TENS, elektrophysiologisch getriggerte 169
Felsenbein, Ostitis 307
Felsenbeinspitze 185
Femoropatellararthrose 246
Femur, Osteopenie, transitorische 413
Fenoprofen 111
Fentanyl **106**, 503
– Dosis, äquianalgetische 329, 523
– Höchstverschreibungsmenge 526
– Tumorschmerztherapie 522
Fentanyl-Pflaster 106, 477, **522 f**
Fentanylzitrat-Lutscher 324
Fersenkissen 413
Fersenschmerz 356
Fersensporn 247, 413, **430 f**
Fettleber 220
Fibromyalgie 250, **302**
– Muskelschmerz 395
– Tender Point **302**, 395
Fibroosteoklasie 295
Fibrose, peridurale 276
Finger
– Beugebelastung 485
– schnellender 487
Fingerbeuger, Entlastungsdehnung 486 f
Fingerpolyarthrose 200
Fingerstrecksehne, Ruptur 354
Fingertastenphänomen 485
Fissura orbitalis superior 317
Fistel, paranale 244
FLACC-Skala 80
Flankenschmerz 233, **237**
– Nierenarterienverschluß 469
– Nierenkolik 335
– Schwangerschaft 304
Flash back 251
Flexibilitätstest 488
Flexorreflexafferenz 30
Flexorreflex-Motoneuron 29
Flimmerskotom 368
Fluchtreflex 29 f, 54
Flumazenil 325
Fluoxetin 118
Flupirtin 153, **521**
Flurbiprofen 111 f
Flüssigkeitskristall-Thermographie 565
Fluvoxamin 118
Foramen
– infraorbitale 137
– intervertebrale 124, 139
Formatio reticularis 16, 21
Fortbildung, ärztliche 581 ff
Foscarnet-Natrium 343 ff
Fos-Expression 38 f
Fossa pterygopalatina 138
Fourier-Transformationsanalyse 54
Fragebogen 72 f
Fraktur 295
Fremdkörper, nasaler 186

Friktionsmassage 413
Frozen Shoulder 195, **424 f**
Fuß, Überlastungsschaden 356 f
Fußballer
– Gelenkarthrose 427
– Sprunggelenkarthrose 356
Fußballerleiste 354
Fußgelenk, Arthritis 442 ff
Fußschmerz 246 f
Fußsohle
– brennende 494
– Kribbelparästhesie 247

G

GABA 17, 36, 127
Gabapentin 154
GABA-Rezeptor 49
GABA$_B$-Rezeptor-Agonist 271
Gallenblase, stielgedrehte 222
Gallenblasenempyem 222
Gallenblasenkarzinom 220
Gallenkolik 222, 266
Gallenstein 216
Gallensteinileus 224
Gallenwege, Obstruktion 215
Gallenwegsdyskinesie 220
Gammastrahlung 562
Gang, wiegender 394
Ganglion
– cervicale
– – medius 131
– – superius 131
– – – Blockade 130 f, 460
– – – Opioidanalgesie 374
– cervicothoracicum s. Ganglion stellatum
– ciliare 319
– coeliacum 134
– Gasseri 19 f
– – Elektrokoagulation 9
– – Glyzerolinjektion 150
– – Mikrokompression 150
– – Radiofrequenzläsion 569
– – Stimulation 150 f
– – Thermokoagulation 150 f
– parasympathisches 138
– pelvinum 242
– pterygopalatinum, Blockade 138
– solaris 134
– spinale 123, 138
– stellatum 131
– – Blockade 122, **131 f**, 476
– – – Komplikation 460
– – – Schmerzsyndrom, regionales, komplexes 460
– – Schädigung 183
Ganglionektomie 145
Gantry 558
GAP-43 45
Gastrektomie 501
Gastritis **215**, 220, 222
Gastrotomie, endoskopische, perkutane 542
Gate-Control-Theorie **17**, 33
Geburtshilfe **304 ff**
Gedächtnis 23
Gefäßautoregulation 287
Gefäßchirurgie **287 ff**, 501
Gefäßverschluß 183
– akuter 288, **469 f**, 475
– Ursache 473 f
Gehirnpotential, schmerzevoziertes 33
Gehörgang, äußerer 308

Gehstreckenmessung 473
Gehtest 475
Gehtraining 473
Geigenarm 486 ff
Gelenk, Beurteilung 75
Gelenkdistorsion 412
Gelenkeingriff 87
Gelenkerkrankung
- berufsbedingte 483*
- entzündliche 200 f, **300 f**
- Strahlentherapie 545
Gelenkersatz 403
Gelenkkörper, freier 427
Gelenkschwellung, symmetrische 436
Gelenkspalt, Verschmälerung 437
Genu
- valgum 246
- varum 246
Geschmack, metallischer 100
Gesicht
- Hautinnervation 181
- Hyperalgesie 183
- Lokalanästhesie 313
- Lymphödem 312
- Schwitzstörung 182 f
- Sensibilitätsstörung 181, 183 f
Gesichtsblässe 229
Gesichtsneuralgie 367, 373 f
Gesichtsschmerz 367, **372 ff**, 586
- atypischer 373 f
- - Ganglion-cervicale-Blockade 130 f
- - Ganglion-pterygopalatinum-Blockade 138
- DREZ-Läsion 146
- Klassifikation 62 f
- neurochirurgisches Verfahren 150 f
- Triggerpunktinfiltration 374 f
- typischer 373
Gesundheitsamt 590
Gesundheitswesen, öffentliches 589 ff
Gewebe, Mikrotraumatisierung 401
Gewebehormon 31
Gewebeschädigung 42 f, 66, 109
Gewebezerfall 31
Gicht 300
Gichtanfall 198 f
Gingivitis, nekrotisierende, akute (ANUK) 191
Gingivostomatitis herpetica 340
Glandula submandibularis, Sialadenitis 312
Glaukomanfall 224, 317, **318**
Gleichgewichtsstörung 346
Glenohumeralgelenkarthrose 198
Glisson-Extension 160
Globus nervosus 189
Glossodynie 186 f, **192**, 313, 373
Glossopharyngeusneuralgie 183
Glukokortikoide
- Applikation
- - epidurale 386
- - intraartikuläre 440
- Arthritis, rheumatoide **300 f**, 437 f, 440
- beim Kind 323
- Nebenwirkung 323
- Sportmedizin 172
- Tumorschmerztherapie 523 f
α-Glukoprotein, saures 93
Glutamat 36
Glutamatrezeptor 36, 46
Glutamin 24
Glutealmuskulatur 138
Glykogenose 396
Glyzerin 129, 145, 150
Glyzin 17

Goggles Migraine 358
Goldverbindung 438
Golferellenbogen 353, **419 ff**
- Differentialdiagnose 421
Golferrippenperiostitis 358
Gonarthritis 246
Gonarthrose 246
Göttinger Rücken-Intensiv-Programm 412
G-Protein 37
Gradenigo-Syndrom 183
Granulom, eosinophiles 188
Grau
- periaquäduktales 23, 149
- periventrikuläres 149
Grenzstrang, sympathischer 130, 455 f
- - lumbaler 133
- - thorakaler 132 f
Grenzstrangblockade 9, 557
- lumbale 122, **133 f**
- thorakale **132 f**
Grenzstrangneurolyse, lumbale 476
Gruppentherapie, psychodynamisch-interaktionelle 163, 250
Guanethidin 98, 134
Guanosinmonophosphat, zyklisches 37
Guillain-Barré-Syndrom 268, 494
Gutachterdienst, ärztlicher 590
Gynäkologie **304 ff**
Gyrus
- cinguli 21 f, 34 f
- - Funktion 23
- - Schmerzverarbeitung 35
- postcentralis 21

H

Haglund-Exostose 356
Halbkörperbestrahlung 546 f
Hallux
- rigidus 356
- valgus 247
Haloperidol 154
Halsgrenzstrang, Schädigung 183
Halshaut, Innervation 185
Halskrawatte 275
Halslymphknotenvergrößerung, dolente 314 f
Hals-Nasen-Ohren-Heilkunde **184 ff**, **307 ff**
Halsrippe 196, 198
Halsschmerz 188 f
Halstrauma, stumpfes 188
Halstumor 188
Halsweichteilabszeß 186
Halsweichteile 314 f
Halsweichteilschmerz 186
Halswirbelsäule
- Beschleunigungsverletzung 393
- Facettenblockade 139
- Krankheitserscheinung, schmerzhafte 275
- Prozeß, entzündlicher 201
Halswirbelsäulenerkrankung 371 f
Halszyste
- infizierte 314
- laterale 189, 313 f
- mediane 314
Hämatom, fluktuierendes 173
Hämaturie 238
Hämochromatose 225
Hämoptyse 207
Hämorrhoidalleiden 243
Hand
- Amyotrophie 382

- Durchblutungsstörung, vibrationsbedingte 481
- Schmerz 196
- Ungeschicklichkeit 196
Handgelenk
- Neutral-Null-Stellung 486
- Schädigung, berufsbedingte 481
- Überlastungsschaden 353 f
Handgelenkschmerz 199
Handgelenkstrecker, Dehnung, schmerzhafte 419
Handmuskulatur 197
Harnblasenentleerungsstörung 126 f, 237, 382
Harnblasenhals, Obstruktion 336 f
Harnblasenkarzinom 336
Harnblasenruptur 237
Harnblasenstörung 157
Harnblasentamponade 238
Harndrang 238
- imperativer 238
Harnstau 221
Harnverhalt 238, 340
- Therapie 329, 336
Harnverlust, unfreiwilliger 238
Harnwege, obere
- - Dilatation 233 f
- - Ostruktion 543
Harnwegsinfekt 304
Haut, Rezeptorversorgung 570
Hautrötung, flushartige 455
Hauttemperatur 564
Hautulzeration 542
Head-Zone 33, 456
Heberden-Polyarthrose 200
Helicobacter-pylori-Infektion 215, **229**
- Eradikationstherapie 230
HELLP-Syndrom 305
Hemmsystem, supraspinales 33
Hepathrombin-Gel 417
Hepatitis 223
Hernie, paraösophageale 220
Herpes
- neonatorum 341 f
- Resistenzentwicklung 349
- simplex, zosteriformer 347
- Zoster 345 ff, 493 f
Herpes-simplex-Virus-Infektion **339 ff**
- Diagnostik 342 f
- Differentialdiagnose 341
- Komplikation 341 f
- Rezidivhäufigkeit 340
- Therapie 343 ff
Herz
- Erregungsausbreitung, verzögerte 100
- Innervation 203
Herzfunktion 21
Herzklappenfehler 204
Herz-Kreislauf-Stillstand 99
Herzschmerz, funktioneller 291
Hexenschuß 385
Hiatushernie 220
Hilfsmittel, orthopädie-technisches 160
Hinterhorn 14 f, 148
Hinterhornneuron 16
Hinterkopfschmerz 183, 393
Hinterstrang 14, 17, 19
- Stimulation 273
Hinterwandinfarkt 217
H-Ionen 44
Hippocampus 22
Hirnkartierung (brain map) 56
Hirnmetastase 547
Hirnnerv **19 ff**, 75

Hirnstamminfarkt 146, 183
Histamin 36
Hitze-Nozizeptor 264
Hitzereiz 55
HIV-Enzephalopathie 492
HIV-Infektion **490 ff**
– Guillain-Barré-Syndrom 494
– Thrombozytopenie 493
HIV-Polyneuropathie 268
Hochfrequenzstrom 567 f
Hochgeschwindigkeits-Computertomographie 557
Hochleistungssport 410
Hoden 238
– hochstehender, harter 335
Hodentorsion **239**, 335
Höhlengrau, zentrales 23 ff
Homans-Zeichen 472
Homöopathika 446
Homöostase 22
Hormontherapie 544
Horner-Syndrom 131, 183
Hornhautaffektion 317
Hornhautchirurgie 318
Hörsturz 122, 132
HTM-Afferenz (high-threshold mechanosensible) 31
5HT-Rezeptor 36 f
Hüftdysplasie 245
Hüfte
– Beugekontraktur 245
– schnappende 413
– Überlastungsschaden 354 f
Hüftendoprothese 246, 501
Hüftgelenkarthrose 245
Hüftkopfnekrose 246, 413
– aseptische 245
Hüftoperation 142
Hüftschmerz 245 f, 413
Humerusfraktur, suprakondyläre 419
Hunt-Neuralgie 184
Husten 206 f, 209
Hydromorphon 107, 329
Hydronephrose 233, 239
Hypalgesie, radikuläre 195
Hyperakusis 100
Hyperalgesie
– Adenosin 37
– Definition 75
– noradrenerge 15
– Pathogenese 270
– primäre **15**, 256, 459
– sekundäre 16, **45**, 256, 459
– Zyklooxygenase-2 110
– Zytokine 38
Hyperästhesie 75
Hyperexzitabilität, zentrale, chronische s. Wind-up-Phänomen
Hyperhidrose 132, 455
Hyperkalzämie 525, 546
Hyperkalzurie 217
Hyperlordose 172, 245, 358, 377
– Osteomalazie 297
Hyperpathie 75
Hypertension, portale 216
Hyperurikämie 217
Hyperventilation 100
Hypnose 164
Hypoalgesie 75
Hypoästhesie 75
Hypochondrie 252
Hypopharynxdivertikel 189
Hypoproteinämie 93
Hypotonie 100, 104, 328
Hypovolämie 134
Hysterektomie 501

I

IASP-Klassifikation 63
Ibuprofen **111 f**, 503
– beim Kind 321
– Sportmedizin 171
– Toxizitätsindex 440
– Tumorschmerztherapie 519
ICD-Schlüssel 62
Idoxuridin 344
Ikterus 541
Ileitis terminalis 221
Ileus 233 f, 284
Ilioinguinalblock 507
Iliosakralgelenk
– Dysfunktion 355, 385
– Infiltration 172
– Kortikoidapplikation 387
– Überlastungsschaden 413
Iliosakralgelenkblockierung 245, 413
Imipramin 118, 524
Immediate early genes (IEG) 38, 46
Immobilität 451
Immunsuppressiva 438
Impingement
– korakoidales 353
– posterior-superiores 353
– subakromiales 353
Impingement-Syndrom 198
Impulsstromverfahren, niederfrequentes 168 f
Incident-Schmerz 530 f
Incisura mandibulae 138
Indometazin **111 f**, 503
– Sportmedizin 171
– Toxizitätsindex 440
Infektion, opportunistische 490 f
Infiltrationsanästhesie 8, 261, 507
Infrarotlaser 52, 56
Infrarot-Thermographie 565
Injektion
– lokale 159
– subokzipitale 136
Innervation, segmentale 15, 455 f
– – sympathische 130
Inositoltriphosphat 37
Inselregion, vordere 21
Insertionstendinose 246
– am Becken 354, 378
– Nervenblockade, analgetische 421
– Prädilektionsstelle 402
Insult, apoplektischer 370
Intensivmedizin **260 ff**
Interdigitalnerv, Neurom 247
Interdisziplinarität 577 ff, 588
– Strukturqualitätsfaktor 579
Interferon 45
Interferone 38
Interkostalblockade **140 f**, 261, 507 f
Interkostalnerv 203
– Kryoläsion 570
Interkostalnerveninfiltration 209
Interkostalneuralgie 141, 208
Interleukine 38, 45
Intermediusneuralgie 346
International Association for the Study of Pain (IASP) 587, 594 f
Interneuron 16 f
– dynorphinerges 25
– enkephalinerges 25
– inhibitorisches 17
– – Aktivierung 17, 148
– – Degeneration 49
– – endorphinerges 25
Interpleuralanalgesie 261, 507 f
Intervention, psychologische 330 f
Intoxikation
– kardiovaskuläre 100 f
– zerebrale 100
Intrapleuralanalgesie (IPA) 141
Inzidenz 515
Ionenkanal 36 f, 43
Iontophorese 173
Iritis 318
Ischämie **287 f**
– myokardiale 204, **205 ff**, 214, **265**, 290 f
– periphere 470
– rechtsventrikuläre 266
Ischämieschmerz 60, **265 f**, 469 ff
– – Differentialdiagnose 476
– – Pathogenese 63, **287**
– – Spinal Cord Stimulation 127
Ischämisches Syndrom 472
Ischialgie 378 f
Ischiokruralmuskulatur, Insertionstendinose 354
Isoniazid-Neuropathie 268
ITBFS (iliotibial band friction syndrome) 354 f

J

Jogger's nipples 358
Joggers hip 354
Joggers' injury 431
Joule-Thompson-Effekt 568 f
Juckreiz 36, 99
– Ikterus 541
– bei Opioidtherapie 328, 529
– Therapie 329
Jumper's knee 355

K

Kainsäure 37
Kalium-Ausstrom 43
Kaliumkanal, Öffnung 103
Kalkdepot 172
Kallikrein 43
Kälteallodynie 459
Kälteanwendung 160
Kältehypersensibilität 417
Kälteschmerz 31
Kältetest 475
Kalzitonin-Genkomplex (CGRP) 44
Kalziumion 37, 43, 46
Kalziumkanal, Schließung 103
Kampfsport 353 f
Kaposi-Sarkom 548
Kapselspannungsschmerz 548
Kapsulitis 170
Kardiologie 290 ff
Kardiomyopathie, hypertrophe 204
Kardiotoxizität 95 f, 100
Karotidodynie 186, **188**
Karotisdissektion 370
Karotis-Kavernosus-Fistel 184
Karotisverschluß 183
Karpaltunnelsyndrom 156, **197 f**
– Präventivleistung 487
– Schmerzausstrahlung 270, 396
Katastrophisieren 162, 164

Katheter, Untertunnelung 123, 125 f
Katheterdislokation 531
Katheterinsertion, intrathekale 126
Kathetermigration 125
Katheterverfahren, subarachnoidales 530 f
Kaudalanästhesie 124
Kaudaradikulitis 342
Kaudasyndrom 245, 380
Kauen, schmerzhaftes 184
Kaumuskulatur
– Anspannung, unwillkürliche 184
– Fehlfunktion 399
– Hyperaktivität 360
– Hypofunktion 361
Kauorgan, Funktionsstörung, schmerzhafte 360, 372
Kausalgie 61, **271**
– Definition 456
– Nervenläsion 459
– Nervenstimulation, periphere 148
– Rückenmarkstimulation 148
– Sympathikusblockade 273
Kearns-Sayre-Syndrom 396
Keimzelltumor 337
Kennmuskel 194, **381**
Keratokonjunktivitis, herpetische 340
Keratoplastik à chaud 318
Ketamin 325
– Analgesie, präemptive 257
– NMDA-Rezeptor-Blockade 88
Ketoazidose 217
Ketoprofen 88, 111, **112**
Kiefergelenk
– Arthritis 361
– Arthropathie 361 f
– Diskusverlagerung 361, 363
– Fehlstellung 362
– Funktionsanalyse 363
– Knacken 362
– Magnetresonanztomographie 363
Kiefergelenksyndrom 374
Kieferhöhlenradikaloperation 373
Kieferklemme 190 f
– reflektorische 361
Kieferschluß, Hemmung 182
Kieferschmerz 189
Kieler Schmerzscore 500
Kindesalter
– Abdominalschmerz, rezidivierender **225 ff**
– Schmerztherapie **320 ff**
– – nichtpharmakologische 330 f
– – postoperative 508
– Sportverletzung 419
Kindheitsbelastungsfaktor 383
Klatskintumor 220
Kneippsche Wasseranwendung 176
Kniegelenk
– Achsenfehlstellung 246
– Bewegungssperre 427
– Distorsion 355, 412
– Überlastungsschaden 355
Kniegelenkarthrose 412
Kniegelenkerguß 355
Kniegelenkverletzung 427
Knieoperation 508
Knieschmerz 246
– medialseitiger 355
Knochendeformierung 298
Knochenentkalkung, gelenknahe 437
Knochenmarkpunktion 331
Knochenmasse 294
Knochenmasseverlust 296
Knochenmetastase 540 f

– Schmerzentstehung 539, 546
– Schmerztherapie 525
– – nuklearmedizinische 549 f
– Strahlentherapie **545 ff**
Knochenmetastasen, disseminierte 546
Knochenmineralisationsstörung 295
Knochenödem 403
Knochenresorption 540
Knochenschmerz
– brennender 298
– Osteomalazie 297, 394
– Regionalanästhesie 530
– tumorbedingter 337, **540 f**
Knochenszintigraphie 458
Knochenumbau, gesteigerter 298
Knorpelveränderung, posttraumatische 403
Koanalgetika **523 ff**
Kobalt-60-Gammastrahlung 562
Kochsalzlösung, hypertone 76
Koffein 369
Kognition, dysfunktionale 68
Kohlenhydratmalabsorption 228 f
Kokain 8, 91
Kokzygodynie 242 f
Kolik 237, 266
Kolitis, ischämische 220 f
Kollagenose 396
Kolon, irritables 222
Kolonerkrankung 216 f
Kolonkarzinogenese 115
Kolonkarzinom 220 f, 223 f
Kompartmentsyndrom 288, 395
– funktionelles 356
– des Läufers 413
Kompression 416 f
Kompressionssyndrom 156, **270 f**
– Kraftsport 353
– Plexus brachialis 195 f
– repetitive strain injury 485
– Schmerzsymptomatik 404
– sportbedingtes 413
– subakromiales **198**, 353
Konditionierung 23, 39
Konfliktbewältigung 249
Kontinenzorgan 242
Kontraktilität, myokardiale 100
Kontraktur 395
– hypoxische 400
Konvergenz-Fazilitierungs-Theorie 398
Konvergenz-Projektions-Theorie 398
Kopf, Schmerzafferenz 19 ff
Kopf-Hals-Bereich 181 ff
– Weichteilschmerz 191
Kopf-Hals-Tumor 184 f, 312
Kopfschmerz **367 ff**, 586
– Differentialdiagnose 369 f
– frontaler 183, 185
– frontookzipitaler 183
– bei Gefäßstörung 183
– Klassifikation 62 f, 367
– beim Kleinkind 186
– medikamenteninduzierter 369, 371
– postpunktioneller 126 f
– primärer 62, 183, 367
– Schmerztagebuch 82
– sekundärer 62, 367 f
– sinugener 185 f, 310
– Sinus-cavernosus-Thrombose 311
– vertebragener 139
Kornea 317
Kornealreflex 181 f
Koronare Herzkrankheit 265, 292
Koronarinsuffizienz, akute 293

Koronarspasmus 265
Körperakupunktur 177
Körperhalluzination 252
Korpuskarzinom 233, 239
Kortex, somatosensorischer 19
– – primärer 21, 34
– – sekundärer 21, 34
Kortisonmyopathie 301
Koxarthrose 354
Koxitis 413 f
Kraftsport 353, 411
Krampfanfall 100
Kraniozervikalgie 145
Krankengymnastik 160, 411
Krankenversicherung 589
Krankheitsattribuierung 68
Krankheitsgewinn 68
Kreatinkinase 206
Krebsepidemiologie 515 ff
Krebsregister 515
Krebssterblichkeit 515
Kreisbeschleuniger 562
Kreuzschmerz (s. auch Lumbalsyndrom)
– Descensus genitalis 240
– einseitiger 245
– Facettensyndrom 377
– Plexus sacralis, Tumorinfiltration 239
– Seitenbetonung 378
– tiefsitzender 245
Kribbelparästhesie 148
Krise, hyperparathyreotoxische 225
Kryoläsion 145, **568 f**
– Indikation 569 f
– Tumorschmerztherapie 536
Kryosonde 568 f
Kryotherapie 173
– Kontraindikation 417
– Osteoporoseschmerz 453
– Sportverletzung 416
Kubitaltunnelsyndrom 196

L

Laboruntersuchung 75
Lagerungsprobe nach Ratschow 474
Lagerungsschaden 256
Lähmung
– Differentialdiagnose 194
– motorische 469
– spastische 395
Laktatischämietest 396
Laktoseintoleranz 228 f
Lamina
– II 16 f, 48 f
– medullaris
– – externa 17 f
– – interna 17 f
Lamotrigin **154**, 272
Landesärztekammer 581 f
Langzeithemmung 47
Langzeitpotenzierung 45 ff
Laryngospasmus 325
Laryngozele 189
Larynx, Anästhesie 314
Larynxkarzinom 313
Lasèque-Zeichen, umgekehrtes 379
Laser, niederenergetischer 169 f
Laser-evozierte Potentiale 55 f
Laserhitzereizung 53
Laterales System 23
Lateralsklerose, amyotrophe 382, 395
Laufsportler
– Ermüdungsfraktur 356 f

– Überlastungsschaden 413
Laxantien 523
Lebensqualität 73
Leber, Kapselspannungsschmerz 215, 305, 542
– – Therapie 135, 532, 548
Leberabszeß 220, 222
Lebererkrankung 215
Lebermetastase 542, 548
Lebertumor 220, 222
Leberzellschädigung 111, 113
Leistenhernie 501
Leistenherniotomie 499
Leistenschmerz 245, 354 f
Leistungsqualität 580
Leitungsblockade 47, 269
Lemniskales System 17
Lenden-Becken-Hüft-Region 245 f
Lendenwirbelsäule
– Erkrankung, entzündliche 247
– Facettenblockade 139 f
– Hyperlordose 297, 358, 377
Lernen 21 ff
– emotionales 22
Leukämie 224
Leukotriene 15
Levazetylmethadol 106
Levomethadon **106 f**, 521 f
Lhermitte-Zeichen 382
Lidchirurgie 318
Lidocain 91, **94 f**
– Infusion, intravenöse 98
– Metabolismus 97
– Wirkung, antiarrhythmische 100
Lidranddrüse, Infektion 317
Lidschwellung 187
Lidwinkel, medialer
– – Schmerz 311
– – Schwellung 311 f
Ligamentum
– calcaneofibulare, Läsion 428
– carpi transversum 197
– deltoideum, Läsion 427
– flavum 124
– plantare longus, Überlastungssyndrom 413
– styloideum, Verkalkung 186
– talofibulare
– – anterius, Läsion 428
– – posterius, Läsion 429
Limbisches System 17, 22 f
Linearbeschleuniger 562
α-Liponsäure 155
Liquorzirkulation 126
Lissauer Randzone 14
Lissauer-Trakt 15
Lithium 120
Loadingdosis 505
Locus coeruleus 21 f, 24
Loge de Guyon 196
Lokalanästhesie, Geschichte 8 ff
Lokalanästhetika **91 ff**
– Analgesiequalität 94
– Applikation
– – epidurale 124, 506
– – intraarterielle 99
– – intraartikuläre 87
– – intravenöse 98 f
– – lokale 87
– Arthritis, rheumatoide 441 ff
– Blockierungskonzentration, minimale 92
– Diffusionsfähigkeit 94
– Elimination 97
– Epiduralanalgesie 506

– Grenzwert 101
– Indikation 97 ff
– Intoxikation 100 f, 126
– Kardiotoxizität 95
– Metabolismus 92 f, 97
– Molekulargewicht 93
– Pharmakokinetik 96 f
– pK-Wert 93
– Schmerztherapie 94 ff
– Stereoselektivität, optische 94
– Toxizität 97, 99 ff
– Überdosierung 100
– Wirkdauer 94
Lornoxicam 111 f
LTD (Long term depression) 269 f
LTM-Afferenz (low-threshold mechano-sensible) 31
LTP (Long term potentiation) 269 f
Luft, abdominale, freie 222
Lumbalsyndrom (s. auch Kreuzschmerz) 156
– Cava-inferior-Thrombose 290
– chronisches 378, **381 f**
– Definition 377
– pseudoradikuläres 377
– Schmerztherapie 377 f
Lunatummalazie 481
Lungenembolie 203 ff
– Diagnostik 206 f
– Symptomatik 206 f, 266
Lungenemphysem 211
Lupus erythematodes 301, 396
Lymphadenopathie, inguinale 340
Lymphknotenkonglomerattumor 548
Lymphknotentuberkulose 187
Lymphödem 312

M

Magen
– Helicobacter-pylori-Besiedlung 229
– Perforation 215
Magenkarzinom 222
Magentumor 220
Magenulkus 110, 114
Magnesium-Block 46
Magnetoelektroenzephalographie (MEG) 34
Magnetresonanztomographie 56 f
Mainzer Stadienkonzept 60, 73
Makrophagenaktivierung 437
Malformation, kongenitale 227
Mallory-Weiss-Läsion 206
Mamma, Amputation 5
Mammachirurgie 501
Mammakarzinom 196, 544 f
Manualtherapie 417
Maprotilin 118
Marathon-Hämaturie 358
Markscheide 13
Marschfraktur 357
Marstock-Methode 52
MASK-Schmerzdiagnose 63 f
Massage 160
Mastdarmstörung 157
Mastektomiesyndrom 499
Mastoiditis 188, 309
McGill Pain Questionnaire (MPQ) 80
Mechano-Nozizeptor 31, **570**
Mechanorezeptor 17, 265, **570**
Meckel-Divertikel 221
Mediales System 23
Medianusneurolyse 197

Mediastinaltumor 210
Mediator 15, 546
Medikamentenabhängigkeit 69, 371
Medikamentenentzug 371
Medikamenteninteraktion 492
Medikamentenscreening 75
Meditation 177
Medizinischer Dienst der Krankenversicherung 589
Medizinstudium 595
Medulla oblongata 20
Mefenaminsäure 112
Meloxicam 111 f
Membranpotential 91
Memorial Pain Assessment Card (MPAC) 82
Meningeosis carcinomatosa 547
Meningitis 127, 187
– Herpes-simplex-Virus-Infektion 342
Meningoenzephalopathie 110
Meniskus, eingeklemmter 427
Meniskusganglion 481
Meniskusschädigung 246, 355
– berufsbedingte 480 f
Mennell-Handgriff 434
Mepivacain 96
Meralgia paraesthetica **156**, 413
Meridian 177
Mesenterialarterienverschluß 224
Mesenterialischämie 216
Mesenterialthrombose
– arterielle 216
– venöse 224
Mesenterialwurzel 285
Mesenzephalon 16 f
Mesenzephalotomie 147
Metakarpalköpfchen, Traumatisierung 354
Metamizol 110, **113**
– beim Kind 321, 327
– Schmerztherapie, postoperative 502 f
– Schockreaktion 113
– Tumorschmerztherapie 519 f
Metastase 516
Metatarsalgie 246
Metatarsalknochen, Marschfraktur 357
Methadon 106 f
Methämoglobin 101
Methämoglobinämie 96, 322
4-Methyl-Aminophenazon 113
Methylparaben 99
Metoclopramid 370
Mexiletin 98
Meyer-Zeichen 472
Mianserin 118
Midazolam 271
– beim Kind 325
– beim Neugeborenen 328
Migraine
– cervicale 399
– ophtalmique 319
Migräne 358, **367 ff**
– abdominelle 229
– Differentialdiagnose 369 f
– Therapie 370 f
Migräneprophylaxe 163, 371, 412
Mikroneurographie 53 f
Mikrostimulation, intraneurale (INMS) 53
Milzabszeß 220, 223
Milzhämatom 216
Milzinfarkt 216, 223
Milzruptur 216, 223
Miosis 104, 183
Mirizzi-Syndrom 220
Mißempfindung
– einschießende 268

Mißempfindung, kribbelnde 270
Mißhandlung 68 f
Mitrazapin 118
Mittelfrequenz-Elektrotherapie (MET) 168 f
Mittelgesicht 309 f
Mittelgesichtsfraktur 312
Mittelhirn 23 f
Mittellinien-Myelotomie 19
Mittellinienschmerz 146
Mittelmeerfieber 224
Monarthritis 200, 435
– Ursache 300
Monitoring, zerebrales 100
Mononeuropathia multiplex 155
Mononeuropathie 270 f
Mononukleose, infektiöse 188
Morbus s. Eigenname
Morgensteifigkeit 436
Morphin 35 f
– Analgesie 57
– Applikation, parenterale 326 f
– Bioverfügbarkeit, orale 522
– Dosierung 324
– Dosis, äquianalgetische 329, 523
– Geschichtliches 5, 8, 103
– Höchstverschreibungsmenge 526
– Katheterverfahren, subarachnoidales 530
– beim Kind 324, 326 f
– beim Neugeborenen 328
– Nierenkolik 335
– Pharmakokinetik 328
– Pharmakologie 105, 107
– Regionalanästhesie 529
– Retardpräparat 521 f
– Schmerztherapie, postoperative 503
– Tumorschmerztherapie 521 ff
– Wirkungsnachweis 55
Morphin-3-Glukuronid 105
Morphin-6-Glukuronid 105
Morphin-Granulat 322
Mortalität 515
Mortalitätsstatistik 515
Morton'sche Neuralgie 246
Motoneuron
– Blockade 94
– Schädigung 395
Motorik 21
Motorkortexstimulation 149
Multiple-random-Staircase-Methode 53
Münchhausen-Syndrom 214
Mundhöhle 313 f
Mund-Kiefer-Gesichts-Chirurgie **360 ff**, 372 f
Mundschleimhauterkrankung 192
Musculus
– abductor pollicis longus, Peritendonitis crepitans 426
– deltoideus, Parese 194
– dilatator pupille, Parese 183
– extensor pollicis
– – – brevis, Insertionstendopathie 425 f
– – – longus, Sehnenruptur 402
– iliopsoas, Verkürzung 484
– infraspinatus, Insertionstendopathie 421 ff
– levator 242
– – Spasmus 243
– – masseter 182
– – Triggerpunkt 361
– opponens pollicis, Lähmung 199
– orbitalis, Parese 183
– pronator teres, Verkürzung 486
– psoas major 141

– pterygoideus 182
– – lateralis, Hyperaktivität 361
– – quadratus lumborum 141
– – rectus femoris
– – – Sehnenruptur 354, 402
– sphincter ani
– – – externus 242
– – – internus 242
– supraspinatus, Insertionstendopathie 421, 424
– tarsalis, Parese 183
– temporalis 182
– trapezius, Anspannung 275
– vastus medialis, Atrophie 246
Musik, anxioalgolytische 171
Musiker 489
Muskel, Spannungsverkürzung 483 ff
Muskeldehnung 402, 412
Muskeldysfunktion 399
Muskelentspannung, progressive **163**, 275, 453
Muskelerkrankung
– berufsbedingte 483
– Gangbild 394
Muskelfaserriß 170, **352**, 402
Muskelhämatom 418
Muskelhartspan s. Myogelose
Muskelkater **352**
– Warmwasserbehandlung 417
Muskelkrampf 395 f
Muskelprellung **352**, 415
– Therapie 418
Muskelrelaxans **155**, 401
Muskelrelaxation 120
Muskelriß **352**, 402
Muskelschmerz 302, **392 ff**
– belastungsabhängiger 394 ff
– Differentialdiagnose 397
– Pathophysiologie 398
– Schmerzausstrahlung 398 f
– Überlastungssyndrom 396
– Ursache 435
Muskelschwäche 295, 302
– Untersuchung, klinische 394
Muskelschwellung, schmerzhafte 395
Muskelsteife 394
Muskeltonus 21
– erhöhter 360, 411
Muskelverkürzung 415, **483 ff**
Muskelverletzung **352**, 402
Muskelverspannung 32, 384
– Bewegungstherapie 160
– sekundäre 155
– sportbedingte 414
Muskelzerrung **352**, 402
Muskelzug 392
Muskulatur, ischiokrurale
– – Abrißverletzung 402
– – Verspannung 400
– paravertebrale, Hypertonie 395
– Untersuchung 75
Mutterkornalkaloide 370 f
Myalgie s. Muskelschmerz
Mydriasis 455
Myelin 92
Myelinscheide 93
Myelitis 342
Myelopathie 382
Myelotomie 146
Myoadenylatdeaminase 396
Myoarthropathie 360, 372
– Therapie 363
Myogelose 357, 399 f
– Definition 392

– Mittelfrequenz-Elektrotherapie 169
Myoglobinurie 395
Myokarddehnung 291
Myokardinfarkt 204 f, 265
– Abdominalschmerz 217
– Diagnose 206, 291
– Komplikation 292
– Schmerz, übertragener 33
– Sedierung 265
– Therapie 292
Myokardischämie 204, **205 ff**, **265**, 290 f
– Abdominalschmerz 214
– Diagnostik 206 f
Myoklonie 262
Myopathie
– entzündliche 396
– hereditäre 395, 397
– metabolische 395, 397
– mitochondriale 396
– toxische 397
Myositis 395
– erregerbedingte 435
– ossificans 352
Myotendinose
– Definition 392
– Prädilektionsstelle 392
Myotonolytika
– Osteoporoseschmerz 453
– Sportmedizin 171

N

Nabelkolik 225
Nackenkopfschmerz 145
Nackenmuskulatur
– schmerzhafte 396
– Verkürzung 488
Nackenschmerz 183
Nahrungsanamnese 218
Nahrungsmittelallergie 227
Na$^+$-K$^+$-ATPase 92
Nalbuphin 448
Nalorphin 103
Naloxon 107, 520
Naltrexon 107
Naproxen 111 f
– beim Kind 321
– Toxizitätsindex 440
– Tumorschmerztherapie 519
Narkose 35, 257
Nasenbeinfraktur 312
Nasenfurunkel 312
Nasenmuschel, hyperplastische 186
Nasennebenhöhle
– Empyem 185
– Innervation 185
– Schmerzprojektion 185 f
Nasennebenhöhlentumor 186 f
Nasenseptum 185
Natriumkanal 36 f, **91 f**
– kardialer 100
– Tetrodotoxin-resistenter 43 f
Natriumkanalblocker 98
Naturheilverfahren 176
Navikulare-Pseudarthrose 356
N-Azetyl-Zystein 113
Nebenhoden 238
Nebennierentumor 220 f
Needling 172
Nefopam 521
Nephritis, interstitielle 439 f
Nephrotisches Syndrom 439 f
Nerv 13

Sachverzeichnis 607

- Aussprossung, fehlgeleitete 144
- Dekompressionsoperation 144
- Drucklähmung 481 f
- Kryoläsion 568 f
- Thermokoagulation 570
- Tumorinfiltration 542
- zervikaler, Irritation 205

Nervenblockade **140 ff**
- diagnostische 76
- Gesichtsschmerz 374
- intraoperative 326
- präemptive 87
- Schmerztherapie, postoperative 507 f
- Sportmedizin 172
- Sportverletzung 418 ff
- Tumorschmerz 532 f

Nervenendigung
- freie **13 ff**
- sympathische, postganglionäre 457

Nervenfaser 13, **92**
- entmarkte 269
- Erregungsbildung, ektope 269
- Leitungsgeschwindigkeit 14
- myelinisierte 13 f
- nozizeptive, Ausschaltung 568
- Reorganisation 48 f
- unmyelinisierte 13 f

Nervenheilung 404
Nervenkompression 61
Nervenläsion
- Differentialdiagnose 194
- Kausalgie 456
- Regeneration 195

Nervenmembran 91
Nervenstimulation
- elektrische, transkutane 17, 168 f, **570 f**
- – – Osteoporoseschmerz 453
- – – Rückenschmerz 387
- – – Schmerz, neuropathischer 272
- – – Sportmedizin 168
- periphere 148

Nervensystem
- nozizeptives 30
- peripheres 13, **42 ff**
- sympathisches 76
- – Blockade **130 ff**
- vegetatives 9
- – Blockade **134 ff**
- viszerales 213
- zentrales 13
- – Blockade 99

Nervenverletzung 44 f, 404
Nervenwachstumsfaktor 44 f
Nervenwurzel
- hintere 14
- – Durchtrennung 145
- – Strangulation 276

Nervenzellmembran 42
Nervus
- alveolaris
- – inferior 190
- – Verletzung 373
- auricularis magnus 185
- axillaris
- – Drucklähmung 482
- – Durchtrennung 194
- cutaneus femoris 142
- – – lateralis, Kompression 156, 413
- dorsalis scapulae, Drucklähmung 481
- ethmoidalis 185
- facialis 20, 138, 181
- femoralis, Blockade 142
- genitofemoralis 238
- glossopharyngeus 20, 185, 188 f

- ilioinguinalis 238
- infraorbitalis
- – Blockade 137
- – Verletzung 373
- intercostobrachialis 140
- ischiadicus, Resektion 542
- laryngeus recurrens 131
- lingualis 185
- mandibularis 20, 182
- maxillaris 20, 138, 182
- medianus
- – Anatomie 197
- – Drucklähmung 482
- – Kompressionssyndrom 156, 199
- – Läsion 197
- mentalis, Blockade 137 f
- nasociliaris 185
- nasopalatinus 185
- obturatorius 142
- – Entrapment-Syndrom 355
- occipitalis
- – major
- – – Blockade 136 f
- – – Kompression 374
- – minor, Blockade 136 f
- oculomotorius, Schädigung 184
- ophthalmicus 19 f, 181 f, 185, 317
- peroneus
- – Drucklähmung 482
- – Kompressionssyndrom 156
- – superficialis, Mikroneurographie 54
- petrosus
- – major 138
- – profundus 138
- phrenicus 131, 203
- – Arrosion 209
- pudendus 238, 242
- – Irritation 354
- – Kompressionssyndrom 156
- radialis
- – Kompressionssyndrom 156, 198
- sinuvertebralis 195
- splanchnicus
- – Blockade 135 f
- – lumbalis 133 f
- – major 132, 134
- – minor 132, 134
- supralaryngeus, Neuralgie 189
- supraorbitalis 182
- – Blockade 137
- suprascapularis 413, 481
- thoracicus longus, Drucklähmung 482
- tibialis, Kompressionssyndrom 156
- trigeminus 19 f
- – Dekompression 151, 279 f
- – Kompression, vaskuläre 278 ff
- – Kompressionsneuritis 361
- – Versorgungsgebiet 181 f, 189
- trochlearis, Blockade 137
- ulnaris
- – Drucklähmung 482
- – Kompressionssyndrom 156, 199
- – Läsion 196 f
- vagus 21, 130 f, 185, 187 f

Nervus-intermedius-Neuralgie 184
Nervus-laryngeus-superior-Neuralgie 315
Netzhautchirurgie 318
Neugeborene
- Schmerzempfindung 320
- Schmerztherapie 327 f

Neuralgie 61, 192
Neuraltherapie 8
Neuritenwachstum 45
Neuroablation 535 ff

- Radiofrequenzläsion 567 f

Neuroanatomie, schmerzrelevante **13 ff**
Neuro-arthro-muskuläre Funktionseinheit (NAM) 483, 485
Neurochirurgie 144 ff, 278 ff
Neuroglia 13
Neurokinin 16, 46
- C-Faser-Erregung 269
Neuroleptika 119 f
- beim Kind 323
- Nebenwirkung 323
- Wirkung 154
Neurologie 153 ff, 268 ff
Neurolyse 122
- Definition 144
- intrathekale 129 f, 145
- mikrochirurgische 272
- Tumorschmerz **530 ff**, 542
Neurom 144, 464
- Therapie 272
Neuromschmerz 271
Neuron **13 f**
- nozizeptives 16 f
- – Hemmung 46, 49
- postganglionäres 130
- präganglionäres 130
Neuropathie 61
- diabetische 155, 292
Neuropeptid Y 45
Neuropeptidrezeptor 46
Neuroplastizität 39, 256
- Abschwächung 46 f, 86
Neurotomie 144
Neurotoxika 536
Neurotoxizität 99
Neurotransmitter 16 f, 33, **36 ff**
Neurotrophine 45
NGF-TrkA-Komplex 44 f
Nicht-Opioid-Analgetika
- Einteilung 108
- Geschichtliches 107 f
- nichtsaure 108, 111, 113
- saure **108 ff**
- – Pharmakologie 112
- – Potenz, analgetische 110 ff
- – Schmerztherapie, postoperative 502 f
- – Tumorschmerztherapie 519 f
Nierenarterie, Verschluß 469
Niereninsuffizienz 297
Nierenkapselspannung 237
Nierenkolik 217, 266
- Therapie **335**
Nierenstau 304
Nierenstein 217
Nierentumor 220 f
- Einblutung 223
Nierenzellkarzinom 336
Ninhydrintest 76
NK-Rezeptor 46
NMDA-Rezeptor 36, **270**
- Aktivierung 16, 47, **87**
NMDA-Rezeptor-Antagonist **88**, 272, 529
- Phantomschmerz 467
- Tumorschmerztherapie 529
NMDA-Rezeptor-Dichte 320
NMDA-Rezeptor-Kanal 46
N-Methyl-D-Aspartat-Antagonist s. NMDA-Antagonist
Non-NMDA-Rezeptor 36
Non-Ulcer-Dyspepsie 215
Noradrenalin 24
Noradrenalinausschüttung 22, 269
Norpethidin 105
Nortilidin 106

Notfallmedizin **264 ff**
Novocain 8 f
Nozizeption
– kraniale 19 ff
– bei Operation 497
– periphere 42 ff
– Umschaltung 15 f
– zentrale 45 ff
Noziziptives System 29 ff
Nozizeptor 13 ff, **31 f**, 266
– Aktivierung 15, **43**, 60
– Entladung, salvenartige 44
– Ontogenese 44
– polymodaler 109, 269
– Sensibilisierung **37 f**, 43
– Untergruppe 570
NSAID s. Antiphlogistika, nichtsteroidale
Nüchternschmerz 219, 292
Nucleus
– accumbens 23
– caudalis 19
– centralis
– – lateralis, Ausschaltung 147
– – medialis, Ausschaltung 147
– cervicalis lateralis 19
– coeruleus 25
– cuneiformis 16, 23
– gigantocellularis 22
– gracilis 19
– intermediolateralis 455
– interpolaris 19
– oralis 20
– parafascicularis, Ausschaltung 147
– praecentralis 16
– praetectalis anterior 23 ff
– raphe magnus 24 f
– reticularis thalami 17 ff
– spinalis nervi trigemini 19
– tractus solitarii 21
– ventralis
– – anterior 18
– – intermedius 18
– – lateralis 18
– – posterior inferior 18 f
– – posterolateralis (VPL) 16, 18 f
– – posteromedialis 18, 20
– ventrocaudalis 317
Numerische Rating-Skala (NRS) 72, 79

O

Oberbauchschmerz
– bei AIDS 494
– linksseitiger 220, 223
– maligner 135
– rechtsseitiger 220, 222
– – HELPP-Syndrom 305
Oberheimer-Redlich-Zone 278
Oberschenkelschmerz
– brennender 156
– distaler 245
Obstipation
– spastische 104
– Therapie 154, 329
Occipitalis-Neuralgie 315
Ödem 114, 457, 459
Ohr
– Schmerzperzeption 185
– Wundschmerz 308
Ohrakupunktur 177
Ohrmuschel, Lokalanästhesie 308
Ohrmuschelerysipel 309
Okklusionsanalyse 363

Okklusionsstörung 360, 362
Okulomotoriusparese 155
Okzipitalisneuralgie 137, 184
– Rhizotomie 145
– traumatisch bedingte 393
Olfaktorisches System 22
Oligoarthritis 200, 300
– reaktive 435
Oligodendroglia 13
Omarthritis, septische 198
Omarthrose 198
Ondansetron 326
Operation
– nach Jannetta 151, **279 f**
– Kindesalter 324 ff
– Nozizeption 497
– proktologische 244
Ophthalmologie 317 ff
Ophthalmoplegie, schmerzhafte 184
Opioidagonist 105 f
– partieller 106
Opioid-Agonist-Antagonist 106
Opioidanalgesie
– epidurale 327
– auf Intensivstation 262
– lokale, ganglionäre (GLOA) 130
– patientenkontrollierte 505
– präemptive 87 f
Opioidanalgetika
Opioidantagonist 103, 106 f
Opioide **103 ff**
– Abhängigkeit 105, 441
– – beim Kind 328 f
– Applikation
– – intraventrikuläre 150
– – spinale 150
– – subarachnoidale 327
– Arthritis, rheumatoide 440 f
– Atemdepression 521
– Dosis, äquianalgetische 329, 522
– Dosiseinsparung 505
– Dosistitration 522 f
– Einteilung 105 ff
– endogene 103
– Entzugssymptom 105
– Epiduralanalgesie 506
– Geschichtliches 103
– Höchstverschreibungsmenge 526
– Indikation 104
– beim Kind 326 f
– Kontraindikation 105
– lipophile 529
– Nebenwirkung 104 f, 328 f, 529
– beim Neugeborenen 327
– Pharmakokinetik 492
– Schmerztherapie, postoperative 502 f
– Toleranzentwicklung 104 f, 328
– Tumorschmerztherapie 520 ff
– Typ2-Rezeptor-Antagonismus 38
– Verschlußkrankheit, arterielle, periphere 476 f
– vollsynthetische 103
– Wirkung 25, 104
– Wirkungspotenzierung 110
Opioidintoxikation 104
Opioidrezeptor **25**, 103
– Bildung, entzündungsinduzierte 447
– Blockade 154
– Verteilung 25
δ-Opioidrezeptor **25**, 103 f
κ-Opioidrezeptor **25**, 103 f
– Gelenkentzündung 448
μ-Opioidrezeptor **25**, 103 f
Opioidtherapie, präoperative 509

Opioidtoleranz 262
Opipramol 118
Opium 8, 33, **103**
Orbitaphlegmone 318
Organ, inneres, Innervation 455 f
Ormond-Syndrom 233
Oropharynxkarzinom 308
Orthopädie 159 f, **275 ff**
Os
– lunatum, Osteonekrose 481
– naviculare, Ermüdungsfraktur 357
– scaphoideum
– – Ermüdungsfraktur 481
– – Pseudarthrose 481
Osgood-Schlatter-Krankheit 355
Ösophagus
– Entzündung 214 f
– Motilitätsstörung 206
– Schleimhautreizung 205
Ösophaguskarzinom 209 f
Ösophagusmanometrie 207
Ösophagusruptur 206, 209, **215**
Ösophagusspasmus 205 ff
Ösophagusverletzung 209
Osteoarthritis, zervikale 399
Osteoarthrose 114
Osteochondrosis dissecans 246
Osteodensitometrie 294
Osteoidsaumbreite 295
Osteoklastenaktivität 540
Osteologie 294 ff
Osteomalazie 297, 394
Osteomyelitis 191
Osteopathie
– intestinale 295
– renale 295, 297
Osteopenie, transitorische 413
Osteoporose 294 ff
– Hüftschmerz 246
Osteoporoseschmerz 295, **451 ff**
– Therapie 453
Osteosarkom 246
Ostitis deformans Paget 298
Otalgie **187 f**, 307
– Differentialdiagnose 309
Otitis
– externa maligna 187, **307**
– media 187, **308**
Otorrhoe, fötide 307 f
Ott-Zeichen 434
Ovarialkarzinom 221
– Harnstau 233
Ovarialvenenthrombose 239 f
Ovarialzyste 221
– Ruptur 223 f, 232, 239, **305**
– stielgedrehte 223 f, 239, **305**
Oxicame 111 f
Oxycodon 105, **522**

P

Pädiatrie **320 ff**
Paget-Syndrom 298
Pain
– Clinic 9 f
– Disability Index (PDI) 72
– Relief Scale (PRI) 80
Palliativstation 578 f
Pamidronsäure 525
Pancoast-Syndrom 196
Pankreas, Pseudozyste 216
Pankreasgangdilatation 282
Pankreasgangkarzinom 539

Pankreaskarzinom 135, 282, **541 f**
- Strahlentherapie 547 f, 562

Pankreasresektion 283
Pankreastumor 220, 222 f, 532
Pankreaszyste 220
Pankreatitis
- akute 98, **216**, 222
- chronische 135, 216, 220, **282 f**
- Schmerzentstehung 282

Papez-Kreis 22
Para-Amino-Benzoesäure 92 f, **97**
Paracetamol 110, **111**, 113
- beim Kind 321
- Lebertoxizität 440
- Migräneanfall 370
- beim Neugeborenen 327
- Schmerztherapie, postoperative 503
- Tumorschmerztherapie 519 f
- Wirkungsmechanismus 108

Paracetamol-Intoxikation 113
Paracetamol-Überdosierung 111
Paracetamol-Zäpfchen 508
Parametropathia spastica 244
Parästhesie 61, 75
- Polyneuropathie 155

Paratendinitis 356
Paratrigeminales Syndrom 183
Parese, radikuläre 155
Parodontalabszess 191
Parodontitis 190 f
Parodontopathie 189 f, 362
Parotistumor 309
Parotitis 312
Parsonage-Turner-Syndrom 195
Patella
- alta 355
- Chondromalazie 246
- Lateralisation 246

Patellarsehnenreflex 155, 381
- Verlust 155

Patellaspitzensyndrom **355**, 392
Patientenzufriedenheit 73
Paukenhöhle 185
Payr-Zeichen 472
PCA s. Analgesie, patientenkontrollierte
PCA-Pumpe 150, 505, 529
Peak bone Mass 294
PECH-Schema 352, 412, **416**
Pellagra 268
Pelveoperitonitis 233, 240
Penciclovir 343 f
Penicillate nerve ending 14
Peniswurzelblock 507
Pentazocin 106 f
Perfusionsstörung 291
Periarthritis, septische 198
Perichondritis 189
Periduralanästhesie, präemptive 87 f
Perihepatitis 223
Perikarditis 203 ff
Perikaryon 13 f
Perineurium 92
Periost, Reizung 30
Peritendonitis crepitans 426
Peritonealschmerz, fortgeleiteter 232 f
Peritonitis 217, 224
Perthes-Krankheit 245
Pethidin **105**, 107, 503
- Höchstverschreibungsmenge 526

Petroapizitis 308
Pflegeversicherung 589
Pfortaderthrombose 216, 224
Phantomempfindung 464 f
Phantomschmerz 61, 156, **464 ff**
- Analgesie, präemptive 257 f
- Begriffsbestimmung 464
- DREZ-Läsion 146
- Grenzstrangblockade 134
- Prävention 88, 467
- Rückenmarkstimulation 148

Phäochromozytom 220
Pharmakologie **91 ff**
Pharynx 185
- Infiltrationsanästhesie 314

Pharynxkarzinom 313
Phenazon 108, 113
Phenol 129
- Injektion, intrathekale 145 f
- Injektionsschmerz 536 f
- Tumorschmerztherapie 536 f

Phenytoin 154, 156
- Tumorschmerztherapie 525

Phlegmasia coerulea dolens 290, **474 f**
Phospholipase A2 110
Photophobie 317, 319, 368
pH-Wert 44, 93
Physiotherapie 153, **160**, 585
Phytopharmaka 176, **445 f**
Piloarektion 455
Pipecoloxylid 91, 96
Piritramid **106 f**, 503
- Dosis, äquianalgetische 329

Piroxicam 111 f
- Toxizitätsindex 440

PISCES (percutaneous inserted spinal cord electrical stimulation) 148
Pitchers Elbow 353
Planck-Strahlungsgesetz 564
Plantarfasziitis 430 f
Plastizität, neuronale 39, 256
- - Hemmung 46 f, 86

Plattenelektrode 128
Plazentalösung, vorzeitige 304
Pleura
- Innervation 203
- parietalis 132, 141

Pleuraerguß 210
Pleurapunktion 140
Pleuraschmerz, somatischer 266
Pleuritis 204
Plexopathie, strahleninduzierte 196
Plexus
- brachialis
- - Bestrahlungsschaden 196
- - Blockade 140, 507
- - Engpaßsyndrom 195 f
- - Tumorinfiltration 542
- cervicalis 136, 185
- coeliacus
- - Anatomie 134
- - Neurolyse 134 ff, 461
- - - beim AIDS-Patienten 494
- - - perkutane 283
- - - Tumorschmerztherapie 532
- lumbalis, Blockade **141 f**, 507, 533
- sacralis, Tumorinfiltration 239, 542
- tympanicus 185, 187

Plexusausriß 60, 146, **404**
Plexusneuritis 195
Plica mediana interna 124
Pneumonie 206, 223, **266**
Pneumothorax 140, 204 f
- Nachweis 207
- Schmerzsymptomatik 266
- Therapie 211
- Ursache 210 f

Podagra 247
Pokerchip-Skala 80
Pollakisurie 238
Polyarteriitis nodosa 396
Polyarthritis 300, 435
- chronische s. Arthritis, rheumatoide

Polymyalgia rheumatica **302**, 396, 435
Polymyositis 395 f
Polyneuropathie
- AIDS-assoziierte 494
- alkoholische 268
- diabetische 155, 268
- Differentialdiagnose 197 f
- entzündliche 268, 270
- HIV-assoziierte 491
- Schmerzsymptomatik 268 ff
- Schmerztherapie 155
- toxische 268

Polypeptid, intestinales, vasoaktives (VIP) 16, 45
Polyurie 238
Popping-Effekt 567
Porphyrie, akute, intermittierende 217
Port, Implantation 149 f
Positronenemissionstomographie (PET) 56 f
Postamputationsschmerz 464 ff
Postchordotomiedysästhesie 146
Postdiskektomiesyndrom 124, 276, **279 ff**
- Facettendenervierung 145
- Prädiktor 382 f
- Spinal Cord Stimulation 128 f
- Stimulation, intrazerebrale 149
- Therapie 276, 280 f

Posteriorer Komplex 18 f
Postrhizotomieschmerz 145
Post-Stroke-Syndrom 183
Postthorakotomieschmerz 499, 570
Post-Zoster-Neuralgie 61, **347 ff**
- bei AIDS 493
- DREZ-Läsion 146
- Ganglion-pterygopalatinum-Blockade 138
- Grenzstrangblockade, thorakale 133
- Nervenblockade, prophylaktische 374
- Stimulation, intrazerebrale 149
- Therapie 155 f, 348 f

Potentiale
- akustisch evozierte 55
- somatosensorisch evozierte 55
- visuell evozierte 55

Prävalenz 515
Praxisqualität 579
Priapismus 238
Prilocain 93, **95 f**
- Regionalanästhesie, intravenöse 98
- Toxizität 101

Procain 91, **94**, 97 f
Processus
- spinosus, Ermüdungsfraktur 358
- transversus costalis 138 f

Proctalgia 242
Projektionsneuron 16 f
- Hemmung 24

Proktalgie 243 f
Proktitis 244
Proktologie **242 ff**
Propriozeption 17
Propyphenazon 113
Prostacyclin 108 f, 114
Prostaglandin E 31
Prostaglandin E_1 476
Prostaglandin E_2 44, 108, 110
Prostaglandine 15
- proinflammatorische 108
- Wirkung 43, 109 f

Prostaglandinrezeptor 43
Prostaglandinsynthesehemmer 305
Prostaglandinsynthesehemmung 417, 438
Prostatahypertrophie, benigne 238
Prostatakarzinom **336 f**, 544
– Knochenmetastase 545
– Schmerzinzidenz 237
Prostatektomie 501
Prostatitis 238, **336**
– beim Berufsradfahrer 354
Proteaseinhibitortherapie 492
Protein
– C-reaktives 437
– wachstums-assoziiertes 45
Proteinkinase 43, 46
Proteinphosphatase 47 f
Prothrombinzeit 114
Proton 44
Pruritus (s. auch Juckreiz) ani 242 f
Pseudolymphom 346
Pseudomeningozele 146
Pseudomyxoma peritonei 222
Pseudoneurom 271
Pseudotumor
– cerebri 111
– orbitae 318
Psoas-Kompartment-Block **141 f**, 533
Psyche 66 ff
Psychopharmaka **118 ff**
Psychose 119 f, 163, **252**
Psychotherapie **162 ff**
– psychodynamische 165
6-P-Symptomatik 288, 469
Ptose 183
Pulmonalarterie 203
Pulmonalisangiographie 207
Pulpitis 189
Pulslosigkeit 288
Pulvinar 18
Pumpe, programmierbare 150, 505, 529 f
Pupillenstarre, reflektorische 346
P2X$_3$-Rezeptor 43
Pyelonephritis 304, **335 f**
Pylorospasmus 111
Pyrazolinon-Derivat 113

Q

Qigong 177
Qualitätskontrolle 78
Qualitätssicherung 76, **579 ff**
Querschnittssyndrom 146 f

R

Rachitis 295, 297
Radfahrerlähmung 354
Radfahrerrücken 357
Radialistunnelsyndrom s. Supinatorlogensyndrom 419
Radikulopathie 380, 566
Radiofrequenzläsion 387, **567 f**
– Indikation 569
– Tumorschmerztherapie 535 f
Radioisotopenbehandlung 540
Radionuklidtherapie 337, **549 f**
Radioonkologie 544 ff
Radiopharmaka 549 f
Radiosynoviorthese 201
Radix relicta 373
Raeder-Syndrom 183
Raj-Katheter 125

Ramsay-Hunt-Syndrom 346
Ramus
– anterior 123
– cardiacus 132
– communicans
– – albus 123, 130, 455
– – griseus 123, 130, 455
– – posterior 123
– – Blockade 139 f
– pulmonalis thoracicus 132
Rangskala
– numerische (NRS) 72, 79
– verbale 78 f
Ranvier-Schnürring 92
Raphe-Kern 21
RAS s. Abdominalschmerz, rezidivierender
Raynaud-Syndrom 98, **475**
Reflex 75
Reflexabschwächung 380 f
Reflexdystrophie, sympathische (RSD) 61, 271, **456 ff**
– – Regionalanästhesie, intravenöse 98
– – Rückenmarkstimulation 149
– – Sympathikusblockade 460 f
Reflexstörung 195
Reflexzonenmassage 173
Reflux
– gastroösophagealer 205 ff
– vesiko-uretero-renaler 238
Refluxösophagitis 210
Regenerationsstörung 170
Regionalanalgesie 506
Regionalanästhesie 47, **506 ff**
– Analgesie, präemptive 86, 256
– intravenöse 98, 134, 460
– Kontraindikation 492 f
– Nebenwirkung 99
– Tumorschmerztherapie **528 ff**
– Versagen 93
Rehabilitation 590
Reiter-Syndrom 247, 300
Reizblase 238
Reizmiosis 318
Rekapillarisierungszeit 474
Rektum 242
Rektumkarzinomrezidiv 547, 562
Rektusscheidenhämatom 225
Remifentanil 106
Rentenversicherung 590
Reperfusion, postischämische 288
Repetitive Strain Injury (RSI) 483 ff, 486 ff
Repolarisation 91
Rescue-PTCA 292
Resochin 438
Restless-Legs-Syndrom 270
Retrobulbärneuritis 318
Retroperitonealraum, Fibrose 233
Retroperitonealtumor 220
Retroperitoneum 219
– Einblutung 223
Reye-Syndrom 110
Rezeptor, α-adrenerger **36 ff**, 457, 464
σ-Rezeptor 104
Rezeptortheorie, modulierte 92
Rhabdomyolyse 395
Rhenium-186 HEDP 550
Rheumaknoten 436
Rheumatismus 434
Rheumatologie **299 ff**
Rhinobasis 309 f
Rhizarthrose 199 f, **441 f**
Rhizotomie, dorsale 145
Ringer-Ohr 358
Rippenfraktur 208, **209**, 223 f

– Ermüdungsfraktur 358
Rippenserienfraktur **209**, 501
– Intrapleuralanalgesie 141
Rippenstückfraktur 209
Ritonavir 491 f
Rockwood-Läsion 353
Rofecoxib 113 ff
Röntgen-Durchleuchtungsgerät 555 f
Röntgenuntersuchung 76
Ropivacain 93 f, **96**
– Applikation, intraartikuläre 440
Rotatorenmanschettenmuskulatur, Atrophie 413
Rotatorenmanschettenruptur 402
RSI (repetition strain injury) 480
Rückenmark
– Anatomie 123
– Gefäßversorgung, atypische 135
– Ischämie 49
Rückenmarkkompression 60
Rückenmarkkontusion 271
Rückenmarkstimulation **127 f**, **148 f**
Rückenmuskulatur, autochthone 138
Rückenschmerz 156 f, **377 ff**, 586
– Anamnese 74
– Auslöser 385
– Bandscheibenvorfall 380
– belastungsabhängiger 380
– chronischer 381 f
– – Prävalenz 379
– Diagnostik 383 f, 386
– Epidemiologie 410
– Facettendenervierung 144
– Inzidenz 385
– lokal generierter 379
– nächtlicher 247
– Nervenstimulation, elektrische, transkutane 169
– nichtradikulärer 385
– bei Osteoporose 451 f
– Prädiktor für Chronifizierung 383
– radikulärer 169, 385
– Schmerzausstrahlung 379
– Schmerzverstärkung 379
– Sekundärprävention 384
– Spinalkanalstenose 380 f
– Sporttherapie 412
– Therapie 384, 386 ff
– – neurodestruktive 569 f
– tiefsitzender 245
– übertragener 379
– Wirbelkörperspontanfraktur 295
Rückenschmerzsyndrom, lumbales 482
Rückenschule 378
Rückenstreckmuskulatur, Anspannung 377 f
Rudern 354
Ruheschmerz 270, 288
Rumpforthese 276
Runner's
– colitis 358
– knee 355

S

Sakroiliitis 245, **247**, 434
Salizylsäure 31, 107, **112**
Salpingitis 233
Salvage-Chirurgie 337
Samenstrang, Xylocain-Infiltration 335
Satzungsrecht 582
Sauerstoffbedarf, myokardialer 86
Sauerstoffmangel 287
Sauerstoffradikale 446

Sauerstoffradikalfänger 416, **446 f**
Sauerstoffverbrauch, myokardialer 265
Scanogramm 558 f
Schädelakupunktur 177
Schädel-Hirn-Trauma 265
Schenkelhalsfraktur 142
Scheuermann-Krankheit 357
Schipper-Krankheit 482
Schizophrenie 252
Schlafstörung 59, 251
Schleudertrauma 139, **393**
Schluckakt 308
Schlupfwinkelinfektion 190
Schmerz 3 ff, 78
– abdomineller s. Abdominalschmerz
– akuter 29, 59, **78 ff**
– anodermal vermittelter 242
– atemabhängiger 209
– Ätiologie 61 f
– Ausdrucksfunktion, symbolische 68
– im Becken 237 ff
– berufsbedingter **479 ff**
– Bewegungsart-spezifischer 411
– brennender 14, 61
– chronischer 30, 59 f, 62
– – Abklärung, psychosomatische 69
– – Genese, multifaktorielle 257
– – Messung 80 ff
– – Parameter, psychosozialer 69
– – Psychotherapie 162
– Definition **59**, 66, 587
– epigastrischer 215, 220, 222
– – in den Rücken ausstrahlender 282
– Evaluation, emotionale 35
– genitaler 238 f
– gürtelförmiger 282
– IASP-Klassifikation 63
– interdisziplinäre Diskussion 366 ff
– intermittierender 60
– ischämiebedingter s. Ischämieschmerz
– kardiovaskulärer **290 ff**
– – Therapie 292 f
– Klassifikation, multiaxiale 63 f
– kolikartiger 60, 215
– kraniomandibulärer 361
– als Leitsymptom 180 ff
– in die linke Schulter ausstrahlender 219
– Motivationsaspekt 23
– muskuloskelettaler **392 ff**
– – Gelenkerkrankung 403
– neuralgiformer 270
– – Definition 192
– – Zosterinfektion 345
– neuropathischer 45, 60 f, 586
– – Antikonvulsiva 154
– – Definition 268
– – Differentialdiagnose 270
– – Lokalanästhetikainfusion, intravenöse 98
– – peripherer 61, **268 ff**
– – Spinal Cord Stimulation 127
– – Therapie 155, 272 f
– – zentraler 268, 271 f
– nozizeptiver 60, 268
– – Chronifizierung 270
– – Stimulation, intrazerebrale 149
– odontogener 189 f
– orbitaler 184
– osteogener 191
– paramandibulärer 186 f
– parodontalen Ursprungs 190 f
– paroxysmaler 61
– Pathogenese 64
– Pathophysiologie 60 f

– perikardialer 291
– peripatellärer 355
– periumbilikaler 219, 222, 224
– Physiologie, frühkindliche 320
– pleuritischer 206
– postischämischer 288
– postoperativer 61, 256 f, **497 f**
– – Beurteilung 79 f
– – Einfluß auf Rekonvaleszenz 498
– – Prävention 89
– postprandialer 292
– präaurikulärer 309
– Prävention 86 ff
– projizierter 61, 213, 379
– – Head-Zone 456
– – Herzinfarkt 17, 33
– – Konvergenz-Projektions-Theorie 398
– pseudoradikulärer 129, 144, 169
– psychogener 30
– Quantifizierung **51 ff**, 317
– radikulärer 157, 379 f
– – Differentialdiagnose 139
– – Therapie 386 f
– Reaktion, vegetative 456
– in die rechte Schulter ausstrahlender 215, 219
– Reiz-Reaktion-Konzept 66
– rektal induzierter 242
– retroaurikulärer 309
– retrobulbärer 318
– retrosternaler, brennender 210
– rheumatischer **434 ff**, 438
– in den Rücken ausstrahlender 219
– somatischer 60, **213**, 266, 539
– im Sport 409 ff
– stechender, scharfer 13
– sympathisch
– – nicht unterhaltener (SIP) 61, 458
– – unterhaltener (SMP) 61, **455 f**
– therapierefraktärer 129
– traumatisch bedingter 264 f
– tumorassoziierter s. Tumorschmerz
– übertragener s. Schmerz, projizierter
– viszeraler 19, **213**, 266
– – Induktion, experimentelle 52
– – tumorassoziierter 539
– als Warnsignal 409
– wechselnder Lokalisation 250
– wirbelsäulenbedingter 64
– zentraler 39, **156**, 272
Schmerzabwehr, körpereigene, insuffiziente 46
Schmerzambulanz 576, 578
Schmerzanalyse 260
Schmerzanamnese 73 f
Schmerz-Asymbolie 21
Schmerzbahn
– aufsteigende 16, 18, 23
– – Beeinflussung 25
– – Botenstoff 36 ff
– zentrale
– – laterale 272
– – mediale 272
Schmerzbewältigung 388
Schmerzbewältigungstraining 164 f
Schmerzcharakteristik, zeitliche 74
Schmerzchronifizierung 34, 68
– Mechanismus **38 ff**
– Prävention 98
Schmerzdauer 59 f
Schmerzdiagnose 59
– psychologische 72
Schmerzdimension 73
Schmerzdokumentation 580

Schmerzempfindlichkeit, postoperative 87
Schmerzempfindung 4, 78
– dumpfe, diffuse 30
– ophthalmologische 317
– stechende, scharfe 30
– Umgebungstemperatur 290
– Unterdrückung 24 f
– Verstärkung 15
Schmerzempfindungsskala 72
Schmerzempfindungsstörung 55
Schmerzerfahrung, frühe 68 f
Schmerzerkrankung
– Klassifikation 62
– Systematik 59 ff
Schmerzerleben 64
– affektives 272
– diskriminatives 272
– Faktor
– – kultureller 69
– – psychosozialer 62, 64
Schmerzevaluierungsskala (SES) 80
Schmerzfaser, viszerale 213
Schmerzgedächtnis 68, 86
Schmerzintensität 60, **72 ff**, 81 f
– Messung 78 f
– WDR-Neuron 270
Schmerzklinik 10
Schmerzkomponente
– affektive 18, 23
– aversiv-emotionale 29, 35
– motorische 29
– sensorisch-epikritische 29
– vegetative, autonome 29
Schmerzkonferenz 579 f
Schmerzkontrolltraining 388
Schmerzkrankenhaus 576, 578 f
Schmerzleitung 13, 16 f
– Hemmung 17, 24 f
Schmerzlinderung 79 f
Schmerzlokalisation 60, 64, 73
Schmerzmanagement, insuffizientes 576
Schmerzmedizin, Organisationsstruktur 575 f
Schmerzmessung **51 ff**, 260 f
– bildgebendes Verfahren 55 ff
– Fremdbeurteilung 80
– Grenzwertmethode 53
– Herstellungsmethode 53
– beim Kind 80, 320 f
– klinische **78 ff**
– Meßzeitpunkt 79 f
– objektive 53 ff
– postoperative 499 f
– Ratingskala
– – numerische 500
– – verbale 500
– subjektive 53
Schmerzmittelabhängigkeit 214
Schmerzmodell 51
– bio-psycho-soziales 576 f, 580
Schmerzmodulation
– Faktor, psychosozialer 68 f
– körpereigene 33
– zentrale 149
Schmerz-Muskelverkrampfung-Fehlhaltung 275, 378
Schmerzpatient
– Mitbetreuung, konsiliarische 74
– Untersuchung 72 ff
Schmerzpraxis 576, 578
Schmerzpumpe 529 f
Schmerzqualität 64, 74
Schmerzreiz
– chemischer 55

Schmerzreiz, elektrischer 55
- experimenteller 51 f
- phasischer 51
- Reaktion, unkoordinierte 320
- Signaltransduktion 42
- thermischer 52
- tonischer 52
- überschwelliger 53
- viszeraler 456
Schmerzrezeptor 13 ff
Schmerzschwelle 118
Schmerzsignal 30 f
Schmerzstärke 260 f
Schmerzstörung
- artifizielle 252
- somatoforme 163, **249 f**, 384
Schmerzsyndrom
- entzündungsbedingtes 299
- femoropatellares 172
- generalisiertes 435
- bei HIV-Infektion 490 ff
- myofasziales 184, **396 ff**
- - Fehlregulation, autonome 399
- - Therapie 169, 400 f
- - Triggerpunkt 397 ff
- psychisch überlagertes 192
- psychogenes 192
- regionales, komplexes (CRPS) 61, 271, **455 ff**
- - - Ganglion-cervicothoracicum-Blockade 132
- - - Nervenstimulation, periphere 148
- - - Thermographie 565 f
- - - tumorassoziiertes 532
- - - Typ I 455 f, 458 f
- - - Typ II 455 f, 458 f
- sympathikusmoduliertes 271, **455 ff**
- - Diagnose 459
- - Entstehungsmechanismus 459
- - Regionalanästhesie, intravenöse 460
- - Symptomatik 459
- - Therapie 458 ff
- zentrales 146 f
Schmerztagebuch 72, 82 f
Schmerztagesklinik 578 f
Schmerztherapeutisches Kolloquium (StK) 587 f
Schmerztherapie **71 ff**
- adjuvante 323
- ambulante 578
- - Begutachtung 589 f
- Anamnese 74
- anästhesiologisches Verfahren 122 ff
- Apparate 555 ff
- Bedeutung, berufspolitische 583
- chirurgische 9, **324 ff**
- in Deutschland 576 ff
- effektive 6
- Erfolgskontrolle 78
- ganzheitliche 170
- Geschichte 4 ff, **8 ff**
- Indikation 579
- in der Intensivmedizin 261 f
- interdisziplinäre, teilstationäre 578
- intraartikuläre 440
- beim Kind 321 ff
- Laser, niederenergetischer 169
- Lokalanästhetika 94 ff
- medikamentöse 585
- multidisziplinäre 579
- multimodale 580
- neurochirurgische 144 ff
- neurologische 153 ff
- nichtpharmakologische 330 f
- in der Notfallmedizin 264 ff
- nuklearmedizinische 548 ff
- in der Orthopädie 159 f
- perioperative 496 ff
- - Organisation 510 ff
- - Ziel 497
- postoperative 499 ff
- - beim Kind 326 f
- - Qualitätssicherung 512
- - rechtliche Aspekte 510
- - Stufenplan 510, 513
- - unzureichende 512
- Priorität 581
- psychodynamische 165
- psychologische Aspekte 585
- Psychopharmaka 118 ff
- Schwangerschaft 508
- spezielle 179 ff
- - Kursbuch 584 ff
- - Zusatzbezeichnung 579, 583 ff
- sportmedizinisch ausgerichtete 167 ff
- stationäre 578 f
- - Begutachtung 590
- teilstationäre 577
Schmerztherapieführer 595
Schmerztherapievereinbarung 577
Schmerzüberleitung 86 f
Schmerzunempfindlichkeit 29
Schmerzunterdrückung 23
- angstbedingte 23
Schmerzverarbeitung 16, 19, **23**
- affektive 13
- Erfassung 72
- inadäquate 164
- kortikale 33 ff
- sensible 13
Schmerzverhalten 72, 75
Schmerzverständnis
- bio-behaviorales 68
- bio-psycho-soziales 66 ff
Schmerzverstärkung 379
Schmerzwahrnehmung
- Ausschaltung 256
- diskriminatorische 19
- Hirnaktivität 56
- veränderte 75
Schmerzzentrum 576
- multidisziplinäres 576 f, 579
Schober-Zeichen 434
Schock 469
- Metamizol 113
Schonatmung 265
Schreibkrampf 486
Schulteramyotrophie, neuralgische 195
Schulter-Arm-Bereich, Läsion
- - periphere 195 ff
- - radikuläre 194 f
Schultergelenk
- Bewegungseinschränkung 195
- Osteomyelitis 198
- Überlastungsschaden 352, **418 f**
- Ventralisation 483 f
Schultermuskulatur
- schmerzhafte 396
- Störung, funktionelle 198
- Verkürzung 488
Schulternackenschmerz 275
Schulterschmerz **194 ff**, 270
- Differentialdiagnose 198
Schultersteife 140
Schwangerschaft 304, 508
Schwann-Zelle 13, 45
Schweißsekretion 76, 457
Schwimmerschulter **352 f**, 414

Schwitzen 29
SCS (Spinal cord stimulation) **127 ff**, 148 f
Second messenger 37 f
Sedativa 323, 328
Sedierung 104, 119
Sehne, Kompressionssyndrom 485
Sehnenansatztendinose 413
Sehnenruptur 402, 485
Sehnenscheide, Erkrankung, berufsbedingte 479 ff
Sehnervenentzündung 318
Sehstörung 111
Sehverschlechterung 318
Seitenstrang 14, 19, 21
- dorsolateraler 17, 24
Sensibilisierung
- periphere **15**, 256
- zentrale 16, 86, **256**
Sensibilität
- epikritische 17, 19
- propriozeptive 19
Sensibilitätsstörung 469
- dissoziierte 181
- Gefäßverschluß 469
Septumkern 22 f
Serotonin 24, 33, **44**
- Freisetzung, ischämiebedingte 287
- Wirkung 36, 44
Serotoninantagonisten 229
Serotoninergika 370 f
Serotonin-Reuptake-Hemmer, selektiver (SSRI) 118, 162
Shivering 100
Sialadenitis 186, 312
Sialolithiasis 312
Sichelzellanämie 224
Siebbeinzellen 311
Sigma 216
Sigmadivertikulitis 221, 223
Sigmaperforation 223
Sigmastenose, radiogene 221
Signaltransduktion 42
Simulation 252
Sinus cavernosus 184
Sinus-cavernosus-Thrombose 311
Sinusitis 309 f
- chronisch polypöse 186, **311**
Sinusvenenthrombose 370
Skelettschmerz 295
S-Ketamin 88
Skidaumen 354
Sklerodermie 396
Skrotalhaut, Versorgung, sensible 238
Skrotalschmerz 239
Small-fiber-Polyneuropathie 268
Smiley-Skala 79 f, 500
Sodbrennen 205 f
Somatisierungsstörung 250
Somatostatin 16, 37
Somatotopie 34 f
Sozialgesetzbuch 479
Spannungskopfschmerz
- Differentialdiagnose 369
- Entspannungsübung 163
- Muskelhartspann 399
- Prophylaxe 371
- Sporttherapie 412
- Therapie, nichtmedikamentöse 153
Spannungspneumothorax 205, 210 f
Spannungszustand, psychovegetativer 162
Sperrintervall 505
Sphinkterspastik 243
Spinal Cord Stimulation (SCS) **127 ff**, 148 f
Spinalanalgesie 126 f

Spinalanästhesie 124, **126 f**
– hohe 139
– kontinuierliche (CSA) 126, 507
– patientengesteuerte (PCSA) 127
– präemptive 87, 257 f
– totale 99
Spinal-Epidural-Analgesie, kombinierte 507
Spinalganglion 14
– dorsales, Koagulation 570
Spinalkanalstenose 129, 378, **380 f**
Spinalkanüle, atraumatische 130
Spinalnerv 15, 123
Spinalnervenanalgesie
– Wurzelsyndrom, lumbales 378
– zervikale 275, 372
Spinalnervenblockade 138 f
Spinalnervenstamm 138
Spinalnervenwurzel 123
– Durchtrennung 145
– ödematöse 139
Spiral-Computertomographie 207, **557 f**
Splenomegalie 216, 220, 548
Spondylarthritis, seronegative 299
Spondylarthrose 157
Spondylitis
– ankylosans 299, 434
– anterior 434
– bakterielle 199
Spondylodese 386
Spondylolisthesis **357**, 380
– Kreuzschmerz, tiefsitzender 245
Spondylolyse 357
Spontanpneumothorax 204, **210**
Spontanschmerz 87
Sport
– Aufwärmübung 414 f
– Dehnübung 415
– Muskelverspannung 414
– gegen Schmerz 412
Sportgymnastik, rhythmische 409
Sportmedizin 167 ff, 352 ff, 409 ff
– Medikament, zulässiges 174
– Schmerztherapieverfahren 411 f
Sportschaden 410, 412 f
Sportverletzung 357 f, 412
– Antiphlogistika, nichtsteroidale 417
– Nervenblockade 418 ff
– Pathophysiologie 415 f
– Schmerztherapie 417 ff
– Sofortbehandlung 415 ff
– Vorbeugen 414 f
Spreizfuß 246
Sprinterverletzung 354
Sprunggelenk
– Arthrose 246
– Bandapparat
– – lateraler 428 f
– – medialer 427 f
– des Fußballers 356
– Instabilität, chronische 357
– Läsion 427 ff
– Osteochondrosis dissecans 246
– Schmerz, ventraler 356
– Schubladenphänomen 428 f
Stauungsleber, akute 222
Steal-Phänomen 470
Steatorrhöe 216
Sternoklavikulargelenk 208
Sternoklavikulargelenkarthrose 198
Sternokostalgelenk 208
Stevens-Johnson-Syndrom 341
Stickstoffmonoxid 37 f
Stiff-Man-Syndrom 395

Stillen 508
Stimmbandparese 131
Stimmung 75
Stimulation, intrazerebrale 149
Stoffwechselentgleisung 217
– ketoazidotische 214
Störung
– affektive 251
– hypochondrische 252
– psychische 249 ff
– somatoforme 249 f
– vegetative 251
Strahlentherapie **544 ff**
– akzelerierte 546
– Beschleunigeranlage 562
– Entzündungsbestrahlung 548
– fraktionierte 546
– Hirnmetastase 547
– intraoperative 562 f
– Kaposi-Sarkom 548
– Knochenmetastase 540
– Lebermetastase 548
– Pankreaskarzinom 547 f
– Rektumkarzinomrezidiv 547
Streckreflex 21
Streß-Thermographie, kälteinduzierte 565 f
Stretching 415
Strontium-89 549 f
Strukturqualität 579 f
Strumektomie 501
Stuhldrang, frustraner 244
Stumpfschmerz 156, **464 f**
– Prävention 88
Stylalgie 186, 308
Styloiditis, berufsbedingte 480
Styloidsyndrom 188
Subarachnoidalanalgesie 126
– Pumpensystem 529
– Tumorschmerztherapie 530 f
Subarachnoidalblutung 369
Subarachnoidalraum 124
– Alkoholinjektion 145
Subduralraum 124
Substantia
– gelatinosa 17, 148
– – Thermoläsion 146
– grisea centralis 23
Substanz P 15 f, 31, 44 f
– – Schmerzsyndrom, regionales, komplexes 459
– – Schmerzchronifizierung 38
Sucht 328 f
Sudeck-Syndrom s. Reflexdystrophie, sympathische
Sufentanil 106, 503, 529
Sulcus
– centralis 21
– ulnaris 196
Sulcus-ulnaris-Syndrom 156
– Differentialdiagnose 421
– Schmerzausstrahlung 396
Sumatriptan 370
Supinatorlogensyndrom 198, 413, 419
Suppression, exterozeptive 182
Supraspinatussehne, Riß 198
Supraspinatussyndrom 421, 424
Sympathikolyse 98 f, **131 ff**
– Therapiekontrolle 566
– Thrombangiitis obliterans 475
– Vasodilatation 473
Sympathikotonus, Steigerung 59
Sympathikus, Dämpfung 163
Sympathikusbahn 455
Sympathikusblockade 61

– diagnostische 76, 97
– Einwilligung 460
– Kausalgie 273
– Monitoring 460
– Post-Zoster-Neuralgie 493
– Reflexdystrophie, sympathische 458
– regionale
– – intravenöse 476
– – – postsynaptische (IVRS) 134
– Tumorschmerztherapie 532
Sympathikusgrenzstrang, lumbaler, Blockade 460 f
Sympathikusstimulation, schmerzbedingte 86
Syndesmose, tibiofibulare 428
Synoviorthese 172 f, 201
Synovitis 301

T

Tachykininrezeptor 448
Tai-Chi 177
Taping 417
Tarsaltunnelsyndrom 156, **247**
Taubheit, periorale 100
Teamarbeit 577
Teleskoping 464
Temperaturdifferenz 565
Temperaturmessung 564 ff
Tender Point **302**, 395, 397
Tendinitis 356
Tendinose 170
Tendinosis calcarea 198
Tendomyopathie, generalisierte 435
Tendovaginitis 402
– berufsbedingte 480
– am Handgelenk 199
– stenosans (de Quervain) 425 f
Tenesmen 244
Tennisarm 421 f
Tennisellenbogen 198, 353, **419 f**
– Differentialdiagnose 419
– Nervenblockade, therapeutische 420
– Prävention 486
Tennisleg 356
Tenoxicam 111 f
TENS s. Nervenstimulation, elektrische, transkutane
Test nach Pinkelstein 426
Tetanie 395
Tetracain 97
Tetrazepam 120, 155
– Myotonolyse 171
TGF-β 45
Thalamotomie 147
Thalamus 16 ff
– Schmerzhemmung 273
– Stimulation, elektrische 149
Thalamusläsion 60
Therapie
– antiretrovirale 491 f
– antispastische 155
– manuelle 159
– psychosomatische, stationäre 165
– psysikalische 160
Therapieabbruch 74
Thermographie 564 ff
– Therapiekontrolle 566 f
Thermoläsion 145 f
– Ganglion Gasseri **150 f**, 278 f
– Indikation 569 f
Thermo-Nozizeptor 31, 570
Thermorezeptor 570

Thermotherapie 160
Thoracic-Outlet-Syndrom 196
– Adson-Test 474
– Differentialdiagnose 419, 421
Thorakalsyndrom 208
Thorakoskopie 501
Thorakotomie 141, 501
Thorax, instabiler 209
Thoraxkompressionsschmerz 209
Thoraxrigidität 328
Thoraxschmerz **203 ff**, 290 f
– Bewegungsabhängigkeit 209, 292
– Diagnostik 206 ff
– Differentialdiagnose 291 f
– entzündlich bedingter 210
– kardiovaskulärer 292 f
– neoplastisch bedingter 209 f
– oberflächlicher 209
– psychogener 205
– traumatisch bedingter 209
– vertebragener 291
Thoraxtrauma 265
Thoraxwandschmerz 209
Thrombangiitis obliterans 475
Thromboembolie 207
Thrombolyse 293
Thrombophlebitis 472
Thrombose
– arterielle 474
– – autochthone 473
– Diagnostik 472
– im kleinen Becken 239 f
– perianale 243
Thrombozytenaggregationshemmung 110
Thrombozytopenie 305, 493
Thyroid, Perichondritis 189
Tibia, Ermüdungsfraktur 356
Tibiakantensyndrom 356
Tibiakopffraktur 355
Tibialisposteriorreflex 381
Tibiametastase 541
Tic douloureux 278
Tiefenschmerz 30
Tilidin 106 f, 520
Tinel-Phänomen 270
Toleranz 328
Tolosa-Hunt-Syndrom **184**, 318
Tolperison 155
o-Toluidin 95
Tonsillenregion, schmerzhafte 313
Tonsillitis 188
Tortikollis 189
Tossy-Läsion 353
Total pain 62
TOTPAR (Total pain relief) 80
Tourniquettest 52
Toxin 31
Toxoplasmose 222
Tracer-Operation 512
Tractus 13
– mamillothalamicus 22
– spinocervicothalamicus 19
– spinomesencephalicus 16, 23
– spinoreticularis 16, 21 f
– spinothalamicus 18 f
– – Läsion 271 f
– – Unterbrechung 146 f
– trigeminothalamicus lateralis 20
Tragusdruckschmerz 309
Training 411
– isometrisches 412
– konzentrisch-dynamisches 412
Trakt
– neospinothalamischer 16, 19
– paleospinothalamischer 16, 18
– spinolimbischer 23
– spinoretikulothalamischer 23
Traktusscheuersyndrom 172, 354 f
Traktussyndrom 413
Tramadol **106 f**, 503
– Dosis, äquianalgetische 329
– beim Kind 321, 327
– Tumorschmerztherapie 520
Trance 164
Tränenfluß 183
Tranquilizer 120
Transaminasenanstieg 305
Transduktionsmechanismus 32
Transformation 42
Trauma 497
Traumaschmerz 264 f
Tremor 457
Triflupromazin 154
Trigeminuskern, Läsion 183
Trigeminuskerngebiet 181 f
Trigeminusläsion, periphere 182
Trigeminusneuralgie 156, 271 f, **278 f**
– Clonazepam 120
– Ganglion-cervicale-Blockade 130 f
– Ganglion-cervicothoracicum-Blockade 132
– Nervenblockade 137 f
– Neurochirurgie 150 f
– Photophobie 319
– Radiofrequenzläsion 569
– Schmerzgenese 278
Trigeminusneuropathie **150 f**, 373
Triggerpunkt 398 f
Triggerpunktinfiltration 374 f
Trimipramin 118
Triple-cold-Syndrom 272
Triptane 370 f
Trizepssehnenreflex 381
TrkA-Rezeptor 44 f
Trommelfellperforation 187, 308
Trömner 381
Troponin 207
Truncus coeliacus 134 f
T-Score 294
Tuba Eustachii 185
Tubargravidität 233, 239
Tubarruptur 233
Tübinger Bogen 72
Tumor, retroperitonealer 282
Tumorentfernung 539
Tumorerkrankung, Ansprechwahrscheinlichkeit auf Chemotherapie 545
Tumornekrose 528
Tumornekrosefaktor 38
Tumornekrosefaktor a 44 f
Tumorschmerz 62, **514 ff**, 586
– Definition 528
– DREZ-Läsion 146
– Häufigkeit 538
– opioidrefraktärer 529
– Ursache 538 f
Tumor-Schmerz-Patienten-Tage/Jahr 516 f
Tumorschmerztherapie 76
– adjuvante 523
– ambulante 522 f
– chirurgische 539 ff
– Chordotomie 145 f
– Myelotomie 146
– neuroablative 535 ff
– Neurolyse 544
– nichtanästhesiologische 538 ff
– nuklearmedizinische 548 ff
– parenterale 525
– Plexus-coeliacus-Blockade 461
– Plexus-lumbalis-Blockade 142
– radioonkologische 544 ff
– Regionalanästhesie 528 ff
– systemische 518 ff
– WHO-Stufenplan 518 ff
Tuohy-Kanüle 125
Turnerhandgelenk 353 f
Turnerschulter 353
TWIST (time without symptoms and toxicity) 539

U

Übelkeit 29, 216 f
– Migräne 368
– Therapie 329
Überlastungsschaden 167 f, **352 ff**, 396
– Insertionstendopathie 402
– Nervenblockade, analgetische 419 ff
– Sport 410, 412
Übertragungsstärke, synaptische 45 ff
Ulkus, peptisches 215, 220
– – Nüchternschmerz 219
– – perforiertes 215, 222
Ultraphonophorese 173
Ultraschallemission 52
Ulzeration, kutane 542
Unruhezustand 261
Unterarm, Supination, schmerzhafte 421 f
Unterarmmuskulatur
– Entspannungsdehnung 486 f
– Innervation 197
Unterarmschmerz 196
Unterbauchschmerz 237 f, 240
– Dauerschmerz 305
– Dysmenorrhoe 305
– linksseitiger 221, 223
– rechtsseitiger 221, 224, 285
– stechender 305
Unterkieferbewegung, Limitation 362
Unterlid, Innervation 317
Unterschenkel, Überlastungsschaden 356
Untersuchung
– körperliche 74 f
– neurologische 75
– orthopädische 75
– rektale, schmerzhafte 238
Untersuchungsbefund 578
Ureterstau 233
Ureterstein 223 f
Uretersteinkolik 237
Ureterstent 543
Urethritis 238
Urge-Inkontinenz 238
Urin, teerbrauner 395
Urogenitalregion 237 ff
Urogenitalsyndrom, vegetatives 238
Urokinase 293
Urologie 237 ff, 335 ff
Uterus, druckdolenter 240
Uteruskontraktion 304 f
Uterusmyom 239
– Hydronephrose 233
– Nekrosebildung 233
Uveitis 318

V

Vagotomie, trunkuläre 283
Valaciclovir **343 ff**, 348 f
Varicella-Zoster-Virus 345 ff

Vaskulitis
- granulomatöse 347
- systemische 301
Vasodilatation 31, 287, 471
- Lokalanästhetika 94
- Sympathikolyse 473
Vasokonstriktion 29, 415 f
Vasomotorenzentrum, Blockade 99 f
Vasospasmus 472 f, 475
Vasospastisches Syndrom, vibrationsbedingtes 481
Vena-angularis-Thrombose 311
Venenplexus, epiduraler 125
Venöse Insuffizienz 476
Ventilations-Perfusions-Szintigraphie 207
Ventrobasaler Komplex 18
Verätzung 188
Verband, funktioneller 417
Verbandswechsel 324
Verbrennungsschmerz 164, **322**
Verhalten, schmerzbedingtes 78
Verhaltensänderung, angstbedingte 23
Verhaltenstherapie 164, 273
Verschaltung, synaptische, Reorganisation 48 f
Verschlußkrankheit, arterielle, periphere 122, **470 ff**
- - Revaskularisierung 471, 473
- - Rückenmarkstimulation 128, 149
- - Stadieneinteilung 288, 470, 472
- - Symptomatik 265, 288, 474 f
- - Therapie 470 f, 473, 476 f
Versorgungseinrichtung, schmerztherapeutische 576 ff
- - Strukturqualität 580
Verspannungsschmerz 32
Vidarabin 344
Vigilanz 18, 22, 35
Vincent-Symptom 190
Virustatika **343 ff**, 348 f
Visusreduktion 318
Viszeralarterienokklusion, chronische 285
Viszeralchirurgie 282 ff
Vitamin
- C 447
- D₃ 296
- E 446 f
Volleyballfinger 354
Vorderhorn 14
Vorderseitenstrang, Durchtrennung 145 f
Vorderstrang 14
Vulnerabilitäts-Streß-Modell 228
Vulvovaginitis 341, 343

W

Wachstum-assoziiertes Protein-43 45
Wachstumsfaktor 38
- epidermaler 45
- neuronaler 38
- transformierender ß 45
Wachzustand 21
Wadenkrampf 472
Wadenschmerz 356
Wahn, hypochondrischer 252
Wahrnehmungsstörung 100
Wallenberg-Syndrom 55 f
Waller-Degeneration 195, 568
Wangenschmerz 313
Wärmeanwendung 160
Watschelgang 295
WDR-Neuron 17, **269 ff**

Wechselstromverfahren (MET) 168
Wehen, vorzeitige 304
Wehenschmerz 304
Weichteilmetastase 548
Weichteilrheumatismus 302
Weichteilsarkom 543
Weichteiltrauma 402
Weidenrinde 107, 446
Weihrauch 446
Weiterbildung, ärztliche **581 ff**
- - Ablauf 587
- - Schwerpunktbezeichnung 582
Weiterbildungsanforderung 583
Weiterbildungsinhalt 583 ff
Weiterbildungsordnung 581
Weiterbildungszeit 583
Werferhandgelenk 353 f
Werferschulter 353
WHO-Stufenschema 321, 323 f, 518 ff
Wide-dynamic-Range-Neuron (WDR-Neuron) 17, **269 ff**
Widerstandsverlustmethode 125
Wind-up-Phänomen 31, **87**, 256
Winiwarter-Buerger-Krankheit 475
Winkelblockglaukom 317
Wirbelfortsatz, Abrißbruch 482
Wirbelgelenk
- Denervation 387
- Innervation 144
Wirbelgelenkblockierung 374
Wirbelkörperfraktur 451
Wirbelkörpermetastase 74
Wirbelkörperspontanfraktur 295
Wirbelsäule
- Beweglichkeit, eingeschränkte 434
- Prozeß, entzündlicher 247, 299
- Struktur, schmerzempfindliche 379
- Überlastungsschaden 357 f
Wirbelsäulenerkrankung, degenerative 144, 153, 380
Wisconsin Brief Pain Inventory (BPI) 73
Wundheilungsstörung 170
Wundinfiltration 87, 507
Wundschmerz 476
Wurfsport 353
Wurzelausriß 404
Wurzelblockade 124, **386 f**
Wurzelkompression
- narbige 281
- Schmerzsymptomatik 379 f
Wurzelläsion 195, 381
Wurzelsyndrom, lumbales 378 f
- - berufsbedingtes 482

X

Xylocain 335

Y

Yegarson-Zeichen 421 f
Yoga 177

Z

Zahn, Perkussionsempfindlichkeit 190
Zähneknirschen 184, 188
Zahnextraktion 190
Zahnhalssubstanzdefekt 362
Zahnhalsüberempfindlichkeit 191

Zahnimplantat 191
Zahn-Mund-Kiefer-Gesichts-Chirurgie **189 ff**
Zahnpulpareizung 52
Zahnschmerz 362
- Sinusitis 185, 310
Zahnwurzelrest 373
Zeitschrift 10 f, 594
Zelle, markscheidenbildende 13
Zervikalsyndrom 156, **275**
- berufsbedingtes 483
- Chronifizierung 393
- Myelopathie 382
- posttraumatisches 393 f
- Schmerztherapie 275
Zervikobrachialsyndrom 275
- Glisson-Extension 160
- Myelopathie 382
- Therapie 275 f
Zervikokephales Syndrom 371 f
Zervixkarzinom 233, 239
Zidovudin 491
Zingulotomie 147
Zökaldivertikel 221
Zökaldivertikulitis 224
Zökalperforation 223 f
Zoster 155 f, **345 ff**
- bei AIDS 493 f
- gangraenosus 346
- haemorrhagicus 346
- mandibularis 346
- maxillaris 346
- Nervus-intermedius-Neuralgie 184
- ophthalmicus 319, 346 f
- oticus 346
- Therapie **348 f**
Zoster-Lähmung 347
Zosterneuralgie 271
- Ganglion-cervicale-Blockade 130
- Ganglion-cervicothoracicum-Blockade 132
- Intrapleuralanalgesie 141
Zunge 185
- Schmerzafferenz 20
Zungenbrennen s. Glossodynie
Zungengrundschmerz 313
Zungengrundtonsillitis 188
Zungenschmerz 313
Zusatzbezeichnung 579, 582
- Spezielle Schmerztherapie 583 ff, 588
Zwerchfellähmung 131
Zwerchfellhernie 220
Zwerchfellhochstand 209 f
Zyklooxygenase 108, 438
Zyklooxygenase-1 **108 ff**, 114, 438
Zyklooxygenase-2 **108 ff**, 114, 438
- Kolonkarzinogenese 115
- Vasoprotektion 111
Zyklooxygenase-2-Hemmung 111
Zyklooxygenase-2-Inhibitor 109 f
- Einsatz, therapeutischer 115
- Nebenwirkung 114
- spezifischer 113 ff
- Wechselwirkung 114
Zyste, ontogenetische 188
Zystitis 238
Zytochrom-P450-System 114
Zytokine 38, 45
- antiinflammatorische 108
- pro-entzündliche 438
Zytomegalievirus 490
Zytostatika 438

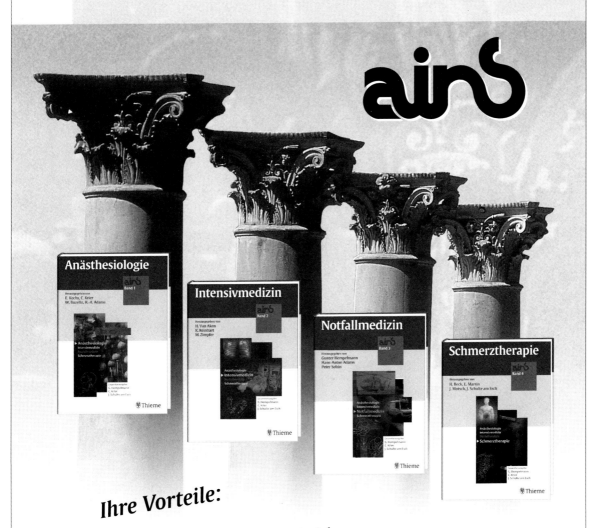

Gehen Sie auf Nummer ains!

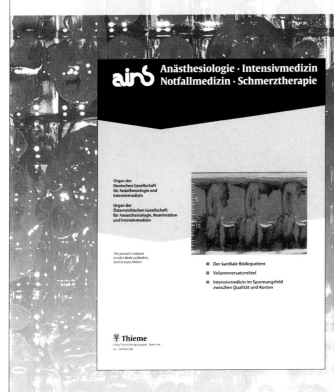

FACHZEITSCHRIFTEN

- **Mini-Symposien:** Alle Facetten eines Themas
- Kontroverse Themen in der Diskussion
- Rechtsfragen
- **Schwerpunkt Fortbildung:**
  - Rubrik: **Facharztausbildung** nach den Empfehlungen der DGAI und der ÖGARI
    - der **interessante Fall**
- Neu: Internet-News
- → 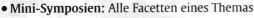: Die Zeitschrift für Anästhesie, Intensivmedizin, Notfallmedizin und Schmerztherapie!

Fordern Sie ganz unverbindlich ein Probeheft an.

Thieme

Informieren Sie sich:

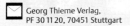 Georg Thieme Verlag, PF 30 11 20, 70451 Stuttgart   07 11/89 31-133   07 11/89 31-333  Kundenservice @thieme.de

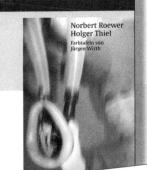